HANDBUCH DER MEDIZINISCHEN RADIOLOGIE

ENCYCLOPEDIA OF MEDICAL RADIOLOGY

HERAUSGEGEBEN VON · EDITED BY

L. DIETHELM   F. HEUCK

O. OLSSON   F. STRNAD   H. VIETEN

A. ZUPPINGER

BAND/VOLUME XIX
TEIL/PART 2

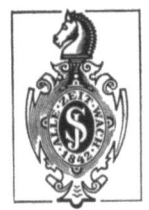

SPRINGER-VERLAG BERLIN · HEIDELBERG · NEW YORK 1982

SPEZIELLE STRAHLENTHERAPIE MALIGNER TUMOREN
TEIL 2

MAMMATUMOREN

RADIATION THERAPY OF MALIGNANT TUMOURS
PART 2

TUMOURS OF THE MAMMARY

VON · BY

R. AMALRIC · V. BARTH · K. W. BRUNNER · F. C. H. CHU
O. FISCHEDICK · H.-J. FRISCHBIER · W. HELLRIEGEL
W. HINKELBEIN · J. HUYS · S. KAAE · F. DE LAENDER
H. VON LIEVEN · R. MONTEYNE · K. PRECHTEL
A. DE SCHRYVER · J. M. SPITALIER · J. M. VAETH
M. WANNENMACHER

REDIGIERT VON · EDITED BY

A. ZUPPINGER
BERN

W. HELLRIEGEL
STUTTGART

MIT 203 ABBILDUNGEN (459 EINZELDARSTELLUNGEN)
WITH 203 FIGURES (459 SEPARATE ILLUSTRATIONS)

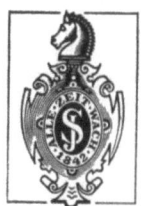

SPRINGER-VERLAG BERLIN · HEIDELBERG · NEW YORK 1982

Professor Dr. Adolf ZUPPINGER
Alpenstraße 17, CH-3006 Bern

Professor Dr. Werner HELLRIEGEL
Einsteinstraße 66, D-7250 Leonberg

Springer-Verlag Berlin Heidelberg New York
Springer-Verlag New York Heidelberg Berlin

ISBN-13: 978-3-642-95378-1   e-ISBN-13: 978-3-642-95377-4
DOI: 10.1007/ 978-3-642-95377-4

Mitarbeiter von Band XIX/2 – Contributors to Volume XIX/2

Dr. R. AMALRIC, Service de Radiothérapie, Institut J. Paoli – I Calmettes, 232 Boulevard de Sainte Marguerite, F-13273 Marseille Cedex 2

Privatdozent Dr. V. BARTH, Radiologisches Zentralinstitut, Städt. Krankenanstalten, Hirschland-straße 97, D-7300 Esslingen/Neckar

Professor Dr. K.W. BRUNNER, Inselspital, Onkologische Abteilung, CH-3010 Bern

Dr. FLORENCE C.H. CHU, Memorial Sloan-Kettering Cancer Center, Department of Radiation Therapy, 1275 York Avenue, New York, N.Y. 10021/USA

Professor Dr. O. FISCHEDICK, Knappschaftskrankenhaus, Abteilung für Röntgenologie und Nuklearmedizin, Wieckesweg 27, D-4600 Dortmund

Professor Dr. H.-J. FRISCHBIER, Abteilung für Gynäkologische Radiologie, Universitäts-Krankenhaus, Martinistraße 52, D-2000 Hamburg 20

Professor Dr. W. HELLRIEGEL, Einsteinstraße 66, D-7250 Leonberg

Dr. W. HINKELBEIN, Klinikum der Albert-Ludwigs-Universität, Zentrum Radiologie, Abteilung Röntgen- und Strahlentherapie, Hugstetter Straße 55, D-7800 Freiburg

Dr. J. HUYS, Kliniek voor Radiotherapie en Kerngeneeskunde, Akademisch Ziekenhuis, De Pintelaan 135, B-9000 Gent

Professor Dr. S. KAAE, Århus Kommunehospital, Røntgen-og-Lysklinik Radiumstationen for Jylland, DK-Åarhus

Dr. F. DE LAENDER, Kliniek voor Radiotherapie en Kerngeneeskunde, Akademisch Ziekenhuis, De Pintelaan 135, B-9000 Gent

Professor Dr. H. VON LIEVEN, Klinikum Großhadern, Radiologische Klinik und Poliklinik der Universität, Marchioninistraße 15, D-8000 München 70

Dr. R. MONTEYNE, Kliniek voor Radiotherapie en Kerngeneeskunde, Akademisch Ziekenhuis, De Pintelaan 135, B-9000 Gent

Professor Dr. med. K. PRECHTEL, Am Fuchsengraben 3, D-8130 Starnberg

Professor Dr. A. DE SCHRYVER, Kliniek voor Radiotherapie en Kerngeneeskunde, Akademisch Ziekenhuis, De Pintelaan 135, B-9000 Gent

Professor Dr. J.-M. SPITALIER, Service de Radiothérapie, Institut J. Paoli – I Calmettes, 232, Boulevard de Sainte Marguerite, F-13273 Marseille Cedex 2

Dr. J.U. VAETH, Department of Radiation Oncology, St. Mary's Hospital and Medical Center, 450 Stanyan Street, San Francisco, CA 94117/USA

Professor Dr. Dr. M. WANNENMACHER, Klinikum der Albert-Ludwigs-Universität, Zentrum Radiologie, Abteilung Röntgen- und Strahlentherapie, Hugstetter Straße 55, D-7800 Freiburg

Vorwort

Der Umfang der Erkenntnisse über das Mammakarzinom in Theorie, Klinik und Praxis ist in den vergangenen drei Jahrzehnten so groß geworden, daß ein eigener Band zur Abhandlung dieses Themas erforderlich wurde.

Im Rahmen dieses Werkes ist es naheliegend, daß die radiologischen Disziplinen sowohl in der Diagnostik als auch in der Therapie besonders zu Wort kommen. Die Ätiologie, die entsprechende Ethnologie, die Stochastik der Zellentartung, die Experimentalmedizin, die Immunologie und die ausführliche Chirurgie werden nicht abgehandelt, weil dadurch der Umfang des Buches wahrscheinlich mehr als verdoppelt werden würde.

Die Diagnose des Mammakarzinoms wurde zum einen durch die Mammographie und Thermographie erweitert und zum anderen durch die gezielte prätherapeutische Gewebsentnahme mit einer entscheidenden Histopathologie beträchtlich verbessert. Die frühe Entdeckung eines Carcinoma in situ und die Differenzierung in ein lobuläres, intraduktales oder infiltrierendes Karzinom bestimmen entscheidend das Schicksal der Frau.

Die Frage nach der radikalen Mastektomie mit postoperativer Bestrahlung und der einfachen Mastektomie mit Bestrahlung können nur nach sorgfältigen statistischen Untersuchungen auf breiter Basis unter Berücksichtigung älterer und neuerer klinischer Erfahrungen entschieden werden.

Zur Vermeidung der oft sehr verstümmelnden Operation sind die Kombinationstherapien, wie einfache Ablation des fortgeschrittenen Karzinoms oder Tumorektomie bei frühen Karzinomen zusammen mit der Bestrahlung, in den Vordergrund getreten. Die Bedeutung der immer wieder diskutierten präoperativen Bestrahlung und die Indikation dazu werden sorgfältig besprochen.

Eine ganz besondere Beachtung verdienen die jahrelangen sorgfältigen Untersuchungen über die alleinige Strahlentherapie mit Megavoltstrahlen, weil sie sowohl kosmetisch als auch statistisch ausgezeichnete Ergebnisse aufweisen können.

Daß auch bei fortgeschrittenen Karzinomen und bei den schwierigen Rezidiven durch die Bestrahlung Lebensverlängerungen und Heilungen erreicht werden können, zeigen die dargestellten Befunde.

Ätiologie, Häufigkeit und Therapie der Sonderformen, wie das inflammatorische Karzinom, das bilaterale Karzinom, das männliche Karzinom, das Mammakarzinom in der Schwangerschaft und die Sarkome der Mamma werden eigens unter sorgfältiger Beachtung der Literatur dargestellt. Ebenfalls in einem abgeschlossenem Kapitel werden die Kenntnisse über die Komplikationen nach der Operation und/oder Strahlentherapie besprochen.

Wie durch die Hormon- und Chemotherapie die oft früh einsetzende Metastasierung des Mammakarzinoms beeinflußt werden kann, zeigen die ausführlichen Darstellungen

der selektiven Systemtherapien. Die Erkennung der Hormonabhängigkeit der Mammakarzinome, der Eingriff in die Hormonaktivität und die positiven und problematischen
Konsequenzen der adjuvanten Chemotherapie werden gründlich abgehandelt.

Die klinische Forschungsarbeit der vergangenen drei Jahrzehnte ergab neben der
Verfeinerung der Therapiemethoden die klare Erkenntnis, daß nicht die Monotherapie,
sondern die Kombinationstherapie und die folgerichtige Indikation dazu den echten
Fortschritt bringt.

Leonberg   W. HELLRIEGEL

Preface

Our theoretical and practical knowledge of carcinoma of the breast has become so extensive during the past three decades that we have found it necessary to devote an entire volume to the subject. Given the nature of the Handbook, it is appropriate that attention is centered on the radiological disciplines and their relevance for diagnosis and therapy. Etiology and ethnic factors, stochastic progress of cellular degeneration, experimental medicine, immunology, and the more detailed aspects of surgery are not dealt with, since to do so would probably more than double the size of the volume.

The use of mammography and thermography has widened the range of diagnostic methods available to us, and diagnosis has been improved considerably by histological analysis of tissue specimens prior to treatment. Early discovery of a carcinoma in situ and differentiation between lobular, intraductal, and invasive carcinomas are of decisive importance for the prognosis.

Assessment of the relative merits of radical mastectomy with postoperative irradiation and simple mastectomy with irradiation can only be made after careful and broadly based statistical analyses involving both earlier and more recent clinical experience.

In order to avoid the often very disfiguring effects of surgery, increasing use has been made of combination therapy, such as irradiation together with either simple ablation in the case of an advanced carcinoma or tumorectomy in that of an early carcinoma. The significance of, and indications for, preoperative irradiation – constantly a matter of dispute – are discussed in depth.

The prolonged, careful investigations of radiotherapy with megavolt rays deserve particular attention since they have yielded excellent cosmetic as well as statistical results. The presented findings show that irradiation can increase life expectancy or effect a cure even in patients with advanced carcinoma or severe recurrences.

The etiology, incidence, and treatment of such special forms of breast cancer as inflammatory carcinoma, bilateral carcinoma, carcinoma in males, carcinoma during pregnancy, and sarcoma are discussed in separate chapters, detailed attention being paid to the relevant literature. A further chapter describes our knowledge of the complications which follow surgery and/or radiotherapy.

The way in which hormonal treatment and chemotherapy can influence the often early onset of metastases in carcinoma of the breast is shown by a detailed presentation of selective systemic treatments. Recognition of the hormonal dependence of carcinoma of the breast, intervention in hormonal activity, and the positive and problematic consequences of adjuvant chemotherapy are dealt with thoroughly.

Alongside refinement of our methods of treatment, the clinical research conducted over the past 30 years has shown that it is not monotherapy but rather combination therapy and recognition of its indications that brings about true progress.

Leonberg   W. HELLRIEGEL

Inhaltsverzeichnis – Contents

Pathologie und Radiologie (Röntgendiagnostik und Thermographie) der Brustdrüse.
Von V. Barth und K. Prechtel 1

A. Einleitung 1

B. Methoden zur Untersuchung der Brust 2
   I. Mammographie 2
      1. Röntgengeräte für die Mammographie 2
         a) Röntgengenerator 3
         b) Röntgenstrahlung 3
         c) Kompression der Brust 5
      2. Film- und Folienmaterial 5
      3. Einstelltechnik 7
         a) Strahlengang kranio-kaudal 8
         b) Strahlengang medio-lateral 8
         c) Zielaufnahmen 9
         d) Schrägaufnahme nach Lundgren 9
      4. Malignitätsmerkmale 10
      5. Verkalkungen 12
      6. Ergebnisse 19
      7. Fehlermöglichkeiten und Irrtümer 21
      8. Strahlenbelastung 22
      9. Röntgenologische Reihenuntersuchungen (Screening) 23
   II. Galaktographie 24
      1. Diagnostik 24
      2. Ergebnisse 25
      3. Schlußfolgerung 25
  III. Pneumozystographie 25
  IV. Xeroradiographie 26
      1. Strahlenbelastung 27
      2. Vergleich von Xeroradiographie und Filmmammographie 27
   V. Computertomographie 29
  VI. Mikroradiographie 30
 VII. Brustuntersuchung mit dem Großbeschleuniger (Heavy-Ion Radiography),
      anderen Strahlenquellen und nuklearmedizinischen Verfahren 31
VIII. Wärmemessung der Brust (Thermographie) 32
      1. Vorbemerkung 32
         a) Elektronische Thermographie (Distanzthermographie) 33
         b) Plattenthermographie mit Flüssigkristallen nach Tricoire et al. (1970)
           (Kontaktthermographie) 33
         c) Wertigkeit von elektronischer Thermographie und Plattenthermographie . 34

2. Entstehung von Wärme bei bösartigen Tumoren, Tumor-Angiogenese-Faktor (TAF) 35
3. Temperatur und Prognose eines Tumors 36
4. Tumorform und Thermogramm 37
5. Thermographie bei operiertem und bestrahltem Brustkrebs 37
6. Das normale Thermogramm 39
7. Das Thermogramm bei gutartigen Veränderungen 40
8. Das Thermogramm bei bösartigen Veränderungen 41
9. Einteilung der Thermographiebefunde 43
10. Ergebnisse 44
IX. Feinnadelbiopsie 47
1. Indikationen an der Brust 47
2. Technik der Feinnadelbiopsie 49
3. Ergebnisse 49
4. Dreifachuntersuchung (Tripeldiagnostik) 54
5. Komplikationen 55
X. Probeexstirpation und histologische Untersuchung 56
1. Indikation 56
   a) Diagnostische Indikationen 56
   b) Therapeutische Indikation 57
2. Ergebnisse 57
3. Komplikationen 58
4. Schlußbetrachtungen 58
XI. Markierung nicht tastbarer karzinomverdächtiger Strukturen und Präparat-
    radiographie 59
1. Markierung 59
2. Präparatradiographie 60
XII. Lymphographie und Lymphszintigraphie 61
1. Indikation 61
2. Technik 61
   a) Direkte Lymphographie der Mamma 61
   b) Indirekte Lymphographie der Mamma 61
   c) Armlymphographie 61
   d) Retrosternale Lymphszintigraphie 62
3. Ergebnisse 62
XIII. Kritische Wertung der Untersuchungsmethoden 63

Die normale Brust

C. Brustdrüse des Kindes 66
I. Entwicklung der Brustdrüse 66
1. 2.–5. Embryonal- bzw. Fetalmonat 66
2. 5.–8. Fetalmonat 66
3. Neugeborenen- und frühe Säuglingsperiode 66
4. Kindheit (Latenzperiode) 66
5. Reifezeit 67
II. Erkrankungen der Brustdrüse bei Kindern 67
1. Gutartige Veränderungen 67
2. Bösartige Veränderungen 67
D. Brustdrüse außerhalb der Schwangerschaft 68
I. Vorbemerkung zur normalen Anatomie 68
II. Histologie der jugendlichen Brust 68
III. Histologie der Brust im geschlechtsreifen Alter 68
   a) Blutversorgung 69
   b) Lymphsystem 69

c) Nerven 69
d) Fettgewebe 69
e) Bindegewebe 69
f) Epithel 69
g) Größenschwankungen 69
IV. Histologie der Brust im Senium 72
V. Altersentsprechende histologische Befunde 72
VI. Röntgenmorphologie 72
1. Jugendliche Brust 72
2. Brust der geschlechtsreifen Frau 72
3. Involvierte Brustdrüse 78
VII. Thermographie 78

Die erkrankte Brust

E. Benigne Neoplasien 80
I. Pathologische Anatomie der benignen, *nichtepithelialen* Neoplasien 80
1. Lipom 80
2. Angiom 80
3. Fibrom 81
4. Myoblastom 81
5. Myotheliom 81
6. Amyloidtumor 81
II. Pathologische Anatomie der benignen *epithelialen* Neoplasien 81
1. Fibroadenom 81
2. Zellreiches Fibroadenom (Cystosarcoma phylloides) 82
3. Adenom 83
4. Papillom 83
5. Adenom der Mamille 84
6. Mischtumor 84
III. Sonstige seltene gutartige Veränderungen und Entzündungen 85
IV. Radiologie der benignen *nichtepithelialen* und *epithelialen* Neoplasien 86
1. Tumoren weniger dicht als normales Drüsenparenchym 86
a) Lipom – Fibrolipom – Fibroadenolipom 86
2. Tumoren oder diffuse Veränderungen gleich dicht wie normales
Drüsenparenchym 88
a) Papillom – papilläre Zyste 88
b) Hämangiomatose und Amyloidose 91
c) Fibroadenom in stromareicher Brust 91
3. Tumoren dichter als normales Drüsenparenchym 91
a) Hämangiom, Hämangiokavernom und Hamartom 91
b) Fibrom 92
c) Myoblastom und Myotheliom 94
d) Fibroadenom 94
e) Zellreiches Fibroadenom und Adenom 94
f) Misch- und Amyloidtumoren 96
V. Thermographisches Bild bei benignen *nichtepithelialen* und *epithelialen* Neoplasien . 98
a) Lipom 98
b) Fibroadenom 98
c) Zellreiches Fibroadenom 98
d) Fibrom 98
e) Adenom der Mamille 98

F. Mastopathie 99
I. Pathogenese 99

II. Vorkommen 99
III. Pathologische Anatomie der Mastopathie 100
   1. Progresse Veränderungen 100
   2. Regressive Veränderungen 102
   3. Epithelveränderungen 102
      a) Einfache Mastopathie (Mastopathie I) 102
      b) Proliferierende Mastopathie (Mastopathie II) 103
      c) Atypische proliferierende Mastopathie (Mastopathie III) 105
IV. Mastopathie und Mammakarzinom 105
V. Radiologie der Mastopathie 106
   1. Regressive Veränderungen 106
   2. Progressive Veränderungen 107
      a) Hyperplasie, Hypertrophie, Adenose, sklerosierende Adenose, Fibroadenom 107
      b) Epithelwucherungen 107
VI. Thermographisches Bild der Mastopathie 114

G. Maligne Tumoren 115
  I. Maligne epitheliale Neoplasien (Karzinome) 115
    1. Vorbemerkung 115
    2. Pathologische Anatomie der malignen epithelialen Neoplasien 117
      a) Karzinomvorstadien 117
      b) Karzinomfrühstadien 118
      c) Makroanatomie 118
      d) Mikroanatomie (Histologie) 119
         α) Duktales Karzinom 119
         β) Morbus Paget 120
         γ) Lobuläres Karzinom 121
         δ) Papilläre Epithelwucherungen 121
         ε) Adenokarzinom 122
         ζ) Einfach solides Karzinom 122
         η) Einfach szirrhöses Karzinom 122
         ν) Einfach medulläres Karzinom 122
         ι) Gallertkarzinom 122
         κ) Primäres Karzinom der Mamille 124
         λ) Metastasen anderer Organneoplasien 124
      e) Tumorprognose durch histologisches Grading 124
      f) Metastasierung des Mammakarzinoms 125
    3. Radiologie der malignen epithelialen Neoplasien 126
      a) Lobuläre Neoplasie [Lobuläres Carcinoma in situ (LCIS)] 126
      b) Duktales, nicht infiltrierendes Karzinom 130
      c) Infiltrierendes Karzinom 131
         α) Überwiegend sternförmiges Wachstum 135
         β) Überwiegend knollig wachsende Tumoren 135
         γ) Tumorausbreitung vorwiegend in den Milchgängen 137
         δ) Diffuse Infiltration und Ausbreitung 147
      d) Tumorprognose und Mammogramm 159
    4. Thermographisches Bild der malignen epithelialen Neoplasien 159
      a) Vorstufen des Karzinoms 159
      b) Sternförmige Tumoren 160
      c) Überwiegend knollig wachsende Tumoren 160
      d) Tumorausbreitung in den Milchgängen 160
      e) Diffuse Tumorausbreitung 161
  II. Maligne, nichtepitheliale Neoplasien 161
    1. Pathologische Anatomie der malignen, nichtepithelialen Neoplasien 161
      a) Stromasarkom 161

      b) Fibrosarkom 161
      c) Liposarkom 162
      d) Angiosarkome 162
      e) Leiomyosarkom 162
      f) Maligner Mischtumor 162
      g) Malignes Lymphom 163
   2. Radiologie der malignen nichtepithelialen Neoplasien 165
   3. Thermographie 167

H. Brustkrebs beim Mann 167
I. Wertigkeit der Diagnostik für die Therapie 168

Literatur 169

Mastectomy and Irradiation in Breast Cancer. By S. KAAE 187

A. Therapeutic Principles in Operable Breast Cancer 187
   I. McWhirter's Principle 193
     1. McWhirter's Technique 193
     2. McWhirter's Results 194
   II. A Clinical Trial from the Radium Center in Copenhagen 195

B. Results 196
C. End Results of Operations According to Schedule 196
D. Recurrence Rate 197
E. Complications 200
F. A Clinical Trial from Addenbrooke's Hospital, Cambridge 202
G. Conclusion 204

References 207

Pre-operative Irradiation in the Treatment of Breast Cancer: A Critical Appraisal.
By A. DE SCHRYVER 211

A. Historical Aspects and Early Studies 211
B. The Rationale for Pre-operative Radiotherapy 216
   I. Irradiation of Subclinical and/or Microscopic Disease Beyond the Margins
     of Surgical Resection 216
   II. Making Borderline Cases Accessible to Surgery 217
   III. Decreasing the Growth Potential of Cells Disseminated at the Moment of Surgery . 217
   IV. Other, Poorly Understood Factors 218

C. Results of Some Recent Series 218
D. Treatment Technique 226
E. Histopathological Observations on Pre-operatively Irradiated Breast Specimens . . . 227
F. Side-Effects and Complications 228
   I. Local and Regional 228
   II. Haematological 230
   III. Immunological 230

G. Conclusions 231

References 232

Major Ablative Procedures in the Treatment of Advanced Breast Cancer. By A. DE SCHRYVER . 237

A. Introduction and Rationale 237
B. Methods 238
    I. Hypophysectomy 238
       1. Open Surgery 238
       2. Radiological Methods 239
          a) Radioactive Implants 239
          b) External Radiation 239
    II. Adrenalectomy 242

C. Selection of Patients and Timing of Intervention 243
D. Results 244
E. Major Ablative Procedures as an Adjuvant to Primary Treatment 245
F. Conclusions 247

References 247

Tumorektomie und Bestrahlung des Mammacarcinoms. Von H.-J. FRISCHBIER 251

A. Einleitung 251
B. Klinische und histologische Auswahlkriterien für eine brusterhaltende Therapie 252
C. Prätherapeutische Diagnostik 257
D. Behandlungsmethode und -technik 258
    I. Operation 258
    II. Strahlentherapie 261

E. Behandlungsergebnisse 270
F. Behandlungsfolgen 279
G. Kontrolluntersuchungen 287
H. Schlußbetrachtungen 296

Literatur 297

Radiation as the Sole Mode of Treatment in Carcinoma of the Breast. By R. AMALRIC
and J.-M. SPITALIER 301

A. Introduction 301
B. Pioneers: Conventional Radiotherapy 301
C. Clinical Radiobiologic Data 303
    I. Breast 303
       1. Corpus Mammae 303
       2. Primary Tumor 303
    II. Ganglionary Area 304
       1. Axilla 304
       2. Supraclavicular Fossa 305
       3. Internal Mammary Nodes 305

D. Irradiation at Curative Doses 306
    I. Techniques 306
       1. Breast 306
          a) Basic Dose 306
          b) Additional Doses 308
       2. Axillary Region 309
          a) Basic Dose 309
          b) Additional Doses 311

    3. Supraclavicular Fossa 313
       a) Basic Dose 313
       b) Additional Doses 313
    4. Internal Mammary Chain 314
       a) Basic Dose 315
       b) Additional Doses 315
    5. Special Cases 318
  II. Consequences 319
    1. Immediate Cutaneous Reactions (ICR) 319
    2. Immunological Repercussions 320
    3. Radiosequelae 321
    4. Cosmetic Results 322
  III. End Results 323
    1. Criteria of Operability 323
    2. Clinical Staging 325
    3. Overview of Radiotherapy Results 326
    4. Five- to Ten-Year Results 326
  IV. Systematic Combined Follow-Up 328
    1. Visible Recovery 329
    2. Obvious Failure 329
    3. Persistent Suspicion 329
    4. Suspected Contralateral Breast 329
  V. Mammary and Axillary Sterilization Rate 330
  VI. Salvage Surgery after Curative Irradiations 331
    1. Techniques 332
    2. Indications 332
       a) Radical Secondary Amputation 333
       b) Conservative Secondary Surgery 333
  VII. Breast Preservation Rates 333
  VIII. Additive Treatments 334
  IX. Radical Irradiation Alone and Other Radical Treatments in Operable
    Breast Carcinomas 334
  X. Indications for Curative Treatment 335
    1. Radical Irradiation Alone 336
       a) Breast Carcinomas 336
       b) Breasts 336
       c) Patients 336
       d) Physicians 336
    2. Primary Limited Surgery 336

E. Palliative Irradiation 337
  I. Principles 337
  II. Techniques 337
    1. "Long-Protracted Irradiation" with High Tumor Dose 337
    2. "Normal-Protracted Irradiation" with Average Tumor Dose 337
    3. "Short-Protracted Irradiation" or "Short-Course Irradiation" 338
    4. Combination of "Short-Course Irradiation" with "Normal Protracted Irradia-
    tion" 338
    5. Inflammatory Cancers 338
  III. Results 339

F. Conclusion 340

References 340

Bestrahlung der fortgeschrittenen Karzinome inkl. Metastasenbestrahlung.
Von M. WANNENMACHER und W. HINKELBEIN 347

A. Lokal fortgeschrittene Mammakarzinome 347
    I. Bestrahlungstechnik 349
    II. Dosis 349
    III. Interstitielle Therapie 351
    IV. Überlebensraten 352

B. Metastasen des Mammakarzinoms 354
    I. Skeletmetastasen 354
        1. Häufigkeit und Lokalisation 354
        2. Indikation zur Strahlentherapie 354
        3. Technik 355
        4. Ergebnisse 355
    II. Intrazerebrale Metastasen 359
    III. Metastasen des Spinalkanals 360
    IV. Metastasen der Orbita 360
    V. Chorioideametastasen 361
    VI. Lymphknotenmetastasen 361
    VII. Hautmetastasen 361
    VIII. Lungenmetastasen 362
    IX. Lebermetastasen 362
    X. Radiokastration 363

Literatur 363

Radikale Mastektomie und Bestrahlung (Postoperative Bestrahlung).
Von H. VON LIEVEN 367

A. Historisches 367
B. Anatomische Vorbemerkungen 368
C. Tumorausbreitung in die parasternalen Lymphknoten 369
    I. Größe des Primärtumors 369
    II. Lage des Primärtumors 369
    III. Axillärer Lymphknotenbefall 369

D. Prognostische Faktoren 370
    I. Tumorgröße 370
    II. Axilläre Lymphknotenmetastasen 371
    III. Menopausenstatus 371
    IV. Tumorlokalisation 371
    V. Histologischer Malignitätsgrad 371
    VI. Hautinfiltration 372
    VII. Wachstumsgeschwindigkeit 372
    VIII. Weitere Faktoren 372

E. Stadieneinteilungen 372
F. Radikale Operationen 378
    I. Methoden 378
        1. Radikale Mastektomie 378
        2. Erweiterte radikale Mastektomie 379
        3. Modifizierte radikale Mastektomie 380
        4. Einfache Mastektomie ("total mastectomy") 380
        5. Erweiterte einfache Mastektomie 380

II. Ergebnisse radikaler Operationen 380
   1. Studie von YONEMOTO et al. (1973) 380
   2. Studie von LACOUR et al. (1976) 381
   3. Studie von ROBERTS et al. (1973) und FORREST et al. (1974) 381
   4. Studie von HELMAN et al. (1972) 382

G. Postoperative Bestrahlung 382
  I. Bestrahlungsmethoden und Bestrahlungsplanung 382
   1. Zeitpunkt des Beginns der postoperativen Bestrahlung 382
   2. Zielsetzung der postoperativen Bestrahlung 382
   3. Bestrahlungsmethoden 382
     a) Bestrahlung mit konventionell erzeugten Röntgenstrahlen 382
     b) Bestrahlung mit Gammastrahlen, ultraharten Röntgenstrahlen oder
       schnellen Elektronen 384
   4. Bestrahlungsplanung 387
     a) Bestrahlungsplanung für die Brustwand und die parasternalen Lymphknoten 387
     b) Bestrahlungsplanung für die Supraclavicular- und Axillarregion 388
  II. Randomisierte Studien zur postoperativen Bestrahlung nach radikalen Operationen 389
   1. Manchesterstudien (PATERSON und RUSSELL 1959; PATERSON 1962; EASSON
     1968) 389
   2. Studie von BRINKLEY und HAYBITTLE (1966 und 1971) 390
   3. Studie von KAAE und JOHANSEN (1969) 392
   4. NSABP-Studie (FISHER et al. 1968 und 1970) 392
   5. Studie von BRUCE (1971) und HAMILTON et al. (1974) 393
   6. Studie von ATKINS et al. (1972) und HAYWARD (1974) 393
   7. Studie von BURN (1974) 394
   8. Studie von FISHER et al. (1977) 394
   9. Studie von HØST und BRENNHOVD (1975) 395
  10. Studie von HØST und BRENNHOVD (1977) 397
  11. Studie von WALLGREN et al. (1980) 398
 III. Ergebnisse der postoperativen Bestrahlung nach radikalen Operationen 399
   1. Lokoregionäre Rezidive 399
     a) Pathogenese 399
     b) Abhängigkeit von der Therapie 401
     c) Brustwandrezidive 402
     d) Rezidive in den regionären Lymphknoten 404
     e) Dosiseffektbeziehungen 406
     f) Prognostische Bedeutung des lokoregionären Rezidivs 406
   2. Fernmetastasierung 407
   3. Überlebensraten 409
 IV. Therapieempfehlungen 411

H. Zusammenfassung 413

Literatur 413

Radiation Therapy for Recurrent Breast Cancer. By FLORENCE C.H. CHU 421

A. Factors Influencing the Development of Recurrence 421
  I. Clinical Manifestation of Recurrence 423
 II. Chest Well Recurrence 423
 III. Regional Recurrence 424

B. Treatment 424
    I. Electron Beam Therapy 424
   II. Chest Wall Recurrence 425
  III. Megavoltage Photon Therapy 431
   IV. Regional Lymph Node Recurrence 431
    V. Palliative Treatment and Treatment of a Previously Irradiated Area 432
   VI. Treatment Planning Procedure 432

C. Results 433
    I. Local Control 433
   II. Normal Tissue Tolerance 436

D. Survival 438
E. Summary 439

References 439

Inflammatory Carcinoma of the Breast. By J.M. VAETH 441

References 446

**Komplikationen nach Operation und/oder nach Bestrahlung und ihre Therapie
beim Mammakarzinom.** Von O. FISCHEDICK 449

A. Allgemeine Vorbemerkungen 449
B. Die normale Brust 450
    I. Anatomie 450
   II. Blutversorgung 450
  III. Lymphgefäße der Mamma 450

C. Operationsmöglichkeiten 451
    I. Radikale Mastektomie 451
   II. Erweiterte radikale Mastektomie 452
  III. Modifizierte radikale Mastektomie 452
   IV. Einfache Mastektomie 452
    V. Partielle Mastektomie 453
   VI. Tumorektomie 453

D. Chirurgische Komplikationen 453
E. Strahlentherapie – Strahlenfolgen 456
    I. Allgemeine Bemerkungen zur Strahlentherapie 456
   II. Organbezogene Strahlenschäden 456
  III. Ursachen der Strahlenschäden 457
   IV. Früh- und Spätreaktion der Haut des Thorax, des Supraklavikulargebietes
       und der Achsel 458
    V. Radiogene Knorpel- und Knochenschäden 466
   VI. Sklerose der Muskulatur 471
  VII. Strahlenbedingte Tracheitis und Ösophagitis 472
 VIII. Strahleninduzierte Lungenveränderungen 472
   IX. Früh- und Spätreaktion am Mediastinum und am Perikard 480
    X. Radiogene Schädigung des Plexus cervicalis bzw. brachialis 480
   XI. Ursachen und Folgen des Lymphödems des Armes 481
  XII. Prophylaktische Maßnahmen zur Verhinderung des Armödems 494

XIII. Radiogene Gefäßstenosen 494
XIV. Strahlentherapie des Mammakarzinoms präoperativ bzw. nach Tumorektomie . . 495

F. Behandlung der Strahlenschäden 496
    I. Hautschäden 496
    II. Spätfolgen bei der Megavolttherapie 497
    III. Schädigung des Lungengewebes 498
    IV. Radiogene Knorpel- und Knochenschädigungen 499
    V. Radiogene Schäden des Plexus brachialis 499
    VI. Die Behandlung des lymphatischen Ödems 499

Literatur 505

Breast Cancer in Pregnancy and Lactation. By J. HUYS and R. MONTEYNE 511

A. Introduction 511
B. Incidence 511
C. Relationship Between Cancer and Pregnancy 512
    I. Adrenal Corticosteroids 512
    II. Estrogens 513
    III. Serum Prolactin 514
    IV. Progesterone 514

D. Relationship Between Breast Cancer and Lactation 515
E. Diagnosis 515
F. Pathology 516
G. Treatment 517
    I. Surgery 517
    II. Radiotherapy 517
    III. Chemotherapy 518
    IV. Palliative Measures 518
    V. During Lactation 519

H. Therapeutic Abortion 519
I. Adjuvant Treatment 520
J. Pregnancy Subsequent to Mastectomy 521
K. Prognosis 522
    I. Clinical Stage 523
    II. Age of Patient 523
    III. Stage of Pregnancy 524
    IV. Summary 524

L. Conclusions 524

References 525

Das bilaterale Mammakarzinom. Von W. HELLRIEGEL 531

A. Einleitung 531
B. Prädispositionen 532
    I. Vererbung 532
    II. Zystische Mastopathie 532
    III. Carcinoma lobulare in situ 533
    IV. Carcinoma intraductale in situ 534
    V. Metastasen aus der kontralateralen Brust 535

C. Häufigkeit der bilateralen Erkrankung 535
D. Erkrankungsalter 536
E. Bilaterale Karzinomentstehung 537
F. Invasives Tumorwachstum 538
    I. Diagnose 538
    II. Histologie 539

G. Ort der Erkrankung 540
    I. Therapie 541
    II. Prognose 542

H. Intervall zwischen erstem und zweitem Karzinom 543
J. Schwangerschaft und bilaterales Mammakarzinom 543
K. Zusammenfassung 544

Literatur 544

Sarcoma of the Breast. By J. Huys 547

A. Introduction 547
B. Incidence 547
C. Classification 547
D. Fibrosarcoma 548
    I. Incidence 548
    II. Clinical Features 549
    III. Pathology 549
    IV. Treatment 550
    V. Prognosis 550

E. Liposarcoma 551
    I. Incidence 551
    II. Clinical Features 551
    III. Pathology 551
    IV. Treatment 552
    V. Prognosis 553

F. Myosarcoma 553
    I. Incidence 553
    II. Pathology 553
    III. Treatment 554

G. Hemangiosarcoma 554
    I. Incidence 554
    II. Clinical Features 555
    III. Pathology 555
    IV. Treatment 556
    V. Prognosis 556

H. Malignant Lymphomas 557
    I. Incidence 557
    II. Clinical Features 558
    III. Pathology 558
    IV. Treatment 559
    V. Prognosis 559
    VI. Summary 560

J. Bone Sarcomas 561
K. Summary 561

References 561

Male Breast Cancer. By J. Huys and F. De Laender 565

A. Introduction 565
B. Etiology 566
    I. Altered Estrogen Metabolism 566
    II. Gynecomastia 567
    III. Klinefelter's Syndrome 567
    IV. Exogenous Estrogens 567
    V. Trauma 568
    VI. Radiation 568
    VII. Heredity 568
    VIII. Orchitis 569

C. Clinical Findings 569
    I. Age 569
    II. Laterality 570
    III. Multiple Primary Cancers 570
    IV. Symptoms 571
    V. Duration of Symptoms 571

D. Diagnosis and Differential Diagnosis 572
E. Pathology 573
F. Treatment 573
    I. Surgery 573
    II. Radiotherapy 574
    III. Hormonal Treatment 575
       1. Ablative Procedures 575
         a) Orchidectomy 575
         b) Adrenalectomy 576
         c) Hypophysectomy 576
         d) Conclusion 576
       2. Additive Hormonal Treatment 577
         a) Estrogens 577
         b) Androgens 577
         c) Corticosteroids and Progestagens 578
       3. Estrogen Receptors and Hormone Dependency 578
    IV. Chemotherapy 578

G. Results and Prognosis 579
    I. Clinical Stage at Diagnosis 579
    II. Tumor Size and Location 580
    III. Involvement of Regional Lymph Nodes 581
    IV. Histopathologic Behavior of the Tumor 581

H. Conclusions 581

References 582

Hormon- und Chemotherapie. Von K.W. Brunner 589

A. Einleitung 589
B. Hormontherapie 591
    I. Hormonabhängigkeit des Mammakarzinoms 591
    II. Formen und Ergebnisse 592
    III. Indikationen der alleinigen Hormontherapie 594
    IV. Praktische Durchführung, Überwachung und Dauer 595

C. Chemotherapie 597
    I. Monochemotherapie 597
    II. Kombinationschemotherapie 598
    III. Indikationen und Ausblicke der Chemotherapie beim metastasierenden
    Mammakarzinom 603

D. Stand der adjuvanten Chemotherapie beim Mammakarzinom 605

Literatur 608

Namenverzeichnis – Author Index 613

Sachverzeichnis 649

Subject Index 705

Pathologie und Radiologie (Röntgendiagnostik und Thermographie) der Brustdrüse

Von

V. Barth und K. Prechtel

Mit 72 Abbildungen und 28 Tabellen

A. Einleitung

In den vergangenen 35 Jahren sind die Heilungschancen des Mammakarzinoms trotz intensiver Bemühungen um eine effektive Frühdiagnose und -therapie annähernd konstant geblieben (Dallenbach, 1975; Krokowski, 1977). Die Erkennung des fortgeschrittenen Mammakarzinoms ist wenig problematisch. Schwieriger und noch nicht gelöst ist dagegen der Nachweis der präinvasiven Phase des Brustkrebses, des noch nicht infiltrierend wachsenden, intraduktalen und intralobulären Karzinoms (Carcinoma in situ) und des Frühkarzinoms (mikroinvasives Karzinom).

Die Früherkennung des Tumors verbessert die Heilungsaussichten einer Geschwulstkrankheit wesentlich. Das Karzinom der Brust kann durch die Palpation aber erst in einem Stadium entdeckt werden, das bereits als fortgeschritten bezeichnet werden muß. So ist mit klinischen Methoden bei wirklichen Frühfällen die Diagnose des Mammakarzinoms nicht möglich. Die Entwicklung und ständige Verbesserung der Röntgenuntersuchung der Mamma hat wesentlich dazu beigetragen, die Frühdiagnose bösartiger Geschwülste der weiblichen Brust zu fördern, und es bleibt zu hoffen, daß sich diese Tatsache in den nächsten Jahren im Krankheitsverlauf von Brustkrebskranken positiv auswirkt.

Die *Grundlagen* für die mammographische Diagnostik wurden durch Studien von Anatomen, Pathologen und Radiologen erarbeitet (Salomon, 1913; Kleinschmidt, 1927; Dominguez, 1929; Warren, 1930; Ries, 1930; Vogel, 1932; Finsterbusch u. Gross, 1934; Baraldi, 1935; Leborgne, 1953; Buttenberg u. Werner, 1962; Gros, 1963; Dobretsberger, 1965; Wolfe, 1966; Gershon-Cohen et al., 1966; Busch u. Merker, 1968; Hamperi, 1968; Egan, 1969; Hüppe, 1970; Ozzello, 1970; Haagensen, 1971; Bässler et al., 1972, 1975; Hoeffken u. Lanyi, 1973; Picard, 1974; Seifert, 1975 u.v.a.).

Besonders wichtige Resultate morphologisch-radiologischer Analysen der Brust haben Ingleby und Gershon-Cohen (1960) vorgelegt, die ihre Erfahrungen in der Monographie *Comparative Anatomy, Pathology and Roentgenology of the Breast* wiedergegeben haben. Die genaue Kenntnis der normalen und der pathologischen Anatomie der Brustdrüse ist eine „Conditio sine qua non" für die Beurteilung von Röntgenbildern der Mamma und für die frühzeitige Entdeckung einer bösartigen Geschwulst.

Eine der Leitschienen für die röntgenologische Frühdiagnostik des Mammakarzinoms ist Mikrokalk. Nicht alle Neoplasien gehen jedoch im Frühstadium mit Verkalkungen und nicht alle Verkalkungen mit einem Karzinom einher. Karzinome in der präinvasiven Phase können deshalb bei Fehlen von Verkalkungen von der röntgenologischen Früherkennung ausgeschlossen bleiben. Sie werden erst im fortgeschrittenen Stadium der Infiltration des Drüsenparenchyms entdeckt.

Die Bestrebungen gehen dahin, das Frühkarzinom und seine Vorstufen durch verschiedene, einander ergänzende Untersuchungsmethoden zu entdecken. *Thermographische Meßmethoden* wurden von Gershon-Cohen et al. (1967), Habermann (1968), Jones (1969), Tricoire et al. (1970), Vaillant (1970), Gros et al. (1971) sowie Amalric et al. (1974) in die Routineuntersuchung der Brust eingeführt. Sie ermöglichen in bestimmten Fällen nicht nur den Nachweis eines Carcinoms, sondern häufig auch die Bestimmung der Tumorprognose und die Überwachung der operierten und bestrahlten Brust sowie der Brustwand.

Die *zytologische Untersuchung* von Punktionsmaterial aus Brusttumoren wurde von Franzen und Zajicek (1968) und Zajdela et al. (1975) entwickelt und hat ihren festen Platz bei der Erkennung von Brusttumoren und Tumorrezidive.

Die Treffsicherheit einer kombinierten Untersuchung, bestehend aus Inspektion und Palpation, Mammographie, Thermographie und Feinnadelbiopsie, liegt bei der Karzinomdiagnostik bei 95% und trifft in erster Linie für die größeren Malignome zu. Das präinvasive Karzinom stellt immer noch einen kleinen Teil der Gesamtzahl der diagnostizierten Karzinome dar.

B. Methoden zur Untersuchung der Brust

I. Mammographie

Die häufigsten Fehldiagnosen beruhen bei der Mammographie auf einer mangelhaften Bildgüte, die wenigsten auf einer fehlerhaften Beurteilung der Röntgenaufnahmen. Das gute Mammogramm ist durch folgende Merkmale ausgezeichnet:

Vollständige Erfassung des Parenchyms in 2 Ebenen;
richtige Belichtung und kontrastreiche Schwärzung;
kein störendes Korn und keine Unschärfen;
niedriger Grundschleier;
keine störenden Kunstprodukte durch die Filmbearbeitung;
korrekte Filmbeschriftung.

Diese Merkmale werden durch folgende Voraussetzungen erreicht:
1. Spezielle Röntgenweichstrahlgeräte für die Mammographie;
2. Geeignetes Filmmaterial bzw. gute Film-Folien-Kombinationen;
3. Richtige Filmbearbeitung;
4. Eingearbeitetes Personal, das die Probleme der Belichtungs- und der Einstelltechnik beherrscht.

1. Röntgengeräte für die Mammographie

Für die Mammographie *müssen* Spezialgeräte verwendet werden. Zusatzeinrichtungen oder Gerätekombinationen, mit denen sowohl Mammographien als auch röntgenologische Routineuntersuchungen durchgeführt werden können, müssen abgelehnt werden. Die Anschaffung eines Zusatzgerätes oder einer Gerätekombination wird zudem mit einer geringeren Auslastung der Röntgeneinrichtung bei nur wenigen Mammographien begründet.

Bezüglich *Indikation zur Mammographie* s. Gershon-Cohen (1970), Seifert (1971), Hoeffken und Lanyi (1973), Frischbier und Lohbeck (1977), Frischbier et al. (1977),

GREGL et al. (1977a), EGAN (1978), v. FOURNIER et al. (1978), PAPEZ et al. (1978) und BARTH (1979a). Im folgenden werden die technischen Grundlagen der Mammographie herausgestellt.

a) Röntgengenerator

Verwendet werden Zwei-, Sechs- oder Zwölf-Pulsgeneratoren mit einer Leistung von mindestens 1 kW bei 30 kV. Die Anodenspannung muß von 25–35 kV regelbar sein. Diese Werte sollten für spezielle Erfordernisse unter- oder überschritten werden können (z.B. 15 kV für die Präparatradiographie).

b) Röntgenstrahlung

Die normale Brustdrüse besteht aus Haut, Fettgewebe, Bindegewebe und Drüsenparenchym. Bei Erkrankungen entstehen Zysten, Tumorgewebe sowie feinst- und grobschollige Verkalkungen.

Mikroradiogramme von 50–100 μm dicken Gewebsscheiben zeigen, daß die Strahlendichte der unterschiedlichen Gewebe des Drüsenkörpers folgendermaßen zunimmt: Fettgewebe → fetthaltiger Zelldetritus in den Milchgängen → normales und maligne entartetes Epithel → fettarmer Zelldetritus in den Milchgängen → Mantelbindegewebe in den Drüsenläppchen → Stützbindegewebe zwischen den Drüsenläppchen → Tumorbindegewebe → Zysten → Kalk (Barth, 1977).

Die linearen Absorptionskoeffizienten verschiedener Substanzen gehen aus Tabelle 1 hervor.

Je kleiner die Differenz der linearen Absorptionskoeffizienten ist, desto größer muß die Wellenlänge der Röntgenstrahlen sein, um Absorptionsunterschiede aufzuzeigen (BOHATIRCHUK, 1957). Zur kontrastreichen Wiedergabe der Drüsenstrukturen ist eine sehr weiche Röntgenstrahlung mit einer Wellenlänge von 0,06 μm erforderlich. Die von der Röntgenröhre gelieferte *Strahlung* setzt sich aus dem fortlaufenden *Bremsspektrum* und dem zusätzlichen Linienspektrum, der *charakteristischen Eigenstrahlung* des Anodenmaterials zusammen (Abb. 1).

Während für die Strahlenqualität in der Routineradiologie und bei der Strahlentherapie die *Bremsstrahlen* entscheidend sind, spielt bei der Mammographie die *charakteristische Eigenstrahlung* des Anodenmaterials die entscheidende Rolle. Zur Verwendung eines Molybdän-Filters am Strahlenaustrittsfenser der Röntgenröhre wird das Energiespektrum dieser Strahlung in günstiger Weise beeinflußt. Untersuchungen von KYSER (1976) haben gezeigt, daß bei der Mammographie statt Molybdän auch Aluminium als Filtermaterial verwendet werden kann, wodurch die Röhrenspannung gesenkt und ein guter Bildkontrast erreicht wird.

Bei Röntgenröhren mit einer Drehanode verkürzt sich die Belichtungszeit gegenüber solchen mit Stehanode um 2–3 s und schwankt je nach Dichte der Brust und je nach Filmmaterial zwischen 0,5 und 3 s.

Die Größe des *Brennflecks* beträgt bei der Molybdän-Drehanode 0,6 × 0,6 mm. Sie wird von den Herstellern der Geräte meist niedriger angegeben, als es den tatsächlichen Abmessungen entspricht. Die Anodenspannung schwankt je nach Dichte des Organs zwischen 25 und 35 kV. Sie sollte nicht über 35 kV liegen, da das Röntgenbild dann kontrastarm wird und feinste Strukturen (z.B. Mikrokalk) nicht mehr differenziert werden können. Strahlendichte Brüste mit niedrigen Spannungen (unter 25 kV) zu exponieren ist andererseits nicht sinnvoll, da
1. die Belichtungszeit zu lang wird (Bewegungsunschärfe durch pulsierende Arterien),

Tabelle 1. Linearer Absorptionskoeffizient verschiedener Substanzen (Zuppinger, 1935)

Substanz	Spezifisches Gewicht	Chemische Zusammensetzung	Linearer Absorptionskoeffizient
Wasser	1,0	H_2O	$2,506\,\lambda^3$
Eiweiß		C 52%, H 7%, N 16%, O 24%, S 1%	$1,78\,\lambda^3$
Fett	0,9	C 75,6%, H 12,6%, O 11,8%	$1,135\,\lambda^3$
Muskel	1,06	W 80%, Pr 18%, F 1%, Sa 0,9%	$2,62\,\lambda^3$
Blut	1,06	W 80%, Pr 19,1%, Sa 0,9%	$2,61\,\lambda^3$
Transsudat	1,008	W 96,8%, Pr 2,4%, Ash 0,8%	$2,72\,\lambda^3$
Exsudat	1,02	W 93,3%, Pr 5,9%, Ash 0,8%	$2,69\,\lambda^3$
Eiter	1,06	W 90,6%, Pr 7,8%, F 0,8%, Sa 0,8%	$2,67\,\lambda^3$
Bindegewebe	1,1	W 62,9%, Pr 34,7%, F und ähnliche Substanzen 1,9%, anorganische Sa 0,5%	$2,37\,\lambda^3$
Kalkstein	2,6	$CaCO_3$	$22,85\,\lambda^3$
Kompakter Knochen	1,9	W 26%, Pr 24,5%, F 2,3%, Ash 47,2%	$13,24\,\lambda^3$
Leber	1,06	W 76%, Pr 20=, F 3%, Ash 1%	$2,61\,\lambda^3$
Haare	1,3	C 50,5%, H 6,4%, N 17,1%, O 20,7%, S 5%, Ash 0,3%	$2,89\,\lambda^3$
Milz	1,05	W 78%, Pr 16%, F 5%, Ash 1%	$2,61\,\lambda^3$
Niere	1,06	W 83,5%, Pr 15,7%, Ash 0,8%	$2,62\,\lambda^3$
Lunge		W 80,1%, Pr 16%, F 2,7%, Ash 1,2%	$2,69\,\lambda^3$
Schilddrüse	1,06	W 82%, Pr 16%, Ash 1%, mit I 0,016%	$2,70\,\lambda^3$
Eisen	7,86	Fe	$107,7\,\lambda^3$
Nerven	1,03	W 76%, Pr 7%, Ch und Lipide 13,5%, Ash 1,5%, S. 0,5%, P. 1,5%	$3,12\,\lambda^3$
		W – Wasser, F – Fett, Pr – Protein, Sa – Salz, Ch – Cholesterin	

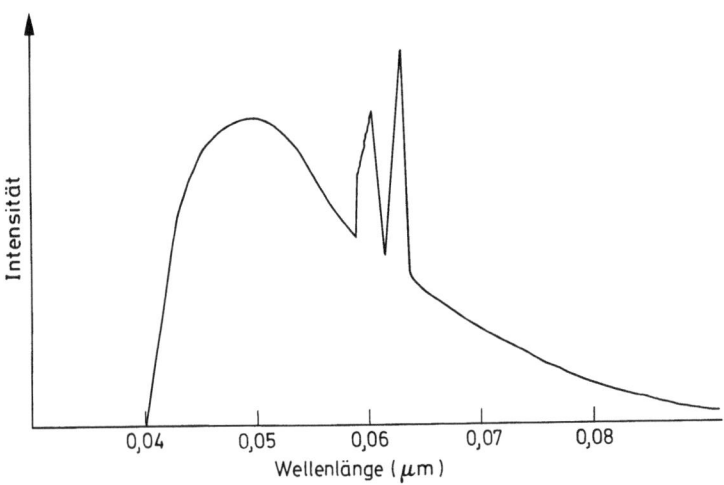

Abb. 1. Bremsspektrum mit einer Grenzwellenlänge von 0,04 µm und der charakteristischen, für die Mammographie wichtigen Eigenstrahlung von 0,06 µm Wellenlänge

2. die Belastung der Röhre so groß wird, daß der Belichtungsautomat den Röhrenstrom abschaltet, bevor der Film ausreichend geschwärzt ist,

3. die Strahlenbelastung für die Patientin stark ansteigt (über 10 R Oberflächendosis je Röntgenaufnahme).

Je niedriger die Aufnahmespannung, desto größer die Strahlenbelastung, da bei niedriger Anodenspannung sehr viele energiearme Röntgenquanten von Haut und Mammaparenchym absorbiert werden. Die Exposition einer Mammographie bei einer großen oder sehr dichten Brust mit niedriger Anodenspannung würde also zu einer unverantwortlich hohen Strahlenbelastung des Organs führen.

Die physikalischen Grundlagen der Mammographie bespricht WAGNER (1977) ausführlich.

Der *Anteil der Streustrahlen* am filmschwärzenden Strahlenspektrum beträgt bei der Mammographie bis 46% (BARNES und BREZOVICA, 1977). Er läßt sich durch Verwendung von Weichstrahlrastern erheblich reduzieren, wobei allerdings die erforderliche Strahlendosis erhöht werden muß (LAMMERS u. KUHN, 1978). Durch Verwendung von Streustrahlrastern und dosissparenden Film-Folien-Kombinationen lassen sich Mammographien mit guter Detailerkennbarkeit bei geringer Strahlenbelastung herstellen (FRIEDRICH u. WESKAMP, 1978). Bezüglich sonstiger *Bildgütefaktoren* in der Mammographie s. FRIEDRICH und WESKAM (1976), HÜPPE und SCHNEIDER (1977b), LAUTH (1977), PENN (1977) und PANARO (1978).

c) Kompression der Brust

Das Komprimieren der Brust mit einem Tubus oder mit einer Plexiglasscheibe während der Röntgenexposition hat folgende Gründe:

1. Die unterschiedliche Dicke des konisch geformten Organs wird ausgeglichen, wodurch eine gleichmäßige Durchstrahlung der Brust zustande kommt.

2. Fettgewebe wird zwischen die Parenchymstrukturen des Drüsenkörpers gepreßt und drängt diese auseinander, so daß sie besser beurteilt werden können.

3. Das Organ wird während der Strahlung ruhiggestellt, wodurch sich die Bewegungsunschärfe verringert.

2. Film- und Folienmaterial

Für die Mammographie werden Materialprüffilme verwendet, wie sie für die Untersuchung von Werkstoffen eingesetzt werden. Die Filmemulsion ist sehr feinkörnig und verhältnismäßig unempfindlich gegenüber Röntgenstrahlen und Licht. Ihre Gradationskurve verläuft auch mit ansteigender Schwärzung zunehmend steil (s. Abb. 2).

Die Materialprüffilme können ohne oder mit Verstärkerfolien verwendet werden. Die Emulsion erreicht durch überdurchschnittlichen Silbergehalt stärkere Kontraste als „normale" Röntgenfilme. Der *folienlose* Mammographiefilm wird bei gleicher Strahlenenergie stärker geschwärzt (D∼2) als normale Röntgenaufnahmen, die mit Folien exponiert wurden. Die „überexponierten" Filme müssen vor einer lichtstarken Halogenleuchte betrachtet werden, wobei sich auch zarteste Verdichtungen kontrastreich darstellen. Der Film darf keinen Grauschleier und nur einen geringgradigen Grundschleier haben und das Filmkorn darf die Beurteilung des Mammogramms nicht stören.

Bei Belichtung des Materialprüffilms *mit einer Folie* kann die Detailerkennbarkeit über einen von der Detailgröße abhängigen Maximalwert bei mittleren Schwärzungen nicht gesteigert werden. Änderungen der Belichtung verschieben nur den Bereich der bestmöglichen Erkennbarkeit an andere Stellen im Mammogramm. Im Gegensatz hierzu

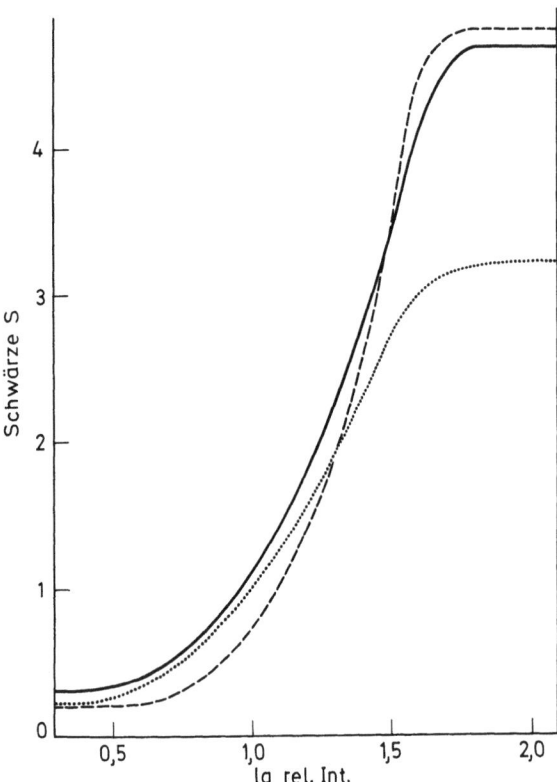

Abb. 2. Gradationskurve eines Materialprüffilms bei Verwendung einer feinstzeichnenden Folie (Detailfolie) als Rückfolie [Bearbeitungsdaten: Entwicklungsmaschine M6 (Kodak); Entwickler MD3 (Agfa Gaevert); Entwicklertemperatur 26 °C; Bearbeitungszeit 7,5 min]. Im Vergleich dazu Gradationskurve eines folienlosen Materialprüffilms (Definix-Medical Kodak) (‑‑‑‑) und eines Low-Dose-Systems (Du Pont Cronex) (....)

nimmt die Detailerkennbarkeit beim folienlosen Materialprüffilm mit steigender Schwärzung stetig zu, eine Verschlechterung der Bildgüte ist also durch Überschwärzung des folienlosen Films nicht möglich (FRIEDRICH u. WESKAMP, 1976).

Durch Verwendung von Film-Folien-Kombinationen läßt sich die Strahlenbelastung der Brust, des Brustbeines (HOEFFKEN u. LANYI, 1973; KALLINGER u. KAINBERGER, 1978) und der Gonaden erheblich, z.T. bis auf 80% reduzieren, was mit einem teils minimalen, teils erheblichen Qualitätsverlust (je nach verwendeter Film-Folien-Kombination) einhergeht (FREYSCHMIDT et al., 1976; FRIEDRICH u. WESKAMP, 1976; ANDERSSON, 1977; CHANG et al., 1977b; KUHN, 1977; MINTZER et al., 1977; STRAX, 1977b; WEBSTER u. KALISHER, 1977; WEISSLEDER u. KIEFER, 1977; BUCK u. BARTH, 1978; CARAVAGLIOS, 1978; HEEP et al., 1978; SICKLES u. GENANT, 1979). Zur Zeit werden verschiedene Mammographiefilme und Filmfoliensysteme verwendet (Tabelle 2), wobei diese Aufstellung wegen der ständig wechselnden Kombinationen unvollständig bleiben muß.

Filme mit 90 s Bearbeitungsdauer sollten für die Mammographie nicht mehr verwendet werden. Infolge der hohen Temperatur des Entwicklers in der Entwicklungsmaschine (32–34 °C) zeigen diese Filme eine trübe und nicht wie bei längerer Entwicklungsdauer glasklare Trägerschicht. Die dem Auge abgewandte Emulsionsschicht wird gleichsam wie durch ein Milchglas betrachtet (FRIEDRICH u. WESKAMP, 1976). Feinstrukturen, insbesondere Mikrokalk von 0,2 mm Durchmesser, werden oft nicht mehr erkannt. Ein weiterer Nachteil des 90-Sekunden-Films ist sein sehr hoher Strahlendosisbedarf, der nach Untersuchungen von KARLSSON et al. (1976) etwa ein Drittel höher ist als beim Materialprüffilm mit längerer Entwicklungsdauer.

Von sehr guter Bildqualität sind Materialprüffilme, die 3,5, am besten 8–10 min in der Entwicklungsmaschine bearbeitet werden. Die Temperatur des Entwicklers kann dann zwischen 20 und 24 °C (je nach Entwicklungsmaschine und Größe des Entwicklertanks) eingestellt werden, die Trägerschicht des Filmes ist glasklar und stört die Beurteilung der Mammogramme nicht.

Tabelle 2. Mammographiefilme und Film-Folien-Systeme

Fabrikat	Filmbearbeitung
KODAK PE 4006	Maschinenverarbeitung ab 90 s
3 M Typ F	Maschinenverarbeitung ab 90 s
AGFA-MR-50-Folie + RP-3-Film	Maschinenverarbeitung ab 90 s
DU PONT CRONEX low dose	Maschinenverarbeitung ab 90 s
(einschichtiger Film + 1 Folie)	Maschinenverarbeitung ab 90 s
KODAK-MIN-R-Folie + Film (grün empfindlich) ⎫ DU PONT CRONEX 75 M + ⎬ DU PONT Detailfolie als Rückfolie ⎭	Handentwicklung oder Maschinenverarbeitung ab 5¹/₂ min
KODAK DEFINIX-MEDICAL	Handentwicklung oder Maschinenverarbeitung ab 4 min
CEA MAMMOR X Typ L	Handentwicklung oder Maschinenverarbeitung ab 4 min
DU PONT CRONEX 75 M	Handentwicklung oder Maschinenverarbeitung ab 5¹/₂ min
AGFA MAMMORAY T1 + T3	Handentwicklung oder Maschinenverarbeitung ab 6 min

Die *Low-Dose-Systeme* mit einer Bearbeitungszeit von 90 s (s. Tabelle 2) sind wegen der gegenüber den Materialprüffilmen erheblich schlechteren Bildqualität abzulehnen, obgleich die Strahlenbelastung wesentlich niedriger ist (bis $1/12$) als bei den folienlosen Materialprüffilmen.

Die Kombination eines Materialprüffilms mit einer feinstzeichnenden Detailfolie oder einer Low-Dose-Folie ist ein akzeptabler Kompromiß zwischen Strahlenbelastung und Bildqualität. Die Zeichenschärfe ist etwa ebenso gut wie beim folienlosen Materialprüffilm (z.T. sogar etwas besser), die erforderliche Strahlendosis liegt zwei Drittel niedriger. Schwärzungskurve und Strahlenbelastung bei Kombination von Materialprüffilm und Detailfolie gehen aus Abb. 2 und Tabelle 3 hervor.

Die für die Filmbearbeitung günstigste Entwicklertemperatur schwankt zwischen 20 und 24 °C. Sie kann in langsam laufenden Entwicklungsmaschinen erreicht und gehalten werden. Bearbeitungsdauer und Temperatur des Entwicklers hängen voneinander ab. Bei höheren Temperaturen wird die Entwicklungsdauer abgekürzt, was mit einem Verlust an Kontrast einhergeht. Werden Entwicklungsmaschinen benützt, die von schnelle auf langsame Bearbeitungszeit umgestellt werden können, muß entsprechend lange gewartet werden, bis der Entwickler sich abgekühlt hat.

Es ist günstig, statt der schnellen und vor allem die Oberfläche der Silberbromidkörner des Films angreifenden *Rapidentwickler* sog. *Zeitentwickler* zu verwenden. Sie greifen das gesamte Filmkorn an (Tiefenentwickler). In den Partien geringerer Belichtung kommt es kaum zu einer Schwärzung, also auch zu keinem Schleier, was sich bei der Mammographie günstig auf die Detailerkennbarkeit auswirkt. Die Schwärzung steigt dann schnell bis zu tiefschwarzer Höchstschwärzung an, der Bildcharakter ist hart, klar und kontrastreich. Zeitentwickler vom Typ des Hydrochinon erfordern eine ausreichend lange Entwicklungszeit, da sonst die Tiefenwirkung nicht erreicht wird.

3. Einstelltechnik

Zur vollständigen Erfassung und Beurteilung des Brustparenchyms sind genormte Einstellungen der Brust notwendig (HOEFFKEN u. LANYI, 1973; BARTH, 1979), wobei die Mamille bei allen Aufnahmen im Scheitel des Brustumfanges liegen muß. Sie kann mit einer Metallkugel markiert werden und darf sich nicht in das Mammogramm hineinprojizieren,

Tabelle 3. Relativer Dosisbedarf von Film-Folien-Kombinationen, bezogen auf den folienlosen Film Mammoray T3 (AGFA) für unterschiedliche mittlere Schwärzungen (Friedrich, 1977; zitiert bei Lammers und Kuhn, 1978). Bei den angegebenen Werten ist zu berücksichtigen, daß die Dosisreduktion bei Film-Folien-Kombinationen etwas größer ist als aus den jeweiligen Spalten entnommen werden kann, da bei richtig belichteten Mammogrammen die mittlere Schwärzung bei folienlosen Filmen höher liegt ($S=1,8$) als bei Film-Folien-Kombinationen ($S=1,2$)

Film	Folie	Dosisbedarf (%) für Schwärzung S		
		$S=1,0$	$S=1,5$	$S=2,0$
Mammoray T3[a]	–	100	100	100
Mammoray M4[a]	–	45,5	43,5	41,7
Mammoray T3[a]	MR 50[a]	33,3	33,3	33,3
Kodirex[b]	–	27,8	30,3	27,0
Cronex 70[c]	MR 50[a]	24,4	26,3	23,8
Cronex 75[c]	Detail	25	23,8	24,4
Trimax Typ M[d]	Alpha M	25	33,3	50,5
low dose[c]	low dose 1[c]	12,8	17,2	19,2
low dose doppelt[c]	low dose 1[c]	13,6	16,1	16,1
Cronex 75[a]	MR 50[a]	12,4	14,7	17,2
MIN R[b]	MIN R[b]	10,8	14,7	17,2
RP 3[a]	MR 50[a]	8,8	11,8	12,5

Hersteller [a] AGFA GEVAERT
           [b] KODAK
           [c] DU PONT
           [d] 3 M COMPANY

da sonst ein Tumor vorgetäuscht oder die Beurteilung des Retromamillärraumes verhindert werden kann (Hüppe u. Schneider, 1977b). Die Mamille wird von manchen Untersuchern während der Exposition der Röntgenaufnahmen mit einer kleinen Milchpumpe angesaugt und in die Filmebene hineingezogen, wodurch die Strukturen des Retromamillärraumes besser beurteilt werden können. Pathologische Befunde im Retromamillärraum und deren Differentialdiagnose besprechen Gregl und Schaal (1979) ausführlich. Knoten in der Brust oder Narben können durch Aufkleben von Stahlkugeln mit Mastix auf die Haut gekennzeichnet werden. Heftpflaster sollte nicht verwendet werden, da es im Mammogramm schattengebend ist und dadurch die Auswertung des Bildes stören kann.

a) Strahlengang kranio-kaudal

Die Brust wird auf den Filmhalter gelegt und der Oberkörper der Patientin so weit zur Gegenseite gedreht, daß das im lateralen kranialen Quadranten gelegene Parenchym im Mammogramm vollständig erfaßt wird, da 70% aller Tumoren in diesem Abschnitt der Brust liegen.

b) Strahlengang medio-lateral

Die Brust wird nicht streng seitlich, sondern schräg zwischen Tubus und Filmhalter hineingezogen und komprimiert. Röhre und Filmhalter sind um 15–20 ° gekippt, so daß der Filmhalter weit in die Achselhöhle hineinreicht. Dadurch können das gesamte Brustparenchym und besonders das laterale-kraniale Ende des Drüsenkörpers mit Teilen der Achselhöhle erfaßt werden. Die Brust wird so eingestellt, daß die Mamille unter der Filmmitte liegt und der untere Brustrand den unteren Filmrand erreicht. Eine besondere Aufnahme der Achselhöhle erübrigt sich.

Im Falle eines pathologischen, exzisionsbedürftigen Befundes muß die Aufnahme im medio-lateralen Strahlengang *streng seitlich* eingestellt werden, damit bei nicht palpablem Befund eine exakte präoperative Markierung erfolgen kann. Diese ist bei einer Schrägaufnahme nur ungenau möglich.

c) Zielaufnahmen

Über die Standardeinstellungen hinaus können zusätzliche Röntgenaufnahmen in anderer Strahlenrichtung exponiert werden, um einen verdächtigen Herd auf Konstanz zu überprüfen. Dabei kann ein Zieltubus mit einem Durchmesser von 6 cm verwendet werden. Unklare Strukturen des Drüsenkörpers lassen sich auf diese Weise eingehender untersuchen, denn das Parenchm wird mit dem kleinflächigen Zieltubus besser zusammengedrückt als bei großflächiger Kompression. Die Verminderung des Streustrahlenanteils spielt bei Benützung des Zieltubus keine Rolle.

Nach Messungen von FRIEDRICH (1977) wird der Anteil der Streustrahlung bei einem Zieltubus von 6 cm Durchmessern durch die Einblendung des Strahlenfeldes nur minimal von 44 auf 36% verringert, so daß die bessere Beurteilbarkeit der Brust in der Zielaufnahme fast ausschließlich durch die stärkere Kompression bzw. durch die geringere Schichtdicke des Parenchyms ermöglicht wird.

d) Schrägaufnahme nach LUNDGREN

Mit einer einzelnen schräg (45°) eingestellten Röntgenaufnahme können bei einer normal großen Brust sowohl das gesamte Parenchym als auch Teile der Achselhöhle beurteilt werden. Diese Aufnahme nach LUNDGREN u. JACOBSSON (1976) ist für Vorsorgeuntersuchungen an Frauen mit klinisch unauffälligen Brüsten nach eigenen Erfahrungen ausreichend, wenngleich sie von manchen Autoren abgelehnt wird (HÜPPE u. SCHNEIDER, 1977d; ANDERSSON et al., 1978). Wird in der Schrägaufnahme ein krankhafter Befund in der Brustdrüse entdeckt, müssen die beiden anderen Einstellungen (kranio-kaudal und streng seitlich) zur besseren Beurteilung und zur Ortsbestimmung für evtl. Feinnadelbiopsien oder Operationen angefertigt werden. Die zweite Röntgenebene (kranio-kaudal) ist auch bei strahlendichten Drüsenkörpern erforderlich, wenn diese in nur einer Ebene unzureichend beurteilt werden können.

Röntgenreihenuntersuchungen können mit nur einer einzelnen Aufnahme wirtschaftlich und schneller durchgeführt werden als bei der Untersuchung in zwei Ebenen.

LUNDGREN und JAKOBSSON (1976) fanden bei 6845 Frauen einer nicht ausgewählten Untersuchungsreihe 40 Karzinome (6,7⁰/₀₀), wovon in 20 Beobachtungen der Tumor nicht zu tasten war.

HÜPPE und SCHNEIDER (1977d) führen die Schrägaufnahme im Rahmen der Zweiebenenmammographie seit 1970 durch. Von 277 Karzinomen wurden in der Schrägaufnahme 87%, in beiden Ebenen 96% erkannt.

Wenn auch bei der Zweiebenenmammographie 9% mehr Malignome entdeckt werden als bei der Mammographie in einer Ebene, ist dennoch zu bezweifeln, ob diese Differenz bei der Untersuchung asymptomatischer Frauen (Brustkrebshäufigkeit 2⁰/₀₀) eine praktische Bedeutung hat, insbesondere wenn die zweite Ebene bei unklarem Befund oder strahlendichtem Drüsenkörper nachgeholt wird.

Wenn bereits eine Mammographie in vier Ebenen vorliegt, kann die Kontrollmammographie bei 60% aller Frauen durch *eine* Schrägaufnahme erfolgen.

Die Diskussion um Vor- und Nachteile der sog. *Einebenenmammographie* ist noch nicht verebbt. Befürworter und Gegner der Methode halten sich in etwa die Waage (WEISHAAR et al., 1976; DUNN et al., 1977; MOSKOWITZ u. LIBSHITZ, 1977; ANDERSSON et al., 1978; LUNDGREN u. JAKOBSSON, 1979). Die Deutsche Krebshilfe führt zur Zeit

– koordiniert von Hoeffken (Köln) – eine prospektive Studie über den Wert der Einebenenmammographie an mehreren deutschen Kliniken durch. Die Ergebnisse stehen noch aus.

4. Malignitätsmerkmale

Karzinome können im Mammogramm ab einer Größe von 5 mm an unterschiedlichen, teils typischen, teils uncharakteristischen Veränderungen der Struktur des Drüsenkörpers erkannt werden (Wolfe, 1974; Fournier et al., 1975; Egan u. Mosteller, 1977; Lamarque et al., 1977; Humphrey, 1978; Schneider, 1978; Barth, 1979a, c). Als *typische Zeichen für Bösartigkeit* gelten:

1. *Sternförmige Verdichtungen* des Drüsenkörpers mit Ausläufern in die Umgebung und Verziehung derselben (z.B. Szirrhus);
2. herdförmige *Mikroverkalkungen:* 5 Teilchen sind „auffallend", mehr als 10 Teilchen „verdächtig" auf ein Mammakarzinom. Manchmal liegt der Tumor bei der histologischen Untersuchung neben dem Mikrokalk;
3. *gleichmäßig dichte,* teils glatt, teils *unscharf begrenzte Schatten* (z.B. medulläres Karzinom);
4. ungleichmäßige *band- und netzförmige Verschattungen* oder kornährenähnliche Auftreibung einzelner Milchgänge (z.B. Milchgangskarzinom);
5. umschriebene *Verdickung oder Einziehung der Haut und/oder der Brustwarze.* Die Einziehung der Haut wird durch infiltrierend wachsende Karzinome hervorgerufen, die Einziehung der Brustwarze ist ein typischer Befund beim Milchgangskarzinom.

Die Verdickung der Kutis, die im Mammogramm über Karzinomen häufig beobachtet wird, entsteht nicht durch eine Tumorinfiltration oder durch ein Ödem, sondern durch die Hauteinziehung. Die abgeflachte oder eingezogene Haut wird von den Röntgenstrahlen tangential durchstrahlt und im Röntgenbild verdichtet und „verbreitert" wiedergegeben. Es handelt sich also um einen physikalischen Effekt und nicht um eine morphologische Veränderung der über dem Tumor liegenden Haut (Barth, 1979c).

6. *Erhöhte Durchsichtigkeit oder Verdichtung* und *pathologische Gefäße* in einem bestimmten Areal des Drüsenkörpers.

Wie häufig diese Malignitätszeichen beim Karzinom beobachtet werden, geht aus Tabelle 4 hervor.

Die Aufstellung nach Hoeffken und Lanyi (1973) zeigt die differentialdiagnostischen Möglichkeiten bei diffusen, sternförmigen und polyzyklisch-knolligen Verschattungen im Mammogramm (Tabelle 5).

Das Parenchymmuster im Mammogramm kann u.U. als auf ein erhöhtes Brustkrebsrisiko hinweisen (Egan u. Mosteller, 1977; Mendell et al., 1977; Peyster et al., 1977;

Tabelle 4. Röntgenologische Krebszeichen, prospektiv und retrospektiv bei 301 Mammakarzinomen (v. Fournier et al., 1975)

Röntgenologisches Krebszeichen	Prospektiv	Retrospektiv
Verdichtung mit Ausläufern	52,5%	59,0%
Mikrokalk, karzinomtypisch	32,0%	35,6%
Verdichtung verdächtig (ohne Ausläufer)	25,0%	28,0%
Hautverdickung	21,0%	28,2%
Einziehung von Haut/Warze	15,6%	24,0%
Bindegewebsreaktion neben dem verdächtigen Herd	7,7%	12,3%
Pathologische Gefäßzeichen	6,3%	22,2%
Keine sicheren Krebszeichen	12,3%	5,3%

Tabelle 5. Differentialdiagnose sternförmiger, runder und diffuser Verschattungen im Mammogramm.
(Aus HOEFFKEN u. LANYI, 1973)

Sternförmige Verschattungen	Sarkom
Carcinoma scirrhosum und Carcinoma solidum sim-	Sarkommetastase
plex mit szirrhösen Anteilen	Knotige Form der malignen Lymphome (z.B Lympho-
Fibrosierende Adenose	granulomatose)
Hyalinisiertes Fibroadenom mit Fibrose der Umge-	Abszeß
bung	Hautfurunkel
Umschriebene fibröse Mastopathie	Tetanol-Impfung
Akute Entzündung	Noduläre Tuberkulose
Sklerosierende Tuberkulose	Hämatom
Aktinomykose	Lymphknotenmetastase
Fistelbildungen	Atherom
Subareolare Fibrose aufgrund einer Plasmazellmastitis	Hautwarze
(secretory disease)	Neurofibromatose
Fibrös ausgeheilte Fettgewebsnekrose	
Narben nach Probeexzision und Inzision, Trauma,	*Diffuse Verschattung*
Entzündung	Großflächig wachsendes Karzinom
	Malignes Lymphom
Runde und polyzyklische Verschattungen	Lymphstauung wegen Blockade der regionalen
Zyste	Lymphknotenstationen
Intrazystisches Papillom (benigne oder maligne)	Ödem bei Herzversagen
Fibroadenom	Leukämie
Riesenfibroadenom	Ausgedehnte akute Entzündung
Hyalinisiertes Fibroadenom ohne Begleitfibrose	Diffuse Tuberkulose
Intraduktales Papillom	Zustand nach mehrfachen Gewebsentnahmen
Hämangiom	Zustand nach Bestrahlung
Fibroadenolipom	Ungewöhnlich großer Bluterguß
Subkutanes Neurofibrom	Riesenfibroadenom
Verschiedene Arten von Karzinomen (Ca. medullare,	Fibroliposarkom
Ca. gelatinosum, Ca. papillare, Ca. solidum sim-	Silikonprothese
plex)	Ausgedehnte Mastopathie
Karzinommetastase	Leiomyomatose

SMITH et al., 1977; WOLFE, 1977; HAINLINE et al., 1978; JOHN et al., 1978a; WELLINGS u. WOLFE, 1978; WOLFE u. WILKIE, 1978). Über vergleichende histopathologisch-radiologische Untersuchungen der Brustdrüse mit besonderer Berücksichtigung präneoplastischer Veränderungen berichten WELLINGS et al. (1975); LAMARQUE et al. (1976), WOLFE (1976), BARTH (1977, 1979c) und FISHER et al. (1978). Zwischen der verstärkten Zeichnung der Milchgänge und der Entwicklung eines Mammakarzinoms besteht ein Zusammenhang. Das geringste Risiko liegt vor, wenn sich im Mammogramm eine fettreiche Brust mit rückgebildetem Drüsenkörper ohne sichtbare Milchgänge zeigt. Das höchste Risiko zur malignen Entartung haben involvierte Drüsenkörper mit Fleckschatten im Mammogramm (Adenosen, fibrozystische Veränderungen) und einer verstärkten Zeichnung der Milchgänge (Abb. 47) (WOLFE, 1977).

Häufigkeit und Wertigkeit typischer Malignomzeichen im Mammogramm untersuchte LUNDGREN (1978) an 302 Karzinomen.

88% der Tumoren verursachten einen *Tumorschatten*. Die Strukturen des umgehenden Gewebes waren in 86% verzogen, suspekte *Mikroverkalkungen* wurden bei 31% der Malignome beobachtet. Eine *Asymmetrie* des Drüsenkörpers der erkrankten Seite gegenüber der gesunden fand sich bei 3%, sekundäre Veränderungen wie *Haut- und Mamilleneinziehung* bei 20% und *keinerlei röntgenologische Veränderungen* bei 6% aller Karzinome. Auffallend wenige Tumoren (nur 2,3% von 302) fielen ausschließlich durch suspekten Mikrokalk auf. Dies überrascht, da diesem Malignomzeichen in der Literatur besondere Bedeutung zugeschrieben wird.

Tumorschatten und *Störung der Gewebsarchitektur* waren die häufigsten Veränderungen, besonders bei denjenigen Tumoren, die im Rahmen einer Vorsorge entdeckt worden waren. *Erweiterte Venen* und *verbreiterte Milchgänge* wurden bei keinem Karzinom gesehen.

Das Durchschnittsalter von Frauen, bei denen das Karzinom röntgenologisch übersehen wurde ($n=21$) betrug 51 Jahre und lag damit etwas niedriger als das Durchschnittsalter der übrigen Karzinompatientinnen. Ursache für das Übersehen des Tumors im Röntgenbild war *keine* übermäßige Fibrose des Drüsenparenchyms; 11 Mammogramme waren gut, 10 mäßig schwierig zu beurteilen, keines infolge hoher Strahlendichte nicht beurteilbar. Bei den übersehenen Malignomen handelte es sich histologisch um diffus infiltrierende, äußerst maligne Tumortypen mit früher Metastasierung.

Form, Ausbreitungsmuster, Größe und Verkalkungstendenz von Karzinomen geben einen Hinweis auf die Histologie und die *Prognose* der Geschwulst (Wallace u. Champion, 1971; Egan u. Mosteller, 1977; Otto u. Engeler, 1977; Peyster et al., 1977; Wellings u. Wolfe, 1978).

Mammographische Probleme der verbliebenen Brust nach Amputation wegen Brustkrebs besprechen Wilkinson et al. (1978) und Kainberger (1978).

5. Verkalkungen

„Verkalkungen" des Brustparenchyms bestehen nicht aus Kalk ($CaCO_3$), sondern aus *Hydroxylapatit* ($Ca_5OH(PO_4)_3$) und aus *Tricalciumphosphat* ($Ca_3(PO_4)_2$) (Hassler, 1969; Ahmed, 1975; Barth et al., 1977b; Keppler u. Nitsche, 1979). Neben Calcium (Ca), Phosphor (P) und Sauerstoff (O) sind geringe Mengen Eisen (Fe) und Schwefel (S) sowie als Spuren Kupfer (Cu), Magnesium (Mg) und Silicium (Si) nachweisbar.

Kristallographische Untersuchungen mit Hilfe der Beugung von Röntgenstrahlen nach Debye-Scherrer zeigen, daß es sich bei „Verkalkungen" sowohl in benignen als auch in malignen Parenchymprozessen um farblose Kristalle von der Form einer tetragonalen Doppelpyramide handelt (Abb. 3). Rasterelektronenoptische Vergrößerungsaufnahmen der Kalkteilchen zeigen eine bizarr geformte Oberfläche mit rüsselförmigen Ausläufern, die in kleinen Milchgängen entstanden sein dürften (Abb. 4a, b).

Die Hydroxylapatitkristalle bestehen aus Calciumoxalatdihydrat ($CaCO_2 \times 2\,H_2O$) und nicht aus Kalk im streng naturwissenschaftlichen Sinn. Der Ausdruck „Mikrokalk" anstelle von Hydroxylapatit hat sich aber im internationalen Sprachgebrauch so eingebürgert, daß er nicht durch ein anderes Wort ersetzt werden sollte.

Der Schwerpunkt der röntgenologischen Frühdiagnostik des Mammakarzinoms bezieht sich auf den Nachweis von Verkalkungen. Wenn mehr als fünf Partikel gruppiert in einer Fläche von einem Quadratzentimeter eng beieinander liegen, kann sich hinter diesem Befund ein Karzinom verbergen. Mikro- und Makrokalk können bei bösartigen

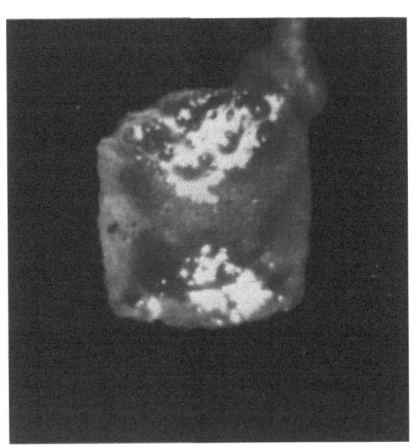

Abb. 3. „Kalkkristall" aus einem intraduktalen Karzinom. Zusammengesetzt aus Calciumoxalatdihydrat ($CaCO_2 \times 2\,H_2O$) und Tricalciumphosphat [$Ca_3(PO_4)_2$]. Kristallografische Untersuchung nach Debye-Scherrer. Tetragonale Doppelpyramide. $\times 200$

Tabelle 6. Räumliche Anordnung der Verkalkungen in Mammogrammen von Patienten mit gut- und bösartigen Brusterkrankungen (MILLIS et al., 1976a)

Räumliche Anordnung	Benigne	Karzinom
Dicht beieinander liegend in einem kleinen Bezirk	25	16
Dicht beieinander liegend in einem großen Bezirk	5	6
Diffus über die Brust verstreut	2	2
Diffus über die Brust verstreut mit einzelnen gruppierten Herden	1	3
Gesamt	33	27

und bei gutartigen Veränderungen des Drüsenparenchyms vorkommen, Kalk ist also *nicht pathognomonisch* für ein Karzinom. Weder aus der Form (Abb. 5) noch aus der Anordnung noch aus der Zahl der Kalkteilchen ist ein sicherer Krebsnachweis abzuleiten (Tabelle 6).

KOEHL et al. (1970) fanden bei 62% aller Karzinome und bei 23% aller gutartigen Veränderungen gleichartige, mammographisch verdächtige Verkalkungen. Von 257 röntgenologisch suspekten Verkalkungen waren im eigenen Untersuchungsgut bei der histologischen Aufarbeitung 73,5% gutartig, die übrigen bösartig (BARTH, 1979a).

Mikroradiographische Untersuchungen zeigen, daß in vielen gesunden und in erkrankten Drüsenarealen feinste Kalkablagerungen unterschiedlicher Größe vorkommen, die im Mammogramm erst ab einem Durchmesser von 0,2 mm erkannt werden können. Die allgemein angegebene Mindestgröße von 0,1 mm, ab der Kalk röntgenologisch nachweisbar ist, erscheint nach unseren Erfahrungen nicht real.

Da die Ursache von Verkalkungen nur histologisch geklärt werden kann, muß jeder Gewebsabschnitt mit gruppiertem Kalk ab 10 Partikeln nach entsprechender Markierung entfernt, aufgearbeitet und histologisch untersucht werden. Kurz- oder auch langfristige Kontrollen sind sinnlos, da die Verkalkungen selbst bei einem bösartigen Prozeß auch nach einem Jahr an Zahl nicht zunehmen müssen und andererseits die Entscheidung zur Entfernung auch z.B. nach 6 Monaten meistens nicht leichter fällt. Dringender Malignomverdacht besteht, wenn in einem vorher kalkfreien Gewebsbezirk Verkalkungen auftreten oder wenn vorhandene Kalkablagerungen an Zahl zunehmen (MENGES et al., 1976).

Differentialdiagnostisch kommen morphologisch bei nicht tastbaren suspekten Mikroverkalkungen folgende Befunde in Frage (CITOLER, 1978; HOEFFKEN, 1978):
1. Unverdächtiges Gewebe mit Kalkablagerungen in Milchgängen, kleinen Zysten und im Stroma: 52%
2. Epithelproliferationen (Mastopathie Typ II–III): 27,8%;
3. Carcinoma in situ: 10,2%;
4. Invasives Frühkarzinom: 10%.

Der *Ort der Kalkablagerung* im Drüsenkörper wechselt. Schollige und nadelförmige Verkalkungen liegen meistens im Zentrum eines Tumors. Sie sind in von Tumor überwucherten Milchgängen und bei Sklerosierung auch interstitiell zu finden. Beim Milchgangskarzinom entsteht der „Komedokalk" auf dem Boden von Nekrosen vermutlich durch Kristallbildung aus einem mit Phosphaten übersättigten Sekret (Abb. 4c). Elektronenmikroskopische Untersuchungen zeigten, daß es zu Kalkausscheidungen innerhalb der Zellen mit Zelltod und sekundärer Kalkablagerung in den Milchgängen kommt (PAPE u. STEGNER, 1971; AHMED, 1975; GALKIN et al., 1977). Dabei kommt es (Abb. 4d) zum Untergang des Epithels und damit zu Kalkablagerungen in den Acini und Milchgängen

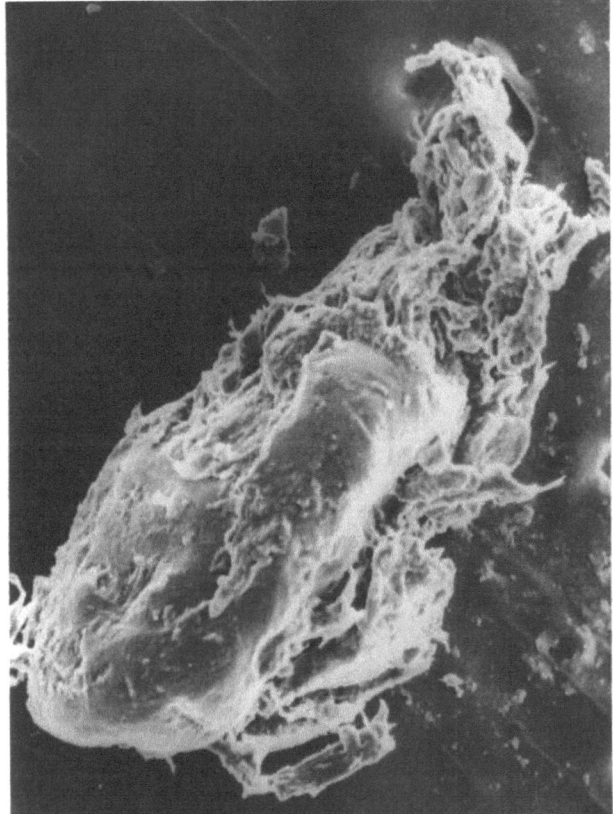

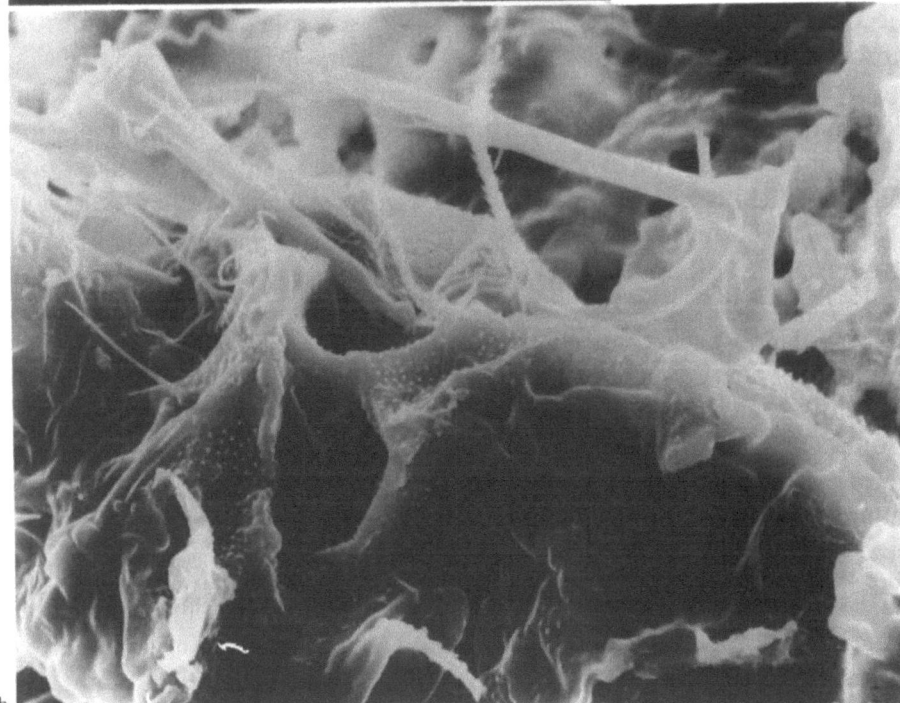

Abb. 4a–d. Feinstruktur der intraduktalen und der intraepithelialen Verkalkungen. **a** Intraduktales, 0,25 mm großes Kalkpartikel. Rasterelektronische Vergrößerung × 200. **b** Die Oberfläche der Kalkablagerung weist in nicht mit Gewebe bedeckten Bereichen sehr unterschiedliche Strukturierung auf. Neben glatten Zonen mit lokalen kuppelförmigen Aufwölbungen finden sich zerklüftete Gebiete welliger Struktur sowie kleine charakteristische Hohlräume. Rasterelektronische Vergrößerung, × 1000. **c** Querschliff einer intraduktalen Kalkprobe: Querschliffe zeigen, daß die Ablagerungen einen allgemein ähnlichen, inhomogenen Aufbau aufweisen. Eine relativ kompakte Kernzone mit ca. 0,1–0,2 mm Durchmesser ist von porös kristallisiertem Material ummantelt,

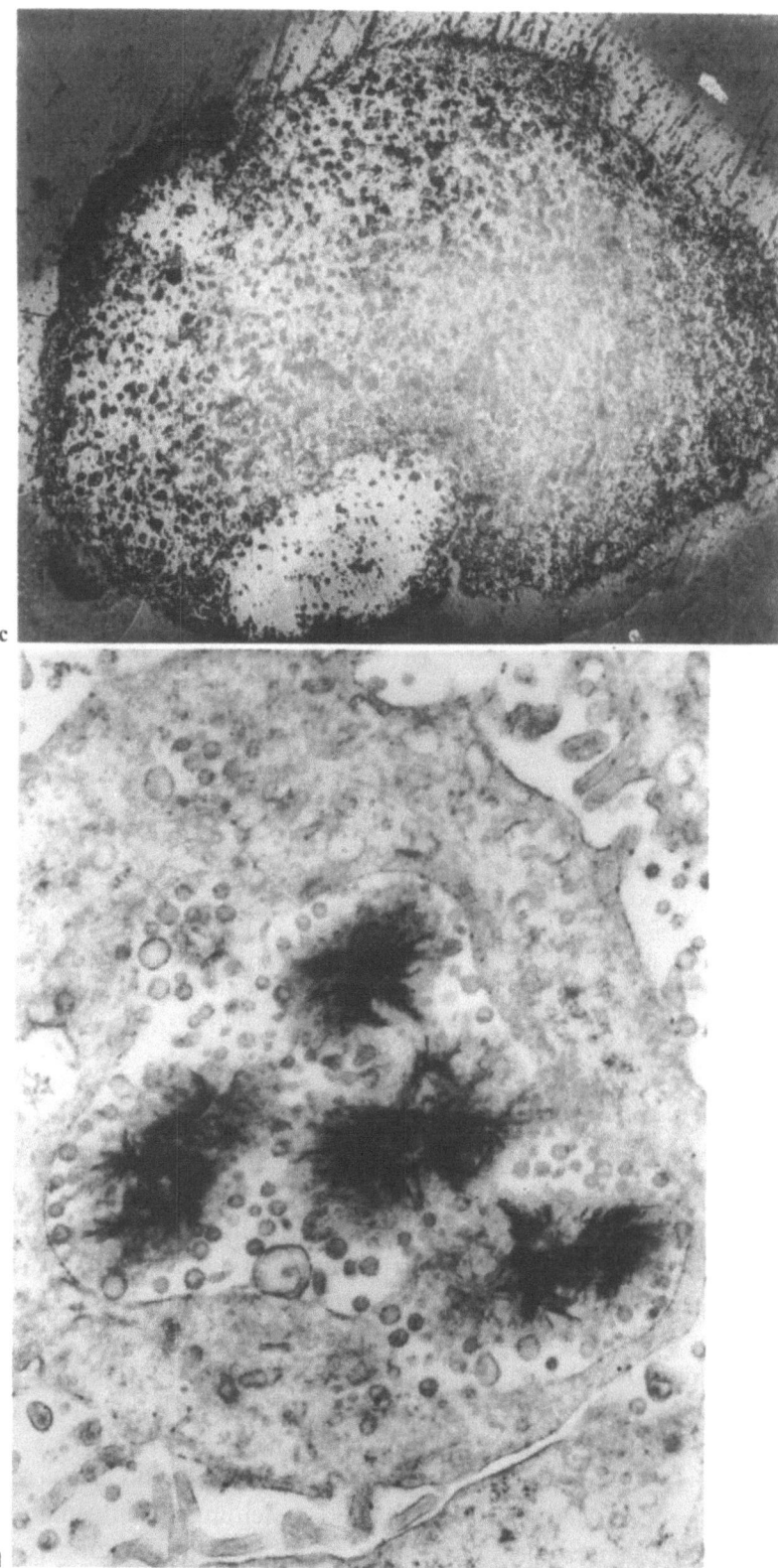

das an der äußeren Grenzfläche häufig von Gewebe durchdrungen wird. Die Partikelstruktur deutet darauf hin, daß das Wachstum in zwei Stufen erfolgt, wobei primär kompakte Kristallisationszentren entstehen, die sich in der Sekundärphase zu größeren Gebilden mit porösem Aufbau weiterentwickeln. × 200. (Wir verdanken die Aufnahmen a–c Herrn Dr. U. KEPPLER und Herrn D. NITSCHE, Fa. IBM Deutschland GmbH, Werk Sindelfingen.) d Elektronenoptische Aufnahme intraepithelialer Kalkablagerungen: 4 Haufen bestehend aus kalkdichten Kristallnadeln in einem intrazytoplasmatischen Lumen (PAPE u. STEGNER, 1971). × 37500

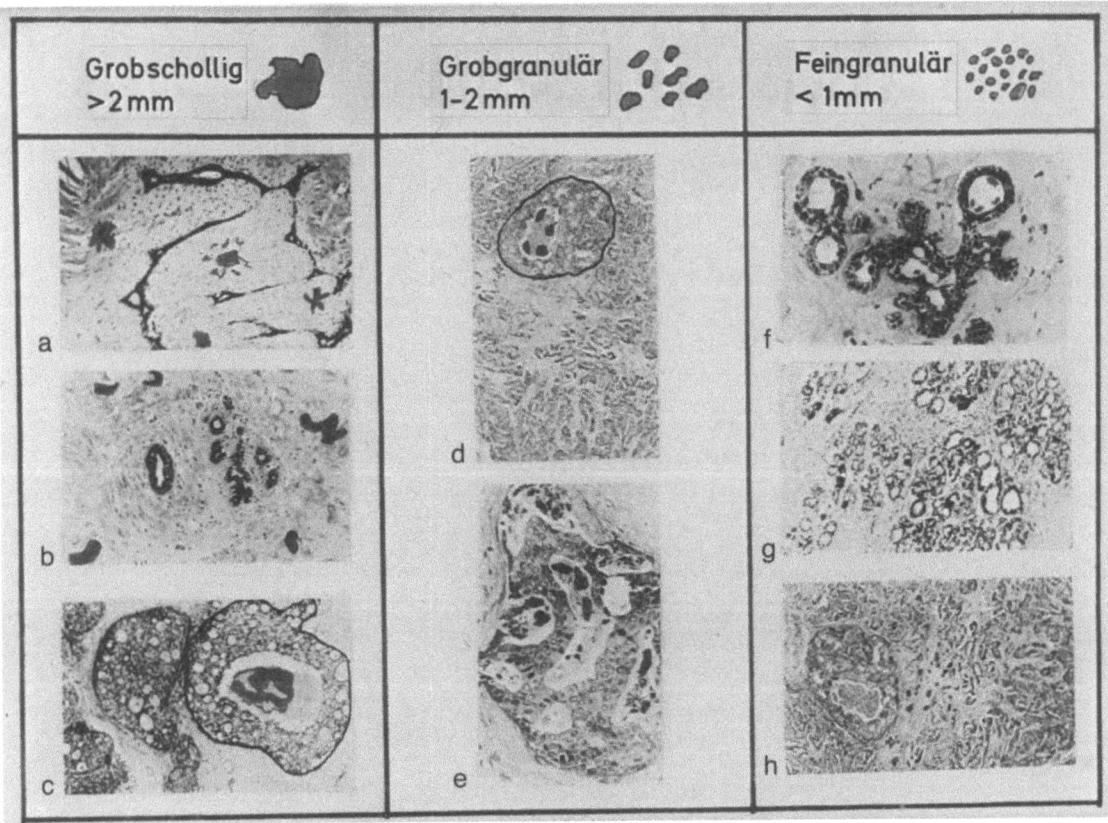

Abb. 5a–h. Verkalkungsmöglichkeiten in der Mamma. **a** Regressives, hyalinisiertes und sklerosiertes Fibroadenom. **b** Einfache regressive Mastopathie mit Läppchenatrophie (Mastopathie I). **c** Nicht invasives duktales Karzinom vom cribriformen Typ mit Nekrosen. **d** Invasives duktales Karzinom vom überwiegend soliden Typ. **e** Nicht invasives duktales Karzinom vom pseudopapillären Typ mit Nekrosen. **f** Regressive Mastopathie mit Läppchenatrophie und geringer Epithelproliferation ohne Atypie (Mastopathie II). **g** Duktal progressive Mastopathie vom Typ der Adenosis (Mastopathie I). **h** Invasives duktales Karzinom vom solid-tubulären Typ

(PAPE u. STEGNER, 1971). Die Zellen verkalken häufig schon im Verband. Pathogenetisch handelt es sich offenbar bei beiden Verkalkungsformen (intraepithelial und intraduktal) um ein und denselben Prozeß: Durch eine Fehlsteuerung innerhalb der Zellen wird vermehrt Kalziumphosphat umgesetzt und in die Milchgänge sezerniert. Innerhalb der Zellen fällt Apatit an den Zellorganellen aus und zerstört das Epithel, intraduktal entsteht es durch Kristallausfällung bei mit Phosphaten übersättigtem Sekret. Beim Vergleich rasterelektronischer Aufnahmen von Mikrokalk und Nierensteinen zeigt sich eine verblüffende Ähnlichkeit der Oberflächenbeschaffenheit beider Substanzen, so daß die Entstehung von Nierensteinen und von intramammären Mikroverkalkungen höchstwahrscheinlich auf dem gleichen pathogenetischen Prinzip beruht.

Als Folge einer Parathormon-Stoffwechsel-Störung beobachtete BROKS ausgedehnte subkutane Kalzifizierungen der Mamma. Für die Entstehung der intramammären Verkalkungen als Folge eines generalisiert oder lokal gestörten Parathormon/Kalzitonin-Stoffwechsels sprechen Untersuchungen von DAMBACHER et al. (1977), LAIRD-MYERS u. BOCKMAN (1977), RASMUSSON et al. (1978) und HIRSHORN et al. (1979).

MARX et al. (1977) berichten über gutartige Brustveränderungen, die mit einer Hyperkalzämie einhergehen bzw. diese verursachen. MCDOUGLAS und LUKERT (1977) berichten von Patienten mit Niereninsuffizienz, bei denen es zu Schmerzen und Gefäßverkalkungen

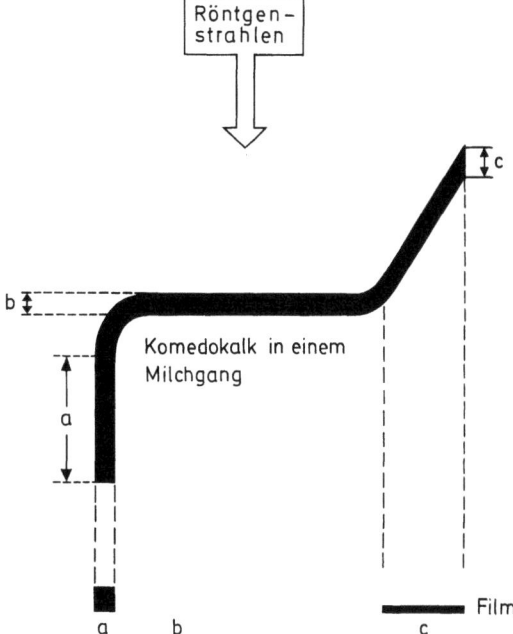

Abb. 6. Wiedergabe von Mikrokalk im Mammogramm. S-förmig gebogene Kalknadel in einem Milchgang. Die orthograd (*a*) und schräg (*c*) getroffenen Abschnitte der Kalknadel werden auf dem Mammographiefilm kontrastreich, die filmparallel (*b*) getroffenen Abschnitte dagegen kontrastarm oder überhaupt nicht abgebildet. (Aus KANJI CUPO, 1969)

in der Brust gekommen ist, die sich nach Nierentransplantation zurückbildeten. Wir konnten allerdings bei etwa 150 niereninsuffizienten Männern und Frauen, bei denen eine Weichstrahlaufnahme der Mamma exponiert wurde, keine überdurchschnittliche Häufigkeit parenchymaler und vaskulärer Verkalkungen feststellen. Dennoch sollten Gefäßverkalkungen im Brustparenchym bei unter 50jährigen Patienten an eine Niereninsuffizienz oder einen Hyperparathyreoidismus denken lassen.

Vergleichende anatomisch-radiologische Untersuchungen über Verkalkungen des Brustparenchyms führten BÄSSLER (1974, 1978), KUECHEMANN (1975), MOHR (1975), RUMMEL und KINDERMANN (1975), MILLIS et al. (1976a), RUMMEL et al. (1976), LANYI (1977), MURPHY und DESCHRYVER-KECSKEMETI (1978) und BARTH (1979c) durch.

Kalkablagerungen in den Zellen, zwischen Epithel und Basalmembran oder im Interstitium sind histologisch granulär und stellen sich röntgenologisch in Form gruppierter oder staubförmiger Mikroverkalkungen dar. Stippchenförmigen Verkalkungen liegen morphologisch meistens orthograd getroffene Kalknadeln zugrunde (Abb. 6).

Die *Häufigkeit* von Verkalkungen in Karzinomen der Brustdrüse wird unterschiedlich angegeben. Sie schwankt zwischen 29 und 63%: EGAN (1963) 35–45%; LEVITAN et al. (1964) 29%; ZUCKERMANN (1965) 63%; HAMPERL (1968) 50%; KOEHL et al. (1970) 62%; GERSHON-COHEN (1970) bis 40%; MILLIS et al. (1976a) 63%. Verkalkungen treten im Mammakarzinom des Mannes genauso häufig auf wie in dem der Frau (PENTEK et al., 1975). Während die von Pathologen angegebenen Zahlen über Verkalkungen in Karzinomen gut übereinstimmen (58–64%), unterscheiden sich die angegebenen Häufigkeiten *röntgenologisch* erkennbarer Kalkteilchen von Autor zu Autor erheblich. Die widersprüchlichen Angaben über Mikrokalk im Mammogramm beruhen auf unterschiedlichen apparativen und einstelltechnischen Bedingungen wie Röntgenröhre, Größe des Brennflecks ($0,8–2 \text{ mm}^2$), Fokusfilmabstand (0,5–1,1 m) und Anodenspannung (24–65! kV) einzelner Untersucher (MILLIS et al., 1976a).

Die Zahl der *histologisch* nachgewiesenen Kalkteilchen stellt nur einen Minimalwert dar, da in den meisten Fällen nur durch Serienschnitt der gesamte Kalk hätte nachgewiesen werden können. Es scheint somit nicht verwunderlich, daß SHEPARD et al. (1962) in 75% der Karzinome Mikrokalk fanden, nachdem Röntgenaufnahmen der Paraffin-

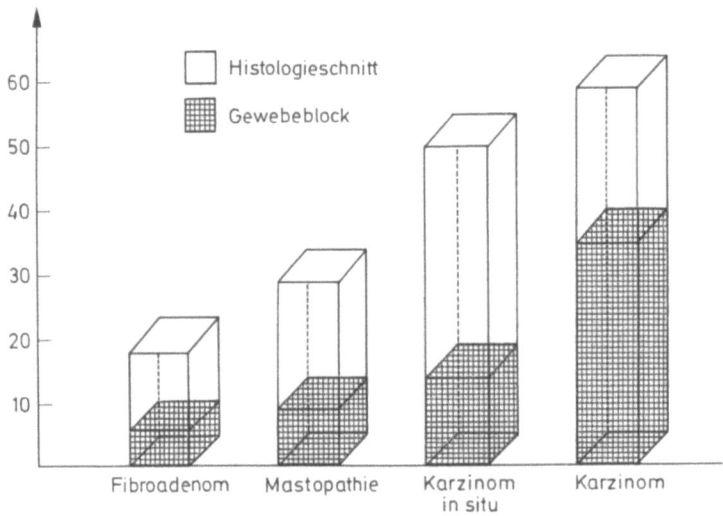

Abb. 7. Mikrokalzifikationen bei verschiedenen Mammaerkrankungen. Simultane Untersuchung des in Paraffin eingebetteten Gewebeblocks (Aufnahmegerät: Faxitron, 25–35 kV; Filmmaterial: Agfa Mamoray T3-DW) und der histologischen Schnittpräparate (Färbetechnik: Kalkanfärbung nach Kossa). Im histologischen Schnitt kann mehr Kalk nachgewiesen werden als im Radiogramm des in Paraffin eingebetteten Gewebeblocks, was mit der schlechteren Auflösung des Materialprüffilms für Mikroverkalkungen bei relativ großem Fokus (0,6 mm) zusammenhängt

Tabelle 7. Häufigkeit der Mikrokalzifikationen bei Mammakarzinomen der Stadien T0–T2 (Hüppe, 1976)

| Stadium | Zahl der Karzinome | Mammographisch nachgewiesene Mikrokalzifikationen | | | |
| | | Gesamt | | Winzige Mikrokalzifikationen | |
		Zahl	%	Zahl	%
T0	19	14	74	5	26
T1	28	12	43	9	32
T2	80	50	63	32	25

blöcke des Tumors angefertigt wurden. Wir konnten dagegen bei eingehender histologischer Suche nach Mikrokalk an speziell gefärbten Schnitten (Kossa-Färbung) histologisch mehr Kalk nachweisen, als röntgenologisch im Präparatradiogramm des Paraffinblockes zu erkennen war (Abb. 7) (Prechtel, 1977).

Die Häufigkeit von Mikroverkalkungen bei Karzinomen der Stadien T0–T2 wurde von Hüppe (1976) untersucht (Tabelle 7).

Etwa 80% aller *klinisch okkulten Karzinome* werden im Mammogramm an verdächtigen Kalkablagerungen erkannt.

Hoeffken und Lanyi (1973) schließen aufgrund unterschiedlicher Kalkformen auf bestimmte Erkrankungen des Parenchyms. Die Differentialdiagnose der Verkalkungen geht aus Tabelle 8 hervor.

Neben Kalkablagerungen in benignen und malignen Brusttumoren werden Brustverkalkungen als Fremdkörperreaktion beobachtet. Besonders häufig treten sie in der Kapsel von Silastikprothesen auf (Stockarovia et al., 1976; Benjamin u. Guy, 1977; Redfern et al., 1977).

Tabelle 8. Differentialdiagnose der Verkalkungen (HOEFFKEN u. LAYNI, 1973)

Grobschollig:
 Fibroadenom
 Karzinom mit zentralem Gewebsuntergang
 	
Ring- und halbkreisförmig:
 Zyste
 Fibroadenom
 Liponecrosis microcystica calcificata
 Panniculitis nodularis nonsuppurativa febrilis
  (Pfeiffer – Weber – Christian)
 Ölzyste
 Plasmazellmastitis
 Verkalkte Talgdrüse
 	
Linienförmig:
 Arteriosklerose
 Plasmazellmastitis
 Milchgangskarzinom
	In Gruppen angeordnete Mikroverkalkungen:
	 Milchgangskarzinom
	 Proliferierende Mastopathie – (Epithelwucherung,
	  intraduktale Papillomatose)
	 Mastopathische Fibrose
	 Fibrosierende Adenose
	 Lobuläres In-situ-Karzinom
	 Narbenverkalkung
	 Beginnende Verkalkung im Fibroadenom und Zyste
	 Beginnende Verkalkungen in Arterien
	
	Diffus verstreute Mikroverkalkungen:
	 Fibrosierende Adenose
	 Milchgangskarzinom
	 Multizentrisches lobuläres In-situ-Karzinom
	 Epithelproliferation bei Mastopathie
	 Fibröse Mastopathie

Auch Fettgewebstransplantate können verkalken (REINHARDT, 1974), desgleichen Fettgewebsnekrosen (SCHMIDT-HERMES u. LOSKANT, 1975). Ein außergewöhnliches Verkalkungsmuster beobachtete BERNSTEIN (1977) bei der nodulären Panikulitis der Brust (Weber-Christiansche-Erkrankung).

Nach Paraffininjektionen wurden Verkalkungen beobachtet (THIELS u. DUMKE, 1977). Knochen- und Knorpelmetaplasien unklarer Ätiologie im Mammaparenchym beschrieben COLE-BEUGLET et al. (1976).

Über die Differentialdiagnose mammographisch nachgewiesener Verkalkungen und die Indikation für eine chirurgische Klärung berichten v. FOURNIER et al. (1977a).

Verschiedene Arbeitsgruppen bemühen sich zur Zeit, Kalkablagerungen und andere pathologische Veränderungen im Mammogramm elektronisch zu erfassen und auszuwerten. Eine derartige Systemanalyse wäre eine große Entlastung für jeden Radiologen. Dies gilt besonders für Kalkpartikel unter 0,2 mm (DE LUCA, 1977; SPIESBERGER, 1979).

6. Ergebnisse

Eine getrennt von ergänzenden Untersuchungen vorgenommene Beurteilung des Wertes der Mammographie hat nur akademisches Interesse. Eine vollständige mammographische Untersuchung besteht nicht nur aus der Beurteilung der Röntgenaufnahmen und aus dem Betrachten und Abtasten der Brust, sondern wird – nach den Erfordernissen des Einzelfalles – durch Galaktographie, Pneumozystographie, Feinnadelbiopsie und Thermographie ergänzt. Dennoch soll Tabelle 9 die Treffsicherheit verschiedener Untersuchergruppen nach einer Aufstellung von HOEFFKEN und LANYI (1973) demonstrieren.

Die Treffsicherheit der Mammographie in Abhängigkeit von der Tumorgröße geht aus Tabelle 10 hervor. Von insgesamt 788 Karzinomen entdeckten FRISCHBIER und LOHBECK (1977) 79% durch die klinische Untersuchung und 92% durch die Mammographie. Im eigenen Arbeitskreis werden durch Palpation, Feinnadelbiopsie und Mammographie 95% aller bösartigen Tumoren erkannt. Diese Zahlen dürfen nicht darüber hinwegtäuschen, daß auch heute noch 80% aller Mammakarzinome von den Frauen selbst entdeckt bzw. getastet werden. Das kommt bei strahlendichten, röntgenologisch schlecht burteilbaren Brüsten selbst kurz nach einer anscheinend unauffälligen Mammographie vor. DIPPON

Tabelle 9. Treffsicherheit verschiedener Untersuchergruppen. (Aus Hoeffken u. Lanyi, 1973)

Autor	Zahl Insgesamt	Zahl der Untersuchungen Histologie			Treffsicherheit der mammographischen Diagnose (in %)		
		Insgesamt	Maligne	Benigne	Insgesamt	Maligne	Benigne
Asch (1963)	500	259	84	175	90,0	86,0	84,0
Buttenberg u. Werner (1962)	860	158	–	–	96,1	91,9	99,8
Clark et al. (1965)	1580	1580	475	1105	87,1	79,0	90,0
Dormann u. Labusch (1958)	157	157	–	–	86,6	88,9	80,0
Egan (1964)	3818	1217	728	489	94,6	97,1	91,0
Friedman et al. (1966)	2022	776	233	543	72,8	68,0	75,0
Gershon-Cohen et al. (1954)	210	210	47	163	94,7	85,0	97,0
(1960)	1500	536	–	–	98,0		
Hessler u. Gershon-Cohen (1965)	213	215	58	157	88,8	91,4	98,1
Kaufmann (1969)	–	619	259	360	56,5	61,0	53,3
Kremens (1958)	1000	372	124	248	62,6	98,8	97,9
Lanyi et al. (1966)	440	140	–	–	77,0	–	–
Lohbeck u. Frischbier (1969)	–	525	194	331	–	88,0	79,0
De Luca u. Wentworth (1966)	5000	700	175	525	–	85,2	–
Martinelli et al. (1969)	300	186	23	163	87,1	86,3	–
Muntean (1961)	488	168	79	89	90,9	92,4	92,1
Picard u. Desprez-Curely (1958)	2500	569	430	139	82,2	86,4	67,6
Philipp et al. (1964)	50	50	20	30	48,0	50,0	46,0
Rogers et al. (1966)	3379	1270	411	859	80–88	70–88	76–96
Samuel u. Young (1964	450	245	–	–	82,4	–	–
Skinner (1963)	294	174	53	121	90,0	92,5	90,0
Warren (1930)	–	–	–	–	85,0	–	–
Weinstein u. Endlich (1966)	13	13	–	13	92,0	–	92,0
Wolfe (1964)	2000	759	161	598	89,0	92,0	88,0

Tabelle 10. Treffsicherheit bei der klinischen und mammographischen Diagnostik vom Mammakarzinom in Abhängigkeit vom Tumorstadium (Frischbier u. Lohbeck, 1977)

Klinisches Tumorstadium	Zahl der Fälle	Klinisch verdächtig		Mammographisch verdächtig	
		Zahl	%	Zahl	%
T0	53 ⎫ 163	0	0 ⎫ 45	52	98 ⎫ 96
T1	110 ⎭	74	68 ⎭	104	95 ⎭
T2	432	362	84	401	93
T3	180	176	98	159	88
T4	13	13	100	12	92
T0–T4	788	625	79	728	92

et al. (1978) geben 42% falsche mammographische und 52% falsche thermographische Befunde bei 2731 Brustuntersuchungen an, was zumindestens für die Mammographie zu hoch erscheint. Von 197 bösartigen Tumoren entdeckten wir durch die Mammographie 93,4%, davon waren 27 (13,7%) klinisch stumm. Der diagnostische Wert der Mammographie zur Früherkennung des Karzinoms ist unbestritten (Witt u. Bürger, 1968; Gershon-Cohen, 1970; Seifert, 1971; Hoeffken u. Lanyi, 1973; Sommer, 1976; Egan, 1977; Frischbier u. Lohbeck, 1977; Gregl et al., 1977a; Lauth, 1977; Manoliu u. Ooms, 1977; Burns, 1978; Davis, 1978; Humphrey, 1978; McLelland, 1978; Panaro, 1978; Barth, 1977, 1979a).

Das Röntgenbild des Mammakarzinoms entspricht weitgehend seinem morphologischen Substrat, besonders hinsichtlich Tumorschatten, Mikroverkalkungen, Stromadichte und Kontur (GERARD et al., 1977); die am Rande und in den Stromasepten gelegenen Epithelverbände sind im Röntgenbild jedoch nicht schattengebend, weshalb besonders sternförmig wachsende Tumoren größer zu tasten und auch anatomisch größer sind als röntgenologisch (BARTH, 1979c).

Die Differentialdiagnose gutartiger Parenchymveränderungen im Mammogramm beschrieben LAMARQUE et al. (1977), falsch-negative Befunde BURNS (1978).

Den röntgenologischen Krebszeichen (s.S. 10) fallen jedoch auch gesunde und morphologisch unverdächtige Brüste zum Opfer (BURNS, 1978; BURNS et al., 1978; BARTH 1979a). In den wenigsten Veröffentlichungen wird darauf hingewiesen, wie viele unnötige Biopsien durchgeführt wurden, um eine entsprechende Zahl von Karzinomen zu entdecken. Die falsch-positiven mammographischen Ergebnisse liegen höher als allgemein angenommen. ROGERS und POWELL (1972) fanden bei 72 ausschließlich aufgrund eines verdächtigen Röntgenbefundes bei klinisch unauffälliger Brust entnommenen Biopsien in 58% einen gutartigen, in 42% einen bösartigen Prozeß (von diesem wucherten 53% nicht invasiv, es handelte sich also um echte – zumeist mit Verkalkungen einhergehende – Frühkarzinome). 17% der Malignome hatten in die Achsellymphknoten metastasiert. Wir haben 107 von 411 gutartigen Veränderungen der Brustdrüse ausschließlich wegen eines verdächtigen Befundes im Mammogramm entfernt. Das bedeutet 28,9% falsch-positive Diagnosen durch die Mammographie. Hierbei handelt es sich jedoch nur um die histologisch geklärten Beobachtungen. Die tatsächliche Zahl falsch-positiver Befunde liegt noch höher, da viele mammographisch verdächtige Veränderungen des Drüsenkörpers nicht operiert, sondern nur kontrolliert werden.

7. Fehlermöglichkeiten und Irrtümer

Fehlbeurteilungen, die sich aus Unkenntnis klinischer Befunde, unzulänglicher Aufnahmetechnik, mangelhafter Kenntnis der röntgenologischen Untersuchungszeichen und aus der Unterlassung einer Galaktographie ergeben, sind vermeidbar. Fehldeutungen durch schlechte Mammogramme und mangelhafte Kenntnis der Wertigkeit von Einzelsymptomen stehen zahlenmäßig weit im Vordergrund der Fehlinterpretationen bei der Mammographie. Die Optimierung der Qualität seiner Mammogramme muß deshalb vordringliche Aufgabe jedes Radiologen sein (HÜPPE u. SCHNEIDER, 1977b; BURNS, 1978; POMERANCE, 1978).

Nicht vermeidbar sind Fehlbeurteilungen von veränderten Strukturen des Drüsenkörpers, von nur andeutungsweise vorhandenen krankhaften Herden sowie Fehler, die in der Unerfahrenheit des Untersuchers begründet liegen. Durch Verlaufskontrollen, Zuziehung anderer Untersuchungsmethoden und ständige Übung lassen sich diese Fehler reduzieren.

Die *Verschleppung der Krebserkennung durch Ärzte* untersuchten RIMSTEN und STENKVIST (1975) an 115 Frauen mit Brustkrebs in Finnland. Insgesamt ein Fünftel aller „verschleppten Diagnosen" gingen zu Lasten der Ärzte, und zwar bei einem Drittel der Patienten, die jünger, und einem Siebtel, die älter als 50 Jahre waren. Als Gründe hierfür ergaben sich: Ungenügende Klärung tastbarer oder verdächtiger Knoten einschließlich radiologischer Untersuchungsverfahren, fehlerhafte Entnahme von Gewebe durch den Operateur oder Fehlbeurteilung von verändertem Epithel bei der histologischen Untersuchung, außerdem eine ungenügende Nachsorge nach Entfernung eines verdächtigen Tumors (MARTIN et al., 1979).

Pistolesi et al. (1976) werteten 118 bösartige Tumoren hinsichtlich falsch-negativer Beurteilungen aus. Insgesamt wurden mammographisch 7,6% der Karzinome falsch-negativ fehlgedeutet. Tumoren, die über *zwei* malignomverdächtige Veränderungen aufwiesen (65,3%) wurden in keinem Fall falsch beurteilt. Tumoren mit nur *einem* malignomverdächtigen Zeichen oder mit *einer* uncharakteristischen Verdichtung des Gewebes (33%) wurden in 20,5% falsch-negativ bewertet. Bei bösartigen Tumoren, die im Mammogramm gutartig aussahen (1,7%), betrug die Häufigkeit der falsch-negativen Befunde 50%.

Von der Schwierigkeit der Röntgendiagnose bei Patienten, die mit Hormonen behandelt werden, berichtet Meyer (1975). Es wurden 56 Gewebsentnahmen ausgewertet, die entweder klinisch oder röntgenologisch vor der Operation falsch gedeutet worden waren. *Dabei fielen besonders Fehlbeurteilungen bei Frauen nach Hormonbehandlungen auf.* Ein Tumor, der bei einer mit Hormonen therapierten Frau auftritt, ist nach Ansicht des Autors meistens ein Karzinom, was mit eigenen Erfahrungen übereinstimmt. *Alle während einer Hormontherapie auftretenden Verhärtungen des Drüsenkörpers müssen deshalb unbedingt zytologisch oder histologisch untersucht werden.*

Die Treffsicherheit der Mammographie bei unter 50jährigen Frauen mit den klinischen Symptomen eines Brusttumors untersuchten Egeli und Urban (1979) ausführlich. Auf diagnostische Schwierigkeiten und den Wert der Mammographie bei Brüsten schwangerer Frauen haben Gregl et al. (1977b) hingewiesen.

Bei keiner Röntgenuntersuchung der Brust darf die Palpation fehlen. Mammographie und Palpation sind einander ergänzende Verfahren, da bis zu 10% aller Mammakarzinome röntgenologisch stumm sein können, beim genauen Abtasten aber auffallen können. Das Unterlassen der Palpation muß deshalb als grobe Fahrlässigkeit bezeichnet werden.

8. Strahlenbelastung

Die Strahlenbelastung des Drüsenkörpers hängt von der subkutanen Fettgewebsschicht ab. Je dicker diese ist, desto niedriger ist die Belastung des Parenchyms (Schneider et al., 1978). Sie ist um so größer, je stromareicher der Drüsenkörper und je dünner die subkutane Fettschicht ist. Ihre Intensität liegt zwischen der Strahleneintritts- und der Austrittsdosis ($^1/_{10}$ der Hautdosis). Nach Heuss und Hoeffken (1972) beträgt die Hautdosis bei Verwendung eines folienlosen Materialprüffilms je Aufnahme zwischen 0,02 und 0,2 Gy (0,04–0,02 J/kg). Sie läßt sich durch Verwendung von Film-Folien-Kombinationen z.T. erheblich reduzieren (Heep et al., 1978) (vgl. S. 6).

Die Ansichten über Strahlenbelastung und strahleninduzierten Brustkrebs sind verschiedenartig, z.T. widersprechend (Oeser et al., 1976, Feig, 1977; Frischbier u. Lohbeck, 1977; Kainberger u. Kallinger, 1977; Penn, 1977; Richter u. Rausch, 1977; Schneider et al., 1978; Richter, 1978).

Daß Röntgenstrahlen wie jede andere energiereiche Strahlung die Entstehung von Tumoren begünstigt, steht außer Zweifel. Das Ausmaß der Veränderungen ist umstritten, insbesondere wenn es sich um kleinere Strahlenmengen und niedrige Energien handelt wie bei der Mammographie. Bei allen bisher vorgelegten Berechnungen handelt es sich um mehr oder weniger plausible Ableitungen, Annahmen oder Vereinfachungen. Die Vermutung eines ursächlichen Zusammenhanges zwischen der Wirkung ionisierender Strahlen und dem Auftreten von Brustkrebs nach wiederholten Lungendurchleuchtungen bei tuberkulosekranken Frauen wurde erstmals von Mackenzie (1965), später von Myrden und Hiltz (1969) geäußert.

Mackenzie berichtete über 13 Mammakarzinome bei 271 Patientinnen, die zwischen 1940 und 1949 wegen eines Pneumothorax gehäuft geröntgt wurden. Er vergleicht diese Patientinnen mit 510 durch Röntgenstrahlen unbelasteten Frauen.

MYRDEN und HILTZ werteten die Häufigkeit von Karzinomen bei den gleichen Patientinnen bis 1966 aus. Sie berichten über 22 Brustkrebse bei 300 mehrfach durchleuchteten Patientinnen. In einer Kontrollgruppe von 483 Frauen wurden hingegen nur 4 Karzinome beobachtet.

Zu der Behauptung, daß evtl. durch die Kumulation der einzelnen Strahlendosen mehrerer Mammographien Brustkrebs ausgelöst werde, bemerken OESER et al. (1976), daß die Häufigkeit von Brustkrebs und die Höhe der Strahlenbelastung bei jährlich durchgeführter Mammographie einen nahezu gleichartigen Verlauf wie das Altern aufweist und deshalb bei derartigen Annahmen die natürliche Absterberate der Bevölkerung berücksichtigt werden muß.

Unseres Erachtens entsteht durch wiederholte Mammographien – in sinnvoll auf jede Frau individuell abgestimmten Abständen von $1^1/_2$–4 Jahren – kein zusätzliches Mammakarzinom. Bisher geht jedenfalls die Zahl der jährlich entdeckten Karzinome ständig zurück und bleibt nicht gleich oder steigt gar an, wie es im Falle einer Karzinomauslösung durch die Mammographie erwartet werden müßte. Da aber die Latenzzeit zwischen Strahlenexposition und Entstehung eines Karzinoms zwischen 10 und 20 Jahren schwankt, ist die endgültige Klärung dieser Frage zur Zeit noch nicht möglich. Auf alle Fälle sollte die Indikation zur Mammographie streng gestellt werden (RICHTER u. RAUSCH, 1977).

Hinsichtlich *Nutzen* und *Risiko* der Mammographie sind die *Strahlendichte* und *Beurteilbarkeit des Mammogramms* wichtiger als das *Alter der Frau. Je strahlentransparenter eine Mammographie, desto aussagekräftiger das Mammogramm und desto geringer die Strahlenbelastung.*

Ab dem 30. Lebensjahr sollte jede Frau mammographisch überwacht werden. Die Zeitabstände zwischen den Untersuchungen schwanken zwischen 1 und 4 Jahren, je nach Strahlendichte des Parenchyms (BARTH, 1979a) und nach Vorliegen von Risikofaktoren (FRISCHBIER u. LOHBECK, 1977; GREGL et al., 1977a; EGAN, 1978; MCLELLAND, 1978; PAPEZ et al., 1978).

Hinsichtlich Nutzen-Risiko-Abwägung s. GUR und SASHIN (1977); SAILER et al. (1977), FRISCHBIER und WURTHNER (1977), BAILAR (1978), BRUNNER (1978), BUCHANAN und WEISBERG (1978), FOX et al. (1978) und SOINI und HAKAMA (1978).

Über das geschätzte Risiko und das tatsächliche Auftreten von Krebs bei asymptomatischen Frauen berichtet EGAN (1979).

9. Röntgenologische Reihenuntersuchungen (Screening)

Auf das Für und Wider von Screening-Untersuchungen bei klinisch unauffälligen Frauen in regelmäßigen Abständen kann im Rahmen dieses Kapitels nicht eingegangen werden. Der Interessierte sei auf die Publikationen von BAILEY et al. (1976), BUCHANAN u. WEISBERG (1977), SAYLER et al. (1977), STRAX (1977b), BAUM et al. (1978), COLIN et al. (1978), POMERANCE (1978), RICHTER (1978) und RYAN (1979) verwiesen. Die entsprechende Literatur bis 1977 s. HOEFFKEN und LANYI (1973) sowie FRISCHBIER und LOHBECK (1977).

Kostenanalysen von Screening-Programmen stellten RICHTER und RAUSCH (1977), ARNOLD (1978) und MOSKOWITZ und FOX (1979) auf.

Der *kombinierte* Einsatz von Mammographie und klinischer Untersuchung in einem Screening-Programm ist auffallenderweise sowohl wirtschaftlicher als auch diagnostisch ergiebiger als die ausschließliche klinische Untersuchung (MOSKOWITZ u. FOX, 1979).

II. Galaktographie

Die Galaktographie ist eine röntgendiagnostische Untersuchung, bei der durch Injektion von wasserlöslichem Kontrastmittel in Milchgänge eine positive Darstellung der Gänge erreicht wird. Voraussetzung zur Galaktographie ist eine pathologische Sekretion aus der Brustwarze. Unter „pathologisch" ist eine Flüssigkeitsabsonderung der Mamille außerhalb von Gravidität und Laktation zu verstehen, wobei Sekretabsonderungen bis 3 Jahre post partum keine Seltenheit und noch als normal zu bezeichnen sind.

Bereits 1930 hat Ries als erster über die positive Kontrastmitteldarstellung der Milchgänge berichtet. Die benutzten Kontrastmittel waren Thorotrast und Lipiodol, die allerdings zu Abszessen und schweren Mastitiden führten, weshalb die Methode zunächst in Mißkredit geriet (Hicken, 1937). Erst die Anwendung wasserlöslicher, schnell resorbierbarer Kontrastmittel durch Leborgne (1944) brachte den entscheidenden Fortschritt.

Aufgrund von Erfahrungen, die in den letzten Jahrzehnten gesammelt wurden, ist die Galaktographie heute eine ungefährliche und diagnostisch wichtige Ergänzung zur Mammographie. Vor jeder Galaktographie muß ein Sekretabstrich zur zytologischen Untersuchung abgenommen, sowie eine Mammographie zum Nachweis von Mikroverkalkungen exponiert werden.

Hinsichtlich der Technik der Galaktographie sei auf die Lehrbücher von Hoeffken und Lanyi (1973), Frischbier und Lohbeck (1977) und Barth (1979a) verwiesen.

1. Diagnostik

Kaliberschwankungen der normalerweise maximal 1 mm weiten und gestreckt bis bogig verlaufenden Milchgänge kommen vor und sind physiologisch. Selbst in einzelnen Brustsegmenten kommen eng- und weitgestellte Milchgänge in bis zu 50% der Normalbefunde vor (Leborgne, 1944; Gros, 1963; Björn-Hansen, 1965). Ein besonders stark verzweigtes Milchgangsystem ist typisch für die Mastopathie (Barth, 1977).

Am Zusammenfluß mehrerer Milchgänge sind diese häufig dilatiert. Bei vollständiger Kontrastierung eines Milchganges mit seinen Aufzweigungen sind endständige Erweiterungen der terminalen Milchgänge erkennbar. Die Drüsenläppchen stellen sich nur in 10% aller Untersuchungen dar (Barth, 1979c). Bei der kleinzystischen Mastopathie finden sich in den Drüsenläppchen traubenförmige Zystenkonglomerate. Durch die Galaktographie können Ductektasien eines Brustdrüsensegmentes oder auch nur umschriebene Abschnitte aufgedeckt werden.

Pathologische Befunde am Milchgangsystem führen zu Füllungsdefekten und Konturunregelmäßigkeiten der Milchgangswand sowie zu Einengungen des Milchganges bis zum Verschluß mit Abbruch der Kontrastmittelsäule. Als Ursache hierfür sind benigne und maligne Proliferationen des Epithels anzutreffen. Zu den gutartigen isolierten Proliferationen zählt das Milchgangspapillom (Hamperl, 1975b). Beim multiplen Auftreten spricht man von einer Papillomatose (Bässler, 1978). Papillome stellen sich als runde Füllungsdefekte im Milchgang dar. Nimmt das Papillom an Größe zu, kann es den Milchgang komplett verschließen und ihn erheblich aufdehnen. Die Kontrastmittelsäule bricht an dieser Stelle durch die runde Form des Papilloms bogig ab, es kann zu Kontrastmittelaustritten in das Parenchym kommen (Paravasat). Das Kontrastmittel kann aber auch das Papillom umfließen.

Benigne und maligne Epithelproliferationen sind galaktographisch nicht zu differenzieren, jedoch gilt: *je ausgedehnter der Milchgangsverschluß, desto wahrscheinlicher eine maligne Entartung.*

2. Ergebnisse

Erste Ergebnisse mit der Galaktographie an größeren Kollektiven stammen aus skandinavischen Ländern. Über Erfahrungen bei 200 Patientinnen berichtet BJÖRN-HANSEN (1965). Die in der Literatur angegebenen Zahlen von Karzinomen, die mit Hilfe der Galaktographie entdeckt wurden, schwanken zwischen 0,5 und 7,4% (BJÖRN-HANSEN, 1965, 1,0%; GREGL u. POPPE, 1967, 4,7%; NUNNERLY u. FIELD, 1972, 0,0%; THREATT u. APPELMAN, 1973, 7,4%; TABAR et al., 1973, 5,6%; MENGES et al., 1974, 5,0%; GRÜNBERG et al., 1974, 1,7%; QUIMET-OLIVA u. HERBERT, 1974, 2,7%; FRISCHBIER u. LOHBECK, 1977, 2,7%; BARTH u. HEUCK, 1976, 0,5%). KINDERMANN et al. (1978), die Erfahrungen über 1646 Galaktographien besitzen und mit der Methode 2,5% In-situ- und invasive Karzinome entdeckten, weisen nachdrücklich auf die Notwendigkeit einer subtilen Exzision-Aufarbeitungstechnik nach URBAN (1963) hin.

Bezüglich der Treffsicherheit zytologischer Untersuchungen von Mammasekret s. RIMSTEN et al. (1976), PRECHTEL (1976) WUNDERLICH (1977), ZIMMERMAN et al. (1977), FRISCHBIER und LOHBECK (1977), BÄSSLER (1978) und BARTH (1979a).

Über vergleichende Untersuchungen von Mammographie, Galaktographie und Histologie berichten ROHRICHT et al. (1978).

3. Schlußfolgerung

Von allen untersuchten Frauen zeigen 5,6% eine stärkere Flüssigkeitsabsonderung aus der Brust, deren Ursache in 98% ein gutartiger und nur in 2% ein bösartiger Prozeß ist, wobei das Karzinom bei jeder zweiten Frau bereits im Mammogramm zu erkennen ist. Die sezernierende Brust außerhalb der Stillzeit wird also als Karzinomzeichen überbewertet. Gegenüber den anderen Untersuchungsverfahren (Inspektion, Palpation, Mammographie, Zytologie) wird der Wert der Galaktographie für die Erkennung versteckter Milchgangskarzinome allgemein überschätzt. Bei der Mastopathie werden viele Papillome und papillomähnliche Epithelwucherungen beobachtet, die gutartig und nicht Vorstufe eines Karzinoms sind. Demgegenüber kommen papilläre Karzinome bei dieser Erkrankung selten vor (BÄSSLER, 1975, 1978). Im Gegensatz zu den Papillomen neigen papilläre Karzinome nicht zu apokrinen Epithelwucherungen mit Sekretion (KRAUS u. NEUBECKER, 1962), weshalb sie offenbar seltener sezernieren als Papillome.

III. Pneumozystographie

Tastbare – und soweit möglich auch nicht tastbare – Zysten werden punktiert, entleert, mit Luft gefüllt und geröntgt (Pneumozystographie). Eine Mammographie ist vor der Pneumozystographie nicht erforderlich; bei klinischem Verdacht auf eine Zyste kann diese punktiert und das Pneumozystogramm anstelle des Mammogramms exponiert werden. Die Zystenflüssigkeit wird zytologisch untersucht. Nicht tastbare Zysten lassen sich mit Ultraschallwellen (Sonographie) lokalisieren und gezielt punktieren. Auf die *Technik der Sonographie* kann im Rahmen dieses Beitrages nicht eingegangen werden. Der Interessierte sei auf die Arbeiten von GLOVER (1977), JELLINS et al. (1977a), WAGAI und TSUTSUMI (1977) und KOSSOFF et al. (1978) verwiesen.

Wenn Zysten wiederholt in kurzen zeitlichen Abständen auftreten, kann auf das Pneumozystogramm verzichtet werden. Sollte sich bei der zytologischen Untersuchung des Inhaltes der Zyste atypisches Epithel finden, kann das Pneumozystogramm noch bis zu 8 Tage nach der Punktion und Luftfüllung nachgeholt werden, da die Luft aus der Zyste nur langsam und unter zunehmender Verkleinerung der Zystenhöhle entweicht.

Etwa 2–3 Monate nach der Punktion haben sich 90% aller Zysten spontan zurückgebildet. Wenn sie nicht vollständig entleert wurden, verkleinern sie sich auf das Volumen der verbliebenen Flüssigkeit. Diese kann, muß aber nicht durch eine neuerliche Punktion entfernt werden. Die Zyste und ihr Inhalt haben keinen Krankheitswert, sondern allenfalls das umgebende Drüsenparenchym. Wenn Pneumozystogramm und/oder Zystenpunktat atypische Epithelproliferationen zeigen, müssen Zyste und umgebendes Parenchym entfernt und histologisch untersucht werden. *Insgesamt ist die diagnostische Ausbeute des Pneumozystogramms gering.* Bei ca. 1 500 Pneumozystographien haben wir 1 großes intrazystisches Papillom, 1 Karzinom in der Wand der Zyste und 4 neben der Zyste gelegene Malignome entdeckt. Diese fielen bereits im Mammogramm an einer sternförmigen Verschattung (1) sowie an gruppierten Kalkablagerungen (3) auf. Dennoch sollte jede Zyste entleert und mit Luft gefüllt werden. Auf das Pneumozystogramm kann verzichtet werden, wenn der Zysteninhalt wasserklar und zellfrei ist und mammographisch keine Unregelmäßigkeiten oder Mikroverkalkungen im umgebenden Drüsenparenchym nachzuweisen sind.

Die Zystenflüssigkeit wird zytologisch untersucht. Nur selten wird dabei Epithel entdeckt, allenfalls in 10%. Dennoch muß ein atypischer Zellbefund sehr ernst bewertet werden. Unter 1 706 punktierten Zysten fanden Sartorius et al. (1977b) 27mal atypische Zellen; 18mal (66%) lag diesem Befund ein kleines Karzinom in bzw. neben der Zyste zugrunde. Bezüglich der Analyse von Zystenpunktaten und der Zytologie von Zysten s. McSwain et al. (1978) und Haagensen et al. (1979). Bei größeren Zysten sollten Pneumozystographie und Zytologie kombiniert werden. Auf alle Fälle sollte eins der beiden Verfahren zum Einsatz kommen, wobei der zytologischen Untersuchung des Punktates der Vorzug vor dem Pneumozystogramm zu geben ist.

Die Beurteilung des Pneumozystogramms kann durch Septen, durch überlagerndes Drüsengewebe oder durch benachbarte Zysten beeinträchtigt werden. Unklare Befunde sollten angesichts der sehr selten vorkommenden bösartigen Zystenwandproliferation nicht überbewertet werden. Die Indikation zur Gewebsbiopsie ist besonders streng zu stellen, da Frauen mit fibrozystischer Mastopathie ohnehin häufiger als andere Frauen operiert werden und deshalb bereits eine oder mehrere Narben an der Brust aufweisen.

IV. Xeroradiographie

Die Xeroradiographie ist ein elektrostatisches Röntgenaufnahmeverfahren, das 1955 erstmals durch Roach und Hilleboe zur Diagnostik der Brustdrüsenerkrankungen eingesetzt wurde. Die technischen Grundlagen und der Entwicklungsablauf des xeroradiographischen Verfahrens sind ausführlich bei Witt und Bürger (1976) beschrieben.

Die Xeroradiographie ist indiziert bei besonders strahlendichten Brüsten (jugendlicher, stromareicher Drüsenkörper, Mastopathie, Gravidität). Auf den Vorteil dieses Verfahrens gegenüber der Filmmammographie besonders bei jungen Frauen weisen Frankl und Ackerman (1977) hin. Ein Drittel von 559 Mammakarzinomen und ein Drittel aller okkulten Malignome fanden sich bei unter 50jährigen Frauen mit mehr oder minder strahlendichten Drüsenkörpern. Über Erfahrungen mit der Xeroradiographie bei Allgemeinerkrankungen, die sich auch auf das Brustgewebe auswirken können (Herzversagen, Diabetes mellitus, Kollagenosen) berichten Hall und Kalisher (1977).

Xeroradiogramme können mit allen Weichstrahlröntgengeräten unter Verwendung eines speziellen Filmhalters hergestellt werden. Da die Grundplatte aus Aluminium besteht, gab es bisher Schwierigkeiten mit einer Belichtungskammer, die jetzt gelöst sind (Osmers et al., 1977; Saebel et al., 1977).

Die Anodenspannung liegt bei der Xeroradiographie um 5–10 kV höher als bei der Filmmammographie, die Strahlung ist also härter als bei dieser (WILLGEROTH et al., 1978).

1. Strahlenbelastung

Als Vorteil der Xeroradiographie gegenüber der Filmmammographie wird u.a. eine geringere Strahlenbelastung angeführt (SAEBEL et al., 1977).

EVERS und RÖMER (1975) verglichen die Strahlenbelastung von Film- und Xeromammographie. Bei der Filmmammographie fanden sie eine durchschnittliche Hautdosis von 0,068 gy (6800 mrd), bei der Xeroradiographie von 0,038 gy (3800 mrd) bei etwa gleicher Austrittsdosis 0,0020–0,0033 gy (200–330 mrd). Die Strahlenbelastung der Haut ist bei der Xeroradiographie wegen der größeren Härte der Strahlung also niedriger, dagegen ist die Gonadenbelastung etwas größer. Die Strahlenbelastung des Drüsenkörpers beträgt 5–8 mGy je Aufnahme (WOLFE, 1978).

Die Strahlenbelastung im Zentrum des Drüsenkörpers hängt von der Dichte des durchstrahlten Objektes, der Härte der Röntgenstrahlen und der Art des Filmmaterials ab. Alle vergleichenden Angaben zur Strahlenbelastung bei Xero- und Filmmammographie müssen sich auf Meßergebnisse bei Aufnahmen des gleichen Objektes auf Röntgenfilm bzw. Xeroradiogrammen von jeweils optimaler Bildqualität beziehen. KARLSSON et al. (1976) haben an einem künstlichen Mammamodell mit eingebauter Meßkammer die Strahlenbelastung des Drüsenkörpers bei der Xeroradiographie und bei der Filmmammographie mit einem folienlosen Materialprüffilm, einer Film-Folien-Kombination sowie einem 90-Sekunden-Film gemessen. Die erforderliche Strahlendosis lag bei der Xeroradiographie höher als bei der Filmmammographie. Dabei ist jedoch zu berücksichtigen, daß der folienlose Materialprüffilm im Gegensatz zum Low-Dose-System bei einer Schwärzung von D 1,2 etwas unterbelichtet ist, so daß die Strahlenbelastung bei einem optimal geschwärzten Mammogramm (D 1,5–2) etwas höher liegen dürfte und somit der Xeroradiographie entspricht.

Möglichkeiten zur Dosisreduzierung bei der Xeroradiographie beschreiben HEVEZI (1977) und JOHN et al. (1978b).

2. Vergleich von Xeroradiographie und Filmmammographie

Nach WITT und BÜRGER (1976) hat die Xeroradiographie gegenüber der Filmmammographie folgende *Vorteile*:
1. Vergrößerter Bild- und Objektumfang, d.h. sämtliche Teile der Brust einschließlich des Brustmuskels und der Achselhöhle stellen sich auf *einer* seitlichen Aufnahme gleichmäßig belichtet dar.
2. Besserer Nachweis brustwandnah gelegener Tumoren.
3. Besseres Erkennen von Einzelheiten in sehr dichten, stromareichen, strahlendichten Brüsten.
4. Bessere Beurteilung der Brust nach Implantation einer Silastikoprothese (WAGNER et al., 1977).
5. Bessere Beurteilung der männlichen Brustdrüse aufgrund des vergrößerten Objektumfanges.
6. Gute Darstellung von Mikrokalk in Operationspräparaten sowie in strahlendichten Brüsten (Mastopathie).
7. Rasche Verfügbarkeit der Aufnahmen, ohne daß eine Dunkelkammer vorhanden sein muß.
8. Bessere Lesbarkeit der Aufnahmen für den überweisenden Arzt. Kein Schaukasten im Operationssaal erforderlich.
9. Niedriger Zeitaufwand und geringere Ermüdung bei der Befundung xeroradiographischer Aufnahmen.

Demgegenüber hat die Xeroradiographie verglichen mit der Filmmammographie folgende *Nachteile*:

1. Flächenhafte Dichteunterschiede innerhalb der Brust treten weniger gut hervor als im Filmmammogramm. Durch den *Kantenverstärkungseffekt* werden die Umrisse eines Tumors zwar besser hervorgehoben, jedoch fällt mit der Dichtenivellierung ein wichtiges Merkmal für die Tumorerkennung fort.
2. Bei grobscholligen Verkalkungen wirkt die Kantenverstärkung wegen der Auslöschung der umgebenden Gewebszeichnung störend. Gleiches gilt für die Milchgangsfüllung mit Kontrastmittel. Dieser Nachteil kann durch eine „negative" Xeroradiographie ausgeglichen werden.
3. Im kranio-kaudalen Strahlengang unbefriedigende Aufnahmetechnik mit unvollständiger Abbildung der Mamma.
4. Geringer Belichtungsspielraum und an vielen Geräten noch fehlende Belichtungsautomatik führen zu Fehlaufnahmen.
5. Anfälligkeit der Geräte, wobei die elektronisch gesteuerte Anlage für die Kassettenaufbereitung durch technische Störungen häufig ausfällt.

Eine Gegenüberstellung Mammographie/Xeroradiographie aus neuerer Zeit stammt von Gomez-Catalan (1978). Wolfe (1978) weist auf die Schwierigkeit der Diagnostik bei unterexponierten Xeroradiogrammen hin. Eine Überexposition wirkt sich dagegen weniger störend aus.

Die Xeroradiographie und die in Europa verfeinerte Mammographietechnik wurden hinsichtlich des Kalknachweises von Hüppe (1976) verglichen. Die für die Frühdiagnostik des Karzinoms besonders wichtigen Mikroverkalkungen werden nach seinen Erfahrungen in einem *guten* Filmmammogramm besser wiedergegeben als in einem Xeroradiogramm. Dieselbe Meinung vertreten auch Nisce, Snyder und Shu (zit. nach Evers, 1976). Nur in dichten und sehr großen Brüsten ist Kalk xeroradiographisch besser zu erkennen als mammographisch (Wegener, 1976; Gunn, 1977).

Wolfe et al. (1971) berichten dagegen von einer deutlichen Überlegenheit der Xeroradiographie gegenüber der Filmmammographie. Beim Karzinomnachweis liefert die Xeroradiographie 84,3%, die Filmmammographie 72,2% richtig-positive Ergebnisse. Bei benignen Läsionen ist die Treffsicherheit beider Methoden annähernd die gleiche (75%).

Buchanan und Jager (1978) empfehlen bei Reihenuntersuchungen zur Dosisverringerung die *Einebenenxeroradiographie* in Form einer Schrägaufnahme. Eine Einschränkung der Beurteilung des Drüsenparenchyms erfolgt hierdurch nicht (vgl. Einebenenmammographie S. 9).

Die Xeroradiographie konnte sich in Deutschland als ausschließliches Röntgenverfahren für die Brustdrüse nicht durchsetzen. Das mag neben den beschriebenen Nachteilen auch daran liegen, daß bei uns die Filmmammographie von wesentlich besserer Qualität ist als z.B. in Amerika, wo die Xeroradiographie zur Zeit noch stärker verbreitet ist und zahlreiche Anhänger hat (Wolfe, 1972). Die Unterschiede in der Qualität zwischen beiden Methoden sind selbst bei dichten Brüsten nicht so groß, daß die Xeroradiographie bei uns die Filmmammographie ablösen könnte. Frischbier und Lohbeck (1977) befürchten, daß durch die Xeroradiographie als alleinigem Röntgenverfahren weniger klinisch stumme Karzinome entdeckt würden als durch die Filmmammographie. Wenn beide Verfahren gleichzeitig benützt werden können, sollten strahlendichte Brüste zusätzlich zur Mammographie xeroradiographisch untersucht werden, damit möglichst wenige Karzinome übersehen werden (Otto et al., 1976).

V. Computertomographie

Wohl kein radiologisches Verfahren hat seit der Erfindung der Röntgenröhre eine so aufsehenerregende Entwicklung eingeleitet wie die computergesteuerte Tomographie. An der Brustdrüse lassen sich in vereinzelten Fällen Zusatzinformationen zur Mammographie gewinnen. Auf die Übersichtsmammographie kann nicht verzichtet werden, denn mit der Computertomographie sind nur Schichtaufnahmen eines Organs und keine Übersichtsbilder anzufertigen. Das Verfahren ist – soweit sich das bisher sagen läßt – bei der Klärung uncharakteristischer Verdichtungen des Parenchyms, bei der Beurteilung sehr strahlendichter Brüste und bei der Differenzierung von Verkalkungen indiziert.

Gegenüber der konventionellen Filmmammographie wird in der Horizontalebene geschichtet (3. Ebene). Dichteunterschiede bis 0,5% können sichtbar gemacht werden. Die physikalischen Aspekte speziell der Computertomographie der Brustdrüse beschreiben RILEY et al. (1977) und BEST et al. (1978). Über die Strahlenbelastung von Patient und Personal berichten SHRIVASTAVA et al. (1977).

Erste Erfahrungen mit der Computertomographie der Mamma teilten FREESE et al. (1976) mit. Sie hatten mit dem EMI-Schädel-Scanner insgesamt 12 Brüste mit Karzinomen und Mastopathien untersucht und fanden auf der sog. „EMI-Skala" folgende Absorptionswerte:

Fettgewebe: −50 E.E. (EMI-Einheiten).

Parenchym (Läppchen und Milchgänge): −50 bis 0 E.E.

Karzinomgewebe: +17 bis +26,6 E.E.

Zystische Mastopathie (je nach Stromagehalt): +15,3 bis +37,2 E.E.

KARSELL (1976) untersuchte 200 Frauen mit der Computertomographie und kam bei Karzinomen auf eine Treffsicherheit von 70%.

Normales Brustdrüsengewebe und bindegewebsarme Formen der Mastopathie können von bösartigen Tumoren aufgrund der unterschiedlichen Gewebsdichte abgegrenzt werden. Dagegen ist eine Unterscheidung zwischen Karzinom, bindegewebsreicher Mastopathie und Fibroadenom wegen der gleichen Strahlenabsorption nicht möglich. Da viele Karzinome im Gegensatz zur fibrösen Mastopathie und zu den Fibroadenomen gut durchblutet sind, werden sie nach *intravenöser Injektion von Kontrastmittel* strahlendichter und können computertomographisch von dem schlechter durchbluteten Drüsengewebe abgegrenzt werden. Mit Hilfe der Computertomographie können Tumoren von 0,6–1 cm Durchmesser dargestellt werden. Die Firma General Electric entwickelte eine spezielle computergesteuerte Einrichtung für die Untersuchung der Brustdrüse.

Über vergleichende Ergebnisse zwischen Filmmammographie und computergesteuerter Mammatomographie (CTM) berichten GISVOLD et al. (1977). Von 60 malignen Tumoren wurden (ohne intravenöse Kontrastinjektion) 41 durch CTM und 54 durch die Filmmammographie richtig erkannt; 5 Tumoren wurden mit beiden Methoden übersehen. Nach intravenöser Kontrastinjektion wurden 33 Karzinome untersucht, wovon 27 durch CTM und 28 durch die Mammographie richtig beurteilt wurden; 1 Tumor wurde mit beiden Methoden übersehen.

Eindeutig überlegen ist die CTM der konventionellen Mammographie bei der Beurteilung jugendlicher strahlendichter Brüste sowie bei der fibrozystischen Mastopathie (SMITH et al., 1977; CHANG et al., 1978; BEST et al., 1978; McLEOD et al., 1978).

Für einen generellen Einsatz der CTM in die Routinemammadiagnostik ist das Verfahren zu teuer. Es bleibt besonderen Fragestellungen vorbehalten (CRILE, 1977).

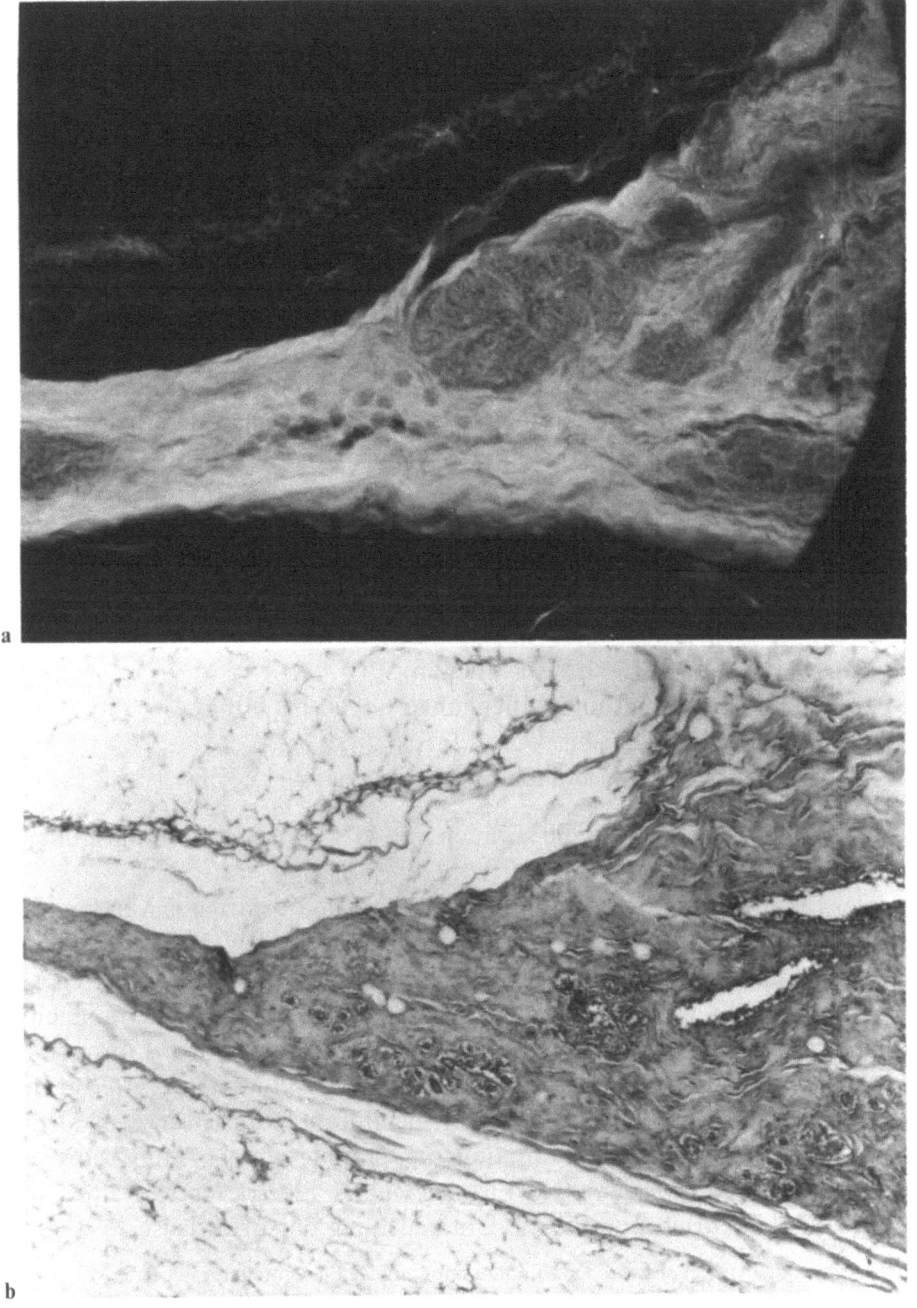

Abb. 8a, b. Mikroradiographie. **a** Histologie ($\times 60$) und **b** Mikroradiogramm ($\times 80$) eines Cooper-Ligaments. Die größte Strahlendichte weist das wellenförmig angeordnete Bindegewebe, die geringste das zwischen den Stromasepten liegende und das die Septen umgebende Fettgewebe auf. Unterschiedliche Strahlendichte von intralobulärem Mantelgewebe und Drüsenepithel

VI. Mikroradiographie

Die Mikroradiographie der Weichteile und des Knochens entwickelten Goy (1913), Dauvillier (1930) und besonders Lamarque (1936) und Sievert (1936). Über mikroradiographische Untersuchungen der Brustdrüse berichteten zuerst Lamarque et al. (1976) und Barth (1977). Zur mikroradiographischen Analyse werden 50–100 μm dünne Gewebs-

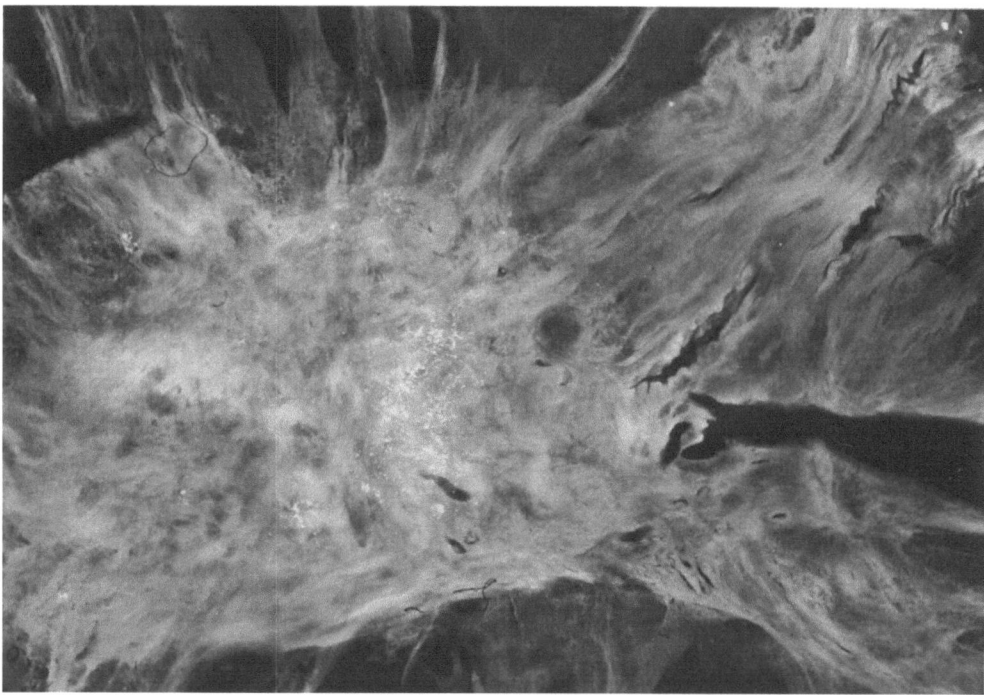

Abb. 9. Mikroradiogramm einer 100 µm dicken Gewebsprobe aus einem stromareichen Karzinom. Mammographisch knapp linsengroßes Knötchen ohne erkennbaren Kalk. Mikroradiographisch massenhaft feinstscholliger Kalk (Durchmesser bis ca. 0,01 mm), besonders in den stromareichen dichten Arealen im Zentrum der Geschwulst. Rechts vom Tumor normales Drüsenparenchym mit mehreren Milchgängen und Blutgefäßen. × 120

schnitte des Brustparenchyms mit einer sehr weichen Röntgenstrahlung (1–20 kV Anodenspannung) auf hoch auflösenden Filmemulsionen (high resolution plates KODAK) exponiert; das so erhaltene Mikroradiogramm kann wegen seines feinen Filmkornes unter dem Lichtmikroskop analysiert, bis 400fach vergrößert und mit dem histologischen Schnitt der gleichen Region verglichen werden. Auf diese Weise zeigt sich die Strahlendichte des normalen Parenchyms (Epithel, Bindegewebe, Fettgewebe) und das Strahlenmuster gut- und bösartiger Tumoren analog der histologischen Struktur (Abb. 8, 9).

Die Kenntnis der Strahlendichte der normalen und der erkrankten Brust im Mikrobereich ist eine wichtige Voraussetzung zur bestmöglichen Auswertung eines Mammogramms und damit eine Conditio sine qua non zur Früherkennung des Mammakarzinoms.

VII. Brustuntersuchung mit dem Großbeschleuniger (Heavy-Ion Radiography), anderen Strahlenquellen und nuklearmedizinischen Verfahren

Für die radiologische Brustuntersuchung bieten Korpuskularstrahlen gegenüber Röntgenstrahlen erhebliche Vorteile. Zum einen sind Tumoren wesentlich besser zu erkennen und deutlicher vom gesunden Gewebe abzugrenzen als auf Röntgenaufnahmen, zum andern ist die Untersuchung mit einer geringeren Strahlenbelastung verbunden. Es werden Atomkerne verwendet, die mit dem Linearbeschleuniger auf hohe Energien gebracht wurden. Für die Mammographie eignen sich Kohlenwasserstoffatome mit einer Energie von etwa 3 MeV (heavy ions) besser als leichtere Teilchen wie Protonen oder Heliumkerne. Während bei der Röntgenstrahlung *Absorption* und *Streuung* im Gewebe die entscheidenden Vorgänge sind, spielt bei den schweren Korpuskeln die *Abbremsung* die wichtigste

Rolle: Je dichter das Gewebe ist, um so stärker werden die Teilchen gebremst. Sie treten daher mit veränderter Energie aus und dringen unterschiedlich weit in den Detektor ein. Kleine Dichteunterschiede zwischen Tumorgewebe und gesundem Gewebe ergeben große Unterschiede in der Teilchenabsorption, und es wird ein wesentlich kontrastreicheres Bild als mit der Röntgenmethode gewonnen (Sickles, 1977b).

Gewebe mit geringen Dichteunterschieden heben sich auf dem Röntgenbild kaum voneinander ab, da sich die Absorption der Röntgenstrahlung bei kleinem Dichteunterschied nur wenig ändert. Ein weiterer Nachteil besteht bei der herkömmlichen Mammographie darin, daß die Brust einer verhältnismäßig hohen Strahlenbelastung von 10 mJ/kg ausgesetzt ist, wohingegen die Dosis bei der korpuskularen Mammographie weniger als 1 mJ/kg beträgt. Dadurch wird die Krebsfrüherkennung risikoärmer.

So wünschenswert die breite Anwendung der korpuskularen Radiographie in der Krebsvorsorge auch sein mag, ihr stehen große finanzielle und technische Schwierigkeiten entgegen. Eine Röntgenröhre ist äußerst einfach, verglichen mit der riesenhaften Maschinerie eines Linearbeschleunigers, in dem die geladenen Teilchen erzeugt werden. Diese korpuskulare Radiographie kann daher den Röntgenstrahlen ihren Platz in der Medizin nicht streitig machen, sie kann uns aber, gerade wegen der völlig andersartigen Methode, zu neuen strahlenbiologischen und medizinischen Einsichten verhelfen.

Verschiedene andere Strahlenquellen wurden für die Mammographie diskutiert. Sie konnten sich bisher allerdings nicht durchsetzen. Als wichtigste sei neben der Schwere-Teilchen-Mammographie Jod[125] genannt (Fairchild et al., 1975). Ferner wurde durch nuklearmedizinische Verfahren insbesondere mit Technetium 99-Pertechnat versucht, Mammakarzinome zu erfassen, was sich ebenfalls nicht durchsetzt (Villarreal et al., 1974; Schultz et al., 1976; Agwunobi u. Boak, 1978).

VIII. Wärmemessung der Brust (Thermographie)

1. Vorbemerkung

Nachdem Lawson (1957) erstmals über erhöhte Hauttemperaturen beim Mammakarzinom berichtete, sind Messungen der Oberflächenwärme mit Darstellung der Blutgefäße (Thermographie) heute fester Bestandteil der Brustdiagnostik geworden. Wenn auch die Wertigkeit der Thermographie bei der Früherkennung des Mammakarzinoms unterschiedlich beurteilt wird, läßt sich das Verfahren aus der erweiterten Mammadiagnostik bei „Grenzbefunden", Problem- und Risikopatienten nicht mehr wegdenken (Gros, 1963; Vaillant, 1970; Gros et al., 1975; Amalric et al., 1976; Hessler, 1977; Milbrath, 1977; Stark, 1977a; Schubert et al., 1977; Valdagni, 1977; Gaydoul u. Gaydoul, 1978; Melander, 1978).

Mit Hilfe der Thermographie lassen sich Vorhersagen über den Krankheitsverlauf eines bösartigen Tumors machen (Lloyd Williams, 1969; Gautherie et al., 1975a; Colin, 1977; Hessler u. Gautherie, 1977; Hollmann, 1978). Die Überwachung der wegen eines Karzinoms operierten und bestrahlten Brust ist ohne Thermographie unvollständig, wobei im wesentlichen Verlaufskontrollen über einen längeren Zeitraum eine optimale Aussage zulassen (Gautherie et al., 1977b; Schubert et al., 1977).

Zwei Verfahren können angewendet werden:
1. die *elektronische Thermographie* (Distanzthermographie) und
2. die *Plattenthermographie* mit Flüssigkristallen nach Tricoire et al. (1970) (Kontaktthermographie).

a) Elektronische Thermographie (Distanzthermographie)

Die von der Brust abgestrahlte Wärme wird von einer Infrarotkamera aufgefangen und in elektromagnetische Impulse umgewandelt, die auf einem Monitor sichtbar gemacht und auf Polaroidfilm festgehalten werden können.

Die Umwandlung von Wärme in elektrischen Strom ist in sog. *Halbleitern* möglich, die mit einem erhöhten Leitungsvermögen für elektrischen Strom reagieren, wenn sie erwärmt werden. Die Stromschwankungen werden über eine Fernsehröhre auf einen Monitor übertragen (Park u. Reece, 1976).

Halbleiter sind *Indiumantimonid* und *Kadmium-Merkur-Tellurid.* Die Infrarotstrahlung beeinflußt das Indiumantimonid derart, daß eine Temperatursteigerung von nur 1% zu einem 9% stärkeren Detektorsignal führt. Der Detektor der Infrarotkamera reagiert also äußerst empfindlich auf Temperaturschwankungen. Nur 2,4% der vom Körper abgestrahlten Energie treffen den Empfindlichkeitsbereich des Indiumantimonids, wodurch Temperaturunterschiede bis 0,2 °C wahrgenommen werden, was für medizinische Zwecke ausreicht (Park u. Reece, 1976).

Das infrarote Strahlenspektrum der Haut wird in der Infrarotkamera über ein Linsensystem auf den Halbleiter (Detektor) übertragen. Die Ausrichtung der Infrarotkamera auf beide Brüste geschieht durch Längsverschiebung der Auffanglinse an der Stirnseite der Kamera. Infraroteinrichtungen für medizinische Zwecke haben eine Germaniumlinse von 25 dag. Germanium und tasten bei einem Fokusabstand von 100 cm eine Fläche von 40 × 40 cm und eine Tiefe von 30 cm ab, wobei das räumliche Auflösungsvermögen 2,5 mm beträgt (Frischbier u. Lohbeck, 1977; Barth, 1979a).

Die Verarbeitung des Detektorsignals und seine Übertragung auf einen Monitor sind ein wichtiger Teil jeder Thermographieeinrichtung. Der Detektor ist fest an einer mit flüssigem Stickstoff gefüllten Thermosflasche befestigt, die alle 4 h nachgefüllt werden muß. Das Detektorsignal moduliert die Stärke des Elektronenstrahles einer Kathodenstrahlröhre derart, daß sich auf dem Leuchtschirm ein der Wärmeverteilung proportionales Grautonbild aufbaut, das mit einer Polaroidkamera photographiert werden kann. Elektronisch können gleiche Temperaturen in Linien und Flächen wiedergegeben werden *(Isothermen),* die durch Farbfilter in 8 verschiedenen Farben auf einem Farbfilm aufgezeichnet werden können (Farbthermogramm). Im Farbthermogramm können Temperaturunterschiede innerhalb einer oder zwischen beiden Brüsten in absoluten Temperaturgraden wahrgenommen werden, was ein besonderer Vorteil gegenüber der Plattenthermographie ist, bei der nur die *Gefäßverläufe,* jedoch keine Temperaturunterschiede registriert werden (Gaydoul u. Gaydoul, 1978).

Verschiedene Untersucher werten die Befunde der elektronischen Thermographie mit einem computergesteuerten Rechner aus (Leonardi u. Viganotti, 1977; Newman et al., 1977; Farell et al., 1978).

b) Plattenthermographie mit Flüssigkristallen nach Tricoire et al. (1970) (Kontaktthermographie)

Von der Distanzthermographie unterscheidet sich die Kontaktthermographie dadurch, daß die Gefäßverläufe der Körperoberfläche durch unmittelbares Auflegen einer „Flüssigkristallplatte" auf die Haut dargestellt werden (Tricoire et al., 1970; Barth et al., 1974; Bothmann et al., 1974; Müller et al., 1974; Fochem u. Pflanzer, 1975b; Lauth u. Mühlberger, 1976; Mariel, 1977; Ramioul u. Dejardin, 1977; Barth, 1979a).

1964 entdeckte Fergason, daß Cholesterinkristalle mit den Eigenschaften von Flüssigkristallen die Fähigkeit besitzen, auf Temperaturschwankungen mit Farbänderungen zu reagieren. Flüssige Kristalle vom cholesterinischen Typ besitzen eine schraubenförmige

Molekularstruktur, die eine Reihe optischer Eigenschaften auslösen kann. Dazu zählt die „selektive Reflexion": Schon durch geringgradige Schwankungen der Temperatur ändert sich die Ganghöhe der Schraubenstruktur und damit die Wellenlänge des reflektierten Lichtes. Diese Temperaturabhängigkeit ist so stark, daß eine Erhöhung um 3–4 °C die Reflexionsfarben über das ganze sichtbare Spektrum von rot über orange, grün, blau bis violett verschiebt. Bei Abkühlung werden diese Farben umgekehrt durchlaufen.

Um die Flüssigkristalle zu stabilisieren, geruchsfrei zu machen und vor Vermischung mit anderen Stoffen und damit auch unerwünschten chemischen Reaktionen zu schützen, wird das Verfahren der *Mikroverkapselung* angewandt. Sie läßt sich als eine Art „Verpakkungstechnik" verstehen, bei der auf diese kleinen Teilchen eine dünne polymere Schicht aufgetragen wird. Der Nachteil, der dadurch in Kauf genommen werden muß, ist eine Verminderung der Farbqualität.

TRICOIRE et al. (1970) brachten die mikroverkapselten Flüssigkristalle auf eine wärmeleitende Folie auf, die mit der *unbeschichteten Seite* auf den zu untersuchenden Körperteil aufgelegt wird. Bei schonender Behandlung können 800–1000 Frauen mit einer Platte untersucht werden, danach verlieren die Farben ihre kräftige Tönung und die Thermographiebilder ihren Kontrast.

Die Diagnose wird bei der Flüssigkristallthermographie während der Untersuchung gestellt, nur zur *Dokumentation* und zum Vergleich mit späteren Untersuchungen werden die Gefäßverläufe auf Diapositiven festgehalten. Die Verwendung einer Polaroidkamera hat sich nicht bewährt, da die Farbwiedergabe zu schlecht ist.

Die Flüssigkristallfolie ist in einem rechteckigen Rahmen (Fläche: 15 × 21 cm) eingespannt und kann bis zum Verbrauch der Flüssigkristalle beliebig oft verwendet werden. Anstelle einer Thermographieplatte verwenden POCHACZEVSKY und MEYERS (1979) eine große „Flexi-Therm"-Flüssigkristallfolie von 30 × 90 cm Größe ohne Rahmen. Dieses Folientuch wird mittels Vakuumpumpe fest auf *beide* Brüste aufgepreßt und erlaubt somit einen Seitenvergleich beider Mammae.

Die Flüssigkristallfolie wird auf die Haut aufgelegt, Temperaturunterschiede von je 0,3 °C werden in verschiedenen Farben wiedergegeben, wobei die niedrigste Temperatur eine schwarz-braune, die höchste eine blau-violette Farbreaktion hervorruft. Je nach Grundtemperatur der Brust können vier Platten mit einer Empfindlichkeit von 31 °C, 32 °C, 33 °C und 34 °C verwendet werden, wobei sich die Temperaturangaben jeweils auf den „Rotpunkt" beziehen.

Die verwendete Platte sollte eher zu empfindlich als zu unempfindlich gewählt werden, um eine Abkühlungsreserve für den *dynamischen Test* zu haben: Nach einer orientierenden Untersuchung in warmem Zustand wird die Brust mit einem Kaltluftföhn abgekühlt und die Dynamik der Wiedererwärmung durch neuerliches Auflegen der Platte beobachtet. Abnorme Gefäße über Karzinomen können entweder überhaupt nicht „weggekühlt" werden oder erwärmen sich schneller als normale Gefäße (MARIEL, 1977; BARTH, 1979a).

c) Wertigkeit von elektronischer Thermographie und Plattenthermographie

Das optische Auflösungsvermögen der Thermographieplatten ist besser als das der elektronischen Thermographie.

Bei der elektronischen Thermographie können beide Brüste miteinander auf *einem Bild* verglichen werden, bei der Platte nicht. Diese muß wiederholte Male auf beide Brüste aufgelegt und die verschiedenen Gefäßverläufe im Gedächtnis gespeichert und miteinander verglichen werden, was durch Ablenkung von seiten der Patientin oder des Personals gestört werden kann.

Die Entwicklung der Diapositive bei der Plattenthermographie dauert 2–4 Tage, jedoch sind Sonderabsprachen mit Photolaboratorien möglich, so daß die Bilder evtl. schon am gleichen Tag zur Verfügung stehen. Mit Polaroideinrichtungen ist die Farbwiedergabe bei der Plattenthermographie nicht so gut wie bei der elektronischen Thermographie, die Schärfe und die Farben verblassen mit der Zeit.

Vereinzelt wird über eine bessere Treffsicherheit der Plattenthermographie gegenüber der elektronischen Thermographie berichtet (BOTHMANN et al., 1974). Hierbei sind jedoch der Gerätetyp der elektronischen Thermographieeinrichtung und die jeweils zugrunde gelegten Malignitätsmerkmale zu berücksichtigen. Nach unseren Erfahrungen sind die Ergebnisse der Distanzthermographie (AGA-Kamera) mit denen der Kontaktthermographie identisch (FRISCHBIER u. LOHBECK, 1977; ALMENDRAL et al., 1978; KINDERMANN et al., 1978; BARTH, 1979). Der Vorteil der Plattenthermographie liegt in dem leichten Transport des Gerätes, der Unabhängigkeit von klimatisierten Räumen und in den niedrigeren Anschaffungs- und Wartungskosten.

2. Entstehung von Wärme bei bösartigen Tumoren, Tumor-Angiogenese-Faktor (TAF)

Folgende Fragen sind bis heute noch nicht vollständig geklärt:
Warum erzeugt ein maligner Tumor vermehrt Wärme?
Warum entstehen in der Umgebung vieler, aber nicht aller Tumoren vermehrt Blutgefäße?

Hinsichtlich der Wärmeentstehung in Tumoren sind Forschungsergebnisse von FOLKMAN et al. (1971) und FOLKMAN (1974) interessant. Aus bösartigen Tumoren konnte ein Protein isoliert werden, das im Brustgewebe das Sprossen von Blutkapillaren anregt (von FOLKMAN Tumor-Angiogenesis-Faktor = TAF genannt). Jeder bösartige Tumor hat zwei Wachstumsphasen, eine gefäßlose und eine gefäßreiche, die durch den TAF ausgelöst wird. Die *avaskuläre Phase* könnte mit dem Carcinoma in situ identisch sein. Sie bedeutet relative Ruhe im Wachstum. Das Malignom kann Monate oder Jahre in ihr verharren, bis es anfängt, die Umgebung zu durchsetzen.

In der *vaskulären Phase* wächst der Tumor explosionsartig. In kurzer Zeit kann er mehr als das Tausendfache seiner ursprünglichen Größe erreichen. Die gefäßreiche Wachstumsphase wird durch das plötzliche Aufsprießen von Blutkapillaren eingeleitet, wofür der Tumor bzw. der in ihm erzeugte Eiweißstoff verantwortlich ist. Die bösartige Umwandlung von Zellen, etwa durch krebserzeugende Viren, ist zwar für die Tumorentstehung notwendig, aber nicht ausreichend. Zur Transformation muß noch ein Vorgang treten, den FOLKMAN Gefäßneubildung (Angiogenesie) nennt, also die Fähigkeit des Tumors, aus dem Gewebe neue Kapillaren sprießen zu lassen. Wenn eine Gruppe bösartiger Zellen in eine Nährlösung gebracht wird, hört das Wachstum auf, noch bevor sich die Geschwulst auf 1 Mio. Zellen vergrößert hat. Der Zellhaufen wird von außen nicht mehr ausreichend ernährt und stellt ohne eigene Gefäßversorgung seine weitere Ausdehnung ein. Der TAF, der es dem Tumor ermöglicht, Kapillaren aus dem Wirtsgewebe sprießen zu lassen, hat ein Molekulargewicht von etwa 100 000. Er bewirkt am Endothel der Kapillaren Zellteilungen und regt die Gefäße zum Längenwachstum an. Die Kapillaren sprossen jeden Tag um fast 1 mm, und pro Millimeter Kapillare rechnet man 500 000 neu entstehende bösartige Zellen. Da auf 1 mm Kapillarstrecke ca. 100 Endothelzellen treffen, bedeutet jede neue Endothelzelle die Grundlage für 5000 neue Tumorzellen. Könnte die Teilung einer Endothelzelle verhindert werden, würden jeweils 5000 Tumorzellen nicht entstehen (FOLKMAN et al., 1971; BREM et al., 1978).

Wenn es gelingen würde, den TAF z.B. durch einen Antikörper auszuschalten oder zu blockieren, müßte mit dem Kapillarwachstum auch das Tumorwachstum aufhören und die Geschwulst in der gefäßlosen Phase verharren. Dies sind zwar noch theoretische

Überlegungen in bezug auf die *Tumorbehandlung,* doch kann die Angiogenese die Hyperthermie über bösartigen Tumoren erklären. Dazu kommt die Beobachtung, *daß sehr gefäßreiche (hypertherme) Malignome einen schlechteren Krankheitsverlauf zeigen als solche mit nur geringer oder fehlender Gefäßneubildung* (mäßiggradige Hyperthermie, Isothermie, Hypothermie). In nicht infiltrierend wachsenden Krebsen konnte Gautherie et al. (1972) mit Thermosonden eine durchschnittliche Temperatur von 36,5 °C nachweisen. Wärmemessungen von Dodd et al. (1969) und Dodd (1976) zeigten, daß Mammakarzinome oft wärmer sind als das Blut in den benachbarten Arterien und Venen. Die Temperaturen im Tumor sind während der Zellteilungsphase niedriger als in der Intermediärphase, da bei der Zellteilung offenbar Wärme verbraucht wird. Die in den Arterien, im Tumor und in den Venen herrschende Temperatur kann als Indikator des Tumorstoffwechsels angesehen werden. Da über neugebildete *Venen* die im Tumor erzeugte Wärme abtransportiert wird, müssen *sowohl das arterielle als auch das venöse Gefäßsystem bei thermographischen Untersuchungen berücksichtigt werden.* Ein vom Normalen abweichendes Thermogramm muß auch dann als krebsverdächtig eingestuft werden, wenn die atypische Gefäßveränderung vorwiegend durch Venen hervorgerufen wird. Dies bestätigen auch Untersuchungen von Dodd (1976), der nachweisen konnte, daß die im Thermogramm dokumentierte, ungleichmäßig abgestrahlte Wärme über bösartigen Tumoren im wesentlichen von den abführenden Venen stammt. Eine Thermographieklassifizierung, die sowohl die Arterien, aber vor allem die vom Tumor wegführenden Venen berücksichtigt, teilen Chang et al. (1977a) mit.

3. Temperatur und Prognose eines Tumors

Untersuchungen von Gautherie et al. (1975a) an 21 unbehandelten Karzinomen haben gezeigt, daß je Volumen und Zeiteinheit tumorspezifisch immer eine gleiche Wärmemenge erzeugt wird und daß die thermographischen Malignitätszeichen weniger vom Tumor selbst als vielmehr von den in seiner Umgebung entstandenen Gefäßen gebildet werden. Ferner fanden sie, daß eine Wechselbeziehung zwischen der Verdoppelungszeit und der abgegebenen Wärmemenge eines Tumors besteht. *Je schneller ein Tumor wächst, desto mehr Wärme wird produziert.* Bei Malignomen mit Einbruch in das Lymphsystem ist die Wärmeproduktion besonders hoch und die Verdoppelungszeit des Tumors sehr kurz.

Je mehr Wärme also ein Tumor abstrahlt, desto schlechter ist sein Krankheitsverlauf. Dies wird von Amalric et al. (1976) bestätigt, die die Wechselbeziehung zwischen Tumorverlauf und Hyperthermie untersuchten (Tabelle 11).

Amalric et al. (1976) sahen unter 1878 Karzinomen 11% „heiße" Tumoren. Llyod Williams (1969) fand, daß die 5-Jahres-Überlebensrate umgekehrt proportional zur Hyperthermie des Tumors war. Die beste Prognose hatten thermographisch unauffällige Geschwülste, die in die Gruppe der sog. „Versager" eingestuft worden waren. Zu ähnlichen Ergebnissen kamen Gros et al. (1975) an 779 Karzinomen, wobei neben der Größe und der Hyperthermie des Tumors noch andere thermographische Malignitätsmerkmale berücksichtigt wurden.

Tabelle 11. Krankheitsverlauf der Karzinome in Abhängigkeit vom Grad der Hyperthermie

Karzinome	Gesamtzahl	Verstorben nach 3 Jahren	Lebend
Hyperthermie von 4 °C („heiße" Tumoren) und darüber (schnell wachsende Karzinome)	25	19	6
Isothermie („kalte" Tumoren) 0–2 °C (falsch-negative thermographische Befunde)	20	4	16

Auch JONES et al. (1975) fanden, daß die 5-Jahres-Überlebensrate von Patienten mit hyperthermen Karzinomen im Stadium II und III deutlich schlechter als von Karzinomen mit normalem Thermogramm bei gleichem Stadium war (61% gegenüber 84%).

Für die weitere Behandlung kann das thermographische Verhalten eines Karzinoms also von großer Wichtigkeit sein. Liegt ein im Krankheitsverlauf ungünstiger, schnell wachsender Tumor mit einer Hyperthermie von 4–14 °C vor, müßte die Operation so radikal wie möglich durchgeführt werden. Bereits bei der Tumorentfernung sollte nach Hormonrezeptoren gefahndet werden, um frühzeitig mit einer Hormon- und/oder Chemotherapie beginnen zu können.

Patientinnen mit „heißen" Tumoren sollten strenger überwacht werden als Frauen mit prognostisch günstigeren „kalten" Karzinomen. Bei derartigen Erwägungen müssen selbstverständlich neben dem thermographischen Bild die Histologie, der Malignitätsgrad und das Ausbreitungsstadium einer Geschwulst sowie der Allgemeinzustand der Patientin berücksichtigt werden.

4. Tumorform und Thermogramm

Je bindegewebsreicher ein Tumor ist, desto weniger Wärme erzeugt er und desto schlechter läßt er sich thermographisch erfassen. Je zellreicher eine Geschwulst ist, desto mehr Gefäße und Wärme produziert sie und desto besser ist sie thermographisch erkennbar.

Untersuchungen von 199 Patientinnen mit Mammakarzinom zeigten, daß besonders die bindegewebsreichen Malignome thermographisch unauffällig sein können. Tumorformen mit zahlreichen Mitosen, großen Zellkernen, vergrößerter Kern-Plasma-Relation und großen, stark gefärbten Kernkörperchen waren dagegen thermographisch karzinomverdächtig. Auch hierbei zeigt sich, daß thermographisch bevorzugt diejenigen Tumorformen mit ungünstiger Prognose erfaßt werden (BOTHMANN et al., 1976).

Die Lage des Tumors in der Brust bzw. der Abstand zur Hautoberfläche soll bei dem thermographischen Nachweis eines Karzinoms keine Rolle spielen (BOTHMANN et al., 1976; JOHNSON et al., 1976). Nach eigenen Erfahrungen können Karzinome thermographisch um so besser erkannt werden, je näher sie unter der Hautoberfläche liegen.

5. Thermographie bei operiertem und bestrahltem Brustkrebs

Einer der wichtigsten Anwendungsbereiche der Thermographie ist die Überwachung einer Brust nach Tumorektomie, der Brustwand nach Entfernung der Brust sowie der umgebenden Lymphabflußstationen (Axilla, Supraklavikulargruben, Retrosternalraum). Mit der Thermographie können u.U. Lokalrezidive frühzeitig, d.h. vor Auftreten klinischer Symptome erkannt werden. Eine zunehmende Erwärmung des Operations- oder Bestrahlungsgebietes spricht für einen Tumorbefall, auch wenn noch kein verdächtiger Herd zu tasten ist. An der Brustwand der operierten Seite kann eine band- oder flächenförmige Überwärmung der erste Hinweis auf eine Lymphangiosis carcinomatosa cutis sein. Der Rezidivverdacht muß durch eine feingewebliche Untersuchung bestätigt werden, da die thermographischen Veränderungen nicht *beweisend* für eine bösartige Neubildung sind (Differentialdiagnose: Entzündliche Reaktionen der Brustwand, z.B. Fadengranulom, uncharakteristische Erwärmung der Thoraxwand, besonders auf der linken Seite durch das darunter liegende Herz). Die Temperaturschwankungen in der *ausschließlich bestrahlten* Brust wurden von GROS et al. (1975) sowie von GAUTHERIE et al. (1975b) bei der Nachsorge von 800 Frauen mit Brustkrebs untersucht. Kurze Zeit nach der Bestrahlung tritt ein Hauterythem auf, das mehrere Monate anhält und sich nur langsam zurückbildet. Das Thermogramm zeigt noch eine Hyperthermie, nachdem sich das Erythem klinisch vollständig zurückgebildet hat. Monate nach der Bestrahlung können an der Haut Teleangiektasien, herdförmige Sklerödeme oder Retraktionen auftreten, die bei der Beurteilung des Thermogramms berücksichtigt werden müssen. Inspektion und Mammographie sind also bei der Suche nach einem Lokalrezidiv *zusätzlich* zur Thermographie erforderlich.

Nach *ausschließlicher* Bestrahlung eines Mammakarzinoms kann dieses entweder frei von Tumorzellen sein (steril) oder trotz Bestrahlung weiter wachsen. Der Tumor ist steril, wenn nach 5 Jahren kein neuerliches Wachstum zu beobachten ist und bei der Feinnadelbiopsie kein aktives Tumorepithel gefunden werden kann. Mit Ausnahme der Überwärmung von seiten der genannten Hautveränderung normalisiert sich das Thermogramm vollständig, während im Mammogramm durch Narben ungleichmäßige Verdichtungen auftreten können, die von einem Lokalrezidiv nicht abgegrenzt werden können. Lokalrezidiv und Narbe – röntgenologisch von gleichem Aussehen – sind also u.U. thermographisch zu differenzieren.

Wenn dagegen ein Lokalrezidiv auftritt, erwärmt sich die Brust nach zunächst erfolgter Rückbildung der strahlenbedingten Überwärmung erneut, und es können lokale oder diffuse Hyperthermien, eine warme Mamille oder abnorme Gefäße bis 3 Jahre vor Auftreten röntgenologischer und klinischer Hinweise auf ein Rezidiv beobachtet werden, die abnormen Gefäßbilder sind besonders im Plattenthermogramm wegen des besseren Auflösungsvermögens früher zu erkennen (GROS et al., 1975).

Die Thermographie ist also das Verfahren der Wahl, die Brust nach *ausschließlicher* Bestrahlung oder nach Tumorektomie (mit oder ohne Nachbestrahlung) zu überwachen, wobei verdächtige Veränderungen zytologisch und/oder histologisch geklärt werden müssen (GAUTHERIE et al., 1977b; SCHUBERT et al., 1977).

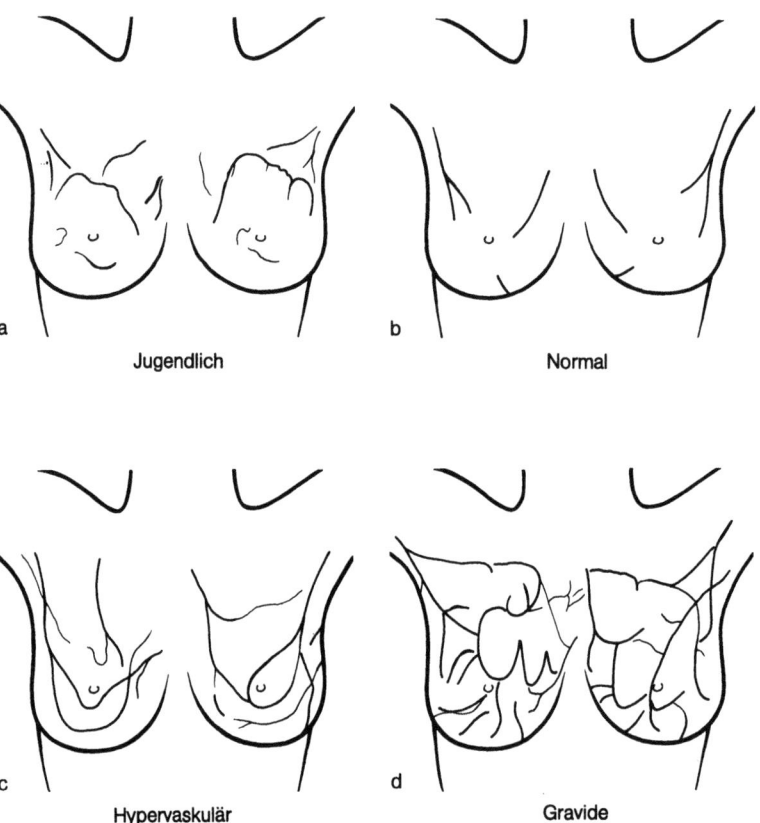

Abb. 10a–d. Normale Thermogramme. Vaskularisation der lateralen und medialen kranialen Quadranten am stärksten. Gefäßtyp abhängig von Lokalisation und Ausdehnung des Drüsenkörpers, von der Zahl der aktiven Drüsenläppchen und vom Stromareichtum der Brustdrüse

6. Das normale Thermogramm

Jede Brust wird über einen medialen (A. thoracica) und einen lateralen (A. thoracica lateralis) Gefäßstrang, gelegentlich auch von der zwischen beiden von der Schulterhöhe kaudalwärts ziehenden A. acromiothoracalis mit Blut versorgt. Diese Gefäße können über Kollateralen miteinander in Verbindung stehen. Die unteren Brustquadranten werden zusätzlich von Arterien der Brustwand versorgt.

Je nach Hormonstatus, Alter, Hypertrophie und ähnlichem sind im Thermogramm Äste dieser Arterien entweder nur in den brustwandnahen Bereichen der Brust oder bis an die Mamille reichend zu erkennen. Dort bilden sie manchmal einen in sich geschlossenen Gefäßring, an dem Arterien und Venen kaum noch voneinander zu unterscheiden sind (Abb. 10, 11f).

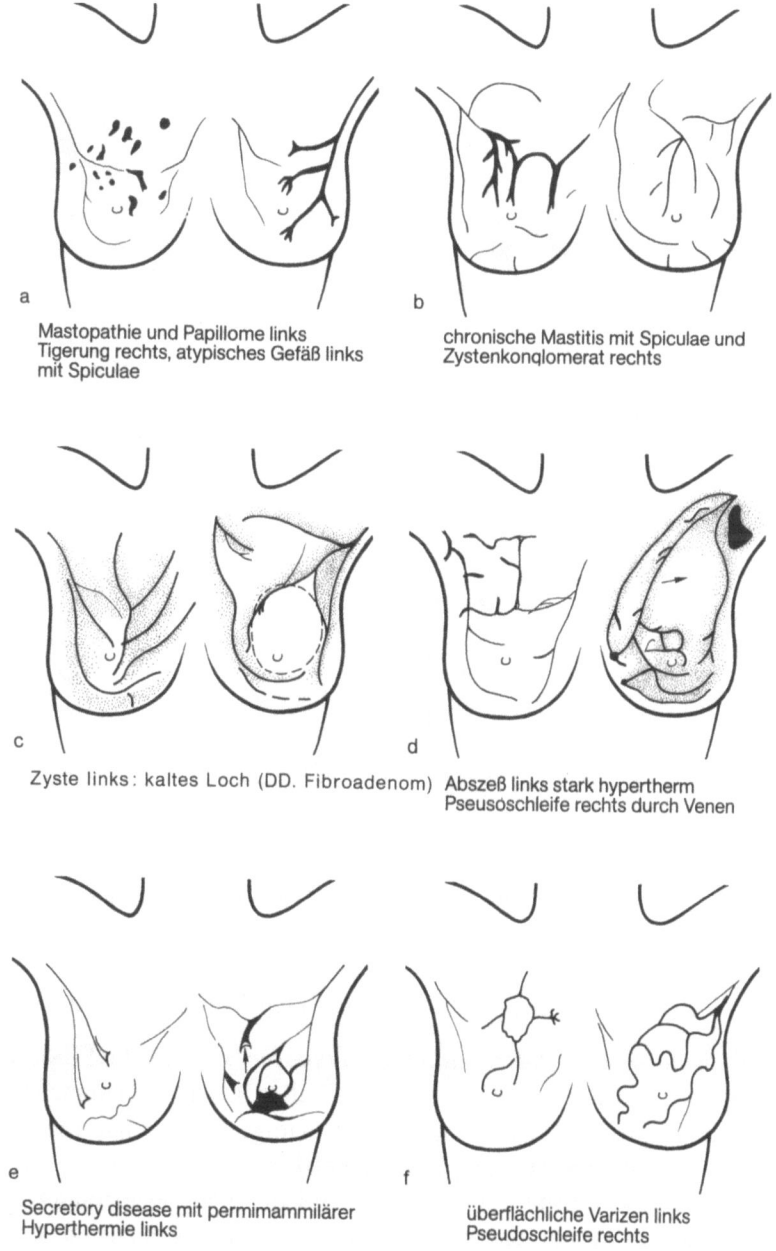

a Mastopathie und Papillome links
Tigerung rechts, atypisches Gefäß links
mit Spiculae

b chronische Mastitis mit Spiculae und
Zystenkonglomerat rechts

c Zyste links: kaltes Loch (DD. Fibroadenom)

d Abszeß links stark hypertherm
Pseusoschleife rechts durch Venen

e Secretory disease mit permimammilärer
Hyperthermie links

f oberflächliche Varizen links
Pseudoschleife rechts

Abb. 11a–f. Thermogramme bei gutartigen Veränderungen der Brustdrüse

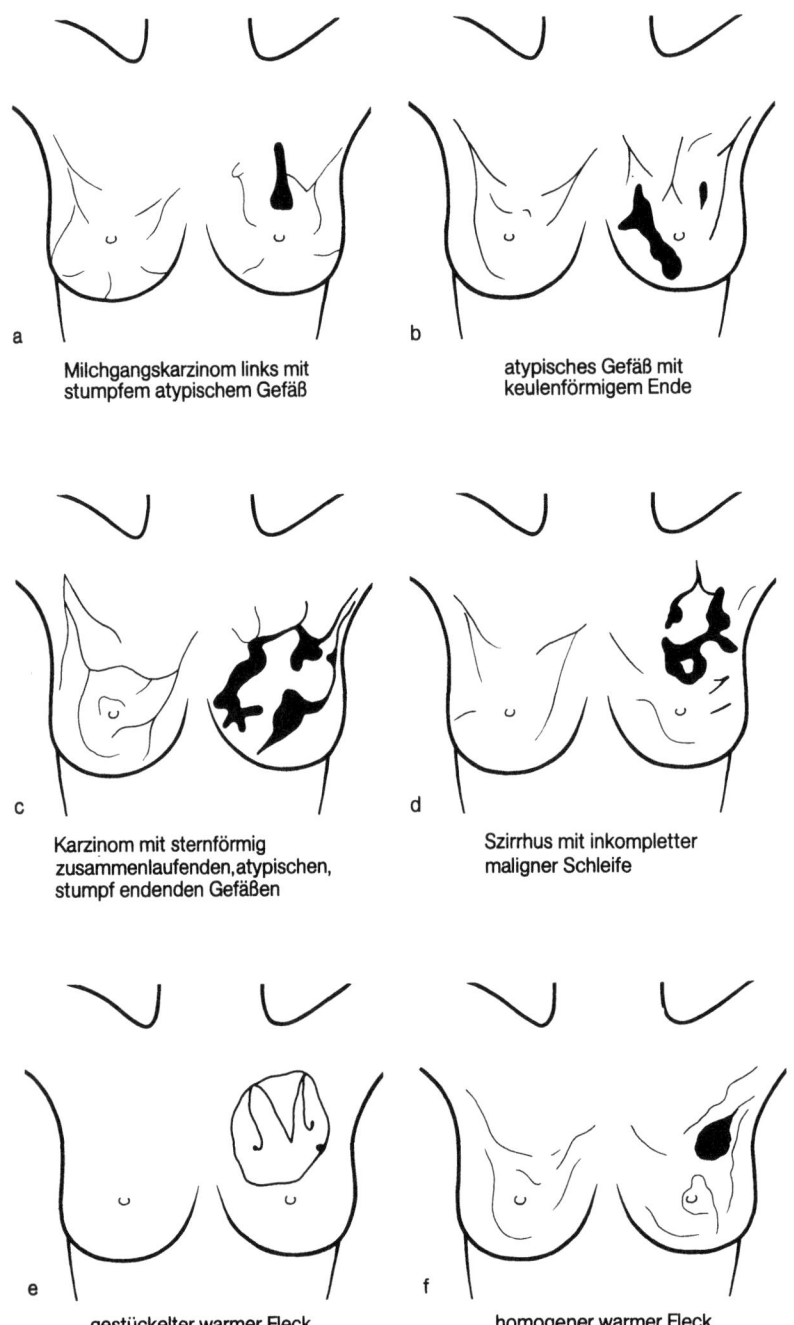

a Milchgangskarzinom links mit
stumpfem atypischem Gefäß

b atypisches Gefäß mit
keulenförmigem Ende

c Karzinom mit sternförmig
zusammenlaufenden, atypischen,
stumpf endenden Gefäßen

d Szirrhus mit inkompletter
maligner Schleife

e gestückelter warmer Fleck

f homogener warmer Fleck

Abb. 12a–i. Thermogramme bei bösartigen Erkrankungen der Brustdrüse

7. Das Thermogramm bei gutartigen Veränderungen

Zysten, Fibroadenome und andere gutartige Tumoren können Gefäße verdrängen und im Gefäßmuster des Thermogramms ein sog. „kaltes Loch" verursachen. In ca. 40% werden aber auch atypische Gefäße oder herdförmige Überwärmungen von 1–1,5 °C im Bereich der Knoten beobachtet (Abb. 11c, 12b).

Die Mastopathie kann – abhängig von der Zahl der proliferierten Drüsenläppchen – mit dichten Gefäßnetzen einhergehen, in denen offene und geschlossene Gefäßschleifen ohne Krankheitswert vorkommen. Typisch für die Mastopathie sind überwärmte, regelrecht verlaufende Gefäßstränge, wobei *spitz* endende, flammenähnliche dreifarbige

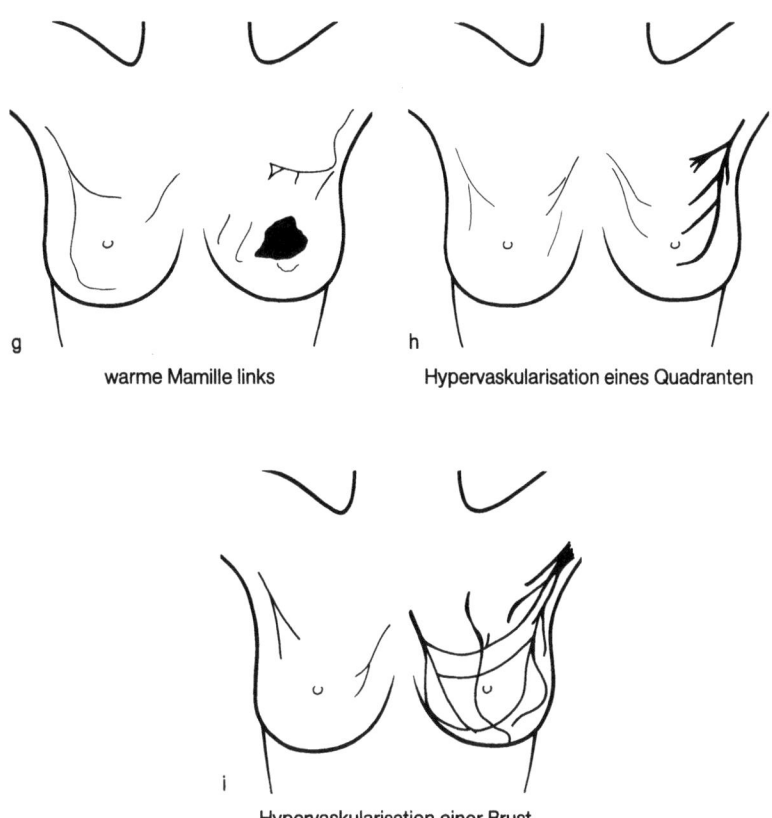

g warme Mamille links h Hypervaskularisation eines Quadranten

i Hypervaskularisation einer Brust

Abb. 12g–i

Gefäßfiguren (drei Farbstufen im Verlauf des Gefäßes) für eine Mastopathie mit begleitender Plasmazellmastitis, ferner Gefäßvermehrungen im Bereich des Warzenhofes bei kalter Brustwarze typisch sind (Abb. 11a, e, 39).

Abszesse führen zu einer starken Hyperthermie von mehreren Grad Celsius, was bei der Plattenthermographie zum Aufleuchten mehrerer Farbstufen führt (z.B. braungrün-blau-violett) (Abb. 11b, d). Es wurden jedoch Abszesse beobachtet, die offenbar gegen das gesunde Parenchym so stark abgekapselt waren, daß sie im Thermogramm keinerlei Veränderungen hervorriefen.

Eine Differentialdiagnostik zwischen gut- und bösartigen Veränderungen in der Brust ist thermographisch nicht möglich und ist bzw. kann nicht Aufgabe der thermographischen Untersuchung *allein* sein (FEASY et al., 1975; BARTH, 1979a). Alle tastbaren Veränderungen müssen – unabhängig vom thermographischen Bild – zumindest durch eine Feinnadelbiopsie morphologisch geklärt werden. Werden bei der thermographischen Untersuchung einer klinisch unauffälligen Brust Malignitätskriterien entdeckt, muß die Diagnostik mit anderen Methoden (Mammographie) weitergeführt werden. *Eine Gewebsbiopsie aus einer klinisch unverdächtigen Brust nur aufgrund thermographischer Veränderungen ist nicht angezeigt* (Abb. 11f.).

8. Das Thermogramm bei bösartigen Veränderungen

Für beide thermographischen Verfahren gelten die gleichen Malignitätsmerkmale, wobei die mit der elektronischen Thermographie gefundenen Veränderungen durch das bessere Auflösungsvermögen der Plattenthermographie näher analysiert werden können (Abb. 12a–g, 13a–g).

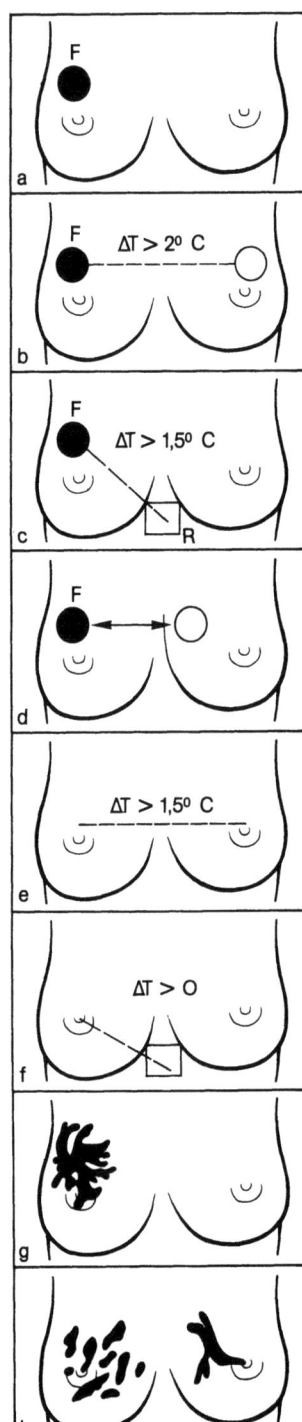

Abb. 13a–h. Malignomverdächtige *Temperaturunterschiede* bei der elektronischen Thermographie (Gros et al., 1971). **a** Warmer Herd (hot spot) (*F*); umschriebene vaskuläre Hyperthermie im Gegensatz zur spiegelbildlichen Stelle der anderen Brust (auffallender Befund). **b** Temperaturunterschied zwischen hot spot (*F*) und der spiegelbildlichen Region der anderen Brust höher als 2 °C (*verdächtiges* Zeichen); über 3 °C *sicheres* Zeichen für Malignität. **c** Temperaturunterschied zwischen hot spot (*F*) und der Hauttemperatur über dem Sternum (*R*) über 1,5 °C. **d** Topographisch Übereinstimmung zwischen hot spot (*F*) und tastbarem Knoten oder mammographisch verdächtiger Verschattung. **e** Diffuse Überwärmung einer Brust gegenüber der Gegenseite über 1,5 °C. Hierbei werden die mittleren Hauttemperaturen beider Brüste verglichen. **f** Diffuse Überwärmung einer Brust bezogen auf die Haut über dem Sternum. Dieses Zeichen wird während einer Schwangerschaft, des Stillens oder der Einnahme von oralen Kontrazeptiva nicht bewertet. **g** Reguläres, gegenüber der anderen Brust stark hyperthermes Gefäßmuster. **h** Unterschiedliches Wärmemuster beider Brüste

Folgende thermographische Veränderungen sprechen für Brustkrebs:

1. *Allgemeine Überwärmung* einer Brust, wobei Wärmeunterschiede von 1,5 °C als „verdächtig auf Krebs", über 2 °C als „sicher maligne" gelten. Die allgemeine Überwärmung betrifft die Grundtemperatur der Brust und wird durch eine verstärkte arterielle und venöse Durchblutung ohne Gefäßatypien verursacht (Abb. 12i).
2. *Herdförmige Überwärmungen* eines Brustquadranten durch ein regelloses Konvolut von Arterien, Venen, Gefäßsternen und -schleifen, was besonders gut plattenthermographisch darzustellen ist (Abb. 12h).

3. Eine starke *einseitige Überwärmung des Warzenhofes* ist krankhaft und kann bei Milchgangskrebs und bei diffus wachsendem Szirrhus, aber auch bei der gutartigen Plasmazellmastitis vorkommen (Abb. 11 e).

4. Eine *warme Mamille* mit gleicher oder gegenüber der übrigen Brust gar erhöhter Temperatur gilt als „sicher maligne", auch wenn die Temperaturdifferenz wenige Zehntel Grad beträgt.

5. Ein gegenüber der Grundtemperatur um über 2,5 °C erhöhter heißer Fleck *(hot spot)* unter 5 cm² Fläche an einer Stelle der Brust ist als *krebsverdächtig,* bei über 3 °C als *sicher maligne* einzustufen (AMALRIC et al., 1976) (Abb. 12 f).

Nach Abkühlung mit einem Kaltluftföhn, Alkoholspray oder einem Eisbeutel kann der hot spot als regelloses Gefäßknäuel, homogener oder zerstückelter warmer Fleck, strahlenförmig überlagerte Arterien und Venen oder als sehr warme Gefäßschleife mit der Plattenthermographie identifiziert werden.

Der Begriff *hot spot* ist nicht einheitlich definiert. Die Beschreibung seiner wärmsten Stelle, seiner Konturen und seiner Isothermen und die Zerlegung mit der Plattenthermographie in seine Grundbestandteile könnten zu einer Standardisierung des Begriffes führen, die bisher nicht vorhanden ist (COLLINS et al., 1974).

6. *Atypische, regellos verlaufende Gefäße* – auf der Gegenseite fehlend – sind verdächtig auf eine bösartige Neubildung, können aber auch bei gutartigen Prozessen beobachtet werden (Abb. 12 a, b).

7. Unterschiedliches *Gefäßmuster* der linken und rechten Brust (z.B. auf einer Seite starke netzförmige Gefäßzeichnung, auf der Gegenseite normale Vaskularisation mit normalkalibrigem zartem medialem und lateralem Gefäßstrang) (Abb. 13 h).

8. *Überwärmung* um über 2 °C und Erweiterung der *normal verlaufenden Gefäße.*

Bei kleinen, klinisch stummen Karzinomen wird – wenn überhaupt – nur eines dieser Merkmale angetroffen, während fortgeschrittene Krebsstadien meistens durch mehrere Malignitätsmerkmale auffallen.

9. Einteilung der Thermographiebefunde

Die thermographischen Veränderungen sind in international gültige Gruppen unterteilt (Tabelle 12).

Tabelle 12. Einteilung der elektronischen Thermogramme
(AMALRIC et al., 1976)

Th 1	Normales Thermogramm
Th 2	Thermogramm bei benignen Veränderungen
Th 3	Unklares oder verdächtiges Thermogramm (mit einem malignitäts*verdächtigen* Zeichen)
Th 4	Thermogramm mit einem *sicheren* Kriterium für Malignität
Th 5	Thermogramm mit mehreren Malignitätskriterien

Oberflächliche Venen können weder bei der elektronischen Thermographie noch bei der Plattenthermographie unberücksichtigt bleiben. Entsprechend einem Vorschlag von BARASH et al. (1973) wäre es sinnvoll, wenn mehrere Merkmale einschließlich des Venenmusters zur thermographischen Beurteilung der Brust herangezogen würden.

BARASH et al. (1973) werteten die Thermogramme von 238 Frauen mit Brustkrebs im Alter zwischen 16 und 76 Jahren hinsichtlich des Venenmusters, der Venentemperatur, der Grundwärme und verdächtiger Bezirke aus.

Je nach Schweregrad wurden für jedes Merkmal bis zu 4 Punkte vergeben. Die Patientinnen mit Brustkrebs fielen durch eine hohe Punktzahl auf, während zwischen gesunden Vergleichspersonen und Patienten mit gutartigen Veränderungen keine Unterschiede festzustellen waren: 70% der Krebspatientinnen erreichten eine Punktzahl von 9 und mehr, 15% fielen in den Mittelbereich von 7–8 und die restlichen 15% hatten 4, 5 oder 6 Punkte. Bei einer Punktzahl von über 10 lag in 85% ein Krebs vor.

10. Ergebnisse

Bei mehr als 6000 Patientinnen haben wir gleichzeitig die elektronische Thermographie und die Plattenthermographie eingesetzt. Signifikante Unterschiede zwischen beiden Methoden bei der Erkennung und Klärung gut- und bösartiger Mammatumoren konnten wir nicht feststellen.

Je größer ein Krebsknoten ist, desto besser kann er thermographisch nachgewiesen werden (Tabelle 13).

Tabelle 13. Treffsicherheit der Thermographie bei der Karzinomdiagnostik in Abhängigkeit von der Tumorgröße

Autor	Karzinome	Nicht tastbar T0	2 cm T1	2–5 cm T2	5–10 cm T3	10 cm T4	T0–T4
Lohbeck u. Fischer (1969)	103		51%	70%	83%		66%
Gros et al. (1971)	486		40%	63%	88%	92%	73%
Amalric et al. (1974)	465		70%	94%	94%	100%	93%
Bothmann et al. (1974)	132		21%	36%	75%		32,5%
Frischbier (1975)[a]	83	21%	58%	92%	100%	100%	84%
Hüppe (1976)[a]	146	37%	65%	86%	100%	100%	78%
Barth (1977)[b]	198	37,5%	49%	68%	94%	100%	70%

[a] Plattenthermographie
[b] Plattenthermographie und elektronische Thermovision

Es zeigte sich, daß bei beiden Untersuchungsverfahren die Zahl der übersehenen, klinisch stummen Karzinome groß war und daß die thermographischen Untersuchungsmethoden bei vorsorglich durchgeführten Reihenuntersuchungen zur Brustkrebsfrüherkennung zu wenig treffsicher sind. Dies stimmt mit den Untersuchungsergebnissen anderer Autoren überein (Amalric et al., 1974; Feasey et al., 1975; Hüppe, 1976; Moskowitz et al., 1976; Frischbier u. Lohbeck, 1977; Milbrath, 1977; Stark, 1977b).

Über auffallend gute Ergebnisse selbst bei den klinisch okkulten Karzinomen berichten Tricoire et al. (1970) und Amalric et al. (1976).

Für die Klärung der *Dignität* eines tastbaren Knotens sind weder Mammographie noch Thermographie erforderlich, da die Feinnadelbiopsie – und im Bedarfsfall die Probeexstirpation des Knotens – hierbei weitaus zuverlässiger und wirtschaftlicher sind. So kann der Wert der Thermographie bei der Früherkennung des Mammakarzinoms nur an den nicht tastbaren Karzinomen (T0-Stadium) gemessen werden, die insgesamt 4–6% aller Brustkrebse ausmachen. Viele Autoren haben die Stadien T0 und T1 nicht aufgeschlüsselt. Es muß aber berücksichtigt werden, daß ein T1-Tumor einen Durchmesser von 2 cm haben kann, zu dessen Entdeckung in der Mehrzahl der Fälle nur das Abtasten ohne Einsatz physikalischer Verfahren notwendig ist. Mit der Thermographie können andererseits klinisch okkulte Karzinome entdeckt werden, die u.U. dem mammographischen Nachweis entgangen sind. Beide Methoden sollten daher kombiniert werden (Isard et al., 1972; Ghys, 1976; Hessler, 1977; Libschitz, 1977; Martinez Comin, 1977; Stark, 1977a; Strax, 1977a; Valdagni, 1977; Almendral et al., 1978; Frischbier u. Lohbeck, 1978; Hollmann, 1978) (Abb. 14).

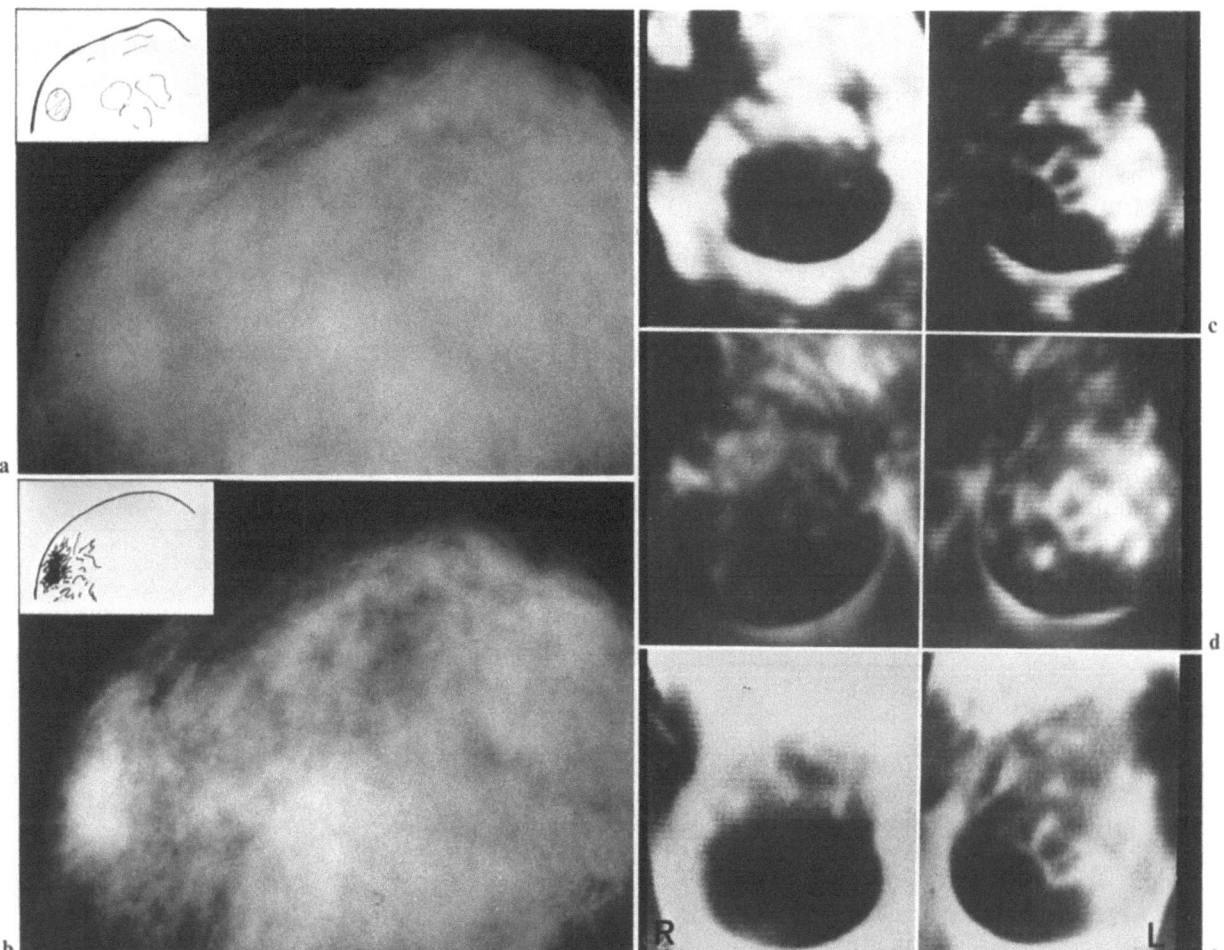

Abb. 14a–e. Das pathologische Thermogramm als Risikoindex. Atypisches Thermogramm 2 Jahre vor klinischem und radiologischem Nachweis eines Karzinoms in der linken Brust einer 54jährigen Frau. **a** Mammogramm links 1974 (kranio-kaudal): Fibrozystische Mastopathie mit stromareichem, inhomogen dichtem Drüsenkörper, in dem mehrere Fleckschatten, aber keine karzinomtypischen Veränderungen zu erkennen sind. Kein verdächtiger Tastbefund. **b** Mammogramm links 1976 (kranio-kaudal): Unscharfer und homogen dichter Fleckschatten mit unregelmäßiger Zeichnung des benachbarten Drüsenparenchyms im lateralen kranialen Quadranten. In diesem Bereich auch bei der klinischen Untersuchung eindeutig maligner Tumor mit Hautretraktion zu erkennen. **c** Thermogramm 1974: Starke, diffuse Hyperthermie des kranialen lateralen Quandranten der linken Brust, die klinisch und röntgenologisch unauffällig ist. Rechte Brust vergleichsweise „kalt". **d** Thermogramm 1975: Gegenüber 1974 im wesentlichen unveränderter Befund. Paramamillär zusätzlich ein sog. hot spot. Rechte Brust regelrecht vaskularisiert. **e** Thermogramm 1976: Nach starker Abkühlung mit Alkoholspray im Bereich des Karzinoms Hyperthermie in Form einer sog. *malignen Schleife*. Hot spot verschwunden.

GERSHON-COHEN et al. (1967) sowie GROS et al. (1971) wiesen 5% aller Brustkrebse nur durch die thermographische Untersuchung nach. Auffallend gut sind demgegenüber die Untersuchungsergebnisse von TRICOIRE et al. (1973), die alle 21 klinisch stummen Karzinome ihres Untersuchungsgutes thermographisch an einem oder mehreren Malignitätsmerkmalen erkannten.

FRISCHBIER (1975) erfaßte plattenthermographisch von 28 klinisch stummen Karzinomen 6, FOCHEM und PFLANZER (1975a) entdeckten unter 16 derartigen Tumoren mit der Plattenthermographie 3, die nicht nur klinisch, sondern auch mammographisch nicht oder nur schlecht sichtbar waren. HÜPPE (1976) konnte ebenso wie wir 37% der klinisch okkulten Karzinome thermographisch nachweisen.

Die Zahl der mit der elektronischen Thermographie nicht diagnostizierten Karzinome schwankt je nach Untersucher zwischen 7 und 67,5%, wobei die Untersuchungsergebnisse

Tabelle 14. Brustkrebs und Thermographie (Weltstatistik) (Amalric, 1975)

Autor	Thermo-System	Fälle	Temperatur-Erhöhung °C	Positives Thermo-gramm	%	Falsch-negativ
Gershon-Cohen et al. (1967)	Barnes	200	1,0	184	92	8
Melander (1968)	AGA	232	2,0	213	92	8
Wallace (1968)	Pyroscan	130	1,0	113	87	13
Gros et al. (1971)	Barnes, LEP	468	2,0	352	73	27
Aarts (1972)	AGA	93	1,5	90	97	3
Isard et al. (1972)	AGA	306	1,5	218	71	29
Postolesi et al. (1973)	Barnes, AGA	108	2,0	101	93	7
6 FENCH CAC (1973)	AGA	609	2,5	499	82	18
Jones (1973)	Pyroscan	190	1,5	156	82	18
Amalric et al. (1974)	AGA	1203	2,5	1013	92	8
Bothmann (1974)	Bofors	132	1,0	37	32,5	67,5
Barth (1977)	AGA	193	1,0	125	64,7	35,3

Tabelle 15. Treffsicherheit der Plattenthermographie beim Mammakarzinom

Autor	Gesamtzahl der Karzinome	Positive Thermogramme
Tricoire et al. (1970)	78	100%
Bothmann et al. (1974)	132	73,5%
Müller et al. (1974)	59	78%
Geissler et al. (1974)	46	87%
Frischbier (1975)	83	84%
Lauth et al. (1975)	109	92%
Hüppe (1976)	146	78%
Barth (1977)	182	60,9%

von Bothmann et al. (1974) mit 67,5% übersehener Karzinome weit aus dem Rahmen fallen (Tabelle 14).

Abnorme oder krebsverdächtige Thermogramme beobachteten wir sehr häufig bei secretory disease mit Plasmazellmastitis, Zysten und fibrozystischer Mastopathie, ohne daß ein Karzinom in der Brust vorhanden war. Die atypische Gefäßversorgung hängt offenbar mit der unterschiedlichen Anzahl und Verteilung der Drüsenläppchen und -lappen innerhalb der Mamma zusammen. In Bezirken mit hoher Läppchendichte kann eine Hyperthermie gegenüber dem entsprechenden Bezirk in der anderen Brust bestehen.

Etwa gleichgut wie mit der elektronischen Thermographie sind die Untersuchungsergebnisse mit der Plattenthermographie. Die Zahl der mit dieser Methode untersuchten Karzinome ist vergleichsweise noch relativ niedrig (Tabelle 15).

Mit der Plattenthermographie beträgt die Treffsicherheit von bösartigen Tumoren etwa 60,9%, wenn „sicher maligne" und „verdächtige oder unklare" Befunde zusammengefaßt werden (vgl. Tabelle 15, S. 210). Ergebnisse von 100%, wie sie Tricoire et al. (1970) beschreiben, konnten bisher von keinem anderen Untersucher erreicht werden.

Zusammenfassend ist die Thermographie – gleichgültig ob als Distanz- oder Kontaktthermographie durchgeführt – bei der Untersuchung jeder schwierig zu beurteilenden Brust erforderlich. Wenn auch ihr Wert bei *alleiniger* Anwendung für die Früherkennung klinisch stummer Karzinome verhältnismäßig gering ist, verbessern sich doch die mammo-

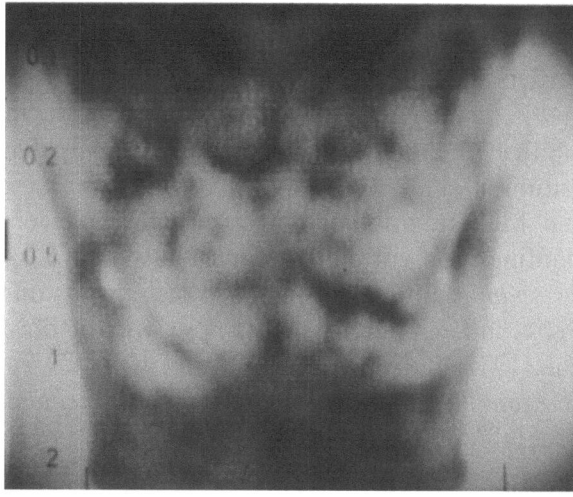

Abb. 15. Narbenkarzinom mit Hyperthermie der Narbe. Linke Brust einer 63jährigen Frau. Zustand nach Probebiopsie vor 2 Jahren. Histologisch damals proliferierende Mastopathie. *Thermogramm jetzt:* Starke Erwärmung der Narbe im kranialen medialen Quadranten, in der ein kleines Knötchen zu tasten ist, in dem mittels Feinnadelbiopsie Karzinomzellen nachgewiesen werden. Histologie: Fibrose (Läsion bei der feingeweblichen Aufarbeitung verfehlt!). Jede Erwärmung einer Narbe ist verdächtig auf einen proliferierenden oder entzündlichen Prozeß; dies gilt auch für die Amputationsnarbe nach Ablatio mammae

graphischen Untersuchungsergebnisse mit ihrem Einsatz. In Ergänzung der Mammographie gelingt es mit der Thermographie gelegentlich Karzinomvorstufen zu diagnostizieren. Der Krankheitsverlauf von Karzinomen kann mit Hilfe der Thermographie in etwa abgeschätzt werden.

Bei wegen Karzinom operierten und nachbestrahlten Brüsten können Lokalrezidive früher entdeckt werden als durch die klinische Untersuchung oder die Mammographie. Diese Möglichkeiten der Thermographie wurden in Deutschland bisher nur unvollständig ausgeschöpft. Vielleicht ist die technisch weniger aufwendige und wirtschaftlich tragbare Methode der Plattenthermographie geeignet, hier Fortschritt und Wandel zu schaffen (Abb. 15).

IX. Feinnadelbiopsie

Die Feinnadelbiopsie wurde 1930 von MARTIN und ELLIS in die medizinische Diagnostik eingeführt. Die geschichtliche Entwicklung der Methode beschreibt SPRINGS (1977). Mit einer dünnen Nadel werden Zellen aus Organen (z.B. der Brustdrüse) entnommen und beurteilt (Punktionszytologie). Das Verfahren ist unkompliziert, in der technischen Durchführung einfach und für die Frauen fast schmerzlos (FRANZEN u. ZAJICEK, 1968; ZAJICEK, 1974, 1977; GEIER et al., 1975; ZAJDELA et al., 1975; KLINE u. NEAL, 1976; PEDIO, 1976; BODO et al., 1977; MANHEIMER u. RYWLIN, 1977; DESCHENES et al., 1978; WILSON u. EHRMANN, 1978).

1. Indikationen an der Brust

1. Alle *tastbaren Knoten* und Resistenzen des Drüsenkörpers.
2. Umschriebene *schmerzhafte Regionen* der Brustdrüse.
3. *Eingezogene Brustwarze* ohne krankhaften Tast- und Röntgenbefund (Ausschluß von Epithelproliferationen in den mamillennahen Milchgängen durch Punktion des Retromamillärraumes).

4. Krebsverdächtige *Schatten im Mammogramm*, die mit der Punktionsnadel nicht verfehlt werden können, wobei mit Hilfe eines Rastertubus unter Röntgenkontrolle gezielt punktiert werden kann (Kramann, 1975; Gros u. Pusterla, 1977). Nordenström u. Zajicek (1977) haben ein Röntgengerät entwickelt, mit dessen Hilfe unter stereotaktischer Kontrolle Feinnadelbiopsien aus nicht palpablen Läsionen des Drüsenkörpers durchzuführen sind (Bolmgren et al., 1977). Der hohe Preis (etwa der gleiche wie für eine Mammographieeinrichtung) dürfte einer breiten Anwendung dieser Methode allerdings von vornherein entgegen stehen.

5. Knoten bei der *Mastopathie* zur Bestimmung der Zelldignität und zur Unterscheidung zwischen bindegewebs- und epithelreichen Bezirken (wichtig für eine eventuelle Probebiopsie) (Geier et al., 1977; Kreuzer, 1978).

6. *Knoten* und andere krankhafte Schwellungen in der *Achselhöhle* und in den *Schlüsselbeingruben* (Ausschluß der Nachweise von Metastasen oder Systemerkrankungen der Lymphknoten).

7. Bedingter Ersatz für eine histologische Schnellschnittdiagnostik in Krankenhäusern ohne Pathologie, jedoch mit erfahrenem Zytologen (Szepanik u. Hamann, 1975; Borek et al., 1977; Bloustein u. Silverberg, 1977), unter Anwendung weiterer diagnostischer Maßnahmen (Tripeldiagnostik).

8. Herdförmige oder flächenhafte *Entzündungen* und Abgrenzung derselben vom sog. *inflammatorischen* Mammakarzinom.

9. *Karzinomrezidive* in einer Brust oder an der Thoraxwand (Bodo et al., 1977; Deschenes et al., 1978).

10. *Hautmetastasen.*

11. Inoperables Karzinomstadium bei Kontraindikation für eine chirurgische Biopsie.

Keine Indikation zur Feinnadelbiopsie sind:
1. *Gruppierte Mikroverkalkungen* ohne tastbaren Knoten.
2. *Nicht tastbare, herdförmige oder flächenhafte abnorme Verschattungen im Mammogramm,* deren morphologisches Äquivalent im Inneren der Brustdrüse liegt und mit der Nadel nicht getroffen werden kann (Gefahr falsch-negativer Befunde) (Barth, 1979a, b).

Auf die Analyse und zytologische Beurteilung von Zystenpunktaten gehen McSwain et al. (1978), Haagensen et al. (1979) sowie Cowen und Benson (1979) ausführlich ein. Bei Punktion nicht tastbarer Läsionen ist eine Röntgenkontrolle der Nadellage erforderlich (Mazurek, 1978; Nordenström, 1979).

Bei *gezielter Punktion* von Mikrokalk muß berücksichtigt werden, daß dieser *neben* dem Karzinom liegen kann. Auch wenn der Kalk mit der Nadel sicher getroffen würde, ist ein falsch-negativer Befund möglich (Rummel et al., 1976; Bjurstam, 1978).

Verdächtiger Mikrokalk ohne Tastbefund sollte immer zusammen mit dem umgebenden Parenchym histologisch in Stufenschnitten untersucht werden. Die Feinnadelbiopsie ist ein diagnostischer Umweg, da sich bei positivem und negativem Zellbefund das diagnostische und therapeutische Vorgehen nicht ändert.

Feinnadelbioptische und histologische Befunde verglichen Zajicek (1974), Zajdela et al. (1975), Prechtel (1976), Cornillot et al. (1977), Geier et al. (1977), Barth (1977).

In-vitro-Studien an Karzinomzellen nach Feinnadelbiopsie führten Volk et al. (1978) durch. Elston et al. (1978) verglichen Feinnadelbiopsie und Stanzbiopsie; über punktionszytologische Befunde bei mesenchymalen Tumoren berichtet Degrell (1979), über die Zytologie bei Morbus Paget Silverman et al. (1978).

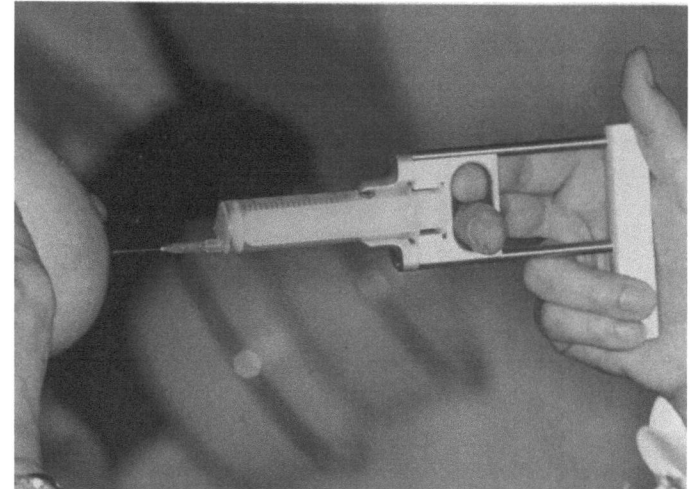

Abb. 16. Feinnadelbiopsie. Eine Plastikspritze (20 ml Inhalt) ist in einen Spezialhalter (Fa. Cameco, Schweden) eingespannt, mit dessen Hilfe mühelos ein Vakuum erzeugt werden kann. Die Führung der Nadel wird dadurch erleichtert, die Punktion erfolgt gezielter und genauer als ohne Spritzenhalter

2. Technik der Feinnadelbiopsie

Eine Injektionskanüle von 0,17 oder 0,22 Kaliber wird auf eine Plastikspritze (10 oder 20 ml) aufgesteckt, die in einen speziellen Spritzenhalter (Cameco, Schweden) eingespannt wird (Abb. 16).

Nach Desinfektion der Haut wird die Nadel in den Knoten eingestochen. Es ist wichtig, den Tumor zwischen Zeige- und Mittelfinger fest auf die Unterlage zu drücken, damit er der Nadelspitze nicht ausweichen kann. Wird Flüssigkeit aspiriert, handelt es sich um eine Zyste. Liegt ein solider Tumor vor, wird die Nadel nach Erzeugung eines Unterdrucks in der Spitze mehrmals in kleinen ruckartigen Bewegungen vor- und zurückgeschoben. Dabei wird an der Nadelspitze Drüsengewebe abgeschnitten und in die Kanüle eingesaugt.

Vor Entfernung der Nadel aus dem Tumor wird der Unterdruck in der Spritze ausgeglichen, wodurch das Zellmaterial in der Kanüle bleibt und nicht in die Spritze geschleudert wird. Die Nadel wird aus der Brust herausgezogen, ihr Inhalt auf einen Objektträger unter nicht zu starkem Druck ausgespritzt und mit einem Deckglas verteilt.

Ein blutiges Punktat muß *sofort* ausgestrichen werden, da das Blut zusammen mit den Epithelverbänden zu kleinen Klumpen gerinnen kann und eine Beurteilung der Zellen stark erschwert oder unmöglich wird. Eine Lokalanästhesie ist nicht nötig, da die Punktion wenig schmerzhaft ist. Die Durchsetzung des Gewebes mit Anästhetikum verfälscht den Tastbefund, so daß Zellmaterial evtl. aus einem unverdächtigen Bezirk entnommen werden könnte. *Die besten Untersuchungsergebnisse sind dann zu erwarten, wenn Punktion und Ausstrichbeurteilung vom selben Arzt vorgenommen werden* (ZAJICEK, 1974; GEIER et al., 1975; SCHÖNDORF, 1977).

3. Ergebnisse

Die Gruppeneinteilung zytologischer Befunde geht aus Tabelle 16 hervor. Sie gilt gleichermaßen für die Beurteilung von Punktaten (Abb. 17) wie von Sekreten (Abb. 18).

Zellmaterial der Gruppen 0–III wird in normalem Brustparenchym, in gutartigen Tumoren (z.B. Fibroadenom) und bei der Mastopathie ohne atypische Epithelproliferationen gefunden (Abb. 17a–d, 18a–c). Die Epithelien der Gruppen IV und V kommen bei malignen duktalen oder invasiven Prozessen vor (Abb. 17e–g, 18d).

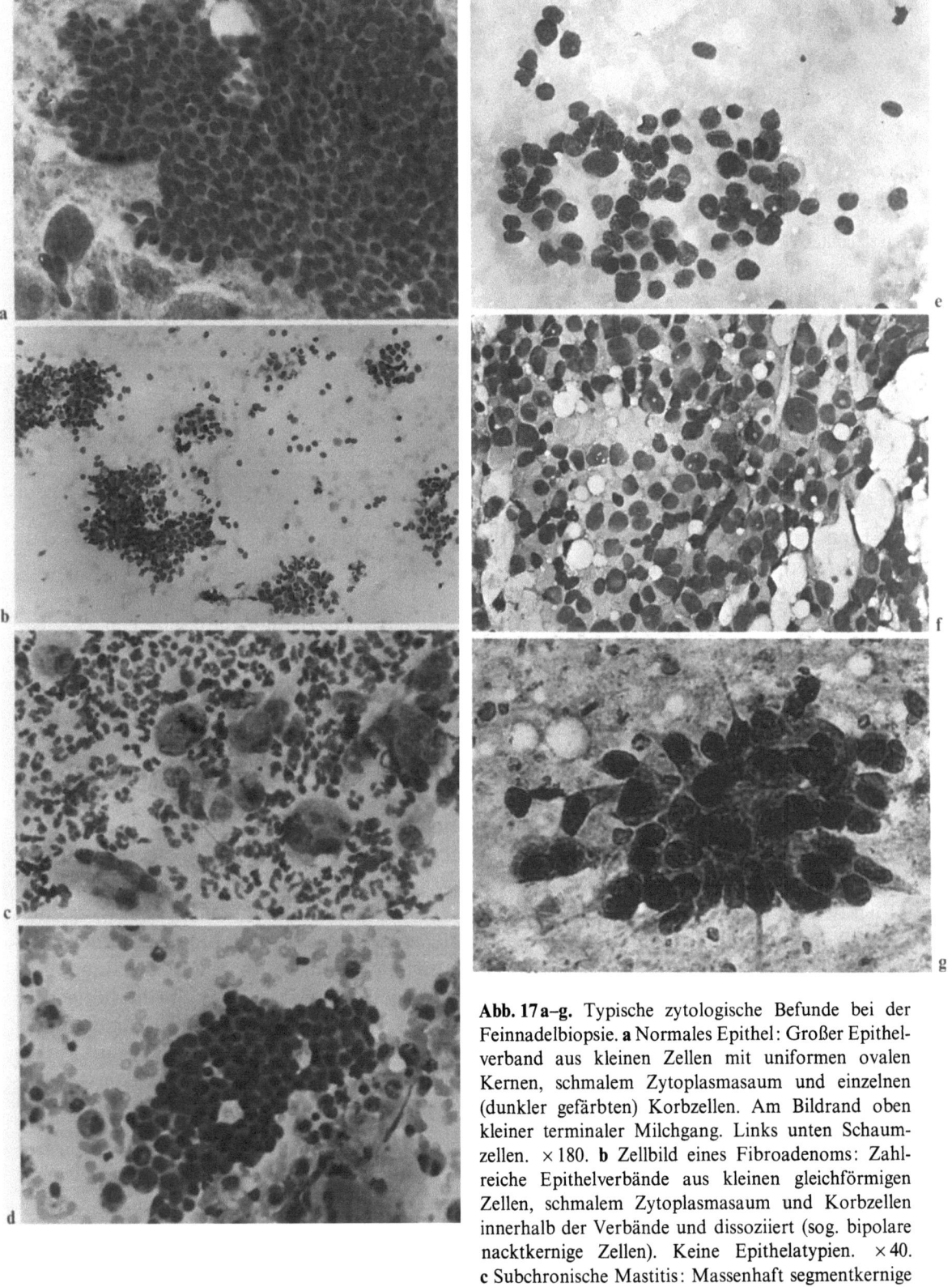

Abb. 17a–g. Typische zytologische Befunde bei der Feinnadelbiopsie. **a** Normales Epithel: Großer Epithelverband aus kleinen Zellen mit uniformen ovalen Kernen, schmalem Zytoplasmasaum und einzelnen (dunkler gefärbten) Korbzellen. Am Bildrand oben kleiner terminaler Milchgang. Links unten Schaumzellen. × 180. **b** Zellbild eines Fibroadenoms: Zahlreiche Epithelverbände aus kleinen gleichförmigen Zellen, schmalem Zytoplasmasaum und Korbzellen innerhalb der Verbände und dissoziiert (sog. bipolare nacktkernige Zellen). Keine Epithelatypien. × 40. **c** Subchronische Mastitis: Massenhaft segmentkernige Leukozyten und zahlreiche Fremdkörperriesenzellen mit unterschiedlich großen und vielen Kernen. Innerhalb der Makrophagen Detritus. × 180. **d** Proliferierende Mastopathie: Zell-Bild mit unterschiedlich großen und besonders am unteren Rand etwas polymorphen Zellen. Hyperchromatische Zellkerne. Daneben dissoziiertes Epithel mit mäßiger Kernpolymorphie und unterschiedlich breitem basophilem Zytoplasma. Einzelne Lymphozyten. × 80. **e** Kleinzelliges Milchgangskarzinom: Mehrere, relativ kleine, teils nacktkernige, teils mit einem schmalen Zyto-

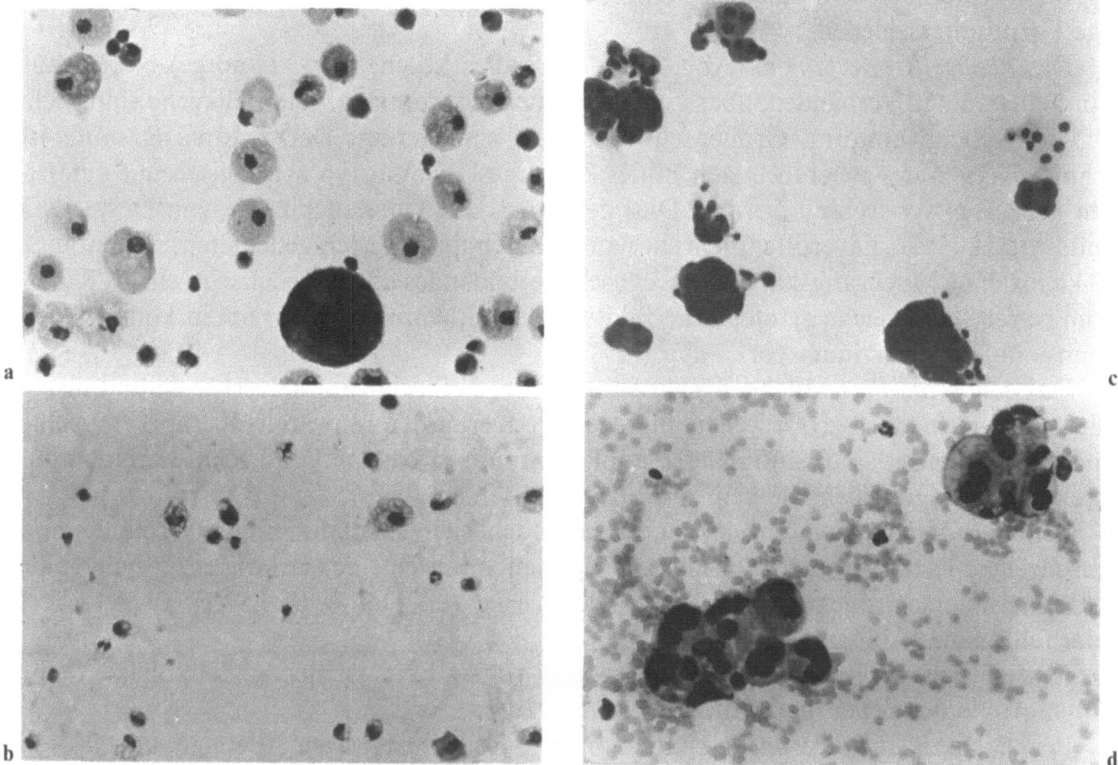

Abb. 18a–d. Typische zytologische Befunde bei der sezernierenden Brust. **a** Sogenannte Schaumzellen: Degenerierte Epithelien aus der inneren Ductuszellschicht mit breitem blassem Zytoplasma, das von zahlreichen Vakuolen durchsetzt ist (Fetttröpfchen). Exzentrisch gelegener kleiner Zellkern. Dazwischen einzelne Lymphozyten. Eine große vielkernige Riesenzelle (Histiozyt). Häufigster Zellbefund bei Abstrichen von der Mamille. Wird besonders bei zystischer Degeneration des Drüsenparenchyms angetroffen. × 80. **b** Plasmazellmastitis: Einzelne Schaumzellen, Lymphozyten und Leukozyten. Plasmazellen werden nur selten beobachtet! × 80. **c** Milchgangspapillom: Zahlreiche, teils basophil überfärbte Epithelverbände aus Zellen mit breitem Zytoplasmasaum und teils mittelständigem, teils exzentrisch gelegenem kleinen Zellkern. Keine Epithelatypien. × 80. **d** Milchgangskarzinom: Epithelverbände mit breitem, basophilem Zytoplasma und unterschiedlich großen (polymorphen) hyperchromatischen Zellkernen. Histologisch: Maligne entartetes Papillom. × 120

Tabelle 16. Gruppeneinteilung zytologischer Ausstriche (PRECHTEL, 1976)

Gruppe 0	Nicht beurteilbar	Kein Zellmaterial (Leerausstrich)
Gruppe I	Unauffällig negativ	Ausschließlich normale Zellen (Abb. 17a, 18a)
Gruppe II	Unauffällig negativ	Von der Norm abweichende Zellen (entzündlich-degenerativ) (Abb. 17b, 18a, b)
Gruppe III	Unklar zweifelhaft	Ungewöhnliche Zellen ohne wahrscheinliche Malignitätskriterien (Abb. 17d, 18c)
Gruppe IV	Malignitätsverdächtig suspekt positiv	Atypische Zellen mit wahrscheinlichen Malignitätskriterien (Abb. 18d)
Gruppe V	Hochgradig malignitätsverdächtig positiv	Hochgradig atypische Zellen, mit an Sicherheit grenzender Wahrscheinlichkeit Malignomzellen (Abb. 17e, f, g)

◀ plasmasaum umgebene Epithelien mit unregelmäßig konturierten Kernen und nur geringgradiger Kernpolymorphie. Fehlende Zellkohärenz. × 120. **f** Gemischtzelliges Milchgangskarzinom: Unterschiedlich große Epithelien mit relativ breitem basophilem Zytoplasmasaum und regressiven Veränderungen am Zellkern. Auflösung des Verbandes. × 80. **g** Polymorphes Milchgangskarzinom: Lockerer Verband aus Tumorepithel mit unterschiedlich breitem Zytoplasmasaum und verschiedenen großen plumpen hyperchromatischen Kernen. × 80

Beim Karzinom wird eine kleinzellige, mittelgroßzellige, großzellige und gemischtzellige Form unterschieden.

Das *kleinzellige Karzinom* (Abb. 17e) (21% aller Milchgangskarzinome) besteht aus Epithelien, die in Verbänden, aber auch dissoziiert vorkommen. Die Zellkerne sind klein und weitgehend uniform, Größenschwankungen sind gering. Der Zytoplasmasaum ist schmal. Wegen des gleichförmigen Bildes kann dieser Tumortyp zytologisch mit gutartigen Prozessen verwechselt werden. Dies geht auch aus Untersuchungen von Olszewski und Zajicek (1976, unveröffentlicht) hervor, wonach unter 42 fehlgedeuteten Karzinomen 40 kleinzellige Milchgangskarzinome, ein schleimbildendes und ein gemischtzelliges Karzinom waren. Das gleiche zytologische Bild wie beim kleinzelligen Karzinom kommt auch beim lobulären Karzinom vor.

Das *gemischtzellige* Milchgangskarzinom (Abb. 17f) zeigt Epithelverbände und dissoziierte unterschiedlich große Zellen, in denen die Kerngröße schwankt. Kernpolymorphie und Polychromasie sind häufig, der Zytoplasmasaum ist basophil und relativ breit. Bipolare nacktkernige Zellen wie beim Fibroadenom fehlen.

Beim *großzellig-polymorphen* Karzinom finden sich ebenfalls Epithelverbände und Einzelzellen, letztere oft nacktkernig. Die Epithelien weisen eine starke Kernpolymorphie und eine unterschiedliche Anfärbbarkeit der Kerne auf. Die Zellkohärenz ist gelockert oder fehlt ganz (Abb. 17g).

Hinsichtlich des Krankheitsverlaufes *ungünstig* sind eine fehlende Zellkohärenz, die Polymorphie der Zellen und Mitosen.

Prognostisch *relativ günstig* sind tubuläre Zellanordnungen, Beimengungen von Lymphozyten und Plasmazellen, eine geringe Polymorphie und Hyperchromasie der Kerne sowie wenige Mitosen (Black u. Speer, 1957; Stegner, 1971).

Die Größe des Zellkerns und die lokale Aggressivität des Tumors korrelieren; je kleiner und isomorpher der Kern, desto besser die Prognose (Wallgren et al., 1976; Zajicek, 1978). Das zytologische Tumorgrading unter Berücksichtigung von Zell- bzw. Zellkerngröße und -form, Bildung tubulärer Verbände und Häufigkeit von Mitosen [vgl. histologisches *Tumorgrading* nach Bloom und Richardson (1957) S. 125] sollte der histologischen *Tumorklassifizierung* vorgezogen werden, da diese infolge der inhomogenen histologischen Struktur innerhalb eines Karzinoms ungenau ist (z.B. solide, adenoide und medulläre Bestandteile eines Karzinomknotens) (Geier et al., 1977; Rosen, 1979). Demnach sind Tumoren mit hohem, mittlerem und niedrigem Malignitätsgrad zu unterscheiden, wobei zu berücksichtigen ist, daß Mitosen in zytologischen Ausstrichen generell, also auch bei Tumoren hohen Malignitätsgrades selten gesehen werden. Zajdela et al. (1975) diagnostizierte unter 1485 Karzinomen 31,8% mit hohem, 59,7% mit mittlerem und 8,8% mit niedrigem Malignitätsgrad.

Zytologisch ist es nicht möglich, den histologischen Geschwulsttyp festzustellen (Geier et al., 1977; Barth, 1979b).

Das zytologische und histologische Tumorgrading wird von manchen Pathologen abgelehnt, weil es zu zeitraubend ist und der Pathologe ohnehin mit den Problemen des nicht tastbaren "minimal breast cancer" vollauf ausgelastet ist (Gloor, 1977). Therapeutische Konsequenzen ergeben sich nur sehr selten.

Beimengungen von Schleim können in Abstrichen von Fibroadenomen, Adenosen und Karzinomen (z.B. Gallertkrebs) vorkommen.

Je kleiner ein Tumor ist, desto häufiger wird er bei der Feinnadelbiopsie verfehlt. Bei 611 histologisch gesicherten Beobachtungen fanden sich im eigenen Untersuchungsgut 17,1% falsch-negative und 7,8% falsch-positive zytologische Befunde.

Die richtigen, falsch-positiven und falsch-negativen Untersuchungsergebnisse verschiedener Untersucher sind in den Tabellen 17 und 18 wiedergegeben.

Tabelle 17. Richtige und falsch-positive Befunde bei der Feinnadelbiopsie gutartiger Tumoren

	Anzahl	Diagnose „gutartig"	Diagnose „zweifelhaft mit Zellatypien"	Diagnose „sicher bösartig" (falsch-positiv)	Nicht verwertbar
ZAJDELA et al. (1975)	1262	(1128) 89,3%	(45) 3,5%	(3) 0,2% 2 Fibroadenome, 1 fibrozystische Mastopathie	(86) 6,8% Meist bei Lipomen und entzündlichen Veränderungen
ZAJICEK (1970)	1009	(305) 93,1%	(41) 4,1%	(28) 2,8%	
BOQUOI u. KREUZER (1974)	355	(305) 85,9%	(46) 13,0%	(4) 1,1% 3 Milchgangs-papillome, 1 Fibroadenom	

Tabelle 18. Richtige und falsch-negative Befunde der Feinnadelbiopsie beim Mammakarzinom

	FNB bei histologisch nachgewiesenem Malignom Gesamtzahl	Zytologie-diagnose bösartig	Karzinom-verdacht oder Zell-atypien	Zytologie gutartig falsch-negativ	Nicht verwertbar
ZAJICEK et al. (1970)	1068	77% (823)	13% (139)	10% (106)[a]	–
ZAJDELA et al. (1975)	1745	88% (1539)	0,3% (54)	3,6% (63)	0,5% (80)
PRECHTEL (1976)	103	92% (95)	–	7,8% (8)	
BOTHMANN et al. (1974)	58	79,3% (58)	12,0% (58)	8,6% (58)	
KLINE u. NEAL (1976)	127	89,7% (127)	–	10,3% (127)	
BOQUOI und KREUZER (1974)	247	74,9% (185)	11,7% (29)	13,4% (33)	

[a] Davon 17 Fälle mit Zellatypien

Die Treffsicherheit der Feinnadelbiopsie bei der Karzinomdiagnose beträgt durchschnittlich 90% mit Abweichungen nach oben und unten, je nach Ausbildung und Erfahrung des Untersuchers. Der Hinweis mancher Autoren auf den unsicheren Aussagewert dieser Methode (HARBORT, 1976) ist nicht gerechtfertigt. Bei 16000 Brustuntersuchungen wurde die Feinnadelbiopsie von uns bisher insgesamt ca. 6000mal durchgeführt und ersetzte zusammen mit der Klinik und der Mammographie in 15% aller Karzinomoperationen den Schnellschnitt.

Die Methode sollte nicht nur gelegentlich, sondern routinemäßig bei allen auf S. 47 angegebenen Indikationen eingesetzt werden. Die beste Übereinstimmung zwischen zytologischem und histologischem Befund besteht bei Tumoren der Größe T2 und T3.

Ursachen für falsch-negative Untersuchungsergebnisse sind sehr große Brüste, kleine oder tief liegende Geschwülste, zellarme Tumoren und hochdifferenzierte Karzinome mit nur geringen Malignitätskriterien der Zellen. Am häufigsten versagt die Feinnadelbiopsie wegen fehlerhafter Punktion, denn selbst aus sehr zellarmen Karzinomen kann bei richtiger Entnahmetechnik genügend Material für die zytologische Beurteilung gewonnen werden (Wolf et al., 1978). Die Zahl falsch-negativer Diagnosen läßt sich durch Zellzentrifugation reduzieren (Mouriquand et al., 1978), ferner durch gezielte Punktionen mit Rasterhilfen oder unter stereotaktischer Nadelführung. (Nordenström, 1977.)

4. Dreifachuntersuchung (Tripeldiagnostik)

Der Ausdruck Tripeldiagnostik wurde von Verhaeghe et al. (1969) für die *kombinierte klinische/zytologische/mammographische Diagnostik* der Mamma geprägt. Wenn Tastbefund, Mammographie und Feinnadelbiopsie (Tripel) einen *sicher malignen* Befund ergeben, liegt die diagnostische Fehlerbreite unter 1% (Boquoi u. Kreuzer, 1977; Reinisch u. Schneider, 1977; Russ et al., 1978; Schöndorf u. Limburg, 1977).

Im Untersuchungsgut von Kreuzer und Boquoi (1976) war die Tripeldiagnose bei 247 Karzinomen in 50,2% und bei 322 gutartigen Tumoren in 32,7% erfolgreich. Bei Übereinstimmung aller drei Untersuchungsverfahren kann eine krebsbefallene Brust entweder ohne Schnellschnittuntersuchung entfernt oder ohne Operation nur bestrahlt werden (Tabelle 19). Nach Bindewald et al. (1977) ließen sich durch eine positive Tripeldia-

Tabelle 19. Ergebnis der klinischen, mammographischen und zytologischen Diagnostik (Tripeldiagnostik) bei 1256 histologisch gesicherten gut- und bösartigen Brustdrüsenveränderungen (Kreuzer u. Boquoi, 1974)

		Gesamtzahl	Richtige Diagnosen	Falsche Diagnosen
Klinik	bösartig	297	270 (90,9%)	27 (9,1%)
1256 Fälle	verdächtig	278	120 (43,0%)	159 (57,0%)
	gutartig	680	64 (9,4%)	616 (90,6%)
Mammographie	bösartig	381	348 (91,3%)	33[a] (8,7%)
1205 Fälle	verdächtig	504	89 (17,7%)	415 (82,3%)
	gutartig	320	9 (2,8%)	311 (97,3%)
Zytologie	bösartig	164	160 (97,6%)	4 (2,4%)
518 Fälle	verdächtig	56	30 (35,7%)	36 (64,3%)
	gutartig	298	31 (10,4%)	267 (89,6%)

[a] Hiervon 5 Fälle mit Tele-Kobalt vorbestrahlt, 1 Fall später Karzinommetastase supraklavikulär

gnostik bis 54% aller Schnellschnittuntersuchungen ersetzen. Beim Vergleich der Fehlerbreiten von Histologie und Tripeldiagnostik zeigte sich bei 2,6% von 112 chirurgischen Biopsien und bei nur 0,7% von 265 Tripeldiagnosen ein falscher Befund. Unter Abwägung des Operationsrisikos (Narkose, Narbenbildung, Mastitis, Schmerzen) sollte die Tripeldiagnostik zur Selektion der gutartigen Veränderungen noch stärker als bisher eingesetzt werden. Sie kann die histologische Untersuchung bei unklaren Befunden selbstverständlich nicht ersetzen (Bodo et al., 1977; Herfarth, 1977).

Bei allen Veränderungen der Brustdrüse, wo Klinik, Mammographie und Zytologie *nicht* übereinstimmen, gelten folgende Grundsätze für die weitere Behandlung:
1. Bei unklarem oder verdächtigem klinischem und/oder mammographischem Bild ist eine Operation mit feingeweblicher Untersuchung erforderlich, auch wenn der zytologische Untersuchungsbefund unverdächtig ist (Russ et al., 1978).
2. Bei verdächtigem Zellbefund, aber *unklarem oder verdächtigem* klinischem und/oder mammographischem Befund ist zur Sicherung der Diagnose die histologische Untersu-

chung einer Probebiopsie unumgänglich. Sollte bei der Schnellschnittuntersuchung kein Karzinom entdeckt werden, ist das Gewebe vollständig aufzuarbeiten, ehe von einem abweichenden histologisch-zytologischen Ergebnis gesprochen wird. Manchmal stößt man nach sehr sorgfältiger Kontrolle doch noch auf ein Mikrokarzinom oder auf ein Carcinoma in situ.

Nicht zu verwechseln ist die hier besprochene Tripeldiagnostik mit der besonders von französischen Autoren benutzten gleichnamigen Untersuchungsreihe, bei der anstelle der Feinnadelbiopsie die Thermographie eingesetzt wird.

Die kombinierte Untersuchung der Brustdrüse mit Abtasten, Mammographie, Zytologie und Thermographie heißt *Tetrade* (BJURSTAM et al., 1974; AMALRIC et al., 1975).

5. Komplikationen

Bei 5% aller Feinnadelbiopsien kommt es zu *Blutungen in den Drüsenkörper* oder in das subkutane Fettgewebe mit einem umschriebenen Bluterguß an der Punktionsstelle. Diese Komplikation läßt sich durch ausreichende Kompression des punktierten Bezirkes weitgehend vermeiden. Bei 20000 Feinnadelbiopsien aus der Brust hat ZAJICEK (1974) außer einem Bluterguß keine nennenswerten Komplikationen beobachtet.

Von allen punktierten Patientinnen klagen 10% unmittelbar oder einige Tage nach dem Eingriff über ziehende *Schmerzen* an der Punktionsstelle, oft ausstrahlend in die Achselhöhle. Diese Beschwerden sind um so geringer, je erfahrener der Untersucher ist, lassen sich jedoch auch bei bester Punktionstechnik nicht immer vermeiden. Es ist ratsam, die untersuchten Frauen auf die Möglichkeit von Schmerzen hinzuweisen und darauf, daß diese Schmerzen harmlos und nicht die Folge eines durch die Feinnadelbiopsie „aktivierten" Brustkrebses sind.

Als häufiger Einwand gegen eine Feinnadelbiopsie wird vorgebracht, daß das „Anstechen" eines bösartigen Tumors zur *Verschleppung von Krebszellen* in die Blutbahn und damit zu einer früheren Absiedelung von Fernmetastasen führt (HARBORT, 1976). Untersuchungen von ENGZELL et al. (1971) haben gezeigt, daß von einem Karzinom schon ohne Traumatisierung Zellen in die Blutbahn abgeschwemmt werden. Bei jedem Drücken der Brust (Waschen, Sport, Intimverkehr usw.) können also aus der Brust bei einem Karzinom Tumorzellen in die Blutbahn ausgeschwemmt werden, mit denen die Körperabwehr offenbar fertig wird. Das gleiche gilt vermutlich auch für Tumorzellen, die durch Feinnadelbiopsie oder Operation freigesetzt werden.

Langzeituntersuchungen von ROBBINS et al. (1954) sowie von BERG et al. (1962) haben ergeben, daß sich die Lebenserwartung von Patienten, deren Geschwulst punktiert worden ist, gegenüber jenen, die nicht punktiert wurden, nicht unterscheidet. Das entspricht auch eigenen Beobachtungen an über 250 Karzinompatienten, die in den vergangenen 8 Jahren z.T. wiederholt (bei Metastasensuche) punktiert wurden.

Ob die Abbauprodukte der Tumorzellen als Antigen wirken und zu einer Antikörperreaktion gegen den Tumor führen, ist nicht bekannt.

Eine außergewöhnliche Komplikation beobachteten wir in 8 Jahren bei 2 Patientinnen, wo es nach der Feinnadelbiopsie zu einem mantelförmigen *Pneumothorax* auf der punktierten Seite gekommen ist. Offenbar genügt manchmal der Stichkanal einer 0,17 mm dicken Injektionsnadel durch die parietale Pleura, um eine derartige Komplikation zu verursachen.

Die Feinnadelbiopsie ist bei richtiger Handhabung eine wertvolle Hilfe bei der Suche nach einem Karzinom oder einem Karzinomrezidiv. Mehr kann von ihr nicht erwartet werden. Zu warnen ist vor einer kritiklosen *gelegentlichen* Anwendung, da die Fehlerhäufigkeit dann unverantwortlich hoch werden kann und nicht wenige Frauen einem falschen Gefühl der Sicherheit mit schwerwiegenden Folgen überlassen werden.

X. Probeexstirpation und histologische Untersuchung

Die Standardmethode zur morphologischen Sicherung von Erkrankungen der Brustdrüse ist die operative *Exstirpation von Knoten* oder die *Probebiopsie größerer Gewebsbezirke bei der Mastopathie* mit nachfolgender *histologischer Untersuchung* des Materials in mehreren Gewebeschnitten.

Die *intraoperative Schnellschnittuntersuchung* wird zum Ausschluß oder zur Bestätigung eines Malignoms eingesetzt. Das Gewebe muß danach ebenfalls nach üblicher histologischer Technik aufgearbeitet werden, da sonst besonders nichtinvasiv und multilokulär wachsende Malignome übersehen werden können (Rosen, 1978).

1. Indikation

Es werden *diagnostische* und *therapeutische* Indikationen zur operativen Gewebsentnahme unterschieden.

a) Diagnostische Indikationen

1. Krebsverdächtige Neubildungen, bei denen Tastbefund, Mammographie und Feinnadelbiopsie keinen übereinstimmenden bösartigen Befund ergeben haben.
2. Neubildungen, die entweder klinisch *oder* mammographisch *oder* zytologisch verdächtig auf ein Malignom sind, auch wenn andere Untersuchungsverfahren einen gutartigen Befund ergeben.
3. Alle *tastbaren gutartigen Knoten,* die nicht „dreifach untersucht" worden sind.
4. Alle *wachsenden* gutartigen Tumoren.
5. Alle „tripeldiagnostizierten" gutartigen Tumoren, wenn die Patientin dazu drängt, auch wenn es sich um sehr kleine Läsionen handelt.
6. Knoten oder verdichtetes Gewebe bei *Mastopathie,* in denen durch Feinnadelbiopsie auffällige oder *atypische epitheliale Zellen* festgestellt worden sind. Die Indikation zur Biopsie hängt in diesen Fällen von verschiedenen Faktoren wie Zellbild, Tastbefund, Lokalisation und klinischer Überwachbarkeit, Alter und Psyche der Patientin ab.
7. Durch *Galaktographie* entdeckte verdächtige *Epithelwucherungen in den Milchgängen,* auch wenn zusätzliche Untersuchungen (Zytologie, Wärmemessung) für Gutartigkeit sprechen.
8. *Tumoren in Zysten,* die durch ein *Pneumozystogramm* entdeckt wurden, auch wenn andere Untersuchungen für Gutartigkeit sprechen.
9. Entfernung von Tumorgewebe zur *Bestimmung von Hormonrezeptoren bei fortgeschrittenem Mammakarzinom oder bei Tumorrezidiv.*

Hierbei ist zu beachten, daß die Gewebsproben nicht aus nekrotischen Gebieten des Tumors entnommen werden, da diese wegen der Autolyse keine Östrogenrezeptoren mehr enthalten. Die gesamte Probe sollte homogenisiert werden, da in seltenen Fällen der Tumor nicht homogen ist. Das Gewebe muß sofort nach Entnahme in supravitalem Frischzustand dem Pathologen zur Begutachtung vorgelegt werden; das für die morphologische Diagnostik entbehrliche Tumorgewebe (mindestens 1 g) ist dann unmittelbar tief zu frieren (Trockeneis −70 °C) und an ein Speziallabor zur Bestimmung der Hormonrezeptoren weiterzuleiten.

Bei der Biopsie muß gewährleistet sein, daß der verdächtige Bezirk *vollständig erfaßt* wird, daß suspekte Areale und auch die vermutlich gesunde Umgebung mikroskopisch untersucht werden.

b) Therapeutische Indikation

Hierzu zählen:

1. Tumorektomie bei Karzinomen;
2. Entfernung eines Brustquadranten bei erhöhtem Risiko für Brustkrebs oder bei umschriebenen starken Schmerzen in einem bestimmten Bezirk;
3. Ausschälung des Drüsenkörpers (subkutane Mastektomie) und Ersatz desselben durch eine Plastikprothese bei proliferierender Mastopathie. [Über präoperative Diagnosen und histologische Befunde bei 51 subkutanen Mastektomien berichten SCHNEIDER-AFFELD et al. (1977).]

2. Ergebnisse

Das entnommene Drüsenparenchym wird durch Fettgewebe ersetzt, wenn die subkutane Fettschicht bei der Gewebsbiopsie geschont und nicht reseziert wird. Eine Entstellung der Brust durch Hautdellen wird dadurch weitgehend vermieden.

Die Zahl der operativen Gewebsentnahmen aus der Brustdrüse hat seit Einführung der Mammographie und zusätzlicher Untersuchungsverfahren zugenommen, nicht aber in gleichem Ausmaß der Anteil bösartiger Befunde. Allerdings variiert die Verschiebung regional je nach Ausmaß und Intensität der vorklinischen und klinischen Diagnostik. Vor Einführung der Mammographie wurde z.B. im Katharinen-Hospital in Stuttgart in 1 von 10 Biopsien ein bösartiger Tumor gefunden. Nach jahrelangem Einsatz der Röntgenverfahren zur Brustdiagnostik haben die Karzinome im Biopsiematerial stark zugenommen, so daß heute etwa jede 3. Biopsie einen malignen Befund ergibt. Dagegen wurde im Pathologischen Institut der Universität München 1958–1964 bei 32% aller Biopsien, 1968–1972 bei 25% ein Karzinom diagnostiziert.

Die *Treffsicherheit der Schnellschnitthistologie* ist bei *tastbaren* Veränderungen der Brustdrüse sehr hoch. Bei 8997 Schnellschnitten wurde siebenmal fälschlicherweise ein Karzinom diagnostiziert (0,07% falsch-positive Diagnosen), mit einer unnötigen Entfernung der Brust. In 1,36% (122 Beobachtungen) konnte der Pathologe keine verbindliche Diagnose stellen und verwies auf die ausführliche Untersuchung der nachfolgenden Paraffinschnitte. In 0,48% (43 Fälle) war die Diagnose falsch-negativ, d.h. die ausführliche Untersuchung der Gewebsprobe nach der Operation ergab doch noch einen bösartigen Befund (KINDERMANN, 1972).

In der Beurteilung der Schnellschnittdiagnostik besteht neben der *histologischen* auch eine *klinische* Fehlerbreite durch mangelhafte Operationstechnik. Nach HERMANEK und BÜNTE (1971) betrug die histologische Fehlerbreite bei 912 Schnellschnittuntersuchungen 6,5%, die klinische bei 465 Operationen 2,5%.

Die *Treffsicherheit der Schnellschnitthistologie* ist bei *nicht tastbaren* Mikroverkalkungen dagegen nicht so günstig. Von 515 operativ entfernten Kalkablagerungen konnten zwei Drittel im Schnellschnitt, ein Drittel erst in Stufenschnitten nach Aufarbeitung des Gewebes unter Röntgenkontrolle und Einbettung in Paraffin nachgewiesen werden (KOEHL et al., 1970).

Während über die Treffsicherheit der Schnellschnittdiagnostik an tastbaren Gewebsveränderungen genaue Zahlen vorliegen, fehlen sie bei den klinisch stummen krebsverdächtigen Herden. Der histologische Befund wird von sehr vielen Operateuren als endgültiges und unerschütterliches Ergebnis der Mammadiagnostik angesehen. Ein falsch-negativer histologischer Befund wird kaum vermutet, weshalb gezielte Kontrollmammographien nach der Operation nur selten veranlaßt werden.

Falsch-negative Untersuchungsergebnisse bei nicht tastbaren Karzinomen gehen sowohl zu Lasten des Morphologen (mangelhafte Aufarbeitung des Biopsiematerials) und des Diagnostikers (falsche Ortsbezeichnung) als auch des Operateurs (Gewebsentnahme *neben* dem Karzinom). Im eigenen Arbeitskreis wurden von 256 Karzinomen 11 Tumoren entweder erst durch eine weitere Gewebsentnahme nach Monaten oder Jahren entfernt (3) oder nach sorgfältiger Aufarbeitung des Materials bei gutartiger Histologie und bösartigem Zellbefund (2) oder als sog. *Narbenkarzinom* nach früherer Biopsie (6) entdeckt. Jedoch sind nicht alle Narbenkarzinome übersehene Karzinome.

Freund et al. (1976) berichten über 12 Frauen mit Narbenkarzinom. Sechsmal war früher eine diagnostische Biopsie durchgeführt worden, dreimal war das Karzinom mit einer Narbe nach Drainage eines Abszesses entstanden, drei Tumoren entwickelten sich in Thorakotomienarben, so daß die Autoren das örtliche Trauma als onkogenetisch und die Narbe als „Locus minoris resistentiae" angesehen haben.

3. Komplikationen

Folgende Komplikationen sind bei der operativ durchgeführten Gewebsentnahme möglich:

1. Narkosezwischenfall bei Vollnarkose (Letalitätsrisiko 1:15000; Opderbecke, 1978);
2. Mastitis;
3. Nachblutungen mit ausgedehnten Hämatomen;
4. Verfehlen eines klinisch stummen Karzinoms bei ungenügender oder fehlender präoperativer Markierung, wodurch weitere Gewebsentnahmen mit der Gefahr einer unnötigen Verstümmelung der Brust notwendig werden können.
5. Entfernung der Drüsenanlage bei Operation an der jugendlichen Mamma. Die besondere Problematik der chirurgischen Behandlung von Erkrankungen der jugendlichen Brust besprechen Gogas et al. (1979).

Der von Krokowski (1978) diskutierten iatrogenen Metastasierung durch den operativen Eingriff selbst wird durch weitgehende Schonung und Umschneidung des verdächtigen Bezirkes oder durch sofortige Ablatio mammae ohne Schnellschnittuntersuchung bei positiver Tripeldiagnostik vorgebeugt.

Insgesamt sind Komplikationen bei diagnostischen und therapeutischen Mammabiopsien (im Gegensatz zu kosmetischen Operationen) und bei der Mammaamputation verhältnismäßig selten, wobei ein *Serom* kaum als Komplikation gewertet werden kann. Die Komplikationsrate ist bei ambulant und stationär operierten Patienten die gleiche (Badder u. Nahrwold, 1977).

4. Schlußbetrachtungen

Die Biopsie mit histologischer Untersuchung des Parenchyms ist – auch bei Anerkennung der Leistung der Mehrfachdiagnostik (*Tripeldiagnose und Tetrade*) – das sicherste, aber auch aggressivste Verfahren zur Beurteilung der erkrankten Brustdrüse. Ein hohes Einfühlungsvermögen des Operateurs in die psychischen Reaktionen der Patientin und die Berücksichtigung der kosmetischen Folgen einer Mammabiopsie verhüten manchen Schaden. Probebiopsien aus der Mamma sollten nicht dem jüngsten Assistenten als „Erstlingswerk" übertragen werden.

Knoten mit unklarer Dignität bilden den Schwerpunkt der *Schnellschnittuntersuchung*. Bei positivem Befund wird in der Regel in ein und derselben Narkose die Ablatio mammae angeschlossen. Es sind jedoch Tendenzen erkennbar, nicht in *einer* Narkose die Diagnose zu sichern und die endgültige Therapie durchzuführen. Der Grund hierfür liegt darin, daß der Behandlungsplan beim Brustkrebs mit jeder Patientin in Ruhe und auf den Einzelfall abgestimmt besprochen werden sollte. Die Situation, in der eine organerhaltende Behandlung des Mammakarzinoms sinnvoll und ohne größeres Risiko erfolgen kann, wird trotz Vorsorgeuntersuchung und Mammographie auch heute verhältnismäßig selten angetroffen. Trotzdem ist der Arzt verpflichtet, deren Möglichkeit und Unmöglichkeit, Risiko, Unsicherheiten usw. mit der Patientin zu besprechen. Der Verlust einer Brust ist für jede Frau ein so großes psychisches Trauma, daß sie mit dieser Entscheidung erst dann konfrontiert werden sollte, *wenn der Krebsverdacht durch eine Dreifachuntersuchung oder histologisch bestätigt worden ist.*

Das Verhältnis gut- und bösartiger Gewebsbefunde im Biopsiematerial schwankt von Klinik zu Klinik in weiten Grenzen von 2:1 bis 8:1 oder mehr. Immer überwiegen letztlich aber die gutartigen Befunde, und es ist deshalb nicht unbedingt erforderlich, *alle Frauen* vor der Probeexzision unterschreiben zu lassen, daß sie im Falle eines Karzinoms mit der Entfernung der Brust einverstanden sind, besonders dann nicht, wenn ein gutartiger Prozeß wahrscheinlich ist.

Unter den *Nachteilen* des zweizeitigen Vorgehens fällt ein Zeitintervall von 1–2 Tagen zwischen Biopsie und endgültiger Therapie nicht ins Gewicht, wohl aber die zweimalige Narkose und der zweimalige Weg in den Operationssaal.

Bei 305 Patientinnen, die sich wegen eines Karzinoms einer erweiterten Mammaamputation unterzogen haben, wurde die 5-Jahres-Überlebensrate in Abhängigkeit von einem ein- oder zweizeitigen operativen Vorgehen ermittelt. Daraus leitete sich ab, daß nach Möglichkeit ein einzeitiges operatives Vorgehen anzustreben ist. Falls ein zweizeitiger Eingriff nötig ist, sollte die Amputation nach kurzer Zeit, spätestens innerhalb eines einwöchigen Intervalls vorgenommen werden (PRECHTEL u. HALLBAUER, 1979).

Im angelsächsischen Schrifttum überwiegt allerdings ein Trend zum zweizeitigen Vorgehen (two-stage biopsy) (v. FOURNIER et al., 1977b).

XI. Markierung nicht tastbarer karzinomverdächtiger Strukturen und Präparatradiographie

1. Markierung

Mit verfeinerter Röntgen- und Filmtechnik zeigen sich immer häufiger nicht tastbare krankhafte Veränderungen des Drüsenkörpers, die operiert und feingeweblich untersucht werden müssen. Oft handelt es sich um tumorverdächtige Schatten, meist sind es jedoch Kalkablagerungen. Ihre Lage innerhalb der Brustdrüse muß vor der Operation möglichst genau festgelegt sein; damit ist gewährleistet, daß unter Schonung des gesunden Parenchyms und sparsamer Gewebsentnahme der verdächtige Herd sicher entfernt wird (KOEHL et al., 1970; ROSEN et al., 1974; HALL u. FRANK, 1979; LOH et al., 1979). Es sind mehrere Verfahren zur genauen Ortsbestimmung bekannt:
1. *Metallfadenkreuz* (HAAGENSEN, 1971).
2. *Auf die Haut gezeichnetes Koordinatensystem* (HOEFFKEN u. LANYI, 1973).
3. *Einstechen einer Injektionsnadel in die Gegend des verdächtigen Herdes (Röntgenkontrolle) mit oder ohne Injektion von Patentblau und Kontrastmittel vor der Operation.* Danach Entfernung der Nadel. Intraoperative Orientierung am Kontrollmammogramm und am verfärbten Parenchym (THREATT et al., 1974; RAININKO et al. 1976; FRISCHBIER u. LOHBECK, 1977; WOLF, 1977; PEYSTER u. KALISHER, 1979; SITZMAN, 1979).
4. *Stereotaktische Kontrolle* einer eingestochenen Injektionskanüle ähnlich stereotaktischen Untersuchungen am Schädel und am Gehirn (NORDENSTRÖM u. ZAJICEK, 1977).
5. *Einstechen einer Nadel mit Hilfe eines Rastertubus* (KRAMANN u. FESER, 1975; BREZINA, 1977).
6. *Alleinige geometrische Lokalisation aufgrund der Mammographiebilder.* Auf der Haut Einzeichnen des Quadranten oder Sextanten, in dem der verdächtige Befund liegt;

Resektion des gesamten eingezeichneten Gewebes von einem Perimamillärschnitt aus (Le Gal et al., 1976 Herfarth, 1977) (Nachteil der Methode: besonders bei kleinen Brüsten Entfernung von relativ viel gesundem Parenchym).

Auf die Lokalisation nicht palpabler Läsionen speziell mit der Xeroradiographie gehen Funderburk und Flax (1976) ein.

Vielerorts wird der verdächtige Bezirk mit einem Farbstoffdepot markiert, was jedoch von zweifelhaftem Wert ist, da sich der Farbstoff verhältnismäßig schnell im Gewebe verteilt und eine gezielte, *gewebsschonende* Biopsie nur möglich ist, wenn unmittelbar vor der Operation markiert wird. Sinnvoller ist es deshalb, statt Farbstoff eine Metallkugel an den verdächtigen Bezirk zu lokalisieren (Barth et al., 1977a) oder einen Metallfaden durch die Nadel in dem verdächtigen Herd zu verankern (Hall u. Frank, 1979).

Die genaue Ortsbestimmung *nicht tastbarer* tumorverdächtiger Strukturen und das Anfertigen eines Präparatradiogramms sind eine wichtige Voraussetzung für eine sinnvolle und gewebsschonende Mammachirurgie. Wenn ohne Markierung Gewebe „blind" aus der Brust entnommen wird, besteht die große Gefahr, daß die Frauen unnötig operiert werden und die Behandlung eines Krebsleidens evtl. in jenes Stadium verschleppt wird, in dem die Heilungschancen wesentlich geringer sind.

2. Präparatradiographie

Je kleiner ein Karzinom bei seiner Entdeckung, desto seltener Lymphknoten- oder Fernmetastasen, desto günstiger der Krankheitsverlauf des Tumorleidens. Ein *Frühkarzinom* ist definiert als Tumor, der kleiner als 1 cm ist und noch nicht in die Lymphknoten metastasiert hat. Vorstufen des Frühkarzinoms sind das duktale und das lobuläre Carcinoma in situ. Als *minimal cancer* definiert Moskowitz et al. (1977):

1. Total in situ oder
2. invasiv unter 5 mm Durchmesser oder
3. intraduktales oder in situ lobuläres Karzinom unter 10% mikroinvasiv oder
4. Cystosarcoma phylloides oder
5. tubuläres Karzinom.

Bezüglich Definition, Diagnose und Therapie des „minimal breast cancer" s. Kindermann (1977), Peters et al. (1977), Schauer (1977), Beahrs und Smart (1979) sowie Contesso und Petit (1979).

Mit einem beidseitigen Tumorbefall muß bei Entdeckung eines minimal breast cancer in etwa 13% aller Fälle gerechnet werden (Peters et al., 1977), weshalb manche Chirurgen eine Biopsie auch aus der gegenseitigen Brust bei auffälligem klinischen, röntgenologischen oder zytologischen Befund durchführen.

Von diesen Tumoren sind 80% klinisch stumm. Hier ist ein Präparatradiogramm indiziert, da die Frühstadien des Brustkrebses auch im Biopsiematerial nur selten zu tasten sind. Ihre vollständige Entfernung aus der Brustdrüse ist im Präparatradiogramm nachzuweisen, mit dessen Hilfe sie dann aus dem biopsierten Gewebe herausgeschnitten und histologisch untersucht werden können (Boyes, 1978; Barth, 1979a). Die Präparatradiographie sollte nur bei nicht tastbaren Befunden eingesetzt werden. Es werden nicht mehr Karzinome entdeckt, wenn generell jedes Operationspräparat geröntgt wird (Bauermeister u. Hall, 1973; Gallager, 1975).

XII. Lymphographie und Lymphszintigraphie

Mit Hilfe der *Lymphographie* können die Lymphbahnen und Lymphknoten der Brust und der umgebenden Abflußstationen dargestellt werden. Die *Lymphszintigraphie* ermöglicht darüber hinaus die Untersuchung der Lymphknoten hinter dem Brustbein (Mammaria-interna-Gruppe).

Es werden unterschieden:
1. die direkte Lymphographie der Brust,
2. die indirekte Lymphographie der Brust,
3. die Armlymphographie zur Untersuchung von Lymphbahnen und -knoten der Achselhöhle,
4. die axillare Lymphszintigraphie zur Diagnostik von Malignomen in der Brust (AGWUNOBI u. BOAK, 1978),
5. die retrosternale Lymphszintigraphie zur Beurteilung der Mammaria-interna-Lymphknotengruppe (DIETHELM et al., 1966; BECHYNE u. DIENSTBIER, 1976; BRADY, 1977; EGE, 1977; ARNAUD et al., 1978; OSBORNE et al., 1978).

1. Indikation

Indikation für die Lymphographie und die Lymphszintigraphie der Mamma:

Nachweis oder Ausschluß von Lymphknotenmetastasen in der anterioren pektoralen (direkte Lymphographie), *der internen parasternalen* (direkte Lymphographie und Lymphszintigraphie) *und der zentralen axillaren und subklavikulären Lymphknotengruppe* (Armlymphographie).

Kontraindiziert:

Armlymphographie beim Lymphödem des Armes aufgrund einer Lymphabflußblockade!
Direkte Mammalymphographie bei Mastitis oder inflammatorischem Karzinom.

2. Technik

a) Direkte Lymphographie der Mamma

0,5 ml Patentblaulösung werden intrakutan neben dem Warzenhof eingespritzt. Über das Sappey-Lymphgeflecht wird der Farbstoff abtransportiert und erreicht dicht unter der Haut – als blaue Streifen sichtbar – Lymphgefäße, welche seitlich zur Achsel ziehen. Eins dieser Gefäße wird in örtlicher Betäubung freigelegt und punktiert. Mit einer Injektionsmaschine werden langsam 2 ml öliges Kontrastmittel (Lipiodol Ultra-Fluid) eingespritzt. Nach der Untersuchung werden *Füllungsaufnahmen*, 24 h später *Speicheraufnahmen* in verschiedenen Ebenen angefertigt.

Verdächtige Lymphknoten können mit einem Radiogramm des Operationspräparates gefunden, aufgearbeitet und histologisch untersucht werden.

In fortgeschrittenen Brustkrebsstadien mit Blockade der Lymphbahnen kann und soll die direkte Lymphographie nicht mehr durchgeführt werden. Nach Einspritzen von Patentblau kommt es zu einer netzförmigfleckigen blauen Hautverfärbung der geschwollenen Mamma infolge Lymphdrainage über intrakutane Umgehungsgefäße (dermal backflow). Dieser Befund ist von diagnostischer Bedeutung, da mit einer tumorbedingten Blockade der ersten pektoralen und der unteren zentralen Achsellymphknoten gerechnet werden muß.

b) Indirekte Lymphographie der Mamma

Zu einer indirekten Lymphographie der Brust soll es gelegentlich bei Kontrastdarstellungen der Milchgänge kommen, wenn Kontrastmittel in das Interstitium austritt und in die Lymphbahnen aufgenommen wird. Es wurde versucht, hieraus eine Methode zur Darstellung von Lymphbahnen und -knoten der Mamma zu entwikkeln. Nach örtlicher Betäubung werden 1–2 ml wasserlösliches Kontrastmittel unter die Brustwarze eingespritzt, wonach sich das Sappey-Lymphgeflecht mit den abführenden *Lymphgefäßen* darstellt. Die *Lymphknoten* färben sich nicht an.

c) Armlymphographie

In ein freigelegtes Lymphgefäß am Handrücken werden 5 ml öliges Kontrastmittel langsam mit einer Injektionsmaschine eingespritzt. Unmittelbar nach der Untersuchung (Füllungsaufnahme) und 24 h später (Speicheraufnahmen) werden Röntgenbilder der Achsel in verschiedenen Ebenen angefertigt. Es stellen sich die oberen Lymphknoten der Achselhöhle und der Schlüsselbeingruben dar. Metastasenverdächtig sind Veränderungen an den Lymphknoten, wie bei der direkten Mammalymphographie beschrieben.

d) Retrosternale Lymphszintigraphie

In das Weichteilgewebe unter dem Processus xiphoideus des Brustbeins wird an zwei verschiedenen Stellen 99m-Tc-markiertes Antimonsulfit mit einer Teilchengröße von 3–30 µm eingespritzt; 3 h nach der Injektion läßt sich die Verteilung des Antimonsulfits in den Lymphknoten hinter dem Brustbein mit einer Gamma-Kamera erfassen und auswerten (Diethelm et al., 1966).

3. Ergebnisse

Neben randständigen Kontrastaussparungen an den vergrößerten Lymphknoten sind vor allem Stauungen des Kontrastmittels in den Lymphbahnen sowie Umgehungsgefäße um veränderte Lymphknoten verdächtig auf das Vorliegen von Metastasen. Degenerative Veränderungen (Lipomatose und Fibrose) können die Abgrenzung von Metastasen erschweren (im Nativbild sind jedoch verfettete Lymphknotenbezirke vermehrt strahlendurchlässig).

Mit einem Röntgenbild der Lymphknotenstationen läßt sich nach Brustoperationen mit Ausräumung der Achselhöhle nachweisen, wie viele und welche Lymphknoten entfernt wurden.

Weder die direkte noch die indirekte Lymphographie der Brustdrüse, auch nicht die Armlymphographie und die Lymphszintigraphie konnten sich beim Nachweis oder Ausschluß von Metastasen des Mammakarzinoms durchsetzen. Die Achsellymphknoten werden beim Mammakarzinom in der Regel zusammen mit der Brust entfernt und – unabhängig vom Ergebnis einer Lymphographie – feingeweblich untersucht. Da die Achsel nur noch selten *radikal* ausgeräumt wird (Vermeidung eines Armödems), ist die Lymphographie zum Nachweis einer ausreichenden Radikalität nicht erforderlich. Es läßt sich allenfalls feststellen, ob nicht entfernte Lymphknoten metastatisch destruiert sind, woraus sich die Indikation zu einer Nachbestrahlung ergäbe. Technischer und personeller Aufwand stehen bei der Lymphographie in keinem sinnvollen Verhältnis zu den Ergebnissen.

Bei der *indirekten Lymphographie* ist es bisher weder unter Durchleuchtung noch in gezielt angefertigten Röntgenaufnahmen gelungen, Lymphknoten darzustellen. Es kontrastieren sich nur Gefäße, bei denen noch nicht gesichert ist, ob es sich überhaupt um Lymphbahnen oder um Venen handelt, die das Kontrastmittel aus dem Paravasat abtransportieren.

Die *Armlymphographie* mit öligem Kontrastmittel ist bei Vorliegen eines Armödems kontraindiziert, da das ölige Kontrastmittel die noch durchgängigen Lymphbahnen verschließt und damit die Schwellung des Armes verstärken kann. Aufgrund einer reaktiven Entzündung gehen durch die Lymphographie zusätzlich Lymphbahnen zugrunde. Bei jedem Armödem sollte deshalb zunächst eine *Armvenographie* vorgenommen werden. Sind die Venen nicht eingeengt, ist die lymphogene Genese des Armödems sehr wahrscheinlich. Patienten mit Lymphödem des Armes sollten erst lymphographiert werden, wenn Anamnese, klinischer Befund und Venographie keine zuverlässige Diagnose ermöglicht haben.

Bei allen Fällen, wo eine Differenzierung zwischen Lymphödem und venöser Stauung nicht möglich ist, empfiehlt sich folgendes Vorgehen:
1. Injektion von Patentblau in die Interdigitalfalte wie üblich. Kann die Lymphe nicht auf physiologischem Wege weiterbefördert werden, versackt die Farbe infolge der Klappeninsuffizienz in die kutanen Hautlymphspalten der Umgebung. Hautbezirke am Handrücken, aber auch am Unter- und Oberarm färben sich fleckig oder flächenhaft blau an. Oft genügt dieser Test, die „visuelle Lymphographie", um die Funktion der Lymphbahnen zu beurteilen.
2. Injektion von wasserlöslichem Kontrastmittel. Zeigt die Durchleuchtung, daß die Passage unbehindert ist, wird die Lymphographie mit öligem Kontrastmittel fortgesetzt.

Schwierig wird die lymphographische Diagnostik an bestrahlten Lymphknoten. Diese können vollständig fibrosieren oder atrophieren. Es kommt zum Rückstau und zu Extravasaten. Die Lymphbahnen bekommen ein extrem enges Kaliber, verlaufen gestreckt oder verschwinden ganz. Sie verlieren ihre Dilatationsfähigkeit. Es kann sich ein sekundäres Lymphödem entwickeln, auch wenn keine totale Lymphblockade vorliegt. Allerdings soll es zu diesen Veränderungen nur kommen, wenn metastatisch durchsetzte Lymphknoten bestrahlt wurden. Gesunde Lymphknoten werden durch die moderne Hochvolttherapie nicht verändert.

Oft kann durch die Armlymphographie nicht unterschieden werden, ob Narben in der Achsel oder Metastasen zu pathologischen Veränderungen an den Lymphknoten geführt haben.

Bei der *Lymphszintigraphie* ist die Auswertung der Befunde schwierig, da starke anatomische Schwankungen im Bereich der Lymphknoten hinter dem Brustbein bestehen und besonders bei nur wenigen dargestellten Lymphknoten nicht zwischen anlagebedingter Normvariante und metastatischer Destruktion differenziert werden kann. Bei der Lymphographie ist diese Unterscheidung häufig aufgrund der Füllungsaufnahmen möglich, wenn erweiterte Lymphbahnen, Defekte an den Lymphknoten oder Umgehungskreisläufe auf eine Zerstörung der Lymphknoten hinweisen.

Weder die Lymphographie noch die Lymphszintigraphie spielen bei der Diagnostik und Therapie gut- und bösartiger Brustdrüsenerkrankungen eine wesentliche Rolle.

XIII. Kritische Wertung der Untersuchungsmethoden

Klinische Untersuchung, Mammographie, Thermographie und Feinnadelbiopsie haben ihren eigenen besonderen Informationswert und damit eine unterschiedliche Sicherheit bei der Erkennung gut- und bösartiger Mammatumoren.

Zwischen 1973 und 1976 wurden 9847 Frauen gleichzeitig mit allen vier Methoden untersucht. Für die *Mammographie* wurde der *Mammomat* (Siemens) benützt, die *thermographischen Untersuchungen* erfolgten zu Beginn jeder Untersuchung mit der elektronischen Thermographie (AGA-Kamera) und am Ende jedes Untersuchungsablaufes mit der *Plattenthermographie* nach TRICOIRE (Bayer-Leverkusen). Die *Feinnadelbiopsie* wurde mit einer 0,17 mm dicken Nadel ausgeführt. Die *klinische Untersuchung* führte derjenige durch, der die Thermogramme und Mammogramme beurteilte.

Vor einer Biopsie wurde das Untersuchungsergebnis jeder Methode in 4 Gruppen eingeteilt:

1. Bösartig (sicheres Karzinom);
2. unklarer Befund, Karzinom nicht ausgeschlossen;
3. unverdächtig;
4. gutartiger Tumor.

Im oben genannten Zeitraum wurden 609 Biopsien durchgeführt, wobei sich histologisch 411mal ein gutartiger und 198mal ein bösartiger Befund zeigte.

Die 198 bösartigen Tumoren wurden nach dem TNM-System aufgeschlüsselt, und es fanden sich 28 T0-, 55 T1-, 76 T2-, 29 T3- und 10 T4-Stadien. Der Wert einer Methode zur Früherkennung des Brustkrebses zeigt sich an den T0-Stadien, und hier ist die *Mammographie* den anderen Untersuchungsmethoden weit überlegen (Tabelle 20).

Tabelle 20. Wertigkeit verschiedener Untersuchungsverfahren bei 28 klinisch stummen Karzinomen (Alter: 35–65 Jahre)

	Klinik	Mammographie	Platten-thermographie	Elektronische Thermographie	Zytologie
Bösartig	0	16	4	5	5
Unklar	5	10	4	5	6
Unverdächtig	22	1	18	17	9
Gutartig	1	1			1
Nicht durchgeführt			2	1	7

4 Tumoren mit Metastasen in den Achsel-Lymphknoten
Histologie: Lobuläres Carcinoma in situ (5); lobuläres infiltrierendes Karzinom (1); solides Karzinom (8); szirrhöses Karzinom (5); Milchgangskarzinom (6); Gallertkarzinom (1); Morbus Paget (1); Ohne Histologie (1)

Von 28 Tumoren wurden 26 im Mammogramm entweder an einer unklaren oder an einer verdächtigen Verschattung entdeckt. Die anderen Untersuchungsmethoden führten demgegenüber seltener zur Entdeckung eines okkulten Karzinoms: 8 von 26 Tumoren wurden auch mit der Thermographie, 11 von 21 durch die Zytologie bestätigt. Die Feinnadelbiopsie wird oft ungezielt durchgeführt und das okkulte Karzinom besonders leicht verfehlt, weshalb ein unverdächtiger Zellbefund bei nicht tastbaren Veränderungen zurückhaltend zu bewerten ist. *Beweisend für ein Karzinom ist nur der positive Befund, der negative schließt ein Malignom nicht aus.*

Tabelle 21. Vergleich und Treffsicherheit der Untersuchungsmethoden bei 198 malignen und 411 benignen Veränderungen

Methode	Karzinome			Gutartige Veränderungen		
	Falsch-negativ %	Unklar %	Richtig %	Richtig %	Unklar %	Falsch-positiv %
Mammographie	6,6	24,2	69,2	24,4	46,7	28,9
Feinnadelbiopsie	17,1	20,4	62,5	61,8	30,4	7,8
Klinische Untersuchung	12,6	30,3	57,1	48,4	37,0	14,6
Elektronische Thermographie	35,2	24,3	40,5	74,5	15,3	10,2
Plattenthermographie	39,0	20,3	40,7	83,0	10,0	7,0

Tabelle 22. Falsch-negative und falsch-positive Ergebnisse verschiedener Untersuchungsmethoden bei der Brustdiagnostik. Vergleich der eigenen Ergebnisse mit denen von Amalric et al. (1975)

Untersuchung	Falsch-negativ (%)		Falsch-positiv (%)	
	Amalric et al.	Barth	Amalric et al.	Barth
Klinik	8	12,6	5	14,6
elektronische Thermographie	8,5	35,2	10	10,2
Plattenthermographie	–	39,0	–	7,0
Mammographie	4	6,6	5	28,9
Zytologie	14	17,1	0,5	7,8

Mit den *thermographischen Untersuchungsverfahren* werden relativ wenige klinisch okkulte Karzinome erkannt, da Karzinome mit günstigem Krankheitsverlauf thermographisch unfällig sein können (s. S. 36).

Bei tastbaren Tumoren steigt die Treffsicherheit bei allen Untersuchungsmethoden proportional zur Tumorgröße an (Vgl. auch Tabelle 10).

Diese Ergebnisse entsprechen dem Eindruck von jeder Methode, wie er sich im Laufe von Jahren im Routineeinsatz ergeben hat, auch wenn sie von den Ereignissen anderer Untersucher z.T. erheblich abweichen. Das mag daher kommen, daß im eigenen Arbeitskreis jedes Verfahren streng gesondert nach den angegebenen Dignitätsmerkmalen und *unabhängig* von den Ergebnissen der jeweils anderen Untersuchungsmethoden eingestuft wurde (Tabelle 22).

Zusammenfassend ergibt sich aufgrund von 609 Gewebsbiopsien, daß gruppierter Mikrokalk und umschriebene, in zwei Ebenen dargestellte, gut abgrenzbare sternförmige oder knollige Verschattungen mit z.T. unscharfer Kontur verdächtig auf eine bösartige Neubildung sind. Sie müssen histologisch untersucht werden, selbst wenn Tastbefund, Thermographie und Feinnadelbiopsie unverdächtig sind. Bei allen anderen mammographisch nachweisbaren Strukturveränderungen des Drüsenkörpers ist bei unauffälligem Thermogramm, gutartiger Zytologie und normalem Tastbefund ein Malignom wenig wahrscheinlich, und die Brust sollte zunächst überwacht werden. Eine übertriebene Hektik ist bei der langsamen Wachstumsgeschwindigkeit der meisten Karzinome nicht erforderlich.

Durch ein verdächtiges Mammogramm (bei normalem Befund der übrigen Methoden) werden z.Z. noch zu viele unnötige Operationen veranlaßt.

Die wichtigste Methode zur Klärung der *Dignität* eines *tastbaren Knotens* ist (neben der Histologie) die *Feinnadelbiopsie*. Sie *sollte* bei allen tastbaren Tumoren unabhängig vom röntgenologischen oder thermographischen Befund durchgeführt werden. Sie *muß* eingesetzt werden, wenn ein tastbarer Knoten im Mammogramm oder Xeroradiogramm keinen erkennbaren Tumorschatten hervorruft und die Gefahr eines falsch-negativen röntgenologischen Ergebnisses besteht. Die übrigen Verfahren untermauern bei einem tastbaren Knoten den zytologischen und klinischen Befund, lassen die Ausdehnung des Tumors und seine Form erkennen und ermöglichen eine Beurteilung des Drüsenkörpers der erkrankten sowie der klinisch unverdächtigen Brust.

Der Schwerpunkt der *Thermographie* liegt in der Überwachung der operierten und bestrahlten Brust insbesondere nach Tumorektomie sowie in der Abschätzung der Tumorprognose.

Die Ultraschalldiagnostik kann zum Nachweis und zur Lokalisation nicht tastbarer Zysten eingesetzt werden, die Computertomographie bei sehr strahlendichten, mammographisch nicht ausreichend beurteilbaren Brüsten.

Die normale Brust

C. Brustdrüse des Kindes

I. Entwicklung der Brustdrüse

1. 2.–5. Embryonal- bzw. Fetalmonat

Aus dem Milchstreifen bildet sich vorwiegend kranial die Milchleiste, ein erhöhtes Epithel an der Vorderseite des Rumpfes zwischen oberer und unterer Extremität. Daraus entwickelt sich der Milchhügel in Pectoralishöhe mit Abgrenzung durch eine Mesodermverdichtung.

Akzessorisches Mammaparenchym findet sich gelegentlich noch im späten Leben entlang der Milchleiste, am häufigsten achselnah.

2. 5.–8. Fetalmonat

Etwa 20 zapfenartige Epithelfortsätze dringen vom Epithelkolben in die Kutis, verzweigen sich und bilden allmählich Lichtungen. Das auskleidende Epithel ist ein- bis mehrschichtig. Der Warzenhof wird bräunlich pigmentiert. Später folgt die Haar- und Drüsenausbildung mit peripher sitzenden Schweißdrüsen und zentral gelegenen akzessorischen Milchdrüsen, die nicht mit Talgdrüsen identisch sind.

Zwischen den an der Hautoberfläche mündenden Kanälen wird vermehrt Bindegewebe gebildet; dadurch entsteht die Mamille, die ihre volle Entwicklung aber erst später erfährt.

3. Neugeborenen- und frühe Säuglingsperiode

In den ersten 3 Lebenswochen tritt, unabhängig vom Geschlecht, eine Schwellung des Drüsenkörpers in der Regel bis zu 2 cm Durchmesser ein. Der mikroskopische Aufbau erinnert in diesem Stadium an eine reife Drüse. Neben zahlreichen, häufig zystisch erweiterten Milchgängen finden sich auch angedeutete kleine Drüsenläppchen. Die vorübergehende Entwicklung der Drüse am Ende der Schwangerschaft geht auf den Einfluß der diaplazentaren mütterlichen Hormonstimulierung zurück. In den Gängen liegt ein kolostrumähnliches Sekret, welches aus Fett, Leukozyten, Epithelabbauprodukten und abgeschilferten Epithelien zusammengesetzt ist und nach wenigen Tagen abgegeben wird.

Zwischen den epithelialen Anteilen ist ein *gefäßarmes, dichtes Stützbindegewebe* und um die Gangsprossen ein lockeres, kapillarreiches Stroma, *das Mantelbindegewebe*, ausgebreitet. Im Mantelbindegewebe können Zellansammlungen einer extramedullären Blutbildung gefunden werden.

Die allmähliche Vergrößerung der Brustdrüse in den letzten Schwangerschaftswochen und in der Neugeborenenphase wird Generationsperiode genannt, an die sich die Sekretionsperiode, welche histologisch im Zystenstadium zwischen der 2. und 3. Woche ihren Höhepunkt erreicht, anschließt. Danach gehen die regressiven Veränderungen fließend in die Resorptions- und Involutionsperiode über, die im 8. Monat post natum abgeschlossen sind.

4. Kindheit (Latenzperiode)

Der Drüsenkörper bleibt vom letzten Drittel des Säuglingsalters bis zur Pubertät ohne wesentliche Änderungen im Ruhezustand. Das jetzt enge Milchgangssystem entwickelt in geringem Maße weitere Seitenäste; die Epithelien proliferieren nicht. Äußerlich kommt es zu einer allmählichen Hebung der Drüsenfeldmitte, aus der die Brustwarze, umgeben vom Warzenhof, hervorgeht.

5. Reifezeit

Die Milchdrüse vergrößert sich mit Einsetzen der Pubertät bis zum Zwanzigfachen. Das Milchgangssystem verzweigt sich seitlich und in Längsrichtung unter reichlicher dichotomer Verästelung der Endgänge. Mit Auftreten der Menarche bilden sich allmählich tubuläre Endstücke mit Läppchenformationen aus. Die Entwicklung „reifer" Lobuli kann sich viele Jahre hinziehen. Am Ende der Reifezeit münden 5–15 Trichterporen in die Mamille, die die großen Milchgänge (15–25 Stück) aufnehmen.

Tubulo-alveoläre Endbläschen werden erst in einer Schwangerschaft ausgebildet. Sie bilden sich nach Ablauf der Laktation wieder zurück, können gelegentlich aber auch noch längere Zeit persistieren.

II. Erkrankungen der Brustdrüse bei Kindern

1. Gutartige Veränderungen

Bei *Neugeborenen* und *Säuglingen* sind ein- oder doppelseitige Schwellungen der Drüsenanlage fast ausschließlich entzündlicher Natur.

RUDOY und NELSON (1975) fanden bei 39 Säuglingen im Alter zwischen 1 und 7 Wochen Abszesse. Ab der 2. Lebenswoche wurden diese bei Mädchen häufiger als bei Knaben beobachtet (Verhältnis 1,8:1). Während der ersten 2 Lebenswochen war kein Unterschied zwischen den Geschlechtern festzustellen. Die Läsion trat nur einseitig auf. 48% der Abszesse entwickelten sich in den ersten 3 Lebenswochen im Rahmen einer Allgemeininfektion. Bei den Erregern handelte es sich 32mal um Staphylococcus aureus, 2mal um Salmonellen und 1mal um Escheria coli. Bei 6 Kindern, die später als Jugendliche nachuntersucht wurden, war die erkrankte Brust im Wachstum zurückgeblieben.

Pathologisch vergrößerte Drüsenanlagen bei *4–7jährigen Mädchen* werden in überwiegendem Maße durch eine *Hyperplasie* der Brustdrüse hervorgerufen. Der Drüsenkörper ist etwa bohnengroß und verhärtet. Gelegentlich tritt auch eine Entzündung auf.

Ab der *Menarche* sind Knoten in der Brust überwiegend Fibroadenome.

SURBEY et al. (1975) fanden während eines Beobachtungszeitraumes von 15 Jahren bei 50 Kindern zwischen 12 Tagen und 18 Jahren 33mal ein Fibroadenom, bei den restlichen Jugendlichen einen entzündlichen Prozeß und in keiner einzigen Beobachtung ein Karzinom.

2. Bösartige Veränderungen

Das Mammakarzinom bei Kindern und Jugendlichen unter 18 Jahren ist eine Rarität.

In England wurden von 1911–1926 70788 Sterbefälle durch Mammakarzinom registriert, worunter nur 7 Mädchen im Alter zwischen 2 und 19 Jahren und 2 Knaben von 4 bzw. 14 Jahren waren (PIRQUET, 1930).

Die Häufigkeit von Mammakarzinomen bei Kindern und Jugendlichen unter 18 Jahren wird von RAMIREZ und ANSFIELD (1968) auf höchstens 0,09% aller Mammakarzinome geschätzt.

In der Statistik der Weltgesundheitsorganisation (WHO, 1970), in der die Sterbefälle an bösartigen Tumoren aus 35 Ländern aufgeführt sind, finden sich in der Zeit von 1955–1965 etwa 760000 Todesfälle an Mammakarzinomen, darunter lediglich 260 Frauen im Alter von 19 Jahren oder jünger.

Da das wichtigste Ziel der röntgenologischen Mammadiagnostik die frühzeitige Erkennung nicht tastbarer Karzinome ist, wird die Röntgendiagnostik der Brustdrüse in einem Alter, in dem Mammakarzinome eine Rarität sind, sinnlos. Brüste von Kindern und Jugendlichen unter 18 Jahren sollten deshalb nicht geröntgt werden. Zudem ist der Drüsenkörper zwischen Menarche und 18. Lebensjahr in der Regel so strahlendicht, daß eine exakte Strukturanalyse unmöglich und die Strahlenbelastung sehr groß ist. Das Drüsengewebe ist in diesem Alter besonders strahlensensibel. Knoten sollten bei unklarem Tastbefund mit Hilfe der Feinnadelbiopsie abgeklärt werden.

D. Brustdrüse außerhalb der Schwangerschaft

I. Vorbemerkung zur normalen Anatomie

Die Brust ist derjenige Teil des Rumpfes, der von oben durch die Schlüsselbeine und unten durch den unteren Rippenrand begrenzt wird. Bei der Frau erhält sie ihr besonderes Gepräge durch den Milchdrüsenkörper. Die medizinische Bedeutung der Brust hängt von der Entwicklung des Drüsenkörpers und von der Möglichkeit ab, durch vielerlei Erkrankungsformen verändert zu werden.

Die gesunde, wohlgeformte Brust ist im frühen geschlechtsreifen Alter prall, nicht zu groß, scheiben- oder halbkugelförmig. Sie haftet der Unterlage und der Haut ohne Hautfalte gut an und liegt zwischen der 3. und 6. Rippe. Die Warze liegt nicht tiefer als die 4. Rippe. Das Normale deckt sich mit dem Schönen und die Blüte der Brust dauert um so länger, je mehr die Form durch den Drüsenkörper und die bindegewebigen Elemente gebildet wird. Die Neigung zu Fettansatz oder die Verminderung einer einmal erreichten Fülle verändern die Form der Brust meist dauernd. Formveränderungen stellen sich *natürlicherweise* mit zunehmendem Alter und *krankhafterweise* mit Auftreten von isolierten Fehl- und Neubildungen ein.

II. Histologie der jugendlichen Brust

Zwei bis drei Jahre vor der Menarche vergrößert sich die Brustdrüse. Die Milchgänge teilen sich und breiten sich im umgebenden Bindegewebe aus. Der Vorgang nimmt bis zum 18. Lebensjahr zu. Bis zu diesem Zeitpunkt besteht die Brust aus zahlreichen Milchgängen und Bindegewebe und ist nur von wenigen Fettgewebsinseln durchsetzt. *Intra*lobuläres Mantel- und *inter*lobuläres Stützbindegewebe sind ausgebildet und die Brustdrüse besteht bis zum 18. Lebensjahr zu etwa 90% aus Bindegewebe. Nur subkutan hat sich ein schmaler Fettgewebssaum entwickelt.

III. Histologie der Brust im geschlechtsreifen Alter

Die Brust der geschlechtsreifen Frau zeigt morphologisch drei Grundelemente: *Fettgewebe, Stützgewebe und Parenchym.* Letzteres ist im *Stützbindegewebe* eingebettet und bildet mit ihm den kompakten Drüsenkörper, der scheibenförmig mit einem mittleren Längsdurchmesser von 8 cm, einem mittleren Querdurchmesser von 6 cm und einer mittleren Stärke bzw. Dicke von 3,5 cm aufgebaut ist. Er sitzt der oberflächlichen Pectoralisfaszie auf. Die Achse verläuft in der verlängerten Frontallinie der Mamille mit einer geringen Verlagerung nach lateral.

Die linke Mamma ist in ihrer Gesamtheit gewöhnlich etwas größer.

Drüsen-, Bindegewebs- und Fettkörper sind durch radiär verlaufende Bindegewebssepten, Retinacula, zwischen Haut und Pectoralisfaszie fixiert. Bezogen auf Quadranten findet sich im äußeren oberen Quadranten das meiste Parenchym.

a) Blutversorgung

Die arterielle Versorgung der *medialen Quadranten* erfolgt aus Ästen der *A. thoracica und aus Interkostalarterien (3–7)*, die *lateralen Abschnitte* bekommen ihr Blut von *Ästen der A. thoracalis lateralis*. Die einzelnen Gefäßprovinzen sind durch zahlreiche Anastomosen miteinander verbunden. Im kraniolateralen Quadranten ist die Vaskularisationsdichte am größten (BÄSSLER, 1968). Ein subkutanes *Netz aus Venen zur V. axillaris und V. jugularis sowie Vv. intercostales* führen das Blut weg.

b) Lymphsystem

Das Lymphgefäßsystem ist ein weit verzweigtes Netzwerk, das vor allem im Mantelbindegewebe liegt und die Endstücke umgibt. Die abführenden Lymphbahnen des kranialen und lateralen Drüsenabschnittes ziehen zu den Achsellymphknoten, die des medialen Abschnittes zu den ventralen Interkostal- und Klavikularlymphknoten. Zwischen beiden Mammae bestehen Anastomosen (SCHULTZ, 1933).

c) Nerven

Die Innervation geschieht über Interkostalnerven (4–6), denen sympathische Fasern des thorakalen Grenzstranges beigemengt sind (SCHULTZ, 1933). Unmittelbar an und unter der Mamille finden sich zwischen den Ausführungsgängen Tastkörperchen, zahlreiche Nervenendigungen und glatte Muskelzellbündel sowie Talgdrüsen.

d) Fettgewebe

Das Fettgewebe ist lobulär aufgebaut und variiert im Volumenanteil stark. Adipöse Frauen und Frauen im Senium haben den stärksten Fettanteil. Das Fettgewebe umrahmt nicht nur den Milchdrüsenkörper, sondern wächst auch in ihn ein.

e) Bindegewebe

Das *interstitielle Stützbindegewebe* ist gewöhnlich dicht, zell- und gefäßarm und fast ausschließlich kollagen. Es wird durch hormonelle Einflüsse nur in geringem Maße verändert.

Das interstitielle Bindegewebe nimmt bis zu 60% des Volumens des normal entwickelten Drüsenkörpers in der Geschlechtsreife ein. Mit zunehmendem Alter verdichtet sich das Bindegewebe und enthält besonders um die Milchgänge elastische Fasern (BOHLE, 1951).

f) Epithel

Das *epitheliale Gewebe,* das in der Reifezeit mit dem *Mantelbindegewebe* je nach Zyklusphase 10–40% des Milchdrüsenkörpers einnimmt, wird in Gang- und Läppchensystem unterteilt.

Neuere ultrastrukturelle Untersuchungen haben die älteren Auffassungen über den Parenchymaufbau teilweise revidiert und geklärt. Die ersten mikroskopischen Forschungen begannen Mitte des 19. Jahrhunderts durch COOPER (1840), C. v. LANGER (1851) und KOELLIKER (1889). Sie versuchten, die Epithelstrukturen einzuordnen, und erkannten erstmals, daß die Milchgänge von einem Zylinderepithel und die Endstücke von einem kubischen Epithel ausgekleidet werden. HAMPERL (1939) hat auf die Bedeutung der myoepithelialen Zellelemente, die mit den Korbzellen der Drüsenbläschen identisch sind, ausführlich hingewiesen. Mit Vervollkommnung der mikroskopischen Technik kamen die ersten Widersprüche in der Differenzierung und Schichtung des

Epithels, die später durch ultrastrukturelle Studien von Haguenau und Arnoult (1959), Bässler (1961 und später), Waugh und von der Hoeven (1962), Barton (1964), Berger (1964), Toker (1967) und Tannenbaum (1969) weiter geklärt wurden.

Die Endstücke sind von einer prismatischen Epithelform ausgekleidet. Das ribosomenarme Zytoplasma ist je nach Aktivität des eiweißbildenden Ergastoplasma mehr oder weniger transparent, der gleichmäßig kompakte Kern ist rund bis oval. Zirkumnukleär finden sich fibrilläre Strukturen. Oberflächennah existieren Mikrovilli. Protuberantien sind nicht selten. Der Schwankungen unterworfene Ribosomengehalt kann eine Gruppe verschiedener Zellen vortäuschen. Diese in der Mehrzahl vorkommenden Zellen werden als helle *Haupt- oder B-Zellen* bezeichnet. An der Basis, intermediär und auch lumennah, liegen in geringer Anzahl ribosomenreiche Zellen mit unregelmäßiger Oberfläche, dunklem Zytoplasma und länglichem, etwas gelapptem Kern mit scholligem Karyoplasma. Sie werden als dunkle oder *A-Zellen* bezeichnet. Pyknotische Kerne von B-Zellen können A-Zellen sehr ähnlich sehen. Zwischen der Basalmembran und diesen zwei Zelltypen liegen langgestreckte, sternförmig verzweigte Zellen, die an der Basalmembran inserieren und die Alveolen fingerförmig umgreifen. Ihre Längsachsen stehen im rechten Winkel zu den Längsachsen der Hauptzellen. Sie werden wegen ihrer gestaltlichen Einzelheiten mit Myofilamentbündeln (Langer, 1851) Myoepithelzellen, Myoepithelien, myoepitheliale Zellelemente oder kurz *M-Zellen* genannt. Die Kontraktilität wird hormonell gesteuert (Bässler, 1968). Gelegentlich liegen oberflächlich dunkel erscheinende Zellen mit pyknotischem Kern. Diese Superfizialzellen, kurz *S-Zellen*, sind Ausdruck des Zellersatzes. Eine dichte kernarme argyrophile Basalmembran umgibt die Drüsenstücke. In der unmittelbaren Umgebung erscheint ein locker gefügtes oder auch dichtes, kapillarführendes Fasergewebe ohne Fibrillogenese mit langgestreckten und verzweigten, parallel zur Epithelbasis ausgerichteten Fibroblasten. Peripher liegen dichtere zirkuläre kollagene Fasern. Dieses *Mantelbindegewebe wird hormonell beeinflußt und deshalb auch endokrin beeinflußtes Stroma genannt.*

Tannenbaum (1969) beschreibt in den terminalen Milchgängen eine kontinuierliche innere kubische, untereinander verzahnte, und eine diskontinuierliche *äußere myoepitheliale Zellschicht*, die sich bis zur *Basalmembran* erstrecken kann.

Die zweischichtigen Epithelien der Milchgänge sind den B- und A-Zellen ähnlich. Sie sind schmaler, höher und nicht verzweigt. M-Zellen sind besonders in der Wand der großen Milchgänge seltener; sie sind im umgebenden Mantelbindegewebe verankert. Die Gangepithelien werden ebenfalls von einer Basalmembran abgegrenzt, die wesentlich schmaler ist. Das periduktuläre Mantelbindegewebe ist im Vergleich zum Mantelbindegewebe der Drüsenläppchen spärlich.

Die Einzelzellen sind mit interzellulären Brücken untereinander und mit der Basalmembran verzahnt. Die A-Zellen schieben sich mit ihren Fortsätzen zwischen B- und M-Zellen.

Fetttröpfchen in den Zelleibern sind selten. Das häufige, PAS-positive Sekret in den Lichtungen ist ein feines zusammengeballtes Granulat, das apikal über Pseudopodien tropfenweise von den Epithelien abgegeben wird.

Die Entwicklung des funktionstüchtigen Milchdrüsengewebes setzt erst im Rahmen der Schwangerschaft ein. Die Drüsenschläuche entfalten sich zu tubulo-alveolären Acini mit Ausbildung von Drüsengruppen und Zurückdrängung des interstitiellen Bindegewebes (Abb. 19b). Die kleinen Arterien, Venen und Kapillaren nehmen an Zahl zu, die Lymphbahnen um die Acini sind reich entfaltet (Gegenbaur, 1883).

g) Größenschwankungen

Die Größenschwankungen der Mamma sind im wesentlichen auf die unterschiedliche Entwicklung des Fettgewebes zurückzuführen. Das Gesamtvolumen des eigentlichen Drüsenkörpers ist nur geringen Schwankungen ausgesetzt und steht in direkter Beziehung zur Funktion der Gonaden. Die Zunahme läuft parallel mit der Dauer der generativen Ovartätigkeit, die Rückbildung setzt mit Beginn des anovulatorischen Zyklus im frühen Klimakterium ein.

Sowohl das Corpus-luteum-Hormon Progesteron als auch die Follikelhormone beeinflussen das Gesamtvolumen. Das endokrin ansprechbare Parenchym ist in der vollen Geschlechtsreife am besten entwickelt. Mit Beginn des unvollständigen biphasischen Ovarzyklus nimmt der Parenchymanteil rasch ab (Prechtel u. Rudozki, 1973).

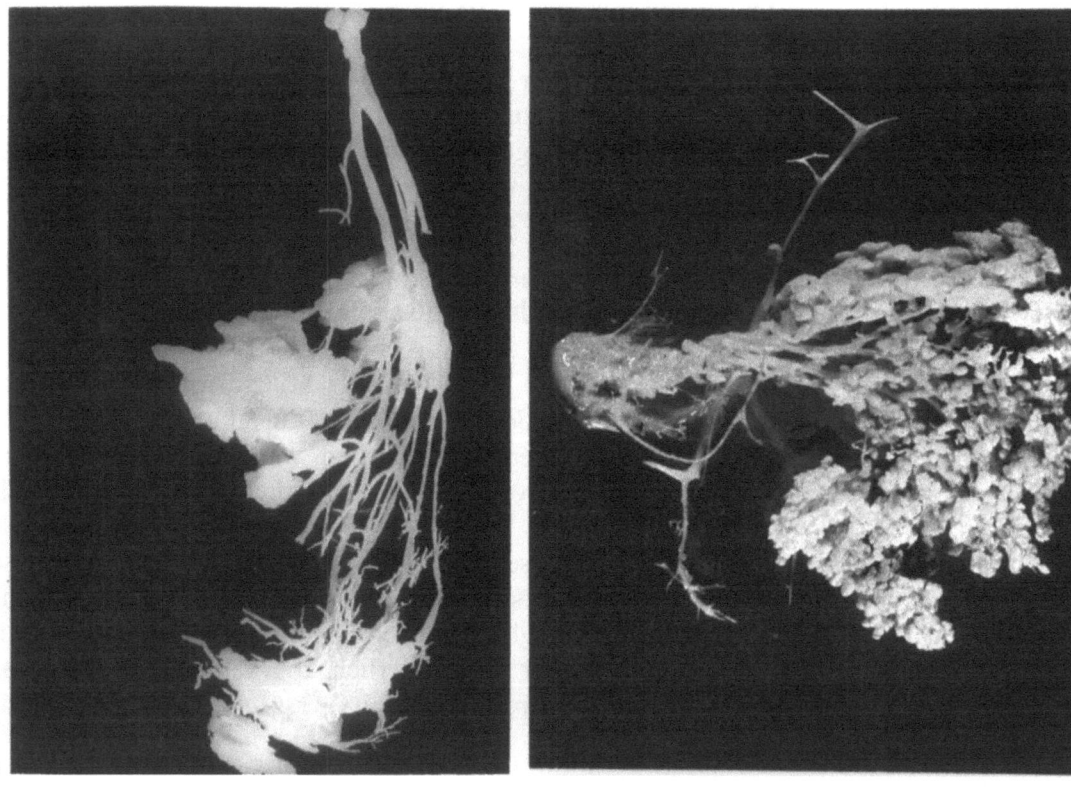

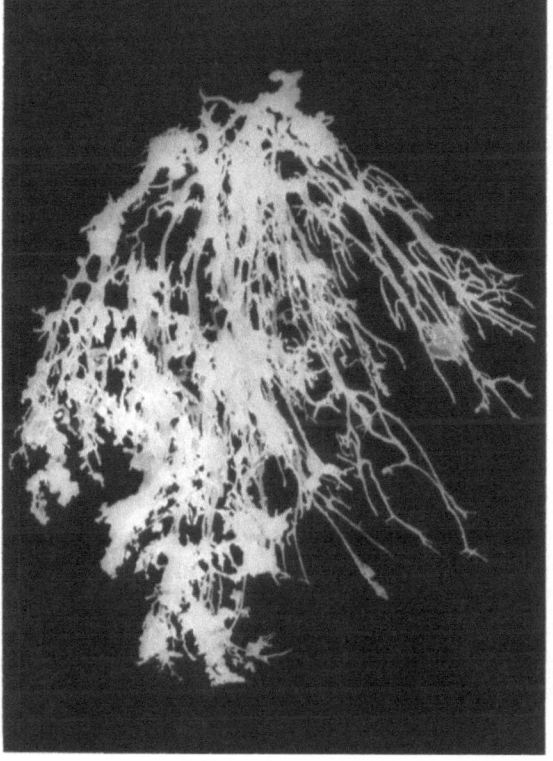

Abb. 19a–c. Milchgänge und Drüsenläppchen im Mazerationspräparat. Verschiedene Lebensphasen. **a** Milchgangsausguß in der *Reifezeit* mit herdförmiger Läppchendifferenzierung. **b** Milchgangsausguß mit dichter Läppchenbildung bei einer 32jährigen *Schwangeren* (späte Schwangerschaft). **c** Milchgangsausguß im *Klimakterium* mit reger Gangsprossung und herdförmiger Läppchenbildung

IV. Histologie der Brust im Senium

Im Senium ist das epitheliale Gewebe nur noch mit 3–8% vertreten, während es in der vollen Geschlechtsreife bis 40% des Drüsenkörpers einnehmen kann. Das interstitielle Stützbindegewebe nimmt bis zur 6. Dekade gewöhnlich über die Hälfte des Volumens ein, im höheren Alter schwindet es meist und wird durch Fettgewebe ersetzt (PRECHTEL, 1970).

V. Altersentsprechende histologische Befunde

Für jede Dekade kann ein Normalbild am Parenchym des Milchdrüsenkörpers abgegrenzt werden. Dabei fällt auf, daß *zwischen 30 und 50 Jahren* nur etwa die Hälfte aller Frauen einen ungestörten, altersentsprechenden Befund bieten, während *zwischen 20 und 30 Jahren* sowie *zwischen 60 und 80 Jahren* 3 von 4 Frauen ein altersbezogenes Normalbild zeigen (Abb. 19).

Mit allmählichem Einpendeln der wechselseitigen Hormonregulation von Hypophyse und Ovarien nach der Menopause verringert sich der Anteil von Störungen der Organstruktur und der Parenchyminvolution. In gleicher Weise nimmt die Inzidenzrate an Mammakarzinomen mit höherem Lebensalter kontinuierlich ab, wenn die Neuerkrankungsziffer einer hohen Altersgruppe mit einer niedrigeren Altersgruppe verglichen wird.

VI. Röntgenmorphologie

Die Brustdrüse besteht aus dem Drüsenparenchym, aus Binde- und Fettgewebe. *Mikroradiographische Untersuchungen* zeigen, daß diese Strukturen eine weiche Röntgenstrahlung – erzeugt bei 15 kV-Anodenspannung – unterschiedlich absorbieren. Diese Röntgenstrahlen werden vornehmlich vom Bindegewebe absorbiert, weniger vom Fettgewebe. Der höchste Kontrast in der normalen Brust besteht also zwischen Fett- und Bindegewebe, der geringste zwischen Epithel und Bindegewebe. *Je mehr Fettgewebe eine Brust enthält, desto besser und früher können krankhafte Veränderungen im Mammogramm differenziert werden.*

1. Jugendliche Brust (Abb. 21 a)

Brüste von Mädchen bis zum 18. Lebensjahr bestehen zu etwa 90% aus Bindegewebe. Die Strahlenbelastung ist bei der Mammographie hoch, die diagnostische Aussage sehr gering, da sich die Strukturen des Drüsenkörpers nicht differenzieren lassen. Das Mammogramm ist homogen dicht und selbst gröbere Verkalkungen und gut tastbare Knoten sind gegen den stromareichen Drüsenkörper nicht abzugrenzen. Mammographien bei bis 18jährigen Mädchen sind daher in der Regel sinnlos. Zur Klärung eines pathologischen Tastbefundes sollte die Feinnadelbiopsie herangezogen werden (vgl. S. 47).

2. Brust der geschlechtsreifen Frau (Abb. 21 b, c, e, f)

Mit zunehmendem Alter wird bis zum 30. Lebensjahr das Bindegewebe in unterschiedlichem Maße durch Drüsenparenchym und Fettgewebe ersetzt. Die Kuppen der 15–20 nebeneinander liegenden *Drüsenlappen* zeigen sich im Mammogramm als gerade verlaufende, linienförmige Verschattungen, die teils radiär, teils quer zur Achse der Milchgänge angeordnet sind. Von den Kuppen der Drüsenlappen ziehen breite Bänder in die

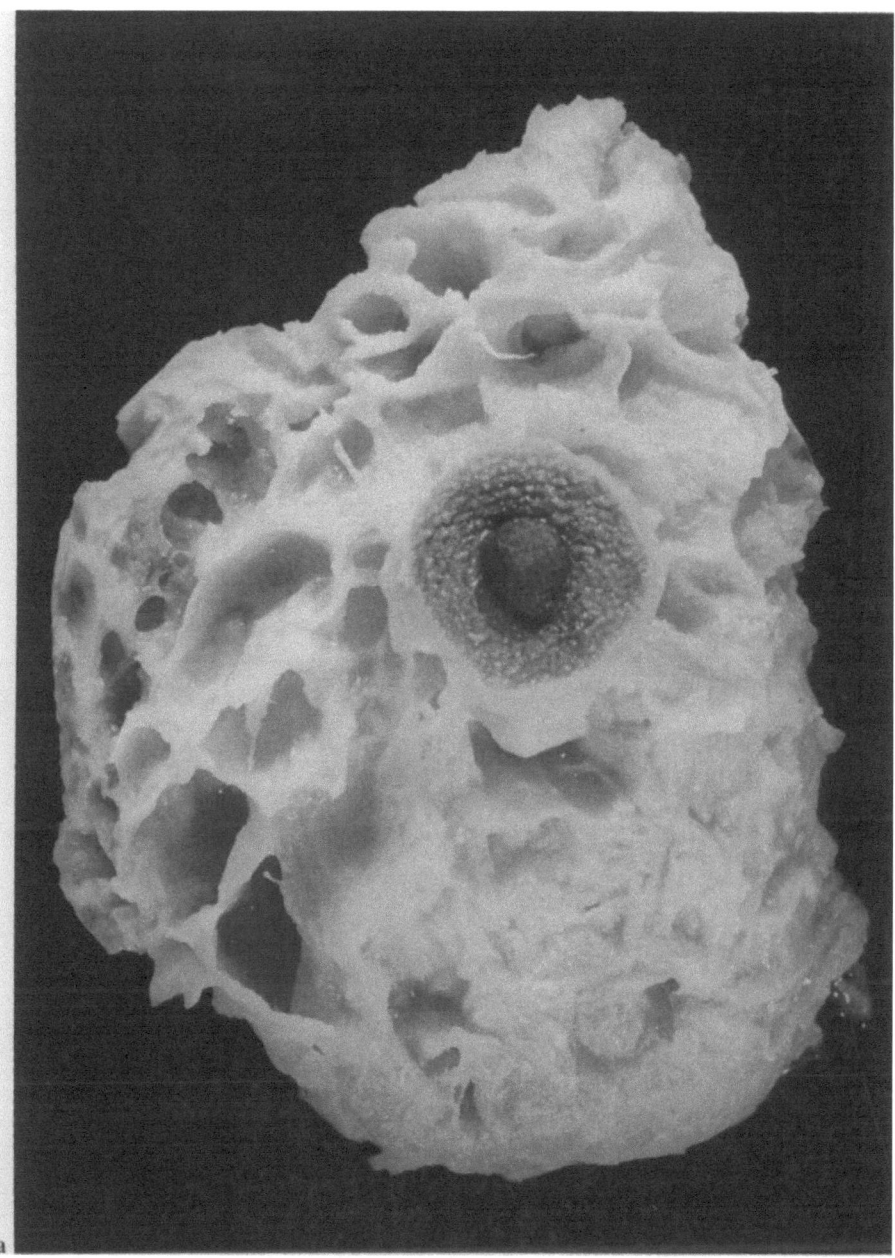

Abb. 20a–c. Cooper-Ligamente. Normale Brust einer tödlich verunglückten 28jährigen Frau. Entfernung der Haut und des Fettgewebes mit Freilegung des Drüsenkörpers. Die von den Kuppen der Drüsenlappen zur Kutis ziehenden Bänder bilden in *Aufsicht* ein Wabenmuster. Im *Profil* werden sie im Mammogramm in Form zarter Septen wiedergegeben, in denen sich anatomisch keine Drüsenläppchen befinden. Wenn ein Karzinom den Drüsenkörper an einer umschriebenen Stelle verkleinert, überträgt sich dies über das Wabensystem verhältnismäßig breitflächig auf die Haut, die sich einzieht oder von der Unterlage nicht abzuheben ist (Plateau-Test). **a** Anatomisches Präparat nach Entfernung von Haut und Fettgewebe. **b** Xeroradiogramm: Aufsicht. **c** Xeroradiogramm: Profil. (Herrn Priv.-Doz. Dr. V. Menges, Mannheim, danke ich für die Xeroradiogramme)

Haut. Diese Cooper-Ligamente hängen den Drüsenkörper an der Brust auf und durchziehen wabenförmig das Fettgewebe. Auf der Röntgenaufnahme stellen sich die tangential getroffenen Abschnitte dieses Wabensystems als zarte strichförmige Verdichtungen zwischen Drüsenkörper und Haut dar (Abb. 20b, c).

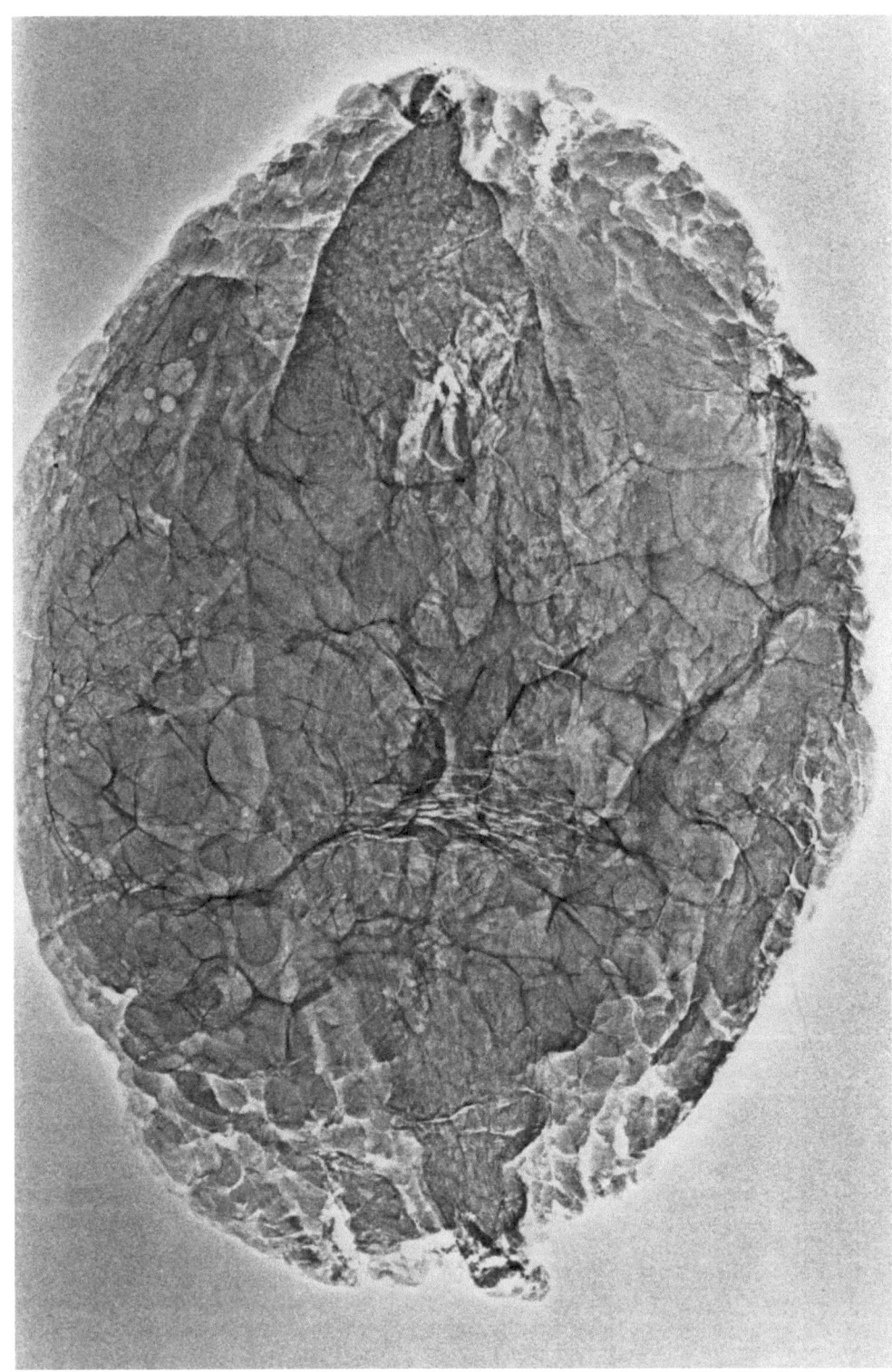

Abb. 20b

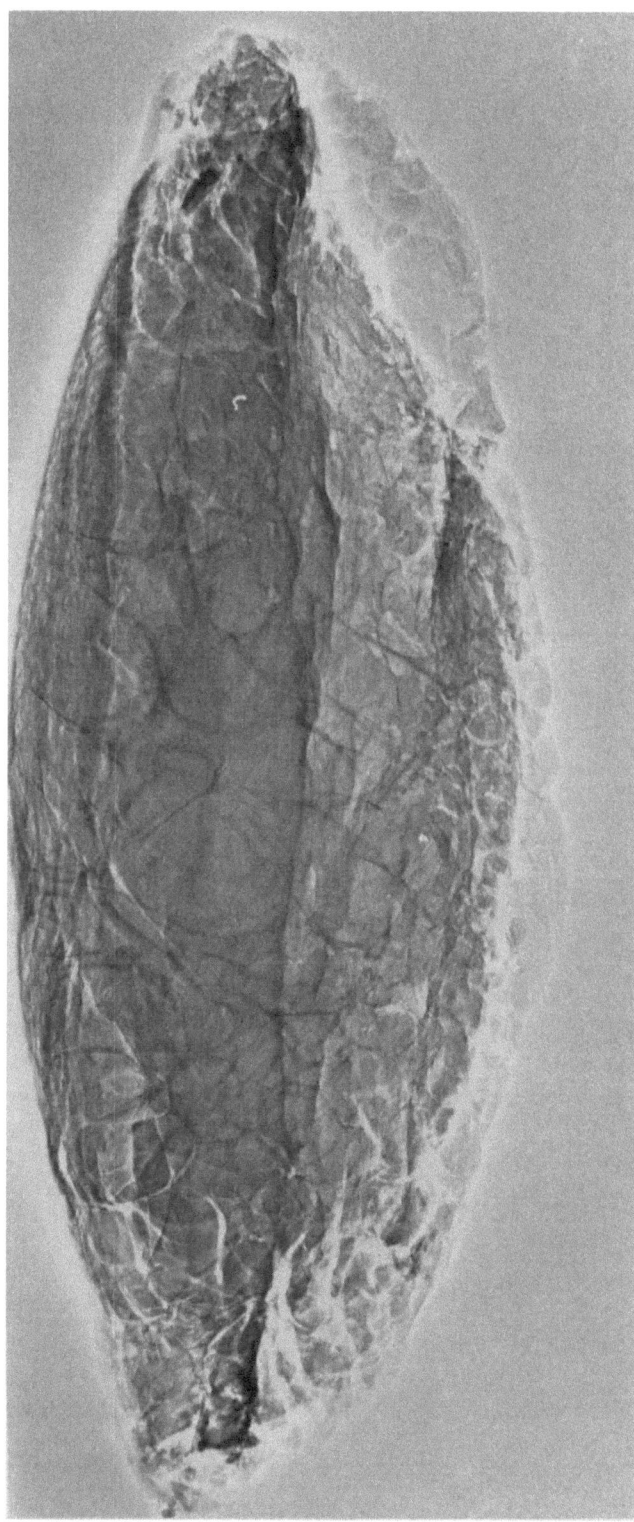

Abb. 20c

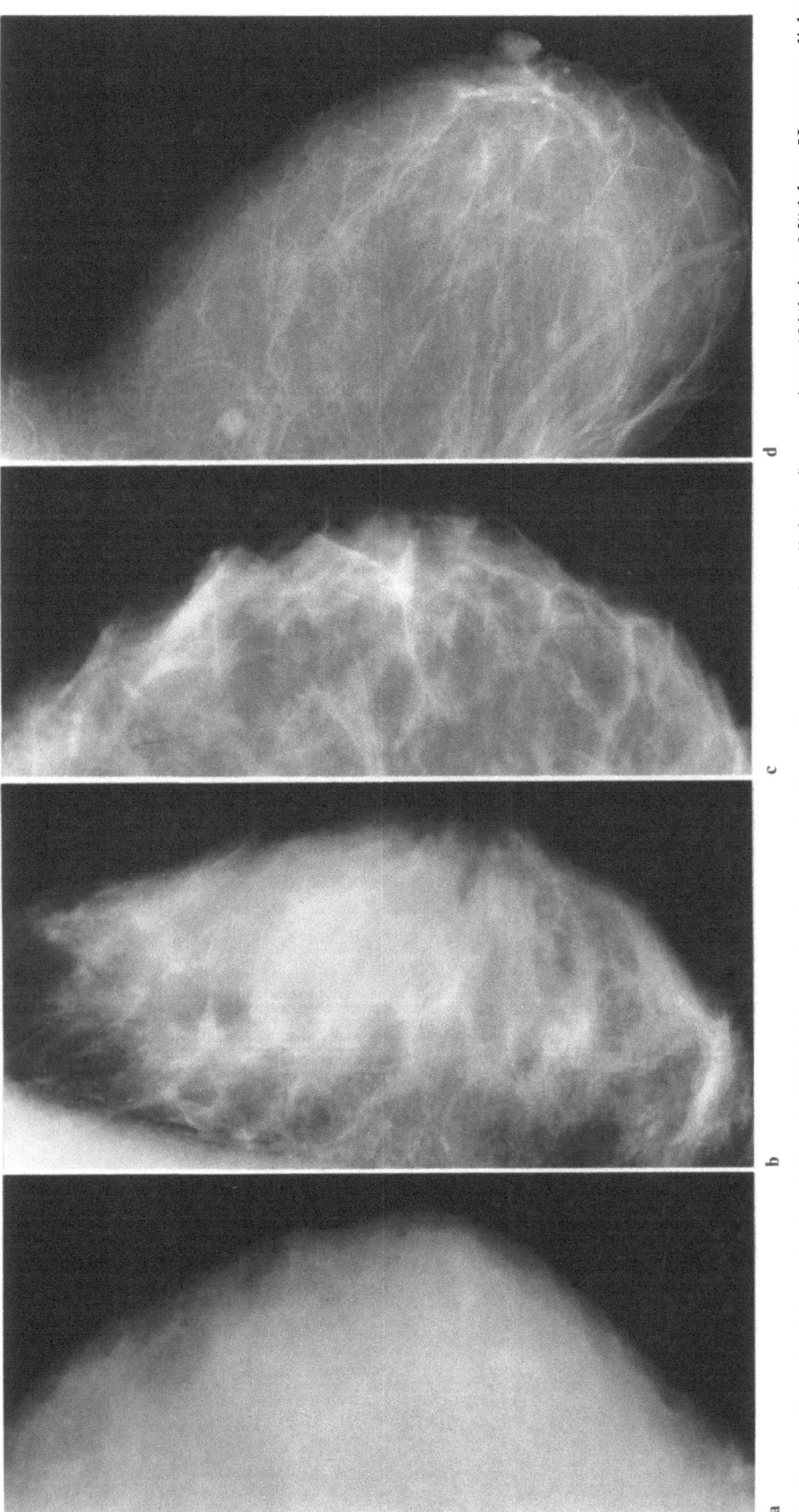

Abb. 21 a–g. Altersphysiologische Involution des Stützbindegewebes der normalen Brust. *Mammogramm* (mediolateral) **a** von einem 18jährigen Mädchen: Homogen dichter Drüsenkörper, der nur am kranialen Rand von Fett durchsetzt und transparenter ist. Strukturen nicht differenzierbar. Pathologische Prozesse leicht zu übersehen. **b** einer 26jährigen Frau: In den kaudalen und brustwandnahen Bezirken Rückbildung des Bindegewebes, so daß die Drüsenläppchen als stecknadelkopfgroße runde Verschattungen sichtbar werden. Kranial des Warzenhofes stromareicher dichter Bezirk, dessen Strukturen nicht zu differenzieren sind. **c** einer 28jährigen Frau: In der ganzen Brust nur wenig Stützbindegewebe. Drüsenparenchym und Cooper-Ligamente gut differenzierbar. Pathologische Veränderungen in dieser Brust frühzeitig zu erkennen. **d** einer 62jährigen Frau: Fettgewebsreiche Brust mit starker Involution des Bindegewebes. Cooper-Ligamente als zarte Septen, Venen als breite Bänder zu erkennen. Kranial knapp linsengroßer Lymphknoten (unverdächtig!). Malignome sind in dieser Brust bei geringster Strahlenbelastung des Organs schon frühzeitig zu erkennen. Fälschlicherweise wird

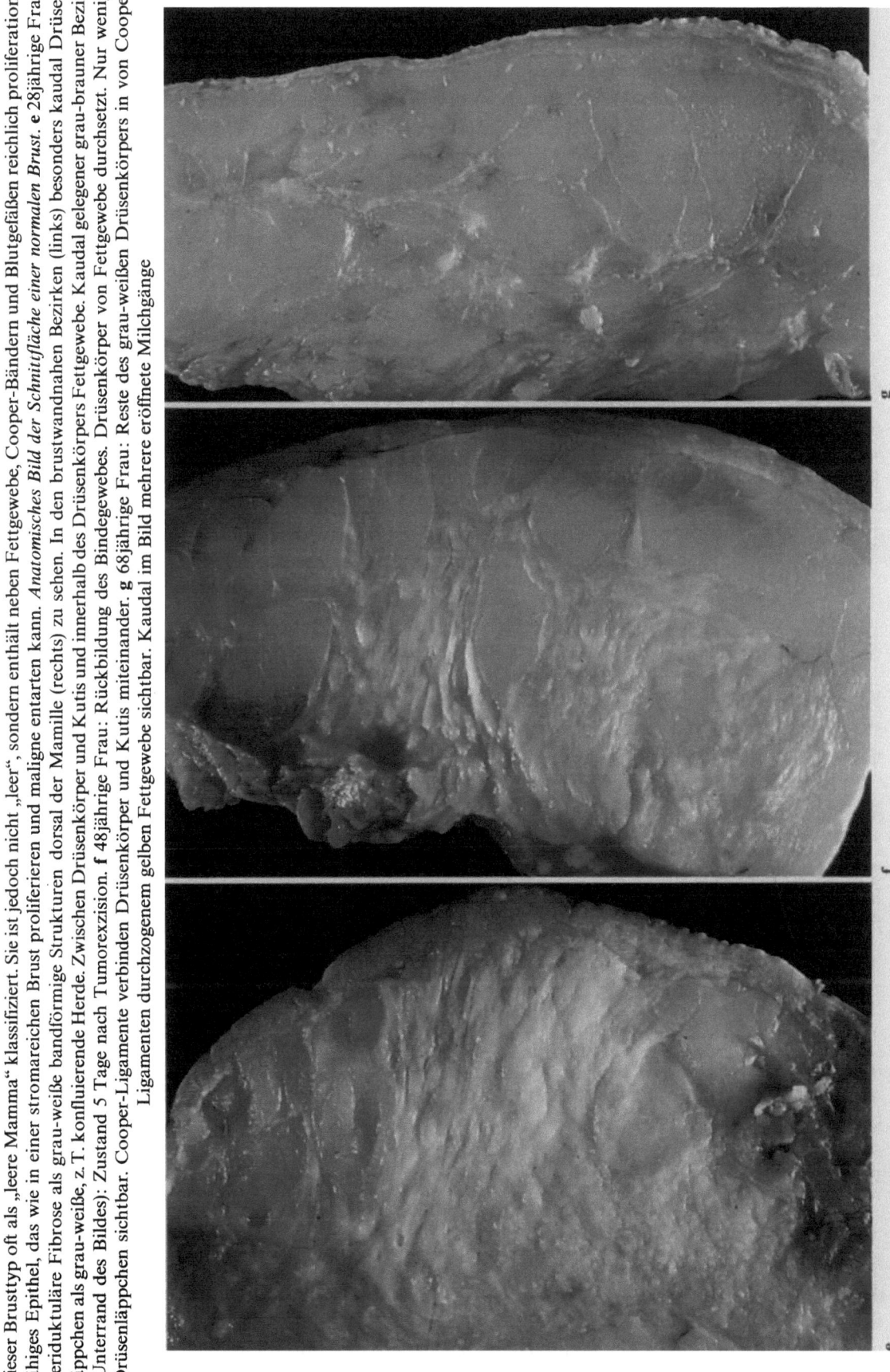

dieser Brusttyp oft als „leere Mamma" klassifiziert. Sie ist jedoch nicht „leer", sondern enthält neben Fettgewebe, Cooper-Bändern und Blutgefäßen reichlich proliferationsfähiges Epithel, das wie in einer stromareichen Brust proliferieren und maligne entarten kann. *Anatomisches Bild der Schnittfläche einer normalen Brust.* **e** 28jährige Frau: Periduktuläre Fibrose als grau-weiße bandförmige Strukturen dorsal der Mamille (rechts) zu sehen. In den brustwandnahen Bezirken (links) besonders kaudal Drüsenläppchen als grau-weiße, z. T. konfluierende Herde. Zwischen Drüsenkörper und Kutis und innerhalb des Drüsenkörpers Fettgewebe. Kaudal gelegener grau-brauner Bezirk (Unterrand des Bildes): Zustand 5 Tage nach Tumorexzision. **f** 48jährige Frau: Rückbildung des Bindegewebes. Drüsenkörper von Fettgewebe durchsetzt. Nur wenige Drüsenläppchen sichtbar. Cooper-Ligamente verbinden Drüsenkörper und Kutis miteinander. **g** 68jährige Frau: Reste des grau-weißen Drüsenkörpers in von Cooper-Ligamenten durchzogenem gelben Fettgewebe sichtbar. Kaudal im Bild mehrere eröffnete Milchgänge

Die Milchgänge sind im Mammogramm normalerweise nicht zu erkennen, lediglich die retromamillären Milchsäckchen (Sinus lactiferi) können sich als breite bandförmige Verschattungen darstellen.

Die *Drüsenläppchen* sind in den mittleren und brustwandnahen Abschnitten des Drüsenkörpers am zahlreichsten entwickelt (Abb. 19). Liegen sie im Fettgewebe, dann zeigen sie sich im Röntgenbild als bis zu stecknadelkopfgroße Schatten, die miteinander konfluieren können. *Nur selten wird das Drüsenläppchen allein, sondern meistens zusammen mit dem zu ihm gehörenden Mantel- und Stützbindegewebe als unterschiedlich großer Schatten wiedergegeben.*

Zwischen Drüsenkörper und Haut sind die großen Arterien und Venen als streifenförmige Schatten mit glatter Kontur zu erkennen.

Die *individuelle Strahlendichte* einer Brust kann nicht durch Abtasten, sondern nur durch ein Mammogramm festgestellt werden. Karzinome bei 30jährigen Frauen sind keine Seltenheit. In der Gruppe der 30–40jährigen werden bei Reihenuntersuchungen auf 1000 Frauen 0,9 Karzinome entdeckt (FRISCHBIER u. LOHBECK, 1977). Ab dem 30. Lebensjahr sollten deshalb alle Frauen vorsorglich mammographiert werden. Weitere Kontrollen richten sich nach der Zusammensetzung und Beurteilbarkeit des Drüsenkörpers. Lassen sich die Drüsenstrukturen bei *ausreichendem Fettgewebsgehalt* der Brust gut differenzieren, sollten Routineuntersuchungen in Abständen von etwa 2 Jahren vorgenommen werden. Wenn dagegen durch *reichlich Bindegewebe* die Beurteilung des Mammogramms eingeschränkt oder gar unmöglich wird, ist eine Kontrollmammographie vor Ablauf von 3 Jahren nicht erforderlich. Bei schwer beurteilbaren Mammogrammen sind Kontrollen in *kurzen* zeitlichen Abständen sinnlos, denn ein pathologischer Prozeß kann nur erkannt werden, wenn er am Rande des Drüsenkörpers wuchert; dann kann er auch getastet und punktiert werden.

3. Involvierte Brustdrüse (Abb. 21 d, g)

Die Drüsenläppchen atrophieren ab dem 40. Lebensjahr und werden durch Binde- und Fettgewebe ersetzt. Die verbleibenden Drüsenläppchen bzw. -gänge verändern sich zystisch, was im Mammogramm zu bis zu linsengroßen, polyzyklisch begrenzten, homogenen Verschattungen in der Drüsenperipherie führen kann.

Große Bindegewebsbezirke führen röntgenologisch zu homogenen unscharfen Fleckschatten unterschiedlicher Größe, zwischen denen breite Venen und Arterien ziehen.

Wenn sich das Bindegewebe stark zurückbildet und nur wenig Stroma in der Brust vorhanden ist, können die Drüsenläppchen in zarten Bindegewebssepten liegen. Die Brustdrüse ist dann sehr strahlendurchlässig und gut zu beurteilen. Bei den zarten bandförmigen Verschattungen handelt es sich um Gefäße, Cooper-Ligamente und die verbliebenen Drüsenläppchen tragende Stromasepten. Von einer *leeren Mamma* zu sprechen ist nicht nur unschön, sondern auch falsch, zumal in den Stromasepten proliferationsfähiges Epithel liegen kann.

Das Bild der involvierten Brustdrüse kommt nicht nur bei alten, sondern auch bei jüngeren Frauen vor. Bei einer Schwangerschaft proliferieren die Läppchen in den Stromasepten und führen im Mammogramm zu inhomogenen, klein- und großflächigen konfluierenden Verschattungen.

VII. Thermographie (Abb. 10)

Jugendliche Brüste sind in der Regel schlecht durchblutet. Die Brustwarze ist gegenüber der Brusthaut in jedem Lebensalter kalt. Je mehr Drüsenläppchen entwickelt sind, desto stärker ist die Gefäßversorgung. Bis zum 18. Lebensjahr werden im Thermogramm meistens nur ein oder zwei Gefäßäste vorwiegend des lateralen und angedeutet auch des medialen Gefäßstranges dargestellt.

Im *geschlechtsreifen Alter* tritt dagegen – je nach Zyklusphase und Entwicklung von Drüsenläppchen – eine mäßige bis starke Gefäßzeichnung vorwiegend in den lateral-kranialen, weniger in den medial-kranialen und in beiden kaudalen Quadranten auf. Dazu kommt eine unterschiedlich starke Venenzeichnung. Prämenstruell können die Gefäße bis an den Warzenhof heranreichen und sich hier zu einem Gefäßgeflecht vereinigen.

Im Senium, also etwa ab dem 60. Lebensjahr, haben bis zu 80% aller Frauen wieder schlecht durchblutete und thermographisch „kalte" Brüste. Die oberflächlich gelegenen Venen treten stärker in Erscheinung und können ein abnormes Thermogramm vortäuschen. Eine im hohen Alter stark vaskularisierte Brust soll nach TRICOIRE et al. (1970) verdächtig auf einen malignen Prozeß sein, was wir jedoch nicht bestätigen können.

Die erkrankte Brust

E. Benigne Neoplasien

Gutartige Neubildungen des Brustdrüsenkörpers können vom *mesenchymalen* oder *epithelialen* Gewebe ausgehen. Sie sind durch expansives Wachstum und gewöhnlich sowohl morphologisch wie auch röntgenologisch durch gute Abgrenzbarkeit gekennzeichnet. Im Thermogramm können sie Blutgefäße verdrängen, abnorm vaskularisiert oder indifferent sein.

Zu den im Drüsenkörper entstehenden, nichtepithelialen Geschwülsten gehören das *Lipom*, das *Fibrom* und das *Myotheliom*, das *Angiom* und das *Granularzellmyoblastom* mit einer Altershäufung zwischen 45 und 50 Jahren. *Neurogene Tumoren* der Mamma gehen nicht vom Drüsenkörper aus.

I. Pathologische Anatomie der benignen, *nichtepithelialen* Neoplasien

1. Lipom

Das *Lipom* findet sich in etwa 2–3% aller Mammabiopsien; es handelt sich um eine weiche, z.T. durch Bindegewebe abgekapselte, kugelige gelbe Geschwulst, die regressiven Veränderungen unterliegt und dann auch grobschollig verkalken kann. Bindegewebsreichere Tumoren bezeichnet man als *Fibrolipome*. Lipome und Fibrolipome kommen innerhalb des Drüsenkörpers, vornehmlich jedoch im umgebenden Fettgewebe vor. Bei Diagnosestellung haben sie gewöhnlich eine Größe von 1–3 cm.

2. Angiom

Das *Hämangiom* und *Lymphangiom* findet man sehr selten in der Mamma (0,2% aller Biopsien). Die vom periduktalen Mantelbindegewebe ausgehenden Angiome vom gemischt kapillär-kavernösen Typ werden meist innerhalb eines Mastopathiefeldes zufällig entdeckt. Sie ahmen einen lobulären Aufbau nach (lobuläres Angiom) und sind vom Bindegewebe abgesetzt (McDivitt et al., 1968). Äußerst selten kommt ein multizentrischer Ursprung im Sinne einer *Hämangiomatose* vor (Kessler u. Kozenitzky, 1971; Hamperl, 1973; Breitfellner, 1975), wobei maligne Entartungen möglich sind. Die klinisch in Erscheinung tretenden Angiome entspringen aber meist von der den Drüsenkörper überziehenden Haut.

3. Fibrom

Das reine *Fibrom* ist selten und in 0,5–1% aller Biopsien zu beobachten. Es ist im Gegensatz zum Lipom von fester Beschaffenheit und weiß-grauer Farbe. Grobschollige Verkalkungen sind bei allen Fibromen möglich.

Differentialdiagnostisch ist die sehr seltene *Fibromatose* der Mamma anzuführen, die nicht scharf abgrenzbar und durch eine Proliferation von fibroblastenartigen Zellen mit Kollagenfasersynthetisierung gekennzeichnet ist (ROSEN et al., 1978; FISHER et al., 1979).

4. Myoblastom

Der *Granularzelltumor Abrikosoff* ist eine ebenfalls sehr seltene Geschwulst innerhalb des Milchdrüsenkörpers (McDIVITT et al., 1968); normalerweise hat er – und auch dort selten – seinen Ursprung in der Haut. Eine maligne Form kann vorkommen (KALBFLEISCH et al., 1978; BASSETT u. COVE, 1979).

5. Myotheliom

Das Myotheliom (Myoepitheliom) ist eine extreme Rarität vom Bau eines Leiomyoms, wobei die Zellen feinstrukturell eng verwandt sind mit den Myoepithelien; der Tumor ist nicht abgekapselt, die Grenzen sind verwaschen, eine maligne Variante in Form eines Sarkoms kommt vor (Abb. 28b).

6. Amyloidtumor

Ein *Amyloidtumor* kommt in der Mamma äußerst selten vor und wird bei älteren Frauen als Solitärbefund oder im Rahmen einer Amyloidose meist vom primär perikollagenen Typ beobachtet. Der Tumor, der bis zur Entdeckung mehrere Zentimeter groß werden kann, ist beweglich und gleichmäßig derb. Die Farbe ist grau, die Schnittflächen sind feingranulär. Mikroskopisch läßt sich Amyloid hauptsächlich im periduktalen Stroma, gelegentlich auch im Stützbindegewebe und in der Wand kleiner Blutgefäße darstellen. Infiltrate aus Lymphozyten, Plasmazellen in enger Beziehung zu den Ablagerungen und mehrkernige retikuläre Riesenzellen mit Phagozytose des abnormen Eiweißes runden das Bild ab (FERNANDEZ u. HERNANDEZ, 1973; LIPPER u. KAHN, 1978). Mikroverkalkungen können hinzutreten.

Radiologie der benignen nichtepithelialen Neoplasien s.S. 86
Thermographie der benignen nichtepithelialen Neoplasien s.S. 98

II. Pathologische Anatomie der benignen *epithelialen* Neoplasien

Hierzu rechnet man die *Fibroadenome, Adenome* und *Papillome* des Milchdrüsenkörpers sowie der Mamille.

1. Fibroadenom

Die bedeutungsvollste benigne geschwulstartige Veränderung ist das Fibroadenom, welches gleichermaßen aus epithelialen und bindegewebigen Elementen aufgebaut ist und bisweilen beträchtliche Größen (über 10 cm Durchmesser) erreicht; in der Regel ist es aber nur 2–5 cm groß. Das Fibroadenom hat einen charakteristischen breiten *Altersgipfel* in der 3.–4. Lebensdekade. In der bioptischen Diagnostik ist es insgesamt mit 13% vertreten und bis zum 25. Lebensjahr die häufigste umschriebene Veränderung der Brustdrüse, die zu einem operativen Eingriff führt. Bevorzugter Sitz sind die lateralen Quadran-

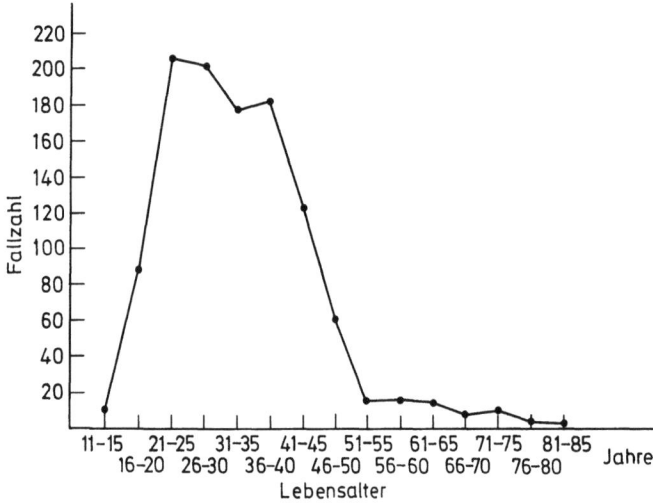

Abb. 22. Altersverteilung der bioptisch erfaßten Fibroadenome. Fallzahl: 1115. Pathologisches Institut der Universität München (1958–1964 und 1968–1971)

ten. Ab dem 5. Lebensjahrzehnt verringert sich die Häufigkeit kontinuierlich, jenseits des 50. Lebensjahres kommt es selten vor (Abb. 22).

Das Fibroadenom wird wegen seines epithelialen und mesenchymalen Bausteins auch als Mischtumor bezeichnet. Der tumorauslösende Faktor ist ähnlich der Mastopathie ein endokriner Stimulus, offensichtlich eine lokale Überempfindlichkeit des auf Östrogene ansprechenden Gangsystems, wobei es sowohl zu einer Ductusproliferation als auch zu einer Reaktion am Mantelbindegewebe mit Zellproliferation und Einlagerung von Mukopolysachariden kommt. Aus dieser Vorstellung heraus ist das Fibroadenom in strengem Sinne primär keine eigenständige Geschwulst; im Status nascendi besteht häufig ein enger Zusammenhang mit einer Mastopathie, die Bezirke von der Struktur eines Fibroadenoms zeigt *(Mastopathia fibroadenomatosa)*. Daraus wird auch verständlich, daß Fibroadenome plurifokal vorkommen können.

Mit der Größenzunahme beeindruckt zunehmend der gutartige Geschwulstcharakter, der sich durch eine rundliche Struktur von grau-braunem Farbton mit z.T. bindegewebiger Abkapselung zeigt. Die Konsistenz ist unterschiedlich, sie hängt vom Alter und von der Gewebszusammensetzung ab. Noch nicht zum Stillstand gekommene Formen sind weich, Tumoren mit Bindegewebsreichtum (Adenofibrom) und alte ruhende Formen sind fest; letztere können *hyalinisieren, sklerosieren, grobschollig verkalken* und auch einmal *verknorpeln* oder *verknöchern. Mikrokalzifikationen* in Form von Einzelzellverkalkungen kommen gleichfalls vor (Grünberg, 1977). Auch Infarkte sind bekannt (Sawai u. Talvalkar, 1977).

Nach dem histologischen Bild werden folgende Unterformen, die für die radiologische Diagnostik unbedeutend sind und keinen Dignitätswert haben, unterschieden: Intrakanalikuläres, perikanalikuläres und gemischt intra-perikanalikuläres Fibroadenom.

Der intrakanalikuläre Typ macht zwei Drittel aller Fibroadenome aus. Die Dignität richtet sich nach der intrakanalikulären Epithelproliferation; in ungefähr 0,5% werden gesteigert atypische Zellwucherung gefunden, die einem In-situ-Karzinom entsprechen und in ein invasives Karzinom übergehen können (Case, 1977; Bässler, 1978; Fondo et al., 1979).

2. Zellreiches Fibroadenom (Cystosarcoma phylloides)

Das zellreiche Fibroadenom (Riesenfibroadenom, Sarcoma phylloides) verhält sich demgegenüber andersartig. Es ist eine eigenständig erscheinende seltene Neubildung von der Grundstruktur eines intrakanalikulären Fibroadenoms mit ungewöhnlichem Zellreichtum und häufig polymorphem, sarkomartigen Zellbild des betonten bindegewebigen

Anteiles. Diese zunächst kleinen Tumoren (Altersgipfel bei 49 Jahren) können plötzlich zu monströsen Gebilden, in Extremfällen bis zu 30 cm Durchmesser, heranwachsen (MÜL-LER, 1839; LEE u. PACK, 1931; ANDERSSON, 1978). Sie haben makroskopisch eine blattartige, knollige oder zystische Architektur, sind expansiv und teilweise aggressiv und beziehen dann auch die Haut mit ein, wobei es zu lividen Verfärbungen der buckelig vorgewölbten druckatrophierten Haut mit Ulzerationen kommen kann. Je größer die Geschwulst wird, um so schwieriger ist die Abgrenzung zum gesunden Gewebe wegen *fächer- und fingerförmiger Ausläufer* zu bestimmen und *Rezidivneigung* ist damit gegeben. Kleine Tumoren sind solide, große Tumoren neigen zu regressiven Veränderungen mit Zysten, Hämorrhagien und Nekrosen; das Stroma ist oft myxomatös, es kann kartilaginäre und ossäre Metaplasien aufweisen.

Das histomorphologische Bild erlaubt keine sichere Aussage über das biologische Verhalten; mitotische Aktivität und Polymorphie der Stromazellen weisen auf potentielle Malignität hin. Selten werden bei der ersten Diagnose bereits Metastasen nachgewiesen, mit der Rezidivquote (etwa 20%) steigt der Anteil von Zystosarkomfällen mit Metastasen an (BLICHER-TOFF et al., 1975; ALJURF et al., 1978; PIETRUSZKA u. BARNES, 1978). Die Häufigkeit der malignen Form des Cystosarcoma phylloides wird mit 2,5–31% angegeben (RUEGG u. SULSER, 1975; BÄSSLER, 1978). Ein szirrhöses Karzinom innerhalb eines malignen Cystosarcoma phylloides beschreiben McCORMICK und PILLAY (1977).

3. Adenom

Das reine Adenom der Brust ist eine Rarität; es ist abgekapselt, weich und gelblich, das mikroskopische Muster ist durch ein gleichmäßiges, glanduläres Bild mit einem zarten retikulären Maschenwerk ausgewiesen, Kollagenfasern fehlen (PERSAUD et al., 1968). Häufig handelt es sich bei sog. Adenomen um Fibroadenome mit starkem glandulären Anteil (Pontara-Typ) und *laktierende* bindegewebsarme Adenome, die auf dem Boden eines Fibroadenoms oder als eigenständig weiterproliferierende Abschnitte einer Mamma lactans nach Schwangerschaft und Stillzeit entstehen.

4. Papillom

Das Papillom der großen Milchgänge ist nach der Fibroadenom- und Adenomgruppe die häufigste epitheliale Neubildung, die bevorzugt bei Frauen nach der Menopause vorkommt. Es ist eine kugelige, gestielte, pendelnde oder breitbasig aufsitzende Geschwulst im Ausführungsgangsystem, die zu erosiven Blutungen neigt und dann zum auffälligen Befund einer blutenden Mamma führt. Das solitäre Papillom erscheint im Mammabiopsiegut in 0,5–1%. Der betroffene Gangabschnitt ist oder wird mit der Größe des Tumors zunehmend ektatisch, dennoch kann es distal zum Verschlußsyndrom mit Sekretstau kommen. Das mikroskopische Bild zeigt einen gut vaskularisierten Stromabaum mit einem mehr oder weniger stark proliferiertem Epithelüberzug und soliden und tubulär-adenoiden Strukturen, aber ohne Zellpolymorphie. In älteren Papillomen sind Stromahyalinisierungen mit scholligen Verkalkungen möglich, onkozytäre Zellumwandlungen und dystrophe granuläre Epithelverkalkungen kommen vor, Zellnekrosen sind selten.

Patientinnen mit einem Gangpapillom haben häufig eine papillomatöse Gangepithelproliferation *(Papillomatose)* in der Umgebung. Papillome in kleineren Gängen entstehen meist in einer vorbestehenden Zyste *(papilläre Zyste)*.

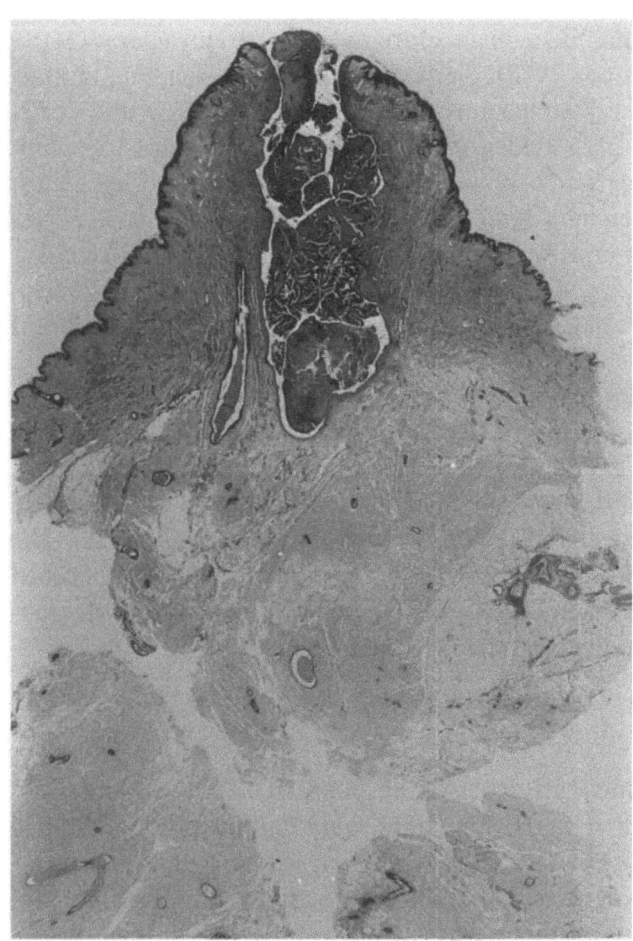

Abb. 23. Adenom der Mamille. Stark aufge-
weiteter mamillärer Milchgang mit adenom-
artiger Epithelwucherung und stromareichen Abschnitten. Teile des Adenoms sind
in der Öffnung des Milchgangs auf der Mamille sichtbar. Die übrigen retromamillären
Milchgänge sind unauffällig. × 10

5. Adenom der Mamille

Die *areoläre Papillomatose* wird auch als Adenom der Mamille aufgefaßt (JONES, 1973);
klinisch spielt sie bei der Differentialdiagnose der blutenden Mamille und des Morbus
Paget sowie bei andersartigen Veränderungen und bei Anomalien der Kutis von Mamille
und Warzenhof eine Rolle (MEYER u. GROSSHANS, 1979). Der nicht häufig vorkommende
abgerundete Tumor hat eine bräunliche Farbe und eine mäßig weiche Beschaffenheit,
er wird gewöhnlich 1–3 cm groß. Mikroskopisch findet man erweiterte Ausführungsgänge
mit papillärer und solid-adenoider Zellproliferation (Abb. 23), z.T. mit eingezogenem
Faserstroma, welches hyalinisieren und verkalken kann. Einzelne Fälle maligner Entartung sind beschrieben worden (BHAGAVAN et al., 1973). Die Beurteilung der Dignität
anhand des histologischen Bildes ist wegen der meist floriden Zellproliferation manchmal
schwierig. Über eine *Adenomatose der Mamille* berichten CIVATTE et al. (1977).

6. Mischtumor

Ähnlich dem Mischtumor der Speicheldrüsen gibt es selten bei Frauen im fortgeschrittenen Alter einen tumorösen Prozeß, der einerseits aus eindeutig epithelialem Gewebe
vom Typ proliferierender Ductus und Ductuli und andererseits aus einem pleomorphen
mesenchymalen Gewebe, wie spindelzellreiches und myxomatöses Faserstroma, mit flie-
ßenden Übergängen in knorpelige und knöcherne Partien aufgebaut ist. Diese teilweise

bindegewebig abgegrenzten Tumoren werden bis zu 15 cm groß. Obgleich sie infiltrierend wachsen können, setzen sie kaum Metastasen. Über einen malignen Mischtumor berichten HAGER und LEDERER (1977). Das mesenchymale Gewebe neigt zu unregelmäßigen scholligen Verkalkungen und Verknöcherungen. Manchmal ist noch eine Fibroadenomstruktur zu erahnen, so daß möglicherweise eine intensive Metaplasie eines ursprünglichen Fibroadenoms zugrunde liegt. Klinisch und radiologisch besteht Ähnlichkeit mit einem Karzinom (SHETH et al., 1978).

Radiologie der benignen epithelialen Neoplasien s.S. 86
Thermographie der benignen epithelialen Neoplasien s.S. 98

III. Sonstige seltene gutartige Veränderungen und Entzündungen

Extrem seltene gutartige Läsionen des Drüsenparenchyms sollen der Vollständigkeit halber erwähnt werden: Über *Paragangliome* in der Mamma berichtet GOLDMAN (1977), ein Bericht über 57 Fälle von Knoten durch *Filarien* stammt aus China (Department of Pathology, Hsuchow, 1978). Eine *Ochronose* der Mamma beobachteten LEFER und ROSIER (1979).

Den seltenen Fall eines Leiomyoms in der Mamille teilen NASCIMENTO et al. (1979) mit; über *desmoplastische Trichoepitheliomata* berichten BROWNSTEIN und SHAPIRO (1977), und 16 Fälle von *Hamartomen* sammelten HESSLER et al. (1978); 8 Beobachtungen eines *primären Karzinoids* teilen CUBILLA und WOODRUFF (1977) mit. Schließlich berichteten CIVATTE et al. (1977) über die *Adenomatose der Mamille* und BABA et al. (1978) über eine *pseudosarkomatöse Fasciitis,* die unter dem klinischen Bild eines Karzinoms verlief.

HUHN und STOCK (1977) sahen eine *Fadenpilzgranulomatose,* die zu dem klinischen Bild eines inflammatorischen Mammakarzinoms führte. Ähnlichkeit mit einem Karzinom haben auch Granulome des *Morbus Boeck* (BATTESTI et al., 1977; BODO et al., 1978) und Infiltrate bei einer Tuberkulose (TABAR et al., 1976; GOLDMAN, 1978).

All diese Erkrankungen sind Zufallsbefunde, mit denen von vornherein praktisch nicht zu rechnen ist. Sie laufen fast immer unter dem Bild eines malignen Prozesses ab und sind in toto zu exzidieren.

Entzündungen [Mastitis im Wochenbett, unspez. Mastitis, spez. Mastitis, rezidivierende Mastitis bei krankhaft weiten Milchgängen (secretory disease), Abszeß] verursachen am Brustparenchym Veränderungen, die klinisch und mammographisch manchmal nicht von einem Karzinom zu differenzieren sind. Auf die Mastitiden kann im Rahmen dieses Kapitels nicht näher eingegangen werden. Der Interessierte sei auf die folgenden Monographien und Arbeiten verwiesen:

Unspezifische Mastitis: SCHWEIGER und HERFARTH (1968), WIDOW (1968), HOEFFKEN und LANYI (1973), BÄSSLER (1978), BARTH (1979a).

Tuberkulose: TABER et al. (1976), GOLDMAN (1978).

Entzündliche und traumatische Fettgewebsnekrosen: BASSETT et al. (1978), MEYER et al. (1978).

Plasmazellmastitis bei secretory disease mit rezidivierenden Abszessen und Mamillenretraktion: INGLEBY und GERSHON-COHEN (1960), GAWLICH und ZIPPEL (1976), REES et al. (1977).

Abszeß: INGHAM et al. (1979).

Noduläre Pannikulitis (Weber-Christian-Erkrankung): BERNSTEIN (1977).

IV. Radiologie der benignen *nichtepithelialen* und *epithelialen* Neoplasien

Die häufigsten gutartigen nichtepithelialen und epithelialen Neoplasien können aufgrund unterschiedlicher Strahlenabsorption und verschiedenartiger Form und Struktur im Mammogramm in 3 Gruppen eingeteilt werden:
1. *Tumoren weniger dicht als normales Drüsenparenchym* (Abb. 24a);
2. *Tumoren oder diffuse Veränderungen gleich dicht wie normales Drüsenparenchym* (Abb. 24b);
3. *Tumoren dichter als normales Drüsenparenchym* (Abb. 24c).

Die Tumoren der Gruppe 1 und 3 unterscheiden sich röntgenologisch gut voneinander, die Tumoren der Gruppe 2 sind im Mammogramm nicht sichtbar; sie können allenfalls in einem *Galaktogramm* oder *Pneumozystogramm* diagnostiziert oder mit Hilfe der sog. Kontrastmammographie (interstitielle Insufflation von Sauerstoff oder Kontrastmittel) (WESAHLER et al., 1975) sichtbar und lokalisiert werden.

1. Tumoren weniger dicht als normales Drüsenparenchym

a) Lipom – Fibrolipom – Fibroadenolipom

Es handelt sich um bis hühnereigroße, gut strahlendurchlässige Areale im Drüsenparenchym, die häufig brustwandnah, aber auch zentral im Drüsenkörper vorkommen. Verkalkungen werden beim reinen Lipom röntgenologisch äußerst selten gesehen, beim Fibrolipom häufiger und besonders oft im Fibroadenolipom, wo manchmal große amorphe, plattenförmig geschichtete Verkalkungen entstehen können (LEE u. DINER, 1973). Die Tumoren sind von einer Kapsel umgeben, die sich röntgenologisch als zarte, maximal 2 mm breite Verdichtung um den Tumor herum darstellt.

Während das reine Lipom homogen strahlentransparent ist (Abb. 24a), zeigen sich im Fibrolipom inhomogene Fleckschatten (Fibrosen); im Fibroadenolipom führen strahlentransparente und dichte Areale zu einem gefleckten Bild mit zahlreichen nebeneinander liegenden Verdichtungen und „Aufhellungen" (Abb. 25).

Differentialdiagnostische Schwierigkeiten bestehen bei den Tumoren dieser Gruppe *röntgenologisch* nicht. *Klinisch* können sie ein Cystosarcoma phylloides, ein Fibrom, eine Zyste oder einen zellreichen malignen Tumor vortäuschen. Erwähnt sei, daß *Pseudolipome* häufig neben stromareichen Karzinomen (z.B. Szirrhus) entstehen (WIDOW, 1968). Bei Auftreten eines Lipoms in vormals normalem Drüsenparenchym ist also an einen malignen Nachbarschaftsprozeß zu denken.

Abb. 24a–c. Strahlenabsorption gutartiger Tumoren der Brust. **a** Lipom: 33jährige Frau mit weicher knolliger Resistenz in der linken Brust. Mammogramm (kranio-kaudal): Stromareiche, wenig strahlentransparente Brust mit einem zentral gelegenen walnußgroßen Lipom mit glatter Kontur und ohne Kalk, das wesentlich weniger Röntgenstrahlung absorbiert als der Drüsenkörper. **b** Fibroadenom: 22jährige Frau mit einem derben großen Tumor in der rechten Brust. Seit 2 Jahren Sekretion. Mammogramm (kranio-kaudal): Zentral gelegener Tumor von gleicher Strahlendichte wie das Drüsenparenchym, allenfalls in der Struktur etwas homogener. Verdrängung der normalkalibrigen Milchgänge nach lateral ohne Einbruch in dieselbe. Kein Kalk. Histologisch: Zellreiches Fibroadenom, unverdächtig. Typisches Bild eines stromareichen Tumors in einer jugendlichen Brust. **c** Fibrom: 55jährige Frau, linke Brust, Vorsorgeuntersuchung, kein pathologischer Tastbefund. Mammogramm (kraniokaudal): Periduktuläre Mammafibrose mit einzelnen dichteren Drüsenläppchen und einem zumeist unscharf begrenzten, sehr strahlendichten Tumor im lateralen kranialen Quadranten. Auch nach Kenntnis des Röntgenbildes kein Tumor tastbar. Histologie: Fibrom

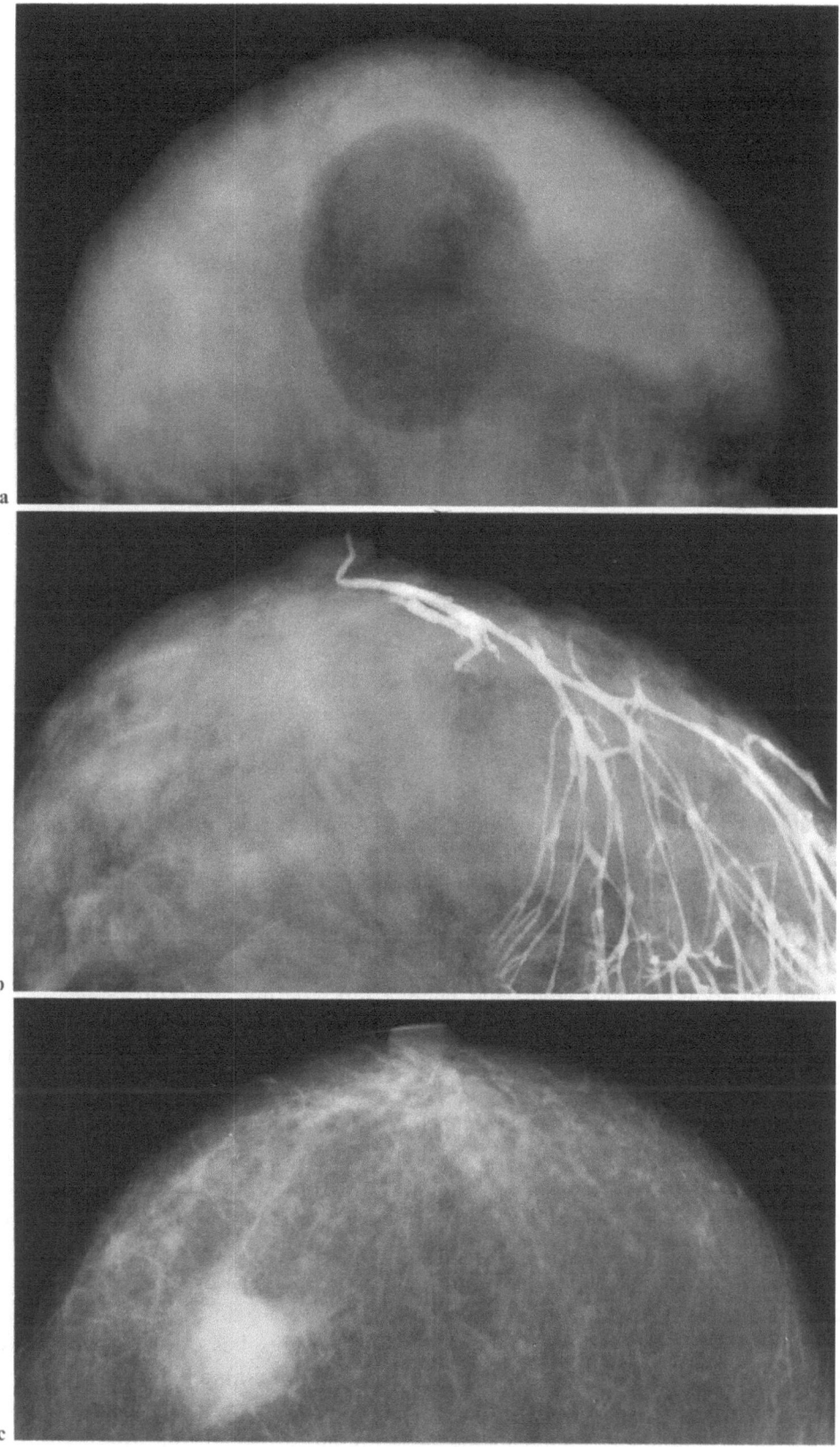

Abb. 24a–c

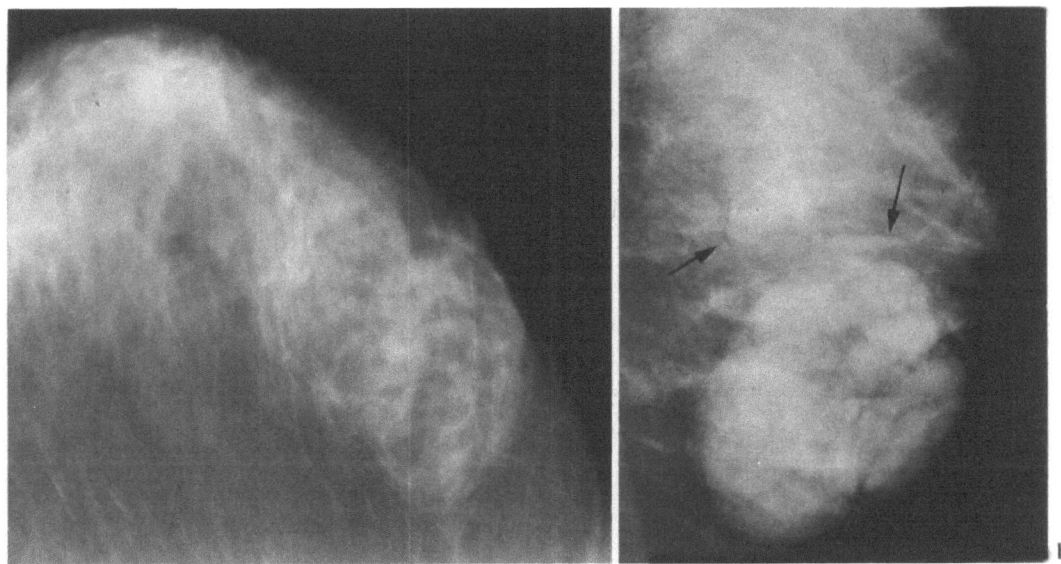

Abb. 25a, b. Fibroadenolipom. **a** Rechte Brust einer 53jährigen Frau mit einer uncharakteristischen knotigen Schwellung im kranialen lateralen Quadranten. Mammogramm (kranio-kaudal): Normal strukturierter Drüsenkörper mit einer walnußgroßen, ovalen, glattrandigen Verschattung, die von einer zarten Verdichtungslinie umgeben ist (Kapsel aus Bindegewebe). Knoteninneres inhomogen dicht durch interponiertes Fettgewebe. **b** Linke Brust einer 54jährigen Frau mit einem derben, gut verschieblichen knolligen Tumor an der Grenze beider kaudaler Quadranten. Mammogramm – Ausschnitt (medio-lateral): Fibröse Mastopathie mit einem walnußgroßen, teils glatt, teils polyzyklisch konturierten, relativ dichten Schatten, der von einer zarten Verdichtungslinie umgeben ist (Kapsel). Struktur des Knotens etwas homogener als bei **a** (stromareicherer Typ)

2. Tumoren oder diffuse Veränderungen gleich dicht wie normales Drüsenparenchym

a) Papillom – papilläre Zyste

Das *Papillom* führt klinisch (öfter als das papilläre Karzinom) zu einer Sekretion, die in 80% blutig oder fleischwasserfarben, bei dem Rest serös ist. Der Tumor ist im Mammogramm nicht zu erkennen und stellt sich nach *Kontrastierung der Milchgänge mit einem Kontrastmittel* (Galaktographie) als Aussparung in der Kontrastmittelsäule dar. Er wird vom Kontrastmittel umflossen, die Oberfläche ist unregelmäßig und z.T. zerklüftet (Abb. 26).

Die generalisierte *Papillomatose* ist *galaktographisch* an multiplen Kontrastmittelaussparungen von Glasstecknadelkopf- bis Linsengröße zu erkennen (Rummel, 1978; Barth, 1979a). Die Abgrenzung zu Aussparungen durch intraduktal gelegenen Detritus kann schwierig sein (Barth, 1977) und erfordert gelegentlich eine zweite Galaktographie (Abb. 39b).

Im Bereich von Papillomen und papillomähnlichen Wucherungen im Milchgang kommen Verkalkungen vor, die auch im Mammogramm sichtbar sind. Es ist weder mammographisch noch galaktographisch möglich, normales, atypisches oder maligne entartetes Epithel zu differenzieren, so daß über die Dignität papillomähnlicher Kontrastmittelaussparungen im Galaktogramm keine Aussage gemacht werden kann. *Generell gilt, daß eine maligne Entartung um so wahrscheinlicher ist, je langstreckiger die Kontrastmittelaussparungen sind* (Abb. 27). Über das klinische und mammographische Bild benigner und atypischer Papillomatosen berichten Ingleby und Gershon-Cohen (1960), Hamperl (1975b), Harvey und Fechner (1978) und Rummel (1978).

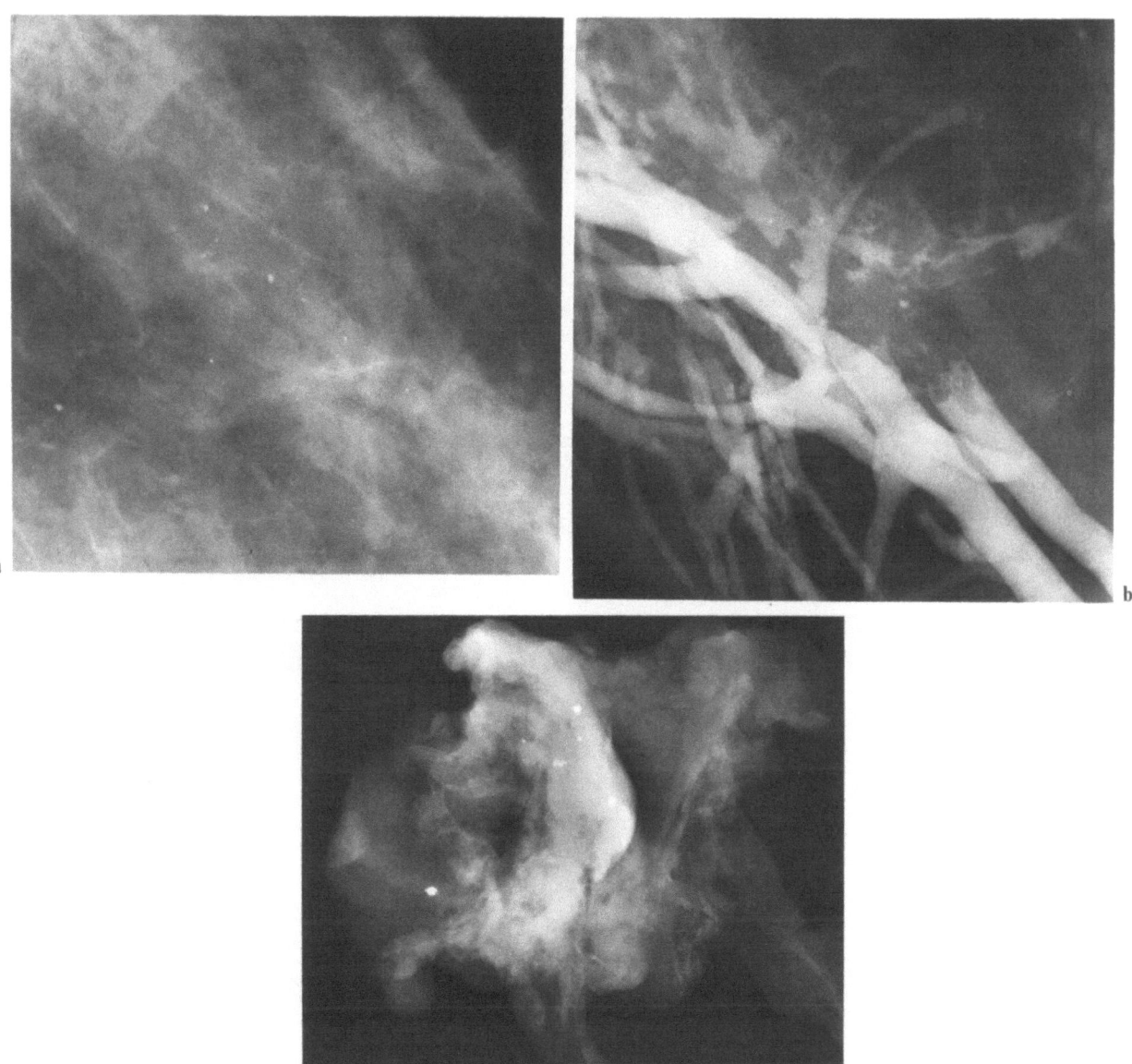

Abb. 26a–c. Milchgangspapillom. 40jährige Frau. Seit Jahren spontane Sekretion aus beiden Brüsten. Seit 2 Monaten Blutabsonderung links. Normaler Tastbefund. Zytologische Untersuchung des Sekrets: Teile eines Papilloms ohne Epithelatypien. **a** Mammogramm – Ausschnitt (kranio-kaudal): Fibrozystische Mastopathie. Im kranialen lateralen Quadranten mehrere grobschollige Kalkpartikel im Verlauf der Milchgänge angeordnet und unverdächtig. Im übrigen kein auffälliger Befund, keine tumorverdächtigen Strukturstörungen. ×10. **b** Galaktogramm – Ausschnitt (kranio-kaudal): Erweiterter Milchgang mit umschriebenen Kontrastmittelaussparungen im Bereich der Verkalkungen, die sich auch in einen Seitengang erstrecken. ×10. **c** Präparatradiogramm: Präparat nach operativer Entfernung der befallenen Gangsegmente. Der freipräparierte krankhaft veränderte Gangabschnitt ist strahlendichter als Fettgewebe und normales Stroma. Kaudal im Bild grobscholliges Kalkstück in einem schwächer verdichteten Gangabschnitt. Histologisch: Gutartige Milchgangspapillomatose mit Kalkablagerungen und Epithelatypien. ×10

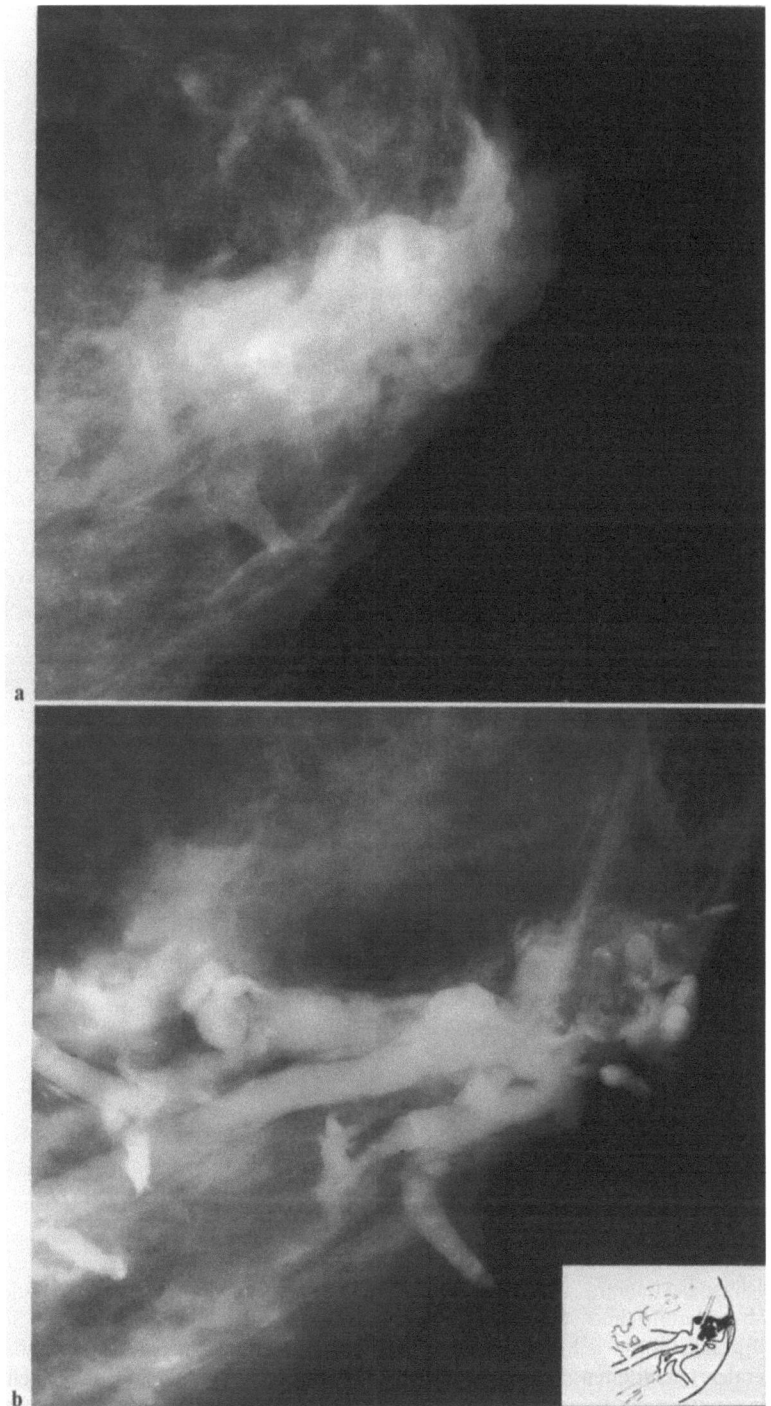

Abb. 27a–c. Röntgenologisch Verdacht auf Milchgangspapillom. 44jährige Frau. Seit 4 Wochen starke seröse Sekretion aus einem Milchgang der rechten Brust. Zytologie des Sekrets: Teile eines Papilloms ohne Epithelatypien. **a** Mammogramm – Ausschnitt (medio-lateral): Involvierter Drüsenkörper mit bandförmigen glattrandigen Verschattungen retromamillär, die vom Warzenhof in die kaudalen Quadranten ziehen. Staubförmiger Mikrokalk retromamillär angedeutet (in der Reproduktion nicht zu erkennen). Ein Schatten kaudal zieht rechtwinkelig zur Kutis (Milchgang). × 10. **b** Galaktogramm – Ausschnitt (medio-lateral): Bei dem im Mammogramm sichtbaren Schatten handelt es sich um erweiterte Milchgänge, die in der fettgewebsreichen Umgebung strahlendichter sind als das umgebende Parenchym, zumal sie Sekret enthalten. Retromamillär umschriebene polyzyklische Kontrastmittelaussparung, in die sich der Mikrokalk projiziert. Links kaudal im Bild weitere Kontrastmittelaussparung mit einem grobscholligen Kalkteilchen. × 10. **c** Histologie: Nicht-invasives duktales, adenoidzystisches Karzinom. Erweiterte mittelgroße Gänge mit isomorpher klein- bis mittelgroßzelliger Epithelwucherung unter ungleichem tubulärem Muster; dazwischen spärlich kaum anfärbbares Sekret. Über die Dignität einer intraduktalen Epithelwucherung kann also das Galaktogramm keine Aussage machen. Jeder derartige Befund muß unabhängig von Mammographie, Thermographie und zytologischem Befund histologisch geklärt werden

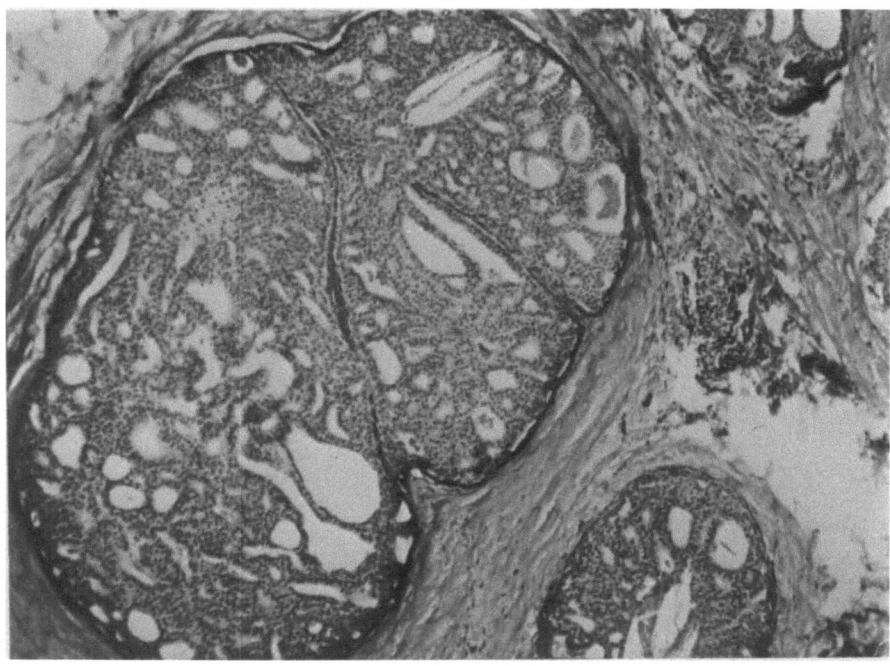

Abb. 27c

b) Hämangiomatose und Amyloidose

Diese Veränderungen wachsen multizentrisch und diffus in beiden Drüsenkörpern und können röntgenologisch nicht differenziert werden. Bei einseitigem Befall ist das Drüsenparenchym der erkrankten Brust diffus homogen oder inhomogen strahlendichter als das der gesunden Seite. Verkalkungen fehlen.

c) Fibroadenom in stromareicher Brust

Jugendliche Brüste sind meist stromareich und enthalten nur spärlich Fettgewebe, weshalb sie sehr strahlendicht sind. In einer derartigen Brust führt das Fibroadenom im Mammogramm zu keinem umschriebenen scharfrandigen Schatten, sondern allenfalls zu einer angedeuteten diffusen Verdichtung, die oft nur im Vergleich mit der Gegenseite auffällt. So können selbst große, gut tastbare Knoten im Röntgenbild unerkannt bleiben. Da sie das normale Drüsenparenchym verdrängen, kann ihre Ausdehnung bei sezernierender Brust nach Füllung der Milchgänge mit einem Kontrastmittel nachgewiesen werden (Abb. 24b). Sie grenzen sich nach Sauerstoffinsufflation in das Interstitium vom gesunden Mammaparenchym ab. Zellarme und zellreiche Fibroadenome sind röntgenologisch nicht zu differenzieren.

3. Tumoren dichter als normales Drüsenparenchym

a) Hämangiom, Hämangiokavernom und Hamartom

Diese nichtepithelialen Tumoren sind im Mammogramm polyzyklisch begrenzt, homogen strahlendicht und gelappt und finden sich bevorzugt in Hautnähe, ohne daß die Haut verdickt ist. Verkalkungen kommen vor. Das gleiche Bild verursachen *Hamartome,* die angiographisch durch einen lang anhaltenden hohen Kontrast auffallen, der sie von

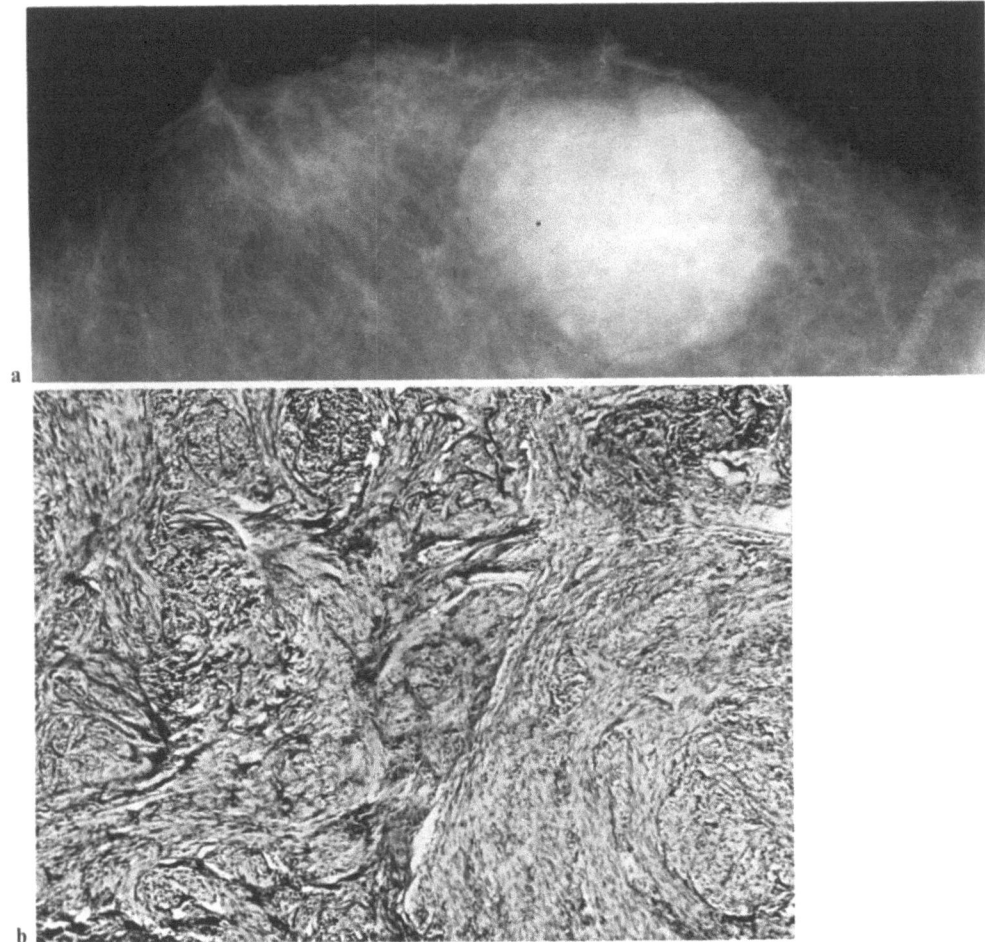

Abb. 28a, b. Myotheliom. 58jähriger Mann mit einem seit 1 Jahr langsam wachsenden, schmerzlosen, gut verschieblichen, knolligen Tumor in der rechten Brust. **a** Mammographie (kranio-kaudal): Glattrandiger, homogen dichter Schatten mit einzelnen grobscholligen Kalkpartikeln. Kein peripherer Aufhellungshof wie bei Zyste oder Fibroadenom. Fibrose des umgebenden Parenchyms. Verdacht auf gutartigen Tumor (Kammerer, Homburg/Saar) **b** Histologie: Malignes Myotheliom. Invasives Wachstum eines unregelmäßig bündelig und wirbelig gebauten faserreichen Gewebes mit polymorphen spindeligen Zellen (elekronenmikroskopisch Nachweis von glatten Muskelzellelementen). DD: Leiomyosarkom

Karzinomen unterscheidet. Infolge des Gefäßreichtums sind Hamartome meist stark hypertherm. Bei der Feinnadelbiopsie ist kein Epithel zu gewinnen, häufig wird jedoch Schleim aus zystischen Bestandteilen des Tumors aspiriert.

b) Fibrom

Der Tumor ist sehr strahlendicht, meist unscharf, an manchen Stellen auch glatt begrenzt und enthält keine Kalkeinlagerungen. Er wächst meist zentral oder im lateralen-kranialen Quadranten des Drüsenkörpers und verzieht die umgebenden Strukturen (Drüsenkörper, Haut, Mamille) nicht; seine Röntgenstruktur gleicht im übrigen infiltrierend wachsenden Malignomen (Abb. 24c).

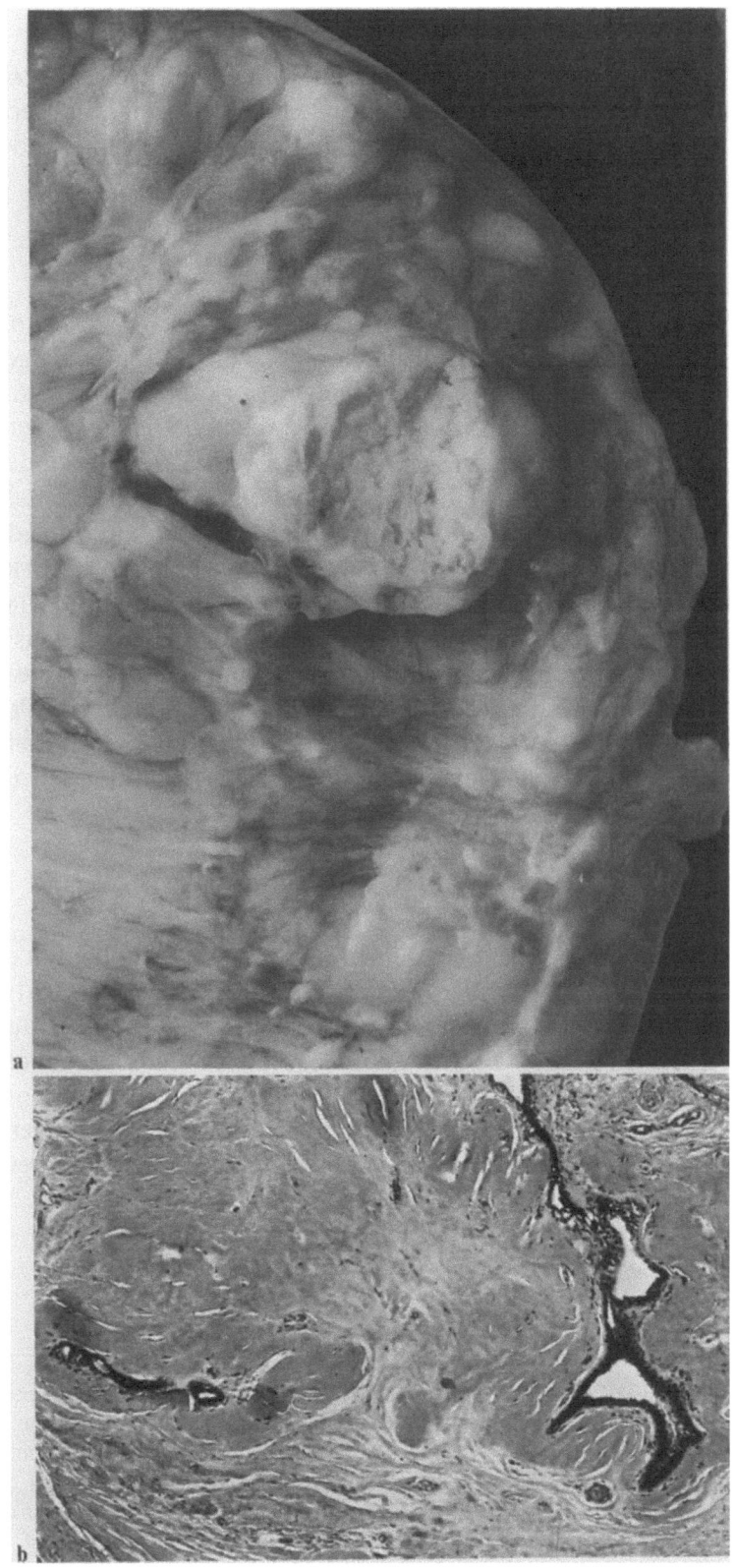

Abb. 29a, b. Altes hyalinisiertes und verkalktes Fibroadenom ohne Wachstumstendenz. **a** Makroanatomie. **b** Histologie: Regressives Fibroadenom vom intrakanalikulären Typ. Auseinandergedrängte komprimierte Gänge mit hyalinisiertem und sklerosiertem Stroma

c) Myoblastom und Myotheliom

Die beiden nichtepithelialen Tumoren ähneln im Röntgenbild in ihrer Form dem Fibrom, sind jedoch weniger strahlendicht. Auch sie enthalten keinen Kalk. Sie werden besonders häufig in Haut- oder Fasziennähe beobachtet. Die Haut kann retrahiert oder röntgenologisch verdickt sein (Abb. 28).

d) Fibroadenom

Dieser epitheliale Tumor kommt uni- oder (besonders bei der Mastopathie) multi-lokulär vor. Es stellt sich als runde oder ovale, homogen dichte, glattrandige Verschattung dar, in der grobschollige oder bizarre Verkalkungen vorkommen. In wenigen Tumoren sind die Kalkablagerungen komedoförmig, so daß in dichten Drüsenkörpern die Abgren-zung von einem intraduktalen Karzinom unmöglich sein kann. Besonders bei älteren Frauen können Fibroadenome mit und ohne Verkalkungen nebeneinander vorkommen, wobei die nicht verkalkten Fibroadenome von Zysten nicht zu unterscheiden sind. Über *Riesenfibroadenome bei jungen Mädchen* berichten Kiesler und Gassner (1977), über *Knoten bei prämenarchen Mädchen* Fisher und Lewison (1979). Um die Tumoren findet sich ein zarter, sehr schmaler Aufhellungshof. An manchen Stellen, wo das Fibroadenom mit dem Drüsenkörper über Parenchymbrücken verbunden ist, sind die Konturen im Röntgenbild unscharf und es kann zur Verwechslung mit einem malignen Prozeß kommen (Abb. 29, 30) (Gershon-Cohen, 1970; Hoeffken u. Lanyi, 1973; Egger u. Müller, 1977; Frischbier u. Lohbeck, 1977; Barth, 1977, 1979a). Zytologisch ist jedoch eine Differenzierung in der Regel möglich.

e) Zellreiches Fibroadenom und Adenom

Das *zellreiche Fibroadenom* gleicht bei kleinen Tumoren röntgenologisch dem Fibroade-nom. Bei extrem großen Knoten zeigt sich eine große runde Verschattung oder die Zusammenballung vieler umschriebener Einzelschatten. Die Randkonturen sind glatt und scharf, an manchen Stellen sind strahlige Ausläufer und Mikrokalk vorhanden. Grobschollige oder geweihartige Verkalkungen wie beim Fibroadenom kommen seltener vor (Abb. 31) (Hoeffken u. Lanyi, 1973). Das reine *Adenom* ist weniger strahlendicht als das Fibroadenom oder das Fibrom. Eine Unterscheidung dieser Tumoren ist röntgeno-logisch und auch zytologisch nicht möglich.

Abb. 30a–d. Fibroadenome. 63jährige Frau mit zahlreichen schmerzlosen Resistenzen in beiden Brüsten und einem fingerendgliedgroßen, gut verschieblichen Knoten retromamillär rechts. Keine Sekretion. Keine vergrößer-ten regionalen Lymphknoten. **a** Mammographie links (medio-lateral). **b** Mammographie rechts (medio-lateral): Multiple, zumeist glattrandige, an wenigen Stellen unscharfe bis pfenniggroße Rundschatten, von denen wenige grobschollingen Kalk eingelagert haben. Um den Knoten links kaudal und rechts retromamillär peripherer Aufhellungshof. Im übrigen Drüsenkörper periduktäre Fibrose und in der linken Brust secretory disease. Rechts kranial kleine schollig verkalkte Zysten. Feinnadelbiopsie an mehreren Stellen: Typisches Zellbild wie bei einem Fibroadenom. Keine Epithelatypien. Keine Therapie. **c** Histologischer Großflächenschnitt eines verkalkenden Fibroadenoms: Ein großes, daneben ein kleineres Fibroadenom mit grobscholliger Kalkeinlage-rung. Beide Knoten von einer breiten Kapsel aus Bindegewebe umgeben. Kranial des Fibroadenoms kleine, glattwandige Zyste. ×20. **d** Histologie (Übersicht): Gewuchertes Stroma mit zahlreichen Milchgängen, in denen Kalkschollen (schwarz) liegen. Schmale Bindegewebskapsel. Kranial des Knotens Fibroadenomatose des Parenchyms. ×80

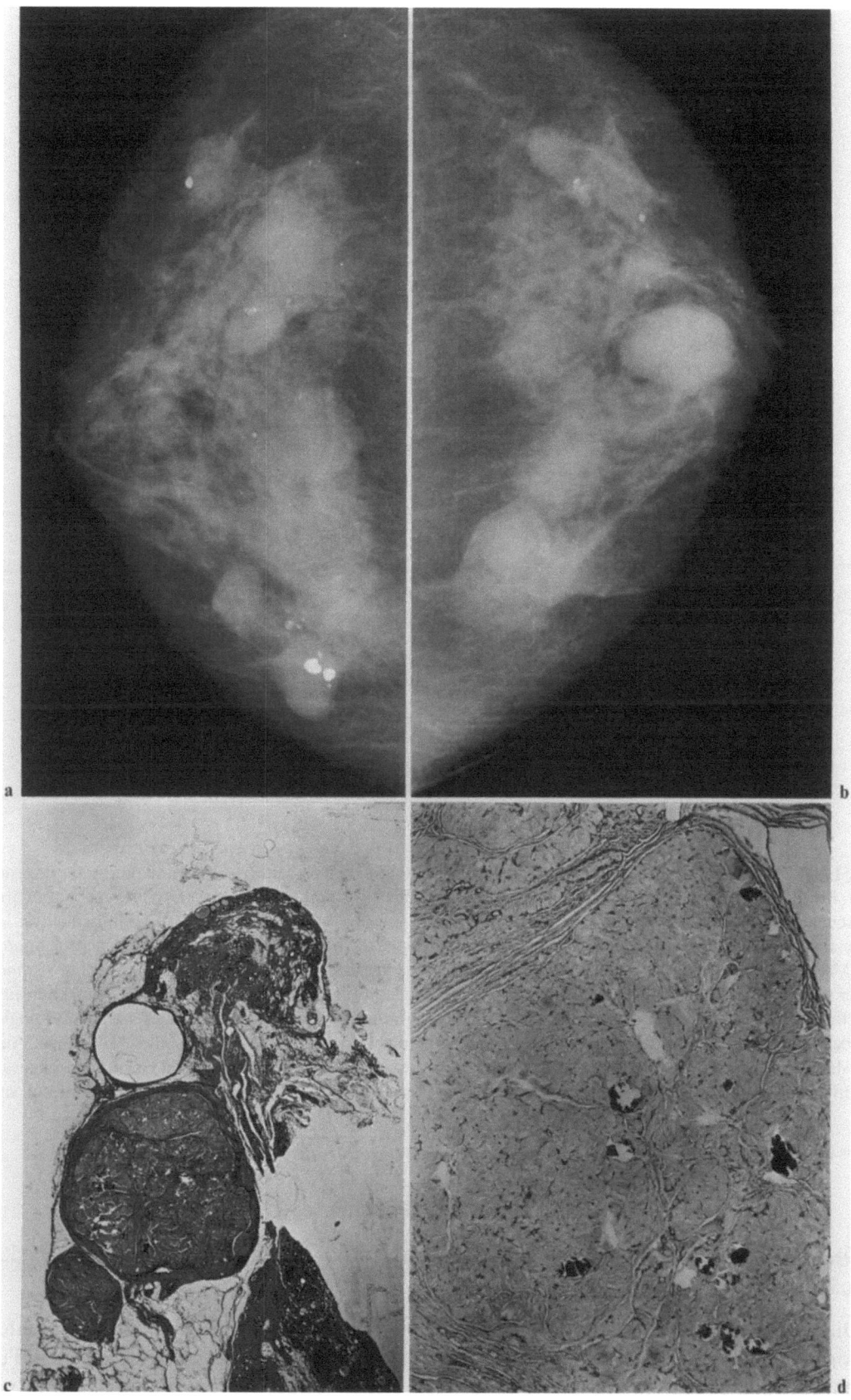

Abb. 30 a–d

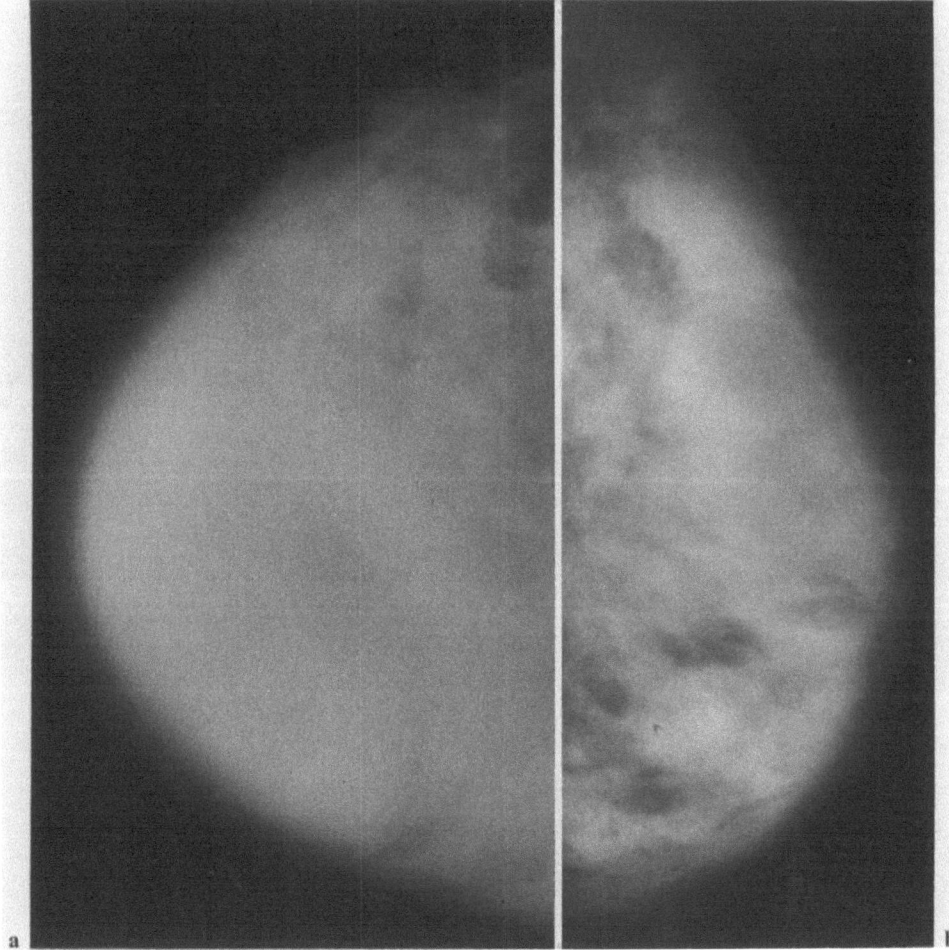

Abb. 31a–d. Riesenfibroadenom bei einem 22jährigen Mädchen. Seit 1 Jahr zunehmende Vergrößerung der linken Brust. Schmerzen, Rötung und Hitzeentwicklung über der linken Mamma. Dreimaliger stationärer Krankenhausaufenthalt und Behandlung der linken Brust wegen „Mastitis". Linke Brust klinisch etwa 1/3 größer als die rechte. Haut gespannt, bläulich livide pergamentfarben koloriert. Verstärkte Venenzeichnung. **a + b** Mammographie: links 6 × 8 cm großer, teils glatt, teils verwaschen begrenzter, homogen dichter Tumor in einer stromareichen jugendlichen Brust. Keine Verkalkungen. **c** Elektronische Thermographie: Starke diffuse Hyperthermie der erkrankten linken Brust mit einer Temperaturdifferenz von 5 °C zur Gegenseite. Zytologie: Reichlich unverdächtiges Epithel in großen Verbänden. Wenige bipolare nacktkernige Zellen. Diagnose: Aufgrund des klinischen, röntgenologischen und zytologischen Befundes Riesenfibroadenom. **d** Operationspräparat: Riesenfibroadenom mit knolliger, nur teilweise abgekapselter Oberfläche und einem größten Durchmesser von 14 cm. Der Tumor ließ sich relativ gut vom gesunden Drüsenparenchym trennen

f) Misch- und Amyloidtumoren

Diese Tumoren führen zu den gleichen röntgenologischen Veränderungen wie das Fibroadenom, und sie sind von diesem nicht zu differenzieren.

Die gutartigen epithelialen und nichtepithelialen Tumoren dieser Gruppe, die dichter als normales Drüsenparenchym sind, können mit zell- bzw. schleimreichen malignen Tumoren (medulläres Karzinom, Gallertkrebs, zellreiches solides Karzinom, Sarkom, intramammäre Metastase) verwechselt werden, da diese Malignome ebenfalls knollig wachsen und häufig glatt konturiert sind (Abb. 28). *Die Dignität eines Rundschattens kann mammographisch allein also nicht festgestellt werden, und weiterführende diagnostische Unter-*

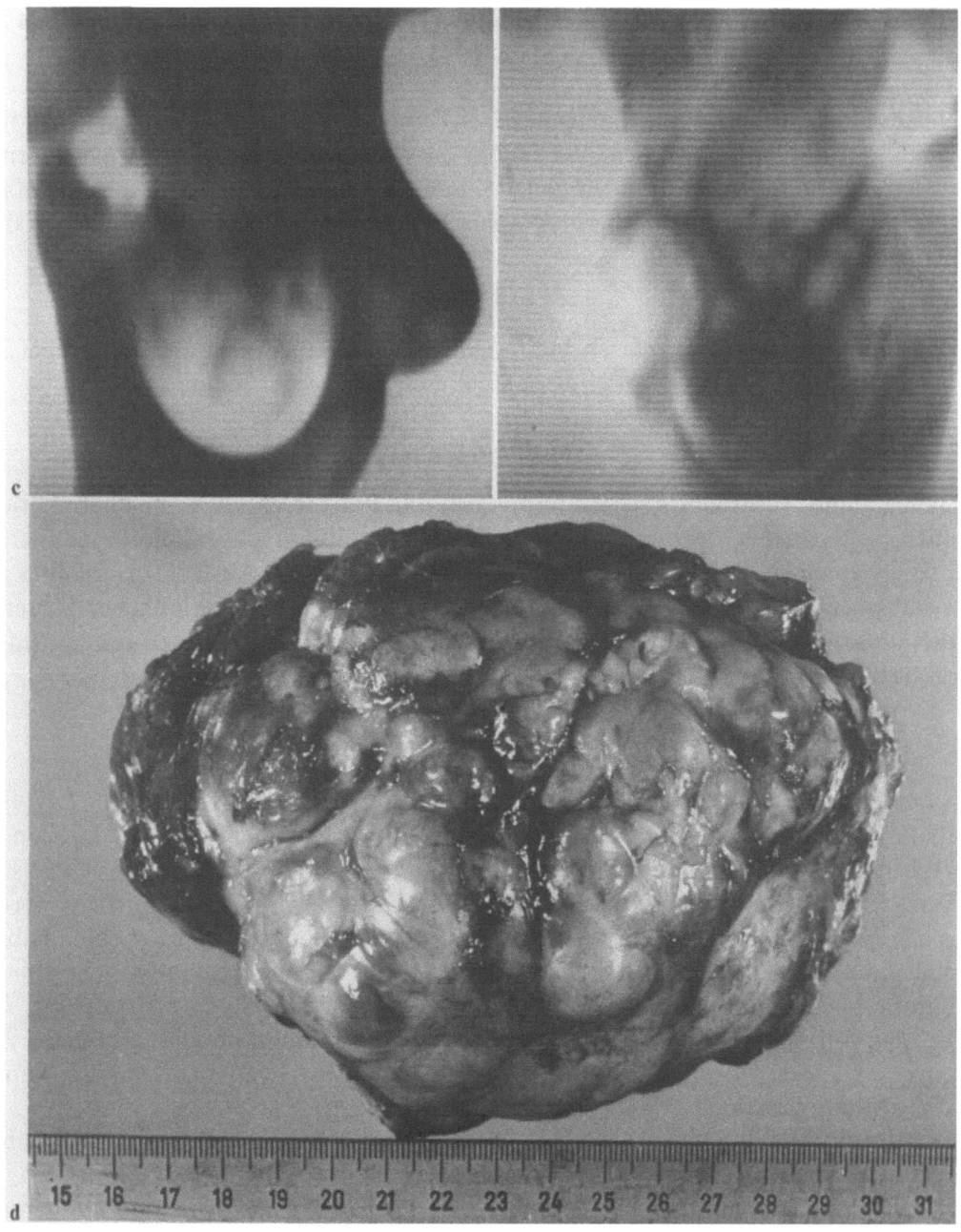

Abb. 31 c u. d

suchungen (Feinnadelbiopsie, Histologie) sind erforderlich. Außer den zellreichen Neoplasien ergeben sich folgende *differentialdiagnostische Möglichkeiten: Komedokarzinom*
(bei Mikrokalk), *Tuberkulom, organisiertes Hämatom, Chondrom, Neurofibrom, Zyste,
Abszeß, Galaktozele* (Laktationsphase), *Hauttumoren* (Morbus Recklinghausen) und
Mamillenschatten bei falscher Aufnahmetechnik.

V. Thermographisches Bild bei benignen *nichtepithelialen* und *epithelialen* Neoplasien (vgl. Abb. 11 u. 12, S. 39–41)

Nichtepitheliale und epitheliale gutartige Tumoren können thermographisch nicht voneinander differenziert werden. Sie führen entweder zu keinerlei Veränderungen im Thermogramm, oder sie verdrängen Gefäße. Beim Vorhandensein atypischer Gefäßneubildungen können die Tumoren thermographisch nicht von malignen Neubildungen differenziert werden.

a) Lipom

Das Lipom ist thermographisch indifferent und nur selten sind, besonders bei subkutanem Sitz des Knotens, atypisch verlaufende Gefäße zu beobachten.

b) Fibroadenom

Dieser Tumor verdrängt Arterien und Venen und führt in ca. 20% im Thermogramm zu einem sog. „kalten Loch". In 30% bleibt das Gefäßbild unverändert und wird in 50% von atypischen Gefäßen oder Gefäßschleifen mit spitzen Ausläufern begleitet. Die spitz endenden Gefäße sind ein wichtiges, jedoch nicht absolut verläßliches Kriterium für die Gutartigkeit des Knotens. [Bei malignen Tumoren sind die Gefäßenden infolge Retraktion häufig stumpf (vgl. Abb. 11c).]

c) Zellreiches Fibroadenom

Die zellreichen Fibroadenome sind stärker vaskularisiert als die zellarmen. Atypische Gefäße und Gefäßschleifen und diffuse Hyperthermien kommen vor und können zur Verwechslung mit Malignomen führen (Abb. 31c). Stark oder atypisch vaskularisierte zellreiche Fibroadenome sollten auch dann exzidiert und histologisch untersucht werden, wenn alle übrigen Untersuchungsverfahren (Palpation, Mammographie, Feinnadelbiopsie) einen unverdächtigen Befund ergeben, da die Hyperthermie durch atypische Epithelproliferation verursacht sein kann.

Auf das thermographische, sonographische und xeroradiographische Bild des Cystosarcoma phylloides gehen Jellins et al. (1977b) ein. Das Gefäßmuster dieses Tumors im Angiogramm beschreiben Jonsson und Libshitz (1977).

Bei sehr großen Tumoren kann durch Kompression von Gefäßen eine umschriebene Hypothermie auftreten.

Thermographisch auffallend ist ein starkes oberflächlich ausgespanntes Venennetz.

Das normale Thermogramm schließt die maligne Entartung eines zellreichen Fibroadenoms nicht aus.

d) Fibrom

Dieser nichtepitheliale Tumor ist thermographisch indifferent.

e) Adenom der Mamille

Die Mamillenadenome führen in 80% zu einer „warmen Mamille" oder zu einer vermehrten Gefäßzeichnung im Warzenhof der erkrankten Brust.

Papillome, intraduktale Proliferationen, papilläre Zysten und Hämangiomatose (Veränderungen der Gruppe 2 von S. 86) führen häufig zu einer Erwärmung der Mamille, wenn Papillom oder papilläre Zyste retromamillär in den großen Milchgängen wachsen (vgl. Abb. 12g, S. 41).

Zu gut sichtbaren Veränderungen mit herdförmiger Überwärmung der Haut führt das subkutan gelegene *Hämangiom* und *Hamartom*.

F. Mastopathie

I. Pathogenese

Unter dem komplexen Begriff *Mastopathie* werden alle abnormen Gewebsveränderungen des Brustdrüsenkörpers zusammengefaßt, die primär weder entzündlicher noch neoplastischer Natur sind. Die Weltgesundheitsorganisation (SCARFF u. TORLONI, 1968) hat dafür den Begriff *Dysplasie* vorgeschlagen, der sich jedoch – wohl wegen zu enger Begriffsbegrenzung – nicht allgemein durchsetzen konnte. Anfangs ist die Mastopathie den Entzündungen zugeordnet worden, da häufig lymphoide Zellinfiltrate im intralobulären Mantelbindegewebe und bei rupturierten Zysten echte entzündliche Reaktionen beobachtet werden. Im angelsächsischen Schrifttum wird heute noch von einer *chronic cystic mastitis* als Synonym für die Mastopathie gesprochen. Es handelt sich jedoch um eine endokrine Regulationsstörung am Erfolgsorgan Mamma, wobei die Ovarsteroide (Östrogen, Progesteron) überragende Bedeutung haben (GOLINGER, 1978). Bisher ist nicht eindeutig geklärt, ob ursächlich eine hormonelle Disbalance im Blut, eine ungleiche Durchblutung des Drüsenkörpers oder eine Störung in der Ansprechbarkeit der Hormonrezeptoren im Drüsenkörper anzuschuldigen sind.

Obgleich der nicht altersstandardisierte Häufigkeitsgipfel der Mastopathie in die klimakterische Geschlechtsphase fällt (Abb. 32), ist der Drüsenkörper keineswegs gleichmäßig betroffen. Vielmehr zeichnet sich die Erkrankung häufig durch herdförmige abnorme Gewebsumbildungen aus. Für eine lokale Überempfindlichkeit des Brustparenchyms auf Östrogen sprechen Beobachtungen von KIAER und ANDERSEN (1977) bei 31 Patientinnen, bei denen sich (außerhalb von Gravidität und Laktation) lokal schwangerschaftsähnliche Veränderungen selbst bei Nulliparen fanden.

II. Vorkommen

Die Mastopathie tritt, von der postnatalen Umstellungsphase und von seltenen endokrin aktiven Tumoren in der Kindheit abgesehen, erstmals mit Einsetzen der Pubertätsphase auf. Danach folgt ein kontinuierlicher steiler Anstieg bis zur Mitte des 5. Lebensjahrzehntes. In der bioptischen Diagnostik ist sie die häufigste Mammaerkrankung, im eigenen Untersuchungsgut beträgt der Anteil 46% bei einem mittleren Alter von 41 Jahren (Abb. 32).

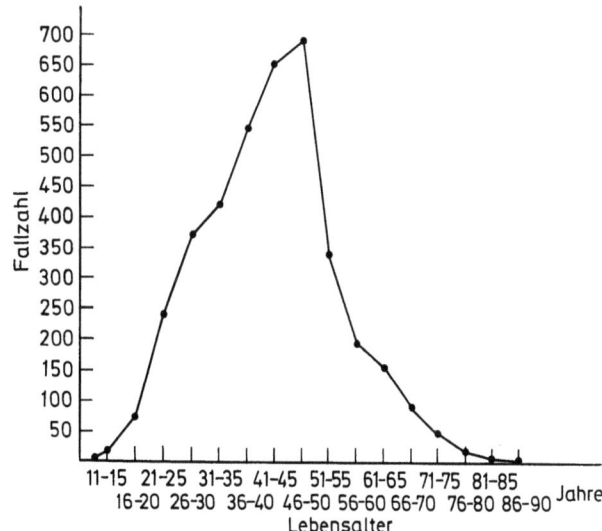

Abb. 32. Altersverteilung der bioptisch erfaßten Mastopathien. Fallzahl: 3857. Pathologisches Institut der Universität München (1958–1964 und 1968–1971)

III. Pathologische Anatomie der Mastopathie

Der eigentliche, endokrin ansprechbare Drüsenkörper ist aus epithelialen Bausteinen (Gänge und Läppchen) und mesenchymalen Bausteinen (periduktales und intralobuläres Stroma = Mantelbindegewebe) aufgebaut; das Stützbindegewebe, welches mehr oder weniger von Fett durchsetzt ist, nimmt nur bedingt an einem hormonellen Zyklusgeschehen teil (Abb. 33).

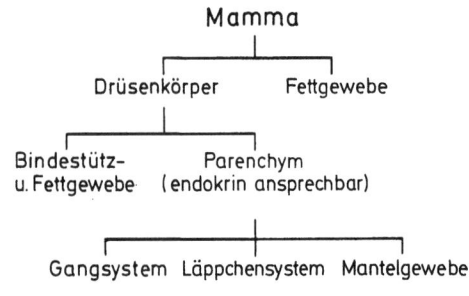

a

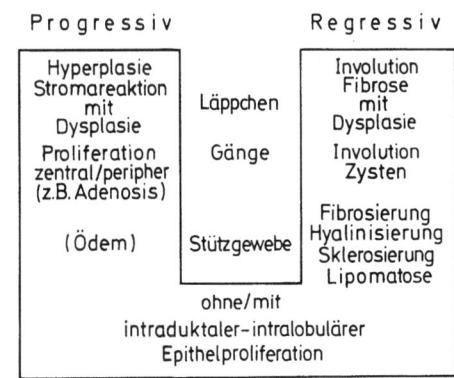

b

Abb. 33. **a** Bausteine der normalen Mamma und **b** regressive und progressive Veränderungen des Drüsenkörpers bei der Mastopathie

Ausgehend von einem regelrechten Gang-Läppchen-System, das in der Zeit der vollen Geschlechtsreife am besten entwickelt ist, kann sich das Bild einer Mastopathie entwickeln, wenn zuviel Parenchym gebildet oder rückgebildet wird. Im ersteren Fall spricht man von einer *progressiven,* im letzteren von einer *regressiven* Mastopathie. Man findet auch beide Varianten nebeneinander (Abb. 34).

Die *primäre Parenchymhypoplasie,* die von einer regressiven fibrösen Mastopathie kaum zu unterscheiden ist, wird erst dann zur Mastopathie, wenn ungleiche Reaktionen am Stroma und Gangsystem hinzukommen.

1. Progressive Veränderungen

Zu den progressiven Veränderungen zählt eine Vermehrung des Drüsenkörpergewebes, was Ausdruck einer numerischen Läppchenzunahme (lobuläre *Hyperplasie*), einer Läppchenvergrößerung (lobuläre *Hypertrophie*) oder einer verstärkten Proliferation der Gänge *(Adenose)* sein kann (Abb. 33b, 34b, 36a).

Des weiteren kann eine vermehrte Binde- und Fettgewebsbildung im Sinne einer *Fibrose* bzw. *Lipomatose* oder ein *Ödem* des Stützkörpers eine Massenzunahme bewirken.

Die Läppchenvermehrung ist ein physiologischer Vorgang während einer Schwangerschaft. Sie wird – von der Schwangerschaft abgesehen – meist durch eine ödematöse,

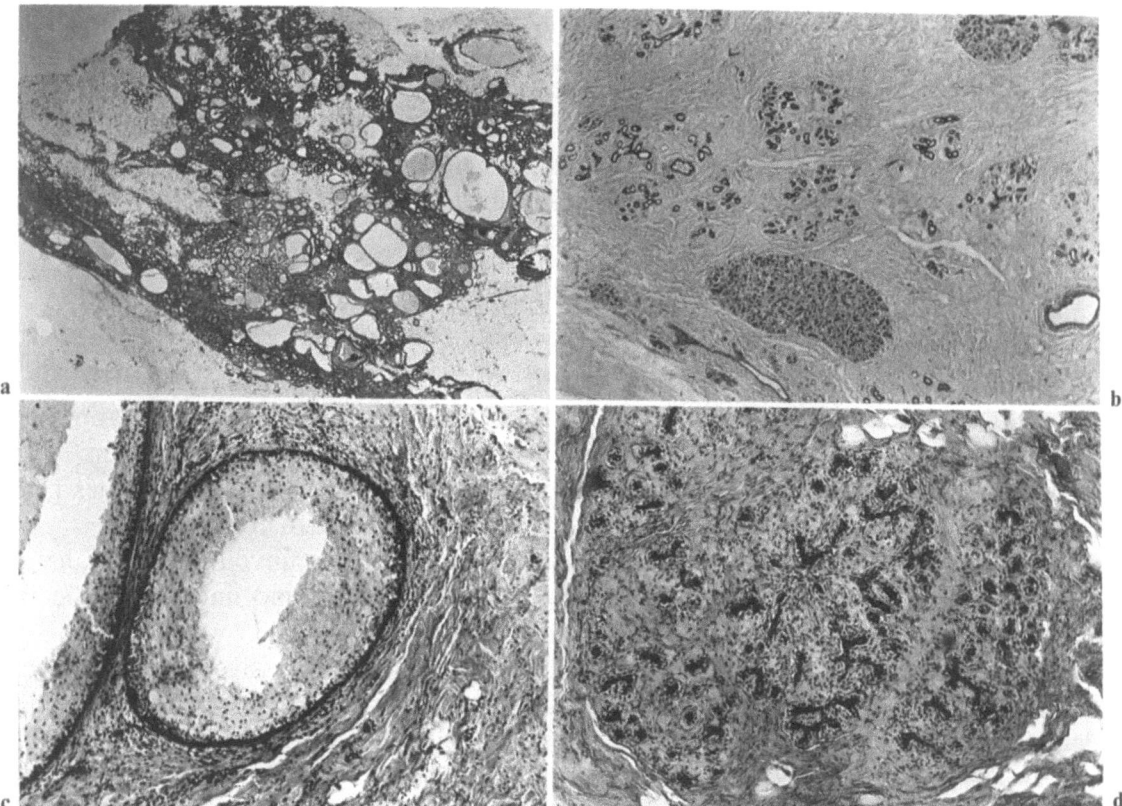

Abb. 34a–d. Histologie abnormer Veränderungen des Drüsenparenchyms. × 120. **a** Zystische Degeneration (Regression): Zahlreiche weite Milchgänge und zystisch degenerierte Drüsenläppchen, die nicht voneinander zu differenzieren sind. Vereinzelt papilläre Epithelwucherungen in den kleinen Zysten. Daneben Binde- und Fettgewebe. **b** Fibroadenomatose und Adenose (Progression): Reichlich Stützbindegewebe, in dem sich atrophierte Drüsenläppchen befinden, die aus Milchgangssprossen und gewuchertem Mantelbindegewebe bestehen und Fibroadenomen in statu nascendi ähnlich sind. Kaudal im Bild gewuchertes Drüsenläppchen mit zahlreichen Drüsenendstücken (Adenose). **c** Zyste mit degeneriertem Epithel ausgekleidet (Schaumzellen). Schaumzellen werden in die Milchgänge ausgeschwemmt und häufig im Abstrich bei sezernierender Brust beobachtet (Regression). **d** Fibroadenom (Progression): Perikanalikuläres Fibroadenom mit Wucherung des Mantelbindegewebes, der Korbzellen und der Milchgänge

saure-mukopolysaccharidreiche Zunahme des lobulären Mantelbindegewebes unter Abnahme der Endstückzahl und selten durch eine intensive Endstückssprossung hervorgerufen. Sprossungen am Gangsystem (Adenosen) sind in allen Abschnitten sowohl nah als auch fern der großen Ausführungsgänge möglich, wobei eine zusätzliche Läppchendifferenzierung unterbleibt.

Die Gangproliferation im mehr zentralen Abschnitt, also in Umgebung der großen Milchgänge, wird als *plumpe Adenose* bezeichnet. Die unregelmäßig begrenzten Felder weisen meist kleinere seitliche Gangsproßbündel mit normaler innerer epithelialer und äußerer myoepithelialer Zellschicht auf, das hohe basophile Epithel hat keine sekretorische Aktivität (MURAD, 1968). Die gruppenförmige, ebenfalls nicht scharf begrenzte Ductulusproliferation im peripheren, also läppchennahen Abschnitt führt die Bezeichnung *Adenosis.* Charakteristisch ist ein dichtes, zu Sklerosierung neigendes Faserstroma *(sklerosierende Adenose)* mit kaum zusammenhängenden Myoepithelien, deren Proliferation im Vordergrund steht. Mindestens in jedem zweiten Fall einer länger bestehenden Adenosis ist eine deutliche Einzelepithelverkalkung vorhanden. Sowohl der röntgenologische als auch der mikroskopische Befund sind bisweilen von einem Karzinom nur schwer abzugrenzen. Das histologische Übersichtsbild der Adenosis läßt jedoch eine Verwandtschaft zu einem Läppchenmuster erahnen; die Unterscheidung von einem tubulären Karzinomherd ist weiterhin durch das gleichbleibende Epithelmuster, durch reichlich spindelige Myoepithelien im faserdichten Stroma und durch intakte Basalmembran der Ductuli möglich. Bei ungenügender histologischer Technik, wie bei intraoperativen Schnellschnittuntersuchungen, wird die Dignitätsbeurteilung jedoch nicht immer frei von Zweifeln sein.

2. Regressive Veränderungen

Regressive Parenchymveränderungen sind charakterisiert durch eine *Involution* der Läppchen, weniger der Gänge, mit Fibrose und Hyalinose des Mantelbindegewebes sowie durch Fibrosierung, Hyalinisierung, Sklerosierung und lipomatöse Transformation des Stützbindegewebes und durch Ausbildung von *Gangektasien* und Zysten (Abb. 33 b).

Die Gangektasie wird selten von einer Plasmazellmastitis begleitet, die zu einer periduktulären Fibrose mit oder ohne Mamillenretraktion führt (Rees et al., 1977).

Eine Volumenabnahme ist nicht obligat, zumal die Parenchyminvolution im Rahmen der häufigen Zystenbildung durch das Volumen der Zystenräume und durch die im Alter zunehmende Fettgewebsentwicklung im Interstitium verschleiert wird.

Die Mastopathie ist i.allg. durch die Kombination pro- und regressiver Veränderungen charakterisiert. Dabei können Zysten aller Größenordnungen *(zystische Mastopathie)* oder der Fibroseherde *(fibröse Mastopathie)* das Bild beherrschen.

3. Epithelveränderungen (Abb. 35)

Die Zellauskleidung der Gänge und Endstücke ist meist zweischichtig bei einer kontinuierlichen inneren und diskontinuierlichen äußeren Epithelschicht. Abweichungen von dem vorgegebenen Aufbau sind möglich durch *Zellatrophie, Zellmetaplasie* und *Zellproliferation.*

Zellatrophie und Zellmetaplasie findet man stets bei zystischer Mastopathie im Gangabschnitt, gelegentlich auch im Läppchenbereich. In Zysten, die durch Verziehung des Hohlraumsystems infolge ungleicher Stromafibrose oder durch Stagnation und Verstopfung mit Sekret (Pseudosekret=Zellabbaupräzipitate) zustande kommen, ist das Epithel einerseits häufig druckatrophisch, andererseits metaplastisch. Im letzteren Fall findet man ein einreihiges prismatisches Epithel mit reichlichem, intensiv azidophilem feingranulärem Zytoplasma und mit basalständigem runden Kern. Ausgangspunkt ist die innere Zellschicht, die Myothelien sind atrophisch. Diese metaplastischen Epithelien, die z.T. als wesensgleiche Bildungen apokriner Schweißdrüsen und z.T. als Onkozyten aufgefaßt werden, neigen zu harmlosen sproßartigen Proliferationen. Daneben findet man zudem in ektatischen Gangbezirken degenerative Epithelveränderungen in Form von großen schaumigen Kolostrumzellen mit pyknotischem Kern und in Form von Ochronozyten mit granulärem schwärzlich pigmentiertem Zytoplasma.

Die degenerativen Zellformen bleiben bisweilen noch längere Zeit im Verband erhalten, ehe sie sich einzeln oder in Gruppen zur Lichtung hin ablösen. Gleichartig aussehende Zellelemente mit Makrophageneigenschaften werden neben Lymphozyten, Plasmazellen und Mastzellen auch im periduktalen Stroma gefunden, sie weisen auf Destruktion des Gangepithels mit entzündlicher Reaktion und auf ein lipidreiches Sekretionsprodukt hin (Davies, 1975a, b, 1976).

a) Einfache Mastopathie (Mastopathie I) (Abb. 36a)

Solange keine zusätzlichen Epithelproliferationen im Hohlraumsystem des Milchdrüsenkörpers hinzukommen, spricht man von einer einfachen Mastopathie, die betont pro- oder regressiv sein kann.

Diagnose	Definition
Mastopathie I	Benigne Parenchymdysplasie ohne intraduktale/intraduktuläre Epithelproliferation
Mastopathie II	Benigne Parenchymdysplasie mit intraduktaler/intraduktulärer Epithelproliferation ohne zyto- und histomorphologische Atypie
Mastopathie III	Parenchymdysplasie mit intraduktaler/intraduktulärer Epithelproliferation mit zyto- und histomorphologischer Atypie

a

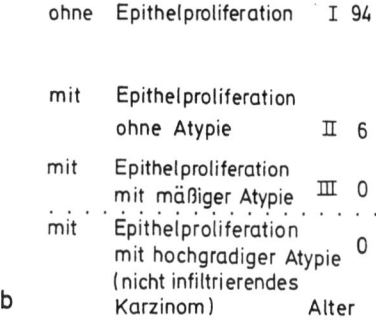

Mastopathie

ohne Epithelproliferation   I 94

mit Epithelproliferation
       ohne Atypie   II 6

mit Epithelproliferation
       mit mäßiger Atypie   III 0

mit Epithelproliferation
       mit hochgradiger Atypie   0
       (nicht infiltrierendes
b   Karzinom)   Alter

Abb. 35. a Schematisierte Einteilung der Mastopathie nach histomorphologischen Gesichtspunkten. **b** Summationsverteilung (%) von fortlaufend bioptisch erfaßten Mastopathien unterschiedlicher Dignität

b) Proliferierende Mastopathie (Mastopathie II) (Abb. 36b)

Ungewöhnliche Zellwucherungen fordern besondere Aufmerksamkeit, da sie zum Vorstadium des Mammakarzinoms werden können. Sie sind nicht obligat an eine bestimmte Mastopathieform gekoppelt; da der Begriff Mastopathie aber großzügig in der mikroskopischen Begutachtung bei selbst geringen Abweichungen von der Normstruktur angewandt wird, findet sich bei einer Epitheliosis nahezu ausnahmslos auch das Bild einer Mastopathie. In derartigen Fällen spricht man von einer *proliferierenden Mastopathie*. Nicht ausgesagt ist damit, ob es sich um eine mehr pro- oder regressive Form handelt, denn das Beiwort „proliferierend" bezieht sich lediglich auf die intraduktale Zellproliferation. Das Zellbild ist entweder solid, tubulär, sproßartig-pseudopapillär *ohne* Stromaanteil oder echt papillär *mit* Stromaanteil.

In etwa einem Viertel bis einem Drittel der zur histomorphologischen Untersuchung kommenden Mammaprobeexzisate mit der pathologisch-anatomischen Diagnose Mastopathie sind verstärkte Epithelentwicklungen in zentralen, intermediären oder peripheren Gangabschnitten zu erwarten. In annähernd zwei Drittel bis drei Viertel der Fälle mit Epitheliosis sind weder am Zellverband noch bei Vergleich der Zellen untereinander Atypien zu erkennen; die Zellproliferation, im wesentlichen B-Zellen und M-Zellen (s.S. 70) erscheinen regulär.

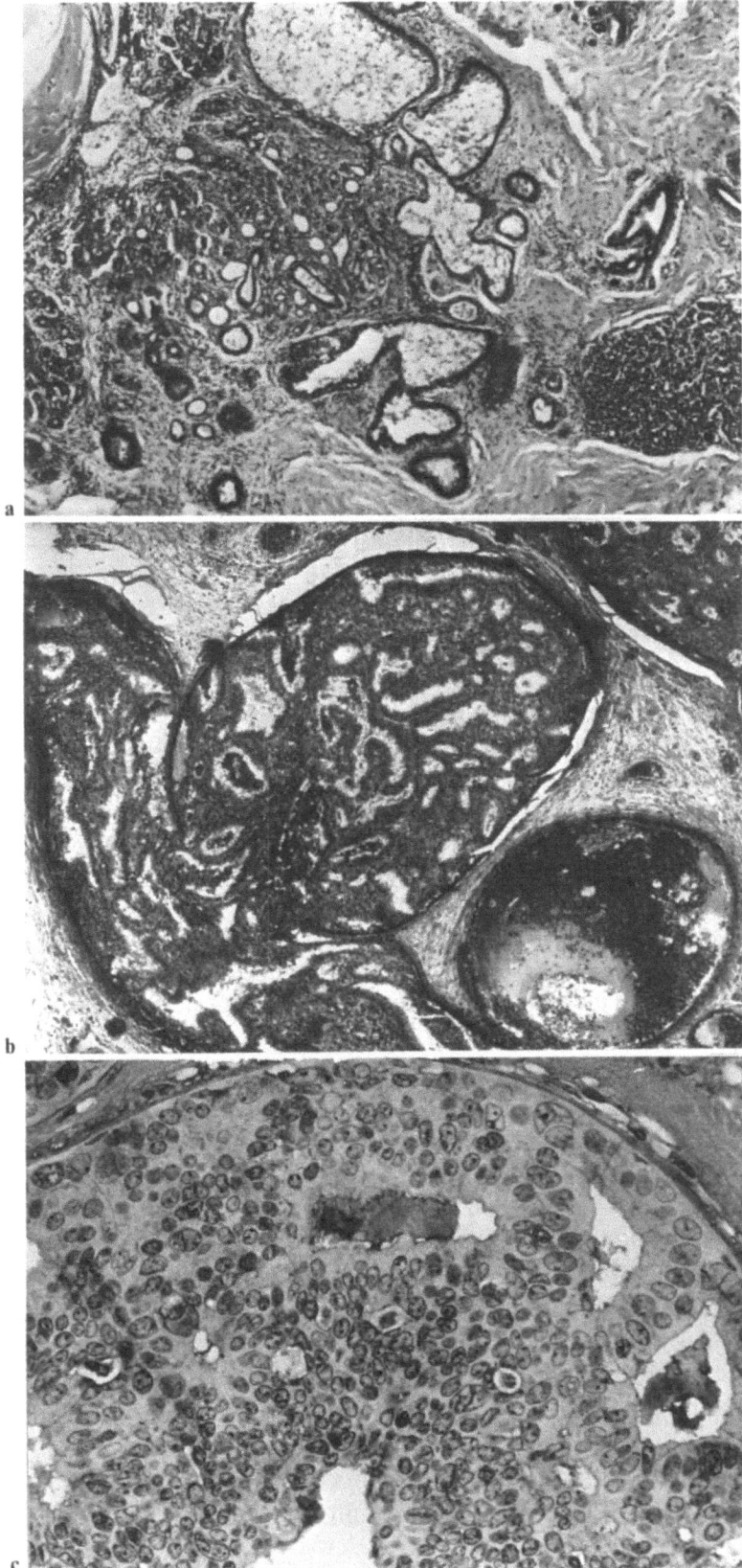

Abb. 36 a–c

c) Atypische proliferierende Mastopathie (Mastopathie III) (Abb. 36c)

In einem Viertel bis einem Drittel der proliferierenden Mastopathien – bezogen auf die Gesamtzahl der durch Biopsie gesicherten Mastopathien etwa 5–10% – weist die Epitheliosis mäßige Atypien im Zellverband und an den Zellen selbst auf. Störungen in der Zellpolarität, in der Zellhaftung untereinander und zur Basalmembran, sowie wechselnde Zell-Kern-Größen und Mitosen führen zur Diagnose *atypische proliferierende Mastopathie* (Mastopathie III). Die Formen mit schwerer Atypie werden in Anlehnung an die durch die WHO empfohlene histologische Tumorklassifizierung (SCARFF u. TORLONI, 1968) den nicht infiltrierenden Gangkarzinomen zugeordnet. Mit zunehmendem Lebensalter verschiebt sich der Quotient einfache/proliferierende Mastopathie zugunsten der atypisch proliferierenden Mastopathie.

Über zytophotometrische Studien zur Differenzierung der Mastopathieformen berichtet HERZOG (1977).

IV. Mastopathie und Mammakarzinom

Die Meinungen, ob und in welchem Ausmaß die Mastopathie als Risikokrankheit anzusehen ist, sind sehr unterschiedlich. Es gibt Autoren, die von einem bis zu zehnmal höheren Karzinomrisiko bei Frauen mit Mastopathie ausgehen. Um eine subtilere Aussage zu erreichen, ist es notwendig, eine Subklassifizierung mit stichhaltigen morphologischen Befunden vorzunehmen, um dann mit Hilfe von Erhebungsstudien aus retro- und prospektiver Sicht eine Angabe machen zu können.

Bei unseren Untersuchungen wird zur morphologischen Untergliederung, unabhängig vom pro- oder regressiven Verhalten, als wesentliches Kriterium die intraduktale Epithelproliferation benutzt, und es resultieren vereinfacht 3 Gruppen (Abb. 35):
1. Die einfache Mastopathie ohne Epithelproliferation im Hohlraumsystem.
2. Die Mastopathie mit Epitheliosis, aber ohne Atypien im Zellverband.
3. Die Mastopathie mit atypischer Epitheliosis unter Ausklammerung der als nicht infiltrierende Karzinome bezeichneten Abartigkeiten.

In einem großen Biopsiegut von Frauen im Alter bis zu 55 Jahren lautet das Verhältnis der 3 Untergruppen etwa 16:3:1.

Unter Berücksichtigung dieser Klassifizierung läßt sich nach Zusammentragung einer Vielzahl von retrospektiven Untersuchungen aus der Literatur über einen Zeitraum von durchschnittlich 10 Jahren bei der proliferierenden Mastopathie eine *mittlere Entartungshäufigkeit* ermitteln, die fast dreimal so hoch ist wie bei der einfachen Mastopathie.

In früheren Untersuchungen ist ein wesentlich höheres mittleres Entartungsrisiko bei Mastopathie Grad III ermittelt worden, da in diese Gruppe auch die Fälle eingeordnet worden sind, die heute unter den Begriff des nicht infiltrierenden Mammakarzinoms fallen (PRECHTEL u. GEHM, 1975a, b).

Abb. 36a–c. Stadien der Mastopathie. **a** Mastopathie I: Adenosis mit einem ungeordneten Feld aus proliferierten kleinen Milchgängen und Endstücken mit reger intraduktulärer Epithelproliferation ohne Atypie; unmittelbar daneben ektatische größere Milchgänge mit schaumiger Zelldesquamation. ×180. **b** Mastopathie II (proliferierende Mastopathie): Ausschnitt aus einer proliferierenden Mastopathie mit papillärer Epithelproliferation ohne erkennbare Atypie (Papillomatose) in erweiterten größeren Milchgängen. ×180. **c** Mastopathie III (atypisch proliferierende Mastopathie mit Übergang in ein nicht invasives duktales, solidtubuläres Karzinom): Segment eines erweiterten mittelgroßen Ganges mit gesteigert atypischer Epithelwucherung bei Zellpolymorphie und irregulärem Zellverband. Basalmembran intakt. ×180

In einer gezielten prospektiven Studie wird derzeit geklärt, ob mit den retrospektiven Untersuchungsergebnissen übereinstimmende Werte zu finden sind, womit der Risikoindex bestimmter Mastopathieformen festgelegt wäre.

Das Zwischenergebnis einer Exploration von 800 Frauen mit ursprünglichem Alter bis zu 55 Jahren und bioptisch gesicherter Mastopathie erbrachte bei einer bis zu 6jährigen Beobachtung in einem Viertel erneut auffällige Mammaveränderungen. In 5% war wiederum ein operativer Eingriff mit histologischer Abklärung erforderlich.

Bei Untergliederung der Mastopathie in die drei angegebenen Gruppen findet man bei einer bis zu 6jährigen Beobachtungszeit keine auffällige Abweichung der prozentualen Rezidivquote. Danach folgt bei Mastopathie I in 0,75%, bei Mastopathie II in 1,0% und bei Mastopathie III in 1,2% ein Karzinom innerhalb von 5 Jahren nach.

Das Ergebnis war bei Frauen mit und ohne Gebrauch von hormonellen Antikonzeptiva gleich; bei Gegenüberstellung von zwei Altersklassen unter und über 40 Jahren zum Zeitpunkt des ersten operativen Eingriffs stellte sich kein eindeutiger Unterschied der Mastopathie-Rezidivquoten heraus. Die Frauen im klimakterischen Alter müssen jedoch etwas frühzeitiger mit einem Rezidiv rechnen als die Frauen in der Reifephase, was auf die hormonelle, von der Ovarfunktion abhängige Mastopathiegenese hinweist.

Von einer ähnlichen prospektiven Studie über den Einfluß gutartiger Brusterkrankungen auf die Entstehung von Krebs berichten Coombs et al. (1979).

Publikationen über Mastopathie und Karzinomentstehung aus jüngster Zeit stammen von Harvey und Fechner (1978), Page et al. (1978), Rummel (1978) und Zippel et al. (1979).

V. Radiologie der Mastopathie

Für die Röntgendiagnostik ist es unwichtig, ob es sich bei einer Mastopathie mehr um den fibrösen oder um den zystischen Typ handelt. Entscheidend ist, daß die typischen Merkmale der *fibrozystischen Mastopathie* vorliegen und die Diagnose rechtfertigen. Die Mammographie liefert gleichzeitig Hinweise auf die Prognose und Therapie der Mastopathie (Otto u. Engeler, 1977).

1. Regressive Veränderungen

Die wichtigste röntgenologisch erkennbare *regressive Veränderung* der fibrozystischen Mastopathie sind die *Zysten*. Bei vielen Frauen mit fibrozystischer Mastopathie entstehen sie plötzlich und führen entweder zu solitären oder – bei multilokulärem Auftreten – zu multiplen, bis mandarinengroßen homogenen Verschattungen mit glatter Randkontur oder zu kleinfleckigen, polyzyklisch begrenzten Verdichtungen als Hinweis auf zystisch veränderte Drüsenläppchen. Am Übergang zum Parenchym tritt häufig ein wenige Zehntelmillimeter breiter Aufhellungshof auf, der jedoch bei bindegewebsreicher Umgebung fehlen kann. Durch Verfettung der Zystenwand und Einlagerung von Kalksalzen können im Mammogramm unvollständige Kalkringe erkannt werden. Sie treten einzeln oder multipel über die Brust verteilt auf (Ludwig, 1977; Springall et al. 1978).

Nach Entleerung größerer Zysten und Insufflation von Luft *(Pneumozystographie)* können die Innenwand und das umgebende Drüsenparenchym beurteilt werden. Wandständige Zellwucherungen führen zu unregelmäßigen Schatten an der Wand des luftgefüllten Cavums. Sie sind manchmal nur schwer von Septen abzugrenzen. Bei malignen

Tumoren in der Zystenwand und neben der Zyste werden karzinomtypische Schatten und/oder Mikrokalk beobachtet (Abb. 48).

Nach Kontrastmittelfüllung der Milchgänge *(Galaktographie)* stellen sich in der Peripherie des Drüsenkörpers die zystisch umgewandelten Drüsenläppchen dar. Bei größeren Zysten fehlt häufig eine Verbindung zum Milchgangsystem, so daß sie sich nicht kontrastieren.

Zysten werden oft im Mammogramm von Frauen Ende 30 oder Anfang 40 beobachtet, ohne daß ein Knoten tastbar ist. Es ist notwendig, die Zyste von anderen pathologischen Veränderungen der Brust, insbesondere vom Karzinom abzugrenzen. Wenn Zysten keine Schmerzen verursachen, haben sie keinen Krankheitswert, da eine maligne Entartung nicht bekannt ist. Im Mammogramm und im Pneumozystogramm muß die Umgebung der Zyste sorgfältig nach karzinomverdächtigen Strukturen abgesucht werden, da z.B. neoplastische Milchgangswucherungen durch eine Verlegung der Ductus das Auftreten von Zysten verursachen können (Abb. 37) (HOEFFKEN u. HINTZEN, 1970; HAAGENSEN, 1971; ROSEMOND et al., 1973; TABAR et al., 1973; WELLINGS et al., 1975; DEGRELL, 1976).

2. Progressive Veränderungen

a) Hyperplasie, Hypertrophie, Adenose, sklerosierende Adenose, Fibroadenom

Die progressiven Veränderungen sind durch die verschiedenen Formen der Läppchenhyperplasie und -hypertrophie sowie der Adenose gekennzeichnet, die im Mammogramm zu einer Vermehrung bzw. zu einer Vergrößerung der Drüsenläppchen führen (Abb. 38a, b). Welches morphologische Substrat vergrößerten Drüsenläppchen zugrunde liegt, läßt sich röntgenologisch nicht klären. Im Röntgenbild ist das Läppchen zusammen mit dem läppcheneigenen Mantel- und Stützbindegewebe abgebildet (Mastion).

Adenosen und zystisch degenerierte Drüsenläppchen führen im Mammogramm zu bis linsengroßen, traubenförmig nebeneinander liegenden glattrandigen Schatten ohne Kalk. Sie kommen besonders oft neben größeren Zysten vor. Die *sklerosierende Adenose* führt zu dichten, unregelmäßigen und unscharfen Schatten von wenigen Millimetern bis einigen Zentimetern Größe, wenn sie im Fettgewebe und nicht im stromareichen Drüsenkörper liegen. Meistens werden sie beidseits beobachtet. Typisch für die sklerosierende Adenose sind staubförmige Kalkablagerungen (GERSHON-COHEN, 1970; MENGES et al., 1973).

Fibroadenome führen bei der Mastopathie im Mammogramm zu runden, glatt konturierten Fleckschatten mit und ohne Kalk (Abb. 30a, b, 38a). Wenn Kalk fehlt, ist eine Differenzierung von Zysten nicht möglich.

Die *periduktuläre Fibrose* äußert sich röntgenologisch in bandförmigen Schatten, wenn die Gänge parallel zur Filmebene verlaufen, und in ovalen oder runden, bis linsengroßen Fleckschatten, wenn sie schräg oder senkrecht zur Filmebene liegen (Abb. 38) (BARTH, 1977).

b) Epithelwucherungen

Intraduktal gewuchertes Epithel kann die Milchgänge aufweiten, was zu bandförmigen, teilweise kolbig verbreiterten Schatten ohne und mit Doppellinien führt, da Epithel weniger Strahlung absorbiert als die fibrosierte Milchgangswand. Epithelproliferate können fein- und grobschollig verkalken. Die Kalkpartikel kommen entweder gleichmäßig über das Parenchym verstreut oder gruppiert meist in beiden Brüsten vor. Im Mammogramm finden sich also nur indirekte Hinweise auf Epithelproliferationen, wobei eine

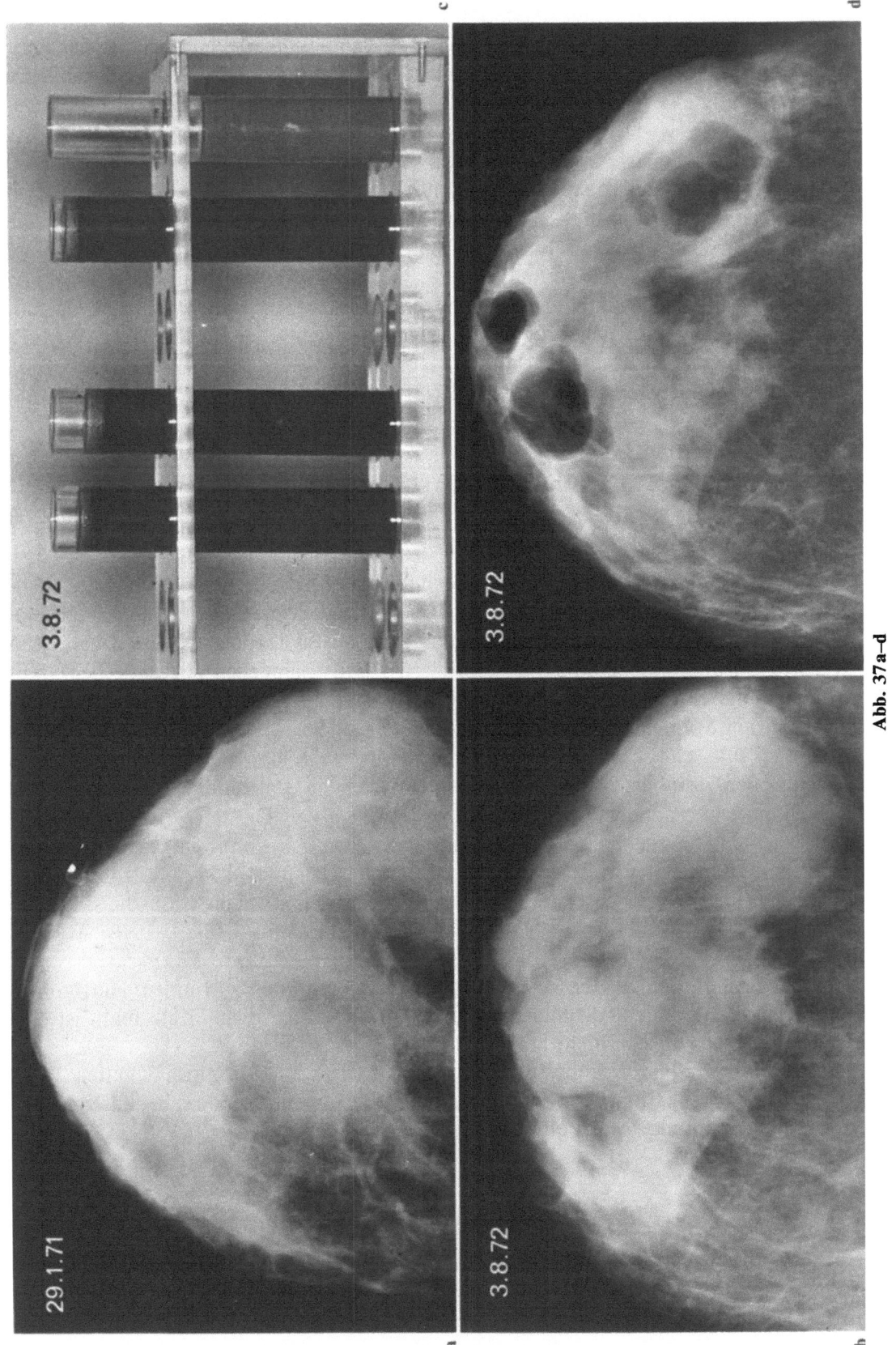

Abb. 37a–d

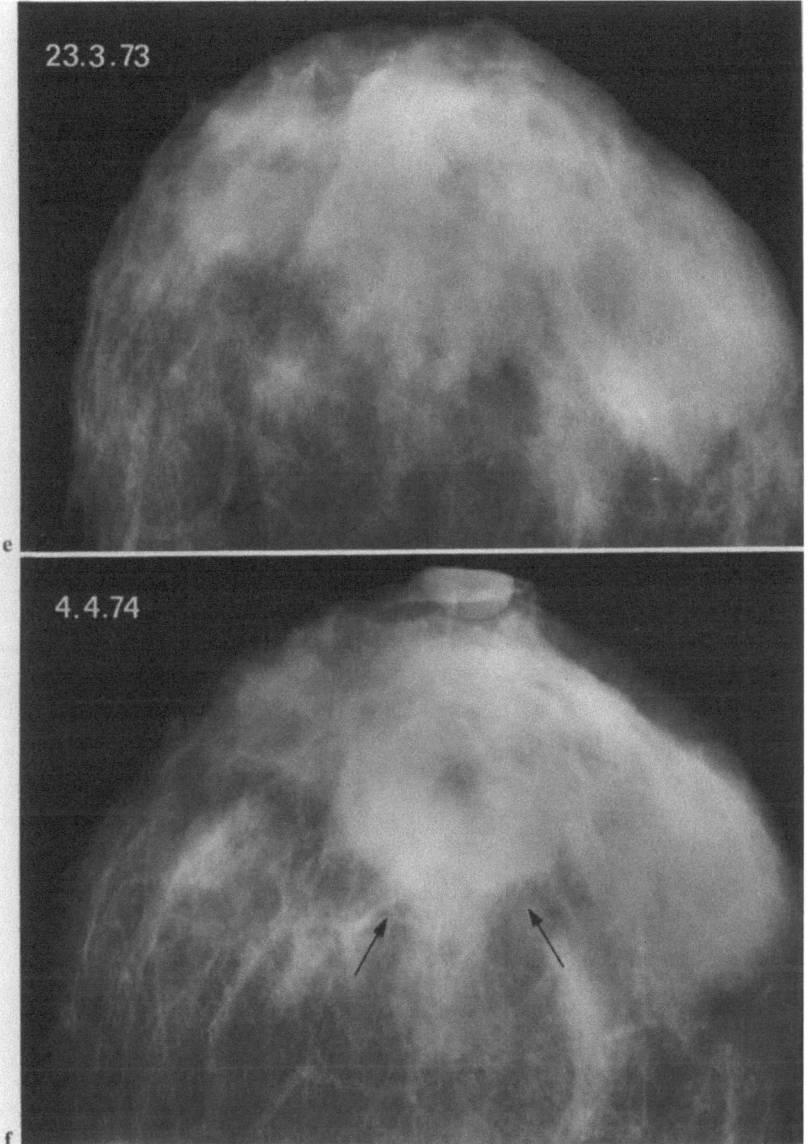

Abb. 37a–k. Verlauf einer fibrozystischen Mastopathie. 54jährige Frau mit zahlreichen schmerzhaften Resistenzen in beiden Brüsten. **a–f** Mammographie rechts (kranio-kaudal): 1971: Inhomogen dichter, sehr stromareicher
Drüsenkörper, in dem keine Zysten und keine feineren Strukturen zu differenzieren sind. 1972: Rückbildung
des Stromas, mehrere Zysten retromamillär und lateral. Punktion derselben und Entleerung von ca. 40 ml
teils seröser, teils trübgrauer, teils dunkelgrüner zellfreier Flüssigkeit. Pneumozystogramm (kranio-kaudal):
Septierte, im übrigen glatte Innenwand der Zysten. Keine Wandproliferationen. 1973: Rückbildung aller punk-
tierter Zysten. 1974: Weitere Rückbildung des Stromas und zwei neu entstandene kleine Zysten im Zentrum
der Brust (↑). **g** Drüsenkörper einer anderen Patientin mit fibrozystischer Mastopathie nach subkutaner
Mastektomie. Parenchym von zahlreichen Zysten durchsetzt, kranial eine kirschgroße Zyste (dunkel), kaudal ein
eröffnetes, mehrfach gekammertes und septiertes Zystencavum. Starke Fibrose des übrigen Parenchyms (weiß).
h–k Feingewebliche Veränderung des Drüsenparenchyms. Histologische Großflächenschnitte einer fibrozystischen
Mastopathie: Zahlreiche unterschiedlich große, glattwandige Zysten in einem sehr stromareichen Parenchym (**k**).
Neben den Zysten teils normale, teils atrophische, teils gewucherte Drüsenläppchen (**h**). Bei **i** am kranialen
Bildrand zystisch degeneriertes Drüsenläppchen angeschnitten (↑). × 5

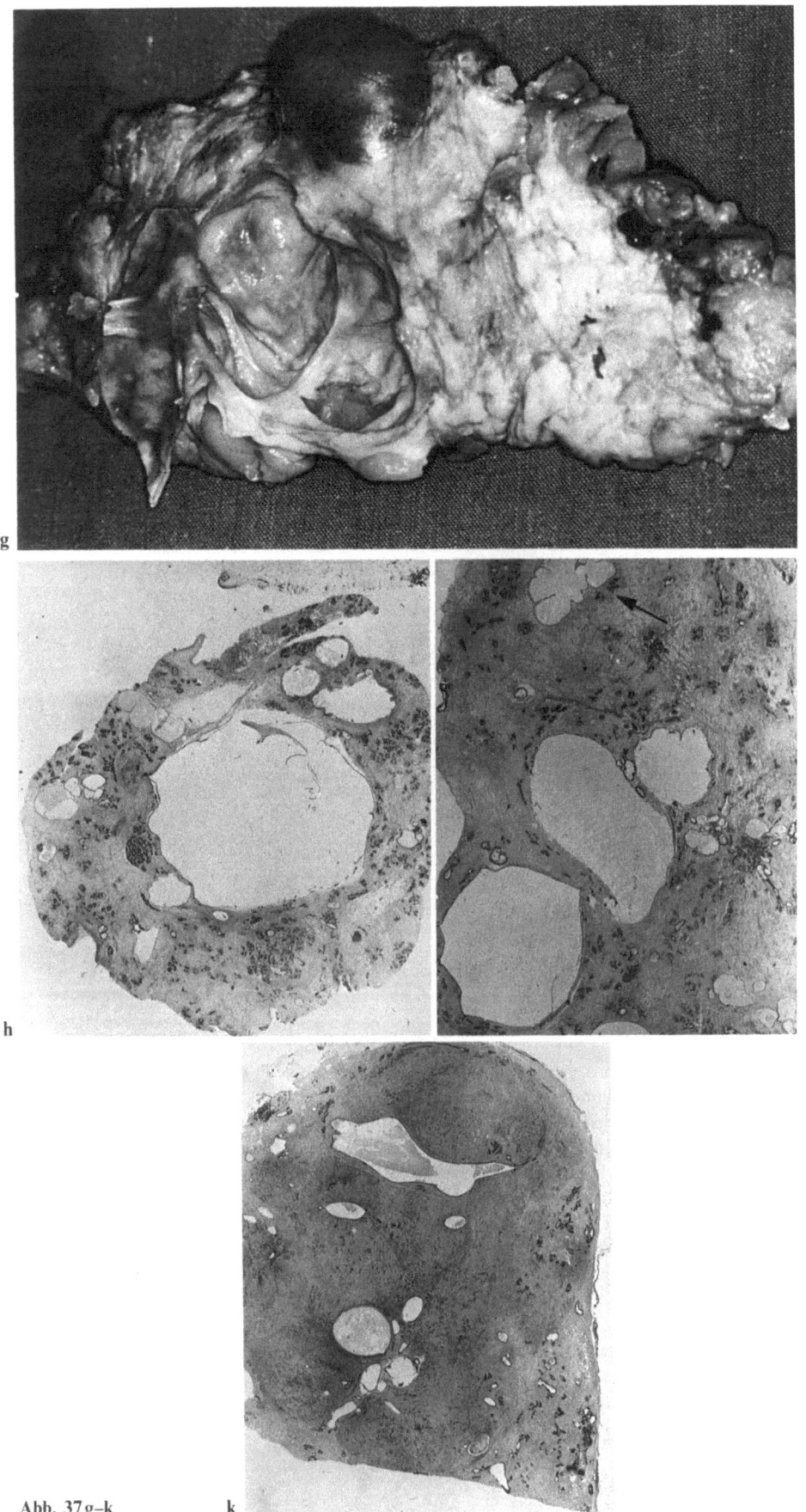

Abb. 37g–k

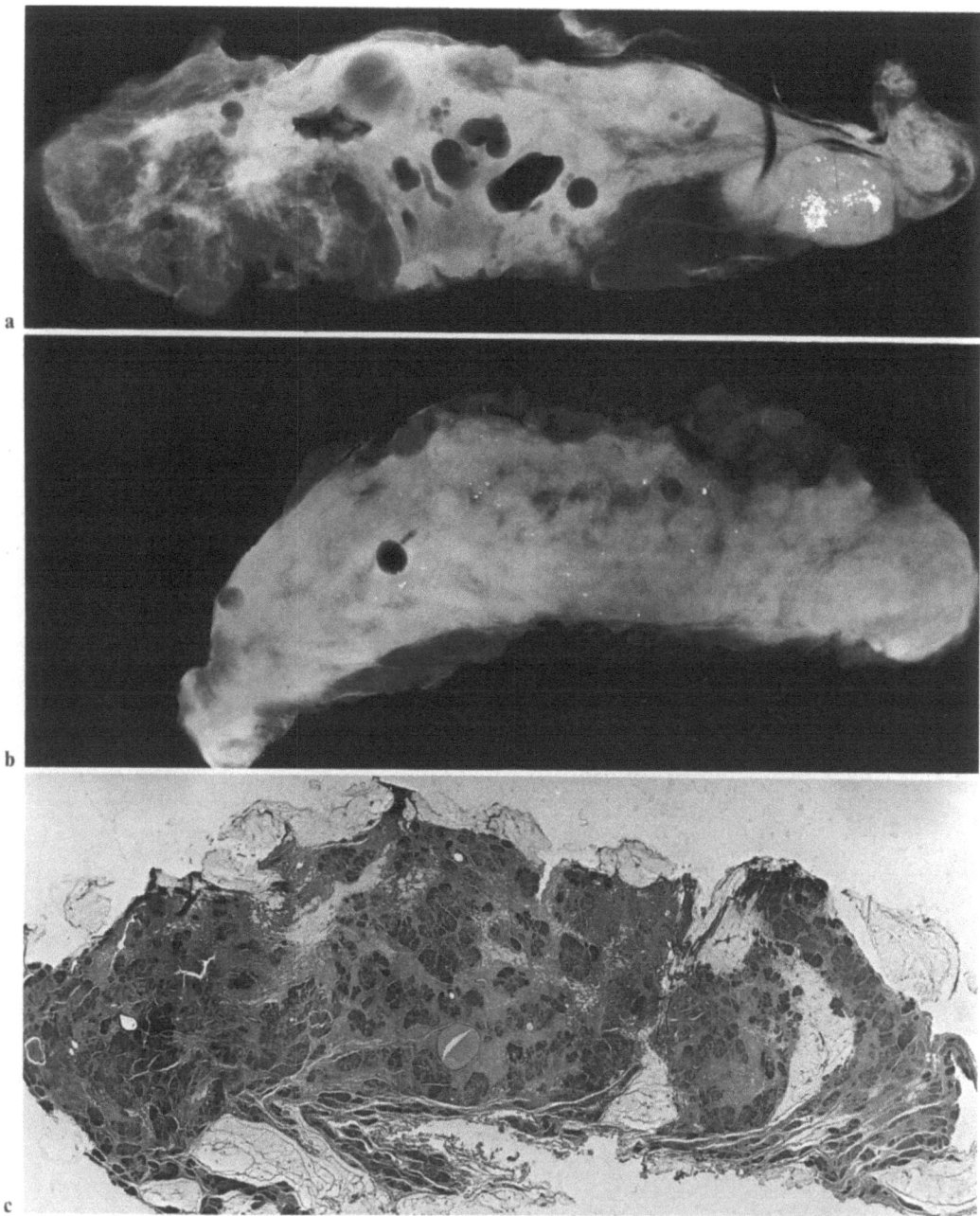

Abb. 38a–c. Progressive Veränderungen des Drüsenkörpers bei Mastopathie. Homogen dichtes, nicht differenzierbares Mammogramm bei einer 33jährigen Frau (subkutane Mastektomie und Implantation einer Silastikprothese). **a** Präparatradiogramm: Inhomogen dichtes Drüsenparenchym mit zahlreichen luftgefüllten Zysten und weiten Milchgängen. Am rechten Bildrand Fibroadenom mit gruppiertem Mikrokalk. ×3. **b** Präparatradiogramm: Sehr dichtes Parenchym mit nodulären Schatten (Adenose), zwischen denen strahlentransparenteres Fettgewebe liegt. Zwei kleine luftgefüllte Zysten. Dissoziiert reichlich Makro- und Mikrokalk. ×3. **c** Histologischer Großflächenschnitt zu **b**: Zahlreiche gewucherte Drüsenläppchen (Adenosen), die zusammen mit dem umgebenden Stützbindegewebe zu den nodulären Schatten im Präparatradiogramm (**b**) geführt haben. Kalk von **b** nicht sichtbar. Fettgewebe zwischen den Parenchyminseln. ×5

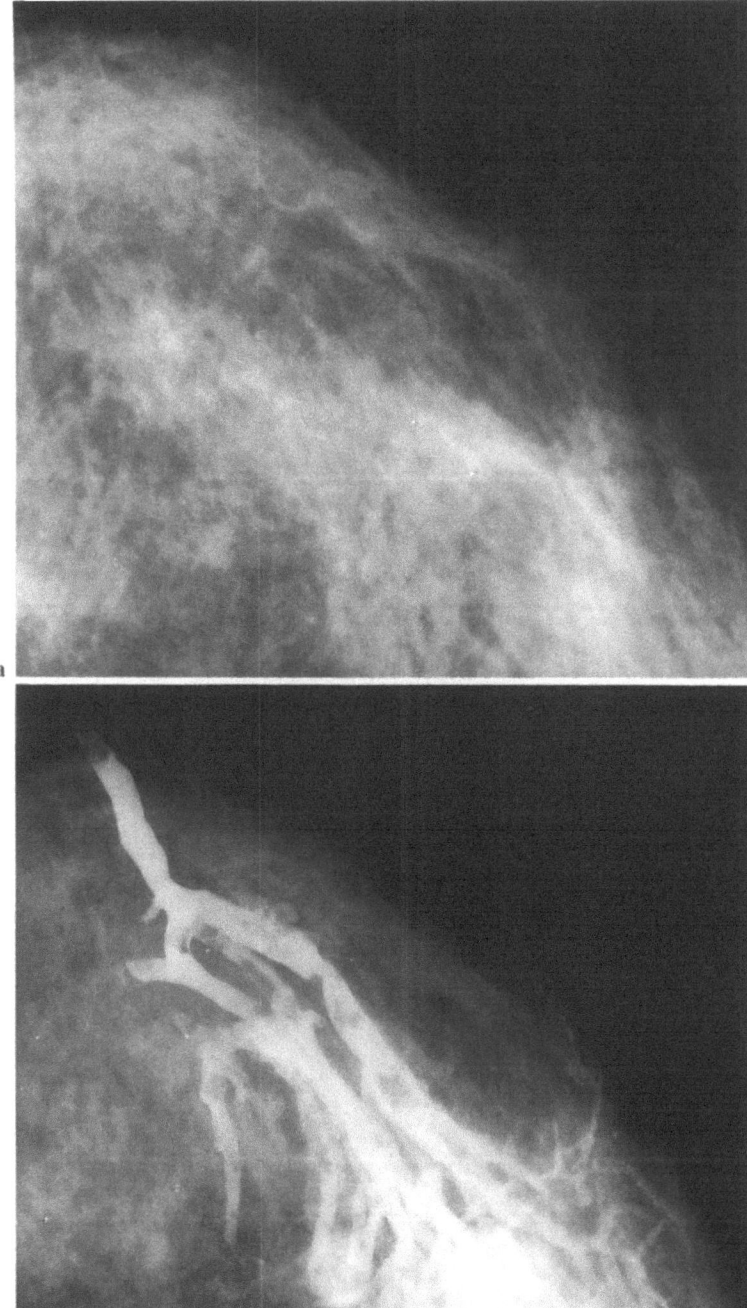

Abb. 39a, b

Differenzierung zwischen normalem und atypischem Epithel unmöglich ist. Das *Galakto-gramm* zeigt bei der Mastopathie erweiterte Milchgänge, welche die Ursache für Sekret-stau und rezidivierende Entzündungen sind (secretory disease mit Plasmazellmastitis) (Abb. 39). Intraduktale Epithelproliferationen können zu Kontrastmittelaussparungen führen, die um so malignomverdächtiger sind, je länger die Unterbrechung der Kontrast-mittelsäule ist.

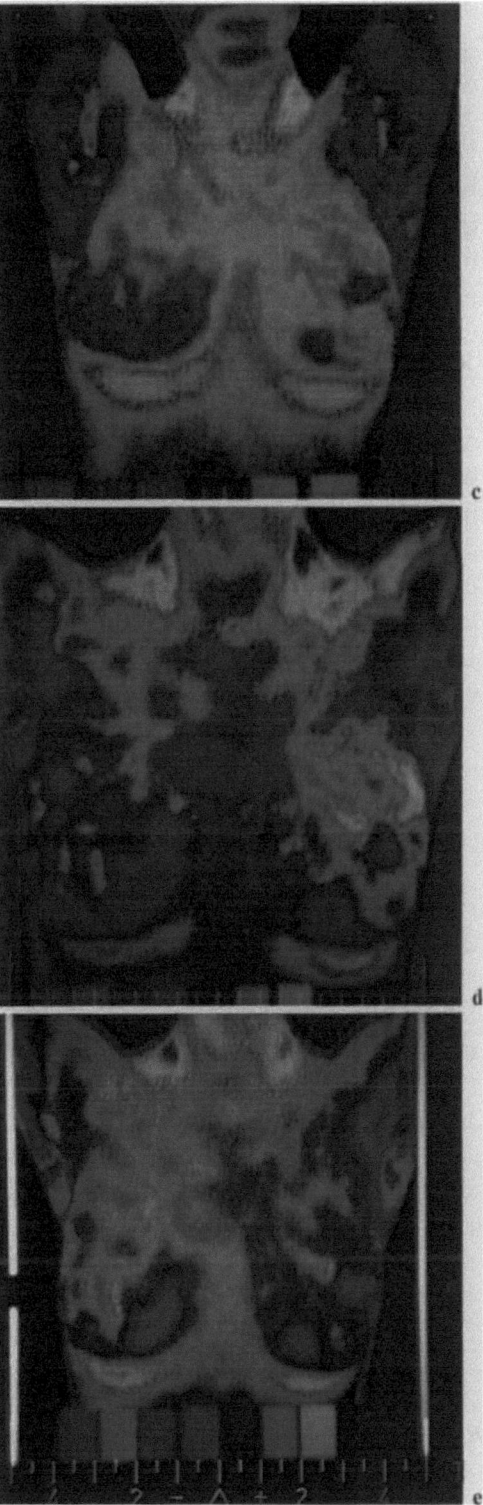

Abb. 39a–e. Thermogramm bei krankhaft weiten Milchgängen (secretory disease) mit diffuser Mastitis. 26jährige Frau, die im Oktober 1975 an einer sehr schmerzhaften Schwellung der linken Brust erkrankte. Bei der Palpation sehr harter Drüsenkörper, aus dem sich bei stärkerem Druck gelber dickflüssiger Detritus aus den Milchgängen entleert. Im Mammogramm diffuse Verdichtung der Brust mit zahlreichen „negativ" kontrastierten doppelkonturierten Milchgängen. Im Thermogramm Hyperthermie der linken Brust von 2–3 °C. Bei der *Feinnadelbiopsie* Detritus, Schaumzellen, Leukozyten und degeneriertes Ductusepithel (s. Abb. 17c). Diagnose: Secretory disease mit akuter diffuser Mastitis. Therapie: Antiphlogistische Behandlung mit Tanderil und Penicillin. Nach 4 Wochen Rückgang der Veränderungen. **a** Mammogramm (mediolateral) 6 Monate später: Verdichtete und stellenweise doppelkonturierte Milchgänge, die optisch „leer" erscheinen (fetthaltiger Detritus, der Ähnlichkeit mit dem Fettgewebe der Brust hat). Dazwischen vergrößerte Drüsenläppchen. × 3. **b** Galaktogramm (medio-lateral): Erweiterte Milchgänge, in denen Detritus liegt, der zu unregelmäßigen kleinfleckigen Aussparungen in der Kontrastmittelsäule führt (keine Epithelproliferationen!). Außer den weitgestellten Gängen gibt es galaktographisch keine für „secretory disease" typischen Veränderungen. × 3. **c** Thermogramm (30.10.1975): Diffuse Überwärmung der linken Brust gegenüber der rechten um etwa 2 °C. **d** Thermogramm (15.12.1975): Entsprechend der klinischen Besserung des Befundes Rückgang der Überwärmung der linken Brust mit einer Resthyperthermie von ca. 1 °C in beiden kranialen Quadranten. Kräftige Gefäßzeichnung in der rechten Brust. **e** Thermogramm (14.3.1977): Jetzt Hypothermie der linken Brust, die klinisch völlig unauffällig ist. Dafür auf der rechten Seite diffuse Hyperthermie von 2–3 °C. Klinisch auf dieser Seite rezidivierende stechende Schmerzen und verstärkte Sekretion seit 6 Wochen. Im Mammogramm keine Befundänderung gegenüber 1975. Aufgrund des klinischen und thermographischen Bildes jedoch Plasmazellmastitis mit akutem entzündlichem Schub rechts sehr wahrscheinlich.

Galaktographisch läßt sich keine Aussage über die Dignität intraduktaler Proliferationen machen. Zudem ist es zuweilen schwierig, im Milchgang gelegenen Detritus galaktographisch von Epithelwucherungen zu unterscheiden, da beide gleichartige Kontrastmittelaussparungen hervorrufen (Abb. 39b) (vgl. Galaktographie S. 24).

Das Röntgenbild der Mastopathie wirkt durch die herdförmig und periduktulär angeordnete Fibrose, durch die vermehrten und vergrößerten Drüsenläppchen, durch Zysten und Fibroadenome unruhig und inhomogen (Abb. 38, 44). Besonders schwierig wird die Beurteilung, wenn viel Bindegewebe vorhanden ist und selbst grobschollige Verkalkungen in einer sehr strahlendichten Brust kaum zu erkennen sind. Bei manchen Ärzten besteht die Neigung, derartige unsicher oder nicht beurteilbare Mammogramme möglichst häufig röntgenologisch zu kontrollieren, was nur den Arzt, aber nicht die Patienten beruhigen kann. Röntgenkontrollen von sehr stromareichen Brüsten sind in kurzen zeitlichen Abständen sinnlos, denn ein pathologischer Prozeß kann oftmals nur erkannt werden, wenn er am Rande des Drüsenkörpers wuchert. Bei dieser Lokalisation läßt er sich auch tasten und punktieren.

Die Diagnose *Mastopathie* wird schwierig, wenn typische Strukturen in viel Bindegewebe eingebettet und röntgenologisch nicht zu beurteilen sind. Im Mammogramm sollte wenigstens *eine* regressive und *eine* progressive Veränderung des Drüsenkörpers zu erkennen sein, bevor die Diagnose Mastopathie gestellt wird. Die klinische Untersuchung der Brust, unterstützt durch die zytologische Beurteilung von Punktaten und Sekreten und durch die Thermographie, hilft die Diagnose zu untermauern. Es ist nicht richtig, *ausschließlich* aus einer erhöhten Strahlendichte einer Brust eine Mastopathie abzuleiten. Die Dichte des Mammogramms wird überwiegend durch Bindegewebe verursacht, welches für die Krebsentstehung keine Bedeutung hat.

VI. Thermographisches Bild der Mastopathie

Stark durchblutete, netzförmig miteinander anastomosierende und spitz endende Arterien verleihen zusammen mit der verstärkten Venenzeichnung dem thermographischen Bild der Mastopathie ein unregelmäßiges Aussehen. Zahlreiche Gefäßschleifen und unterschiedlich vaskularisierte Warzenhöfe treten auf beiden Seiten auf, besonders bei begleitender Plasmazellmastitis. Sehr wichtig ist bei Mastopathieverdacht der Seitenvergleich nach Abkühlung der Brust und Wiedererwärmung. Karzinomverdächtige Veränderungen sind meist erst im „Kaltbild" zu erkennen. Bei der Mastopathie muß – auch bei starker Überwärmung des Warzenhofes – die Mamille nach Abkühlung immer kalt bleiben. Je mehr Epithel in Drüsenläppchen und Milchgängen proliferiert, desto stärker ist meistens die Brust durchblutet. Einseitige Hyperplasie der Läppchen oder herdförmig proliferierende Adenosen können abnorme Thermogramme hervorrufen, ohne daß ein Karzinom nachzuweisen ist. Je bindegewebsreicher eine Brust ist, d.h. je stärker die fibröse Komponente der fibrozystischen Mastopathie ausgeprägt ist, desto schlechter ist die Durchblutung.

Thermographisch nur unsicher zu beurteilen sind Brüste mit einer Mastopathie, an denen eine oder gar mehrere Gewebsbiopsien vorgenommen worden sind und in denen Gefäße ligiert, durch Narben verzogen oder durch Granulationsgewebe neu entstanden sind.

G. Maligne Tumoren

Die bösartige Neubildung der Brustdrüse schlechthin ist das Mammakarzinom. Es hat in vielen Ländern den ersten Platz in der Inzidenz- und Todesrate unter den Malignomen des weiblichen Geschlechtes eingenommen, nachdem infolge einer wirkungsvollen Vorsorgemedizin das Genitalkarzinom teilweise beherrscht wird. Demgegenüber spielen bei zahlenmäßiger Betrachtung andere bösartige Geschwülste (Lymphome, Sarkome, Metastasen) eine untergeordnete Rolle.

Im eigenen Mammabiopsiegut (Raum München) der Jahre 1958–1972 ($n = 8436$) erscheint das Karzinom in 29%.

KREUZER et al. (1973) geben bei 1025 Biopsien in den Jahren 1965–1971 (Raum Berlin) 35% Karzinome an. Andere bösartige Neubildungen sind im Vergleich dazu eine Rarität.

I. Maligne epitheliale Neoplasien (Karzinome)

1. Vorbemerkung

Die Diagnose Karzinom erscheint derzeit im eigenen Untersuchungsgut in jeder dritten Mammabiopsie (29 von 100), der nicht standardisierte Altersgipfel (Abb. 40) liegt hierbei im 7. Jahrzehnt (mittleres Alter 56 Jahre). Bei Kindern und Jugendlichen ist Brustkrebs eine Rarität. Literaturübersichten finden sich bei HEIDENREICH (1976), ASHIKARI et al. (1977) und ALTMAN und SCHWARTZ (1978). Vgl. auch S. 67, „Erkrankung der Brustdrüse bei Kindern". Bereits in der dritten Dekade werden Mammakarzinome vereinzelt beobachtet, ab dem 30. Lebensjahr wird man mit einem kontinuierlichen Krebsanstieg in der morphologischen Diagnostik konfrontiert; ab der 6. Dekade ist das Karzinom die häufigste Mammaerkrankung (PORIES, 1978; Fox, 1979).

Die jährliche Neuerkrankungsziffer in der Bundesrepublik Deutschland wird mit 80 von 100000 angegeben. In der Tat ist die Entstehung und das okkulte Wachstum um Monate bis Jahre vorzuverlegen (v. FOURNIER et al., 1979), selbst die Manifestation ist der endgültigen Diagnose im Mittel um Wochen bis Monate voraus (unbewußte und bewußte Verschleppungszeit von seiten der Patientin und auch des Arztes) (HERFARTH, 1977) (vgl. S. 21). Gegenwärtig hat der Primärtumor zum Zeitpunkt der Entdeckung in zwei Drittel der Fälle eine Größe von mehr als 2 cm.

Hinsichtlich der Korrelation von Brustgröße und Mammakarzinom s. HIROHATA et al. (1977).

Die Altersverteilung der Mammakarzinome bei histologischer Erstdiagnose untersuchte PRECHTEL an der Bevölkerung Münchens während der Zeiträume 1958–1964 und 1968–1971. Die Häufigkeit maligner Erkrankungen hat zwischen 1968 und 1971 gegenüber dem früheren Zeitraum bis zur 6. Lebensdekade abgenommen, ab der 7. Lebensdekade dagegen zugenommen. Das Erkrankungsalter ist also angestiegen.

Eine Verschiebung zu den günstigeren Karzinomstadien konnte 1978 gegenüber 1964/1968 im Einzugsgebiet München nicht festgestellt werden (Tabelle 23). Regionale Unterschiede hinsichtlich der Intensität von Vorsorgeuntersuchungen sind jedoch zu berücksichtigen. Im Untersuchungsgut des Katharinenhospitals Stuttgart dagegen hat eine eindeutige Verschiebung zu den niedrigeren T-Stadien zwischen 1969 und 1979 stattgefunden.

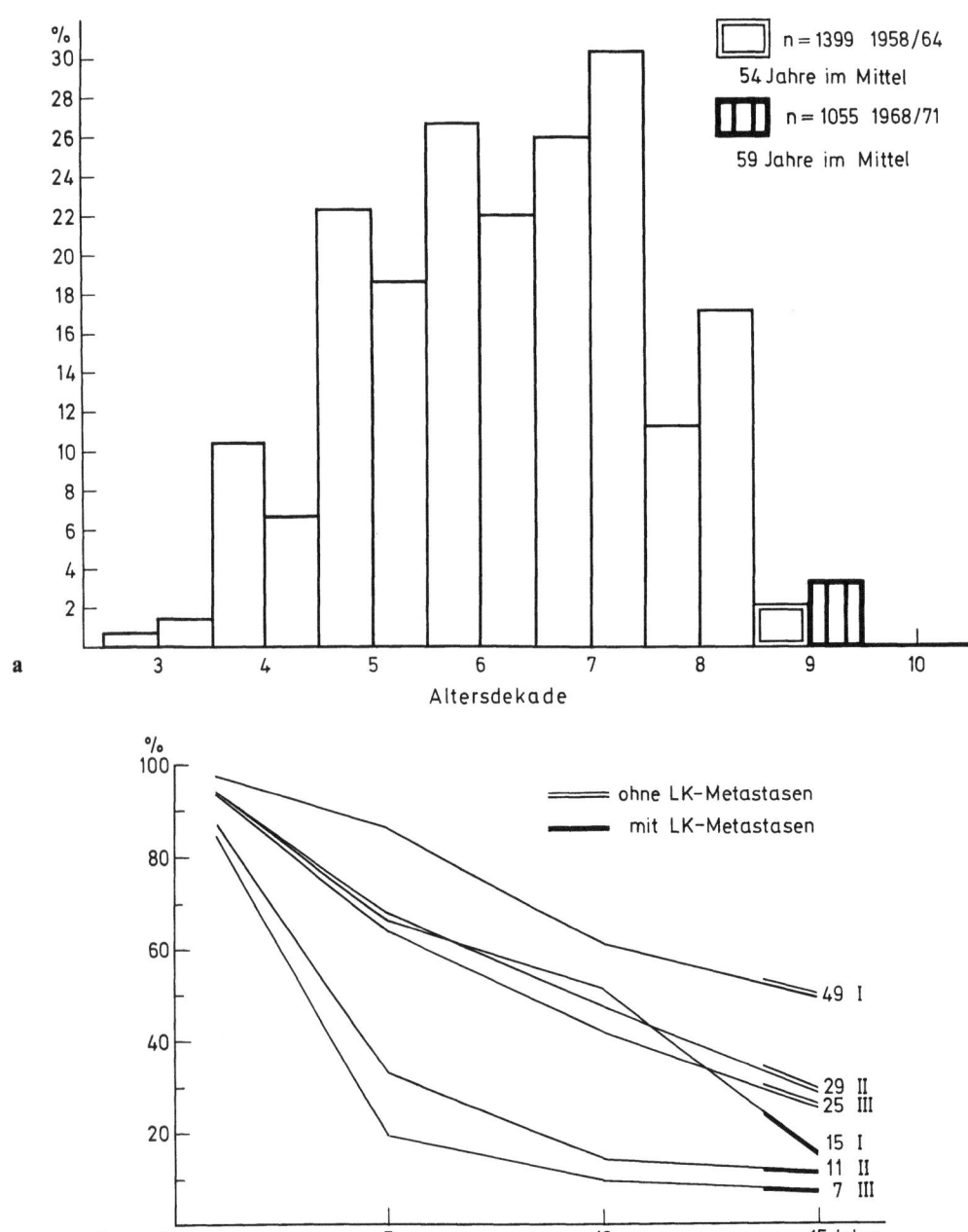

Abb. 40. a Altersverteilung der Mammakarzinome bei pathologisch-anatomischer Erstdiagnose. **b** Überlebensrate bei Mammakarzinom in Abhängigkeit vom Grading nach Bloom und Richardson (1957)

Tabelle 23. Pathologisch-anatomische Erstdiagnose von Mammakarzinomen nach TNM-Stadien

TNM	1964/68[a]	1978[b]	Total
T1 N0	26% (49)	24% (28)	25% (77)
T1 NX	18% (34)	12% (14)	16% (48)
T2>N0	34% (63)	26% (31)	31% (94)
T2>NX	22% (40)	38% (44)	28% (84)
Total	$n=186$	$n=117$	$n=303$

[a] München }
[b] Starnberg } jeweils mit gleichem Einzugsgebiet

2. Pathologische Anatomie der malignen epithelialen Neoplasien

Ein historischer Überblick über das Bild der Neoplasie findet sich bei PITOT (1977), eine Klassifizierung des Mammakarzinoms früher, derzeit und zukünftig bei ROSEN (1979).

Nach einer Empfehlung durch die Weltgesundheitsorganisation (SCARFF u. TORLONI, 1968) werden 2 Hauptgruppen mit völlig unterschiedlichem Krankheitsverlauf unterschieden:
1. *nicht invasive duktale und lobuläre Karzinome*,
2. *invasive Karzinome*.

Mit vollständiger Entfernung des nicht bzw. noch nicht infiltrierenden Mammakarzinoms ist die Patientin geheilt, bei einem bereits invasiven Wachstum dagegen hängt die Prognose von der Größe des Primärtumors und von regionalen Lymphknotenmetastasen ab und ist ungünstiger. Von 3 Frauen mit Mammakarzinom gehen 1–2 an ihrem Tumor zugrunde. Eine einschneidende Verbesserung der Prognose ist unter Berücksichtigung der sich z.Z. anbietenden Therapiemaßnahmen nur durch eine frühzeitige Ermittlung des Tumors zu erwarten. Dazu gehört neben einer subtilen physikalischen Diagnostik das morphologische Wissen über Vor- und Frühstadien des Mammakarzinoms (SUGAR, 1976).

a) Karzinomvorstadien

Im Denkmodell bieten sich als histomorphologisch faßbare Vorstadien zunächst proliferative Veränderungen am Parenchym an. Das ist einerseits eine übermäßige Sprossung des Gangsystems und andererseits eine Epithelproliferation im Gangsystem selbst, die jedoch nicht obligat an eine verstärkte Parenchymentwicklung gebunden ist. Die irreguläre Gangsprossung erscheint, solange keine Zellatypien oder intrakanalikuläre Zellproliferationen hinzutreten, nur insofern beunruhigend, als unter Nichteinhaltung der normalen Drüsenarchitektur zu viel an epithelialem Gewebe gebildet wird.

Die übermäßige Zellproliferation im Hohlraum hingegen und insbesondere die Atypie des Zellverbandes mit oder ohne gleichzeitige Zellwucherung geben Anlaß zur Besorgnis. Zellatypie und Zellproliferation sind die zwei möglichen Gangarten in der formalen Pathogenese des Mammakarzinoms, zum einen die unmittelbare Entwicklung ohne sichtbare Vorstadien – de novo – über eine maligne Zelltransformation und zum anderen die mittelbare Entwicklung auf dem Boden der duktalen oder lobulären Epitheliosis.

Die Karzinomentstehung läuft wohl überwiegend über die zunächst auf das Gangsystem beschränkte Zellwucherung; dies ist von Vorteil für die Diagnostik, weil Veränderungen vor Eintritt in das invasive Stadium beobachtet werden können. Dagegen wird das De-novo-Karzinom im Stadium nascendi ein Zufallsbefund im Rahmen einer mikroskopischen Untersuchung bleiben (PRECHTEL u. GEHM, 1975a, b).

Bedingt potentielle Vorstadien des Mammakarzinoms sind also in der atypischen Epitheliose bzw. in der proliferierenden Mastopathie mit Atypie (Mastopathie III) zu finden (S. 103). Darunter fallen 5–10% aller bioptisch gesicherten Mastopathien. Fraglich bleibt, ob die übrigen Formen der proliferierenden Mastopathie (Mastopathie II) auch noch als Risikofaktor zu gelten haben. Schließlich sind in Analogie dazu die Fibroadenome mit atypischen intrakanalikulären Zellwucherungen (weniger als 1% aller bioptisch gesicherten Fibroadenome) und mit Atypien behaftete Gangpapillome bzw. Gangpapillomatose als Karzinomvorstadien anzusehen (HARVEY u. FECHNER 1978; PRECHTEL u. GEHM, 1978; RUMMEL, 1978).

Die Schwierigkeit im therapeutischen Handeln ergibt sich aus der nicht klar umrissenen Begriffsbestimmung der atypischen Epitheliose, aus der möglichen Plurizentrität (URBAN et al., 1977; MUELLER u. AMES, 1978) und aus der nicht obligaten Progredienz der Epitheliose (CARTER u. SMITH, 1977; SCHAUER, 1977; FOX, 1979).

b) Karzinomfrühstadien

Im Frühstadium des Mammakarzinoms findet sich das nicht infiltrierende Karzinom mit den zytologischen Kriterien der Malignität (Citoler u. Zippel, 1977; Nienhaus, 1977). Hierbei wird die Entdeckung einer Zelltransformation ohne vorausgehende Zellproliferation dem Zufall vorbehalten bleiben, während sich die atypische Epitheliose wenigstens teilweise indirekt in Form von Mikrokalk zu erkennen gibt. Auch kann das invasive Mikrokarzinom mit einer Größe von weniger als 5 mm noch den Frühstadien zugeordnet werden (vgl. Abb. 43c). Stegner (1975) rechnet die nur mit physikalischen Methoden erkennbaren klinisch stummen Karzinome ebenfalls den Frühformen zu. (Minimal breast cancer s.S. 60.)

c) Makroanatomie

Der makroskopische Befund des voll entwickelten Karzinoms ist nicht einheitlich. Am eindrucksvollsten wird eine atrophische Brust mit Lipomatose sein, dann imponiert meist ein derber weiß-grauer Knoten mit sternförmigen Ausläufern (Abb. 51a) oder polyzyklischer Begrenzung. Ein Karzinom kann aber auch als weitgehend abgerundeter, nur mäßig fester Knoten mit glatt glänzenden oder feingrießeligen Schnittflächen auffallen (Abb. 60). Hilfreich für die makroskopische Verdachtsdiagnose ist bisweilen die Expression von komedoartigen Nekrosen, wobei nicht jede Komedonekrose Ausdruck eines Karzinoms ist.

Die Unsicherheit in der makroskopischen Befundung ist um so größer, je kleiner der Tumor und je entwickelter der eigentliche Drüsenkörper ist, besonders bei nicht betont knotiger Tumorausbreitung. *In etwa einem Drittel der Mammakarzinome ist zum Zeitpunkt des operativen Eingriffes eine Malignomausbreitung in Umgebung und fern des auffälligen Sicht-, Tast- und Röntgenbefundes zu erwarten.* Hierunter sind auch die Fälle mit plurifokaler Tumorentwicklung (Abb. 57), das sind ca. ein Viertel aller Karzinome (Fisher et al., 1975), einzureihen. Signifikant häufig ist mit plurifokalem Wachstum zu rechnen, wenn der klinisch manifeste Herd nicht begrenzbar, die Mamille infiltriert, zusätzlich eine intraduktale Zellwucherung nachweisbar und der Herd groß (über 5 cm) ist. Dabei handelt es sich um kontinuierliche oder lymphogene, aber nicht mehr abgrenzbare Ausläufer des Primärtumors, um lokale Metastasen innerhalb der Mamma (Abb. 72) und um primär plurizentrisches Tumorwachstum (Abb. 64); die beiden letztgenannten Formen sind meist nicht zweifelsfrei unterscheidbar.

Die makroskopische Diagnose wird einfach bei Tumoren über 10 mm Größe oder gar bei Ausbreitung des Tumorprozesses in die Thoraxmuskulatur, was selten ist (weniger als 5%), oder in die Haut mit sekundärer Ulzeration. Von 10 Karzinomen nehmen 6 ihren Ursprung im äußeren oberen Quadranten mit geringer Bevorzugung der linken Brust.

Wesentlich schwieriger bis unmöglich ist das Erkennen von Karzinomfrühstadien bei alleiniger Anwendung des Seh- und Tastsinnes. Als verwertbarer Hinweis bieten sich gewöhnlich Komedonekrosen bei Karzinomen mit Zelldetritus in größeren Gängen an. Des weiteren manifestiert sich der Morbus Paget als einseitige ekzemartige Mamillenläsion in Zusammenhang mit einem retromamillären Gangkarzinom häufig schon in einem noch nicht invasiven Stadium, auch kann ein trüb-graues, fleischwasserfarbenes oder blutiges Mamillensekret (Spontan- oder Kompressionssekret) gelegentlich auf ein Karzinom aufmerksam machen (Hoedl, 1978; Maor, 1979). Bei all diesen Symptomen handelt es sich gewöhnlich um Karzinome in großen Ausführungsgängen, während die überwiegende Zahl der Mammakarzinome in den kleineren Gängen zu wachsen beginnt und damit die Entdeckung in einer frühzeitigen Phase fast unmöglich wird.

d) Mikroanatomie (Histologie)

Das *nicht bzw. noch nicht invasive Karzinom* des Gangsystems ist charakterisiert durch Atypie des Zellmusters und des Zellverbandes, ohne daß die Basalmembran durchbrochen ist. Die Diagnose ist einfach bei ausgeprägter Zellpolymorphie mit heterogenem Chromatinmuster und ungleich großen Kernkörperchen der Zellkerne, bei Verschiebung der Kern-Plasma-Relation, bei mitotischer Aktivität mit irregulären Mitosebildern sowie bei Verlust des ursprünglichen Zellverbandmusters infolge Aufhebung der Zellpolarität und Zellhaftung untereinander und zur Basalmembran. Diese Malignitätskriterien werden eindrucksvoll beim *klassischen Milchgangskarzinom* beobachtet, welches von den zentripetalen Gangabschnitten ausgeht.

α) Duktales Karzinom

Die Diagnose eines duktalen Karzinoms im mehr peripheren Gangabschnitt ist gewöhnlich schwierig, da häufig die Kombination der Atypie des Epithelverbandes und der Epithelien selbst nicht so eindeutig hervortritt und das Kriterium der Malignität bei Fehlen der Zellpolymorphie durch das Epithelmuster und durch die eintönige Zellform bestimmt werden muß (vgl. Zytologie kleinzelliger Milchgangskarzinome, Abb. 17e, S. 50).

Nach der Art des Epithelmusters lassen sich folgende Typen von Gangkarzinomen auseinanderhalten (HAAGENSEN, 1971): Solides, cribriformes, pseudopapilläres, papilläres und komedoartiges duktales Karzinom; der cribriforme Typ kann nach einem adenoid-cribriformen und adenoid-zystischem Muster unterteilt werden. Selten kommt ein Gangkarzinom mit Schleimbildung vor. Zusätzlich werden noch nach Zellpolymorphie und intraepithelialen Lymphozytenansammlungen 4 Schweregrade unterschieden: Von Grad I bei hochgradiger mitosereicher Zellpolymorphie ohne Lymphozytenbeimengung bis Grad IV bei Zellisomorphie ohne Mitosen und mit Lymphozytenbeimengung (BLACK u. SPEER, 1957).

Insbesondere in den größeren Gangabschnitten neigt die Epitheliose zu Nekrosen, die verkalken können (vgl. S. 12) und sich dann im Röntgenbild als besenreiserartiges

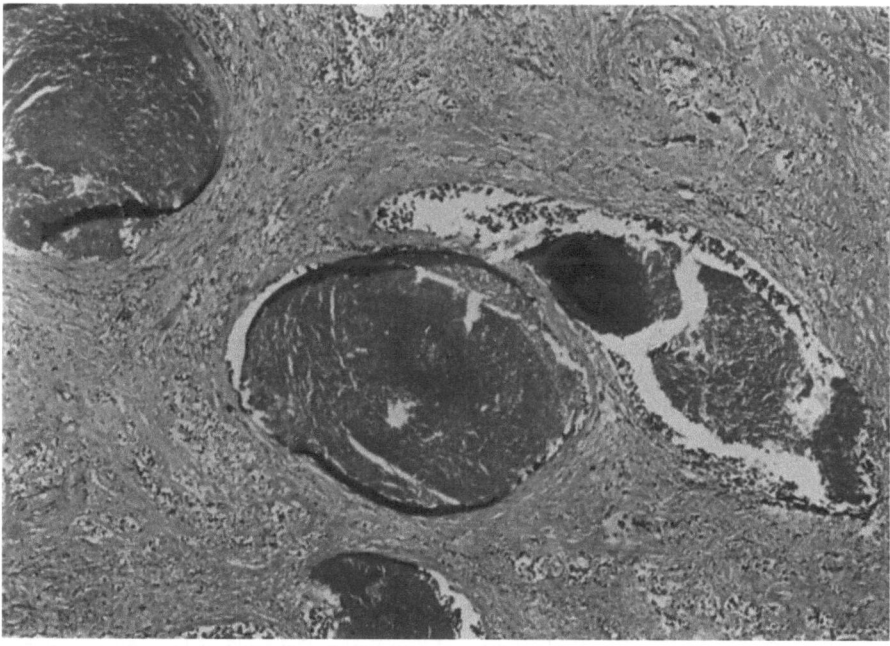

Abb. 41. Duktales großzelliges, weitgehend nekrotisches Karzinom (Komedokarzinom). Dilatierte große Gänge, angefüllt mit nekrotischem, partiell verkalktem Zellschutt; randständig noch erkennbare polymorphe großzellige Epithelwucherung. In der Umgebung fibröse Stromareaktion mit kaum sichtbarer Karzinominfiltration

Mikrokalkmuster zu erkennen geben. Häufig bildet das Karzinom in den großen Ausführungsgängen Nekrosen (sog. klassisches retromamilläres Milchgangs- oder Komedokarzinom) (Abb. 41).

β) Morbus Paget

Eine weitere Eigenschaft des duktalen Karzinoms ist eine offenbar längere Zeit auf das Hohlraumsystem beschränkte Ausbreitung, manchmal unter Einbeziehung der Epi-

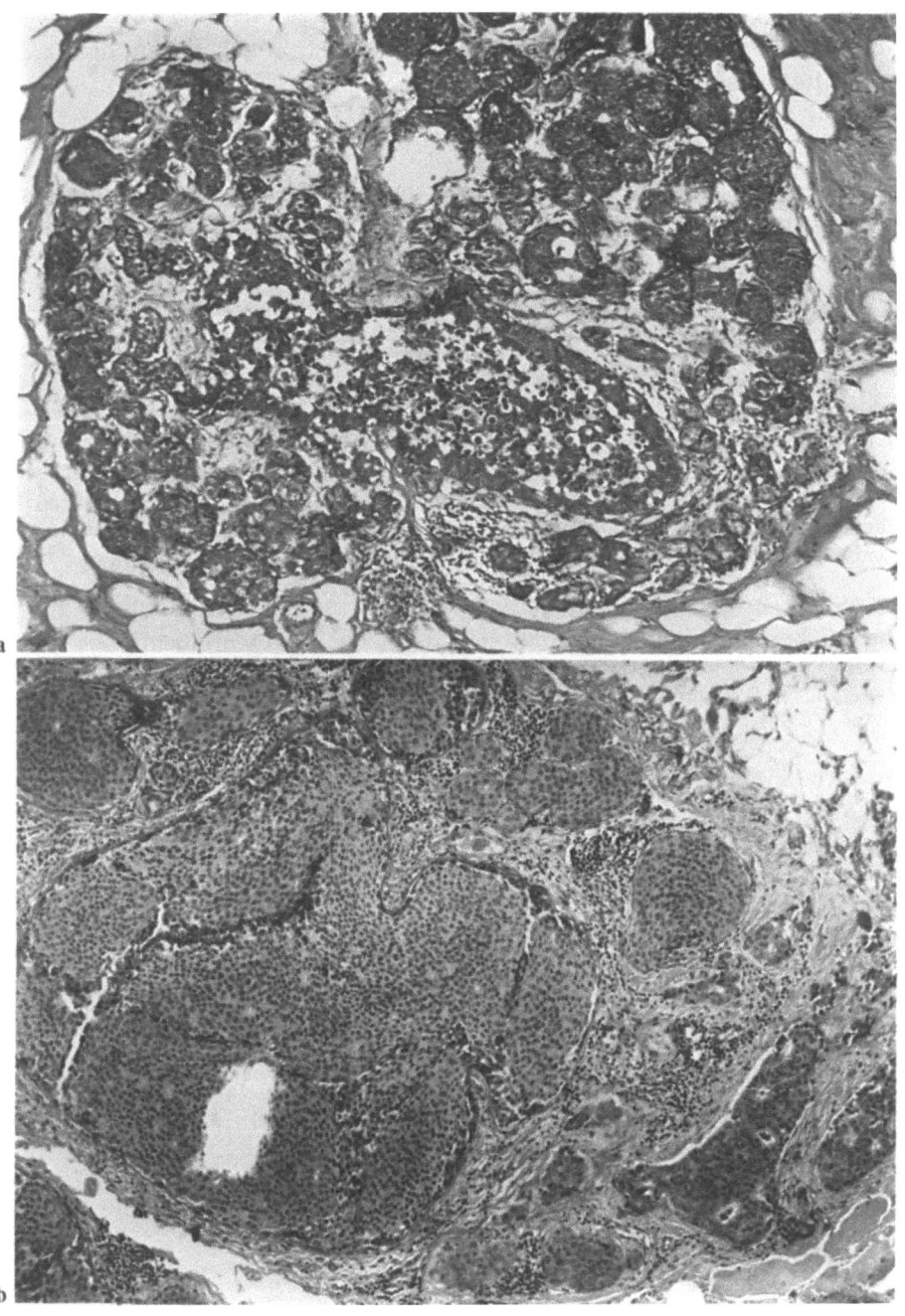

Abb. 42. a Lobuläres Carcinoma in situ. Verbreitertes akzentuiertes Drüsenläppchen mit erweitertem Ausführungsgang und geringer Lymphozyteninfiltration. Solide kleinzellige Proliferation weitgehend monomorpher, rundlicher, dunkler, plasmaarmer Epithelien ohne Durchbruch der Basalmembran. **b** Invasives lobuläres Karzinom. Maximal erweiterte Endstücke mit solider Proliferation weitgehend monomorpher, kleiner, rundlicher, plasmaarmer Epithelien; daneben Invasion durch ein tubulär-solid gebautes mittelgroßzelliges und mäßig polymorphes Karzinom

dermis der Mamille in Form des Morbus Paget (KISTER u. HAAGENSEN, 1970). Dabei weist das Hautepithel eine Schichtungsstörung mit großen hellen, vom Gangepithel stammenden Zellen mit hyperchromatisch betonten Kernen auf.

γ) Lobuläres Karzinom (Abb. 42)

Die im peripheren Drüsenabschnitt entstehende *lobuläre Neoplasie (lobuläres Carcinoma in situ)* weist eine weitgehend harmlos erscheinende Zellkonstellation ohne karzinomtypisches Desoxyribonucleinsäure(DNS)-Verteilungsmuster (STEGNER, 1971) mit weitgehend isomorphen kleinen rund-ovalen Zellen auf, die als solide Verbände die erweiterten Endstücke verlegen.

Das lobuläre Karzinom weicht von den gewöhnlichen, nicht invasiven Karzinomtypen, die überwiegend und in der Regel in den kleinen Milchgängen beginnen (CARTER et al., 1969), in zweierlei Hinsicht ab: Zum einen hat diese Neoplasieform einen frühzeitigeren Altersgipfel (48 Jahre), zum zweiten bleibt es sehr lange (über Jahre) in der In-situ-Form bestehen (nach 5 Jahren erst in 10% und nach 10 Jahren in 15% invasives Wachstum); schließlich zeichnet sich das lobuläre Karzinom in bis zu 75% unter Einbeziehung beider Brüste durch ausgesprochene Plurifokalität aus (McDIVITT et al., 1968; BÄSSLER, 1969; CARTER u. SMITH, 1977). In ca. 50% kommt es kombiniert mit einem kleinzelligen invasiven Karzinomtyp vor.

δ) Papilläre Epithelwucherungen

Besondere Schwierigkeiten in der histomorphologischen Diagnostik bereiten häufig papilläre Epithelwucherungen bei fehlender Zellpolymorphie. Die Abgrenzung eines papillären Karzinoms von einer benignen Papillomatose, die im höheren Alter öfter beobachtet wird, richtet sich bei fehlender Zell-Kern-Polymorphie allein nach der gestörten Zellschichtung, nach dem Verlust der Zellkernpolarität und nach einem nur noch sehr spärlichen Stromaanteil (STEWART, 1950). Ähnlich dem Komedokarzinom zeichnet sich das papilläre Karzinom durch eine lange nicht-invasive Zeit aus. Bei Umschlag eines duktalen Karzinoms in ein invasives Wachstum findet man häufig bandförmige periduktale lymphoide Zellinfiltrate und mesenchymale Zellreaktionen des periduktalen Stromas.

Hervorzuheben ist, daß gegenwärtig zum Zeitpunkt der Diagnose eines nicht invasiven Karzinoms anhand eines Probeexzidates in 4 von 5 Fällen bereits ein invasives Wachstum an anderer Stelle des Drüsenkörpers existiert.

Beim *invasiven Karzinom* ist die Basalmembran durchbrochen, der Tumor infiltriert das umgebende Parenchym. Unterschiedliche Tumortypen kommen vor (Tabelle 24).

Tabelle 24. Prozentuale Verteilung des überwiegenden histologischen Tumortyps bei invasivem Mammakarzinom. (Nachrevision von 622 Karzinomen durch einen Untersucher)

Histologischer Tumortyp	
Solidum-simplex	45%
Tubulär-adenoid	24%
Szirrhös	18%
Mucinös	3%
Solid-medullär	3%
Komedoartig-epidermoid	4%
Lobulär	2%
Adenoid-zystisch	1%
Plattenepithel-Typ	1%

ε) Adenokarzinom

Der histologische Grundtyp des invasiven Mammakarzinoms ist, da es sich um ein Drüsengewebe handelt, mit wechselnder Differenzierung das Adenokarzinom. Es ahmt Drüsenstrukturen nach und wächst stark infiltrierend. Die Kontur ist unscharf und strahlig (Abb. 43 a).

ζ) Einfach solides Karzinom

Am häufigsten kommt das einfach solide Karzinommuster mit 3–6reihigen Epithelverbänden und unterschiedlichem Bindegewebsanteil vor (Abb. 43 b). Keineswegs selten sind zentrale Narbenkerne in Karzinomfeldern.

η) Einfach szirrhöses Karzinom

Nach dem einfachen soliden Tumortyp kommt die szirrhöse Tumorform mit starker, zur Sklerosierung neigender Bindegewebskomponente zwischen schmalen 1–2reihigen Zellsträngen gehäuft vor (Abb. 43 c). Es ist aber nicht ungewöhnlich, daß sich ein Karzinom abschnittsweise durch drüsige bzw. tubuläre Differenzierung und Enddifferenzierung auszeichnet (Hamperl, 1974; Carstens, 1978; Cooper et al., 1978), oder daß regionale Metastasen tubulär gut differenziert sind, während der Primärtumor als solid bis szirrhös imponiert.

ϑ) Einfach medulläres Karzinom

Ein seltener Tumortyp ist das einfach medulläre Karzinom, ein stromaarmes Karzinom mit breiten soliden Zellverbänden. Es wächst durch Produktion von Zellen aus dem Inneren des Tumors heraus überwiegend expansiv und infiltriert die Umgebung verhältnismäßig wenig (Abb. 43 d). Zytologisch wechselt das Bild von geringer Atypie bis zu starker Polymorphie mit Lymphozyteninfiltraten. Über eine 10-Jahres-Studie beim medullären Karzinom berichten Maier et al. (1977).

ι) Gallertkarzinom

Gelegentlich weisen solid-szirrhöse Karzinome eine monozelluläre Verschleimung mit gemischt sauren und neutralen Mukopolysacchariden in Form kleiner Plasmavakuolen auf. Beim Gallertkarzinom liegt ein stark verschleimtes, einfach solides undifferenziertes Karzinom vor, wodurch sich im Tumorknoten des soliden Karzinoms gallertige Krebsbezirke entwickeln. Dieser Tumortyp tritt bevorzugt bei älteren Frauen auf, wächst langsam und hat eine günstigere Prognose, wobei selbst große ulzerierte Primärgeschwülste noch keine Metastasen gesetzt zu haben brauchen. Bei Auswertung invasiver Mammakarzinome ist in 4% eine Beziehung zum klassischen Milchgangskarzinom und in etwa 2% zum lobulären Karzinom zu finden.

Abb. 43a–d. Histologie der häufigsten invasiv wachsenden Karzinome. **a** Invasives tubuläres Karzinom (Adenokarzinom): Diffuse Infiltration eines senil-atrophischen Drüsenkörpers durch ein gering polymorphes, klein- bis mittelgroßzelliges, tubulär strukturiertes Karzinom. × 180. **b** Invasives polymorphes, mittelgroßzelliges, solides Karzinom: 4- bis 6reihige Epithelverbände mit mittelgroßzelligen polymorphen Epithelien und angedeutet drüsiger Struktur. Spärlich Stroma. × 180. **c** Minimalkarzinom (5 mm Durchmesser) vom solid-szirrhösen Typ bei duktal progressiver Mastopathie mit geringer Epithelproliferation (Mastopathie II): Sklerosierte Stromazone mit Invasion durch ein gering polymorphes kleinzelliges einfach-solid und gering tubulär gebautes Karzinom. Daneben Lipomatose und gruppenförmige Proliferation kleiner Gänge und Endstücke. × 120. **d** Medulläres Karzinom: Zellreiches, kleinzelliges, stromaarmes Tumorparenchym expandierend und infiltrierend gegen die Cutis wachsend. Kompression des subkutan gelegenen Parenchyms. × 60

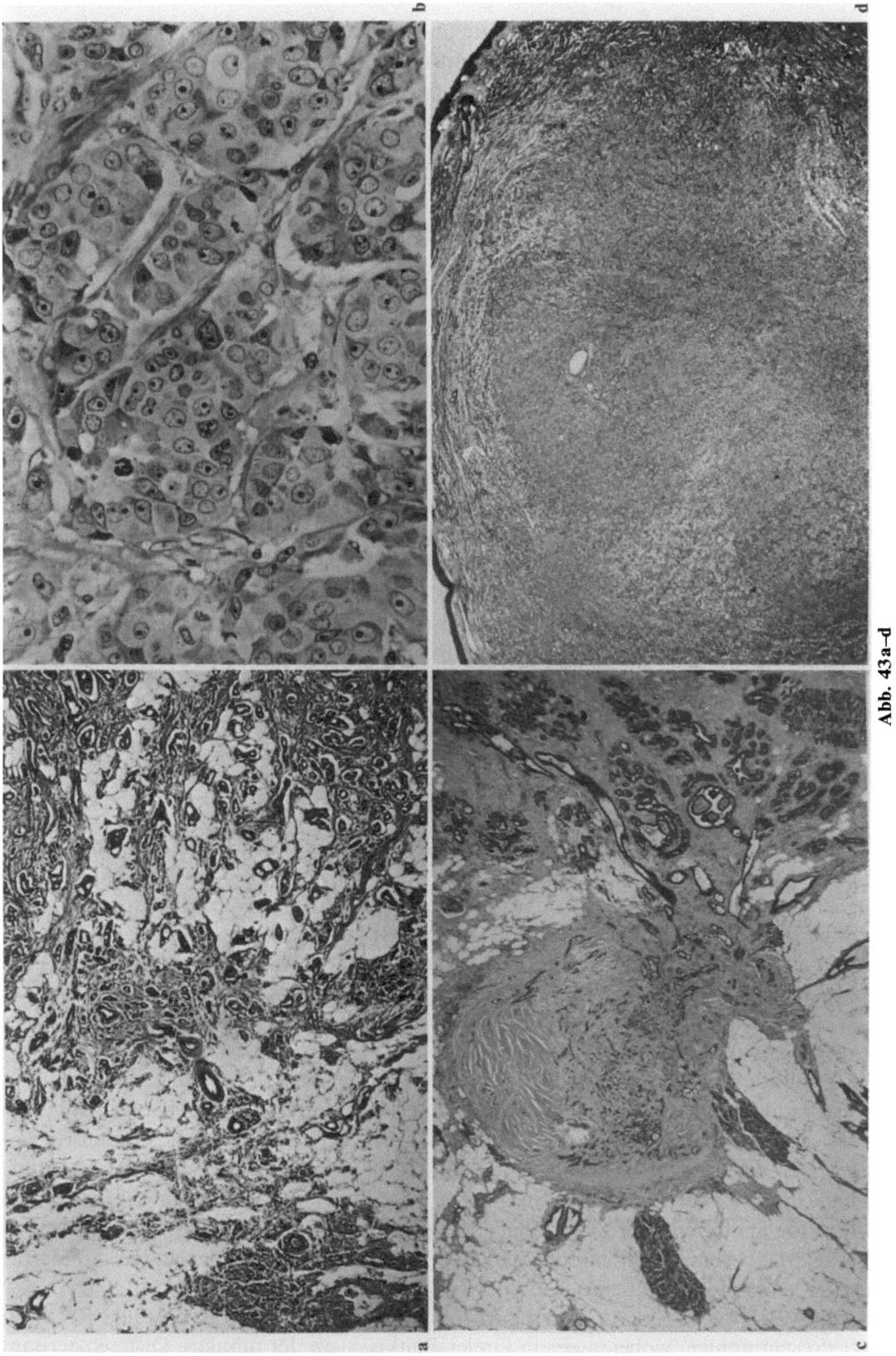

Abb. 43 a–d

κ) Primäres Karzinom der Mamille

Karzinomatöse Veränderungen der Haut über der Mamma sind fast ausnahmslos Mammatumoren mit herdförmig-knotiger oder diffus-lymphogener Infiltration bis in die Epidermis. Eine Besonderheit in der Warzenregion stellt das retromamilläre Gangkarzinom mit zentripetaler Ausbreitung in die Epidermis der Mamille dar. In sehr seltenen Fällen wird dieses Bild des Morbus Paget durch ein primäres Mamillenkarzinom vorgetäuscht, zumal die Symptomatik in Form eines nässenden erosiven Ekzems mit serös-hämorrhagischer Sekretbildung gleichartig sein kann. Im übrigen wird bei unklarer Tumorbildung an der Mamille gewöhnlich an ein Adenom der Brustwarze gedacht. Das sehr seltene primäre Karzinom kann histologisch in Form eines Plattenepithelkarzinoms, eines Talgdrüsenkarzinoms oder eines papillären oder drüsigen Karzinoms auftreten. Der drüsige Tumortyp weicht von der üblichen Prognose beim Mammakarzinom nicht ab, die anderen Formen weisen ein günstigeres Wachstumsverhalten auf (CUTLER, 1961; DREWES u. POCHE, 1969).

λ) Metastasen anderer Organneoplasien

Die Brustdrüse ist für Metastasen ein ungeeignetes Organ. Das Verhältnis primärer maligner Tumoren zu Metastasen beträgt 250:1. Erst bei generalisiertem Metastasierungsprozeß sind auch in der Mamma Metastasen zu erwarten, wobei maligne Melanome, Genitalkarzinome und Metastasen bei kontralateralem Mammakarzinom führend sind. Bei letzterem bereitet es große Schwierigkeiten, ein primäres (bilaterales) Karzinom auszuschließen. Für die Diagnose einer Metastase ist eine Abgrenzung des Tumors in Form eines kugeligen Musters ohne benachbarte intraduktale Zellwucherung zu fordern.

HARRIST und KALISHER (1977) beobachteten die Metastase eines bronchogenen Karzinoids in der Mamma. TRUESDALE et al. (1979) fanden die Metastase eines Harnblasenneoplasmas.

e) Tumorprognose durch histologisches Grading

In der interdisziplinären Zusammenarbeit wird der Morphologe zunehmend dazu angehalten, bei der Diagnostik ein Staging entsprechend dem TNM-System (Klassifikation der malignen Tumoren, UICC, 1979) und darüber hinaus auch ein histologisches Grading auszuüben, um einen besseren Überblick zur Prognose und evtl. postoperativen Sekundärtherapie zu geben. Das mikroskopische Grading spielt zwar gegenwärtig noch keine wesentliche, die Therapie beeinflussende Rolle. Möglicherweise wird aber in Zukunft die Weiterbehandlung auch abhängig vom histologischen Tumortyp individualisiert (GRESHAM, 1976).

Das voll entwickelte Karzinom kann zunächst einmal nach der Wachstumsform untergliedert werden: rein invasives Wachstum – duktales und invasives Wachstum – lobuläres und invasives Wachstum. Die zweite Möglichkeit ist, den histologischen Tumortyp als Gradmesser anzuwenden. Die Schwierigkeit hierin ergibt sich aus der Beobachtung, daß nahezu 85% aller Mammakarzinome ein Mischbild von solid-szirrhösen und gering drüsig (tubulär) differenzierten Formen aufweisen. Die verbleibenden Tumortypen wie differenziertes Adenokarzinom oder schleimbildendes Karzinom oder andere Sonderformen stünden dem gewöhnlichen Karzinom als Minderheit gegenüber.

In der WHO-Nomenklatur wird das histologische Grading nach BLOOM und RICHARDSON (1957) empfohlen, wobei in einem Dreier-Punktsystem der tubuläre Differenzierungsgrad, die Kernhyperchromasie und Mitosezahl sowie die Kernpolymorphie festgelegt werden. Daraus ergeben sich drei Malignitätsgrade mit unterschiedlicher Überlebenszeit:
Grad I – niederer Malignitätsgrad (3–5 Punkte) mit 45% Überlebensrate in 10 Jahren;

Grad II – mittlerer Malignitätsgrad (6–7 Punkte) mit 27% Überlebensrate in 10 Jahren;

Grad III – hoher Malignitätsgrad (8–9 Punkte) mit 18% Überlebensrate in 10 Jahren.

Eine einfachere Methode ist das alleinige Zell- bzw. Kerngrading in Anlehnung an BLACK und SPEER (1957), wobei lediglich die Zell-Kern-Polymorphie und der Mitosegehalt berücksichtigt werden. Dabei wird ein polymorphzelliger Tumortyp als Grad I und ein monomorphzelliger Tumortyp als Grad III bezeichnet, wobei differente Überlebensraten zum Vorschein kommen (Tabelle 26).

Bezüglich sonstiger prognosebestimmender Faktoren beim Mammakarzinom s. BARAL et al. (1977), CONTESSO et al. (1977), GAUTHERIE et al. (1977a), KITSCHKE et al. (1977), LAGARDE et al. (1977), PETTINGALE et al. (1977), SARRAZIN et al. (1977), VILCOQ et al. (1977), ARRIAGADA et al. (1978), CARTER et al. (1978), DESPHANDE et al. (1978), JURET et al. (1978), LANGLANDS und KERR (1978) und SNYDERMAN et al. (1978).

Tabelle 25. Mammakarzinom, Kerngrading nach BLACK und SPEER (1957)

Grad	Kriterien
1	mittel- bis großzellig polymorph, mitosereich
2	mittelgroßzellig mäßig polymorph, mitosearm
3	klein- bis mittelgroßzellig monomorph, mitosearm

Tabelle 26. Mammakarzinom, histologisches Grading nach BLOOM und RICHARDSON (1957)

Kriterien	Punktwert		
	1	2	3
Tubuläre Differenzierung	gut	mäßig	keine
Mitosezahl	gering	mäßig	hoch
Kernhyperchromasie			stark
Zell-Kern-Polymorphie	gering	mäßig	stark

Malignitätsgrad		Punkte	Überlebensrate	
			5 Jahre	10 Jahre
G I	Niedere Malignität	3–5	75%	45%
G II	Mittlere Malignität	6–7	53%	27%
G III	Hohe Malignität	8–9	31%	18%

f) Metastasierung des Mammakarzinoms

Die Mammakarzinome metastasieren in erster Linie über die Lymphwege in die regionären, vor allem in die axillaren Lymphknoten, weniger häufig in die kontralaterale Mamma, in die Pleura und in die Lunge. Bei hämatogener Ausbreitung sind in abnehmender Reihenfolge Skeletsystem, Lunge, Leber, Gehirn, Nieren und Nebennieren betroffen. Bis zu 20jährige symptomfreie Intervalle sind bis zum Auftreten von Metastasen beim Mammakarzinom nicht ungewöhnlich (ATTIYEH et al., 1977; NIME et al., 1977; DEBEER et al., 1978; INGLE et al., 1978).

Über eine *reversible Myelofibrose* mit Splenomegalie als Folge eines metastasierenden Mammakarzinoms berichten KIANG et al. (1978). Auf die unterschiedliche Wachstumsgeschwindigkeit von Primärtumor und Metastasen weisen GROS und GRÜNEWALD (1975) sowie V. FOURNIER et al. (1979) hin.

3. Radiologie der malignen epithelialen Neoplasien

Die Erfassung der Vorstadien des Mammakarzinoms gilt wegen der sicheren Heilungs-chance als vorrangigstes Ziel der röntgenologischen Mammadiagnostik.

Als FOOTE und STEWART (1941) ihre ersten Beobachtungen vom Carcinoma in situ veröffentlichten, wiesen sie darauf hin, daß diese Veränderung des Drüsenkörpers durch Abtasten der Brust nicht zu erkennen sei und meist nur zufällig im Biopsiematerial aus Brüsten mit Mastopathie oder gutartigen Tumoren entdeckt würde. Dennoch werden die Vorstufen des Karzinoms häufiger als früher vom Pathologen nachgewiesen. Das liegt daran, daß diese Veränderungen durch die Mammographie, die Feinnadelbiopsie und in vereinzelten Fällen auch durch die Thermographie häufiger als vor Jahren dia-gnostiziert werden.

Es gibt zwar kein für das Carcinoma in situ typisches Röntgenbild, mammographisch werden jedoch Mikrokalk, Unregelmäßigkeiten in der Struktur des Drüsenkörpers und gutartige Tumoren in klinisch unauffälligen Brüsten entdeckt, neben denen bei der histolo-gischen Untersuchung gelegentlich ein Carcinoma in situ gefunden wird. Durch die Aufarbeitung von Biopsiematerial unter Röntgenkontrolle können verdächtige, für den Pathologen nicht tastbare Strukturveränderungen des Parenchyms eingegrenzt und in histologischen Stufenschnitten gezielt untersucht werden. Auch dadurch stößt man öfter als früher auf die Vorstufen eines malignen Tumors.

a) Lobuläre Neoplasie [Lobuläres Carcinoma in situ (LCIS)]

Das in den Endstücken und Ausführungsgängen der Drüsenläppchen wuchernde Epi-thel vergrößert die Drüsenläppchen, die im Mammogramm erkannt werden können, wenn sie von Fettgewebe umgeben sind und einen Durchmesser von über 3 mm haben (Abb. 44). Mikrokalk innerhalb oder außerhalb der Läppchen kann in etwa 50% der einzige röntgenologische Hinweis auf eine neoplastische Umwandlung derselben sein. Er ist weniger zahlreich und feiner gezeichnet als beim infiltrierend wachsenden Krebs (MENGES et al., 1976). Auch *neben* infiltrierend wachsenden Karzinomen können im Mammogramm vergrößerte Drüsenläppchen beobachtet werden (konkomitierende Epi-theliose nach BÄSSLER, 1975, 1978). NIZZE (1973) konnte histologisch nachweisen, daß in Brüsten mit einem Karzinom die Drüsenläppchen zahlreicher sind als in krebsfreien Brüsten gleich alter Frauen.

Im Mammogramm können nicht nur Mikrokalk und vergrößerte plumpe Drüsenläpp-chen auf ein LCIS hinweisen, sondern auch ein ungewöhnlich dichter Drüsenkörper, eine umschriebene Strukturänderung des Parenchyms sowie bandförmige Verdichtungen und Aufhellungen (Tabelle 27; Abb. 45, 46).

Abb. 44a–c. Doppelseitiges lobuläres Carcinoma in situ. Linke und rechte Brust einer 60jährigen Frau, bei der in beiden kranialen lateralen Quadranten, links auch bei 12 Uhr uncharakteristische Resistenzen zu palpieren waren. **a** Mammogramm – Ausschnitt rechts (kranio-kaudal): Stromareicher Drüsenkörper mit einem linsengro-ßen und medial davon einem hirsekorngroßen homogen dichten und glatten Tumorschatten: Verdacht auf benignen Tumor oder Zyste. (Feinnadelbiopsie nicht durchgeführt.) Kein Kalk. × 3. **b** Mammogramm links (kranio-kaudal): Bild wie bei fibrozystischer Mastopathie mit mehreren bis linsengroßen Fleckschatten zwischen 11 und 1 Uhr, die wie Zysten aussehen. Probebiopsie beidseits aufgrund des Tastbefundes. Histologie: Lobuläres Carcinoma in situ links, infiltrierendes, teils lobuläres, teils medulläres Karzinom rechts mit begleitender Epithe-liose. Bei dieser Beobachtung handelt es sich um einen Erfolg der Palpation. Nach dem Mammogramm wäre auf beiden Seiten keine Biopsie indiziert gewesen (KAMMERER, Homburg/Saar). **c** Histologie: Intraduktales und lobuläres, plurifokal wachsendes Karzinom

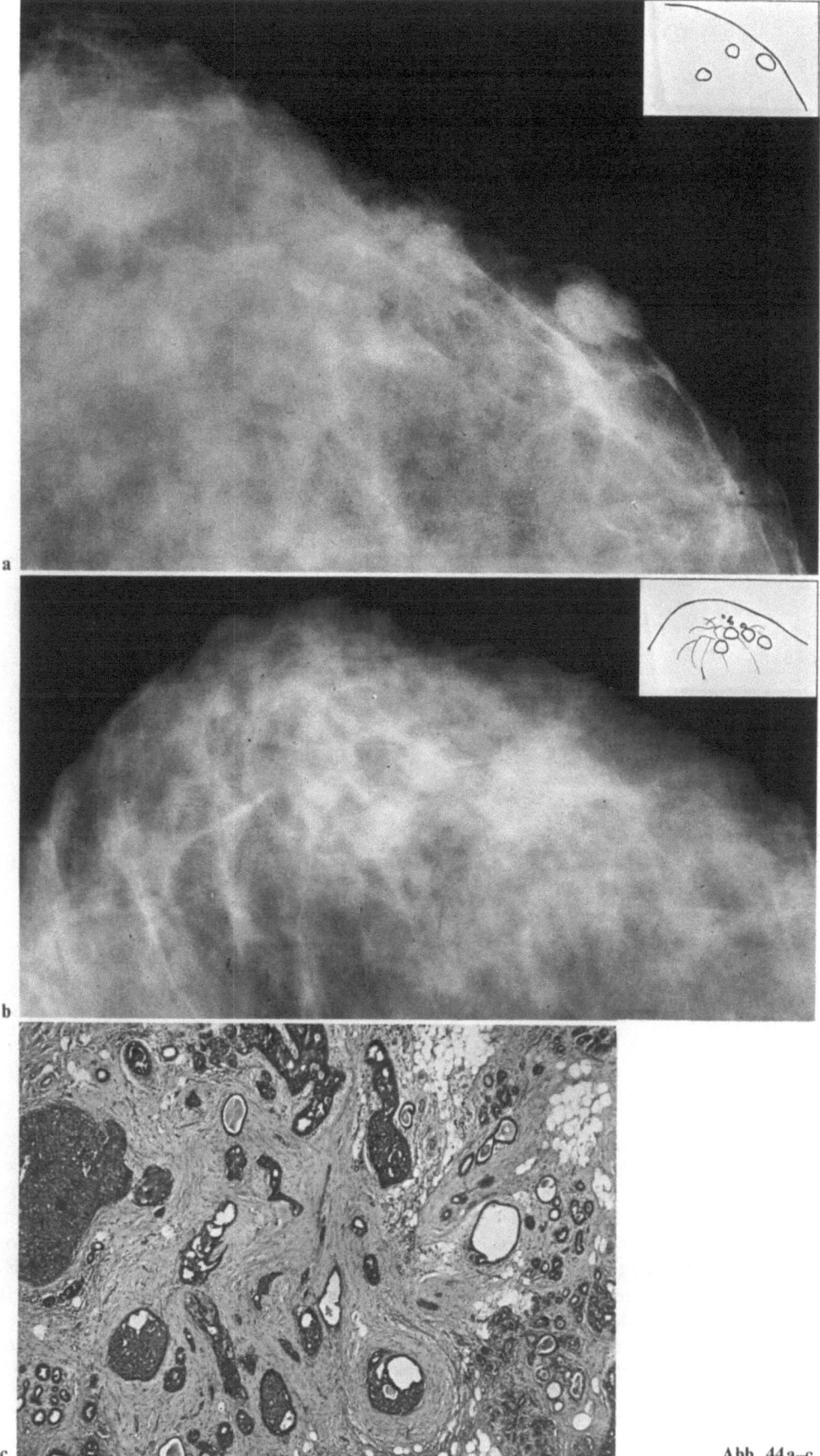

Abb. 44a–c

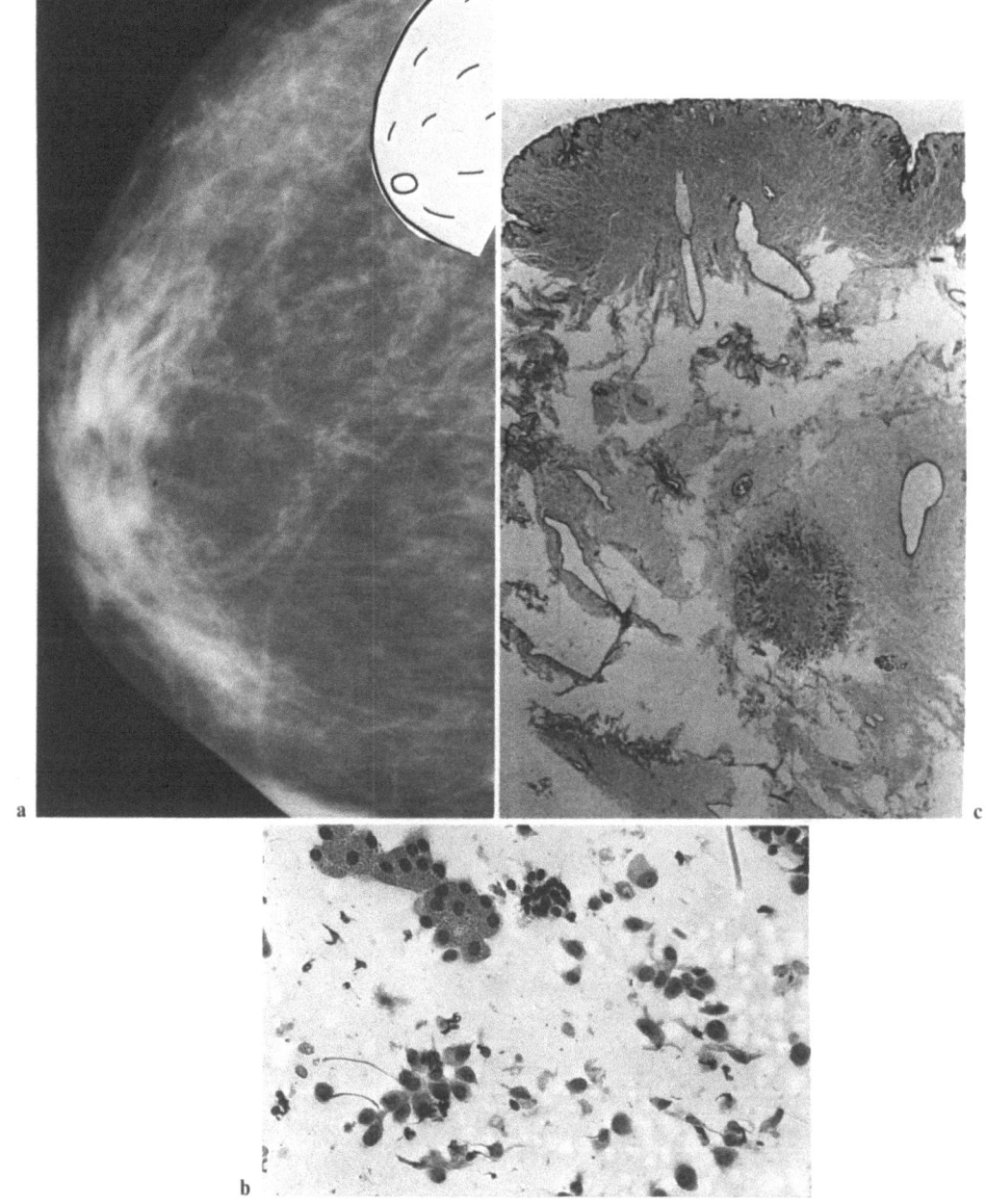

Abb. 45 a–c. Kleines, infiltrierend wachsendes lobuläres Karzinom. Rechte Brust einer 63jährigen Frau. Zustand nach Ablatio mammae links vor 4 Jahren. Kleines, gut verschiebliches Knötchen unterhalb der Mamille hinter dem Warzenhof, welcher bei der klinischen Untersuchung wie eine Zyste zu palpieren ist. **a** Mammogramm (mediolateral): Involution des Drüsenkörpers mit periduktulärer Fibrose. Unterhalb der Mamille kaum differenzierbarer, glattrandiger, homogen dichter Tumorschatten, der röntgenologisch benigne aussieht. **b** Histologischer Großflächenschnitt: Mamille (oben) mit erweiterten, schräg geschnittenen Milchgängen. Unmittelbar hinter der Mamille linsengroßer runder Tumor mit unscharfer Kontur und bereits makroskopisch erkennbarer Infiltration des Stromas. ×10. Histologie: Kleines, infiltrierend wachsendes lobuläres Karzinom. **c** Zytologie: Läppchen- und Milchgangsepithel mit mäßiger Kernpolymorphie und unterschiedlich breitem basophilem Zytoplasma. Verlust der Zellkohärenz im Verband links kaudal. Rechts im Bild dissoziiertes Epithel

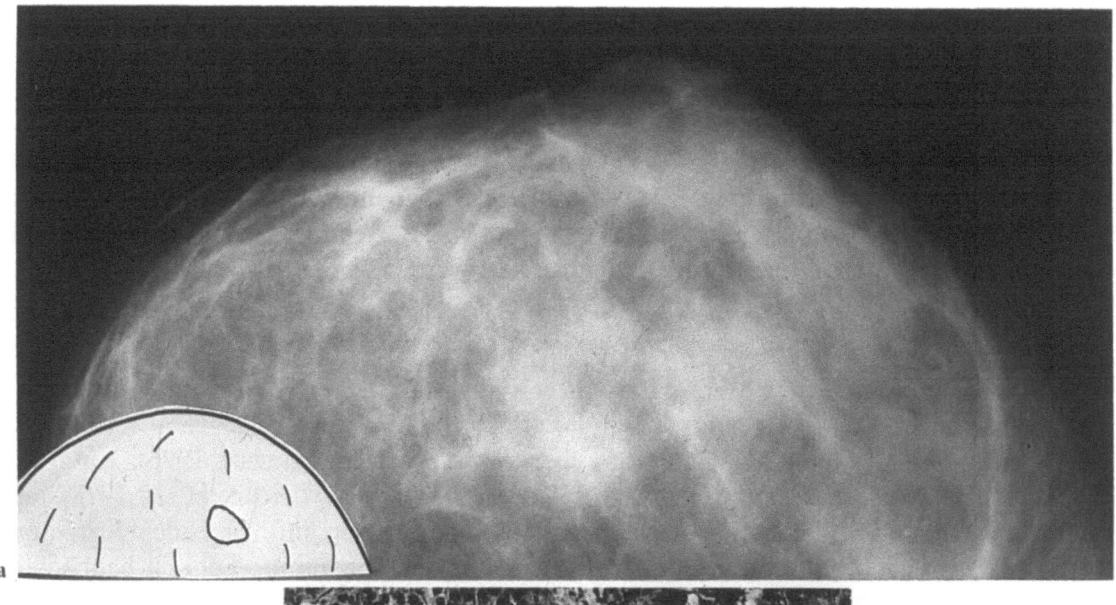

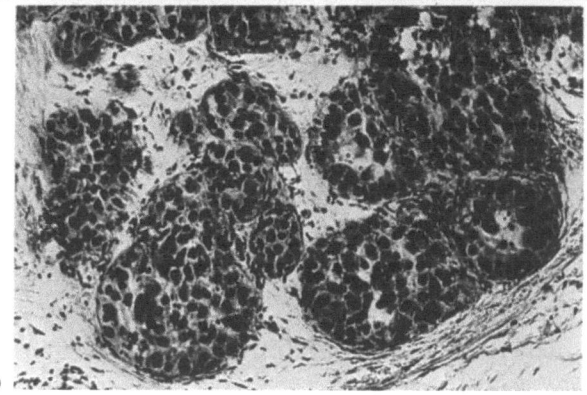

Abb. 46a,b. Lobuläres Carcinoma in situ mit beginnender Infiltration. Rechte Brust einer 41jährigen Frau. Vorsorgemammographie vor 1 Jahr unauffällig. Damals und jetzt kein pathologischer Tastbefund. **a** Mammogramm 1 Jahr später (kranio-kaudal): Geringgradige Zunahme der Dichte eines pfenniggroßen Schattens im lateralen Quadranten (s. Skizze). **b** Histologie: Lobuläres Karzinom mit durch atypisches, polymorphes und hyperchromatisches Epithel vergrößerten Drüsenläppchen. An einer Stelle Durchbruch der Basalmembran und beginnende Stromainfiltration

Tabelle 27. Röntgenbefund beim Carcinoma in situ. 35 In-situ-Karzinome verglichen mit einer Kontrollgruppe (I) und einer weiteren Vergleichsgruppe (II) mit gutartigen Veränderungen der Brustdrüse. Gleiche Altersverteilung in allen Gruppen (HEIDENREICH et al., 1976)

	Carcinoma in situ $n=25$	Vergleichsgruppe	
		I, $n=35$	II, $n=35$
Ungewöhnlich dichter Drüsenkörper bds.	24	9	14
Größere Gewebsdichte der erkrankten Brust	10	–	6
Umschriebene *einzelne* Strukturverdichtungen	15	4	22
Mehrere Strukturverdichtungen	13	3	8
Bandförmige Strukturverdichtungen und Aufhellungen	13	–	–
Mikroverkalkungen	18	1	3
Keine der genannten Veränderungen	3	22	9

In 50% aller LCIS treten keine röntgenologisch nachweisbaren Veränderungen des Drüsenkörpers auf. *Klinisch* fehlt meistens ein einheitlicher Tastbefund.

Voraussetzung für die gezielte histologische Untersuchung vergrößerter und/oder verkalkter Drüsenläppchen und anderer Strukturunregelmäßigkeiten des Drüsenkörpers ist ein *Präparatradiogramm* des bei der Operation entnommenen Gewebes, mit dessen Hilfe die erkrankten Strukturen herausgearbeitet und in histologischen Serienschnitten untersucht werden können. Das LCIS kann am Gefrierschnitt nur unzulänglich und zuverlässig nur an Paraffinschnitten diagnostiziert werden.

Von 28 LCIS des Untersuchungsgutes von Dall'Olmo et al. (1975) wurden 25 bei der Schnellschnittuntersuchung als „gutartig" eingestuft und die richtige Diagnose erst am eingebetteten Material gestellt.

Ausgehend von einem Entartungsrisiko von jährlich 1% bei Frauen mit histologisch nachgewiesenem LCIS gehen im Verlauf von 20 Jahren weniger als 5% aller LCIS in ein infiltrierendes lobuläres Karzinom über (Wheeler u. Enterlein, 1976). Aufgrund dieser und ähnlicher Berichte (Henson u. Tarone, 1979; Haagensen et al., 1978) und der guten Operationsergebnisse selbst beim Übergang in ein infiltrierendes Karzinom wird die Brust nach Entfernung eines LCIS heute zunächst mammographisch beobachtet und erst beim Auftreten eines infiltrierenden Karzinoms die einfache Mastektomie mit Entfernung der Achsellymphknoten durchgeführt. Dabei ist zu berücksichtigen, daß in der *gegenseitigen Brust* im Verlauf von 4–27 Jahren in 8,5% mit einem Karzinom gerechnet werden muß (Haagensen, 1971), so daß diese in die regelmäßige Röntgenkontrolle mit einzubeziehen ist. Daß es sich bei allen Zahlenangaben über die Prognose des lobulären Karzinoms nur um Schätzungen bei starken Abweichungsmöglichkeiten handelt, zeigt der Krankheitsverlauf von 150 Patienten, bei denen als einzige therapeutische Maßnahme nur eine einfache Ausschneidung des Knotens (Tumorektomie) erfolgte (Tabelle 28).

b) Duktales, nicht infiltrierendes Karzinom

Atypisches, vielreihiges Epithel breitet sich in den Milchgängen aus, ohne die Basalmembran zu durchbrechen. Wenn Mikrokalk fehlt, sind das duktale, nicht infiltrierende und sogar das beginnend infiltrierende Milchgangskarzinom röntgenologisch selbst in stromaarmen Brüsten nur sehr schwer oder gar nicht zu erkennen. Die Milchgänge können netzartig verzweigt und verdichtet sein, was zu umschriebenen inhomogenen schlierig-streifigen Verdichtungen des Parenchyms führt. Bei starker Erweiterung eines fibrosierten Milchganges kann das gewucherte Epithel im Mammogramm Doppelkonturen hervorrufen, da das Epithel weniger Röntgenstrahlen absorbiert als das Bindegewebe. Oft sind stark verbreiterte Milchgänge mit einzelnen, z.T. grobschollig Verkalkungen der einzige Hinweis auf ein duktales Karzinom (Abb. 47a). Derartige Veränderungen werden oft retromamillär und in der Umgebung von Zysten (Abb. 48) beobachtet. Sehr früh kann es zu einer Verkürzung der Milchgänge und zu einer klinisch zunächst angedeuteten Mamillenretraktion kommen, die mammographisch bei komprimierter Brust verstärkt in Erscheinung tritt.

Bei sezernierender Brust weisen Kontrastmittelaussparungen im Galaktogramm (Abb. 27) an verschiedenen Stellen des Gangsystems auf eine duktale Neoplasie hin, desgleichen abrupte Gangabbrüche mit Kontrastmittelaustritten in das umgebende Gewebe (Paravasat).

Wenn typische komedoförmige oder besenreiserartig angeordnete Mikroverkalkungen vorhanden sind, ist die röntgenologische Diagnose frühzeitig möglich. Zwischen nicht infiltrierendem und infiltrierendem Milchgangskarzinom kann jedoch nicht differenziert werden. Gruppierte Kalkablagerungen neben einer Zyste sind immer verdächtig auf ein intraduktales Karzinom (Contesso u. Petit, 1979).

Tabelle 28. Durch Tumorektomie behandeltes lobuläres Carcinoma in situ (DALL'OLMO et al., 1975)

| | Anzahl der Patienten | Gesamtbeobachtung in Jahren | Zahl der rückwirkend überprüften Diagnosen | Ergebnisse | | | | Anschließende Behandlung | Tod infolge Karzinom | Lebend mit Metastasen | Lebend ohne Metastasen |
				Keine Krankheitszeichen	Infiltrierendes lobuläres Karzinom	Infiltrierendes Milchgangskarzinom	Lobuläres Carcinoma in situ				
GODWIN (1952)	1	12	1	–	1	–	–	radikale Mastektomie	–	–	1
NEWMAN (1963)	2	4	?	1	1	–	–	radikale Mastektomie	–	–	1
BENFIELD et al. (1965)	4	4	?	4	–	–	–	–	–	–	–
LEWISON und FINNEY (1968)	3	5	?	3	–	–	–	–	–	–	–
HUTTER und FOOTE (1969)	40	?	6	26	2	8	4	11 radikale Mastektomien	2	2	10
HUTTER et al. (1970)	21	7	?	19	0	–	2	2 Tumorektomien			
								1 radikale Mastektomie 1 einfache Mastektomie	–	–	2 (4 und 7 Jahre)
HERRMANN (1972)	7	7	0	6	–	–	–	–	–	–	–
HAAGENSEN (1962)	22	9	0	17	5	Typ?	–	5 radikale Mastektomien	–	–	5
MACAULAY und MITCHINSON (1973)	4	10	0	3	?	?	–	–	–	–	–
GRABER (1973)	2	5	2	–	1	–	1	1 einfache Mastektomie 1 radikale Mastektomie	–	1	1
GIORDANO und KLOPP (1973)	19	5	0	17	2	–	–	2 radikale Mastektomien	–	–	2 (8 und 11 Jahre)
WHEELER et al. (1974)	25	17	0	24	1	–	–	1 radikale Mastektomie	–	–	1 (8 Jahre)
Gesamt	150			120	13	8	7		2	3	23

c) Infiltrierendes Karzinom

Jedes Karzinom besteht aus einem bindegewebigen Grundgerüst (Stroma) und aus Zellen (Epithel). Der Anteil beider Komponenten variiert von Geschwulst zu Geschwulst und verursacht ihr charakteristisches röntgenmorphologisches Bild: *Zellarme Tumoren* wachsen sternförmig, sind strahlig begrenzt und neigen zu Verkalkungen; *zellreiche Tumoren* wachsen knollig, ihr Rand ist glatt oder polyzyklisch, Verkalkungen sind selten oder fehlen.

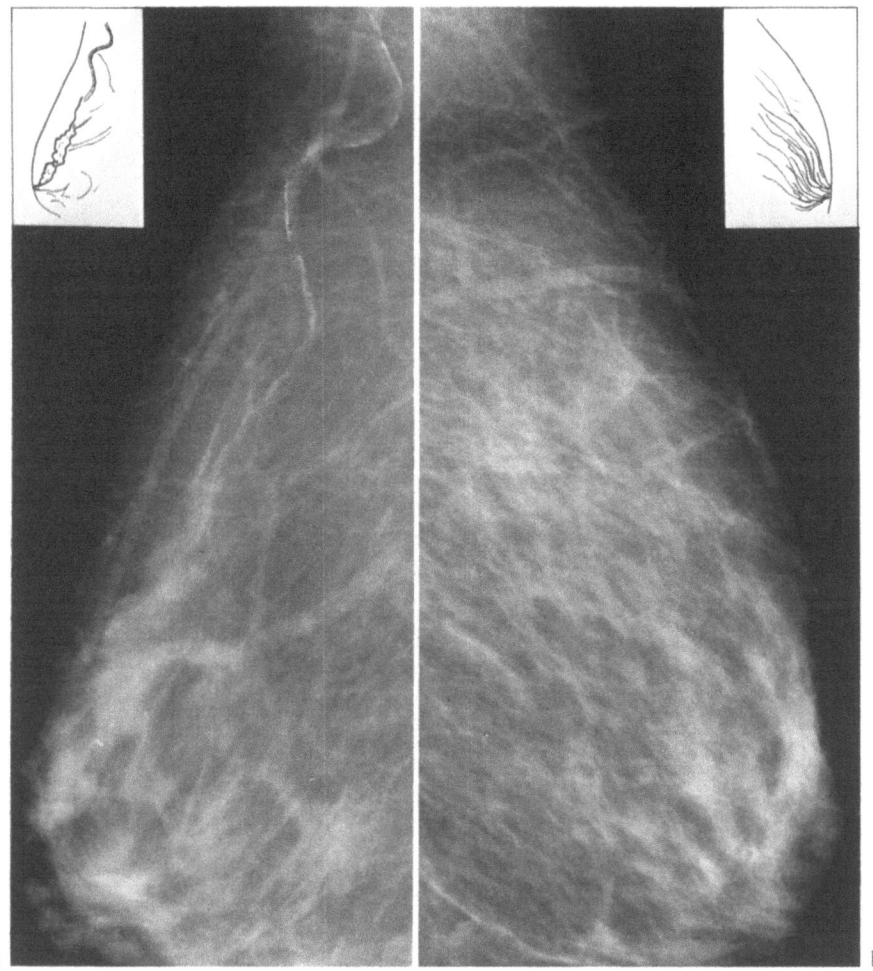

Abb. 47a,b. Intraduktales, nicht infiltrierendes Karzinom. Linke Brust einer 62jährigen Frau, vor 6 Monaten Probebiopsie im kaudalen medialen Quadranten wegen Mikrokalk. Histologie: Proliferierende Mastopathie. Jetzt linsengroßes derbes Knötchen über der Mamille am Rande des Warzenhofes tastbar. Mamille selbst unauffällig. Feinnadelbiopsie: Tumorzellen. **a** Mammogramm linke Brust – Ausschnitt (medio-lateral): Ein Milchgang kranial der Mamille ährenförmig verbreitert und „torquiert" mit etwas grobschelligem Kalk. Verstärkte Zeichnung der Milchgänge im übrigen Parenchym. Breite Venen, verkalkte Arterien (kranial im Bild). **b** Mammogramm rechte Brust – Ausschnitt (medio-lateral): Verstärkte Zeichnung der Milchgänge, kein Anhalt für einen malignen Prozeß. Histologie: Intraduktales, nicht infiltrierendes Milchgangskarzinom bei proliferierender Mastopathie Typ III (s. Abb. 36c, S. 104)

Morphometrische Tumoruntersuchungen haben ergeben, daß in sternförmig wachsenden Karzinomen durchschnittlich 21,5% Tumorepithel vorhanden ist und daß der Zellgehalt bei knolligen Tumoren auf etwa 64,5% ansteigt (Unterwood, 1972).

Die *stromareichen Karzinome* üben – je nach Gehalt an elastischen Fasern – auf ihre Umgebung einen unterschiedlich starken Zug aus; es finden sich Tumorstränge, die zur Haut ziehen, sie einziehen und verdicken (52%), zu Einziehungen der Brustwarze (55%) und zur Störung der Harmonie des Drüsenkörpers mit einem Aufhellungshof um den Tumor führen (Buchwald u. Hylse, 1971).

Die *zellreichen Tumoren* verdrängen das umgebende Parenchym stärker, als sie es infiltrieren, sie verziehen es nicht, Haut- und Mamillenretraktionen kommen in der Regel nicht vor.

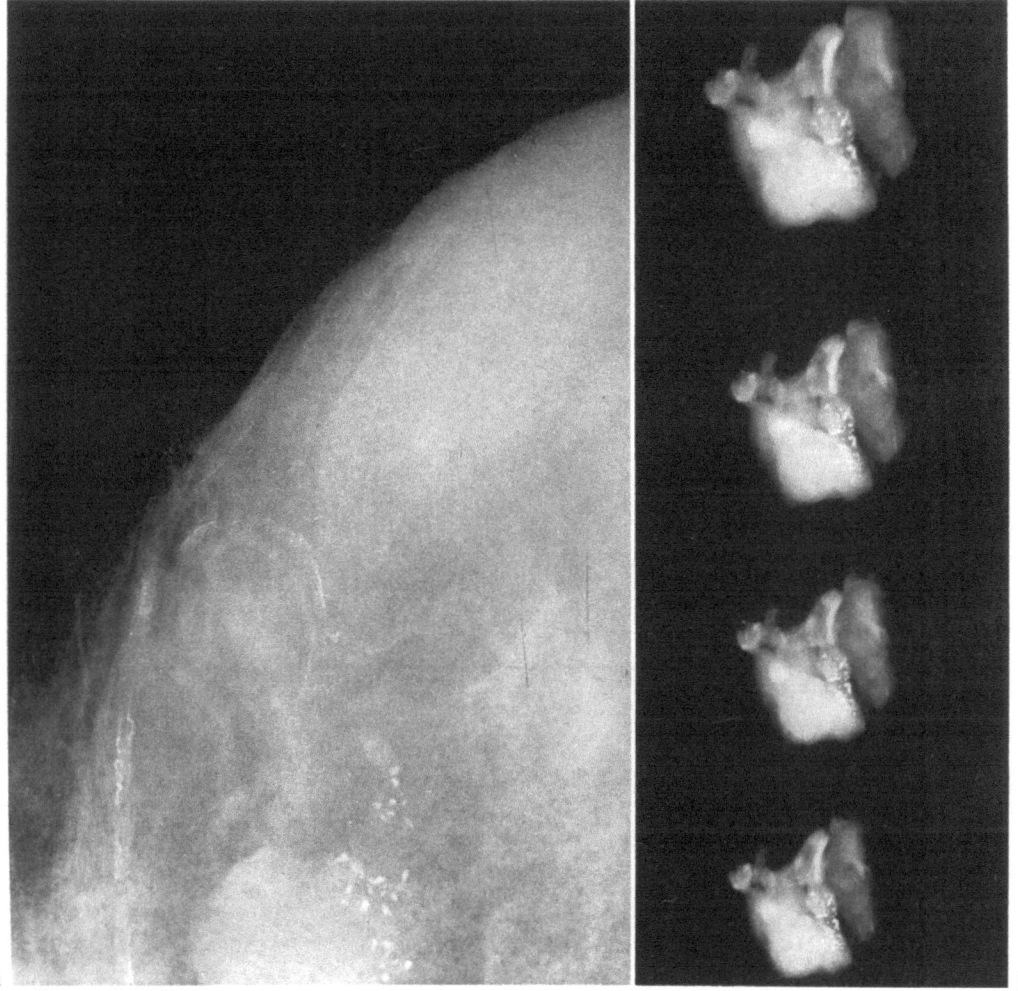

Abb. 48a,b. Intraduktales, verkalkendes, nicht infiltrierendes Karzinom. Linke Brust einer 78jährigen Frau mit einem gut verschieblichen, kirschgroßen Tumor im linken kranialen lateralen Quadranten. Keine Sekretion. **a** Mammogramm – Ausschnitt (kranio-kaudal): Fibrozystische Mastopathie. Bei dem tastbaren Tumor handelt es sich um eine Zyste von homogener Strahlendichte und mit unscharfem Rand. Übriges Parenchym stromareich und strahlendicht. Medial der Zyste angedeutet rechteckig gruppierte Mikroverkalkungen im Verlauf der Milchgänge. Lateral und ventral der Zyste bogenförmig verlaufende, doppelkonturierte verkalkte Arterie. × 3. **b** Präparatradiogramm: Zunehmende geometrische Unschärfe durch schrittweise Vergrößerung des Objekt-Film-Abstandes: 0 cm–7 cm–14 cm–21 cm (kranial) vom Film entfernt. Präparierter Milchgang mit intraduktal verkalktem Tumorparenchym. Mit zunehmendem Film-Objekt-Abstand größer werdende geometrische Unschärfe, die im obersten Bild die Wiedergabe der kleinsten Kalkpartikel verhindert und verwaschene Strukturen verursacht. (Histologie s. Abb. 41, S. 119)

Neben der sternförmigen und der knolligen Ausbreitungsform können als besondere Gruppe das *Milchgangskarzinom* und die *diffus wachsenden Tumoren* abgegrenzt werden, so daß sich röntgenmorphologisch folgende Einteilung ergibt (Abb. 50):

α Überwiegend sternförmiger, strahlig begrenzter Tumor.
β Überwiegend knolliger, glatt begrenzter Tumor.
γ Überwiegendes Wachstum in den Milchgängen.
δ Diffuse Infiltration und Ausbreitung.

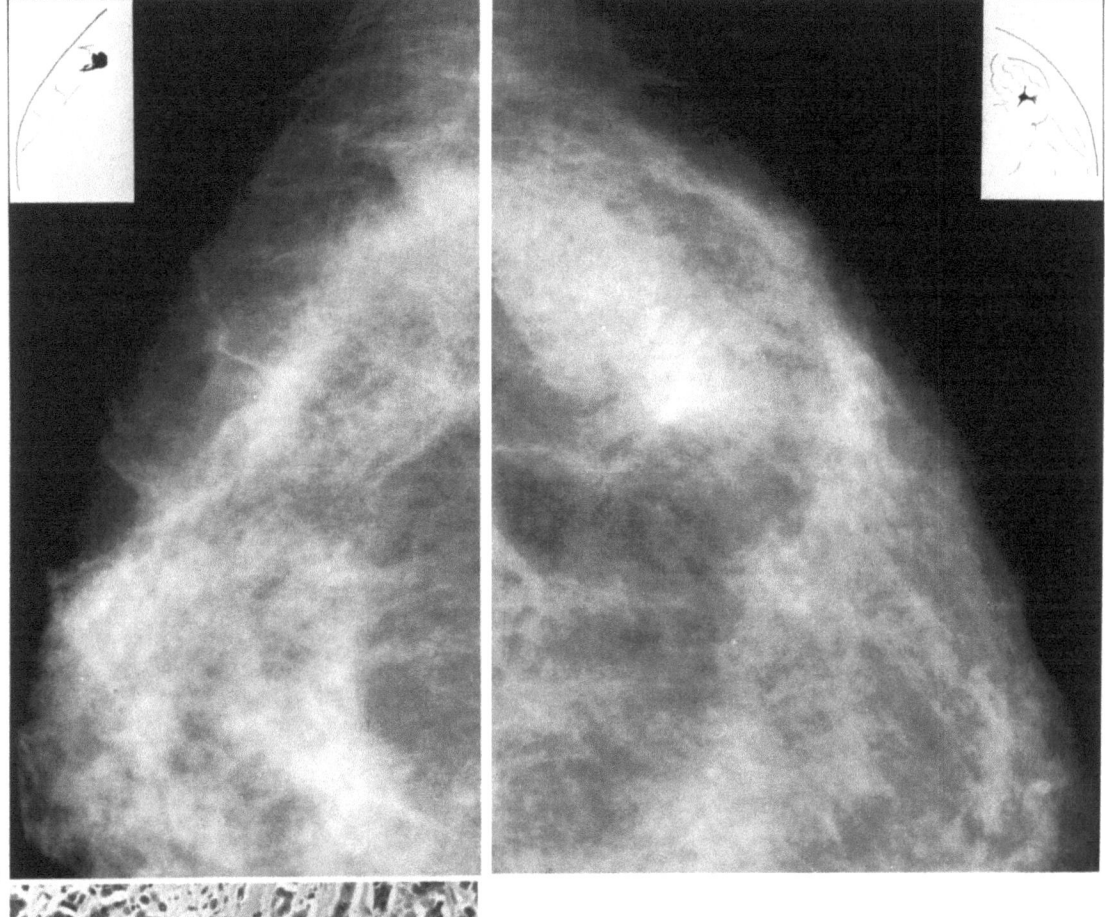

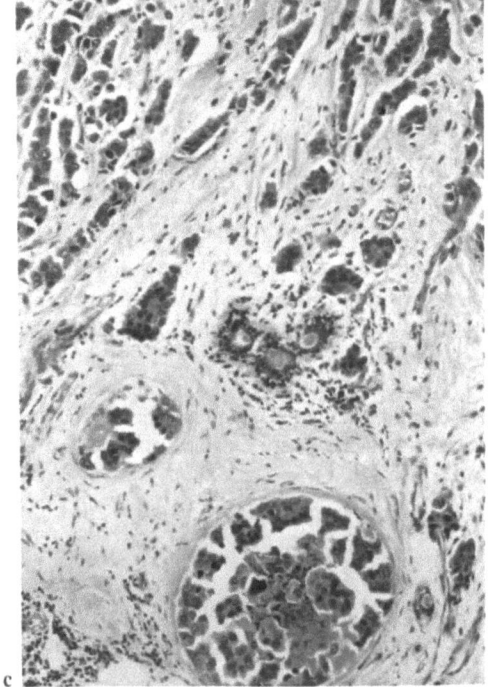

Abb. 49a–c. Duktales Carcinoma in situ mit beginnendem invasivem Wachstum. **a** Mammogramm – Auschnitt (medio-lateral): Glandulär exkretorischer Drüsenkörper mit wenigen normal großen Drüsenläppchen. Kranial linsengroße homogene Verdichtung ohne Kalk. In diesem Bereich Resistenz zu tasten. × 2. Histologie: Duktales Carcinoma in situ mit beginnender Stromainvasion. **b** Mammogramm – Ausschnitt (medio-lateral) (andere Patientin): Glandulär exkretorischer Drüsenkörper mit normal großen Drüsenläppchen. Kranial dreieckförmige, inhomogene Verdichtung des Parenchyms mit angedeuteten Ausläufern und breitem peripherem Aufhellungshof. Hier tastbare Resistenz des Drüsenparenchyms. × 2. **c** Histologie zu **b**: Aus einem intraduktalen Karzinom hervorgegangenes invasives, polymorphes, mittelgroßzelliges, einfachsolides Karzinom

α) Überwiegend sternförmiges Wachstum (Abb. 50a)

Das *einfach szirrhöse, einfach solide, infiltrierend lobuläre* und das *Adenokarzinom* wachsen überwiegend sternförmig, und das Röntgenbild spiegelt den morphologischen Befund wider (Abb. 51). Unterschiedlich lange Ausläufer infiltrieren die Umgebung. Abhängig vom Grad der Fibrosierung und der Zahl der elastischen Fasern übt die Geschwulst einen wechselnden Zug auf die Nachbarstrukturen aus.

Um den Tumor herum zeigt sich ein breiter, schwächer kontrastierter „Aufhellungshof", bei stärkerem Zug retrahieren sich Haut und Brustwarze. Sie sehen im Röntgenbild verdickt aus, wobei es sich meist um ein Projektionsphänomen der eingezogenen Hautbezirke auf dem Röntgenbild und nicht um eine Tumorinfiltration oder ein Ödem der Haut handelt (Abb. 52).

Mit fortschreitender Infiltration des Drüsenkörpers verkleinert sich die Brust und schrumpft ohne Behandlung im Verlauf von Monaten und Jahren stark zusammen und kann ab einer bestimmten Festigkeit und Dichte technisch nicht mehr mammographiert bzw. das Mammogramm nicht mehr beurteilt werden (Abb. 53).

Röntgenologisch zeigen 70% aller sternförmig wachsenden Karzinome Mikro- und Makroverkalkungen, die um so zahlreicher auftreten, je langsamer die Geschwulst wächst und je bindegewebsreicher sie ist. Im Gegensatz zu den überwiegend intraduktal wachsenden Karzinomen halten sich die Verkalkungen nicht an den Verlauf der Milchgänge, sondern liegen oft in den Randbereichen des Tumors (Abb. 50a). Die Ausläufer der sternförmig wachsenden Tumoren bestehen aus Bindegewebe und Tumorepithel. *Mikroradiographische Untersuchungen* haben gezeigt, daß sich im Röntgenbild im wesentlichen nur das Bindegewebe und weniger das Epithel kontrastiert, so daß der Tumor mammographisch kleiner aussieht, als es dem Tastbefund entspricht (BARTH, 1977) (Abb. 54). Auch die den Tumor begleitende Epitheliose der Drüsenläppchen sowie das Einwachsen von Krebszellen in die Milchgänge und Lymphbahnen mit umschriebenem Lymphödem können den Tasteindruck verstärken, ohne im Mammogramm zu einer sichtbaren Verschattung zu führen (Abb. 55).

Röntgenologische Differentialdiagnose sternförmig wachsender Karzinome:
Narben nach Gewebsbiopsie (Abb. 58) und narbenähnliche Verdichtungen des Parenchyms bei *obliterierender Mastopathie* (Abb. 59) (HAMPERL, 1975a).

Fremdkörpergranulome.
Umschriebene spezifische oder unspezifische *Entzündungen* (Tuberkulose, Aktinomykose, Abszeß).

Fettgewebsnekrose mit Verkalkungen.

Sklerosierende Adenose mit Mikrokalkeinlagerungen. Vergleiche auch Tabelle 5, S. 11.

β) Überwiegend knollig wachsende Tumoren (Abb. 50b)

Typische Vertreter dieser Gruppe sind das einfach *medulläre Karzinom* und der *Gallertkrebs* (Abb. 60). Ferner gehören maligne entartete *Papillome* (Abb. 61) und *Metastasen* anderer Organgeschwülste in diesen Formenkreis.

Durch fehlende Zugwirkung auf die Umgebung ist die Architektur des Drüsenkörpers nicht gestört, ein Aufhellungshof wie bei den Fibroadenomen und Zysten fehlt im Mammogramm, weil der Tumor durch sein infiltrierendes Wachstum in engstem Kontakt mit dem umgebenden Parenchym steht. Die Haut über dem Tumor ist vorgebuckelt, manchmal am Tumor fixiert, selten eingezogen. Mikrokalzifikationen treten nicht oder nur vereinzelt auf, weshalb diese Tumoren röntgenologisch mit Zysten und Fibroadeno-

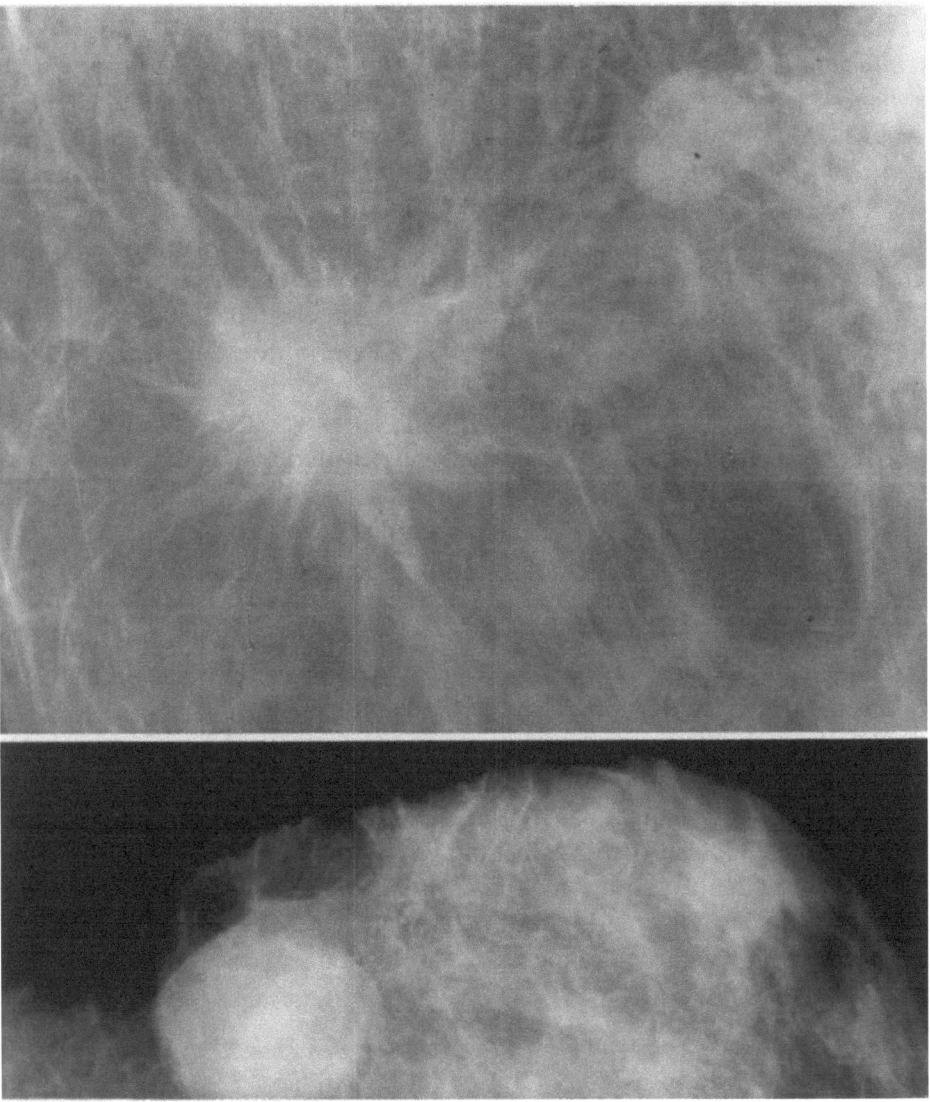

Abb. 50a–d. Röntgenmorphologie sternförmig, knollig, intraduktal und diffus wachsender Karzinome. **a** Mammogramm – Ausschnitt (kranio-kaudal): Sternförmig wachsender Adenoszirrhus mit inhomogenem strahlendichtem Zentrum und unterschiedlich langen Tumorausläufern, die reichlich Mikrokalk enthalten. Medial davon runder, glatt konturierter Tumorschatten (Histologie: Zellreiches solides Karzinom – (Zweitkarzinom? Intramammäre Metastasen?). × 5. **b** Mammogramm (kranio-kaudal): Runder, inhomogen dichter, glattrandiger Tumor ohne Aufhellungshof gegen das gesunde Parenchym. Kein Kalk. Seit 1 Jahr gewachsen (Vormammogramm unauffällig!). Histologie: Medulläres Karzinom. **c** Mammogramm (kranio-kaudal): Gruppierter, großflächig angeordneter Mikrokalk in einem Drüsenkörper mit fibrozystischer Mastopathie. Histologie: Intraduktales Karzinom mit Verkalkungen und Stromainfiltration an wenigen Stellen. **d** Mammogramm (krankio-kaudal): Diffuse milchglasartige netzförmige Verschattung des Drüsenparenchyms. Netzige Zeichnung subkutan am besten zu erkennen. Histologie: Inflammatorisches Karzinom mit Lymphknotenmetastasen in der Axilla

men verwechselt werden können.

Wegen der geringeren physikalischen Dichte von Epithel und Schleim gegenüber Bindegewebe können die Tumoren (besonders das Gallertkarzinom) in stromadichten Brüsten röntgenologisch leicht übersehen werden. In der Umgebung der Knoten kann im Mammogramm eine verstärkte Gefäßzeichnung beobachtet werden.

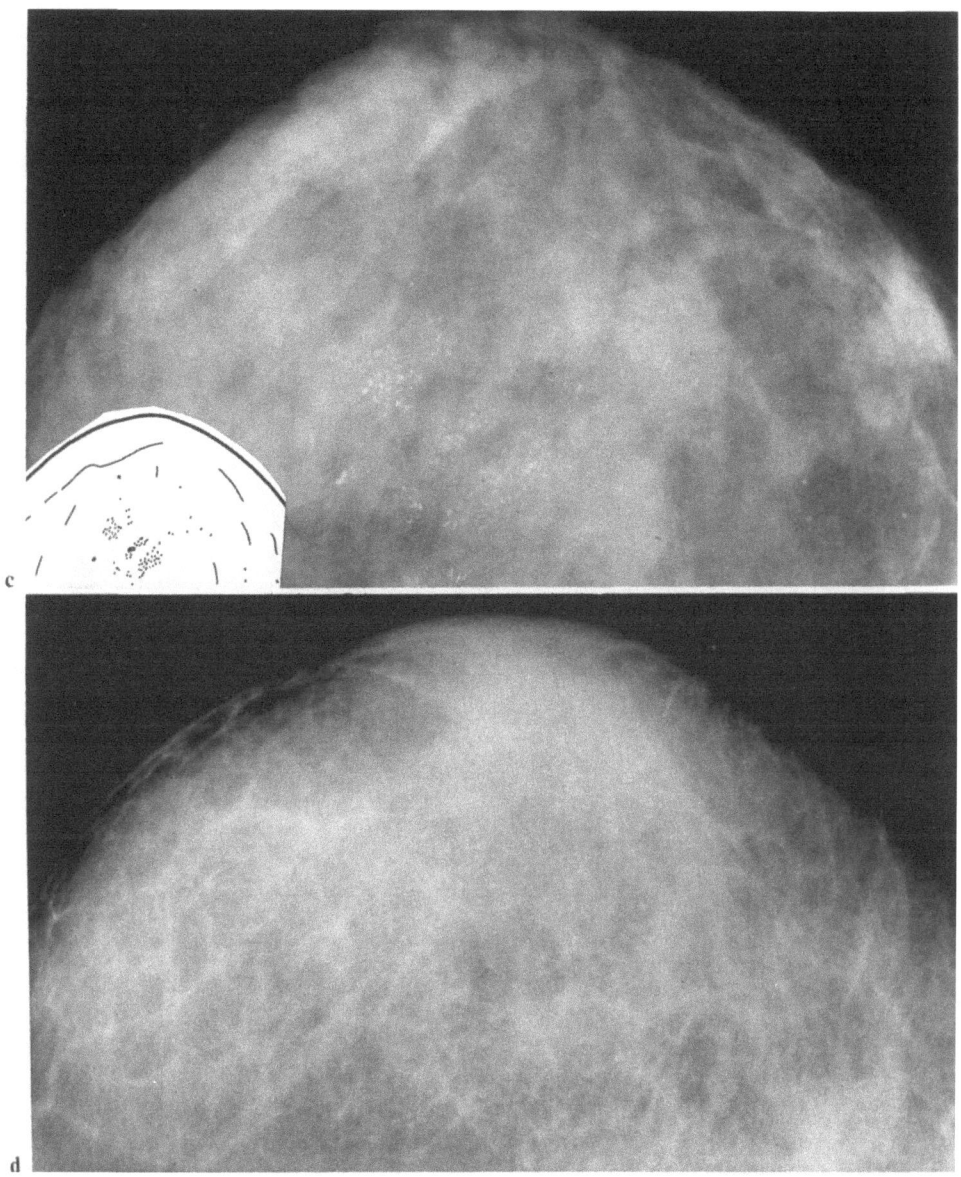

Abb. 50c, d

Röntgenologische Differentialdiagnose der knollig wachsenden Karzinome:
Fibroadenom, Zyste, Fibrom, Metastase, malignes Lymphom, Neurofibrom, Galaktozele,
Abszeß, Hämatom, Neurinom.
Vergleiche auch Tabelle 5, S. 11.

γ) *Tumorausbreitung vorwiegend in den Milchgängen* (Abb. 50c)

Dieser Tumortyp führt zu charakteristischen röntgenmorphologischen Veränderungen,
die ohne Kalk erst spät, mit Kalk sehr früh zu erkennen sind. Es werden Tumoren mit
und ohne Verkalkungen unterschieden, denn nur 40% aller Milchgangskarzinome verkalken.

Tumoren *ohne* Verkalkungen zeigen sich im Röntgenbild als schlierige und streifenförmige, teilweise netzige Verdichtungen ohne eigentlichen Tumorschatten. Es können auch

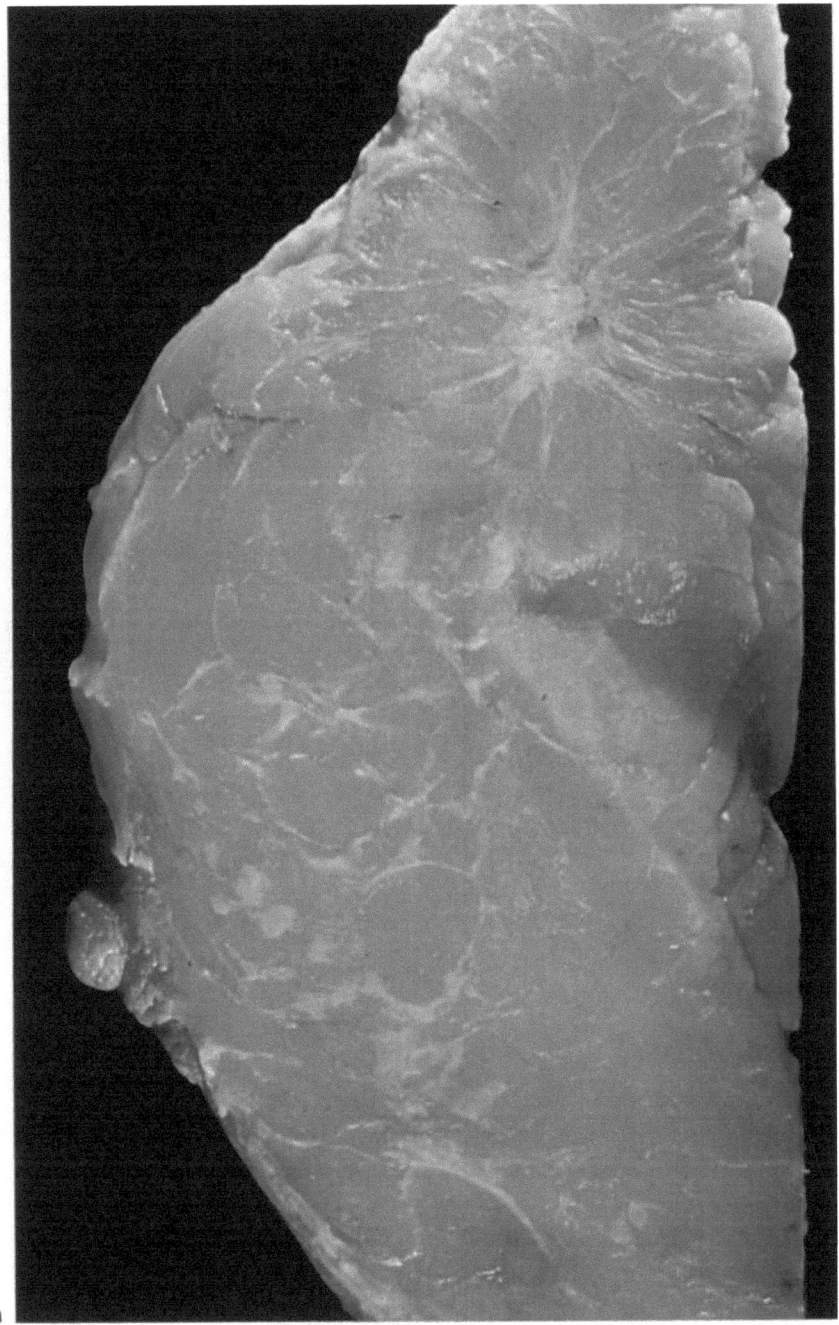

Abb. 51 a,b. Sternförmig wachsender Adenoszirrhus bei einer 63jährigen Frau. **a** Makroanatomie: Auf der Schnittfläche des Präparates grau-weißer Geschwulstknoten mit kurzen strahligen Ausläufern in das umgebende Fettgewebe (gelb). Verziehung der umgebenden Stromasepten und Einziehung der Kutis. In der übrigen Brust dorsal der Warzenregion grau-weiße Parenchyminseln und Cooper-Ligamente. **b** Präparatradiogramm einer 1 cm dicken Gewebsscheibe: Durch Summation der Strukturen Karzinomknoten größer als bei **a** mit zahlreichen zarten Tumorausläufern, die weit in die Umgebung und bis an die Haut reichen. Inhomogen dichter Drüsenkörper; infolge Summation flächenhafter und ausgedehnter als nach dem anatomischen Schnitt (**a**) zu erwarten

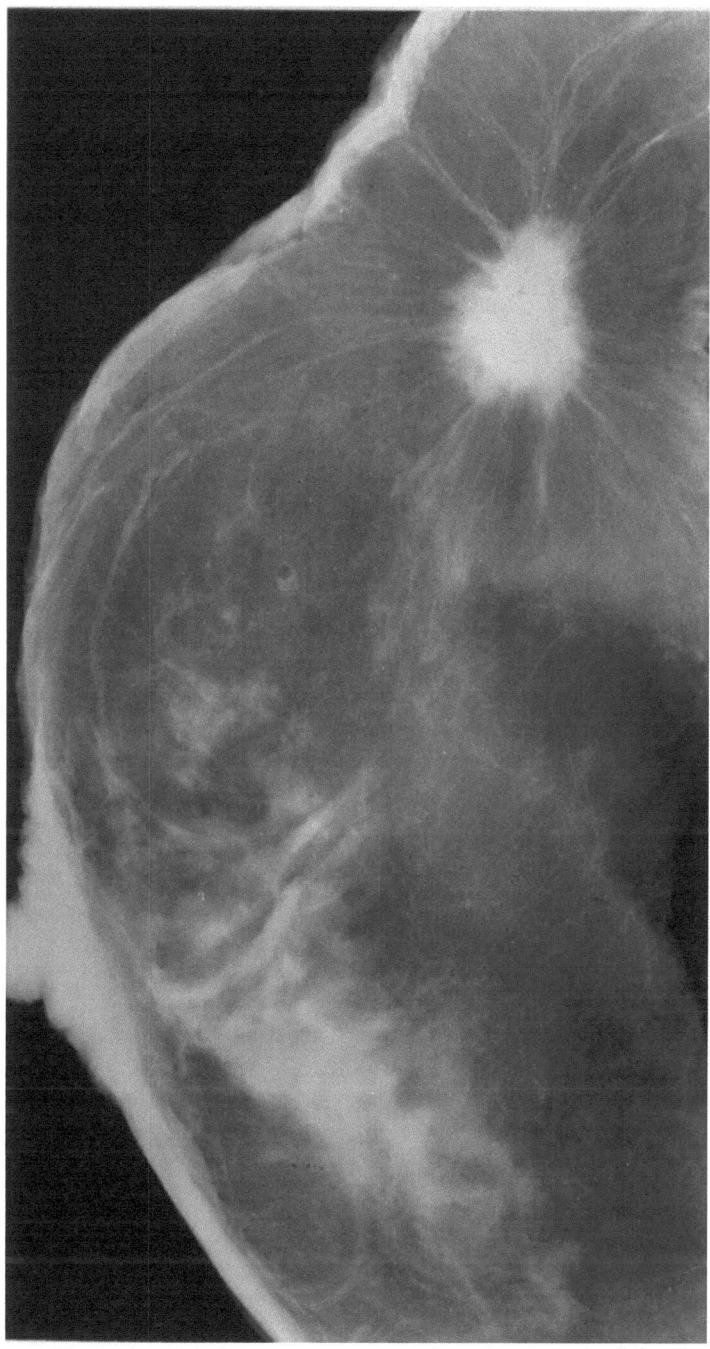

Abb. 51 b

erweiterte, verdichtete und doppelt gezeichnete Milchgänge beobachtet werden (Abb. 63). Die Diagnose ist in frühen Stadien schwierig, da gleichartige Veränderungen auch bei gutartigen Milchgangsprozessen, insbesondere bei einer verstärkten periduktulären Fibrose und bei Narben (obliterierende Mastopathie) vorkommen können. In stromareichen Brüsten wird der Geschwulsttyp meist übersehen. Durch Verkürzung der Milchgänge zieht sich die Brustwarze ein, häufig der einzige und auch klinisch erkennbare Hinweis auf eine maligne Neubildung.

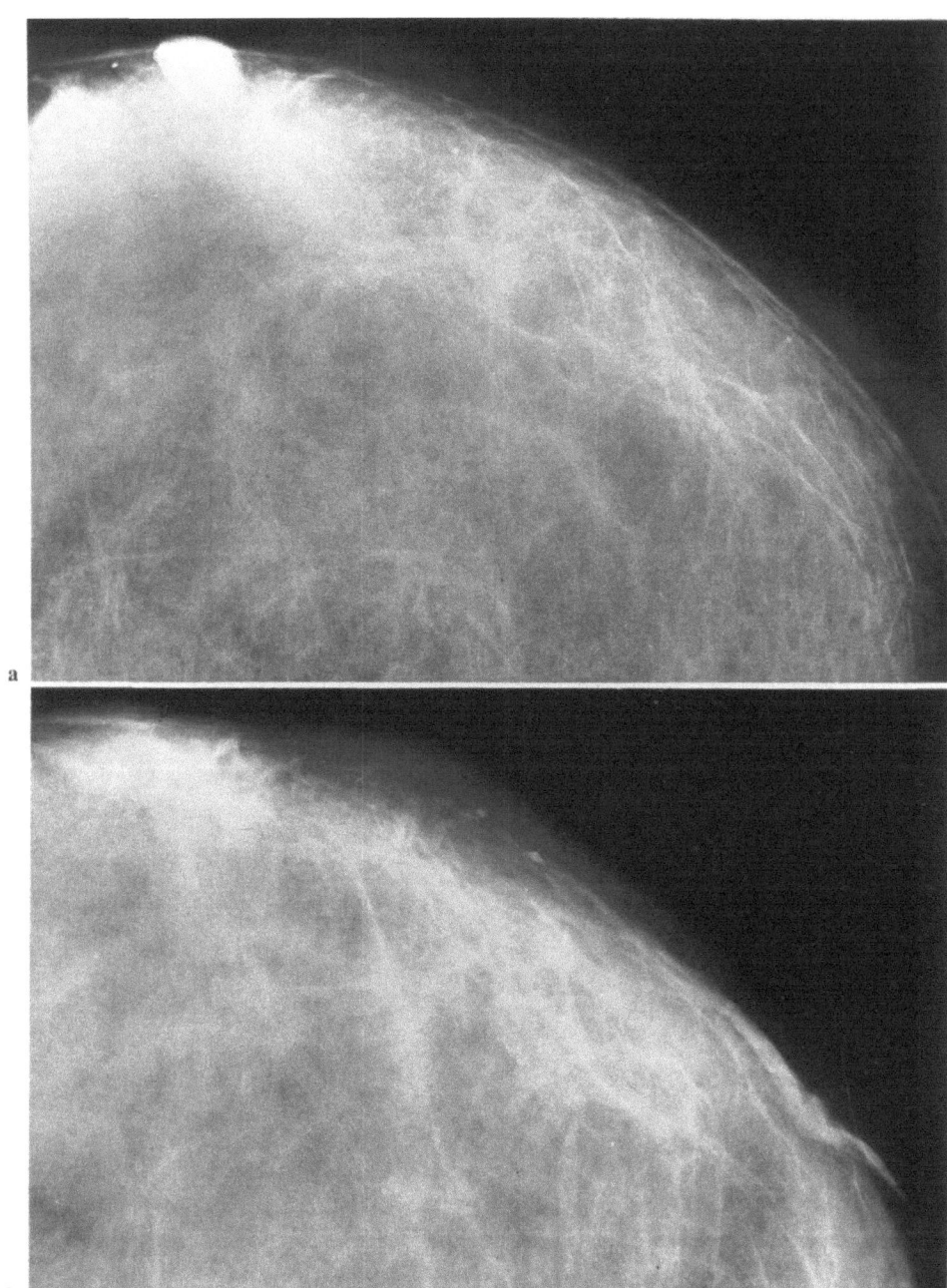

Abb. 52a,b. Verbreiterung der Kutis im Mammogramm über malignen Tumoren (sog. Reißnagelphänomen). Unter einem „Reißnagelphänomen" wird eine röntgenologisch nachweisbare Verdickung der Haut über einem malignen Tumor verstanden, wobei vom Tumor zur Kutis ein retrahierender Ausläufer zieht und zusammen mit der Hautverbreiterung das Bild eines Reißnagels hervorruft. Die Haut ist jedoch nicht oder nur äußerst selten vom Tumor infiltriert oder ödematös verdickt, sondern nur retrahiert, was im Mammogramm zu einer Verbreiterung des Hautschattens führt. **a** Mammogramm – Ausschnitt (kranio-kaudal): Unauffälliger Drüsenkörper mit glattem, gleichmäßig breitem Hautschatten. × 2. **b** Mammogramm – Ausschnitt (kranio-kaudal): Dieselbe Brust nach Eindellung der Kutis mit einem Streichholz: Als Projektionsphänomen stellt sich im Mammogramm die eingedellte Haut verdickt und scheinbar „infiltriert" dar. Das Reißnagelphänomen über malignen Tumoren entspricht bei der klinischen Untersuchung einem auf der Unterlage fixierten oder retrahierten Hautareal. × 2

Abb. 53a–d. Unbehandeltes solides Karzinom nach 12 Monaten. Rechte Brust einer 31jährigen Frau. Vor einem Jahr auf beiden Seiten unauffälliger Tastbefund. Im Mammogramm verdächtiger Herd, ohne daß eine Biopsie vorgenommen wurde. Jetzt starke Schrumpfung der rechten Brust. **a** Ansicht beider Brüste: Schrumpfung der rechten Mamma auf das halbe Volumen der klinisch gesunden Brust. **b** Erstmammogramm (kranio-kaudal): Diffuse Mammafibrose mit linsengroßem, sternförmigem Knötchen retromamillär. Angedeutet radiäre Verdich-

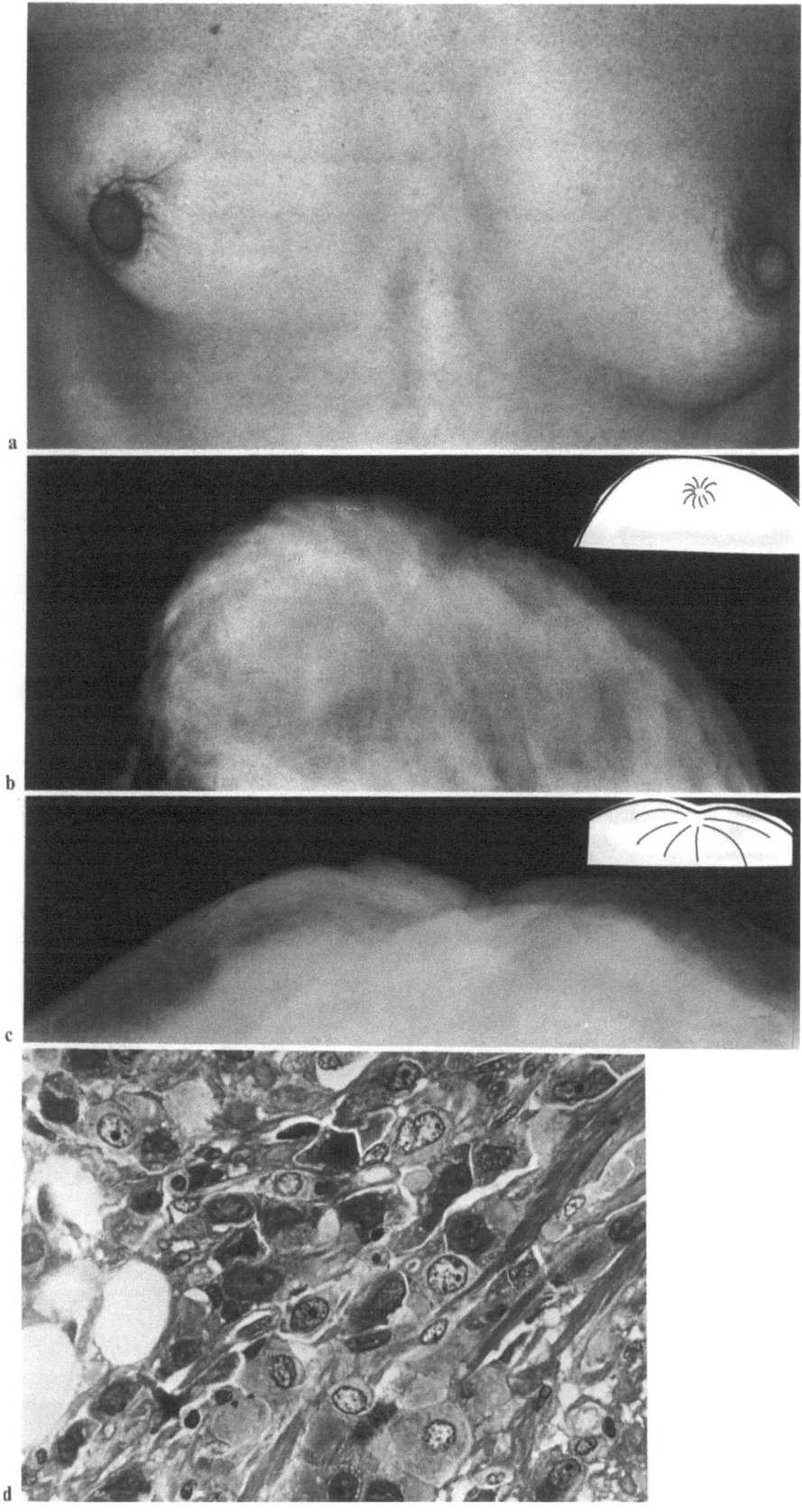

tung der Umgebung. **c** Mammogramm nach einem Jahr (kranio-kaudal): Inhomogene Verdichtung des Drüsenkörpers. Entsprechend dem klinischen Aspekt Haut- und Mamillenretraktion. Brust jetzt für Röntgenuntersuchungen nicht geeignet bzw. nicht exakt einstellbar (auch nicht mehr erforderlich!). **d** Histologie: Invasives,
polymorphes, großzelliges, solides Karzinom

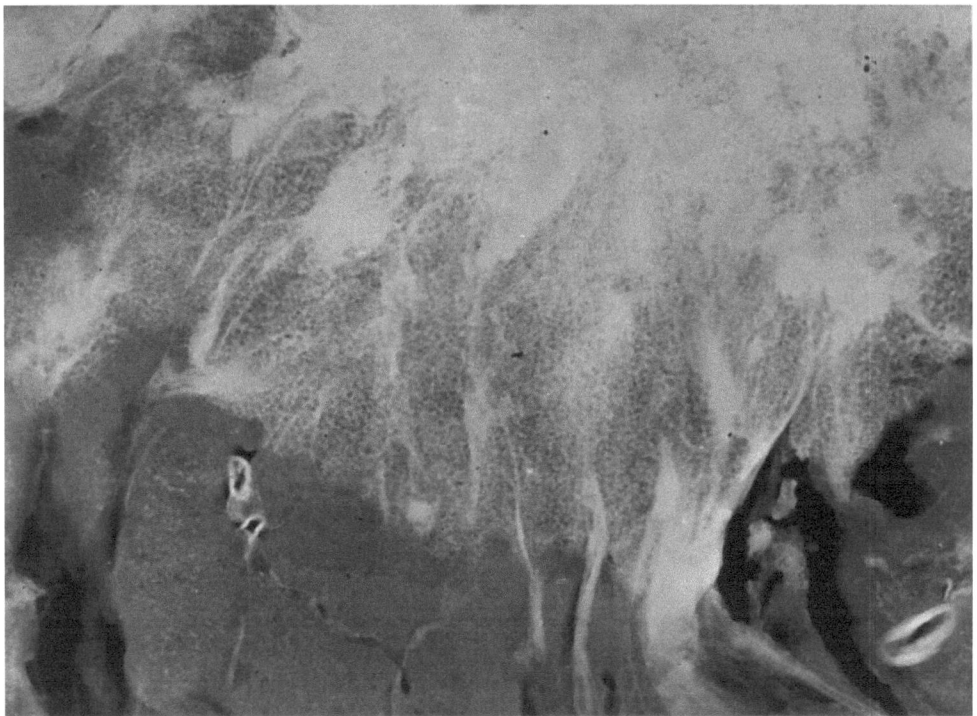

Abb. 54. Stützgewebe in der Umgebung invasiv wachsender Karzinome. Mikroradiogramm eines soliden Karzinoms: Breite, sehr strahlendichte Tumorausläufer, zwischen denen infiltriertes Fettgewebe liegt, das weniger strahlendicht ist als das Parenchym des Tumors, aber strahlendichter als normales Fettgewebe, welches sich im Bild kaudal kontrastiert. (Tumorausdehnung bei der Palpation größer als mammographisch erkennbar.)
× 120

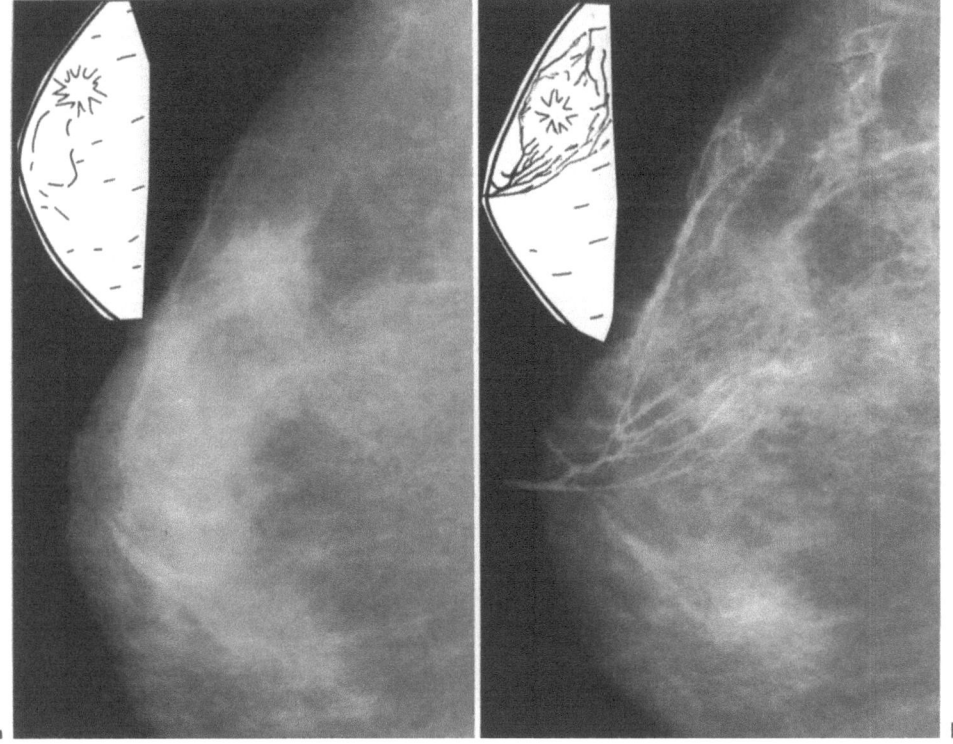

Abb. 55a, b

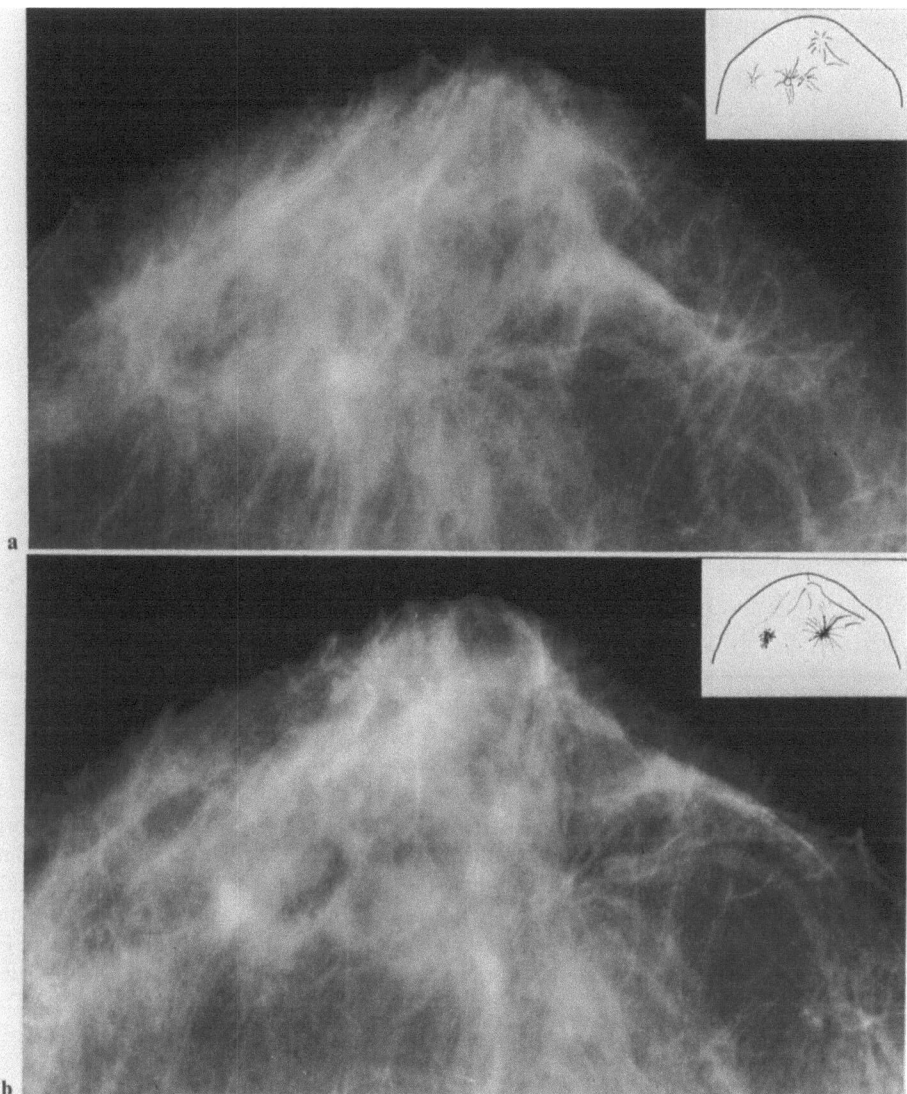

Abb. 56a,b. Verlauf eines szirrhösen Karzinoms. Linke Brust einer 59jährigen Frau. Im August 1974 Vorsorge-mammographie; damals kein pathologischer Tastbefund, keine Haut- oder Mamillenretraktion, keine Sekretion. Im Februar 1976 erneut Mammographie wegen einer umschriebenen Verhärtung des Drüsenkörpers im kranialen medialen Quadranten. Bei der klinischen Untersuchung angedeutetes Plateauphänomen der über dem Tumor liegenden Kutis. **a** Mammogramm 1974 (kranio-kaudal): Inhomogene Zeichnung des Drüsenkörpers in der medialen Hälfte der Brust mit mehreren netzigen und angedeutet sternförmigen Gefügestörungen des Drüsenpar-enchyms besonders im Zentrum der Brust. **b** Mammogramm 1976 (kranio-kaudal): Sternförmiger Schatten mit weit in das Parenchym ausstrahlenden Tumorausläufern und Retraktion der medialen Kante des Drüsenkör-pers. Medial der Geschwulst breites, zum Tumor verzogenes Gefäß. Histologie: Teils duktales, teils szirrhöses Karzinom ohne Lymphknotenmetastasen in der Axilla

---

Abb. 55a,b. Die Milchgänge in der Umgebung invasiv wachsender Karzinome. Linke Brust einer 43jährigen Frau mit Sekretion und einem karzinomverdächtigen Knoten im kranial-medialen Quadranten. Galaktographie. **a** Mammogramm (medio-lateral): Adenokarzinom oberhalb der Mamille mit perifokalem „Aufhellungshof". **b** Galaktogramm (medio-lateral): Kontrastierung des zarten Milchgangsystems im kranialen Mammabereich, die jedoch 2 cm um den Tumor herum aufhört. Milchgänge hier durch wucherndes Tumorepithel verschlossen. Tumorinfiltration der umgebenden Milchgänge. (Tumorausdehnung palpatorisch größer als mammographisch!)

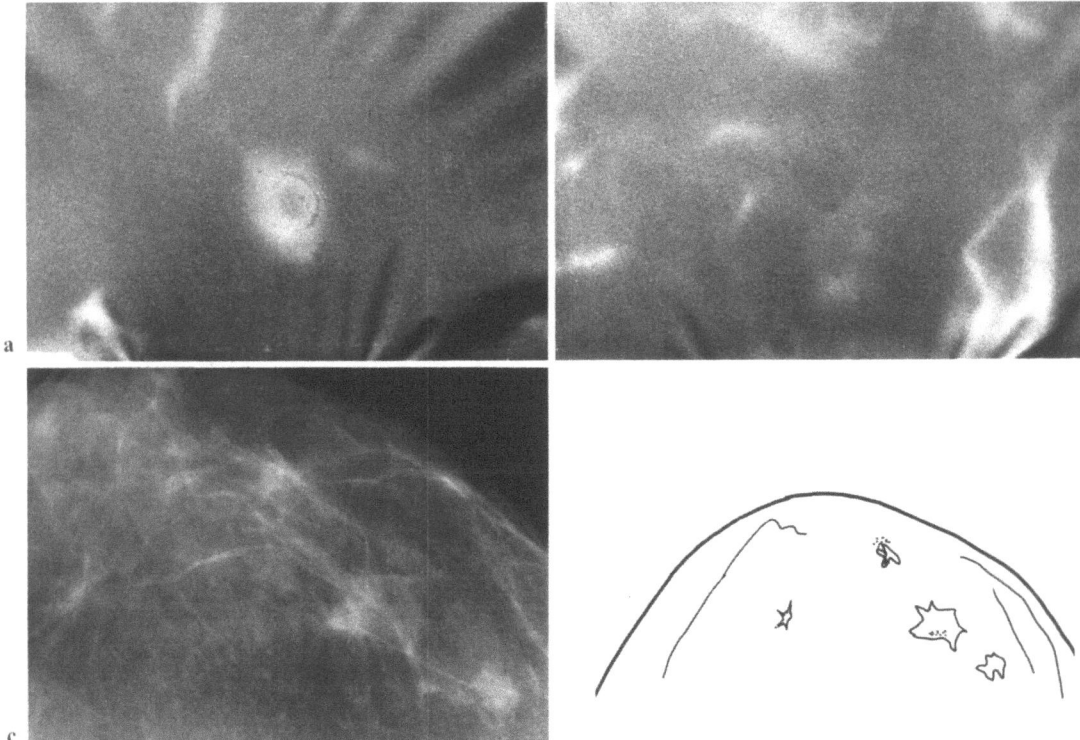

Abb. 57a–c. Multilokulär wachsendes lobuläres Karzinom. Rechte Brust einer 56jährigen Frau. Vorsorgeuntersuchung. Kein pathologischer Tastbefund. **a** Plattenthermogramm rechts. **b** Plattenthermogramm links: Auch nach Abkühlung auf der rechten Seite warme Mamille (Malignomverdacht!). Linke Mamille kalt und als dunkler Flecken in der Mitte des Bildes angedeutet. Im übrigen normale Vaskularisation. **c** Mammogramm – Ausschnitt (kranio-kaudal): Drei im gleichen Quadranten gelegene, bis linsengroße unregelmäßige Fleckschatten, von denen der ventrale und der mittlere staubförmigen Mikrokalk enthalten (s.Skizze). Histologie: Multilokulär wachsendes lobuläres Karzinom. Mikrokalk stellenweise außerhalb des Tumors in gesunden Drüsenläppchen

Tumoren *mit Verkalkungen* sind dagegen im Röntgenbild sehr früh nachzuweisen, das heißt vor *klinisch* faßbaren Veränderungen der Brust. Die Kalkablagerungen sind gruppiert und nadelförmig, teilweise auch feinschollig entlang der Milchgänge angeordnet. Ein umschriebener Tumorschatten fehlt anfänglich fast immer, das umgebende Parenchym ist nicht verlagert (Abb. 50c).

Im *Galaktogramm* zeigen infiltrierend wachsende duktale Karzinome die gleichen Veränderungen wie nicht infiltrierende. Beim *Paget-Karzinom* ist die Mamille röntgenologisch verdickt und verdichtet. Da diese Region des Mammogramms häufig sehr stark geschwärzt ist, kann der Befund übersehen werden. Im fortgeschrittenen Stadium ist bei Befall der Milchsäckchen der Retromamillärraum verdichtet und kann von stippchenförmigen, gruppierten Mikroverkalkungen durchsetzt sein. Auch im Drüsenkörper kann bisweilen ein klinisch stummes, oft multizentrisch wachsendes Milchgangskarzinom entdeckt werden. Der fehlende Nachweis eines Tumors im Röntgenbild spricht bei einem Mamillenekzem nicht gegen ein Paget-Karzinom.

Das *primäre Karzinom der Mamille* führt zu einer Verdickung der Brustwarze, was leichter klinisch als mammographisch zu diagnostizieren ist. Bei Exulzeration der Kutis kann klinisch ein Hautgeschwür erstes verdächtiges Zeichen für einen malignen Prozeß sein.

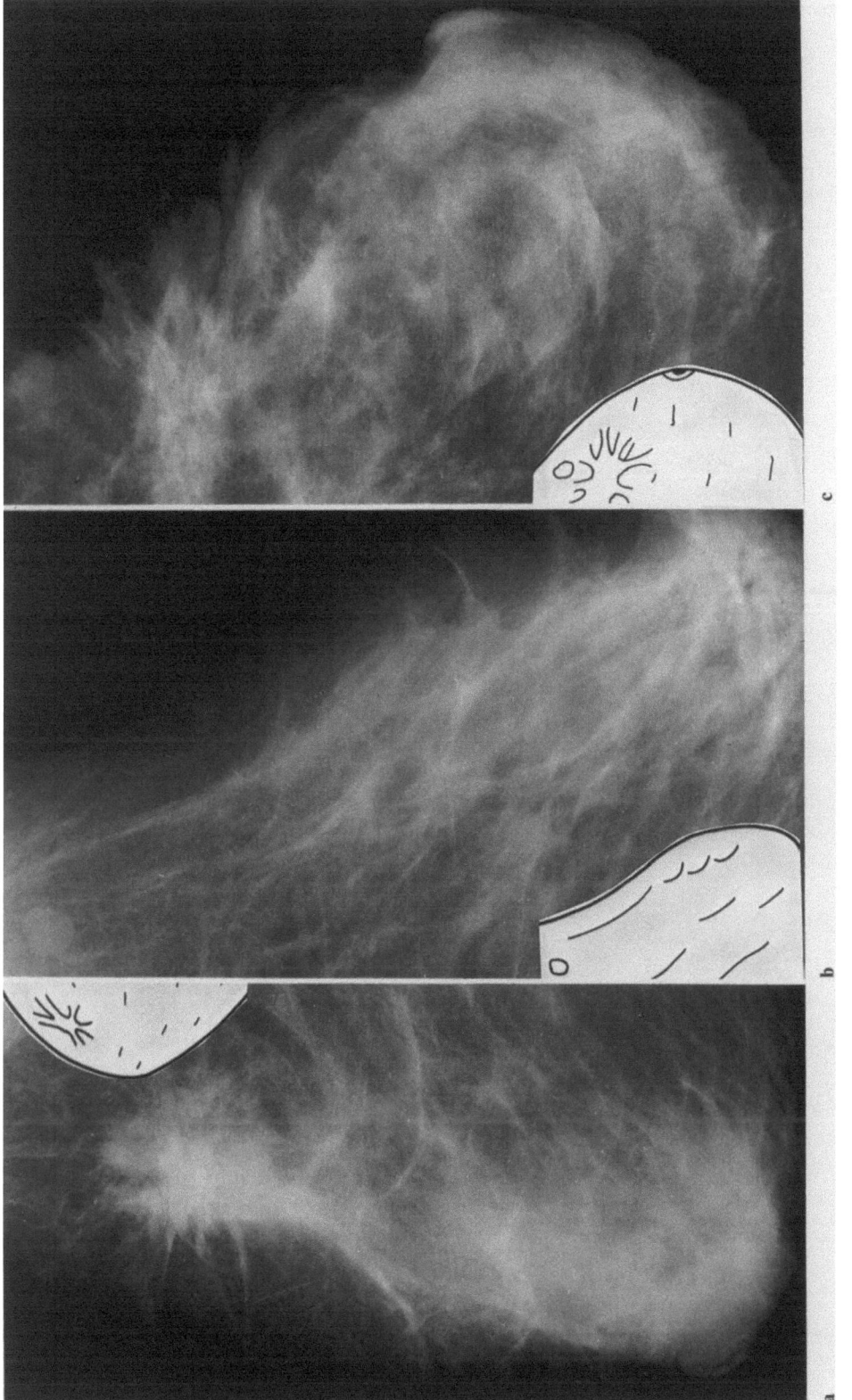

Abb. 58a–c. Durch Narbenbildung vorgetäuschtes Karzinom. Linke und rechte Brust einer 59jährigen Frau. In der linken Mamma sternförmiges Karzinom im kranialen lateralen Quadranten mit Retraktion der Kutis. Vergrößerte, metastasenverdächtige Lymphknoten in der Axilla. An der rechten Brust normaler Tastbefund. **a** Mammogramm links (medio-lateral): Sternförmig wachsendes fortgeschrittenes Karzinom mit Mikrokalk. Histologie: Einfach solides Karzinom. **b** Mammogramm-Ausschnitt rechts (medio-lateral): Unverdächtiges Drüsenparenchym. Kleiner Lymphknoten kranial am Übergang zur Axilla, der zusammen mit dem Karzinom der linken Seite entfernt und zum Ausschluß einer Lymphknotenmetastase histologisch untersucht werden soll. **c** Mammogramm rechts 6 Monate nach Biopsie (medio-lateral): Der Lymphknoten wurde bei der Biopsie nicht entfernt, die Gewebsentnahme erfolgte unterhalb im Gesunden und ruft im Mammogramm durch Narbengewebe eine für ein Karzinom typische inhomogene dichte Verschattung mit strahligen Ausläufern hervor. Der Lymphknoten ist zwischenzeitlich nicht größer geworden

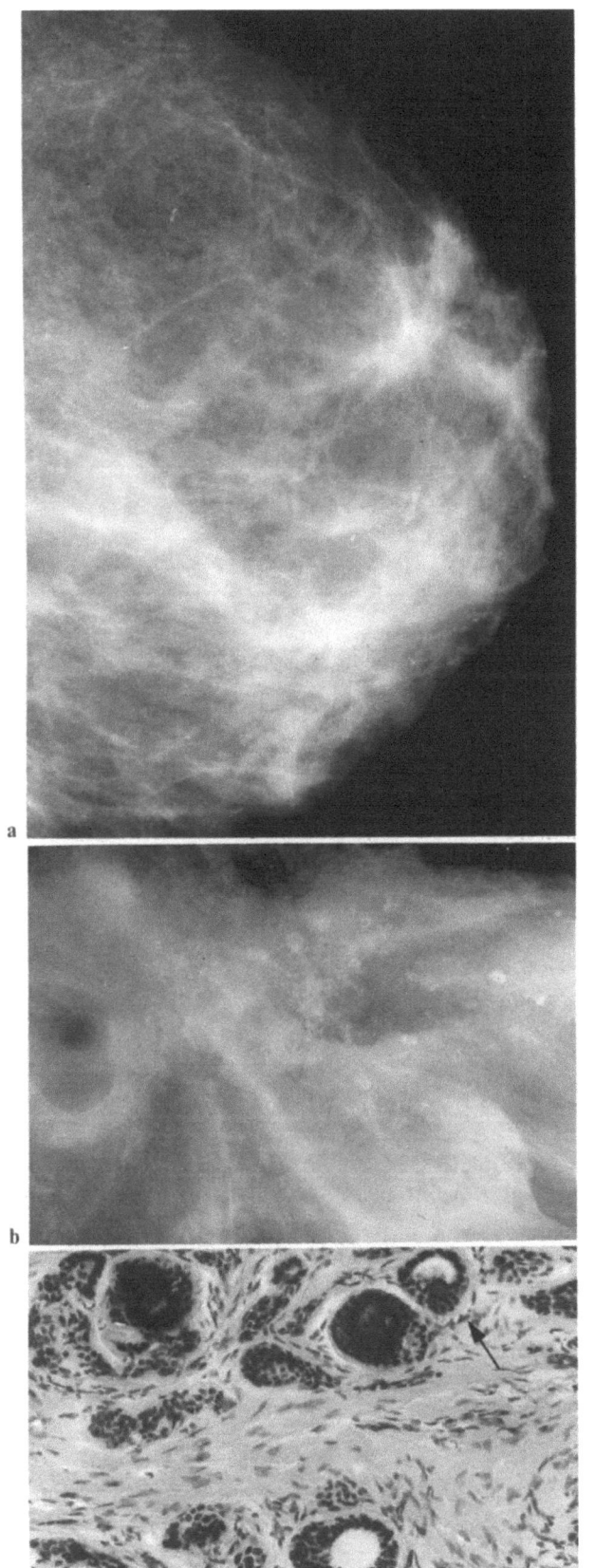

Abb. 59a–c. „Narbe" bei obliterierender Mastopathie. Rechte Brust einer 39jährigen Frau, die sich vorsorglich – bei unauffälligem Tastbefund – mammographieren läßt. Keine Sekretion. **a** Mammogramm (medio-lateral): Sternförmige, inhomogen dichte Verschattung oberhalb der Mamille mit scholligen Kalkablagerungen und breitem, peripherem „Aufhellungshof". **b** Präparatradiogramm: Massenhaft schollenförmiger Kalk im Zentrum und am Rande der abnormen Verschattung. **c** Histologie: Stark fibrosiertes Drüsenparenchym mit – im Epithel entstandenen (↗) – Kalkablagerungen in den Drüsenacini

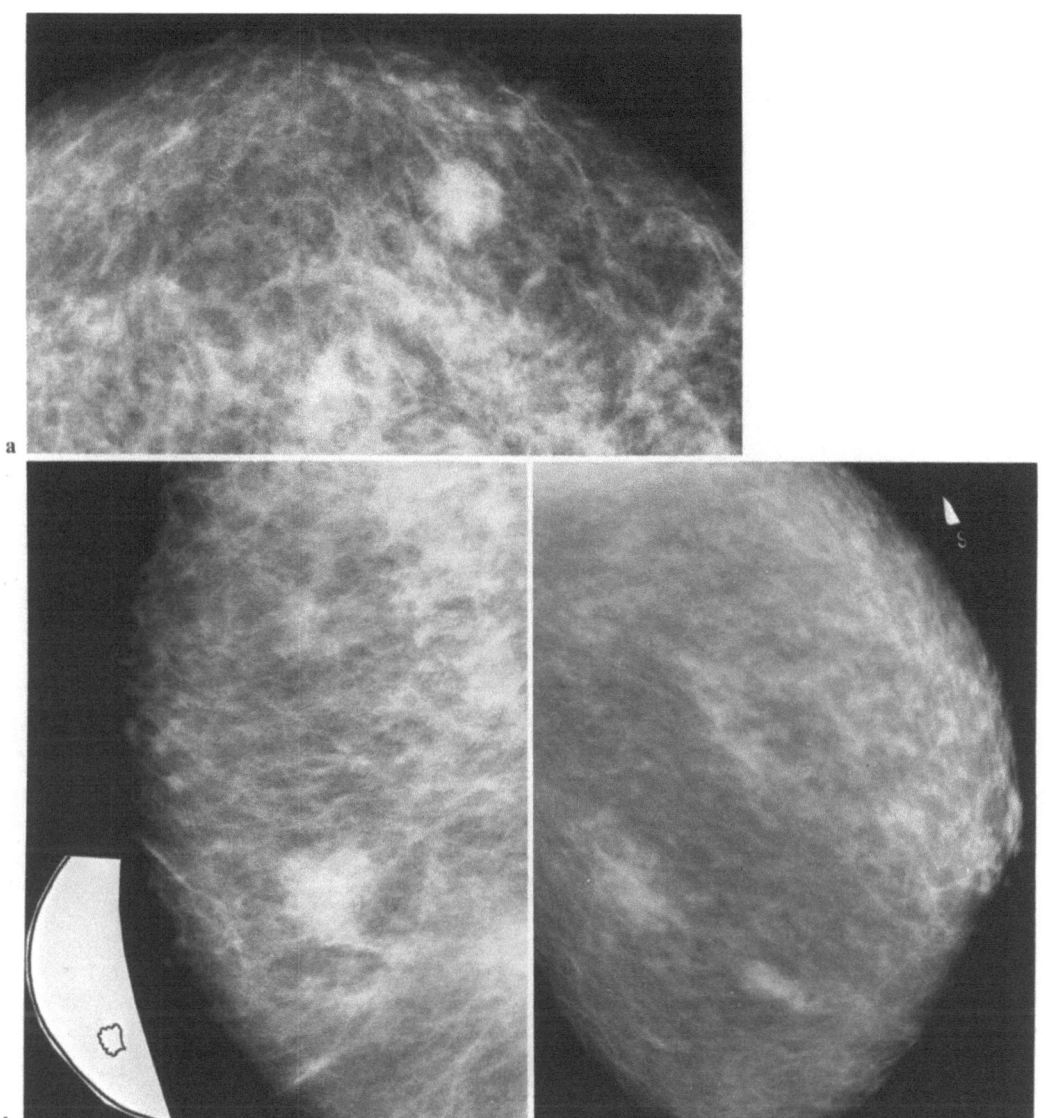

Abb. 60 a–c. Gallertkarzinom Rechte Brust einer 55jährigen Frau mit kleinem, schlecht verschieblichem Knoten im kaudalen lateralen Quadranten. **a** Mammogramm (kranio-kaudal) und **b** Mammogramm (medio-lateral: Secretory disease mit verstärkter Zeichnung der Milchgänge und erbsengroßer, homogen dichter, kalkfreier Verschattung mit unregelmäßiger, teils glatter, teils unscharfer Kontur. Histologie: Gallertkarzinom. **c** Mammogramm (medio-lateral): Im Vergleich zu **a** und **b** das Bild einer kleinen Zyste bei fibrozystischer Mastopathie, die einen überwiegend glatten Rand hat und sich dem Verlauf der Milchgänge anpaßt

Röntgenologische Differentialdiagnose der intraduktal wachsenden Karzinome:
Secretory disease mit periduktulärer Fibrose und Verkalkungen im Rahmen einer Mastopathie. *Proliferierende Mastopathie* mit Verkalkung. Vergleiche auch Tabelle 8, S. 19).

δ) Diffuse Infiltration und Ausbreitung (Abb. 50d)

Hierzu zählen in erster Linie das *inflammatorische* Mammakarzinom, wobei der Tumor in den Lymphgefäßen der Brustdrüse wächst. Der Ursprung liegt entweder in einem Mammakarzinom oder – rückläufig – in axillaren oder retrosternalen Lymphknotenmetastasen.

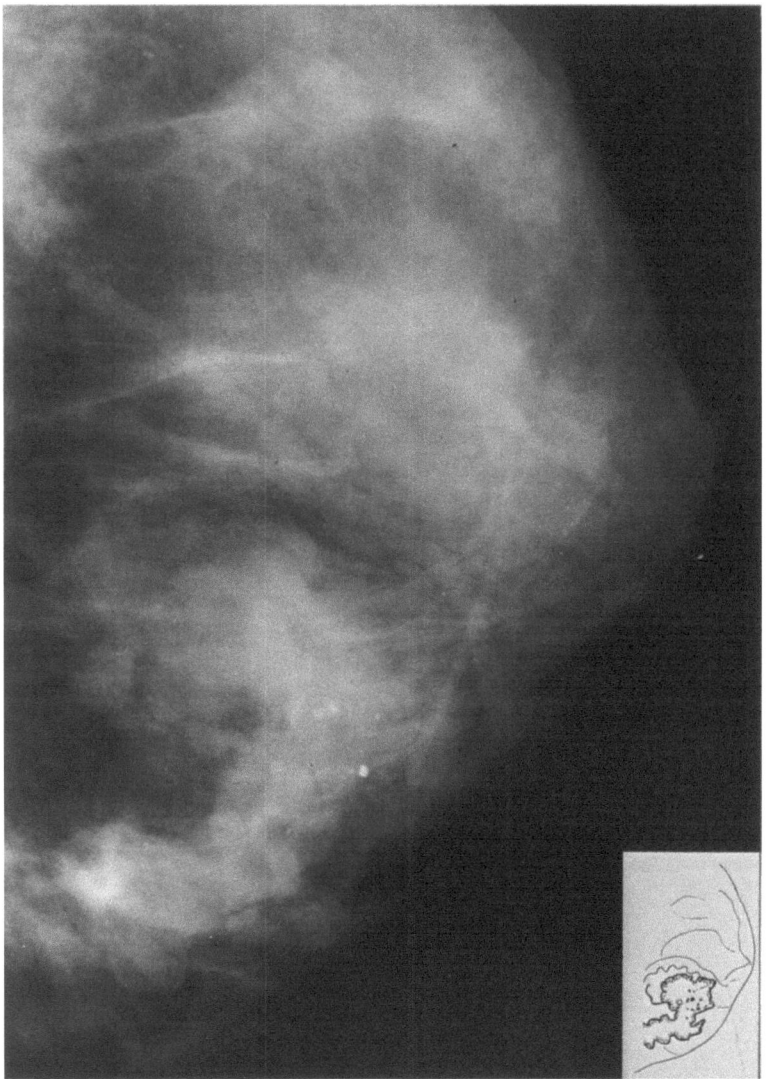

Abb. 61. Papilläres Karzinom. Rechte Brust einer 24jährigen Frau mit einer umschriebenen knolligen Verhärtung des Drüsenkörpers im kaudalen medialen Quadranten. Keine Sekretion und fehlende Retraktion der Kutis oder der Mamille. **a** Mammogramm – Ausschnitt (medio-lateral): Polyzyklisch konturierte inhomogene Verschattung mit grobscholligem Kalk und einem Aufhellungssaum gegenüber dem gesunden Parenchym. × 2. Histologie: Stellenweise regressiv verändertes papilläres Karzinom

---

Abb. 62a–d. Strahlentherapie eines zellreichen knolligen Karzinoms. Rechte Brust einer 78jährigen Greisin mit einem mandarinengroßen, schlecht verschieblichen Karzinom im kranio-lateralen Quadranten. Bei der Feinnadelbiopsie massenhaft polymorphes Tumorepithel dissoziiert und in Verbänden. Diagnose: Zellreiches, polymorphes Mammakarzinom. Therapie: Ausschließlich Radiatio mit schnellen Elektronen bis zu einer Herddosis von 50 Gy. **a** Mammogramm (medio-lateral): Ventral unscharfe, sonst zumeist glatte, homogen dichte Tumorverschattung ohne Zeichen der Retraktion in der Umgebung und ohne Mikrokalk. **b** Mammogramm nach 10 Gy (medio-lateral): Brust vergrößert, Tumor verglichen mit **a** geschwollen und unscharf begrenzt. Vermehrte netzige Zeichnung des Mammogramms (Lymphstau) und Verbreiterung des Warzenhofes (Hautödem). **c** Mammogramm nach 30 Gy (medio-lateral): Tumor um $^1/_5$ des ursprünglichen Volumens verkleinert mit unscharfer Kontur. Netzige Zeichnung des Drüsenparenchyms und Verbreiterung der Haut paramamillär. **d** Mammogramm nach 50 Gy (medio-lateral): Tumor nahezu vollständig vernichtet. Rückgang der Hautverbreiterung und der netzförmigen Zeichnung

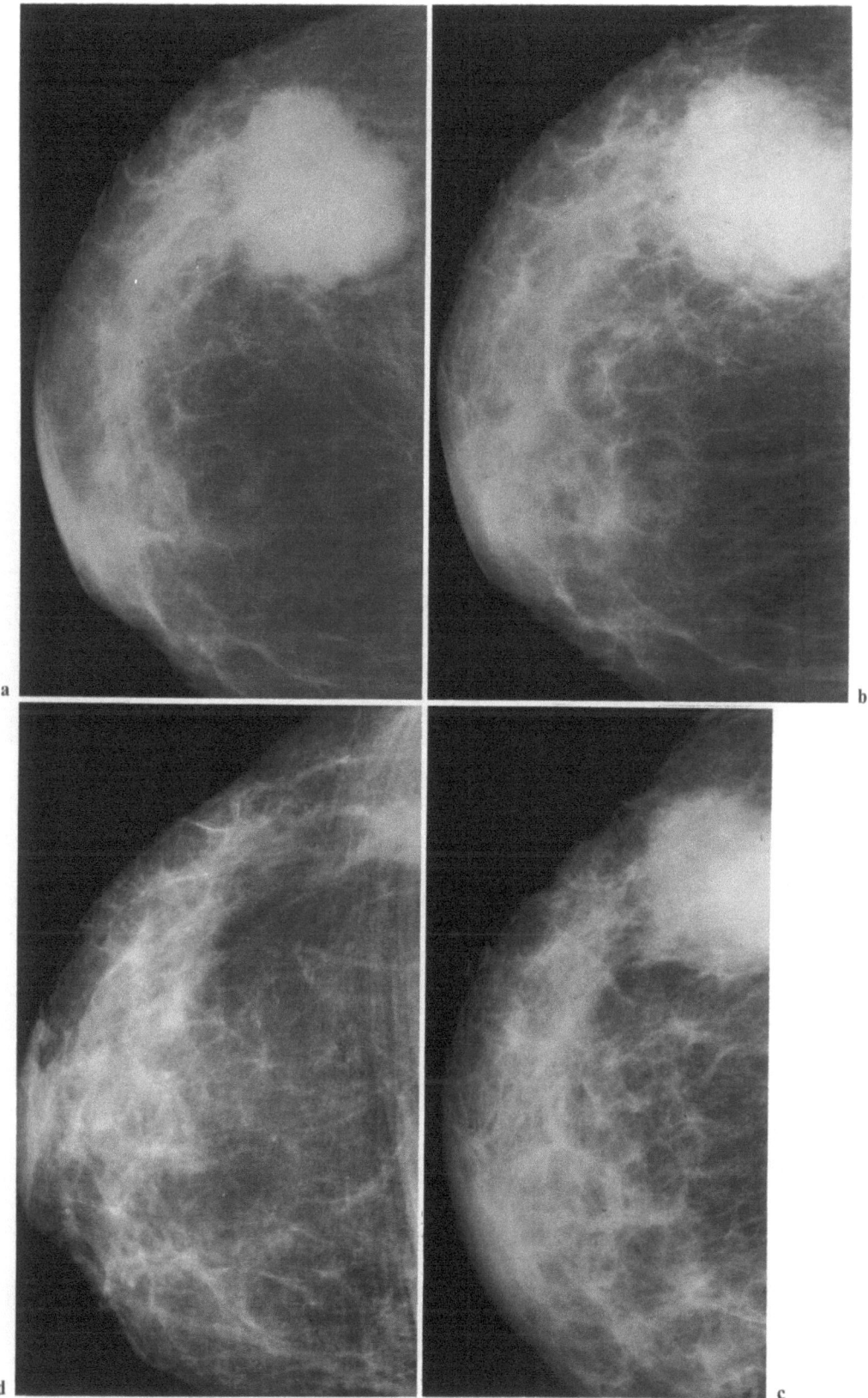

Abb. 62a–d

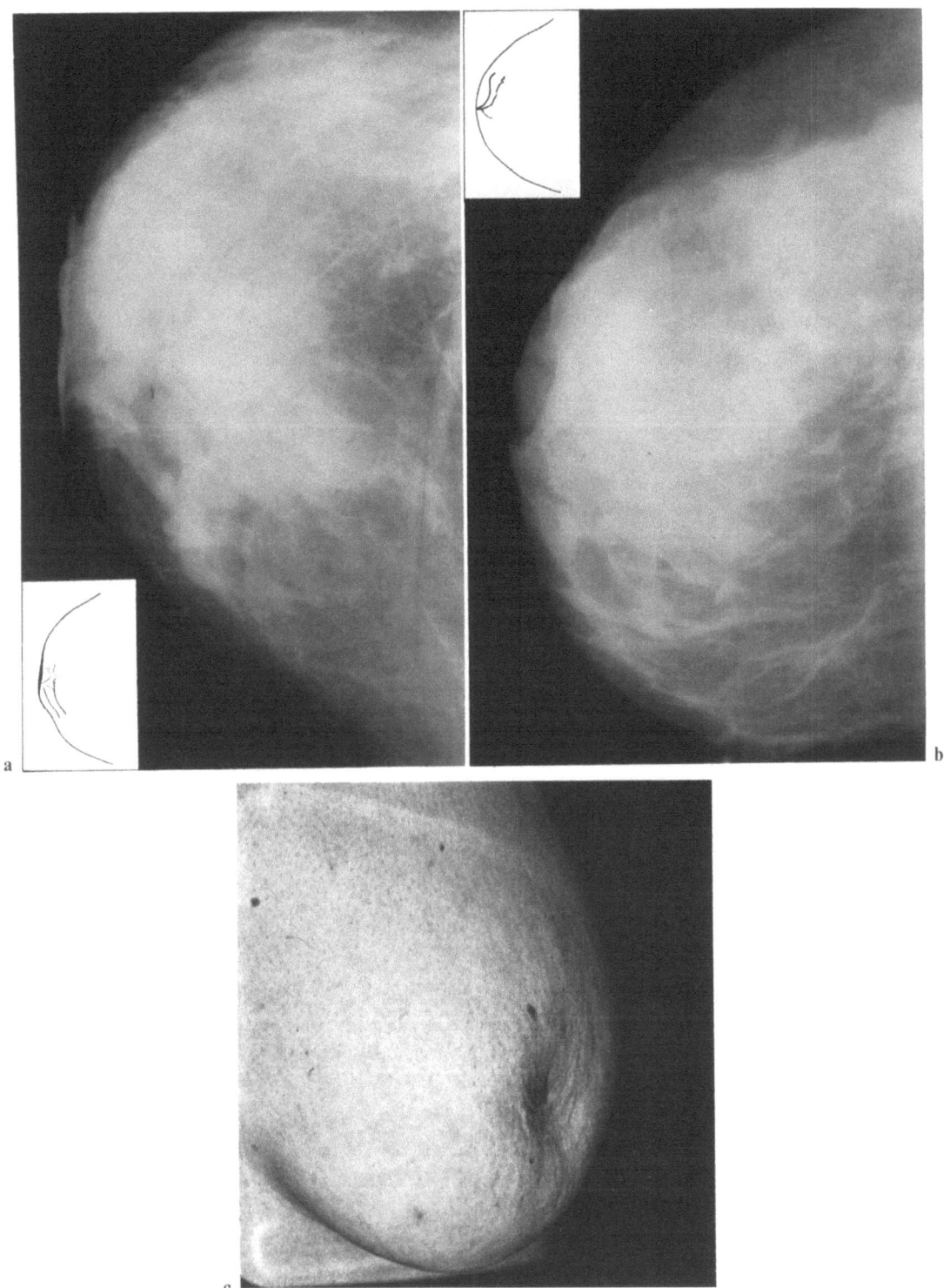

Abb. 63a–c

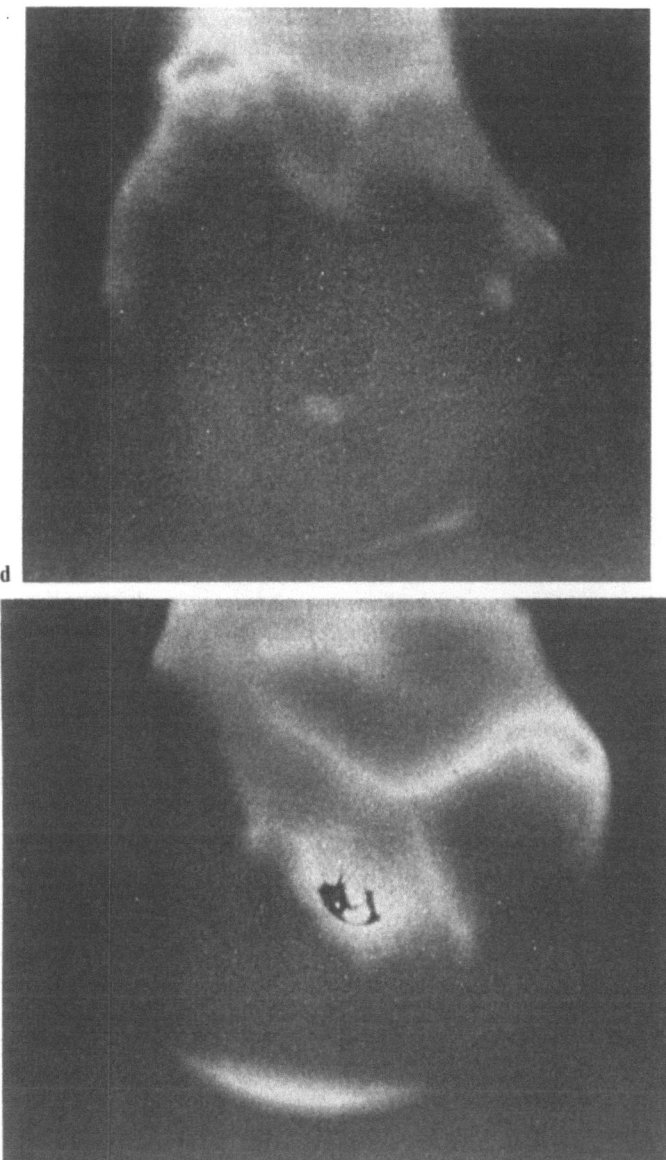

Abb. 63a–e. Röntgenologisch okkultes, nicht verkalkendes intraduktales Karzinom. Linke Brust einer 58jährigen Frau, bei der seit 3 Jahren eine zunehmende Mamillenretraktion auffällt. Kein pathologischer Tastbefund. Mammographie vor 1 Jahr und auch jetzt – ausgenommen eine retromamilläre Verziehung des Drüsenkörperrandes – unauffällig. Thermogramm: Hyperthermie der Mamillenregion. Feinnadelbiopsie: Retromamillär massenhaft Tumorepithel. Histologie: Intraduktales, nicht verkalkendes infiltrierendes Karzinom mit Lymphknotenmetastasen in der Axilla. **a** Mammogramm vor 1 Jahr (medio-lateral): Sehr stromareicher, strahlendichter Drüsenkörper mit bandförmigen breiten Schatten unterhalb der abgeflachten Mamille (offenbar verbreiterter Milchgang). Kein Mikro- oder Komedokalk. **b** Mammogramm 1 Jahr später (medio-lateral): (Schrägeinstellung der Brust – 30°): Hinter der Mamille an umschriebener Stelle eingezogener Drüsenkörperrand. Sonst unverdächtiges Bild. **c** Ansicht der erkrankten Brust: Karzinomverdächtige Retraktion von Mamille und Warzenhof. (Jeder derartige Befund muß *unabhängig* vom mammographischen und thermographischen Befund zytologisch oder histologisch geklärt werden!) **d** Plattenthermogramm rechts: Gesunde Brust mit „kalter" Mamille und normaler Vaskularisation. **e** Plattenthermogramm links: Erkrankte Brust mit „heißer" Mamille und Hyperthermie des Warzenhofes sowie atypischem Gefäß im lateralen kranialen Quadranten.

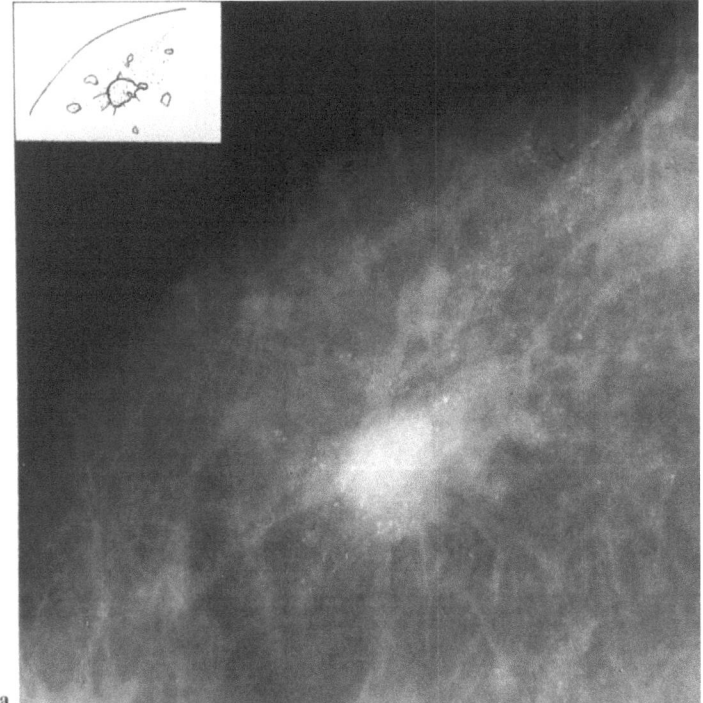

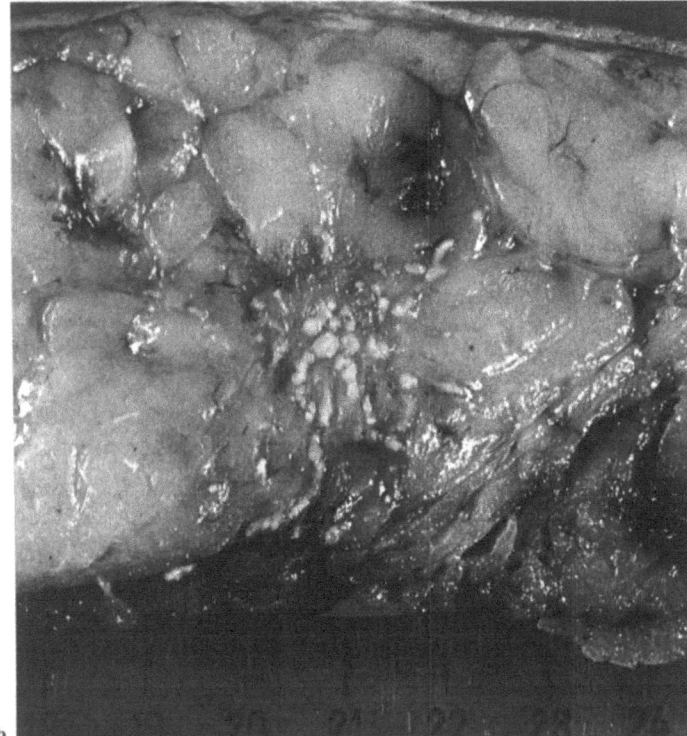

Abb. 64a–e. Verkalkendes intraduktales Karzinom. Linke Brust einer 54jährigen Frau, die sich wegen ziehender Schmerzen in der linken Brust und „Kribbeln" (sog. Ameisenlaufen) in der Brustwarze mammographieren läßt. Bei der Palpation beidseits unregelmäßige Resistenzen im Drüsenkörper. Keine Sekretion. Keine Mamillenretraktion und keine vergrößerten regionalen Lymphknoten. Unauffälliges Thermogramm. **a** Mammogramm – Ausschnitt (kranio-kaudal): Ausgedehnte gruppierte Verkalkungen im Verlauf der Milchgänge mit einer bohnengroßen Verschattung und mehreren dazu radiär angeordneten Fleckschatten von Hirsekorngröße (Ausbruch aus dem Gangsystem an mehreren Stellen mit invasivem Wachstum!) × 5. **b** Makroanatomie: Karzinomknoten mit radiär angeordneten, verbreiterten grau-weißen Milchgängen, in denen Tumorparenchym wuchert. Kein homogener Tumorknoten. **c** Histologie – Übersicht: Mit Tumorepithel ausgemauerte erweiterte Milchgänge, umgeben von Fettgewebe (röntgenologisch „schlierige" Verschattungen und Verdichtungen). × 40. **d** Histologie: Erweiterter Milchgang, ausgefüllt mit siebförmig durchlöchertem, zentral verkalktem Tumorparenchym. Cribriformes intraduktales Karzinom, an verschiedenen Stellen invasiv wachsend. × 120. **e** Zytologie: Epithelverband eines duktalen Karzinoms mit fehlender Kernpolymorphie und breitem, basophilem Zytoplasma. × 120

Klinisch ist die Brust vergrößert. Die Haut ist besonders im Bereich des Warzenhofes gerötet und verdickt und überragt die Mamille, so daß diese eingezogen wirkt. Die Hautporen treten durch das Ödem tiefer, und das Bild einer Orangenhaut (peau d'orange) resultiert (Abb. 65d). Durch verbreiterte Lymphbahnen wird im Mammogramm die Grundstruktur des Drüsenkörpers von einer netzförmigen Verschattung überlagert.

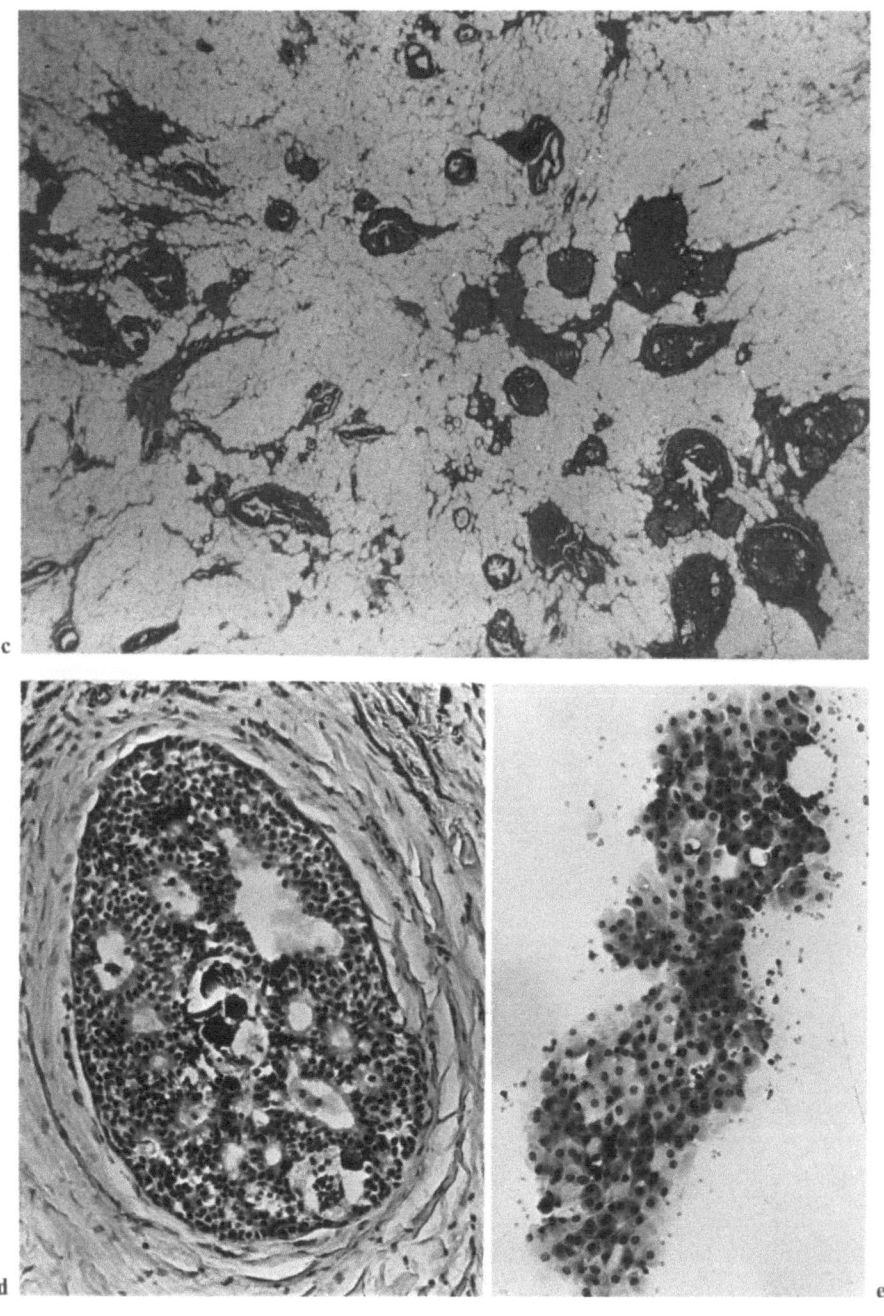

Abb. 64c–e

Dies ist besonders im subkutanen Fettgewebe sichtbar (Abb. 66). Ein Tumorschatten kann – muß aber nicht – vorhanden sein. Verkalkungen fehlen bei inflammatorischem Mammakarzinom meistens.

Die Achsellymphknoten sind fast immer vergrößert und können in einer Weichstrahlaufnahme der Axilla als homogene und glattrandige Verschattungen in der axillaren Verlängerung des Drüsenkörpers wiedergegeben werden (Abb. 67a) (HALDEMANN et al., 1977; LUCHS u. PEREZ-MESA, 1978; SANNAN et al., 1978).

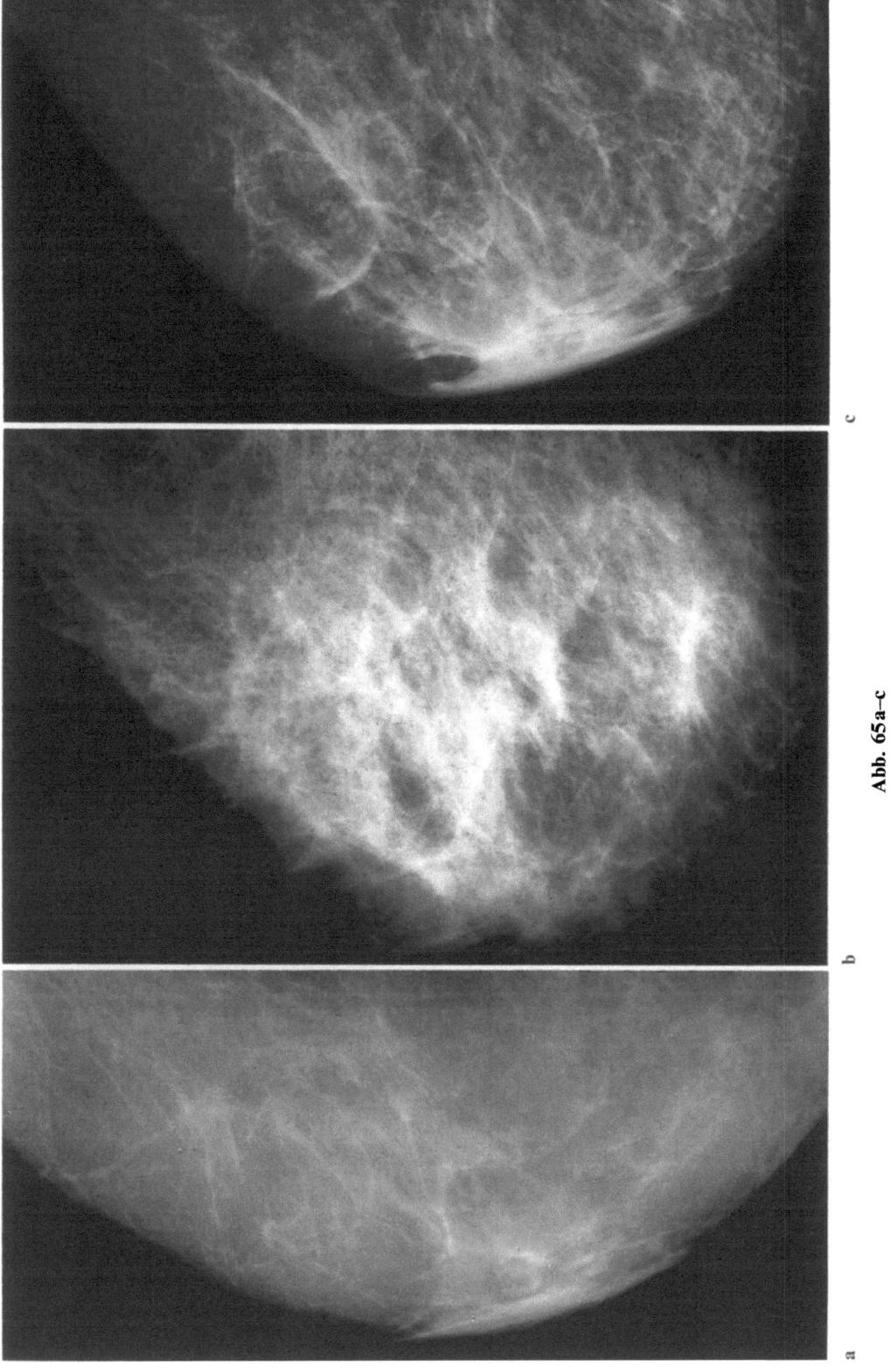

Abb. 65a–c

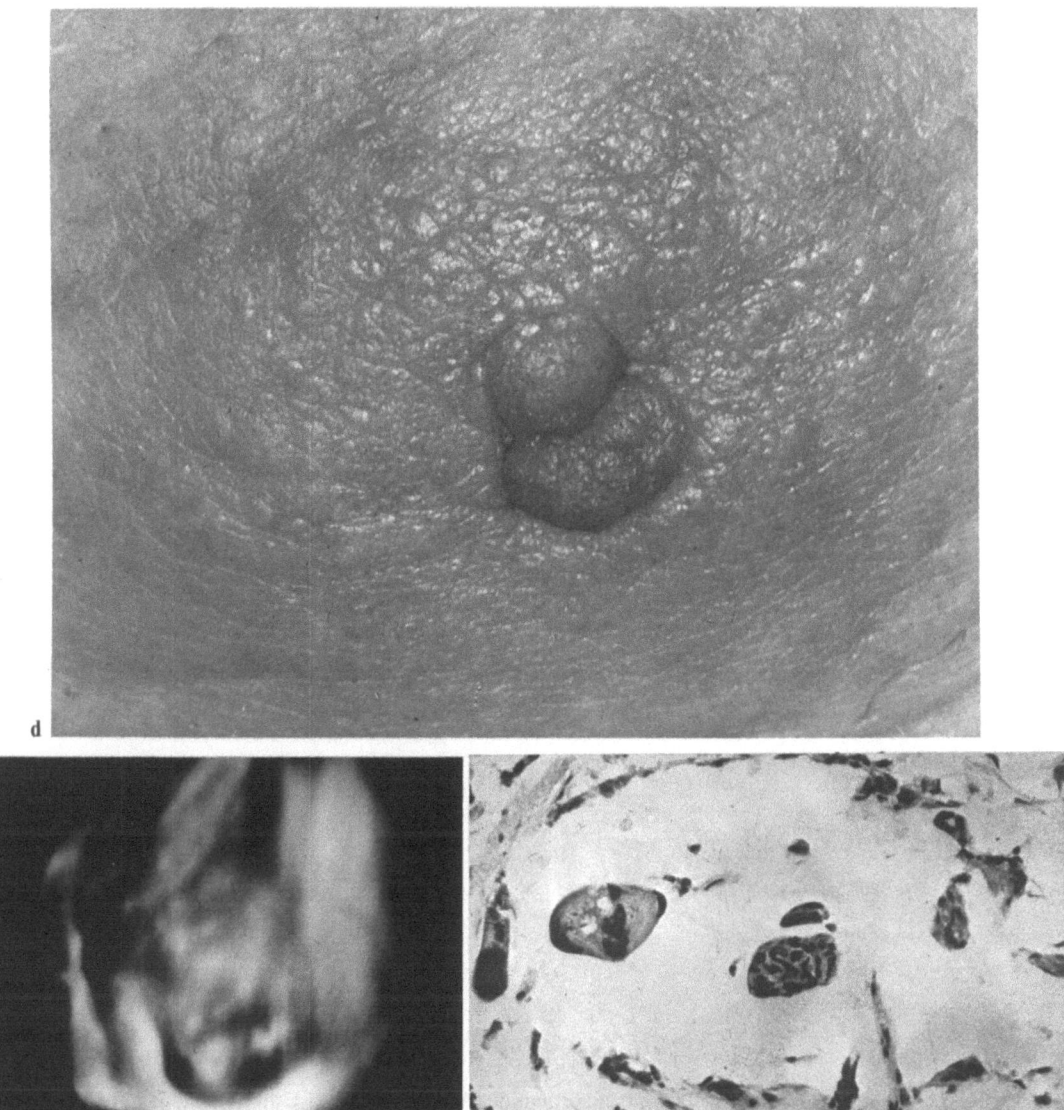

Abb. 65a–f. Strahlentherapie eines inflammatorischen Mammakarzinoms. Linke Brust einer 81jährigen Greisin, die vor 12 Jahren wegen eines linksseitigen soliden Karzinoms operiert wurde (Ablatio mammae). Vor 4 Jahren Lymphknotenmetastasen in beiden Axillen und inflammatorisches Karzinom in der linken Brust. Strahlentherapie mit schnellen Elektronen (60 Gy HD). Seither rezidivfrei. Brust klinisch unauffällig. Seit 1 Jahr zunehmende Metastasierung in das Skelet. **a** Mammogramm am 18.3.1971 (medio-lateral): Involvierte, unverdächtige Brustdrüse. **b** Mammogramm am 29.4.1973 (medio-lateral): Starke Vergrößerung der Brust mit vermehrter inhomogener, teils fleckig-streifiger, teils netzförmiger Zeichnung ohne Kalkablagerungen. Nur geringgradige Verbreiterung der Kutis. Histologie: Inflammatorisches Mammakarzinom (vgl. **f**). **c** Mammogramm am 28.3.1977 (medio-lateral): Kein Rezidiv. Verstärkte Zeichnung der Lymphbahnen, die offenbar fibrosiert sind. Verbreiterter und verdichteter Warzenhof. Verglichen mit **a** strahlenbedingte Mammafibrose. **d** Ansicht der Brust am 29.4.1973 (Ausschnitt des Mamillenbereiches): Typische – durch ein Lymphödem verursachte – pflastersteinähnliche Schwellung der Haut (sog. Orangenhaut – peau d'orange), die die Mamille überragt und eine Einziehung derselben vortäuscht. **e** Elektronisches Thermogramm am 29.4.1973: Mamille und Warzenhof stark überwärmt. Bei 3 Uhr atypisches hyperthermes Gefäß mit stumpfem Abbruch (Gefäßende in die Tiefe der Brust gezogen). **f** Histologie: Erweitertes Lymphgefäß, in dem mehrere sehr polymorphe nacktkernige Tumorzellen mit bizarrem Chromatingerüst liegen. × 280

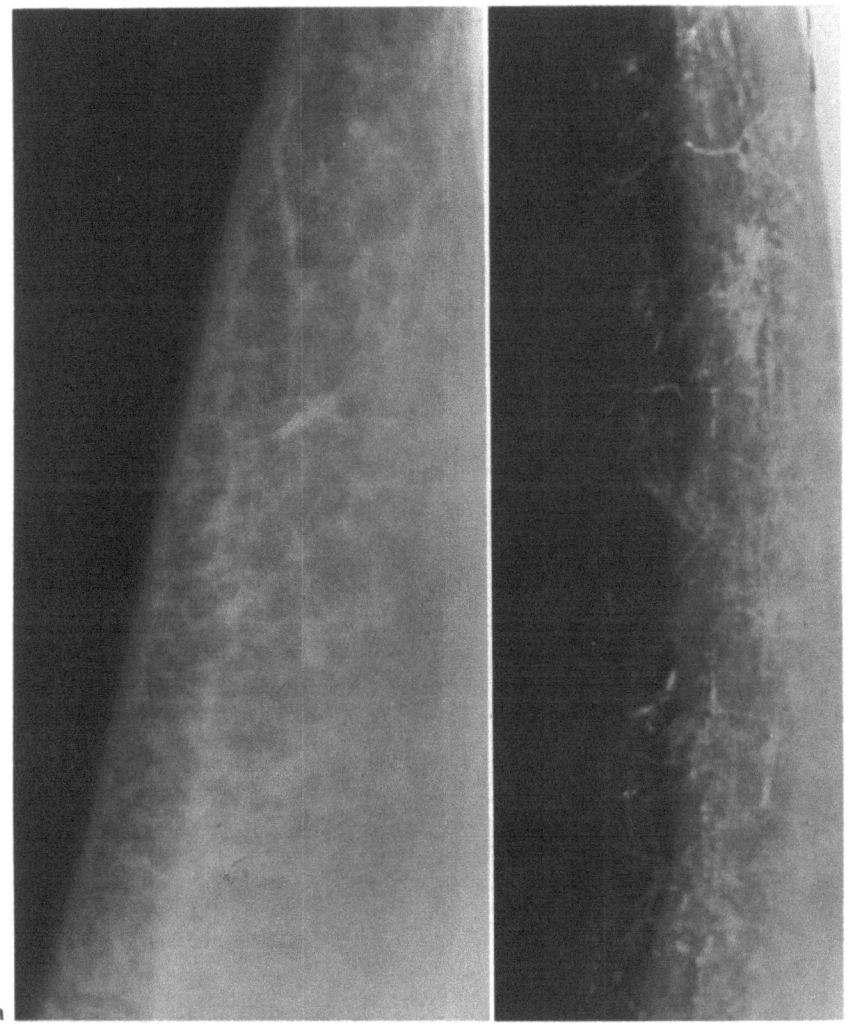

a   b

Abb. 66 a,b. Lymphödem der Kutis. **a** Weichstrahlaufnahme (Ausschnitt) eines Unterschenkels mit Lymphödem: Für ein Lymphödem typische netzförmige Zeichnung und milchglasartige Verdichtung des Gewebes, wie es auch beim inflammatorischen Karzinom und bei Lymphabflußstörungen in der Brustdrüse beobachtet wird. **b** Weichstrahlaufnahme (Ausschnitt) nach Lymphographie: Die in **a** gezeigten Veränderungen werden durch gestaute, weite Lymphbahnen verursacht, die nach Lymphographie Kontrastmittel enthalten

Abb. 67a–d. Weichstrahlaufnahmen der Axilla. **a** Metastase eines Adenokarzinoms: Stark vergrößerter, homogen dichter Lymphknoten mit glatter Kontur und ohne Kalk. **b** Brill-Symmers-Lymphome: Multiple homogen dichte, glattrandige, sich überlagernde Schatten ohne Kalk. **c** Aberrierendes Mammaparenchym: Inhomogene fleckig-streifige Zeichnung wie bei involviertem Drüsenparenchym (klinisch hier gänseeigroßer derber Tumor tastbar). **d** Lipomatose eines Lymphknotens: Partielle Substitution des Lymphknotens durch Fettgewebe, welches strahlentransparenter als das Lymphknotenparenchym ist (unverdächtig)

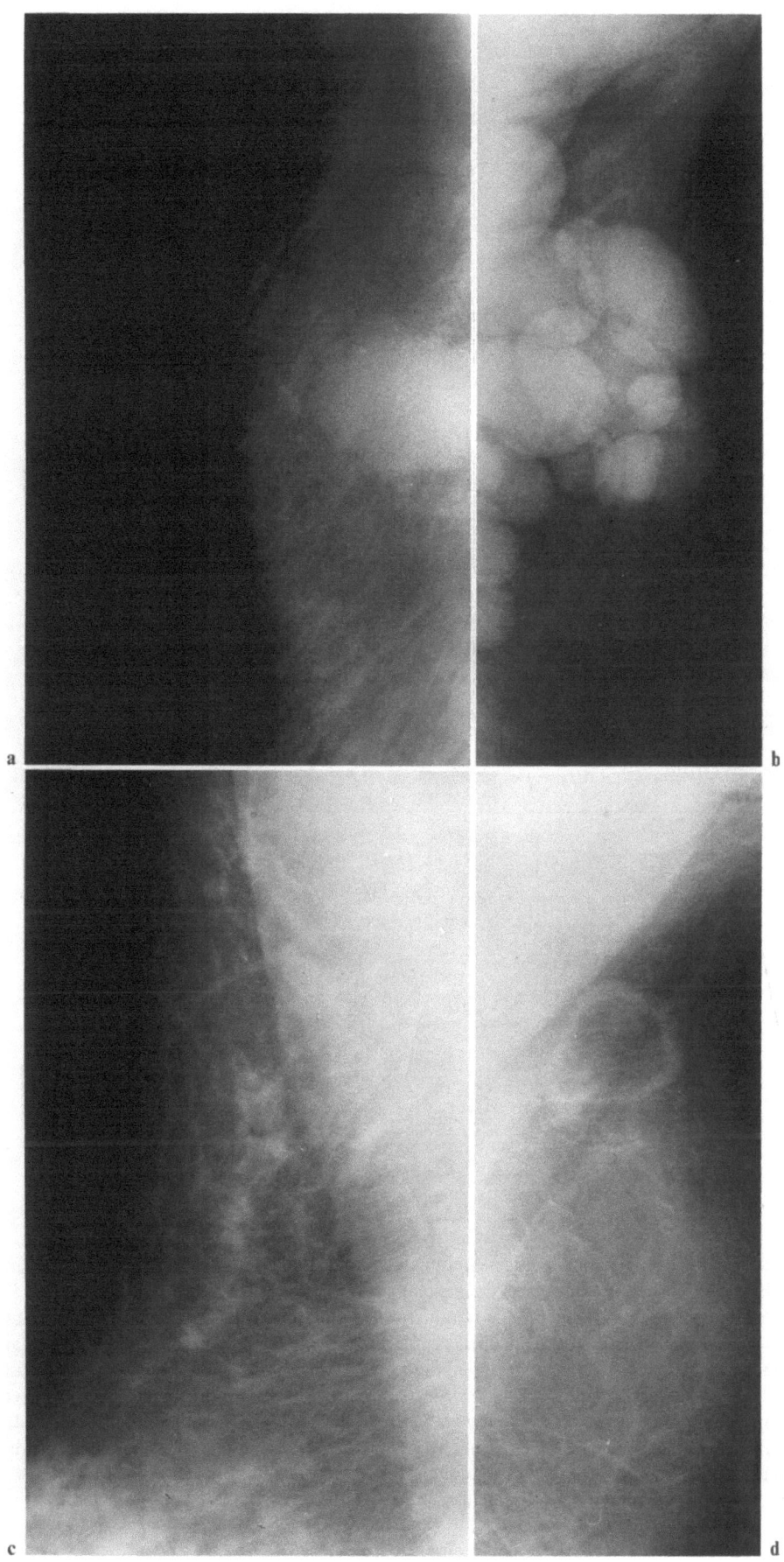

Abb. 67a–d

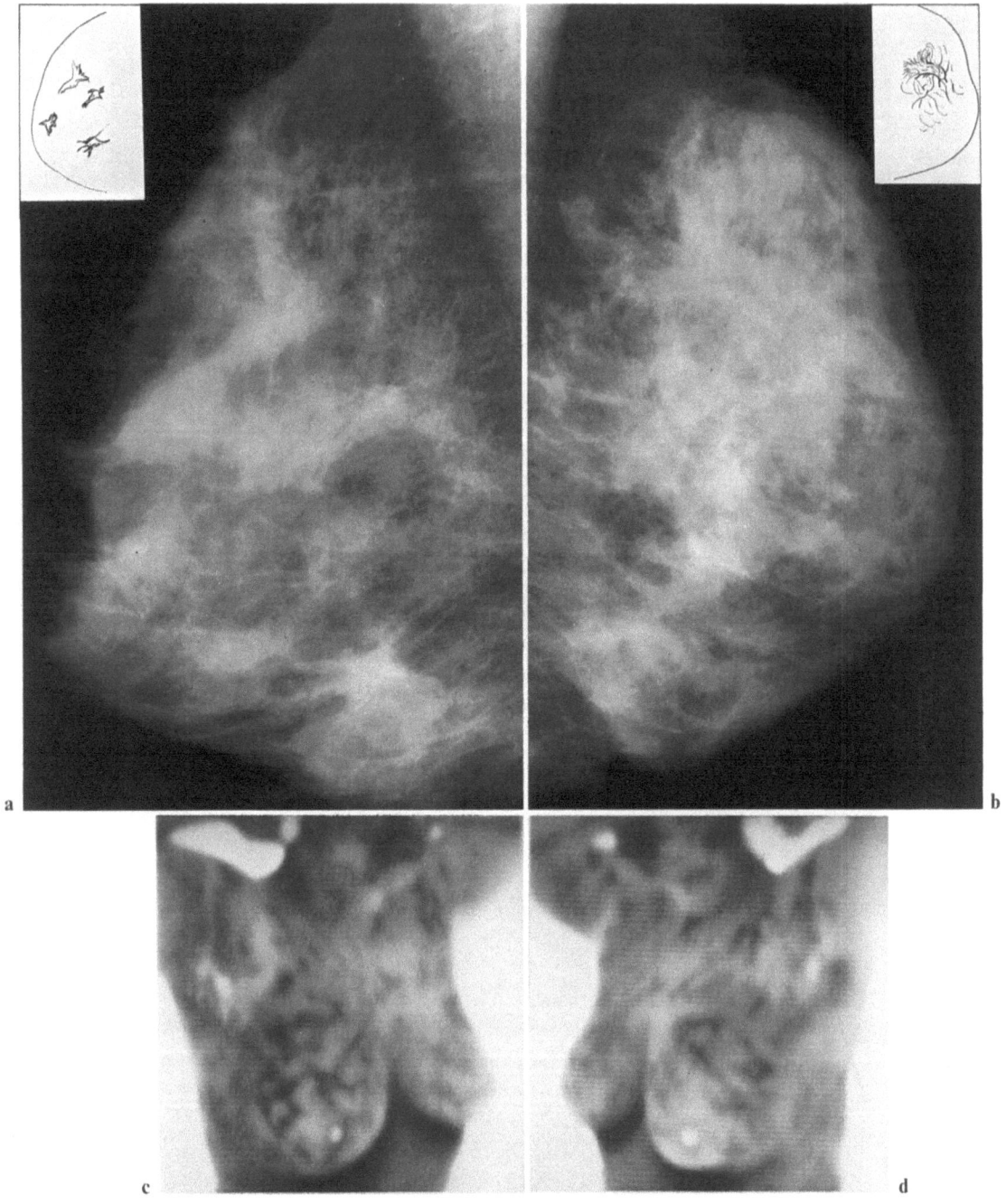

Abb. 68a–d. Diffus wachsendes doppelseitiges Mammakarzinom. Linke und rechte Brust einer 51jährigen Frau.
Die rechte Brust ist kleiner als die linke und „steinhart". In der linken Mamma sind derbe Resistenzen
zu tasten. Die Haut ist unterhalb der Mamille retrahiert. **a** Mammogramm links (medio-lateral): Fibrozystische
Mastopathie mit multiplen inhomogenen, über den Drüsenkörper verteilten, unscharfen Verschattungen. **b**
Mammogramm rechts (medio-lateral): Diffuse, inhomogene, schlierig-strahlige Verdichtung des Drüsenkörpers,
besonders kranial etwas grobscholliger Kalk. **c** Elektronisches Thermogramm rechts: Diffuse Hyperthermie
der rechten Brust mit großem „Gefäßstern" im kranialen Brustabschnitt. Mamille nicht erwärmt. **d** Elektronisches Thermogramm links: Hypertherme, atypische y-förmige Gefäße im lateralen kranialen Quadranten und
am Übergang zur Brustwand bei 12 Uhr. Histologie: Diffus wachsendes kleinzelliges szirrhöses Karzinom
rechts und multilokuläre Ausbreitung eines kleinzelligen szirrhösen Karzinoms links. In beiden Axillen Lymphknotenmetastasen

Röntgenologische Differentialdiagnose diffus wachsender Karzinome:
Lymphabflußblockade bei erkrankten Lymphknoten in der Achsel oder hinter dem Brustbein (Morbus Hodgkin oder andere lymphatische Systemerkrankungen, Lymphknotenmetastasen eines anderen Organkrebses u.ä.).
Diffuse Mastitis (Abszeß, Tuberkulose usw.).
Diffus wachsendes szirrhöses Karzinom (Abb. 68) (Verkleinerung und erhebliche Verhärtung der Brust, ohne die für das inflammatorische Karzinom typischen röntgenmorphologischen Veränderungen).
Strahlenfibrose nach Radiatio der Brust. Vergleiche auch Tabelle 5, S. 11.

d) Tumorprognose und Mammogramm

Die Einteilung der Karzinome nach ihrem typischen Röntgenbild in *sternförmig, knollig, intraduktal* und *diffus wachsende* erlaubt eine prognostische Aussage. Die *schlechteste Prognose* haben diffus wachsende Malignome, die neben dem klinischen Bild an der netzförmigen Verschattung des Mammogramms zu erkennen sind. Eine *schlechte Prognose* haben – mit Ausnahme des medullären Krebses – alle undifferenzierten Karzinome (szirrhöses und einfach solides Karzinom, Adeno-Szirrhus) (v. ALBERTINI, 1974). Diese Tumoren wachsen sternförmig. Eine *sehr günstige Prognose* haben das medulläre Karzinom und der Gallertkrebs. Beide Tumorformen sind knollig und Verkalkungen fehlen. Die *beste Prognose* hat das reine Komedokarzinom, welches im Röntgenbild typische Verkalkungen erkennen läßt.

Der Übergang zwischen sternförmigem, knolligem, intraduktalem und diffusem Wachstum ist im Mammogramm fließend. Die Prognose des Tumors verbessert sich in folgender Reihe: diffuses, sternförmiges, knolliges, intraduktales, intramamilläres Karzinom. *Von dieser Einteilung ausgenommen* sind knollig wachsende Sarkome oder Metastasen anderer Organkrebse, da die Prognose der Sarkome generell ungünstiger ist als die der Karzinome und die Lebenserwartung von Patienten mit einem bereits metastasierenden Organkrebs sehr schlecht ist (vgl. prognostische Faktoren, S. 125).

Mammographische Beobachtungen über den Verlauf des *unbehandelten Mammakarzinoms* stammen u.a. von GERSHON-COHEN et al. (1963), *klinische von* HAAGENSEN (1971). Die durchschnittliche Überlebenszeit beträgt 2,6 Jahre, es sind aber auch über 10jährige Verläufe beobachtet worden (BARTH, 1977).

4. Thermographisches Bild der malignen epithelialen Neoplasien

Nach unseren Erfahrungen liegen „hot spot", warme Mamille, stern- oder y-artig aufeinander zulaufende und atypische keulenförmig plump abbrechende Gefäße (Abb. 12) in *unmittelbarer Nähe* eines Karzinoms, während maligne Schleifen, normal verlaufende, aber hypertherme Gefäße (Abb. 11, 12) *abseits* vom Tumor und manchmal in einem anderen Quadranten derselben Brust vorkommen können. Die gezielte Feinnadelbiopsie eines nicht tastbaren Karzinoms ist aufgrund der thermographischen Veränderungen allein nicht möglich, auch wenn diese in unmittelbarer Nähe des Tumors liegen sollten.

a) Vorstufen des Karzinoms

Beim lobulären und duktalen Carcinoma in situ (S. 117) sind die thermographisch darstellbaren Veränderungen meist nur sehr diskret entwickelt. Am häufigsten wird eine „warme Mamille" beobachtet, die auf eine in den großen Milchgängen hinter der Brustwarze wachsende intraduktale Neoplasie hinweist (Abb. 57, 63e). Auch die starke einseitige

Überwärmung des Warzenhofes einer Brust bei kalter Mamille konnten wir bei duktalen In-situ-Karzinomen beobachten. Die lokale Überwärmung eines Quadranten kann beim lobulären Carcinoma in situ der einzige Hinweis auf eine derartige Neoplasie sein, insbesondere wenn die gewucherten Drüsenläppchen von reichlich Bindegewebe umgeben und daher im Mammogramm nicht dargestellt sind. Thermographisch werden lediglich 37,5% aller Karzinomvorstadien und klinisch okkulten Karzinome diagnostiziert.

b) Sternförmige Tumoren

Die stromareichen Karzinomformen (szirrhöses Karzinom, *zellarmes* solides Karzinom, Adenokarzinom) sind schlechter vaskularisiert als zellreiche Karzinomformen (medulläres Karzinom, *zellreiches* solides Karzinom), wobei die Gefäßneubildung und die Tumortemperatur vom Malignitätsgrad der Geschwulst abhängen. Wenn stromareiche Karzinome zu thermographisch erkennbaren Veränderungen führen, sind diese eher diskret und Temperaturdifferenzen von 0,5–1 °C zur gesunden Brust sind die Norm. Typisch für diese Tumorform sind Gefäße, die plump abbrechen, weil die Gefäßenden durch den Zug der Geschwulst in die Tiefe der Brust gezogen werden („eintauchen"). Selten sind maligne *Gefäßschleifen* und manchmal eine *warme Mamille* zu beobachten.

Das zellarme szirrhöse Karzinom zeigt selbst in fortgeschrittenem Stadium ein normales Wärme- und Gefäßmuster. Die tumorbedingte Unterbrechung der Blutzufuhr kann im Thermogramm sogar ein „kaltes Loch" ergeben.

Bei diffus wachsendem szirrhösem Karzinom mit Schrumpfung der Brust und Verhärtung des Parenchyms kann eine diffuse Hyperthermie oder eine vermehrte Gefäßzeichnung im Warzenhof der erkrankten Seite auftreten (Abb. 65e u. 68).

c) Überwiegend knollig wachsende Tumoren

Das *medulläre Karzinom* besitzt in der Regel eine hohe Stoffwechselaktivität, was oft zu stern- oder y-förmigen Gefäßneubildungen und -anordnungen über dem Tumor führt, die schon relativ früh – d.h. vor einem Tastbefund – vorhanden sein können. Gefäßschleifen mit in den Tumor eindringenden Gefäßen, atypisch verlaufende Gefäße mit *spitzen Ausläufern* und Gefäße, die aus verschiedenen Richtungen auf den Tumor zulaufen, sind bei dieser Geschwulstform häufig. Je höher der Malignitätsgrad der Geschwulst, desto stärker die atypischen Gefäßveränderungen.

Beim *Gallertkarzinom* sind die thermographischen Zeichen wesentlich schlechter entwickelt. Es kommen normale Gefäßbilder oder atypisch verlaufende, auf der gesunden Seite nicht vorhandene Gefäße vor. Das reine Gallertkarzinom ist thermographisch immer schlecht zu erkennen.

d) Tumorausbreitung in den Milchgängen

Für diese Geschwulstform ist die warme Mamille typisch, die um so frühzeitiger auftritt, je näher das Tumorepithel der Brustwarze ist. Nicht alle intraduktal wachsenden Karzinome führen jedoch zu einer Erwärmung der Mamille, und wir haben schon zahlreiche intraduktale Neoplasien beobachtet, die thermographisch überhaupt keine Auffälligkeiten boten. Ein Unterschied zwischen verkalkenden und nicht verkalkenden Tumorformen konnte bisher nicht festgestellt werden. Der plattenthermographische Befund ist beim intraduktalen Karzinom hinsichtlich der warmen Mamille nur verwertbar, wenn die Brustwarze nicht eingezogen ist. In diesem Fall fehlt der Kontakt zur Platte und die Mamillenregion bleibt im Thermogramm kalt.

e) Diffuse Tumorausbreitung

Beim inflammatorischen Mammakarzinom zeigt das Thermogramm eine diffuse Hyperthermie (Abb. 65e), oft aber auch keine pathologischen Veränderungen. Das gleiche gilt für die Lymphabflußblockade bei retrosternalem oder axillarem Lymphknotenprozeß. Beide Veränderungen, die klinisch und mammographisch das gleiche Bild bieten, können also thermographisch nicht differenziert werden. Dagegen ist eine Abgrenzung gegenüber der diffusen oder der abszedierenden Mastitis möglich, da diese zu einer sehr starken Hyperthermie und zu ausgeprägten pathologischen Veränderungen im Thermogramm führt. Kommt es bei einem inflammatorischen Karzinom zu *intramammären Metastasen,* tritt nach eigenen Erfahrungen meist eine diffuse Hyperthermie in der erkrankten Brust auf.

Je nach Malignitätsgrad einer Geschwulst sind thermographisch am besten die knolligen, am schwierigsten die stromareichen und die diffus wachsenden Karzinome zu beurteilen. Auf die Beziehung zwischen dem thermographischen Bild einer Geschwulst und der Tumorprognose wurde von GAUTHERIE et al. (1972, 1975a, b, 1977a, b) hingewiesen.

II. Maligne, nichtepitheliale Neoplasien

Mammosarkome sind im Vergleich zur Häufigkeit der Karzinome sehr selten (LATTES, 1967; OBERMAN, 1965; REINHARDT, 1973; MENON u. van VELTHOVEN, 1974; BARNES u. PIETRUSZKA, 1977; LUDGATE et al., 1977; KAHN et al., 1978; OSMERS et al., 1978; BELTAOS u. BANERJEE, 1979; TANG et al., 1979). Sie umfassen etwa 1–2% aller Malignome mit einer Häufung zwischen der 4. und 7. Dekade. Die Sarkome zeigen anfangs ein betont expansives, aber rasches Wachstum mit weitgehend glatter Oberfläche, ähnlich einem gutartigen Tumor. Von den Angiosarkomen und Lymphomen abgesehen wird als Therapie die einfache Mastektomie i.allg. als ausreichend angesehen.

1. Pathologische Anatomie der malignen, nichtepithelialen Neoplasien

Grundsätzlich sind – abhängig vom vorgegebenen Muttergewebe – *Fibrosarkome, Liposarkome, Angiosarkome, Myosarkome* und darüber hinaus *undifferenzierte bzw. unklassifizierbare Sarkome* zu erwarten. Des weiteren können auch Mischgeschwülste und maligne Lymphome mit primärer Manifestation in der Brustdrüse auftreten.

a) Stromasarkom

Das sog. Stromasarkom, ein zellreicher anaplastischer polymorpher Tumor ohne oder mit diskreter Faserbildung wird als Variante eines malignen Cystosarcoma phylloides aufgefaßt (BERG et al., 1962). Auch hierbei sind Metastasen selten, während die Rezidivneigung infolge invasiven Wachstums hoch ist.

b) Fibrosarkom

Das Fibrosarkom erreicht meist, wie auch andere Sarkome, einen größeren Umfang, ehe es entdeckt wird. Es wächst umschrieben ohne Kontakt zur Haut. Die Schnittflächen sind grau-weiß und homogen, Nekrosen können eingeschlossen sein. Das mikroskopische Bild setzt sich aus einem undifferenzierten spindelzelligen Muster mit Faserbildung zusammen, Abschnitte mit osteogener Metaplasie ähnlich einem osteogenen Sarkom kommen bisweilen vor. Auch primäre Osteosarkome in der Mamma sind möglich.

Differentialdiagnostische Schwierigkeiten bereitet die *Fibromatose,* eine geschwulstartige Mesenchymzellproliferation vom Fibromyoblastentyp mit lokal aggresivem Wachstum. Eine beidseitige Ausbreitung spricht eher für eine Fibromatose als für ein Fibrosarkom.

Eine weitere differentialdiagnostische Schwierigkeit kann das *maligne fibröse Histiozytom* bereiten.

c) Liposarkom

Das Liposarkom imponiert durch einen gelben Farbton; histologisch findet man wie anderswo unterschiedliche Differenzierungsgrade. Nekrosen mit Fremdkörperzellreaktionen können vorkommen, die bei differenzierten Tumortypen bisweilen zur Fehldiagnose einer gewöhnlichen Fettnekrose führen. Die Liposarkome haben häufig einen myxomatösen Charakter (Enterline et al., 1960; McDivitt et al., 1968).

d) Angiosarkome

Diese Tumoren haben wegen ihrer frühen Metastasierung die schlechteste Prognose aller bösartigen Mammatumoren. Die Frauen sterben, von Ausnahmen abgesehen, innerhalb eines halben Jahres nach Diagnosestellung. Makroskopisch handelt es sich um einen weichen lockeren hämorrhagischen Tumor, das histomorphologische Bild kann weitgehend ein gutartiges Angiom vortäuschen oder aber stark anaplastisch mit Zellreichtum und Zellpolymorphie sein, was nur noch die Diagnose eines undifferenzierten Sarkoms zuläßt (Agarwal u. Mehrotra, 1977; Gross, 1977; Wockel, 1977; Hamazaki u. Tanaka, 1978; Masin u. Masin, 1978; Myerowitz et al., 1978; Bacman et al., 1979).

e) Leiomyosarkom

Die Geschwulst imponiert als mehr oder weniger deutlich abgrenzbarer faszikulärer Knoten bis zu einer Größe von 7 cm vor erstmaliger Diagnosestellung. Das histologische Bild weicht von Leiomyosarkomen anderen Ursprungs nicht ab, die mitotische Aktivität ist ein wichtiges Kriterium für die Diagnose. Zum Teil entwickeln sich diese Tumoren aus den Myothelien (Cameron et al., 1973), wobei dann auch tubuläre epitheliale Strukturen vorkommen können, so daß eine Abgrenzung zu einem Mischtumor schwierig wird. Die Unterscheidung eines Leiomyosarkoms von einem malignen Myotheliom ist nur elektronenmikroskopisch möglich.

f) Maligner Mischtumor

Ein Karzinosarkom der Mamma findet man ganz vereinzelt bei älteren Frauen. Es ist ein teils solider, teils zystischer Tumor mit Hämorrhagien, der einen epithelialen (Plattenepithel oder Drüsenepithel) und mesenchymalen Aufbau zeigt, wobei der mesenchymale Anteil das Bild beherrscht (Hager u. Lederer, 1977). Das bisweilen myxoide sarkomatöse Gewebe neigt zu Knorpel-, Knochen- und auch zur Muskelmetaplasie. Möglicherweise entstehen diese Tumoren aus dem Cystosarcoma phylloides, wie dies auch bei weitgehend reinen Osteo- und Chondrosarkomen der Mamma der Fall ist (Hill u. Stout, 1942; Harris u. Persand, 1977; Beltaos u. Banerjee, 1979). Eine weitere Seltenheit ist der maligne Riesenzelltumor der Mamma, wie er üblicherweise im Knochen beobachtet wird.

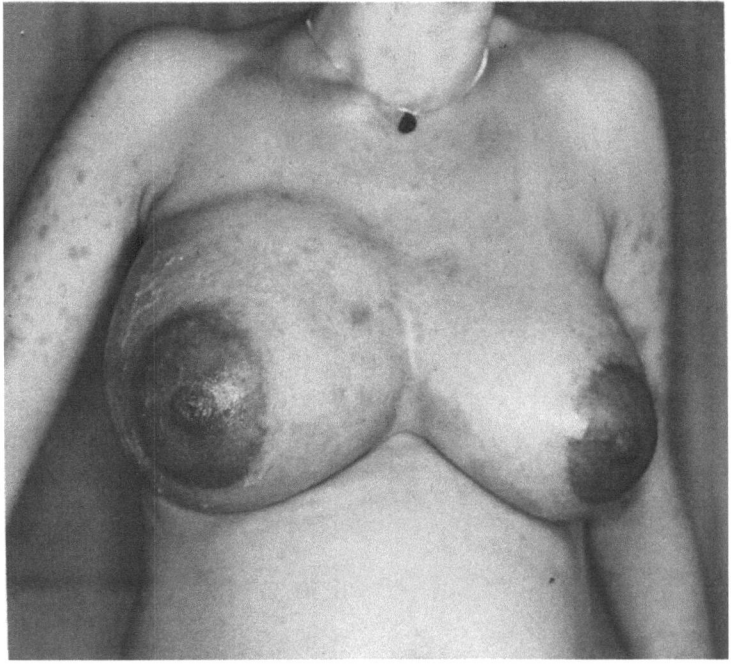

Abb. 69. Malignes Lymphom von hohem Malignitätsgrad (lymphoblastisches Lymphom) mit primärer Manifestation in der Mamma während einer Schwangerschaft. Tod nach wenigen Monaten bei systemisiertem Lymphom. Befund: Akut einsetzende, mächtige, beidseitige pralle Mammavergrößerung mit schlecht verschieblicher
Haut und livider Hautfleckung

g) Malignes Lymphom

Die relativ seltenen malignen Lymphome nehmen unter den bösartigen nichtepithelialen
Geschwülsten der Mamma die vorderste Position ein. Bisher ist ungeklärt, ob es sich
um eine Mitbeteiligung der Brust bei Systemisierung oder um eine primäre Manifestation
in der Brust handelt (JERNSTROM u. SETHER, 1967; DeCOSSE et al., 1961; FREEDMANN
et al., 1971; BARTH, 1977; BALTZER et al., 1978; WENNER u. FINEBERG, 1979). Zu erwarten
sind i.allg. maligne Lymphome von hohem Malignitätsgrad (lymphoblastischer, zentro-
blastischer, immunoblastischer Typ).

Beeindruckend ist die primäre Manifestation in beiden Brüsten im Zusammenhang
mit einer Schwangerschaft, wobei es in kürzester Zeit zu einer mächtigen derben Vergrößerung der Mammae mit livider Hautverfärbung bei diffuser Zellinfiltration des Drüsenkörpers kommt (Abb. 69). Die Prognose ist schlecht, der Tod tritt gewöhnlich unter Generali-
sierung innerhalb weniger Monate ein. Der Altersgipfel liegt bei 45 Jahren, die Prognose
wird mit zunehmendem Alter relativ günstiger. Häufiger betroffen ist die rechte Brust.

Nicht sicher bewiesen ist, ob es ein *isoliertes Hodgkin-Lymphom* als Stadium I in
der Mamma gibt, während bei Generalisation (Stadium IV) der Lymphogranulomatose
die Brustdrüse mit einbezogen sein kann. Von den Lymphomen abzugrenzen sind Infiltrate bei Myelosen, die in fortgeschrittenen Krankheitsfällen in der Brustdrüse auftreten
können.

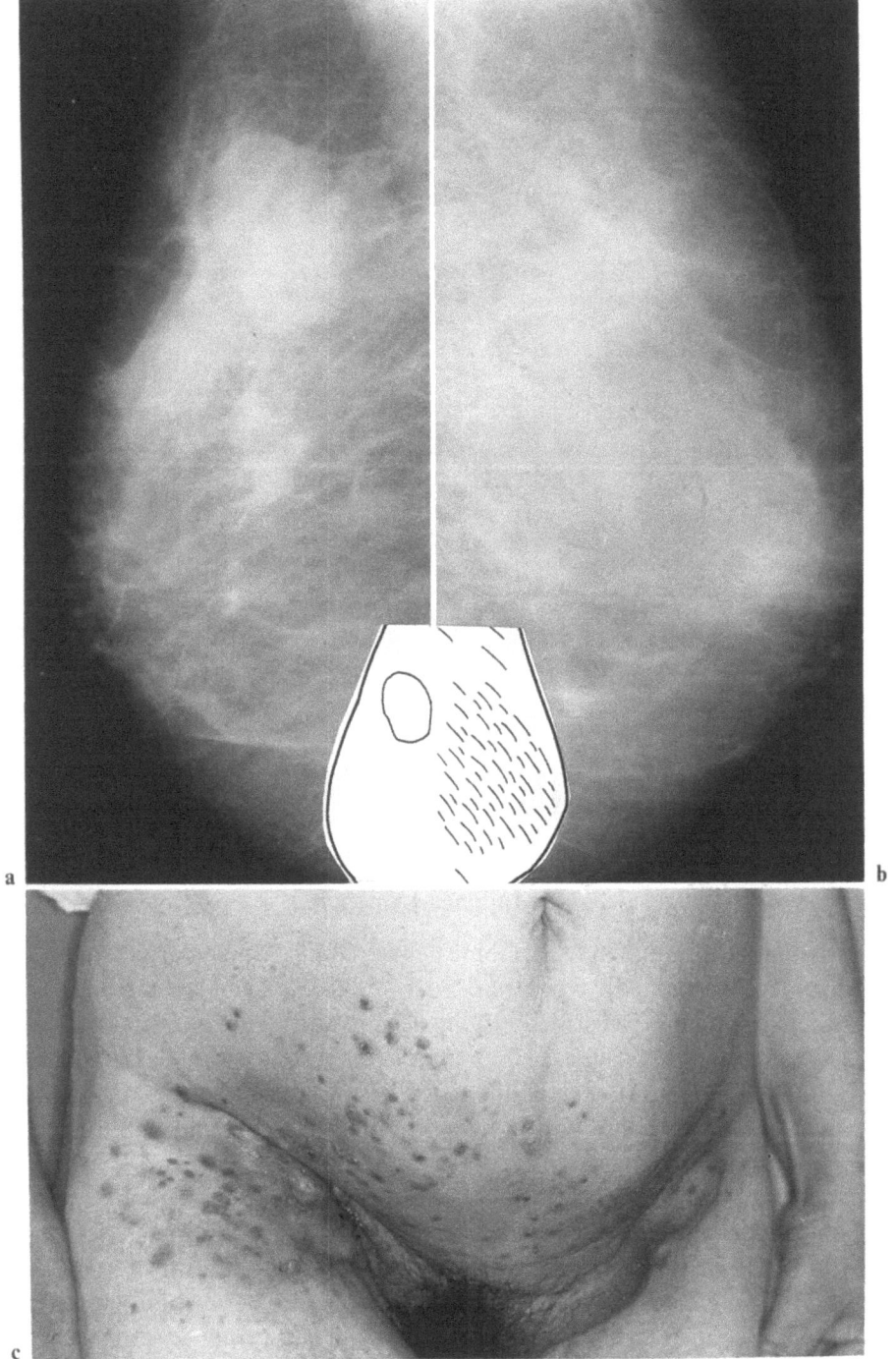

Abb. 70a–c. Metastasierendes malignes Melanom. 29jährige Frau, bei der seit 2 Jahren ein malignes Melanom am Rücken bekannt ist. Seit 6 Wochen Haut- und Lymphknotenmetastasen, seit 4 Wochen zunehmende Schwellung beider Brüste. **a** Mammogramm links (medio-lateral): Walnußgroßer, teils glattrandiger, teils unscharfer, homogen dichter Knoten ohne Verziehung der umgebenden Strukturen und ohne Kalk. **b** Mammogramm rechts (medio-lateral): Diffuse milchglasartige Verdichtung des ganzen Drüsenkörpers ohne erkennbare Einzelheiten oder umschriebene Tumorschatten. **c** Klinisches Bild: Zahlreiche Haut- und Lymphknotenmetastasen am Unterbauch und in der Leiste. Obduktionsbefund: Knollige amelanotische Metastase links und diffuse Metastasierung rechts bei generalisiertem Organbefall

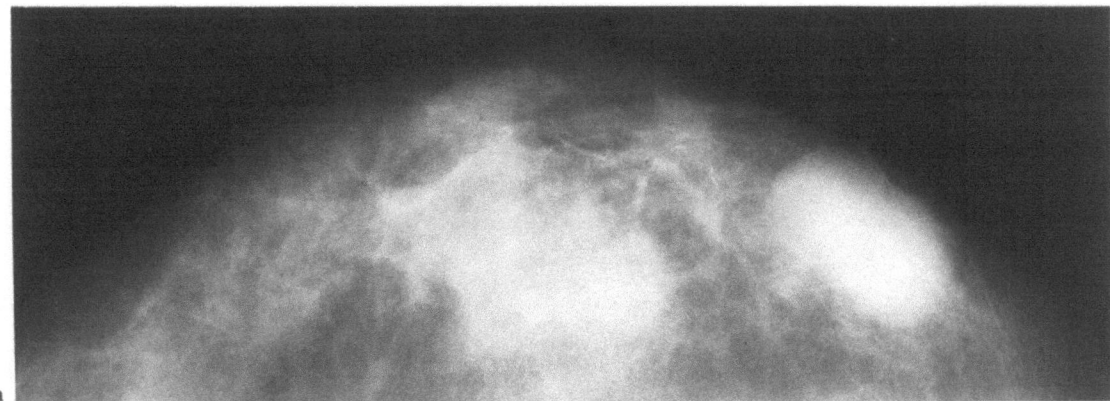
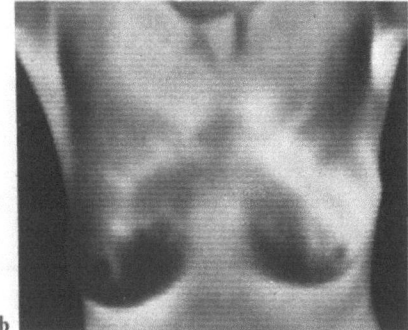

Abb. 71a, b. Fibrosarkom. Linke Brust einer 46jährigen Frau. Seit 4 Wochen rasch größer werdender Knoten in der linken Brust. Starke Hyperthermie. Keine Feinnadelbiopsie. **a** Mammogramm (kranio-kaudal): In den medialen Abschnitten des Drüsenkörpers zwei homogen dichte Verschattungen mit glatter Kontur, ohne Kalk. **b** Elektronisches Thermogramm: Starke Hyperthermie der linken Brust, vorwiegend lateral (!). Histologie: Knollig wachsendes Fibrosarkom

2. Radiologie der malignen nichtepithelialen Neoplasien

Die meisten *Sarkome* stellen sich im Mammogramm durch ihr überwiegend expansives Wachstum als runde oder polyzyklisch begrenzte homogene Schatten dar, die mit Zysten, Fibroadenomen und zellreichen Karzinomen verwechselt werden können. Eine Differenzierung der Sarkome von anderen malignen Tumoren ist röntgenologisch nicht möglich, auch unterscheiden sich die verschiedenen Sarkomtypen im Mammogramm nicht voneinander. Das umgebende Parenchym ist durch Ödem und Kompression verdichtet, Haut und Mamille sind nicht eingezogen. Verkalkungen fehlen meist (Abb. 70, 71).

Das *maligne Lymphom* ist wegen seines Zellreichtums im Mammogramm ebenfalls als knolliger glatt oder polyzyklisch begrenzter Schatten zu erkennen, in dem durch regressive Veränderungen grobschollige Verkalkungen auftreten können. Es gibt auch diffus wachsende Formen, die zu einer gleichmäßigen Vergrößerung der Brust und einer Lymphabflußblockade führen. In diesen Fällen werden die Strukturen des Drüsenkörpers im Mammogramm von, einer verstärkten netzigen Zeichnung überlagert.

MILLIS et al. (1976b) beschreiben 4 maligne Lymphome in der Brust. Eine Patientin hatte viele Knoten und das Mammogramm zeigte das Bild einer zystischen Mastopathie. Bei den übrigen Frauen wurde die ganze Brust größer, und der Drüsenkörper verhärtete sich knotenförmig. Das Mammogramm zeigte eine gleichmäßig verdickte Haut und netzförmige Verschattungen infolge gestauter Lymphbahnen. Das Bild glich einem inflammatorischen Karzinom. Dieselben Autoren berichteten über 2 Fibrosarkome, die im Röntgenbild Fibroadenome vortäuschten.

Wir beobachteten 2 maligne Lymphome in der Brust. Im einen Fall zeigte sich die Primärmanifestation im Warzenhof als walzenförmige 0,5 × 3 cm große Schwellung, während der andere Fall als Metastase bei Generalisation in Form eines knolligen,

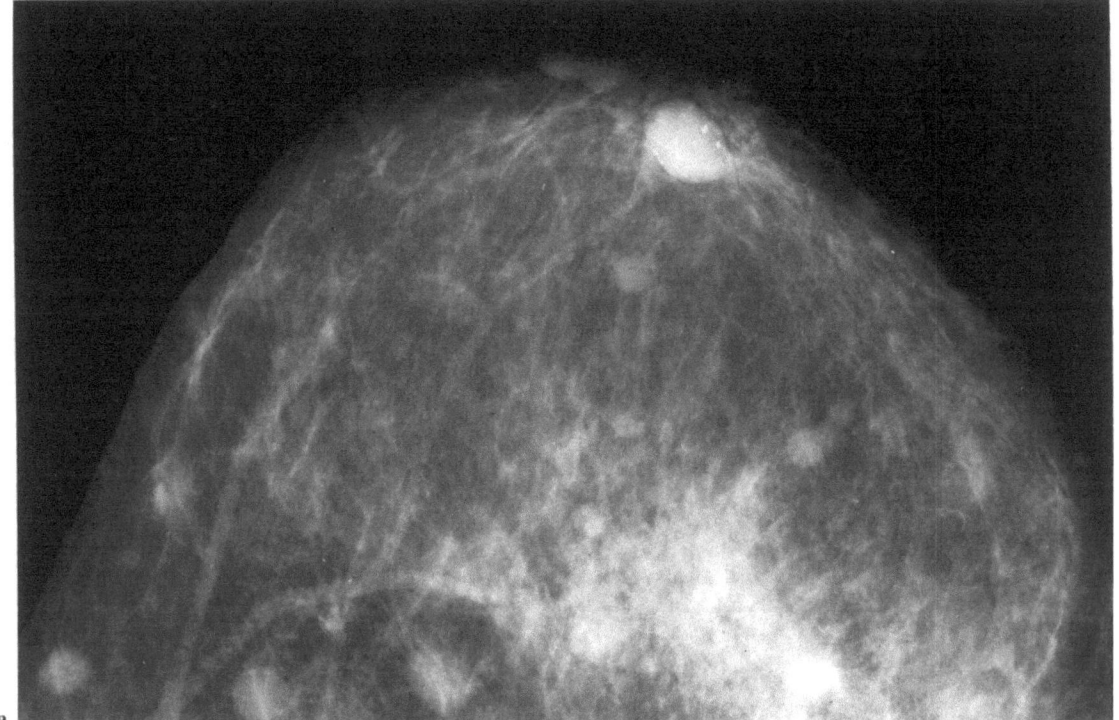

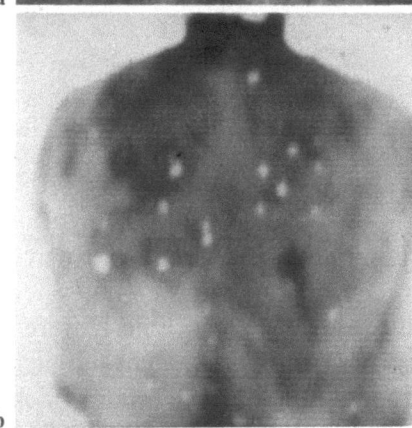

Abb. 72a,b. Metastasen in der Brustdrüse. Rechte Brust einer 62jährigen Frau, bei der vor 7 Jahren ein linksseitiges Mammakarzinom operiert wurde. Rechte Brust bis vor 1 Jahr klinisch und mammographisch unauffällig. Vor 6 Monaten erstmals Lymphknotenmetastasen in der linken Axilla. Jetzt multiple Hautmetastasen am Rücken. In der rechten Brust unterhalb der Mamille kleines tastbares Knötchen, im übrigen unauffälliger Palpationsbefund. **a** Mammogramm (kranio-kaudal): Inhomogene dichte unscharfe Verschattung im Zentrum der Brustdrüse sowie zahlreiche, bis linsengroße, disseminierte Rundschatten. Grobscholliger Kalk in dem mamillennah gelegenen tastbaren Knoten. Feinnadelbiopsie: Massenhaft Tumorepithel mit nur geringgradiger Zell- und Kernpolymorphie. **b** Elektronisches Thermogramm vom Rücken: Multiple Hautmetastasen (zytologisch bestätigt), die gegenüber der Rückenhaut auffallend kalt (!) sind (helle Flecken). (Metastasen müssen also nicht hypertherm sein!)

gut verschieblichen Tumors diagnostiziert wurde. Unter der Therapie mit zytostatisch wirkenden Medikamenten wurde der Tumor jeweils kleiner und wuchs im Intervall wieder. Durch Nekrosen war es während des mehrjährigen Krankheitsverlaufes zu unterschiedlich großen Kalkeinlagerungen gekommen (Barth, 1977).

3. Thermographie

Die Sarkome sind stark vaskularisiert und führen zu Veränderungen im Thermogramm, die nicht von denen zellreicher Karzinome zu unterscheiden sind. Ein für das Sarkom typisches Gefäßbild gibt es nicht. Thermographisch ist es nicht möglich, die gutartige Form eines Cystosarcoma phylloides von der malignen Form zu unterscheiden, da beide in der Regel stark vaskularisiert und diffus hypertherm sind (Abb. 31).

Die thermographisch erkennbaren Veränderungen beim malignen Lymphom sind demgegenüber diskreter. Bei einem knolligen Lymphom in der Brustdrüse fanden wir lediglich ein zartes, auf den Tumor zulaufendes, atypisches Gefäß, dagegen fiel ein malignes Lymphom im Warzenhof durch eine starke Hyperthermie der Brustwarze und ein stärkeres Hervortreten der versorgenden Gefäße auf.

H. Brustkrebs beim Mann

Um die Jahrhundertwende galt Brustkrebs beim Mann als medizinische Seltenheit. Obwohl diese Erkrankung auch heute noch nicht häufig ist, steigt die Zahl an (GÜNTHER et al., 1973). Nach HAAGENSEN (1971) macht der Krebs der männlichen Brust 1% aller Mammakarzinome aus. HOEFFKEN und LANYI (1973) fanden beim Mann 1,2% von insgesamt 1579 Mammakarzinomen. Wir fanden unter 259 Malignomen 3 Karzinome beim Mann (1,1%).

Die *Ursache des Brustkrebses beim Mann* ist unbekannt. Es wird eine Störung in der Erzeugung oder im Stoffwechsel des Östrogens vermutet, da die Ausscheidung dieser Hormone im Urin von 3 Männern einer sog. „Krebsfamilie" erhöht war.

Ein infiltrierend wachsendes Milchgangskarzinom fanden EVERSON et al. (1976) bei insgesamt 6 Männern aus 2 verschiedenen Familien. Bei 3 Angehörigen der einen Familie wurden bei der feingeweblichen Untersuchung vom Brustparenchym umschriebene Epithelwucherungen in den Milchgängen angetroffen. Bei der anderen Familie waren mehrere männliche und weibliche Mitglieder an Brustkrebs erkrankt.

In der Literatur wird einstimmig betont, daß die *Prognose* beim Mann schlechter sei als bei der Frau, was vor allem daran liegt, daß zu spät an das Leiden gedacht wird. Häufig wird die Diagnose gestellt, wenn der Tumor bereits metastasiert hat (Skelet!). Der Krankheitsverlauf ist nämlich beim Mann der gleiche wie bei der Frau, die 10-Jahres-Überlebensrate beträgt 50% (HAAGENSEN, 1971).

Pathologisch-anatomisch besteht zwischen männlichem und weiblichem Mammakarzinom kein Unterschied. Desgleichen besteht keine unterschiedliche Altersverteilung.

LANGLANDS et al. (1976) beschrieben 88 Beobachtungen vom Mammakarzinom beim Mann und vergleichen Stadium, Erkrankungsalter und histologische Form mit 241 Brustkrebsen der Frau. Beim Mann fanden sich geringgradige Unterschiede im Erkrankungsalter und im Tumorstadium, dagegen nicht in der Altersverteilung. Bei 12,5% der 88 Beobachtungen war ein weiterer Organkrebs bekannt, davon 7mal im Magen-Darm-Trakt.

Klinisch tastet sich ein derber, oft schlecht verschieblicher, schmerzloser Knoten hinter der Brustwarze. Gelegentlich besteht eine Sekretion. Sehr selten wird ein *Paget-Krebs* mit den typischen Veränderungen an der Mamille gefunden.

Röntgenologisch treten die gleichen Röntgenmerkmale wie bei den Mammakarzinomen der Frau auf (vgl. S. 10). Die Unterscheidung von einer Gynäkomastie kann manchmal schwierig sein, ist mit Hilfe der Feinnadelbiopsie jedoch möglich. Die Gynäkomastie tritt immer hinter der Mamille auf, das Karzinom kann retromamillär und entfernt von der Mamille wachsen.

Röntgenologische Differentialdiagnose beim Brustkrebs des Mannes:
1. *Gynäkomastie,*
2. *Metastasen* anderer Organtumoren (Hypernephrom, malignes Melanom),
3. *Zyste*
(Cain, 1977; Falsafi, 1977; Leisering u. Drescher, 1977; Rate, 1977; Georgitis, 1978; Heitland et al., 1978; Heller et al., 1978; Joubert, 1978; Palmieri et al., 1978; Saltzstein et al., 1978; Sgro et al., 1978).

J. Wertigkeit der Diagnostik für die Therapie

Sinn und Ziel der radiologischen Mammadiagnostik und ergänzender Untersuchungsmethoden ist es, den Brustkrebs in einem möglichst frühen Stadium der Geschwulstkrankheit zu entdecken und entsprechend zu behandeln. Je kleiner ein Tumor bei seiner Entdeckung ist, desto weniger wahrscheinlich sind regionale Lymphknoten- und Fernmetastasen und desto weniger radikal muß operiert werden. Die klinisch okkulten, durch Mammographie, Thermographie und/oder Zytologic entdeckten Karzinomvor- und -frühstadien (atypische proliferierende Mastopathie und Carcinoma in situ) und das invasive Mikrokarzinom werden heute vielerorts bereits erfolgreich durch eine einfache Tumorektomie lokal behandelt, d.h. die operative Entfernung des verdächtigen Areals bedeutet ohne Entfernung der ganzen Brust gleichzeitig die Therapie und in vielen Fällen die Heilung der Patienten. Der Verzicht auf eine Ablatio mammae hat aber zur Konsequenz, daß die operierte und die klinisch gesunde Brust in regelmäßigen Abständen durch Palpation, Mammographie, Thermographie und Zytologie untersucht werden müssen, wobei die Kontrollmammographie je nach Strahlendichte der Brust in einer oder in beiden Ebenen zu exponieren ist. Das mögliche Strahlenrisiko der Mammographie muß hinter dem Nutzen dieser Methode zurückstehen. Tumorektomie und Verzicht auf Mammographie können nicht gleichzeitig gefordert werden. Röntgenkontrollen beider Brüste sind bei histologisch nachgewiesenen Karzinomvor- und -frühstadien dringend erforderlich, da besonders die lobuläre Neoplasie, aber auch das duktale Karzinom zu plurifokalem Wachstum in beiden Brüsten neigen, wobei Lokalrezidive in der verbliebenen und Zweitkarzinome in der klinisch gesunden Brust selbst nach 20 symptomfreien Jahren keine Seltenheit sind (vgl. Tabelle 28, S. 131).

Der Verzicht des Chirurgen und Gynäkologen auf Radikalität beim Karzinomvor- und -frühstadium dürfte viele Frauen veranlassen, Brustuntersuchungen mehr als bisher vorsorglich durchführen zu lassen, entgegen dem derzeitigen Trend, Vorsorgeuntersuchungen aus strahlenbiologischen Gründen den über 50jährigen vorzubehalten. Wichtiger als das Lebensalter der Frauen ist die Strahlendichte und die Beurteilbarkeit des Mammogramms, von denen der Zeitpunkt röntgenologischer Kontrollen abhängt.

Die Größe der *invasiv wachsenden tastbaren Karzinome* ist während der vergangenen 10 Jahre im eigenen Arbeitskreis deutlich zurückgegangen. Dies resultiert aus einer verstärkten Aufklärung der Frauen durch die öffentlichen Medien (Zeitschriften, Tagespresse, Hörfunk und Fernsehen) und die von uns und anderen Radiologen empfohlenen 1–3jährlichen Kontrollmammographien nach einer Röntgenuntersuchung. Etwa 37% der im eigenen Arbeitskreis seit 1970 diagnostizierten Mammakarzinome wurden nicht bei der Erstuntersuchung, sondern 1–5 Jahre danach entdeckt, wobei etwa 30% bei der Voruntersuchung übersehen worden waren und 70% neu aufgetreten sind bzw. bei der Voruntersuchung noch zu keiner sichtbaren röntgenologischen Veränderung geführt hatten. Zellreiche Malignome müssen durch Zytologie oder Biopsie von Zysten, Fibromen und Fibroadenomen differenziert werden.

Auch das bereits klinisch erkennbare Karzinom sollte mammographiert und zytologisch untersucht werden, und zwar aus folgenden Gründen:
1. Zur Sicherung der Diagnose (Tripeldiagnostik) und zur Beurteilung der Ausdehnung der Geschwulst (die TNM-Formel ist für die einzuschlagende Therapie und zur Beurteilung des Therapieerfolges unerläßlich).
2. Zur Beurteilung des übrigen Drüsenkörpers und zum Ausschluß eines plurifokalen Wachstums, wovon die Radikalität des operativen Eingriffes abhängt.
3. Zur Beurteilung der klinisch gesunden Brust, da bei bis zu 10% aller Karzinome auch in der kontralateralen Brust ein zu operierender pathologischer Befund angetroffen wird.
4. Bei Nachweis von Tumorzellen im zytologischen Ausstrich kann bei einem klinisch und röntgenologisch *sicheren* Karzinom auf eine intraoperative Schnellschnittuntersuchung verzichtet und die Brust sofort entfernt werden (geringere Tumorzellverschleppung als bei der Feinnadelbiopsie; größere Wirtschaftlichkeit).

Die weiter fortgeschrittenen, z.T. exulzerierten Mammakarzinome werden auch heute noch – wenn auch sehr selten – beobachtet. Ihre Zahl ist in den vergangenen 10 Jahren deutlich zurückgegangen. Selten ist es reine Indolenz, die die Frauen hindert, frühzeitig den Arzt aufzusuchen, meistens steht hinter dem „verschleppten" Krankheitsstadium die Angst vor der Wahrheit. Selbst eine ultraradikale Behandlung verändert die Lebensaussichten dieser Frau nicht, die Lebensqualität wird durch die Entfernung oder ausschließliche Bestrahlung der Brust verbessert.

Unabhängig vom Tumorstadium ist bei der Behandlung des Mammakarzinoms neben der Beherrschung der diagnostischen und therapeutischen Möglichkeiten die menschliche und psychische Führung der erkrankten Frau ein wesentlicher Faktor der Tumorbehandlung, die mitunter „Berge versetzen" kann. Auf sie darf kein Therapeut, aber auch kein klinisch tätiger Diagnostiker verzichten.

Literatur

Agarwal, P.K., Mehrotra, R.: Haemangiosarcoma of the breast. Indian J. Cancer *14*, 182–185 (1977)

Agwunobi, T.C., Boak, J.: Diagnosis of malignant breast disease by axillary lymphoscintigraphy: a preliminary report. Br. J. Surg. *65*, 379–383 (1978)

Ahmed, A.: Calcification in human breast carcinomas: Ultrastructural observations. J. Pathol. *117*, 247–251 (1975)

Albertini, A. von: Histologische Geschwulstdiagnostik, 2. Aufl., S. 287. Stuttgart: Thieme 1974

Al-Jurf, A., Hawk, W., Crile, G., Jr.: Cystosarcoma phydes. Surg. Gynecol. Obstet. *146*, 358–364 (1978)

Almendral, A.C., Stucki, D., Brundel, R., Hirsch, H.A., Torhorst, J.: Comparison of different methods of examination in the detection of mammary tumours. In: Early diagnosis of breast cancer. Cancer campaign. Grundmann, E., Beck, L. (eds.), Vol. 1, p. 199. Stuttgart, New York: Fischer 1978

Altman, A.J., Schwartz, A.: Malignant diseases of infancy, childhood and adolescence. Major Probl. Clin. Pediatr. *18*, 1–515 (1978)

Amalric, R., Pollet, J.F., Robert, F., Altschuler, C., Giraud, D., Spitalier, J.M.: Cameras rapides á infrarouges devant 1000 cancers du sein. Mediterr. Med. *40*, 99–111 (1974)

Amalric, R., Spitalier, J.M., Giraud, D., Altschuler, C.: Thermography in diagnosis of breast diseases. Bibl. Radiol. *6*, 65–76 (1975)

Amalric, R., Giraud, D., Altschuler, C., Spitalier, J.M.: Value and interest of dynamic telethermography in detection of breast cancer. Acta Thermograph. *2*, 89–99 (1976)

Andersson, A., Bergdahl, L., Welch, J.: Cystosarcoma phylloides in young women. Arch. Surg. *113*, 742–744 (1978)

Andersson, I.: Mammography: films, grids and radiation dosage. Lakartidningen *74*, 1596–1597 (1977)

Andersson, I., Hildell, J., Mühlow, A., Pettersson, H.: Number of projections in mammography: influence on detection of malignant diseases. Am. J. Roentgenol. *130*, 349–351 (1978)

Arnaud, D., Dilhuydy, J., Basse-Cathalinat, B., Ducassou, D., Blanquet, P.: Exploration of inner mammary chains by isotopic lymphography. J. Fr. Biophys. Med. Nucl. *2*, 99–104 (1978)

Arnold, H.: Cost and efficiency of "early diagnosis of cancer" programme. Oeff. Gesundheitswes. *40*, 329–338 (1978)

Arriagada, R., Contesso, G., Sarrazin, D., Rouesse, J., Lasser, P., Mourlesse, H.: Prognostic factors in breast cancer. Rev. Prat. *28*, 1039–1040, 1043–1044, 1047–1048 (1978)

Ashikari, H., Jun, M., Farrow, J., Rosen, P., Johnston, S.: Breast carcinoma in children and adolescents. Clin. Bull. *7*, 55–62 (1977)

Attiyeh, F.F., Jensen, M., Huvos, A.G., Fracchia, A.: Axillary micrometastasis and macrometastasis in carcinoma of the breast. Surg. Gynecol. Obstet. *144*, 839–849 (1977)

Baba, N., Izuo, M., Ishida, T., Okano, A., Kawai, T.: Pseudosarcomatous fasciitis of the breast simulating a malignant neoplasm – a case report and ultrastructural study. Jpn. J. Clin. Oncol. *8*, 169–180 (1978)

Bacman, O., Odeh, F., Jacobs, A., Walkowsky, A., Schubert, G.: Primary angiosarcoma of the breast and Stewerat-Treves syndrome. Med. Welt *30*, 441–445 (1979)

Badder, E.M., Nahrwold, D.L.: A selective approach to outpatient breast biopsy under local anesthesia. J. Reprod. Med. *19*, 133–136 (1977)

Bässler, R.: Neuere Aspekte der normalen und pathologischen Feinstruktur der Mamma. Hippocrates *39*, 237–241 (1968)

Bässler, R.: Das sog. lobuläre Carcinom der Mamma. Dtsch. Med. Wochenschr. *94*, 108–113 (1969)

Bässler, R.: Aktuelle Beiträge zur Pathomorphologie des Mammakarzinoms. Strahlentherapie *147*, 350–359 (1974)

Bässler, R.: Zur Definition und Dignität des Carcinoma in situ der Brustdrüse. Verh. Dtsch. Ges. Pathol. *59*, 497 (1975)

Bässler, R.: Pathologie der Brustdrüse. In: Spezielle pathologische Anatomie. Doerr, W., Seifert, G., Uehlinger, E. (Hrsg.), Bd. 11, Springer: Berlin, Heidelberg, New York 1978

Bässler, R.: Elektronenmikroskopische Beobachtungen bei experimenteller Milchstauung, Frankfurt. Z. Path. *71*, 398–422 (1961)

Bailar, J.C.: Mammographic screening: a reappraisal of benefits and risks. Clin. Obstet. Gynecol. *21*, 1–14 (1978)

Bailey, A., Davey, J., Pentney, H., Tucker, A., Wright, H.: Screening for breast cancer – a report of 11 654 examinations. Clin. Oncol. *2*, 317–322 (1976)

Baltzer, J., Zander, J., Holzgreve, H., Lohrs, U., Bach, H., Heilmann, K.: Bilateral malignant lymphoblastic lymphoma of the female breast. Dtsch. Med. Wochenschr. *103*, 211–215 (1978)

Baral, E., Blomgren, H., Petrini, B., Wasserman, J., Ogenstad, S., Silfversward, C.: Prognostic relevance of immunologic variables in breast carcinoma. Acta Radiol. [Ther] (Stockh) *16*, 417–426 (1977)

Baraldi, A.: Roentgen – mammo – mastia. Rev. Chir. (B. Aires) *14*, 321–324 (1935)

Barash, J.M., Pasternack, B.S., Venet, L., Wolff, W.J.: Quantitative thermography as a predictor of breast cancer. Cancer *31*, 769–777 (1973)

Barnes, G.T., Brezovica, J.A.: Contrast: Effect of scattered radiation. In: Breast carcinoma. The radiologists expanded role. Logan W.W., (ed.), p. 73. New York: Wiley 1977

Barnes, L., Pietruszka, M.: Sarcomas of the breast: a clinicopathologic analysis of ten cases. Cancer *40*, 1577–1585 (1977)

Barth, V.: Atlas der Brustdrüsenerkrankungen. Stuttgart: Enke 1977

Barth, V.: Brustdrüse. In: Röntgen wie? wann? Frommhold, W., (Hrs.), Bd. V, S. 7–183 Stuttgart: Thieme 1979a

Barth, V.: Die Feinnadelbiopsie der Brustdrüse. Vortrag internat. Symposium für perkutane Punktion und Vasookklusion. München 7.–9. Mai 1979b

Barth, V.: Die Feinstruktur der Brustdrüse im Röntgenbild. Stuttgart: Thieme 1979c

Barth, V., Heuck, F.: Der Wert der Galaktografie zur Früherkennung des Mammakarzinoms. Dtsch. Aerztebl. *73*, 1929–1934 (1976)

Barth, V., Müller, R., Deininger, H.K., Wöllgens, P.: Klinik, Mammografie, Zytologie, Stanzbiopsie und Plattenthermografie in der erweiterten Mammadiagnostik. Dtsch. Med. Wochenschr. *99*, 175–180 (1974)

Barth, V., Behrends, W., Haase, W.: Methode zur präoperativen Lokalisation nicht palpabler suspekter Mikroverkalkungen im Brustdrüsenkörper (Kugelmarkierung). Radiologe *17*, 219–223 (1977a)

Barth, V., Franz, E.-D., Schöll, A.: Microcalcifications in mammary glands. Naturwissenschaften *64*, 278–279 (1977b)

Barton, A.: An electron microscope study oh human breast cells in fibroadenosis and carcinoma. Br. J. Cancer *18*, 682–690 (1964)

Bassett, L.W., Cove, H.: Myoblastoma of the breast. Am. J. Roentgenol. *132*, 122–123 (1979)

Bassett, L.W., Gold, R., Cove, H.: Mammographic spectrum of traumatic fat necrosis – fallibility of pathognomonic signs of carcinoma. Am. J. Roentgenol. *130*, 119–122 (1978)

Battesti, J.P., Turiaf, J., Hincky, J., Dournovo, P.: Loco-regional sarcoid reaction. Sarcoidosis and malignant tumors. Nouv. Presse Med. *6*, 1213–1215 (1977)

Bauermeister, D.E., Hall, C.H.: Specimen radiography – a mandatory adjunct to mammography. Am. J. Clin. Pathol. *59*, 782–789 (1973)

Baum, M., Alderson, M., Chamberlain, J.: Screening for breast cancer. Br. Med. J. *1978 II*, 431–432

Beahrs, O.H., Smart, C.: Diagnosis of minimal breast cancers in the BCDDP. The 66 questionable cases. Cancer *43*, 848–850 (1979)

Bechyne, M., Dienstbier, Z.: Isotope lymphography of the retrosternal. Eur. J. Nucl. Med. *1*, 145–150 (1976)

Beltaos, E., Banerjee, T.: Chondrosarcoma of the breast. Report of two cases. Am. J. Clin. Pathol. *71*, 345–348 (1979)

Benjamin, J.L., Guy, C.L.: Calcification of implant capsules following augmentation mammaplasty, Case report. Plast. Reconstr. Surg. *59*, 432–433 (1977)

Berg, J.W., Gosse, J.J. De, Fracchia, A.A., Farrow, J.: Stromal sarcomas of the breast. Cancer *15*, 418–424 (1962)

Berger, H.: Beitrag zur elektronenoptischen Zelldifferenzierung des soliden Mammakarzinoms und der Mastopathia cystica des Menschen. Z. Krebsforsch. *66*, 73–79 (1964)

Bernstein, J.R.: Nonsuppurative nodular panniculitis (Weber-Christian disease). An unusual cause of mammary calcifications. Jama *230*, 1942–1943 (1977)

Best, J.J.K., Isherwood, I., Asbury, D., Hartley, G., George, W., Sellwood, R.: Computed tomography of the breast. Clin. Oncol. *4*, 173–180 (1978)

Bhagavan, B.S., Patchefsky, A., Koss, L.G.: Florid subarelolar duct papomatosis (niple adenoma) and mammary carcinoma: report of three cases. Hum. Pathol. *4*, 289–295 (1973)

Bindewald, H., Geier G., Schlag, P.: Zur Wertigkeit der Tripeldiagnostik für die chirurgische Therapie der Mammacarcinome. Chirurg *48*, 531–533 (1977)

Björn-Hansen, R.: Contrastmammography. Br. J. Radiol. *38*, 947–952 (1965)

Bjurstam, N.G.: Radiography of the female breast and axilla. Acta Radiol. (Suppl.] (Stockh.) *357*, (1978)

Bjurstam, N., Hedberg, K., Hultborn, K.A., Johansson, N.T., Johnsien, C.: Diagnosis of breast carcinoma. An evaluation of clinical examination, mammography, thermography and aspiration biopsy in breast disease. Prog. Surg. *13*, 1–65 (1974)

Black, M.M., Speer, F.D.: Nuclear structure in cancer tissues. Surg. Gynecol. Obstet. *105*, 97–102 (1957)

Blicher-Toft, M., Hausen, J.P.H., Hausen, O.P., Schidt, T.: Clinical course of cystosarcoma phylloides related to histologic appearence. Surg. Gynecol. Obstet. *140*, 929–932 (1975)

Bloom, H.J.G., Richardson, W.W.: Histological grading and prognosis in breast cancer. Br. J. Cancer *11*, 359–377 (1957)

Bloustein, P.A., Silverberg, S.: Rapid cytologic examination of surgical specimens. Pathol. Annu. *12*, 251–278 (1977)

Bodo, M., Doebroessy, L., Rahioty, P., Daubner, K.: Diagnosis of carcinoma of the breast by aspiration biopsy cytology. Arch. Geschwulstforsch. *47*, 624–626 (1977)

Bodo, M., Dobrossy, L., Sugar, J.: Boecks sarcoidosis of breast – cytologic findings with aspiration biopsy cytology – case clinically mimicking carcinoma. Acta Cytol. (Baltimore) *22*, 1–2 (1978)

Bohatirchuk, F.P.: Erfahrungen der letzten 20 Jahre in der Anwendung der Mikroröntgenographie in der medizinischen Forschung. ROEFO *87*, 44–58 (1957)

Bohle, A.: Beitrag zur Frage der Elasticavermehrung in Mammatumoren unter besonderer Berücksichtigung der scirrhösen Krebse. Z. Pathol. (Frankf.) *62*, 167–178 (1951)

Bolmgren, J., Jacobson, B., Nordenstroem, B.: Stereotaxic instrument for needle biopsy of the mama. Am. J. Roentgenol. *129*, 121–125 (1977)

Boquoi, E., Kreuzer, G.: Punktionszytologie der Mamma. Dtsch. Ärzteblatt. *71*, 3227–3232 (1974)

Boquoi, E., Kreuzer, G.: Die Stellung der Feinnadelbiopsie im Rahmen der modernen Mammadiagnostik. Arch. Geschwulstforsch. *47*, 616–623 (1977)

Borek, E., Pedio, G., Ruttner, J.: The significance of fine needle puncture in the investigation of breast nodules: results of 617 cytological rapid diagnosis. Schweiz. Rundsch. Med. Prax. *66*, 1543–1546 (1977)

Bothmann, G., Bussche, U.v.d., Kubli, F., Seybold, G.: Die Plattenthermographie, eine neue Methode in der Diagnostik des Mammakarzinoms. Dtsch. Med. Wochenschr. *99*, 730–734 (1974)

Bothmann, G., Rummel, H., Kubli, F.: Zur Stellung der Aspirationszytologie bei der Frühdiagnostik des Mammakarzinoms. Geburtsh. u. Frauenheilk. *34*, 287–293 (1974)

Bothmann, G.A., Haag, D., Wurster, K., Rummel, H.H.: Beziehungen zwischen metrischen, zyto- und histomorphologischen Faktoren und thermographischen Befunden beim Mammakarzinom. Schweiz. Med. Wochenschr. *106*, 1122–1127 (1976)

Boyes, D.A.: Predictive accuracy of excised and reexcised breast lesion specimens. JAMA *240*, 480 (1978)

Brady, B.W.: Internal mammary lymphoscintigraphy in breast cancer. Int. J. Radiat. Oncol. Biol. Phys. *2*, 821–822 (1977)

Breitfellner, G.: Zur Frage des Zusammenhanges zwischen lobulärer Angiomatose und multiplen Angiosarkomen der Mamma. Z. Krebsforsch. **84**, 349–350 (1975)

Brem, S.S., Jensen, H., Gullino, P.: Angiogenesis as a marker of preneoplastic lesions of the human breast. Cancer *41*, 239–244 (1978)

Brezina, K.: Erfahrungen in der mammographisch gezielten Feinnadelbiopsie. Autoreferate. 58. Tagung der Dtsch. Röntgengesellschaft Münster 1977

Brownstein, M.H., Shapiro, L.: Desmoplastic trichoepithelioma. Cancer *40*, 2979–2986 (1977)

Brunner, S.: Problems in screening for breast cancer. Nord. Med. *93*, 63–64 (1978)

Buchanan, J.B., Jager, R.: Contact spot xeromammography in early diagnosis of breast cancer. Am. J. Roentgenol. *130*, 1159–1162 (1978)

Buchanan, J.B., Weisberg, B.: Mammography: benefit or risk? J. Med. Assoc. Ga. *67*, 409–410 (1978)

Buchwald, W., Hylse, R.: Vermeidbare und nicht vermeidbare Fehlinterpretationen bei der Mammographie. Arch. Gynaekol. *211*, 42 (1971)

Buck, J., Barth, V.: Verringerung der Strahlenbelastung bei der Filmmammografie durch Verwendung einer neuen Film-Folien-Kombination. Roefo *129*, 109–110 (1978)

Burns, P.E.: False-negative mammograms delay diagnosis of breast cancer. N. Engl. J. Med. *299*, 201–202 (1978)

Burns, P.E., May, D., Gutter, Z., Ferri, H., Grace, M.: Relative accuracy of clinical examination and mammography in a breast clinic in Alberta. J. Can. Assoc. Radiol. *29*, 22–27. (1978)

Buttenberg, D., Werner, K.: Die Mammographie. Schattauer: Stuttgart (1962)

Cameron, H.M., Hamperl, H., Warambo, W.: Leiomyosarcoma of the breast originating from myotheliom. J. Pathol. *114*, 89–92 (1973)

Caravaglios, R.: The radiological scanning image (S.I.R.) in the pathology of the breast: better and elective visual of pathologic tissue with very small doses of radiations. J. Radiol. Electrol. Med. Nucl. *59*, 715–722 (1978)

Carstens, P.H.B.: Tubular carcinoma of the breast. A study of frequency. Am. J. Clin. Pathol. *70*, 204–210 (1978)

Carter, D., Smith, R.R.: Carcinoma in situ of the breast. Cancer. *40*, 1189–1193 (1977)

Carter, D., Yardley, J.H., Shelley, W.M.: Lobular carcinoma of the breast an ultrastructural comparison with certain duct carcinomas and benign lesions. Johns Hopkins Med. J. *125*, 25–32 (1969)

Carter, D., Pipkin, R.D., Shepard, R.H., Elkins, R.C., Abbey, H.: Relationship of necrosis and tumor border to lymph node metastases and 10 year survival in carcinoma of the breast. Am. J. Surg. Pathol. *2*, 39–46 (1978)

Case, T.C.: Adenocarcinoma of breast, arising in adenoma. N.Y. State J. Med. *77*, 2122–2123 (1977)

Chang, C.H., Sidola, L., Martin, L.: Breast thermography: Identification of differential vascular patterns in breast carcinoma. Acta Thermograph. *2*, 138–142 (1977a)

Chang, C.H., Sibala, J., Martin, N., Riley, R.: A new low dose mammography technique. Rev. Interam. Radiol. *2*, 97–99 (1977b)

Chang, C.H.J., Sibala, J., Fritz, S., Gallagher, J., Dwyer, S., Templeton, A.: Computed tomographic evaluation of breast. Am. J. Roentgenol. *131*, 459–464 (1978)

Citoler, O.: Mikrocalcifications of the breast. In: Early diagnosis of breast cancer. Cancer campaign. Grundmann, E., Beck, L. (eds.), Vol. 1, p. 113–118. Stuttgart, New York: Fischer 1978

Citoler, I.P., Zippel, H.H.: Morphologische Beobachtungen zur Differenzierung von Vor- und Frühstadien des Mammacarcinoms. Arch. Gynaekol. *224*, 518 (1977)

Civatte, J., Restout, S., Delomenie, D.: Erosive adenomatosis of a supernumerary nipple. Ann. Dermatol. Venereol. *104*, 777–780 (1977)

Cole-Beuglet, C., Kirk, M.E., Selouan, R., Arzoumanian, A., Brown, R.A.: Bone within the breast. Report of a case with radiographic and nuclear medicine features. Radiology *119*, 643–644 (1976)

Colin, C.: Pronostic du cancer mammaire en thermographie infrarouge. Electrodiagn. Ther. *14*, 147–152 (1977)

Colin, C., Nicolasstoffel, M., Lambotte, R., Betz, E.: Breast check-up and high risk factors in breast cancer screening. J. Radiol. Electrol. Med. Nucl. *59*, 615–620 (1978)

Collins, A.F., Ring, E.F.J., Cosh, J.A., Bacon, P.A.: Quantitation of thermography in arthritis using multi-isothermal analysis. Part I. The thermographic index. Ann. Rheum. Dis. *33*, 113–122 (1974)

Contesso, G., Petit, J.: Non-infiltrating intraductal carcinoma of the breast. Bull Cancer (Paris) *66*, 1–8 (1979)

Contesso, G., Rouesse, J.: Petit, J.Y., Mouriesse, H.: Les facteurs anatomo-pathologiques du pronostic des cancers du sein. Bull. Cancer (Paris) *64*, 525–536 (1977)

Coombs, L.J., Lilienfeld, A., Bross, I., Burnett, W.: A prospective study of the relationship between benign breast diseases and breast carcinoma. Prev. Med. *8*, 40–52 (1979)

Cooper, A.: On the anatomy of the breast. London: Longman 1840

Cooper, H.S., Patchefsky, A., Krall, R.: Tubular carcinoma of the breast. Cancer *42*, 2334–2342 (1978)

Cornillot, M., Cappelaere, P., Granier, A., Verhaeghe, M.: Aspiration biopsy of mammary tumors (2260 comparisons of histologic and cytologic findings). Arch. Anat. Cytol. Pathol. *25*, 344–350 (1977)

Cowen, P.N., Benson, E.: Cytological study of fluid from breast cysts. Br. J. Surg. *66*, 209–211 (1979)

Crile, G., Jr, Cook, S., Esselstyn, C., Jr.: Computed tomography as an adjunct to mammography. Cleve. Clin. O. *44*, 141–143 (1977)

Cubilla, A.L., Woodruff, J.: Primary carcinoid tumor of the breast: a report of eight patients. Am. J. Surg. Pathol. *1*, 283–292 (1977)

Cutler, M.: Tumors of the breast. London, Philadelphia: Pitman, Lippincott 1961

Dallenbach, F.D.: Zur Ätiologie und Epidemiologie des Mammakarzinoms. Fortschr. Med. *93*, 1323–1329 (1975)

Dall'olmo, C.A., Ponka, J.L., Horn, R.C., Riu, R.: Lobular carcinoma of the breast in situ. Arch. Surg. *110*, 537–541 (1975)

Dambacher, M.A., Hunziker, W., Fischer, J.: Significance of plasma calcitonin for the clinical diagnosis. Dtsch. Med. Wochenschr. *102*, 1191–1193 (1977)

Dauvillier, A.: Réalisation de la microradiographie intégrale. C. R. *190*, 1287–1295 (1930)

Davies, J.D.: Periductal foam cells in benign mammary dysplasia. J. Pathol. *117*, 39–45 (1975a)

Davies, J.D.: Inflamatory damage to ducts in mammary dysplasia. A cause of duct obliteration. J. Pathol. *117*, 47–51 (1975b)

Davies, J.D.: Causes of mammary-duct obliteration and hyperelastosis. Senologia *2*, 84 (1976)

Davis, J.L.: The role of mammography in the clinical management of diseases of the breast. J. Tenn. Med. Assoc. *71*, 17–18 (1978)

Debeer, R.A., Garcia, R.L., Alexander, S.C.: Endobronchial metastasis from cancer of the breast. Chest *73*, 94–96 (1978)

DeCosse, J., Berg, J., Fracchia, A.A., Farrow, J.: Primary lymphosarcoma of the breast. A review of 14 cases. Cancer *15*, 1264–1268 (1961)

Degrell, J.: Atlas der Brustdrüsenerkrankungen. München: Karger 1976

Degrell, I.: Fine needle biopsy in mesenchymal malignomas of the mamma. Onkologie *2*, 18–23 (1979)

Department of Pathology, Hsuchow Medical College, Hsuchow: Filarial nodule of the female breast: clinicopathologic study 57 cases. Clin. Med. J. [Engl.] *4*, 229–233 (1978)

Deschenes, L., Fabia, J., Meisels, A., Toth, B., Gagnon, J., Savard, H., Shirley, L.: Fine needle aspiration biopsy in the management of palpable breast lesions. Can. J. Surg. *21*, 417–419 (1978)

Deshpande, M., Mitchell, I., Millis, R.: Enzymes, lymph node involvement and possible prognosis in human breast cancer. Eur. J. Cancer *14*, 183–187 (1978)

Diethelm, L., Buchwald, W., Haas, J.P., Wolf, R.: Erweiterung der Diagnostik des Mammakarzinoms mit Hilfe von Isotopen. Strahlentherapie *131*, 69–78 (1966)

Dippon, R., Streuli, H.K., Radlowsky, O., Fartab, M.: Zur mammographischen und thermographischen Diagnostik des Mammakarzinoms. Helv. Chir. Acta. *44*, 623–628 (1978)

Dobretsberger, W.: Die isodensische Weichteilaufnahme (Fluidogramm). Radiologe *5*, 28–35 (1965)

Dodd, G.: Pathophysiology of heat production in breast cancer. Nat. Cancer Inst. *9*, 5 (1976)

Dodd, G.D., Wallace, J.D., Freundlich, I.M., Marsh, L., Zermino, A.: Thermography and cancer of the breast. Cancer *23*, 797–803 (1969)

Dominguez, C.M.: Estudio sistematizado del cancer del seno. Dol. Liga Urug. Cancer *4*, 145–151 (1929)

Drewes, J., Poche, R.: Das primäre Karzinom der Brustwarze. Chir. Prax. *13*, 33–39 (1969)

Dunn, J.K., Mausner, J., Gabrielson, I., Popky, G.: One-view follow-up mammogram. JAMA *238*, 1723 (1977)

Egan, R.L.: Mammography: Report on 2000 studies. Surgery *53*, 291–302 (1963)

Egan, R.L.: Roles of mammography in the early detection of breast cancer. Cancer *24*, 1197–1200 (1969)

Egan, R.L.: Mammographic detection of early breast cancer. Int. J. Radiat. Oncol. Biol. Phys. *2*, 743–746 (1977)

Egan, R.L.: Detection of breast cancer: contribution of high risk factors. J. Med. Assoc. Ga. *67*, 415–418 (1978)

Egan, R.L.: Estimated risk and occurrence of breast cancer in asymptomatic and minimally symptomatic patients. Cancer *43*, 871–877 (1979)

Egan, R.L., Mosteller, R.: Breast cancer mammography patterns. Cancer *40*, 2087–2090 (1977)

Ege, G.N.: Internal mammary lymphoscintigraphy in breast carcinoma: a study of 1072 patients. Int. J. Radiat. Oncol. Biol. Phys. *2*, 755–761 (1977)

Egeli, R.A., Urban, J., Mammography in symptomatic women 50 years of age and under, and those over 50. Cancer *43*, 878–882 (1979)

Egger, H., Müller, S.: Fibroadenoma of the breast. Dtsch. Med. Wochenschr. *102*, 1495–1499 (1977)

Elston, C.W., Cotton, R., Davies, C., Blamey, R.: A comparison of the use of the 'Tru-Cut' needle and fine needle aspiration cytology in the pre-operative diagnosis of carcinoma of the breast. Histopathology *2*, 239–254 (1978)

Engzell, U., Esposti, P.L., Rubio, C., Sigurdson, A., Zajicek, J.: Investigation on tumour spread in connection with aspiration biopsy. Acta Radiol. (Stockh.) *10*, 385–391 (1971)

Enterline, H.T., Gulberson, J.D., Rochlin, D.B.: Liposarcoma: clinical and pathological study of 53 cases. Cancer *13*, 932–950 (1960)

Evers, R.: Xeroradiographie in der Diagnostik des Mammakarzinoms. Med. Welt *27*, 1024–1031 (1976)

Evers, R., Römer, H.: Vergleichende Untersuchungen über die unterschiedliche Strahlenbelastung bei Film- und Xeroradiografie. ROEFO *123*, 69–74 (1975)

Everson, R.B., Li, F.P., Fraumeni, J.F., Jr., Fishmann, J., Wilson, R.E., Stout, D., Norris, H.J.: Familial male breast cancer. Lancet *1976I*, 9–17

Fairchild, R., Atkins, A.L., Lebowitz, E., Greenberg, D.: Investigation of J^{125} as an isotopic source for mammography. Invest. Radiol. *5*, 511–518 (1975)

Falsafi, A.: Cancer of the breast in men (114 cases). Ann. Chir. *31*, 957–960 (1977)

Farrell, C., McFarland, W., Klink, E., Jr., Dwyer, S., III, Lodwick, G.: Automated interpretation of breast thermograms. Mo. Med. *75*, 222–226 (1978)

Feasey, C.M., Evans, A.L.: James, W.B.: Thermography in breast carcinoma: results of a blind reading trial. Br. J. Radiol. *48*, 791–795 (1975)

Fergason, J.L.: Liquid crystals. Sci. Am. *211*, 462–470 (1964)

Fernandez, B.B., Hernandez, H.J.: Amyloid tumor of the breast. Arch. Pathol. *95*, 102–105 (1973)

Finsterbusch, R., Gross, F.: Kalkablagerungen in den

Milch- und Ausführungsgängen beider Brustdrüsen. Röntgenpraxis 6, 172–175 (1934)

Fisher, E.R., Palekar, A., Kim, W., Redmond, C.: The histopathology of mammographic patterns. Am. J. Clin. Pathol. 69, 421–426 (1978)

Fisher, E.R., Palekar, A., Kotwal, N., Lipana, N.: A nonencapsulated sclerosing lesion of the breast. Am. J. Clin. Pathol. 71, 240–246 (1979)

Fisher, L.K., Lewison, E.: Breast nodule in a premenarchal girl. JAMA 241, 1621 (1979)

Fisher, R.R., Gregorio, R., Redmond, C., Vellios, C., Sommers, S.C., Fisher, B.: Pathologic findings from the national, surgical adjuvant breast project (Rot. 4). I. Observations concerning the multicentricity of mammary cancer. Cancer 35, 247–254 (1975)

Fochem, K., Pflanzer, K.: Zur Diagnostik des occulten Mammacarcinoms. Roentgenblaetter 11, 559–564 (1975a)

Fochem, K., Pflanzer, K.: Indikationsmöglichkeiten der Plattenthermographie. Roentgenberichte 4, 169–174 (1975b)

Folkman, J.: Tumor-Angiogenesis-Faktor. Cancer Res. 34, 2109–2113 (1974)

Folkman, J., Merler, E., Abernathy, C., Williams, G.: Isolation of a tumor factor responsible for angiogenesis. J. Exp. Med. 133, 275–282 (1971)

Fondo, E.Y., Rosen, P., Fracchia, A., Urban, J.: The problem of carcinoma developing in a fibroadenoma. Recent experience at Memorial Hospital. Cancer 43, 563–567 (1979)

Foote, F.W., Stewart, F.W.: Lobular carcinoma in situ. Am. J. Pathol. 17, 491–496 (1941)

Fournier, D. von, Kubli, F., Kuttig, H., Curland, C., Hüter, J.: Häufigkeitsverteilung der Malignitätszeichen bei der Mammografie. Med. Welt 49, 2211–2216 (1975)

Fournier, D. von, Kuttig, H., Müller, A., Klapp, J., Otto, E., Stolpe, H., Kubli, F., Haller, K.: Brustkrebsfrüherkennung: Kontrolle von Risikogruppen oder Massenscreening – wer soll geröntgt werden? Klinische, röntgenologische und thermografische Risikogruppen bei 14000 Patientinnen mit 582 Mammakarzinomen. Med. Welt 8, 359–372 (1977a)

Fournier, D. von, Hueter, J., Mueller, A., Klapp, J., Lorenz, U., Kubli, F.: Wachstumsgeschwindigkeit des Mammacarcinoma und Folgerungen für Früherkennung und Therapie. Arch. Gynaekol. 224, 336–338 (1977b)

Fournier, D. von, Klapp, J., Muller, A., Schneider-Affeld, F.: Radiological diagnosis of breast cancer. Distribution of the signs of malignancy according to the incidence. Radiologia 20, 15–22 (1978)

Fournier, D. von, Hoeffken, W., Weber, E.: Wachstumsgeschwindigkeit des Mammakarzinoms: Konsequenzen für Frühdiagnostik, Therapie und Nachsorge. In: Neue Aspekte der Krebsbekämpfung, kritische Gedanken – neue Wege. Krokowski, E., (Hrsg.), S. 39–51. Stuttgart: Thieme 1979

Fox, M.S.: On the diagnosis and treatment of breast cancer. JAMA 241, 489–494 (1979)

Fox, S.H., Moskowitz, M., Saenger, E., Kereiakes, J., Milbrath, J., Goodman, M.: Benefit/risk analysis of aggressive mammographic screening. Radiology 128, 359–366 (1978)

Frankl, G., Ackerman, M.: Xeromammography: five years and 559 carcinomas. Am. J. Obstet. Gynecol. 129, 61–64 (1977)

Franzen, S., Zajicek, J.: Aspiration biopsy in diagnosis of palpable lesions of the breast. Acta Radiol. 7, 241–262 (1968)

Freedmann, S.J., Kagan, R., Freedman, N.B.: Bilaterality in primary lymphosarcoma of the breast. Am. J. Clin. Pathol. 55, 82–91 (1971)

Freese, D.F., Carney, J.A., Gisvold, J.J., Karsell, P.R., Kollins, S.A.: Computerized rekonstruktive tomography applied to breast pathology. Am. J. Roentgenol. 126, 406–412 (1976)

Freund, H., Biran, S., Laufer, N., Egal, Z.: Breast cancer arising in surgical scars. J. Surg. Oncol. 8, 477–479 (1976)

Freyschmidt, J., Saure, D., Hagemann, G.: Neue Verstärkerfolien in der klinischen Radiologie. ROEFO 125, 279–284 (1976)

Friedrich, M.: 1977 persönliche Mitteilung

Friedrich, M., Weskamp, P.: Bildgütefaktoren bei der Filmmammographie I. Mitteilung. ROEFO 125, 269–282 (1976)

Friedrich, M., Weskamp, P.: Neue Methoden der Bildaufzeichnung in der Mammografie: Vergleich von Raster- und Vergrößerungstechnik. In: Röntgenstrahlen. Aus der Welt der medizinischen Radiologie. Müller, C.H.F. (Hrsg.) S. 4–23. Hamburg: Phillips-Müller GmbH.

Frischbier, H.J.: Röntgenologische und thermographische Verfahren zur Frühdiagnostik des Mammakarzinoms. Arch. Gynaekol. 219, 78–89 (1975)

Frischbier, H.J., Lohbeck, H.K.: Frühdiagnostik des Mammakarzinoms. Stuttgart: Thieme 1977

Frischbier, H.J., Lohbeck, H.K.: Results of mass-screening in Hamburg. In: Early diagnosis of breast cancer. Cancer campaign, Grundmann, E., Beck, L. (eds.), Vol. 1, pp. 207–211. Stuttgart, New York: Fischer 1978

Frischbier, H.J., Wurthner, K.: Critical notes on the risk/benefit/cost discussion in mammography from the clinical point of view. Strahlenschutz Forsch. Prax. 18, 95–100 (1977)

Frischbier, H.J., Gregl, A., Hoeffken, W., Hüppe, J.R.: Die Indikation zur Mammografie unter dem Gesichtspunkt der Strahlenbelastung. Radiol. Prax. 4, 139–140 (1977)

Funderburk, W.W., Flax, R.: Localization of nonpalpable carcinoma of the breast utilizing xeromammography. Dis. Breast 2, 28–29 (1976)

Gal, M. Le, Durand, J.C., Laurent, M., Pellier, D.: Conduite à tenir devant une mammographie révélatrice de microcalcifications groupées, sans tumeur palpable. Nouv. Presse Méd. 5, 1623–1627 (1976)

Galkin, B.M., Feig, S., Patchefsky, A., Rue, J., Gamblin, W., Jr., Gomez, D., Marchant, L.: Ultrastructure and microanalysis of "benign" and "malignant" breast calcifications. Radiology *124*, 245–249 (1977)

Gallager, H.S.: Breast specimen radiography. Obligatory adjuvant and vestigative. Am. J. Clin. Pathol. *64*, 749–754 (1975)

Gautherie, M., Bourjat, P., Queneulle, Y.: Thermogenic potency of mammary carcinomas. Rev. Eur. Etud. Clin. Biol. *17*, 776–781 (1972)

Gautherie, M., Armand, M.O., Gros, C.: Heat production by breast neoplasma. IV. Influence of growth rate and probability of lymphatic dissemination during spontaneous development. Biomedicine *22*, 328–336 (1975a)

Gautherie, M., Haehnel, P., Gros, C.: Thermogenesis of breast cancers. V. The effects of Co^{60} radiotherapy and the correlation with expectations of a cure. Biomedicine *22*, 416–427 (1975b)

Gautherie, M., Pusterla, E., Gros, D.: Pronostic thermologique des epitheliomas du sein. Gynaekol. Rundsch. [Suppl. 1] *17*, 90–92 (1977a)

Gautherie, M., Gros, D., Gros, C.: Contribution of infrared thermography to the surveillance of irradiated breast carcinomas. Acta Thermograph. *2*, 23–37 (1977b)

Gawlich, R., Zippel, H.H.: Kombination von Plasmazellmastitis und Karzinom. ROEFO *124*, 498–503 (1976)

Gaydoul, K., Gaydoul, I.: Diagnosis of breast cancer by telethermography. Fortschr. Med. *96*, 1285–1293 (1978)

Gegenbaur, C.: Lehrbuch der Anatomie des Menschen. Leipzig: Engelmann (1883)

Geier, G., Schuhmann, R., Kraus, H.: Mammapunktionszytologie. Beitr. Pathol. *156*, 223–240 (1975)

Geier, G.R., Korner, B., Schuhmann, R.: Differential cytology of breast cancer. Exp. Cell. Biol. *45*, 167–175 (1977)

Geißler, K.-H., Rummel, W., Weishaar, J., Kindermann, G.: Erste Erfahrungen mit der Plattenthermographie nach Tricoire bei der Diagnostik von Erkrankungen der Brustdrüse. Geburtsh. u. Frauenheilk. *34*, 307–310 (1974)

Georgitis, J.: Carcinoma of the male breast. J. Maine Med. Assoc. *69*, 245–249 (1978)

Gerard, J.P., Noel, P., Mayer, M., Bailly, C., Blondet, R., Bobin, J.Y., Colon, J., Deguse, P.: A topographic approach to breast cancer: the relation of topographic and mammographic findings. Cancer *40*, 928–930 (1977)

Gershon-Cohen, J.: Atlas of mammography. Berlin, Heidelberg, New York: Springer 1970

Gershon-Cohen, J., Berger, S.M., Klickstein, H.S.: Roentgenography of breast cancer moderating concept of "biologic predeterminism". Cancer *16*, 961–975 (1963)

Gershon-Cohen, J., Berger, S.M., Curcio, B.M.: Breast cancer with microcalcifications: diagnostic difficulties. Radiology *87*, 613–619 (1966)

Gershon-Cohen, J., Haberman-Brueschke, J.D., Brueschke, E.E.: Medical thermography. J. Radiol. Electrol. *48*, 12–24 (1967)

Ghys, R.: Thermography to detect breast cancer (letter). N. Engl. J. Med. *4*, 1082 (1976)

Gisvold, J.J., Karsell, P.R., Reese, E.C.: Clinical evaluation of computerized tomographic mammography. Proc. Mayo Clin. *52*, 181–185 (1977)

Gloor, E.: Das lokal und regional begrenzte Mammakarzinom aus der Sicht des Pathologen. Schweiz. Med. Wochenschr. *107*, 969–972 (1977)

Glover, G.H.: Computerized time-of flight ultrasonic tomography for breast examination. Ultrasound Med. Biol. *3*, 117–127 (1977)

Goby, P.: Une application nouvelle des rayons X: la microradiographie Compt. rend. *156*, 686–699 (1913)

Gogas, J., Sechas, M., Skalkeas, G.: Surgical management of diseases of the adolescent female breast. A clinicopathologic study. Am. J. Surg. *137* 634–637 (1979)

Goldman, K.P.: Tuberculosis of the breast. Tubercle *59*, 41–45 (1978)

Goldman, R.L.: Unusually situated paragangliomas. Am. J. Surg. Pathol. *1*, 279 (1977)

Golinger, R.C.: Hormones and the pathophysiology of fibrocystic mastopathy. Surg. Gynecol. Obstet. *146*, 273–285 (1978)

Gomez-Catalan, E., Jimenez Gutierrez, J., Sanchez Nistal, M., Nunez, V.: Comparative radio-xerothermographic study on the diagnosis of breast cancer. Radiologia *20*, 121–132 (1978)

Gregl, A., Poppe, H.: Klinische und röntgenologische Symptomatik der sezernierenden Brust. J. Radiol. Electrol. *48*, 723–729 (1967)

Gregl, A., Schaal, H.-J.: Differential diagnosis of the retromammary region in the mammography. Roentgenbl. Klin. Prax. *32*, 117–123 (1979)

Gregl, A., Heitmann, D., Krack, U., Pascoe, M.: Mammography and age. ROEFO *127*, 299–307 (1977a)

Gregl, A., Flaskamp, D., Haller, J., Heitmann, D., Hofmann, P., Krack, U., Scholz, G.: Diagnostic value of mammography during pregnancy and lactation (radiological features of breast during pregnancy.) ROEFO *127*, 535–539 (1977b)

Gresham, G.A.: Grading of mammary carcinoma. Clin. Oncol. *2*, 351–356 (1976)

Gros, C.M.: Les maladies du sein. Paris: Masson 1963

Gros, C.M., Grünewald, J.M.: Etude de la croissance d'un cancer mammaire et de l'une de ses metastases pulmonaires. J. Radiol. Electrol. *56*, 891–893 (1975)

Gros, C., Gautherie, M., Archer, F., Haenel, P., Colin, C.: Classification thermographique des cancers mammaires. Bull. Cancer *58*, 351–362 (1971)

Gros, C., Gautherie, M., Bourjat, P.: Prognosis and post-therapeutic follow-up of breast cancers by thermography. Bibl. Radiol. *6*, 77–90 (1975)

Gros, C.M., Dale, G., Gairard, B., Gautherie, M.: Correlations echothermographiques mammaires. J. Radiol. Electrol. *56*, 481–493 (1975)

Gros, D., Pusterla, E.: L'examen cytologique sous re-pérage radiologique dans le diagnostic des lésions mammaires non palpables. Schweiz. Med. Wochenschr. *107*, 980–981 (1977)

Gross, G.F.: Angiosarcoma of breast. Am. Surg. *43*, 734–736 (1977)

Grünberg, G.: Verkalkte Fibroadenome der Mamma. Roentgenblaetter *30*, 328–329 (1977)

Grünberg, G., Rupp, N., Weiss, H.D., Kramann, B.: Die Röntgensymptome der Milchgangserkrankungen in der Galaktografie und ihre Wertigkeit im Vergleich mit zytologischen und histologischen Befunden. ROEFO *121*, 335–342 (1974)

Günther, D., Hennemann, H.M., Stoyanov, D.: Das männliche Mammakarzinom. Radiologe *13*, 465–471 (1973)

Gunn, L.C.: Xeromammography: a word of caution. I.M. J. *152*, 487–489 (1977)

Gur, D., Sashin, D.: Evaluation of benefits and risks of breast cancer screening. Radiology *124*, 261–262 (1977)

Haagensen, C.D.: Diseases of the breast, 2nd ed. Philadelphia Saunders 1971

Haagensen, C.D., Lane, N., Lattes, R., Bodian, C.: Lobular neoplasia (so-called lobular carcinoma in situ) of the breast. Cancer *42*, 737–769 (1978)

Haagensen, D.E., Jr., Mazoujian, G., Dilley, W., Pedersen, C., Kister, S., Wells, S., Jr.: Breast gross cystic disease fluid analysis. I. Isolation and radio-immunoassay for a major component protein. J. Natl. Cancer Inst. *62*, 239–247 (1979)

Habermann, J.D.: The present status of mammary thermography. Cancer *18*, 315–319 (1968)

Hager, J., Lederer, B.: Malignant mixed tumor of the mammary gland. Zentralbl. Allg. Pathol. *121*, 522–525 (1977)

Haguenau, F., Arnoult, J.: Le cancer du sein chez la femme. Bull. Assoc. Fr. Etude Cancer *46*, 177–186 (1959)

Hainline, S., Myers, L., McLelland, R., Newell, J., Grufferman, S., Shingleton, W.: Mammographic patterns and risk of breast cancer. Am. J. Roentgenol, *130*, 1157–1158 (1978)

Haldemann, R., Rohner, A., Gigon, U.: Inflammatory carcinoma of the breast. Gynaekol. Rundsch. *17*, 9–57 (1977)

Hall, D.A., Kalisher, L.: The breast as a mirror of systemic diseases. Rev. Interam. Radiol. *2*, 211–217 (1977)

Hall, F.M., Frank, H.: Preoperative localization of nonpalpable breast lesions. Am. J. Roentgenol. *132*, 101–106 (1979)

Hamazaki, M., Tanaka, T.: Hemangiosarcoma of the breast – case report with scanning electron microscopic study. Acta Pathol. Jpn. *28*, 605–613 (1978)

Hamperl, H.: Hämangiome der menschlichen Mamma. Beiträge zur pathologischen Histologie der Mamma VI. Geburtshilfe, Frauenheilkd. *33*, 13–17 (1973)

Hamperl, H.: Zur Frage des Carcinoma tubulare der Mamma und der Einteilung der Mammakarzinome des Menschen. Z. Krebsforsch. *81*, 181–191 (1974)

Hamperl, H.: Über die Myoepithelien (myo-epithelialen Elemente) der Brustdrüse. Virchows Arch. path. Anat. *305*, 171–215 (1939)

Hamperl, H.: Zur Frage der pathologisch-anatomischen Grundlagen der Mammographie. Geburtsh. u. Frauenheilk. *28*, 901–917 (1968)

Hamperl, H.: Strahlige Narben und obliterierende Mastopathie. Beiträge zur pathologischen Histologie der Mamma XI. Virchows Arch. [Pathol. Anat.] *369*, 55–59 (1975a)

Hamperl, H.: Sekretionserscheinungen in der masto-pathischen Brust. Virchows Arch. [Pathol. Abt. B] *18*, 73–81 (1975b)

Harbort, G.: Gefahren der Feinnadelbiopsie und Punktionszytologie in der vorklinischen Diagnostik des Mammakarzinoms. Frauenarzt *6*, 450–452 (1976)

Harris, M., Persand, V.: Carcinosarcoma of the breast. J. Pathol. *112*, 99–105 (1977)

Harrist, T.J., Kalisher, L.: Breast metastasis: an unusual manifestation of a malignant carcinoid tumor. Cancer *40*, 3102–3106 (1977)

Harvey, D.G., Fechner, R.: Atypical lobular and papillary lesions of the breast: a follow-up study of 30 cases. South. Med. J. *71*, 361–364 (1978)

Hassler, O.: Microradiographic investigations of calcifications of the female breast. Cancer *23*, 1103–1112 (1969)

Heep, H., Bulowjohansen, T., Klemencic, J., Wegwitz, J.: Radiation dose during mammography using various recording systems. ROEFO *129*, 364–367 (1978)

Heidenreich, W.: Mammakarzinom bei Kindern und Jugendlichen. Med. Klin. *71*, 307–312 (1976)

Heidenreich, W., Bockslaff, H., Tollner, D., Börner, R.: Zur Diagnostik des Mammakarzinoms. Die Wertigkeit des Röntgenbefundes für die Diagnose von Carcinomata in situ der Mamma. Fortschr. Med. *94*, 745–749 (1976)

Heitland, W., Durst, J., Neugebauer, W.: Breast cancer in male. (Zentralbl. Chir. *103*, 228–230 (1978)

Heller, K.S., Rosen, P., Schottenfeld, D., Ashikari, R., Kinne, D.: Male breast cancer – clinicopatho-logic study of 97 cases. Ann. Surg. *188*, 60–65 (1978)

Henson, D., Tarone, R.: A study of lobular carcinoma of the breast based on the third national cancer survey in the United States of America. Tumori *65*, 133–142 (1979)

Herfarth, C.: Mammakarzinom – Wertigkeit diagnostischer Verfahren. Langenbecks Arch. Chir. *345*, 45–51 (1977)

Hermanek, P., Bünte, H.: Histologische und klinische Fehlerbreite der cancerologischen Schnellschnittdiagnostik. Chirurg *42*, 548–551 (1971)

Herzog, R.E.: Zytophotometrische Untersuchungen zur Differenzierung der Mastopathien. Arch. Gynaekol. *224*, 520 (1977)

Hessler, C.: Role de la thermographie infrarouge dans le diagnostic des maladies du sein. Electrodiagn. Ther. *14*, 121–129 (1977)

Hessler, C., Gautherie, M.: Procédés diagnostiques pour l'évaluation du degré de malignité du carcinome mammaire. Le point de vue du radiologue. Schweiz. Med. Wochenschr. *107*, 972–974 (1977)

Hessler, C., Schnyder, P., Ozzello, L.: Hamartoma of the breast – diagnostic observation of 16 cases. Radiology *126*, 95–98 (1978)

Hevezi, J.M.: Xeromammography revisited. In: Breast Carcinoma. Logan, W.W., (ed.), pp. 243–247. New York: Wiley 1977

Hicken, N.F.: Mammography: roentgenographic diagnosis of breast tumors by means of contrast media. Surg. Gynecol. Obstet. *64*, 341–349 (1937)

Hill, R.P., Stout, A.P.: Sarcoma of the breast. Arch. Surg. *44*, 723–759 (1942)

Hirohata, T., Nomura, A., Kolonel, L.: Breast size and cancer. Br. Med. J. *2*, 641 (1977)

Hirshorn, J.E., Vrhovsek, E., Posen, S.: Carcinoma of the breast associated with hypercalcemia and the presence of parathyroid hormone-like substances in the tumor. J. Clin. Endocrinol. Metab. *48*, 217–221 (1979)

Hoedl, S.: Mammaekzem und Mammakarzinom. Wien. Med. Wochenschr. *128*, 67–69 (1978)

Hoeffken, W.: Mammography of the early alteration. In: Early diagnosis of breast cancer. Cancer campaign. Grundmann, E., Beck, L. (eds.), Vol. 1, pp. 131–136. Stuttgart, New York: Fischer 1978

Hoeffken, W., Hintzen, C.: Die Diagnostik der Mammazysten durch Mammografie und Pneumozystografie. ROEFO *112*, 9–16 (1970)

Hoeffken, W., Lanyi, M.: Röntgenuntersuchung der Brust. Stuttgart: Thieme 1973

Hollmann, K.H.: Thermography as a means of detection prognosis and therapeutic decision in small mammary carcinomas. In: Early diagnosis of breast cancer. Cancer campaign, Grundmann, E., Beck, L. (eds.), Vol. 1, pp. 183–185. Stuttgart, New York: Fischer 1978

Hüppe, J.R.: Optimierung der Mammographie aus klinisch-radiologischer Sicht. Radiologe *4*, 127–136 (1970)

Hüppe, J.R.: Mammographie und Thermographie in der Früherkennung des Mammakarzinoms. Med. Welt *27*, 1017–1023 (1976)

Hüppe, J.R., Schneider, H.: The appropriate film for mammography. Radiologe *17*, 195–196 (1977a)

Hüppe, J.R., Schneider, H.: Problems of image quality in mammography. Avoidable technical errors in performance and evaluation of mammograms. Radiologe *17*, 197–202 (1977b)

Hüppe, J.R., Schneider, H.: The oblique mediolateral view of the breast. Radiologe *17*, 206–210 (1977c)

Hüppe, J.R., Schneider, H.J.: Über Effizienz und Praktikabilität der Schrägaufnahme als 1-Ebenen-Mammographie. Radiologe *17*, 211–212 (1977d)

Huhn, F.O., Stock, G.: Bericht über eine Fadenpilz-Granulomatose der Mamma als differentialdiagnostischer Beitrag zum Bild eines „inflammatorischen Karzinoms". Geburtshilfe Frauenheilkd. *37*, 692–697 (1977)

Humphrey, L.J.: Mammography and the pathologists' cancer in the female breast. Am. J. Surg. *136*, 285 (1978)

Ingham, H.R., Freeman, R., Wilson, R.: Anaerobic breast abscesses. Lancet *1979 I*, 164–165

Ingle, J.N., Tormey, D.C., Tan, H.K.: The bone marrow examination in breast cancer: diagnostic considerations and clinical usefulness. Cancer *41*, 670–674 (1978)

Ingleby, H., Gershon-Cohen, J.: Comparatative anatomy, pathology and roentgenology of the breast. Philadelphia: University Pennsylvania Press 1960

Isard, H.J., Becker, W., Shilo, R., Ostrum, B.J.: Breast thermography after four years and 10000 studies. Am. J. Radiol. *115*, 811–822 (1972)

Jellins, J., Kossoff, G., Reeve, T.S.: Detection and classification of liquid-filled masses in the breast by gray scale echography. Radiology *125*, 205–212 (1977a)

Jellins, J., Hughes, C., Ryan, J., Reeve, T., Kossoff, G.: A comparative evaluation of a case of cystosarcoma phylloides: ultrasound, xeroradiography and thermography. Radiology *124*, 803–804 (1977b)

Jernstrom, P., Sether, J.M.: Primary lymphosarcoma of the mammary gland. JAMA *201*, 503–509 (1967)

John, V., Herting, W., Kurz, E., Callies, R.: Duct pattern of breast – indicator of patients with increased risk of breast cancer development – histological and mammographic study with 160 cases of breast cancer. Radiologe *18*, 108 (1978a)

John, V., Ewen, K., Kurz, E.: Dose reduction in xeromammography. Dtsch. Med. Wochenschr. *103*, 859–861 (1978b)

Johnson, J.M., James, W.B., Evans, A.L., Feasey, C.M.: The relationship between thermographic findings and size and depth of tumour in carcinoma of the breast. Br. J. Surg. *63*, 576–578 (1976)

Jones, C.H.: Interpretation problems in thermography of the female breast. Bibl. Radiol. *5*, 96–108 (1969)

Jones, C.H.: Detection of breast lesions, thermography. In: Modern trends in oncology. Raven, (ed.), London: Butterworth 1973

Jones, C., Greening, W.P., Davey, J.B., McKinna, J.A., Greeves, V.J.: Thermography of the female breast: a five-year study in relation to the detection and prognosis of cancer. Br. J. Radiol. *48*, 532–545 (1975)

Jonsson, K., Libshitz, H.: Arteriographic pattern in cystosarcoma phylloides. Br. J. Radiol. *50*, 751–753 (1977)

Joubert, J.D.: Carcinoma of the male breast. S. Afr. Med. J. *54*, 958 (1978)

Juret, P., Couette, J.E., Delozier, T., Leplat, G., Mandard, A.M., Vernhes, J.C.: Sex of first child as a prognostic factor in breast cancer. Lancet *1978I*, 415–417

Kahn, L.B., Uys, C., Dale, J., Rutherfoord, S.: Carcinoma of the breast with metaplasia to chondrosarcoma: a light and electron microscopic study. Histopathology *2*, 93–106 (1978)

Kainberger, F.: X-ray examination of the other breast after mastectomy. Wien. Med. Wochenschr. *128*, 170–171 (1978)

Kainberger, F., Kallinger, W.: Dosage measurements in mammography. Strahlenschutz Forsch. Prax. *18*, 104–110 (1977)

Kalbfleisch, H., Lauth, G., Muhlberger, G., Nitschke, S.: Granular cell myoblastoma of mammary gland and its differentiation from mammary carcinoma. Radiologe *18*, 143–147 (1978)

Kallinger, W., Kainberger, F.: Radiation dose to sternum during mammography. ROEFO *129*, 491–493 (1978)

Karlsson, M., Nygren, K., Wickmann, G., Hettinger, G.: Absorbed dose in mammography radiography. Acta Radiol. Ther. Phys. Biol. *15*, 252–259 (1976)

Karsell, P.R.: Computerized tomographic mammography. Natl. Cancer Inst. *5*, 8–9 (1976)

Keppler, U., Nitsche, D.: Mammary carcinoma microcalcifications. Naturwissenschaften *66*, 214 (1979)

Kessler, E., Kozenitzky, J.L.: Haemangiosarcoma of the breast. J. Clin. Pathol. *24*, 530–532 (1971)

Kiaer, H.W., Andersen, J.A.: Focal pregnancy-like changes in the breast. Acta Pathol. Microbiol. Scand. [A] *85*, 931–941 (1977)

Kiang, D.T., McKenna, R.W., Kennedy, B.J.: Reversal of myelofibrosis in advanced breast cancer. Am. J. Med. *64*, 173–176 (1978)

Kiesler, J., Gassner, H.: Giant fibroadenoma (so-called cystosarcoma phylloides) of breast in girls. Z. Kinderchir. Grenzgeb. *22*, 131–138 (1977)

Kindermann, G.: Intraoperative histologische Schnellschnittdiagnostik bei Erkrankungen der weiblichen Brust- und Genitalorgane. In: Die intraoperative Schnellschnittuntersuchung. Harmanek, P., Bünte, H. (Hrsg.), München, Berlin, Wien: Urban & Schwarzenberg 1972

Kindermann, G., Rummel, W., Egger, H., Weishaar, J., Paterok, E.M., Willgeroth, F., Ober, K.: Various methods of early detection of breast cancer. In: Early diagnosis of breast cancer. Cancer campaign. Grundmann, E., Beck, L. (eds.), Vol. 1, pp. 193–197. Stuttgart, New York: Fischer 1978

Kister, S.J., Haagensen, C.D.: Morbus Paget der Mamma. Am. J. Surg. *119*, 606–609 (1970)

Kitschke, H.J., Buddemeier, D., Krebs, D.: Die zelluläre Immunität und ihre prognostische Bedeutung bei Patientinnen mit einem Mammacarcinom. Arch. Gynaekol. *224*, 475–476 (1977)

Kleinschmidt, O.: In: Zwiefel-Payr. Klinik der bösartigen Geschwülste, Bd. IV, Hirzel Leipzig 1927

Kline, T.S., Neal, H.S.: Needle aspiration of the breast – why bother? Acta Cytol. (Baltimore) *20*, 324–327 (1976)

Koehl, R.H., Snyder, R.E., Hutter, R.V.P., Foote, F.W., Jr.: The incidence and significance of calcifications within operativ breast specimens. Am. J. Clin. Pathol. *53*, 3–9 (1970)

Koelliker, A.: Handbuch der Gewebelehre des Menschen, Bd. 1. Leipzig: Engelmann (1889)

Kossoff, G., Jellins, J., Reeve, T.S.: Ultrasound in the detection of early breast cancer. In: Early diagnosis of breast cancer. Cancer campaign. Grundmann, E., Beck, L. (eds.), Vol. 1, pp. 149–158. Stuttgart, New York: Fischer 1978

Kramann, B., Feser, J.: Eine neue Methode zur Lokalisation nicht tastbarer Läsionen der weiblichen Brust. ROEFO *123*, 369 (1975)

Kraus, F.T., Neubecker, R.D.: The differential diagnosis of papillary tumors of the breast. Cancer *15*, 444–452 (1962)

Kreuzer, G.: Aspiration biopsy cytology in proliferating benign mammary dysplasia. Acta Cytol. (Baltimore) *22*, 128–132 (1978)

Kreuzer, G., Boquoi, E.: Die Tripeldiagnostik gut- und bösartiger Mammatumoren (Klinik, Mammographie, Zytologie). Geburtshilfe, Frauenheilkd. *34*, 279–290 (1974)

Kreuzer, G., Boquoi, E.: Aspiration biopsy cytology, mammography and clinical exploration: a modern set-up in diagnosis of tumors of the breast. Acta Cytol. (Baltimore) *20*, 319–332 (1976)

Kreuzer, G., Boquoi, E., Meyer, R.: Die Diagnostik gut- und bösartiger Mammatumoren. Dtsch. Med. Wochenschr. *98*, 691–698 (1973)

Krokowski, E.: Programmiert die Tumortherapie auch ihre Mißerfolge? Autoreferate S. 47. Deutscher Röntgenkongreß, Münster 1977

Krokowski, E.: Checking iatrogenic metastases. Munch. Med. Wochenschr. *120*, 847–848 (1978)

Kuechemann, K.: Zur Histopathologie der Mamma bei der alten Frau unter besonderer Berücksichtigung des Krebsproblems. Verh. Dtsch. Ges. Pathol. *59*, 424–429 (1975)

Kuhn, H.: Optimierung der Aufnahmebedingungen in der Mammografie. Electro Med. *2*, 32–37 (1977)

Kyser, K.: Improvements of a mammographic system by use of a filter changer concerning contrast and patient dose. Senologia *2*, 24 (1976)

Lagarde, C., Avril, A., Dilhuydy, M.H., Durand, M., Hugues, A., Imbert, J., Palangie, F., Richaud, P.: Facteurs pronostiques des cancers du sein sans métastase. Essai de synthèse par une analyse multifactorielle. Bull. Cancer (Paris) *64*, 505–524 (1977)

Lamarque, J.L., Rodiere, M.J., Fontaine, A., Pasqual, J., Chardon, F., Fournier, A., Bruel, J.M., Senac, J.P., Laval-Jeantet, M., Laval-Jeantet, A.M., Pages, A., Baldet, P., Roustant, J.: Approche anatomohistologique de la radio-anatomie mammaire. J. Radiol. Med. Nucl. *10*, 753–769 (1976)

Lamarque, J.L., Rodiere, M.-J., Fontaine, A., Pasqual, J., Bruel, J., Fournier, A., Chardon, F., Senac, J.: Semiology of benign diseases of the breast in mammography. J. Radiol. Electrol. Med. Nucl. *58*, 753–764 (1977)

Lamarque, P.: Microradiography. Radiology *37*, 563–572 (1936)

Lammers, W., Kuhn, H.: Verbesserte Bildqualität in der Mammografie durch Streustrahlenraster. Med. Technik Siemens AG 2–10 (1978)

Langer, C. von: Über den Bau und die Entwicklung der Milchdrüse bei beiden Geschlechtern. Denkschr. Kaiserl. Akad. Wiss. Wien *3*, 25–38 (1851)

Langer, E., Huhn, S.: Der submikroskopische Bau der Myoepithelzelle. Z. Zellforsch. *47*, 507 (1958)

Langlands, A.O., Kerr, G.: Prognosis in breast cancer: the relevance of clinical staging. Clin. Radiol. *29*, 599–606 (1978)

Langlands, A.O., Maclean, N., Kerr, G.R.: Carcinoma of the male breast. Report of a series of 88 cases. Clin. Radiol. *27*, 21–28 (1976)

Lattes, R.: Sarcomas of the breast. JAMA *201*, 531–532 (1967)

Lauth, G.: Advantages of mammography. Strahlenschutz Forsch. Prax. *17*, 149–158 (1977)

Lauth, G., Mühlberger, G.: Atlas der Plattenthermografie. Leverkusen: Bayer 1976

Lauth, G., Kalbfleisch, H., Kuba, P., Mühlberger, G., Olbricht, J., Wiegand-Auerbach, G.: Treffsicherheit diagnostischer Methoden bei Mammatumoren. Dtsch. Aerztebl. *72*, 953–957 (1975)

Lawson, R.N.: Thermography – a new tool in the investigation of breast lesions. Can. Serv. Med. J. *13*, 617–624 (1957)

Leborgne, R.: Diagnostico de los procesos patologicos de le mamma por la radiografio con la inyeccione de medios de contraste. Obstet. Ginecol. Lat.-Am. *2*, 551–563 (1944)

Leborgne, R.A.: The breast in roentgen diagnosis. London: Constable 1963

Lee, B.J., Pack, G.T.: Giant intracanaliculär fibroadenomyxoma of the breast – the so-called cystosarcoma phylloides mammae of Joh. Müller. Am. J. Cancer *15*, 2583–2609 (1931)

Lee, K.S., Diner, W.C.: Adenolipoma of breast. Case report with mammographic findings and review of literature. J. Arkansas Med. Soc. *7*, 229–231 (1973)

Lefer, L.G., Rosier, R.: Ochronosis in the breast. Am. J. Clin. Pathol. *71*, 349–351 (1979)

Leisering, W., Drescher, W.: Male breast cancer. Zentralbl. Chir. *102*, 1132–1135 (1977)

Leonardi, G., Viganotti, G.: Automatic diagnosis of thermomammograms. Acta Thermograph. *3*, 150–154 (1977)

Levitan, L.H., Witten, D.M., Harrison, E.G.: Calcification in breast disease. Mammographic patholo-gic correlation. Am. J. Roentgenol. *92*, 29–38 (1964)

Libshitz, H.I.: Thermography of the breast. JAMA *238*, 1953–1956 (1977)

Lipper, S., Kahn, L.: Amyloid tumor. A clinicopathologic study of four cases. Am. J. Surg. Pathol. *2*, 141–145 (1978)

Lloyd Williams, K.: Thermography in the prognosis of breast cancer. Bibl. Radiol. *5*, 62–67 (1969)

Loh, C.K., Perlman, H., Harris, J., Jr., Rotz, C., Jr., Royal, D.: An improved method for localization of nonpalpable breast lesions. Radiology *130*, 244–245 (1979)

Lohbeck, H.N., Frischbier, H.-J.: Zur diagnostischen Treffsicherheit bei der Mammographie. Fortschr. Röntgenstr. Suppl. 172 (1969)

Lucas, F.V., Perez-Mesa, C.: Inflammatory carcinoma of the breast. Cancer *41*, 1595–1605 (1978)

Ludgate, C.M., Anderson, T., Langlands, A.: Sarcoma of the female breast – report of a series of 30 cases. Clin. Oncol. *3*, 97–105 (1977)

Ludwig, H.: Fibrocystic mastopathia. Dtsch. Med. Wochenschr. *102*, 498–499 (1977)

Lundgren, B.: Malignant features of breast tumours of radiography. Acta Radiol. [Diagn.] (Stockh.) *19*, 623–632 (1978)

Lundgren, B., Jakobsson, S.: Single view mammography. A simple and efficient approach to breast cancer screening. Cancer *38*, 1124–1127 (1976)

Lundgren, B., Jakobsson, S.: Single-view mammography screening: three-year follow-up of interval cancer cases. Radiology *130*, 109–112 (1979)

Mackenzie, J.: Breast cancer following multiple fluoroscopies. Br. J. Cancer *29*, 1–9 (1965)

Maier, W.P., Rosemond, G., Goldman, L., Kaplan, G., Tyson, R.: A ten year study of medullary carcinoma of the breast. Surg. Gynecol. Obstet. *144*, 695–698 (1977)

Manheimer, L.H., Rywlin, A.: Fine needle aspiration cytology. South. Med. J. *70*, 923–925 (1977)

Manoliu, R.A., Ooms, G.: The accuracy of mammography. An analysis of 655 histologically verified cases. Radiol. Clin. (Basel) *46*, 422–430 (1977)

Maor, M.: Significance of eczema in Paget's disease of the breast. Eur. J. Cancer *15*, 35–38 (1979)

Mariel, L.: Diagnostic des affections mammaires par la thermographie en plaques. Electrodiagn. Ther. *14*, 131–134 (1977)

Martin, H.E., Ellis, E.B.: Biopsy by needle puncture and aspiration. Ann. Surg. *92*, 169–181 (1930)

Martin, J.E., Moskowitz, M., Milbrath, J.: Breast cancer missed by mammography. Am. J. Roentgenol. *132*, 737–740 (1979)

Martinez Comin, L.: The thermography in assessing breast cancers in an evolutionary phase. Radiologia *19*, 343–350 (1977)

Marx, S.J., Zusman, R., Umiker, W.: Benign breast dysplasia causing hypercalcemia. J. Clin. Endocrinol. Metab. *45*, 1049–1052 (1977)

Masin, M., Masin, F.: Cytology of angiosarcoma of

breast – case report. Acta Cytol. (Baltimore) *22*, 162–164 (1978)

Mazurek, A.W.: Needle localization of breast lesion using xeroradiography. Radiol. Technol. *49*, 593–597 (1978)

McCormick, M.V., Pillay, S.: Malignant cystosarcoma phylloides associated with scirrhous carcinoma of the breast: a case report. S. Afr. Med. J. *52*, 893–895 (1977)

McDivitt, R.W., Stewart, F.W., Berg, J.W.: Tumors of the breast. Atlas of tumor pathology. 2nd serie, fasc. 2. Washington: Armed Forces Institute of Pathology 1968

McDouglas, B.A., Lukert, B.P.: Resolution of breast pains and calcification with renal transplantation. Arch. Intern. Med. *137*, 375–377 (1977)

McLelland, R.: Mammography in detection, diagnosis and management of carcinoma of breast. Surg. Gynecol. Obstet. *146*, 735–740 (1978)

McLeod, R.A., Gisvold, J., Stephens, D., Beabout, J., Sheedy, P., II: Computed tomography of soft tissues and breast. Semin. Roentgenol. *13*, 267–276 (1978)

McSwain, G.R., Valicenti, J., Obrien, P.: Cytologic evaluation of breast cysts. Surg. Gynecol. Obstet. *146*, 921–925 (1978)

Melander, O.: Early diagnosis of breast cancer, detection by thermography. In: Early diagnosis of breast cancer. Cancer campaign. Grundmann, E., Beck, L. (eds.), Vol. 1, pp. 187–191. Stuttgart, New York: Fischer 1978

Mendell, L., Rosenbloom, M., Naimark, A.: Are breast patterns a risk index for breast cancer? A reappraisal. Am. J. Roentgenol. *128*, 547 (1977)

Menges, V., Wellauer, J., Engeler, V., Stadelmann, R.: Korrelation zahlenmäßig erfaßter Mikroverkalkungen auf dem Mammogramm und dadurch diagnostizierter Karzinome und Mastopathietypen. Radiologe *13*, 468–476 (1973)

Menges, V., Troxler, A., Stadelmann, R., Wirth, W.: Galaktographie: Indikation und diagnostische Aussage. ROEFO *120*, 381–387 (1974)

Menges, V., Frank, P., Prager, P.: Zahlenmäßige Zunahme von Mikroverkalkungen, ein wichtiges röntgendiagnostisches Kriterium für das okkulte Mammakarzinom. ROEFO *124*, 372–378 (1976)

Meyer, J.E., Silverman, P., Gandbhir, L.: Fat necrosis of breast. Arch. Surg. *113*, 801–807 (1978)

Meyer, K.K.: Diagnostic error in breast disease. Am. Surg. *41*, 774–778 (1975)

Meyer, M., Grosshans, E.: Cutaneous anomalies of the areola and nipple. Rev. Med. Paris *20*, 456–458 (1979)

Milbrath, J.R.: Does thermography aid in breast cancer detection? In: Breast carcinoma. Logan, W.W. (ed.), pp. 255–258. New York: Wiley 1977

Millis, P.R., Davis, R., Stacey, A.J.: The detection and significance of calcifications in the breast: a radiological and pathological study. Br. J. Radiol. *49*, 12–26 (1976a)

Millis, P.R., Atkinson, M.K., Tonge, K.A.: The xeroradiographic appearances of some uncommon malignant mammary neoplasms. Clin. Radiol. *27*, 463–470 (1976b)

Mintzer, R.A., Matthies, H., Lin, P., Neiman, H., Rogers, L.: Dose reduction in mammography. Invest. Radiol. *12*, 465–466 (1977)

Mohr, H.J.: Sind Mikroverkalkungen ein pathognomonisches Zeichen für ein Mammacarcinom? Verh. Dtsch. Ges. Pathol. *59*, 501 (1975)

Moskowitz, M., Fox, S.: Cost analysis of aggressive breast cancer screening. Radiology *130*, 253–256 (1979)

Moskowitz, M., Libshitz, H.: Mammagraphic screening for breast cancer by lateral view only: is it practical? J. Can. Assoc. Radiol. *28*, 259–261 (1977)

Moskowitz, M., Milbrath, J., Cartside, P., Zermeno, A., Mandel, D.: Lack of efficacy of thermography on a screening tod for minimal and stage I breast cancer. N. Engl. J. Med. *295*, 249–257 (1976)

Moskowitz, M., Gartside, P.S., Gardella, L., Degroot, I., Guenther, D.: The breast cancer screening controversy: A perspective. In: Breast carcinoma. Logan, W.W. (ed.), pp. 35–52. New York: Wiley 1977

Mouriquand, J., Rachail, M., Sage, J.: Lowering of unsatisfactory aspiration biopsies in breast solid tumors by use of cytocentrifugation. Arch. Anat. Cytol. Pathol. *26*, 118–119 (1978)

Mueller, C.B., Ames, F.: Bilateral carcinoma of the breast: frequency and mortality. Can. J. Surg. *21*, 459–465 (1978)

Müller, J.: Über den feineren Bau und die Formen der krankhaften Geschwülste. Berlin: Reimer 1839

Müller, R., Barth, V., Heuck, F.: Plattenthermografie (Thermographie en plaque) der Mamma. Dtsch. Med. Wochenschr. *99*, 72–76 (1974)

Murphy, W.A., DeSchryver-Kecskemeti, K.: Isolated clustered microcalcifications in the breast: radiologic-pathologic correlation. Radiology *127*, 335–342 (1978)

Myerowitz, R.L., Pietruszka, M., Barnes, E.: Primary angiosarcoma of the breast. JAMA *239*, 403 (1978)

Myrden, J.A., Hiltz, J.E.: Breast cancer following multiple fluoroscopies during arteficial pneumothorax treatment of pulmonary tuberculosis. Can. Med. Assoc. J. *100*, 1032–1043 (1969)

Nascimento, A.G., Karas, M., Rosen, P., Caron, A.: Leiomyoma of the nipple. Am. J. Surg. Pathol. *3*, 151–154 (1979)

Newman, P., Davison, M., Evans, A.: Short communication. A system for the automated diagnosis of abnormality in breast thermograms. Br. J. Radiol. *50*, 231–232 (1977)

Nienhaus, H.: Morphometrie von Präcancerosen der Mamma. Arch. Gynaekol. *224*, 519–520 (1977)

Nime, F.A., Rosen, P.P., Thaler, H.T., Ashikari, R.,

Urban, J.A.: Prognostic significance of tumor emboli in intramammary lymphatics in patients with mammary carcinoma. Am. J. Surg. Pathol. *1*, 25–30 (1977)

Nizze, H.: Zum morphologischen Verhalten des erhaltenen Brustdrüsengewebes bei Fibroadenomen, fribrosierenden Adenosen, Epithelproliferationen und Mammakarzinomen. Arch. Geschwulstforsch. *1*, 34–39 (1973)

Nordenström, B.: Diskussionsbeitrag. Internationales Symposium percutane Punktion und Vasookklusion, 7.–9. Mai 1979, München

Nordenström, B., Zajicek, J.: Stereotaxic needle biopsy and praeoperative indication of nonpalpable mammary lesions. Acta Cytol. (Baltimore) *21*, 450–459 (1977)

Nunnerly, H.B., Field, S.: Mammary duct injection in patients with nipple discharge. Br. J. Radiol. *45*, 717–720 (1972)

Oeser, H., Koeppe, P., Rach, K.: Das vermeintliche Krebsrisiko der Mammographie. ROEFO *125*, 487 (1976)

Opderbecke, H.W.: Anästhesie und ärztliche Sorgfaltspflicht. Berlin, Heidelberg, New York: Springer 1978

Osborne, M.P., Jewkes, R., Jeyasingh, K., Vincenti, A., Burn, J.: Internal mammary lymph node scanning in the staging of breast cancer. Clin. Oncol. *4*, 393 (1978)

Osmers, F., Kronholz, H.L., Schütz, J.: Belichtungsautomatik in der Xero-Mammografie. Autoreferate S. 84. 58. Tagung der Deutschen Röntgengesellschaft, Münster 1977

Osmers, F., Strunk, E., Clemens, M., Walther, B.: Kaposi sarcoma of breast with osseous and pulmonary involvement. ROEFO *129*, 350–352 (1978)

Otto, R., Engeler, V.: Die Bedeutung der Mammographie für Prognose und Therapie der Mastophie. Gynaekol. Rundsch. [Suppl. 1] *17*, 80–82 (1977)

Otto, R., Engeler, V., Petrolli, C.: Stellung der Xeroradiography neben der routinemäßig durchgeführten konventionellen Mammographie. Roentgenblaetter *29*, 66–75 (1976)

Ozzello, L.: Epithelial-stromal-junction of normal and dysplastic mammary glands. Cancer *25*, 586–593 (1970)

Page, D.L., Vander Zwaag, R., Rogers, L., Williams, L., Walker, W., Hartmann, W.: Relation between component parts of fibrocystic disease complex and breast cancer. J. Natl. Cancer Inst. *61*, 1055–1063 (1978)

Palmieri, B., Baracchi, S., Bruni, G.: Carcinoma of the male breast. Apropos of 18 cases. Minerva Chir. *33*, 477–485 (1978)

Panaro, V.A.: Radiologist's assessment of mammography. N.Y. State J. Med. *78*, 758–759 (1978)

Pape, C., Stegner, H.E.: Vortrag, Dtsch. Gesellschaft für Elektronenmikroskopie, Karlsruhe 1971

Papez, L., Psenicka, O., Chmelik, V., Smejkal, V., Suna, Z., Vadhousek, J., Bakalar, Z., Smoranc, P.: Mammographic evaluation of women with high potential for breast cancer. Zentralbl. Gynaekol. *100*, 34–40 (1978)

Park, W.M., Reece, R.L.: Fundamental aspects of medical thermography. Teaching booklet Nr. 3. London: British Institute of Radiology 1976

Pedio, G.: Diagnose und Schnelldiagnose der Brustdrüsentumoren durch Feinnadelpunktion. Schweiz. Med. Wochenschr. *106*, 477–480 (1976)

Penn, W.: Quality, dosage and hazard rates in mammography. Strahlenschutz Forsch. Prax. *18*, 101–103 (1977)

Pentek, Z., Balogh, J., Bako, B., Elias, S.: Mikrokalzifikation im männlichen Mammakarzinom. Fortschr. Geb. Roentgenstr. *223*, 90–91 (1975)

Persaud, V., Talerman, A., Jordan, R.: Pure adenoma of the breast. Arch. Pathol. *86*, 481–483 (1968)

Peters, T.G., Donegan, W.L., Burg, E.A.: Minimal breast cancer: a clinical appraisal. Ann. Surg. *186*, 704–710 (1977)

Pettingale, K.W., Merrett, T.G., Tee, D.E.: Prognostic value of serum levels of immunoglobulins (IgG, IgA, IgM and IgE) in breast cancer; a preliminary study. Br. J. Cancer *36*, 550–557 (1977)

Peyster, R.G., Kalisher, L.: Needle localization of nonpalpable lesions of the breast. Surg. Gynecol. Obstet. *148*, 703–706 (1979)

Peyster, R.G., Kalisher, L., Cole, P.: Mammographic parenchymal patterns and the prevalence of breast cancer. Radiology *125*, 387–391 (1977)

Picard, J.D.: Le sein. The breast. Ann. Radiol. *9*, 13–88 (1974)

Pietruszka, M., Barnes, L.: Cystosarcoma phylloides. A clinicopathologic analysis of 42 cases. Cancer *41*, 1974–1983 (1978)

Pirquet, C.: Allergie des Lebensalters, Thieme Leipzig 1930

Pistolesi, G.F., Gortenuti, G., Acciarri, L., Soardi, G.A.: L'erreur en mammographie. Senologia *2*, 28 (1976)

Pitot, H.C.: The natural history of neoplasia: newer insights into an old problem. Am. J. Pathol. *89*, 402–412 (1977)

Pochaczevsky, R., Meyers, P.H.: The value of vacuum contoured, liquid crystal, dynamic breast thermoangiography. Acta Thermograph. *4*, 8–16 (1979)

Pomerance, W.: The cancer-screening dilemma. Postgrad. Med. *64*, 55–63 (1978)

Pories, W.J.: Mammary carcinoma. Langenbecks Arch. Chir. *347*, 53–60 (1978)

Prechtel, K.: Altersabhängiger Strukturwandel der weiblichen Brustdrüse (Flächenprozentbestimmung). Verh. Dtsch. Ges. Pathol. *54*, 393–397 (1970)

Prechtel, K.: Zytologische Diagnostik des Mammakarzinoms. Med. Welt *27*, 1028–1032 (1976)

Prechtel, K.: Benign diseases of the female breast. Histology, normal and abnormal. In: Gynecology and obstetrics. Castelazo-Ayala, L. (eds.), pp. 135–138. Amsterdam: Excerpta Medica 1977

Prechtel, K., Gehm, O.: Pathologie der Vor- und Frühstadien des Mammacarcinoms. Verh. Dtsch. Ges. Pathol. *59*, 498 (1975a)

Prechtel, K., Gehm, O.: Morphologisch faßbare Vorstadien des Mamma-Karzinoms. Oesterr. Z. Onkol. *2*, 122–129 (1975b)

Prechtel, K., Gehm, O.: Prospective significance of mastopathies. In: Early diagnosis of breast cancer. Cancer campaign, Grundmann, E., Beck, L. (eds.), Vol. 1, pp. 107–111. Stuttgart, New York: Fischer 1978

Prechtel, K., Hallbauer, M.: Ein Beitrag zur Prognose des Mammakarzinoms nach zweizeitigem Operationsverfahren. Geburtshilfe Frauenheilkd. *39*, 187–194 (1979)

Prechtel, K., Rudzki, G.: Histomorphologisch nachweisbare Brustdrüsenveränderungen während des biphasischen Ovarzyklus. Geburtshilfe Frauenheilkd. *33*, 370–381 (1973)

Quimet-Oliva, D., Herbert, G.: Galactography: a method of unsuspected cancers. Am. J. Roentgenol. *120*, 55–61 (1974)

Raininko, R., Linna M.I., Raesaenen, O.: Preoperative localization of nonpalpable breast tumours. Acta Chir. Scand. *142*, 575–578 (1976)

Ramioul, H., Dejardin, R.: Value of liquid crystal plate thermography in breast diseases. Rev. Med. Liege *32*, 181–184 (1977)

Ramirez, G., Ansfield, F.J.: Carcinoma of the breast in children. Arch. Surg. *96*, 222–228 (1968)

Rasmusson, B., Roesdahl, K., Lindgreen, P.: Parathyroid hormone and calcitonin in serum of patients with mammary carcinoma. Acta Radiol. Oncol. Rad. Phys. [B] *17*, 269–276 (1978)

Rate, R.G.: Male breast carcinoma: an analysis of four cases. J. Kans. Med. Soc. *78*, 503–505 (1977)

Redfern, A.B., Ryan, J.J., Su, T.C.: Calcification of the fibrous capsule about mammary implants. Plast. Reconstr. Surg. *59*, 249–251 (1977)

Rees, B.I., Gravelle, I., Hughes, L.: Nipple retraction in duct ectasia. Br. J. Surg. *64*, 577–580 (1977)

Reinhardt, K.: Arteriographischer Befund bei einem zystischen Osteoidsarkom der Mamma. ROEFO *118*, 212–219 (1973)

Reinhardt, K.: Verkalkung eines Fettgewebstransplantates in der Mamma. Roentgenblaetter *27*, 418–423 (1974)

Reinisch, H., Schneider, G.: Mammadiagnostik: Mammographie–Punktionszytologie, Ergänzung und Vergleich. Arch. Geschwulstforsch. *47*, 595–610 (1977)

Richter, B.: Efficiency of mammographic mass screening. ROEFO *129*, 494–500 (1978)

Richter, B., Rausch, L.: Comparison of risk, costs and advantages of mammography. Strahlenschutz Forsch. Prax. *17*, 158–168 (1977)

Ries, E.: Diagnostic lipiodol injection into milk ducts followed by abscess formation. Am. J. Obstet. Gynecol. *20*, 414–417 (1930)

Riley, R.C., Gallagher, J., Chang, C.: Physical aspects

of a dedicated mammographic CT scanner. Invest. Radiol. *12*, 405 (1977)

Rimsten, A., Stenkvist, B.: Diagnostic delay in cancer of the breast. Ann. Chir. Gynaekol. *64*, 353–360 (1975)

Rimstein, A., Skoog, V., Stenkvist, B.: On the significance of nipple discharge in the diagnosis of breast disease. Acta Chir. Scand. *142*, 513–518 (1976)

Roach, J.H., Hilleboe, H.E.: Xeroradiography. Am. J. Roentgenol. *73*, 5–32 (1955)

Robbins, G.F., Brothers, J.H., III, Eberhart, W.F., Quan, S.: Is aspiration biopsy of breast cancer dangerous to the patient. Cancer *7*, 774–778 (1954)

Rogers, J.V., Powell, R.W.: Mammographic indications for biopsy of clinically normal breasts: correlation with pathologic findings in 72 cases. Am. J. Radiol. *115*, 794–800 (1972)

Rohricht, G., Freitag, J., Lienig, L.: Correlation of galactographic and mammographic findings with histological examinations in pathological mammary secretions. Zentralbl. Chir. *103*, 1546–1551 (1978)

Rosemond, G.P., Maier, W.P., Drober, T.J.: Needle aspiration of the breast cysts. Cancer *32*, 33–38 (1973)

Rosen, P.P.: Frozen section diagnosis of breast lesions. Recent experience with 556 consecutive biopsies. Ann. Surg. *187*, 17–19 (1978)

Rosen, P.P.: The pathological classification of human mammary carcinoma: past, present and future. Ann. Clin. Lab. Sci. *9*, 144–156 (1979)

Rosen, P.P., Snyder, R.E., Robbins, G.: Specimen radiography for nonpalpable breast lesions found by mammography: Procedures and results. Cancer *34*, 2028–2033 (1974)

Rosen, Y., Papasozomenos, S., Gardner, B.: Fibromatosis of the breast. Cancer *41*, 1409–1413 (1978)

Rudoy, R.C., Nelson, N.D.: Breast diseases in childs. Am. J. Dis. Child. *129*, 1031–1039 (1975)

Ruegg, P., Sulser, H.: Cystosarcoma phylloides mammae. Schweiz. med. Wochenschr. *105*, 1346–1351 (1975)

Rummel, W.: Atypical papillomatosis of breast. Dtsch. Med. Wochenschr. *103*, 14 (1978)

Rummel, W.: Kindermann, G.: Das morphologische Substrat röntgenologisch festgestellter Mikroverkalkungen der Brustdrüse. Verh. Dtsch. Ges. Pathol. *59*, 502 (1975)

Rummel, U., Kindermann, G., Egger, H., Weishaar, J., Mueller, A., Paterok, E.M., Willgeroth, F.: Mikrokalk in der Mammographie. Operative Abklärung und histologische Befunde. Zum Problem der Diagnose des okkulten Mammakarzinoms. Geburtshilfe Frauenheilkd. *36*, 1053–1061 (1976)

Russ, J.E., Winchester, D.P., Scanlon, E.F., Christ, M.A.: Cytologic findings of aspiration of tumors of the breast. Surg. Gynecol. Obstet. *146*, 407–411 (1978)

Ryan, J.: Mammographic screening for breast cancer. Med. J. Aust. *1*, 21 (1979)

Saebel, M., Weishaar, J., Aichinger, H.: Belichtungsmessung bei der Xeromammografie. Electromedica 5, 150–154 (1977)

Salomon, A.: Beiträge zur Pathologie und Klinik des Mammakarzinoms. Langenbecks Arch. Klin. Chir. 101, 573 (1913)

Saltzstein, E.C., Tavaf, A., Latorraca, R.: Breast carcinoma in a young man. Arch. Surg. 113, 880–881 (1978)

Sannan, H.J., Ruby, W., Garb, S., Bograd, M., Levine, S.: Disseminated breast cancer. Rocky Mt. Med. J. 75, 247–254 (1978)

Sarrazin, D., Mouriesse, H., Arriagada, R., May-Levin, F., Lasser, P., Contesso, G.: Les facteurs cliniques de pronostic dans le cancer du sein. Bull. Cancer (Paris) 64, 477–486 (1977)

Sartorius, O.W., Morris, P.L., Benedict, O.L., Smith, H.S.: Contrast ductography for recognition and localization of benign and malignant breast lesions: an improved technique. In: Breast carcinoma. Logan, W.W. (ed.), pp. 281–300. New York: Wiley 1977a

Sartorius, O.W., Smith, H.S., Morris, P., Benedict, D., Friesen, L.: Cytologic evaluation of breast fluid in the detection of breast disease. J. Natl. Cancer Inst. 59, 1073–1080 (1977b)

Sawai, M., Talvalkar, G.: Infarction of fibroadenoma in breast. Indian J. Cancer 14, 154–156 (1977)

Sayler, C., Egan, J., Raines, J., Goodman, M.: Mammographic screening. Value in diagnosis of early breast cancer. JAMA 238, 872–873 (1977)

Scarff, R.W., Torloni, H.: Histological typing of breast tumors. Genf: World Health Organization 1968

Schauer, A.: Pathology of mammary carcinoma. Langenbecks Arch. Chir. 345, 39–44 (1977)

Schmidt-Hermes, H.J., Loskant, G.: Verkalkte Fettgewebsnekrose der weiblichen Brust. Med. Welt 26, 1179–1180 (1975)

Schneider, G., Kindl, P., Spreizer, H.: Neue Aspekte für die Beurteilung der Parenchymbelastung bei der Mammographie. ROEFO 128, 82–95 (1978)

Schneider-Affeld, F., Fournier, D. von, Wurster, K.H., Hueter, J., Kubli, F.: Praeoperative Diagnosen und histologische Befunde bei 51 subcutanen Mastectomien. Arch. Gynaekol. 224, 339–340 (1977)

Schöndorf, H.: Die Aspirationszytologie der Brustdrüse. Stuttgart, New York: Schattauer 1977

Schöndorf, N., Limburg, H.: Erfassung und Überwachung von Risikofällen für die Frühdiagnose des Mammakarzinomes durch Mehrfachdiagnostik. Arch. Gynaekol. 224, 335–336 (1977)

Schubert, R., Hassenburger, J., Beller, F.: Telethermography in the after care of breast neoplasms. Med. Welt 28, 1137–1142 (1977)

Schultz, A.: Pathologische Anatomie der Brustdrüse. In: Handbuch der speziellen pathologischen Anatomie und Histologie. Lubarsch, Henke (Hrsg.), Bd. 7/II. Berlin: Springer 1933

Schultz, M.M., Morales, J.O., Fishbein, P.G., Steinberg, A.J.: Bilateral breast uptake of 99Tc polyphosphate in a patient with metastatic adeno carcinoma. Radiology 118, 377–378 (1976)

Schweiger, M., Herfarth, C.: Erkrankungen der Brustdrüse. In: Klinik der Frauenheilkunde und Geburtshilfe. Schwalm, H., Döderlein, G. (Hrsg.), Bd. VII, S. 559–636. München, Berlin, Wien: Urban & Schwarzenberg 1968

Seifert, J.: Das Mammogramm und seine Deutung. Darmstadt: Schwarzkopf 2. Aufl. 1975

Sgro, M., Belloni, G., Guidi, R., Stefanazzi, G.: Fourteen cases of malignant neoplasia of the male breast. Minerva Chir. 33, 287–292 (1978)

Shepard, T.J., Crile, G., Strittmatter, W.C.: Roentgenographic evaluation of calcifications seen in paraffin block specimens of mammary tumors. Radiology 78, 967–969 (1962)

Sheth, M.T., Hathway, D., Petrelli, M.: Pleomorphic adenoma ("mixed tumor") of human female breast mimicking carcinoma clinico-radiologically. Cancer 41, 659–656 (1978)

Shrivastava, P.N., Lynn, S., Ting, J.: Exposures to patient and personnel in computed axial tomography. Radiology 125, 411–416 (1977)

Sickles, E.A.: Heavy-particle mammography. In: Breast carcinoma. Logan, W.W. (ed.), pp. 239–241. New York: Wiley 1977b

Sickles, E.A., Genant, H.: Controlled single-blind clinical evaluation of low-dose mammographic screenfilm systems. Radiology 130, 417–420 (1979)

Sievert, R.: Two methods of roentgen microradiophotography. Acta Radiol. (Stockh.) 17, 218–235 (1936)

Silverman, M.A., Bobbitt, D., Railey, C., Ng, A., Vogel, C., Pardo, M., Derhagopian, R., Leif, R.: Centrifugal cytology of nipple aspirates from nonlactating women. Acta Cytol. (Baltimore) 22, 603 (1978)

Sitzman, S.B.: A new needle for pre-operative localization of nonpalpable breast lesions. Radiology 131, 533–534 (1979)

Smith, K.T., Wagner, S.L., Guenther, R.B., Solemon, D.C.: The diagnosis of breast cancer in mammograms by the evoluation of density patterns. Radiology 125, 383–386 (1977)

Snyderman, R., Meadows, L., Holder, W., Wells, S., Jr.: Abnormal monocyte chemotaxis in patients with breast cancer: Evidence for a tumor-mediated effect. J. Natl. Cancer Inst. 60, 737–740 (1978)

Soini, I., Hakama, M.: Failure of selective screening for breast cancer by combining risk factors. Int. J. Cancer 22, 275–281 (1978)

Sommer, M.: O cancer da mama. Nu eva da Xero-Radiografia. Brasilien: Artenova 1976

Spiesberger, W.: Mammogram inspection by computer. IEEE Trans. Biomed. Eng. 26, 213–219 (1979)

Spriggs, A.I.: History of cytodiagnosis. J. Clin. Pathol. 30, 1091–1102 (1977)

Springall, D.R., Levene, M., Tee, D.: Chronic cystic disease of the breast. Lancet 1978 II, 432

Stark, A.M.: Value of thermography as one modality in a screening project for breast cancer. In: Breast carcinoma. Logan, W.W. (ed.), pp. 259–264. New York: Wiley 1977a

Stark, A.M.: Thermography in breast screening. Electrodiagn. Ther. *14*, 153–159 (1977b)

Stark, A.M.: The role of thermography in early breast cancer and the socio-economic aspects of screening. Gynaekol. Rundsch. [Suppl. 1] *17*, 29–38 (1977c)

Stegner, H.E.: Klinisch-histopathologische Korrelation beim Mammakarzinom. Arch. Gynaekol. *211*, 46 (1971)

Stegner, H.E.: Pathologisch-anatomische Aspekte der organerhaltenden Therapie bei Karzinom-Frühstadien der Mamma. Oesterr. Z. Onkol. *2*, 136–144 (1975)

Stewart, F.W.: Atlas of tumor pathology. Washington: AFIP 1950

Stockarovia, D., Hrubanova, E., Hledik, E.: Augmentation of the breasts using hydrophilic gel. Results after 5 years (in Czech). Rozhl. Chir. *55*, 110–114 (1976)

Strax, P.: The role of thermography as compared with mammography. Int. J. Radiat. Oncol. Biol. Phys. *2*, 751–752 (1977a)

Strax, P.: Film-screen experience in the screening center. In: Breast carcinoma. Logan, W.W. (ed.), pp. 159–167. New York: Wiley 1977b

Strax, P.: Screening for breast cancer. Clin. Obstet. Gynecol. *20*, 781–801 (1977c)

Sugar, J.: Pathology of human precanceroses. Skin. Larynx and breast. Acta Morphol. Acad. Sci. Hung. *24*, 401–415 (1976)

Surbey, W.J., Buntan, N.L., Dudgeon, D.L.: The surgical management of pediatric breast masses. Pediatric *56*, 736–741 (1975)

Szepanik, E., Hamann, W.: Intraoperative schnellzytologische Beurteilung von Mammatumoren. Muench. Med. Wochenschr. *117*, 1877–1886 (1975)

Tabar, L.: The significance of mammography, galactography, and pneumozystography in dectection of occult carcinomas of the breast. Surg. Gynecol. Obstet. *137*, 71–77 (1973)

Tabar, L., Kadas, J., Marton, Z., Nemeth, A., Kosaras, B.: The significance of mammography, galactography and pneumocystography in detection of carcinomas of the breast. Surg. Gynecol. Obstet. *137*, 71–76 (1973)

Tabar, L., Kett, K., Nemeth, A.: Tuberculosis of the breast. Radiology *118*, 587–592 (1976)

Tang, P.H., Petrelli, M., Robechek, P.: Stromal sarcoma of breast. A light and electron microscopic study. Cancer *43*, 209–217 (1979)

Tannenbaum, M., Weiss, M., Marx, A.J.: Ultrastructure of the human mammary ductule. Cancer *23*, 958–972 (1969)

Thiels, C., Dumke, K.: Mammaverkalkung nach Paraffininjektion. ROEFO *126*, 173–174 (1977)

Threatt, B., Appelman, H.D.: Mammarx duct injection. Radiology *108*, 71–75 (1973)

Threatt, B., Appelman, H., Dow, R., O'Rourke, T.: Percutaneous needle localization of clustered mammary microcalcifications prior to biopsy. Am. J. Roentgenol. Radium Ther. Nucl. Med. *121*, 839–842 (1974)

Toker, C.: Observations on the ultrastructure of a mammary ductule. J. Ultrastruct. Res. *21*, 9–23 (1967)

Tricoire, J.L., Mariel, J.P., Amiel, G., Poirot, G., Lacour, J., Fajbisowicz, S.: Thermographie en plaque. Presse Med. *78*, 2843–2494 (1970)

Tricoire, J., Mariel, L., Amiel, J.P.: Thermographie et diagnostic des petites tumeurs du sein. Nouv. Presse Med. *17*, 1117–1128 (1973)

Truesdale, B.H., Johnson, R., Evins, S.: Carcinoma of bladder metastatic to breast. Urology *13*, 430–431 (1979)

Unterwood, J.C.: A morphometric analysis of human breast carcinoma. Br. J. Cancer *26*, 234–239 (1972)

Urban, J.A., Papachristou, D., Taylor, J.: Bilateral breast cancer: biopsy of the opposite breast. Cancer [Suppl. 4] *40*, 1968–1973 (1977)

Vaillant, W.K.T.: Versuche zur Früherkennung des Mammakarzinoms durch Thermographie. Dissertation, München 1970

Valdagni, C.: Thermography in breast cancer screening (first experience). Acta Thermograph. *2*, 100–102 (1977)

Verhaeghe, M., Conillot, M., Herbeau, J., Wurtz, A., Verhaeghe, G.: Le triple diagnostic cyto-radio-clinique dans les tumeurs du sein (á propos de 2460 cas). Mem. Acad. Chir. *95*, 48–61 (1969)

Vilcoq, J.R., Schlienger, P., Calle, R., Picco, C.: Facteurs pronostiques des épithéliomas mammaires. Bull. Cancer (Paris) *64*, 487–503 (1977)

Villarreal, R.L., Parkey, R.W., Boute, F.J.: Experimental pertechnetate mammography. Radiology *111*, 657–661 (1974)

Vogel, W.: Die Röntgendarstellung von Mammatumoren. Arch. Klin. Chir. *171*, 618–629 (1932)

Volk, M., Schondorf, H., Naujoks, H.: In vitro studies of human breast carcinoma cells obtained by aspiration biopsy. Z. Krebsforsch. Klin. Onkol. *92*, 301–308 (1978)

Wagai, T., Tsutsumi, M.: Ultrasound examination of the breast. In: Breast carcinoma. Logan, W.W. (ed.), pp. 325–342. New York: Wiley 1977

Wagner, H., Osmers, F., Beller, F.K.: Zur Wertigkeit der Röntgenuntersuchung der Mamma nach Augmentations- und Reduktionsplastik. Autoreferate S. 17. 58. Tagung der Dtsch. Röntgengesellschaft, Münster 1977

Wagner, R.F.: Physical factors that affect mammographic image. In: Breast carcinoma. Logan, W.W. (ed.), p. 61 New York: Wiley 1977

Wallace, J.W.J., Champion, H.R.: Histologic features of the primary tumor constriction to the prognosis in breast cancer. Br. J. Surg. *58*, 862 (1971)

Wallgren, A., Silfverswaerd, C., Zajicek, J.: Evaluation of needle aspirates and tissue sections as prognostic factors in mammary carcinoma. Acta Cytol. (Baltimore) 20, 313–318 (1976)

Warren, S.L.: A roentgenologic study of the breast. Am. J. Roentgenol. 24, 113–124 (1930)

Waugh, D., Hoeven, E. von der: The fine structure of the human adult female breast. Lab. Invest. 11, 220–236 (1962)

Webster, E.W., Kalisher, L.: Minimal-exposure film-screen techniques for mammography. In: Breast carcinoma. Logan, W.W. (ed.), pp. 197–206. New York: Wiley 1977

Wegener, O.H.: Xeroradiografie eine Alternative zur Mammografie? Aerztl. Prax. 19, 779–783 (1976)

Weishaar, J., Panterok, E.M., Müller, A., Willgeroth, F.: Zur Mammografie mit einer Aufnahme. Dtsch. Med. Wochenschr. 101, 1865–1866 (1976)

Weissleder, H., Kiefer, H.: Mammography with minimal radiation dosage. Comparative studies on various imaging systems. ROEFO 126, 520–528 (1977)

Wellings, S.R., Wolfe, J.: Correlative studies of the histological and radiographic appearance of the breast parenchyma. Radiology 129, 299–306 (1978)

Wellings, S.R., Jensen, H.M., Marcum, R.G.: An atlas of subgress pathology human breast with special references to possible precancerous lesions. J. Natl. Cancer Inst. 55, 231–251 (1975)

Wenner, S.M., Fineberg, C.: Primary lymphosarcoma of the breast – case report. Pa. Med. 82, 39 (1979)

Wesahler, Z., Horn, Y., Siew, F.: Experience with contrast mammography with diagnosis of various breast diseases. Isr. J. Med. Sci. 11, 448–457 (1975)

Wheeler, J.E., Enterline, H.T.: Lobular carcinoma of the breast in situ and infiltrating. Pathol. Annu. 11, 161–170 (1976)

Widow, W.: Atlas zur klinischen Diagnostik der Brust. Berlin: Akademie 1968

Wilkinson, A.R., Lee, J., Hutton, J., Oates, G., Morgan, M., Ohare, M.: Is mammography of the remaining breast useful. Clin. Oncol. 4, 391 (1978)

Willgeroth, F., Paterok, E., Sabel, M., Weishaar, J.: Xeromammography. Roentgen-Bl. Klin. Prax. 31, 323–325 (1978)

Wilson, S.L., Ehrmann, R.: Cytologic diagnosis of breast aspirations. Acta Cytol. (Baltimore) 22, 470–475 (1978)

Witt, H., Bürger, H.: Mammadiagnostik im Röntgenbild. Berlin: de Gruyter 1968

Witt, H., Bürger, H.: Xeroradiographie der Mamma. In: Atlas der Xeroradiografie. München: Urban & Schwarzenberg 1976 (S. 41)

Wockel, W.: Postmastectomy lymphangiosarcoma. Dtsch. Med. Wochenschr. 102, 1698 (1977)

Wolf, G., Kucera, H., Kubista, E.: Accuracy of triple-diagnosis of the "small" carcinoma of the mamma. Roentgenblaetter 31, 26–30 (1978)

Wolf, M.: Zur Punktions- und Markierungsdiagnostik beim Brustdrüsentumor. Schweiz. Med. Wochenschr. 107, 982–983 (1977)

Wolfe, J.N.: Mammography: Errors in diagnosis. Radiology 87, 214–219 (1966)

Wolfe, J.N.: Xeroradiography of the breast. Springfield, Ill.: Thomas 1972

Wolfe, J.N.: Analysis of 462 breast carcinomas. Am. J. Roentgenol. Radium Ther. Nucl. Med. 121, 846–853 (1974)

Wolfe, J.N.: Risk of developing breast cancer determined by mammography. Prog. Clin. Biol. Res. 12, 223–238 (1977)

Wolfe, J.N.: Xeroradiography of the breast. In: Early diagnosis of breast cancer. Cancer campaign. Grundmann, E., Beck, L. (eds.), Vol. 1, pp. 137–147. Stuttgart, New York: Fischer 1978

Wolfe, J.N., Wilkie, R.C.: Breast pattern classification and observer error. Radiology 127, 343–344 (1978)

Wolfe, J.N., Dooley, R.P., Harkins, L.E.: Xeroradiography of the breast: A comparative study with conventional film mammography. Cancer 28, 1569–1574 (1971)

Wunderlich, M.: Die Exfoliativzytologie der sezernierenden Mamma. Arch. Geschwulstforsch. 47, 627–633 (1977)

Zajdela, A., Ghossein, N.A., Pilleron, J.P., Ennuyer, A.: The value of aspiration cytology in the diagnosis of breast cancer. Cancer 35, 499–509 (1975)

Zajicek, J.: Monographs in clinical cytology aspiration biopsy cytology, part I. Basel: Karger 1974

Zajicek, J.: Fine-needle aspiration biopsy of palpable breast lesions. In: Breast carcinoma. Logan, W.W. (ed.), pp. 319–324. New York: Wiley 1977

Zajicek, J.: Aspiration biopsy cytology of breast carcinoma. In: Early diagnosis of breast cancer. Cancer campaign. Grundmann, E., Beck, L. (eds.), Vol. 1, pp. 175–181. Stuttgart, New York: Fischer 1978

Zajicek, J., Caspersson, T., Jacobsson, P., Kudynowski, J., Linsk, J., Us-Krasovec, M.: Cytologic diagnosis of mammary tumors from aspiration Biopsy Smears. Comparison of cytologic and histologic findings in 2111 lesions and diagnostic use of cytophotometry. Acta Cytol. 14, 370–376 (1970)

Zimmerman, A.L., King, E.B., Barrett, D.L., Petrakis, N.L.: The incidence and significance of intracytoplasmic calcifications in nipple aspirate specimens. Acta Cytol. (Baltimore) 21, 685–692 (1977)

Zippel, H.H., Henatsch, H., Kunze, W.: Morphometric and cytophotometric investigations of lobular neoplasia of the breast with ductal involvement. J. Cancer Res. Clin. Oncol. 93, 265–274 (1979)

Zuckermann, H.C.: Mammography in the diagnosis of cancer of the breast. In: Progress in clinical cancer. Ariel, I.M. (ed.), Vol. 1, p. 185. New York: Grune & Stratton 1965

Zuppinger, A.: Die theoretischen Grundlagen und Möglichkeiten der röntgenologischen Weichteiluntersuchungen. Leipzig: Thieme 1935

Mastectomy and Irradiation in Breast Cancer

By

S. KAAE

With 4 Figures and 16 Tables

A. Therapeutic Principles in Operable Breast Cancer

The most common method of treating operable breast cancer is still the classic Halsted operation (radical mastectomy; see GREINER and WIDOW, 1977) or minor modifications thereof. Frequently, this operation is supplemented by radiotherapy. Preoperative irradiation has been widely used and still is (BACLESSE, 1962; FLETCHER, 1967), but now mainly in locally or regionally more advanced cases. More often, postoperative irradiation is administered, in some clinics only to the supraclavicular region, axilla, and internal mammary chain.

During the past 20–25 years efforts have been made to improve the therapeutic results by two different approaches. The radical operation was extended to include dissection of the internal mammary chain and/or the supraclavicular lymph nodes (DAHL-IVERSEN and TOBIASSEN, 1969; URBAN, 1959; WANGENSTEEN, 1957). However, both DAHL-IVERSEN and WANGENSTEEN later abandoned the extended operations. URBAN still recommends removal of the internal mammary chain in radical mastectomy. ANGLEM and LEBER (1972) believe that removal of the affected lymph nodes is the best form of treatment. The National Surgical Adjuvant Breast Project aimed at making a contribution to the establishment of an optimal therapy. The comprehensive investigations carried out by FISHER et al. (1977) indicated no difference in the results of treatment using conventional radical mastectomy, total mastectomy with postoperative regional irradiation, and total mastectomy with removal of the axillary lymph nodes. Similarly, there was no difference between patients with clinically positive lymph nodes that were treated with radical mastectomy or total mastectomy followed by irradiation. These detailed investigations of treated mammary carcinomas indicate up to now a 3-year survival period.

Others have restricted the surgical procedure, supplementing it instead with radiotherapy. (As early as 1889 HEIDENHAIN drew attention to the significance of simple mastectomy and its results). This may be in the form of simple mastectomy (McWHIRTER, 1967) or merely excision of a minor tumor (MUSTAKALLIO, 1954; RISSANEN, 1969; BACLESSE et al., 1960; INGELS, 1969; TASKINEN et al., 1974). A few have tried radiotherapy without operation (BACLESSE, 1952; LENZ, 1952; AMALRIC and SPITALIER, see this Handbook, p. 301).

HANDLEY and THACKRAY (1969), DELARUE et al. (1969), AUCHINCLOSS (1963) and WILLIAMS and STONE (1969) use conservative radical mastectomy, with preservation of the pectoral muscles, and axillary dissection (AUCHINCLOSS performs only subtotal axillary dissection). This conservative radical operation, or simple mastectomy with axillary dissection, may be supplemented by irradiation of the axillary apex and the supraclavicular region.

CRILE (1968) has reported that the 5-year survival rate among patients whose axillae, at the time of operation, contained no palpably involved nodes was 13% higher when the nodes were left in place and not irradiated than when they were removed with the breast. The 5-year survival rates at an early stage of disease are reported to be between 60% and 80% after radical mastectomy alone (see Table 1). According to BARKAY (1971), the 5-year survival rates of patients in stage I range from 62% to 84%, and in stage II from 41% to 60% (see Table 2).

Table 1. Survival rates after mastectomy

Author	No. of cases	Stage	Method of treatment	Survival rate	Recurrence, metastases
WATSON (1966)	1149	I	Radical mastectomy	5-year: 68%	
HAAGENSEN et al. (1969)	482	I	Radical mastectomy	5-year: 77%	
BUCALOSSI et al. (1971)	507	T1–T2	Extensive mastectomy	5-year: 67%	
URBAN and CASTRO (1971)	383	I	Radical masteotomy	5-year: 72%	
DONEGAN (1974)	318	A	Radical mastectomy	5-year: 76% 10-year: 70% }	17% Axillary metastases
	18		Simple mastectomy	5-year: 70% 10-year: 51% }	15% Recurrence
GREINER and WIDOW (1974)	25	T1	Radical mastectomy	5-year: 60% }	10% Recurrence
	25	T2	Radical mastectomy	5-year: 56% }	
Kister (1974)	418	T1-N0	Radical mastectomy	10-year: 77%	6.5% Local recurrence
	190	T1-N2	Radical mastectomy	40%	
LIVINGSTON and ARLEN (1974)	172	I+II	Radical mastectomy	5-year: 75% 10-year: 63%	
CLEMMESEN (1976)	316	I Under 55-years	Radical mastectomy	5-year: 80%	
	679	Over 55-years	Radical mastectomy	52%	
	67	II Under 55-years	Radical mastectomy	42%	
	131	Over 55-years	Radical mastectomy	26%	
HERMANDEZ-RICHTER et al. (1971)	43	I+II	Radical mastectomy	5-year: 68%	

Table 1. (continued)

Author	No. of cases	Stage	Method of treatment	Survival rate	Recurrence, metastases
CRILE (1975)	69	I	Simple mastectomy	5-year: 63% 10-year: 48% 15-year: 25%	
	62	I	Radical mastectomy	5-year: 60% 10-year: 36% 15-year: 25%	
VALAGUSSA et al. (1978)	335	T1-N0	Radical mastectomy	5-year: 80% 10-year: 71%	
	381	T1-N1	Radical mastectomy	5-year: 35% 10-year: 25%	
WALLGREN et al. (1978)	321	I+II	Radical mastectomy	5-year: 71%	Recurrence 17% (55 patients) Metastases 21% (66 patients)

Table 2. Comparison the 5-year survival rates of patients divided according to stage of disease and treatment (BARKAY, 1971)

Treatment	Author	Stage I	Stage II
Supraradical mastectomy	DAHL-IVERSEN et al. (1969)	227 (77%)	61 (48%)
	KAAE and JOHANSEN (1969)	137 (74%)	32 (47%)
Amputation of the breast and tangential irradiation	DEVITT and BEATTLE (1964)	318 (76%)	206 (44%)
	LEWINSON (1963)	113 (66%)	138 (41%)
	MILLER (1966)	81 (80%)	30 (57%)
	BARKAY (1971)	29 (76%)	65 (42%)
Amputation of the breast	HAAGENSEN-COOLEY (1963)	344 (84%)	138 (59%)
	BUTCHER (1964)	216 (76%)	135 (48%)
Total mastectomy with removal of the axilla	HANDLEY and THACKRAY (1969)	77 (75%)	58 (57%)
	WILLIAMS et al. (1963)	68 (72%)	57 (60%)
Total mastectomy and irradiation according to McWHIRTER	KAAE and JOHANSEN (1959)	159 (70%)	28 (50%)
	DEVITT (1964)	191 (68%)	42 (55%)
	BARKAY (1971)	48 (63%)	9 (44%)
Total mastectomy	KENNEDY and MILLER (1963)	115 (62%)	34 (41%)

The therapeutic results in operable breast cancer depend largely upon the criteria of operability. In 1943 HAAGENSEN and STOUT published their criteria of operability based predominantly upon a clinical assessment. They demonstrated that in the presence of certain criteria, radical mastectomy did not lead to any recurrence-free 5-year survival and that it even shortened the survival time. HAAGENSEN (HAAGENSEN and COOLEY, 1969) started the operation by exploring the infraclavicular lymph nodes and the internal mammary chain. If microscopically demonstrable metastases to lymph nodes are found in any of these sites, he considers the case inoperable and better suited for radiotherapy. In other cases he recommends radical mastectomy.

Cases considered by HAAGENSEN inoperable due to microscopic demonstration of metastases to infraclavicular and/or intercostal lymph nodes have been irradiated. This is of particular interest in connection with mastectomy and irradiation, as GUTTMANN (1966) has shown that breast cancer is curable by radiotherapy. She uses megavoltage (2 MeV linear accelerator) with a minimum tumor dosage of 5000 rad in 5 weeks, the irradiation being administered 5 days of the week. In cases with metastases to the infraclavicular and/or intercostal lymph nodes, she obtained a 5-year survival rate of 52% (64 of 123) and a 10-year survival of 30% (9 of 30). These results were possible only when irradiation had succeeded in destroying the primary tumor and the metastases in the lymph nodes that had been proved to be positive. The conclusion from these figures is strengthened by the fact that autopsy showed no evidence of disease in 14 patients, while three others who died from their disease had no evidence of disease in the treated breast and lymph node-bearing areas. GUTTMANN found that lymph nodes of less than 3 cm in diameter can be controlled, while good results become increasingly difficult with increasing size. In the meantime, detailed reports on results achieved using radical mastectomy and irradiation, simple mastectomy and irradiation, and irradiation alone have been published (see Table 3). BARKAY (1971) established that in stage I the

Table 3. Survival rates after radical or simple mastectomy in combination with irradiation, or irradiation alone

Author	No. of cases	Stage	Radical mastectomy + irradiation	Local excision + irradiation	Irradiation alone	Recurrence	Metastases
WATSON (1966)	592	II	5-year survival rate: 51%				
BARKAY (1971)	77	I	5-year survival rate: 76% 10-year survival rate: 38%	5-year survival rate: 63% 10-year survival rate: 38%			
		II	5-year survival rate: 42% 10-year survival rate: 38%	5-year survival rate: 44% 10-year survival rate: –			
BUCALOSSI et al. (1971)	154	I	5-year survival rate: 80.5%				
	64	II	5-year survival rate: 59.4%				
HERMANDEZ-RICHTER et al. (1971)	130	I+II	5-year survival rate: 68%			4.2%	
WISE et al. (1971)	96	I	5-year survival rate: 81% 10-year survival rate: 69%	5-year survival rate: 96% 10-year survival rate: 68%			
	207	II	5-year survival rate: 70% 10-year survival rate: 59%	5-year survival rate: 74% 10-year survival rate: 53%			

Table 3. (continued)

Author	No. of cases	Stage	Radical mastectomy + irradiation	Local excision + irradiation	Irradiation alone	Recur-rence	Metas-tases
DARGENT et al. (1972)	185	T1-N+-N0	5-year survival rate: 62% 10-year survival rate: 46%			6% 7%	
	182	T1-N+-N0	5-year survival rate: 61% 10-year survival rate: 39%			10% 6%	
MUSTAKALLIO (1972)	702	I	Younger than 50 years 5-year survival rate: 90% 10-year survival rate: 81% 15-year survival rate: 72% Older than 50 years 5-year survival rate: 83% 10-year survival rate: 70% 15-year survival rate: 65%			14.4%	
MAISIN et al. (1973)	83	I+II	5-year survival rate: 52% 10-year survival rate: 39%				
	72	I+II			Radium + 200 kV irradiation 5-year survival rate: 65% 10-year survival rate: 50%		
DELOUCHE et al. (1974)	43	T1	5-year survival rate: 88%				
	49	T2	5-year survival rate: 77%				
RISSANEN and HOLSTI (1974)	70	T1-N0-M0	10-year survival rate: 77%				14%
	150	T1-N0-M0		10-year survival rate: 73%			14%
	457	T2-N0-M0	10-year survival rate: 64%				20%
	189	T2-N0-M0		10-year survival rate: 49%			41%

Table 3. (continued)

Author	No. of cases	Stage	Radical mastectomy + irradiation	Local excision + irradiation	Irradiation alone	Recurrence	Metastases
Clemmesen (1977)	1,760	I	Younger than 55 years 5-year survival rate: 74% Older than 55 years 5-year survival rate: 62%		Younger than 55 years 5-year survival rate: 65% Older than 55 years 5-year survival rate: 53%		
	468	II	Younger than 55 years 5-year survival rate: 56% Older than 55 years 5-year survival rate: 44%		Younger than 55 years 5-year survival rate: 48% Older than 55 years 5-year survival rate: 21%		
Calle et al. (1978)	120	T1		5-year survival rate: 85%		13%	
	68			10-year survival rate: 75%			
	136	T2-N0			5-year survival rate: 82%		
	67				10-year survival rate: 62%		
	86	T3-N0			5-year survival rate: 64% 10-year survival rate: 25%		
Wallgren et al. (1978)	316	I+II	Preoperative irradiation 5-year survival rate: 86%			15 (5%)	51 (16%)
	323	I+II	Postoperative irradiation 5-year survival rate: 74%			18 (6%)	67 (21%)

most successful treatment is simple mastectomy and irradiation according to McWhir-TER. In stage II, the mamma and axillary lymph nodes should be removed when tumors occur in the outer quadrants, while resection of the pectoral muscle is open to discussion. Energetic treatment involving surgery on, or irradiation of, the internal mammary lymph nodes is necessary when tumors are found in the inner quadrants. A partial mastectomy without subsequent irradiation undoubtedly represents a risk. In partial mastectomies performed on 100 women who had tumors of less than 2 cm in diameter, Rosen et al. (1975) found remnants of the carcinoma in the breast in 26% and metastases in the axillary lymph nodes in 6%. If the tumor was larger than 2 cm in diameter, the corresponding figures were 38% and 29%. The tumor remnants were situated submammillary in 80% and in the four quadrants in 20%–25%.

It still remains unclear which of the therapeutic methods is preferable, presumably because the treated series that have been compared have been from different clinics or from the same clinic but from different periods. Accordingly, they are not comparable, as the materials in most clinics are more or less selected, and in addition there are differences in the criteria of operability.

I. McWhirter's Prinicple

Simple mastectomy with postoperative radiotherapy has been employed by several workers, e.g. MILLER and KENNEDY (quoted according to HAAGENSEN et al., 1969) and ROSATO et al. (1969) and has been especially advocated by McWHIRTER, who has used it as a routine procedure in a large series.

In 1949 and the subsequent years, McWHIRTER published the first results of the method that he had introduced in 1941. Its principle is simple mastectomy followed by irradiation. His own argumentation (1949) is as follows:

1) When the disease is confined to the breast, surgery is an effective method of treatment.

2) While at first sight surgery might appear to be the most satisfactory method of treating the axilla, a more careful examination will show that its value is, in fact, very limited. It is true that the results are excellent when the axillary glands are not involved, but if there are no malignant cells in the axilla it would appear unnecessary to dissect it since the removal of normal lymph nodes cannot influence the result. On the other hand, when the axilla is secondarily involved, there is universal agreement that radical mastectomy often fails to save the life of the patient. He, therefore, decided to treat the axilla by radiotherapy to see if better results could be obtained.

3) In many forms of cancer, radiotherapy has become the treatment of choice, and in breast cancer it has been shown that postoperative recurrences can be effectively treated by this means. Immediate postoperative radiotherapy will greatly reduce the number of local recurrences. From this observation is must be concluded that radiotherapy can destroy breast cancer cells and that radiotherapy is at least an alternative method of treating the axilla.

McWHIRTER stated, furthermore, that by this therapeutic method a much higher proportion of patients could be given full treatment than had been possible before. When patients are treated by radical mastectomy and radiotherapy, edema of the arm is common. With simple mastectomy and radiotherapy, edema of the arm is almost unknown.

1. McWhirter's Technique

The operation consists in simple mastectomy. The skin incision and the undermining of the skin flaps should be as limited as possible so that tissue outside the area to be irradiated will not be contaminated with malignant cells liberated during the operation. Excessive skin should not be removed since tension on the skin flaps may be associated with failure of the wound to heal and delay in the application of radiotherapy. Tightly stretched skin flaps do not tolerate radiation well. Skin grafting does not overcome the difficulty because grafts do not tolerate irradiation well. Where the primary tumor is mobile, the fascia should not be removed as this promotes fibrosis of the pectoral muscle. If the tumor is firmly fixed to the pectoralis major, the muscle should be removed together with the breast. Superficial mobile lymph nodes in the subpectoral region and outside the axillary fascia may be removed. Further dissection of the axilla should not be performed.

The postoperative irradiation should be started as soon as possible after the operation; the usual interval is 2 weeks. Four fields are used, and every field is treated every day. The axilla and supraclavicular region are treated by two opposing fields. Originally, the posterior field included merely the axilla, but it was later extended to cover also the supraclavicular region from the posterior aspect. The chest wall is treated by tangential or glancing fields so as to avoid lung fibrosis. The boundary of the medial tangential field was later moved to the sternal border on the uninvolved side to include the internal mammary chain.

Originally, the maximum dosage was 4,500 R in 3 weeks, with a 250 kV roentgen unit and a half-value layer of 3.7 mm Cu. Subsequently, the technique was altered. Later McWhirter used 2 MeV irradiation with a maximum dosage of 4,500 R in 4 weeks, which gives a minimum dose of about 4,000 rad.

Mustakallio (1972) achieved remarkable results with a lower irradiation dose. The anterior thoracic wall was irradiated from two tangential fields, the axilla from one ventral field and one dorsal field. and the clavicular region from a ventral field. Each field was irradiated with a dosage of only 2,100 R (180–250 kV, 0.5 mm Cu filter, 40–50 cm FSD) in 3 weeks.

2. McWhirter's Results

In 1967 McWhirter published the results of his method in a series of 690 patients from the southeast region of Scotland followed for 15 years (Table 4). In clinical stage I, he observed a 5-year survival rate of 68%, a 10-year survival rate of 48%, and 15-year survival rate of 40%. In clinical stage II, the 5-year survival rate was 58%, the 10-year survival rate was 43%, and the 15-year rate was 35%. These therapeutic results were obtained by 250 kV irradiation. In 1967 McWhirter reported that the immediate results appeared to indicate that megavoltage radiotherapy was more effective than kilovoltage irradiation.

Table 4. Results of treatment: carcinoma of the breast treated by simple mastectomy and X-ray therapy under 65 years of age, international staging (McWhirter, 1967)

	No. of cases	Percentage alive		
		5-year	10-year	15-year
Stage I				
T1-N0	206	79	64	47
T2-N0	394	68	48	40
Total	600	72	54	43
Stage II				
T1-N1	116	67	51	43
T2-T1	375	55	41	32
Total	491	58	43	35
Stage III				
Total	690	37	24	17

No correction made for deaths from intercurrent disease.

Hamilton et al. (1971) reported that in April 1964 a clinical trial was started in the southeast region of Scotland to assess the therapeutic merits of simple mastectomy and postoperative radiotherapy as compared to radical mastectomy. It is still too early to draw any conclusions from this study. Therefore, two other clinical trials will be described in some detail below, one from the Radium Center in Copenhagen (KAAE and JOHANSEN, 1965) and one from Addenbrooke's Hospital in Cambridge (BRINKLEY and HAYBITTLE, 1966).

II. A Clinical Trial from the Radium Center in Copenhagen

From the Radium Center in Copenhagen, KAAE and JOHANSEN (1959, 1965, 1968) reported on a controlled clinical trial comparing the results of treating cancer of the breast by simple mastectomy with postoperative irradiation and by extended radical mastectomy without supplementary radiotherapy. From November 1951 to November 1957 all patients with untreated breast carcinoma admitted to the Radium Center who resided in Copenhagen were divided randomly into two groups.

In one group the therapeutic principle in operable cases was simple mastectomy with postoperative irradiation by the MCWHIRTER method. The irradiation was administered by a conventional roentgen unit with a half-value layer of 3–3.35 mm Cu. The maximum dosage was initially 4,500 R, later 4,300 R, in 3 weeks, with a minimum dose of about 3,800–4,000 R to the axilla.

In the other group the therapeutic principle in operable cases was extended radical mastectomy by the method of DAHL-IVERSEN. This operation is a classic radical mastectomy extended by the inclusion of dissection of the supraclavicular and internal mammary lymph nodes. The internal mammary chain was removed from between the first to fourth intercostal spaces. No supplementary irradiation was administered.

Inoperable patients and the few operable patients who refused surgery were treated, in both groups, by radiation or hormones. Staging was done according to the international clinical staging (UICC 1960). The trial included 666 patients with operable and inoperable cancer, 331 in the MCWHIRTER group and 335 in the extended radical mastectomy group.

All patients were traced throughout the entire observation period. The results were analyzed as crude survival rates and crude recurrence-free survival rates without corrections for death with no signs of recurrence. The age distribution was approximately the same in both groups; 22% were in the age range of 70–94 years. Therefore, no age correction was performed in the analysis.

Not all of the patients with operable cancer admitted to the trial received the treatment scheduled for their groups. Thus, although all patients in the MCWHIRTER group should have been treated by simple mastectomy and postoperative irradiation, this was carried out in 76% only. No operation was performed in 14% due to biologic inoperability (advanced age, concomitant disease) or refusal of treatment. The remaining 10% of the patients wished to be treated in other hospitals where, in most instances, simple mastectomy or a classic Halsted operation with postoperative irradiation was performed.

Similarly, in the second group, all operable cases should have had extended radical mastectomy: 76% were admitted to have this operation, which was carried out in all but 25 (12%) of the 206 patients. At operation 15 proved technically inoperable, 8 were in too poor a condition for extended radical mastectomy, and 2 refused to have extended radical mastectomy. Instead, they had simple mastectomy, in some cases with partial excision of the lymph nodes and postoperative irradiation. No operation was performed in 13% because of biologic inoperability, and 1% refused treatment. Again, 10% of the patients desired treatment in other hospitals, and most of them had simple mastectomy or a classic Halsted operation with postoperative irradiation. These patients have been included in an analysis of the total series but are excluded in comparing the end results of the MCWHIRTER treatment to those of extended radical mastectomy.

B. Results

The results for all cases, operable and inoperable, are recorded in Table 5. In terms of 5-year and 10-year crude survival and recurrence-free survival rates, the results are virtually identical for the two types of treatment. Similar results are noted for the cases that were operable according to the criteria of Haagensen and Stout (1943). All operable cases were divided into clinical stage I and other than clinical stage I. As this group consists of patients with clinical stage II (palpable axillary nodes) and part of clinical stage III, they were locally more advanced but still operable. Within each of these groups there was also no definite difference in the therapeutic results.

Table 5. Total material: the Radium Center, Copenhagen, November 1951–1957

		5-year results			10-year results	
		No. of cases	Crude survival rate	Crude recurrence-free rate	Crude survival rate	Crude recurrence-free rate
All cases	McWhirter's group	331	55%	45%	36%	33%
	Extended radical mastectomy group	335	56%	42%	38%	31%
All operable cases	McWhirter's group	288	62%	52%	43%	38%
	Extended radical mastectomy group	271	65%	50%	45%	38%
All operable cases (clinical stage I)	McWhirter's group	184	73%	64%	51%	46%
	Extended radical mastectomy group	174	74%	62%	56%	48%
Operable cases (other than clinical stage I	McWhirter's group	104	41%	31%	25%	22%
	Extended radical mastectomy group	97	47%	30%	24%	19%

C. End Results of Operations According to Schedule

In each group, 10% of the patients had treatment differing from that scheduled. As the reasons were unrelated to the stage of the cancer, it is reasonable to consider the operable cases of the McWhirter group who had simple mastectomy with postoperative irradiation to be comparable to the operable cases in the extended radical mastectomy group who had extended radical mastectomy (or less extensive surgery, if they proved inoperable at operation). There were no postoperative deaths.

The therapeutic results for the operable cases treated according to the schedule is seen in Table 6. No difference was found between crude survival rates or recurrence-free survival rates at 5 or at 10 years. As above, the operable cases were again divided into clinical stage I and operable cases not in clinical stage I, i.e., locally more advanced but still operable. Within these subgroups, no difference in the results of the different treatments has emerged.

Table 6. Comparison of McWhirter's method and extended radical mastectomy: results of treatment according to the schedule applied at the Radium Center, Copenhagen, November 1951–1957

		5-year results			10-year results	
		No. of cases	Crude survival rate	Crude recurrence-free rate	Crude survival rate	Crude recurrence-free rate
All operable cases	McWhirter's method	219	66%	57%	46%	42%
	Extended radical mastectomy	206	67%	58%	50%	43%
Operable cases (clinical stage I)	McWhirter's method	149	75%	67%	54%	50%
	Extended radical mastectomy	141	77%	67%	59%	52%
Operable cases (other than clinical stage I)	McWhirter's method	70	46%	36%	29%	27%
	Extended radical mastectomy	65	48%	37%	29%	23%

D. Recurrence Rate

The incidence of local/regional recurrences and of distant metastases within 10 years of the treatment is shown in Table 7. Local/regional recurrences include reccurences in the chest wall, axilla, and supraclavicular region on the operated side. It can be seen in Table 7 that the incidence of distant metastases was the same following McWhirter's method and following extended radical mastectomy (cases that proved inoperable at operation are included). This applies to the operable group as a whole as well as to the comparison of clinical stage I and operable cases not in stage I.

The frequency of local/regional recurrence was also similar in the McWhirter and extended radical mastectomy groups. A few patients with recurrences in the axilla or on the chest wall had surgical removal of the recurrence. In the McWhirter group

Table 7. Local/regional recurrences and distant metastases: 10-year results at the Radium Center, Copenhagen, November 1951–1957

	All operable cases			Stage I			Other than stage I		
	No. of cases	Local regional recurrence	Distant metastases	No. of cases	Local regional recurrence	Distant metastases	No. of cases	Local regional recurrence	Distant metastases
McWhirter's method	219	22%	47%	149	18%	37%	70	31%	67%
Extended radical mastectomy	206	27%	46%	141	18%	33%	65	45%	72%

Table 8. Local/regional recurrences 10-year results of operaple cases at the Radium Center, Copenhagen, November 1951–1957

	No. of cases	Recurrence on chest	Recurrence in axilla	Recurrence in supraclav. region
McWhirter's method	219	7%	11%	5%
Extended radical mastectomy	206	9%	10%	7%

this was done in one case with a local recurrence on the chest wall and in three cases with axillary recurrences, resulting in long periods free of recurrences. In the extended radical mastectomy group, two patients had surgical removal of an axillary recurrence followed by long periods of freedom from recurrence. These recurrences are included, as local/regional recurrences, in Table 7, but the cases are counted as recurrence-free survival in Tables 6 and 7.

The recurrence rate may seem high in both groups. However, it must be borne in mind that the recurrences are reported for the entire area treated, i.e., chest wall, axilla, and supraclavicular region. Specification into the individual areas is shown in Table 8, from which it is apparent that the recurrence rate in each area is the same for both groups and of the same level as generally reported following radical mastectomy. Furthermore, the group of extended radical mastectomy, comparable to the McWhirter group, also includes cases that were operable according to the clinical assessment but proved inoperable at operation. When considering only the cases in which extended radical mastectomy could be performed, the 5-year recurrence rate on the chest wall is 7% (13 of 180), in the axilla 8% (15 of 180), and in the supraclavicular region 5% (9 of 180).

Reports in the literature on the recurrence rate and frequency of metastases vary widely (see Table 9). Studies undertaken in the recent past have evidently yielded precise statistics. Farrow et al. (1971) observed an extremely high recurrence rate. Patients treated by mastectomy with or without postoperative irradiation achieve a longer period

Table 9. Recurrence rate and frequency of metastases

Author	No. of cases	Recurrences	Metastases
Farrow et al. (1971)	60	Biopsy + irradiation 58%–67% Simple mastectomy + irradiation 59% Radical mastectomy alone 9.1% Radical mastectomy + irradiation 25%	
Bucalossi et al. (1971)	1213		After radical mastectomy axillary 31.8% Int. mammary alone 4.1% Axillary + int. mammary 17.9%

Table 9. (continued)

Author	No. of cases	Recurrences	Metastases
WALLGREN et al. (1978)	316	Preop. irradiation + radical mastectomy 15 = 8%	Preop. irradiation + radical mastectomy 51 = 16%
	323	Postop. irradiation 18 = 6%	Postop. irradiation 67 = 21%
	321	No irradiation 66 = 21%	No irradiation 55 = 17%
CALLE et al. (1978)	203	Radical mastectomy + irradiation 200 kV 7%–10% Radical mastectomy + cobalt irradiation 1%–2%	Radical mastectomy + irradiation 200 kV 42%–55% Radical mastectomy + cobalt irradiation 4%–9%
CHAHBAZIAN et al. (1978)	136	Radical mastectomy 6 = 4%	Radical mastectomy 26 = 19%
	89	Radical mastectomy + irradiation 4 = 4%	Radical mastectomy + irradiation 7 = 8%
FISHER et al. (1977)	354	*T1-N0*	
		Radical mastectomy 20 = 5.7% Total mastectomy + irradiation 6 = 2.2%	Radical mastectomy 45 = 13% Total mastectomy + irradiation 40 = 14.2%
	282	Total mastectomy 27 = 8%	Total mastectomy 44 = 12.8%
		Recurrences and metastases	
		Radical mastectomy 74 = 20.9% Total mastectomy + irradiation 54 = 19.1% Total mastectomy 82 = 23.8%	
		T1-N1	
	277	Radical mastectomy 28 = 9.8% Radical mastectomy + irradiation 18 = 8%	Radical mastectomy 56 = 20.4% Radical mastectomy + irradiation 55 = 24.5%
		Recurrences and metastases	
		Radical mastectomy 22 = 7.9% Total mastectomy + irradiation 13 = 5.7%	

without clinical symptoms, less tendency for local recurrence, and a higher survival rate than patients treated by biopsy and primary irradiation.

WALLGREN et al. (1978) studied a randomized group of 960 patients staged as T1 and T2 N0 and were able to show that local recurrences could be controlled by intensive irradiation. CALLE et al. (1978) also observed relatively few recurrences when irradiation was applied. The formation of metastases was conspicuously frequent after treatment by mastectomy and irradiation with 200 kV. CHAHBAZIAN et al. (1978) noted a relatively low recurrence rate and frequency of metastases whether the patient had been treated by mastectomy or by mastectomy and irradiation. Metastases occur most frequently in tumors of the submammillary and central regions.

The extensive and thorough investigations undertaken by FISHER et al. (1977) provide a realistic picture of the frequency of recurrences and metastases in carcinomas of the breast treated by surgery and irradiation. Although the duration of this study is still relatively brief (5 years), the statistics gathered by this group appear to be the closest to reality.

Carcinoma of the breast should be considered a general illness (MUSTAKALLIO, 1972) and as such necessitates constant supervision. Conscientious follow-up can offer patients afflicted with recurrences and metastases a long life span.

Electron therapy (7–10 MeV, 4,000–5,000 rad) has proved efficacious for the treatment of local recurrences following radical mastectomy where the region involved has been irradiated with photons (LARAMORE et al., 1978). According to VALAGUSSA et al. (1978), the menopause status exerted no influence on the recurrence rate or survival rate of patients with carcinoma of the breast who had been treated by surgery alone (see Table 10). The number of axillary lymph nodes evidencing metastases influences the recurrence rate to a similar extent during both the premenopause and postmenopause periods (see Table 11).

Table 10. Influence of the menopause status on the recurrence rate and survival rate (VALAGUSSA et al., 1978)

	Premenopause		Postmenopause	
	5 years	10 years	5 years	10 years
Recurrence rate (%)				
N+	63.7	75.5	63.6	75.6
N0	23.8	30.8	19.4	26.4
Survival rate (%)				
N+	58.8	39.8	53.8	40.9
N0	86.5	81.4	88.9	82.3

Table 11. Influence of menopause status and axillary lymph nodes with metastases on the recurrence rate (%) after surgical treatment of carcinoma of the breast (VALAGUSSA et al., 1978)

	Premenopause		Postmenopause	
	5 years	10 years	5 years	10 years
1–3 nodes	55.1	69.1	53.2	64.7
3 or more nodes	75.0	82.0	73.7	84.6

E. Complications

There were no postoperative deaths in either group. The postoperative irradiation in the MCWHIRTER group was administered fairly accurately according to MCWHIRTER'S principle. Originally, the maximum skin dosage was about 4,500 R in 3 weeks. As the skin reaction to this dosage was fairly severe, often moist, the maximum skin dosage was reduced to about 4,300 R in 3 weeks. Thereafter, the skin reaction was dry with only occasional instances of minor moist reaction in the axilla or anterior to the anterior axillary fold.

After treatment by MCWHIRTER'S method, chest radiography often showed pneumonitis in the upper part of the lung on the irradiated side. As a rule, it subsided without leaving radiologically demonstrable fibrosis or, at most, merely a trace of such fibrosis. There have been no subjective complaints due to pneumonitis or pulmonary fibrosis.

Radiography has, in several cases, also disclosed spontaneous rib fractures, most often anterolaterally in the second or third rib, which have healed with callus formation. These radiation fractures also did not give rise to subjective complaints. Presumably, they might have been avoided by using megavoltage irradiation. Complaints of edema and weakness of the arm on the operated side were more common following extended radical mastectomy than following the McWHIRTER method. The true incidence is difficult to analyze as the edema varies. Furthermore, the morbidity caused by it varies according to the nature of the patient's work. A long-lasting increase in the circumference of the upper arm or forearm of at least 2 cm as compared to the other arm was found in 4% following McWHIRTER's method and in 12% following the DAHL-IVERSEN method in patients without any signs of recurrence. Moderate complaints were far more common following extended radical mastectomy than following McWHIRTER's method.

MAISIN et al. (1973) studied in detail the local complications arising in the anterior thoracic region after treatment by radical mastectomy and irradiation with 200 kV, after interstitial irradiation and irradiation with 200 kV, after radical mastectomy and cobalt irradiation, after simple mastectomy and cobalt irradiation, and after interstitial irradiation and cobalt irradiation. Statistics concerning the relative frequency are listed in Table 12. According to their findings, late complications due to irradiation are least

Table 12. Alterations in the mammary region (MAISIN et al., 1973)

Time span	Type of treatment	No. of cases	Impaired cicatrization[a,b]	Peau-telangiestasis achromic pigmentation	Sclerosis
1955–1959	Radical mastectomy + irradiation with 200 kV	83	21 (25%)	7 (8%)	9 (11%)
	Interstitial irradiation + irradiation with 200 kV	72	28 (39%)	36 (50%)	49 (68%)
1965–1969	Radical mastectomy + cobalt irradiation	63	3 (5%)	5 (8%)	2 (3%)
	Simple mastectomy + cobalt irradiation	41	6 (15%)	4 (10%)	15 (15%)
	Interstitial irradiation + cobalt irradiation	51	12 (24%)	11 (22%)	14 (27%)

[a] In the cases treated by surgery: complication due to the suture.

[b] In the cases treated by interstitial irradiation: complication due to dermatitis.

frequent after megavoltage therapy. Other late side-effects, such as pain, limitation of shoulder movement, and edema of the arm, are listed in Table 13. Except for an edema, these late complications are also less frequent after megavoltage therapy.

It is interesting to note that HARWARDT (1979) considers the primary cause to be the surgical procedure itself. He investigated 234 cases treated by mastectomy and irradiation and arrived at the conclusion that the frequency of complications was directly related to the size of the wound and the extent of the surgical procedure (see Table 14). The high frequency of arm edema was confirmed by other investigators. HERMANDEZ-RICHTER et al. (1971) observed 31.6% of arm edema in patients treated by radical mastectomy. If irradiation of the breast is carried out with pimeson (KLIGERMAN et al., 1977), no adverse reactions in the epidermis or subcutaneous tissue are observed.

Table 13. Regional complications after treatment of carcinoma of the breast (Maisin et al., 1973)

Time span	Type of treatment	No. of cases	Pain	Limitation of shoulder movement	Arm edema	
					< 3 cm	> 3 cm
1955–1959	Radical mastectomy + irradiation with 200 kV	83	31 (38%)	11 (15%)	9 (11%)	23 (27%)
	Interstitial irradiation + irradiation with 200 kV	72	26 (36%)	15 (21%)	13 (18%)	5 (7%)
1965–1969	Radical mastectomy + cobalt irradiation	63	10 (16%)	11 (17%)	19 (31%)	17 (27%)
	Simple mastectomy + cobalt irradiation	41	19 (8%)	5 (2%)	8 (19%)[a]	1 (3%)
	Interstitial irradiation + cobalt irradiation	51	11 (22%)	3 (6%)	6 (12%)	1 (2%)

[a] % varies according to surgical technique.

Table 14. Complications after treatment of carcinoma of the breast

Type of treatment	No. of cases	Arm edema	Cicatricial pain	Limitation of movement	Edema under stress	Neurologic complaints
Simple mastectomy	109	2.7%	14%–15%	2.7%–12%	1.4%–16%	9.6%–14%
Simple mastectomy with axillary incision	14	28.5%				
Radical mastectomy	108	22%–39.7%	46.6%–58%	20%–32.8%	8%–27.6%	28%–36.2%

F. A Clinical Trial from Addenbrooke's Hospital, Cambridge

Brinkley and Haybittle reviews (1959) the results of treatment of all cases of carcinoma of the breast seen at Addenbrooke's Hospital in the years 1947–1950. In these patients, all of whom had been followed up for at least 7 years, they found no evidence that the results following simple mastectomy were any worse than in those who had a radical operation. On the contrary, the figures for stage II cases showed that the recurrence-free rates at 2 years and at 5 years after initial treatment were more than 20% higher in patients treated by simple mastectomy plus radiotherapy than in those treated by radical mastectomy plus radiotherapy. As it was impossible to be sure that these results, obtained from a retrospective study, were not due to some bias in the selection for the different treatment groups, they initiated a clinical trial to compare the results obtained in stage II cases treated either by radical mastectomy followed by postoperative roentgen therapy or by modified simple mastectomy followed by postoperative roentgen therapy.

The radical mastectomy consisted in removal of the breast tissue and the sternal head of the pectoralis major muscle and the pectoralis minor muscle, together with block dissection of the axilla. Removal of the internal mammary nodes was left to the surgeon's discretion. A modified simple mastectomy consisted in the removal of the breast tissue without the removal of the pectoral muscle. It might include removal of accessible axillary glands, but there was not block dissection of the axilla.

The irradiation was given as soon after surgery as possible – usually with 3–4 weeks. Two 30×10 cm longitudinal fields were used to treat the whole pectoral area, axilla, and supraclavicular and internal mammarynode regions in one block, with the patient lying slightly on her side with her arm raised above her head. Bolus was used, and a minimum tumor dosage of 3,250 R was given in an overall time of 18 days, with a 250 kV roentgen unit and a half-value layer of 2.7 mm Cu. If wide separation of the fields was necessary, an extra field was used to build up the dose centrally and over the supraclavicular area. The technique caused practically no morbidity. Between October 1958 and May 1965, 204 patients were entered for the trial.

An analysis of the results, based on the state in October 1965 and calculated by the actuarial method, is shown in Table 15 (BRINKLEY and HAYBITTLE, 1966), which

Table 15. Comparison of 2-year and 5-year rates in all patients (BRINKLEY and HAYBITTLE, 1966)

Treatment group	No. of patients	2-years		5-years	
		Survival rate (%)	Recurrence-free rate (%)	Survival rate (%)	Recurrence-free rate (%)
Radical	91	$84 \cdot 0 : 4 \cdot 1$	$67 \cdot 2 : 5 \cdot 2$	$53 \cdot 6 : 6 \cdot 7$	$50 \cdot 5 : 6 \cdot 1$
Simple	113	$88 \cdot 1 : 3 \cdot 2$	$72 \cdot 6 : 4 \cdot 4$	$65 \cdot 7 : 5 \cdot 7$	$57 \cdot 5 : 5 \cdot 4$

shows the survival and recurrence-free rates in the two treatment groups. Although the rates in the simple group are consistently higher than those in the radical group, the magnitudes of the standard errors in Table 15 show that there is no statistically significant difference between the results in the two groups. An analysis of morbidity showed a significantly increased incidence of delayed healing in the patients who had a radical operation.

BRINKLEY and HAYBITTLE (1968) published a 15-year follow-up study of patients treated during the period 1947–1950. In the nonrandomized groups, they found very similar 10- and 15-year crude survival rates in stages I and II after simple mastectomy followed by irradiation and after radical mastectomy when the rates are calculated taking into account the different distributions of stage and age in each treatment group.

The location of the tumor is very important for the survival rate of patients with carcinoma of the breast in the early stage. CHAHBAZIAN et al. (1978) showed that in comparison to cases treated by surgery alone, the survival rate was improved in those cases treated by radical mastectomy and postoperative irradiation applied to the internal mammary region, the supraclavicular region, and the axillary region (cobalt: 60 500 rad), especially in tumors located in the inner quadrants and central region (see Table 16).

During an observation period of 30 years, MUSTAKALLIO (1972) was able to show that women under the age of 50 years have a better survival rate than older women. Many factors may play a role, but the higher resistance of younger women seems to be advantageous in eliminating disseminated tumor cells more quickly. He conjectures that carcinomas of the breast are more frequently benign in younger women than in older women. An international study undertaken by HAAGENSEN et al. (1969) showed that the results after radical mastectomy are not much better than after simple mastectomy.

Table 16. Results 10 years after treatment of early carcinoma of the breast CHAHBAZIAN et al., 1978)

Location and therapy	No. of cases	Local recurrence	Distant metastases	No signs of disease
Upper outer quadrant				
Mastectomy	55	2	8	34 = 61.8%
Mastectomy + irradiation	22	1	2	14 = 63.6%
Lower outer quadrant				
Mastectomy	12	–	2	7 = 58.3%
Mastectomy + irradiation	8	–	1	5 = 62.5%
Upper inner quadrant				
Mastectomy	10	–	2	7 = 70%
Mastectomy + irradiation	25	1	2	20 = 80%
Lower inner quadrant				
Mastectomy	16	1	2	9 = 56.2%
Mastectomy + irradiation	12	1	1	8 = 66.6%
Central region				
Mastectomy	43	3	12	24 = 55.8%
Mastectomy + irradiation	22	1	1	17 = 77.2%
Total				
Mastectomy	136	6	26	81 = 59.5%
Mastectomy + irradiation	89	4	7	64 = 71.9%

G. Conclusion

According to the analyses available so far – which comprise, it is true, only a few clinical trials – simple mastectomy with postoperative radiotherapy appears to afford therapeutic results, which in 5-year and 10-year survival as well as recurrence-free survival, are fully up to those of radical mastectomy. Local or regional recurrences are not more common. The morbidity following simple mastectomy with postoperative radiotherapy is less than following radical mastectomy. Thus, it is justified to use simple mastectomy with postoperative radiotherapy as the routine method in treating operable breast cancer. Little doubt remains that lumpectomy followed by radiotherapy is becoming more popular than mastectomy (CALLE et al., 1978).

The treatment should be given by a megavoltage unit. The radiation of the chest wall should be given to tangential fields. To obtain a homogeneous dose, FLETCHER (1970) recommends using a bolus in every other treatment. McWHIRTER uses tangential fields (Fig. 1: IV and III) from the midaxillary line to the sternal border on the contralateral side to include the internal mammary chain. Most workers prefer a special field directly to the mammary chain (Fig. 2: C). FLETCHER recommends using only tangential fields if the distance between them is 18 cm or less (as shown in Fig. 1), and a special field to the internal mammary chain if the distance between the tangential fields would otherwise exceed 18 cm (Fig. 2).

For the axillary and supraclavicular regions, one anterior and one posterior field are generally used (Fig. 1: I and II; Fig. 2: A and B). To obtain a uniform dose in the axilla, many clinics use a compensating filter, often a wedge filter, at the posterior field.

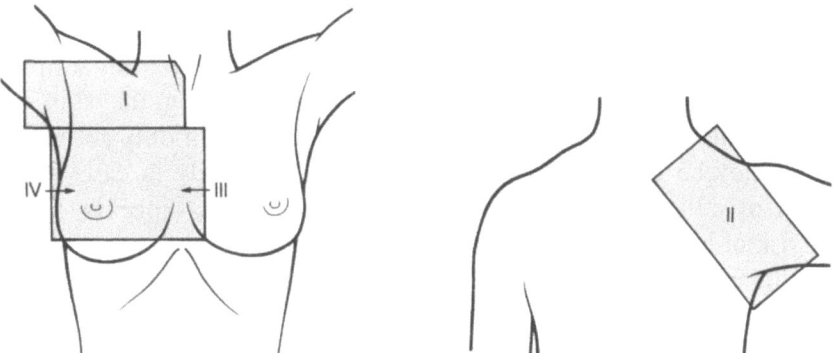

Fig. 1. The fields recommended by McWhirter. Fields *I* and *II* are anterior and posterior fields to the axilla and supraclavicular region. Fields *III* and *IV* are tangential fields to the chest wall, using bolus

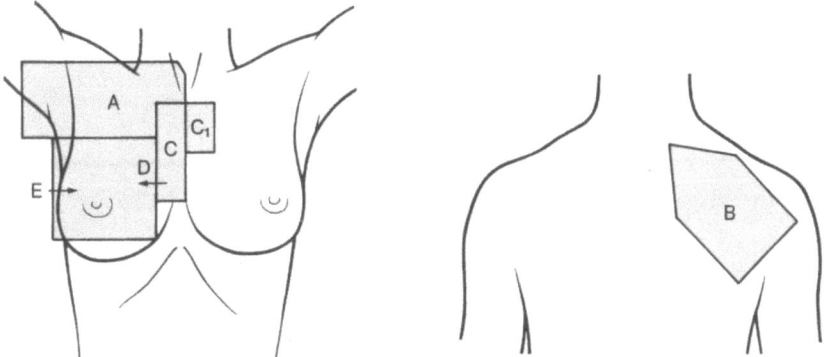

Fig. 2. Field *A* is an anterior field to the axilla and supraclavicular region and field *B* a posterior field to the axilla. When using a linear accelerator field *A* may be sufficient. Field *C* is a separate field to the internal mammary chain. In some cases it may be supplemented by C_1. Fields *D* and *E* are tangential fields to the chest wall, laterally to the field of the internal mammary chain. Bolus should be used (according to Fletcher at every other treatment). When using a linear accelerator, fields *A* and *C* may be used in combination

The dosage in most clinics is 5,000 rad in 5 weeks, treating all fields daily, 5 days a week, or corresponding biologic doses. If treatment is given only three times a week, the total dosage in 5 weeks will be approximately 4,400 rad, corresponding to 1,570 ret (Ellis, 1968).

The irradiation may be administered tangentially to the chest wall by a kilocurie-cobalt unit or linear accelerator. The internal mammary chain, which is about 3 cm below the surface, may be treated by a cobalt unit or electron beam. In the latter case, Chu et al. (1967) use 10 MeV. The axilla and supraclavicular region may be treated through one anterior and one posterior field by a cobalt unit. Fletcher (1970) gives 5,000 rad anteriorly in 5 weeks, and to the posterior field an irradiation sufficient to obtain a midaxillary dose of 5,000 rad.

Using a linear accelerator (e.g., 6 McV), it is sufficient to have one anterior field to the axilla and supraclavicular region with a dose to the axillary nodes of 5,000 rad, which is obtainable by a maximum dose of 5,500–6,000 rad. Guttmann (1962) uses an anterior field covering the axilla, supraclavicular region, and internal mammary chain (Fig. 2: A + C) and also adds the first and second intercostal spaces on the contra-lateral side if the nodes in the first or second interspace on the diseased side are involved (Fig. 2: C_1). Lastly, the supraclavicular region may be treated separately by electron beam; for this Chu (Chu et al., 1967) uses 18 MeV. The technique applied can be adapted to the units available.

After radical mastectomy, it is customary to irradiate only the apex of the axilla, the supraclavicular region, and the internal mammary chain. It is worth considering whether it is permissible to restrict the area to be irradiated also after simple mastectomy. After removal of a well-defined breast tumor not involving the skin and pectoralis fascia, a local recurrence on the chest wall is rare, occurring in only about 5%. Therefore, consideration may be given to irradiating the chest wall only in cases where the tumor is ill-defined, or adherent to the skin or pectoralis fascia, since in these cases there is a greater risk of local recurrence. The axilla and supraclavicular region should presumably be irradiated in all cases as metastases to the axillary nodes have occurred in about 30% of the cases in clinical stage I. In cases of a tumor localized laterally in the breast, with no clinical signs of axillary node metastases (clinical stage I), the internal mammary chain is rarely involved. In such cases, consideration may be given to irradiating only the axilla and the supraclavicular region, omitting any irradiation of the internal mammary chain to avoid intrathoracic radiation damage, in particular the risk of cardiac complications.

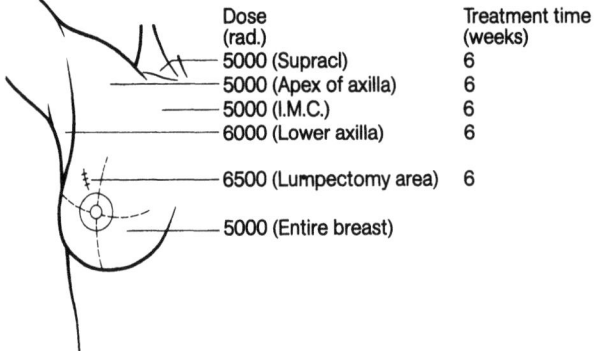

Fig. 3. Irradiation dosages for treatment following lumpectomy

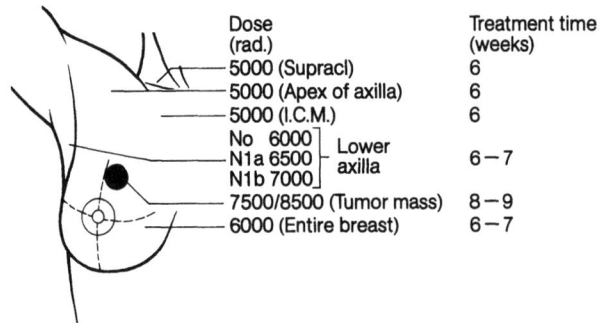

Fig. 4. Irradiation dosages for treatment by radical radiotherapy without lumpectomy

For detailed information on irradiation techniques following simple and radical mastectomy and on the apllication of electrons and photons (^{60}Co), the reader is referred to TAPLEY et al. (in FLETCHER, 1973) and SACK (in SCHERER, 1980).

In addition, the reader is also referred to the dosage schedules according to CALLE et al. (1978). Figure 3 shows the necessary doses following lumpectomy. Treatment by lumpectomy is indicated when the diameter of the tumor is 3 cm or less, which is usually the case in Stage T1–T2 N0. Radiotherapy is initiated 7–10 days after surgery. When the diameter of the tumor is larger than 3 cm (T2–T3) and no involvement of the lymph nodes or other nodes is determined with certainty (N0–N1–N1b), CALLE recommends treatment exclusively by irradiation (Fig. 4). A dose of up to 8,500 rad is delivered to the tumorous region with a smaller field. (The dosage schedules shown in Figs. 3 and 4 apply to cobalt and electrons).

References

Amalric, R., Santamaria, F., Obert, F., Altschuler, C. (radiotherapie), Spitalier, J.M., Brandone, H., Ayme, Y., Pollet, J.F. (chirurgie): Radiothérapie curative seule des cancers du sein opérables. Résultats à 5 et 10 ans. Indications. Méditerranee Médiale [Suppl.] *170*, 13–17 (1978)

Anglem, T.J., Leber, R.E.: The dubious case for conservative operating in operable cancer of the breast. Ann. Surg. *176*, 625–632 (1972)

Auchincloss, H.: Significance of location and number of axillary metastases in carcinoma of the breast. Ann. Surg. *158*, 37–46 (1963)

Baclesse, F.: La roentgenthérapie seule dans le traitement des cancers du sein. Acta Un. Int. Cancr. *8*, 129–135 (1952)

Baclesse, F.: Les irradiations préopératoires à dose élevée et fractionée dans le traitement du cancer du sein, à l'exclusion du stade 1. J. Radiol. Electrol. Med. Nucl. *41*, 826–830 (1962)

Baclesse, F., Ennuyer, A., Chaquillome, J.: Est-on autorisé à pratiquer une tumorectomie simple suivie de radiothérapie en cas de tumeur mammaire? J. Radiol. Electrol. Med. Nucl. *42*, 137–139 (1960)

Barkay, M.: Le cancer du sein: mammectomie selon McWhirter et amputation du sein suivie de radiothérapie tangentielle. Résultat et réévaluation. Acta Chir. Belg. *8*, 281–294, (1971)

Bates, T.D.: A prospective clinical trial of post-operative radiotherapy delivered in three fractions per week versus two fractions per week in breast cancer. Clin. Radiol. *26*, 297–304 (1975)

Bonnard, J., Guthard, R., Guihard, D., le Noc, Y., Marionneau, J., Godwin, O., Dixneuf, S.: Le radiocobalt dans le traitement des tumeurs mammaires. A propos de 176 cas traités entre 1962 et 1965 au C.A.C. de Nantes. Resultats à 5 ans. Ouest Med. *24*, 2151–2160 (1971)

Brinkley, D., Haybittle, J.L.: Results of treatment of carcinoma of the breast. Lancet *1959 I*, 86–90

Brinkley, D., Haybittle, J.L.: Treatment of stage-II carcinoma of the breast. Lancet *1966 II*, 3–16

Brinkley, D., Haybittle, J.L.: A 15-year follow-up study of patients treated for carcinoma of the breast. Br. J. Radiol. *41*, 215–221 (1968)

Bruce, J., Carter, D.C., Fraser, J.: Patterns of recurrent disease in breast cancer. Lancet *1970 I*, 433–435

Bucalossi, P., Veranesi, U., Zingo, L., Canto, G.: Enlarged mastectomy for breast cancer. Review of 1213 cases. A.J.R. *111*, 119–122 (1971)

Butcher, B.: An assessment of radical mastectomy and postirradiation therapy in the treatment of mammary cancer. Cancer *17*, 480–485 (1964)

Calle, R., Pilleron, J.P., Schlienger, P., Vilcoq, J.R.: Conservative management of operable breast cancer. Ten years experience at the Foundation Curie. Cancer *42*, 2045–2053 (1978)

Chahbazian, C.M., Del Regato, J.A., Wilson, I.F.: Postoperative radiation therapy for "early" carcinoma of the breast. Cancer *42*, 1126–1128 (1978)

Chu, F.H., Nische, L., Baker, A., Sattar, A., Laughlin, J.S.: Electron-beam therapy of cancer of the breast. Radiology *89*, 216–223 (1967)

Clemmesen, J.: Survival rates for pre- and postmenopausal Danish women with mammary carcinoma. Acta Radiol. [Ther.] (Kbh.) *16*, 187–193 (1977)

Crile, G.: Results of simple mastectomy without irradiation in the treatment of operative stage I cancer of the breast. Ann. Surg. *168*, 330–334 (1968)

Dahl-Iversen, E., Tobiassen, T.: Radical mastectomy with parasternal and supraclavicular dissection for mammary carcinoma. Ann. Surg. *170*, 889–891 (1969)

Dargent, M., Mayer, M., Hallonet, P.: Nos tendances thérapeutiques pour les formes opérables du cancer du sein. Ann. Chir. *26*, 275–295 (1972)

Delarue, N.C., Anderson, W.D., Starr, J.: Modified radical mastectomy in the individualized treatment of breast carcinoma. Surg. Gynecol. Obstet. *129*, 79–88 (1969)

Delouche, G., Boucher-Laborderie, J., Picard, I.D., Le Houeron, G., Bachelot, F., Gest, J.: Le traitement conservateur des cancers du sein opérables. Symposium internationale, Strasbourg. Therapeutiques non multilantes des cancereuses du sein, pp. 270–278. Gros, C. Paris: Masson 1974

Devitt, J.E., Beattle, U.G.: The rational treatment of the carcinoma of the breast. Ann. Surg. *160*, 71–80 (1964)

Di Pietro, S., Bertario, L., Canto, G., Re, A.: An analysis of 800 breast cancer patients relapsed after radical mastectomy. Tumori *62*, 99–112 (1976)

Donegan, W.L.: Simple mastectomy for early and advanced mammary carcinoma. Am. J. Surg. *128*, 37–41 (1974)

Ellis, F.: The relationship of biological effect to dose-time fractionation factors in radiotherapy. Curr. Top. Radiat. Res. *4*, 357–397 (1968)

Farrow, J.H., Fracchia, A.F., Robbins, G.F., Castro, E.: Simple excision of biopsy plus radiation therapy as the primary treatment for potentially curable cancer of the breast. Cancer *28*, 1195–1201 (1971)

Fisher, B., Montague, E., Redmond, C., Barten, B., Borland, D., Fisher, E.R., Deutsch, M., Schwarz, G., Margolese, R., Donegan, W., Volk, H., Konvolinka, C., Gardner, B., Cohn, I., Lesnick, G., Cruz, A.B., Lawrence, W., Nealon, T., Butcher, H., Lawton, R., (and other NSABP-investigators): Comparison for radical mastectomy with alternative treatments for primary breast cancer. (A first report of results prospective randomized clinical trial). Cancer *39*, 2827–2839 (1977)

Fletcher, G.H.: The advantages of preoperative irradiation. JAMA 200, 150–151 (1967)

Fletcher, G.H.: Role of radiation therapy in the primary management of breast cancer. Prog. Clin. Cancer 4, 242–256 (1970)

Fletcher, G.H.: Textbook of radiotherapy, 2nd Ed. Philadelphia: Lea & Febiger 1973

Freund, H., Grover, N.B., Durst, A.L.: Factors affecting survival following radical mastectomy. J. Surg. Oncol. 10, 191–196 (1978)

Ghossein, N.A., Stacy, P., Alpert, S., Ager, P.J., Krishnaswamy, V.: Local control of breast cancer with tumorectomy plus radiotherapy or radiotherapy alone. Radiology 121, 455–459 (1976)

Greiner, P., Widow, W.: Mastektomie aus gezielter Indikation. Zentralbl. Chir. 99, 402–408 (1977)

Gros, C.M.: Surveillance des cancereuses mammaires après traitement loco-régional. J. Med. Strasbourg 5, 705–706 (1974)

Guttmann, R.J.: Survival and results after 2-million volt irradiation in the treatment of primary operable carcinoma of the breast with proved positive internal mammary and/or highest axillary nodes. Cancer 15, 383–386 (1962)

Guttmann, R.J.: Role of supervoltage irradiation of regional lymph node bearing areas in breast cancer. AJR 96, 560–564 (1966)

Haagensen, C.D., Cooley, E.: Treatment of early mammary carcinoma. A cooperative international study. Ann. Surg. 157–179 (1963)

Haagensen, C.D., Cooley, E.: Radical mastectomy for mammary carcinoma. Ann. Surg. 170, 884–888 (1969)

Haagensen, C.D., Stout, A.P.: Carcinoma of the breast. II-Criteria of operability. Ann. Surg. 118, 859–870, 1032–1051 (1943)

Haagensen, C.D., Cooley, E., Miller, E., Handley, R.S., Thackray, A.C., Bucher, H.R., Dahl-Iversen, E., Tobiassen, T., Williams, J.G., Stone, J., Kaae, J., Johansen, H.: Treatment of early carcinoma. A cooperative international study. Ann. Surg. 170, 875–899 (1969)

Hakama, M., Riihimadi, H.: End results of breast cancer patients in Finland, 1953–1968. Ann. Clin. Res. 6, 115–121 (1974)

Hamilton, T., Langlands, A.O., Proscott, R.J.: The treatment of operable cancer of the breast: A clinical study in the South-East-region of Scotland. Brit. J. Surg. 61, 758–761 (1971)

Handley, R.S.: Treatment of early carcinoma of the breast. Proc. R. Soc. Med. 45, 565–571 (1952)

Handley, R.S., Thackray, A.C.: Conservative radical mastectomy (Patey's operation). Ann. Surg. 170, 880–882 (1969)

Harwardt, P.: Die operative Behandlung des Mammakarzinoms und ihre Folgen aus strahlentherapeutischer Sicht. Med. Klin. 74, 725–730 (1979)

Hayward, J.: Wide excision or radical mastectomy in the treatment of early breast cancer. A controlled clinical trial. Symposium internationale, Stras-

bourg. Thérapeutiques non mutilantes des cancereuses du sein, pp. 243–247. Gros, C. Paris: Masson 1974

Heidenhain, L.: Über die Ursachen der lokalen Krebsrezidive nach amputatio mammae. Langenbecks Arch. Chir. 39, 97–101 (1889)

Heilmann, H.P.: Strahlentherapeutische Maßnahmen im Behandlungsplan des Mammacarcinoms. Chirurg 46, 554–557 (1975)

Hermandez-Richter, H.J., Pöschl, M., Wuppermann, T.: Zur Therapie des Mammakarzinoms. Münch. Med. Wochenschr. 113, 980–984 (1971)

Ingels, J.: L'association tumorectomie-radiothérapie dans le traitement du cancer du sein. Lyon: Fabre 1969

Johnstone, F.R.C.: Postoperative radiation in the treatment of carcinoma of the breast. Am. J. Surg. 128, 276–281 (1974)

Kaae, S., Johansen, H.: Breast cancer: comparison of results of simple mastectomy with postoperative roentgen-irradiation by McWhirter method with those of extended radical mastectomy. Acta Radiol. (Kbh.) 188, 155–161 (1959)

Kaae, S., Johansen, H.: Simple mastectomy plus postoperative irradiation by the method of McWhirter for mammary carcinoma. Prog. Clin. Cancer 1, 453–461 (1965)

Kaae, S., Johansen, H.: Simple versus radical mastectomy in primary breast cancer. In: Prognostic factors in breast cancer. Proceedings of First Tenovus Symposium, Cardiff 12th–14th April 1967. Forrest, A.P.M., Kunkler, P.B. (eds.), pp. 93–102. Edinburgh, London: Livingstone 1968

Kaae, S., Johansen, H.: Ablatio mammae und postoperative Strahlentherapie des Mammakarzinoms. Strahlentherapie 147, 375–380 (1974)

Kister, S.J.: Die Therapie des Mammakarzinoms. Langenbecks Arch. Chir. 337, 729–738 (1974)

Kligerman, M.M., Black, W.C., Yuhas, J.M., Doberneck, R.C., Bradbury, J.N., Kelsey, C.A.: Current status of clinical pion-radiotherapy. Radiology 125, 489–492 (1977)

Lacour, J., Le, M., Rumeau, C., Bucalossi, P., Caceres, E., Koszarowski, T., Jacobelli, G., Veronesi, U.: Essai thérapeutique international comparant la valeur de la mastectomie radicale (Halsted) et de la mastectomie élargé (Halsted + curage mammaire interne) dans le traitement du cancer du sein. Résultats à 5 ans. Chirurgie 102, 638–649 (1976)

Lalanne, C.M.: Place des associations chirurgie-radiothérapie dans le traitement du cancer du sein. Maroc. Med. 54, 585–592 (1974)

Laramore, G.E., Griffin, T.W., Parker, R.G., Gerdes, A.J.: The use of electron-beam in treating local recurrence of breast cancer in previously irradiated fields. Cancer 41, 991–995 (1978)

Lenz, M.: Radiocurability of cancer. AJR 67, 428–442 (1952)

Lewinson, E.F.: An appraisal of long term results in

surgical treatment of breast cancer. JAMA *186*, 975–978 (1963)

Livingston, S.F., Arlen, M.: The extended extrapleural radical mastectomy. Ann. Surg. *179*, 260–262 (1974)

Luska, G.: Frührezidive des operierten und Röntgen-bzw. Co-60-nachbestrahlten Mammakarzinoms. Strahlentherapie *146*, 261–269 (1973)

MacDonald, A.M., Simpson, J.S., MacIntyre, J.: Treatment of early cancer of the breast: Histological staging and role of radiotherapy. Lancet *1976 I*, 1098–1100

Maisin, H.E., Braeker, G., Wanbersie, A., Keusfers, J.: Résultats comparés des traitements radiologiques et radio-chirurgicaux des cancers du sein de stades I et II. Radiol. Clin. Biol. *42*, 177–190 (1973)

McWhirter, R.: Carcinoma of the breast. AJR *62*, 335–340 (1949)

McWhirter, R.: Measurement of the value of treatment in malignant disease. Clin. Radiol. *11*, 144–149 (1960)

McWhirter, R.: Mastectomie simple et radiothérapie. J. Radiol. Electrol. Med. Nucl. *48*, 768–769 (1967)

McWhirter, R.: An analysis of the treatment of breast cancer. In: K.E. Halna: Recent advances in cancer and radiotherapeutics: Clinical oncology. Halna, K.E. (ed.), pp. 1–24. Edinburgh, London: Livingstone 1972

Miller, E.B.: Five years reviews of carcinoma of the breast. Analysis according to Columbia classification. Ann. Surg. *163*, 629–633 (1966)

Miller, E.B.: Simple mastectomy for mammary carcinoma. Ann. Surg. *170*, 879–880 (1969)

Mustakallio, S.: Treatment of breast cancer by tumour exstirpation and roentgen therapy instead of radical operation. J. Fac. Radiol. (Lond.) *6*, 23–26 (1954)

Mustakallio, S.: Conservative treatment of breast carcinoma. – Review of 25 years follow up. Clin. Radiol. *23*, 110–116 (1972)

Mutzner, F., Amwerd, R., Gessner, U., Durham, N.C.: Prognose des lokalen primären Mammakarzinoms unter der bisherigen Therapie. Schweiz. Med. Wochenschr. *107*, 992–994 (1977)

Peters, M.V.: Wedge resection with or without radiation in early breast cancer. Int. J. Radiat. Biol. *2*, 1151–1156 (1977)

Rissanen, P.M.: A comparison of conservative and radical surgery combined with radiotherapy in the treatment of stage I carcinoma of the breast. Br. J. Radiol. *42*, 423–426 (1969)

Rissanen, P.M., Holsti, P.: Vergleich zwischen konservativer und radikaler Chirurgie, kombiniert mit Strahlentherapie, bei der Behandlung des Brustkrebses im Stadium I. Strahlentherapie *147*, 370–374 (1974a)

Rissanen, P.M., Holsti, P.: Further comparison of conservative and radical surgery combined with radiotherapy in the treatment of stage I carcinoma of the breast. 10 year follow up of 866 patients. Symposium internationale, Strasbourg. Gros, G. Therapeutiques non multilantes des cancereuses du sein, pp. 279–184. Paris: Masson 1974

Rosato, F.E., Martin, W.L., Brady, L.W.: Simple mastectomy and radiotherapy in treatment of breast cancer. Am. Surg. *35*, 613–616 (1969)

Rosen, P.P., Frachia, A.A., Urban, J.U., Schottenfeld, D., Robbins, G.F.: "Residual" mammary carcinoma following simulated partial mastectomy. Cancer *35*, 739–747 (1975)

Sandison, A.T.: Limited surgical treatment of carcinoma of the breast. Proc. R. Soc. Med. *67*, 469–476 (1974)

Scherer, E.: Strahlentherapie, 2nd ed. Berlin, Heidelberg, New York: Springer 1980

Taskinen, P.J., Lija, M., Tikka, U.: Five year experience with modified postoperative telecobalt plus roentgentherapy for breast cancer. In: Symposium internationale, Strasbourg. Gros, G. Therapeutiques non mutilantes des cancereuses du sein, pp. 264–169. Paris: Masson 1974

Urban, J.A.: Clinical experience and results of excision of the internal mammary lymph node chain in primary operable breast cancer. Cancer *12*, 14–22 (1959)

Valagussa, P., Bonadonna, G., Veronesi, U.: Patterns of relapse and survival following radical mastectomy. Analysis of 716 consecutive patients. Cancer *41*, 1170–1178 (1978)

Wallgren, A., Arner, O., Bergström, J., Blomstedt, B., Granberg, P.O., Karnström, L., Räft, L., Silverswärd, C.: Preoperative radiotherapy in operable breast cancer. Results in the Stockholm breast cancer trial. Cancer *42*, 1120–1125 (1978)

Wangensteen, O.H.: Another look at superradical operation for breast cancer. Surgery *41*, 857–861 (1957)

Watson, T.: Cancer of the breast. AJR *96*, 547–559 (1966)

Williams, I.G., Stone, J.: Total mastectomy with axillary dissection and irradiation for mammary carcinoma. Ann. Surg. *170*, 892–894 (1969)

Williams, I.G., Murly, R.S., Curven, M.P.: Carcinoma of the female breast: conservative and radical surgery. Br. Med. J. *2*, 787–791 (1963)

Wise, L., Mason, A.Y., Ackerman, L.V.: Local excision and irradiation: Alternative method for the treatment of early mammary cancer. Ann. Surg. *174*, 392–399 (1971)

Woellgens, P., Voss, A.C., Barth, V., Kloeckner, D.: Das lokale Frührezidiv beim Mammakarzinom. Strahlentherapie *146*, 1–6 (1973)

Pre-operative Irradiation in the Treatment of Breast Cancer: A Critical Appraisal*

By

A. DE SCHRYVER

With 9 Tables

A. Historical Aspects and Early Studies

Ever since GOCHT (1897) published his first – if somewhat questionable – observations concerning the effect of the "Roentgen rays" on two cases of advanced breast cancer, radiologists have endeavoured to make a meaningful contribution to the treatment of this disease. Those were the days of the breakthrough of radical surgery pioneered by HALSTED (1894), MEYER (1894) and others, and it is just possible that the enthusiasm created in the wake of their first surgical reports may have contributed to the delay in exploration of the still untested, but anticipated possibilities of the new method. Understandably perhaps, we have to wait for more than a quarter of a century before reports concerning the pre-operative use of radiation treatment in breast cancer make their appearance in the literature. Whereas it would not have been difficult for most surgeons to adopt this new adjuvant therapeutic modality (whose cancericidal properties had been documented for a number of different tumours at a very early date, e.g. in the BÉCLÈRE report of 1907) *after* their intervention, they would have been more hesitant about letting it interfere *beforehand* with the organs they would have to operate upon *afterwards*. And yet there were some plausible reasons to expect some benefit from the pre-operative use of radiation. In the words of LABORDE (1925), one of the pioneers of French radiotherapy,

> ... in view of the extensive and potentially involved area of lymphatic drainage, no surgical operation, however large, can guarantee against recurrence... It would therefore seem logical to apply the radiation pre-operatively with the aim of preventing any spread of the tumour to both skin and lymph nodes, because adequately irradiated cancer cells should no longer be capable of forming colonies.

Clearly implied in this statement was the postulate of a potential spread of cancer cells as a result of, or promoted by, surgery. Even so, soon after the First World War, pre-operative radiotherapy (RT) for breast cancer was being practised, if hesitantly, by a number of teams both in Europe and in the United States. To the best of our knowledge, the first paper to report some results obtained with pre-operative irradiation of breast cancer was that by NEUMAN et al. (1924) concerning 40 cases treated with a combination of pre-operative RT, radical surgery and postoperative RT. Four patients died from metastatic disease during a maximum observation period of 4 years. No comparison was made with earlier results which were, possibly, worse, although this was not specified. In her monograph published in 1925, LABORDE described her technique

---

* Throughout this text, unless otherwise stated, stage denominations will be those of the UICC TNM system (1974).

applied "in a small number of cases", but without any mention of results. Indeed, if we are to believe her, French surgeons must have been extremely wary of pre-operative irradiation and, whereas in Germany, Belgium, the English-speaking countries etc. the new method was being investigated, French radiotherapists had little opportunity to use their skills.

Contrary to this, in the United States pre-operative RT was put on trial both early on and in various centres. According to Hintze (1931), 26 of 138 surgeons answering a questionnaire by Trout and Peterson in 1930 stated their preference for pre-operative irradiation as an adjuvant in the treatment of breast cancer. It is, therefore, perhaps not fortuitous that the – probably – earliest well-documented article on pre-operative RT in breast cancer should be a paper by two Americans, Lee and Herendeen (1925). They compared the survival of 31 pre-operatively irradiated patients with that of patients only treated surgically (25) or treated surgically and irradiated postoperatively (36). The 3-year survival rates were 52%, 24% and 39% respectively, showing a clear superiority of pre-operative irradiation (doses expressed in minutes of exposure). However, apart from their extreme smallness, these groups were not really comparable at all since among the pre-operative patients the incidence of axillary involvement was substantially lower than in both other groups.

Since the early 1920s Berven (1929, 1951) treated his breast cancer patients pre-operatively whenever possible. Patients referred to him (after operation) from provincial surgical units, most of them with positive nodes, constituted a control group. On breaking down his cases by stage, Berven found no real difference between the results in his pre-operatively and postoperatively treated patients, except for those with advanced axillary disease (perinodal growth, multiple involved nodes) (Table 1). Obviously the relatively small number of these cases in the total material would tend to mask this favourable effect of the pre-operative X-ray treatment in the overall statistics. Since it was impossible to assess the real status of the axilla by clinical means only, Berven's conclusion was that every patient should receive pre-operative RT, including cases with clinically negative axilla. His tissue doses were estimated at about 20 Gy in the breast and 15 Gy in the axilla (180 kV, HVL 0,75 mm Cu) given in fractionated doses of 350 R per field. Surgery was performed after 3–4 weeks and was followed by three postoperative series.

Table 1. Berven's survival figures (1951)

Stage	N_0	N_+	N_+ with extranodal growth	
Treatment	(5 yr)	(5 yr)	(5 yr)	(10 yr)
Pre-op. irrad.	68%	44%	32%	13%
Postop. irrad.	66%	40%	7%	0%

The author does not tell us exactly how many of his total number of patients were treated with either of the two methods under study nor why or how the choice was made (apart from the general statement that patients from provincial hospitals were referred "mostly" for postoperative irradiation). An analysis of the patient population by histological stage (N_0, N_+) partly compensates for this lack of data. That cases with perinodal growth clearly did better is obviously important, but falls short of true significance since no data are available concerning the number of cases observed either in absolute figures or in relation to the total number of patients treated.

In 1933, ADAIR started what must have been one of the largest clinical trials on cancer treatment of that time. In his own words (1937), "... in half of the cases... the disease is in the axilla; and here surgery is far from a satisfactory procedure ... . If our results are to improve, we must look for help in some other field than surgery". In ADAIR's view, pre-operative RT might have been the answer and should, therefore, have been given a fair trial. Only primarily operable cases were admitted, diagnosis being established by aspiration biopsy. Pre-operative RT was applied with either an X-ray machine or a radium unit. Doses were of the order of 12–18 Gy (surface) in fractions of 300 R over two portals in 4–6 weeks. Patients were subjected to radical mastectomy after a further 6 weeks and the surgical specimens carefully examined histologically. The trial went on for 6 years and 582 consecutive patients were admitted. Their overall 5-year survival rate of 49% (35% with and 69% without axillary involvement) did not compare favourably with that of 277 patients treated with primary surgery followed by RT: 54% (42% with and 77% without axillary involvement), which the author thought might be explained by the additional delay of approximately 3 months between diagnosis and surgery in the pre-operatively irradiated cases. It is not quite clear from the paper whether the post-surgical RT controls were historical or contemporary and, if so, why and how selection was made. The author concluded that, in his opinion, the question concerning the value of pre-operative irradiation in breast cancer – or rather the lack of it – was "definitely settled".

PFAHLER (1938) recommended pre-operative (and postoperative) RT for N_+ cases of breast cancer. His recommendation was not really justified by his own results as shown in his paper. The proportion of 5-year survivors for 91 pre-operatively irradiated patients were: 0.73 for stage N_0, 0.57 for N_+ and 0 for "stage III" (or very advanced) cases, as against 0.73, 0.52 and 0.22 for the equivalent stages in 117 patients treated with primary surgery. It is only fair to say that the pre-operative dose applied was in the range of only 9 Gy in 2 weeks, which would not, in all probability, have made much difference.

LENZ had been concerned for many years with the problem of the treatment of carcinoma of the breast. His views on pre-operative RT for this disease were stated in two well-documented papers (1946, 1947). Between 1933 and 1937 he treated 38 patients pre-operatively. The tumour doses given were stated as "up to 4500 R" or as "on the average... less than 4500 R" in 6–8 weeks. Tumours were large (more than 6 cm in over half of his cases) and clinical involvement of the axilla was present in all. Mastectomy was performed from 2 days to over 1 year after completion of RT. Nine breast specimens were examined in detail, and in every one of them residual cancer cells could be identified by the pathologist, sometimes "after a very thorough and careful search". Survival or other follow-up data were not given. According to this author, strict distinction has to be made between cases that are still operable and those that are not. For inoperable ones full-dose RT is recommended rather than "temporizing with mastectomy plus pre-operative or postoperative roentgenotherapy".

RICHARDS published his experience with pre-operative RT for breast cancer in 1948. In a well-documented paper he compared his results in 70 cases treated pre-operatively (400 kV or teleradium) with those obtained in 914 cases treated with conventional post-operative RT. It is not quite clear from this paper why only 70 cases should have been treated with pre-operative RT, while more than tenfold were treated with a different – and apparently standard – method during the same 10-year period (1933–1943). We are not told why nor how they were selected. At any rate they were mostly in the

Table 2. Richard's results: 5-year symptom-free survival (1948a)

Stage (Portmann, Toronto Modification)	TNM Equivalent	Surgery + postop. RT (914 cases)	Pre-op. RT + surgery (70 cases)
I	$T_{1-2}N_0M_0$	81%	–
II–III	$T_{2-3}N_{0-1}M_0$	43%	50%
IV–V	$T_4N_{2-3}M_{0-1}$	13%	45%
All stages	–	43%	47%

more advanced stages. In fact, with few exceptions they were T_3 or T_4 and N_1 or N_2 cases. Nevertheless, the overall 5-year survival in this group was better (47%) than in the conventionally treated one (43%) comprising many more early cases. This was especially conspicuous on comparing results between equivalent stages in both groups (Table 2). Tumour doses appear to have been of the order of 35–40 Gy in the breast (Richards, 1948b) as well as in the axilla. It is perhaps not surprising that the author concluded that treatment of all but the earliest stages ($T_{1-2}N_0$) should start with RT. It would appear that the author made the most of his data but that the two groups of patients under study were too dissimilar in number for a comparison to be truly convincing.

Schinz and Botsztejn (1948) summarized their results obtained with pre-operative RT in Zürich. Roughly between 1919 and 1945 74 patients were treated by this method. These were patients selected for advanced disease: "... mainly advanced tumours, still operable perhaps, technically, but not biologically, as well as technically inoperable ones ... ." Three-year survival was 62%, 5-year survival, 40%. These figures compared well with those obtained with 469 patients primarily treated surgically (irradiated postoperatively) and belonging, apparently, to an earlier average stage (60% and 44% 3- and 5-year survival respectively). These results were interpreted by the authors as indicative of the value of pre-operative RT. They would indeed be impressive if we were told in more detail how the selection of patients into both groups was actually made. In other words, what their staging spectrum looked like, whether they were referred to or operated upon by different surgical centres or whether a stage-by-stage comparison had been presented.

Cade (1949) recommended pre-operative RT in locally advanced cases with clinical invasion of axillary nodes and/or skin changes in the breast (Portmann stage II). He felt that pre-operative treatment would be "obviously" better "on common sense grounds" and gives statistical evidence from his own clinical material. For stage II cases treated with pre-operative RT and surgery, survival was 35% and 32% at 5 and 10 years respectively, against 29% and 25% for surgery only and 25% and 21% for RT only. (For stages I and III, his figures did not show any advantage in favour of the combined treatment.) However, his paper gives no details as to how patients were allotted the three different treatment modalities nor indeed any data about the numbers involved in each group and stage (263 cases in all). Radiotherapy was given mostly by external beam and in tumour doses of 3500 R in 4–5 weeks (200 kV).

In a somewhat remarkable paper (1952), Sigvard Kaae summarized the results obtained at the Radium Center in Copenhagen, where from 1931 to 1944 pre-operative irradiation followed by radical mastectomy, sometimes followed by postoperative irradiation, appears to have been the standard treatment for operable breast cancer. Two different subsequent radiotherapeutic regimens were compared: 108 patients received a radiation dose of approximately 16 Gy ("moderate dose") followed by surgery (1931–38), while 332 patients were treated with approximately 35 Gy ("heavy dose") followed by the same type of surgery (1938–44). Results for both groups were compared after 5 years. Better results after the larger pre-operative dose had been anticipated. However, whereas 5-year symptom-free survival in the N_+ cases was 38% in the heavy dose group versus only 28% after a moderate dose, incidence of local recurrence was not affected by the higher dosage and was, if anything, even higher (14% versus 9.4%). On the other hand, in the same N_+ cases the incidence of distant metastases (without simultaneous local or regional recurrence) was 37% after heavy dosage against 51% after moderate dosage. These differences were not statistically significant. Discrepancies between the two treatment groups in N_0 patients were less marked.

KAAE also compared his results in patients who were considered to be incurable according to the HAAGENSEN criteria with those (only treated surgically) of HAAGENSEN himself and found his Copenhagen 5-year figures much better. The author's comments convey the impression that he felt somewhat at a loss as to how to interpret his results. The "expected reduction in the incidence of recurrence within the radiated area" was not achieved by the higher dose of radiation, but at the same time distant metastases in N_+ patients were found to be reduced from 51% to 37% at 5 years, in spite of the fact that the heavy dose group included "a larger number of cases showing locally marked progression" than the other. He concluded cautiously that while locally and regionally advanced cases "may sometimes be improved by... preoperative roentgen irradiation", its value for the average operable case was probably questionable. Although the two groups under study were presumably by and large comparable as far as being treated by the same medical teams, in the same institute etc., these conclusions must, of course, remain doubtful in view of the "historical" quality of the lower dose control patients.

BACLESSE had long been interested in RT for breast cancer either as an adjuvant to surgery or as a sole means of treatment. His 1955 paper summarized his results with 77 patients treated since 1935 with pre-operative RT and radical surgery. They were for the most part very advanced cases ranging from a few T_2 to a majority of T_4. Nodes were clinically (and histologically) negative in only seven patients and unverified in only 5. Treatment was given with 180 kV X-rays in estimated tumour doses which seem to have ranged from approximately 45 to 95 Gy, usually over 10–12 weeks, to the primary tumour, but well under 40–45 Gy to the axilla. In fact, the study was aimed predominantly at examining the possibility of treating breast cancer by means of radiation only and the surgical specimens were therefore carefully examined. Of 77 specimens, 18 showed complete or borderline "sterilization", 23 were described as "modified" or "very modified" and 36 as only "slightly modified". It was found that the number of sterilizations decreased with advancing stage but that, on the other hand, symptom-free survival in the more advanced cases was correlated with the degree of histological responsiveness to irradiation (Table 3). The author's conclusions were that for the locally most advanced cases surgery had little to offer since only very few escaped distant metastasis – precisely those who showed complete (or almost complete) regression on RT. They should be treated by radiation only. There were no

Table 3. Correlation between histological response of tumour and 10-year symptom-free survival [stages: Steinthal III, III$^+$($=T_4$)] (BACLESSE, 1955).

Grade of tumour response to radiation	No. of patients treated	Symptom-free at 10 years
Sterilization (complete or borderline)	9	5
More or less modified	47	9

definite conclusions or statements as to the place of pre-operative RT in the treatment of operable breast cancer in general. The author emphasized the feasibility of the method but did not comment on his results, nor did he compare them with those of primary surgery either from his own experience or from that of others.

Baclesse updated his results in 1962, by which time he had treated 101 patients. By and large the results were similar to those reported in his 1955 paper and do not call for additional comment.

In Germany, Kohler (1952, 1957) was one of the great advocates of pre-operative irradiation and his experience with this form of treatment was based on a large series of 459 patients. His 5- and 10-year survival figures were 60% and 40% respectively, which compared favourably with those of 769 patients irradiated post-operatively (44% and 28% at 5 and 10 years respectively). The treatment was given with 180 kV X-rays (0.75 mm Cu + 1 mm Al added filtration) in exposure doses of 4000–4500 R. Breast and axilla were covered by 3–5 portals; the supraclavicular fossa by one. Surgery followed after 6 weeks. Pre-treatment biopsy was not done and this is certainly the gravest criticism which can be directed against the author's conclusions. In spite of them having been examined by "several experienced doctors", there is no way of knowing how many sterilized lesions never were, nor how many of the surviving patients never had, cancer in the first place. Furthermore the question as to why a substantial number of patients were treated postoperatively during the same period and how they were selected, if at all, was not touched upon.

B. The Rationale for Pre-operative Radiotherapy

The rationale for pre-operative radiation treatment has been lucidly discussed by, among others, Powers and Palmer (1968) and Perez (1970). Briefly, the reasons for expecting some sort of benefit from irradiating a tumour pre-operatively can be summarized as follows:

1. Radiation can destroy microscopic and subclinical disease beyond the margins of surgical resection.
2. It can make the tumour itself more accessible to surgery.
3. It can decrease the colony-forming potential of cells disseminated at the moment of operation.
4. It can possibly trigger other, less well understood but potentially beneficial mechanisms in the patient.

Whereas 1 is equally applicable to postop. RT, 2, 3 and 4 apply only to situations where gross tumour is still to be removed, i.e. pre-operatively.

I. Irradiation of Subclinical and/or Microscopic Disease Beyond the Margins of Surgical Resection

This is easily the least questionable advantage of adjuvant (pre-operative) RT in operable breast cancer. It had already been noted by Berven (1951), whose patients were treated mainly in the 1930s and 1940s, that local recurrences were infrequent in patients treated with pre-operative radiation; this effect has been repeatedly demonstrated later in various series and in both pre-operatively and postoperatively treated cases.

However important, this is also the least critical of its possible advantages. Theoretically there might perhaps be a slight advantage in irradiating pre-operatively, since circulatory conditions at the periphery of the tumour would be optimal, i.e. unaffected by post-surgical scar tissue formation and hence by decreased oxygenation and tumour sensitivity. But in practice absolutely identical reduction of locally recurrent disease can be obtained with equivalent doses *after* surgery (DE SCHRYVER, 1976; WALLGREN et al., 1978). Despite this, suppression of local and regional recurrence (including in the opposite breast) to just a few percent instead of 25% or more in cases with positive nodes is not to be dismissed lightly.

II. Making Borderline Cases Accessible to Surgery

Clinical experience with RT as the only treatment in patients with inoperable breast cancer and observations to the effect that even advanced local disease can be successfully controlled by radiation in adequate doses have been reported by many authors for several decades (e.g. BACLESSE, 1949; GUTTMANN, 1963; VAETH et al., 1972; STRICKLAND, 1973; CRILE, 1973). This review will neither discuss nor compare the respective merits of RT alone and those of combined treatment in cases of locally advanced breast cancer. Suffice to say that since substantial objective regression, sometimes total, can often be achieved by radiation treatment of advanced breast lesions, it is only logical to use a pre-operative dose of radiation in cases where operability is borderline and where there are reasons to believe that radical local treatment can achieve a cure.

III. Decreasing the Growth Potential of Cells Disseminated at the Moment of Surgery

In 1955 malignant cells circulating in the peripheral blood of cancer patients were described independently by ENGELL and by FISHER and TURNBULL (reviews in: ROBERTS, 1961; GRIFFITHS and SALSBURY, 1965; MALMGREN, 1968; FISHER and FISHER, 1976). The significance of these cells for the patient is not entirely clear. It seems to be generally agreed upon that many or most of these cells will not eventually give rise to clinically detectable metastases: several studies do not show any correlation between the number of circulating cells and prognosis, pointing to the importance of implantation factors. Also, with newer and more refined techniques it would seem that the incidence of detectable malignant cells would be decreasing. At the same time, however, several independent observations seem to indicate that the number of circulating cancer cells tends to increase during surgical manipulations. ROBERTS et al. (1962) studied 108 patients with various types of cancer for the presence of malignant cells in serial blood samples before, during and after surgery. In almost half of the patients malignant cells were found at some time during the observation period. In 17% of the cases, however, cancer cells were found *only* during operation.

If it is assumed, for the sake of argument, that at least some of these peripheral malignant cells are possible starting points for clinically significant secondaries, it becomes attractive to speculate whether a pre-operative dose of radiation could possibly reduce either their number or their growth potential. It is only fair to say that neither of these hypotheses has ever been verified. Also, even if it were demonstrated that patients in whom important showers of cells were injected into the bloodstream during surgery had a particularly gloomy prognosis, this could obviously still not be considered valid proof of a causal relationship between both observations, since the shedding of cancer cells under surgical manipulation might well be just another manifestation of the malignancy of the tumour without any bearing of its own on prognosis. However, as the FISHERS point out (1976), it is equally true that the circulating cancer cell phenomenon can hardly be dismissed as entirely inconsequential. It is, therefore, at least not unreasonable to expect some sort of benefit for the breast cancer patient from the pre-operative use of RT.

IV. Other, Poorly Understood Factors

There is now overwhelming evidence that neoplastic conditions can induce immunological responses in the host (see GREEN et al., 1977, for a review). In human disease the evidence is still largely circumstantial but in some, admittedly special, clinical situations, tumor-related immune reactions in the host have been described and studied in great detail. Burkitt's lymphoma and poorly differentiated nasopharyngeal carcinoma are examples of tumours where the association with a herpes-type virus (Epstein-Barr virus or EBV) has made possible a very thorough dissection of the complex virus–host and tumour–host relationships (see KLEIN, 1973, for a review). After RT of patients with Burkitt's lymphoma or nasopharyngeal carcinoma, EINHORN et al. (1970) and EINHORN (1972) noted a marked and regular increase of EBV-associated anti-membrane antigen antibodies. While it is wholly unknown if this increase in the titre of antibodies directed against antigens present on the tumour cell membrane has any clinical significance, the authors suggest the possibility that radiation-induced tumour cell damage may have resulted in an increased antigen release followed by elevated antibody titres. Because of the lack of sensitive tests and/or association with a suitable antigen (viral or other), similar observations are not available for other tumour situations but have been described after irradiation of the thyroid (JONSSON et al., 1968) and of uterus (EINHORN et al., 1969). It is not known whether the degree of these antibody reactions have any bearing on the results of treatment, nor indeed whether they are favourable or unfavourable to the patient (EINHORN and EINHORN, 1972). Although experiments by RUDENSTAM, reported by ALEXANDER and HALL (1970), do suggest the existence of tumour-related antibodies cytotoxic for blood-borne malignant cells and able to prevent the appearance of distant metastases in sarcomatous lesions. Still, if a favourable effect of such radiation-induced antibody increase were present at all, this could obviously be an additional reason for using adjuvant RT before, rather than after, surgery.

C. Results of Some Recent Series

Data from a few studies published during the past 10–15 years will now be reviewed in some detail, earlier studies having been mentioned in Sect. A. This is, admittedly, quite arbitrary. Yet, without underestimating the merits of much of the pioneer work, there is no denying that at least two potentially important new factors may have added additional weight to the data established from more recent observations: (a) the increasing use of modern high-voltage equipment enabling the therapist to deliver adequate, homogeneous tissue doses with minimal skin damage and (b) the growing realization of the importance of meticulous definition of the populations under study, culminating in the now universal acceptance of the prospective randomized trial.

In 1965 the Toronto group (DELARUE, ASH, PETERS and FIELDEN) presented their updated results with pre-operative RT before the Central Surgical Association in Milwaukee. Their philosophy of treatment continued the tradition already begun by RICHARDS (1948a) almost two decades earlier, to the effect that not only the gross tumour stage but also its biological behaviour should be taken into account when deciding on treatment. More specifically, they felt that a locally advanced tumour did not necessarily have to be incurable, that is, if the history indicated it to be slowly growing, suggesting effective host defense mechanisms and a low risk of metastases. Their pre-operative RT results concerned 467 women treated between 1938 and 1956 according to a standardized procedure (45 Gy in 4 weeks to the critical targets, 400 kV, HVL = 3.5 mm Cu, FSD = 100 cm). Although the series comprised some stage I (with inner quadrant tumours) and stage II cases, most belonged to stage III even including some stage IV. Their overall 5- and 10-year survival rates were 35% and 19% respectively. During the same period almost 1800 patients who were treated with postoperative RT were followed up at the Ontario Cancer Institute. It is perhaps unfortunate that the authors did not subject the results within this group to a critical stage-by-stage comparison with those of their pre-operatively treated patients. One has to turn to the discussion concluding the paper to find that the authors "satisfied ourselves that the utilization of the pre-operative gesture produced approximately 25% dividend in survival at the 5 year level, and a 10% dividend at the 10 year level". As it stands, this paper leaves us somewhat frustrated, all the more so since no data are presented on the rate of local disease control which, in the authors' own words, "must be obtained before one can also think of curing the patient".

MUNTEAN treated 99 cases (two-thirds with positive nodes) pre-operatively. His published (1966) 5- and 10-year results showed 48% symptom-free survivals (of 69) and 21% (of 56) respectively. However, no conclusions can be drawn from these figures since they are compared with those of a small group of patients treated by primary surgery followed by irradiation, but selected for earlier stages.

KAHR and SCHREYER (1966) described their results with 177 cases treated pre-operatively. The overall 5-year survival of 35% did not differ from the 37% after primary surgery + postoperative irradiation. In fact for N_+ cases, survival was less likely after pre-operative (14%) than after postoperative (25%) RT. Apart from the exceptionally low 5-year survival (47% for N_0 cases), it can be noted that no reasons were given why a patient should have been submitted to one form of treatment rather than to the other. Another peculiarity was the fact that staging was done *after* operation. This would mean that after the X-ray dose had been given to the axilla (exact depth doses not stated, 2000–3000 R surface), at least some positive axillae might have become sterilized (DE SCHRYVER, 1976). If so, this might help explain why the postoperatively treated N_+ cases would do better than those treated pre-operatively (where the more favourable cases, with less massive involvement, would have been selected away and staged N_0 by the pathologist).

In 1952 LINDGREN et al. (1968) started what was probably the first controlled trial concerning the value of pre-operative RT for breast cancer. Although not strictly randomized in the modern sense of that term, "every other case" was treated either with primary surgery or with pre-operative irradiation. Diagnosis was established on clinical grounds only and dubious cases were biopsied and then operated on. They were assessed separately. In all, 166 women were given pre-operative irradiation and their results compared with those of 148 patients directly operated on. The distribution of the different stages in both groups was roughly comparable. At 5 years symptom-free survival was 51% (of 166) for the pre-operative cases as against 47% (of 148) for postoperative cases.

At 10 years these figures had become 37% (of 95) and 31% (of 86) respectively. The authors concluded that pre-operative RT did not improve survival in their patients with operable breast cancer. The doses given pre-operatively were 1500 R skin dose in 8 days to two tangential portals covering breast and axilla (170 kV, HVL = 1.0 mm Cu), the technique being very similar to that described by Berven (1951). In fact, Lindgren's results showed the same slight "advantage" noted by Berven for his pre-operative group and it would indeed have been interesting to see whether their Steinthal II, and particularly their IIb and IIc cases (multiple nodes, perinodal extension), showed a similarly improved survival to that in the Berven series. Perhaps the most important inadequacy of this otherwise well-conducted study was that really high radiation doses were not applied. This, apart from the fact that it was not a truly randomized study, makes its conclusions not fully relevant against the background of modern radiotherapeutic technology.

In 1956, François Baclesse, whose results obtained after conventional pre-operative X-rays were discussed in Sect. A, started to treat his breast cancer patients with ^{60}Co gamma radiation. Together with Nezelof and Vilde, he summarized his results in what was probably one of his very last papers (1969). Mean doses applied (in 7–8 weeks) were ca. 85 Gy to the primary tumour (through reduced fields after 50–60 Gy to the entire breast) and 77 Gy to the axilla. These patients were then operated on, mostly after several months, on the basis of (a) clinically or radiologically residual tumour, (b) clinically or radiologically recurrent tumour or (c) (in a minority of cases) psychological reasons. Tumour disappearance, as assessed histologically, was independent of age, clinical stage or interval between radiotherapy and surgery. Overall, 21% of 105 carcinomas were found to have entirely disappeared after RT. Five-year survival (for 64 patients) was 53%, but it must be remembered that these were to a great extent locally advanced cases. Unwanted side-effects on the normal tissues were much less pronounced, but survival rates did not seem to be better than after conventional 200 kV irradiation, since the apparent increase in 5-year figures from 41% (Baclesse, 1962) with conventional roentgen irradiation to 53% after ^{60}Co gamma irradiation (Baclesse et al., 1969; Table 4) could well be explained by the inclusion of an apparently larger number of earlier cases (T_1, T_2, N_0).

As in his patients treated with conventional X-rays (1955), an interesting finding was the fact that patients whose carcinoma was histologically found to have disappeared had a better survival (median: 8 years) than those whose tumour was found histologically to be more or less unchanged at operation (median: about 4 years). Since the rate of disappearance of the tumour did not seem to be related to stage, one cannot exclude the possibility that this difference in survival might in some way be related to the RT. However, the authors were cautious enough not to conclude that the observed tumour regression denoted an aetiological relationship to better survival. If, for the sake of argument, we were to accept this to be the case, we would have to admit that the subsequent surgical intervention in a number of cases might well leave some

Table 4. Correlation between 5-year survival and histological response of tumour (patients treated with ^{60}Co pre-operatively) (Baclesse et al., 1969)

Tumour response to radiation	No. of cases observed	% surviving at 5 years
Complete disappearance	7	86
Recognizable tumour left	53	47
All patients (including some dubious responses)	64	53

foci of viable neoplastic tissue as possible sources of metastatic spread. Another explanation would be that slowly growing (and/or spreading) tumours are also, for some reason, the most radioresponsive ones. The fact that both survival curves seem to converge after 8 years is, possibly, an argument in favour of this second alternative. Finally, we may conclude from these observations that clinical and/or radiological assessment is a very coarse parameter for evaluating the regression of breast cancer, since in more than 20% the tumour had disappeard histologically although the operation was performed, in the large majority of the patients because of "incomplete clinical regression" or of "recurrence of a palpable tumour".

For many years FLETCHER used pre-operative irradiation in the management of certain types of breast cancer. These were his "Category II" patients with tumour situations variously described as "mainly stage III, clinically and pathologically" (FLETCHER, 1967), as cases where "the primary lesion and breast had been grossly disturbed by previous incision for biopsy specimen" (ibid.), as UICC "$T_1N_{1(+)}$; $T_{2(+)}N_0,N_1$" (FLETCHER et al., 1970) or as "T_2N_1: Stage II, T_3N_0,N_1: Stage III, or unstaged" (FLETCHER, 1972). On the face of it, it would seem that overall these patients were still clinically operable but with locally rather advanced disease. Pre-operative treatment first consisted of 250 kV X-rays, from the late 1950s onwards of cobalt-60 gamma radiation: at present the following tissue doses are used: mid-axilla, 40 Gy; breast, 45–50 Gy; supraclavicular fossa and internal mammary chain, 45 Gy. The fractionation is 10 Gy per week and mastectomy follows 5–6 weeks later. The 5- and 10-year survival figures (Table 5) showed that the results in these patients were entirely equivalent with those obtained (with surgery only) in the most favourable cases – certainly a remarkable achievement. It is perhaps not surprising that an early summary of these results was entitled "The advantages of pre-operative irradiation" (1967). And yet, it must be admitted that to anyone who has not visited the Fletcher Clinic, it is not all that clear which type of patient Category II really is. A frequent objection on discussing these results stems from the fact that there is never any mention of just how many "disturbed biopsy" patients composed this group. A number of these patients might conceivably be early cases, resulting in a shift towards better survival figures. Therefore, although nobody would deny the valuable data contributed by this unique series, one would have to agree with PHILIP RUBIN (1970) that "this is a selected and uncontrolled study..." for which reason "... it is not valid and pre-operative irradiation is unproven ..." and whose information, based on special categories, makes it "very hard to compare with other series".

AMIRFALLAH et al. (Dortmund, 1972) published their results of pre- and postoperative roentgen treatment in 185 operable cases and compared them with those of 64 patients irradiated postoperatively only. Pre-operative doses were: 30 Gy on axilla and supraclavi-

Table 5. FLETCHER's results (1972); radical mastectomy performed on all patients

Treatment type	Type of patient	No.	% Histologically pos. nodes	% 10 year, age-adjusted survival
Radical surgery only	T_{1-2} (outer quadrant) N_0	246	9	63
Radical surgery + postop. RT	$T_{1-2}N_{0-1}$ (single not apical)	353	63	50
Pre-op. RT + radical surgery	T_2N_1,T_3N_{0-1} + unstaged	419	29	62

cular fossa, 25 Gy on the infraclavicular fossa and 20–40 Gy on the breast. They found a 5-year survival rate of 54% (against 40% receiving postoperative treatment) and a 10-year survival rate of 42% (against 28%). However, these results are not really convincing: both groups of patients originated from or were operated on by different surgical units, pointing to the possibility of differential selection. More importantly, no data were given concerning their comparative staging distributions.

Widow et al. (1973) reported the results of a controlled clinical trial started in 1962 and conducted under the supervision of the Central Institute for Cancer Research of the East German Academy of Sciences. Pre-operative irradiation + radical surgery was compared to surgery + chemotherapy and to surgery alone. The radiation was applied in tissue doses of between 40 and 50 Gy to the breast and the axilla (no further details given). Patients were operable, but selected for clinically advanced lesions as pretreatment biopsy was not performed. At the time of publication, 140 patients were in each of the three groups. Five-year survival rates were 46% (of 61) for the pre-operatively treated women as against 49% (of 47) for those treated by surgery + cyclophosphamide and 53% (of 49) after surgery only (differences not significant). Locoregional recurrences were reduced from 24% after surgery to 13% after pre-operative RT.

This was an important study, being the first truly randomized trial concerning pre-operative RT for operable breast cancer. Its results suggested the absence of beneficial effect from pre-operative RT and, indeed, possibly the reverse. It is, therefore, somewhat unfortunate that we are not given more detailed information about treatment technique, patient status and pretreatment work-up. More specifically, one would like to compare the respective distribution of T and N stages in each of the three groups under study. For example, the fact that for "stage III" cases, 3-year survival in pre-operative RT cases (66%) was the same as after surgery only (65%) is not really convincing in view of the heterogeneity of TNM stage III. Considering the importance of the issue, a future follow-up report providing some additional information is awaited with interest.

From 1963 to 1970 Fish (1977) used pre-operative RT on patients presenting with the following types of lesion: (a) primary tumour fixed to chest wall or skin, with or without clinical nodes in the axilla, and (b) primary tumour located centrally or in inner quadrants, with or without clinical axillary involvement. In all there were 66 such cases. The remaining operable breast cancer patients seen at the clinic (143) were treated with primary surgery (radical or modified radical) while postoperative RT was applied only if: (a) tumour margins were close to or involving the skin and/or (b) four or more nodes were found to be histologically involved. There were 44 such patients, leaving 99 women treated with surgery only. In fact, the aim of this non-randomized study was to explore the possibilities of RT as the only means of treatment of carcinoma of the breast, which explains both the choice of a relatively high dose of radiation and the care with which the surgical specimen was examined. Doses given (cobalt-60 gamma radiation) were 60 Gy in 6 weeks to the breast and 50 Gy to all other areas (apex of the axilla, supraclavicular fossa, both internal mammary chains and, eventually, the chest wall). Diagnosis was established in all pre-operative cases prior to irradiation (needle or open biopsy).

Overall, on comparing results between the three treatment groups and considering the relatively limited number of cases, differences in survival were not too dramatic, although it certainly would seem promising that the pre-operative cases showed as good a 9-year survival as the pure surgery group, comprising essentially earlier cases with fewer involved axillae (Table 6). However, the striking finding of this study is the remarkable difference in survival between node-negative patients treated with pre-operative RT (94% of 37 at 5 *and* 9 years) and those treated with surgery alone (86% of 82 at

Table 6. Patient survival in the FISH study (to be published)

Type of patient	No.	Patients with pos. nodes at surgery (%)	Patients with high-grade tumours (Törnberg 3+4) (%)	5 yr (%)	9 yr (%)
All patients	209	–	–	79	65
Pre-op. RT+surgery	66	44	91	73	69
Surgery+postop. RT	44	84	86	76	56
Surgery alone	99	17	84	83	69

5 and 78% at 9 years). This difference becomes even more pronounced when only patients over 49 years of age are considered: 90% at 5 *and* 9 years for pre-operatively treated ones, against 81% at 5 years and 60% at 9 years for those treated surgically alone. The author explains these findings by assuming that in axillae reported as histologically negative, small cancer foci may still be present after all, either in the axilla after incomplete dissection, or in the supraclavicular and/or internal mammary chains. Thus these results would, if confirmed, suggest that adjuvant RT is as useful in early, N_0, cases as in more advanced, N_+, cases, and maybe even more so.

In April 1971 a prospective trial was started at Radiumhemmet (Stockholm) on the suggestion of the Director, J. EINHORN, to study the potential value, if any, of adjuvant pre-operative RT as compared to postoperative RT or none at all in operable breast cancer (DE SCHRYVER, 1976). Patient entry was closed in September 1976, when 960 women had been included, randomly divided over the three types of treatment. Patients belonged to the T_{1-2}, N_{0-1b}, M_0 categories, with the inclusion of some T_3 cases where the size of the tumour (≥ 5 cm) was not considered incompatible with primary operability. Diagnosis was ascertained in every case by thin needle aspiration biopsy (FRANZÉN and ZAJICEK, 1968). Radiotherapy was given in tissue doses of 45 Gy in 5 weeks to the following targets: breast (chest wall in postoperative cases), apex of the axilla, supra- and infraclavicular fossae and the internal mammary chain. For the breast, axilla and supraclavicular fossa, cobalt-60 gamma radiation was used; for the chest wall, 9–12 MeV electrons from a 45 MeV Siemens betatron allowing homogeneous treatment of large portals. Individualized treatment plans were available for every single case. With an observation time of 5 years for over 200 patients per treatment group, results are as follows (Table 7): RT decreased the incidence of locoregional recur-

Table 7. The Stockholm trial

Treatment	5 year crude survival (%)	5 year symptomfree survival (%)	3 year cumulative incidence of local/regional recurrence (%)	Incidence of histologically involved axillae at mastectomy (%)
Preop. RT+surgery	82	72	5	21
Surgery+postop. RT	76	67		39
Surgery only	73	55	17	
Reference	WALLGREN et al., 1979		DE SCHRYVER, 1976	

Table 8. Results obtained using

Author(s)	Year of publication	No. of patients studied[a]	Tumour dose given (Gy)
LEE, B.J. and HERENDEEN, R.	1925	31	Not stated
ADAIR, F.E.	1943	582	1,200–1,800 R (surface)/4–6 wk
RICHARDS, G.E.	1948	70	35–40
SCHINZ, H.R. and BOTSZTEJN, Ch.	1948	74	Not stated
CADE, S.	1949	Not stated	35/4–5 wk
BERVEN, E.	1951	483	20
KAAE, S.	1952	108	16
		332	35
BACLESSE, F.	1955	77	45–95/10 wk
KOHLER, A.	1957	459	40–45 (surface)/4 wk
DELARUE, N.C. et al.	1965	467	45/4 wk
MUNTEAN, E.	1966	69	Uncertain
KAHR, E. and SCHREYER, H.	1966	177	30–40?
LINDGREN, M. et al.	1968	166	20–25/1 wk
AMIRFALLAH, A. et al.	1972	185	30–40?
FLETCHER, G. et al.	1972	419	45/4 wk
WIDOW, W. et al.	1973	61	40–50
WALLGREN, A. et al.	1980	316	45/5 wk
FISH, V.	Unpubl.	66	60/6 wk
ZUPPINGER, A.	1979	54	25–30/2 w

[a] Exclusive ev. controls.

rence from 17% (in nonirradiated patients) to 5% at 3 years. This finding was anticipated in view of earlier experience and had, in fact, been well established since the controlled observations of PATERSON and RUSSEL (1959). Differences in 5-year survival with unirradiated controls (73%), while not significant for the postoperatively irradiated patients (76%), were so for the preoperatively treated ones (82%). The difference in survival rates between both irradiated groups was not significant. Symptomfree survival was also significantly better in preoperatively treated women: 72% as versus 55% in only operated ones. This was mainly due to a lower incidence of local recurrence but, also, of distant disease (WALLGREN et al., 1978). Preop. RT reduced the number of histologically involved nodes in the mastectomy specimen from 39% to 21% (DE SCHRYVER, 1976). The answer to the question of why preop. irradiation was effective in achieving better survival could be that irradiation may have succeeded in destroying carriers of malignant foci that were basically inaccessible to routine surgery: the internal mammary nodes. An argument in favour of this possibility was the observation that the death rate in preoperatively irradiated patients was lowest for medially situated tumours (0.41

pre-operative RT for breast cancer

Type of patient[b]	Results (% survival)			
	5 yr	5 yr sy-free	10 yr	10 yr sy-free
N_0, N_+	52% symptom-free at 3 yr			
"Operable"-$T_{1-3(-4?)}N_{0-1b(-2?)}M_0$	49	–	–	–
$T_{3-4}N_{1-3}M_{0-1}$	47	–	–	–
$T_{3-4}N_{1-2(?)}M_0$	40	–	–	–
$T_{1-4}N_{1b-2}M_0$	35	–	32	–
$T_{1-3}N_0M_0$	66	–	–	–
$T_{1-3}N_{1-2}M_0$	44	–	–	–
All	53	–	–	–
N_+	–	28	–	–
N_+	–	38	–	–
$T_{2-4}N_{0-2}M_0$	–	44	–	35
Not stated	60	–	40	–
Mainly $T_{3-4}N_{0-3}M_{0-1}$ (incl. 13% $T_{1-2}N_0$ and 15% $T_{1-2}N_1$).	35	–	19	–
$T_{1-3}N_{0-2}M_0$	–	48	–	21
$T_{1-3}N_{0-1b}M_0$	35	–	–	–
$T_{1-3}N_{0-2}M_0$	–	51	–	37
$T_{1-3}N_{0-2}M_0$	55	–	42	–
$T_{1-3}N_0M_0$	75	–	64	–
T_2N_1; T_3N_{0-1b}; or unstaged	–	–	62	–
"More advanced tumours"	46	–	–	–
$T_{1-2}N_{0-1b}M_0$	82	72	–	–
$T_{1-4}N_{0-2}M_0$ (see text)	73	–	69% at 9 yr	
$T_{1-2}N_{0-1}M_0$	–	93 (T_2N_0)	–	–
	–	78 (T_2N_1)	–	–

[b] Approximate TNM equivalents.

of comparable, non-irradiated controls). Noteworthy was, further, that the greatest benefit was achieved for small tumours (≤ 3 cm) and clinically uninvolved axillae. This would imply that clinically more advanced cases, were, not unexpectedly perhaps, less likely to benefit from adjuvant locoregional measures, due to a higher proportion of subclinical metastases. It would also imply that optimization of primary locoregional treatment may not be fully as unimportant as is sometimes suggested these days. As to why preoperative irradiation in this trial was more effective than the postop. version, this may, possibly, have been due to a lower radiation dose to the internal mammary nodes in the (electron-treated) postop. cases (WALLGREN et al., 1979). Untoward reactions from pre-operative irradiation were not of such a nature as to make it unacceptable either to the patient or to the surgeon and are described in Sect. F.

Between 1959 and 1971, ZUPPINGER (1979) treated 54 women with clinical and/or radiological evidence of breast cancer with "pre-biopsy" RT (25–30 Gy/2w). Mastectomy, usually after frozen section, followed 2 to 3 days after completion of RT and was, in its turn, followed by a second course of radiation. The fate of these women was compared with that of 13 similar patients who were irradiated before mastectomy, but *after* biopsy or local excision had been performed. A further control group were 350 women treated during the same period, but whose RT was postmastectomy only. Whereas the rate of distant metastasis for T_2 tumours (N_0, N_1) was 0.38 at 5 years for the postoperatively irradiated patients, it was only 0.05 for the pre-biopsy irradiated ones. Conversely, 0.51 T_2 cases were symptomfree at 5 years after postoperative irradiation, against 0.88 after pre-biopsy RT. The results are interpreted by the author as indicative of a surgically enhanced risk for tumourspread, which would appear to be substantially reduced after preoperative (preferably prebiopsy) irradiation. Since postoperatively irradiated T_1 patients still show metastatic spread in 21% of his cases, ZUPPINGER advocates pre-bioptic irradiation for these as well.

D. Treatment Technique

All critical targets in breast cancer are well within the scope of cobalt-60 gamma radiation penetration which, in combination with a limited but sufficiently skin-sparing depth of build-up, should be fully adequate for most requirements of pre-operative breast tumour irradiation. The breast itself is probably best treated with two parallel, opposed-wedge fields resulting in only a limited amount of lung tissue being irradiated. Usually the ipsilateral internal mammary chain can easily be included in this treatment volume but to be reasonably certain of this one would have to make individualized treatment plans after determination of the chest wall thickness (axial tomography; ultrasound measurements; computerized axial tomography).

Thickness of the chest wall can vary considerably, in our experience from about 1.5 cm to several centimetres and the easiest way to cope with this variable would be to cover the parasternal area by a separate direct a–p beam of about 4 cm minimum width and centred about 25 mm from the midline (EDSMYR and WALSTAM, 1959). The apex of the axilla and supraclavicular fossa are easily covered by one a–p field whose lateral (axillary) portion is boosted by a posterior glancing portal. The question of whether the contralateral internal mammary chain should be included within the treatment volume is somewhat unclear. Although retromanubrial connecting channels were described by ARÃO and ABRÃO (1954) in more than half of 100 post-mortem studies, in vivo studies (TURNER-WARWICK, 1959) did not show evidence of "... significant drainage of lymph ... to the contralateral internal mammary chain under normal conditions". It would, therefore, seem somewhat questionable whether treatment should include also the contralateral chain. An excellent and detailed review of treatment techniques is to be found in FLETCHER's Textbook (1973). Tissue doses of 45–50 Gy and more can be given quite safely. In our experience with well over 300 patients, no major complications were encountered with a standard dose of 45 Gy on all targets, using a fractionation of 9 Gy per week. A critical zone for the skin is the point on the axilla where the tangential beams to the breast and the a–p axillary beams usually cross due to their divergence. Moist desquamation sometimes occurs, but never fails to heal.

The optimal time for surgery after a course of radiation of 40–50 Gy (tissue dose) is probably about 6 weeks. Skin reactions will have healed completely and many tumours will have achieved maximal shrinkage. After doses of 25–30 Gy/2 w, ZUPPINGER (1979) recommends an interval of 2–3 days.

E. Histopathological Observations on Pre-operatively Irradiated Breast Specimens

Implicit in the very concept of pre-operative RT is the acceptance of the fact that complete sterilization of gross tumour is not (and cannot be) its primary aim, all the more so since the amount of radiation which can be safely applied is necessarily limited by the requirements of the subsequent surgery. Success or failure in pre-operative RT must not, therefore, necessarily be linked to the achievement of complete sterilization of both the primary tumour and the axillary nodes. Yet the study of radiation-induced effects on tumour histology may be of interest in as much as it provides us with observational data concerning the radioresponsiveness in this family of neoplastic conditions.

HAENDLY (1921) and DE BACKER and DEROM (1923) were among the first to describe in detail the postirradiation changes in two cases of pre-operatively irradiated breast carcinomas. Since then a number of observations have been published, most of them incorporated in the clinical studies discussed in the previous chapters. They are summarized in Table 9. In order to simplify comparison, we grouped together the cases described by the various authors as "completely" or "almost completely" sterilized, "no (recognizable) tumour left", "tumour severely damaged", "no viable tumour left", and the like. When this is done, it can be seen that, with one exception (LUMB, 1950), somewhere between 15% and 40% of operable lesions can be expected to suffer definitive damage by the relatively moderate doses applied in routine pre-operative RT. The low percentage (6%) found by DELARUE et al. (1965) relates only to those cases where the biopsy was less than excisional. This would have selected these cases for larger, more

Table 9. Pre-operative RT in breast cancer. Effect on primary tumour as assessed on surgical specimen

Author(s)	Year of publication	Estimated tumour dose (Gy)	Radiation energy	RT-surgery interval	No. of cases examined	Proportion with no recognizable or only severely damaged tumour left
ADAIR, F.E.	1936	Various doses	Ra, 200 kV	8–12 wk	117	0.42
LENZ, M.	1946	45/6–8 wk	200 kV	2 d–1 yr	9	Recognizable cancer cells in all, but in some only a few
RICHARDS, G.E.	1948	35–40	Ra, 400 kV	6–12 wk	82	0.17
LUMB, G.	1950	20–30	220 kV	Not stated	36	0.17
		30–40	220 kV	Not stated	24	0.70
BACLESSE, F.	1955	45–95/10 wk	180 kV	Variable, mostly 4–8 wk	77	0.23
DELARUE, N. et al.	1965	45/4 wk	400 kV	4–6 wk	116[a]	0.06
BACLESSE, F. et al.	1969	85/7–8 wk	^{60}Co	Several months	105	0.21
ZAJICEK, J. et al.	Unpubl.	45/5 wk	^{60}Co	6 wk	100	0.38
FISH, V.	Unpubl.	60/6 wk	^{60}Co	4–6 wk	66	0.51

[a] Excluding 63 cases where excisional biopsy was performed prior to RT.

advanced tumours, with a resulting possible decrease of complete tumour destruction. These figures do not, of course, contradict the experience of various workers that breast cancer – even at an advanced stage – can be locally controlled by radiation, but simply indicate that higher doses will be necessary if surgery is no longer to be contemplated. Most pathologists would probably agree that the gross morphological picture of an irradiated tumour at best gives a very rough idea of the degree of induced damage. Recognizable malignant cells in such a specimen do not necessarily mean that viable cancer cells are present (Suit and Gallager, 1964). Therefore, it is not unthinkable that in most studies the percentage of lethally damaged tumours after pre-operative irradiation may, in fact, be underestimated. On the other hand, the microscopically observable effect on the central gross tumour, however important, may not be the most significant factor in whatever pre-operative RT is expected to achieve. The effect on subclinical disease may be much more important in the end (although related to the former) and, whatever the percentage of true or false sterilization of gross tumour, Fletcher (1972) made it unequivocally clear that neutralization of subclinical deposits is achieved in more than 90% of the cases by the type of dose used in the pre-operative context.

F. Side-Effects and Complications

I. Local and Regional

The potential hazard which pre-operative RT may imply for the *post-surgical healing process* certainly constitutes the most immediate problem with which both patient and therapist can be confronted. Before embarking on such a combined mode of treatment, the surgeon will reasonably expect some reassurance that the radiation applied will not significantly increase the immediate postoperative sequelae nor induce a high proportion of unacceptable late complications. In the literature, statements can be found covering the whole spectrum of possibilities, from the gravest possible sequelae to their virtual absence. In the experience of Adair (1937), among the "unfortunate complications" one notes: fibrosis of the lungs (8%), a wound healing which is "very much poorer" and "much more bleeding" during surgery; wounds which "may pull apart" and "take weeks to heal"; a higher frequency of lymphedema and fibrosis of the shoulder. At the other end of the scale we find statements to the effect that "delayed wound healing was never noticed" (Kratochvil, 1954) or that "there was no basic difference (in the healing process) in comparison with non-preoperatively irradiated patients" (Scherer, 1957). Obviously, radiation-induced damage with its potential effects on wound healing and fibrous tissue production can be expected to be dependent on dose and other physical dose-time and geometry factors. In practice, with modern techniques, observed effects are somewhere in between these extremes.

Among the earlier studies, Berven (1951) did not notice increased surgical complications after RT with the doses he used, though Adair did (1937; 1943), but after doses that were often considerably higher. Richards (1948a) noted 15% of "slow healing" to "serious interference" in 40 of his pre-operatively treated cases. That Baclesse (1955), with the large, if fractionated, doses he used, registered a high incidence of late complications is perhaps not surprising: 22 cases of late skin necrosis, 6 of bone necrosis, 6 of lung fibrosis and 16 with marked oedema of the arm (of 77 patients treated) is perhaps something of a record. Among the more recent studies, Lindgren et al. (1968)

noted a marked increase in arm swelling (defined as an increase of circumference by at least 3 cm) in the pre-operatively treated patients (67%) as against patients treated with postoperative irradiation only (43%). Likewise they registered a decreased shoulder mobility more often in the pre-operatively treated patients (13%) than in those treated postoperatively (4%). This is somewhat at variance with what we found in Stockholm, where the incidence of arm swelling (increase of circumference by at least 2 cm) was found to occur with equal frequency in pre-operatively and postoperatively irradiated patients (20%) but twice as often as in non-irradiated controls (10%).

Impaired shoulder mobility, defined as a combined mobility loss of at least 10° amplitude in each of four basic shoulder joint movements (anterior and lateral elevation, external and internal rotation) was not found in any of the pure surgery patients but in 16% of the pre-operatively (and 15% of the postoperatively) irradiated ones (DE SCHRYVER, 1976). About 1 year after treatment, fibrotic lung changes, apical or hilar, could be found in 6 of 140 patients (4%) irradiated pre-operatively. These changes were benign and without obvious clinical significance. Furthermore, in the same patient material ÅLUND et al. (1977) described a higher incidence of surgical wound infection in pre-operatively irradiated women (12%) than in controls (6%). If only severe infection was considered, the figures became 10% against 2%. Large seromas were also seen more often after pre-operative irradiation (6%) than in the controls (1%). According to FLETCHER et al. (1970), wound healing problems after pre-operative irradiation are neither greater nor more frequent than after primary mastectomy, the incidence of arm oedema being only "slightly higher". Asymptomatic pulmonary fibrotic changes (apex, upper medial lung margin) were seen in 10%–15% of pre-operatively irradiated cases. Cardiac complications were not noted.

Indeed, only very few references to *cardiac complications* are to be found in the literature concerning RT of breast cancer. Whether this denotes a high degree of resistance of the cardiac structures to the radiation doses usually applied under these circumstances with modern techniques and equipment, or is simply due to the fact that eventual signs and symptoms are not being systematically looked for, is not entirely clear. There are observations indicating that cardiac symptoms may be more frequent than is usually assumed (SPENGLER, 1971), and in patients with known coronary disease care should be taken to avoid irradiating the myocardium as far as this is possible.

Lesions of the *branchial plexus* have been described after RT to the axilla. NOTTER et al. (1970) studied the time-dose relationship in 41 cases where neurological symptoms developed after postoperative RT for carcinoma of the breast. They found the lowest axillary tissue dose among these patients to have been 45 Gy in 27 days. At this dose level eventual lesions are mild and of little clinical significance. The lowest dose found to be associated with true neuromuscular symptoms was 50 Gy in 25 days. With the presently recommended dose of 45 Gy in 5 weeks, plexus symptoms are not to be expected.

The effect of time-dose factors on *radiation osteitis* has been studied by KIM et al. (1974) in 68 patients presenting with this type of postoperative radiotherapeutic (mainly kilovoltage) complication, among them 15 women treated for breast cancer. Clinical and radiological findings were related to the tissue dose as expressed in NSD units according to ELLIS (1968). The authors found the average NSD value for "reparable" osteopathy to be in the region of 1,310 rets and for "irreparable" osseous injury to range from 2,120 to 3,200 rets, depending on the site. HOWLAND et al. (1975) analysed their observations in 119 breast cancer patients treated with either kilovoltage, 25 MV photon or cobalt-60 gamma radiation. Bone changes were both more frequent and more severe after exposure to kilovoltage than megavoltage radiation, which is easily explained, as the authors point out, by the higher ratio of bone to soft tissue absorption in the kilovoltage range. For cobalt-60 gamma radiation the found a threshold for radiographically visible changes to be "about 4,500 rads in 4 weeks or 5,200 rads in 5 weeks". Again, it would appear that, within the dose ranges now generally applied, which rarely exceed 50 Gy in 5 weeks, not even mild changes of radiation osteitis should be expected as a complication of adjuvant RT in breast cancer.

Finally, one has to consider the possibility of induction of a *new malignant tumour* by the treatment applied. Post-irradiation sarcomas subsequent to RT have been described in breast cancer patients (Hatfield and Schulz, 1970). These authors have estimated the incidence of radiation-induced sarcoma in irradiated breast cancer patients at approximately 1% (or 2% if only 5-year suvivors were considered). The true incidence of radiation-induced malignancy in breast cancer patients is difficult to estimate. Our own (unpublished) experience from Radiumhemmet, where, together with our colleagues from the breast unit, we were able to follow thousands of patients during a number of consecutive years, was such that we would estimate this incidence at well below 1% in surviving patients. Nevertheless, we would agree with Hatfield and Schulz when they conclude that "... even though the risk appears to be small ... it is a genuine hazard which has persisted into the modern era of megavoltage therapy".

II. Haematological

These need not be mentioned, save for the record only. As in any radiotherapeutic treatment series, peripheral blood counts should be monitored regularly. Normally only the usual moderate drop in white blood counts and platelets will be noticed. Lymphocytes are much more severely affected as will be discussed in some detail in the next section. Only in a rare case may the irradiation of the normally negligible volume of bone marrow in sternum and ribs lead to overt anaemic counts as in one of our patients where a rapid drop of red blood cells during treatment lead to a bone marrow biopsy disclosing massive neoplastic invasion.

III. Immunological

Relatively moderate doses of radiation applied to even restricted anatomical targets have been shown to have a profound and lasting effect on lymphocyte numbers and function. In the case of patients treated with adjuvant RT for breast cancer, this has been demonstrated convincingly by several groups: Meyer et al. (1972), McCredy et al. (1972), Stjernswärd et al. (1972), Blomgren et al. (1976) and Baral et al. (1977), to name only a few. In view of the growing body of evidence – mostly experimental – for the existence of immunological, mainly cell-mediated control mechanisms in malignant disease (see Green et al., 1977, for a review), the possibility that RT could be harmful to the patient has in recent years been seriously considered by a few workers (Dao and Kovaric, 1962; Meyer et al., 1972; Stjernswärd, 1974). This last author studied the results obtained in four different randomized trials, each comparing some form of surgery with either the same (Manchester, NSABP) or a different (Copenhagen, Edinburgh) type of surgery but combined with adjuvant postoperative RT. In every one of these four trials the adjuvant RT arm denoted slightly "worse" results than the "surgery only" arm, the inference being that adjuvant RT may have been responsible for a certain number of deaths in these particular groups. However, apart from the very scantiness of these differences (of the order of a few percent, none of them even remotely significant), it should be remembered that two of these randomized series did not really compare RT with no RT, but rather some type of surgery with some less radical type of surgery complemented by RT. It is not wholly clear why – if one has to consider such small differences at all – they could not, at least for two of the trials and at least for the sake of argument, be related to the surgical variable. At any rate, the results of the Stockholm series failed to disclose any clinical effect, however trivial, that might have been accounted for by a radiation-induced immunosuppression. Local recurrence, distant metastases and survival figures were, at the time of writing (at 5 years), no worse in the irradiated patients (DE SCHRYVER, 1976; WALLGREN, 1977).

Radiotherapy undoubtedly induces severe changes in the lymphocyte sub-populations and some of their functional capabilities. Perhaps the most detailed studies of these radiation-induced changes in breast cancer patients come from the Radiumhemmet group and have been conducted on patients entering the Stockholm trial mentioned above. They can be briefly summarized as follows:

1) *Lymphoid cell counts* show a rapid drop after RT, with B cell numbers relatively more affected (BLOMGREN et al., 1976) but also recovering sooner. Total lymphocyte recovery is slow and slowest for T cells which at 3 years still do not reach pre-treatment levels (PETRINI et al., 1977).

2) Whereas PHA- and pokeweed mitogen-induced *blast transformation* appears to be unaffected by RT, lymphocyte capacity for PPD-tuberculin induced transformation shows a marked decrease (BLOMGREN et al., 1976). This levels off to normal again after just a few months, much sooner than the cell numbers (BARAL et al., 1977a).

3) *Lymphoid cell reactivity to allogeneic lymphocytes in mixed culture conditions* is considered a good index of T cell function. This reactivity is greatly reduced after radiation treatment and the reduction concerns their capacity both to respond themselves by blastic transformation and to stimulate a similar reaction in allogeneic control lymphocytes (BLOMGREN et al., 1977).

However, as ALEXANDER (1976) points out, there are so far no data justifying the equation of a decrease in the number of rosette-forming leucocytes with the existence of an immuno-suppressed state. In fact, BARAL et al. (1977b) were not able to demonstrate any major correlation between a series of immunological variables and the course of the disease. GLAS et al. (1976) found decreased lymphocyte counts and PPD-reactivity at the time of development of distant metastases, independent of whether RT had been given or not, and concluded that the reason for this was to be found in the larger number of cancer cells present in the host rather than in the treatment given.

G. Conclusions

Thousands of patients have been treated with and followed-up after some modality of pre-operative RT + surgery. With few exceptions the conclusions arrived at in most of the studies referred to and discussed in this review are based on shaky evidence and are not really justified. There seems to be some circumstantial evidence, for ex. from the M.D. Anderson experience (FLETCHER, 1972) pointing towards a potentially favourable effect of preoperative RT in cases of locally advanced but still operable cancer. A few other series (Toronto, Dortmund, etc.) would seem to confirm this. However, these were all uncontrolled studies and their results, therefore, essentially inconclusive. In contrast, the Stockholm study, with its carefully controlled patient groups has convincingly shown that preoperative irradiation not only does not harm the patient but significantly improves survival. Due to differences in technique used in both irradiated groups, this improved survival may have been due to a better dose geometry rather than to its preoperative application – which, therefore, remains unproven. However, explaining the better survival of the preoperative Stockholm patients solely on the basis of a more adequate dose to the internal mammary nodes may, perhaps, be oversimplifying the problem. ZUPPINGER's markedly better results after pre-biopsy irradiation (tangential electron beams) should have little or nothing to do with the internal mammary chain. Perhaps the interval between radiation and surgery should be days rather than weeks?

It may, then, be asked which patients with carcinoma of the breast could be assumed to benefit from a pre-operative course of RT – keeping in mind that the answer to this question cannot, at present, be more than an educated guess. To rephrase the question, what we want to know or to recognize is the type of patient whose *chance of survival* may improve if treated with radiation before surgery. We believe that just lowering the incidence of local recurrence is not a good enough reason to expose the patient to even a moderate increase of surgical complications, however inconsequential. We know from the general consensus in the literature that postoperative irradiation is doing just that at a somewhat lower price in unwanted side-effects. Also, pre-operative RT obviously means the advisability or at least the feasibility of surgery and we are thus not concerned here with the problem of radiation as the sole mode of treatment, nor with the entirely different problem of to what extent radiation can permit or compensate for more conservative surgical approaches. Having said this, it is probably justified to recommend preoperative irradiation in cases of rapidly growing tumours, where the risk of intrasurgical spread appears as a realistic possibility. Also, large tumours, for ex. exceeding 5 cm would be good candidates for preoperative irradiation. Since, in contrast to a number of earlier studies, showing advantage for preop. irradiation – whenever data were available – predominantly in patients with more or less advanced disease (RICHARDS, 1948a; SCHINZ, 1948; CADE, 1949; BERVEN, 1951; KAAE, 1952; DELARUE, 1965; FLETCHER, 1970, 1972), two more recent series (FISH, 1977; WALLGREN et al., 1980) show the most marked benefit for early (N_0) cases, the preoperative modality is probably commendable also for those. A similar conclusion was arrived at by ZUPPINGER (1979). However this may be, and if the radiotherapist is really to convince his surgical and medical- oncological partners of the advantage of preoperative irradiation in breast cancer, he will have more to show than circumstantial evidence and his own conviction. He will need hard figures derived from some rigorously designed trial. Such data, this author is afraid, are not available so far.

References

Adair, F.E.: The effect of preoperative irradiation in primary operable cancer of the breast. Am. J. Roentgenol. *35*, 359–370 (1936)

Adair, F.E.: Cancer of the breast. Present status of surgery and irradiation therapy. N.Y. State J. Med. *37*, 1758–1762 (1937)

Adair, F.E.: The role of surgery and irradiation in cancer of the breast. J.A.M.A. *121*, 553–559 (1943)

Alexander, P.: The bogey of the immunosuppressive action of local radiotherapy. Int. J. Radiol. Oncol. Biol. Phys. *1*, 369–371 (1976)

Alexander, P., Hall, J.G.: The role of immunoblasts in host resistance and immunotherapy of primary sarcomata. In: Advances in cancer research. Klein, G., Weinhouse, S. (eds.), Vol. 13, pp. 1–37. New York, London: Academic Press 1970

Ålund, M., Granberg, P.O., De Schryver, A., Sundblad, R.: Surgical complications after radiation therapy for carcinoma of the breast. Surg., Gynecol. Obst. *144*, 235–238 (1977)

Amirfallah, A., Becker, R., Fischedick, O.: Die prä- und postoperative sowie die alleinige postoperative Bestrahlung des Mammakarzinoms. Strahlentherapie *144*, 381–392 (1972)

Arão, H., Abrão.: Estudo anatómico da cadeia ganglionar mamária interna em 100 casos. Rev. Paul. Med. *45*, 317 (1954)

Baclesse, F.: Roentgentherapy as the sole method of treatment of cancer of the breast. Am. J. Roentgenol. *62*, 311–319 (1949)

Baclesse, F.: A method of preoperative roentgentherapy by high doses followed by radical operation for carcinoma of the breast (showing survivals up to 10 years). J. Fac. Radiol. *6*, 145–163 (1955)

Baclesse, F.: Les irradiations préopératoires à dose élevée dans le traitement du cancer du sein à l'exclusion du stade I. Résultats à cinq, dix et vingt ans. J. Radiol. Electrol. Med. Nucl. *43*, 826–830 (1962)

Baclesse, F., Nézélof, C., Vilde, F.: Cancer du sein. Association cobaltothérapie à hautes doses-chirurgie. Confrontation des résultats histologiques, cliniques et évolutifs; à propos de 105 cas. Eur. J. Cancer *5*, 219–229 (1969)

Baral, E., Blomgren, H., Petrini, B., Wasserman, J.: Blood lymphocytes in breast cancer following radiotherapy and surgery. Int. J. Radiat. Oncol. Ther. Phys. *2*, 289–295 (1977a).

Baral, E., Blomgren, H., Petrini, B., Wasserman, J., Ogenstad, S., Silfverswärd, C.: Prognostic relevance of immunologic variables in breast carcinoma. Acta Radiol. Ther. Phys. Biol. *16*, 417–426 (1977b)

Béclère, A.: Influence des rayons de Roentgen sur les tumeurs malignes. Rapports 20ème Congr. Assoc. Fr. Chir., Paris, 1907

Berven, E.: The technique at Radiumhemmet in the treatment of tumours except cancer uteri. Acta Radiol. *10*, 3–48 (1929)

Berven, E.: Die Strahlenbehandlung des Mammakarzinoms. Fortschr. Röntgenstr. *75*, 10–25 (1951)

Blomgren, H., Berg, R., Wasserman, J., Glas, U.: Effect of radiotherapy on blood lymphocyte subpopulations in mammary carcinoma. Int. J. Radiat. Oncol. Biol. Phys. *1*, 177–188 (1976)

Blomgren, H., Wasserman, J., Edsmyr, F., Baral, E., Petrini, B.: Reduction of responder and stimulator capacities of peripheral lymphoid cells in the mixed lymphocyte culture following external radiotherapy. Int. J. Radiat. Oncol. Biol. Phys. *2*, 297–305 (1977)

Cade, S.: Treatment and results in cancer of the breast. Am. J. Roentgenol. *62*, 326–327 (1949)

Crile, G.: Conservative treatment of advanced breast cancer. Am. J. Surg. *126*, 343–344 (1973)

Dao, T.L., Kovaric, J.P.: Incidence of pulmonary and skin metastases in women with breast cancer who received postoperative irradiation. Surgery *52*, 203–212 (1962)

De Backer, P., Derom, F.: Contribution à l'étude des formes de régression de tumeurs malignes sous l'action de l'irradiation. Bull. Cancer (Paris) *12*, 635–663 (1923)

Delarue, N.C., Ash, C.L., Peters, V., Fielden, R.: Preoperative irradiation in management of locally advanced breast cancer. Arch. Surg. *91*, 136–154 (1965)

De Schryver, A.: The Stockholm breast cancer trial: Preliminary report of a randomized study concerning the value of preoperative or post-operative radiotherapy in operable disease. Int. J. Radiat. Oncol. Biol. Phys. *1*, 601–609 (1976)

Edsmyr, F., Walstam, R.: Method for irradiation of parasternal lymph-node metastases. Acta Radiol. *51*, 308–320 (1959)

Einhorn, N.: Effect of local radiotherapy on the level of EBV-associated membrane-reactive antibodies in the sera of patients with certain malignant tumors. Cancer *29*, 714–723 (1972)

Einhorn, N., Einhorn, J.: Effect of radiotherapy and surgery on the immune reactivity to the target tissue. In: Front. Rad. Ther. Oncol. Vaeth, J. (ed.), Vol. 7, pp. 120–126. Basel: Karger and Baltimore: University Press 1972

Einhorn, N., Jonsson, J., Fagraeus, A.: Immunological reactions after irradiation of the uterus. Radiat. Res. *40*, 465–472 (1969)

Einhorn, N., Klein, G., Clifford, P.: Increase in antibody titer against the EBV-associated membrane antigen complex in Burkitt's lymphoma and nasopharyngeal carcinoma after local irradiation. Cancer *26*, 1013–1021 (1970)

Ellis, R.: Relationship of biological effect to dose-time fractionation factors in radiotherapy. In: Current topics in radiation research. Ebert, M., Howard, A. (eds.), Vol. 4, pp. 357–397. Amsterdam: North Holland 1968

Engell, H.C.: Cancer cells in the circulating blood. Acta Chir. Scand. [Suppl. 201] (1955)

Fish, V.: Results of treatment of patients with breast cancer at Palo Alto Medical Clinic, 1963–1970. Personal communication, 1977 (to be published)

Fisher, B., Fisher, E.R.: Metastasis revisited. In: Fundamental aspects of metastasis. Weiss, L. (ed.), pp. 427–435. New York, Amsterdam: North Holland/Elsevier 1976

Fisher, E.R., Turnbull, R.B.: The cytologic demonstration and significance of tumor cells in the mesenteric venous blood in patients with colorectal carcinoma. Surg. Gynecol. Obstet. *100*, 102–108 (1955)

Fletcher, G.H.: The advantages of preoperative irradiation. J.A.M.A. *200*, 140–141 (1967)

Fletcher, G.H.: Local results of irradiation in the management of localized breast cancer. Cancer *29*, 545–551 (1972)

Fletcher, G.H.: Textbook of Radiotherapy, 2nd ed., pp. 457–493. Philadelphia: Lea & Febiger 1973

Fletcher, G.H., Montague, E.D., White, E.C.: Radiation in the primary management of breast cancer. Prog. Clin. Cancer 4, 242–256 (1970)

Franzén, S., Zajicek, J.: Aspiration biopsy in diagnosis of palpable lesions of the breast. Acta Radiol. Ther. Phys. Biol. 7, 242–262 (1968)

Glas, U., Wasserman, J., Blomgren, H., De Schryver, A.: Lymphopenia and metastatic breast cancer patients with and without radiation therapy. Int. J. Radiat. Oncol. Ther. Phys. 1, 189–195 (1976)

Gocht, H.: Therapeutische Verwendungen der Röntgenstrahlen. Fortschr. Röntgenstr. 1, 14–22 (1897)

Green, I., Cohen, S., McCluskey, R.T.: Mechanisms of tumor immunity. New York, London, Sydney, Toronto: Wiley & Sons 1977

Griffiths, J.D., Salsbury, A.J.: Circulating cancer cells. Springfield, Ill.: Thomas 1965

Guttmann, R.: Radiotherapy in the treatment of primary operable carcinoma of the breast with proved lymph node metastases. Am. J. Roentgenol. 89, 58–63 (1963)

Haendly, P.: Pathologisch-anatomische Ergebnisse der Strahlenbehandlung. Strahlentherapie 12, 1–87 (1921)

Halsted, W.S.: The result of operations for cure of the breast performed at the Johns Hopkins Hospital. Ann. Surg. 20, 497–555 (1894)

Hatfield, P.M., Schulz, M.D.: Postirradiation sarcoma, including 5 cases after X-ray therapy of breast carcinoma. Radiology 96, 593–602 (1970)

Hintze, A.: Unsere Fortschritte bei der Behandlung des Brustkrebses durch Nachbestrahlung. Strahlentherapie 41, 601–646 (1931)

Howland, W.J., Loeffler, R.K., Starchman, D.E., Johnson, R.G.: Postirradiation atrophic changes of bone and related complications. Radiology 117, 677–685 (1975)

Jonsson, J., Einhorn, N., Fagraeus, A., Einhorn, J.: Organ antibodies after local irradiation. Radiology 90, 536–540 (1968)

Kaae, S.: The value of preoperative roentgen irradiation in operable breast cancer. Acta Radiol. 37, 568–576 (1952)

Kahr, E., Schreyer, H.: Zur Frage der präoperativen Bestrahlung des Mammakarzinoms im Stadium I und IIa. Strahlentherapie 130, 481–488 (1966)

Kim, J.H., Chu, F.C.H., Pope, R.A., Woodard, H.Q., Bragg, D.B., Shidnia, H.: Time dose factors in radiation induced osteitis. Am. J. Roentgenol. 120, 684–690 (1974)

Klein, G.: The Epstein-Barr virus (EBV). In: The herpes viruses. Kaplan, A. (ed.), pp. 521–555. New York: Academic Press 1973

Kohler, A.: 10 Jahre präoperative Bestrahlung des Mamma-Carcinoms. Strahlentherapie 88, 150–163 (1952)

Kohler, A.: Die Bedeutung der Vorbestrahlung bösar-

tiger Geschwülste. Strahlentherapie 103, 342–347 (1957)

Kratochvil, K.: Zur chirurgischen Frühdiagnose und Therapie des Mammakarzinoms unter Berücksichtigung der präoperativen Bestrahlung. Fortschr. Röntgenstr. 81, 727–734 (1954)

Laborde, S.: La curiethérapie des cancers. Pp. 245–248. Paris: Masson 1925

Lee, B.J., Herendeen, R.E.: An evaluation of pre-operative and post-operative radiation in the treatment of mammary carcinoma. Ann. Surg. 82, 404–412 (1925)

Lenz, M.: Tumor dosage and results in roentgen therapy of cancer of the breast. Am. J. Roentgenol. 56, 67–74 (1946)

Lenz, M.: Tissue dosage in roentgen therapy of mammary cancer. Acta Radiol. 28, 583–592 (1947)

Lindgren, M., Borgström, S., Landberg, T.: Pre-operative radiotherapy in operable breast cancer. In: Prognostic factors in breast cancer. Proc. 1st Tenovus Symposium 1967, pp. 103–117. Edinburgh: Livingstone 1968

Lumb, G.: Changes in carcinoma of the breast following irradiation. Br. J. Surg. 38, 82–93 (1950)

Malmgren, R.A.: Circulating cancer cells and their significance. – A re-appraisal. In: The proliferation and spread of neoplastic cells. Pp. 481–494. Baltimore: Williams & Wilkins 1968

McCredie, J.A., Inch, W.R., Sutherland, R.M.: Effect of postoperative radiotherapy on peripheral blood lymphocytes in patients with carcinoma of the breast. Cancer 29, 349–356 (1972)

Meyer, K.K., Weaver, D.R., Luft, W.C., Boselli, B.D.: Lymphocyte immune deficiency following irradiation for carcinoma of the breast. In: Front. Rad. Ther. Oncol. Vaeth, J.M. (ed.), Vol. 7, pp. 179–198. Basel, New York: Karger 1972

Meyer, W.: An improved method of the radical operation for carcinoma of the breast. Med. Rec. N.Y. 46, 746 (1894)

Muntean, E.: Zur präoperativen Röntgenbestrahlung des Mamma-Karzinoms. Fortschr. Röntgenstr. 104, 546–553 (1966)

Neuman, Sluys, F., Coryn: Technique radiochirurgicale des cancers du sein. Arch. Electr. Méd. 32, 33–36 (1924)

Notter, G., Hallberg, O., Vikterlöf, K.J.: Strahlenschäden am Plexus brachialis bei Patienten mit Mammakarzinom. Strahlentherapie 139, 538–543 (1970)

Paterson, R., Russel, M.H.: Clinical trials in malignant disease. Part III – Breast cancer: Evaluation of postoperative radiotherapy. J. Fac. Radiol. 10, 175–180 (1959)

Perez, C.A.: Preoperative irradiation in the treatment of cancer: Experimental observations and clinical implications. In: Front. Rad. Ther. Onc. Vaeth, J.M. (ed.), Vol. 5, pp. 1–29. Basel, New York: Karger 1970

Petrini, B., Wasserman, J., Blomgren, H., Baral, E.:

Blood lymphocyte subpopulations in breast cancer patients following radiotherapy. Clin. Exp. Immunol. *29*, 36–42 (1977)

Pfahler, G.E.: The treatment of carcinoma of the breast. Am. J. Roentgenol. *39*, 1–18 (1938)

Powers, W.E., Palmer, L.A.: Biologic basis of preoperative radiation treatment. Am. J. Roentgenol. *102*, 176–192 (1968)

Richards, G.E.: Mammary cancer. The place of surgery and of radiotherapy in its management. Part I: A study of some of the factors which determine success or failure in treatment. Br. J. Radiol. *21*, 109–127 (1948a)

Richards, G.E.: Mammary cancer. The place of surgery and of radiotherapy in its management. Part II: Radiotherapeutic procedures. Br. J. Radiol. *21*, 249–258 (1948b)

Roberts, S.S.: Spread (of cancer) by the vascular system. In: Dissemination of cancer. Prevention and therapy. Cole, W.H., McDonald, G.O., Roberts, S.S., Southwick, H.W. (eds.), pp. 61–222. New York: Appleton-Century-Crofts 1961

Roberts, S., Jonasson, O., Long, L., McGrew, E.A., McGrath, R., Cole, W.H.: Relationship of cancer cells in the circulating blood to operation. Cancer *15*, 232–240 (1962)

Rubin, Ph.: In: Front. Rad. Ther. Oncol. Vaeth, J.M. (ed.), Vol. 5, p. 224. Basel, New York: Karger 1970

Scherer, F.: Chirurgische Erfahrungen bei der Operation des vorbestrahlten Mamma-Karzinoms. Strahlentherapie *104*, 245–246 (1957)

Schinz, H.R., Botsztejn, Ch.: Der Brustkrebs in Zürich. Oncology *1*, 91–109 (1948)

Spengler, F.: Herzschäden durch Nachbestrahlung bei Mamma-amputierten Frauen? Münch. Med. Wochenschr. *1*, 26–27 (1971)

Stjernswärd, J.: Decreased survival related to irradiation postoperatively in early operable breast cancer. Lancet *2*, 1285–1286 (1974)

Stjernswärd, J., Vánky, F., Jondal, M., Wigzell, H., Sealy, R.: Lymphopenia and change in distribution of human B and T lymphocytes in peripheral blood induced by irradiation for mammary carcinoma. Lancet *1*, 1352–1356 (1972)

Strickland, P.: The management of carcinoma of the breast by radical supervoltage radiation. Br. J. Surg. *60*, 569–573 (1973)

Suit, H.D., Gallager, H.S.: Intact tumor cells in irradiated tissue. Arch. Pathol. *78*, 648–651 (1964)

Turner-Warwick, R.T.: The lymphatics of the breast. Br. J. Surg. *46*, 574–582 (1959)

UICC (=International Union Against Cancer): TNM classification of malignant tumours, 2nd ed., pp. 51–55. Geneva, 1974

Vaeth, J.M., Clark, J.C., Green, J.P., Schroeder, A.F., Lowy, R.O.: Radiotherapeutic management of locally advanced carcinoma of the breast. Cancer *30*, 107–112 (1972)

Wallgren, A., Arner, O., Bergström, J., Blomstedt, B., Granberg, P.-O., Karnström, L., Räf, L., Silfverswärd, C.: Preoperative radiotherapy in operable breast cancer. Results in the Stockholm breast cancer trial. Cancer *42*, 1120–1125 (1978)

Wallgren, A., Arner, O., Bergström, J., Blomstedt, B., Grånberg, P.-O., Karnström, L., Räf, L., Silfverswärd, C.: The value of preoperative radiotherapy in operable mammary carcinoma. Intern. J. Rad. Oncol. Biol. Phys. *6*, 287–290 (1980)

Widow, W., Marx, G., Peek, U.: Die Behandlung des operablen Brustdrüsenkrebses. In: Symposium über den Brustdrüsenkrebs. Gummel, H., Widow, W. (eds.), pp. 71–83. Berlin (GDR): Akademie 1973

Zajicek, J., Raaschou, T., De Schryver, A.: unpublished

Zuppinger, A.: Die präbioptische Bestrahlung beim Mammakarzinom. In: Neue Aspekte der Krebsbekämpfung. Deutsche Akad. f. med. Fortbildung (ed.), pp. 101–107. Stuttgart: Thieme 1979

Major Ablative Procedures in the Treatment of Advanced Breast Cancer

By

A. De Schryver

With 1 Figure and 2 Tables

A. Introduction and Rationale

In the opinion of an increasing number of workers, major endocrine ablation now belongs to, or, at best, is slowly fading into, a – somewhat heroic – past in the history of breast cancer management. Sophisticated medical treatments based on the use of newer hormones or antihormones and combinations of cytostatic drugs have made possible truly unexpected rates of remission – unexpected, that is, until half a dozen or so years ago – and with the discovery of new and more effective drugs and combinations, it may reasonably be anticipated that still better and more lasting results may eventually come within the reach of the therapist. Nevertheless, in the opinion of this reviewer, endocrine ablative measures may, perhaps, not have lost their significance entirely.

Whereas surgical castration, already suggested as a therapeutic measure for breast cancer by SCHINZINGER in 1889, was actually introduced by BEATSON (1896) at the end of the nineteenth century, the value of hypophysectomy in the treatment of advanced mammary carcinoma was first demonstrated by the Swedish workers LUFT and OLIVE-CRONA (1952, 1953) in a substantial series of cases. Around the same time, a case had also been published by a French team (PERRAULT et al., 1952), while an American group described their observations in a case of malignant melanoma (SHIMKIN et al., 1952). In LUFT's own words (LUFT et al., 1958), the reason for expecting clinical benefit from pituitary ablation in patients with metastatic breast cancer was that

> ... experimental evidence suggests that pituitary hormones other than those control-ling steroid hormone production are also connected with the growth of breast tumours ... in particular ... somatotrophin and mammatrophic hormone. By complete elimination of the pituitary function one would achieve sex hormone control and elimination of the pituitary hormones.

A purely neurosurgical procedure to begin with, the trans-sphenoidal approaches have put the method into the hands of the ENT surgeons and, indeed, the radioactive implant techniques have made it in some cases accessible even to non-surgeons, rendering the method available to a larger number of centres.

Some time earlier, HUGGINS and SCOTT (1945) had performed the first successful total adrenalectomy for cancer in a patient with metastatic cancer of the prostate. HUG-GINS and BERGENSTAL (1952) later extended the indications for the operation to include metastatic breast cancer mainly on the grounds (HUGGINS, 1956) that adrenal cortical tumours or hyperplasia produce steroids that can promote growth of secondary sex structures and that such steroids can be found in the urine of a number of women after menopause; further, that the level of 17-ketosteroid excretion increases after orchiec-tomy in patients with carcinoma of the prostate. Finally, even animal experimental data were found to point towards a possible role of the adrenals in the maintenance of certain types of malignancy.

Hypophysectomy and adrenalectomy are unquestionably major interventions, either because of the surgical act itself or because of the important, irreversible effect on the patient's endocrine system. It therefore came as no surprise that, in recent years, the potential value of major surgical manipulations on the endocrine system has been seriously questioned against the background of the growing evidence for palliative successes with combination chemotherapy (EDELSTYN and MACRAE, 1976; NOTTER, 1977, personal communication). Yet the question may be asked whether, in selected cases, the endocrine-induced remissions may not be longer lasting and carry a lower price in unwanted side-effects. We will attempt to discuss this problem as objectively as possible. As so often in the evolution of treatment methods, the pendulum is swinging to and fro. Twenty years ago, major ablative methods were inducing high expectations. Recently, aggressive chemotherapy has been achieving some truly impressive results. Today, the pendulum may just start swaying back again.

B. Methods

A large variety of methods have been tested and used to abrogate normal pituitary or adrenal function in patients with breast cancer. We will not dwell upon their technicalities, nor their respective merits and disadvantages, in any detail, as this would obviously exceed the scope of this survey. For an in-depth discussion of the various techniques used for pituitary ablation, we refer the reader to the excellent monograph of MUNDINGER and RIECHERT (1967).

I. Hypophysectomy

1. Open Surgery

Of the two main approaches, the intracranial (mainly transfrontal) and the extracranial (transnaso- or transantrosphenoidal) (ESCHER et al., 1958; HAMBERGER et al., 1961), the latter method has, over the years, been gaining in popularity in Europe, mainly due to the easy access to, and the excellent visualization of, the gland and the avoidance of damage to intracranial structures. As even very small residual fragments of pituitary tissue are capable of regenerating into significant hormone-producing units, and since pituitary ablation has to be complete if the desired effect is to be achieved (LUFT and OLIVECRONA, 1953), surgical removal of the gland is usually completed with an intrasellar application of some caustic paste or solution. Even so, surgical hypophysectomy may not always give an absolute guarantee of fully eliminating the last traces of pituitary hormone production. For this reason the operation consisting of dividing the pituitary stalk with the aim of interrupting the vascular and neural supply to the gland must be considered unreliable, although it is only fair to say that positive results in breast cancer patients have been reported after this type of surgery (BUXTON et al., 1958).

Simultaneously, in the course of the last two decades, there has been a gradual shift from the surgical removal of the pituitary towards the use of radioactive implants, which can be explained by a number of reasons such as the increasing use of stereotactic techniques and the safety of this type of intervention as compared to open surgery.

2. Radiological Methods

Destruction of the normal pituitary by external radiation as obtained with conventional machines is extremely difficult to achieve in practice because of the lack of precision and insufficient collimation of the beams, combined with the high dose required to achieve lysis of the gland. Although some of the figures reported in the literature for the dose required to destroy normal adult pituitary tissue (mainly reconstructed after postmortem studies of implanted glands) were almost certainly grossly overestimated (YOUNG, 1957: 700 Gy; NOTTER, 1959: 900 Gy; RASMUSSEN et al., 1953: 1100–1900 Gy), there is no doubt that a single homogeneous dose of the order of 200 Gy is necessary to obtain the desired effect. In practice this is achieved most easily by means of a suitable and correctly located radioactive implant.

a) Radioactive Implants

FORREST and PEEBLES-BROWN (1955) were the first to describe the *implantation of radioactive sources* (radon seeds) as a destructive agent in the normal pituitary of breast cancer patients, but other more appropriate isotopes were soon introduced: phosphorus (^{32}P), gold (^{198}Au), yttrium (^{90}Y) as oxide or metal, tantalum (^{182}Ta) and iridium (^{192}Ir). For permanent implants ^{90}Y would seem to be ideal, being a pure β-emitter with a mean energy of 0.90 MeV and a half-life of only 61 h (half value depth in soft tissue = 1.0 mm). A thorough description of the technical aspects and therapeutic possibilities of the method is to be found in the NOTTER monograph (1959). Although the implant needle can, in theory, be introduced manually, i.e. without using any stereotactic apparatus, one would have to agree with MUNDINGER and RIECHERT (1967) that the accuracy of penetration is greatly facilitated by the use of such an instrument, for which reason purely "manual" procedures are probably only rarely practised nowadays.

The radiophysical problem to be solved is how to apply a sufficiently high dose of radiation throughout the gland without damaging the peripheral structures (chiasma, hypothalamus). Since the pituitary has its largest diameter in a transversal (and frontal) plane, two applications, one in the right and one in the left half, are usually required to achieve homogeneity of dose. NOTTER (1959), studying 31 post-mortem pituitary specimens, correlated the areas of histologically proven necrosis with reconstructed dose distributions. His conclusions were that the dose of, on average, 900 Gy throughout the gland would be sufficient to ensure complete necrosis. In practice this was achieved by means of two clusters of, as a rule, 25–30 microspheres of yttrium oxide each, resulting in a total activity of 2–2.5 mCi in each half of the gland (in case of an activity per microsphere of 0.08 mCi).

Instead of permanent implants, *local applications* for a few minutes of highly active ^{90}Sr probes have been proposed; these carry the advantage of greater accuracy and simplified dosimetry (BÄRRING et al., 1969). Post-mortem studies show that complete destruction of the pituitary can easily be achieved by this technique. Although complications after radioactive implants may be less frequent than after surgical procedures, they are not entirely negligible. They fall mainly in two distinct categories: those due to damage to cranial nerves (mostly the 2nd) and those due to damage to the diaphragma sellae, with leakage of cerebrospinal fluid and risk of meningitis. NOTTER and MELANDER (1967) described 2 optic nerve lesions and 15 cases of meningitis in their series of 100 treated patients (4 of whom they lost). There were 30 cases of liquor fistula. Side effects rather than complications, polyuria and polydipsia seemed to occur frequently (in about 80% of the cases) and lasted for at least 4 months in 15%.

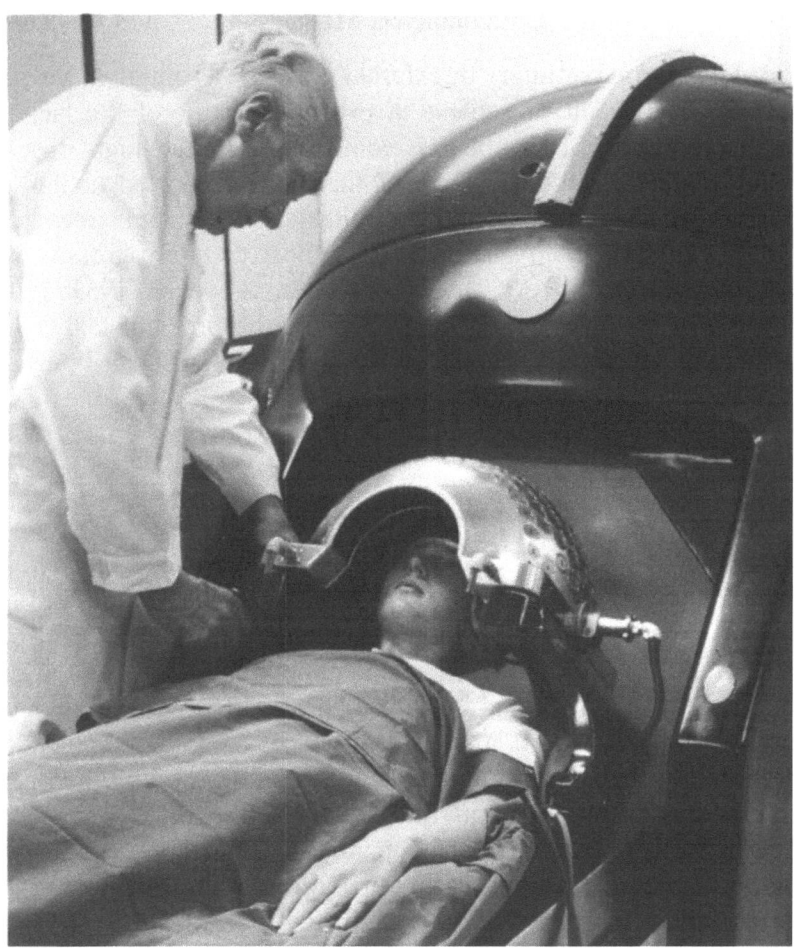

Fig. 1. a General view of the multibeam gamma ray unit, showing the patient's head fixed within the collimating helmet but still outside the dome. **b** Diagrammatic longitudinal section through the multibeam unit with the collimating helmet in treatment position. (Courtesy of Motala Verkstad AB, Motala, Sweden.)

b) External Radiation

A few teams having access to the necessary equipment have been in the position to achieve pituitary destruction using the Bragg peak of a narrow, well-collimated high energy *heavy particle beam* (TOBIAS et al., 1958; LARSSON et al., 1963; KJELLBERG, 1968). Whereas there is no doubt that this technique permits a complete and accurate lesion of the gland, it is hardly competitive in practice and is mentioned here for the record only. However, experience gained in this type of "radiosurgery" with the Uppsala synchrocyclotron led the Swedish neurosurgeon L. LEKSELL to design a *multibeam ^{60}Co unit* (Fig. 1) which would allow an extreme focalization of the radiation dose, while being both better adapted to daily clinical use and financially more accessible. This multibeam stereotactic unit was built upon the initiative of LEKSELL and LARSSON as a more convenient alternative to the Uppsala high energy proton generator with which these investigators had the opportunity to test neurosurgical stereotactic techniques during the 1950s and early 1960s. A technical description with the relevant radiophysical data has been given by LEKSELL (1968), and its applicability to pituitary ablation demonstrated by BACKLUND et al. (1972).

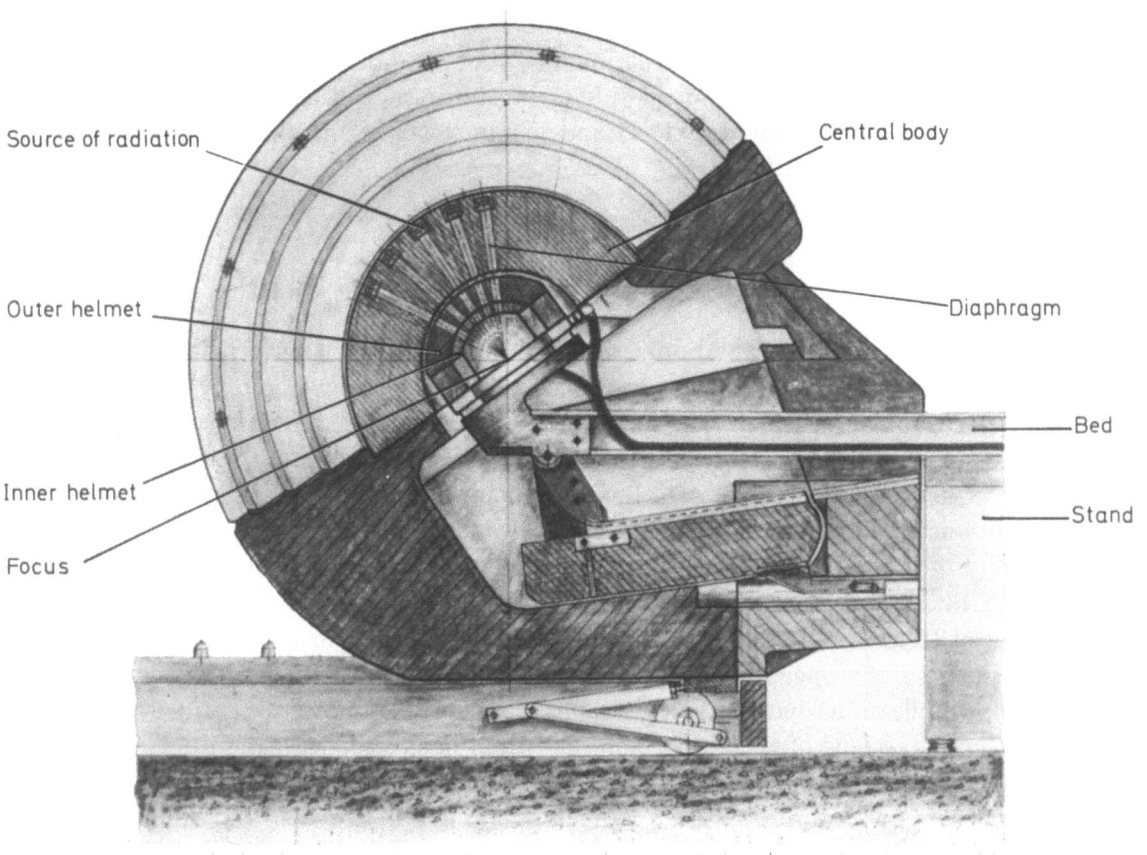

Source of radiation

Central body

Outer helmet

Diaphragm

Bed

Stand

Inner helmet

Focus

Fig. 1 b

Briefly, a neurosurgical stereotactic frame is fixed on the patient's skull following usual stereotactic procedures and with the pituitary located exactly in the centre of the X-Y-Z co-ordinate system. The patient is then comfortably placed in recumbent position on a mobile couch and the frame attached to a special helmet containing a large number of collimators centred on one single focus. Once the frame is fixed to the helmet, its focus coincides with the centre of the frame co-ordinate system, in this case the pituitary. With the patient lying on the couch, the helmet is then slowly moved up to be aligned with the corresponding collimators of the dome-shaped machine and the target can be irradiated. Within a given number of minutes (depending upon source activity) the required dose, usually of the order of 200 Gy, has been applied and the patient leaves the dome to have the helmet and the frame removed. It will be obvious that, in the hands of a neurosurgeon familiar with stereotactic techniques, the intervention is entirely devoid of risks to the patient. General anaesthesia is not required, there are no problems with haemorrhage or cerebrospinal fluid leakage. Even the very weak patient can be treated. In fact, the only circumstance making the procedure hazardous is the presence of diffuse bony involvement of the skull because of the impossibility of fixing the stereotactic frame. The only critical problem is that of dose level and geometry, common to all radiological destruction methods. BACKLUND et al. (1972) found the necrosis-inducing dose to be 185 ± 15 Gy, which is remarkably close to the 170 Gy arrived at by LAWRENCE (1967).

While after complete ablation thyroid replacement therapy will eventually be required, the reverse is not true, and a state of hypothyroidism is no valid proof of total pituitary removal (Notter, 1959). Observations on a limited number of patients by Mc Fadyen et al. (1979) by means of selective stimulation of various pituitary axes have shown the importance of their total destruction in order to obtain a clinical response and suggest the use of a combination of luteinizing hormone releasing hormone (LHRH), thyrotropin releasing hormone (TRH) and insulin tests in the pre- and post ablation assessment of these patients.

II. Adrenalectomy

In contrast to pituitary ablation, adrenalectomy remains a purely surgical problem (unless, that is, really effective methods of pharmacological adrenalectomy were to become available). Although technically the surgeon can choose between 3 main routes: the trans-thoracic (posterior), the posterolateral and the transperitoneal (anterior), it would appear that the posterolateral, in spite of 2 incisions being required, carries less postoperative complications (Dao, 1978). The theoretical advantages of the transperitoneal approach (possibility of removing both adrenals during the same intervention, of simultaneously removing the ovaries when necessary, the accessibility of the liver to palpation and the reduced stress on the spine, which is often invaded by malignant deposits) seem to be offset by a prolonged operation time and increased post-surgical morbidity (ibid.). Possible complications include splenic damage, pleural effusion, pulmonary embolism and atelectasis, lesions of the diaphragm, intestinal ileus and, with the dorsal approach, pneumothorax.

Apart from these purely surgical problems, one has to prevent, and sometimes cope with, a state of adrenal insufficiency and of water and electrolyte imbalance. Even more than in the case of pituitary ablation, the adrenalectomized patient should be assessed, substituted and followed up (at least in the initial stages) in close collaboration with an experienced endocrinologist. Usually the dose of 12.5 mg cortisone acetate three to four times daily will keep the patient under adequate replacement, although in some the addition of a small amount (0.1 mg) of a mineralocorticoid (such as fluorhydrocortisone acetate) may be required to reduce excessive loss of salt. Pre- and post-operative management of these cases are discussed in some detail by Dao (1978) and, in part, by Goldsweig and Dewys (1977). The overall surgical mortality (up to day 30 after operation) as reported in various series appears to be in the range of approximately 3%–15% and is presumably determined to a large extent by the proportion of high-risk patients incuded. A somewhat devious type of adrenal operation was pioneered by the Lyon group (Saez-Poulain et al., 1965): one gland is removed and the other implanted into the spleen. The idea behind this method was that whereas total inactivation of 17-ketogenic steroids (including oestrogens) would be expected after only one passage through the liver, this would not be the case for the more vitally important 11-oxysteroids (including cortisone), thereby avoiding the problems of supportive cortisone treatment. This seems to work in about one-third of all cases treated. The other two-thirds still need cortisone replacement either from the start or later on. The incidence of remissions after this type of surgery seems to be of the same order of magnitude as after the usual bilateral adrenalectomy (Mayer et al., 1967).

C. Selection of Patients and Timing of Intervention

The decision to recommend major ablative surgery in a patient with disseminated breast cancer has always been a difficult one – possibly even more so today. Ever since this type of treatment was introduced in the early 1950s, it has been obvious that a large majority of patients did not respond to treatment, emphasizing the *importance of selection*. Indeed, the number of responders in any given series is almost certainly (and obviously excepting the truly randomized studies) much more dependent upon adequate selection of patients than upon the merits of the particular method applied.

Since the pioneer studies by JENSEN et al. (1971), McGUIRE (1973) and others, we know that oestrogen-receptor (ER) positive tumours have a better chance of responding to endocrine measures than the average lesion. In fact, only a very small proportion of ER-negative tumours are likely to respond at all. Since this holds true not only for additive endocrine treatment but also for ablative measures (McGUIRE et al., 1976), hypophysectomy or adrenalectomy should, wherever ER determination is available, *not* be recommended for patients with ER-negative types of cancer. However, apart from the fact that so far only relatively small numbers of patients with ER-typed tumours have been followed up after major ablative measures, obtaining tissue specimens for receptor assay is not always feasible, e.g. in bony lesions. Furthermore, other, more empirical and not wholly inefficient criteria of selection have evolved in the course of some 20 years of practice.

Probably most authors would agree that a previous response to castration – or any other endocrine treatment – is the best indicator of a probably successful intervention. Indeed, such a previous response is really the most direct way of assessing the tumour's hormone dependence. (According to DAO (1978) only response to castration, but not to additive hormonal treatment, is relevant in this respect.) Other clinical criteria, usually considered to be associated with good response prospects are: a long symptom-free period (>3 years), age (postmenopausal), type of metastasis (bone and soft tissue). SCHMIDT and co-workers (1971) analysed the results in 537 consecutive adrenalectomized patients and correlated them to various clinical parameters. They confirmed the prognostic relevance to objective response of such variables as age (below 50: 25%; over 50: 38%), length of menopausal status (≤ 2 years: 33%; >10 years: 47%), response to oophorectomy (no response: 25%; positive response: 60%), length of symptom-free interval (≤ 2 years: 27%; >5 years: 52%) and site of predominant lesion (liver: 11%; bone or soft tissue: 40%). In the group with predominantly liver metastases and a free interval of less than 2 years there were no responders at all. The difference in survival between responders and non-responders was found to be "very large". Since 1972, J.P. MINTON has been using oral administration of L-dopa (1-3,4-dihydroxyphenylalanine) in the dosage of 500 mg four times daily for 4 consecutive days to patients with metastatic bone pain. The patient's condition is reassessed at 24 and 48 h. Often significant to complete relief of symptoms is experienced. It is believed (MINTON, 1974, 1976) that this effect has to be explained on the basis of an increased release of a prolactin inhibitory factor from the hypothalamus, resulting in decreased serum prolactin levels. In the hands of the author this method gives about a 100% correlation between the result of the test and the response to endocrine ablation (oophorectomy, adrenalectomy). However, numbers are still very small: only 23 cases were available (in 1976) for correlation studies.

An altogether different approach to the problem of response prediction was developed by BULBROOK (see BULBROOK, 1974, for a review). Based on early studies of the differential excretion of 17-hydroxysteroids and etiocholanolone in breast cancer patients, he established a "discriminant function" defined as: $80 - 80(17\text{-OHCS}$ excretion in mg/24 h$) +$ etiocholanolone excretion in mg/24 h. Large excretion figures for 17-OH steroids and small ones for etiocholanolone would result in a negative discriminant and such patients would usually turn out to be unresponsive to endocrine treatment and vice versa. The feasibility of using this discriminant function as a predictive test in endocrine ablative surgery was investigated in two prospective clinical trials. In these, patients with positive discriminant were subjected to hypophysectomy, negative ones to adrenalectomy (ATKINS et al., 1964) or the reverse (ATKINS et al., 1968). Patients with positive discriminant showed clearly higher response rates in both trials (46% versus 9% in the first and 30% versus 13% in the second). Unfortunately, for reasons which are not yet entirely clear (but possibly drug-related), a marked shift towards higher androgen excretion levels seems to have evolved during the last few years, resulting in a two- to threefold rise in excretion and a dramatic decrease in the incidence of negative discriminants and minimizing the predictive significance of a positive discriminant function (BULBROOK, 1976). It would now seem that the most accurate and reliable method of predicting a clinical response for any endocrine measure in patients with metastatic breast cancer is the determination of both oestrogen and progesterone receptors. Tumours possessing both are likely to respond to adequate endocrine treatment in about 80% of cases (McGUIRE et al., 1977). In conjunction with other, more traditional criteria, it should now be possible to select the right patient for major surgery with a fair degree of accuracy.

Concerning *the timing of the operation*, two alternative strategies can be considered: either one can consider ablation as soon as metastatic disease becomes manifest or have it postponed until after more conservative endocrine treatment. It must be obvious that, with the second alternative, a number of patients will eventually have deteriorated to a degree rendering them unfit for major surgery. However, there are now at least three randomized studies to show that there seems to be no advantage (either in survival or in response rate) in immediate ablation (ATKINS et al., 1966; STEWART, 1970; BURN, 1974). Nevertheless, although there may not be any statistical differences between these alternatives, BURN (1974) is probably right when he states that in the individual case there may be reasons to prefer one rather than the other.

The possible role of major endocrine ablation as an adjuvant to primary treatment will be considered in Sect. E.

D. Results

Overall it would seem that, until recently, in unselected series approximately one of every three patients with advanced breast cancer treated with either hypophysectomy or adrenalectomy can be expected to experience a worthwhile objective remission (see ROBIN and DALTON, 1977, for a review). In most series response rates are best in cases with skeletal or soft tissue lesions, worst in liver and brain metastases, with pulmonary disease somewhere in between. For the responders life expectancy will be more than doubled, with a few percent showing very long survival. An important question is whether one method is actually superior to the other. A Joint Committee appointed by the American Medical Association (1961) made a retrospective study of the results obtained in 404 patients after adrenalectomy and 467 after hypophysectomy in 12 different hospitals and found 31.7% remission after the former operation (mean survival, 22 months) and 31.3% after the latter (mean survival, 20.6 months). Thus no difference was found. The British studied the question by means of a randomized trial (HAYWARD et al., 1970) and found a slight advantage for (transfrontal) hypophysectomy, both in number of remissions (36% against 23% for adrenalectomy), mean remission duration (37 months against 26 months) and survival (41 months versus 32 months). The complexities of the problem are perhaps best illustrated by the fact that results in a later trial comparing transfrontal to trans-sphenoidal hypophysectomy and organized by the same group (HAYWARD, 1977) showed only 15% remission (instead of 36% a few years previously) against 23% for the trans-sphenoidal procedure, which may, therefore, be considered fully equal to the transfrontal operation.

In the SCHEER series (1967), following the implantation of 40 mCi ^{198}Au-seeds, 19% of 467 patients showed objective remission while 35% benefited subjectively. With this technique, necrosis of only one-third to two-thirds of the pituitary volume was achieved. DUNBAR (1967) reported 40% objective remission in 343 patients treated with transfrontal hypophysectomy. The difference with the previous series may well have been the result both of a more stringent selection and a more complete ablation. However, while mortality in the Heidelberg series (SCHEER, 1967) was about 0,2%, for the New York patients it was 6.7% (DUNBAR, 1967), emphasizing the importance of the method applied. NOTTER and MELANDER (1967) aimed at total destruction of the pituitary, using ^{90}Y$_2$O$_3$ spheres. With 100 patients they achieved 32% objective remission. The importance of total pituitary destruction was illustrated by the difference in remission between the cases with complete disappearance of pituitary function (38%) and those where pituitary function was only partially ablated (19%). ABBES et al. (1977) treated 224 patients with either ^{90}Y implantation or cryo-destruction of the pituitary and registered 30% objective regression. Concerning adrenalectomy, SMETS et al. (1967) registered 34% (of 155) objective remission (lasting for at least 6 months) while FRACCHIA (1971) reported 35% (of 500) objective response (at least 6 months). DAO's results were discussed earlier (SCHMIDT et al., 1971). WESTBURY (1967) registered 23% clinical remission (in 413 cases) lasting for at least 1 year, BYRON (1967) 35% objective improvement (in 339 patients). MAYER et al. (1977) reported their results with adrenal-splenic transplantation in 266 patients. Objective remissions are comparable to those achieved by bilateral adrenalectomy, but one-third need no cortisone replacement therapy, while one-third will need cortisone only in situations of stress, e.g. disease recurrence.

E. Major Ablative Procedures as an Adjuvant to Primary Treatment

Patients with advanced local disease, although still technically operable and free from clinically and radiologically detectable metastases, are notably at high risk of dying from cancer. Their 10-year survival, for example in women with positive axillary nodes, will rarely exceed 40%. Since it can be assumed that this is mainly due to generalization of the tumour prior to surgery, several workers have in recent years endeavoured to destroy these subclinical foci – or at least to slow down their growth – by the use of cytostatic chemotherapy administered before they become clinically significant, i.e. as an adjuvant measure. Since cytostatic drugs, especially when given for prolonged periods, are not, at least in theory, without potentially serious side effects (such as leukaemogenesis, immunosuppression), endocrine ablative surgery has been considered as a possible adjuvant in the primary treatment of high-risk breast cancer patients. Castration has been used for many years as such a "prophylatic" measure and the well-known studies of Nissen-Meyer (1968) and Cole (1968) have shown that this measure delays the appearance of metastases in a number of patients, resulting – at least in their studies – in (slightly) improved survival curves. Their results have been confirmed as recently as 1977 by the important study of Meakin et al. in a prospective trial comprising 797 patients.

In 1968 Dao and co-workers started a pilot study to determine the efficacy of early, "prophylactic" adrenalectomy in patients with locally advanced but still operable disease (tumour not involving chest wall or skin, nodes not fixed but four or more of them positive). Endocrine surgery was performed within 3 weeks after mastectomy. Survival figures were compared with those of two (historical) control groups (Table 1). These results, if confirmed in larger series, would make a good case for the early abrogation of adrenal function in locally advanced breast cancer, either surgically or, if possible, by pharmacological means.

Table 1. Probability of survival in patients with locally advanced breast cancer ($\geq$ four positive nodes) treated with adjuvant adrenalectomy as compared to two control groups (Dao et al., 1975)

Treatment	No. of patients	Proportion of 5-year survival
Mod. rad. mastectomy + early adrenalectomy	17	0.70
Mod. rad. mastectomy only (control group 1: Roswell Park)	74	0.38
Mod. rad. mastectomy only (control group 2: NSABP)	76	0.36

Similar results (Table 2) were published by Bland et al. (1975). Thirteen women chosen at random in a series of 124 consecutive patients with locally advanced breast cancer (st. III) were subjected to immediate oophorectomy and adrenalectomy after a routine radical mastectomy. Other adjunctive measures included radiotherapy, additive hormones or chemotherapy. The adrenalectomized patients showed a significantly increased median survival of 68 months versus 51 months for the controls. Since these were by and large locally very advanced cases, several of whom would now be classified as st. IV, this may perhaps explain the lower 5 y. survival figure as compared to Dao's (1975).

Table 2. Survival fraction in patients with locally advanced breast cancer (stage III) treated with adjuvant (immediate) adrenalectomy and oophorectomy as compared to controls (Bland et al., 1975)

Treatment	No. of patients	Proportion survivors	
		5 y	10 y
Rad. mastectomy + immediate oophorectomy + adrenalectomy with or without adjunctive RT	13	0.53	0.23
Rad. mastectomy only (with or without adjunctive RT or hormone or chemotherapy)	109	0.37	0.15

An earlier study by PATEY and NABARRO (1970), although inconclusive, nevertheless suggested a similar trend, inasmuch as from seven patients with malignant invasion of both the axillary and internal mammary nodes (but without evidence of distant spread), four patients survived for more than 10 years. These various studies also indicate that adrenalectomy patients are fully able to lead active and useful lives for extended periods.

F. Conclusions

During recent years, major ablative surgery seems to have lost some of its status as a palliative measure in metastatic breast cancer, mainly due to the increased effectiveness of combination chemotherapy regimens. The case was bluntly but eloquently stated by EDELSTYN and MACRAE (1976). They compared their results in 102 patients treated with hypophysectomy (57% objective response, a figure "elevated by the inclusion of a disproportionate number of patients with bony metastases") with those obtained in 100 patients treated with combination chemotherapy (77%) and concluded that "these figures greatly favour chemotherapy, and by a considerable order of magnitude". However, little information was presented concerning the comparative duration of response in either method or concerning the comparative effect on survival in responders versus non-responders. In view of modern in vitro techniques permitting tumour response prediction with a high degree of accuracy, we feel that major ablative surgery could be applied on a much more rational basis than ever before and may, for certain types of patients (receptor-positive, long free interval, bone or soft tissue disease) be the treatment of choice, compatible with a fully acceptable quality of life.

Percentages alone do not always tell the whole story. For many women with metastatic breast cancer, the side effects of additive hormonal treatment, especially with androgens and/or corticoids, may be almost as distressing as the disease symptoms themselves, indeed, often even more so. In our experience, treatment then becomes very unreliable and major ablation appears a worthwhile alternative, since remissions, when achieved, are of a high order and generally of better quality than after chemotherapy.

Finally, it would appear more worthwhile than ever to continue every effort in order to find effective methods of achieving endocrine ablation by pharmacological means.

References

Abbes, M., Paillaud, F., Namer, M.: Réflexion à propos de 224 hypophysiolyses pour cancer du sein. In: Proc. Int. Symp. on ablative endocrine surgery in breast cancer, Lyon, 1977

Atkins, H., Bulbrook, R.D., Falconer, M.A., Hayward, J.L., MacLean, K.S., Schurr, P.H.: Urinary steroid estimations in the prediction of response to adrenalectomy and hypophysectomy. Lancet 2, 1133–1136 (1964)

Atkins, H., Bulbrook, R.D., Falconer, M.A., Hayward, J.L., MacLean, K.S., Schurr, P.H.: Urinary steroid excretion in the prediction of response to adrenalectomy and hypophysectomy: a second clinical trial. Lancet 2, 1263–1264 (1968)

Atkins, H.J.B., Falconer, M.A., Hayward, J.L., MacLean, K.S., Schurr, P.H.: The timing of adrenalectomy and of hypophysectomy in the treatment of advanced breast cancer. Lancet 1, 827 (1966)

Backlund, E.O., Rähn, T., Sarby, B., De Schryver, A., Wennerstrand, J.: Closed stereotaxic hypophysectomy by means of ^{60}Co gamma radiation. Acta Radiol. [Ther.] (Stockh.) 11, 545–555 (1972)

Bärring, N.E., Holmér, A., Notter, G., Rudén, B.I.: Interstitial irradiation of the pituitary gland with a ^{90}Sr–^{90}Y applicator having adjustable active length. Acta Radiol. [Ther.] (Stockh.) 8, 294–300 (1969)

Beatson, G.T.: On the treatment of inoperable cases of carcinoma of the mamma: Suggestion for a new method of treatment, with illustrative cases. Lancet 2, 104–107; 162–165 (1896)

Bland, K.I., O'Leary, J.P., Woodward, E.R., Dragstedt, L.R.: Immediate oophorectomy and adrenalectomy in the treatment of stage III breast carcinoma. Am. J. Surg. 129, 277–285 (1975)

Bulbrook, R.D.: Tests of prediction. In: The treatment of breast cancer. Atkins, H.J.B. (ed.), pp. 177–216. Lancaster: Medical and Technical Publishing 1974

Bulbrook, R.D.: The present position of the discriminant function in selecting patients for endocrine ablation. In: Functional explorations in senology. Colin, C., Franchimont, P., Gordenne, W., Juret, P., Lambote, R., Lavigne, J., Leroux, G.F., Stoll, B.A., Vokaer, R. (eds.), pp. 237–241. Ghent: European Press 1976

Burn, I.: Endocrine therapy – ablative surgery. In: The treatment of breast cancer. Atkins, H. (ed.), pp. 87–111. Lancaster: Medical and Technical Publishing 1974

Buxton, P.H., Davies, F.L., Jelliffe, A.M., Jones, K.M., Logue, V., Nabarro, J.D.N., Walker, G.: Changes of pituitary function following isotope (^{32}P) injection and pituitary stalk section. In: Endocrine aspects of breast cancer. Currie, A.R. (ed.), pp. 58–67. Edinburgh, London: Livingstone 1958

Byron, R.L.: Bilateral adrenalectomy in advanced breast cancer. In: Major endocrine surgery for the treatment of cancer of the breast in advanced stages. Dargent, M., Romieu, Cl. (eds.), pp. 33–35. Lyon: SIMEP 1967

Cole, M.P.: Suppression of ovarian function in primary breast cancer. In: Prognostic factors in breast cancer. Forrest, A.P.M., Kunkler, P.B. (eds.), pp. 146–156. Edinburgh, London: Livingstone 1968

Dao, T.L.: Adrenalectomy for palliation of metastatic breast cancer. Int. J. Rad. Oncol. Biol. Phys. 4, 473–476 (1978)

Dao, T.L., Nemoto, T., Chamberlain, A., Bross, J.: Adrenalectomy with radical mastectomy in the treatment of high-risk breast cancer. Cancer 35, 478–482 (1975)

Dunbar, H.S.: Hypophysectomy for advanced breast cancer. In: Major endocrine surgery for the treatment of cancer of the breast in advanced stages. Dargent, M., Romieu, Cl. (eds.), pp. 105–107. Lyon: SIMEP 1967

Edelstyn, G.A., MacRae, K.D.: "Early" and "late" breast cancer: A unified concept for treatment. Clin. Radiol. 27, 455–462 (1976)

Escher, F., Roth, F., Cottier, H.: Die paranasale, transethmoidosphenoidale Hypophysektomie beim metastasierenden Mammakarzinom. Schweiz. Med. Wochenschr. 88, 49–56 (1958)

Forrest, A.P.M., Peebles-Brown, D.A.: Pituitary-radon implant for breast cancer. Lancet 1, 1054–1055 (1955)

Fracchia, A.A.: Indications for castration and adrenal-

ectomy for advanced breast cancer. Cancer 28, 1699–1701 (1971)

Goldsweig, H.G., Dewys, W.D.: Steroid replacement in adrenalectomized advanced breast cancer patients receiving chemotherapy. Clin. Oncol. 3, 267–270 (1977)

Hamberger, C.A., Hammer, G., Norlén, G., Sjögren, B.: Transantrosphenoidal hypophysectomy. Arch. Otolaryngol. 74, 22–28 (1961)

Hayward, J.L.: Comparison of the results of transfrontal and transphenoidal hypophysectomy. In: Proc. Int. Symp. on ablative endocrine surgery in breast cancer, Lyon, 1977

Hayward, J.L., Atkins, H.J.B., Falconer, M.A., MacLean, K.S., Salmon, L.F.W., Schurr, P.A., Shaheen, C.H.: Clinical trials comparing transfrontal hypophysectomy with adrenalectomy and with transethmoidal hypophysectomy. In: The clinical management of advanced breast cancer. Joslin, C.A.F., Gleave, E.N. (eds.), p. 50. Cardiff: Second Tenovus Workshop 1970

Huggins, C.: Control of cancers of man by endocrinologic methods. A review. Cancer Res. 16, 825–830 (1956)

Huggins, C., Bergenstal, D.M.: Inhibition of human mammary and prostatic cancers by adrenalectomy. Cancer Res. 12, 134–141 (1952)

Huggins, C., Scott, W.W.: Bilateral adrenalectomy in prostatic cancer. Clinical features and urinary excretion of 17-ketosteroids and estrogen. Ann. Surg. 122, 1031–1041 (1945)

Jensen, E.V., Block, G.E., Smith, S., Kyser, K., DeSombre, E.R.: Estrogen receptors and breast cancer response to adrenalectomy. Natl. Cancer Inst. Monogr. 34, 55–70 (1971)

Joint Committee on Endocrine Ablative Procedures in Disseminated Mammary Carcinoma: Adrenalectomy and hypophysectomy in disseminated mammary carcinoma. J.A.M.A. 175, 787 (1961)

Kjellberg, R.N.: Proton beam irradiation. In: Clinical endocrinology. Astwood, E.B., Cassidy, C.E. (eds.), Vol. 2, p. 103. New York: Grune & Stratton 1968

Larsson, B., Leksell, L., Rexed, B.: The use of high energy protons for cerebral surgery in man. Acta Chir. Scand. 125, 1–12 (1963)

Lawrence, J.H.: Heavy particle irradiation to the pituitary in metastatic breast cancer. In: Major endocrine surgery for the treatment of cancer of the breast in advanced stages. Dargent, M., Romieu, Cl. (eds.), pp. 173–174. Lyon: SIMEP 1967

Leksell, L.: Cerebral radiosurgery. I. Gammathalamotomy in two cases of intractable pain. Acta Chir. Scand. 134, 585–595 (1968)

Luft, R., Olivecrona, H.: Experiences with hypophysectomy in man. J. Neurosurg. 10, 301–316 (1953)

Luft, R., Olivecrona, H., Sjögren, B.: Hypophysektomi på människa. Nord. Med. 47, 351–354 (1952)

Luft, R., Olivecrona, H., Ikkos, D., Nilsson, L.B., Mossberg, H.: Hypophysectomy in the management of metastatic carcinoma of the breast. In:

Endocrine aspects of breast cancer. Currie, A.R. (ed.), pp. 27–35. Edinburgh, London: Livingstone 1958

Mayer, M., Dargent, M., Pommatau, E., Saez, S.: Résultats de la transplantation surréno-splénique associée à la surrénalectomie droite et à l'ovariectomie. In: Major endocrine surgery for the treatment of cancer of the breast in advanced stages. Dargent, M., Romieu, Cl. (eds.), pp. 67–73. Lyon: SIMEP 1967

Mayer, M., Colon, J., Brunat, M., Saez, S., Pommatau, E.: Clinical results of endocrine ablative surgery in breast cancer. In: Proc. Int. Symp. on ablative endocrine surgery in breast cancer, Lyon, 1977

McFadyen, I.J., Raag, G., Buchan, R., Forrest, A.P.M., Golder, M.P., Groom, G.V., Griffiths, K.: Pituitary function and clinical response in breast cancer patients after yttrium implantation. Clin. Oncol. 5, 33–41 (1979)

McGuire, W.L.: Estrogen receptors in human breast cancer. J. Clin. Invest. 52, 73–77 (1973)

McGuire, W.L., Horwitz, K.B. De La Garza, M.: Selecting endocrine therapy in breast cancer. In: Steroid hormone action and cancer. Menon, K.M.J., Reel, J.R. (eds.), pp. 28–35. New York, London: Plenum 1976

McGuire, W.L., Horwitz, K.B., Pearson, O.H., Segaloff, A.: Current status of estrogen and progesterone receptor in breast cancer. Cancer 39, 2934–2947 (1977)

Meakin, J.W., Allt, W.E.C., Beale, F.A., Brown, T.C., Bush, R.S.: Clark, R.M., Fitzpatrick, P.J., Hawkins, N.V., Jenkin, R.D.T., Pringle, J.F., Rider, W.D.: Ovarian irradiation and prednisone following surgery for carcinoma of the breast. In: Adjuvant therapy of cancer. Salmon, S.S., Jones, S.E. (eds.), pp. 95–99. Amsterdam, Oxford, New York: North-Holland 1977

Minton, J.P.: The response of breast cancer patients with bone pain to L-dopa. Cancer 33, 358–363 (1974)

Minton, J.P.: Precise selection of breast cancer patients with bone metastasis for endocrine ablation. Surgery 80, 513–517 (1976)

Mundinger, F., Riechert, T.: Hypophysentumoren und Hypophysektomie. pp. 210–259. Stuttgart: Thieme 1967

Nissen-Meyer, R.: Suppression of ovarian function in primary breast cancer. In: Prognostic factors in breast cancer. Forrest, A.P.M., Kunkler, P.B. (eds.), pp. 139–145. Edinburgh, London: Livingstone 1968

Notter, G.: A technique for destruction of the hypophysis using Y^{90}-spheres. Acta Radiol. [Suppl.] (Stockh.) 184 (1959)

Notter, G., Melander, O.: Pituitary implantation with 90-Yttrium in the treatment of advanced breast cancer. In: Major endocrine surgery for the treatment of cancer of the breast in advanced stages. Dargent, M., Romieu, Cl. (eds.), pp. 113–121. Lyon: SIMEP 1967

Patey, D.H., Nabarro, J.D.: Early ("prophylactic") oophorectomy and adrenalectomy in carcinoma of the breast. A ten-year follow-up. Br. J. Cancer 24, 16–21 (1970)

Perrault, M., Le Beau, J., Klotz, B., Sicard, J., Clavel, B.: L'hypophysectomie totale dans le traitement du cancer du sein. Premier cas français. Avenir de la méthode. Therapie 7, 290–301 (1952)

Rasmussen, T.B., Harper, P.V., Kennedy, T.: Use of beta ray point sources for destruction of the hypophysis. Surg. Forum 4, 681–686 (1953)

Robin, P.E., Dalton, G.A.: The role of major endocrine ablation. In: Breast cancer management – early and late. Stoll, B.A. (ed.), pp. 147–156. London: Heinemann 1977

Saez-Poulain, S., Pommatau, E., Dargent, M., Mayer, M.: Valeur fonctionelle de la transplantation surréno-splénique dans le cancer du sein en phase avancée chez la femme. Ann. Endocrinol (Paris) 26, 393–408 (1965)

Scheer, K.-E.: Technique and results of radioactive pituitary implantations in cases of advanced breast carcinoma. In: Major endocrine surgery for the treatment of cancer of the breast in advanced stages. Dargent, M., Romieu, Cl. (eds.). pp. 93–95. Lyon: SIMEP 1967

Schinzinger, A.: Über Carcinoma Mammae. Vortr. Dtsch. Ges. Chir. XVIII. Kongr. Berlin, 1889, pp. 28–29.

Schmidt, M.L., Nemoto, T., Dao, T., Bross, I.D.J.: Prognostic factors affecting adrenalectomy in patients with metastatic cancer of the breast. Cancer 27, 1106–1111 (1971)

Shimkin, M.B., Boldvey, E.B., Kelly, K.H., Bierman, H.R., Ortega, P., Nattziger, H.C.: Effects of surgical hypophysectomy in a man with malignant melanoma. J. Clin. Endocrinol. 12, 439–453 (1952)

Smets, W., Dor, P., Verschure, J.: La chirurgie endocrinienne dans le cancer du sein en phase avancée. Techniques et résultats de la chirurgie surrénalienne. In: Major endocrine surgery for the treatment of cancer of the breast in advanced stages. Dargent, M., Romieu, Cl. (eds.), pp. 15–21. Lyon: SIMEP 1967

Stewart, H.J.: In: The clinical management of advanced breast cancer. Joslin, C.A.F., Gleave, E.N. (eds.), p. 73. Cardiff: Second Tenovus Workshop 1970

Tobias, C.A., Lawrence, J.H., Born, J.L., McCombs, R.K., Roberts, J.E., Anger, H.O., Low-Beer, B.V.A., Huggins, C.B.: Pituitary irradiation with high energy proton beams. A preliminary report. Cancer Res. 18, 121–134 (1958)

Westbury, G.: Adrenalectomy for breast cancer. Technique and results. In: Major endocrine surgery for the treatment of cancer of the breast in advanced stages. Dargent, M., Romieu, Cl. (eds.), pp. 31–32. Lyon: SIMEP 1967

Young, S.: Pituitary necrosis due to implants of radioactive gold and yttrium. Lancet 1, 548–551 (1957)

Tumorektomie und Bestrahlung des Mammacarcinoms

Von

H.-J. Frischbier

Mit 37 Abbildungen und 16 Tabellen

A. Einleitung

Über viele Jahrzehnte galt die Radikaloperation nach Rotter-Halsted zur Behandlung des Mammacarcinoms als Standardtherapie. Heute wissen wir, daß alle operativen Bestrebungen, durch eine weitere Ausdehnung der Radikalität die lokale und regionäre Sanierung unter Einbeziehung auch der sternalen Lymphabflußwege zu verbessern, zu keiner Erhöhung der Heilungsrate geführt hat. Andererseits ist unbestritten, daß die im Jahre 1955 von McWhirter in der Radikalität stark eingeschränkte Operationsmethode, bei der nur der Brustdrüsenkörper in Form einer "simple mastectomy" entfernt und die Thoraxwand sowie das regionäre Lymphabflußgebiet postoperativ bestrahlt wurde, gleiche Behandlungsergebnisse erbracht hatte. So zeigten Kaae und Johansen (1974) an einer randomisierten Studie, daß die Heilungsrate bei operablen Fällen nach einfacher Ablatio mammae ohne Lymphonodektomie mit postoperativer Röntgenbestrahlung gegenüber einer erweiterten Radikaloperation nach Dahl-Iversen mit Exstirpation der supraklavikulären und interkostalen Lymphknoten ohne postoperative Strahlenbehandlung nahezu identisch war.

Wir können heute somit als gesichert ansehen, daß die Heilungsquote beim Mammacarcinom nicht vom Grad der operativen Radikalität im loko-regionären Bereich allein abhängt.

Statistische Erhebungen und tumorbiologische Ergebnisse haben vielmehr zu der Erkenntnis geführt, daß das Mammacarcinom kein lokales Krankheitsgeschehen ist, sondern daß das weitere Schicksal der Patientinnen von der Fernmetastasierung bestimmt wird. Beobachtungen der letzten Jahre werden sogar derart gedeutet, daß zum Zeitpunkt der Diagnose die meisten, wenn nicht alle Patientinnen mit einem Mammacarcinom bereits eine disseminierte Krankheit haben. Und die Erfahrung, daß einige Patientinnen in ihrem Krankheitsverlauf niemals Fernmetastasen ausbilden, dürfe nicht als Beweis dafür dienen, daß eine Dissemination nicht stattgefunden hat und durch die Operation jede Krebszelle eliminiert worden sei. So sprechen die ersten Beobachtungen dafür, daß den Wirtsfaktoren für die Eliminierung von Mikrometastasen eine große Bedeutung zukommt. Es gibt heute Anhaltspunkte dafür, daß durch spezielle Immunreaktionen in Tumorfrühstadien die Lymphocyten in den regionären Lymphknotenstationen eine höhere Immunkompetenz besitzen als die auf der kontralateralen Seite (Ellis et al., 1975).

Gegen die Annahme, daß bei Vorliegen eines Mammacarcinoms ausnahmslos ein disseminiertes Krankheitsgeschehen anzunehmen ist, sprechen die sicheren statistischen Nachweise, daß die Prognose vor allem von der Tumorgröße und noch mehr von der Zahl der befallenen Lymphknoten abhängt. So können die signifikanten Unterschiede in der Heilungsrate bei Fällen mit einem oder drei axillären Lymphknoten mit histologisch nachgewiesener Metastasierung nicht durch immunologische Vorgänge erklärt werden.

Vor dem Hintergrund dieser Erkenntnisse ist es verständlich, wenn in immer zunehmendem Umfang die Frage diskutiert wird, ob es zur Erzielung gleicher Behandlungsergebnisse überhaupt nötig ist, die letzte Tumorzelle im Organismus zu entfernen. Bei diesen Überlegungen ist man sogar einen Schritt weiter gegangen, wenn man die Frage stellte, ob es denn überhaupt notwendig ist, die ganze Brust operativ zu entfernen. Da unsere Aufmerksamkeit immer mehr auf die psychische Belastung der Frau durch eine Ablatio mammae gelenkt wird und die Radikaloperation auch mit schweren Folgeerscheinungen, wie Einschränkung der Armbeweglichkeit und Armödem, behaftet sein kann (Heim u. Siewert, 1971), wird seit ein bis zwei Jahrzehnten in mehreren europäischen Zentren der Versuch unternommen, bei Mammacarcinomen einer begrenzten Ausdehnung auf die Ablatio zu verzichten. Dabei stützte man sich auf die Erfahrungen von Keynes (1937), Baclesse et al. (1960), Peters (1967) und anderen: Bei kleinen Mammacarcinomen erfolgte lediglich eine Tumorexzision mit nachfolgender Bestrahlung der befallenen Brust und des Lymphabflußgebietes.

Die brusterhaltende Therapie des Mammacarcinoms war erstmals Gegenstand eines internationalen Symposiums in Straßburg 1972. Dieses Symposium stand unter dem Thema: „Thérapeutique non mutilantes des cancereuses du sein" (Gros, 1974). Im Mittelpunkt der Diskussion stand die einfache Tumorektomie mit Bestrahlung. Die damals vorgetragenen Ergebnisse zeigten deutlich, daß es sich hierbei nicht um eine Behandlungsmethode von medizinischen Außenseitern handelt, die das kosmetische Behandlungsergebnis höher als die Überlebensrate werteten, sondern daß mit dieser Methode Behandlungsergebnisse erzielt werden können, die denen mit einfacher oder erweiterter Mastektomie vergleichbar sind. Bei den Teilnehmern dieses Symposiums herrschte aber Einmütigkeit darüber, daß ein solches Behandlungsverfahren ohne Einbuße an Heilungschance in breitem Rahmen nur unter bestimmten Voraussetzungen angewandt werden darf. So wurden folgende Kriterien als Kontraindikation zu einer Tumorektomie mit Nachbestrahlung angesehen:

Tumoren größer als 3 cm,
multizentrisch sich entwickelnde Carcinome,
klinischer Verdacht auf Lymphknotenmetastasen,
hoher Malignitätsgrad.

Nicht zuletzt durch den immer breiteren Einsatz der Mammographie in die Vorsorgeuntersuchung auf Brustkrebs im vergangenen Jahrzehnt ist fast überall der Trend zu verzeichnen, daß immer kleinere Mammacarcinome diagnostiziert werden. So ist es verständlich, daß in zunehmendem Maße Bedenken aufkommen, ob es überhaupt noch vertretbar ist, beispielsweise bei invasiven Mammacarcinomen einer Größe von 1 cm und weniger den Patientinnen gegenüber eine Mastektomie zu verantworten. Heute liegt bereits ein größeres Schrifttum vor, das sich mit dem Für und Wider einer derart eingeschränkten Operation beim Mammacarcinom beschäftigt.

B. Klinische und histologische Auswahlkriterien für eine brusterhaltende Therapie

Die Tumorektomie, auch "lumpectomy" oder "wide excision" genannt, die Quadrantektomie oder "partial mastectomy" sind begrenzte operative Verfahren, die alle das eine Ziel haben, den Tumor in toto mit einer ausreichenden Zone gesunden Brustparenchyms zu entfernen. Dieses Verfahren wäre als therapeutischer Eingriff berechtigt, wenn durch

eine Operation derart minimaler Ausdehnung die vollständige Tumorentfernung gewährleistet wäre.

Bereits an diesem Punkt entfacht sich die volle Diskussion. So gibt es unterschiedliche
Auffassungen über die Definition eines Frühstadiums beim Mammacarcinom, bei der
mit ausreichender Sicherheit durch eine Tumorektomie das Carcinom entfernbar wäre.
Während einige hierzu das klinische Stadium T_1 (palpatorisch bis zu einem Durchmesser
von 2 cm messende Carcinome) angeben, weisen andere auf die erhebliche Diskrepanz
zwischen den einerseits histologisch und mammographisch ausgemessenen Carcinomen
im Vergleich zu dem Palpationsbefund hin. Es ist bis heute nicht entschieden, ob die
Indikation zu einer brusterhaltenden Therapie von der klinischen Stadieneinteilung oder
von der Tumorbestimmung auf Grund des histologischen Schnittes abhängig gemacht
werden soll.

Darüber hinaus stellen die Mammacarcinome eine sehr heterogene Gruppe aus teils
sehr unterschiedlich differenzierten Typen dar, die sich erfahrungsgemäß in der Aggressivität und Streufähigkeit voneinander unterscheiden können. So liefert bereits die heutige
Kenntnis der Carcinomentstehung und Ausbreitung der Mammacarcinome wichtige An-
satzpunkte zu einer kritischen Beurteilung der Indikationsstellung zur Tumorektomie.
Wir wissen heute, daß auch die Mammacarcinome über histologisch erkennbare präinvasive Vorstadien entstehen. Gerade die duktalen Carcinome, die etwa 75–85% der
Mammacarcinome ausmachen, beginnen in Form von intraepithelialen Vorstadien als
nicht infiltrierende duktale Carcinome. Sie breiten sich vorwiegend intrakanalikulär segmental aus. Hingegen bleiben das Gallertcarcinom sowie das medulläre Carcinom längere
Zeit lokalisiert und setzen erst relativ spät Fernmetastasen, woraus die günstigere Prognose resultiert.

Aus histologischer Sicht ist nach derzeitigem Wissen bei den beiden nicht infiltrierenden Carcinomformen, dem lobulären Carcinoma in situ und dem duktalen Carcinoma
in situ, die Bezeichnung „Frühfall" gerechtfertigt. Bei den infiltrierenden Carcinomen
geben HUHN und STOCK (1977) die Grenze für die Definition eines Frühfalles bei
einem Tumordurchmesser von 1 cm an. Sie führten eingehende pathologisch-anatomische
Untersuchungen zur Relation zwischen Größe des Primärtumors und Metastasenhäufigkeit axillärer Lymphknoten bei 400 operierten Mammacarcinomen durch. Sie fanden
bei invasiven Carcinomen einer Primärtumorgröße (anatomischer Durchmesser) unter
1 cm in 13,3%, bei einer Tumorgröße von 1–2 cm in 60,5% und bei einem Durchmesser
von über 2 cm in 81,7% Lymphknotenmetastasen axillär. Die von ihnen ermittelte Metastasenfrequenz von rund 60% für die Gruppe der Tumoren zwischen 1 und 2 cm wird
von ihnen so gedeutet, daß sich beim Mammacarcinom der Vorgang einer diskontinuierlichen Ausbreitung auf dem Lymphweg in einem frühen klinischen Stadium vollzieht.
Lediglich die Tumoren unter 1 cm Größe zeigen nach ihren Untersuchungen noch nicht
jene ausgeprägte Tendenz zur sprunghaften Ausbreitung auf dem Lymphweg. Für diese
Annahme spricht außer der noch relativ niedrigen Metastasenfrequenz auch die Art
des von ihnen festgestellten Metastasenbefundes, der bis auf einen Fall lediglich als
kleinherdige Tumorabsiedlung einzustufen war. Aus ihren Untersuchungen leiten sie
ab, daß die Wahrscheinlichkeit, Mammacarcinome mit einer eingeschränkten lokalen
Maßnahme anatomisch im Gesunden zu entfernen, nur bis zu einer Tumorgröße von
1 cm ausreichend hoch eingeschätzt werden kann.

Demgegenüber haben CITOLER und ZIPPEL (1974) bei anatomisch ausgemessenen Primärtumoren unter 1 cm sogar noch eine Metastasenhäufigkeit bis über 30% gefunden.
Derartige Ergebnisse wurden aber bisher von keinem anderen Autor auch nur annähernd
bestätigt. HUHN und STOCK (1977) erklären diese diskrepanten Ergebnisse durch eine
methodisch abweichende Tumormetriedefinition mit unterschiedlich ausgewählten Parametern.

Trotzdem greifen andere wie Kindermann (1977) die Ergebnisse von Zippel und Citoler (1976) auf und definieren beim infiltrierenden Carcinom den Frühfall bis zu einem anatomischen Durchmesser von 0,5 cm. Sie belegen ihre Einstellung mit den Befunden, daß eine intramammäre Ausweitung des Krebses bei Tumoren von 0,6–1 cm noch in knapp 20%, bei Tumoren zwischen 1 und 2 cm in 25% gefunden wurde.

Wesentlich ausführlicher und fundierter als Kindermann (1977) haben sich Shah et al. (1973) und Rosen et al. (1975) mit der Frage auseinandergesetzt, mit welcher Sicherheit eine lokale Tumorexzision zur vollständigen Tumorentfernung beim Mammacarcinom führen kann.

Basierend auf den Studien von Gallager und Martin (1969) führten Shah et al. (1973) histologische Untersuchungen bei 508 Patientinnen durch, bei denen nach einer lokalen Exzision eines palpablen Mammacarcinoms anschließend eine Mastektomie erfolgt war. Wie Tabelle 1 zeigt, in der diese Fälle nach histologischen Befunden aufgeschlüsselt sind, wurden nur in 210 von 508 Fällen nach der lokalen Exzision in der Restmamma keine Tumorreste gefunden. In 170 Fällen wurden noch invasive Tumorteile nachgewiesen, während in 128 Fällen Reste eines in situ Carcinoms oder eines intraduktalen Carcinoms beobachtet wurden. Auffallend ist, daß bei den beiden nichtinvasiven Gruppen (85 Fälle) nur ein Drittel bis ein Viertel der Fälle ohne Tumorresiduen geblieben waren.

Tabelle 1. Häufigkeit histologisch nachgewiesener Residualcarcinome nach lokaler Tumorexzision (Shah et al., 1973)

Primär-Tumor		Zahl aller Pat.	Kein Residual-Ca	Residual-Ca infiltrierendes Ca	Residual-Ca Ca in situ intraductales Ca
Ca lob.i.s.	85 {	40	12	2	26
Intraductales Ca		45	16	8	21
Infiltrierendes lob. Ca		39	9	16	14
Infiltrierendes duct. Ca		359	162	138	59
Medulläres Ca	423 {	12	7	3	2
Gallert Ca		9	4	1	4
Papilläres Ca		4	0	2	2
Gesamt		508	210	170	128

Tabelle 2. Häufigkeit von histologisch nachgewiesenen Carcinomresten bei 199 Patientinnen nach Tumorexzision, bezogen auf die Größe des Exzidates. Bei allen Primärtumoren war die Größe kleiner als 2 cm im Durchmesser (Shah et al., 1973)

Größe der Gewebsentnahme (cm)	Kein Residual-Ca (100)	Residual-Ca (99)
<2	0	0
2.1–4	21	33
4.1–6	40	25
6.1–8	21	19
8.1–10	4	3
10.1–12	7	1
12.1–14	1	1
nicht bestimmt	6	17

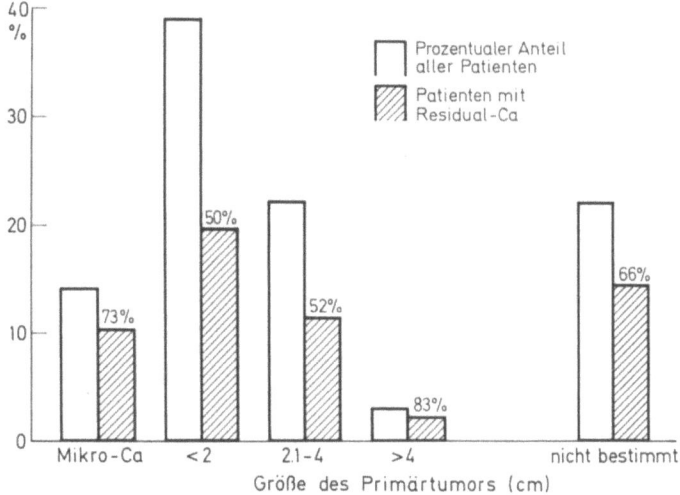

Abb. 1. Die Größe des Primärtumors in Beziehung zum histologischen Nachweis von residualem Carcinom nach lokaler Exzision (SHAH et al., 1973)

In dem Kollektiv von 508 Fällen fanden SHAH et al. (1973) in 199 Fällen eine Primärtumorgröße von weniger als 2 cm. In Tabelle 2 führen sie auf, wie häufig sie in diesen Fällen außerhalb der Tumorexzision Tumorreste gefunden hatten, wobei sie die Ergebnisse auf die Größe des Exzidates beziehen. Es ist abzulesen, daß selbst bei einer Exzidatgröße von 6,1–8 cm und einem Primärtumor kleiner als 2 cm noch in etwa der Hälfte der Fälle Residualtumor gefunden wurde. In Abb. 1 ist die prozentuale Häufigkeit eines residualen Carcinoms nach lokaler Exzision, bezogen auf die Tumorgröße des Primärcarcinoms, dargestellt. Man erkennt, daß somit kein Unterschied zwischen den Tumorgrößen unter 2 cm und zwischen 2 und 4 cm besteht. In beiden Gruppen wurde in etwa 50% noch Residualcarcinom gefunden. Bezogen auf alle Patientinnen bestand somit in 59% im Mastektomiepräparat nach vorausgegangener lokaler Exzision ein Tumorrest oder ein multizentrisches Carcinom. SHAH et al. glauben, aus ihrer Studie ableiten zu können, daß das Mammacarcinom ein diffuser Tumorprozeß ist, der das gesamte Brustepithel befällt und ungeeignet ist, durch eine Tumorexzision geheilt zu werden.

Zu gleichen Ergebnissen kommen auch ROSEN et al. (1975), die in einer simulierten Studie den Nachweis von residualem Mammacarcinom nach einer partiellen Mastektomie untersuchten. Bei 203 Frauen mit einem Mammacarcinom, das durch eine Nadel- oder Exzisionsbiopsie histologisch gesichert wurde, wurde eine radikale Mastektomie durchgeführt. Im Anschluß an die Mastektomie wurden am Ablationspräparat die Quadrantengrenzen markiert und der Quadrant, in dem das Carcinom saß, vom übrigen Drüsenkörper isoliert abgetrennt. Bei zentralem Sitz des Primärtumors wurde das zentrale Parenchym mit einer Sicherheitszone von 2 cm im gesunden Gewebe um den Tumor entfernt. Getrennt davon wurden die axillären Lymphknoten untersucht. Aus allen 3 nicht befallenen Quadranten wurden histologische Schnitte angefertigt. Die Ergebnisse sind in Tabelle 3 zusammengefaßt. Es zeigt sich, daß nur in 44 von 100 Fällen bei einer Tumorgröße von weniger als 2 cm und in 32 von 103 Fällen bei einer Tumorgröße von 2 cm und mehr kein Residualtumor mehr gefunden wurde. Aus einer graphischen Darstellung (Abb. 2) ist abzulesen, daß die Häufigkeit von histologisch nachgewiesenem residualem invasivem Carcinom mit der Tumorgröße ansteigt. Bei Tumoren unter 1 cm Größe betrug die Häufigkeit 11%, bei Tumoren größer als 4 cm im Durchmesser lag die Rate bei 43%. Bezogen auf den histologischen Typ fanden sich in dieser Untersuchungsreihe allerdings bei den duktalen Carcinomen einer Tumorgröße von unter 2 cm nur in 26%

Tabelle 3. Histologische Befunde in der verbliebenen Brust und in der Axilla bei einer Primärtumorgröße weniger als 2 cm oder größer nach einer simulierten partiellen Mastektomie (Rosen et al., 1975)

Pathologische Größe des Primärtumors	Zahl aller Pat.	Kein Residual-Ca	Residual-Ca in der Brust		Axilläre Metastasen	Residual-Ca in Brust und axilläre Metastasen	
			Noninvasiv	Invasiv		Noninvasiv	Invasiv
Kleiner als 2 cm	100	44*	11	9	30	2	4
2 cm oder größer	103	32	5	5	32	6	23

* Bei einer Pat. bestand nur eine retrosternale Metastasierung

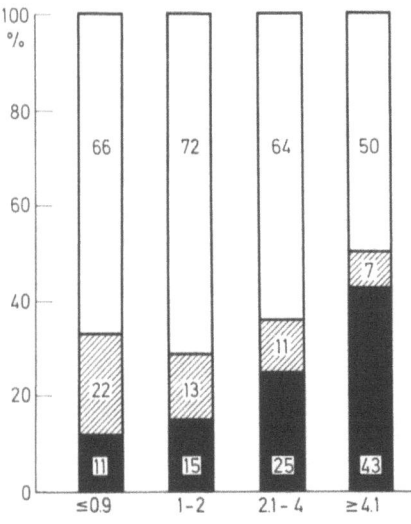

Pathologische Größe des Primärtumors

□ kein Residual-Ca

▨ residuales non-invasives Ca

■ residuales invasives Ca

Abb. 2. Graphische Darstellung der Beziehung zwischen pathologischer Größe des Primärtumors nach simulierter partieller Mastektomie und der Häufigkeit von histologisch nachgewiesenen residualem non-invasivem oder invasivem Carcinom (Rosen et al., 1975)

Tabelle 4. Beziehung zwischen histologischem Typ des Primärcarcinoms und Häufigkeitsverteilung des Carcinoms bei unterschiedlichen Tumorgrößen nach simulierter partieller Mastektomie (Rosen et al., 1975)

Patholog. Größe	Ductal (165 Pat.)	Lobulär (10 Pat.)	Ductal und lobulär (9 Pat.)	Medullär (14 Pat.)	Gallert (5 Pat.)
	% der Residual-Ca in der Brust				
Alle Patienten	33 (54/165)	50 (5/10)	33 (3/9)	7 (1/14)	40 (2/5)
<2 cm	26 (20/77)	50 (4/8)	33 (2/6)	0 (0/7)	0 (0/2)
>2 cm	39 (34/88)	50 (1/2)	33 (1/3)	14 (1/7)	66 (2/3)
	% axilläre Metastasen				
Alle Patienten	52 (85/165)	50 (5/10)	33 (3/9)	21 (3/14)	20 (1/5)
<2 cm	40 (30/77)	50 (4/8)	33 (2/6)	0 (0/7)	0 (0/2)
>2 cm	62 (55/88)	50 (1/2)	33 (1/3)	43 (3/7)	33 (1/3)

residuale Carcinome, wie Tabelle 4 zeigt. Bei den medullären- und Gallertcarcinomen einer Tumorgröße unter 2 cm wurden keine Tumorreste mehr gesehen. Bei größeren Tumoren stieg aber auch hier die Rate an. Am höchsten aber lag sie bei den lobulären Carcinomen, wenn auch dieses Kollektiv mit 10 Patientinnen sehr gering ist. Nach den Ergebnissen von Rosen et al. (1975) wäre somit eine partielle Mastektomie mit kompletter Tumorentfernung nur bei Gallertcarcinomen und medullären Carcinomen einer Größe unter 2 cm gegeben. Diese Bedingungen lagen aber nur in weniger als 5% aller untersuchten Patientinnen vor.

Aus den vorliegenden histologischen Ergebnissen ist – ohne Einschränkung – allein die Schlußfolgerung zu ziehen, daß bei Vorliegen eines invasiven Mammacarcinoms die ausschließliche Tumorektomie, selbst mit breiter Sicherheitsmanschette, keine adäquate Behandlung ist. Sie müßte durch eine hohe Rezidivrate eine verminderte Heilungschance zur Folge haben. Da wir davon ausgehen, daß kein verantwortungsvoller Arzt generell ein Verfahren befürworten wird, das kosmetische oder psychologische Aspekte höher als die kurative Sicherheit veranschlagt, muß die Tumorektomie als alleinige Therapie generell abgelehnt werden.

Bei allen Bemühungen, eine brusterhaltende Therapie bei kleinen Mammacarcinomen zu verantworten, wird deshalb von allen Autoren eine Tumorektomie mit einer Strahlenbehandlung kombiniert. Die Strahlentherapie der kranken Brust mit ihrem regionären Lymphabflußgebiet muß deshalb als entscheidender, obligater Bestandteil der Behandlung angesehen werden. Sie darf nicht im Sinne einer fakultativen Zusatzbehandlung verstanden werden.

So stehen die bisher erzielten Behandlungsergebnisse durch Tumorektomie und Strahlenbehandlung nicht im Widerspruch zu den auf Grund histologischer Erkenntnisse erwarteten Resultaten, auf die im Kap. E dieses Beitrages ausführlich eingegangen wird. Andererseits wird von den Autoren fast ausnahmslos darauf hingewiesen, daß eine solche brusterhaltende Therapie nicht als generelle Methode der Wahl in allen Fällen von Mammacarcinomen angesehen werden darf, sondern daß strenge Indikationsbedingungen erfüllt sein müssen; denn in allen Fällen muß die kurative Sicherheit höher als das kosmetische Ergebnis oder psychologische Aspekte veranschlagt werden.

C. Prätherapeutische Diagnostik

Eine wichtige Voraussetzung für die brusterhaltende Therapie eines invasiven Mammacarcinoms durch Tumorektomie und Bestrahlung ist, daß der Tumor mit einem ausreichend breiten Mantel von gesundem Parenchym umgeben sein muß, damit der Histologe eine exakte Aussage über die Größe des Tumors, über seine Konturierung und über den Sicherheitsabstand zwischen Tumoroberfläche und Exzisionsrand machen kann. Hieraus ergibt sich zwangsläufig, daß das allgemein übliche Vorgehen bei einem klinisch oder mammographisch carcinomverdächtigen Tumor durch eine einfache, möglichst nur den Tumor einschließende Exzision schlechte Voraussetzungen für eine brusterhaltende Therapie bietet, weil der Histologe aus diesem Exzidat keine ausreichende Beurteilung über die Eignung dieses Falles aus histologischer Sicht abgeben kann. Somit müssen der sonst üblicherweise am Anfang stehenden Probeexzision andere diagnostische Maßnahmen vorausgehen, auf Grund derer wichtige Auswahlkriterien für eine konservierende Therapie bestimmt werden können.

Durch die Inspektion muß ausgeschlossen sein, daß der Tumor zu einer Infiltration oder Ulceration der Haut geführt hat. Die Palpation sollte gewährleisten, daß der Tumor dem Stadium T1 oder allenfalls noch dem Stadium T2 zuzurechnen ist. Der Tumor sollte weder mit der Haut noch mit der darunterliegenden Pectoralisfaszie fixiert sein. Ein Tumor der klinischen Stadieneinteilung T1b oder T2b stellt somit generell eine Kontraindikation dar, weil diese Tumoren durch eine einfache Tumorexzision nicht ausreichend sicher im Gesunden entfernt werden können. Durch die Palpation des regionären Lymphabflußgebietes sollten generell jene Patientinnen ausgeschlossen werden, bei denen klinisch bereits Verdacht auf eine Lymphknotenmetastasierung besteht.

Eine Mammographie sollte stets und ohne Ausnahme vor der Tumorektomie von beiden Mammae angefertigt werden. Die Mammographie sollte uns folgende Auskünfte erteilen:

Angaben über die Dignität des Tumors,

Lage,

Größe und Begrenzung des Tumors,

Ausschluß von weiteren suspekten und nichtpalpablen Herden sowie

Ausschluß von exzisionsbedürftigen Befunden in der kontralateralen Mamma.

Zusammen mit französischen Autoren (Amalric u. Spitalier, 1980) fordern wir prätherapeutisch die Thermographie, möglichst in Form der Telethermographie, um Aussagen über die Vaskularisation des Tumors zu erhalten, die vielleicht für die Prognose-bestimmung herangezogen werden kann, entscheidend aber für die weiteren Kontrollen nach erfolgter Therapie ist.

Da die Dignität an sehr kleinen Tumoren durch Palpation oder Mammographie wesentlich schlechter als bei größeren präoperativ zu bestimmen ist, erscheint es vertretbar, eine komplette Untersuchung des Skeletsystems, möglichst in Form der Knochenszintigraphie, erst nach Vorliegen der definitiven Histologie durchzuführen. Lediglich die Röntgenuntersuchung des Thorax sowie die serologische Diagnostik erscheinen uns vor histologischer Sicherung eines Mammacarcinoms gerechtfertigt.

Eine weitere Möglichkeit zur präoperativen Bestimmung der Dignität eines Tumors bietet die Punktionscytologie. Lediglich bei sehr kleinen Tumoren und insbesondere bei nicht tastbaren und nur mammographisch diagnostizierten Verdachtsherden ist ihre Aussagekraft aber doch sehr begrenzt.

D. Behandlungsmethode und -technik

I. Operation

Der Entschluß zu einer brusterhaltenden Therapie in Form der Tumorektomie und Bestrahlung kann somit generell nur auf Grund klinischer, mammographischer und/oder cytologischer Kriterien gestellt werden. Es erscheint uns als eine wichtige Voraussetzung für eine derart konservierende Therapie beim Mammacarcinom, daß diese Behandlungs-möglichkeit nicht erst nach erfolgter einfacher Tumorexzision oder Probeexzision diskutiert wird, weil im Nachherein über die Beziehung des Tumors zu seiner Umgebung keine Angaben mehr gemacht werden können.

Die Tumorexzision ist somit die eigentliche operative Therapie. Sie sollte so erfolgen, daß der makroskopisch verdächtige Tumor mit einem etwa 1 cm breiten Gewebsmantel umgeben ist. Diese Form der erweiterten Tumorexzision wird im anglo-amerikanischen Schrifttum auch als "wide excision" bezeichnet. Die Schnittführung wird sich nach der Lage des Tumors richten müssen, ist aber für die Therapie von geringerer Bedeutung. Bei dicht unter der Haut liegenden Tumoren sollte die darüber liegende Haut mit entfernt werden, damit die histologische Untersuchung Aussagen über einen möglichen Befall der Haut – ein wichtiges Ausschlußkriterium – machen kann.

Von einigen Autoren wird die Tumorexzision zur Quadrantenresektion erweitert. Handelt es sich um größere Tumoren oder um sehr kleine Mammae, so kann gelegentlich schon eine einfache Tumorexzision der Ausdehnung nach an eine Quadrantenresektion heranreichen. Von einigen Autoren wird aber der Entschluß zur Quadrantenresektion damit begründet, daß durch eine größere Gewebsentfernung der Tumor sicherer und möglicherweise auch erste Absiedlungen in die Umgebung erfaßt werden können. Dem halten wir entgegen, daß die Entfernung eines ganzen Quadranten aus der Brust schlechtere kosmetische Erfolge bringt. Wie im Kap. F (s. S.279) ausgeführt wird, sind erwartungsgemäß die kosmetischen Erfolge um so besser, je kleiner der operative Eingriff war. Da der kosmetische Erfolg für die Behandlungsergebnisse von Bedeutung ist, sollte stets versucht werden, mit dem kleinsten operativen Eingriff auszukommen, um die Konfiguration und Symmetrie der Mammae zu erhalten.

Die axilläre Lymphonodektomie stellt eine Erweiterung des operativen Eingriffs dar, durch die ein zusätzliches Auswahlkriterium zur brusterhaltenden Therapie bestimmt werden kann. Über die Notwendigkeit einer Lymphonodektomie findet man im Schrifttum unterschiedliche Angaben. Der größte Teil der Autoren, die im Schrifttum über Behandlungsergebnisse mit der Tumorektomie und Bestrahlung berichten, führte bei seinem Kollektiv keine Lymphonodektomie durch. Mögliche, durch Palpation noch nicht diagnostizierbare Lymphknotenmetastasen sollten durch die generelle Bestrahlung des axillären und supraklavikulären Lymphabflußgebietes behandelt werden.

So entschlossen auch wir uns, bei unserer seit 1972 an der Universitäts-Frauenklinik in Hamburg laufenden kontrollierten Studie bei einer brusterhaltenden Therapie auf eine Lymphonodektomie zu verzichten und den Ausschluß von axillären Metastasen lediglich auf Grund des klinischen Befundes zu treffen. Selbstverständlich ist hinreichend bekannt, daß die palpatorische Beurteilung der axillären Lymphknoten hinsichtlich eines metastatischen Befalles mit einer falsch positiven und falsch negativen Rate von 25–40% behaftet ist. Trotzdem rechtfertigen unsere bisherigen Ergebnisse (s. Kap. E) unser Vorgehen, so daß wir uns zum gegenwärtigen Zeitpunkt noch nicht gezwungen sehen, von dem Verzicht einer Lymphonodektomie abzugehen.

Andererseits führen Veronesi et al. (1979) in ihrer seit 1973 laufenden randomisierten Studie beim Mammacarcinom Stadium T1 No Mo, bei der sie eine radikale Mastektomie mit einer Quadrantenresektion mit Strahlentherapie der Mamma vergleichen, stets eine axilläre Lymphonodektomie durch. Sie fanden in ihrer Studie bei bisher 602 Fällen in 25% axilläre Metastasen in der radikal behandelten Gruppe und in 24% in der konservativ behandelten Gruppe. Alle Fälle mit histologisch nachgewiesenen Lymphknotenmetastasen erhielten eine adjuvante Chemotherapie mit dem CMF-Schema für 1 Jahr (Behandlungsergebnisse Kap. E). Die Patientinnen, bei denen die histologische Untersuchung keinen Anhalt für eine Lymphknotenmetastasierung erbrachte, erhielten auch in der konservativ behandelten Gruppe keine postoperative Bestrahlung des axillären oder supraklavikulären Lymphabflußgebietes.

Eine radikale Lymphonodektomie stellt unseres Erachtens eine Kontraindikation zur postoperativen Axillabestrahlung dar, weil unter diesen Bedingungen mit einer erheblichen Erhöhung der Armödemrate zu rechnen ist. Hierüber liegen heute ausreichende Daten vor. So konnten Taskinen et al. (1974) zeigen, daß Armödeme bei gleicher Bestrahlungstechnik und -dosis nach konservativer Operation ohne Lymphonodektomie in 4% und nach radikaler Mastektomie mit Lymphonodektomie in 25% auftraten. Delouche et al. (1974) sahen nach einer Herddosis von 6000 rad nach einfacher Mastektomie keine Armödeme, während bei gleicher Dosis und operativer Ausräumung der Axilla die Rate auf 44% anstieg. Nach einer Herddosis von 7000 rad stieg bei konservativem operativem Vorgehen die Rate auf 14% an, nach operativer Ausräumung der Axilla betrug bei gleicher Dosis die Rate an Armödemen 66%. Wir müssen somit heute vor einer ausreichend hoch dosierten Bestrahlung nach radikaler Lymphonodektomie mit allem Nach-

druck warnen, da unter diesen Umständen mit einem sprunghaften Anstieg der Armödeme zu rechnen ist. Deshalb stellt eine radikale Lymphonodektomie im Rahmen der
brusterhaltenden Therapie konsequenterweise eine Alternative zur zusätzlichen Bestrahlung des Lymphabflußgebietes dar. Dieser Meinung schließen sich auch MONTAGUE et al.
(1979) an. Sie geben folgende Therapieempfehlungen: Nach einer Lymphonodektomie
sollte bei histologisch negativem Befund lediglich die Brust bestrahlt werden, die bei
Tumorsitz im zentralen oder inneren Quadranten mit einer Bestrahlung des retrosternalen
Lymphabflußgebietes kombiniert werden sollte. Bei histologisch positivem Befund sollte
die Bestrahlung der Brust unter Einschluß des supraklavikulären Lymphabflußgebietes
erfolgen, wobei die Axilla ausgespart werden sollte (Tabelle 5).

Tabelle 5. Indikation zur Bestrahlung nach Tumorexzision und Lymphonodektomie in Abhängigkeit vom histologischen Befund der
axillären Lymphknoten (MONTAGUE et al., 1979)

Histologischer Lymphknoten- befund	Bestrahlungsfelder	
	Tumor im äußeren Quadranten	Tumor zentral oder im inneren Quadranten
−	Brust	Brust Retrosternalregion
+	Brust Retrosternalregion supraclaviculär	Brust Retrosternalregion supraclaviculär

Wenn eine Lymphonodektomie nicht erfolgt ist, werden folgende
Bestrahlungsfelder gewählt: Brust, Axilla, Retrosternalregion und
supraclaviculär. Ausgenommen sind lediglich "minimal cancers"
(Ca lob. in situ, intraductale noninvasive oder invasive Carcinome
einer Größe von weniger als 5 mm)

Während wir in unserer Studie unter Verzicht auf eine operative Lymphonodektomie
und Bestrahlung der Axilla und des supraklavikulären Lymphabflußgebietes mit einer
Herddosis von 5000 rad in 5 Wochen in keinem Fall ein Armödem beobachtet haben,
sahen beispielsweise PLUYGERS et al. (1979) nach Lymphonodektomie und Bestrahlung
eine Armödemrate von 10%.

Selbstverständlich ist durch die Lymphonodektomie mit histologischer Untersuchung
der axillären Lymphknoten eine bessere prognostische Beurteilung möglich. Bis heute
ist aber nicht erwiesen, daß durch die Lymphonodektomie im Einzelfall eine Verbesserung
der Heilungsrate zu erzielen ist. Einer radikalen Lymphonodektomie sollte man deshalb
im Rahmen einer konservierenden Behandlung des Mammacarcinoms so lange kritisch
gegenüberstehen, bis folgende Fragen hinreichend beantwortet sind:
Inwieweit wird das weitere Schicksal einer Patientin bei Vorliegen einer axillären
Metastasierung vom Radikalitätsgrad einer lokalen Sanierung in der Mamma bestimmt? Ist eine brusterhaltende Therapie auch bei Vorliegen einer axillären Metastasierung noch vertretbar?
Es bestehen heute noch Zweifel, ob eine adjuvante Chemotherapie bei weniger
als 4 befallenen Lymphknoten generell einer postoperativen Bestrahlung vorzuziehen
ist und ob in solchen Fällen durch eine adjuvante Chemotherapie die Heilungsraten
in Form der 10jährigen Rezidivfreiheit erhöht werden können. Wir wissen aus den

eingehenden Untersuchungen von HAAGENSEN (1971), daß bei einem palpatorisch unauffälligen Axillabefund nur in weniger als 10% mit einem metastatischen Befall von 4 und mehr Lymphknoten zu rechnen ist.

So lange diese Fragen nicht geklärt sind, erscheint uns lediglich ein Kompromiß in der Frage der Lymphonodektomie gerechtfertigt:
Es sollte operativ lediglich die untere Axillaetage ausgeräumt werden, weil ein derart begrenzter operativer Eingriff bei zusätzlicher Bestrahlung des Lymphabflußgebietes keine nennenswerte Erhöhung der Armödemrate zur Folge haben wird. Bis heute ist die Frage aber unbeantwortet geblieben, ob zur Sicherung des therapeutischen Erfolges in solchen Fällen eine Mastektomie angeschlossen werden muß. Erst durch Ergebnisse weiterer randomisierter Reihen werden wir die nötigen Fakten erfahren, um zur Frage der begrenzten oder möglichst radikalen Lymphonodektomie vorurteilsfrei Stellung nehmen zu können. Bis dahin erscheint uns der Verzicht auf eine operative Lymphonodektomie bei klinisch unauffälliger Axilla im Rahmen der brusterhaltenden Therapie – selbstverständlich unter Einschluß des gesamten Lymphabflußgebietes in die Strahlentherapie – vertretbar (s.S. 276).

II. Strahlentherapie

Zur Strahlenbehandlung des Mammacarcinoms im Rahmen einer brusterhaltenden Therapie wurden in den vergangenen Jahrzehnten zahlreiche Bestrahlungsverfahren entwickelt, die aber fast ausschließlich das Ziel hatten, bei bestehender Inoperabilität das Mammacarcinom mit einer ausreichenden Dosis zu behandeln.

KEYNES (1937), der als einer der ersten über Erfahrungen mit der konservativen Behandlung des Mammacarcinoms berichtet hat, führte die Strahlentherapie mit einer ausschließlichen interstitiellen Radiumtherapie durch. Auch SNELLING gab noch 1974 im Rahmen einer ausführlichen Übersicht über die strahlentherapeutischen Möglichkeiten im Rahmen der konservativen Therapie des Mammacarcinoms nach ausschließlicher Strahlentherapie oder aber nach lokaler Exzision an, daß in einzelnen Fällen eine percutane Strahlentherapie mit einer Implantationsbehandlung von Radium oder ^{192}Iridium kombiniert wird (Abb. 3). Die percutane Strahlentherapie führte sie entsprechend der Brustgröße mit 200 kV-Röntgenstrahlen, Telekobaltstrahlen oder 8 MeV-Photonenstrahlen eines Linearbeschleunigers durch.

Während AMALRIC und SPITALIER in ihrem Beitrag über die ausschließliche Strahlentherapie des Mammacarcinoms in diesem Band auf die Implantationsbehandlung näher eingehen, sollte hervorgehoben werden, daß nach einer Tumorektomie und der Möglichkeit zur Megavolttherapie eine Implantation von Radionukliden ihren Platz in der Strahlenbehandlung verloren hat.

Bei der Verwendung von Röntgenstrahlen von 200–250 kV wurde die Mamma über zwei große opponierende Stehfelder erfaßt, von denen das eine medial am Sternumrand ansetzt und das Strahlenbündel die Brust unter weitgehender Schonung des Lungengewebes tangential durchstrahlt, während das Strahlenbündel des opponierenden lateralen Feldes dem ersten genau entgegengesetzt ist oder es unter einem kleinen Winkel schneidet. Zur Homogenisierung der Dosisverteilung in der Mamma wurde beispielsweise von FLETCHER und MONTAGUE (1965) der Raum zwischen den Feldansätzen mit Bolusmaterial ausgefüllt.

Das Grundprinzip dieser Bestrahlungstechnik wurde von den meisten Autoren auch beibehalten, als statt konventioneller Röntgenstrahlung eine Therapie mit ^{137}Caesium oder ^{60}Kobalt erfolgte.

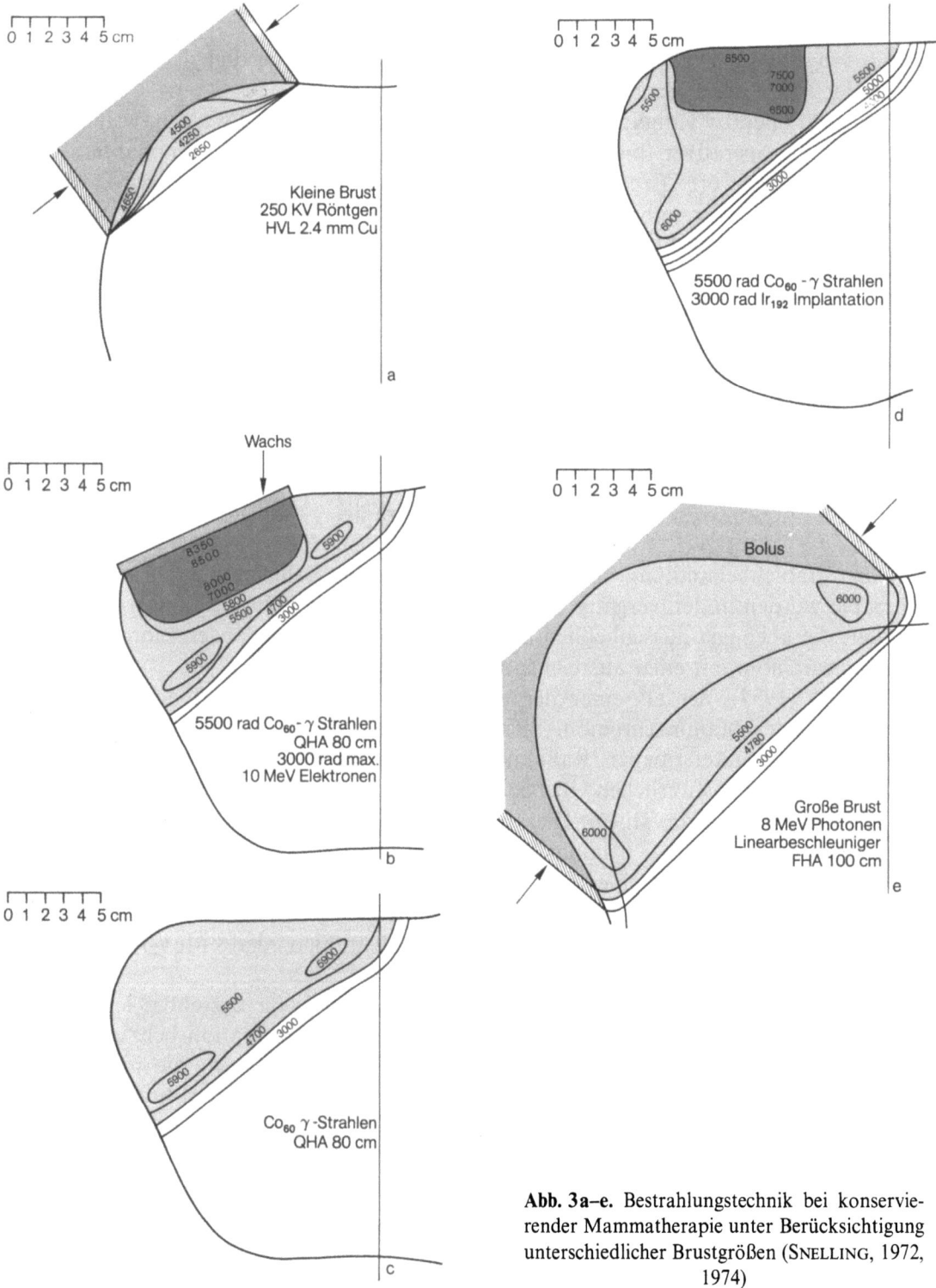

Abb. 3a–e. Bestrahlungstechnik bei konservierender Mammatherapie unter Berücksichtigung unterschiedlicher Brustgrößen (SNELLING, 1972, 1974)

Eine sehr aufwendige Methode zur Bestrahlung der Brust mit 2-MeV-Röntgenstrahlen beschrieben 1952 HARE, TRUMP und WEBSTER, die mit einem Linearbeschleuniger, an dem der Patient tangential vorbeigedreht wurde, eine scanning-Methode beschrieben (Abb. 4).

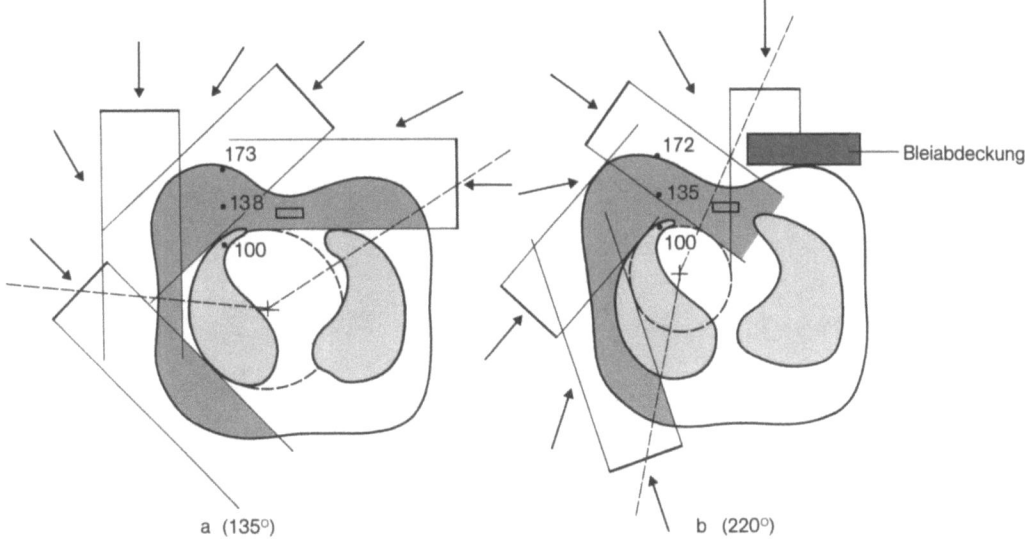

Abb. 4a, b. Tangentiale 2-MeV-Photonen-Pendelbestrahlung beim Mammacarcinom unter Teilausblendung des Primärstrahlenkegels und Teilrotation der Patientin um 135° **a** bzw. 220° **b** (HARE et al., 1952)

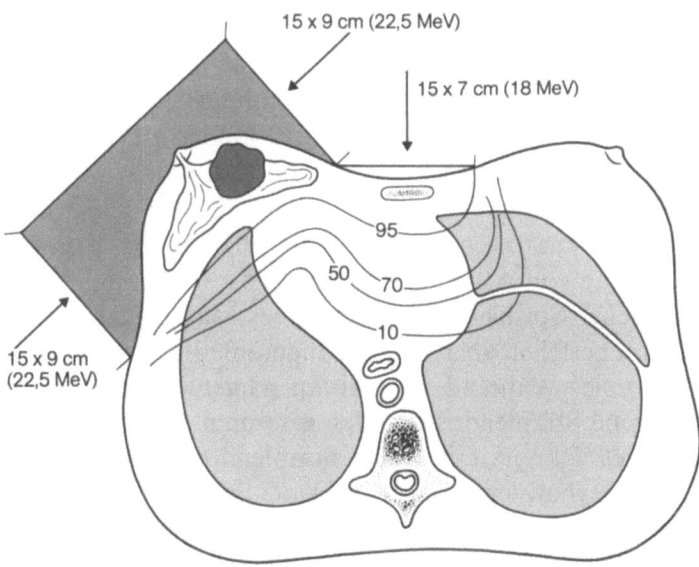

Abb. 5. Dosisverteilung bei Elektronenbestrahlung der Mamma über zwei tangentiale Gegenfelder (22 MeV) unter Bolusauffüllung und einem parasternalen Feld (18 MeV) auf die Mammaria interna-Region (CHU et al., 1960)

Eine tangentiale Zangenbestrahlung mit schnellen Elektronen wurde von CHU et al. (1960) verwandt (Abb. 5). Unter Verwendung von 22,5 MeV-Elektronen und Feldgrößen von 15 × 9 cm wurde unter Bolusauffüllung des Zwischenraumes zur Vermeidung von hot spots eine relativ homogene Dosis in der gesamten Mamma mit relativ steilem Dosisabfall zur Lunge erreicht.

MORRISON et al. (1956) haben eine Methode zur ausschließlichen Mammabestrahlung mit ultraharten Röntgenstrahlen (8 MeV) beschrieben, bei der sie ebenfalls unter Verwendung von Bolusmaterial zwei opponierende Stehfelder verwandten. Aber auch diese Methode wurde zur Therapie inoperabler, ausgedehnter Mammacarcinome entwickelt (Abb. 6).

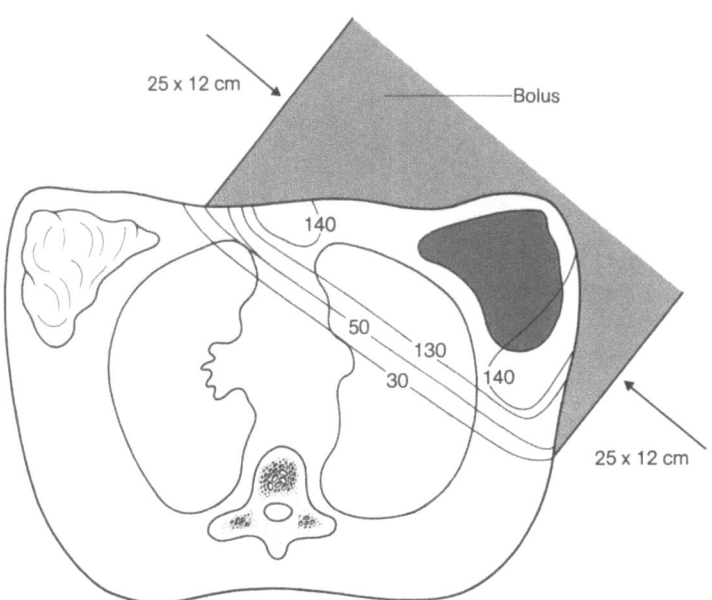

Abb. 6. Dosisverteilung bei Gegenfeldbestrahlung der Brust mit 8-MeV-Röntgenstrahlen unter Bolusausgleich (Morrison et al., 1956)

Einen anderen Weg unter Verwendung von Megavoltenergien beschritten Amalric und Spitalier (1980), die zur ausschließlichen Bestrahlung der Mamma eine opponierende Stehfeld-Therapie mit [137]Caesium verwandten. Im Rahmen einer ausschließlichen Strahlenbehandlung eines Mammacarcinoms – ohne Tumorexzision – wurde der Tumor selbst mit einem direkten Stehfeld unter Verwendung von 8–12-MeV-Elektronen in Form einer Boosterung von 2000 rad zusätzlich bestrahlt. Einzelheiten dieser Bestrahlungsmethode finden sich in dem Beitrag von Amalric und Spitalier in diesem Band.

Bei der ausschließlichen Strahlenbehandlung eines Mammacarcinoms ohne vorausgegangene Tumorexzision bestehen aber generell andere Bedingungen als bei einer Bestrahlung nach Tumorektomie. Während bei der ausschließlichen Bestrahlung zwar auch eine möglichst homogene Strahlendosis in der gesamten Mamma erzielt werden sollte, muß aber innerhalb des Tumors eine hohe Strahlendosis wirksam werden, um einen hohen Grad an Tumordevitalisierung zu erreichen. Bei einer Strahlenbehandlung nach Tumorektomie hingegen ist es das Ziel, in der Brust eine homogene Dosisverteilung zu erzielen und vor allem auch einen steilen Dosisabfall zur Lunge zu garantieren, um pulmonale Fibrosen und Strahlenpneumonien zu verhindern. Die entwickelten Pendelbestrahlungstechniken zur ausschließlichen Bestrahlung der Mamma, mit der jede erwünschte Dosisverteilung ermöglicht werden kann, fanden verständlicherweise wegen der komplizierten und aufwendigen Einstellung und der Unsicherheit der im Idealfall tatsächlich applizierten Dosis keine größere Verbreitung. Auch die meist verwandten Stehfeldmethoden über direkte oder zwei opponierende tangentiale Felder weisen unbefriedigende, inhomogene Dosisverteilungen auf. Die Verwendung von Bolusmaterial verbessert zwar die Dosisverteilung hinsichtlich der Homogenisierung, verhindert aber den erwünschten Aufbaueffekt bei der Telekobalttherapie und erschwert eine reproduzierbare Einstellung unter den Bedingungen der täglichen Praxis.

Ausführliche Angaben über die Bestrahlungstechnik und Dosierung unter Verwendung von Telekobalt nach Tumorektomie machen Delouche et al. (1974). Wie aus Abb. 13a zu ersehen ist, wird das supraklavikuläre und apikale axilläre Lymphabflußgebiet durch ein ventrales Stehfeld unter Abdeckung des Larynx bestrahlt. Die Brust wird zangenförmig durch zwei opponierende, nicht senkrecht zueinander stehende Stehfelder bestrahlt (Abb. 13b). Beide Felder stehen im Winkel von etwa 20° zueinander. Die Feldgröße beträgt je 8 cm × 20 cm bei einem Quellenhautabstand von 80 cm. Bezogen auf eine Referenzisodose von 140% beträgt die Herddosis 6000 beziehungsweise 7000 rad. Bolusmaterial wird von den Autoren nicht verwandt.

Weitere Angaben über die Bestrahlungsmethode im Rahmen der konservativen Therapie des Mammacarcinoms machen CALLE et al. (1978). Nach Tumorexzision (Lumpektomie) führten sie bei Patientinnen mit Tumoren von 3 cm oder kleiner und ohne Anhalt für axilläre Lymphknotenmetastasen eine Strahlentherapie durch, die am 7.–10. Tag nach der Operation begonnen wurde. Die gesamte Mamma erhielt eine Dosis von 5000 rad innerhalb von 5–6 Wochen. Trotz Tumorexzision wurde im Tumorbereich eine zusätzliche Dosisspitze von 1500 rad innerhalb einer Woche verabfolgt. Die Dosis im axillären und supraklavikulären Lymphabflußgebiet lag innerhalb einer Bestrahlungsdauer von 6 Wochen bei 5000–6000 rad (Abb. 15).

Bevor wir uns in Hamburg 1972 zu einer kontrollierten Studie in Form der Tumorektomie und Bestrahlung von Mammacarcinom-Frühfällen entschlossen, führten vorher WÜRTHNER und SEEGER an unserer Klinik umfangreiche Untersuchungen zur Dosisverteilung und Bestrahlungstechnik durch. Die Ergebnisse wurden 1975 publiziert.

WÜRTHNER und SEEGER haben an Hand von Phantomen die Frage untersucht, inwieweit ein quellennaher, am Kobaltgerät angeordneter Schalenkeil höherer Dichte die Vorteile des besseren Dosisausgleichs von Bolusmaterial mit denen der einfachen Einstelltechnik einer Zangenbestrahlung kombiniert und somit eine homogene Ausstrahlung der Brust im obenbeschriebenen Sinne gewährleistet.

Bei diesen Untersuchungen zeigte sich, daß für eine erfolgreiche Homogenbestrahlung der Mamma über zwei opponierende Tangentialfelder eine reproduzierbare Lagerung der Brust zu den Bestrahlungsfeldern eine wichtige Voraussetzung darstellt. Dabei zeigte sich, daß die erforderlichen Bedingungen nur durch eine horizontale Halbseitenlage der Patientin erreicht wird, bei der der Arm unter dem Kopf fixiert wird. Die schematische Darstellung der Halbseitenlage mit Anordnung der Bestrahlungsfelder zeigt Abb. 7. Die

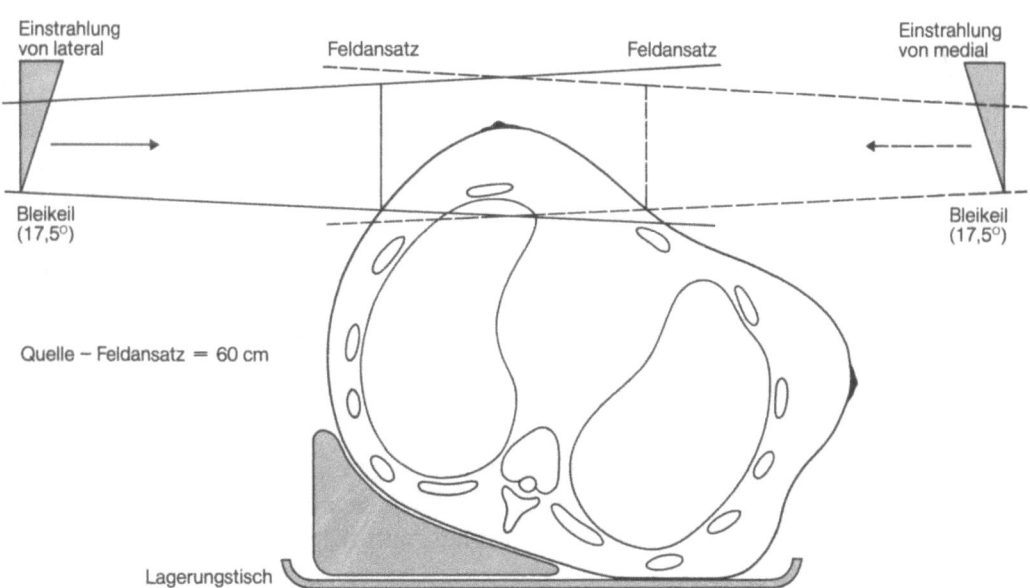

Abb. 7. Schematische Darstellung der Halbseitenlage im Querschnitt mit Bestrahlungsanordnung von lateral und medial (WÜRTHNER u. SEEGER, 1975)

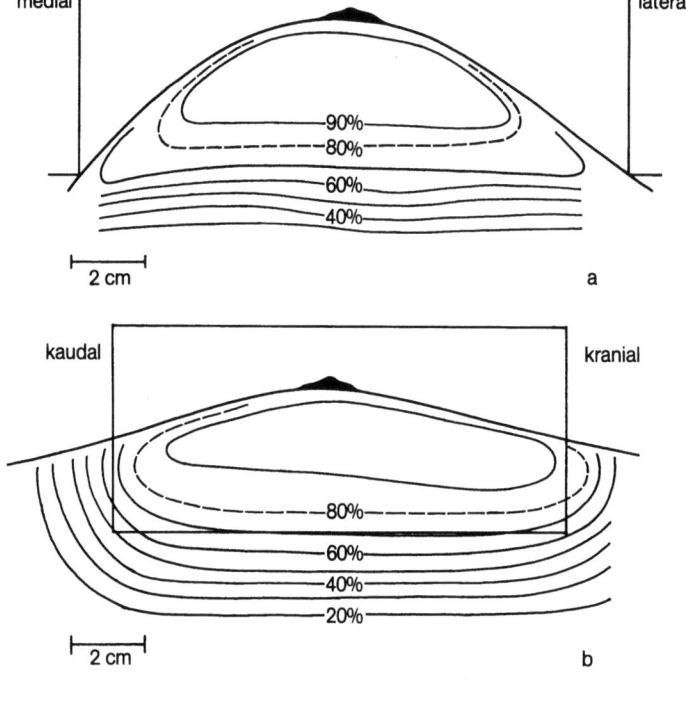

Abb. 8a, b. Isodosen im Horizontalschnitt **a** und Vertikalschnitt **b** durch eine kleine, flache Mamma; Basis 14,5 cm,   Feldgröße 5×12 cm^2 (Würthner u. Seeger, 1975)

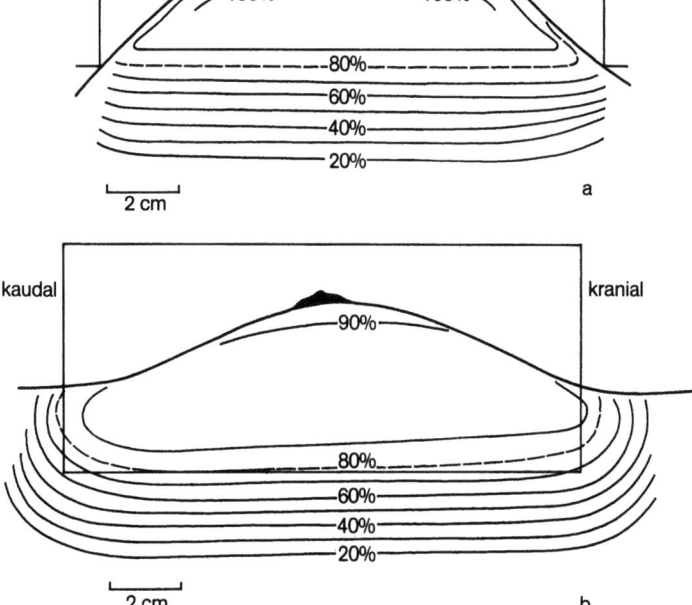

Abb. 9a, b. Isodosen im Horizontalschnitt **a** und Vertikalschnitt **b** durch eine mittelgroße Mamma; Basis 15,8 cm,   Feldgröße 6×15 cm^2 (Würthner u. Seeger, 1975)

Ermittlung der dorsalen, pulmonalen Feldbegrenzung erfolgt unter Bildverstärkerkontrolle. Der dorsale Feldrand soll etwa 1–2 cm in die Thoraxhöhle hineinragen. Die Feldbreite ist je nach Größe der Mamma so zu wählen, daß die maximale Höhe der Brust etwa 70% der Feldbreite einnimmt.

Würthner und Seeger konnten im Verlauf ihrer Untersuchungen feststellen, daß es völlig ausreichend war, anstelle eines Schalenfilters einen üblichen Bleikeil zu benutzen.

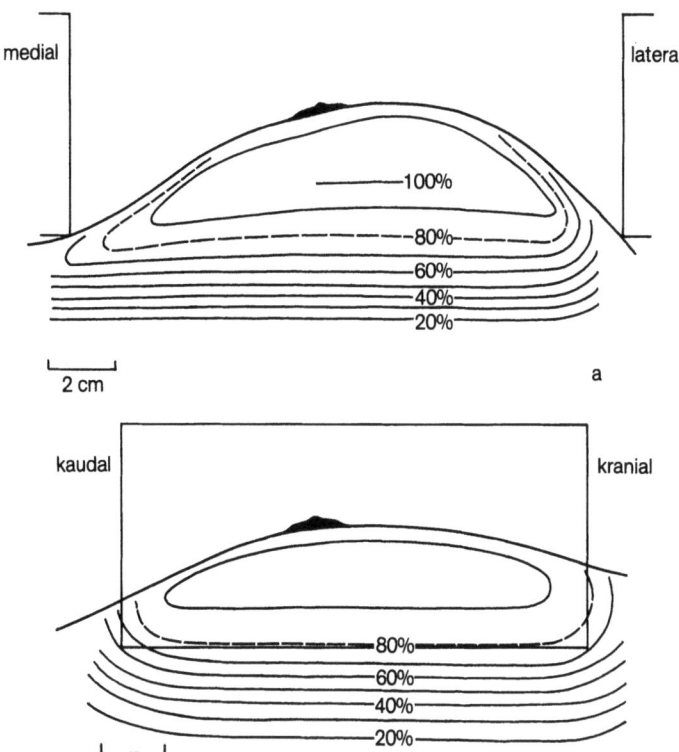

Abb. 10a, b. Isodosen im Horizontal-schnitt **a** und Vertikalschnitt **b** durch eine mittelgroße, flache Mamma; Basis 16,3 cm, Feldgröße 6 × 14 cm² (Würthner u. Seeger, 1975)

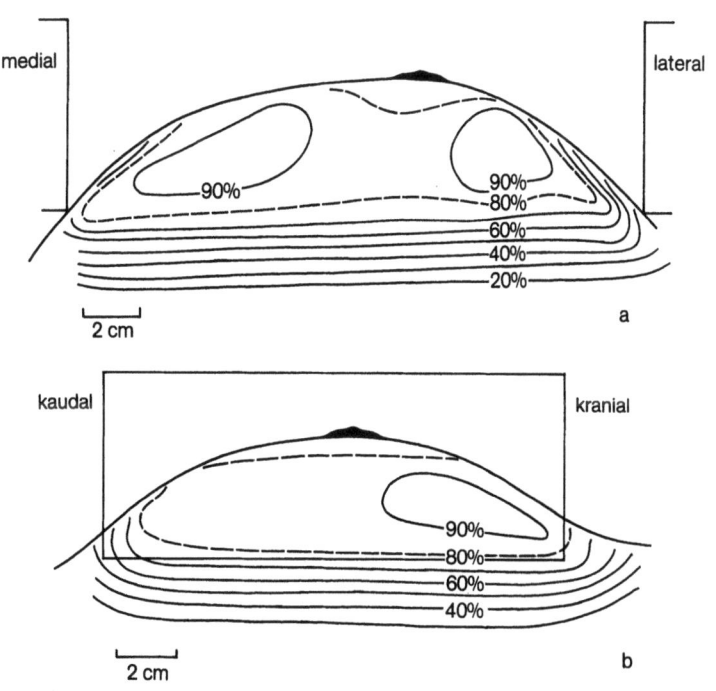

Abb. 11a, b. Isodosen im Horizontal-schnitt **a** und Vertikalschnitt **b** durch eine große, flache Mamma; Basis 20 cm, Feldgröße 6 × 16 cm² (Würthner u. Seeger, 1975)

Sie verwandten bei allen ihren Untersuchungen einen Bleikeil mit einem Winkel von 17,5°. Der Abstand der Quelle zur Feldkante betrug stets 60 cm, der Abstand des Keils 30 cm. Durch den relativ großen Abstand des Keils von der Hautoberfläche ist sicherge-stellt, daß sich der zur Hautschonung erwünschte Aufbaueffekt voll ausbilden kann.

Zur Ermittlung der Dosisverteilung bei unterschiedlich großen und geformten Mam-mae führten Würthner und Seeger (1975) umfangreiche filmdosimetrische Untersuchun-

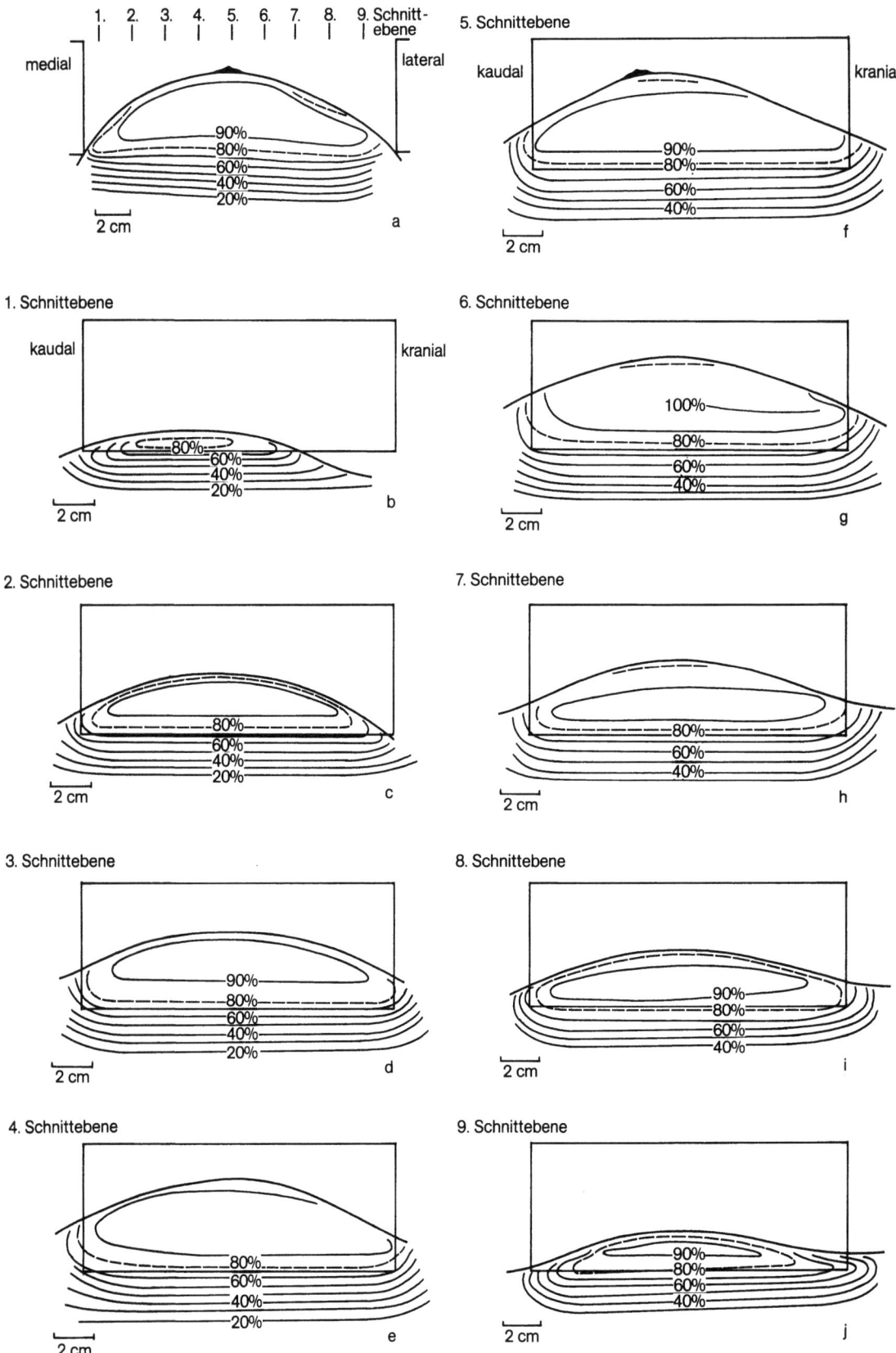

Abb. 12a–j. Isodosen im Horizontalschnitt durch eine große Mamma mit Lageangaben der dazu senkrecht verlaufenden neun Vertikalschnittebenen (Abb. 12b–12j); Basis 18,5 cm, Feldgröße 6×16 cm². Es sind die Isodosen in neun Vertikalschnitten im Abstand von jeweils 2 cm durch die in Abb. 12a wiedergegebene Mamma dargestellt (WÜRTHNER u. SEEGER, 1975)

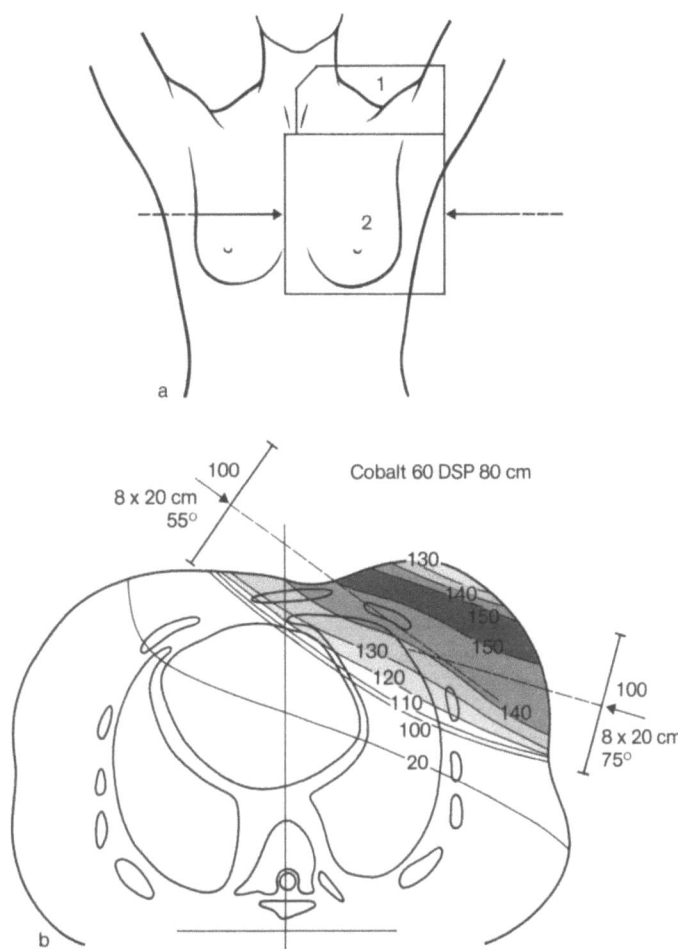

Abb. 13a, b. Feldanordnung und Dosisverteilung bei der Telekobalttherapie des Lymphabflußgebietes und der Mamma **a** Feldanordnung, **b** Dosisverteilung in der Mamma bei opponierenden Telekobaltstehfeldern (Delouche et al., 1974)

gen durch. Die Isodosen an verschieden großen Mammae im Horizontal- und Vertikalschnitt sind in den Abb. 8–11 wiedergegeben. Die Abb. 12 demonstriert ein ausführliches Beispiel der Isodosen an 9 verschiedenen Schnittebenen in cranio-caudaler Richtung. Es zeigt sich an den Abb. 9–12, daß die 80%-Isodose in allen Fällen nahezu identisch mit der Mammakontur des jeweiligen Schnittes ist. Die maximale Dosis erreicht an keiner Stelle die Oberfläche, auch nicht in den cranialen und caudalen Bereichen beiderseits der Mamille. Zwar ist hier die durchstrahlte Gewebetiefe geringer als in der Feldmitte; die Isodosen verlaufen näher an der Oberfläche, ohne maximale Werte anzunehmen. Die Dosis an der Mamille selbst liegt stets unter 85% der maximalen Dosis innerhalb der Mamma. Die Basis und damit die Thoraxinnenwand erhält eine Dosis von 70–80%. Von dort erfolgt zum Thoraxinneren ein steiler Dosisabfall bei einem Gradienten von etwa 24%/cm.

Mit dieser von Würthner und Seeger entwickelten Methode wird die Brust täglich über beide Felder mit einer Maximaldosis von 250 rad bestrahlt. Zu Beginn einer Bestrahlungsserie sind Ionisationskammermessungen an der Mammaoberfläche 1,5 cm über dem Feldansatz erforderlich. Nach routinemäßiger Anwendung dieser Methode hat sich gezeigt, daß man im Einzelfall auf Ionisationskammermessungen zur Ermittlung der Bestrahlungszeit verzichten kann. Mit Hilfe einer Gipslonguette wird über der Feldmitte die Feldform ermittelt, an Hand der aus einer tabellarischen Zusammenstellung die Bestrahlungszeit abgelesen werden kann.

Mit der von uns entwickelten Bestrahlungstechnik wird in die Mamma eine Maximaldosis pro Woche von 1000–1250 rad eingestrahlt. Die Gesamtdosis von 6000 rad wird somit in einer Zeit von 5–6 Wochen erreicht.

Die Bestrahlung des axillären, supraklavikulären und retrosternalen Lymphabflußgebietes erfolgt mit einer Herddosis von 5000 rad in gleicher Bestrahlungsserie. Im Rahmen der konservierenden Mammatherapie ist keine spezielle Bestrahlungstechnik erforderlich; über die Bestrahlungsmethode wird an anderer Stelle dieses Bandes ausführlich berichtet. Anordnung der Bestrahlungsfelder s. Abb. 14.

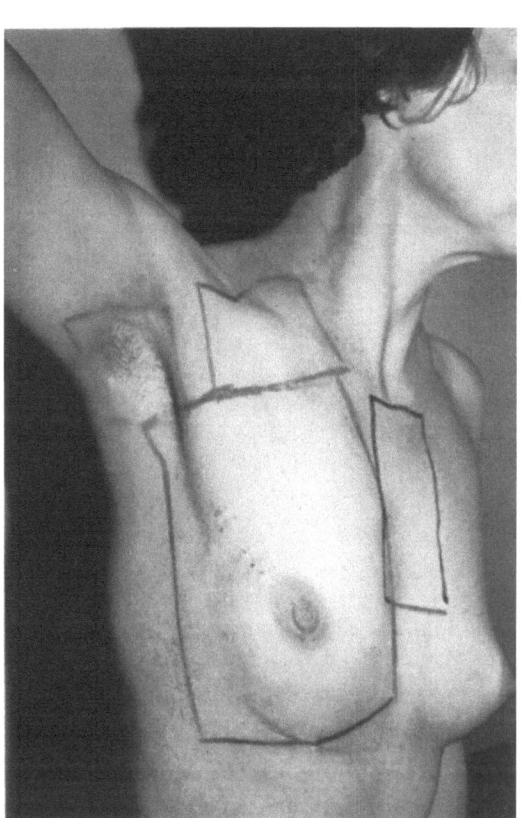

Abb. 14. Anordnung der Bestrahlungsfelder bei der Telekobalttherapie der Mamma, des restrosternalen, axillären und supraclaviculären Lymphabflußgebietes

E. Behandlungsergebnisse

Eine der ersten Publikationen, in denen Behandlungsergebnisse nach Tumorektomie und Strahlenbehandlung eines Mammacarcinoms mitgeteilt werden, stammt von Baclesse et al. aus dem Jahre 1960 (Tabelle 6). Die Autoren berichten, daß von 100 behandelten Patientinnen mit einem Mammacarcinom der Stadien T1/T2 N0/N1 nach Ablauf von 5 Jahren 64% erfolgreich behandelt waren. Nach 10 Jahren zeigten noch 50% (11 von 22 Fällen) einen Behandlungserfolg. Die therapeutischen Mißerfolge wurden in über der Hälfte der Fälle durch Fernmetastasen verursacht. An zweiter Stelle standen Lokalrezidive innerhalb der Mamma. Die Autoren zeigen an einigen Bildbeispielen den kosmetischen Erfolg, der ihre Behandlung rechtfertigt. Bereits damals wurde hervorgehoben,

Tabelle 6. 5-Jahres-Behandlungsergebnisse nach Tumorektomie und Strahlentherapie (BACLESSE et al., 1960)

	Behandelte Fälle	Klinisch rezidivfrei	Gesamt	
			Behandelt	rezidivfrei
Stadium I:				
T1 N0	30	23	53	38
T2 N0	23	15		
Stadium II:				
T1 N1	21	12	47	26
T2 N1	26	14		
Gesamt			100	64

daß diese Methode zwar nicht generell als Methode der Wahl angesehen werden könnte, daß aber in den Fälllen, in denen die Patientinnen eine Mastektomie ablehnen, die Tumorektomie mit Bestrahlung als vertretbare Alternative angesehen werden kann.

Aufbauend auf den ersten Ergebnissen von BACLESSE et al. (1960) an der Fondation Curie in Paris berichten SCHLIENGER und CALLE (1974) über weitere Ergebnisse mit der Tumorektomie und einer Telekobaltbestrahlung. Von 1960–1966 behandelten sie 75 Fälle mit einem Mammacarcinom, bei dem der Tumor unifokal und nicht größer als 3 cm war und bei denen palpatorisch kein Anhalt für eine axilläre Lymphknotenmetastasierung bestand. Nach 5 Jahren lebten noch 80% der behandelten Patientinnen rezidivfrei. Bedeutsam scheinen ihre Ergebnisse bei einer Aufgliederung der behandelten Frauen nach dem Lebensalter: Von den Patientinnen unter 35 Jahren, insgesamt 16 Frauen, entwickelten 13 ein Rezidiv und 9 verstarben; von den Frauen über 35 Jahren (insgesamt 59 Frauen) erlitten nur 9 ein Rezidiv und 5 verstarben. Eine Erklärung für die schlechteren Ergebnisse bei den jüngeren Frauen geben die Autoren aber nicht.

In einer späteren Publikation berichten CALLE et al. über 10jährige Behandlungsergebnisse an der Fondation Curie mit der konservierenden Behandlung des operablen Mammacarcinoms. Bis einschließlich 1970 hatten sie bei 120 Frauen mit einem Tumor von 3 cm oder kleiner und ohne axilläre Lymphknotenmetastasen eine Tumorexzision (Lumpektomie) mit nachfolgender Strahlenbehandlung durchgeführt (Abb. 15). Nach 5 Jahren lebten 85% und nach 10 Jahren 75% rezidivfrei. In 12% der Fälle wurde sekundär ein operativer Eingriff wegen eines Lokalrezidivs durchgeführt.

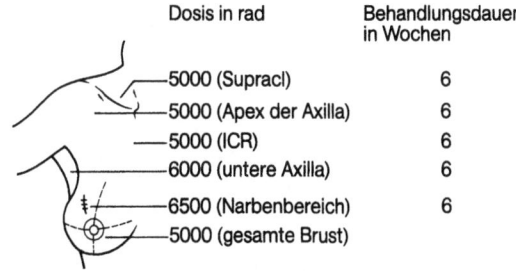

Abb. 15. Angaben über die Gesamtdosis in den verschiedenen Regionen nach Tumorexzision (CALLE et al., 1978)

Die kosmetischen Ergebnisse waren bei den 5 Jahre überlebenden Patientinnen (96 Frauen) in 98% gut. Lediglich in 2 Fällen war eine Fibrose mit Ausbildung von Teleangiektasien entstanden, die mehr als die Hälfte der Brust eingenommen hatte.

Bereits im Jahre 1967 berichtete PETERS über Ergebnisse mit einer "wedge resection" und Bestrahlung als eine effektive Behandlungsmethode beim frühen Mammacarcinom. Sie führte in der Zeit von 1936–1960 eine solche Therapie bei 200 Patientinnen durch, die den ärztlichen Rat zur Mastektomie abgelehnt hatten. Es lebten 76% der Frauen mehr als 5 Jahre und 45% mehr als 10 Jahre. Sie verglich die Behandlungsergebnisse in den Stadien I und II mit denen nach radikaler Mastektomie und fand keine Unterschiede.

WISE et al. berichteten 1971 über Behandlungsergebnisse mit einer lokalen Tumorexzision und anschließender Bestrahlung bei 96 Patientinnen mit einem Mammacarcinom der Stadien I und II, die in den Jahren 1950–1964 behandelt wurden. Die Bestrahlung war mit einer Tele-Caesium-Therapie erfolgt, wobei die maximale Tumordosis durchschnittlich 6100 rad in 9 Wochen betrug. Bestrahlungsbeginn war 2–3 Tage nach der Tumorexzision. WISE et al. vergleichen ihre Behandlungsergebnisse mit denen nach radikaler Mastektomie im gleichen Zeitraum, bei denen eine Nachbestrahlung nur dann erfolgt war, wenn die axillären Lymphknoten positiv waren (Abb. 16 und Tabelle 7).

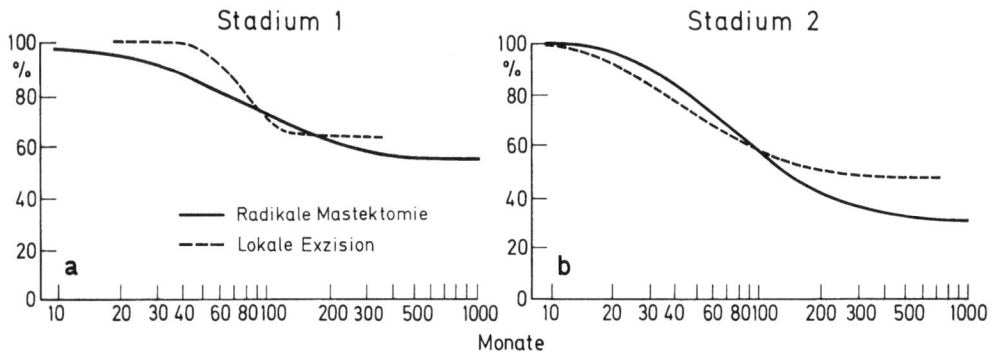

Abb. 16a, b. Graphische Darstellung der Überlebensraten nach radikaler Mastektomie gegenüber lokaler Tumorexzision im Stadium I **a** und Stadium II **b** (WISE et al., 1971)

Tabelle 7. Behandlungsergebnisse (Überlebensrate, ermittelt nach Berkson-Gage) nach lokaler Tumorexzision und radikaler Mastektomie (WISE et al., 1971)

Stadium	5 Jahre		10 Jahre	
	Lokale Exzision	Radikale Mastektomie	Lokale Exzision	Radikale Mastektomie
I	95%	80%	62%	73%
II	71%	71%	53%	55%

Während in seinem Kollektiv die Überlebensraten im Stadium I weitgehend gleich sind (Abb. 16a), kommt es lediglich im Stadium II nach 100 Monaten zu einer besseren Überlebensrate nach radikaler Mastektomie (Abb. 16b). Die Autoren konnten bei den 96 behandelten Frauen nur in 9 Fällen lokale Rezidive beobachten. Bei 2 von diesen Patientinnen entwickelten sich mit den Lokalrezidiven gleichzeitig Fernmetastasen. Die Autoren weisen darauf hin, daß nach radikaler Mastektomie in ihrem Kollektiv in 21% der Fälle Armödeme und in 4% eine Bewegungseinschränkung des Armes durch Schulterversteifung aufgetreten waren, während solche Behandlungsfolgen nach der lokalen Exzision nicht gesehen wurden.

Bei diesen von WISE et al. 1971 mitgeteilten Behandlungsergebnissen werden erstmals etwa gleiche Kollektive miteinander verglichen, so daß die Aussagen über Heilungsergebnisse nach Tumorexzision gegenüber einer Radikaloperation als repräsentativ angesehen werden können. Zum damaligen Zeitpunkt war dies die erste vergleichbare Studie.

Demgegenüber sind die auch 1971 von FARROW et al. mitgeteilten Behandlungsergebnisse nach Tumorektomie und Bestrahlung von äußerst geringem Aussagewert.

Die von ihnen mitgeteilte retrospektive Studie enthält zwar 77 Patientinnen, die aber aus einer Gruppe von vielen Tausenden herausgesucht wurden, die medizinisch inoperabel waren oder die eine Operation selbst abgelehnt hatten. In dieser Arbeit werden zwar ebenfalls Vergleiche mit den Ergebnissen nach radikaler Mastektomie gezogen; sie ist aber nicht geeignet, um irgendwelche Informationen über den klinischen Wert einer Tumorexzision zu machen.

Bereits 1974 konnte demgegenüber MUSTAKALLIO über 30jährige Behandlungsergebnisse mit einer konservativen Therapie des Mammacarcinoms berichten. Seit 1937 führte er bei einem Mammacarcinom Stadium T1 N0 lediglich eine Tumorexzision oder eine "segmental resection" mit einer postoperativen Röntgentherapie durch. Auf dem Kongreß in Straßburg 1972 konnte er Behandlungsergebnisse bei 702 Patientinnen mit 5jähriger Nachkontrolle mitteilen. Die Ergebnisse sind in Tabelle 8 zusammengestellt. Nach 10 Jahren lebten noch 257 Patientinnen von 418, das entspricht 61,4%.

Bemerkenswert ist bei den Behandlungsergebnissen von MUSTAKALLIO, daß die Patientinnen unter 50 Jahren die günstigste Prognose hatten, die Frauen über dem 65. Lebensjahr die schlechtesten (Abb. 17). Diese Ergebnisse stehen im Widerspruch zu den Beobachtungen von SCHLIENGER und CALLE (1974), bei denen die Patientinnen unter 35 Jahren die schlechteste Prognose aufwiesen. MUSTAKALLIO stellte in seinem Kollektiv fest, daß die Patientinnen, die regionale Metastasen entwickelten, im Mittel genauso lange lebten

Tabelle 8. 5- bis 30-Jahres-Überlebensraten nach konservativer Behandlung des Mammacarcinoms (MUSTAKALLIO, 1972/1974)

Konservative Behandlung des Mamma-Ca

Nachbeobachtungs-zeit	Zahl der behandelten Patienten	Zahl der lebenden Patienten
5	702	553
10	418	257
15	227	107
20	114	43
25	14	4
30	2	0

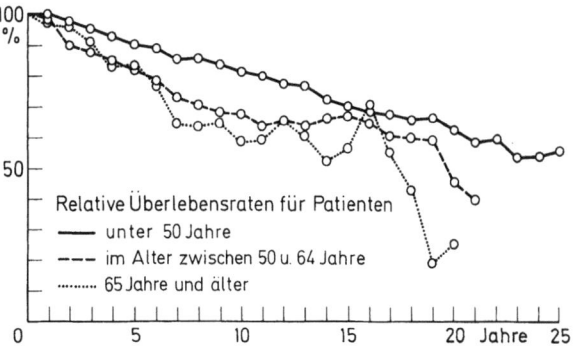

Abb. 17. Graphische Darstellung der Überlebensraten nach konservativer Behandlung des Mammacarcinoms in Abhängigkeit vom Alter der Patientinnen (MUSTAKALLIO, 1972/1974)

wie die Patientinnen ohne Metastasen. Hieraus zieht er die Schlußfolgerung, daß eine Radikaloperation überflüssig ist, da hierdurch die Prognose quoad vitam nicht beeinflußt wird.

Hinsichtlich der Bestrahlungsmethode ist bei Mustakallio bemerkenswert, daß die guten Ergebnisse mit konventionellen Röntgenstrahlen bei einer Oberflächendosis auf die Mamma von je 2000 rad erreicht wurden. Der gute strahlentherapeutische Effekt ist lediglich durch hohe tägliche Einzeldosis von 300 rad pro Feld zu erklären.

Die von Mustakallio an der Radiotherapy Clinic Helsinki 1937 begonnene konservative Behandlungsmethode des Mammacarcinoms wurde von Rissanen und Holsti fortgesetzt. Sie konnten bereits 1972 an Hand einer 10jährigen Nachbeobachtungszeit bei 866 Patientinnen die Ergebnisse nach Tumorektomie und Bestrahlung mit denen nach radikaler Mastektomie im Stadium I vergleichen (Tabelle 9). Die schlechteren Ergebnisse nach Tumorektomie im Stadium T2 erklären sie dadurch, daß vorwiegend ältere Patientinnen mit größeren Tumoren eher einer Tumorektomie unterzogen wurden. Trotzdem glauben sie, daß auch unter Berücksichtigung dieser Umstände die Behandlung nach einer konservierenden Operation im Stadium T2 ungünstigere Ergebnisse liefert.

Tabelle 9. Behandlungsergebnisse nach radikaler Mastektomie und Tumorektomie, beide mit postoperativer Bestrahlung (Rissanen u. Holsti, 1972

Stadium	Radikale Mastektomie u. postop. Bestrahlung		Tumorektomie u. postop. Bestrahlung	
	Zahl (Fälle)	10 Jahre überlebten	Zahl (Fälle)	10 Jahre überlebten
$T_1N_0M_0$	70	77%	150	73%
$T_2N_0M_0$	457	64%	189	49%

Von besonderem wissenschaftlichen Wert ist eine 1961 von Atkins et al. begonnene randomisierte Studie, in der die Behandlungsergebnisse nach radikaler Mastektomie mit denen nach Tumorexzision bei frühen Mammacarcinomen verglichen werden. Innerhalb einer 10jährigen Studiendauer wurden 370 Patientinnen mit einem Mammacarcinom und einem Alter über 50 Jahren in die Studie aufgenommen.

Die konservative Behandlung wurde im Rahmen dieser Studie als Tumorektomie in Form einer "wide excision" oder "extended tylectomy" durchgeführt, bei der mindestens 3 cm gesunden Brustparenchyms um den tastbaren Tumor entfernt wurde.

Die Strahlenbehandlung des supraklavikulären und axillären Lymphabflußgebietes erfolgte in dieser Studie mit einer 300 kV-Röntgenstrahlung (HWS 3 mm Kupfer), wobei das supraklavikuläre und das axilläre Feld auf die Apex der Axilla gerichtet waren und eine Herddosis von 2500–2700 rad appliziert wurde. Die Patientinnen erhielten diese Dosis innerhalb von 5 Tagen pro Woche über 18 Tage. Die Patientinnen mit einer Tylektomie erhielten ebenfalls die gleiche Behandlung des Lymphabflußgebietes wie die nach radikaler Mastektomie mit der Ausnahme, daß die Therapie innerhalb von 12 Tagen durchgeführt wurde. Während nach der Mastektomie ein getrenntes Stehfeld auf das retrosternale Lymphabflußgebiet gegeben wurde, war bei den Patientinnen nach Tylektomy diese Lymphregion in die opponierenden Brustfelder eingeschlossen. Die Bestrahlung der Mamma erfolgte mit einem 6 MeV-Linearbeschleuniger unter Verwendung von Bolusmaterial, um den Dosisaufbaueffekt abzubauen. Innerhalb von 3 Wochen wurde eine Tumordosis von 3500–3800 rad eingestrahlt. Die Strahlenreaktion bestand in einer Epitheliolyse.

Die Gruppe der radikal behandelten Patientinnen umfaßte 188 Frauen, eine Tumorexzision wurde bei 182 Frauen durchgeführt. Aus Tabelle 10 sind nähere Einzelheiten über die Zusammensetzung des Kollektivs zu entnehmen. In den folgenden graphischen

Darstellungen sind die Behandlungsergebnisse zusammengestellt. Abbildung 18 zeigt die Überlebensrate nach Radikaloperation und Exzision. Lediglich nach 8–10 Jahren tritt eine geringe Differenz zu Gunsten der Radikaloperation auf, die aber statistisch nicht signifikant ist. Deutlichere Unterschiede in den Behandlungsergebnissen sind bei einer Aufgliederung der Überlebensraten nach dem Stadium zu erkennen (Abb. 19): Während im Stadium I fast identische Überlebensraten erzielt worden sind, kommt es im Stadium

Tabelle 10. Zusammensetzung des Patientenkollektivs in der randomisierten Studie bei der Behandlung des Mammacarcinoms mit radikaler Mastektomie gegenüber Tumorexzision (ATKINS et al., 1972)

		Radikale Mastektomie	Tumor-Exzision
Tumorgröße	<2,5 cm	53 (28%)	54 (30%)
	2,5–5,0 cm	89 (47%)	96 (53%)
	>5,0 cm	46 (25%)	32 (17%)
Anamnesenlänge	<4 Wochen	76 (40%)	71 (39%)
	4–12 Wochen	54 (29%)	58 (32%)
	>12 Wochen	58 (31%)	53 (29%)
Familiäre Belastung: gesamt		36	34
Prämenopause		14	21
Postmenopause		174	161
Durchschnittsalter		60,9	61
Klinisches Stadium 1		108	112
Klinisches Stadium 2		80	70

II, bei klinischem Verdacht auf eine Lymphknotenmetastasierung axillär, zu einer 10-Jahres-Überlebensrate nach radikaler Mastektomie von etwa 60%, während nach einer Exzision nur etwa 25% der behandelten Patientinnen 10 Jahre überlebten. Eine Lymphknotenmetastasierung führte somit zu einer deutlichen Verschlechterung der Behandlungsergebnisse durch eine konservative Therapie.

ATKINS et al. (1972) stellen fest, daß das kosmetische Ergebnis der "extended tylectomy" nicht in allen Fällen gut und zufriedenstellend war. Wenn der Tumor groß und die Brust klein war, führte die "extended tylectomy" insbesondere durch die zusätzliche Entfernung von 3 cm gesunden Brustparenchyms um den Tumor herum zu einer beträchtlichen Deformität. Auf der anderen Seite war das kosmetische Ergebnis ausgezeichnet, wenn in einer großen Brust ein kleiner Tumor entfernt wurde.

Demgegenüber zeigte sich, daß nach "extended tylectomy" seltener eine Beeinträchtigung in der Funktion des Armes der befallenen Seite auftrat. Auch wurden nach einer Tylektomy seltener als nach einer radikalen Mastektomie Lymphödeme beobachtet (Tabelle 15).

Auf Grund der Ergebnisse dieser randomisierten Studie folgern die Autoren, daß im Stadium I, bei klinisch unauffälligem Axillabefund, das Verfahren der "extended tylectomy" mit Strahlenbehandlung als absolut gleichwertig mit einer radikalen Mastektomie anzusehen ist, wobei der Vorteil der Nichtverstümmelung schwer wiegt. Auf der

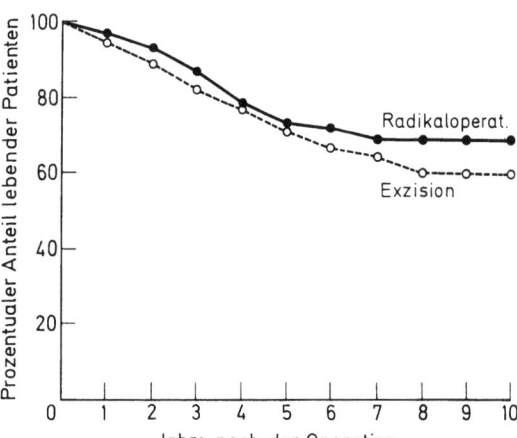

Abb. 18. Graphische Darstellung der Überlebensraten nach radikaler Mastektomie oder Tumorexzision in den Stadien I und II (ATKINS et al., 1972)

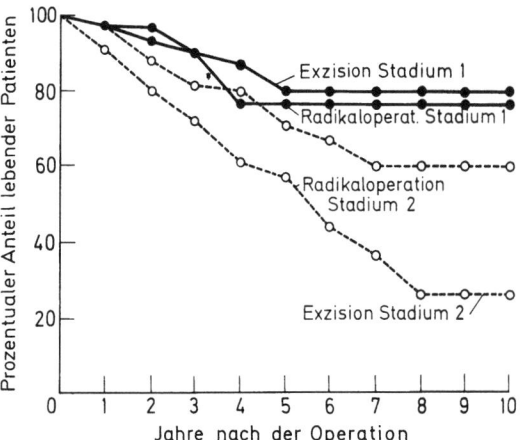

Abb. 19. Graphische Darstellung der Überlebenszeiten nach Radikaloperation oder Tumorexzision, aufgeschlüsselt nach Stadium I und II (ATKINS et al., 1972)

anderen Seite sollte im Stadium II, bei klinisch verdächtigem Axillabefund, einer radikalen Mastektomie der Vorzug gegeben werden. Unter Berücksichtigung der Tatsache aber, daß trotz bestehender Metastasierung in der Axilla über das supraklavikuläre und axilläre Feld nur eine Herddosis in der Apex von 2500–2700 rad eingestrahlt wurde, müssen die schlechten Behandlungsergebnisse bei bereits erfolgter axillärer Metastasierung in der ungenügenden Strahlentherapie der Lymphabflußgebiete gesehen werden.

Auf dem Symposium über die nichtverstümmelnde Behandlung des Mammacarcinoms in Straßburg 1972 wurden von zahlreichen anderen Autoren übereinstimmende Ergebnisse mit der Tumorexzision und Strahlenbehandlung mitgeteilt. So erzielten PAPILLON et al. bei 172 Patientinnen der Tumorstadien T1/T2 N0 eine 5-Jahres-Überlebensrate von 66% und eine 10-Jahres-Überlebensrate von 62%. Auch sie beobachteten schlechtere Ergebnisse bei Frauen unter 35 Jahren: die 5-Jahres-Überlebensrate betrug bei Frauen unter 35 Jahren 56% und bei Frauen über 35 Jahren 69%, die entsprechende Überlebensrate nach 10 Jahren lag bei 53 bzw. bei 66%. Über 10-Jahres-Überlebensraten berichtete auch SWOBODA (1974) bei 165 Patientinnen nach Tumorexzision und Strahlentherapie. In seinem Patientenkollektiv sind alle Tumorstadien vertreten. Es zeigt sich, wie zu erwarten, daß mit ungünstigerem Tumorstadium die Behandlungsresultate schlechter werden. Beim Vergleich der Ergebnisse mit einem Kollektiv, das nur mit Strahlen behandelt wurde, ergibt sich, daß eine ausschließliche Strahlentherapie schlechtere Behandlungsergebnisse erbringt.

An den von DELOUCHE et al. (1972) vorgetragenen Behandlungsergebnissen bei 92 Patientinnen der Stadien T1/T2 N0/N1 mit einer Nachbeobachtungszeit von mehr als

5 Jahren ist interessant, daß sie eine einfache Tumorektomie mit Fällen vergleichen, bei denen zusätzlich zur Tumorektomie eine axilläre Lymphonodektomie durchgeführt wurde. An ihrem allerdings kleinen Kollektiv konnte kein statistisch signifikanter Unterschied zwischen den beiden operativen Verfahren ermittelt werden. Sie folgern hieraus, daß eine operative axilläre Ausräumung nicht notwendig ist. Vielmehr wird durch die Lymphonodektomie die Rate an Armödemen beträchtlich erhöht (s. S. 259).

Nachdem bisher die größten Erfahrungen mit der Tumorektomie beim Mammacarcinom in den skandinavischen Ländern und in Frankreich gewonnen wurden, findet man in den letzten Jahren ebenfalls erste Mitteilungen über eine konservative Therapie des Mammacarcinoms aus den USA. So berichten PROSNITZ et al. (1977) über eine Untersuchungsreihe an vier Zentren in den Vereinigten Staaten. Bei 150 Patientinnen der Stadien I (49 Patientinnen) und II (101 Patientinnen) erfolgte eine Strahlentherapie nach einer vorausgegangenen Exzisionsbiopsie. Im Stadium I betrug die 5-Jahres-Überlebensrate 97% und die Heilungsrate 91%. Im Stadium II überlebten 5 Jahre 75% und rezidivfrei lebten 60%. Sie folgern aus ihren Ergebnissen, daß die Strahlentherapie ohne Mastektomie eine akzeptable Alternative mit besseren kosmetischen und funktionellen Resultaten ist. Eine adjuvante Chemotherapie sollte speziell bei Patientinnen des Stadiums II angeschlossen werden, weil bei ihnen eine Rezidivrate von 40% bestand.

Aus dem M.D. Anderson Hospital in Houston berichten MONTAGUE et al. (1979) über die Ergebnisse einer konservativen, chirurgischen Behandlung bei klinisch günstigen Mammacarcinomen. Bei 162 Fällen bestand die operative Behandlung in einer einfachen Exzision oder segmentalen Mastektomie mit oder ohne Lymphonodektomie. Diese Behandlung wurde durchgeführt, wenn die Patientin eine Mastektomie ablehnte oder Inoperabilität wegen eines schlechten Allgemeinzustandes oder ungünstigen Tumorsitzes vorlag. Bei 69 Patientinnen, bei denen die Tumorgröße exakt bestimmt werden konnte, war der Tumor in 60% größer als 3 cm. Die Behandlungsergebnisse sind in Tabelle 11 zusammengestellt. Die Autoren heben hervor, daß die Behandlungskomplikationen häufiger

Tabelle 11. Überlebenszeiten von 162 Patientinnen nach Behandlung mit Tumorexzision und Bestrahlung von 1955–1975. Die Mindestnachbeobachtungszeit betrug 2 Jahre (MONTAGUE et al., 1979)

Zahl der Jahre nach Abschluß der Behandlung	Zahl der Pat.	Rezidiv- und metastasenfrei	Lebend oder verstorben mit Fernmetastasen	Interkurrent verstorben
< 3	71	59	11	1
3–5	42	36	3	3
5–10	38	35	2	1
> 10	11	5	1	5

Tabelle 12. Überlebenszeiten von 356 operablen Patientinnen mit Mammacarcinom, die im Zeitraum von Juni 1960 bis April 1974 mit einer "wedge resection" und Strahlentherapie behandelt wurden. Es handelte sich um die Stadien T0, T1 und T2, sowie N0 und N1 (AMALRIC u. SPITALIER, 1981)

	5 Jahre	7 Jahre	10 Jahre
Zahl der behandelten Patienten	356	161	81
Zahl der überlebenden Patienten	294	119	56
%	83	74	69

waren, wenn eine Lymphonodektomie der Bestrahlung vorausgegangen war. Viele dieser Patientinnen entwickelten ein Lymphödem der Brust, das oft als ein Erythem in Erscheinung trat. Armödeme traten nach dieser Behandlung in 9% der Fälle auf. Trotzdem lehnen die Autoren die Lymphonodektomie nicht generell ab. Wie aus Tabelle 5 ersichtlich, sollte aber nach einer Lymphonodektomie auf eine Bestrahlung der Axilla verzichtet werden und nur bei histologischem Befall der axillären Lymphknoten das supraklavikuläre Lymphabflußgebiet in das Bestrahlungsfeld eingeschlossen werden.

Während Amalric und Spitalier (s.S. 301) bei der Behandlung des Mammacarcinoms meist der ausschließlichen Strahlentherapie den Vorzug geben, haben sie auch an einem Kollektiv von 356 Fällen von operablen Mammacarcinomen der Studien T0 bis T2, N0/N1 5-Jahres-Resultate nach "wedge resection" und Strahlenbehandlung vorzuweisen. Wie Tabelle 12 zeigt, leben nach 5 Jahren noch 83% ihres Kollektivs und nach 10 Jahren noch 69%.

In Mailand haben 1973 Veronesi et al. eine randomisierte Studie begonnen, bei der sie die Quadrantenresektion mit Lymphonodektomie mit einer radikalen Mastektomie im Stadium I vergleichen wollen (Operationsmethode s.S. 259). Bisher (1979) haben sie in beiden Behandlungsgruppen etwa 300 Patientinnen behandelt. Die histologische Untersuchung der axillären Lymphknoten nach der generell von ihnen durchgeführten Lymphonodektomie ergab in der Gruppe der Radikaloperation in 25% der Fälle Lymphknotenmetastasen, in der Gruppe der Quadrantenresektion 24%. Die bisher in ihrer Studie aufgetretenen Rezidive und Metastasen sind in Tabelle 13 zusammengestellt. Ein signifikanter Unterschied besteht somit nicht. Auch zeigt eine gegenwärtige Analyse identische 5-Jahres-Überlebenszeiten sowie gleiche Rezidivfreiheit in beiden Gruppen. Wie zu erwarten, geben sie mit der relativ ausgedehnten Quadrantenresektion und generellen Lymphonodektomie kosmetisch zufriedenstellende Resultate in nur etwa 70% der Fälle an.

Bei der seit 1972 an unserer Klinik laufenden, kontrollierten Studie haben wir folgende Auswahlkriterien als Voraussetzung für eine Tumorektomie und Strahlenbehandlung festgelegt:

Der Tumor darf mit dem Maximaldurchmesser auf Grund des histologischen Großflächenschnittes nicht über 20 mm betragen,

der Tumor soll mit einer etwa 1 cm breiten, peripheren Sicherheitszone umgeben sein,

der Tumor soll relativ gut konturiert sein und nicht zur Dissemination neigen,

eine Lymphangiosis carcinomatosa oder begleitende präinvasive Strukturen in der Umgebung des Carcinoms sollen ausgeschlossen sein,

die Palpation soll axillär keinen Anhalt für eine Lymphknotenmetastasierung ergeben.

Bisher waren bei 60 Patientinnen diese Auswahlkriterien erfüllt. Etwa 2 Wochen nach der Tumorexzision erfolgte eine Telekobaltbestrahlung der Mamma und des Lymph-

Tabelle 13. Zahl der aufgetretenen Rezidive und Metastasen im Rahmen einer randomisierten Studie. Therapie: Halstedsche Radikaloperation gegenüber Quadrantenresektion (Veronesi et al., 1979)

	Halsted Op.	Konservative Op.
Lokalrezidive	4	2
Fernmetastasen	24	20
Homolaterales Ca	–	2
Kontralaterales Ca	6	6
Andere Carcinome	4	5

abflußgebietes in der von Würthner und Seeger (1975) entwickelten Bestrahlungsmethode. Einzelheiten über die Bestrahlungsbedingungen s. Kap. D II. Von den 60 auf diese Weise von uns behandelten Patientinnen mit einem Mammacarcinom, bei denen alle oben angeführten Auswahlkriterien bestanden (Gruppe I), sind bis heute 59 Patientinnen rezidiv- und metastasenfrei. Wie aus Tabelle 14 zu ersehen ist, entwickelte sich lediglich bei einer 1974 behandelten Patientin im Jahre 1979 eine homolaterale axilläre Metastasierung. Alle 60 Patientinnen der Gruppe I leben zum gegenwärtigen Zeitpunkt.

Eine gleichartige Therapie haben wir bisher bei weiteren 32 Patientinnen mit einem Mammacarcinom durchgeführt, die aber nicht alle Auswahlkriterien erfüllten. Hierbei handelte es sich um Fälle, bei denen bereits auswärts eine einfache Tumorexzision durchgeführt wurde und lediglich die Tumorgröße, aber nicht eine bestehende Sicherheitszone bestimmt werden konnte. In solchen Fällen wurde bei uns eine Nachresektion angeschlossen. Bei diesem, von uns als Gruppe II bezeichneten Kollektiv, bei dem somit nicht alle Auswahlkriterien bestanden, führten wir die gleiche Strahlenbehandlung durch. In Gruppe II entstanden bisher in 6 von 32 Fällen lokale Rezidive oder Metastasen. In 3 dieser Fälle wurde sekundär 1–2 Jahre nach der Primärtherapie wegen eines intramammären Rezidivs oder einer Tumorprogredienz eine Halstedsche Operation durchgeführt. Bei 2 der 6 therapeutischen Versager war ausschließlich eine Fernmetastasierung aufgetreten.

Obwohl in unserem Kollektiv die Nachbeobachtungszeiten zu kurz sind, um Rückschlüsse über Behandlungsergebnisse zuzulassen, ist aber doch bereits jetzt schon abzulesen, daß die Rate an therapeutischen Versagern wesentlich größer ist, wenn nicht alle Auswahlkriterien erfüllt sind.

Tabelle 14. Therapeutische Mißerfolge bei konservierender Behandlung des Mammacarcinoms im Rahmen einer kontrollierten Studie an der Universitäts-Frauenklinik Hamburg (Thomsen, Stegner und Frischbier). Aufschlüsselung des Patientenkollektivs nach Gruppe I (Erfüllung aller Kriterien für eine konservierende Behandlung), Gruppe II (bei diesem Kollektiv sind nicht alle Kriterien erfüllt)

Beh.-Jahr	Gruppe	Tumorgröße	Lokalisation
1974	I	T_1	1979 axilläre Met.
1974	II	22 mm, Nachresektion neg.	1979 axilläre Met.
1974	II	20 mm, keine Sicherheitsmanschette	1976 intram. Rez., sec. Halsted
1976	II	T_1 keine Sicherheitsmanschette keine Nachresektion	1980 diffuse ossäre Metastasierung
1976	II	T_1, nur 2 mm Sicherheitsmanschette	1978 Pleuritis carc. 1978 †
1977	II	1 cm, keine Sicherheitsmanschette Nachresektion neg.	1978 intram. Rez., sec. Halsted
1978	II	12 mm, unscharf konturiert Nachresektion neg.	1979 intram. Rez., sec. Halsted, Haut-Met.

F. Behandlungsfolgen

Über die kosmetischen Ergebnisse nach einer Tumorektomie und Bestrahlung finden sich im Schrifttum nur bei wenigen Autoren exakte und ausführliche Angaben. Häufig werden die Ergebnisse nur durch ein Bild belegt.

Lediglich Atkins et al. (1972) berichten in ihrer randomisierten Studie ausführlich über die Behandlungsfolgen. Zu ihrer Ermittlung führten sie im 3. und 15. Monat nach der Operation Fragebogenaktionen bei ihren behandelten Patientinnen durch. In Tabelle 15 sind die Ergebnisse zusammengestellt. Sie sind aufgegliedert nach den Kriterien:

Tabelle 15. Überprüfung der Lebensqualität nach 3 und 15 Monaten in einer randomisierten Studie bei radikaler Mastektomie gegenüber einer extended tylectomy (Atkins et al., 1972)

Operation	Zahl der Fälle	Monate	Funktion des Armes		
			gut	eingeschränkt	schlecht
Radikale Mastektomie	90	3	44 (49%)	41 (46%)	5 (5%)
Tumorektomie	77	3	59 (77%)	18 (23%)	–
Radikale Mastektomie	100	15	83 (83%)	14 (14%)	3 (3%)
Tumorektomie	88	15	70 (80%)	17 (19%)	1 (1%)

Operation	Zahl der Fälle	Monate	Lymphödem			
			ohne	leicht	mäßig	schwer
Radikale Mastektomie	93	3	18 (19%)	66 (71%)	6 (6%)	3 (4%)
Tumorektomie	81	3	36 (44%)	43 (53%)	–	2 (3%)
Radikale Mastektomie	104	15	27 (26%)	71 (68%)	6 (6%)	–
Tumorektomie	91	15	39 (43%)	52 (57%)	–	–

Leicht = 0–2,5 cm. Mäßig = 2,5–4,5 cm. Schwer = > 4,5 cm.

Operation	Zahl der Fälle	Monate	Allgemeine Aktivität		
			gut	eingeschränkt	schlecht
Radikale Mastektomie	92	3	45 (49%)	46 (50%)	1 (1%)
Tumorektomie	80	3	62 (77%)	16 (20%)	2 (3%)
Radikale Mastektomie	101	15	85 (84%)	14 (14%)	2 (2%)
Tumorektomie	92	15	78 (85%)	13 (14%)	1 (1%)

Operation	Zahl der Fälle	Monate	Einstellg. d. Pat. z. Behandlungsergebnis		
			gut	eingeschränkt	schlecht
Radikale Mastektomie	92	3	81 (88%)	9 (10%)	2 (2%)
Tumorektomie	80	3	71 (89%)	7 (9%)	2 (2%)
Radikale Mastektomie	101	15	91 (90%)	8 (8%)	2 (2%)
Tumorektomie	92	15	87 (94%)	5 (6%)	–

Funktion des Armes, Lymphödem, allgemeine Aktivität und Einstellung der Patientin zum Behandlungsergebnis. Aus dieser Zusammenstellung geht hervor, daß die Rate an Lymphödemen nach "extended tylectomy" deutlich niedriger liegt als nach radikaler Mastektomie. Die Funktion des Armes ist nach 15 Monaten bei den Patientinnen beider Gruppen etwa gleich. Nach diesem Zeitraum ist auch die allgemeine Aktivität und Einstellung zum Behandlungsergebnis etwa identisch nach beiden Behandlungsverfahren. Über die psychischen Folgen der Mastektomie gegenüber einer brusterhaltenden Behandlung sind in dieser Arbeit aber keine Angaben gemacht.

Angaben über die Nebenwirkungen einer Bestrahlung an der Brust finden sich bei Montague et al. (1979). Sie führten eine unterschiedlich protrahierte und fraktionierte Bestrahlung durch. Nach einer bis 1964 protrahiert durchgeführten Telekobaltbestrahlung von 6000 rad in 40 Fraktionen innerhalb von 8 Wochen mit einer zusätzlichen Boosterung von 1500–4000 rad auf den Tumor sahen sie bei allen Patientinnen schwere Fibrosen der Brust. Wesentlich bessere kosmetische Ergebnisse erzielten sie nach einer Gesamtdosis in der Brust von 5000 rad innerhalb von 5 Wochen. Bei dieser Bestrahlungsdosis wurde eine zusätzliche Bestrahlung mit Elektronen auf den befallenen Quadranten von 1500–2000 rad nur dann gegeben, wenn Verdacht auf einen Resttumor bestand. Lokalisierte Fibrosen im Bereich des Boosterfeldes entwickelten aber nur die Patientinnen, die eine Dosiserhöhung von mehr als 1000 rad erhalten hatten. Größere Probleme stellten sich bei den Patientinnen ein, bei denen vorher eine axilläre Lymphonodektomie durchgeführt worden war. Viele von diesen Patientinnen entwickelten ein retrogrades Lymphödem der Brust, das häufig mit einem Erythem einherging. Das Ödem bildete sich zwar in der Nachfolgezeit bei vielen Patientinnen wieder langsam zurück; diese Patientinnen zeigten aber später häufiger Brustfibrosen. Ein zusätzliches Armödem trat in 9% dieser Patientinnen auf. Aus diesen Ergebnissen folgern die Autoren, daß die Kombination einer "wide excision" mit Nachbestrahlung nicht die Behandlungsmethode der Wahl für jede Patientin ist. Sie empfehlen, daß sie nur bei Tumoren einer Größe von weniger als 4 cm Durchmesser durchgeführt werden sollte. Bei größeren Tumoren sollte der Mastektomie der Vorzug gegeben werden.

In der randomisierten Studie von VERONESI et al. (1979) finden sich nur die Angaben, daß nach einer konservativen Behandlung des Mammacarcinoms die kosmetischen Ergebnisse in ungefähr 70% befriedigend sind. Obwohl diese Autoren generell eine Lymphonodektomie durchführen, finden sich bei ihnen aber keine Angaben über die Häufigkeit von Armödemen.

SARRAZIN und TUBIANA (1979) sahen nach einer partiellen Lymphonodektomie der unteren axillären Etage Armödeme in 2% und eine Periarthritis scapularis in 6%.

Tabelle 16. Kosmetische Ergebnisse bei konservierender Behandlung des Mammacarcinoms an der Universitäts-Frauenklinik Hamburg

	Zahl der Patienten
Optimales kosmetisches Ergebnis	56 (=72%)
Infolge Quadrantenresektion, Drittelresektion, Nachresektion:	
Verkleinerung d. Brust, Narbeneinziehung	17
Ödem der bestrahlten Mamma und Peau d'orange	2
Teleangiektasien (nur nach Elektronenbestrahlung)	2
Mäßiges Armödem (nur nach Lymphonodektomie)	2

Die kosmetischen Ergebnisse bei konservierender Behandlung des Mammacarcinoms an der Universitäts-Frauenklinik Hamburg sind in Tabelle 16 zusammengestellt. Hieraus ist zu entnehmen, daß in 72% der Fälle ein optimales kosmetisches Ergebnis erreicht wurde. Lediglich nach einer Quadrantenresektion, einer Drittelresektion oder nach einer notwendig gewordenen größeren Nachresektion kam es in 17 Fällen zu einer bemerkbaren Verkleinerung der Brust oder einer stärkeren Narbeneinziehung.

Die kosmetischen Ergebnisse werden an einigen Bildbeispielen demonstriert, da die Angaben im Schrifttum bisher sehr spärlich sind (Abb. 20–28). Lediglich in 2 Fällen beobachteten wir ein Ödem der bestrahlten Mamma mit Zeichen einer peau d'orange, das auch noch 1 Jahr nach Beendigung der Strahlentherapie sichtbar blieb. In 2 weiteren Fällen war der kosmetische Erfolg nicht optimal, weil stärkere Teleangiektasien aufgetreten waren. Bei diesen Fällen war allerdings – abweichend vom üblichen Behandlungsverfahren – ein Teil der Strahlendosis mit einem direkten Elektronenfeld auf die Mamma eingestrahlt worden.

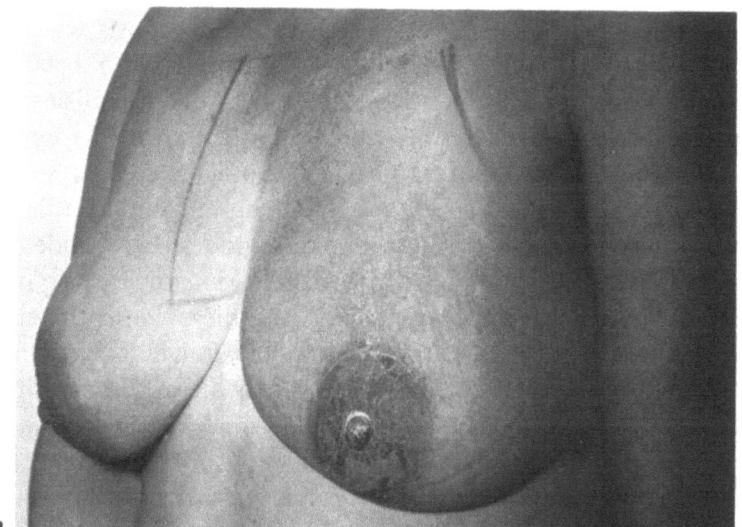

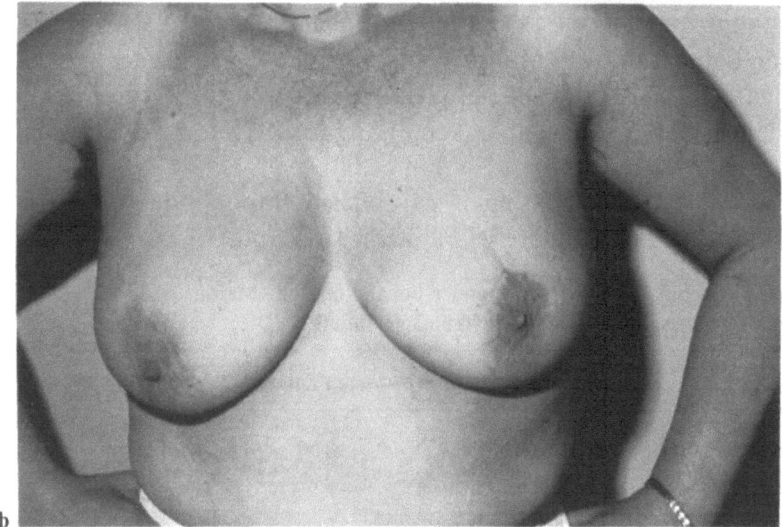

Abb. 20a, b. 41jährige Patientin. 1 cm großer Tumor in der linken Brust bei 12 Uhr. Histologie: Adeno-Ca. Bestrahlung mit 6000 rad linke Mamma und 5000 rad Lymphabflußgebiet. **a** Abschluß der Bestrahlung: geringes, gleichmäßiges Erythem und geringe Epitheliolyse im Bereich der Areola. **b** Patientin ist jetzt 5 Jahre rezidivfrei

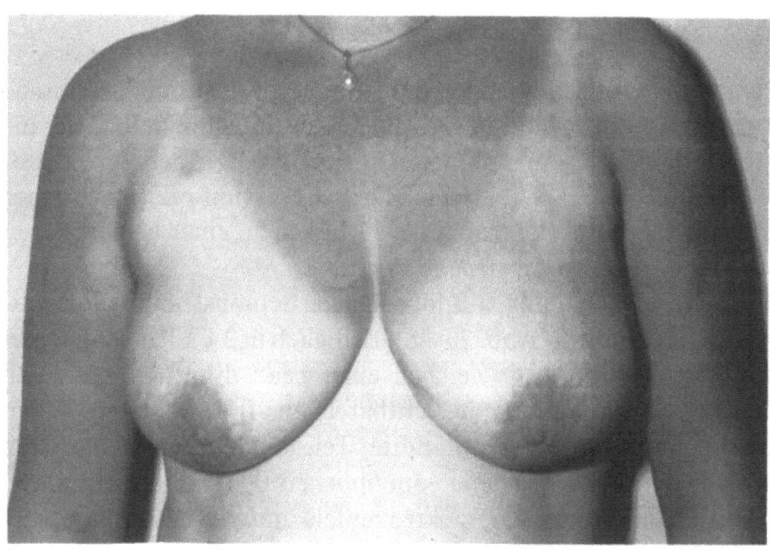

Abb. 21. 32jährige Patientin. 9 mm großes Mamma-Ca., linke Brust bei 9 Uhr. Histologie: Adenoides, tubuläres Mamma-Ca. Jetzt $2^1/_2$ Jahre rezidivfrei

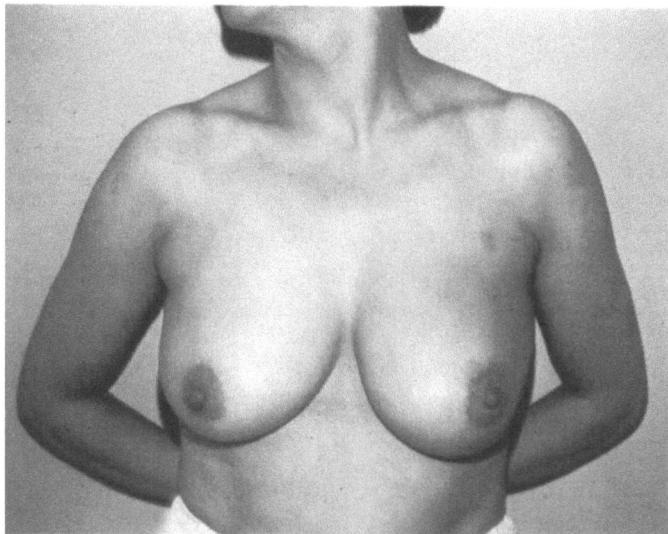

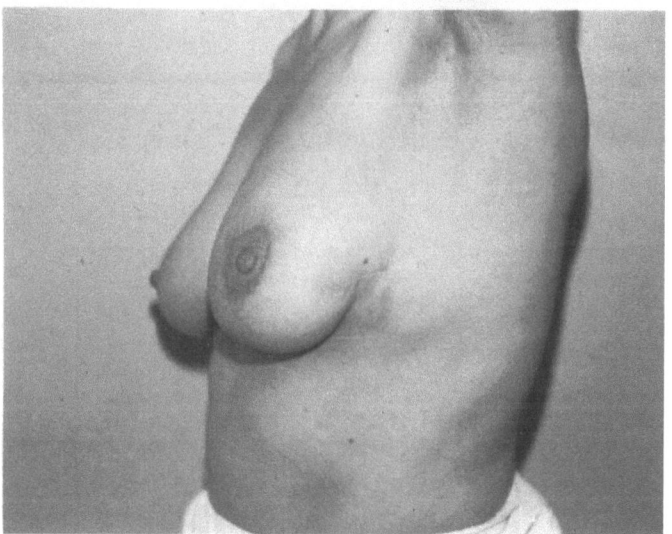

Abb. 22. 46jährige Patientin. Bohnen-
großer Knoten in der linken Brust bei
3 Uhr. Histologie: Polymorphzelli-
ges, solides Ca. Jetzt 2 Jahre rezidivfrei

In 2 Fällen wurde wegen eines fraglichen axillären Palpationsbefundes eine Lymphonodektomie durchgeführt. In beiden Fällen konnte ein Armödem festgestellt werden.
In allen anderen Fällen, in denen eine Lymphonodektomie prinzipiell nicht erfolgt war,
trat kein Armödem auf.

Durch unsere Ergebnisse läßt sich belegen, daß nach einer Tumorektomie mit einer
Bestrahlung der Brust von 6000 rad (Bestrahlungsmethode s.S. 269) ein ausgezeichnetes
kosmetisches Ergebnis erzielt werden kann. In fast allen Fällen ist die Konsistenz beider
Mammae identisch. Die Haut zeigte keine sichtbaren Veränderungen; lediglich in wenigen
Fällen ist eine geringe Pigmentierung zu verzeichnen. Teleangiektasien treten nur nach
einer Elektronenbestrahlung auf. Die von uns beobachteten 2 Fälle mit Ödem der bestrahlten Mamma und peau d'orange ergaben lediglich differentialdiagnostische Schwierigkeiten beim Ausschluß einer Tumorprogredienz. Sie belasten das kosmetische Ergebnis
aus der Sicht der Patientin nicht. Narbige Einziehungen an der Brust treten nur bei
den Fällen in Erscheinung, bei denen eine Quadrantenresektion durchgeführt wurde
oder wegen nicht ausreichender Sicherheitsmanschette nach Tumorexzision noch eine
Nachresektion notwendig war.

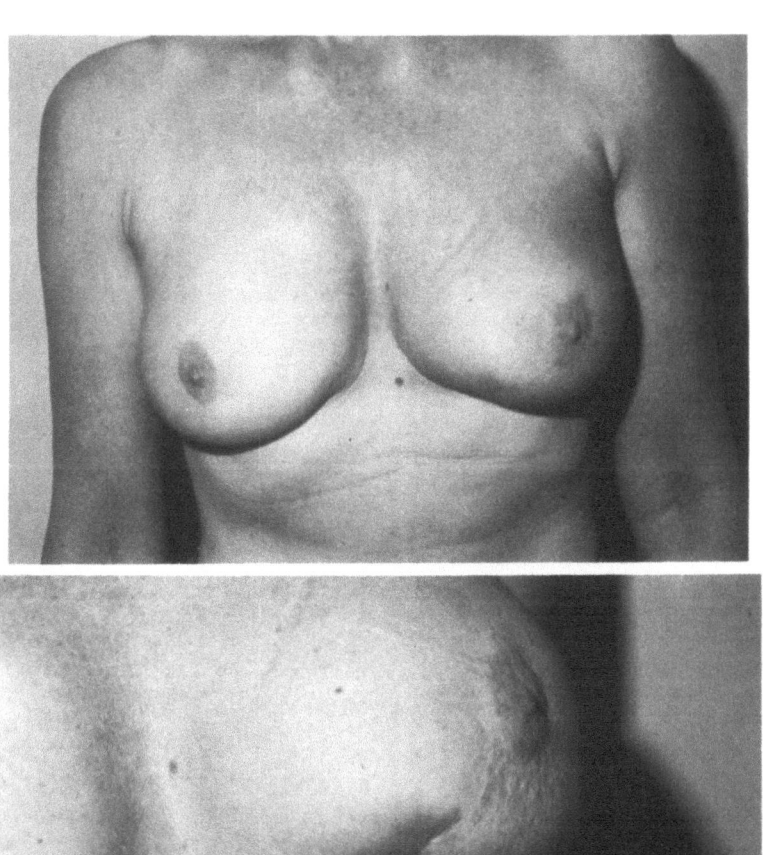

Abb. 23. 58jährige Patientin. 0,8 cm großer Knoten in der linken Brust bei 7 Uhr. Histologie: Carcinoma adenomatosum solidum. Jetzt $1^3/_4$ Jahre rezidivfrei. Deutliche Einziehung der Narbe

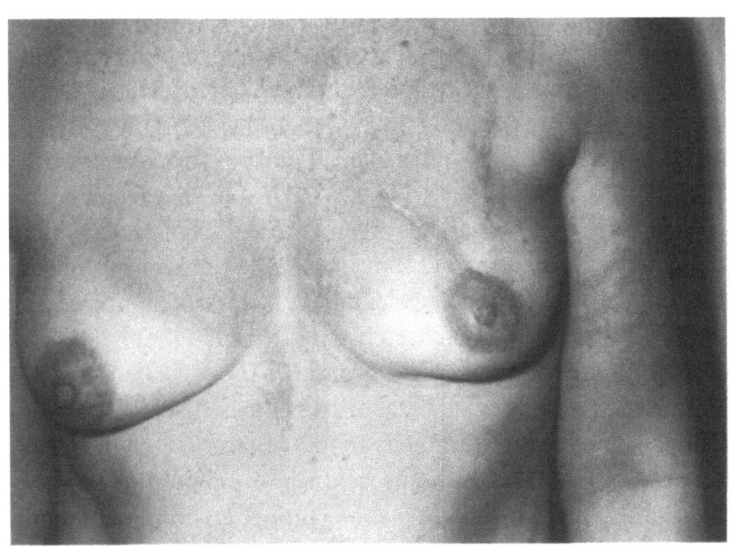

Abb. 24. 38jährige Patientin. Haselnußgroßer Knoten in linker Mamma bei 11 Uhr. Histologie: Solides, großzelliges Ca. Wegen nicht vollständiger Erfassung des Tumors Nachresektion. Jetzt 5 Jahre rezidivfrei. Infolge der Nachresektion ist die linke Brust kleiner als die rechte. Die Mamille steht höher

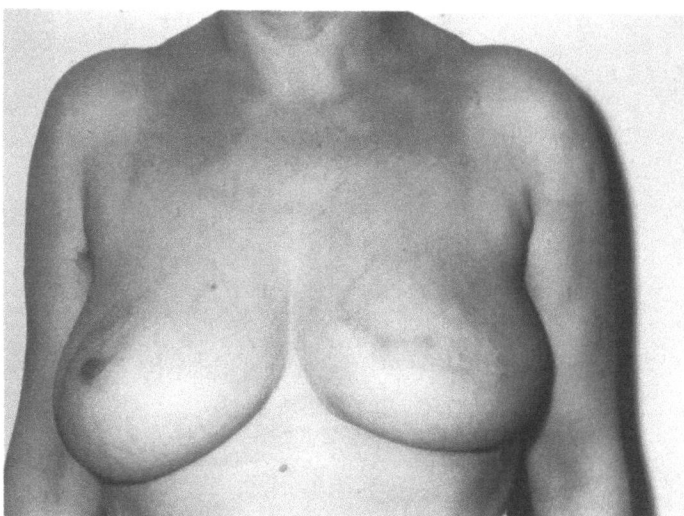

Abb. 25. 48jährige Patientin. 20 mm großer Tumor unterhalb der Mamille mit Einziehung der Haut. Histologie: teils solid, teils drüsig wachsendes Ca. Anschließend Drittelresektion mit Entfernung der Mamille und Areola. Bei der Nachresektion kein Anhalt mehr für ein Ca. Daher Telekobalt-nachbestrahlung der Mamma mit 6000 rad und Lymphabflußgebiet mit 5000 rad. Die Patientin ist jetzt 4 Jahre rezidivfrei

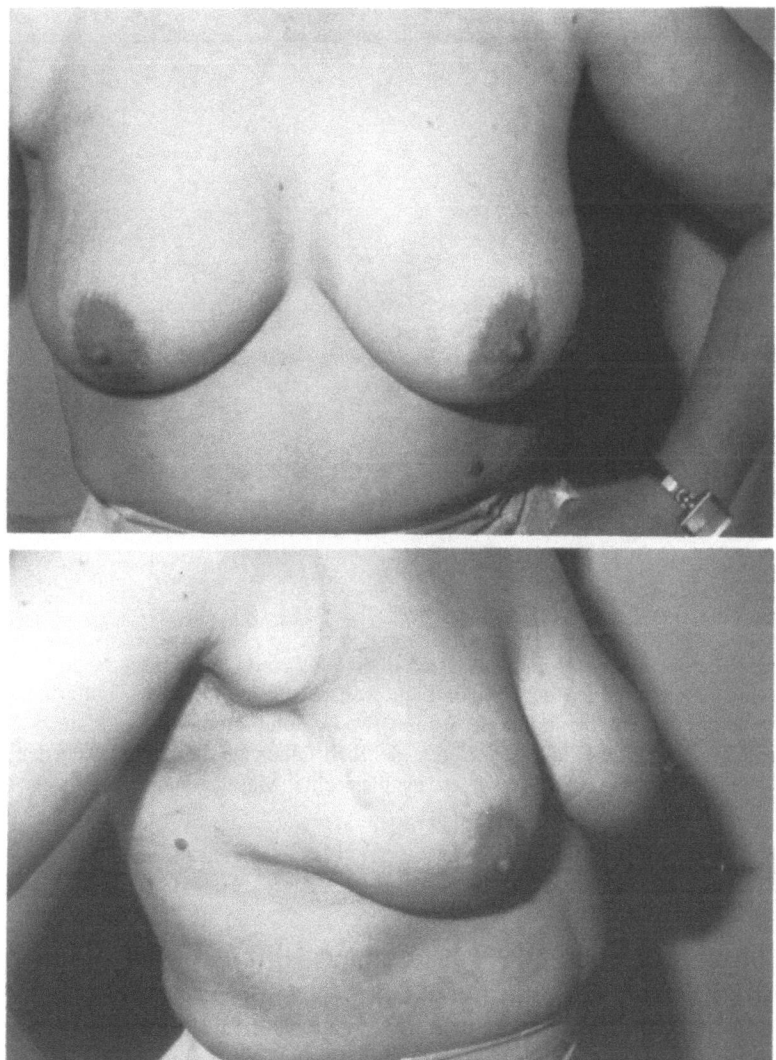

Abb. 26. 29jährige Patientin. 15 mm großer Tumor im oberen äußeren Quadranten der rechten Mamma. Histologie: Gallert-Ca. Jetzt 4 Jahre rezidivfrei

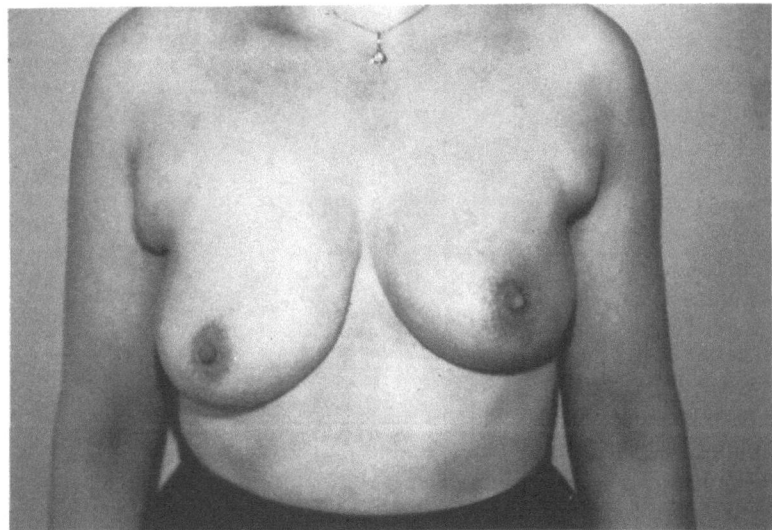

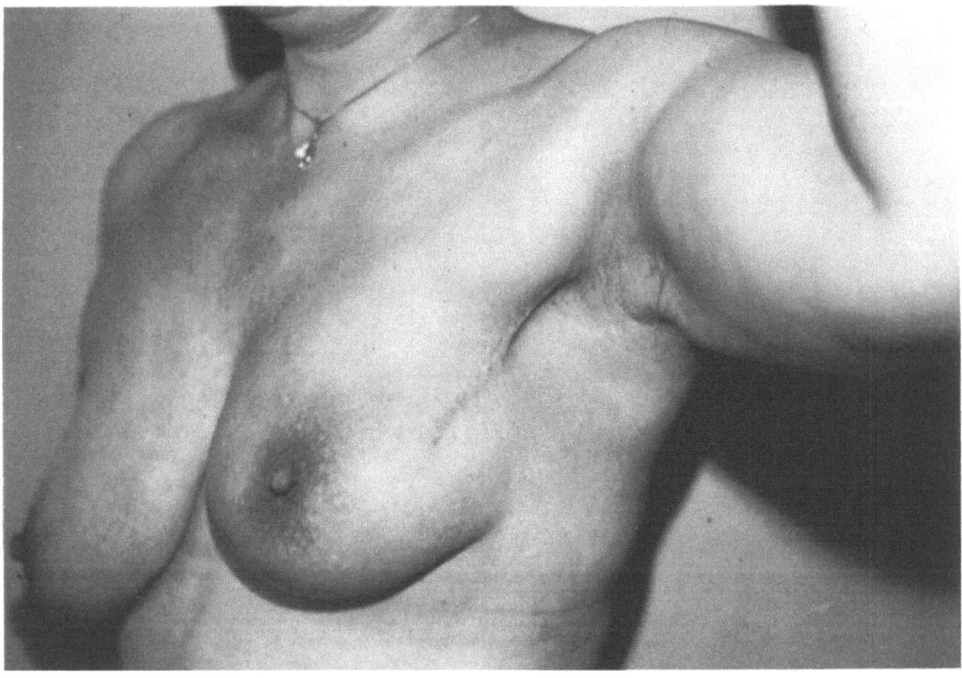

Abb. 27. 47jährige Patientin. 10 mm großer Tumor im oberen äußeren Quadranten der linken Brust. Histologie: Invasives Milchgangscarcinom. Weil der Tumor nicht vollständig im Gesunden entfernt war, Nachresektion mit Ausräumung der Axilla. Histologisch kein Anhalt für Lymphknotenmetastasen. Jetzt 2 Jahre rezidivfrei. Strangförmig verdickte Narbe. Die linke Brust steht deutlich höher als die rechte. Angedeutet peau d'orange. Die linke Brust ist palp. fester als die rechte. Mäßiges Armödem links

Die von MONTAGUE et al. (1979) beobachteten Fibrosen der Mamma sahen wir in unserem Kollektiv nicht. Die folgenden Beispiele von Mammographien vor und nach der Behandlung belegen, daß eine röntgenologisch in Erscheinung tretende Verdichtung des Parenchyms nur dann auftrat, wenn die Dosis in Folge eines Boosterfeldes über 6000 rad lag. Diese Technik verwandten wir nur bei einer ausschließlichen Bestrahlung, bei der der Tumor operativ nicht entfernt wurde (Abb. 35).

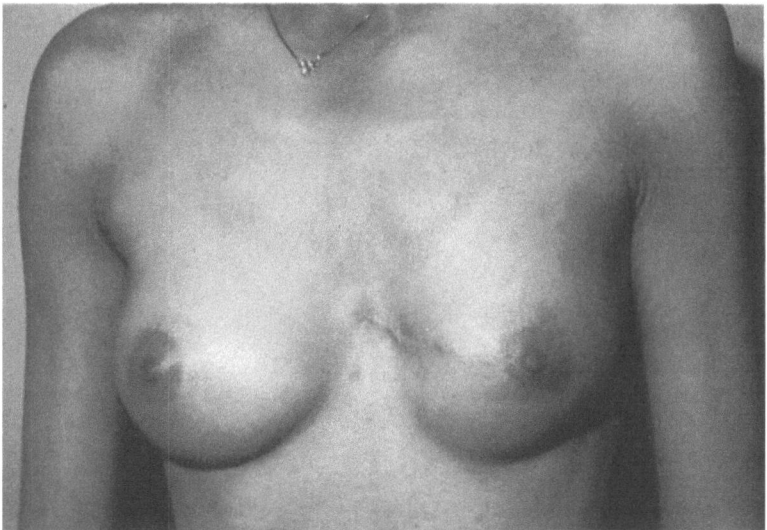

Abb. 28. 36jährige Patientin. 15 mm großer Tumor am sternalen Rand der linken Mamma. Histologie: Solides, medulläres Carcinom. Es erfolgte eine Nachresektion, die keinen malignen Befund ergibt. Die Patientin ist jetzt $2^1/_2$ Jahre rezidivfrei

G. Kontrolluntersuchungen

Eine Tumorektomie mit Bestrahlung beim invasiven Mammacarcinom ist nur gerechtfertigt, wenn engmaschige Kontrolluntersuchungen mit allen möglichen Untersuchungsverfahren gewährleistet sind. Über die Kontrollintervalle sind im Schrifttum keine klaren Angaben zu finden.

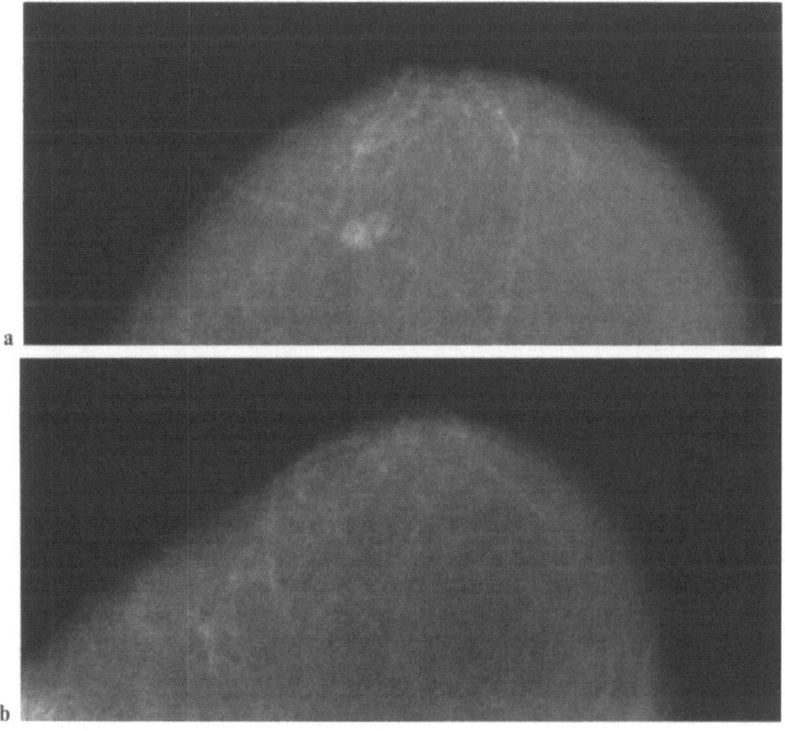

Abb. 29. a 66jährige Patientin mit einem 8 mm großen Tumor in der linken Mamma. Der Tumorprozeß zeigt zarte radiäre Ausläufer. Histologie: Teils solide, teils drüsig wachsendes Mamma-Carcinom. **b** Zustand 2 Jahre nach Tumorexzision und Strahlen-Behandlung mit 6000 rad. Mammografisch unauffälliger Befund. Kein Anhalt für ein Tumorrezidiv

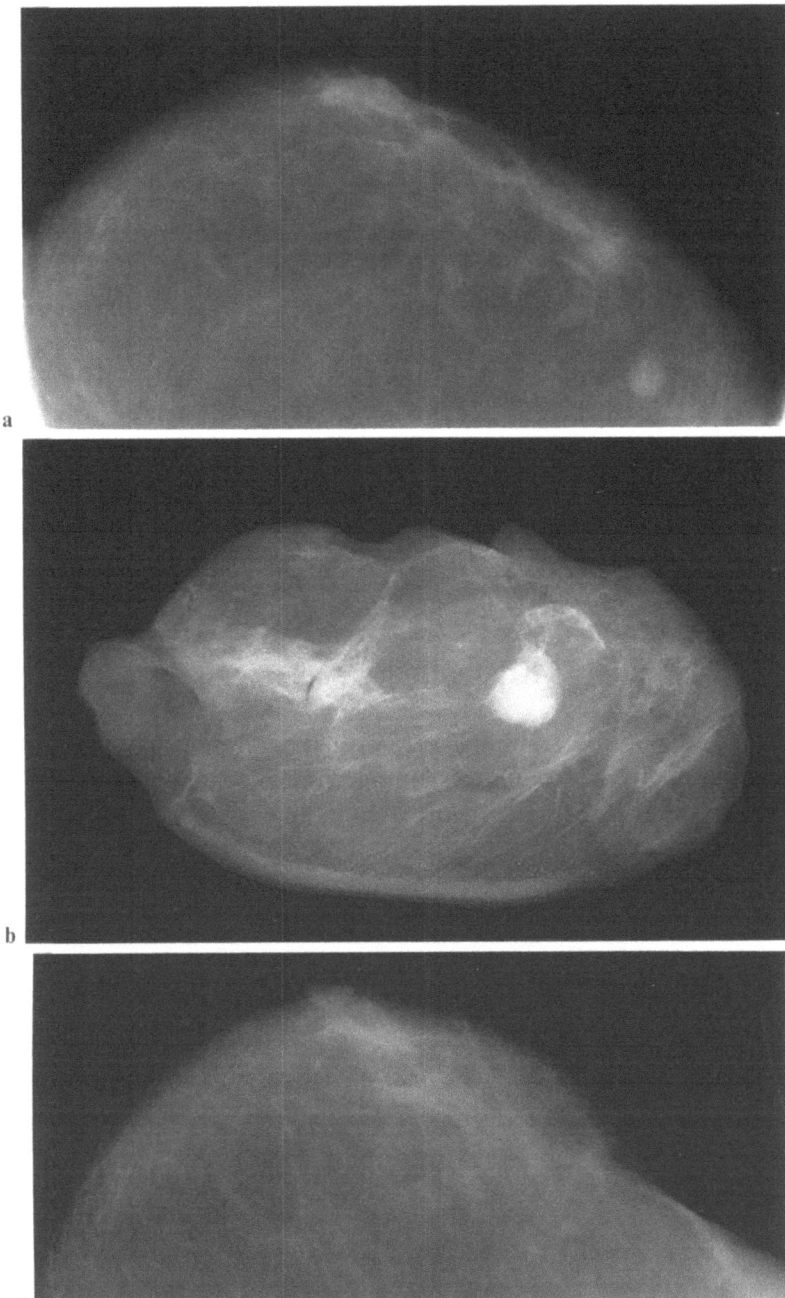

Abb. 30. a 57jährige Patientin mit einem 12 mm großen Tumor im äußeren Quadranten der rechten Mamma.
b Rö-Aufnahme des Exzidates: Der Tumorprozeß liegt im Zentrum des Exzidates. Histologie: Drüsig tubuläres
Mamma-Carcinom. **c** Zustand $2^1/_2$ Jahre nach Beendigung der Strahlen-Therapie mit 6000 rad. HD: Einziehung
der Haut im Narbenbereich lateral. Im Bereich des ehemaligen Tumors klein-fleckige fibröse Verdichtungen.
Retromamillär sind einige grob-schollige Verkalkungen aufgetreten. Kein Anhalt für ein Tumorrezidiv

Abb. 31. a 34jährige Patientin mit einem knapp 2 cm großen, relativ glatt begrenzten und gelappten Tumorprozeß
im oberen inneren Quadranten der rechten Brust. Histologie: Gallert-Carcinom. Zustand nach Tumorexstirpa-
tion. **b** Es ist postoperativ zu einer diffusen Verdichtung der beiden inneren Quadranten gekommen. **c** 3
Monate nach Abschluß der Telekobalt-Therapie Rückbildung der postoperativ aufgetretenen Verdichtungen.
Lediglich im früheren Tumorbereich eine unregelmäßig begrenzte pfennigstückgroße Restverdichtung. **d** Ein
Jahr nach Beendigung der Strahlen-Therapie weitere Rückbildung der diffusen Verdichtungen. Im ehemaligen
Tumorbereich bleibt eine kleine Verdichtung. Medial davon ist eine bohnengroße, grob-schollige inhomogene
Verkalkung aufgetreten. **e** 4 Jahre nach Beendigung der Strahlentherapie nur noch geringe Parenchymreste retro-
mamillär. Im Narbenbereich ist die Verkalkung kleiner geworden. Kein Anhalt für ein Tumorrezidiv

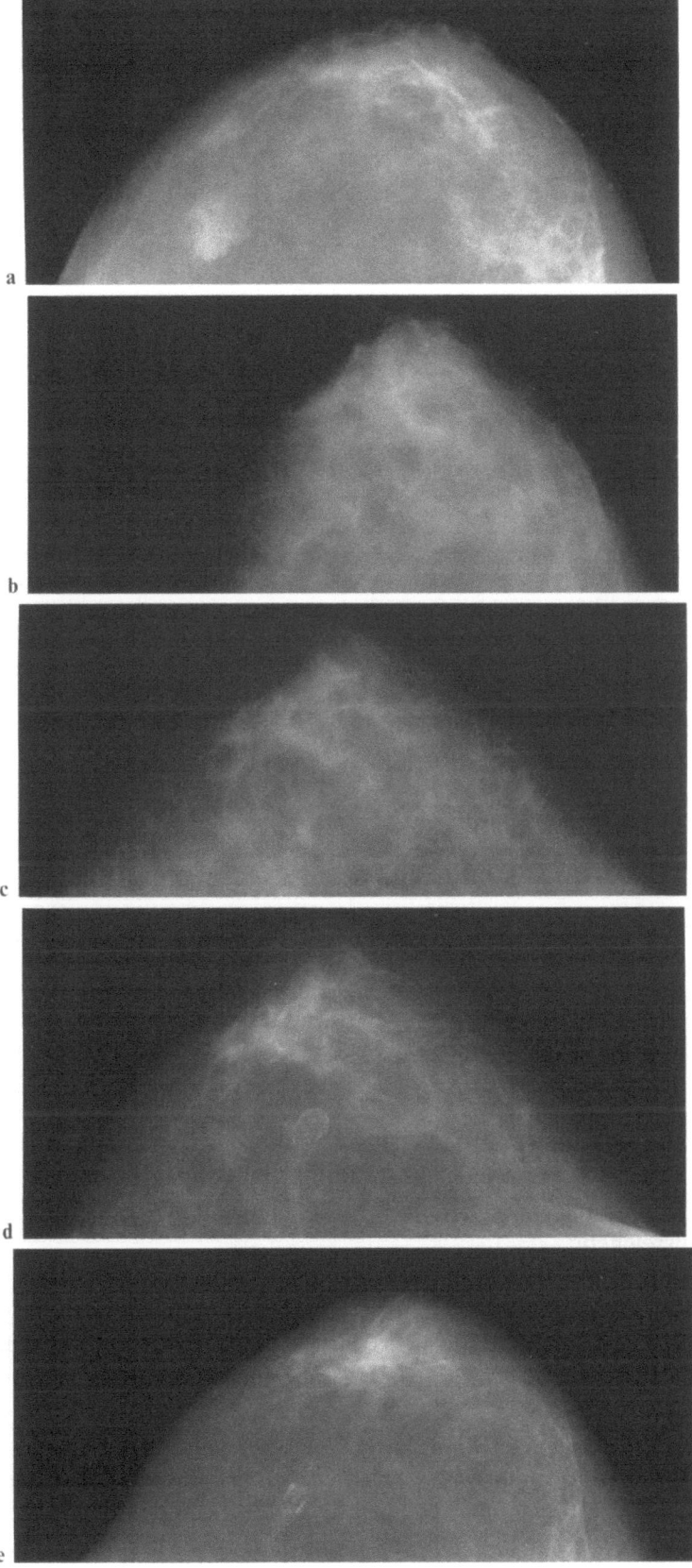

Abb. 31 a–e

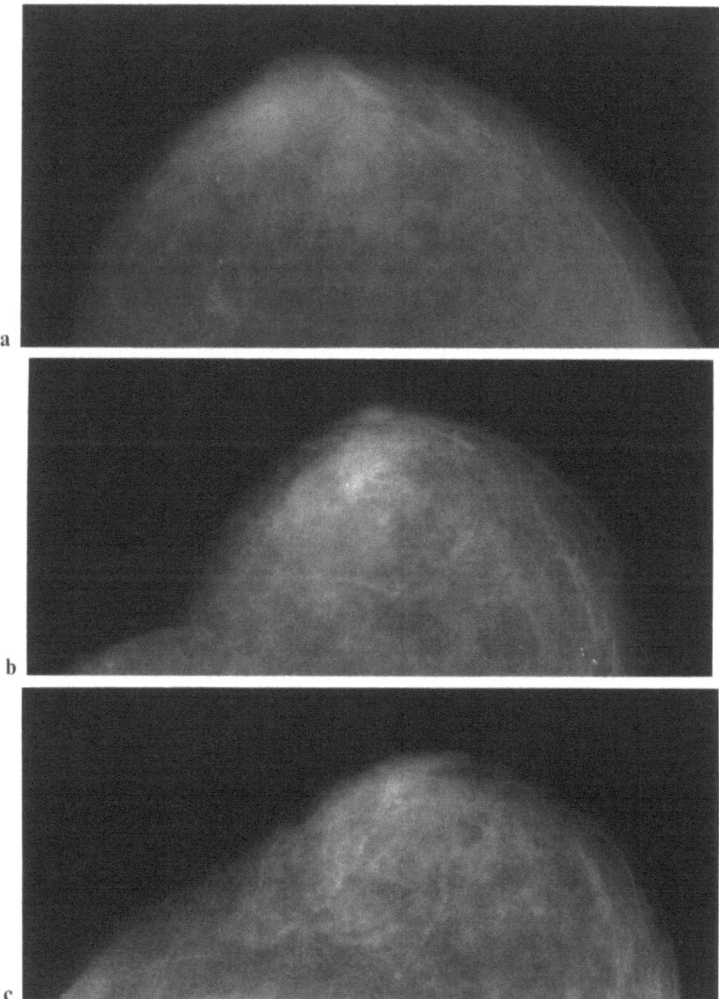

Abb. 32. a 70jährige Patientin mit einem 10 mm großen, unregelmäßig begrenzten Herd in der linken Brust lateral. *Histologie:* Solides, stark fibrosiertes Mamma-Carcinom. **b** 4 Monate nach Exstirpation des Tumors und Telekobalt-Bestrahlung: netzige Zeichnungsvermehrung über der ganzen Mamma. Verdickung der Kutis. **c** 8 Monate nach Ende der Strahlentherapie: Die netzige Zeichnungsvermehrung ist etwas rückläufig. Auch die kutane Verdickung hat sich bis auf einen geringen Rest zurückgebildet. Kein Anhalt für Tumorprogredienz

　　Wir empfehlen im ersten Jahr nach der Behandlung Kontrollintervalle von 2monatigen Abständen. Ab dem 2. Jahr nach der Behandlung sollten die Abstände 4 Monate betragen. Erst ab dem 5. Jahr nach der Behandlung scheinen uns Kontrollintervalle von einem halben Jahr ausreichend.

　　Bei jeder Kontrolluntersuchung wird die Inspektion und Palpation beider Mammae sowie des regionären Lymphabflußgebietes durchgeführt. Zusätzlich wird bei jeder Kontrolluntersuchung eine Mammographie der erkrankten Brust in zwei Ebenen vorgenommen. Die gesunde Brust sollte in halb- bis einjährigen Abständen mammographiert werden.

　　Nach unseren Erfahrungen kann die mammographische Kontrolle der behandelten Brust einige differentialdiagnostische Schwierigkeiten bereiten. In Folge der Operation kommt es zu Verdichtungen, die gelegentlich herdförmig und radiär konturiert sind, so daß eine Tumorprogredienz nicht ausgeschlossen werden kann (Abb. 33). Diese Infiltrate klingen aber nach 1–2 Jahren weitgehend ab. Nur durch die engmaschigen Kontrol-

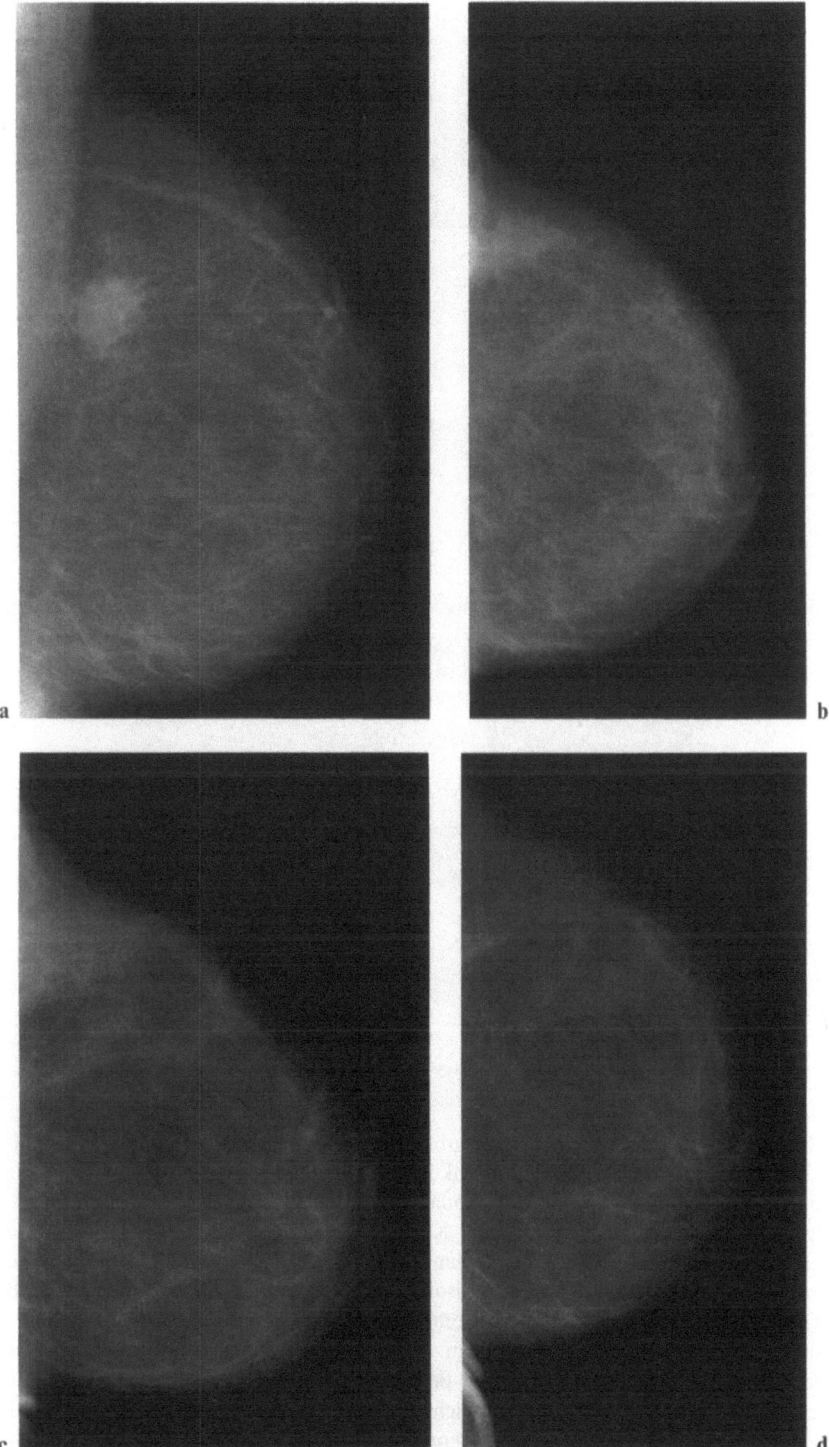

Abb. 33. a 37jährige Patientin mit einem 15 mm großen unregelmäßig begrenzten Verdichtungsherd im oberen äußeren Quadranten der linken Brust. *Histologie:* Solides Mamma-Carcinom. **b** Zustand nach Tumorexstirpation und Telekobalt-Bestrahlung: Diffuse Verdichtung im Exzisionsbereich, geringe Kutisverdickung in den beiden unteren Quadranten. **c** 9 Monate nach Abschluß der Strahlentherapie: Die Verdichtung im Narbenbereich hat sich verkleinert. Man erkennt eine angedeutete radiäre Strukturzeichnung. Rückbildung der kutanen Verdichtung. **d** Zwei Jahre nach Abschluß der Strahlen-Therapie: Die Verdichtung im Narbenbereich hat sich bis auf einen geringen Rest zurückgebildet. Kein Anhalt für Tumorprogredienz

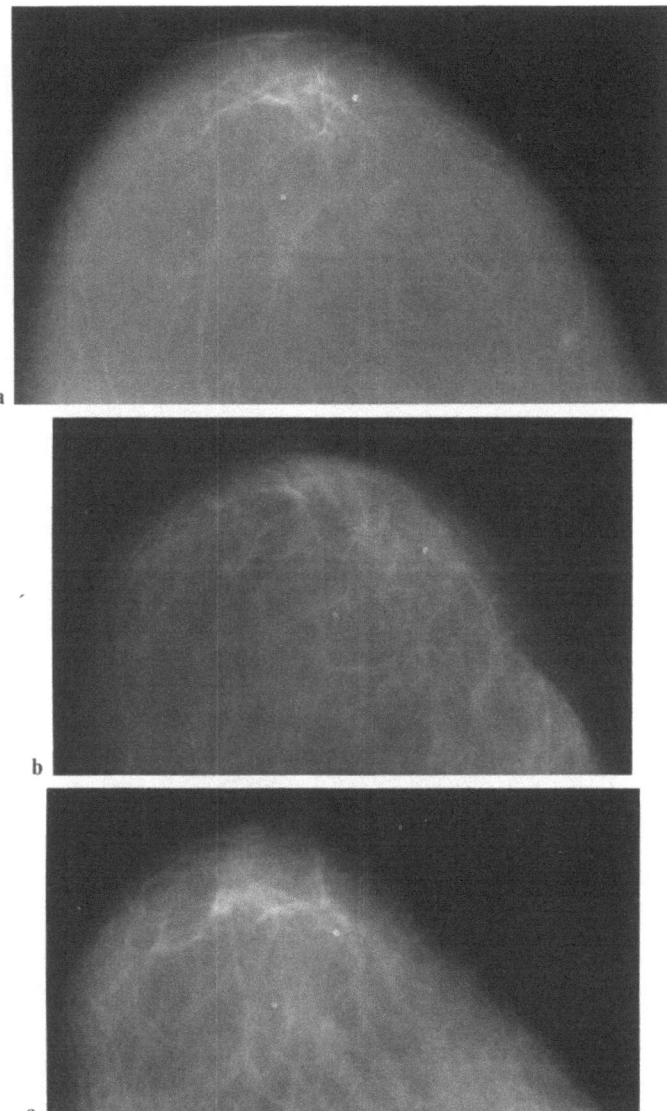

Abb. 34. **a** 68jährige Patientin mit einem 10 mm großen Verdichtungsprozeß im lateralen Anteil der rechten Mamma bei fast vollständiger Involution des Drüsenkörpers. Histologie des exstirpierten Tumors: Hochdifferenziertes drüsigtubuläres Mamma-Carcinom. **b** 2 Monate nach Beendigung der Strahlentherapie mit 6000 rad: Streifige Zeichnungsvermehrung der ganzen Brust. Kutane Verdickung, die klinisch als Peau d'orange imponiert. **c** 8 Monate nach Abschluß der Strahlenbehandlung weitere Zunahme der Zeichnungsvermehrung und der kutanen Infiltration. Kein Anhalt für einen isolierten Herdbefund. **d** 10 Monate nach Beendigung der Strahlen-Therapie stellen sich im Bereich des früheren Mamma-Carcinoms einzelne herdförmige Verdichtungen dar. Die Zeichnungsvermehrung über der ganzen Mamma ist etwas rückläufig. Die kutane Verdickung ist aber unverändert vorhanden. **e** Ein Jahr nach Beendigung der Strahlentherapie geringe Rückbildung der kutanen Verdickung. Weitere Rückbildung der Zeichnungsvermehrung. Die herdförmigen Verdichtungen sind ebenfalls rückläufig. Kein Anhalt für ein Tumorrezidiv

len, die bereits von der ersten postoperativen Kontrolle eine ständige Rückbildung aufweisen, lassen sich mit ausreichender Sicherheit neue Tumorherde ausschließen. Innerhalb der Exzisionsstelle können in den ersten Jahren neue Verkalkungen auftreten. Größtenteils sind sie grobschollig und glatt begrenzt und machen keine differentialdiagnostischen

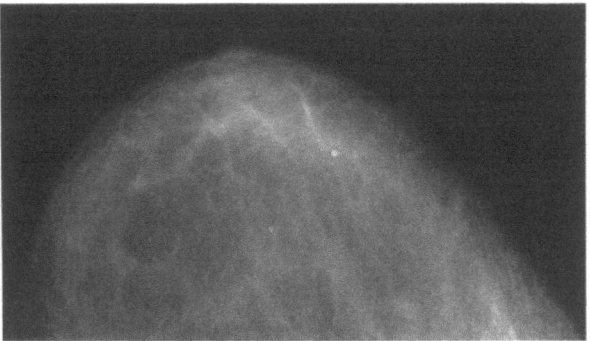

Abb. 34 d

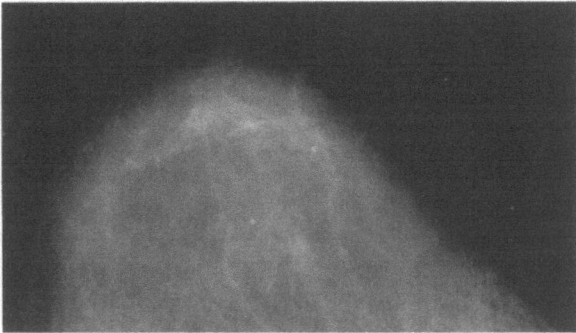

Abb. 34 e

Schwierigkeiten. Gelegentlich können aber auch die ersten in Erscheinung tretenden Verkalkungen als Mikrokalk imponieren. Sie bedürfen dann einer besonderen Überwachung. Größte differentialdiagnostische Schwierigkeiten bereiteten die beiden Fälle eines Ödems. In der Mammographie trat eine starke Verdickung der Kutis auf. Die ganze Mamma erscheint in einem solchen Fall netzig verdichtet. Eine Lymphangiosis carcinomatosa ist röntgenologisch nicht auszuschließen.

Wie von AMALRIC und SPITALIER (1982) hervorgehoben wird, besitzt die elektronische Thermographie im Rahmen der Kontrolluntersuchungen eine besondere Bedeutung. Während nach der Bestrahlung die behandelte Brust eine globale Hyperthermie von 1–2° aufweist, klingt diese Erwärmung innerhalb eines halben bis zu einem Jahr wieder ab. In den meisten Fällen besteht eine Isothermie, in etwa einem Viertel der Fälle ist die bestrahlte Brust wenige Zehntelgrad kälter als die unbehandelte Seite. Jeder erneute Wiederanstieg der globalen Temperatur muß als verdächtiges Zeichen angesehen werden. Zwei der von uns bisher beobachteten Fälle einer Tumorprogredienz in der Mamma (s. Tabelle 14) traten erstmalig durch einen erneuten Temperaturanstieg in der Thermographie in Erscheinung. Der Palpationsbefund sowie die Mammographie erbrachten erst einige Monate später einen suspekten Befund, der dann nach histologischer Sicherung zur sekundären Ablatio führte (LOHBECK).

Die übrigen im Rahmen einer nachgehenden Kontrolluntersuchung notwendigen Untersuchungsverfahren, wie Röntgenuntersuchung des Thorax, Skeletuntersuchung – möglichst durch Knochenszintigraphie –, Laboruntersuchungen, sollten darüberhinaus in den üblichen Intervallen vorgenommen werden.

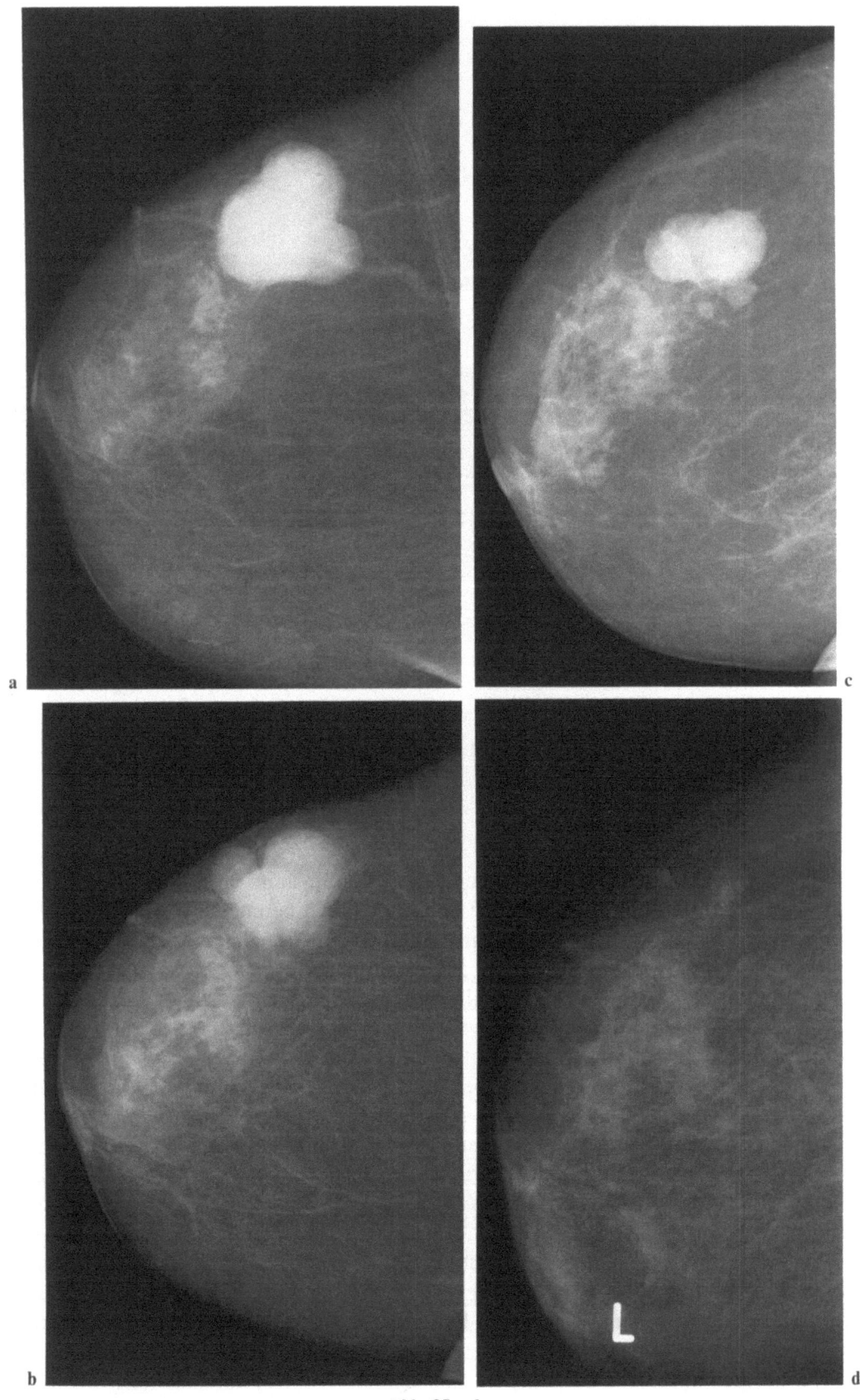

Abb. 35a–d

Abb. 35a–d

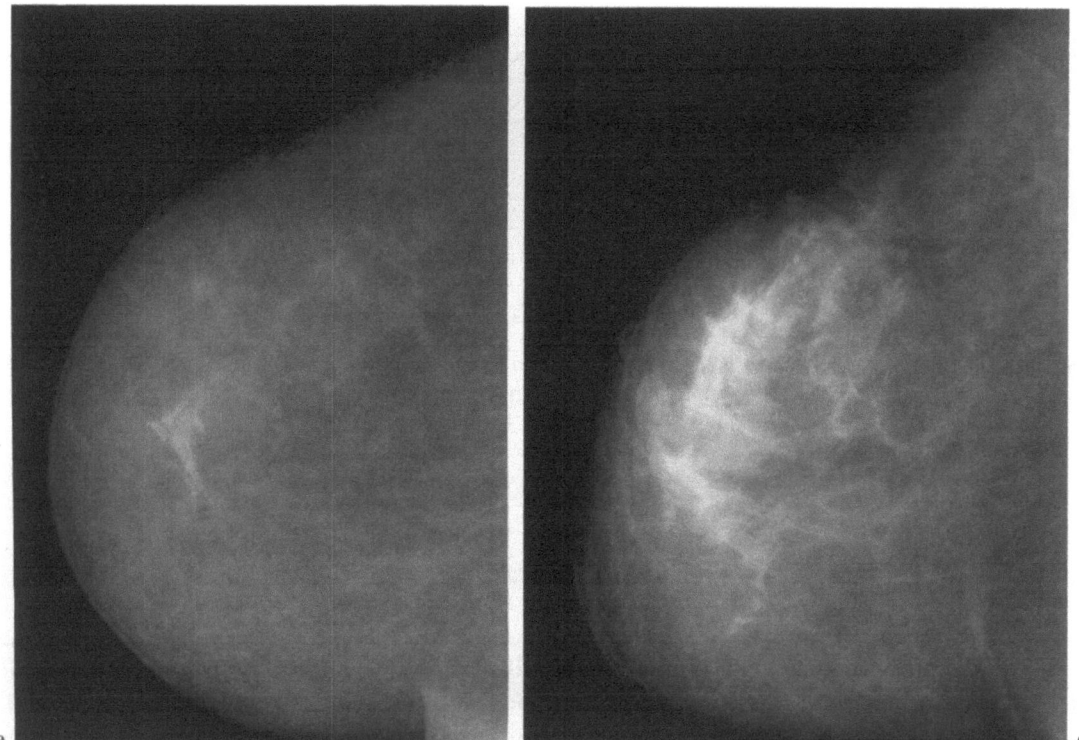

Abb. 35. a 73jährige Patientin mit einem knolligen mammographisch glatt begrenzten, mandarinengroßen Tumorprozeß im oberen äußeren Quadranten der linken Brust. Wegen eines schweren Lungenemphysems und einer Herzinsuffizienz ist die Patientin inoperabel. Eine Stanzbiopsie ergibt ein adenoides-tubuläres Mamma-Carcinom. **b** Nach Abschluß einer homogenen Telekobalt-Bestrahlung mit 6000 rad Verkleinerung des Tumors. Man erkennt jetzt deutlicher den mehrknolligen Charakter. **c** Zustand nach einem zusätzlichen Booster-Feld mit 12 MeV Elektronen mit einer Oberflächendosis von 2000 rad. Der Tumor hat sich weiter zurückgebildet. **d** ¹/₂ Jahr nach Abschluß der Strahlen-Behandlung mit einer HD von insgesamt 8000 rad hat sich der Tumorprozeß bis auf einen kirschkern- bzw. bohnengroßen Rest zurückgebildet. Im Bereich des Elektronenfeldes sind einzelne grob-schollige Verkalkungen aufgetreten. Palp. kein Anhalt mehr für einen Tumorprozeß. **e** 2¹/₂ Jahre nach der Strahlen-Therapie hat sich im Bereich des Elektronenfeldes eine kutane Infiltration ausgebildet. Mammografisch ist die ganze Brust dichter geworden. Es besteht eine kutane Infiltration der gesamten Mamma. Wegen klinischen Verdachtes wird eine PE durchgeführt, bei der einer der beiden Resttumoren entfernt wird. Histologisch nur noch Narbengewebe, kein Anhalt für einen aktiven Tumor. **f** 7 Jahre nach Beendigung der Strahlentherapie besteht jetzt immer noch eine diffuse Verdichtung der ganzen Mamma. Deutliche Verdickung der Kutis. Zunahme der grob-scholligen, mehr länglichen Verkalkungen im Bereich des Elektronenfeldes. Ein Tumorprozeß läßt sich nicht nachweisen

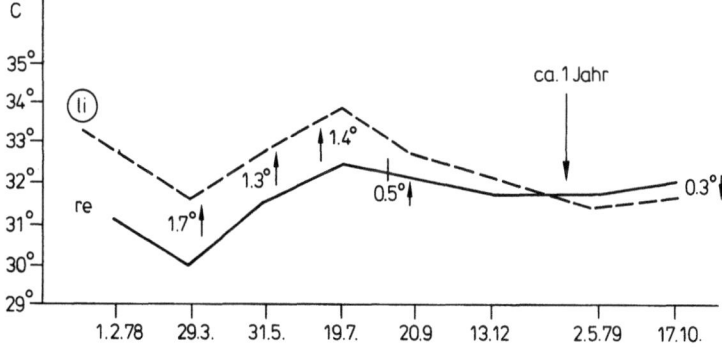

Abb. 36. Thermographische Verlaufskontrolle bei bestrahltem Mammacarcinom li. Bei Bestrahlungsende ist die globale Temperatur der li. Seite um etwa 2 °C höher. Nach 1 Jahr besteht zwischen beiden Seiten Isothermie

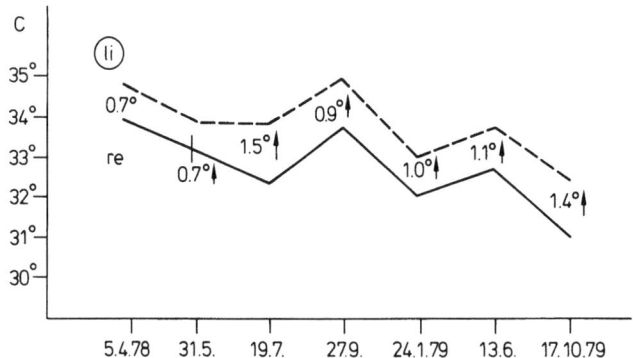

Abb. 37. Thermographische Verlaufskontrolle bei inoperablem Mammacarcinom li. Bei Bestrahlungsende besteht eine Hyperthermie li. gegenüber re. von 0,7 °C. Im Verlauf von $1^1/_2$ Jahren Zunahme der Differenz. Auch klinisch besteht Anhalt für Tumorprogredienz

H. Schlußbetrachtungen

Die bisher im Schrifttum mitgeteilten Behandlungsergebnisse bei einem kleinen invasiven Mammacarcinom durch Tumorektomie und Bestrahlung rechtfertigen dieses Vorgehen. An vielen Zentren wurde gezeigt, daß die Behandlungsergebnisse denen nach Radikaloperation entsprechen. Es besteht kein Zweifel, daß ein solches konservierendes, brusterhaltendes Verfahren auch künftig einen festen Platz bei der Behandlung von kleinen Mammacarcinomen einnehmen wird. Es muß aber mit Nachdruck hervorgehoben werden, daß noch viele Fragen unbeantwortet sind, um diese Behandlungsform als Standardverfahren anzusehen. So besteht heute keine Einmütigkeit darüber, bis zu welcher Tumorgröße dieses Verfahren vertretbar ist, um Behandlungsergebnisse zu erzielen, die denen nach radikaler Operation identisch sind. Unterschiedliche Meinung herrscht auch über die Behandlung selbst: Ist eine Quadrantenresektion sicherer als eine Tumorektomie, sollte eine Lymphonodektomie aus prognostischen Gründen generell durchgeführt werden oder reicht eine "low axillary dissection" zur diagnostischen Beurteilung des Lymphknotenstatus aus, ist bei den kleinen Tumoren eine beginnende Lymphknotenmetastasierung noch durch die Strahlentherapie beherrschbar? Weiterhin ist unbeantwortet, welchen Einfluß präinvasive Veränderungen in der Umgebung der Exzision auf die Heilung haben.

Diese Fragen können nur in größeren randomisierten und kontrollierten Studien beantwortet werden. Unseres Erachtens erscheint eine solche konservierende Behandlung beim invasiven Mammacarcinom deshalb nur dann vertretbar, wenn enge Kooperation zwischen Histologen, Operateur und Radiologen gewährleistet ist und wenn alle apparativen Voraussetzungen zur Diagnostik und Therapie sowie zur engmaschigen konsequenten Nachsorge gegeben sind.

Literatur

Alpert, S., Ghossein, N.A., Stacy, P., Migliorelli, F.A., Efron, G., Krishnaswamy, V.: Primary management of operable breast cancer by minimal surgery and radiotherapy. Cancer *42* (1978) 2054

Amalric, R., Spitalier, J.M.: Curative Caesium[137] Teletherapie des Brustkrebses. Erste 5-Jahres-Ergebnisse. Strahlentherapie *145* (1973) 513

Amalric, R., Spitalier, J.M.: Radiation as the sole mode of treatment in carcinoma of the breast. Handbuch der medizinischen Radiologie XIX/II. Eds. A. Zuppinger, W. Hellriegel, Springer, Berlin, Heidelberg, New York (1982)

Atkins, H.: The treatment of breast cancer. Medical and Technical Publishing Co Ltd, Lancaster 1974

Atkins, H., Hayward, J.L., Klugmann, D.J., Wayte, A.B.: Treatment of early breast cancer: A report after ten years of a clinical trial. Brit. Med. J. *2* (1972) 423

Baclesse, F., Ennuyer, A., Cheguillaume, J.: Est-on autorisé a pratiquer une tumorectomie simple suive de radiothérapie en cas de tumeur mammaire? J. Radiol. *41* (1960) 137

Baclesse, M.: La roentgenthérapie seule employée dans le traitement des cancers du sein, opérables et inopérables. J. Radiol Electrol. 30 (1949) 323

Bataini, J.P., Picco, C., Martin, M., Calle, R.: Relation between timedose and local control of operable breast cancer treated by tumorectomy and radiotherapy or by radical radiotherapy alone. Cancer *42* (1978) 2059

Baum, M.: The curability of breast cancer. Brit. Med. J. *1* (1976) 439

Calle, R., Pilleron, J.P., Schlienger, P., Vilcoq, J.R.: Conservative management of operable breast cancer. Ten years experience at the Foundation Curie. Cancer *42* (1978) 2045

Carter, D., Smith, R.R.L.: Carcinoma in situ of the Breast. Cancer *40* (1977) 1189

Chu, F.C.H., Scheer, A.C., Gaspar-Landero, J.: Electron beam therapy in the management of carcinoma of the breast. Radiology *75* (1960) 559

Citoler, P., Zippel, H.-H.: Carcinombefall der Mamille bei Mammacarcinomen. Gynäkologe *7* (1974) 186

Crile, G.: Results of conservative treatment of breast cancer at 10 and 15 years. Annals of Surgery *181* (1975) 26

Crile, G.: The place for partial mastectomy in selected cases. In: Breast Cancer Management – Early and Late. Edited by B.A. Stoll, William Heinemann medical books Ltd., London 1977

Delouche, G., Boucher-Laborderie, J., Picard, J.D., Le Houerou, G., Bachelot, F., Gest, J.: Le Traitement conservateur des cancers du sein opérables. In: Thérapeutiques non mutilantes des cancereuses du sein, Ed Ch. Gros Masson et Cie., Paris 1974

Ellis, R.J., Wernick, G., Zabriskie, J.B., Goldman, L.J.: Immunologic competence of regional lymph nodes in patients with breast cancer. Cancer *25* (1975) 655

Farrow, J.H., Fracchia, A.A., Robbins, G.F., Castro, E.: Simple excision of biopsy plus radiation therapy as a primary treatment for potentially curable cancer of the breast. Cancer *28* (1971) 1195

Fisher, E.R., Swamidoss, S., Lee, C.H., Rockette, H., Redmond, C., Fisher, B.: Detection and significance of occult axillary node metastases in patients with invasive breast cancer. Cancer *42* (1978) 2025

Fletcher, G.H.: Control by irradiation of peripheral lymphatic disease in breast cancer. Amer. J. Roentgenol. *111* (1971) 115

Fletcher, G.H., Montague, E.D.: Radical irradiation of advanced breast cancer. Amer. J. Roentgenol. *93* (1965) 573

Fletcher, H.H., Montague, E.D.: Does adequate irradiation of the internal mammary chain and supraclavicular nodes improve survival rates? J. Radiation Oncology Biol. Phys. *4* (1978) 481

Fletcher, G.H., Montague, E.D., Nelson, A.J.: Combination of conservative surgery and irradiation for cancer of the breast. Amer. J. Roentgenol. *26* (1976) 216

Forrest, A.P.M., Roberts, M.M., Preece, P., Henk, J.M., Campbell, H., Hughes, L.E., Desai, S., Hulbert, M.: The Cardiff-St Mary's trial. Br. J. Surg. *61* (1974) 766

Forrest, A.P.M., Roberts, M.M., Stewart, H.J.: Selection of local therapy for primary breast cancer by lower axillary node histology. E.O.R.T.C. Breast Cancer Cooperative Group, Second Breast Cancer Working Conference, Kopenhagen 1979

Frischbier, H.-J.: Die Indikation zur postoperativen Strahlenbehandlung beim Mammakarzinom. In: Zusatz und Nachbehandlung des Mammakarzinoms, Hrsg. H. Jung, F. Kubli, K.H. Wulf, Ferdinand Enke Verlag, Stuttgart 1979

Frischbier, H.-J., Lohbeck, H.U.: Die Strahlenbehandlung des Mammakarzinoms im Stadium I. Strahlentherapie *147* (1974) 365

Frischbier, H.-J., Lohbeck, H.U.: Frühdiagnostik des Mammakarzinoms. Klinische, röntgenologische, thermographische und zytologische Untersuchungsmethoden und ihre Wertigkeit. Georg Thieme Verlag, Stuttgart 1977

Frischbier, H.-J., Schreer, I.: Die radiologische Behandlung des Mammakarzinoms. Gynäkologe *10* (1977) 169

Frischbier, H.-J., Bernauer, M., Schreer, I.: Klinische und röntgenologische Befunde bei der konservierenden, brusterhaltenden Behandlung des Mammakarzinoms. Deutscher Röntgenkongreß, Köln 1980

Gallager, H.S., Martin, J.E.: The study of mammary carcinoma by mammography and whole organ sectioning. Cancer *23* (1969) 855

Goldenberg, I.S.: Early stage carcinoma of the female breast and axillary lymph node dissection: Surg. Gynec. Obstet. *145* (1977) 562

Gros, Ch. (Ed.): Thérapeutique non mutilantes des cancereuses du sein. Masson et Cie, Paris 1974

Haagensen, C.D.: Diseases of the breast. 2nd Ed., Saunders, Philadelphia 1971

Haagensen, C.D., Bhonslay, S.B., Guttmann, R.J., Habif, D.V., Kister, S.J., Markowitz, A.M., Sanger, G., Thetter, P., Wiedel, P.D., Cooley, E.: Metastasis of carcinoma of the breast to the periphery of the regional lymph node filter. Ann. Surg. *169* (1969a) 174

Haagensen, C.D., Miller, E., Handley, R.S., Thrackray, A.C., Butcher, H.R., Dahl-Iversen, E., Tobiassen, T., Williams, I.G., Stone, J., Kaae, S., Johansen, H.: Treatment of early mammary carcinoma: A cooperative international study. Ann. Surg. *170* (1969b) 875

Hahn, P., Hallberg, O., Vikterlöf, K.J.: Efficiency of postoperative radiation in carcinoma of the breast. Acta Radiol. Oncol. *18* (1979) 113

Hamilton, T., Langlands, A.O., Prescott, R.J.: The treatment of operable cancer of the breast: a clinical trial in the south-east region of Scotland. Br. J. Surg. *61* (1974) 758

Hayward, J.: Wide excision or radical mastectomy in the treatment of early breast cancer. A controlled clinical trial. In: Thérapeutiques non mutilantes des cancereuses du sein, Ed. Ch. Gros, Masson et Cie., Paris 1974

Hare, F.H., Trump, J.G., Webster, E.W.: Rotational scanning of breast malignancies with supervoltage radiation. Amer. J. Roentgenol. *68* (1952) 435

Heim, W., Siewert, R.: Operationen an der Brust. In: Chirurgische Operationslehre, 8. Aufl., Bd. 3/1, Johann Ambrosius Barth, Leipzig 1971

Huhn, F.O.: Die axillären Lymphknoten beim Mammakarzinom. Geburtsh. u. Frauenhlk. *26* (1966) 164

Huhn, F.O., Stock, G.: Zur Frage eingeschränkter sowie begrenzter Behandlungsmöglichkeiten von Mammakarzinomen. Befunddokumentation an 400 Operationspräparaten. Geburtsh. u. Frauenhlk. *37* (1977) 686

Hutter, R.V.P., Snyder, R.E., Lucas, J.C., Foote, F.W., Farrow, J.H.: Clinical and pathologic correlation with mammographic findings in lobular carcinoma in situ. Cancer *23* (1969) 826

Kaae, S., Johansen, H.: Ablatio mammae und postoperative Strahlentherapie des Mammakarzinoms. Strahlentherapie *147* (1974) 375

Keynes, G.: Conservative treatment of cancer of the breast. Brit. med. J. 1937, 4004

Kindermann, G.: Über Definition, Diagnostik und Behandlung der sogenannten „Frühfälle" des Mammakarzinoms. Geburtsh. u. Frauenheilk. *37* (1977) 829

Levene, M.B., Harris, J.R., Hellmann, S.: Treatment of carcinoma of the breast by radiation therapy. Cancer *39* (1977) 2840

Levitt, S.H., McHugh, R.B.: Radiotherapy in the postoperative treatment of operable cancer of the breast. Part I. Critique of the clinical and biometric aspects of the trials. Cancer *39* (1977) 924

Levitt, S.H., McHugh, R.B., Song, C.W.: Radiotherapy in the postoperative treatment of operable cancer of the breast. Part. II. Re-examination of Stjernwärd's application of the Mantel-Haenszel statistical method. Evaluation of the effect of the radiation on immune response and suggestions for postoperative radiotherapy. Cancer *39* (1977) 933

Lohbeck, H.U.: Erfahrungen mit der Telethermographie bei der Überwachung des bestrahlten Mammakarzinoms. Im Druck

Maisin, J.: Le traitement du cancer du sein par curiethérapie et roentgenthérapie. Acta radiol. *28* (1947) 593

Majmudar, B.N., James, A.G., Holaday, W.J.: Relationship of tumor grade, stage and host response in a group of breast neoplasms. Cancer *28* (1971) 1188

Mansfield, C.M.: Early breast cancer, its history and results of treatment. S. Karger, New York, 1976

Million, R.R.: Segmental mastectomy plus radiation therapy for stage I cancer of the breast. A.J.C.P. *64* (1975) 767

Montague, E.D., Gutierrez, A.E., Barker, J.L., Tapley, N.V., Fletcher, G.H.: Conservation surgery and irradiation for the treatment of favorable breast cancer. Cancer *43* (1979) 1058

Morrison, R., Newberry, G.R., Deeley, T.J.: Preliminary report on the clinical use of medical research council 8 MeV linear accelerator. Brit. J. Radiol. *29* (1956) 177

Murray, J.G. et al.: Management of early cancer of the breast. Report on an international multicentre trial supported by the cancer research campaign. Brit. med. J. *1* (1976) 1035

Mustakallio, S.: Conservative treatment of breast cancer. Observations over a period of 30 years. In: Thérapeutiques non mutilantes des cancereuses du sein, Ed. Ch. Gros, Masson et Cie., Paris 1974

Nelson, A.J., Montague, E.D. Resectable localized breast cancer. The rationale for combined surgery and irradiation. JAMA, *231* (1975) 189

Papillon, J., Montbarbon, J.F., Ingels, J., Gerard, J.P., Boisson, M.: L'association tumorectomie-irradiation dans le traitement du cancer du sein opérable. In: Thérapeutiques non mutilantes des cancereuses du sein, Ed. Ch. Gros, Masson et Cie., Paris 1974

Peters, M.V.: Wedge resection and irradiation. An effective treatment in early breast cancer. JAMA *200* (1967) 144

Pluygers, E., Beauduin, M., Hermans, J., Majois, F., Six, Chr.: Conservative treatment of breast cancer. J. belge Radiol. *62* (1979) 173

Prosnitz, L.R., Goldenberg, I.S., Packard, R.A., Levene, M.B., Harris, J., Hellmann, S., Wallner, P.E., Brady, L.W., Mansfield, C.M., Kramer, S.: Radiation therapy as initial treatment for early stage cancer of the breast without mastectomy. Cancer *39* (1977) 917

Rissanen, P.M., Holsti, P.: Further comparison of conservative and radical surgery combined with radiotherapy in the treatment of stage I carcinoma of the breast. Ten-year follow up of 866 Patients. In: Thérapeutiques non mutilantes des cancereuses du sein, Ed. Ch. Gros Masson et Cie., Paris 1974

Rosen, P.P., Fracchia, A.A., Urban, J.A. Schottenfield, D., Robbins, G.F.: Residual mammary carcinoma following simulated partial mastectomy. Cancer 35 (1975) 739

Sarrazin, D., Tubiana, M., Le, M.: Conservative treatment of minimal breast cancer. T1 – small T2 – N0 – N1 – M0 by lumpectomy plus radiotherapy. E.O.R.T.C. Breast Cancer Cooperative Group, Second Breast Cancer Working Conference, Kopenhagen 1979

Seeger, W.: Untersuchungen zur Dosisverteilung bei der ausschließlichen Mammabestrahlung mit Kobalt60. Dissertation, Hamburg 1974

Shah, J.P., Rosen, P.P., Robbins, G.F.: Pitfalls of local excision in the treatment of carcinoma of the breast. Surg. Gynec. Obstet. 136 (1973) 721

Snelling, M.D.: Conservative treatment of carcinoma of the breast, 1945–1972. II: Present techniques and future management. In: Thérapeutiques non mutilantes des cancereuses du sein, Ed. Ch. Gros, Masson et Cie., Paris 1974a

Snelling, M.D.: Radiotherapy. In: The treatment of breast cancer. Ed. by H. Atkins, Medical and technical publishing Co. Ltd., Lancaster 1974b

Spitalier, J.M., Almalric, R.: Curative Radiotherapie des operablen Brustkrebses mit Aussicht auf Konservierung der Brust (5-Jahresergebnisse von 403 Fällen). Arch. f. Gynäkologie 224 (1977) 328

Svoboda, V.: Conservative treatment of carcinoma of the breast, 1945–1969 Part I: Retrospective study. In: Thérapeutiques non mutilantes des cancereuses du sein, Ed. Ch. Gros, Masson et Cie., Paris 1974

Schlienger, P., Calle, R.: Tumorectomie et cobalttherapie des épithéliomas du sein. In: Thérapeutiques non mutilantes des cancereuses du sein, Ch. Gros, Masson et Cie. Paris 1974

Schreer, I., Frischbier, H.-J., Bernauer, M.: Die kosmetischen Ergebnisse der brusterhaltenden Behandlungsmethode des Mammakarzinoms (Tumorektomie und Telkobaltbestrahlung). International Congress on Senology, Hamburg 1980

Stegner, H.-E.: Pathologisch-anatomische Aspekte der organerhaltenden (konservierenden) Therapie bei Karzinom-Frühstadien der Mamma. Oesterr. Zeitschr. f. Onkologie 2 (1975) 136

Taskinen, P.J., Lilja, M., Tikka, U.: Five-year experience with modified postoperative telecobalt plus roentgen therapy for breast cancer. In: Thérapeutiques non mutilantes des cancèreuses du sein, Ch. Gros, Masson et Cie., Paris 1974

Thomsen, K.: Die Behandlung der sogenannten Frühfälle des Mammacarcinoms. Rundtischgespräch. Arch. f. Gynäkologie 224 (1977) 328

Thomsen, K., Stegner, H.-E., Frischbier, H.-J.: Grundlagen und Grenzen der brusterhaltenden Therapie kleiner Mammakarzinome. Gynäkologe 13 (1980) 56

Urban, J.A.: Management of operable breast cancer. The surgeon's view. Cancer 42 (1978) 2066

Valagussa, P., Bonadonna, G., Veronesi, U.: Patterns of relaps and survival following radical mastectomy. Cancer 41 (1978) 1170

Veronesi, U., Banfi, A., Del Vecchio, M., Greco, M., Luini, A., Muscolino, G., Rilke, F., Saccozzi, R., Salvadori, B., Zucali, R.: Conservative treatment of breast cancer. A trial in progress at the cancer Institute of Milan. E.O.R.T.C. Breast Cancer Cooperative Group, Second Breast Cancer Working Conference, Kopenhagen 1979

Wanebo, H.J., Huvos, A.G., Urban, J.A.: Treatment of minimal breast cancer. Cancer 33 (1974) 349

Wise, L., Mason, A.Y., Ackermann, L.V.: Local Excision and Irradiation: An alternative method for the treatment of early mammary cancer. Ann. Surg. 174 (1971) 392

Würthner, K., Seeger, W.: Dosisverteilungen und Bestrahlungstechnik bei der Strahlenbehandlung des Mammakarzinoms im Stadium I. Strahlentherapie 149 (1975) 29

Zippel, H.H., Citoler, P.: Häufigkeit des lokal begrenzten Wachstums von Mammakarzinomen. Dtsch. med. Wschr. 101 (1976) 484

Radiation as the Sole Mode of Treatment in Carcinoma of the Breast

By

Robert Amalric and Jean-Maurice Spitalier

With 16 Figures and 41 Tables

A. Introduction

In this chapter, we will deal with external irradiation used *alone* as primary treatment for breast cancer, without previous tumorectomy and without systematic postirradiation mastectomy; surgery is discussed only in connection with failure of radiotherapy and recurrences.

We will not study the interstitial implantation of radium, gold, or iridium; this method was only used alone by J. Maisin and by Keynes in the 1930s and nowadays is generally combined with local tumor excision for obtaining a histology specimen. We will mention it only as a boost therapy following a basic dose from an external radiation source.

After a short historical record of the results that the pioneers obtained with conventional radiotherapy (200–250 kV), we will present clinical radiobiologic data; then we will examine in detail high-energy radiotherapy techniques and their results both in operable cancers (radical irradiation) and in advanced cases (palliative radiotherapy).

B. Pioneers: Conventional Radiotherapy

Roentgentherapy as the sole mode of treatment in carcinoma of the breast began to be used in the mid-1930s; the first results were published in 1939 by Baclesse, Evans and Leucutia, and Pendergrass, followed by Lenz (1946). Initially, radiotherapy was only entrusted with inoperable cases; nevertheless, the results for those advanced cases were not unimpressive, since the survival rate at 5 years ranged from 14% to 27%. If the cases treated by roentgentherapy alone are taken as a whole, the survival at 5 years improves to 28%–34%. Finally, for the rare operable cases left to radiotherapists, the survival at 5 years is remarkable, if we take into account the technical means available; it ranges from 46% to 62% (Table 1).

The effectiveness of radiotherapy as the sole mode of treatment in carcinoma of the breast was therefore demonstrated unquestionably from the 1950s. Unfortunately, with 200-kV X-rays, the skin tolerance was not good (despite a long protraction) and many radiosequelae, often very troublesome, occurred in patients with a long survival. The cosmetic results were poor, and complications were frequent and at times serious. Moreover, salvage surgery proved very difficult in cases of failure.

Table 1. Roentgentherapy 200 kV. Crude survival at 5 years

	Dose (roentgens)	Time (weeks)	Stage	Total number of cases	Number of survivors	%
			Inoperables Cases			
Lenz (1946)	6,000	8	?	36	10	(27)
	8,000	12				
Paterson (1951)	4,250	5	III–IV	228	34	15
Baclesse (1959)	8,000	12	III	103	14	14
	10,000	14				
Griscom (1962)	4,000	5	III	62	12	(20)
	5,000	6				
Fletcher (1965)	8,000	10	Clinically inoperable	148	28	19
	10,000	12				
Hochman (1960)	?	?	III	35	7	(20)
Turpin (1972)	7,000	12	III	52	11	(21)
	8,000	16				
Dickson (1977)	?	?	III	257	38	15
			All cases			
Baclesse (1959)	8,000	12	All except I	310	100	32
	10,000	14				
Bouchard (1965)	6,000	11	All except I	79	27	(34)
	8,000	14				
Dickson (1977)	?	?	All except IV	566	157	28
			Operables Cases			
Paterson (1951)	4,250	5	II	70	32	(46)
Baclesse (1959)	8,000	12	II	105	62	59
	10,000	14				
Hochman (1960)	?	?	II	16	10	(62)
Dickson (1977)	?	?	I	104	56	54

With the introduction of high-energy radiation toward the middle of the 1950s (20 years after the first conventional radiotherapies), these drawbacks considerably diminished in frequency and intensity. Henceforward, radiotherapy as the sole treatment in breast cancers was increasingly employed, especially in France, where pioneering work was done by Baclesse, together with the surgeon Tailhefer, at the Fondation Curie in Paris.

C. Clinical Radiobiologic Data

We will mainly consider high-energy radiotherapy of operable breast cancers; in this study based on the clinical and histological data, we intend to specify the minimal useful dose for every target volume.

I. Breast

1. Corpus Mammae

A systematic histological study of operations specimens (CONTESSO, 1977) showed a high frequency of subclinical tumor foci (diameter approx. 1 mm), i.e. foci not discernible by palpation or radiography. This frequency ranges from 19% to 64% according to the primary tumor size (Table 2). CONTESSO's study concerns microscopic mammary disseminations (inside and outside the nipple), and it has to be stressed that centrally located primary tumors were not taken into account; the percentages are therefore minimum. These microscopic foci are mainly formed of well-oxygenated, hence radiosensitive cells, and it appears that a basic dose of 40–50 Gy is able to control more than 90% of subclinical foci (FLETCHER, 1973). According to CALLE et al. (1973a), 50 Gy in 5 weeks can sterilize almost all these subclinical foci.

Table 2. Percentage of multifocal cancers according to the primary tumor size, from a study of 454 mastectomies without previous treatment (CONTESSO, 1977)

Tumor size (mm)	Number of multifocal cancers	%
0–10	5/26	19
> 10–20	65/179	36
> 20–30	62/111	56
> 30–40	16/30	53
> 40	9/14	64

Table 3. Percentage of local control depending on the tumor dose and size (CALLE et al., 1973a)

Tumor dose (Gy)	$T \leqq 5$ cm	$T > 5$ cm
70	38%	0%
70–80	66%	32%
80–90	64%	56%

2. Primary Tumor

For the tumor itself, the data are different, PUCK and MARCUS's experiments (1956) showed that for an identical radiation dose and a population of similarly oxygenated cells, the same percentage of sterilized cells was obtained whatever the total number of irradiated cells. Consequently, the dose required for a complete sterilization of these cells increases with their number. Moreover, it is known that the greater the size of the tumor, the less vascularized (i.e., less oxygenated) is the tumor center. Therefore, the dose necessary for completely sterilizing a cancerous tumor is higher, since the tumor is bigger (Table 3).

It was with doses over 70 Gy that the highest number of local sterilizations of tumors up to 5 cm in diameter was obtained; for larger tumors the dose must be at least 80 Gy (CALLE et al., 1973a).

According to Fletcher (1973), large masses require 90–100 Gy in 9–10 weeks for permanent control. According to Veraguth (1978), a tumor focus 2–3 cm in diameter necessitates at its center 75–85 Gy in $7^1/_2$–$8^1/_2$ weeks.

In our series, the minimum overall rate of sterilizations obtained by curative radiotherapy was 59% (399 of 675 cases after more than 5 years). This result is good when one considers the diameter distribution:

0– 2 cm (T1): 5%
2– 5 cm (T2): 70%
5–10 cm (T3): 25%

For tumors with a diameter equal to or less than 4 cm, the sterilization rate was 64% (34 of 53 cases). The best results were obtained with 80-Gy tumor doses, at 10 Gy/week (60 Gy to the whole corpus mammae plus 20 Gy to the tumor).

II. Ganglionary Area

1. Axilla

a) For N0 and N1 a (clinically benignlike palpable nodes), systematic histological control showed an involvement in 30% of cases in Contesso's study (1977) and in 33% in our experiment (see later). According to Fletcher (1973), 50 Gy in 5 weeks can control 90% of these subclinical involvements (205 of 229 cases, stage III UICC).

b) For N1 b, i.e., clinically positive axillary nodes (90% being histologically involved according to Haagensen, 1971) 60–75 Gy can control 44%–95% of cases (Table 4).

Table 4. N1 b local control according to dose

	Calle et al. (1973a)	Fletcher (1973)
Dose (Gy)	65–75	60–70
Time (weeks)	6–7	6–7
Number of cases	23/52	154/161
Local control	44%	95%

Table 5. Survival rates after simple mastectomy and radiotherapy (250 kV) in cases with palpable nodes (McWhirter, 1970)

Stage II	Number of cases	Crude survival rates		
		5 years	10 years	15 years
T1 N1	116	67%	51%	43%
T2 N1	375	55%	41%	32%
Total N1	491	58%	43%	35%

McWhirter (1970) had already shown that relatively low doses of conventional radiotherapy (250 kV; HVL=3.7 mm copper) were able to sterilize palpable axillary nodes durably in a significant number of cases. In fact, with only 3,750–4,500 r in 4 weeks, survival at 15 years was obtained in 35% of cases (Table 5).

2. Supraclavicular Fossa

It is known that the lymphadenopathy frequency at the subclinical level depends on the histological involvement of the axillary nodes: if they are not histologically involved, the frequency is 5%; if they are, it is about 15%–30%, different reports giving different figures. With 45–50 Gy, 98% of these subclinical involvements can be controlled (Table 6).

When there are clinically positive supraclavicular nodes, local control can be obtained in 90% of cases 60–65 Gy in 6 weeks (FLETCHER, 1973).

Table 6. Local control of supraclavicular subclinical involvements, in cases with positive axillary nodes

	FLETCHER (1973)	CALLE et al. (1973a)
Dose (Gy)	45–50	50
Time (weeks)	4	6
Number of cases	269/273	
Local control	98.5%	98.8%

3. Internal Mammary Nodes

With a relatively low dose of about 45–50 Gy in 5–6 weeks, the parasternal recurrence percentage falls from 5% to less than 1% (0.6% of 1,535 cases for FLETCHER, 1973; 0 of 287 cases for CALLE et al., 1973a). HAAGENSEN (1971) explains the particular radiosensitivity of these nodes by their small size and their location in a very limited area, which permits precise centerings.

These data indicate that breast cancer, size for size, has the same radiosensitivity as squamous cell carcinoma, and lymph nodes are more radiosensitive than the primary lesion (FLETCHER, 1973). This latter statement is confirmed by McWHIRTER's results and the extremely interesting findings of GUTTMANN (1967) obtained in very particular conditions: GUTTMANN's results concern apparently operable breast cancers in which routinely taken biopsies (HAAGENSEN, 1971) showed a histological involvement of the highest axillary lymph nodes and/or internal mammary nodes. A 50-Gy dose was given to these ganglionary areas with 2-MeV X-rays (the breast receiving the same basic dose, and the tumor a boost therapy of 20 Gy in 2 weeks, at 250 kV). Despite the histologically proven node involvements and a relatively moderate dose to the nodes, the 5-year survival of this group of patients was 60% (89 of 148 cases) and the survival at 10 years, 30% (14 of 46 cases).

Under such conditions, relatively moderate but above all appropriate doses should be given; the doses have always to be smaller for the nodes than for the tumor itself, otherwise when sterilization was successful unacceptable radiosequelae would be observed. The objective is not to produce immediate complete destruction of the cancer and its spread with doses which would be excessive for healthy tissues, but definitively to remove its fertility.

D. Irradiation at Curative Doses

I. Techniques

Curative irradiation is primarily for operable cancers; the aim is to deliver a cytolytic dose to the breast tumor and its possible spread in the regional lymphatic chains: Axillary, supraclavicular fossa, and internal mammary. Because of the high percentage of patients with multicentric tumors, a sufficient dose must also be administered to the whole mammary gland up to the chest wall so as to sterilize possible subclinical cancerous foci. The targets are therefore manifold and the areas to be irradiated very extensive (Fig. 1). It is impossible to deliver a lethal dose everywhere and homogeneously without risking radiosequelae.

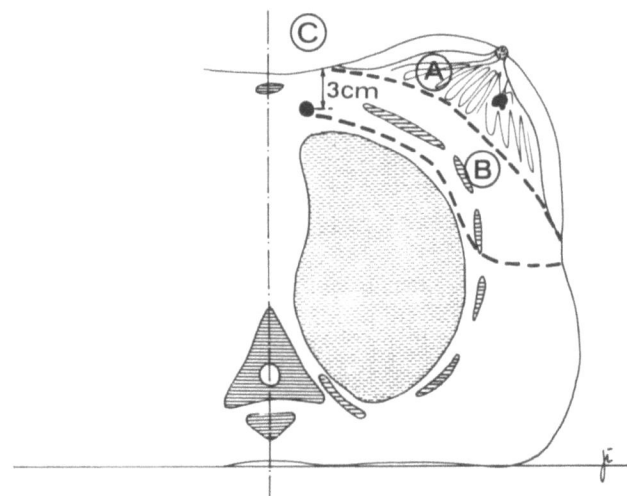

Fig. 1. Various target volumes to be irradiated: tumor (in black), corpus mammae (A), chest wall (B) and internal mammary chain (C)

Under these conditions, it is appropriate to give a first, basic dose of moderate strength, irradiating the whole breast and its lymphatic chains in continuity. The basic dose should be followed immediately by additional, boost doses at the level of the tumor and the node areas liable to be involved, by means of reduced fields.

1. Breast

a) Basic Dose

Sources. Gamma rays from telecesium-137 (AMALRIC et al., 1973a) or telecobalt-60 (CALLE et al., 1973a; FLETCHER, 1973; DELOUCHE, 1974) generally; more rarely photons from a 4-MeV (STRICKLAND, 1974; HELLMAN, 1977), 6-MeV (PROSNITZ, 1975), or 8-MeV (SNELLING, 1974a) linear accelerator.

Fields. The entire breast is irradiated via two large tangential portals on the chest wall delimited in the following way:
Upward, by a line running from the lower part of the axillary fossa to the inferior part of the sternoclavicular joint
Downward, by a horizontal line lying 2 cm below the submammary sulcus
Outward, by the midaxillary line
Inward, by the internal tangential portal extending 2 cm to the far side of the midline

Position of Patient. There are two possibilities. The first is dorsal decubitus (with an arm-board). This offers the advantage of more satisfactory reproduction of the irradiation conditions; a more precise computer study for calculating the dose distribution in the breast itself, the internal mammary chain, and the chest wall can thus be obtained (LALANNE, 1967; FLETCHER, 1973). However, this position presents two disadvantages: decreased output at the tumor due to the field separation, which thus becomes very large (14–18 cm); and the sternum obliquity, which has to be corrected in order to parallel it with the border of the internal tangential field. Two solutions have been proposed: either (1) rotating a collimator in the order of 10°–15°, but with the risk of overlapping the internal mammary field and the overlying node fields (anterior supra-clavicular and axillary), or (2) using an adjustable back to raise the patient's trunk 5°–20° and make up the chest obliquity (FONTAINE, 1976). Special applicators with built-in lead blocks can also be used to eliminate penumbra and divergence (FLETCHER, 1973). But in all cases it is impossible to prevent a relatively large amount of irradiation (about 50%) from penetrating the adjacent part of the lung.

The second possible position is alternate right and left lateral decubitus (Figs. 2 and 3). More time is required to place the patient properly, but the distance between the two tangential ports is considerably reduced (7 cm on average); dosimetry therefore becomes easier and the lung is shielded. Moreover, this position avoids overlapping

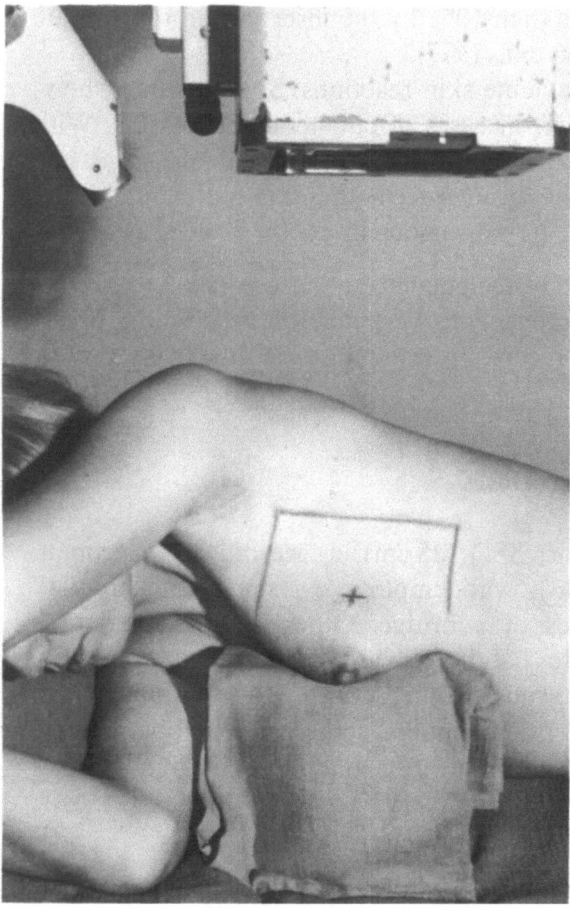 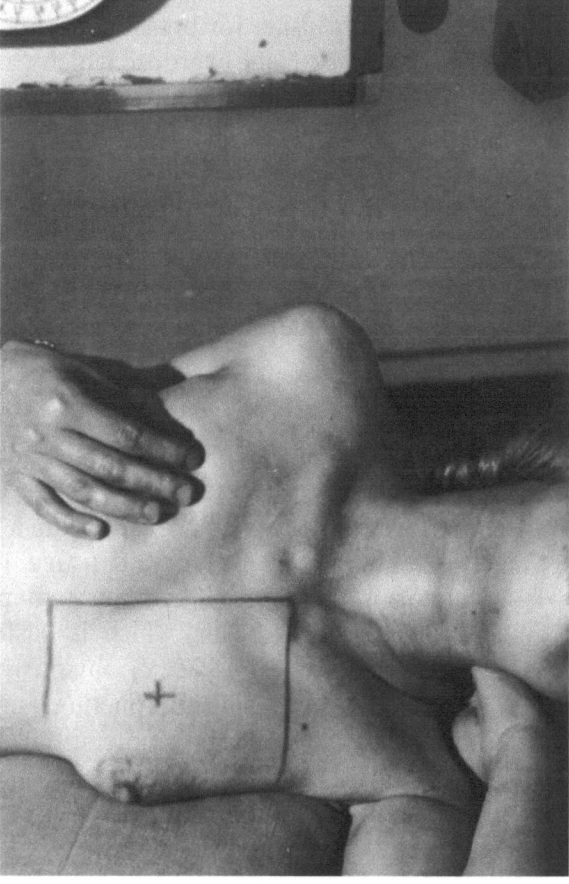

Fig. 2. Right lateral decubitus for the outer mammary tangential field (left irradiated breast on a rice bolus; right breast outside the vertical beam)

Fig. 3. Left lateral decubitus for the inner mammary tangential field (left irradiated breast on a rice bolus; right breast moved aside by the patient)

the internal tangential field with the supraclavicular field. A slight overlap may occur with the anterior axillary field (because of the geometrical divergence at the level of the exit dose and of the telecesium and telecobalt penumbra); it is corrected tungsten by putting a block in the beam along the inferior border of the anterior axillary field (the portal angles are tattooed for this purpose). It is this position we have been using since 1960 with telecesium and telecobalt without any trouble; it is the position adopted also by Baclesse (1949) and Calle et al. (1973a). This position obviously makes it necessary to immobilize the patient (adjustable back, wedges, or hard pillows) in order to identify precisely the angle formed by the patient's body in relation to the vertical (by means of a rolling-ball inclinometer) as well as the obliquity to be given to the apparatus head so as to place the fields tangentially to the chest wall; no obliquity must be given to the collimator but an excessive sternum inclination can be modified by slightly rotating the table (10°–15°) for the internal tangential field. The contralateral breast must be carefully placed outside the exit beam and, if necessary, protected by a sufficient lead layer (see Calle et al., 1973a for the external tangential field.) Good adjustment of these fields for repeated treatment sessions can only be obtained by experienced radiotherapists attended by technicians specially trained in curative radiotherapy.

Bolus. With dorsal decubitus, some authors use a bolus to compensate for the curves of the breast (according to its dimensions) and to reduce the inhomogeneous doses between the breast and the chest wall (more specially at the level of the submammary sulcus). This inhomogeneity can be kept to less than 10% by the insertion of appropriate wedges to compensate for breast contours (Levene, 1977).

The drawback is an overdose which causes acute skin reactions. Some authors, however, place a bolus during half of the treatment in cases of cutaneous neoplasms. With lateral decubitus the bolus is not necessary; the breast is simply placed on a rice bag (see Fig. 3), its contours flatten out, and the beam meets the skin perpendicularly; the skin is thus spared and the output is more homogeneous in depth.

Doses. The entire breast must receive 50–60 Gy (calculated at the center of the target volume) within 5 or 6 weeks, in the most homogeneous way possible; the whole breast tissue included generally in the 90% isodose receives a minimal dose of 45 Gy (Fig. 4).

b) Additional Doses

Sources. Cesium-137 may be used with a short SSD (25 cm), as we did, or telecobalt, like Calle et al. (1973a) or Fletcher (1973), who employs a "squeeze technique" the tumor is compressed between two plates of a bridge. Other authors prefer the accelerated electron beam, which is easier to handle (Bataini and Ennuyer, 1971). The energy choice (10–15 MeV) obviously depends on the depth of the residual tumor. We have also been using this method since 1972. Finally, some authors obtain local additional doses by means of interstitial implantation (after-loading) of radium needles (Maisin and Maisin, 1947; Levene, 1977) or of iridium-192 seeds or threads (Levene, 1977; Pierquin, 1964; Delouche, 1974).

Fields. For external irradiation, the area of the fields is always small: about 50 cm^2 at most (Fig. 5).

For internal irradiation (interstitial implantations), the target volume has to correspond closely to the whole breast quadrant involved by the tumor, which entails a 25%–30% irradiation of the total corpus mammae (Pierquin, 1975).

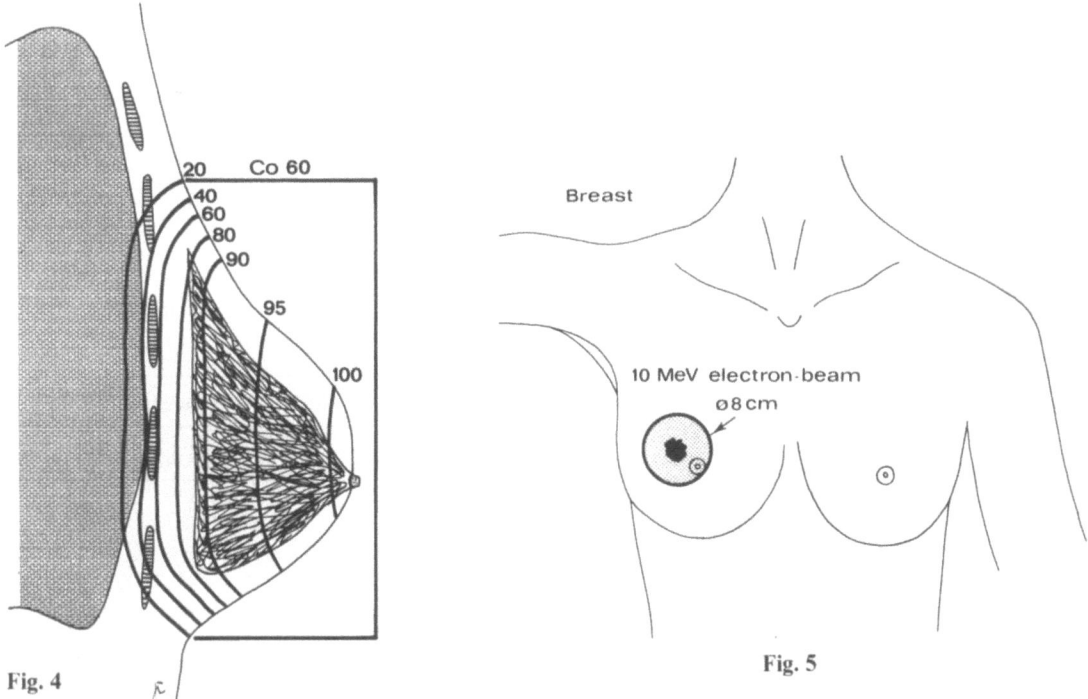

Fig. 4. Normalized isodoses to the maximum dose point, for two cobalt-60 tangential beam fields in sagittal middle plane. Homogeneous distribution of doses: almost the whole corpus mammae is included in the 90% isodose

Fig. 5. Additional dose at the level of the residual tumor with an electron beam field 8 cm in diameter and 10 MeV energy

Position of Patient. For telecesium and telecobalt, lateral decubitus is recommended, with two fields tangential to the chest wall. For the electron beam, dorsal decubitus is usual (arm raised to fix the breast better) with one direct field (see Fig. 5).

Doses. According to the amount of basic irradiation and the residual volume of the tumor, 20–40 Gy is given in 2–4 weeks. (For a clearer presentation of the total doses, we have arbitrarily equated the rads given using iridium-192 with grays in Tables 7–10.) In short, all the authors today agree on delivering a basic irradiation (to the whole breast) of 50–60 Gy, with a total dose of about 80–90 Gy to the tumor (Table 7). The treatment is usually protracted over 8–9 weeks, i.e., 10 Gy/week, in five or six fractions.

2. Axillary Region

Two irradiation axes are generally used, in association: an anterior-posterior axis, and a direct axis, aimed at the lymph nodes (CALLE); this corresponds rather well to a basic irradiation in the first axis and a subsequent additional dose in the other.

a) Basic Dose

Sources. Nearly always telecesium or telecobalt is used; rarely photons from a linear accelerator, because of the insufficient thickness of the target volume.

Table 7. Breast and tumor irradiation, total doses

	Basic dose		Additional doses		Total dose (Gy)	Time (weeks)
	Energy	Dose	Energy	Doses		
Amalric et al. (1978)	Cs 137	60	Cs 137	20	80	8
	Co 60	50	é 10–15 MeV	30	80	8
Calle et al. (1978)	Co 60	60	Co 60	15–25	75–85	8–9
Delouche (1974)	Co 60	50	Co 60, e or Ir 192	30–35	80–85	8
Fletcher (1973)	Co 60	60	Co 60	20–30	80–90	10–11
			é	25–37	85–97	10–11
Gros (1974)	Cs 137 Co 60	50–60	Co 60-Cs 137 or Ir 192	40–30	90	7
Hellman (1977)	4 MeV	45–60	Ir 192	15–30	75	6–7
Pierquin (1975)	Co 60	45	Ir 192	40	85	8–9
Snelling (1974a)	Co 60	55–60	é 10 MeV	20–30	75–90	8
	8 MeV		Ir 192	30	85	8

Fields. The whole axilla must be irradiated with its inferior, medial, and superior nodes (the superior nodes being below the clavicle), without injuring the brachial plexus. Two opposed fields (anterior and posterior) are normally used; they are placed according to the patient's morphology so as to cover the whole axilla. We use two average-size fields (length of the sides approx. 10 cm):

1) The anterior axillary field above the superior border of the outer mammary tangential field and on the outside of the supraclavicular field (Fig. 6). It excludes most of the humerus, which it is therefore not essential to protect; in fact, only the medial part of the humeral head is concerned. A lead block suffices for shielding the anterior border of the pectoralis major muscle.

2) The posterior axillary field also misses half of the medial part of the humeral head, stops at the spine of the scapula, at the level of the chest wall, and 1 cm from the superior border of the latissimus dorsi muscle (Fig. 7).

Radiograms (or gammagrams) allow one to check the proper adjustment of these two fields and to mould them accordingly (Fletcher, 1972). In all cases, no more than 1–2 cm of the underlying lung tissue must be included.

Position of Patient. For the anterior axillary field, the position is dorsal decubitus, with the arm abducted 90° (Fig. 6); for the posterior axillary field, ventral decubitus, with the arm as far away from the body as possible and the head turned to the contralateral side. In both cases, the beam will be entirely vertical.

Bolus. With two direct fields, for obtaining a homogeneous dose a small bolus of rice can be added to fill the axillary fossa. Here, the skin reactions will be slightly more acute in the midaxilla and less pronounced on the borders of the pectoralis major and latissimus dorsi muscles (lessening of the exit doses).

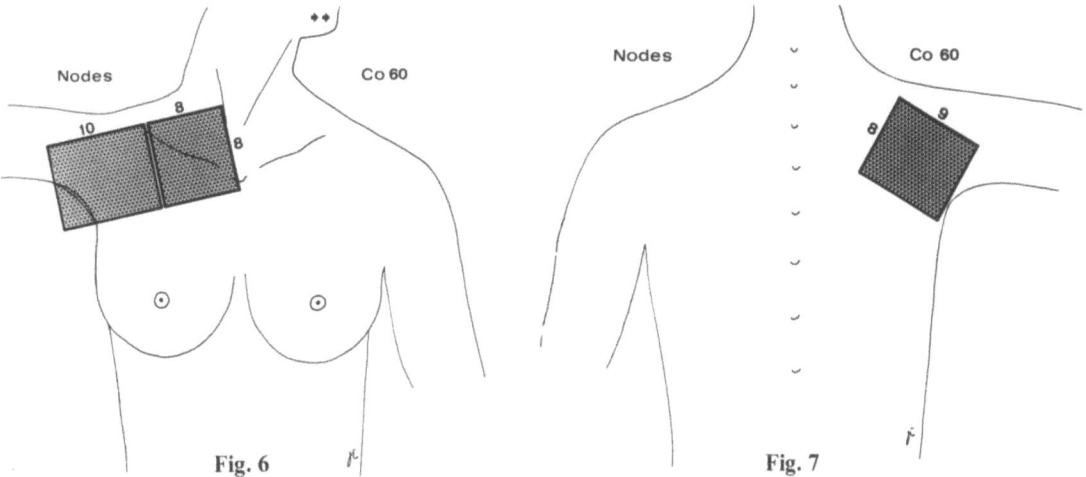

Fig. 6. Anterior axillary field (8 × 10 cm) and adjacent supraclavicular field (8 × 8 cm)

Fig. 7. Posterior axillary field (8 × 9 cm) excluding the border of the latissimus dorsi muscle

Doses. Most authors tend to give 45–50 Gy in 5 weeks at the half-thickness of the target volume, i.e., in the midaxilla (depth: 5–6 cm). This dose can be shared equally between the anterior and posterior fields (our team) or delivered two-thirds forward and one-third backward (some authors) or divided three-quarters and one-quarter (FLETCHER, 1973). For CALLE et al. (1973a), who only uses the single anterior field, the dose at the center of the target volume is about 35 Gy.

b) Additional Doses

These are given directly to the axillary fossa in the very axis of the lymph nodes, through orientation of the beam toward the axilla apex.

Sources. Either telecobalt, or a 10–12 MeV electron beam is used.

Fields. The fields are always small (6 × 8 cm on average); they only involve the axillary fossa and exclude the pectoralis major and latissimus dorsi muscles, which have to stay entirely outside the field in order to avoid a subsequent retractile sclerosis. The higher the additional dose, the more reduced is the irradiated area.

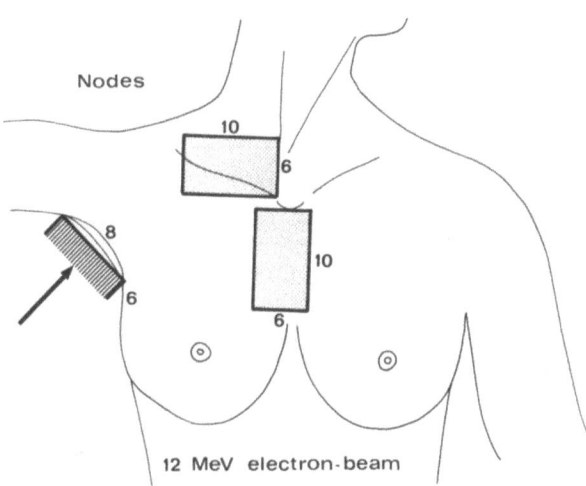

Fig. 8. Additional fields with electron beam for axilla, supraclavicular fossa and internal mammary chain

Position of Patient. The position is either the same dorsal decubitus as for the anterior axillary field (CALLE et al., 1973a) with an oblique transverse beam directed toward the middle of the clavicle (Fig. 8), or lateral decubitus (our team), with the arm raised and the back of the hand on the forehead in order to fill the axillary fossa and visualize better the pectoralis major and latissimus dorsi borders to be respected (Fig. 9).

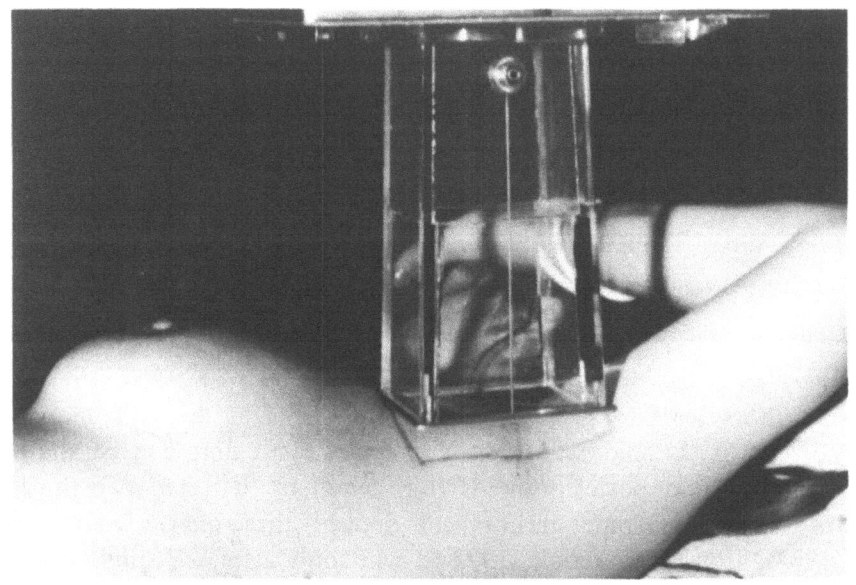

Fig. 9. Lateral decubitus for additional dose to axilla, with electron beam

Table 8. Axillary irradiation, total doses

	Basic dose		Additional doses		Total dose (Gy)	Time (weeks)
	Energy	Dose	Energie	Doses		
AMALRIC et al. (1978)	Cs 137	50	é 12 MeV	N0 10	60	6
	Co 60			N1 20	70	7
CALLE et al. (1978)	Co 60	35	Co 60	N0 25	60	6
				N1 40	75	8
DELOUCHE (1974)	Co 60	50	é	N0 15	65	6–7
				N1 25	75	7–8
FLETCHER (1973)	Co 60	50	Co 60	N0 –	50	5
				N1 10	60	6–7
GROS (1974)	Co 60	50	Co 60	N0 10	60	6
				N1 25	75	8
PIERQUIN (1975)	Co 60	45	é 10 MeV	N0 15	60	6
				N1 25	70	7
SNELLING (1974a)	Co 60	55–60	–	–	55–60	5–6

Doses. The various authors give 10–25 Gy, depending on the amount of the basic dose and the presence or absence of palpable nodes. This dose is generally calculated at 3 cm below the axilla skin. The treatment lasts 1–3 weeks, the weekly dose is slightly less than 10 Gy, which is the absolute threshold not to be exceeded. Altogether, the axillary nodes will receive between 60 Gy (N0) and a maximum 75 Gy (N1), in 6–8 weeks and at 5 or 6 fractions per week (Table 8).

3. Supraclavicular Fossa

A sufficient dose has to be delivered at this level to control any subclinical lymphatic metastases; their frequency with histological involvement of the axilla has been mentioned.

a) Basic Dose

Sources. Telecesium or telecobalt is used (predominantly the latter).

Fields. Most of the authors agree in using a single direct anterior field, as the nodes to be irradiated are only 2 cm below the skin.

Because of the low output of the posterior scapular field with telecesium, we now use a single anterior field with telecobalt. This field must cover the supraclavicular fossa; its internal boundary is formed by the lateral border of the sternocleidomastoid muscle, its inferior boundary is the sternoclavicular joint (at the corner of the inner mammary tangential field), its outer boundary corresponds to the inner border of the anterior axillary field. Finally, this field must go sufficiently far up to reach the trapezius muscle in projection. The field size averages 8×8 cm. The anterior axillary and supraclavicular fields are contiguous (Fig. 6); some authors prefer to use a large single field which covers the same anatomic areas (LALANNE, 1967; CALLE et al., 1973a; FLETCHER, 1973).

Position of Patient. The only position is dorsal decubitus with the arm abducted 90° and the head turned to the contralateral side. For better protection of the trachea, it is possible to add a lead block at the level of the inner border of the supraclavicular field, from a dose of about 20–30 Gy.

Doses. All the authors deliver 45 Gy, calculated 2 cm below the skin, in $4^1/_2$–5 weeks.

b) Additional Doses

Only in cases of palpable *axillary* nodes are additional doses given.

Sources. Telecesium-137 (with a short SSD), telecobalt, or an electron beam of about 10–12 MeV is used.

Field. A direct portal is used, with a vertical beam. The field must be wide enough to include the subclavicular region (10×6 cm) and the clavicle often lies diagonally across the field (Fig. 8).

Position of Patient. The position is dorsal decubitus, with the head turned to the contralateral side (Fig. 10).

Doses. Usually 10 Gy is given, and a maximum of 15 Gy in 1–$1^1/_2$ weeks. Altogether, the supraclavicular fossa must receive 45–55 Gy in 5–6 weeks, whether or not there are palpable axillary nodes (Table 9).

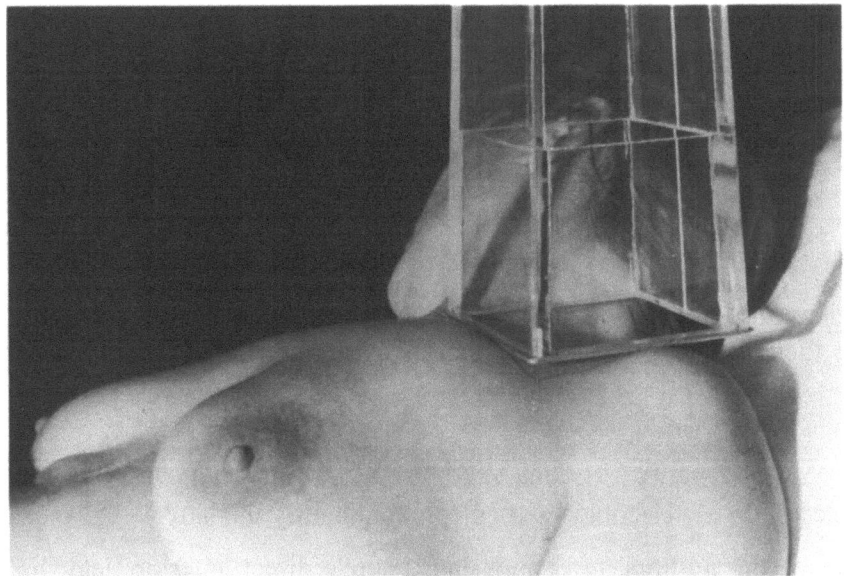

Fig. 10. Position of patient for boost therapy of supraclavicular field (electron beam)

Table 9. Supraclavicular fossa irradiation, total doses

	Basic dose		Additional doses		Total dose (Gy)	Time (weeks)
	Energy	Dose	Energy	Doses		
AMALRIC et al. (1978)	Cs 137	45	é 12 MeV	N0–	45	5
	Co 60			N1 10	55	6
CALLE et al. (1978)	Co 60	45	Co 60	5	50	6
DELOUCHE (1974)	Co 60	45	–	–	45	5
FLETCHER (1973)	Co 60	45	Co 60	N0–	45	5
				N1 10	55	6–7
GROS (1974)	Co 60	50	–	–	50	5
PIERQUIN (1975)	Co 60	45	–	–	45	4–5
SNELLING (1974)	Co 60	55	–	–	55	5–6

4. Internal Mammary Chain

It is known (HAAGENSEN, 1971) that the involvement of the internal mammary chain nodes is quite frequent when the primary tumor is located internally or centrally (30%–40%), when there is a clinically convincing axillary lymphadenopathy (33%–50%, depending on the size), and lastly when the tumor exceeds 5 cm in diameter (40%–57%). Therefore in such cases the internal mammary chain will be irradiated systematically. Histological examination of operation specimens shows that above all the second, then the first and the third intercostal spaces on the same side, in that order of frequency, are involved. In practice, it is possible to restrict irradiation to the three first ipsilateral intercostal spaces, while taking into account that those nodes are between 2.5 and 3.5 cm below the skin and 3–4 cm from the midline (CALLE et al., 1973a).

a) Basic Dose

Sources. Telecesium-137 or telecobalt is used.

Fields. Most of the authors include the high portion of the internal mammary chain in the anterior axillary-clavicular field and the low portion in the mammary tangential irradiation (CALLE et al., 1973a; DELOUCHE, 1974). Some authors sometimes set up a direct inner mammary field, separate from the inner mammary tangential field (FLETCHER, 1973; PROSNITZ, 1975). For our part, we always include the internal mammary chain into the inner mammary tangential field because its inner border is 2 cm beyond the midline on the other side.

Position of Patient. The position is the same as for the basic irradiation of the breast and clavicular chains (dorsal or lateral decubitus).

Doses. With the patient in dorsal decubitus and with the previously described techniques, the dose provided by the two mammary tangential fields that reaches the internal mammary chain is 45–50 Gy, 3 cm deep, in 5 weeks, according to most of the authors' data. With the patient in lateral decubitus, we evaluate the dose between 110% and 120% of the given dose for one field, which means an average of 35 Gy with our technique (50 Gy basic dose with telecobalt).

b) Additional Doses

Only when there is a high risk of internal mammary chain involvement are additional doses delivered.

Sources. The main source is an accelerated electron beam at 10–12 MeV, selected according to the real depth of the target volume; this depth depends primarily on the chest

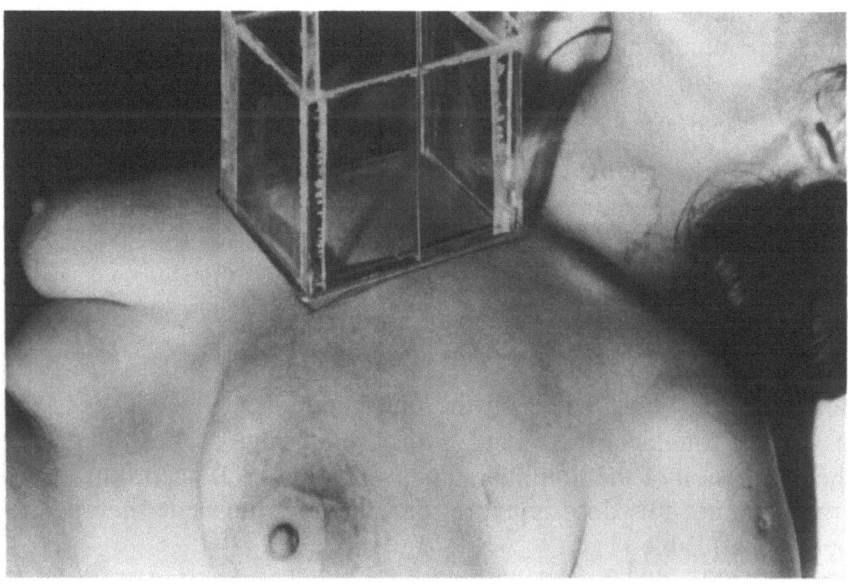

Fig. 11. Position of patient for additional dose to internal mammary chain (electron beam)

Table 10. Internal mammary chain irradiation, total doses

	Basic Dose		Additional doses		Total dose (Gy)	Time (weeks)
	Energy	Dose	Energy	Doses		
Amalric et al. (1978)	Cs 137 Co 60	35	é 12 MeV	15	50	6–7
Calle et al. (1978)	Co 60	50	–	–	50	6
Delouche (1974)	Co 60	50	–	–	50	5–6
Fletcher (1973)	Co 60	45	Co 60	5	50	6
Gros (1974)	Co 60	50	–	–	50	5
Pierquin (1975)	Co 60	45	é 10 MeV	15	60	6–7
Snelling (1974a)	Co 60	55	–	–	55	5–6

wall thickness, which will be measured for every patient, by either radiography or echography or computed tomography.

Field. A single direct field covering the first three intercostal spaces and centered 3 cm from the midline; the field size generally averages 6 × 10 cm (Fig. 8).

Position of Patient. The position is dorsal decubitus, with the arms down and the head turned to the contralateral side (Fig. 11).

Doses. The various authors give 5–15 Gy in 1–2 weeks. Altogether, the internal mammary chain must receive about 50 Gy in 6 weeks, which is considered sufficient by most of the authors; 60 Gy in 6–7 weeks is the maximum tolerable dose (Table 10).

Synthetically, the Gy doses and time for every concerned target volume in our present technique (telecobalt plus electron beam) are shown in Fig. 12. The total doses are nearly identical to those used by most authors using curative radiotherapy alone.

The dose distribution in our technique is indicated in Fig. 13. A great homogeneity at the level of the tumor and corpus mammae with a good sparing of the adjacent healthy tissues can also be seen; in fact, for 80 Gy to the tumor itself (100%), the following doses are received elsewhere:

Peripheral tumor region	— 72 Gy (90%)
Adjacent corpus mammae	— 56 Gy (70%)
Whole breast and the pectoralis major muscle	— 48 Gy (60%)
Chest wall	— 32 Gy (40%)
Parietal pleura	— 24 Gy (30%)
Adjacent lung	— 16 Gy (20%)

These doses are fully compatible on the one hand with effectiveness against tumor (see section C), and on the other hand with the sparing of healthy tissues. This is shown by the calculation of the nominal standard dose (NSD) according to Ellis (1968) for each target volume; this dose is expressed in rads equivalent therapeutic (rets) for 5 fractions per week (Table 11).

The doses in Table 11 are well within those calculated by Abbatucci (1976) for skin tolerance and underlying tissues, according to the area irradiated (Table 12).

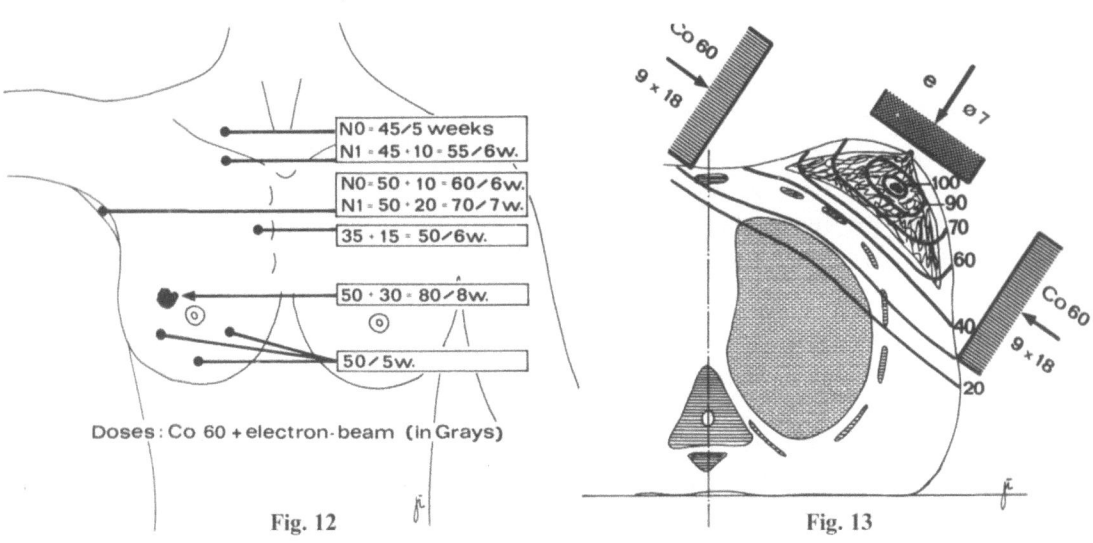

Fig. 12 Fig. 13

Fig. 12. Synthesis of the basic and additional doses for the various target volumes

Fig. 13. Dose distribution of two tangential mammary fields (50 Gy; cobalt-60) with electron beam additional field (30 Gy; 10 MeV). Normalized isodoses to the maximum dose point in axial transverse plane

Table 11. NSD at the level of the different target volumes and adjacent tissues (personal technique)

	Dose (Gy)	Time (weeks)	Fractions (total)	NSD (rets)	Area (cm^2)
Tumor	80	8	40	2,120	< 50
Whole breast; pectoralis major muscle	50	5	25	1,560	> 100
Whole axilla; brachial plexus	50	5	25	1,560	80–100
Lower axilla (N 0)	60	6	30	1,760	60–80
Lower axilla (N 1)	70	7	35	1,940	< 50
Supraclavicular fossa (N 0/Ax)	45	5	25	1,410	60–80
Supraclavicular fossa (N 1/Ax)	55	6	30	1,610	60
Internal mammary chain	50	6$^1/_2$	33	1,420	60
Lung apex	35	5	25	1,093	60–80
Parietal pleura	24	5	25	750	> 100

Table 12. Admissible tolerance doses for skin and subcutaneous tissues (according to ABBATUCCI, 1976)

	Small area 10 cm^2	Middle area > 10 cm^2 < 100 cm^2	Large area > 100 cm^2
NSD (rets)	2,190	1,850	1,700
Equivalent rads[a]	8,400	6,400	5,600

[a] Equivalent rads: rads with the same biological value as those that would be delivered at a rate of 2 Gy, 5 times per week.

It will be noticed that the NSD is slightly over the threshold indicated for the tumor and lower axilla (if N1). It is a calculated risk, since the optimal dose is a compromise between effectiveness and possible complications, and the margin between the two is narrow. If an irradiation injury occurs, it should always remain very limited and therefore, hardly uncomfortable for the patient because of the gradual reduction of the portals at the level of those two major areas (always less than 50 cm ^{2}). Furthermore, these tolerance doses were calculated for five fractions per week; in the case of six weekly fractions (as was our practice) the NSD drops from 2,120 to 2,030 rets for the tumor area and from 1,940 to 1,860 rets for the lower axilla. Fractionation thus remains an essential factor in scheduling the treatment: for the indicated curative doses there must never be fewer than five fractions per week and six fractions weekly for the tumor and particularly the axilla (the most vulnerable region) are strongly advised.

5. Special Cases

The irradiation techniques with curative doses described above must be somewhat modified in some cases, especially according to the breast tumor location.

a) With *central* cancers, an additional dose to a larger area extending far beyond the lesions should be provided, and the total dose must be increased to 85 Gy.

b) In the case of *sites near the areola* (at 1–2 cm), the additional doses must systematically include it; they are thus off-centered.

c) In the *axillary prolongation of the corpus mammae*, it is sometimes difficult to make a clear separation between the T and N sectors. A line of demarcation has to be selected and carefully tattooed on the skin; in irradiating every portal, the nearby area must be shielded with lead. At this level, there is a risk of overdosage, which fortunately is compensated by a small underdosage, as shown in Fig. 4: the prolongation of the corpus mammae is within the 80% isodose (40 Gy for a 50 Gy basic dose). In certain cases of T and N being directly adjacent, a single joint additional dose is given, encompassing the two manifestations of the disease.

d) In the *submammary sulcus*, there is a similar underdosage (Fig. 4), as the lesion is on the fringe field. The inferior boundary of the mammary tangential fields has to be lowered to up to 4 cm below the submammary fold and a higher basic dose given (55–60 Gy) for a 85 Gy total dose, while a supplemental electron beam dose to a wider area, tailored to the particular regional morphology, has to be delivered. The skin reactions are always acute at this level; cobalt-60 tolerance is better than with the accelerated electron beam.

e) In the *upper inner quadrant*, the tumor is in close vicinity to the internal mammary chain; it is at times impossible to separate the T and N additional fields which practically merge into a single portal slightly bigger than usual and which have to be adjusted geometrically to the two combined targets. In this case, the *electron* beam energy must be calculated very accurately, according to the thickness of the lesions and chest wall.

f) *Multifocal cancers* (detected clinically, radiographically, or by infrared thermography and checked cytologically). It is advisable to increase the basic dose to 55–60 Gy and deliver additional doses to all foci, either with a single field (if possible), or separate fields.

g) In the case of *simultaneous bilateral cancers*; despite good patient position and careful protection of the contralateral breast, there are overdosage risks at the median line caused by the exit dose and the scattered radiation. The 45 Gy basic dose must not be exceeded and the electron beam additional doses will be increased at the level of every tumor focus up to the usual 80 Gy total dose (maximum not to be exceeded). An additional dose to the internal mammary chains will also be avoided. There is a better tolerance when the two mammary lesions are irradiated together at first and then the node areas on both sides; the overall treatment (3 months) is thus protracted, but every target volume really receives the useful dose, at 10 Gy/week, with the protraction required.

h) In the case of *nonsimultaneous bilateral cancers*, the overlapping of the inner tangential fields represents a risk if the other side has already been irradiated. To irradiate the second cancer, it will be necessary to stay 2 cm inside the median line (not outside); the internal mammary chain will receive an additional dose only if the tumor is in the upper inner quadrant (45 Gy at most).

i) For *cancers with a wide skin involvement*, if no electron beam is available, the additional dose can be given with telecobalt through a sufficiently thick bolus or a plastic cone (FLETCHER, 1973). For the additional doses with electron beam, the use of a bolus 5–10 mm thick is also desirable, to obtain the maximum buildup at the skin.

j) When there is *still palpable cancer after 80 Gy*, if skin tolerance is good, this dose can be increased to 85 Gy, providing another field reduction (25 cm² maximum). Some authors have raised it to 90 Gy on very limited fields; we have tried this too but, like CALLE and PILLERON (1979), we abandoned it because of the high rate of radiosequelae.

II. Consequences

Radical radiation therapy entails some inconveniences and in turn we are going to study the immediate cutaneous reactions, the immunological repercussions, the late radiosequelae, and finally, the cosmetic results of these irradiations.

1. Immediate Cutaneous Reactions (ICR)

a) With telecesium, ICR come early (between 30 and 40 Gy) and are rather severe but quickly reversible after the completion of the irradiation.

b) With telecobalt, ICR appear slightly later (between 40 and 50 Gy), are somewhat less severe, and also disappear rapidly.

c) For the additional doses, these reactions are less pronounced with electron beam than with telecesium (short SSD), telecobalt, or iridium-192 implantation.

We have classified the ICR in categories of growing intensity, from ICR 1 to ICR 5:

ICR 1 = moderate and painless erythema, followed by a dry epidermitis
ICR 2 = pronounced and painful erythema (brick red), without exudative reaction
ICR 3 = moderate, painful, limited exudative epidermitis
ICR 4 = moderate, exudative epidermitis spread to the whole breast or severe localized epidermitis
ICR 5 = severe and extensive exudative epidermitis, exposing the dermis and causing bleeding or radiodermatitis

For two consecutive series of 100 patients, all treated with 10 Gy/week to the tumor and nodes, with the same equipment, by the same technicians and the same radiation therapists, we have established the reaction distribution with telecesium-137 + electron beam (60 Gy + 20 Gy) and with telecobalt-60 + electron beam (50 Gy + 30 Gy).

The same care was given to all patients: a moisturizing ointment during the first half of the irradiation, and a corticosteroid ointment during the second half. The same two radiotherapists classified the reactions at their maximum (Table 13).

In both cases, two-thirds of patients had cutaneous reactions that were mild or very limited (ICR 1 and 2) but painful (ICR 2 and 3). One-third had acute cutaneous

Table 13. Comparisons between the immediate skin reactions for telecesium and telecobalt (%)

	Cesium-137	Cobalt-60
ICR 1	27	31
ICR 2	41	38
ICR 3	31	30
ICR 4	1	1
ICR 5	0	0
Total	100	100

reactions (ICR 3), but limited to either the breast, on the additional field and/or in the submammary sulcus, or the axilla, particularly the anterior border of the pectoralis major muscle and the superior border of the latissimus muscle. (This should be placed outside direct radiation and protected carefully with lead blocks against scattered radition and penumbra). Severe cutaneous reactions were encountered twice as often at the level of the axilla than the breast, and at lower irradiation doses (about 50 Gy in 5 weeks instead of 60 Gy in 6 weeks for the breast).

It should be emphasized that immediate cutaneous reactions must in no way modify the treatment plan. In fact, they disappear quickly, leaving no traces other than superficial cutaneous lesions such as dyschromias or telangiectasias which cause no functional trouble.

Moreover, we agree with Calle et al. (1973a) that there is no direct relationship between the intensity of the cutaneous reactions and the extent of late slcerosis, which is the only really disturbing sequela; it seems that the scondary or late radioscleroses depend mainly on lesions of the connective tissue and above all of the vascular endothelium.

2. Immunological Repercussions

The hematological changes after high doses of irradiation of the breast have been known for a long time: all the authors have reported frequent leukopenia at the expense of the lymphocytes. These repercussions on the immunity tonus have over the past 10 years been the subject of many studies (Stjernswärd, 1972; Meyer et al., 1972; Blomgren et al., 1976) which might lead one to think that an immunity depression is frequent and significant. In reality, these studies deal with either experimental irradiation or postoperative or palliative irradiation, conducted in quite different conditions from those we have described.

We decided to verify for ourselves what really occurred, by performing a series of immunological tests before and after irradiation on a homogeneous group of 400 patients with operable breast cancer. We used three cutaneous tests of delayed hypersensitivity (tuberculin, candidin, phytohemagglutinin), the count of peripheral lymphocytes, the level of the antistreptolysins 0 (ASL 0), and the lymphoblast transformation test (LTT).

In patients with a normal immunity tonus at the outset (all tests positive, or all but one), i.e. 86% of cases, a significant immunity depression (two negative tests) was observed in only 9% (31 of 350). Among patients who already had an immunity depression before any irradiation, an aggravation was noted in 21% (12 of 58).

These figures corroborate the conclusions of the survey made, under similar technical conditions, by Daban et al. (1975): irradiation has a clear reducing effect on the cutaneous tests of delayed hypersensitivity and on peripheral lymphocyte count but the LTT is not considerably influenced. The cutaneous tests were again positive 3–6 months after the end of irradiation, while the rate of circulating lymphocytes required 1 year or more to normalize.

All in all, there is an immunity depression after radical radiation therapy, but it is relatively moderate and affects only some of the patients; it is not permanent and at present no clear prognostic value can be given to this kind of immunity exploration; there are, moreover, the clinical results.

3. Radiosequelae

We will not dwell on this topic as radiotherapy complications are dealt with by FISCHEDICK in this volume (see p. 449).

We classified the radiosequelae of curative cesiumtherapy in five categories of growing importance (see AMALRIC and SPITALIER, 1973a):

RS 0: No visible or palpable radiosequelae or very modest pigmentation (the treated side is not distinguishable at first sight)

RS 1: Permanent pigmentation of the additional fields or of the breast

RS 2: Moderate dyschromias and/or small telangiectasias limited to the additional field area

RS 3: Extended dyschromias and/or telangiectasias and/or limited subcutaneous sclerosis, without functional trouble (Fig. 14)

RS 4: Extensive subcutaneous sclerosis and/or important breast deformities and/or moderate but not disabling arm edema and/or slight sclerosis of the pectoralis major muscle

RS 5: Any more important radiosequelae, such as disabling arm edema, frozen shoulder, retraction of the pectoralis major muscle, brachial plexus lesion, skin or bone radionecroses

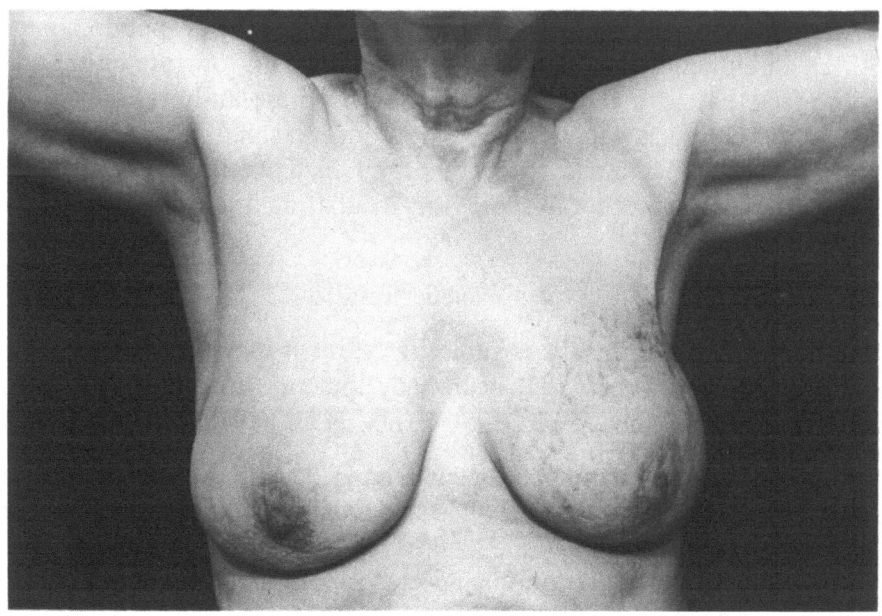

Fig. 14. Radiosequelae of category 3 (RS 3). Extended dyschromias with limited subcutaneous sclerosis (on the left)

Table 14. Radiosequelae after 5 years

	Number	%
RS0	66	24
RS1	42	15
RS2	79	29
RS3	61	22
RS4	22	8
RS5	5	2
Total	275	100

Table 15. Cosmetic results after 5 years

	CALLE et al. (1978)		AMALRIC et al. (1978)	
	189 cases	%	275 cases	%
Excellent to good	67	37	108	39
Good to fair	84	44	140	51
Poor	31	16	27	10
Unknown	7	3	–	–

According to this categorization, the distribution of these radiosequelae for 275 of our patients irradiated 5 years ago, with both breast preserved, is shown in Table 14.

It should be pointed out that one patient in four had no irradiation stigmata and only one in ten retained functionally troublesome radiosequelae; only five patients (of 275) had unacceptably severe complications. Our figures tally exactly with those of CALLE et al. (1978) who reported severe complications in only four of 258 irradiated cases, i.e., in less than 2%. This low rate is explained by the fact that the irradiations were performed under the best possible technical conditions, with the irradiation of normal tissues remaining well below their threshold of tolerance (Tables 11 and 12):

a) With regard to the *pectoralis major muscle*, it is appropriate to recall that it can present a retractile sclerosis from 60 Gy (CALLE et al., 1973a); our technique, it should receive a maximum of 50 Gy from cobalt-60.

b) With regard to the *brachial plexus*, we found three upper member dysesthesias, with one paresis (1.5%); CALLE et al. (1978) observed five dysesthesias, one transient neuritis, and a single radicular paralysis (total rate of brachial plexus involvements 3%). It should be noticed that the doses received by the brachial plexus are on the threshold of the tolerance admitted for the cervical medulla, 1560 rets (Table 11); if ulterior cervical irradiations were necessary, these would be very dangerous.

c) The frequency of *radiotherapic lung* (pneumonitis and/or pulmonary fibrosis) is low (3%–7%), and functional trouble is extremely rare. This low rate of lung radiolesions is due to the fact that with the techniques used by these authors, only the lung apex is included in the supraclavicular field. With our personal technique, we calculated that a maximum of 35 Gy could reach this level in 5 weeks, i.e., one NSD of 1093 rets (Table 11); the tolerance threshold for irradiating the whole lung is 1130 rets (ABBATUCCI, 1972).

4. Cosmetic Results

Appreciation of cosmetic results is subjective; thus it may paradoxically happen that a patient wants to keep a breast that bears ugly, but not uncomfortable radiosequelae. We objectively classified our results like CALLE et al. (1978), in the following way:

Excellent to good: Slight fibrosis, no or few telangiectasias (i.e., RS 0 and RS 1)
Good to fair: Fibrosis and/or telangiectasias on less than half of the breast (i.e., RS 2 and RS 3)
Poor: Sclerosis and/or telangiectasias on more than half of the breast, or mammary retraction (i.e., RS 4 and RS 5)

The respective percentages for patients alive after 5 years are shown in Table 15.

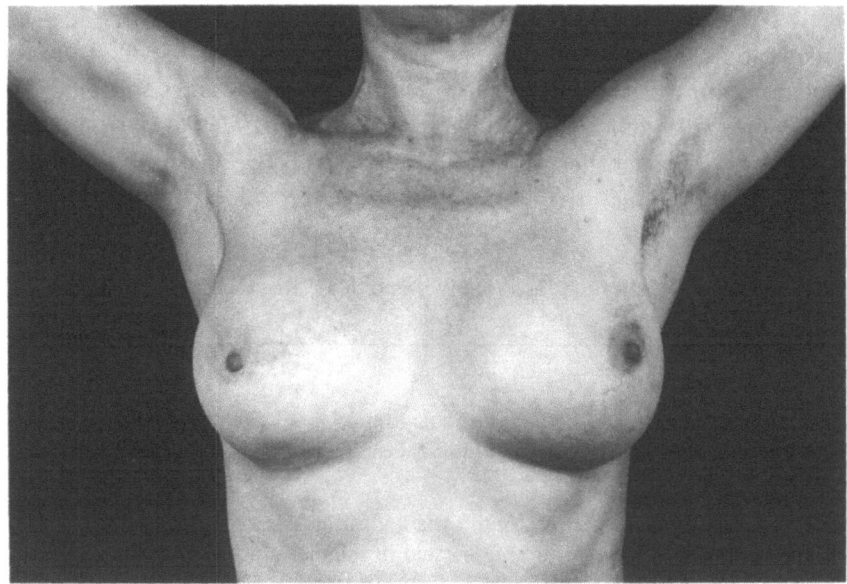

Fig. 15. Good cosmetic result after curative radiotherapy alone, performed 6 years ago. The axillary depilation alone indicàtes the treated side

Good results were noted in 80%–90% of cases (Fig. 15); only about 10% of patients complain of visible irradiation marks. The consequences of the radical radiation therapy are acceptable if the described technical requirements are fully respected. Time, dose and fractionation factors are the foundations of a good sparing of normal tissues, for the breast more than any else, to ensure quality of survival.

III. End Results

1. Criteria of Operability

Which infiltrating breast carcinomas can be considered technically operable? All authors agree that they are those which do not show one of the clinical criteria of inoperability defined by HAAGENSEN (1971), i.e., when:

1. Extensive edema of the skin over the breast is present.
2. Satellite nodules are present in the skin over the breast.
3. The carcinoma is of the inflammatory type.
4. A parasternal tumor is present.
5. Proved supraclavicular metastases are present.
6. There is edema of the arm.
7. Distant metastases are demonstrated.
8. Any two, or more, of the following grave signs of locally advanced carcinoma are present:
   a) Ulceration of the skin.
   b) Edema of the skin of limited extent (less than one-third of the skin over the breast involved).
   c) Solid fixation of the tumor to the chest wall.
   d) Axillary lymph nodes measuring 2.5 cm or more, in transverse diameter.
   e) Fixation of the axillary lymph nodes to the skin or the deep structures of the axilla.

Cancers that are too extended are not operable. This anatomical inoperability can be well detected clinically (2, 4–7, 8b–e). Cancers that are growing too fast are not operable. This biological inoperability, apart from obvious cases (1, 3, 8b) is very difficult to detect clinically. Some authors have been trying in recent years to detect fast-growing cancers without clinical evidence (Spitalier and Amalric, 1976; Gautherie et al., 1975a; Pluygers, 1977a) by infrared thermography (5 °C and more thermal gradients on abnormally extended hot cutaneous areas).

Table 16. TNM classification for Primary Tumors (T), Regional Lymph Nodes (N), and Distant Metastases (M)

T0:   No evidence of primary tumor.

T1S: Paget's disease of the nipple with no demonstrable tumor.
      Note Paget's disease with a demonstrable tumor is classified according to size of the tumor.

T1[a]: Tumor 2 cm or less in greatest demension.
      T1a with no fixation to underlying pectoral fascia and/or muscle,
      T1b with fixation to underlying pectoral fascia and/or muscle.

T2[a]: Tumor than 2 cm but not more than 5 cm in its greatest dimension.
      T2a with no fixation to underlying pectoral fascia and/or muscle,
      T2b with fixation to underlying pectoral fascia and/or muscle.

T3[a]: Tumor more than 5 cm in its greatest dimension.
      T3a with no fixation to underlying pectoral fascia and/or muscle,
      T3b with fixation to underlying pectoral fascia and/or muscle.

T4:   Tumor of any size with direct extension to chest wall or skin.
      Note chest wall includes ribs, intercostal muscles and serratus anterior muscle but not pectoral muscle.
      T4a with fixation to chest wall.
      T4b with edema (including peau d'orange), ulceration of the skin of the breast or satellite skin nodules confined to the same breast,
      T4c both of the above,
      T4d inflammatory carcinoma.

NX: Regional lymph nodes cannot be assessed clinically.

N0:   No palpable homolateral axillary nodes.

N1:   Movable homolateral axillary nodes,
      N1a Nodes not considered to contain growth,
      N1b Nodes considered to contain growth.

N2:   Homolateral axillary nodes considered to contain growth and fixed to one another or to other structures.

N3:   Homolateral supraclavicular or infraclavicular nodes considered to contain growth or edema of the arm.[b]

MX: Not assessed.

M0:   No (known) distant metastasis.

M1:   Distant metastasis present.
      Specify metastasis present.
      Specify sites according to the following notations:

Pulmonary:	PUL	Lymph nodes:	LYM	Skin:	SKI
Osseous:	OSS	Bone marrow:	MAR	Eye:	EYE
Hepatic:	HEP	Pleura:	PLE	Other:	OTH
Brain:	BRA				

[a] Dimpling of the skin, nipple retraction or any other skin changes except those in T4b may occur in T1, T2 or T3 without modifying the classification.
[b] Homolateral internal mammary nodes considered to contain growth are included in N3. Edema of the arm may be caused by lymphatic obstruction: lymph nodes may not then be palpable.

2. Clinical Staging

We recall the classification rules for breast carcinomas according to the UICC (Unio Internationalis Contra Cancrum) and AJC (American Joint Committee on Cancer Staging and End Results Reporting), Geneva 1973 (Table 16).

It is essential to classify every breast cancer according to this anatomoclinical staging before any treatment. It is the only agreed basis for comparing results obtained throughout the world.

Surgically operable are infiltrating breast carcinomas without any known distant metastasis, corresponding to the following categories:

T0, T1a, T1b, T2a, T2b, T3a, T3b, N0, N1a, N1b

Surgically inoperable are infiltrating breast carcinomas corresponding to the following categories:

T4a, T4b, T4c, T4d, N2, N3, M1

These results can also be presented by grouping the cases in stages (Stage I, Stage II, Stage III). This synthetic presentation (Table 17) is useful for a quick assessment

Table 17. TNM stage grouping

Stage I:	T1a N0 or N1a
	T1b N0 or N1a
Stage II:	T0 N1b
	T1a N1b
	T1b N1b
	T2a or T2b N0, N1a or N1b
Stage III:	any T3 with any N
	any T4 with any N
	any T with N2
	any T with N3
Stage IV:	any T and any N with M1

Table 18. Clinical examination and histological control of axilla. Reliability (on 300 T0, T1a, T2a/N0, N1a, N1b); axillar staging with an average of 11 nodes examined

	N−	N+	
N1	57	116	173
N0	84	41	125
	141	157	298

Clinical false positives: 57/173 (33%)
Clinical false negatives: 41/125 (33%)

but it is not very accurate as the stages are not homogeneous in the T and N categories. Restrospective comparison of the various authors' statistics expressed in stages is therefore uncertain.

Moreover the classification definitions have changed considerably during the past 25 years, which is why analytic presentation is advisable, i.e., result comparisons by category.

We also draw attention to the fact that it is recommended to differentiate N1a and N1b within N1. Experience shows that for N1a the prognosis is very similar to that for N0 (CALLE et al., 1977). In fact, they are merged by the AJC stage grouping. Nevertheless, with authors who published results over ten years ago, there is some difficulty when the oldest observations (consequently, the most interesting) do not include this differentiation and only mention N0 or N1.

It is well known that the reliability of the axillary palpation is very imperfect. There are great differences between N0 (clinical) and N− (histological), as well as between N1 and N+ as is shown by our recent series of 300 consecutive and selective axillary dissections before radiotherapy (Table 18).

The clinical examination is therefore wrong one time in three, in both directions: positive and negative. In exclusive radiotherapy of operable breast cancers, it should be borne in mind that on average one-third of axillas without palpable nodes are involved and that one-third of axillas with palpable nodes are not involved.

3. Overview of Radiotherapy Results

Several authors have presented interesting reults which however, cannot be compared because of the different kinds of patients treated and techniques used. Thus FLETCHER (1973) treated surgically operable but advanced cancers, but PIERQUIN (in CALLE et al., 1978) disputes operable carcinomas with an important lymphadenopathy (Table 19).

Table 19. Five-year results of various authors. Radiotherapy alone on surgically operable breast carcinomas

	Alive	Alive NED[a]
FLECHTER (1973) Stage III late	69/229 (30%)	
PIERQUIN (1978) 60% Stage II		90/123 (73%)
SNELLING (1974) 74% Stage III	100/248 (40%)	
STRICKLAND (1974) 85% Stage III		135/385 (34%)
WARTER et al. (1977) 60% Stage III	193/358 (54%)	

[a] NED = No evidence of disease

Table 20. Crude survival rates after conservative management of 1,031 operable breast carcinomas treated from June 1960 to April 1974 inclusive (with or without preirradiation wedge resection)

	Number of cases	%
5 years	690/1031	67
7 years	270/483	56
10 years	118/215	54

(T0, T1, T2, T3 categories; N0 and N1 grouped)

These results cover only 5 years on the whole, and for the most part apply to large operable carcinomas.

In order to assess the efficiency of radiotherapy alone in operable breast carcinomas, it is essential to use statistics of a sufficient number of cases for every stage, ranging over at least 10 years and indicating the rate of preserved breasts. That is why it is necessary to turn to the rare team of radiation therapists and surgeons who pioneered this difficult path a long time ago.

Based on the uninterrupted survey we began 20 years ago (including nearly 3000 consecutive operable breast carcinomas treated by curative irradiations), Table 20 gives our crude findings at 5, 7, and 10 years, all cases.

The percentages in Table 20 are crude, without any correction and without exclusion because of age. All deceased patients, whatever the reason, and all who were untraced are considered as failures.

Table 21 provides all the necessary details of the overall conservative management at 5 and 10 years.

4. Five-to Ten-Year Results

The crude survival rate is on the whole maintained up to 10 years. Some authors feared the collapse of these results between 5 and 10 years, but that has not been observed using our indications and technique (Table 22).

At 5 years, the percentage of "alive NED" (alive with no evidence of disease) decreases from T2 N0 (64%) to T3 N1 (36%), as is shown in Table 23. But the overall percentage (52%) is satisfactory, considering the unfavorable stage distribution: Stage I: 14/675 = 2%; Stage II: 413/675 = 61%; Stage III: 248/675 = 37%

It is encouraging to see that the decrease in the results of radiotherapy alone between 5 and 10 years is moderate for equal stages (Table 24).

Table 21. Five- to ten-year findings after conservative management of 1,031 breast cancers (with or without preirradiation wedge resection). I = Alive NED; II = Alive with visible cancer; III = Dead with visible cancer; IV = Dead without visible cancer; V = Untraced

	5 years		10 years	
	N	%	N	%
I	630	61	108	50
II	60	6	10	5
III	278	27	71	33
IV	40	4	9	4
V	23	2	17	8
Total	1,031	100	215	100

Table 22. Crude survival rates after radical irradiation alone of 675 operable breast carcinomas (June 1960–April 1974)

	Number of cases	%
5 years	399/675	59
7 years	149/322	46
10 years	62/134	46

(T1, T2, T3 categories; N0 and N1 grouped)

Table 23. Five-year findings after radical irradiation alone of 675 operable breast carcinomas (June 1960–April 1974)

	Alive NED		Alive with ED	Dead or untraced	Total
	No.	%	No.	No.	No.
T1 N0	13	93	0	1	14
T1 N1	10	71	0	4	14
T2 N0	91	64	9	43	143
T2 N1	144	56	19	93	256
T3 N0	22	40	4	29	55
T3 N1	70	36	17	106	193
	350	52	49	276	675

Table 24. Patients alive NED at 5–10 years after radical irradiation alone (Cancer Institute, Marseilles, 1978)

	5 years	10 years
Stage II T1, N1; T2, N0; T2, N1	245/413 (59%)	35/68 (51%)
Stage III T3, N0; T3, N1	92/248 (37%)	21/66 (32%)

Table 25. Patients alive NED at 5–10 years after radical irradiation alone (Curie Institute, Paris, 1978)

	5 years	10 years
Stage II T2, N0; T2, N1	258/332 (77%)	66/120 (55%)
Stage III T3, N0; T3, N1	163/295 (55%)	32/107 (30%)

At the Curie Institute in Paris (CALLE et al., 1978), the results at 5 years are markedly better than ours, but with a more significant decrease between 5 and 10 years, and in fact the survival rates at this date are similar (Table 25).

Finally, for our patients at 10 years, the traditionally different survival rates of T2 N1 (56%) and T3 N1 (31%) should be noted; a rate of 46% crude survival and 41% alive NED is kept for all the categories (Table 26).

Table 26. Ten-year findings after radical irradiation alone of 134
operable breast carcinomas (June 1960–April 1969)

	Alive NED		Alive with ED	Dead or untraced	Total
	No.	%	No.	No.	No.
T1 N1	2			5	7
T2 N0	7		2	6	15
T2 N1	26	56		20	46
T3 N0	4		2	6	12
T3 N1	17	31	2	35	54
	56	41	6 (5%)	72	134

IV. Systematic Combined Follow-Up

Follow-up after radical irradiation is more difficult than after radical surgery. It must be very careful and its technique is as important as the irradiation itself to ensure the patient's safety. It is the other vital part of conservative management. The clinician is faced with a double threat: that of believing there is recurrence when in fact there is not, and prescribing surgery that is not needed (false positive) and that of ignoring a true recurrence and delaying salvage surgery (false negative).

To avoid operating "at the slightest suspicion" (as we did formerly) and thus destroying may radiotherapy successes, clinical experience in the consequences of treatment is necessary. The breast can show anomalies of the radiosequelae: what we have called the "new clinical data." These anomalies can hide a nonsterilization. Conversely, an apparently normal breast may present an early recurrence. It is therefore useful to have recourse to mammography and if possible to infrared thermography. As for the diagnosis, these methods have their own weaknesses, but most often for different patients. It is the combination of the clinical, radiological, and thermographical data, and above all their time variations, that indicated accurately the real state of the irradiated breast:

a) A palpable residual tumor can remain steady, without it being a case of nonsterilization; on the other hand, its size increase reveals its fertility.

b) A mammogram may continue to show a clearly delimited stellar pattern, or persistent but gathered microcalcifications, while revealing a sterilized cancer; on the other hand, the reappearance of an opacity or of an edema is extremely dangerous and further microcalcification growth is pathognomonic.

c) A thermogram can require several months to normalize, but the continuance of anomalies and above all reheating almost always indicate the vitality of the cancer.

Consequently, it is necessary to make an a priori selection of the follow-up protraction. We have the routine of a physical examination at 3, 6, 12, 18, 24, 30, and 36 months, and then every year. Thermographs are at first made every 6 months and then every year. Mammograms are made on the same dates. In case of suspicion, our clinical examinations take place at shorter intervals, and we are more generous with thermograms than with mammograms.

In other words, the follow-up mainstay remains the clinical examination: it must always accompany the paraclinical examination, which otherwise will have no decisive value. We think that the most dangerous period for a treated and preserved breast is between 6 months and 3 years.

The date distribution of failures after conservatively oriented curative treatment is not homogeneous. It indicates two typical maxima: an early one taking place around the 10th month, corresponding to nonsterilizations; and a late one taking place around the 30th month, corresponding to secondary recurrences. Schematically, four typical cases may appear during a follow-up:

1. Visible Recovery

There is no longer any visible or palpable mammary anomaly at the level of the axilla or the breast. At worst, a slight induration remains at the cancer site, but this residue is perfectly stable. Mammograms no longer indicate anything abnormal or show a dense picture with well-delimited contours and without size increase. Thermograms cool down slowly and regularly (6–24 months) and eventually normalize (Fig. 16). The combined follow-up will be continued yearly with the assistance of the family doctor and the patient's self-examinations.

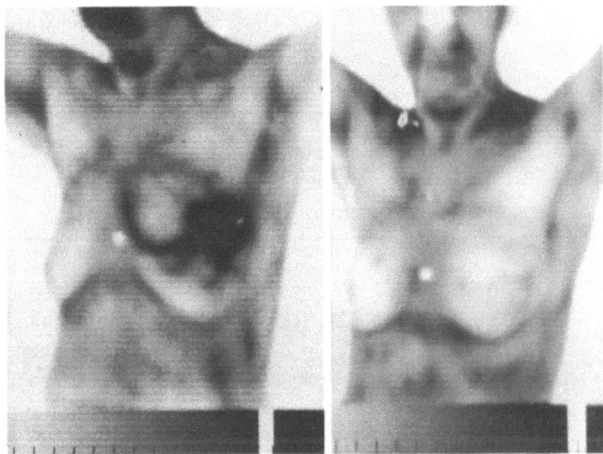

Fig. 16. Infrared thermography of a left breast cancer (T3) before and after curative irradiations. Total cooling: sterilization

2. Obvious Failure

The tumor persists without any change or reappears, the axillary lymphadenopathy does not disappear, or an axillary lymphadenopathy is observed. Mammograms remain really abnormal or show a size increase. Thermograms do not cool down, or after a normalization indicate a reheating. The latter being pathognomonic of a recurrence, it has to be particularly taken into account, even without the presence of other signs.

3. Persistent Suspicion

If after several consecutive examinations the data remain ambiguous, it is recommended to practise a wedge resection or an axillary exploration to facilitate good histological examinations. The decision will depend on the results.

4. Suspected Contralateral Breast

This is the most interesting instance in breast oncology. In women with a high risk of breast cancer, evidenced by the first side, a contralateral tumor should not be surprising. Every woman treated for a breast cancer especially when the breast is preserved, is entitled to thorough exploration for a cancer expected on the other side. This second cancer should always belong to the T0 N0 or T1 N0 categories. This is why the combined follow-up must always be applied to both breasts. The patient should also be requested to practise systematic bilateral self-examination.

This is done in our institute; the only true detection we carry out is the one of the other breast during the first side follow-up. The results were significant: 7% of subsequent contralateral cancers evidenced in the first 3 years. What it is more surprising is the fact that 18% of cases are impalpable since our senology units have been equipped with infrared thermography. We compared the respective reliabilities of the clinical examination, mammography, and thermography from the 200 histological controls collected. It appeared that in respect of false positives, thermography was twice as reliable as the other methods used separately, whereas in respect of false positives, the rates of the three examinations were near enough identical (Table 27).

Table 27. Comparisons between the errors in clinical examination, senography, and follow-up thermography

	False positives		False negatives	
	No.	%	No.	%
Clinical examination	20/200	10	25/200	13
Senography	18/200	9	24/200	12
Thermography	9/200	4.5	26/200	13

Table 28. Reliability of the radioclinical follow-up in relation to the threefold combined follow-up

	False positives	False negatives
Radioclinical follow-up	21/200 (10.5%)	9/200 (4.5%)
Threefold combined follow-up	5/200 (2.5%)	0/200
	=4 times less	=4 times less

If we now compare the errors of the clinical examination and senology used together (radioclinical follow-up) to those of thermography employed in adjunction, the infrareds produce four times fewer *false negatives and false positives* (Table 28).

The overall reliability is greatly increased as there are only 2.5% of false positives and no false negatives by when all three methods are used. Table 32 well illustrates that the errors of each method taken in isolation are not all made in the same direction; each of them being based on different principles is able to compensate for the false positives or negatives of the other methods: they are truly complementary.

V. Mammary and Axillary Sterilization Rate

Formerly, roentgentherapy sterilized about two or three of irradiated breast cancers out of every ten. With proper use of high-energy radiation and through the special care given to the local additional doses and the distribution of the total dose in time, this rate has increased. Thus for our 5 year cases of exclusive radiotherapy (675 cases:

Stage I = 2%; Stage II = 61%; Stage III = 37%), the obtained mammary sterilization rate was 59%.

Beyond the 10 year, the overall mammary and/or axillary recurrence rate (with or without distant metastases) was 47% for all patients. In other words, the obtained sterilization rate after 10 years exceeds half of the cases: 53%. The histological diagnosis of nonsterilization may be difficult, particularly in cases of early microscopic control (in the first 12 months, for example). The residual fertility is not always certain. However, we have considered all the suspected histological examinations as failures. Table 29 gives the number of nonsterilizations per stage.

Table 29. Total mammary and/or axillary recurrences 10 years after radical irradiation of 134 operable breast carcinomas

	T	N	T and N	Total
Stage II	21	2	10	33/ 68 (48%)
Stage III	15	5	10	30/ 66 (45%)
	36	7	20	*63/134 47%*
Total T recurrences:				56/134 42%
Total N recurrences:				27/134 20%

Table 29 calls for three remarks:

1. It includes all the mammary and/or axillary nonsterilizations observed during a 10–18 year follow-up after curative irradiation alone, without any previous surgery.

2. The diameter of the irradiated cancers was over 2 cm in 95% of cases and over 5 cm in 50% of cases (T1 = 5%; T2 = 45%; T3 = 50%). Despite these severe conditions, our curative radiotherapy succeeded in sterilizing half of the cases.

3. Most nonsterilizations are seen at the level of the treated breast: 56/63 = 89% (or nine failures in ten), whereas the axillary nonsterilizations only reach: 27/63 = 43% (or four failures in ten).

VI. Salvage Surgery after Curative Irradiations

Exclusive radiotherapy must always be carried out with a technique compatible with secondary surgery presenting no serious complications.

1. The salvage surgery *frequency* was 28% in our 1087 consecutive cases of exclusive radiotherapy carried out from June 1960 to April 1975; i.e., 304 patients operated on after a diagnosis of local and/or axillary failure and without visible sign of generalization. Thus three women in ten treated by radiotherapy alone, were operated.

2. The salvage surgery *date* depends on the time when the failure is suspected by the systematic combined follow-up (Table 30).

3. The *histological controls* of the operation specimens were negative in 23% of cases. In 77% of specimens with residual disease, a majority of mammary nonsterilizations were observed (Table 31).

4. Salvage surgery causes *complications* more often than the primary surgery. Table 32 gives our cicatrization and hospitalization times.

5. Finally, the *long-term results* of salvage surgery are favorable (Table 33).

Table 30. Date of the salvage surgery after curative irradiations (304 cases)

Date	%
1 year	42
1–2 years	24
2–3 years	16
3–5 years	15
≧ 5 years	3

Table 32. Cicatrization times and hospitalization duration after salvage surgery (%; 304 cases)

	Cicatrization	Hospitalization
1–2 weeks	36	16
2–3 weeks	22	32
3–4 weeks	7	18
1–2 months	16	24
> 2 months	19	10

Table 31. Histological control of the positive operation specimens (234 cases in 304)

			Total
T+	N+	53%	T+ 93%
T+	N−	40%	N+ 60%
T−	N+	7%	

Table 33. Five-year results of salvage surgery after radical irradiation

	No.	%
Residual disease T and/or N	147/234	63
No residual disease	60/70	86
All cases	207/304	68

Table 34. Ten-year results of salvage surgery after radical irradiation

	Total	Dead	Alive	Alive NED
Residual disease T and/or N	51	26	25	24 (47%)
No residual disease	14	3	11	11 (78%)
All cases	65	29	36	35 (54%)

In the case of residual disease, the results are inferior to those of the primary radical surgery (78% in our cases before 1967 for Stages I and II). However, it should be noted that these interventions only take place when radiotherapy fails and that their successes are added to those obtained without surgery. The results at 10 years remain quite creditable for the 65 of 134 operated patients (Table 34).

1. Techniques

Secondary surgery has evolved gradually since 1960. The frequency of the traditional radical amputation of HALSTED has diminished over the last 15 years, the total simple mastectomy has remained unchanged and the radical modified mastectomy of PATEY has been increasingly employed. It is remarkable that salvage surgery is still able to preserve an increasing number of breasts; at present, in our institute, surgery is conservative in one case in three: partial mastectomy and/or axillary dissection (Table 35).

2. Indications

All patients presenting mammary and/or axillary recurrences after radical irradiation have to be operated. Nevertheless they should be both anatomically operable (without visible distant metastases) and biologically operable.

Table 35. Salvage surgery techniques from 1960 to 1975 after radical
irradiation (%; 304 cases)

	Before 1971	1971–1973	After 1974
Radical mastectomy (HALSTED)	84	46	17
Radical modified mastectomy (PATEY)	0	13	41
Total mastectomy	11	13	12
Conservative surgery	5	28	30

a) Radical Secondary Amputation

Nonsterilizations and obvious mammary and axillary recurrences are indications and
likewise, breasts greatly affected by radiotherapy and showing a limited recurrence or
presenting a secondary axillary lymphadenopathy, must undergo radical amputation.

b) Conservative Secondary Surgery

α) Isolated Secondary Axillary Lymphadenopathy of Small Size

The intervention begins with a wedge resection at the tumor site and in the case
of a negative extemporaneous control, it continues with a radical axillary dissection.

β) Isolated Mammary Recurrence of Small Size

The intervention begins with an axillary exploration and in the case of a negative
extemporaneous control, it continues with a wedge resection.

γ) Nearby Mammary and Axillary Recurrences of Small Size

Such cases reach the reasonable limits of conservative secondary surgery. We have,
however, practised some partial mastectomies with axillary dissections.

To summarize, surgery is not only the guarantee of a reliable diagnosis established
by incisional biopsy, it also ensures security to the patients treated by radical irradiation.
Thus the best radiotherapy is carried out in a surgical environment.

VII. Breast Preservation Rates

If attempted conservative treatment of operable breast carcinomas has long-term
acceptable results on the vital, functional, and cosmetic levels, to what extent does it
really preclude breast amputation?

Table 36 indicates that at 5 years, on average more than one-half of patients free
of recurrence kept both breasts. Our high rate of successful preservations at 5 years
(69%) is partly due to the limited secondary surgery development in the small-size
nonsterilizations.

Table 37 indicates that at 10 years, on average less than one-third of patients kept
both breasts. In fact, some secondary breast amputations were performed more than
5 years after exclusive radiotherapy, as if the radiotherapy had only postponed the
operation.

Table 36. Breast preservation rate 5 years after radical irradiation

T1, T2, T3 / N0, N1	Alive NED	Alive NED with preserved breasts
Curie Institute Paris (CALLE et al., 1978)	421/627 (67%)	189/421 (45%)
Cancer Institute Marseilles (1978)	350/675 (52%)	243[a]/350 (69%)

[a] Including 16 limited salvage surgeries

Table 37. Breast preservation rate 10 years after radical irradiation

T1, T2, T3 / N0, N1	Alive NED	Alive NED with preserved breasts
Curie Institute Paris (CALLE et al., 1978)	98/227 (43%)	47/98 (48%)
Cancer Institute Marseilles (1978)	56/134 (41%)	26[a]/56 (46%)

[a] Including 3 limited salvage surgeries

VIII. Additive Treatments

Radiotherapy (like surgery) is only a locoregional treatment intended for the most visible signs of a general disease. The patient's vital prognosis depends solity on the growing speed of the invisible general disease, which is only evidenced by the breast tumor and its nodes. Therefore, an attempt to increase the free interval between any curative locoregional treatment and the first appearance of visible metastasis by additive hormonal and/or chemical treatments is quite legitimate.

Exclusive radiotherapy has seldom involved a previous dosage of hormonal receptors (except in cases of incisional biopsy or adenectomy). We continue empirically to prescribe castration to women under 50 when no hormonal binding is known. We prefer to practise castration surgically during an exploratory laparotomy, by total hysterectomy. We prescribe a secondary chemoprophylaxis to patients under 50 with a N1b lymphadenopathy at the beginning, or in cases of a positive ganglionary puncture. Several well-known treatments are possible (FISHER and WOLMARK, 1975; BONADONNA et al., 1977); we use an oral discontinuous chemotherapy (colchicine, melphalan, methotrexate) over 2 years. The efficiency of these additive treatments delivered in the hope of slowing down the general invisible disease is still being discussed and more investigations are required.

IX. Radical Irradiation Alone and Other Radical Treatments in Operable Breast Carcinomas

The end results of preirradiation conservative surgery are obviously better than those of radiotherapy alone, as the forder method is applied to less extended breast carcinomas (Table 38).

Four statistics enable one to compare the results obtained at 10 years by different treatments: two for radical surgery and two for conservative management. Table 39

Table 38. Crude survival rates after wedge resection followed by irradiation of 356 operable breast carcinomas (June 1960–April 1974)

	Number of cases	%
5 years	294/356	83
7 years	119/161	74
10 years	56/81	69

(T0, T1, T2 categories; N0 and N1 grouped)

Table 39. Patients alive NED 10 years after curative treatment of operable breast carcinomas (Stages I and II only)

Radical surgery	Conservative management
SCHOTTENFELD et al. (1976): 151/242 (62%)	CALLE et al. (1978): 125/200 (62%)
BRANDONE et al. (1972): 40/68 (60%)	AMALRIC et al. (1978): 87/149 (58%)

Table 40. Patients alive NED 10 years after curative treatment of operable breast carcinomas (all cases)

	SCHOTTENFELD (1976) Memorial Hospital, New York Royal Marsden Hospital, London	CALLE et al. (1978) Curie Institute Paris	AMALRIC et al. (1978) Cancer Institute Marseilles
	Radical surgery	Radiotherapy	Radiotherapy
T1 N0	59/66 (89%)	38/47 (81%)	24/38 (63%)
T1 N1 T2 N0 T2 N1	92/176 (52%)	87/153 (57%)	63/111 (56%)
T3 N0 T3 N1	18/62 (29%)	32/107 (30%)	21/66 (31%)
Total	169/304 (55%)	157/307 (51%)	108/215 (50%)
	Alive NED with preserved breasts	98/157 (62%)	66/108 (61%)

shows that a total of six patients in ten treated for operable breast cancers are alive without any visible disease at this date.

Table 40 gives results at 10 years after these forms of curative treatment according to the UICC T and N categories; one patient in two is alive NED but with a 60% breast preservation rate for conservative management.

All these data demonstrate how legitimate are the conservatively oriented curative treatment attempts.

X. Indications for Curative Treatment

The following indications which we have collected thanks to work carried out over 20 years and in full agreement with those experienced in the matter (CALLE et al., 1978; MUSTAKALLIO, 1972; POISSON et al., 1976) are worth adhering to:

1. Radical Irradiation Alone

a) Breast Carcinomas

Surgically operable breast cancers (according to Haagensen, 1971) with a diameter not over 8 cm, without lymphadenopathy or with mobile nodes at the axillary level, constitute an indication. A microscopic positive diagnosis is categorically established by: thin needle cytology, drill or incisional biopsy. An open biopsy is absolutely prescribed before any irradiation when the noninvasive combined diagnosis is not convincing; this biopsy can provide a real histological grading and a hormonal binding.

b) Breasts

Middle-size breasts are well suited to exclusive radiotherapy. Very small breasts are exposed to pulmonary radiosequelae, very large ones to acute radiosclerosis; pendulous and mobile breasts cause dangerous ballistic difficulties. All these types of breasts require primary surgery: radical or limited if possible.

c) Patients

Patients should be under 75, agree to undergo a continued irradiation over 2 months, be able to follow a further systematic combined follow-up, and be aware that secondary surgery could be necessary.

d) Physicians

A mammary curative radiotherapy unit headed by an experienced therapeutic radiologist, with teletherapy equipment and the necessary means for boost doses is indispensable. Otherwise, a radical surgery that has stood the test of time is required. The radiotherapy should be carried out in an environment well equipped with diagnosis and follow-up apparatus (mammographs, infrared thermographs) and with good radiosurgical cooperation. It is necessary to want to know how, and to be able jointly to give exclusive radiotherapy. There are still many more excellent surgeons than good therapeutic radiologists throughout the world.

These exclusive radiotherapy indications can be summed up as follows:

Surgically operable carcinomas: T1a, b; T2a, b; T3a, b; N0; N1a, b
Microscopic positive diagnosis
Middlesize breasts
Disciplined patients under 75
Necessary means for boost doses
Systematic combined follow-up possible
Good radiosurgical cooperation

2. Primary Limited Surgery

Here, indications are more strict because this privileged treatment is reserved for noninfiltrating, nonevolutive small tumors presenting the following pattern:
T0, T1a, T2a (some authors: not exceeding 3 cm diameter)
N0, N1a, N1b (limited lymphadenopathy only)
This limited surgery is performed through simple lumpectomy or wedge resection in association with a selective axillary dissection, according to the authors and cases.

Formerly, we only practised lumpectomies but for several years we have been performing wedge resections with selective axillar dissections, which provide the greatest amount of information. When prescribed, limited primary surgery presents many acceptable consequences:

a) It gives complete biological material (grading, staging, binding).

b) It makes radiotherapy easier (more reduced boost doses and less important radiosequelae).

c) It provides the best long-term results with the highest rate of breast preservation.

Limited surgery combines the advantages of surgery and radiotherapy without combining their disadvantages.

E. Palliative Irradiation

I. Principles

Palliative irradiation is for technically inoperable cancers; the clinical criteria of inoperability are those described by HAAGENSEN (1971) (Sect. D.III.1).

These irradiations (associated or not with chemotherapy) aim first at stopping the tumor growth (and its extensions) and then reducing its size in order to make it operable, if possible. If this objective fails, radiotherapy will have the advantage of temporarily stabilizing the locoregional lesions and of impeding or delaying compression troubles (edema, pains) and skin lesions (buds, cutaneous ulcerations, bleeding), which thus permits more comfortable survival.

II. Techniques

Numerous and varied, the techniques can be grouped into five types:

1. "Long-Protracted Irradiation" with High Tumor Dose

This originates from BACLESSE's initial technique (1949) for roentgentherapy and consists in delivering a high tumor dose, with a very long protraction to make it more tolerable. It is also GOLDING's technique (1976), who with telecobalt gives 90 Gy in $12^1/_2$ weeks: 60 Gy in 10 weeks through two tangential fields, then 30 Gy in 18 days (7.2 Gy TD per week) through an anterior direct field. FLETCHER and MONTAGUE als used this technique (1965), using telecobalt and giving 80–100 Gy in 10–12 weeks (7.5 Gy TD per week); the mammary tangential fields were reduced after 60 Gy (or electron beam). They abandoned this technique in 1973 for combinations of chemotherapy, radiotherapy, and surgery.

2. "Normal-Protracted Irradiation" with Average Tumor Dose

ATKINS (1964) employed 2-MeV X-rays with a 50 Gy dose in 5 weeks, but the use of large direct fields (12 × 20 cm) caused many serious radiosequelae (lung, bone, soft tissues, and frozen shoulder).

Florence CHU (1968) employed electron beam therapy in treating relatively small breasts with two opposed tangential fields (20 × 9 cm); the regional lymph nodes can be treated with separate fields. Energy is 22 MeV and the interfield separation must not exceed 16 cm; bolus was used to provide a uniform distribution to the breast; dose is: 60 Gy in 6–7 weeks. For the treatment of a flat breast, a single anterior field (18 × 15 cm) of 15 MeV is used.

3. "Short-Protracted Irradiation" or "Short-Course Irradiation"

This involves delivering a 6–10 Gy tumor dose per fraction, over 2 or 3 consecutive days, with possibly a second irradiation series after a free interval, varying with the authors.

EDELMAN (1965) uses 22-MeV photons through two tangential mammary fields and two opposed ganglionary fields; every target volume receives 25 Gy in 2 days. HORRIGAN and ATKINS (1962) also give 8–10 Gy to the tumor with 22-MeV photons in 1 fraction per week, up to a total of 16 Gy in 1 week or 40 Gy in 3 weeks. These rapid treatments are very well tolerated and offer a good local control of the irradiated areas (50%–80%). However, this control is not durably effective and grave complications arise in half of the cases (60% for EDELMAN et al., 1965), which is certainly due to too high an energy in the radiations used. To avoid these complications, STOLL (1964) with a 4-MeV linear accelerator gives 20 Gy in 2 fractions and 2 days, and possibly 3–4 months later, 12.5–20 Gy also in 2 fractions and 2 days. This type of treatment is better tolerated by the tissues, but the palliative results are mediocre as the whole protraction is too long.

Personally, in Stage IV, we sometimes administer two series of telecobalt short-course irradiations at the rate of 20 Gy in 3 fractions and 2 days (6.66 Gy per fraction), 6 weeks separating every series. The treatment tolerance is immediately satisfactory, the radiosequelae are tolerable, and the locoregional results (local control in about 50% of cases) are better but limited in time (about 1 year). The advantage of this type of irradiation lies in its shortness (only 6 fractions are usually required); it is therefore suitable for old persons for whom movement is awkward.

4. Combination of "Short-Course Irradiation" with "Normal Protracted Irradiation"

Still in Stage IV, and for able-bodied women, it is possible to combine a short-course irradiation with normal protracted irradiation. We prefer to use telecobalt, with a first series of 20 Gy to the tumor and nodes, through separate fields, in 3 fractions and 2 days; a 3-week free interval; then a second series of 30 Gy to the same targets, in 3 weeks. The whole of this treatment corresponds in "equivalent rads" to 60 Gy in 6 weeks; tolerance is quite good and association with simultaneous chemotherapy is possible. The local and regional lesions regress in 60%–70% of cases and the radiosequelae are small, so that secondary surgery is feasible in some cases (radical mastectomy or toilet mastectomy).

5. Inflammatory Cancers

Fast-growing inflammatory cancers with high evolutive potentialities have to be studied separately. BARKER et al. (1976) treated 86 patients with irradiation alone in accordance with the protracted irradiation of FLETCHER; only 20% were free of disease after 1 year. In recent years, some authors (CHAUVERGNE et al., 1979) have been combining chemotherapy with irradiation in such cancers, starting with chemotherapy. BLUMEN-SCHEIN et al. (1976) uses a combination of 5-fluorouracil, adriamycin and cyclophospha-mide (FAC), in 3 or 4 cycles of 21 days each. Chemotherapy is followed by irradiation, delivering a dose of 51 Gy in 4 weeks to the breast, axilla, and supraclavicular and internal mammary nodes. This irradiation is administered at the rate of twice-daily fractions with at least 6 h between fractions (SHUKOVSKY et al., 1976). The long-term results of this study are unknown, but 50% of the patients (20 cases) were free of disease 1 year after diagnosis (MONTAGUE, 1978).

Personally, we use a preirradiation chemotherapy with vincristine, cyclophosphamide, and 5-fluorouracil, in 2 or 3 cycles of 5 days with a 21–28 day interval. The tumor and nodes regression often occurs rapidly and we then deliver an irradiation with curative doses according to our usual technique. After radiotherapy, the chemotherapy treatment is continued. The immediate performances are good (eight regressions out of ten); the long-term results cannot be evaluated yet, but they are encouraging.

III. Results

The long-term effects of palliative irradiation of technically inoperable breast cancers are very difficult to evaluate objectively. In fact, few statistics have been published throughout the world and, as we have seen, the techniques and the types of cancer treated in this way are very dissimilar. Some statistics include inflammatory and anatomically inoperable cancers, others only take into account the inflammatory categories, some authors combine Stages III and IV, others only study the survival of Stages III. Table 41 shows that the control of locoregional lesions is achieved in 50%–88% of cases and that the survivals at 5 years range from 4% to 29% of cases (according to the population of patients studied).

It appears that the best results are brought about by long-protracted irradiation, but it has to be mentioned that only Stage III is concerned. It should also be stressed that there is some life expectancy for the technically inoperable cancers and that in any case, palliative radiotherapy increases the survival appreciably, not to mention the

Table 41. Results of radiotherapy alone for technically inoperable breast cancers

	Irradiation	Stage	Number of cases	Local control	Crude survival (5 years)
BARKER et al. (1976)	Long-protracted Co 60	IV inflammatory only	69	50%	(4%)
EDELMAN et al. (1965)	Short-protracted Photons 22 MeV	III and IV	47	86%	(4%)
ZUCALI et al. (1976)	Long-protracted 220 kV or Co 60	III and IV	321	50%	9%
ATKINS (1964)	Normal-protracted RX 2 MeV	III and IV	28	88%	(11%)
FLECHTER, MONTAGUE (1965)	Long-protracted Co 60	III (T3 N3 and T4)	144	65%	14%
GOLDING (1976)	Long-protracted Co 60	III	138	60%	29%
CHU (1968)	Normal protracted e 15–22 MeV	III and IV	122	60%	0

possible benefits of the associated chemotherapy (pre- or postirradiation) and those of the supplementary surgery. Palliative radiotherapy is designed to improve the quality of survival. Under these conditions, this survival should be as comfortable as possible, and disagreeable radiosequelae have to be avoided with the same care as for the curative irradiations.

F. Conclusion

Curative irradiation as the sole treatment for breast carcinomas is not an easy method; the useful and dangerous doses are very close. It must be conducted by experienced therapeutic radiologists equipped with radiation sources adjusted to the half-deep targets which are the breast and ganglionary areas. Furthermore, noninvasive methods of diagnosis and follow-up are required (mammography, infrared thermography, cytology). All this involves good cooperation between physicians, gynecologists, diagnostic and therapeutic radiologists, and above all surgeons, within one multidisciplinary team. With good techniques and good indications, the radical irradiation of operable breast carcinomas, at equal stages, provides long-term results which can be compared to those of primary radical surgery, with a high rate of breast preservations and a very limited rate of serious radiosequelae.

Radiotherapy alone is applicable to all operable breast cancers, but more particularly the T2b, N1b categories. Limited surgery followed by radical irradiation is intended for small operable breast carcinomas and especially the T1a, N0 categories.

These two conservatively oriented curative methods should encourage any woman discovering a small tumor by self-examination to be treated early, without fearing, as formely, a systematic breast amputation. These forms of conservative treatment act only locally and regionally, they cannot increase the life expectation (which depends on the growth speed of the cancer concerned: they unquestionably improve the quality of the survival.

The present-day challenge that breast oncologists have to take up is to delay the appearance of distant metastases as far as possible.

Acknowledgments. The authors are grateful for their assistance and cooperation to: Y. AYME, H. BRANDONE (Deparments of Gynecology and Surgery); F. SANTAMARIA, F. ROBERT, J. SEIGLE, C. ALTSCHULER (Department of Radiotherapy); G. COSTE (Department of Physics); J. INGRAND (Department of Iconography).

References

Abbatucci, J.S.: Les radiolésions après irradiation pour cancer du sein. J. Radiol. Electrol. *56*, 798–804 (1975)

Abbatucci, J.S.: Application de la N.S.D. en clinique. J. Radiol. Electrol. *57*, 817–825 (1976)

Abbatucci, J.S., Quint, R., Bloquel, J., Roussel, A., Urbajtel, M.: Techniques de cobalthérapie radicale, 2ème éd. Paris: Expansion Scientifique 1972

Amalric, R.: Les techniques d'irradiation exclusive des cancers du sein. Technique du Centre Anticancéreux de Marseille. J. Radiol. Electrol. *56*, 445 (1975)

Amalric, R., Spitalier, J.M.: Césiumthérapie curative des cancers du sein. Paris: Masson 1973a

Amalric, R., Spitalier, J.M.: Kürative Cäsium 137 Teletherapie des Brustkrebses. Strahlentherapie *145*, 513–517 (1973b)

Amalric, R., Spitalier, J.M.: La surveillance téléthermographique des cancers du sein irradiés. J. Gynecol. Obstet. Biol. Reprod. (Paris) *4*, 895–900 (1975)

Amalric, R., Robert, F., Pollet, J.F., Spitalier, J.M., Ayme, Y., Brandone, H.: Césiumthérapie curative des carcinomes mammaires opérables. Radiazioni di Alta Energia *10*, 83–110 (1971)

Amalric, R., Robert, F., Seigle, J., Spitalier, J.M., Brandone, H., Ayme, Y.: Radiothérapie curative seule à espérance conservatrice des cancers du sein opérables. Résultats de 5 ans. Radiazioni di Alta Energia *14*, 95–100 (1975)

Amalric, R., Clement, R., Santamaria, F., Ayme, Y., Brandone, H., Clerc, S., Pollet, J.F. d'Estienne d'Orves, J.F., Spitalier, J.M.: Radiothérapie curative à espérance conservatrice des cancers du sein opérables (403 de 5 ans). Bull. Cancer *63*, 239–248 (1976)

Amalric, R., Santamaria, F., Robert, F., Altschuler, C., Spitalier, J.M., Brandone, H., Ayme, Y., Pollet, J.F.: Radiothérapie curative seule des cancers du sein opérables. Méd. Hyg. *36*, 4136–4138 (1978)

Archambault, M., Griem, M.L., Lochman, D.J.: Results of ultrafractionation radiation therapy in breast carcinoma. Am. J. Roentgenol. *91*, 62–66 (1964)

Atkins, H.L.: Massive dose technique in radiation therapy of inoperable carcinoma of the breast. Am. J. Roentgenol. *91*, 80–89 (1964)

Atkins, H.: The treatment of breast cancer. Lancaster: M.T.P. 1974

Baclesse, F.: Roentgentherapy as sole method of treatment of cancer of breast. Am. J. Roentgenol. *62*, 311–319 (1949)

Baclesse, F.: Cancer du sein; Roentgenthérapie seule. J. Radiol. Electrol. *40*, 444–446 (1959)

Baclesse, F.: Five years results in 431 breast cancers treated solely by roentgen rays. Ann. Surg. *161*, 103–104 (1965)

Baclesse, F.: Können mit Kobalt 60 „kurativ" bestrahlte Mammakarzinome noch operiert werden? Strahlentherapie *131*, 1419 (1966)

Baclesse, F.: Conventional irradiation versus cobalt 60 therapy in breast cancer. J.A.M.A. *199*, 10 (1967)

Baclesse, F.: Les résultats à 5 ans de la cobalthérapie seule ou pré-opératoire dans les cancers mammaires du stade III. J. Radiol. Electrol. *48*, 757 (1967a)

Baclesse, F., Gricouroff, G., Tailhefer, A.: Essai de roentgenthérapie du cancer du sein suivie d'opération large. Résultats histologiques. Bull. Cancer *28*, 729–743 (1939)

Baclesse, F., Nezelof, C., Vilde, F.: Cancer du sein. Association cobalthérapie à hautes doses – chirurgie. Confrontations des résultats histologiques, cliniques et évolutifs. Eur. J. Cancer *5*, 219–229 (1969)

Barker, J.L., Nelson, A.J., Montague, E.D.: Inflammatory carcinoma of the breast. Radiology *121*, 173–176 (1976)

Barth, G., Schneider, W.: Nouvelles possibilités de la radiothérapie du cancer du sein à l'aide des rayons convergents. Strahlentherapie *87*, 77–82 (1952)

Bataini, J.P., Ennuyer, A.: Place et intérêt du faisceau d'électrons accélérés dans la radiothérapie des cancers mammaires. J. Radiol. Electrol. *48*, 782 (1967)

Bataini, J.P., Ennuyer, A.: Intérêt du faisceau d'électrons accélérés dans la radiothérapie des cancers mammaires. Bull. Cancer *56*, 67–72 (1969)

Bataini, J.P., Ennuyer, A.: L'électronthérapie dans les cancers mammaires. J. Radiol. Electrol. *52*, 608–610 (1971)

Bataini, J.P., Ennuyer, A., Dhermain, P.: Radiothérapie exclusive du cancer du sein. Bull. Cancer *59*, 135–160 (1972)

Bataini, J.P., Picco, C., Martin, M., Calle, R.: Relation between time-dose and local control of operable breast cancer treated by tumorectomy and radiotherapy or by radical radiotherapy alone. Cancer *42*, 2059–2065 (1978)

Berven, E.: Die Strahlenbehandlung des Mammakarzinoms. Fortschr. Röntgenstrahlen *75*, 10–25 (1951)

Blomgren, H., Berg, R., Wasserman, J., Glas, U.: Effect of radiotherapy on blood lymphocytes population in mammary carcinoma. Int. J. Radiat. Oncol. Biol. Phys. *1*, 177–188 (1976)

Blumenschein, G.R., Montague, E.D., Eckles, N.E., Hortobagyi, G.N., Barker, J.L.: Sequential combined modality therapy for inflammatory breast cancer. Breast *2*, 16–20 (1976)

Bonadonna, G., Rossi, A., Valagussa, P., Banfi, A., Veronesi, U.: The CMF program for operable breast cancer with positive axillary nodes. Updated analysis on the disease-free interval, site of relapse and drug tolerance. Cancer *39*, 2904–2915 (1977)

Bortolotti, G., Guglianti, P.: Etude statistique et observations critiques sur 105 cas de carcinome de la mamelle traités avec la seule roentgenthérapie. Radiol. Med. *43*, 770–789 (1957)

Bouchard, J.: Radiation therapy in carcinoma of the breast. Can. Med. Assoc. J. *49*, 382–387 (1943)

Bouchard, J.: Advanced cancer of the breast treated primarily with irradiation. Radiology *84*, 823–842 (1965)

Brady, L.W.: Cancer of the breast: Treatment today. Front. Radiat. Ther. Oncol. *11*, 1–19 (1976)

Brandone, H., Ayme, Y., Amalric, R., Spitalier, J.M.: Amputation radicale première du sein pour carcinome. Résultats. Chirurgie *98*, 59–62 (1972)

Brown, G.S., Kramer, S., Brady, L., Tobin, D.A.: Primary irradiation of stage I and stage II adenocarcinoma of the breast. Int. J. Radiat. Oncol. Biol. Phys. *2*, 1145–1148 (1977)

Calle, R.: La radiothérapie loco-régionale seule. Résultats. Principes d'irradiation. In: Thérapeutiques non mutilantes des cancéreuses du sein. C. Gros (ed.), pp. 83–100. Paris: Masson 1974

Calle, R.: The role of radiation therapy in the loco-regional treatment of breast cancer. In: Recents results in cancer research. G.St-Arneault, P. Band, L. Israel (eds.), pp. 164–175. Berlin, Heidelberg, New York: Springer 1976

Calle, R., Pilleron, J.P.: Chirurgie du sein après cobalt-thérapie à doses cancéricides. J. Radiol. Electrol. *48*, 764–765 (1967)

Calle, R., Pilleron, J.P.: Use of radiation as primary treatment for operable breast cancer. Report on the 12th International Cancer Congress, Buenos Aires, 1978 (in press). Oxford: Pergamon Press 1979

Calle, R., Fletcher, G., Pierquin, B.: Epithélioma du sein. Radiothérapie locorégionale seule. Méd. Hyg. *1021*, 1166–1169 (1972)

Calle, R., Fletcher, G., Pierquin, B.: Les bases de la radiothérapie curative des épithéliomas mammaires. J. Radiol. Electrol. *54*, 929–938 (1973a)

Calle, R., Pilleron, J.P., Schlienger, P.: Thérapeutique à visée conservatrice des épithéliomas mammaires. Bull. Cancer *60*, 217–234 (1973b)

Calle, R., Schlienger, P., Vilcoq, J.R.: Séquelles et complications secondaires à l'irradiation esclusive des épithéliomas mammaires. J. Radiol. Electrol. *56*, 813–814 (1975)

Calle, R., Schlienger, P., Vilcoq, J.R.: Place et limites des thérapeutiques à visée conservatrice des épithéliomas mammaires. Bull. Cancer *64*, 633–648 (1977)

Calle, R., Pilleron, J.P., Schlienger, P., Vilcoq, J.R.: Conservative management of operable breast cancer. Ten years experience at the Foundation Curie. Cancer *42*, 2045–2053 (1978)

Chassagne, D., Raynal, M., Pierquin, B.: Technique d'endocuriethérapie par iridium 192 avec tubes plastiques dans les tumeurs mammaires. J. Radiol. Electrol. *44*, 269–271 (1963)

Chauvergne, J., Durand, M., Hoerni, B., Cohen, P., Lagarde, C.: La chimiothérapie d'induction dans les cancers du sein à haut risque. Bull. Cancer, *66*, 9–16 (1979)

Chu, F.: Experience with electron irradiation on breast cancer. Symposium on high energy electrons, Montreux, 1964. Berlin, Heidelberg, New York: Springer 1965

Chu, F.: The role of electron-beam therapy in the treatment of breast cancer. Front. Radiat. Ther. Oncol. *2*, 224–237 (1968)

Chu, F., Scheer, A.C., Gaspar-Landero, J.: Electron-beam therapy in the management of carcinoma of the breast. Radiology *75*, 559–567 (1960)

Chu, F., Nisce, L., Laughlin, J.S.: Treatment of breast cancer with high energy electrons produced by 24 MeV betatron. Radiology *81*, 871–880 (1963)

Chu, F., Nisce, L., Baker, A., Sattar, A., Laughlin, J.S.: Electron-beam therapy of cancer of the breast. Radiology *89*, 216–223 (1967)

Chu, A., Wood, W., Doucette, J.: Radical radiation of inflammatory breast carcinoma. Int. J. Radiation Oncol. Biol. Phys. *4*, Suppl. 2, 172 (1978)

Clinical Staging System for carcinoma of the breast (revision). American Joint Committee on Cancer Staging and End Results Reporting, Chicago, 1973

Cochran, D.Q., Holtz, S., Powers, W.E.: The rapid palliative treatment of breast carcinoma. A preliminary report. Am. J. Roentgenol. *81*, 479–484 (1959)

Contesso, G., Rouesse, J., Fontaine, F., Petit, J.Y.: Les disséminations intramammaires des cancers du sein. Bull. Cancer *64*, 5–16 (1977)

Cova, P., Maestro, A., Tosi, G.: Radiotherapy of breast tumours by means of high energy electron beam alone. Symposium on high energy electrons, Montreux, 1964. Berlin, Heidelberg, New York: Springer 1965

Crile, G. Jr. Cooperman, A., Esselstyn, C.B., Hermann, R.E.: Results of partial mastectomy (173 patients followed five to ten years) (in press) (1979)

Daban, A., Schneider, M., Calle, R.: Exploration immunitaire dans le cancer du sein. Bull. Cancer *62*, 21–28 (1975)

Dana, M.: Radiothérapie du cancer du sein. Feuillets d'Electroradiologie *4*, N° 20 (1964)

Dana, M., Malaval, G.: Cancer du sein. Techniques thérapeutiques. Feuillets d'Electroradiologie *8*, N° 47 (1968)

Dancot, H., Henry, J., Lauwers, L.: Le traitement du cancer du sein par les rayons X employés seuls. Acta Chir. Belg. *59*, 481–500 (1960)

Decroix, Y., Calle, R.: Place de l'irradiation dans le traitement loco-régional des cancers du sein non métastasés. J. Gynecol. Obstet. Biol. Reprod. (Paris) *7*, 163–174 (1978)

Delouche, G., Boucher-Laborderie, J., Picard, J.D., Le Houerou, G., Bachelot, F., Gest, J.: Le traitement conservateur des cancers du sein opérables. In: Thérapeutiques non mutilantes des cancéreuses du sein. C. Gros (ed.), pp. 270–278. Paris: Masson 1974

Delouche, G., Rambert, P., Gest, J.: Les techniques d'irradiation exclusive des cancers du sein. Technique du Centre René Huguenin (Saint Cloud). J. Radiol. Electrol. *56*, 446–447 (1975)

Del Vecchio, E., Morace, V.: La terapia radiante del cancro della mammella. Radiazioni di Alta Energia *7*, 147–200 (1968)

Dickson, R.J.: Radiotherapy as a primary treatment for breast carcinoma. In: Breast cancer. A.C.-W. Montague, G.L. Stonesifer, E.F. Lewison (eds.), pp. 383–386. New York: Liss 1977

Diethelm, L.: A propos de la radiothérapie dans le cancer du sein opérable. Strahlentherapie *83*, 327–338 (1950)

Edelman, A., Holtz, S., Powers, W.E.: Rapid radiotherapy for inoperable carcinoma of the breast. Am. J. Roentgenol. *93*, 585–599 (1965)

Ellis, F.: The relationship of biological effect to dose time fractionation factors in radiotherapy. Curr. Top. Radiat. Res. *4*, 357–397 (1968)

Ennuyer, A., Bataini, J.P.: Néoplasmes mammaires

et péri-mammaires. Radiothérapie. Encyclopédie Médico-Chirurgicale, Gynécologie, p. 1–6. Paris: E.M.C. Publ. 870 A40 1961

Evans, W.A., Leucutia, T.: Deep roentgen-ray therapy of mammary carcinoma. Am. J. Roentgenol. 42, 866–881 (1939)

Fisher, B., Wolmark, N.: New concepts in the management of primary breast cancer. Cancer 36, Suppl. 627–632 (1975)

Fletcher, G.H.: Control by irradiation of peripheral lymphatic disease in breast cancer. Am. J. Roentgenol. 111, 115–118 (1971)

Fletcher, G.H.: Local results of irradiation in the primary management of localized breast cancer. Cancer 29, 545–551 (1972)

Fletcher, G.H.: Textbook of Radiotherapy, 2nd ed. Philadelphia: Lea & Febiger 1973

Fletcher, G.H.: History of Baclesse's place in radiotherapy of breast cancer. In: Thérapeutiques non mutilantes des cancereuses du sein. C. Gros (ed.), pp. 67–69. Paris: Masson 1974

Fletcher, G.H., Montague, E.D.: Radical irradiation of advanced breast cancer. Am. J. Roentgenol. 93, 573–584 (1965)

Fontaine, F., Sarrazin, D., Rosenwald, Y.C., Grelot, D.: Amélioration technique et dosimétrique d'une irradiation du cancer du sein. Ann. Radiol. (Paris) 19, 185–192 (1976)

Frischbier, H.J., Kuttig, H.: La télécobaltthérapie du cancer du sein. Strahlentherapie 120, 512–524 (1963)

Frischbier, H.J., Lohbeck, H.U.: Strahlenschäden nach Elektronentherapie beim Mammakarzinom. Strahlentherapie 139, 684 (1970)

Frischbier, H.J., Schreer, I.: Radiotherapy of breast cancer. Gynaekologe 10, 169–174 (1977)

Garsou, J.: Remarques sur quelques aspects physiques de l'irradiation du sein. J. Belge Radiol. 59, 377–381 (1976)

Gary-Bobo, J., Laurent, J.C., Ramos, R., Bonaccorsi, J.: L'irradiation seule des cancers du sein. In: Thérapeutiques non mutilantes des cancéreuses du sein. C. Gros (ed.), pp. 118–120. Paris: Masson 1974

Gautherie, M., Armand, M.O., Gros, C.: Thermogénèse des épithéliomas mammaires. IV. Etude lors d'évolutions spontanées de l'influence de la vitesse de croissance et des corrélations avec la probabilité de dissémination lymphatique. Biomedicine 22, 328–336 (1975a)

Gautherie, M., Haehnel, P., Gros, C.: Thermogénèse des épithéliomas mammaires. V. Etude des effets de la radiothérapie (CO Co) et des corrélations avec l'espérance de stérilisation. Biomedicine 22, 416–427 (1975b)

Gest, J., Delouche, G.: La radiothérapie concentrée. Résultats immédiats et possibilités. J. Radiol. Electrol. 47, 812–817 (1966)

Ghossein, N.A., Stacey, P., Alpert, S., Ager, P.J., Krishnaswamy, V.: Local control of breast cancer with tumorectomy plus radiotherapy or radiotherapy alone. Radiology 121, 455–459 (1976)

Golding, P.: The treatment of inoperable carcinoma of the breast in Portsmouth 1960–69. Proc. R. Soc. Med. 69, 701–703 (1976)

Grant, W., Cundiff, J.H., Hanson, W.F.: Use of auxiliary collimating devices in the treatment for breast cancer with 60 Co teletherapy units. I. Dosimetric considerations. Am. J. Roentgenol. 127, 649–652 (1976)

Griscom, N.T., Wang, C.C.: Radiation therapy of inoperable breast carcinoma. Radiology 79, 18–23 (1962)

Gros, C.: Thérapeutiques non mutilantes des cancéreuses du sein. Paris: Masson 1974

Gros, C.: Les techniques d'irradiation exclusive des cancers du sein. Technique du C.H.U. de Strasbourg. J. Radiol. Electrol. 56, 446 (1975)

Guttmann, R.J.: Radiotherapy in the treatment of primary operable carcinoma of the breast with proved lymph node metastases. Approach and results. Am. J. Roentgenol. 89, 58–63 (1963)

Guttmann, R.J.: Radiotherapy in locally advanced cancer of the breast. Cancer 20, 1046–1050 (1967)

Haagensen, C.D.: Disease of the breast, 2nd ed. Philadelphia: Saunders 1971

Hanson, W.F., Grant, W.: Use of auxiliary collimating devices in the treatment for breast cancer with 60 Co teletherapy units. II. Dose to the skin. Am. J. Roentgenol. 127, 653–657 (1976)

Harris, J.R., Levene, M.B., Hellman, S., Weber, E.: Definitive radiation therapy for stages I and II carcinoma of the breast. Proc. Am. Assoc. Cancer Res. 19, 314 (1978a)

Harris, J.R., Levene, M.B., Hellman, S.: Results of treating stage I and II carcinoma of the breast with primary radiation therapy. Cancer Treat. Rep. 62, 985–991 (1978b)

Hellman, S.: The place of radiation in the definite management of carcinoma of the breast. Int. J. Radiat. Oncol. Biol. Phys. 2, 369–370 (1977)

Herfarth, Ch., Tagnon, H., Schwaiger, M., Peiper, H.J., Forrest, A.P.M., Fisher, B., Amalric, R.: Therapy of breast cancer. Panel Discussion. Langenbecks Arch. Chir. 346, 65–79 (1978)

Hess, F., Löhr, H.H.: Die Strahlentherapie des Mammakarzinoms. Radiologe 13, 457–464 (1973)

Hochman, A., Robinson, E.: Eighty-two cases of mammary cancer treated exclusively with roentgen therapy. Cancer 13, 670–673 (1960)

Horrigan, W.D., Atkins, H.L., Du V., Tapley, N.: Massive dose rapid palliative radiotherapy. A preliminary report. Radiology 78, 439–444 (1962)

Hünig, R., Sauer, R., Schwegler, N.: Die Strahlentherapie im Rahmen der kurativen Behandlung des Mammakarzinoms. Ther. Umsch. 33, 798–807 (1976)

Kagan, A.R., Nussbaum, H., Reddi, P.R.: Le rôle de l'irradiation dans le cancer du sein. J. Surg. Oncol. 5, 35–44 (1973)

Kärcher, K.H.: Indications spéciales concernant le traitement par électrons du carcinome mammaire. J. Radiol. Electrol. *48*, 781 (1967)

Keynes, G.: Conservative treatment of cancer of the breast. Br. Med. J. *2*, 643–647 (1937)

Lalanne, C.M., Hourtoule, F.G., Juret, P., Sarrazin, D.: Radiothérapie pré-opératoire et radiations seules dans le traitement du cancer du sein. J. Radiol. Electrol. *48*, 763 (1967)

Langland, A.O., Kerr, G.R., Shan, S.: The management of locally advanced breast cancer by radiotherapy. Clin. Oncol. *2*, 365–371 (1976)

Lenz, M.: Roentgentherapy of cancer of the breast and regional metastases: preoperative and non-operated cases. Radiology *38*, 686–696 (1942)

Lenz, M.: Tumor dosage and results in roentgentherapy of cancer of the breast. Am. J. Roentgenol. *56*, 67–74 (1946)

Levene, M.B., Harris, J.R., Hellman, S.: Treatment of carcinoma of the breast by radiation therapy. Cancer *39*, 2840–2845 (1977)

Levene, M.B., Harris, J.R., Hellman, S.: Primary radiation therapy for operable carcinoma of the breast. Surg. Clin. North Am. *58*, 767–776 (1978)

Loeffler, R.K.: A technique for the local and regional control of carcinoma of the breast using 25 MeV X radiation. Cancer *36*, 1496–1505 (1975)

Maisin, J., Maisin, H.: Le traitement du cancer du sein par curiethérapie et roentgen thérapie. Acta Radiol. *28*, 593–610 (1947)

Maisin, J., Estas, P., Line, D.: Le traitement du cancer du sein par le radium et les rayons X. Bull. Cancer *29*, 712–728 (1939)

Maisin, J., Maisin, H., Deckers, Ch.: Palliative radiotherapy and the treatment of advanced or incurable cancer. In: Radiation Therapy of malignant tumours. A. Zuppinger, G.S. van der Plaats (eds.), pp. 482–483. Berlin, Heidelberg, New York: Springer 1967

Maisin, H.E., Braeken, G., Wambersie, A., Keusters, J.: Résultats comparés des traitements radiologiques et radio-chirurgicaux des cancers du sein de stades I et II. Radiol. Clin. Biol. *42*, 177 (1973)

Martin, C.L.: Traitement du cancer inopérable du sein par la radiothérapie. Surgery *19*, 132–148 (1946)

McCullough, J.A.L., Leddy, I.T., Desjardins, A.L.: Roentgenthérapie des cancers inopérables du sein. Am. J. Roentgenol. *42*, 534–535 (1939)

McDermot, R.S.: Cobalt 60 beamtherapy: Post-irradiations effects in breast cancer patients, J. Can. Assoc. Radiol. *22*, 195–198 (1971)

McWhirter, R.: Simple mastectomy and radical radiationtherapy in cancer of the breast. Front. Radiat. Ther. Oncol. *5*, 198–205 (1970)

Meyer, H.: L'état actuel de la radiothérapie du cancer du sein. Strahlentherapie *87*, 35–40 (1952)

Meyer, K.K., Weawer, D.R., Luet, W.C., Boselli, B.D.: Lymphocyte immune deficiency following irradiation for carcinoma of the breast. Front. Radiat. Ther. Oncol. *7*, 179–189 (1972)

Montague, A.C.W., Stonesifer, G.L., Lewison, E.F.: Breast cancer. In: Progress in clinical and biological research. Vol. 12, New York: Liss 1977

Montague, E.D.: Physical and clinical parameters in the management of advanced breast cancer with radiation therapy alone. Am. J. Roentgenol. *99*, 995–1001 (1967)

Montague, E.D.: Radiation management of advanced breast cancer. Int. J. Radiat. Oncol. Biol. Phys. *4*, 305–307 (1978)

Mustakallio, S.: Conservative treatment of breast carcinoma. Review of 25 years follow-up. Clin. Radiol. *23*, 110–116 (1972)

Nelson, A.J., Montague, E.D.: Management of localized carcinoma of the breast. J.A.M.A. *231*, 189–191 (1975)

Papillon, J.: La place de la radiothérapie loco-régionale dans le traitement du cancer du sein. J. Radiol. Electrol. *44*, 276 (1963)

Paterson, R.: Treatment of malignant disease by radiotherapy, 2nd ed. Baltimore: Williams & Wilkins 1963

Paunier, J.P., Holzner, E.: Le traitement conservateur du cancer du sein. Méd. Hyg. *36*, 4129–4130 (1978)

Pendergrass, E.P., Hodes, P.J.: Further observations on carcinoma of the breast. Am. J. Roentgenol. *42*, 393–402 (1939)

Peters, M.V.: Radiation therapy in the management of breast cancer. Proc. Natl. Cancer Conf. *6*, 163–174 (1970)

Von Pfuhl, O.R., Miola, U.J., De Campos, J.C.: Radiotherapy as a conservative treatment of breast cancer. Rev. Bras. Cancerol. *27*, 5–12 (1977)

Piemonte, M.: Criteri di terapia radiante del cancro della mammella. Minerva Chir. *31*, 1337–1342 (1976)

Pierquin, B.: Précis de curiethérapie. Paris: Masson 1964

Pierquin, B.: Les techniques d'irradiation exclusive des cancers du sein. Technique du C.H.U. Henri-Mondor (Créteil). J. Radiol. Electrol. *56*, 447 (1975)

Pierquin, B., Baillet, F., Wilson, J.F.: Radiation therapy in the management of primary breast cancer. Am. J. Roentgenol. *127*, 645–648 (1976)

Pierquin, B., Mueller, W., Baillet, F., Maylin, C., Raynal, M., Otmezguine, Y.: Radiothérapie radicale des cancers du sein. Expérience du Créteil. Bull. Cancer *64*, 649–658 (1977)

Pilleron, P., Calle, R., Schlienger, P., Durand, J.C.: Chirurgie des épithéliomas mammaires après cobalthérapie à intention curative. Bull. Cancer *56*, 467–482, (1969)

Pluygers, E., Beauduin, M.: Assessing growth activity in the primary tumor. In: Secondary spread in breast cancer. Stoll, B.A. (ed.), pp. 15–30. Heineman Medical and Year Book Medical 1977

Pluygers, E., Beauduin, M., Rombaut, M.: Diagnostic en 2 étapes et traitement conservateur du cancer du sein. Schweiz, Med. Wochenschr. *107*, 974–980 (1977)

Poisson, R., Larose, C., Charlebois, S., Pagacz, A., Mercier, J., Lawson, R.N.: Preliminary report on the individualised non-mutilating treatment of operable breast cancer. Clin. Oncol. *2*, 55–71 (1976)

Prosnitz, L.R., Goldenberg, I.S.: Radiation therapy as primary treatment for early stage carcinoma of the breast. Cancer *35*, 1587–1596 (15)

Prosnitz, L.R., Goldenberg, I.S., Packard, R.A., Levene, M.B., Harris, J., Hellman, S., Wallner, P.E., Brady, L.W., Mansfield, C.M., Kramer, S.: Radiation therapy as initial treatment for early stage cancer of the breast without mastectomy. Cancer *39*, 917–923 (1977)

Puck, T.T., Marcus, P.I.: Action of X-rays on mammalian cells. J. Exp. Med. *103*, 653–666 (1956)

Robbins, G.F.: Classification of breast carcinoma. Changing concepts. Int. J. Rad. Oncol. Biol. Phys. *2*, 1191–1200 (1977)

Robert, F., Amalric, R., Spitalier, J.M., Clement, R.: Césiumthérapie des cancers du sein. J. Radiol. Electrol. *48*, 780 (1967)

Sambrook, D.K., Ivey, J.R.: Locally advanced breast cancer treated initially by external radiation (250 kV X-rays). In: Thérapeutiques non mutilantes des cancéreuses du sein. C. Gros (ed.), pp. 190–197. Paris: Masson 1974

Sauer, R., Hünig, R.: Indikationen zur Strahlentherapie des Mammakarzinoms. Praxis *63*, 105–108 (1974)

Schottenfeld, D., Nash, A.G., Robbins, G.F., Beattie, E.J.: Ten years results of the treatment of primary operable breast carcinoma. A summary of 304 patients evaluated by the T.N.M. System. Cancer *38*, 1001–1007 (1976)

Shukovsky, L.J., Fletcher, G.H., Montague, E.D., Whithers, H.R.: Experience with twice daily fractionation in clinical radiotherapy. Am. J. Roentgenol. *126*, 155–162 (1976)

Siegelmann, S.S., Bostein, C.: High energy electron beam therapy in breast carcinoma. Radiology *84*, 1096–1099 (1965)

Snelling, D.: Conservative treatment of carcinoma of the breast (1945–1972). Present techniques and future management. In: Thérapeutiques non mutilantes des cancéreuses du sein. C. Gros (ed.), pp. 181–186. Paris: Masson 1974a

Snelling, D.: Radiotherapy. In: The treatment of breast cancer. Lancaster: M.T.P. 1974b

Spitalier, J.M., Amalric, R., Clement, R., Santamaria, F., Robert, F., Roux, G., Pollet, J.F.: Résultats du traitement conservateur des carcinomes mammaires opérables par césiumthérapie curative. J. Radiol. Electrol. *52*, 876 (1971)

Spitalier, J.M.: Place actuelle de la chirurgie dans le traitement curatif des cancers du sein. Rev. Fr. Gynecol. *68*, 419–427 (1973)

Spitalier, J.M., Amalric, R.: Thermography and strategy in oncology. Acta Thermographica *1*, 151–154 (1976)

Spitalier, J.M., Amalric, R.: Treatment of operable mammary carcinoma of the breast at the cancer institute of Marseilles. In: Breast Disease. D.J. Marchant, I. Nyirjesy (eds.). New York: Grune & Stratton 1979.

Spitalier, J.M., Pollet, J.F., Seigle, J., Robert, F., Amalric, R.: Cesiumtherapy of operable breast cancer. 5-year results. Proc. XIIIth Int. Congr. Radiol., Madrid, 1973. Amsterdam: Excerpta Medica 1974

Spitalier, J.M., Robert, F., Seigle, J., Amalric, R.: Césiumthérapie curative des cancers du sein de petite taille. Nouv. Presse Méd. *4*, 2249–2251 (1975)

Spitalier, J.M., Brandone, H., Ayme, Y., Amalric, R., Santamaria, F., Seigle, J.: Cesiumtherapy of breast cancer. A five-year report on 400 consecutive patients. Int. J. Radiat. Oncol. Biol. Phys. *2*, 231–235 (1977a)

Spitalier, J.M., Brandone, H., Ayme, Y., Pollet, J.F., Amalric, R., Santamaria, F., Seigle, J., Robert, F.: Traitement curatif à espérance conservatrice des cancers du sein opérables (705 cas de 5 ans). Helv. Chir. Acta *44*, 629–638 (1977b)

Spitalier, J.M., Brandone, H., Ayme, Y., Pollet, J.F., Amalric, R., Robert, F., Altschuler, C., Amalric, F.: Chirurgies secondaires après traitements curatifs à espérance conservatrice des cancers du sein opérables. Méd. Hyg. *36*, 4141–4145 (1978)

Stjernswärd, J.: Immunological changes after radiotherapy for mammary carcinoma. Ann. Inst. Pasteur *122*, 883–894 (1972)

Stjernswärd, J.: Adjuvant radiotherapy trials in breast cancer. Cancer *39*, 2846–2867 (1977)

Stoll, B.A.: Rapid palliative irradiation of inoperable breast cancer. Clin. Radiol. *15*, 175–178 (1964)

Strickland, P.: The management of carcinoma of the breast. Br. J. Surg. *60*, 569–573 (1973)

Strickland, P.: Inoperable breast cancer and its treatment by radiation alone. In: Thérapeutiques non mutilantes des cancéreuses du sein. C. Gros (ed.), pp. 115–117. Paris: Masson 1974

Svoboda, V.: Conservative treatment of carcinoma of the breast (1945–1969). In: Thérapeutiques non mutilantes des cancéreuses du sein. C. Gros (ed.), pp. 121–126. Paris: Masson 1974

Tapley, N. du V.: Clinical applications of the electron beam. New York: Wiley & Sons 1976

T.N.M.: Classification of malignant tumors. Unio Internationalis Contra Cancrum, Geneva, 1969 and 1974

Turpin, J., Goffin, J.C., Piron, A., Henry, J.: La radiothérapie loco-régionale seule dans le cancer du sein. In: Thérapeutiques non mutilantes des cancéreuses du sein. Paris: Masson 1974

Vaeth, J.M.: Breast cancer. Front. Radiat. Ther. Oncol. *11*, (1976)

Veraguth, P.: La contribution de la radiothérapie dans le traitement loco-régional du cancer du sein. Schweiz. Med. Wochenschr. *107*, 997–1002 (1977)

Veraguth, P.: Curative radiotherapy of early breast cancer. In: Breast cancer. A.C.W. Montague, G.L.

Stonesifer, E.F. Lewison (eds.), pp. 367–375. New York: Liss 1977b

Veraguth, P.: Contribution de l'électronthérapie et de la curiethérapie intersticielle (endocuriethérapie) dans le carcinome du sein opérable. Méd. Hyg. *36*, 4146–4150 (1978)

Wang, C.C., Griscom, N.T.: Inflammatory carcinoma of the breast: Results following orthovoltage and supervoltage radiation therapy. Clin. Radiol. *15*, 168–174 (1964)

Warter, F., Dale, M., Gros, D.: Results of radical radiotherapy of cancer of the breast (467 cases). Schweiz. Med. Wochenschr. *107*, 1002–1005 (1977)

Weber, E., Hellman, S.: Radiation as primary treatment for local control of breast carcinoma. J.A.M.A. *234*, 608–611 (1975)

Würthner, K., Seeger, W.: Répartition de doses et technique d'irradiation dans le cas du traitement radiothérapique du carcinome mammaire dans le stade I. Strahlenkunde *149*, 29–40 (1975)

Yarom, J., Assa, J., Robinson, E.: The survival of inoperable breast cancer treated with radiotherapy and radiotherapy followed by mastectomy. J. Surg. Oncol. *9*, 203–205 (1977)

Zucali, R., Uslenghi, C., Kenda, R., Bonadonna, G.: Natural history and survival of inoperable breast cancer treated with radiotherapy and radiotherapy followed by radical mastectomy. Cancer *37*, 1422–1431 (1976)

Zuppinger, A., Van der Plaats, G.J.: Radiation therapy of malignant tumours. In: Handbuch der medizinischen Radiologie, Bd. XVIII. Berlin, Heidelberg, New York: Springer 1967

Zuppinger, A., Walther, E.: Die Strahlentherapie des Mammakarzinoms. Schweiz. Z. Gynaekol. Geburtshilfe *3*, 299–310 (1972)

Bestrahlung der fortgeschrittenen Karzinome inkl. Metastasenbestrahlung

Von

M. WANNENMACHER und W. HINKELBEIN

Mit 5 Abbildungen

A. Lokal fortgeschrittene Mammakarzinome

Die Strahlenbehandlung ausgedehnter Mammakarzinome ist eingebettet in weitere therapeutische Maßnahmen. Im Vordergrund stehen dabei die Chemotherapie und palliative chirurgische Eingriffe.

Das klinische Stadium III ($T_{3-4}N_0M_0$, $T_{1-4}N_{2-3}M_0$) wird heute relativ selten beobachtet. Es handelt sich dabei um Tumoren mit Hautulzerationen oder Fixationen an der Thoraxwand und/oder ausgedehnte Lymphknotenmetastasen. Dabei haben die lokal fortgeschrittenen Tumoren eine günstigere Prognose als die kleineren Primärtumoren mit ausgedehnter Metastasierung (SACK, 1974; WANNENMACHER u. CASTRUP, 1977). Die Therapie erfolgt in der Regel durch eine alleinige Strahlenbehandlung oder ein begrenztes operatives Vorgehen, verbunden mit einer Strahlentherapie, und wird evtl. ergänzt durch eine adjuvante Chemotherapie. Im klinischen Stadium IV tritt die chirurgische Behandlung, aber auch die Strahlentherapie zugunsten einer intensiven Chemotherapie zurück. Die Strahlenbehandlung sollte hier nur individuell eingesetzt die größten Tumormassen beherrschen, ohne zu große Körpervolumina zu erfassen, und somit die Knochenmarkbelastung relativ gering halten.

Aus chirurgischer Sicht können fortgeschrittene Karzinome der Mamma aus verschiedenen Gründen inoperabel sein (ARNDT, 1973):

1. Aufgrund der örtlichen Ausbreitung sind die Tumoren technisch nicht mehr operabel.
2. Der Tumor ist zwar sehr ausgedehnt, wäre jedoch operabel, aber der biologische Zustand der geschwulstkranken Patientin erlaubt den operativen Eingriff nicht mehr.
3. Der Primärtumor wäre technisch operabel, aber aufgrund der biologischen Geschwulstsituation (ARNDT, 1973) scheidet eine Radikaloperation aus. Zu diesen Kriterien gehören Hautmetastasen innerhalb der befallenen Brust, supraklavikuläre und zervikale Metastasen, eine Lymphangiosis carcinomatosa sowie das Ödem der Mamma (Abb. 1 a–d). Außerdem stellen in der Regel vorliegende Fernmetastasen eine Kontraindikation für größere operative Eingriffe dar.

Alle aufgeführten Kriterien schließen jedoch palliative operative Eingriffe wie die einfache Mastektomie im Sinne der Tumorverkleinerung oder zur Beseitigung eines Resttumors nicht aus. Jede Operation jedoch, die über die einfache Mastektomie hinausgeht, ist überflüssig, da sie die Überlebensrate in keiner Form verbessert (DURST, 1977). Das Schicksal der Patientin wird auch nicht durch die Masse der entfernten Geschwulst, sondern vielmehr durch die zurückgebliebenen Tumoranteile entschieden (ARNDT, 1973).

Die Integration einer zusätzlichen Chemotherapie in die Strahlenbehandlung muß zwangsläufig von Kompromissen getragen sein, sei es in der zeitlichen Rangfolge oder

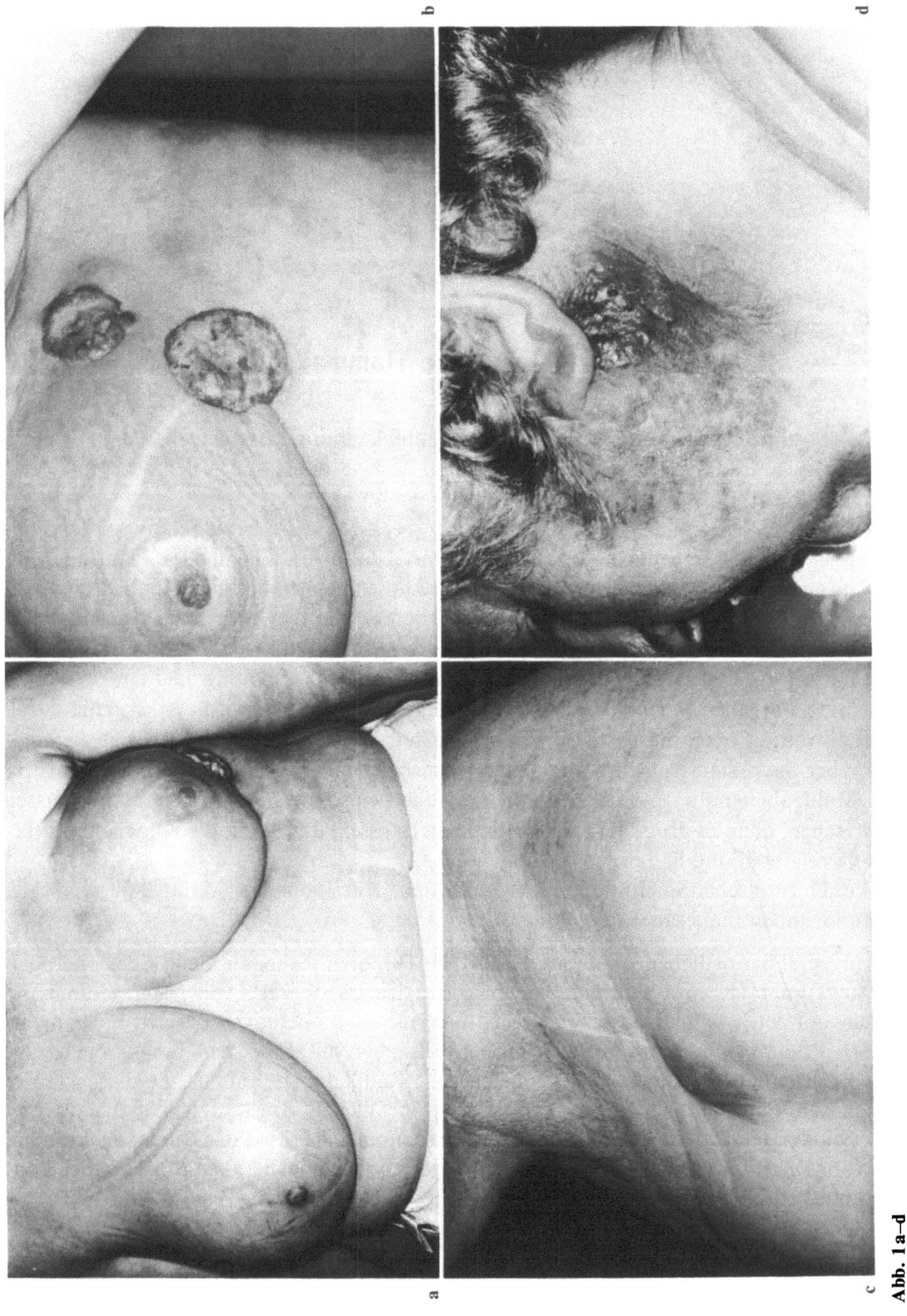

Abb. 1 a–d. Inoperables Mammakarzinom. **a** Großes, der Thoraxwand aufsitzendes, exulzerierendes Mammakarzinom. **b** Exulzerierender Lymphknoten der Axilla. **c** Verbackene supraklavikuläre Lymphknotenmetastase. **d** Hochzervikale und retroaurikuläre Lymphknotenmetastase

aber auch in der Dosis. Weder Strahlentherapie noch Chemotherapie sind in ihrem Effekt tumorselektiv, so daß auch die gesunden Gewebe additiv, evtl. sogar potenzierend belastet werden. Wünschenswert wäre eine gezielte Wirkung des Chemotherapeutikums auf den Tumor, im Idealfall sogar eine Strahlensensibilisierung der Geschwulst.

Grundsätzlich sollte bei den fortgeschrittenen Mammakarzinomen davon ausgegangen werden, daß die Strahlenbehandlung als lokoregionale Maßnahme den Primärtumor und die regionalen Lymphabflußwege beherrscht, die Chemotherapie und evtl. die additive Hormontherapie die Fernmetastasierung sanieren bzw. zum Stillstand bringen können. Eine pharmakologisch induzierte Erhöhung der Strahlensensibilität durch Beeinflussung der Proliferationskinetik des Tumors wäre im Sinne der Kombinationsbehandlung der erstrebenswerte Idealfall (WANNENMACHER, 1975).

I. Bestrahlungstechnik

Die Technik der perkutanen Bestrahlung fortgeschrittener Mammakarzinome orientiert sich an den Verfahren, wie sie bei der postoperativen Strahlentherapie begrenzter Tumoren durchgeführt wird. Als Strahlenarten kommen vornehmlich Kobalt-60-Gammastrahlen, Cäsium-137-Gammastrahlen, ultraharte Röntgenstrahlen und schnelle Elektronen zur Anwendung. Orthovolt-Röntgenstrahlen können eingesetzt werden, wenn die erforderlichen Herddosen erreichbar sind. Da bei ausgedehnten Tumoren jedoch hohe Herddosen notwendig sind und andererseits eine optimale Hautschonung angestrebt werden muß, ist eine konventionelle Röntgentherapie in der Regel kontraindiziert (SACK, 1976). Die Kombination verschiedener Strahlenarten, speziell ultraharter Röntgenstrahlen bzw. Gammastrahlen mit schnellen Elektronen ergibt, nach der „Bausteinmethode" angewandt, eine ideale geometrische Dosisverteilung.

Wie bei begrenzten Tumoren bzw. nach Mastektomie werden neben dem Tumor und der Thoraxwand die axillären, die supraklavikulären und die retrosternalen Lymphknoten bestrahlt. Die retrosternalen Lymphknoten der Mammaria-interna-Kette werden über ein ventrales Feld bestrahlt. Die supraklavikulären und axillären Lymphknoten können in ein Feld einbezogen werden unter Schonung des Schultergelenkes. Am zweckmäßigsten erfolgt hier eine isozentrische Bestrahlung. Alternativ dazu kann die Axilla in das Thoraxwandfeld eingeschlossen werden; dabei muß dann im Bereich der Axilla eine Aufsättigung von dorsal erfolgen. Die Bestrahlung der befallenen Mamma und der Thoraxwand kann über tangentiale Felder durchgeführt werden, wie sie von HEILMANN (1973) optimiert worden ist. Eine individuelle, der Thoraxwand angepaßte Planung ist dabei unerläßlich. Die tumortragende Mamma muß in der Regel mit Bolusmaterial versehen werden; bei sehr voluminösen Brüsten kann eine Kompression durch Hilfsvorrichtungen erforderlich sein. Die Patientin wird dazu auf den Rücken gelagert mit rechtwinklig abduziertem Arm und Überstreckung im Ellenbogengelenk nach kranial. Der Kopf sollte zur gesunden Seite gedreht sein. Exzentrische Pendeltechniken können insbesondere bei flächenhaft ausgedehnten Tumoren eine optimale Dosisverteilung ergeben.

II. Dosis

Die unterste Dosisgrenze bei nicht operierten Mammakarzinomen sollte im Tumorbereich 60 Gy in 6 Wochen und an den abführenden Lymphwegen, sofern diese nicht befallen sind, 50 Gy in 5 Wochen betragen. In der Regel wird man die Dosis je nach Tumorausdehnung der Situation anpassen. Besteht noch ein Resttumor, kann die befallene Mamma mit bis zu 80 Gy in 8 Wochen belastet werden. Hierbei hat sich zur Aufsättigung insbeson-

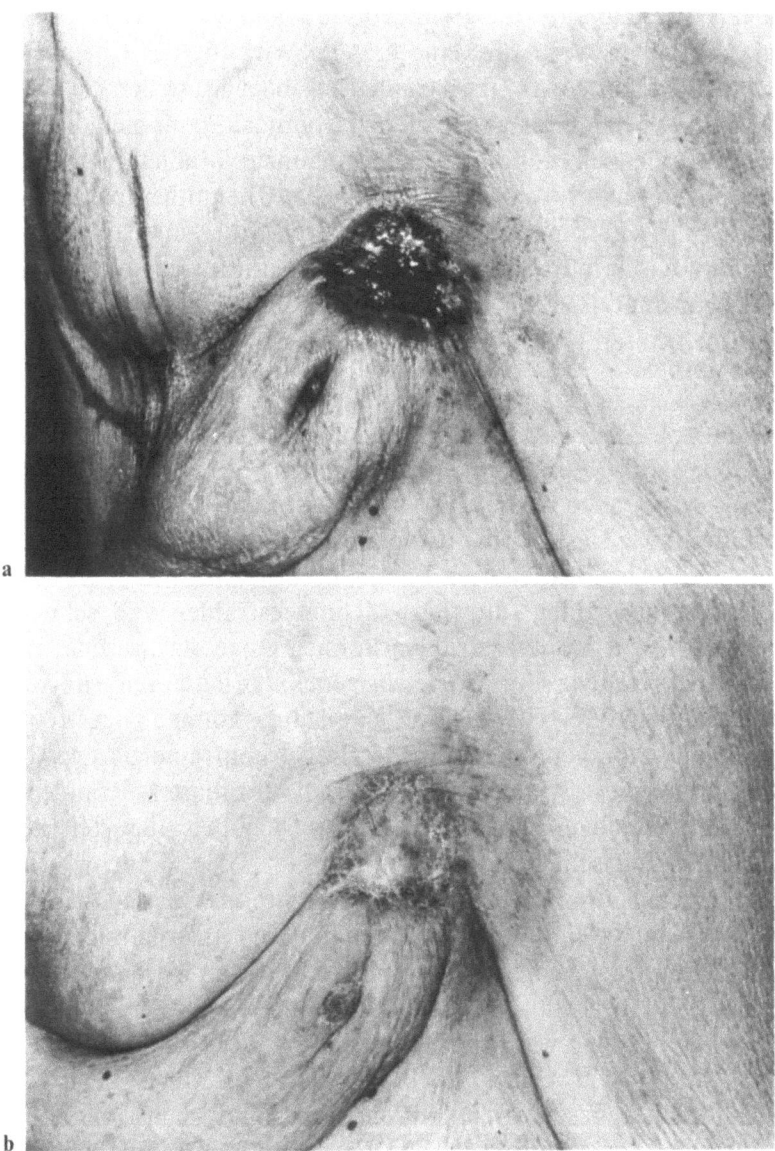

Abb. 2. a Exulzerierendes Mammakarzinom mit axillaren Lymphknotenmetastasen. **b** Dieselbe Patientin, 1 Jahr nach 60 Gy schnelle Elektronen im Tumorbereich und an der Axilla

dere der Einsatz schneller Elektronen bewährt (Abb. 2a, b). Kärcher und Dimopoulos (1973) sehen in der Bestrahlung des Mammakarzinoms, besonders beim Vorliegen von lentikulären Hautmetastasen, eine klassische Indikation für schnelle Elektronen, weil sich hier sowohl Stehfeld- als auch Bewegungsbestrahlung ideal an die Thoraxwand anpassen lassen.

Pulitzer (1975) bestrahlt inoperable, jedoch abgrenzbare Mammakarzinome mit einer Zangenmethode von medial und lateral mit hohen Einzeldosen (5–10 Gy) einmal wöchentlich bis zur Hauttoleranzgrenze, wenn möglich bis zu einer Gesamtdosis von 70 Gy. Dabei verzichtet er bei palpatorisch negativem Befund auf eine Mitbestrahlung der abführenden Lymphwege. Bei jüngeren Frauen werden grundsätzlich die regionalen Lymphabflußbahnen mit einbezogen.

Fletcher und Montague (1965) behandelten 273 Patientinnen mit fortgeschrittenem Mammakarzinom ausschließlich mit Kobalt-60-Gammastrahlen und erreichten eine lokale Tumorkontrolle von 77%. Bei 14 Patientinnen war eine Dosis von 100 Gy erforderlich, um die Geschwulst vollständig zu vernichten. Insgesamt wurden jedoch in 14% der Fälle ausgedehnte Nekrosen beobachtet.

Die Autoren stellten erstmals an einem großen Krankengut fest, daß allein durch eine intensive Strahlentherapie eine langfristige Rezidivfreiheit eines fortgeschrittenen Mammakarzinoms zu erreichen ist.

CHU (1968) behandelte 122 Patientinnen mit fortgeschrittenen Mammakarzinomen mit zunächst palliativer Intention mit schnellen Elektronen und einer Dosis von 60 Gy in 6–7 Wochen. Die Rezidivfreiheit betrug 60% bei einer mittleren Beobachtungszeit von 16 Monaten. Nekrosen wurden lediglich in 1% der Fälle beobachtet. CHU (1968) schloß aus den eigenen Ergebnissen, daß sich schnelle Elektronen besonders gut für ausgedehnte Mammakarzinome eignen.

AMALRIC und SPITALIER (1973) belasten die Brust und die Lymphabflußwege mit einer Dosis von 60 Gy in 6 Wochen mit Cäsium-137-Gammastrahlen und sättigen den Tumor isoliert mit schnellen Elektronen bis zu einer Gesamtdosis von 80 Gy auf. Dabei wird von ihnen der Cäsium-137-Gammastrahlung eine höhere biologische Wertigkeit als der Kobalt-60-Gammastrahlung beigemessen. Die Wochendosis sollte 10 Gy nicht unterschreiten. Von den Autoren wird trotz hoher Strahlendosis eine spätere Mastektomie, falls diese notwendig sein sollte, nicht ausgeschlossen und kann ohne erhöhtes Risiko durchgeführt werden. Sie verzeichnen eine 3-Jahres-Überlebenszeit bei primär inoperablen Geschwülsten von 63% bei einer relativ geringen Fallzahl von 35 Patientinnen.

III. Interstitielle Therapie

HILARIS und AGER (1975) sehen gegenüber einer hoch dosierten perkutanen Strahlentherapie eine Alternative in der Kombination von einer reduzierten perkutanen Therapie von 50 Gy und anschließender Implantation von Iridium-192 in Nylonfäden. Dabei wird zusätzlich eine Dosis von ca. 40 Gy in 4 Tagen appliziert. Die bedeckende Haut und die darunterliegende Thoraxwand bzw. die Lunge werden nur mit 50% der Gesamtdosis belastet. Sie beobachteten dabei fast regelmäßig eine vollständige Tumorsterilisation.

PIERQUIN et al. (1978) bevorzugen bei T_3-Tumoren eine perkutane Therapie mit 45 Gy, eine Aufsättigung der Axilla mit 25 Gy schneller Elektronen und eine interstitielle Therapie der befallenen Mamma mit 40 Gy Iridium-192. So ergibt sich am Primärtumor eine Dosis von 90–95 Gy. Die resultierenden rezidivfreien 5-Jahres-Überlebensraten für T_3-Tumoren liegen bei 62%.

WEBER und HELLMANN (1975) führen bei Karzinomen im Stadium III zunächst eine interstitielle Implantation mit Iridium-192 durch und bestrahlen dann mit ultraharten Röntgenstrahlen die Primärgeschwulst und die abführenden Lymphwege mit einer Dosis von 45–60 Gy. Die lokale Tumorkontrolle lag in ihrem Krankengut bei 89% und die Komplikationsrate bei 18% innerhalb einer mittleren Beobachtungszeit von 20 Monaten. Die Autoren folgern daraus, daß lokal fortgeschrittene Karzinome durch eine ausreichend hoch dosierte Strahlentherapie beherrscht werden können.

ALDERMANN (1976) führt bei Karzinomen, die einen größeren Durchmesser als 10 cm haben, zunächst eine perkutane Strahlentherapie mit 50 Gy in 6 Wochen durch und schließt dann eine interstitielle Therapie mit 40 Gy Iridium-192 in 4 Tagen an. Von 11 Patienten, die länger als 18 Monate verfolgt werden konnten, waren 9 ohne Hinweis auf ein Rezidiv geblieben, ohne daß eine zusätzliche Chemotherapie zum Einsatz gekommen wäre. Nebenwirkungen in Form von Ulzerationen, Osteoradionekrosen oder Ödemen traten nicht auf.

Einen außergewöhnlichen Weg beschreitet VERHAGEN (1978), der ältere Patientinnen, bei denen wegen allgemeiner lokaler Inoperabilität chirurgische Maßnahmen ausschieden, mit Gold-198-Infiltrationen behandelte. Zusätzlich erfolgte eine perkutane Strahlentherapie. Die durchschnittlich verabfolgte Dosis lag bei 50 mCi Gold-198. Die Behandlung zeigt gute Palliativresultate, Überlebenszeiten werden jedoch nicht mitgeteilt.

PEARLMAN et al. (1976) fanden bei einer Auswertung der Behandlungsresultate inoperabler Mammakarzinome am Memorial-Sloan-Kettering-Institut New York aus den Jahren 1961-1969 erstaunliche Resultate. Es zeigte sich, daß die 5-Jahres-Überlebenszeiten in einem Kollektiv von 129 Patientinnen für alleinige Strahlentherapie, Strahlentherapie und nachfolgende Mastektomie, Strahlentherapie und Hormonausschaltung, Strahlentherapie und gegengeschlechtliche Hormontherapie und Ausschaltung der Hormonfunktion alleine gleichwertige – insgesamt jedoch schlechte Resultate – erbringen. Es resultierte für alle Verfahren eine mittlere Überlebenszeit von 42 Monaten bei einer 5-Jahres-Überlebenszeit von 12%. Bei dem direkten Vergleich von alleiniger Strahlentherapie und Strahlentherapie mit anschließender Mastektomie ergab sich kein Unterschied in der Überlebenszeit; die lokale Tumorkontrolle war jedoch beim kombinierten Verfahren mit 63% günstiger als bei alleiniger Strahlentherapie mit 43%. Bemerkenswert erscheint, daß die höhere Lokalrezidivrate anscheinend keinen Einfluß auf die absolute Überlebenszeit hatte. Eine zusätzliche hormonelle Therapie beim lokal fortgeschrittenen Mammakarzinom ohne Fernmetastasen scheint bedeutungslos zu sein.

IV. Überlebensraten

LANGLANDS et al. (1976) berichten über eine 5-Jahres-Überlebenszeit von 14% bei einer relativ geringen Strahlendosis von 45 Gy auf den Tumorbezirk. GOLDING (1976) erzielte 34,5% 5-Jahres- und 20% 10-Jahres-Überlebensraten. FLETCHER und MONTAGUE (1965) verzeichnen 32,6% für die 5-Jahresüberlebenszeit, GUTTMANN (1967) gibt eine erstaunlich hohe Rate von 54,2% an. STRICKLAND (1973) berichtete über 36% 5-Jahres- und 21% 10-Jahres-Überlebensraten. Von BOUCHARD (1965) werden 36% für 5 Jahre und 17,6% für 10 Jahre angegeben.

VAETH et al. (1972) sehen bei der Auswertung des eigenen Krankengutes günstige Resultate für die alleinige Strahlentherapie, zum anderen aber auch die Chance, primär technisch inoperable Tumoren in einen operablen Zustand zu bringen, wie es bei 16 von 27 Frauen der Fall war. Von diesen 16 Frauen waren 14 im Kontrollzeitraum tumorfrei. Von den ausschließlich bestrahlten 11 Frauen waren 8 tumorfrei.

Nach Untersuchungen von ZUGALI et al. (1976) scheint die Strahlenart von untergeordneter Bedeutung. Beim Vergleich von 2 großen Kollektiven von 221 bzw. 233 Patientinnen mit inoperablen Mammakarzinomen, die mit konventionellen Röntgenstrahlen und Hochvolttherapie behandelt wurden, ergaben die durchschnittlichen mittleren Überlebenszeiten von 2,5 bzw. 3 Jahren keine signifikanten Differenzen. Die 5-Jahres-Überlebenszeit liegt bei beiden Gruppen bei etwa 30%. Signifikant günstiger sind die Resultate bei nur lokalen Tumoren (T_3M_0) gegenüber einer Gruppe mit gleichzeitigem Lymphknotenbefall (T_3N_x) (mittlere Überlebenszeit von 4 gegenüber 2,3 Jahren). Diejenigen Patientinnen, die nach durchgeführter Strahlentherapie mastektomiert werden konnten, hatten einen günstigeren Verlauf gegenüber denen, die nicht mastektomiert wurden (mittlere Überlebenszeit von 3,9 gegenüber 2,1 Jahren).

DUBROVSKÝ und BOLJEŠIKOVÁ (1978) geben in einer Literaturzusammenstellung für fortgeschrittene Mammakarzinome nach alleiniger Strahlentherapie 5-Jahres-Überlebensraten zwischen 19 und 70% und 10-Jahres-Überlebensraten von 7–18% an. Es kann kein Zweifel daran bestehen, daß hierbei unterschiedliche Eingangsvoraussetzungen bezüglich der individuellen Tumorausdehnung vorliegen. Die Autoren sehen nach ihrem eigenen Krankengut die beste Möglichkeit in der Mastektomie nach erfolgter Strahlentherapie.

Bei allen Literaturberichten ist zu berücksichtigen, daß es sich häufig um unterschiedliche Ausgangsstadien handelt. Absolute Kriterien für eine technische Inoperabilität kann es nicht geben, dies wird immer von der individuellen Beurteilung abhängen.

Zusammenfassend kann jedoch festgehalten werden: Auch ein lokal fortgeschrittenes Mammakarzinom kann durch eine Strahlentherapie geheilt werden.

Die Heilungschance hängt von der Qualität der Strahlentherapie und nicht zuletzt von der Dosishöhe ab, die sicherlich im oberen Grenzbereich liegen muß.

Bewährt haben sich Verfahren, die den Tumor und die abführenden Lymphwege homogen belasten und den Tumorbezirk direkt aufsättigen, entweder durch schnelle Elektronen oder durch eine interstitielle Therapie.

Eine Mastektomie als zweiter Schritt ist nach erfolgter Hochvolttherapie möglich und erhöht die Chance auf eine lokale Tumorkontrolle. Auch eine hoch dosierte Strahlenbehandlung in dieser Region schließt in der Regel den begrenzten operativen Eingriff nicht aus.

Unabhängig von der lokalen Rezidivfreiheit entscheidet sich das Schicksal der geschwulstkranken Patientin vornehmlich durch die Fernmetastasierung. Es steht außer Zweifel, daß die Wahrscheinlichkeit groß ist, daß ein lokal fortgeschrittenes Karzinom bereits metastasiert hat; es läßt sich zum Zeitpunkt des Behandlungsbeginnes nur noch nicht nachweisen. Gerechtfertigt ist jedoch auch die Überlegung, die Strahlenbehandlung unter palliativer Zielsetzung zu sehen, da ein lokal fortgeschrittener Tumor die Patientin psychisch und physisch mehr belastet als eine Metastasierung in parenchymatöse Organe.

Der gleichzeitige Einsatz der Chemotherapie für nicht-metastasierende Tumoren muß erneut zur Diskussion gestellt werden. Am lokalen Tumor selbst führt die Kombination einer Chemotherapie mit der Strahlentherapie zwar zu additiven Effekten, dies gilt aber auch für die Nebenwirkungen lokaler und systemischer Art. Zweckmäßig ist sicherlich ein Therapieablauf im zeitlichen Nacheinander von Strahlentherapie und Chemotherapie.

Eine Verbesserung bei lokal fortgeschrittenen Tumoren könnte der Einsatz strahlensensibilisierender Substanzen erbringen. Hierbei ist zu berücksichtigen, daß solche Pharmaka in der Regel nicht selektiv die Tumorzelle sensibilisieren, sondern zugleich das gesunde umgebende Gewebe.

Einen anderen Weg versucht die chemotherapeutische Beeinflussung der Proliferationskinetik zu beschreiten, um eine erhöhte strahlentherapeutische Effektivität zu erzielen. Ausgehend von der Tatsache, daß die Strahlenempfindlichkeit im Laufe des Zellzyklus große Unterschiede aufweist, wäre eine Anhäufung von Tumorzellen in der besonders strahlensensiblen G_2-Phase von großer Wirkung. Solche „Synchronisationsversuche" erbringen in Zellkulturen und Suspensionszellpopulationen gute Resultate, da solche Systeme fast ausschließlich aus proliferierenden Zellen bestehen, ihre „growth fraction" also nahezu 100% beträgt. Bei soliden menschlichen Tumoren nehmen allerdings nur eine bestimmte Anzahl von Geschwulstzellen an der Proliferation teil, d.h. bei einzelnen Tumoren befinden sich unterschiedlich große Anteile von Zellen in proliferativer Ruhe. Sinkt aber die Zahl der unbegrenzt proliferationsfähigen Zellen unter einen bestimmten Grenzwert, so bestimmt die resistente Subpopulation die Überlebensrate.

So hat die Übertragung in die Klinik bisher nur geringe Erfolge bei inoperablen Tumoren erbracht. Es liegt vornehmlich an unserer unzureichenden Kenntnis der Proliferationskinetik einzelner maligner Tumoren; die Dinge sind jedoch im Fluß. Insgesamt scheint jedoch die kombinierte Radio-Chemotherapie unter Nutzung zellkinetischer Effekte bei einer gesteigerten Rate an Nebenwirkungen eine Verbesserung der Kurzzeitresultate inoperabler Tumoren zu erbringen (WANNENMACHER, 1979).

B. Metastasen des Mammakarzinoms

I. Skeletmetastasen

1. Häufigkeit und Lokalisation

Nach Angaben von Walther (1948) werden nur $^1/_3$ aller Skeletmetastasen in vita diagnostiziert. Jaffé (1958) gibt für das Mammakarzinom einen autoptisch gesicherten Skeletbefall von 85% an. Insgesamt stellt das metastasierende Mammakarzinom neben dem Prostatakarzinom mit 20–45% den größten Anteil aller Knochenmetastasen (Walther, 1948; Abrams, 1950; Meyer, 1957; Ratzkowski et al., 1967). Bezieht man die Skeletmetastasen nur auf die Frau, so sind 70% aller Knochenabsiedlungen durch ein Mammakarzinom bedingt (Delclos, 1976). Die Häufigkeit von klinisch manifesten Knochenmetastasen beim Mammakarzinom wird mit ca. 40–75% angegeben (Walther, 1948; Abrams, 1950; Homburger, 1961; Drury et al., 1964; Dominok u. Knoch, 1971). Am stärksten gefährdet für eine Skeletmetastasierung sind vor allem Frauen unter 65 Jahren (Schermuly, 1964). In der Regel handelt es sich um osteolytische Metastasen, jedoch kommen auch osteoplastische und osteolytisch-osteoplastisch gemische Knochenmetastasen vor (Heuck, 1978; Dominok u. Knoch, 1971; Meyer, 1957). Die Latenzzeit zwischen der Diagnose des Primärtumors und dem Auftreten von Skeletmetastasen beträgt beim Mammakarzinom etwa 2 Jahre (Schermuly, 1964). Spezifisch klinische Symptome geben Hinweise auf das Vorliegen von Knochenherden: nächtlich auftretender Spontanschmerz, Beschwerden bei statischer Beanspruchung, Deformitäten, Schwellungen, lokalisierter Druckschmerz sowie Spontanfrakturen mit ihrer spezifischen Symptomatologie. Die Diagnostik ergibt sich über das Skeletszintigramm und die gezielte Röntgenuntersuchung mit Spezial-(Schicht-)Aufnahmen. Gelegentlich kann eine Probeexzision bzw. Punktionszytologie erforderlich sein. Nach Bessler und Weber (1977) verteilen sich die Knochenmetastasen wie folgt: Brustwirbelsäule 91%, Lendenwirbelsäule 84%, Hüftgelenke 84%, Röhrenknochen 71%, Becken 66%, Rippen 43%, Halswirbelsäule 36%, Os sacrum 32%, Schultergürtel und Brustbein 29%, Schädelkalotte 5%. Dabei handelt es sich meist um multiple Skeletmetastasen.

2. Indikation zur Strahlentherapie

Die Durchführung einer Strahlenbehandlung bei Knochenmetastasen ist indiziert bei lokal begrenzten Schmerzen und bei Gefährdung der Stabilität. Angestrebtes Ziel der Therapie muß also folgerichtig die Beseitigung der Schmerzen und die Erhaltung der Stabilität bzw. Funktion sein. Bei solitären Metastasen kann eine „kurative" Bestrahlung angestrebt werden. Bei multiplen Metastasen, die in der Regel vorliegen, ist die Strahlentherapie eingefügt in eine Hormon- und/oder Chemotherapie und muß sich dieser Therapieform harmonisch anpassen.

Bei drohender Fraktur wird einer prophylaktischen operativen Stabilisierung (interne Fixation) in Kombination mit der Radiotherapie der Vorzug gegeben (Haase et al., 1978; Perez et al., 1972). Ist es zu einer pathologischen Fraktur gekommen, so ist, wo immer möglich, die operative interne Fixation mit Nachbestrahlung angezeigt (Bessler u. Weber, 1977). In Kombination mit der Strahlentherapie erbringt sie in ca. 75% der Fälle funktionell gute Ergebnisse (Perez et al., 1972). Das Ziel der operativen Maßnahmen soll die Belastungsstabilität sein (Rinecker u. Dölle, 1975).

Bei einer Kompression des Rückenmarkes ist, wenn möglich, die sofortige neurochirurgische Intervention angezeigt. Unter Umständen, wenn die Möglichkeit zum sofortigen neurochirurgischen Eingriff nicht besteht, kann auch eine primäre Strahlentherapie versucht werden (COBB et al., 1977). In jedem Fall sollte nachbestrahlt werden, da eine Radikalität in dieser Region in der Regel nicht zu erreichen ist (HEILMANN, 1975; MILL-BURN et al., 1968). Bei eingetretenem Querschnitt, wenn dieser nicht älter als 6 h ist, ist die sofortige Laminektomie unumgänglich (BESSLER u. WEBER, 1977).

3. Technik

Es wird in der Regel eine Herddosis von 30–50 Gy angestrebt. Die Bestrahlung sollte unter Hochvoltbedingungen erfolgen; zur reinen Schmerzbestrahlung mit Dosen um 20 Gy kann auch ausnahmsweise die Orthovolttherapie herangezogen werden (BESSLER u. WEBER, 1977). Bei einer Fraktionierung von 3×3 Gy pro Woche und Herddosen von 30–40 Gy wird eine gute analgetische Wirkung und häufig eine Rekalzifizierung der befallenen Skeletteile erzielt (HAASE et al., 1978). Bei Herddosen von etwa 20 Gy mit Einzelfraktionen von 5–8 Gy erzielt man die gleichen Ergebnisse wie bei 3×3 Gy wöchentlich und Herddosen von 30–40 Gy (HAASE et al., 1978). Um noch mobilen Patienten häufige Bestrahlungstermine sowie Patienten mit starken Schmerzen häufige Umlagerungen zu ersparen, und auch aus Gründen eines ökonomischen Ablaufes werden höhere Einzeldosen angewandt (DELCLOS, 1976). Einzeitbestrahlungen mit 8–15 Gy erzielen zwar eine gute Analgesie, die jedoch in der Regel von kürzerer Wirkungsdauer als eine höher fraktionierte Bestrahlung ist (HAASE et al., 1978). DELCLOS (1976) empfiehlt die Gabe von 20–30 Gy bei kleinen Volumina in 1 Woche, bei größeren Volumina in 2 Wochen und bei sehr großen Volumina in $3–3^1/_2$ Wochen. Bei der Bestrahlung der Schädelkalotte werden 40 Gy in 4 Wochen appliziert. In der Regel versucht er mit einem Feld auszukommen und verwendet nur in Ausnahmefällen opponierende Gegenfelder. Bei der Megavolttherapie erbringt die Einzelfeldbestrahlung gegenüber der Gegenfeldbestrahlung oder einer Bestrahlung mit unterschiedlicher Gewichtung keine nennenswerten Nachteile.

Bei Patienten mit disseminierten schmerzhaften Knochenmetastasen, bei denen nicht die Schmerzsymptomatik einer bestimmten Metastase im Vordergrund steht, kann nach Ausschöpfung anderer Maßnahmen (Hormontherapie, Chemotherapie) ein Therapieversuch durch die Gabe von Strontium-89 gemacht werden. Hiermit erreicht man häufig bereits nach 24 h eine Analgesie, deren Dauer Wochen bis Monate beträgt (4–48 Wochen) (FIRUSIAN u. SCHMIDT, 1973; KUTZNER et al., 1978; FIURSIAN, 1978).

4. Ergebnisse

Die Strahlenbehandlung führt in etwa 90% zu einem Schmerzrückgang, in ca. 80% zu einer Stabilisierung vorher progredienter Metastasen und in etwa 50% zu Ossifikationserscheinungen (BESSLER u. WEBER, 1977). Somit reagieren etwa 80% aller Knochenmetastasen auf die Strahlentherapie (DELCLOS u. MONTAGUE, 1973). Nach THOMAS (1976) kommt es sogar in 70% der Fälle zu kompletten Remissionen. Ab einer Herddosis von 20 Gy kann mit einer Besserung der Schmerzsymptomatik gerechnet werden, ab einer Herddosis von 25 Gy werden Rekalzifizierungen beobachtet (HAASE et al., 1978). Bei stabilitätsgefährdeten Regionen sollte die Herddosis jedoch mindestens 40 Gy betragen (Abb. 3–5). Zur Verlaufsbeurteilung nach durchgeführter Therapie eignet sich neben den Röntgenaufnahmen besonders die Skeletszintigraphie (REY et al., 1978). Etwa 40% der Patienten überleben die erste Metastasentherapie um mehr als 1 Jahr, 11% der Patienten überleben zwischen 4 und 10 Jahren (BESSLER u. WEBER, 1977). Bei ungefähr einem Drittel der Patienten mit einer Überlebenszeit von mehr als 1 Jahr kommt es zu Metastasenrezidiven. Die durchschnittliche Latenzzeit liegt hier bei ca. 16 Monaten (BESSLER u. WEBER, 1977).

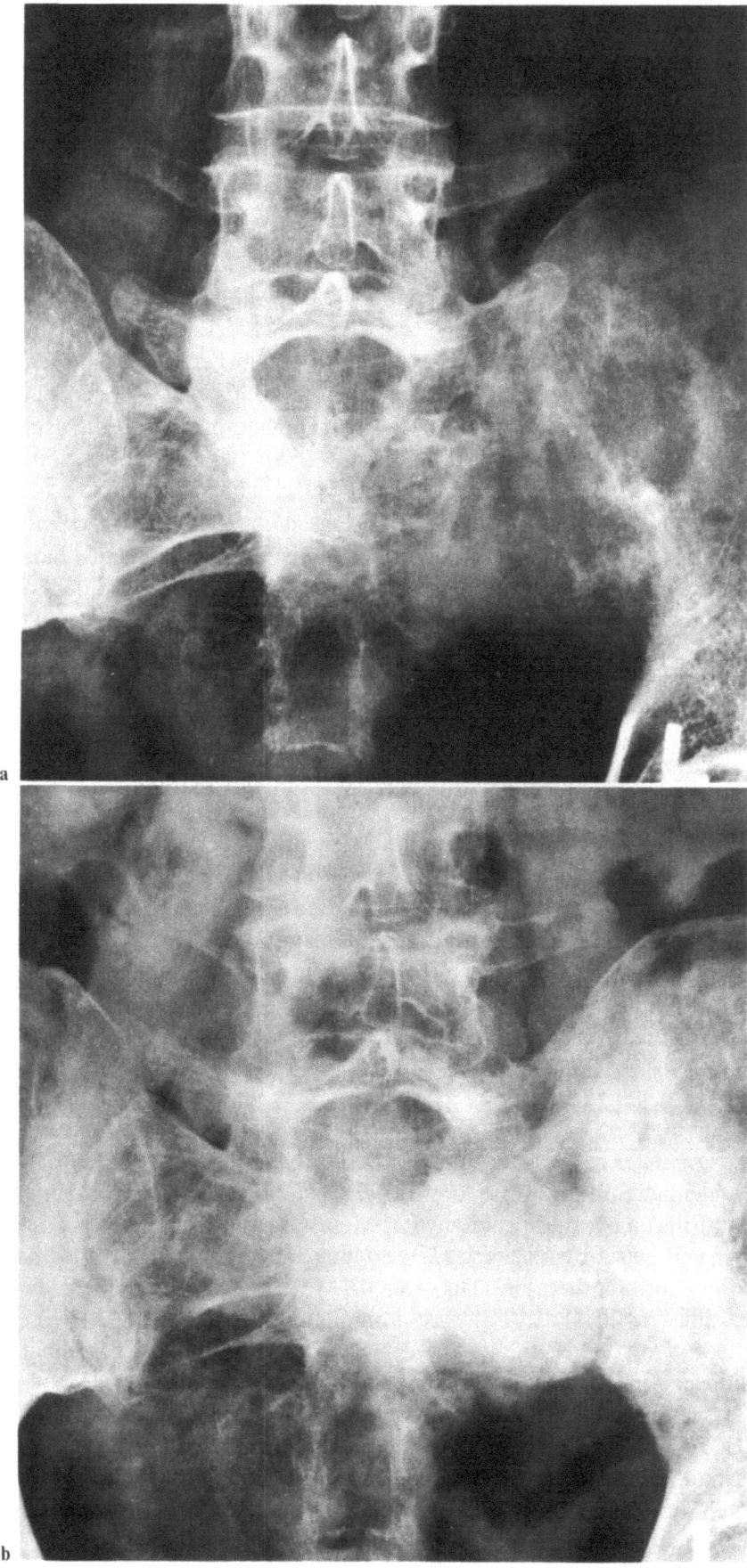

Abb. 3a, b

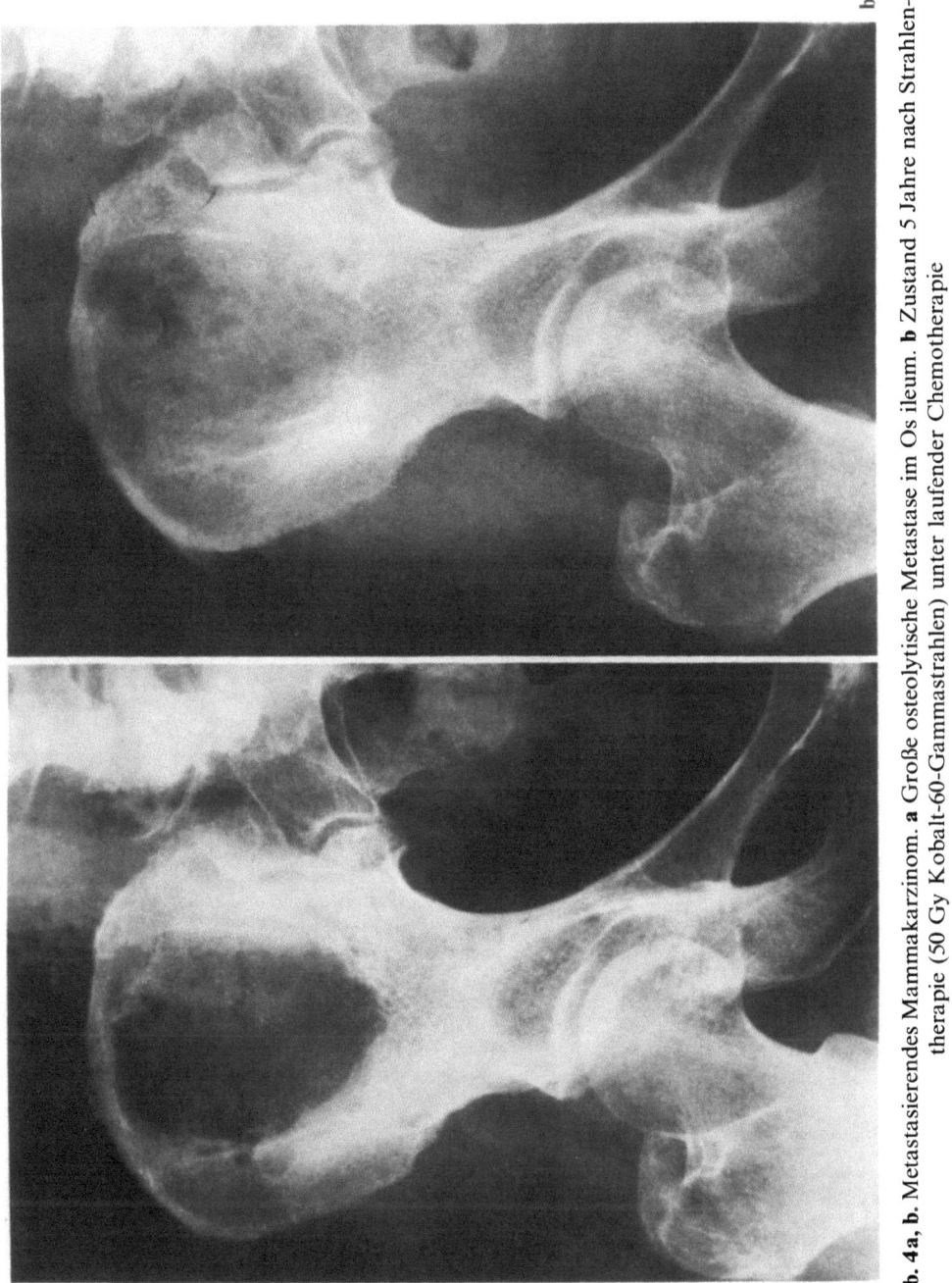

Abb. 4a, b. Metastasierendes Mammakarzinom. **a** Große osteolytische Metastase im Os ileum. **b** Zustand 5 Jahre nach Strahlentherapie (50 Gy Kobalt-60-Gammastrahlen) unter laufender Chemotherapie

Abb. 3a, b. Metastasierendes Mammakarzinom. **a** Große osteolytische Metastase im Bereich des Os ileum und des Os sacrum. **b** Reaktive Kalkeinlagerungen 2 Jahre nach durchgeführter Strahlentherapie (45 Gy Kobalt-60-Gammastrahlen)

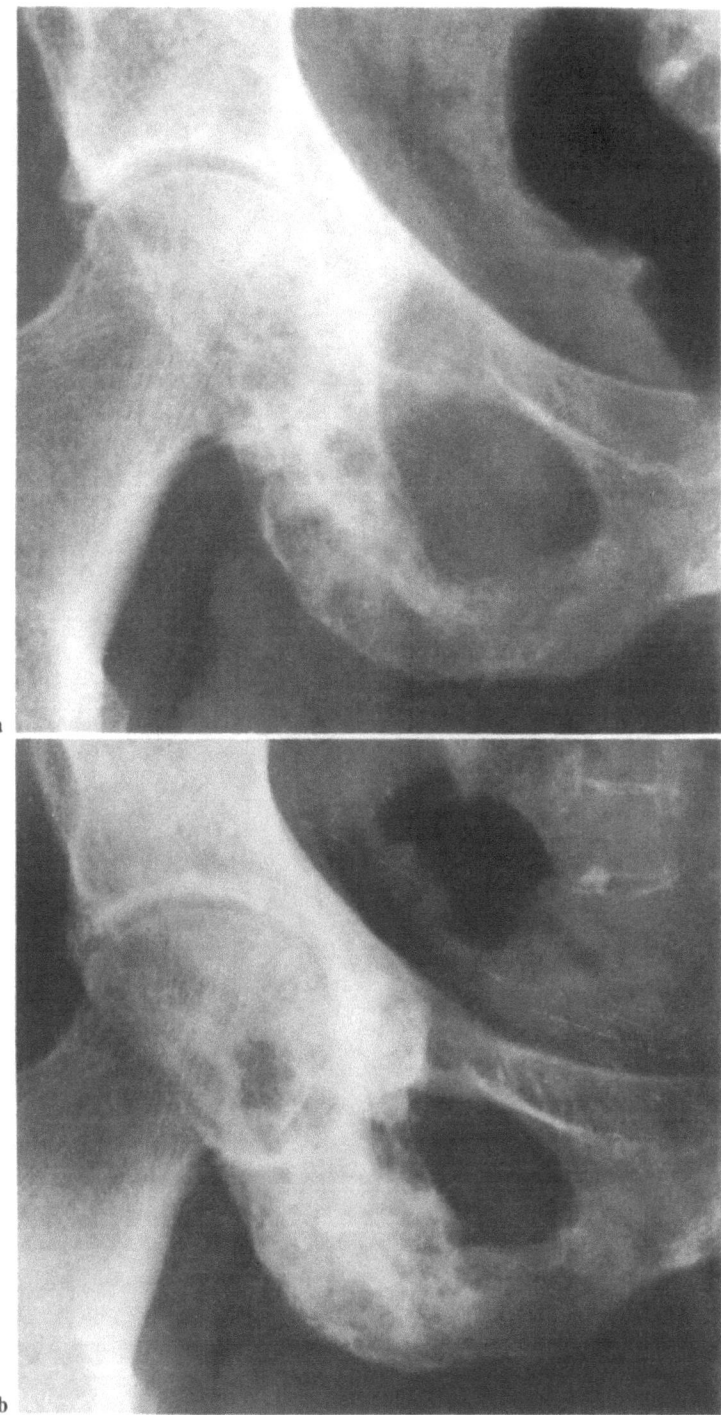

Abb. 5a, b. Metastasierendes Mammakarzinom. **a** Osteolytische Metastase des Os ischii mit Frakturgefahr. **b** Zustand 1 Jahr nach Strahlentherapie (50 Gy Kobalt-60-Gammastrahlen), überschießende Rekalzifizierung

Durch die systematische Chemotherapie ist die Überlebenszeit des metastasierenden Mammakarzinoms länger geworden. Es kann somit eine lohnende und dankbare Aufgabe sein, Knochenmetastasen sorgfältig zu bestrahlen und somit möglichst lange die Funktionstüchtigkeit befallener Skeletabschnitte zu erhalten.

II. Intrazerebrale Metastasen

Die Bestrahlung von Hirnmetastasen kann eine dankbare Aufgabe für den Strahlentherapeuten darstellen. Er sollte sich jedoch darüber im klaren sein, daß der unvermeidbare Tod u.U. durch ein zerebrales Koma überlagert wird und somit für den Patienten erlösend sein kann. Es wird also für den Kranken kein Gewinn sein, wenn er von seinen zerebralen Metastasen befreit ist und andererseits unter starken Schmerzen an anderen Tumorabsiedlungen leidet bzw. verstirbt. Dagegen verursachen Hirnmetastasen häufig motorische und sensible Ausfälle, Schwindel und Sehstörungen sowie Kopfschmerzen, bedingt durch den erhöhten Hirninnendruck. Die Indikation zur Strahlenbehandlung sollte hierbei neben ethischen Gesichtspunkten von folgenden Überlegungen getragen werden:

1. Es ist möglich, dem Patienten Schmerzen zu ersparen und ihn evtl. wieder zu mobilisieren, so daß ihm noch Wochen oder Monate eines menschenwürdigen Lebens beschieden sind.
2. Die Hirnmetastasen stellen isolierte Fernabsiedlungen dar oder der Primärtumor bzw. weitere Metastasen in anderen Organen sind unter Kontrolle.
3. Der Allgemeinzustand des Patienten erlaubt die Durchführung der Strahlenbehandlung mit einer ausreichenden Tumordosis. Eine abgebrochene Bestrahlung bringt dem Patienten keinen Gewinn.

Solitäre Hirnmetastasen stellen aus neurochirurgischer Sicht eine Operationsindikation dar, sofern es die Lage des Tumors und der Allgemeinzustand des Patienten erlauben (FULLER et al., 1970). Die Angaben über die Wahrscheinlichkeit, daß es sich beim Mammakarzinom jedoch um multiple zerebrale Metastasen handelt, schwanken zwischen 60 und 85% (SAUER u. HÜNIG 1975; BOUCHARD 1966).

Die meisten Zentren gehen folgerichtig davon aus, daß zerebrale Metastasen beim Mammakarzinom mit hoher Wahrscheinlichkeit multipel angelegt sind, und führen konsequent eine Ganzschädelbestrahlung durch. SAUER und HÜNIG (1975) verabfolgen 40 Gy in 4 Wochen und erhöhen die Dosis bei guter Ansprechrate in der Region des nachgewiesenen größten Befalls noch um 10–15 Gy. DELCLOS und MONTAGUE (1973) empfehlen ebenfalls eine Dosis im Bereich des gesamten Schädels von 40 Gy in 4 Wochen oder alternativ eine Dosis von 30 Gy in 2 Wochen.

Die Behandlung sollte grundsätzlich einschleichend mit Dosen von 1 Gy und täglicher Steigerung bis auf 2 Gy begonnen werden. Die zusätzliche Gabe von Kortikosteroiden ist empfehlenswert (z.B. 50 mg Prednison pro Tag). Als Strahlenqualität kommen vornehmlich Kobalt-60-Gammastrahlen zum Einsatz. Eine Therapie mit konventionellen Röntgenstrahlen scheint wegen der Inhomogenität nicht gerechtfertigt.

Unter Berücksichtigung der Tatsache, daß viele Patienten mit einer fortgeschrittenen Metastasierung zur Strahlentherapie gelangen, kann bei der üblichen Fraktionierung die Zeit bis zum Erreichen einer tumorwirksamen Strahlendosis zu lang sein. Es wurde deshalb von JAZY und ARON (1974) und SHEHATA et al. (1974) empfohlen, eine Dosis von ca. 10 Gy einzeitig zu verabfolgen. Dies muß selbstverständlich unter sorgfältiger Kortisonmedikation und stationärer Kontrolle erfolgen. Diese Therapieform, über deren Ergebnisse noch keine ausreichenden Erfahrungen vorliegen, hätte den Vorteil, daß sie für den Patienten auch einen relativen Zeitgewinn darstellt. Isolierte Metastasen können auch in Ausnahmefällen durch eine interstitielle Dauerimplantation mit Radionukliden (^{192}Ir, ^{125}Jod, ^{198}Au) angegangen werden (MUNDINGER, 1970).

Bei den Behandlungsresultaten ist weniger die absolute Überlebenszeit als die beschwerde- bzw. symptomfreie Überlebenszeit zu bewerten. SAUER und HÜNIG (1975) beobachteten bei 23 Patienten 4 symptomfreie, 10 mit Restbefunden, 2 kaum gebesserte und 7 verschlechterte Verläufe. Die mittlere Überlebenszeit wird von Delclos und Montague (1973) mit 5 Monaten angegeben, Sauer und Hünig (1975) beobachteten bei 14 Frauen eine mittlere Überlebenszeit von 8 Monaten. Erstaunlich ist, daß häufig bereits nach 10–15 Gy eine Befundverbesserung zu verzeichnen ist.

Die Bestrahlung zerebraler Metastasen des Mammakarzinoms kann während gleichzeitig laufender Chemotherapie erfolgen, da die Schädelbestrahlung zu keiner wesentlichen Knochenmarkbelastung führt. Die Indikationsstellung ist sicherlich mehr aus ethischen Gesichtspunkten zu betrachten und sollte sich nicht nur von dem Gedanken des technisch Machbaren leiten lassen.

III. Metastasen des Spinalkanals

Absiedlungen im Spinalkanal treten seltener auf als intrazerebrale Metastasen. Eine schleichende neurologische Symptomatik bei entsprechender Anamnese kann richtungsweisend sein. Nach neuroradiologischer Abklärung sollte die Strahlentherapie umgehend eingeleitet werden. Delclos und Montague (1973) bestrahlen über ein isoliertes dorsales Feld mit 40 Gy in 4 Wochen. Moss et al. (1973) empfehlen eine Dosis von 30 Gy. Bansal et al. (1967) geben bei einer Dosis von 30–40 Gy eine Rückbildung der neurologischen Symptomatik in 78% der Fälle an. Millburn et al. (1968) berichten über gute Resultate nach einzeitiger Bestrahlung mit 10 Gy.

Ist bereits eine Querschnittslähmung eingetreten, sollte der Laminektomie der Vorzug gegeben werden. Eine anschließende postoperative Strahlentherapie ist in der Lage, die Palliativergebnisse zu verbessern.

IV. Metastasen der Orbita

Nur 0,5% der metastasierenden Mammakarzinome führen zu einem Befall der Orbita; trotzdem ist das Mammakarzinom Hauptursache für einen metastatischen Orbitaprozeß (Heckemann u. Schmitt, 1978). Die mittlere Latenzzeit zwischen Auftreten einer Orbitametastase und Diagnose des Mammakarzinoms liegt bei 5 Jahren (Schmitt u. Heckemann, 1975; Huh et al., 1974). In der Regel findet sich ein Befall der Orbita nur, wenn bereits andere metastatische Absiedlungen bekannt sind, eine Lebensverkürzung aus diesem Befall also nicht resultiert. Trotzdem führt eine Metastase in der Orbita zu einer starken Beeinträchtigung der Patienten und stellt somit eine Indikation zur Strahlentherapie dar.

Als Symptome stehen eine einseitige Protrusio bulbi, Doppelbilder, Motilitätsstörungen, Visusverschlechterung, Ptose und Bindehautschwellungen im Vordergrund.

Die Strahlenbehandlung der Orbitametastasen ist ein palliativer Eingriff, der dem Patienten einen wesentlichen Gewinn bringt. Die Rückbildung der Symptome, insbesondere die Beseitigung der Visusverschlechterung und die Rückbildung der Protrusio bulbi werden dankbar aufgenommen.

Heckemann und Schmitt (1978) bestrahlen über ein 4 × 4 cm großes lateral-temporales Feld oder alternierend über ein anteriores und ein temporales Feld am Telecäsiumgerät mit 40 Gy in 4 Wochen. Delclos und Montague (1973) empfehlen eine Dosis von 30 Gy in 2 Wochen über ein temporales Feld. Die Feldanordnung ist so zu wählen, daß die Linse des Auges, insbesondere die Linse des gegenüberliegenden Auges geschont wird. Als besonders günstig hat sich hierbei der Einsatz schneller Elektronen bewährt (Hultberg et al., 1965; Israelson et al., 1977).

Die Überlebenszeiten nach Strahlenbehandlung einer Orbitametastase liegen im Mittel bei 11 (SCHMITT u. HECKEMANN, 1975) bis 14 Monaten (HUH et al., 1974). Die Erhaltung bzw. die Wiedergewinnung der Sehkraft wird in fast allen Fällen erreicht, wenn auch eine Lebensverlängerung daraus nicht resultiert.

V. Chorioideametastasen

Etwa 2% aller Mammakarzinome gehen mit Chorioideametastasen einher; von den Betroffenen haben 13% bilaterale Metastasen (RÖTTINGER et al., 1976). Dabei sind 60–70% aller Absiedlungen durch Mammakarzinome bedingt (BÖRNER, 1963). Das Durchschnittsalter liegt bei 54 Jahren, die durchschnittliche Überlebenszeit bei 9,5 Monaten (RÖTTINGER et al., 1976). Aderhautmetastasen können auch gelegentlich als isolierte Spätmetastasen auftreten. Die Ansprechraten auf eine Strahlentherapie werden zwischen 63% (CHU et al., 1977) und 80% (THATCHER u. THOMAS, 1975) angegeben. Als Herddosen werden 30–40 Gy in 3–4 Wochen empfohlen (DELCLOS u. MONTAGUE, 1973; RÖTTINGER et al., 1976). Die Bestrahlung kann mit konventioneller Röntgentherapie, allen Hochvolttherapiearten, am zweckmäßigsten jedoch mit schnellen Elektronen (CHU et al., 1977) durchgeführt werden. Die Bestrahlung erfolgt über ein anteriores Feld (DELCLOS u. MONTAGUE, 1973) oder über eine Kombination eines temporalen und eines nasalen sowie eines temporalen und eines anterioren Feldes (RÖTTINGER et al., 1976). Die Strahlenbehandlung sollte immer in Kombination mit einer systemischen Therapie erfolgen (RÖTTINGER et al., 1976). Nach STOLZENBACH und VON DOMARUS (1978) kann sogar auf eine primäre Bestrahlung der Aderhautmetastasen verzichtet werden, wenn weitere Metastasen vorliegen und eine kombinierte endokrine und zytostatische Therapie durchgeführt wird.

VI. Lymphknotenmetastasen

Bevorzugte Lokalisation von Lymphknotenmetastasen, auch nach operativer Achselhöhlenrevision, ist die tiefe Achselhöhle und die Supraklavikularregion. Irritationen des Plexus brachialis führen zu einer starken Schmerzsymptomatik. Im nicht vorbestrahlten Gebiet kann eine Dosis von 50 Gy in 5 Wochen auf die gesamte Axilla-Supraklavikularregion appliziert werden. Zusätzlich kann die Dosis über ein kleines Feld auf Resttumoren um 15–20 Gy erhöht werden (DELCLOS u. MONTAGUE, 1973). THOMAS (1976) empfiehlt eine Dosis von 55–60 Gy bei peripheren Lymphknotenmetastasen. Mediastinale Lymphknotenkonglomerate, die zu einer Einflußstauung bzw. einer Kompression von Trachea oder Ösophagus führen, sollten in rein palliativer Zielsetzung mit 40 Gy in 4 Wochen bestrahlt werden. Bei einem Lymphknotenrezidiv in einer zuvor kurativ bestrahlten Region sind nochmals 10–20 Gy in Kombination mit einer Chemotherapie erlaubt (SACK, 1976).

VII. Hautmetastasen

Metastasen der Haut stellen in der Regel kein schwerwiegendes Krankheitsbild dar, sind aber für die Patientin eine erhebliche psychische Belastung, da sie hier unmittelbar das Fortschreiten der Erkrankung beobachten kann (WÖLLGENS et al., 1975). Am häufigsten manifestieren sich Hautabsiedlungen als solitäre Knötchen in der ehemaligen Ablationarbe oder als Lymphangiosis carcinomatosa. Solange keine weiteren Organmanifestationen vorliegen, stellen beide Erscheinungsformen eine Indikation zur Strahlentherapie dar. Allerdings ist das Auftreten einer kutanen Metastasierung häufig das erste sichtbare Zeichen einer Generalisation. Isolierte Knötchen sollten einer kleinräumigen Oberflächen- bestrahlung (konventionelle Röntgenstrahlen, schnelle Elektronen) zugeführt werden. Die Dosis sollte mindestens bei 50 Gy in 5 Wochen liegen (Sack, 1976). Dabei können höhere Einzeldosen (2mal 5 Gy pro Woche) angewandt werden. Von besonderer Bedeu- tung ist die „Abriegelung des Herdgebietes" durch die Mitbestrahlung eines ausreichenden Sicherheitssaumes (Hess u. Löhr, 1973). Bei einer flächenhaften kutanen Metastasierung (cancer en cuirasse) ist die Schalenbestrahlung mit schnellen Elektronen oder auch eine exzentrische Telekobalt-Pendelbestrahlung angezeigt.

Hautmetastasen im vorbestrahlten Gebiet können nur noch kleinvolumig bestrahlt werden. Hierbei hat sich der Einsatz schneller Elektronen besonders bewährt. Die hierbei vertretbare Dosis bei kleinen Feldern liegt bei maximal 30–40 Gy, je nach zeitlichem Abstand der Erstbestrahlung (Heilmann, 1975).

VIII. Lungenmetastasen

Metastasen der Lunge treten bei Mammakarzinomen relativ selten solitär auf und wer- den heute in der Regel der Chemotherapie zugeführt. Sollte eine Lungenmetastase über einen längeren Zeitraum solitär bleiben, so wäre die operative Resektion zu erwägen. Nur in Ausnahmefällen sollte die Strahlentherapie eingesetzt werden. Dies kann der Fall sein bei großen, chemotherapieresistenten Lungenherden oder bei Absiedlungen, welche die Pleuragrenze überschritten haben und so zu einer starken Schmerzsymptomatik füh- ren. Die Dosis sollte bei 40–50 Gy liegen; die Bestrahlungsfelder dürfen nicht zu viel gesundes Lungengewebe mit einbeziehen.

IX. Lebermetastasen

Metastasen der Leber werden heutzutage, wenn therapiebedürftig, fast ausschließlich chemotherapeutisch behandelt. Das metastasierende Mammakarzinom zeigt in 40% Ab- siedlungen in der Leber. Eine Indikation zur Strahlentherapie kann sich ergeben, wenn durch die Metastasen im Bereich des Leberhilus eine Lebervergrößerung und dadurch ein „Leberkapselschmerz" eintritt; weiterhin, wenn durch die Abflußbehinderung ein Stauungsikterus eingetreten ist.

Die Bestrahlung der ganzen Leber erfolgt mit 25 Gy in 3 Wochen. Lassen sich Metasta- sen abgrenzen, kann eine Teilbestrahlung der Leber mit höherer Dosis erfolgen. Phillips et al. (1954) bestrahlten unter Stehfeldbedingungen von einem vorderen und einem hinte- ren Leberfeld bis zu einer Herddosis von 20–37,5 Gy. Sie fanden keinen Anhalt für eine Schädigung des gesunden Lebergewebes bei dieser Dosis.

Eine Lebensverlängerung ist nicht zu erwarten; die durchschnittliche Überlebenszeit nach Auftreten von Lebermetastasen beträgt 9 Monate (Jaffe et al., 1968). Der palliative Effekt in Form der Beseitigung des Kapselschmerzes und in der Regel auch ein Abfall des erhöhten Bilirubinspiegels ist fast immer zu erwarten (Dallüge et al., 1972; Mäntylä u. Nordmann, 1978).

X. Radiokastration

Wenn eine ablative Hormontherapie bei einem metastasierenden Mammakarzinom indiziert ist, sollte der Wirkungseintritt möglichst schnell erzielt werden. Dies kann nur durch die operative Entfernung der Ovarien erfolgen. Bei Inoperabilität der Patientin kann ersatzweise die Ausschaltung der Ovarien durch eine Strahlentherapie erreicht werden, wobei die Funktionsausschaltung mit einer Verzögerung von 4–12 Wochen eintritt. Die eingestrahlte Dosis, die das gesamte kleine Becken einschließt, sollte 12 Gy in 4 Tagen oder 20 Gy in 2 Wochen betragen (DELCLOS u. MONTAGUE, 1973).

Literatur

Abrams, H.L.: Skeletal metastases in carcinoma. Radiology *55*, 534–538 (1950)

Aldermann, J.S.: Combination teletherapy and iridium implantation in the treatment of locally advancend breast cancer. Cancer *38*, 1936–1938 (1976)

Amalric, R., Spitalier, J.M.: Kurative Caesium-137-Teletherapie des Brustkrebses. Erste 5-Jahres-Ergebnisse. Strahlentherapie *145*, 513–517 (1973)

Arndt, J.: Indikation und Grenzen der Strahlentherapie bösartiger Neubildungen. Stuttgart: Fischer 1973

Bansal, S., Brady, L.W., Olsen, A., Faust, D.S., Osterholm, J., Kazem, J.: The treatment of metastatic spinal cord tumors. JAMA *202*, 686–688 (1967)

Bessler, W., Weber, S.: Die Strahlenbehandlung von Knochenmetastasen bei Mammakarzinom. Schweiz. Rundschau Med. (Praxis) *66*, 140–146 (1977)

Börner, R.: Die Erkrankungen der Uvea. In: Der Augenarzt. Velhagen, K. (Hrsg.), S. 532–538. Leipzig: Thieme 1963

Bouchard, J.: Advanced cancer of the breast treated primarily with irradiation. Radiology *84*, 823–841 (1965)

Bouchard, J.: Radiation therapy of tumors and diseases of the nervous system. Philadelphia: Lea & Febiger 1966

Chu, F.C.H.: The role of electron beam therapy in the treatment of breast cancer. In: Frontiers of radiation therapy and oncology. Vaeth, J.H. (ed.), Vol. 2, pp. 224–237. Basel Karger: 1968

Chu, F.C.H., Huh, S.H., Nisce, L.Z., Simpson, L.D.: Radiation therapy of choroid metastasis from breast cancer. Int. J. Radiat. Oncol. Biol. Phys. *2*, 273–279 (1977)

Cobb, C.A., Leavens, M.E., Eckles, N.: Indications for nonoperative treatment of spinal cord compression due to breast cancer. J. Neurosurg. *47*, 653–658 (1977)

Dallüge, R.-H., Eichhorn, H.-J., Scholz, P., Hüttens,

J.: Strahlentherapie von Lebermetastasen. Strahlentherapie *144*, 522–532 (1972)

Delclos, L.: New and old concepts in radiotherapeutic treatment. Int. J. Radiat. Oncol. Biol. Phys. *1*, 1217–1220 (1976)

Delclos, L., Montague, E.D.: Metastasis from breast cancer. In: Textbook of radiotherapy. Fletcher, G.H. (ed.), pp. 493–496. Philadelphia: Lea & Febiger 1973

Dominok, G.W., Knoch, H.G.: Knochengeschwülste und geschwulstähnliche Knochenerkrankungen. Jena: Fischer 1971

Drury, R., Palmer, P., Highman, W.J.: Carcinomatous metastasis to the vertebral bodies. J. Clin. Pathol. *17*, 448–451 (1964)

Dubrovský, J., Bolješiková, E.: Effectiveness of radiation therapy and combined radiation and surgical treatment in advanced breast cancer. Neoplasma *25*, 117–126 (1978)

Durst, J.: Häufigkeit des lokalen Brustkrebsrezidives nach eingeschränkter Radikaloperation. In: Beiträge zur Mammachirurgie. Grewe, H.E., Schmid, M.A., Kaiser, P. (Hrsg.), S. 85–87. München: Marseille 1977

Firusian, N.: Endoossale Isotopen-Therapie maligner Skeletterkrankungen. Z. Krebsforsch. *91*, 143–156 (1978)

Firusian, N., Schmidt, C.G.: Neue Methode zur Behandlung inkurabler Schmerzzustände bei neoplastischer ossärer Infiltration. Dtsch. Med. Wochenschr. *98*, 2347–2351 (1973)

Fletcher, G.H., Montague, E.D.: Radical irradiation of advanced breast cancer. Am. J. Roentgenol. *93*, 573–584 (1965)

Fuller, L.M., Leavens, M.E., Eckles, N.F., Scars, M.E.: Management of metastases from carcinoma of the breast to the central nervous system and eye. In: Breast cancer, early and late. Thirteenth Clinical Conference on Cancer 1968, M.D. Anderson Hospital, p. 377–380. Chicago: Chicago Year Book, Medical Publ. 1970

Golding, P.: The treatment of inoperable carcinoma of the breast in Portsmouth 1960–69. Proc. R. Soc. Med. 69, 701–703 (1976)

Guttmann, R.J.: Radiotherapy of unlocally advanced cancer of the breast. Cancer 20, 1046–1057 (1967)

Haase, W., Schumacher, W., Rey, G.: Therapie der Knochenmetastasen. Radiologe 18, 310–315 (1978)

Heckemann, R., Schmitt, G.: Ergebnisse der Strahlentherapie metastatischer Orbitatumoren. Strahlentherapie 154, 179–181 (1978)

Heilmann, H.P.: Die postoperative Strahlentherapie beim Mammakarzinom. Strahlentherapie 146, 174–189 (1973)

Heilmann, H.P.: Strahlentherapie metastasierender Tumoren. Röntgenblätter 28, 160–166 (1975)

Heuck, F.: Röntgen-Morphologie der sekundären, metastatischen Knochentumoren. Radiologe 18, 287–301 (1978)

Hess, F., Löhr, H.H.: Die Strahlentherapie des Mamma-Carcinoms. Radiologe 13, 457–464 (1973)

Hilaris, B.S., Ager, P.J.: Cancer of the breast. In: Handbook of interstitial brachytherapy. Hilaris, B. S. (ed.), pp. 275–290. Action, Mass.: Publishing sciences group 1975

Homburger, F.: Die Behandlung der Endstadien des Krebsleidens. Dtsch. Med. Wochenschr. 86, 1169–1172 (1961)

Huh, S.H., Nisce, L.Z., Simpson, L.D., Chu, F.C.H.: Value of radiation therapy in the treatment of orbitae metastasis. Am. J. Roentgenol. 120, 589–594 (1974)

Hultberg, S., Walstam, R., Åsard, P.E.: Two special applications of high-energy electron beams. Acta Radiol. [Ther.] (Stockh.) 3, 287–295 (1965)

Israelson, A., Lax, J., Walstam, R.: Electron therapy of orbital tumours. Radiology 124, 489–491 (1977)

Jaffe, B.M., Donegan, W.L., Watson, F., Spratt, J.S.: Factors influencing survival in patients with untreated hepatic metastasis. Surg. Gynecol. Obstet. 127, 1–11 (1968)

Jaffé, H.L.: Tumors and tumorous conditions of bones and joints. Philadelphia: Lea & Febiger 1958

Jazy, F., Aron, B.S.: Single dose irradiation in treatment of cerebral metastases from bronchial carcinoma. Cancer 34, 254–256 (1974)

Kärcher, K.H., Dimopoulos, J.: Strahlentherapie mit schnellen Elektronen: Indikation und Methoden. Elektromedica 4, 202–208 (1973)

Kutzner, J., Grimm, W., Hahn, K.: Palliative Strahlentherapie mit Strontium 89 bei ausgedehnter Skelettmetastasierung. Strahlentherapie 154, 317–322 (1978)

Langlands, A.O., Kerr, G.R., Shaw, S.: The management of locally advanced breast cancer by X-ray therapy. Clin. Oncol. 2, 365–371 (1976)

Mäntylä, M., Nordmann, E.: Radiation treatment of liver metastasis. Strahlentherapie 154, 182–184 (1978)

Meyer, P.C.: A statistical and histological survey of "metastatic carcinoma in the skeleton" Br. J. Cancer 11, 509–513 (1957)

Millburn, L., Hibbs, G.G., Hendrickson, F.R.: Treatment of spinal cord compression of metastatic carcinoma. Review of the literature and presentation of a new method. Cancer 21, 447–454 (1968)

Moss, W.T., Brand, W.N., Battifora, H.: Radiation oncology. Saint Louis: Mosby 1973

Mundinger, F.: The treatment of brain tumours with interstitially radioactive isotopes. In: Radionuclid application in neurology and neurosurgery. Wang, Y., Pauletti, P. (eds.), pp. 199–265. Springfield: Thomas 1970

Pearlman, N.W., Guerra, O., Fracchia, A.A.: Primary inoperable cancer of the breast. Surg. Gynecol. Obstet. 143, 909–1913 (1976)

Perez, C.A., Bradfield, J.S., Morgan, H.C.: Management of pathologic fractures. Cancer 29, 684–693 (1972)

Philipps, R.F., Karnofsky, D.A., Hamilton, L.D., Nickson, J.J.: Roentgen therapy of hepatic metastasis. Am. J. Roentgenol. 71, 826–834 (1954)

Pierquin, B., Mueller, W., Baillet, F., Maylin, C., Raynal, M., Otmezguine, Y.: Radical radiation therapy for cancer of the breast. The experience of Créteil. In: Frontiers of radiation therapy and oncology, Vol. 12; Renaissance of interstitial brachytherapy. Vaeth, J.M. (ed.), pp. 150–161. Basel, München, Paris, London, New York, Sydney: Karger 1978

Pulitzer, B.: Strahlentherapie des Mammakarzinoms. In: Krebsbehandlung als interdisziplinäre Aufgabe. Kärcher, K.H. (Hrsg.), S. 501–515. Berlin, Heidelberg, New York: Springer 1975

Ratzkowski, E., Frankel, M., Hochman, A.: Bone metastases osteoporosis and radiation necrosis in breast cancer. Clin. Radiol. 18, 146–151 (1967)

Rey, G., Schlegel, G., Haase, W.: Der Informationswert der Knochenszintigraphie für Verlaufskontrollen bei Skelettmetastasen. Radiologe 18, 302–309 (1978)

Rinecker, H., Dölle, V.: Zur Therapie maligner Extremitätenfrakturen. Münch. Med. Wochenschr. 117, 1791–1796 (1975)

Röttinger, E.M., Heckemann, R., Scherer, E., Vogel, M., Meyer-Schwickerath: Radiation therapy of choroidal metastases from breast cancer. Albrecht von Graefes Arch. Klin. Ophthalmol. 200, 243–250 (1976)

Sack, H.: Zur Strahlenbehandlung des Mammakarzinoms. Medizin 12, 326–331 (1974)

Sack, H.: Spezielle Strahlentherapie der malignen Tumoren: weibliche und männliche Mamma. In: Strahlentherapie. Radiologische Onkologie. Scherer, E. (Hrsg.), S. 593–615. Berlin, Heidelberg, New York: Springer 1976

Sauer, R., Hünig, R.: Die Strahlentherapie von Hirnmetastasen. Strahlentherapie 150, 109–120 (1975)

Schermuly, W.: Knochenmetastasen des Mammakarzinoms. Diagnose und Hormonbehandlung. Strahlentherapie Sonderband 56(1964)

Shehata, W.M., Hendrickson, F.R., Hindo, W.A.: Rapid fractionation technique and retreatment of cerebral metastases by irradiation. Cancer *34*, 257–261 (1974)

Stolzenbach, G., Domarus, D. von: Aderhautmetastasen des Mammakarzinoms der Frau. Dtsch. Med. Wochenschr. *103*, 864–867 (1978)

Strickland, P.: The management of carcinoma of the breast by radical supervoltage radiation. Br. J. Surg. *60*, 569–575 (1973)

Thatcher, N., Thomas, P.R.M.: Choroidal metastases from breast carcinoma. A survey of 42 patients and the use of radiation therapy. Clin. Radiol. *26*, 549–553 (1975)

Thomas, P.: Radiotherapy of metastases of mammary carcinoma. Radiol. Clin. (Basel) *45*, 306–313 (1976)

Vaeth, J.M., Clark, J.C., Green, J.P., Schroeder, A.F., Lowy, R.O.: Radiotherapeutic management of locally advanced carcinoma of the breast. Cancer *30*, 107–112 (1972)

Verhagen, A.: Eigene Erfahrungen mit der Radio-Goldbehandlung inoperabler Mammakarzinome bei älteren Patientinnen. Strahlentherapie *154*, 401–405 (1978)

Walther, H.W.: Krebsmetastasen. Basel: Schwabe 1948

Wannenmacher, M.: Kombinierte Zytostatika- und Strahlenbehandlung. Kritische Betrachtung zur „Synchronisationsbehandlung". Röntgenberichte *4*, 223–231 (1975)

Wannenmacher, M. (Hrsg.): Kombinierte Strahlen- und Chemotherapie. München, Wien, Baltimore: Urban & Schwarzenberg 1979

Wannenmacher, M., Castrup, W.: Die Strahlenbehandlung des Mammakarzinoms. In: Beiträge zur Mammachirurgie. Grewe, H.E., Schmid, M.A., Kaiser, P. (Hrsg.), S. 73–80. München: Marseille 1977

Weber, E., Hellmann, S.: Radiation as primary treatment for local control of breast carcinoma. – A progress report. JAMA *234*, 608–611 (1975)

Wöllgens, P., Voss, A.-Ch., Untucht, H.-J.: Metastasierungstendenzen und -häufigkeit von Tumoren und ihre strahlentherapeutischen Konsequenzen. Krebsgeschehen *3*, 55–63 (1975)

Zugali, R., Uslenghi, C., Kenda, R., Bonadonna, G.: Natural history and survival of inoperable breast cancer treated with radiotherapy and radiotherapy followed by radical mastectomy. Cancer *37*, 1422–1431 (1976)

Radikale Mastektomie und Bestrahlung
(Postoperative Bestrahlung)

Von

H. VON LIEVEN

Mit 12 Abbildungen und 26 Tabellen

A. Historisches

DEL REGATO (1971) berichtete über eine prophylaktische postoperative Bestrahlung bei Mammacarcinom, die schon 1901 durch Dr. W. PUSEY in Chikago vorgenommen wurde, um das Rezidivrisiko zu verringern. Auf dem Deutschen Röntgenkongreß 1926, bei dem die postoperative Bestrahlung Thema der therapeutischen Referate war, gab O. JÜNGLING (1926) einen Überblick über die bis zu diesem Zeitpunkt an verschiedenen Kliniken gemachten Erfahrungen und befaßte sich mit der Frage, ob die prophylaktische postoperative Bestrahlung bei Mammacarcinom berechtigt sei oder nicht. Er bemerkte dazu: „Vor dem Jahre 1920 wäre die Frage kaum in dieser Form dem Kongreß vorgelegt worden. Es war für die meisten einfach ein Postulat, die Röntgenstrahlen da zur Unterstützung heranzuziehen, wo der Macht des Messers Grenzen gezogen waren. Von Tübingen, von Prof. PERTHES, sind die ersten Zweifel an der Berechtigung der allgemeinen Forderung der prophylaktischen Nachbestrahlung ausgegangen. Die chirurgischen Kliniken, zu deren Stammaterial die Fälle von Mammacarcinomen ja gehören, haben sich in 2 Lager gespalten, die Röntgenologen stehen dazwischen, indem sie weitgehend von der Einstellung des Chirurgen abhängig sind."

Die Ergebnisse der postoperativen Bestrahlung waren widersprüchlich. Teils zeigte sich eine Verbesserung, teils eine Verschlechterung der Überlebensraten. Dies war bereits auf dem Chirurgen- und Röntgenkongreß 1921 deutlich geworden.

JÜNGLING wies darauf hin, daß in der Vergangenheit nicht immer Vergleichbares verglichen wurde. Die Gegenüberstellung der chirurgisch-radiotherapeutischen Erfolgsziffern und der rein chirurgischen erfordere Patientenkollektive gleicher Zusammensetzung und gleiche statistische Bearbeitung. Von besonderer Bedeutung sei hierbei die Berücksichtigung des Tumorstadiums. Aber auch die Bedeutung der Bestrahlungstechnik, der Dosierung und Fraktionierung wurden von JÜNGLING erkannt. Eine Umfrage ergab damals folgendes Bild: Von 25 Kliniken führten 10 die prophylaktische Nachbestrahlung grundsätzlich nicht aus, 10 führten sie durch und 5 bestrahlten nur bei fortgeschrittenen bzw. nicht radikal operierten Tumoren oder auf Wunsch der Patienten. JÜNGLING faßte zusammen: „Die prophylaktische Nachbestrahlung bei Mammacarcinom kann noch lange nicht den Anspruch auf ein Postulat erheben. Die bisherigen Ergebnisse gestatten es heute noch jedem, die Bestrahlung abzulehnen."

H. HOLFELDER (1926) wies auf dem gleichen Kongreß auf die Schwierigkeiten hin, einen Brustkrebs mit allen seinen Ausläufern und regionären Absiedlungen radikal zu entfernen. Er forderte eine Bestrahlungstechnik, welche das ganze gefährdete Gebiet einschließlich der Oberschlüsselbeingrube und der Achselhöhle gleichmäßig mit der gleichen Dosis zu durchstrahlen vermag und welche den ganzen übrigen Körper, besonders die Organe der Brusthöhle weitgehend zu schonen gestattet. Als dieser Forderung am besten entsprechend empfahl er die tangentiale Bestrahlung der Brustwand, allerdings individuell geplant in Abgängigkeit vom klinischen und pathologischen Befund im Einzelfall. „Deshalb ist ein Erfolg ohne engste Zusammenarbeit zwischen Chirurgen und Strahlentherapeuten undenkbar."

Kein Zweifel wurde daran gelassen, daß die Operation so radikal wie möglich sein müßte.

In den folgenden Jahrzehnten wurde zwar eine große Zahl von Statistiken, auch nach Stadien eingeteilt, veröffentlicht, aber die schlüssige Antwort auf die Frage nach dem Wert der postoperativen Bestrahlung konnte auch damit nicht gegeben werden, da sie statistisch nicht oder nur bedingt vergleichbar waren (Literatur bei Du Mesnil de Rochemont 1958).

Randomisierte Studien gibt es zur Frage der postoperativen Bestrahlung bei Mammacarcinom erst seit 1959 (Paterson und Russell 1959).

Immerhin war die Wirksamkeit der Bestrahlung doch soweit gesichert, daß McWhirter ab 1941 anstelle der radikalen Mastektomie nur noch die einfache Mastektomie und postoperative Bestrahlung durchführte. Er bestrahlte die Supraclavicular- und Axillarregion über opponierende Felder sowie die Thoraxwand über 2 tangentiale Felder mit einer minimalen Tumordosis von 3750 rad in 3 Wochen (McWhirter 1948 und 1949). McWhirter war einer der ersten, die das bewährte Konzept der Halstedschen Operation in Frage stellte. 1948 veröffentlichte er seine ersten Ergebnisse. Der Vergleich mit den Resultaten nach radikaler Mastektomie ergab keinen wesentlichen Unterschied hinsichtlich der Überlebensrate zwischen den beiden Methoden. Obwohl dieser Vergleich keine statistisch beweiskräftigen Ergebnisse bringen konnte, da es sich nicht um randomisierte Kollektive handelte, gab er doch Anlaß zu einer Entwicklung, die bis heute anhält. In zunehmendem Maße wurde insbesondere bei frühen Stadien die Radikalität der Operation eingeschränkt und postoperativ bestrahlt (Mustakallio 1954 und 1972, McWhirter 1957, Wise et al. 1971, McDonald et al. 1976, Amalric et al. 1976, Veronesi et al. 1977, Levene et al. 1977, Montague et al. 1979 und andere).

B. Anatomische Vorbemerkungen

Die Lymphstämme der Brust begleiten im allgemeinen die Blutgefäße. Entsprechend der Blutversorgung konnten drei Lymphabflußwege gefunden werden (Rauber und Kopsch 1955, Turner-Warwick 1959), von denen aber nur zwei praktische Bedeutung haben.
1. Etwa 75% der Brustlymphe fließen zur Axilla.
2. Der Rest gelangt über die Brustwand perforierende Lymphbahnen weitgehend in die homolateralen parasternalen Lymphknoten.
3. Die Lymphdrainage in die Lymphonoduli intercostales posteriores ist zwar gelegentlich nachweisbar, aber mengenmäßig unbedeutend (<2%).

Der Lymphabfluß aus den einzelnen Quadranten der Brust unterliegt großen individuellen Variationen.

Ein kleiner Teil der Lymphe aus der Brust fließt über den subcutanen Lymphgefäßplexus ab. Dieser Plexus kann auch durch weite Hautexcision und Präparation dünner Hautlappen bei einer Operation nicht vollständig entfernt werden (Turner-Warwick 1959) und dürfte bei der Entstehung von Brustwandrezidiven von Bedeutung sein.

C. Tumorausbreitung in die parasternalen Lymphknoten

Die radikalen Operationsmethoden haben wesentliche Erkenntnisse über die Häufigkeit der Tumorausbreitung in die verschiedenen regionalen Lymphknotenstationen, insbesondere in Abhängigkeit von der Lage und Größe des Primärtumors gebracht. Sie sind Grundlage für die Planung der postoperativen Bestrahlung und die Bestimmung des Zielvolumens. Von besonderem Interesse ist dabei die Wahrscheinlichkeit des Befalls der parasternalen Lymphknoten, denn sie werden heute meist nicht mehr operiert, sondern lediglich bestrahlt. Auf ihre Bedeutung wiesen HANDLEY und THACKRAY bereits 1947 hin. Für die Häufigkeit des Befalls der parasternalen Lymphknoten erwiesen sich die Größe und Lage des Primärtumors und die Metastastierung in die Axilla als Indizien.

I. Größe des Primärtumors

Bei der Tumorgröße T1–2 sind in 50–55% die axillären und/oder parasternalen Lymphknoten bereits metastatisch befallen (BUCALOSSI et al. 1971, LACOUR et al. 1976).

Bei der Tumorausbreitung T3–4 fanden sich in 76% parasternale Lymphknotenmetastasen (BUCALOSSI et al. 1971).

II. Lage des Primärtumors

Eine Aufschlüsselung nach Tumorgröße und -lage sowie axillärem Befall gibt Tabelle 1. Bei der Lage des Primärtumors in den medialen Quadranten oder zentral ist jeweils häufiger mit parasternalen Lymphknotenmetastasen zu rechnen als bei lateraler Lage (HANDLEY 1969, LACOUR et al. 1976).

Wenn der Tumor außen saß, die Ausdehnung T1–2 nicht überschritt und histologisch keine axillären Lymphknotenmetastasen nachweisbar waren, fanden sich nur in 4% parasternale Metastasen (LACOUR et al. 1976). DENOIX (1970) sah bei außen gelegenen Tumoren und negativer Axilla keine parasternalen Lymphknotenmetastasen.

Die Wahrscheinlichkeit, daß bei einem in den äußeren Quadranten der Brust gelegenen Tumor der Größe T1–2, bei dem bei sorgfältiger Untersuchung keine axillären Lymphknotenmetastasen gefunden wurden, parasternale Absiedlungen vorliegen, ist also sehr gering.

III. Axillärer Lymphknotenbefall

Bei histologisch positiven axillären Lymphknoten fand HANDLEY (1969) je nach Lage des Primärtumors in 23–54% auch parasternale Lymphknotenmetastasen. LACOUR et al. (1976) sahen in diesem Fall bei 17–42% (Tabelle 1), VALAGUSSA et al. (1978) bei 30% der Patienten parasternale Metastasen.

Bei histologisch negativen axillären Lymphknoten betrug die Häufigkeit parasternaler Absiedlungen dagegen nur 4–19% (BUCALOSSI et al. 1971, LACOUR et al. 1976, VALAGUSSA et al. 1978).

Teilt man die Axilla in 3 Etagen („level") ein (BERG 1955) und untersucht das Ausmaß des Lymphknotenbefalls getrennt in jeder Etage, so zeigt sich, daß die Metastasierung von caudal nach cranial fortschreitet. Im Krankengut von DENOIX (1970) fand sich, wenn nur ein axillärer Lymphknoten befallen war, dieser immer in der caudalen Etage,

Tabelle 1. Häufigkeit parasternaler Metastasen in Abhängigkeit von Lage und Größe des Primärtumors und axillärem Lymphknotenstatus (LACOUR et al. 1976)

Tumorgröße	Tumorsitz	Axillär N−	Axillär N+
T1+2	außen	4% (239)	17% (297)
	zentral/innen	11% (214)	32% (192)
T3	außen	19% (78)	31% (160)
	zentral/innen	8% (74)	42% (137)

Tabelle 2. Lokalisation nach „level" von axillären Metastasen bei Brustkrebs (DENOIX 1970)

Zahl positiver Lymphknoten axillär	level 1	level 2	level 3	Zahl der Fälle (N=274)
1 N+	82	–	–	82
2 N+	111	8	1	60
3 N+	107	9	1	39
4 N+	113	11	–	31
5–6 N+	162	22	3	35
7–10 N+	168	41	9	27

niemals in der mittleren oder oberen (Tabelle 2). BERG (1955) beschrieb in einem von 324 Fällen eine Lymphknotenmetastase in der cranialen Etage ohne Metastasen in der mittleren oder caudalen Etage. DENOIX (1970) schließt aus diesen Ergebnissem, daß, wenn bei verläßlicher operativer Ausräumung der subpectoralen Lymphknoten und sorgfältiger histologischer Untersuchung keine Metastasen in dieser caudalen Gruppe gefunden waren, auch in den höheren Gruppen keine sein werden.

D. Prognostische Faktoren

Für die Prognose des Mammacarcinoms sind eine Reihe von Faktoren, die zum Teil auch untereinander korrelieren, wesentlich.

I. Tumorgröße

Nach HAMILTON et al. (1974) beträgt die 5-Jahres-Überlebensrate bei Tumoren der Größe 1–2 cm etwa 85%, bei 3–4 cm Größe etwa 72% und bei 5 cm Größe etwa 45%. Die Bedeutung der Tumorgröße ergibt sich auch aus anderen Untersuchungen (TAYLOR 1949, HAAGENSEN und STOUT 1951, BRUCE 1971, RISSANEN und HOLSTI 1974, HAAGENSEN 1977, VALAGUSSA et al. 1978, VON LIEVEN und ROHLOFF 1980). VALAGUSSA et al. (1978) fanden nur bei Patienten mit positiver Axilla einen Einfluß der Größe des Primärtumors auf die krankheitsfreie gesamte Überlebensrate, nicht jedoch bei negativer Axilla.

II. Axilläre Lymphknotenmetastasen

In sehr vielen Arbeiten wurde gezeigt, daß der histologische Nachweis von Metastasen in den axillären Lymphknoten die Prognose wesentlich verschlechtert (TAYLOR und BRUCE 1940, TAYLOR 1949, BERVEN 1949, HAAGENSEN und STOUT 1951, HANDLEY 1969, RISSANEN 1969, DENOIX 1970, FISHER et al. 1970, HEINZE und FEIL 1970, HAMILTON et al. 1974, WALLGREN et al. 1976, HØST und BRENNHOVD 1975 und 1977, FISHER et al. 1977, HAAGENSEN 1977, LINDNER et al. 1978, VALAGUSSA et al. 1978, FLETCHER et al. 1980, VON LIEVEN und ROHLOFF 1980).

Wichtig ist auch das Ausmaß des axillären Lymphknotenbefalls. So überlebten 10 Jahre nach radikaler Mastektomie und postoperativer Bestrahlung bei 1–3 positiven Lymphknoten 54% (N = 140) und bei 4 oder mehr positiven axillären Lymphknoten 36% (N = 94) der Patienten (FLETCHER et al. 1980).

Im Krankengut von VALAGUSSA et al. (1978) (N = 716) überlebten bei negativer Axilla 81,9% der Patienten 10 Jahre, bei 1–3 positiven axillären Lymphknoten 53,7%, bei mehr als 3 positiven axillären Lymphknoten 25,6% der Patienten. Dem entsprechen die Ergebnisse von DENOIX (1970), FISHER et al. (1970) und HAAGENSEN (1977).

Unter Berücksichtigung der Tumorgröße ergab sich im Krankengut von DENOIX (1970) jedoch keine Relation zwischen 5-Jahres-Überlebensrate und Zahl positiver axillärer Lymphknoten.

III. Menopausenstatus

Der Menopausenstatus, d.h. der Befund alleine, ob sich Patienten in der Prä- oder Postmenopause befinden, hat nach VALAGUSSA et al. (1978) keinen direkten Einfluß auf die Prognose. Rezidivrate sowie 5- und 10-Jahres-Überlebensraten sind nicht signifikant verschieden, wenn der Status der axillären Lymphknoten beachtet wird. Auch bei FISHER et al. (1970) hatte der Menopausenstatus keine Beziehung zur 5-Jahres-Überlebensrate. HAMILTON et al. (1974) beobachteten dagegen schlechtere Überlebensraten in der Postmenopause.

IV. Tumorlokalisation

Auch die Lokalisation des Primärtumors in den lateralen oder medialen Quadranten oder zentral wirkt sich weder auf die Rezidivrate noch auf die 5- oder 10-Jahres-Überlebensrate signifikant aus, wenn Patientinnen mit gleichem axillären Lymphknotenstatus miteinander verglichen werden (HAAGENSEN und STOUT 1951, VALAGUSSA et al. 1978).

V. Histologischer Malignitätsgrad

Prognostisch bedeutsam sind histologische Kriterien, die im Malignitätsgrad des Tumors zusammengefaßt werden können, der allerdings nicht einheitlich definiert wird (TAYLOR und BRUCE 1940, TAYLOR 1949, HAAGENSEN 1956, BLOOM et al. 1962, BLOOM 1965, BRINKLEY und HAYBITTLE 1966, DENOIX 1970, BRUCE 1971, WALLGREN et al. 1976). Die 5-Jahres-Überlebensrate betrug bei BRUCE (1971) bei Grad I 84% bei Grad II 79% und bei Grad III 53% (N = 201), bei BRINKLEY und HAYBITTLE (1966) 92,9% für Grad I und 63,0% für Grad III.

VI. Hautinfiltration

Infiltration der Haut, Hautödem und Hautulceration werden als prognostisch ungünstige Zeichen angesehen (Taylor und Bruce 1940, Taylor 1949, Haagensen und Stout 1951). Dies schlägt sich auch in allen Stadieneinteilungen nieder.

VII. Wachstumsgeschwindigkeit

Während zur Dauer der Anamnese keine Beziehung besteht (Haagensen und Stout 1951, Humphrey und Swerdlow 1963, Denoix 1970), zeigt die Überlebensrate eine deutliche Korrelation zur Wachstumsgeschwindigkeit des Tumors (Denoix 1970).

VIII. Weitere Faktoren

Nach Taylor (1949) haben jüngere Patientinnen eine schlechtere Prognose, da häufiger ein höherer Malignitätsgrad und früher axilläre Lymphknotenmetastasen vorliegen. Nach den meisten Autoren spielt das Lebensalter jedoch prognostisch keine wesentliche Rolle (Haagensen und Stout 1951, Berndt et al. 1961, Bloom et al. 1962, Humphrey und Swerdlow 1963).

Donegan et al. (1978) fanden, daß hohes präoperatives Körpergewicht auch mit einer höheren Rezidivrate und einer geringeren rezidivfreien Überlebensrate verbunden ist.

Nime et al. (1977) berichteten, daß 43% der Patienten mit negativer Axilla nach radikaler Mastektomie viscerale Metastasen entwickelten, wenn die intramammären Lymphgefäße Tumorzellen enthielten gegenüber 4%, wenn die Lymphgefäße tumorfrei waren.

E. Stadieneinteilungen

Eine Reihe morphologischer Befunde wie lokale und regionäre Tumorausbreitung sowie die Fernmetastasierung wird zu Tumorformeln und Tumorstadien zusammengefaßt. Einige wichtige Einteilungen sind in Tabelle 3 bis Tabelle 8 dargestellt.

Tabelle 3. Steinthal (1905)

I. Fälle mit anscheinend sehr langsamem Wachstum, der Tumor ist nur einige Zentimeter groß (bis zu Pflaumengröße), liegt noch ganz in der Drüse, zum mindesten ist die Haut noch nicht fixiert, in der Achselhöhle finden sich eine oder auch mehrere Lymphknoten, die man gewöhnlich erst bei der Operation findet.

II. Fälle mit deutlichem Wachstum, Knoten, die länger stationär geblieben sind, fangen an zu wachsen, die Haut wird adhärent, Drüsen in der Achselhöhle sind deutlich nachzuweisen.

III. Fälle, bei denen die Mamma zum größten Teil ergriffen, der Tumor mit Haut und Unterlage verwachsen ist und häufig auch die Supraclaviclarlymphknoten erkrankt sind.

Tabelle 4. Steinthal (Du Mesnil de Rochemont 1958)

St. I   Achselhöhle frei. Keine vergrößerten Lymphknoten palpabel oder bei der Operation gefunden. Histologisch keine Carcinomzellen in den Drüsen.

St. IIa   Achsellymphknoten vorhanden. Fälle mit mikroskopisch nachgewiesenen Metastasen in einem Lymphknoten.

St. IIb   Achsellymphknoten vorhanden. Fälle mit Metastasen in zwei oder mehreren Lymphknoten.

St. IIc   Achsellymphknoten vorhanden. Fälle, bei denen der Tumor die Kapsel durchwachsen hat und das Bindegewebe und Fettgewebe infiltriert.

St. III   Supraclavicularlymphknoten vorhanden. Sehr große, ulcerierte Tumoren, ausgedehnte Hautmetastasen.

Tabelle 5. Columbia (Haagensen 1977)

A   Kein Hautödem, keine Ulceration oder feste Fixation des Tumors an der Brustwand. Axilläre Lymphknoten klinisch nicht befallen.

B   Kein Hautödem, keine Ulceration oder feste Fixation des Tumors an der Brustwand. Klinisch befallene axilläre Lymphknoten, aber kleiner als 2,5 cm im Durchmesser und nicht fixiert an der darüberliegenden Haut oder tieferen axillären Strukturen.

C   Eines der fünf schwerwiegenden Zeichen fortgeschrittenen Brustkrebses:
1. Begrenztes Hautödem (weniger als ein Drittel der Haut über der Brust ist befallen).
2. Hautulceration.
3. Feste Fixierung des Tumors an der Brustwand.
4. Massiver Befall der axillären Lymphknoten: ein einzelner Knoten oder eine Gruppe miteinander verwachsener Lymphknoten mit 2,5 cm oder mehr Transversaldurchmesser.
5. Fixation der axillären Knoten an der darüberliegenden Haut oder an tieferen axillären Strukturen.

D   Fortgeschrittene Brustkrebse:
1. Kombination von zwei oder mehr der fünf schwerwiegenden Zeichen von Stadium C
2. Ausgedehntes Hautödem (mehr als ein Drittel der Haut über der Brust)
3. Satellitenknoten in der Haut
4. Inflammatorischer Typ des Carcinoms
5. Klinisch befallene supraclaviculäre Lymphknoten
6. Parasternale Lymphknotenmetastasen, erkennbar durch parasternalen Tumor
7. Armödem
8. Fernmetastasen

Tabelle 6. Manchester-Stadien (Windeyer 1949)

Stadium I   Der Tumor ist auf die Brust beschränkt. Hautbeteiligung direkt über oder in Verbindung mit dem Tumor beeinflußt das Stadium nicht, vorausgesetzt, daß der betroffene Bereich klein im Verhältnis zur Größe der Brust ist.

Stadium II   Wie Stadium I aber mit palpablen, beweglichen Lymphknoten in der Axilla.

Stadium III Der Tumor ist über den Brustkörper hinaus ausgebreitet:
a) Die Haut ist in einem Bereich befallen oder fixiert, der groß im Verhältnis zur Größe der Brust ist.
b) Der Tumor ist am darunterliegenden Muskel fixiert. Axilläre Lymphknoten können palpabel sein und sind, wenn vorhanden, beweglich.

Stadium IV   Der Tumor hat sich über die Brust hinaus ausgebreitet, angezeigt durch:
a) Fixierte axilläre Knoten, was Ausbreitung außerhalb der Lymphknotenkapsel anzeigt.
b) Der Tumor ist vollständig an der Brustwand fixiert.
c) Lymphknoten in der Supraclavicularregion.
d) Metastasen weit um den Tumor.
e) Metastasen in der anderen Brust.
f) Fernmetastasen, z.B. in Knochen, in der Leber, in der Lunge usw.

Tabelle 7. Amerikanisches TNM-System (American Joint Committee for Cancer Staging and End-Results Reporting 1978)

T (Primärtumor)

T_0	Kein nachweisbarer Tumor in der Brust
TIS	Morbus Paget der Brustwarze ohne nachweisbaren Tumor; Carcinoma in situ
T_1	Tumor 2 cm oder weniger im größten Durchmesser

T_{1a} Ohne Fixation an der darunterliegenden Pectoralisfascie und/oder dem Muskel

T_{1b} Mit Fixation an der darunterliegenden Pectoralisfascie und/oder dem Muskel

T_2 Tumor mehr als 2 cm aber nicht mehr als 5 cm im größten Durchmesser

T_{2a} Ohne Fixation an der darunterliegenden Pectoralisfascie und/oder dem Muskel

T_{2b} Mit Fixation an der darunterliegenden Pectoralisfascie und/oder dem Muskel

T_3 Tumor größer als 5 cm im größten Durchmesser

T_{3a} Ohne Fixation an der darunterliegenden Pectoralisfascie und/oder dem Muskel

T_{3b} Mit Fixation an der darunterliegenden Pectoralisfascie und/oder dem Muskel

T_4 Tumor jeder Größe mit direkter Ausbreitung in die Brustwand oder die Haut (die Brustwand schließt die Rippen, die intercostalen Muskeln, den Musculus serratus anterior ein aber nicht den Musculus pectoralis)

T_{4a} Mit Fixation an der Brustwand

T_{4b} Mit Oedem (einschließlich Orangenhaut), Ulceration der Brusthaut oder Satellitenmetastasen in der Haut, die auf die gleiche Brust beschränkt sind

T_{4c} T_{4a} und T_{4b}

T_{4d} Inflammatorisches Carcinom

N (Regionäre Lymphknoten)

T_0	Keine palpablen homolateralen axillären Knoten
N_1	Bewegliche homolaterale axilläre Knoten

N_{1a} Knoten, die klinisch nicht metastasenverdächtig sind, aber histologisch kleine Metastasen (kleiner als 0,2 cm) enthalten können

N_{1b} Klinisch metastasenverdächtige Knoten oder große metastatische Tumoren, die chirurgisch ausgeräumt werden können

N_2 Homolaterale axilläre Knoten, die metastasenverdächtig sind und untereinander oder an anderen Strukturen fixiert sind

N_3 Homolaterale supraclaviculäre, infraclaviculäre oder parasternale Knoten, die metastasenverdächtig sind oder Armödem (Armödem kann durch Obstruktion der Lymphwege bedingt sein, Lymphknoten müssen nicht palpabel sein)

M (Fernmetastasen)

M_0	Kein Anhalt für Fernmetastasen
M_1	Fernmetastasen nachweisbar einschließlich Hautbefall jenseits der Brust

Klinische Stadieneinteilung

Präinvasives Carcinom

Stadium 0   TIS Carcinoma in situ

Invasives Carcinom

Stadium I	T_1	N_0 oder N_{1a}	M_0
Stadium II	T_0	N_{1b}	M_0
	T_1	N_{1b}	M_0
	T_2	N_0, N_{1a} oder N_{1b}	M_0
Stadium III	T_1 oder T_2	N_2	M_0
	T_3	N_0, N_1 oder N_2	M_0
	jedes T mit N_2		M_0
	jedes T mit N_3		M_0
Stadium IV	jedes T_4	jedes N	jedes M
	jedes T	N_3	jedes M
	jedes T	jedes N	M_1

Tabelle 8. Internationales TNM-System UICC 1979

Prätherapeutische klinische Klassifikation: TNM

T-   Primärtumor

Tis   Präinvasives Carcinom (Carcinoma in situ), nicht infiltrierendes intraduktales Carcinom oder Morbus Paget der Mamille ohne nachweisbaren Tumor

      Anmerkung: Der Morbus Paget kombiniert mit einem nachweisbaren Tumor wird entsprechend der Größe des Tumors klassifiziert

T0   Keine Evidenz für einen Primärtumor

T1   Tumor mißt in seiner größten Ausdehnung 2 cm oder weniger
      T1a Ohne Fixation an der darunterliegenden Pectoralisfascie und/oder am Muskel
      T1b Mit Fixation an der darunterliegenden Pectoralisfascie und/oder am Muskel

T2   Tumor mißt in seiner größten Ausdehnung mehr als 2 cm, jedoch nicht mehr als 5 cm
      T2a Ohne Fixation an der darunterliegenden Pectoralisfascie und/oder am Muskel
      T2b Mit Fixation an der darunterliegenden Pectoralisfascie und/oder am Muskel

T3   Tumor mißt in seiner größten Ausdehnung mehr als 5 cm
      T3a Ohne Fixation an der darunterliegenden Pectoralisfascie und/oder am Muskel
      T3b Mit Fixation an der darunterliegenden Pectoralisfascie und/oder am Muskel

      Anmerkung: Einziehungen der Haut oder Einziehung der Mamille oder andere Hautveränderungen, außer denjenigen, die unter T4b aufgeführt sind, können in T1, T2 oder T3 vorkommen, ohne die TNM-Klassifikation zu beeinflussen

T4   Tumor jeglicher Größe mit Infiltration in die Brustwand oder Haut

      Anmerkung: Brustwand schließt die Rippen, die Interkostalmuskeln und den vorderen Serratusmuskel mit ein, nicht aber die Pectoralmuskulatur
      T4a Fixation an der Brustwand
      T4b Mit Armödem, mit Infiltration oder Ulceration der Haut (einschl. Apfelsinenhaut) oder mit Satellitenhautknoten der gleichen Brust
      T4c Beides

TX   Die Minimalerfordernisse zur Bestimmung des Primärtumors liegen nicht vor

      Anmerkung: Carcinome mit Begleitentzündung sollten in einer separaten Gruppe aufgeführt werden

N-   Regionäre Lymphknoten
N0   Keine palpablen, homolateralen, axillären Lymphknoten
N1   Bewegliche, homolaterale, axilläre Lymphknoten
      N1a Die Lymphknoten werden als nicht befallen betrachtet
      N1b Die Lymphknoten werden als befallen betrachtet

N2   Homolaterale, axilläre Lymphknoten, die untereinander oder an andere Strukturen fixiert sind und als befallen betrachtet werden

N3   Homolaterale, supra- oder infraclaviculäre Lymphknoten, die als befallen betrachtet werden, oder ein bestehendes Armödem

      Anmerkung: Das Armödem kann durch Behinderung des Lymphabflusses verursacht werden; Lymphknoten brauchen dabei nicht palpabel zu sein

NX   Die Minimalerfordernisse zur Beurteilung der regionären Lymphknoten liegen nicht vor

M-   Fernmetastasen
M0   Keine Evidenz für Fernmetastasen
M1   Fernmetastasen vorhanden
MX   Die Minimalerfordernisse zur Feststellung von Fernmetastasen liegen nicht vor

Tabelle 8 (Fortsetzung)

Postoperative histopathologische Klassifikation: pTNM

pT-   Primärtumor

pTis   Präinvasives Carcinom (Carcinoma in situ)

pT0   Keine Evidenz für einen Primärtumor bei der histologischen Untersuchung des Resektats

pT1a, pT1b entsprechen T1a, T1b und sind folgendermaßen unterteilt:
    a) Tumor mißt 0,5 cm oder weniger
    b) Tumor mißt mehr als 0,5 cm, jedoch nicht mehr als 1 cm
    c) Tumor mißt mehr als 1 cm, jedoch nicht mehr als 2 cm

pT2a, pT2b entsprechen T2a, T2b

pT3a, pT3b entsprechen T3a, T3b

pT4a, pT4b, pT4c entsprechen T4a, T4b, T4c

pTX   Die Ausdehnung der Invasion kann nicht beurteilt werden

G-   Histopathologisches Grading

G1   Hoher Grad der Differenzierung

G2   Mittlerer Grad der Differenzierung

G3   Geringer Grad der Differenzierung oder Entdifferenzierung

GX   Differenzierungsgrad kann nicht bestimmt werden

pN-   Regionäre Lymphknoten

pN0   Keine Evidenz für Invasion der regionären Lymphknoten

pN1   Bewegliche, homolaterale axilläre Lymphknoten
        pN1a Mikrometastasen in einem oder mehreren Lymphknoten
        pN1b Makrometastasen in einem oder mehreren Lymphknoten
            a) Metastase größer als 0,2 cm in einem bis 3 Knoten (kleiner als 2 cm)
            b) Metastase, größer als 0,2 cm in vier oder mehr Knoten (kleiner als 2 cm)
            c) Metastase mit Ausdehnung über die Kapsel eines Lymphknotens hinaus (kleiner als 2 cm)
            d) Positiver Lymphknoten 2 cm oder größer

pN2   Befall der homolateralen axillären Lymphknoten, entweder untereinander oder an benachbarten Strukturen fixiert

pN3   Befall der homolateralen supraclaviculären oder infraclaviculären Lymphknoten
        Anmerkung: Homolaterale Knoten längs der A. thoracica interna können in die pN3-Kategorie einbezogen werden. Dies ist eigens anzugeben

pNX   Das Ausmaß der Invasion kann nicht beurteilt werden

pM-   Fernmetastasen

Die pM-Kategorien entsprechen den M-Kategorien

Stadiengruppierung

Stadium I	T1a, T1b	N0, N1a	M0
Stadium II	T0, T1a, T1b	N1b	M0
	T2a, T2b	N0, N1a	M0
	T2a, T2b	N1b	M0
Stadium IIIa	T3a, T3b	N0, N1	M0
	T1a, b, T2a, b, T3a, b	N2	M0
Stadium IIIb	T1a, b, T2a, b, T3a, b	N3	M0
	T4a, b, c,	Jedes N	M0
Stadium IV	Jedes T	Jedes N	M1

Eine Einteilung nach prognostisch relevanten Kriterien ist ohne Zweifel für die Wertig-keit mitgeteilter Therapieergebnisse und Verläufe unverzichtbar und notwendig für den Vergleich mit anderen Ergebnissen. Die bisher üblichen Einteilungen erfassen jedoch ausschließlich morphologische Merkmale, nicht aber andere prognostisch bedeutsame oder wahrscheinlich bedeutsame Faktoren wie histologischen Malignitätsgrad, Wachs-tumsgeschwindigkeit, Allgemeinzustand, Beschwerden und Abwehrlage des Patienten (CHARLSON und FEINSTEIN 1973). Die Befunde, auf die sich die Tumorklassifikationen stützen, sind oft nicht ausreichend definiert und mehr oder weniger subjektiv (CHARLSON und FEINSTEIN 1973). Die einzelnen Stadien umfassen oft prognostisch sehr verschiedene Patientenkollektive. So sind im klinischen TNM-Stadium 2 z.B. nicht palpable T_0-Tumo-ren ebenso wie 5 cm große Tumoren jeweils mit klinisch verdächtigen Lymphknoten zusammengefaßt. Das TNM-Stadium 4 oder Columbia D umfaßt alle Patienten mit Fern-metastasen, unabhängig davon, ob es sich um eine einzelne Knochenmetastase oder multiple viscerale Absiedlungen handelt, Befunde, die prognostisch durchaus verschieden sind. Ob eine Patientin in dieses Stadium eingeteilt wird, hängt auch von der Intensität ab, mit der nach Fernmetastasen gesucht wurde. Knochenmetastasen können durch Szintigraphie oft früher entdeckt werden als durch Röntgenaufnahmen (GALASKO et al. 1968, GALASKO und DOYLE 1972, BRUCE et al. 1970, CITRIN et al. 1975, LEE 1981). Lungen-metastasen in den costodiaphragmalen Winkeln werden im Computer-Tomogramm frü-her gesehen als auf Thorax-Übersichtsaufnahmen.

Ähnliches gilt für abdominelle Metastasen, die heute im Computer-Tomogramm frü-her und sicherer erfaßt werden können. M_0 kann deshalb durchaus verschiedene Bedeu-tung haben (HARDER 1978).

Verschiedene klinische Merkmale wie fixierte axilläre Lymphknoten, supraclaviculäre Lymphknoten, Hautinfiltration oder Fixation des Tumors an der Brustwand sind in den einzelnen Einteilungssystemen unterschiedlichen Stadien zugeordnet (Tabelle 9).

Tabelle 9. Einteilung verschiedener Tumormerkmale in Stadien III bzw. IV bei unterschiedlichen Klassifikationssystemen

	Axilläre, fixierte Lymphknoten	Supraclaviculäre Lymphknoten	Hautinfiltration	Fixation an der Brustwand
Manchester	IV	IV	III	IV
Amerikanisches TNM	III	IV	IV	IV
Internationales TNM	III	III	III	III

Sehr wesentlich ist zu unterscheiden, ob der Tumor klinisch oder nach dem Opera-tionspräparat klassifiziert wurde. Sowohl falsch positive als auch falsch negative klinische Lymphknotenbefunde werden in 25–50% erhoben (HAAGENSEN und STOUT 1951, ATKINS et al. 1972, ROBERTS et al. 1973, BERGDAHL 1978).

Die Einteilung, die sich am meisten durchgesetzt hat, ist das internationale TNM-System. Es trennt streng die klinischen (TNM) von den postoperativ erhobenen Formulie-rungen (pTpNM).

F. Radikale Operationen

I. Methoden

Die operative Behandlung des Brustkrebses hat erst dann zu Dauererfolgen geführt, als man auch die abführenden Lymphbahnen und die nächstliegenden Lymphknotenstationen der Mamma zugleich mit dem Tumor entfernte. Die technische Erweiterung der Brustdrüsenoperation knüpft sich an die Namen Küster (1883), Heidenhain (1889), Rotter (1889) und Halsted (1894 und 1907).

Die klassische radikale Mastektomie nach Rotter-Halsted wurde später vielfach modifiziert, wobei die Nomenklatur nicht ganz einheitlich gehandhabt wird. Im folgenden sei ein kurzer Überblick über die wichtigsten Operationsmethoden gegeben.

1. Radikale Mastektomie

Bei der radikalen Mastektomie werden der gesamte Drüsenkörper mitsamt der Haut und dem benachbarten Fettgewebe, der Musculus pectoralis major und minor und das gesamte Fettgewebe der Achselhöhle und der Infraclaviculargrube in einem Stück entfernt. Die Technik wurde vielfach beschrieben (Halsted 1894, Bay und Matthaes 1975, Zollinger und Zollinger 1975, Saegesser 1976, Dudley 1977). Während von Halsted zunächst die schräg zur Axilla verlaufende Schnittführung angegeben wurde, bevorzugen heute aus operationstechnischen, kosmetischen und funktionellen Gründen viele Chirurgen den transversalen Schnitt, der caudal von der Axilla endet (Bay und Matthaes 1975, Dudley 1975). Abflußstörungen und Narbenbehinderungen am operierten Arm treten danach weniger häufig auf (Saegesser 1976).

Die Präparation der Axilla erfolgt scharf (Bay und Matthaes 1975, Bodnár 1976), stumpf (Bodnár 1976, Saegesser 1976) oder beides (Brunner 1967). Dabei wird das gesamte Fett- und Bindegewebe samt Lymphknoten bis zur Axillaspitze ausgeräumt. Besondere Sorgfalt muß auf die Schonung des Nervus thoracicus longus und des Nervus thoracodorsalis gelegt werden. Ersterer versorgt den Musculus serratus anterior. Bei seinem Ausfall kann der Arm nicht mehr über den Kopf erhoben werden (Kämmbewegung). Letzterer innerviert die Musculi subscapularis, teres major und latissimus dorsi. Bei seiner Durchtrennung kann die Hand nicht auf den Rücken gebracht werden (die Schürze kann nicht mehr gebunden werden).

Um in den Raum zwischen Thorax und Musculus subscapularis eindringen zu können, müssen regelmäßig ein bis zwei quer durch das Operationsfeld verlaufende Nervenstämme geopfert werden. Es handelt sich hier um die Nervi intercostobrachiales, deren Durchtrennung nur eine vorübergehende Sensibilitätsstörung der seitlichen Oberarmfläche zu hinterlassen pflegt (Brunner 1967).

Im allgemeinen wird heute nur so viel Haut excidiert, daß sich die Wunde primär schließen läßt. Damit die sich in der Axilla ansammelnde Flüssigkeit abfließen kann, wird eine Redon-Drainage in die Axilla eingelegt und am besten über eine Stichincision lateral am Thorax ausgeleitet (Bay und Matthaes 1975, Saegesser 1976, Dudley 1977).

Wenn ausgedehnte Hautexcisionen gemacht wurden, kann eine primäre Naht der Wundränder unmöglich sein. Zur Deckung eines großen Defektes eignen sich zwei Verfahren:
a) Verschiebeplastik
b) freie Hauttransplantation.

Für die Verschiebeplastik sind verschiedene Methoden angegeben worden (nach BAY und MATTHAES 1975):

a) Deckung des Defektes durch Verschieben der gesunden Mamma. Wegen des schlechten kosmetischen Ergebnisses wird dieses Verfahren nur selten angewendet.

b) Verwendung eines großen gestielten Lappens aus der Rückenhaut (Haut-Muskel-Lappen nach TANZINI).

c) Benutzung eines lateral gestielten Hautlappens, der eingerollt wird (KLEINSCHMIDT) und

d) Benutzung eines medial gestielten Lappens nach PAYR.

Nach den heutigen Erfahrungen ist es aber sicher besser, große Defekte mit freien Transplantaten (Thiersch- oder Spalthautlappen) zu decken (BAY und MATTHAES 1975).

Nach der Operation wird der Arm in Abduktionsstellung gelagert um eine Kontraktur zu vermeiden (BRUNNER 1967, BAY und MATTHAES 1975, SAEGESSER 1976).

Während DUDLEY (1977) in der ersten postoperativen Woche jede Bewegung der Schulter verbietet, empfehlen andere Autoren Armbewegungen schon ab dem zweiten Tag (BRUNNER 1967, BAY und MATTHAES 1975).

Durch die stumpfe Präparation der Vena axillaris kann es zu Thrombosierung des Gefäßes kommen. Eine zu weitgehende Freilegung der Vene beinhaltet die Gefahr einer späteren narbigen Stenose (BAY und MATTHAES 1975). Auch eine ausreichende Drainage der Wundhöhle in der Axilla ist sehr wichtig, da sich verbleibende Lymphe nach und nach organisiert, wobei sich derbes Narbengewebe bildet, das die Vena axillaris und ihre Äste abdrücken und somit zur Entwicklung eines Armödemes führen kann (BODNÁR 1976).

Ein postoperatives Serom ist nach DUDLEY (1977) bedingt durch ungenügende Blutstillung, zu starken Gebrauch der Diathermie, inadäquate Drainage und zu frühe postoperative Bewegungen.

Das funktionelle Ergebnis an der Schulter ist unmittelbar davon abhängig, wieviel Haut in der Axilla bei Abschluß der Operation noch zur Verfügung stand (DUDLEY 1977). Dafür ist auch die Schnittführung wesentlich.

Wundnekrosen können auftreten, wenn die Hautlappen zu dünn sind oder bei der Naht unter Spannung gesetzt werden. Beides kann die Blutversorgung so vermindern, daß der betroffene Hautbereich nekrotisch wird. DUDLEY (1977) empfiehlt die frühzeitige Excision des nekrotischen Bereichs und frische Hautdeckung.

SAEGESSER (1976) legt evtl. zusätzlich die parasternalen Lymphknoten frei, wenn der Primärtumor im unteren, inneren Quadranten liegt, der Primärtumor mehr als 3 cm im Durchmesser mißt und die axillären Lymphknoten sicher carcinomatös sind.

2. Erweiterte radikale Mastektomie

Bei der erweiterten radikalen Mastektomie werden auch die parasternalen Lymphknoten entfernt, wobei ein Teil des Sternums, der Rippenknorpel, der angrenzenden Pleura parietalis und die supraclaviculären Lymphknoten mitsamt dem mittleren Teil der Clavicula reseziert werden (VERONESI und ZINGO 1967, SAEGESSER 1976).

BURDETTE (1973) versteht unter erweiterter radikaler Mastektomie die radikale Mastektomie in Verbindung mit der Resektion der retrosternalen und/oder der supraclaviculären Lymphknoten und unter superradikaler Operation, wenn ausgedehnte Dissektionen im Mediastinum und am Hals erfolgen.

3. Modifizierte radikale Mastektomie

Die modifizierte radikale Mastektomie besteht in einer einfachen Mastektomie und Ausräumung der gesamten Axilla unter Erhaltung eines oder beider Musculi pectorales (Burdette 1973, Fletcher et al. 1980).

4. Einfache Mastektomie ("total mastectomy")

Bei der einfachen Mastektomie werden der Drüsenkörper und das Fettgewebe bis auf die Pectoralisfascie abpräpariert und mitsamt dem axillären Ausläufer (Spencescher Ausläufer) excidiert (Bodnár 1976, Forrest 1977). Die Axilla wird dabei sorgfältig palpiert und evtl. verdächtige Lymphknoten exstirpiert. Eine zusätzliche Biopsie der parasternalen Lymphknoten durch Incision im 2., 3. oder 4. Intercostalraum bei medialen Tumoren ist möglich (Forrest 1977).

5. Erweiterte einfache Mastektomie

Dabei wird zusätzlich zur einfachen Mastektomie auch eine Ausräumung der Axilla bis zur Vena axillaris durchgeführt.

Von manchen Chirurgen wird dieses Verfahren auch als modifizierte radikale Mastektomie bezeichnet. Auch die Operation nach Patey kann als eine Erweiterung der einfachen Mastektomie angesehen werden. Man entfernt dabei vom gleichen Zugang aus nicht nur das Brustdrüsengewebe, sondern auch die Lymphknoten der Achselhöhle. Dieser Eingriff kommt dann zur Anwendung, wenn im Verlaufe der einfachen Mastektomie in der Axilla tumorbefallene oder darauf verdächtige Lymphknoten palpiert werden können. Die Operation nach Patey unterscheidet sich von der radikalen Mastektomie nach Rotter und Halsted dadurch, daß die Musculi pectoralis major und minor nicht entfernt werden und daß Tumor und Lymphknoten einzeln und nicht en bloc exstirpiert werden (Bodnár 1976).

II. Ergebnisse radikaler Operationen

Wenn man davon ausgeht, daß das Mammacarcinom im allgemeinen primär nur lokal wächst, sekundär in die regionären Lymphknoten metastasiert und sich erst tertiär systemisch ausbreitet, ist es sinnvoll lokal und regionär frühzeitig radikal zu behandeln, um der systemischen Ausbreitung zuvor zu kommen. Eine systemische Ausbreitung kann zum Zeitpunkt der Primärtherapie bereits okkult vorhanden sein, aber theoretisch auch von lokoregionären Tumorresten oder Rezidiven aus erfolgen. Die Primärtherapie muß deshalb zum Ziele haben, auch die lokoregionäre Rezidivrate möglichst gering zu halten.

In einigen randomisierten Studien wurde untersucht, ob durch zunehmende Radikalität oder aber durch geringere Radikalität der Operation die Rezidivraten und Überlebensraten verändert werden und ob in jedem Fall mit gleicher Radikalität operiert werden muß.

1. Studie von Yonemoto et al. (1973)

a) Beginn 1960

b) Eingangskriterien: bioptisch gesichertes, infiltrierendes Mammacarcinom. Operabilitätskriterien nach Haagensen. Patientenzahl: 272

c) Randomisierung:
  α) radikale Mastektomie (N=91)
  β) erweiterte radikale Mastektomie (N=90)
  γ) radikale Mastektomie plus intraarteriell Stickstofflost (N=91)

d) Ausschluß aus der Studie: unbekannt

e) Ergebnisse: gewertet wurden nur die Patientinnen, die mindestens 5 Jahre beobachtet werden konnten (N = 162).

Besonders unter Berücksichtigung der etwas ungleichen Verteilung axillären Lymphknotenbefalls ergab sich kein Vorteil der erweiterten radikalen gegenüber der radikalen Mastektomie (Tabelle 10).

Tabelle 10. Ergebnisse der radikalen und erweiterten radikalen Mastektomie
(YONEMOTO et al. 1973)

	Radikale Mastektomie	Erweiterte radikale Mastektomie	Radikale Mastektomie + N-Lost
5 Jahre beobachtet	55	54	53
N+	33	27	27
5 Jahre überlebt	16 (48,5%)	16 (59,3%)	14 (51,8%)
N−	22	27	26
5 Jahre überlebt	18 (80,8%)	21 (77,4%)	22 (84,6%)

2. Studie von LACOUR et al. (1976)

a) Zeitraum: 1963–1968
b) Eingangskriterien: Einseitiger, infiltrierender Brustkrebs ohne vorherige Behandlung, mit Durchmesser < 7 cm, ohne vollständige Pectoralisfixation, ohne Hautbeteiligung und ohne Entzündungszeichen. N_0 oder N_1. M_0. Alter der Patientinnen unter 70 Jahre. Keine Kontraindikation für die erweiterte radikale Mastektomie. Ambulante Kontrollmöglichkeit alle 3 Monate.
c) Randomisierung:
   α) erweiterte radikale Mastektomie (N = 769)
   β) radikale Mastektomie (N = 811)
d) Ausschluß aus der Studie: Von zunächst 1 580 Patientinnen, die in die Studie aufgenommen wurden, verblieben 1 443 zur Auswertung nach 5 Jahren.
e) Ergebnisse: Im Gesamtkollektiv bestand kein signifikanter Unterschied bezüglich lokoregionärer Rezidivrate, Fernmetastasierung oder 5-Jahres-Überlebensrate zwischen beiden Behandlungsmethoden (Tabelle 11). Nur bei positiven axillären Lymphknoten und mediozentral gelegenen Tumoren der Ausdehnung T_1–T_2 war die 5-Jahres-Überlebensrate nach erweiterter radikaler Mastektomie mit 71% signifikant höher als nach radikaler Mastektomie mit 52% (p = 0,01). Die Autoren kommen zu dem Schluß, daß die erweiterte radikale Mastektomie nur bei dieser Patientengruppe indiziert ist.

Tabelle 11. Ergebnisse radikaler und erweiterter radikaler Mastektomie (LACOUR et al. 1976)

	N	5-Jahre-Überlebensrate	Lokoregionäre Rezidive	Fern-metastasen
Radikale Mastektomie	746	69%	12%	37%
Erweiterte radikale Mastektomie	697	72%	9%	35%

3. Studie von ROBERTS et al. (1973) und FORREST et al. (1974)

Sie berichteten über eine randomisierte Studie, in der einfache und (modifizierte) radikale Mastektomie jeweils mit postoperativer Bestrahlung bei Patienten mit Tumoren der Gruppe T_1–T_2 mit histologisch positiven axillären Lymphknoten miteinander verglichen wurden. Bis 1972 waren 230 Patienten in der Studie. Die vorläufigen Ergebnisse 1973 zeigten keinen Trend, daß das radikale Verfahren dem einfachen überlegen wäre. Für eine gültige Beurteilung ist der Beobachtungszeitraum jedoch noch zu kurz.

4. Studie von Helman et al. (1972)

Eine weitere Einschränkung der Operation ohne adjuvante Therapie brachte eine deutlich erhöhte Rate lokoregionärer Rezidive. Helman et al. (1972) verglichen die einfache mit der radikalen Mastektomie im Stadium 1 und 2. Vergrößerte axilläre Lymphknoten wurden zwar excidiert, aber es erfolgte keine Ausräumung der Axilla. Die Studie wurde nach 3 Jahren wegen der hohen lokoregionären Rezidivrate abgebrochen. Nach einfacher Mastektomie bekamen von 51 Patientinnen 5 Lymphknotenmetastasen in der Axilla und 7 ein Brustwandrezidiv, während nach radikaler Mastektomie von 44 Patientinnen nur eine ein Brustwandrezidiv bekam.

G. Postoperative Bestrahlung

I. Bestrahlungsmethoden und Bestrahlungsplanung

1. Zeitpunkt des Beginns der postoperativen Bestrahlung

Wenn man davon ausgeht, daß durch die postoperative Bestrahlung verbliebene Tumorstammzellen vernichtet werden müssen, so sollte die Bestrahlung sobald wie möglich einsetzen, um einem erneuten stärkeren Anwachsen der Tumormasse und evtl. Streuung zuvorzukommen. Im allgemeinen wird die Bestrahlung nach Abschluß der Wundheilung, d.h. nach 2–3 Wochen begonnen (McWhirter 1949, Lochman 1955, Kaae und Johansen 1969, Fisher et al. 1970). Nach radikaler Mastektomie dauert die Wundheilung evtl. länger (McWhirter 1949, Brinkley und Haybittle 1971, Fletcher 1980).

Hering und Ruebe (1979) empfehlen, die postoperative Bestrahlung nicht wesentlich vor dem 20. Tag postoperativ zu beginnen, da die Schädigungsmöglichkeit des Plexus brachialis infolge von Hyperämie und Hyperhydration in der frühen postoperativen Phase evtl. erhöht ist.

2. Zielsetzung der postoperativen Bestrahlung

Ziel der postoperativen Strahlentherapie ist es, evtl. verbliebene Tumorreste in der Thoraxwand oder im Bereich der regionären Lymphstationen zu zerstören. Dieses Ziel muß mit einer Technik erreicht werden, die Nebenwirkungen in den gesunden Geweben (Lunge, Knochen, Gefäßnervenstrang in der Axilla, subcutanes Gewebe) möglichst vermeidet. Zahlreiche verschiedene Bestrahlungsmethoden wurden angegeben.

3. Bestrahlungsmethoden

a) Bestrahlung mit konventionell erzeugten Röntgenstrahlen

Die *direkte Bestrahlung der Thoraxwand* einschließlich der Supraclavicular- und Axillarregion über ein großes Stehfeld (Wintz 1934, Palmieri 1937, Frank 1953, Bouchard 1965) hat zwar den Vorteil, daß Feldanschlußprobleme vermieden werden, aber bei Anwendung von Röntgenstrahlen in adäquater Dosierung wird die Belastung der Lunge unvertretbar groß. Dies gilt auch für weiche Strahlenqualitäten (120 kV bzw. 135 kV

Erzeugerspannung), wie sie von DE MOOR et al. (1961) und ARWIDI et al. (1979) angewendet wurden, wenn 45–50 Gy appliziert werden.

HOLFELDER (1926) empfahl die *tangentiale Bestrahlung der Thoraxwand* über ein mediales und ein laterales Stehfeld *(„Zangenbestrahlung")* unter Verwendung von gewebeähnlichem Material (Beutel mit Reis oder Bolus alba) zur Dosishomogenisierung. Da bei der Anwendung konventioneller Röntgenstrahlen damit allein keine befriedigende Dosisverteilung erzielbar war, wurde von HOLFELDER ein drittes, senkrechtes Stehfeld vorgeschlagen. Andere Autoren hielten die Verwendung von gewebeähnlichem Material nicht für erforderlich oder lehnten sie ab (SCHÖNEICH 1952, LOCHMAN 1955, ARCHAMBAULT et al. 1964, RINGLEB 1970).

Dosismessungen für die tangentiale Zangenbestrahlung wurden teils an Patienten, teils am Phantom von SCHÖNEICH (1952), LOCHMAN (1955) sowie MEURK und CHU (1959) durchgeführt.

Mit der Tangentialbestrahlung können jedoch die Axillar- und Supraclavicularregion nicht erfaßt werden. Sie müssen mit besonderen Feldern bestrahlt werden, wobei der exakte Anschluß an die tangentialen Thoraxwandfelder besondere Probleme stellt.

Wenn man versuchte, die parasternalen Lymphknoten in die Zange zu nehmen *(„große Zange"),* wurde die Strecke der tangential durchstrahlten Thoraxwand so groß, daß sich bei Anwendung konventioneller Röntgenstrahlen in der Mitte der Thoraxwand eine erhebliche Unterdosierung ergab (EICHHORN 1953). EICHHORN (1953) empfahl deshalb zur Verbesserung der Dosisverteilung an der Thoraxwand die Verwendung von 4 weiteren Stehfeldern, die von medial, lateral, cranial und caudal angesetzt wurden. Ähnliche Vorschläge machten SAATHOFF (1952), SCHÖNEICH (1952), SPOLJAR (1954), SACHATSCHIEV und STRATEV (1957).

Eine andere Möglichkeit, die Dosisverteilung bei Anwendung konventioneller Röntgenstrahlen an der Thoraxwand zu optimieren bietet die *tangentiale Bewegungsbestrahlung* (BECKER et al. 1954, ROSSMANN 1954, ARNAL et al. 1956, MAURER et al. 1956). Hierbei wird entweder die Röhre gekippt, so daß Pendelradius und Zentralstrahl nicht mehr zusammenfallen (ROSSMANN 1954) oder aus dem Strahlenbündel wird mit Hilfe einer Tangentialblende ein seitlicher Teil geeigneter Breite ausgeblendet (BECKER et al. 1954, ARNAL et al. 1956). Beide Methoden gestatten es, ein Strahlenbündel tangential auf

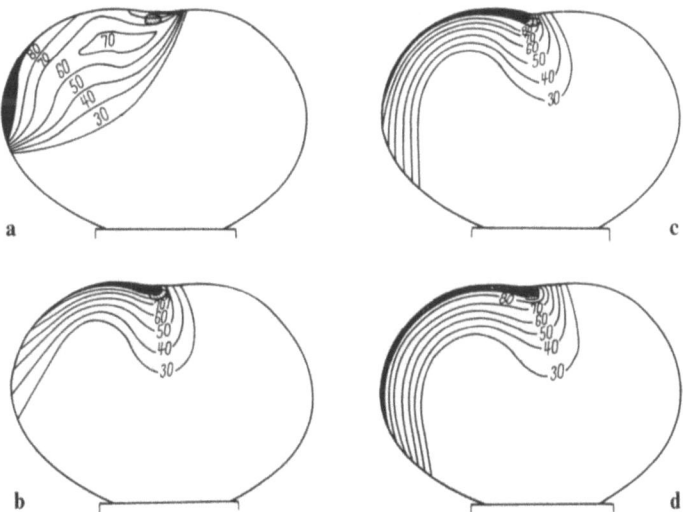

Abb. 1a–d. Im gewebeäquivalenten Thoraxphantom unter verschiedenen Bestrahlungsbedingungen gemessene Isodosen. **a** Bei Bestrahlung durch tangentiale Großfelder (Holfelder-Zange). **b** Bei Tangentialrotation mit konstantem Röhrenstrom. **c** Bei Tangentialrotation und Ausgleich durch tangentiales Stehfeld. **d** Bei Tangentialrotation und Kompensation durch Programmsteuerung der Röhrenstromstärke. (Aus: ARNAL et al. **100**; 375, 1956)

die Brustwand zu richten und bei einer der Krümmung der Thoraxwand angepaßten Pendelachse und geeignetem Pendelradius die Brustwand schalenförmig zu bestrahlen.

Dosisinhomogenitäten (MAURER et al. 1956, BAERWOLFF und SCHUMACHER 1957) mußten allerdings durch Ergänzungsbestrahlungen, durch variable Winkelgeschwindigkeiten des Strahlerkopfes oder durch die von ARNAL et al. (1956) entwickelte Programmsteuerung der Röhrenstromstärke und damit der Dosisleistung ausgeglichen werden (Abb. 1). Auch bei der tangentialen Bewegungsbestrahlung müssen die axillären und supraclaviculären Lymphknoten gesondert behandelt werden.

b) Bestrahlung mit Gammastrahlen, ultraharten Röntgenstrahlen oder schnellen Elektronen

Die Bestrahlung der Thoraxwand über *ein direktes Stehfeld* hat seit Einführung der schnellen Elektronen wieder neue Bedeutung gewonnen. Hiermit ist es möglich, eine der individuellen Dicke der Thoraxwand angepaßte, weitgehend homogene Durchstrahlung des Tumorbettes unter guter Schonung des darunter liegenden Lungengewebes zu

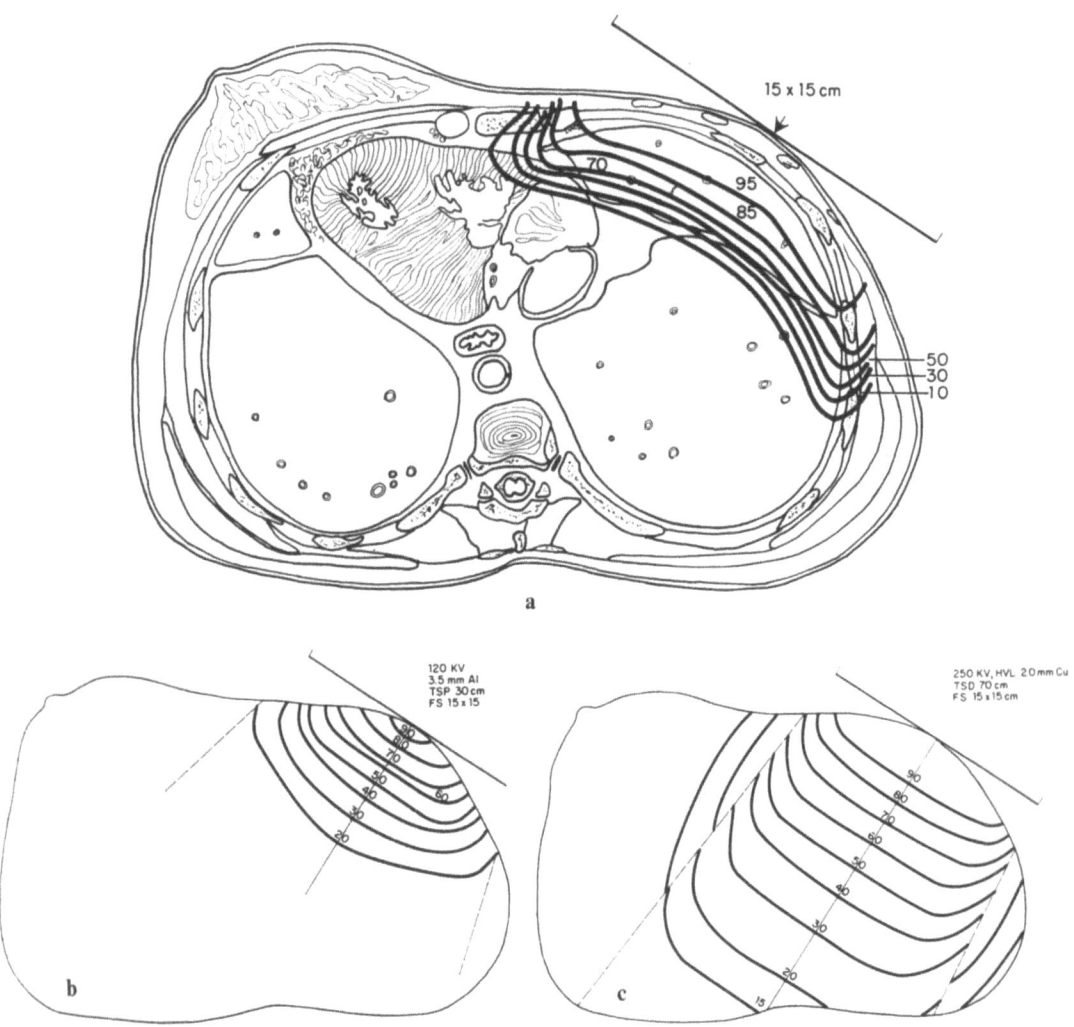

Abb. 2a–c. Isodosenverteilung bei Brustwandbestrahlung mit 10,4 MeV Elektronen über ein 15 × 15 cm großes Feld (**a**). Vergleich mit der Dosisverteilung bei Anwendung von 120 kV Röntgenstrahlen (**b**) und 250 kV Röntgenstrahlen (**c**). (Aus: CHU et al. Radiology 75, 563, 1960)

erreichen (CHU et al. 1960, VERAGUTH 1961, SIEGELMAN und BOTSTEIN 1965, WÖLLGENS et al. 1973, LÜTOLF et al. 1975, ABBATUCCI et al. 1976, TAPLEY und MONTAGUE 1976, DIETZ und MEISER 1978, MANSFIELD et al. 1979, FLETCHER et al. 1980). Im allgemeinen wird dabei eine Energie von 5–10 MeV gewählt. Dosisverteilungen wurden bereits 1960 von CHU et al. mitgeteilt (Abb. 2). Nach JACKSON (1970) entsteht jedoch hinter den Rippen ein Dosisschatten. Die Lymphknotenstationen bedürfen einer gesonderten Bestrahlung.

Viel geübt wird die Bestrahlung der Thoraxwand durch *tangentiale opponierende Stehfelder* mit Cäsium-137-Gammastrahlung (SCHERER und HALAMA 1966, ROBERTS et al. 1967), Cobalt-60-Gammastrahlung (HEINZE und FEIL 1970, DENOIX 1970, LINDNER et al. 1978, VON LIEVEN und ROHLOFF 1980, FROMMHOLD et al. 1981) oder ultraharten Röntgenstrahlen (4 MeV: WEICHSELBAUM et al. 1976, MANSFIELD et al. 1979, SVENSSON et al. 1980 oder 25 MeV: LOEFFLER 1975). Nach den Messungen von HEILMANN (1973a und b) ergibt sich eine befriedigende Dosisverteilung bei Cäsium-Gammastrahlung, Cobalt-Gammastrahlung und ultraharten Röntgenstrahlen, nicht jedoch bei konventionell erzeugten Röntgenstrahlen (Abb. 3–6).

Durch die schräge und opponierende Einstrahlung bei der Tangentialtechnik kommt es zwar zu einer Verringerung des Aufbaueffektes und Erhöhung der Oberflächendosis, aber sowohl bei Gamma-Strahlung als auch bei 4-MeV-Röntgenstrahlung haben Messungen am Phantom eine Dosis an der Basalschicht der Epidermis ergeben, die nur bei

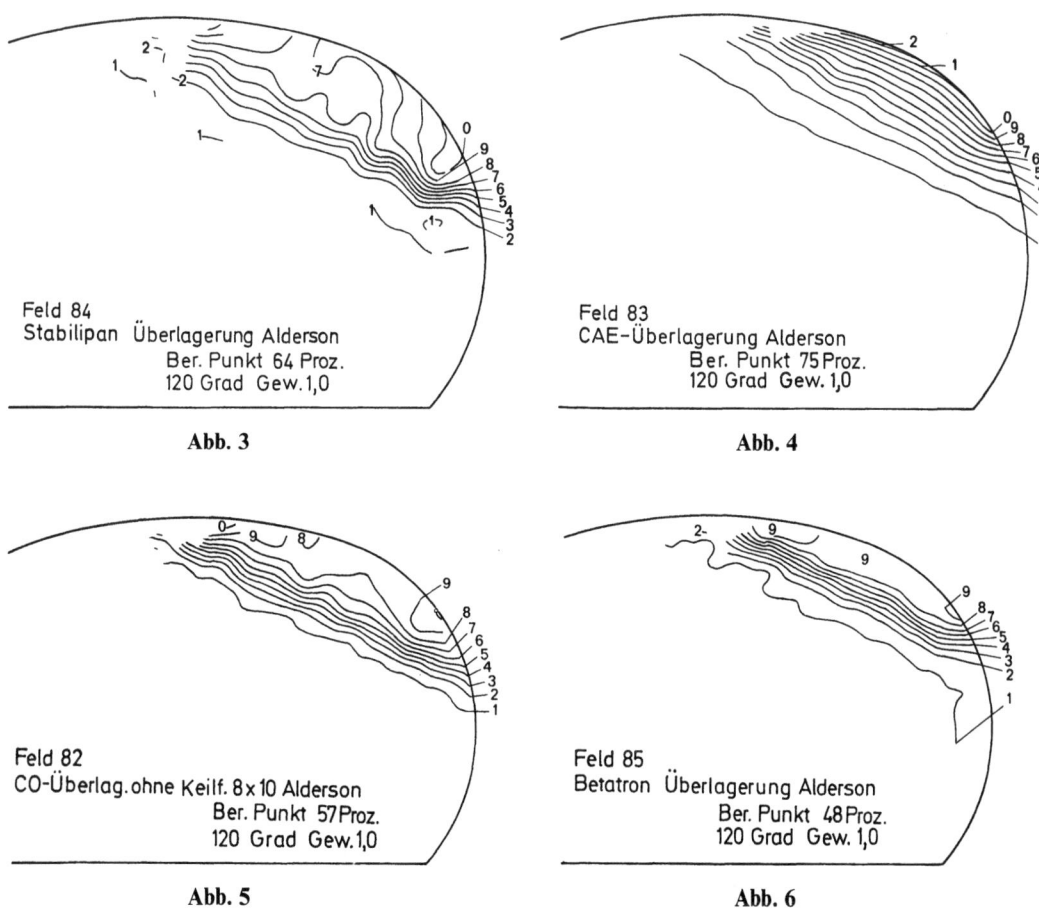

Feld 84
Stabilipan Überlagerung Alderson
Ber. Punkt 64 Proz.
120 Grad Gew. 1,0

Abb. 3

Feld 83
CAE-Überlagerung Alderson
Ber. Punkt 75 Proz.
120 Grad Gew. 1,0

Abb. 4

Feld 82
CO-Überlag. ohne Keilf. 8 x 10 Alderson
Ber. Punkt 57 Proz.
120 Grad Gew. 1,0

Abb. 5

Feld 85
Betatron Überlagerung Alderson
Ber. Punkt 48 Proz.
120 Grad Gew. 1,0

Abb. 6

Abb. 3–6. Dosisverteilung bei Tangentialbestrahlung mit 220 kV Röntgenstrahlen (3), Cs-137-Gammastrahlung (4), Co-60-Gammastrahlung (5) und 17 MeV-Röntgenstrahlung (6) (gemessen am Alderson-Phantom). (Nach: HEILMANN, Strahlentherapie **146**; 278–280, 1973)

30–50% der Maximumdosis liegt (Bush und Johns 1962, Jackson 1971, Orton und Seibert 1972, Svensson et al. 1977). Nach Bush und Johns (1962) ergibt sich bei Cobalt-60-Gammastrahlung eine bessere Dosisverteilung mit, als ohne Bolus, bei Cäsium-137-Gammastrahlung die beste Verteilung, wenn während der halben Bestrahlungsserie Bolus verwendet wird. Bei Anwendung von 4-MeV-Röntgenstrahlen liegt die Dosis in 1 mm Tiefe bei 70–90% (Svensson et al. 1977). Bei 2-MeV-Röntgenstrahlen befindet sich die 80%-Isodose je nach Einstrahlwinkel bei 0,15–1,1 mm unter der Oberfläche (Hughes 1959).

Weichselbaum et al. (1976) verwenden deshalb Bolus bei Bestrahlung der Brustwand mit 4-MeV-Röntgenstrahlen, wenn es sich um Patienten mit hohem Risiko für ein lokales Rezidiv handelt. Auch bei höheren Energien (25 MeV: Loeffler 1975 bzw. 45 MeV: Mansfield et al. 1979) muß Bolus verwandt werden.

Bei geringen Photonenenergien (Cäsium-Gammastrahlung, Cobalt-Gammastrahlung, 2-MeV-Röntgenstrahlung) benutzen viele Autoren keinen Bolus (Bruce 1971, Hamilton et al. 1974, Lindner et al. 1978, von Lieven und Rohloff 1980, Sack 1980, Fletcher et al. 1980). Zimmermann et al. (1966) empfehlen die Anwendung von Bolus bei der Bestrahlung mit Cobalt-60-Gammastrahlung jeden zweiten Tag, wenn ein Brustwandrezidiv besteht.

Dosismessungen am Phantom mit Silikonprothese ergaben, daß bei Cobalt-60-Gammastrahlung im Übergangsbereich zwischen silikon- und muskeläquivalentem Material (Thoraxwand) eine um 8% niedrigere Dosis resultiert als bei einem Phantom mit brustäquivalentem Material (McGinley et al. 1980).

Die homolateralen parasternalen Lymphknoten werden entweder über ein gesondertes Feld mit Cobalt-60-Gammastrahlung (Etter 1958, Denoix 1970, Moss et al. 1973, Høst und Brennhovd 1977, Fletcher et al. 1980, Frommhold et al. 1981), Cäsium-Gamma-Strahlung (Siegelman und Botstein 1965, Scherer und Halama 1966, Fletcher et al. 1980), ultraharten Röntgenstrahlen (Mansfield et al. 1979) schnellen Elektronen von 10–20 MeV (Chu et al. 1960, Kuttig et al. 1972, Wöllgens et al. 1973, Tapley und Montague 1976, Dietz und Meiser 1978, Arwidi et al. 1979, Fletcher et al. 1980) bestrahlt oder mit in die Zange einbezogen (Robert et al. 1967, Heinze und Feil 1970, Loeffler 1975, von Lieven und Rohloff 1980, Svensson et al. 1980). Im ersten Fall ergeben sich besondere Probleme beim Anschluß der Tangentialfelder an das Parasternalfeld. Die paramediastinalen Lungenanteile liegen besonders bei Verwendung von Gamma-Strahlen oder ultraharten Röntgenstrahlen im bestrahlten Volumen, und entsprechende radiogene Veränderungen sind hier zu erwarten (Fletcher et al. 1980). Wenn die parasternalen Lymphknoten in die Zangenfelder einbezogen werden, sind die ventralen Anteile der Lunge im bestrahlten Volumen und können mit Pneumonitis oder Fibrose reagieren. Anschlußschwierigkeiten zwischen Feldern entfallen dagegen in der Parasternalregion.

Problematisch bleibt der Anschluß an das Feld, das die Supraclavicularregion und Axillarspitze umfaßt. Durch Modifikation der Einstrahlwinkel, Tischdrehung und Verwendung von Abdeckungen lassen sich die Felder geometrisch aneinander anpassen (Loeffler 1975, Datta et al. 1979, Svensson et al. 1980).

Die *Bewegungsbestrahlung* der Brustwand wurde schon 1952 von Hare et al. mit Röntgenstrahlen von 2 MeV durchgeführt. Die tangentiale Tele-Cobalt-Pendelbestrahlung erarbeiteten Becker und Kuttig (1959) sowie Frischbier und Kuttig (1963). Sie wurde von Schmidt-Hermes (1969) weiter verbessert und 1979 durch Würthner et al. erneut gewürdigt.

Die Dosisverteilung bei der Anwendung von 17-MeV-Röntgenstrahlen zur Bewegungsbestrahlung beschrieb Heinzler (1965). Die Oberflächendosis beträgt dabei nur etwa 50% der Dosis im Maximum, und das Zielvolumen wird etwa durch die 60%-Isodose eingeschlossen.

Schließlich sind auch schnelle Elektronen für die Pendelbestrahlung der Brustwand geeignet. Die gewünschte Lage der 80%-Isodose wird dabei nicht durch tangentialen Einfall der Strahlung, sondern durch Wahl der geeigneten Energie erreicht (BECKER und WEITZEL 1956, SCHMIDT-HERMES 1969, ALTH und HAWLICZEK 1970, HELLRIEGEL und SCHOPKA 1971). Bei Anwendung verschiedener Energien (bienergetische Pendelbestrahlung), z.B. 9 MeV für die Thoraxwand und 25 MeV für die Parasternalregion, können auch die parasternalen Lymphknoten gleichzeitig mit der Thoraxwand bestrahlt werden (SCHMIDT-HERMES 1970). Ergebnisse dieser Technik wurden von DIETZ und MEISER (1978) mitgeteilt. Auffallend ist dabei die sehr niedrige Rate lokaler Rezidive von 1,2% bei histologisch negativen axillären Lymphknoten und 2,8% bei histologisch positiven axillären Lymphknoten.

Die Bestrahlung der supraclaviculären und axillären Lymphknoten kann mit Cobalt-60-Gammastrahlung (ETTER 1958, DENOIX 1970, HEINZE und FEIL 1970, LINDNER et al. 1978, ARWIDI et al. 1979, FLETCHER et al. 1980, VON LIEVEN und ROHLOFF 1980, FROMM-HOLD et al. 1981), Cäsium-Gammastrahlung (SCHERER und HALAMA 1966, ZIMMERMANN et al. 1966, ROBERT et al. 1967), ultraharten Röntgenstrahlen 25 MeV mit Bolus (LOEFFLER 1975) oder schnellen Elektronen von 10–22,5 MeV (CHU et al. 1960, HELLRIEGEL und SCHOPKA 1971, TAPLEY und MONTAGUE 1976, FLETCHER et al. 1980) erfolgen. Wenn die gesamte Axilla bestrahlt werden muß und nicht nur die Axillaspitze, wird häufig ein dorsales Stehfeld zur Aufsättigung bei unterschiedlicher Bewichtung von ventral zu dorsal hinzugefügt (DENOIX 1970, ARWIDI et al. 1979, FLETCHER et al. 1980).

4. Bestrahlungsplanung

a) Bestrahlungsplanung für die Brustwand und die parasternalen Lymphknoten

Zur Bestimmung der Dicke und der Konfiguration der Brustwand ist sowohl die Sonographie (JACKSON et al. 1970) als auch die Computer-Tomographie geeignet (MUNZENRIDER et al. 1977). Die parasternalen Lymphknoten können damit im allgemeinen jedoch nicht dargestellt werden. Computertomographisch zeigten sich retrosternale Verdichtungen, die als vergrößerte Lymphknoten gedeutet wurden, nur bei fortgeschrittenem oder rezidiviertem Brustkrebs (MUNZENRIDER et al. 1977). Nur wenn die genaue Lage der parasternalen Lymphknoten bekannt ist, kann die Bestrahlungsplanung so erfolgen, daß sie sicher im Zielvolumen liegen und die Lunge möglichst geschont wird.

Sowohl durch die Phlebographie der Venae mammariae internae (Abb. 7) mittels Injektion von Kontrastmittel in das Sternum (FLETCHER et al. 1978) als auch durch die Lympho-Szintigraphie mittels Injektion radioaktiver Kolloide in den Musculus rectus abdominis (SCHENK et al. 1966, EGE 1976, ROSE et al. 1977 und 1979, BRONSKILL et al. 1979) ist es möglich, die Lage der parasternalen Lymphknoten zu bestimmen.

Die Lymphszintigraphie der parasternalen Lymphknoten wurde zwar auch diagnostisch eingesetzt (MATSUO 1977), jedoch liegt ihr Hauptanwendungsgebiet in der Bestrahlungsplanung. Es ist allerdings möglich, daß tumorhaltige Knoten szintigraphisch nicht entdeckt werden. Vorübergehende fehlende Darstellbarkeit gibt es postoperativ auch möglicherweise als Folge entzündlicher Reaktionen (ROSE et al. 1979). Trotzdem konnten durch die Lymphszintigraphie wichtige Kenntnisse über die Lagevariation der parasternalen Lymphknotenkette gewonnen werden. Bei 87 Lymphknotengruppen betrug der mittlere Abstand von der Medianlinie 2,5 cm mit einer Variationsbreite von 0–5,3 cm. Die Tiefe bewegte sich zwischen 0,7 cm und 5,3 cm mit einem Mittelwert von 2,0 cm (ROSE

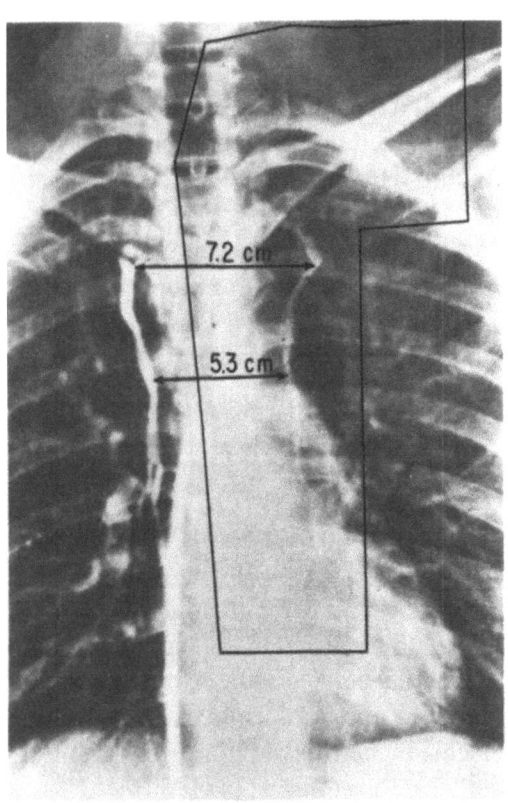

Abb. 7. Anordnung des Bestrahlungsfeldes zur Behandlung der parasternalen, supra- und infraclaviculären Lymphknoten mit Darstellung der Venae mammariae internae. (Aus: FLETCHER und MONTAGUE Int. J. Radiat. Oncol. Biol. Phys. **4**, 481, 1978)

et al. 1977). Dies entspricht Messungen, die an Leichen gemacht wurden (LINDSKOUG und HULTBORN 1976). Die Bestrahlungsplanung der parasternalen Lymphknoten muß diesen Variationsmöglichkeiten sowohl bei der Therapie über ein gesondertes Stehfeld als auch bei der Einbeziehung in die Tangentialfelder Rechnung tragen. Die kontralateralen parasternalen Lymphknoten werden meist nicht in das Zielvolumen einbezogen. Lymphoszintigraphisch konnte zwar bei 15% ein gekreuzter Lymphabfluß nachgewiesen werden (BRONSKILL et al. 1979) aber sie werden selten metastatisch befallen (URBAN 1952, MADOC-JOHNS et al. 1976, FLETCHER et al. 1980) FLETCHER et al. (1980) sahen einen Befall der kontralateralen parasternalen Lymphknoten nur, wenn auch kontralaterale supraclaviculäre Lymphknoten vorhanden waren. WALLGREN et al. (1980) haben in ihrer Studie die Bestrahlung der kontralateralen parasternalen Lymphknoten seit 1974 wieder aufgegeben.

b) Bestrahlungsplanung für die Supraclavicular- und Axillarregion

FLETCHER et al. (1980) weisen auf die Wichtigkeit hin, den medialen Bereich der Supraclaviculargrube und den ersten Intercostalraum adäquat zu bestrahlen und empfehlen, die mediale Feldgrenze bei Verwendung einer Strahlung mit scharfem Randabfall bis mindestens 1 cm paramedian auf die Gegenseite zu legen und bei Anwendung einer Strahlung mit breitem Randabfall weiter als 1 cm paramedian zu gehen. Ins gleiche Feld wird die Spitze der Axilla (Infraclavicularregion) genommen (Abb. 7). Die Axilla wird überwiegend von ventral bestrahlt. Wenn nicht nur die Spitze der Axilla, sondern die gesamte Axilla bestrahlt werden soll, wird zur Aufsättigung ein dorsales Stehfeld empfohlen (FLETCHER et al. 1980). ARWIDI et al. (1979) lassen vom Chirurgen die Grenzen des axillaren Operationsgebietes mit Metallclips markieren.

II. Randomisierte Studien zur postoperativen Bestrahlung nach radikalen Operationen

Unsere Kenntnisse über die Wirksamkeit der postoperativen Bestrahlung beruhen hauptsächlich auf den Ergebnissen randomisierter Studien. Diejenigen, die sich mit radikalen Operationsmethoden befassen, seien deshalb hier dargestellt. Dabei geht es hauptsächlich um 2 Fragen.

a) Ist es möglich, bei gleicher Effektivität die Radikalität der Operation einzuschränken, wenn postoperativ bestrahlt wird?

b) Können die Therapieergebnisse bei gleicher Operation durch postoperative Bestrahlung verbessert werden?

Außerdem geben die Ergebnisse Hinweise darauf, welche Bestrahlungsmethode unter bestimmten Bedingungen am effektivsten ist.

1. Manchesterstudien (Paterson und Russell 1959, Paterson 1962, Easson 1968)

Q-Studie

a) Zeitraum: Januar 1949 bis Juni 1952.

b) Eingangskriterien: Patienten nach radikaler Mastektomie ohne sonstige Therapie. Klinisch kein Resttumor und keine Fernmetastasen. Komplette Entfernung des Tumors. Keine Indikation für eine abwartende Haltung, wie hohes Alter der Patientin oder Zweiterkrankungen. Zahl der Patientinnen: 720.

c) Randomisierung: Radikale Mastektomie plus postoperative Bestrahlung (N = 327). Radikale Mastektomie (N = 393).

d) Bestrahlung:

α) Zielvolumen: Brustwand und Axilla. Die Supraclavicular- und Parasternalregion wurden nicht bestrahlt („Manchester-Quadrat-Technik").

β) Technik und Strahlenart: Mehrfeldertechnik, 250-kV-Röntgenstrahlen, 1,5 mm Cu HWS.

γ) Dosierung: 3 500–4 000 R in 3 Wochen.

e) Ausschluß aus der Studie: Zahlen nicht bekannt.

f) Ergebnisse: Die 5-Jahres-Überlebensraten waren nach radikaler Mastektomie mit ohne postoperative Bestrahlung nicht signifikant voneinander verschieden (Tabelle 12).

Tabelle 12. 5-Jahre-Überlebensraten nach radikaler Mastektomie mit und ohne postoperative Bestrahlung (Q-Technik) (Paterson und Russell 1959)

	Axilla	5 Jahre überlebend	
		%	N
Radikale Mastektomie	–	78,2	142
	+	45,5	251
Radikale Mastektomie + B	–	75,2	105
	+	44,2	222

P-Studie

a) Zeitraum: Juli 1952 bis Juni 1955.

b) Eingangskriterien: Wie bei Manchester-Q-Studie. Gesamtzahl der Patienten: 741.

c) Randomisierung: Radikale Mastektomie plus postoperative Bestrahlung (N = 382). Radikale Mastektomie (N = 359).

d) Bestrahlung:
  α) Zielvolumen: Axillaspitze, Supraclavicular- und Parasternalregion. Die Brustwand wurde nicht bestrahlt („Manchester-Periphere-Technik").
  β) Technik und Strahlenart: Stehfelder, 250-kV-Röntgenstrahlung, 1,5 mm Cu HWS
  γ) Dosierung: 4250 ROD in 3 Wochen.
e) Ausschluß aus der Studie: Zahlen nicht bekannt.
f) Ergebnisse der Manchester-Q- und P-Studie: Die 5- und 10-Jahres-Überlebensraten waren in beiden Therapiegruppen nicht signifikant verschieden (Tabelle 16). Die lokale Rezidivrate war in der postoperativ nicht bestrahlten Gruppe signifikant höher als in der bestrahlten Gruppe. Der Unterschied ist größer bei tumorbefallener Axilla (Tabelle 13).

Tabelle 13. Lokoregionäre Rezidivrate in 5 Jahren nach radikaler Mastektomie mit und ohne postoperative Bestrahlung (PATERSON und RUSSELL 1959)

Rezidive	Q-Technik		P-Technik	
	Op[a] (N=393)	Op+B[b] (N=327)	Op (N=359)	Op+B (N=382)
Thoraxwand	19,9%	11,0%	19,9%	16,2%
Axillär	10,9%	3,1%	7,3%	5,7%
Supraclaviculär	17,1%	15,0%	17,3%	6,3%

[a] Op = radikale Mastektomie
[b] B = postoperative Bestrahlung

2. Studie von BRINKLEY und HAYBITTLE (1966 und 1971)

a) Zeitraum: Oktober 1958 bis Mai 1965.
b) Eingangskriterien: Tumor jeder Größe, auf die Brust begrenzt mit beweglichen homolateralen axillären Lymphknoten. Keine Haut- oder Muskelinfiltration.
c) Randomisierung: Radikale Mastektomie (mit gelegentlicher Entfernung parasternaler Lymphknoten) plus postoperative Bestrahlung (N=91).
  Einfache Mastektomie (mit gelegentlicher Entfernung axillärer Lymphknoten, aber keine en-bloc-Ausräumung der Axilla) plus postoperative Bestrahlung (N=113).
d) Bestrahlung:
  α) Zielvolumen: Brustwand plus axilläre, supraclaviculäre und parasternale Lymphknoten.
  β) Technik und Strahlenart: Stehfelder, 250-kV-Röntgenstrahlung, 2,7 mm Cu HWS.
  γ) Dosierung: Minimal 3250 R in 18 Tagen.
e) Ausschluß aus der Studie: unbekannt.
f) Ergebnisse: Die Kollektive zeigten keinen signifikanten Unterschied in der 5- und 10-Jahres-Überlebensrate und in der rezidivfreien 5- und 10-Jahres-Überlebensrate

Tabelle 14. Ergebnisse prä- und postoperativer Bestrahlung bei modifizierter radikaler Mastektomie (WALLGREN et al. 1980)

	N	Lokoregionäre Rezidive	Fernmetastasen	Gesamtzahl der Rezidive
Präoperative Bestrahlung	316	23	73	81
Postoperative Bestrahlung	323	21	76	79
Keine Bestrahlung	321	69	84	115

Tabelle 15. Randomisierte Studien zur Frage der eingeschränkten Operation bei postoperativer Bestrahlung

Autoren	Patienten	Behandlung	Zahl der Patienten N	5-Jahre-Überlebensraten %	Lokoregionäre Rezidive %
Brinkley und Haybittle (1966 u. 1971)	Patientinnen im Stadium II	radikale Mastektomie	91	58	in 5 Jahren 50
		einfache Mastektomie+B	113	63	57
Kaae und Johansen (1969)	operable Patientinnen	erweiterte, radikale Mastektomie	Columiba A 134	74	in 10 Jahren 20
			Columbia B 32	47	32
			Columbia C 8	50	50
			Columbia D 9	22	33
		einfache Mastektomie+B	Columbia A 159	70	19
			Columbia B 28	50	29
			Columbia C 9	22	33
			Columbia D 3	0	33
Bruce (1971); Hamilton et al. (1974)	operable Patientinnen	radikale Mastektomie*	203	74	
		einfache Mastektomie+B*	191	72	
Atkins et al. (1972); Hayward (1974)	Manchester Stadium I und II	radikale Mastektomie+B_1	Stadium I 108 / Stadium II 80	77 / 73	in 5 Jahren 6 / 18
		Lumpektomie+B_2	Stadium I 112 / Stadium II 70	80 / 61	20 / 43
Burn (1974)	operable Patientinnen	radikale Mastektomie+B_1*	≦76	70	in 4 Jahren 13
		einfache Mastektomie+B_2*	≦76	65	14

Autoren	Patienten	Behandlung	Zahl der Patienten N	3-Jahre-Überlebensraten	in 5 Jahren lokal	regionär[·]
Fisher et al. (1977)	operable Patientinnen klinisch N0	radikale Mastektomie	150 ⎫		3,1	2,5
		totale Mastektomie	142 ⎬ alle ~85[+]		4,9	2,9
		totale Mastektomie+B	117 ⎭		0,0	2,1

					in 5 Jahren lokal	regionär[·]
	operable Patientinnen klinisch N1	radikale Mastektomie	105 ⎫	alle ~70[+]	5,1	4,7
		totale Mastektomie+B	72 ⎭		1,3	6,7

[·] erstes Zeichen der Progredienz; */+ Ovariektomie oder Bestrahlung der Ovarien; [+] Zahlenwert aus Kurve entnommen; B: Bestrahlung

(Tabelle 15). Nach radikaler Mastektomie kam es aber signifikant häufiger zu verzöger-
ter Wundheilung. Von den Patienten, die 1968 noch lebten, hatten 12 von 45 nach
radikaler Mastektomie ein Lymphödem bekommen und 6 von 53 nach einfacher
Mastektomie.

3. Studie von KAAE und JOHANSEN (1969)

a) Zeitraum: November 1951 bis November 1957.
b) Eingangskriterien: Alle unbehandelten Patientinnen mit Brustkrebs, die ins Radium-
   Center in Kopenhagen überwiesen wurden.
c) Randomisierung: Einfache Mastektomie plus postoperative Bestrahlung (N = 199).
   Erweiterte radikale Mastektomie nach DAHL-IVERSEN (radikale Mastektomie und Entfernung parasternaler und supraclaviculärer Lymphknoten) (N = 183).
d) Bestrahlung:
   α) Zielvolumen: Axilla, Supraclavicularregion, Brustwand und Parasternalregion.
   β) Technik und Strahlenart: Tangentiale Felder für die Brustwand mit 250-kV-Rönt-
      genstrahlung (3,5 mm Cu HWS) und opponierende Felder für Axilla und Supracla-
      vicularregion mit 400-kV-Röntgenstrahlung.
   γ) Dosierung: Dosis in Axillamitte meist 3800–4000 rad, 18 Fraktionen in 3 Wochen.
e) Ausschluß aus der Studie: Wegen Inoperabilität 12 bzw. 13%, aus anderen Gründen
   12 bzw. 11%.
f) Ergebnisse: Sowohl die Häufigkeit lokoregionärer Rezidive, auch aufgeschlüsselt nach
   Brustwand-, Axilla- und Parasternalregion, als auch die 5- und 10-Jahres-Überlebens-
   raten waren in beiden Kollektiven nicht statistisch signifikant voneinander verschieden.
   Das Ergebnis betrifft allerdings wegen des weiten Überwiegens der Stadien Columbia A
   und B praktisch nur diese Tumorausbreitungen (Tabelle 15).

4. NSABP-Studie (FISHER et al. 1968 und 1970)

a) Zeitraum: 1961–1968.
b) Eingangskriterien: Tumor begrenzt auf die Brust oder Brust und Axilla. Tumor beweglich zur Brustwand ohne ausgedehnte Hautinfiltration oder Ulceration. Axilläre
   Lymphknoten, wenn vorhanden, beweglich und kein Armödem. Histologischer Mali-
   gnitätsnachweis. Radikale Mastektomie nach HALSTED. Alter zwischen 30 und 70 Jahren. Zahl der Patienten: 1882.
c) Randomisierung:
   Radikale Mastektomie und Bestrahlung (N = 470).
   Radikale Mastektomie plus Thiotepa (N = 316) oder Placebo (N = 317).
d) Bestrahlung:
   α) Zielvolumen: Parasternal- und Supraclavicularregion sowie Axillaspitze. Die Brust-
      wand und der caudale Anteil der Axilla wurden nicht bestrahlt.
   β) Technik und Strahlenart: 75% Megavolttherapie, 25% Orthovolttherapie (minde-
      stens 200 kV und 1 mm Cu HWS). Stehfelder.
   γ) Dosierung: 2500 R in 3 Wochen bis 4500 R in 5 Wochen in 2 cm Tiefe.
e) Ausschluß aus der Studie: Wegen inkompletter Daten oder Protokollverletzung 48,6%
   im bestrahlten Kollektiv und 34,5% im Kontrollkollektiv.
f) Ergebnisse: Es ergab sich keine signifikante Differenz zwischen der postoperativ bestrahlten Gruppe und der nicht bestrahlten Gruppe hinsichtlich der 5-Jahres-Überle-
   bensrate und der 5 Jahre symptomfreien Überlebensrate (Tabelle 16). Die postoperative Bestrahlung reduzierte dagegen die lokoregionäre Rezidivhäufigkeit. Der Anteil

der Patientinnen, der als erstes Therapieversagen Fernmetastasen bekam, war in der bestrahlten Gruppe höher (40% gegenüber 32,3%).

Die Problematik der ungleichen Verteilung in den beiden Kollektiven und die statistischen Fehlerquellen dieser Studie wurden von Levitt et al. (Levitt und McHugh 1977, Levitt et al. 1977) diskutiert.

5. Studie von Bruce (1971) und Hamilton et al. (1974)

a) Zeitraum: 1964–1971.

b) Eingangskriterien: Alter zwischen 35 und 70 Jahren. Operable Mammatumoren der Stadien Manchester 1–3, außer solchen mit Hautbeteiligung weit um den Tumor, Ulceration von mehr als 3 cm Größe, Apfelsinenhaut weit um den Tumor, Fixation an der Brustwand, fixierten axillären Lymphknoten, supraclaviculären oder infraclaviculären Lymphknoten, Armödem oder Fernmetastasen. Alle Patientinnen von 35–69 Jahren hatten eine Ovariektomie. Patientinnen zwischen 35 und 40 Jahren, die die Ovariektomie ablehnten, wurden von der Studie ausgeschlossen. Patienten zwischen 41 und 59 Jahren konnten anstelle einer Ovarektomie eine Ovarienbestrahlung haben. Falls sie auch diese ablehnten, wurden sie aus der Studie ausgeschlossen.

c) Randomisierung:
Einfache Mastektomie plus postoperative Bestrahlung (N = 242).
Radikale Mastektomie (N = 256).

d) Bestrahlung:
   α) Zielvolumen: Axilla und Supraclavicularregion sowie Brustwand.
   β) Technik und Strahlenart: Tangential opponierende Felder für die Brustwand sowie halb opponierende Felder für Axilla und Supraclavicularregion. 2-MeV-Röntgenstrahlung.
   γ) Dosierung: 4250–4500 rad Herddosis in 10 Fraktionen während 4 Wochen.

e) Ausschluß aus der Studie: 89 Patienten.

f) Ergebnisse: Es bestand kein signifikanter Unterschied zwischen der rezidivfreien Überlebensrate (etwa 63%) und der gesamten Überlebensrate (etwa 73%) in beiden Gruppen (Tabelle 15).

6. Studie von Atkins et al. (1972) und Hayward (1974)

a) Zeitraum: 1960–1970.

b) Eingangskriterien: Manchester-Stadien 1 und 2. Operationsfähige Patienten im Alter von 50 Jahren oder mehr. Ausnahmen: Tumorsitz peripher medial, nicht tastbarer Primärtumor, multiple Primärtumoren, Vorbehandlung, Zweittumoren.

c) Randomisierung:
Radikale Mastektomie plus postoperative Bestrahlung (N = 188).
Lumpektomie (Excision des Tumors und 3 cm Umgebung) plus postoperative Bestrahlung (N = 182).

d) Bestrahlung:
   α) Zielvolumen: Im ersten Kollektiv wurde die Axilla, Supraclavicular- und Parasternalregion, im zweiten Kollektiv die Axilla, Supraclavicular-, Parasternalregion und die restliche Brust bestrahlt.
   β) Technik: Stehfelder.
   γ) Dosierung: Im ersten Kollektiv 2500–2800 rad in 18 Tagen, im zweiten Kollektiv 3500–3800 rad in 3 Wochen.

e) Ausschluß aus der Studie: unbekannt.

f) Ergebnisse: In Stadium 1 ergab die statistische Analyse eine höhere lokoregionäre Rezidivrate nach Lumpektomie aber keinen Unterschied bezüglich Häufigkeit der Fernmetastasierung (24% bei Lumpektomie und 22% bei radikaler Mastektomie) und 5- bzw. 10-Jahres-Überlebensraten. Im Stadium 2 wurde statistisch eine höhere lokale Rezidivrate und höhere Fernmetastasierungsrate nach Lumpektomie ermittelt (54% gegenüber 30%). Die 10-Jahres-Überlebensrate nach Lumpektomie wurde mit 23%, nach radikaler Mastektomie mit 67% berechnet (p < 0,01) (Tabelle 15). Die Strahlentherapie ist in dieser Studie zu niedrig dosiert, um ihren Einfluß beurteilen zu können. Die Studie zeigt aber, daß eine radikale lokale Behandlung nicht nur die lokale Rezidivhäufigkeit reduziert, sondern, zumindest im Stadium 2, auch die spätere Fernmetastasierung reduzieren und die Überlebensraten verbessern kann.

7. Studie von Burn (1974)

a) Zeitraum: Juli 1965 bis Juni 1970.
b) Eingangskriterien: Tumoren T_1-T_3 und N_0-N_1, M_0 ohne ausgeprägte Hauteinziehung oder Fixation am Musculus pectoralis. Zahl der Patientinnen: 195.
c) Randomisierung:
   Einfache Mastektomie plus postoperative Bestrahlung 1.
   Radikale Mastektomie plus postoperative Bestrahlung 2.
   Alle, außer einer Patientin, wurden prämenopausal oder bis zu 10 Jahren nach sistierender Periode prophylaktisch ovarektomiert.
d) Bestrahlung:
   α) Zielvolumen: Im Kollektiv 1 Brustwand, Axilla, Supraclavicular-, Infraclavicular- und Parasternalregion.
   Im Kollektiv 2 Axillaspitze, Supra- und Infraclavicularregion sowie Parasternalregion.
   β) Technik, Strahlenart und Dosierung: nicht mitgeteilt.
e) Ausschluß aus der Studie: unbekannt.
f) Ergebnisse: Lokoregionäre Rezidivraten und Überlebensraten waren in beiden Kollektiven gleich (Tabelle 15). Lokale Rezidive traten im Mittel nach einfacher Mastektomie und Bestrahlung nach 25,9 Monaten, nach radikaler Mastektomie und Bestrahlung nach 15,7 Monaten auf.

8. Studie von Fisher et al. (1977)

a) Zeitraum: 1971–1974.
b) Eingangskriterien: Alle Frauen mit primär operablem, potentiell kurablem, invasivem Brustkrebs mit folgenden Merkmalen: Tumor auf die Brust oder Brust mit Axilla beschränkt, Tumor gegenüber dem darunter liegenden Muskel und der Brustwand beweglich. Axilläre Lymphknoten gegenüber der Brustwand und dem Gefäßnervenstrang beweglich. Kein Armödem. Einwilligung der Patientin zur Teilnahme. Ausgeschlossen wurden Frauen, wenn sie schwanger waren oder stillten, wenn sie vorbehandelt waren, wenn sie früher oder gleichzeitig ein Zweitneoplasma hatten, außer einem wirksam behandelten Basaliom oder Plattenepithelcarcinom der Haut, wenn ein doppelseitiges Mammacarcinom vorlag, der Tumor entzündlich war oder eine Ulceration über 2 cm Durchmesser bestand, Orangenhaut mehr als ein Drittel der Brust einnahm, Satellitenknoten oder parasternale Lymphknoten vorhanden waren, axilläre Lymphknoten (über 2 cm) fixiert waren oder tumorverdächtige Lymphknoten anderswo bestanden, die sich nicht durch Biopsie als negativ erwiesen, wenn hohes

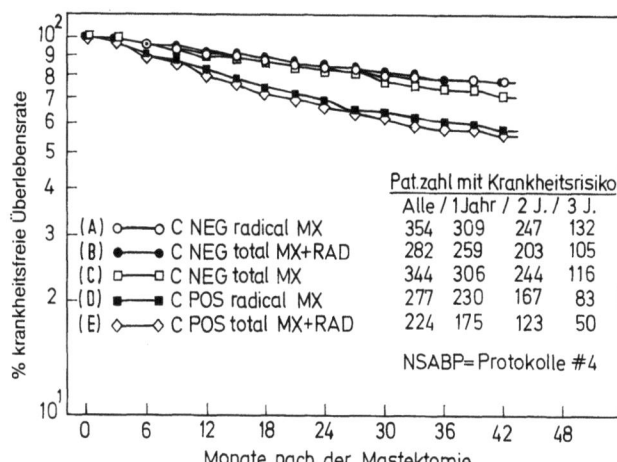

Abb. 8. Wahrscheinlichkeit krankheitsfreien Überlebens. (Nach Fisher et al. Cancer **39**, 2834, 1977)

The figure contains the following legend and table:

		Pat.zahl mit Krankheitsrisiko			
		Alle /	1 Jahr /	2 J. /	3 J.
(A) o——o	C NEG radical MX	354	309	247	132
(B) ●——●	C NEG total MX+RAD	282	259	203	105
(C) □——□	C NEG total MX	344	306	244	116
(D) ■——■	C POS radical MX	277	230	167	83
(E) ◇——◇	C POS total MX+RAD	224	175	123	50

NSABP=Protokolle #4

Axis labels: % krankheitsfreie Überlebensrate (y-axis), Monate nach der Mastektomie (x-axis)

Operationsrisiko bestand, wenn nicht maligne systemische Erkrankungen längere Verlaufsuntersuchungen unwahrscheinlich machten. Gesamtzahl der Patientinnen: 1765.

c) Randomisierung:

Bei klinisch N_0: Radikale Mastektomie (N = 389).

Totale Mastektomie plus Bestrahlung (N = 386).

Totale Mastektomie (N = 384).

Bei klinisch N_1: Radikale Mastektomie (N = 301).

Totale Mastektomie plus Bestrahlung (N = 305).

d) Ausschluß aus der Studie: 100 Patientinnen (5,6%) wurden nachträglich ausgeschlossen, da die Eingangskriterien nicht erfüllt waren. 184 Patientinnen wurden ausgeschlossen wegen Protokollverletzung bei der Therapie. Protokollgerecht behandelt und beobachtet wurden 1481 Patientinnen.

e) Bestrahlung:

α) Zielvolumen: Brustwand, Axilla, Supraclavicular- und Parasternalregion.

β) Technik und Strahlenart: Ventrales Stehfeld über Supraclavicular- und Parasternalregion und Axilla sowie ein dorsales Stehfeld über der Axilla. Tangentiale Brustwandfelder. Megavolteinrichtung.

γ) Dosierung: 5000 rad in der Mitte der Axilla bei klinisch N_0. Zusätzlich 1000–2000 rad über ein direktes Feld bei klinisch N_1. 5000 rad in 25 Fraktionen an der Brustwand.

f) Ergebnisse: Bisher (Beobachtungszeit im Mittel 3 Jahre) wurde kein signifikanter Unterschied in der symptomfreien und der gesamten Überlebensrate zwischen den verschiedenen Therapieformen beobachtet (Tabelle 15 und Abb. 8). Durch die postoperative Bestrahlung konnte die lokale Rezidivrate als erstes Zeichen einer Progredienz reduziert werden. Die regionäre Rezidivrate und die Häufigkeit von Fernmetastasen waren etwa gleich.

9. Studie von Høst und Brennhovd (1975)

a) Zeitraum: Januar 1964 bis Dezember 1967.

b) Eingangskriterien: Operable Patientinnen nach den Kriterien von Haagensen (1949). Gesamtzahl der Patientinnen: 809.

c) Randomisierung:

Radikale Mastektomie (N = 264).

Radikale Mastektomie plus postoperative Bestrahlung (N = 282). Bei allen Patientinnen wurden die Ovarien bestrahlt.

d) Bestrahlung:

α) Zielvolumen: Parasternalregion und Brustwand über tangentiale Felder. Supraclavicular- und Axillarregion.

β) Technik und Strahlenart: Stehfelder. 200-kV-Röntgenstrahlen, 1,5 mm Cu HWS.

γ) Dosierung: Brustwand 2500–3100 ROD in 4 Wochen. Supraclavicularregion 3600 ROD und Axillarregion 1800 ROD.

e) Ausschluß aus der Studie: 263 Patienten.

f) Ergebnisse: Bei negativen axillären Lymphknoten zeigte sich kein Effekt der postoperativen Bestrahlung bei der gesamten und rezidivfreien 5-Jahres-Überlebensrate sowie

Tabelle 16. Randomisierte Studien zur postoperativen Bestrahlung nach radikaler Mastektomie

Autoren	Patienten	Behandlung	Zahl der Patienten N	5-Jahre-Über-lebensraten %	Lokoregionäre Rezidive %	
					in 5 Jahren	
Paterson und Russel (1959); Paterson (1962); Easson (1968)	Radikal mastektomierte Patientinnen	radikale Mastektomie	Axilla − 283	80	16	
			Axilla + 467	50	42	
		radikale Mastektomie+B	Axilla − 243	77	10	
			Axilla + 464	49	25	
					in 5 Jahren	
					lokal	regionär
Fisher et al. (1970)	operable Patientinnen	radikale Mastektomie	Axilla − 50	80	4	4
			Axilla + 63	48	25	3
		radikale Mastektomie+B	Axilla − 62	74	9	0
			Axilla + 133	47	7	1
					in 4 Jahren	
					lokal	regionär
Høst und Brennhovd (1975)	operable Patientinnen	radikale Mastektomie*	Axilla − 172	90	3,5	2,3
			Axilla + 92	72	12,0	16,3
		radikale Mastektomie+B₁*	Axilla − 173	91	3,5	1,7
			Axilla + 109	71	7,3	4,6
					in 4 Jahren	
					lokal	regionär
Høst und Brennhovd (1977)	operable Patientinnen	radikale Mastektomie*	Axilla − 358	89	2,7	2,7
			Axilla + 184	67[+]	8,7	13,0
		radikale Mastektomie+B*	Axilla − 171	87	0,6	1,8
			Axilla + 95	77[+]	5,3	4,2
Wallgren et al. (1980)	operable Patientinnen	B+modifizierte, radikale Mastektomie	316	81[+]		
		modifizierte, radikale Mastektomie+B	323	75[+]		
		modifizierte, radikale Mastektomie	321	72[+]		

B: Bestrahlung; [+] Zahlenwert aus Kurve entnommen; */+ Ovarienbestrahlung

bei der lokalen axillären Rezidivrate oder der Häufigkeit von Fernmetastasen. Homolaterale supraclaviculäre Lymphknotenmetastasen entwickelten sich häufiger in der Kontrollgruppe (5 von 172) als in der bestrahlten Gruppe (1 von 173). Bei positiven axillären Lymphknoten reduzierte die postoperative Bestrahlung signifikant das Auftreten supraclaviculärer Lymphknotenmetastasen. Auch lokal und axillär traten seltener Rezidive auf. Die Häufigkeit von Fernmetastasen und die Überlebensraten wurden nicht beeinflußt (Tabelle 16).

10. Studie von Høst und Brennhovd (1977)

a) Zeitraum: 1968–1972.

b) Eingangskriterien: Operabilität nach Haagensen (1949), radikale Mastektomie.

c) Randomisierung:
Radikale Mastektomie (N = 278).
Radikale Mastektomie und postoperative Bestrahlung (N = 265). Alle Patientinnen hatten die Ovarien bestrahlt mit 650–900 rad.

d) Bestrahlung:
α) Zielvolumen: Supra- und Infraclavicularregion sowie Parasternalregion.
β) Technik und Strahlenart: Stehfelder. Cobalt-60-Gammastrahlung.
γ) Dosierung: Etwa 5000 rad HD in 4 Wochen in 20 Fraktionen.

e) Ausschluß aus der Studie: unbekannt.

f) Ergebnisse: Die Bestrahlung der regionären Lymphknotenregionen bewirkte eine signifikante Reduktion regionärer Rezidive bei primär positiven axillären Lymphknoten. Die Rezidivrate an der Brustwand und die regionäre Rezidivrate bei negativer Axilla waren in beiden Behandlungsgruppen nicht signifikant verschieden (Tabellen 16 u. 17). Die gesamte Rezidivrate (lokoregionäre und Fernmetastasen) war höher bei den Patienten, die nicht bestrahlt wurden als bei denen, die mit Cobalt-60 bestrahlt worden waren (Tabelle 17). Die gesamten und rezidivfreien Überlebensraten waren bei negativer Axilla nicht verschieden, bei positiver Axilla aber signifikant besser nach Bestrahlung (Abb. 9). Die Verbesserung betraf, wie eine weitere Aufschlüsselung zeigte, die medial gelegenen Tumoren und Tumoren mit 4 oder mehr positiven axillären Lymphknoten.

Tabelle 17. Metastasenlokalisation in Abhängigkeit von der Primärtherapie bei Stadium-II-Patienten
(Høst und Brennhovd 1977)

	Serie I				Serie II			
	200 kV Röntgenstrahlen		Kontrollen		Co-60		Kontrollen	
	N	%	N	%	N	%	N	%
nur L	2	1,8	2	2,2				
nur R					1	1	1	1,1
nur F	39	35,8	29	31,5	24	25,3	22	23,9
L+F	6	5,5	8	8,7	4	4,2	5	5,4
R+F	3	2,8	13	14,1	1	1	10	10,9
L+R+F	2	1,8	5	5,4	2	2,1	3	3,3
alle	52	47,7	57	62,0	32	33,7	41	44,6

L = Lokal; R = Regionär; F = Fernmetastasen

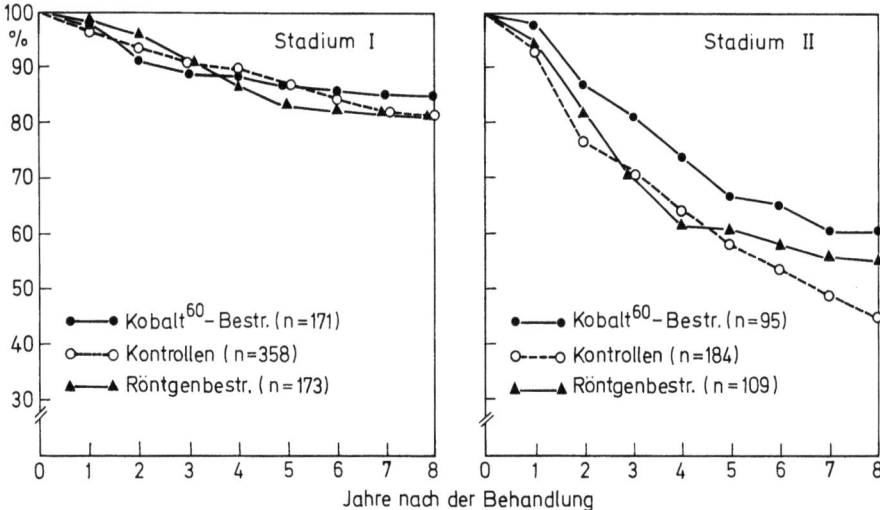

Abb. 9. Anteil krankheitsfreier Patienten in Abhängigkeit von der Primärtherapie. (Nach Høst und Brennhovd. Int. J. Radiat. Oncol. Biol. Phys. **2**, 1063, 1977)

11. Studie von Wallgren et al. (1980)

a) Zeitraum: 1971–1976.

b) Eingangskriterien: Frauen unter 71 Jahren mit einseitigem operablen Brustkrebs. Präoperative Diagnosesicherung durch Feinnadelbiopsie. Zahl der Patientinnen: 960.

c) Randomisierung:
Präoperative Bestrahlung plus modifizierte radikale Mastektomie (N = 316).
Modifizierte radikale Mastektomie (N = 321).
Modifizierte radikale Mastektomie plus postoperative Bestrahlung (N = 323).

d) Bestrahlung:
α) Zielvolumen: Brust bzw. Brustwand, Parasternal-, Supraclavicular- und Axillarregion.

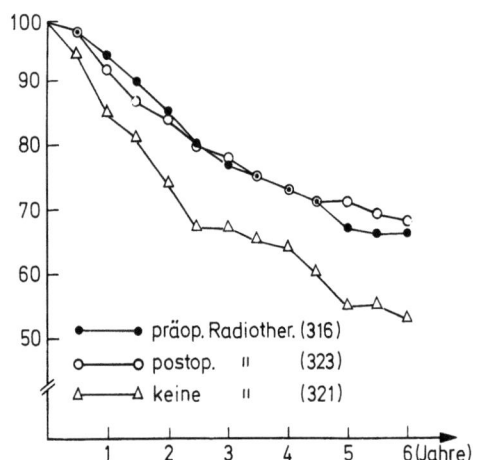

Abb. 10. Krankheitsfreies Überleben in den 3 Behandlungsgruppen. Die Zahl in der Klammer gibt die Gesamtzahl der Patienten in jeder Gruppe an. (Aus: Wallgren et al. Int. J. Radiat. Oncol. Biol. Phys. **6**, 288, 1980)

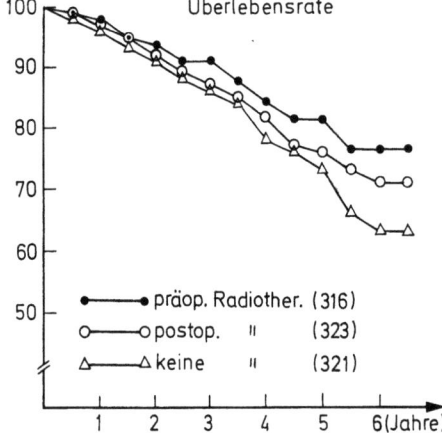

Abb. 11. Überlebensraten in den 3 Behandlungsgruppen. Die Zahl in Klammern gibt die Gesamtzahl der Patienten in jeder Behandlungsgruppe an. (Aus: Wallgren et al. Int. J. Radiat. Oncol. Biol. Phys. **6**, 288, 1980)

β) Technik und Strahlenart: Cobalt-60-Gammastrahlung oder Elektronen (10–15 MeV) für die Parasternalregion und Brustwand. Stehfelder, individuelle Planung.

γ) Dosierung: 4500 rad in 5 Wochen.

e) Ausschluß aus der Studie: 34 Patienten (3,5%) wegen grober Abweichungen vom Protokoll.

f) Ergebnisse: Die rezidivfreie Überlebensrate war bei präoperativer und postoperativer Bestrahlung etwa gleich und signifikant höher als ohne Bestrahlung (Abb. 10–11). Eine genauere Analyse ergab eine signifikant niedrigere Mortalität bei präoperativer Bestrahlung gegenüber alleiniger Operation bei Tumoren der inneren Quadranten, Tumoren, die kleiner oder gleich 3 cm waren und bei klinisch nicht befallenen axillären Lymphknoten. Bei der postoperativen Bestrahlung zeigte sich eine gleiche Tendenz, der Unterschied war allerdings nicht signifikant. Der Vorteil der Bestrahlung betraf in gleicher Weise prä- und postmenopausale Patientinnen. Durch die Bestrahlung konnte auch die lokoregionäre Rezidivrate deutlich gesenkt werden. Auch die Häufigkeit von Fernmetastasen erschien geringer (Tabelle 14).

III. Ergebnisse der postoperativen Bestrahlung nach radikalen Operationen

Der Effekt der postoperativen Bestrahlung kann an der Häufigkeit lokoregionärer Rezidive, an der Häufigkeit von Fernmetastasen und an der Heilungsrate gemessen werden. Auf die Nebenwirkungen und Komplikationen wird in einem gesonderten Kapitel dieses Buches eingegangen (vgl. O. FISCHEDICK, Kapitel 11).

1. Lokoregionäre Rezidive

a) Pathogenese

Lokoregionäre Rezidive können entstehen, wenn nach der Primärtherapie noch vitale Tumorzellen im Tumorbett, den Lymphwegen oder regionären Lymphknoten zurückgeblieben sind. Folgende Entstehungsweisen werden diskutiert (ZIMMERMANN et al. 1966, SCHULZ und SACK 1973):

α) *Unvollständige Entfernung des Primärtumors*

β) *Intraoperative Verschleppung von Tumorzellen im subkutanen Bindegewebe*

γ) *Retrograde Ausbreitung ausgehend von den interkostalen Lymphbahnen und den parasternalen Lymphknoten* (AUCHINCLOSS 1958, DONEGAN et al. 1966)

δ) *Retrograde Ausbreitung von axillären, supra- oder infraclaviculären Lymphknoten aus.*

Ihre Häufigkeit ist abhängig von der primären Ausdehnung der Erkrankung (Tabelle 15, 16, 18–20) und der Radikalität der primären Therapie (Tabelle 15, 16).

Lokoregionäre Rezidive sind häufiger bei positiven axillären Lymphknoten als bei negativen (HAAGENSEN und STOUT 1951, PATERSON und RUSSELL 1959, PATERSON 1962, DONEGAN et al. 1966, EASSON 1968, KAAE und JOHANSEN 1969, FISHER et al. 1970, ATKINS et al. 1972, HAYWARD 1974, HØST und BRENNHOVD 1975 und 1977, HAAGENSEN 1977, VALAGUSSA et al. 1978). Dies betrifft sowohl die Rezidive an der Brustwand als auch die in den regionären Lymphknoten (HAAGENSEN und STOUT 1951, FISHER et al. 1970, HØST und BRENNHOVD 1975 und 1977). Mit zunehmender Ausdehnung des Primärtumors treten ebenfalls häufiger lokoregionäre Rezidive auf (HAAGENSEN 1977). Lokoregionäre Rezidive treten ebenso wie Fernmetastasen gehäuft in den ersten Jahren nach Therapie auf. Nach BRUCE et al. (1970) manifestieren sie sich zu etwa 75% bereits in den ersten 5 Jahren.

Tabelle 18. Lokoregionäre Rezidive nach radikaler Mastektomie in Abhängigkeit von der primären Ausdehnung des Tumors (HAAGENSEN 1977)

Stadium	Lokoregionäre Rezidive			
	N	n	%	
Columbia A				
N−	488	17	3,5	6,2
N+	222	27	12,2	
Columbia B				
N−	53	1	1,9	17
N+	145	33	22,8	
Columbia C				
N−	17	0	0,0	28
N+	62	22	35,4	
Columbia D				
N−	1	1	100,0	71
N+	13	9	69,2	

N− = Axilläre Lymphknoten histologisch negativ
N+ = Axilläre Lymphknoten histologisch positiv

Tabelle 19. Lokoregionäre Rezidivrate in 10 Jahren (KAAE und JOHANSEN 1969)

Klassifikation	Behandlungsmethode	Rezidive			
		Para-sternal %	Brust-wand %	Axillär %	% Patienten mit lokoregionären Rezidiven
Columbia A	Erweiterte, einfache Mastektomie +Bestrahlung WILLIAMS und STONE	0	12	10	22
	Konservative radikale Mastektomie HANDLEY und THACKRAY	5	12	2	16
	McWhirter-Methode KAAE und JOHANSEN	1	10	8	19
	Erweiterte radikale Mastektomie DAHL-IVERSEN und TOBIASSEN	2	10	8	20
	Radikale Mastektomie HAAGENSEN und COOLEY	4	3	0	7
Columbia B	Erweiterte, einfache Mastektomie +Bestrahlung WILLIAMS und STONE	0	12	14	26
	Konservative radikale Mastektomie HANDLEY und THACKRAY	6	22	0	26
	McWhirter-Methode KAAE und JOHANSEN	0	11	18	29
	Erweiterte radikale Mastektomie DAHL-IVERSEN und TOBIASSEN	0	16	16	32
	Radikale Mastektomie HAAGENSEN und COOLEY	5	13	1	18

Tabelle 20. Lokoregionäre Rezidive nach
Operation (52% radikale Mastektomie) und
postoperativer Bestrahlung (VON LIEVEN und
ROHLOFF 1980)

Tumorformel	N	%
pT 1-2 pN0	3/200	1,5
pT 1-2 pN 1	2/109	1,8
pT 3 pN0	0/17	–
pT 3 pN 1	5/32	15,6
pT 4/pN 2-3	5/35	14,3
alle	15/393	3,8

Nach alleiniger radikaler Mastektomie traten Rezidive bei 16,0% in der Brustwand, 14,0% an der Narbe, 2,0% in der Axilla, 10,0% supraclaviculär und 0,0% parasternal auf (FISHER et al. 1970). In Tabelle 19 ist die Häufigkeit von Rezidiven an der Brustwand und den regionären Lymphknoten in Abhängigkeit vom Stadium der Erkrankung und der Behandlungsmethode dargestellt. Weitere Literatur hierzu findet sich bei SCHULZ und SACK (1973).

b) Abhängigkeit von der Therapie

Nach der Literaturübersicht von KAAE und JOHANSEN (1969) beträgt die lokoregionäre Rezidivrate in 10 Jahren je nach Therapie bei Columbia-Stadium A 7–22% und bei Columbia-Stadium B 18–32% (Tabelle 19).

α) Abhängigkeit von der Radikalität der Operation

Die lokoregionäre Rezidivhäufigkeit ist in den operablen Stadien nach radikaler Mastektomie nicht signifikant größer als nach erweiterter radikaler Mastektomie (LACOUR et al. 1976) (Tabelle 11). Bei klinisch negativer Axilla ist sie als erstes Zeichen der Progredienz auch nach totaler Mastektomie nicht größer als nach radikaler Mastektomie (FISHER et al. 1977) (Tabelle 15). In einem Patientenkollektiv aus Stadium 1 und 2 ergab die einfache Mastektomie gegebenenfalls mit Excision vergrößerter axillärer Lymphknoten jedoch deutlich mehr lokoregionäre Rezidive (12 von 51) als die radikale Mastektomie (1 von 44) (HELMAN et al. 1972).

β) Abhängigkeit von der postoperativen Bestrahlung

In zahlreichen nicht randomisierten Studien wurde bereits deutlich, daß die lokoregionäre Rezidivrate durch postoperative Bestrahlung reduziert werden kann (FLETCHER et al. 1968, VOUTILAINEN und NORDMAN 1977, FRISCHBIER und SCHREER 1977, EDLAND et al. 1969, HARRIS et al. 1978, DIETZ und MEISER 1978, FROMMHOLD et al. 1981, weitere Literatur bei ARNDT 1973 und DU MESNIL DE ROCHEMONT 1958). Durch randomisierte Studien ist dies eindeutig belegt (PATERSON und RUSSELL 1959, PATERSON 1962, EASSON 1968, FISHER et al. 1970, FISHER et al. 1977, HØST und BRENNHOVD 1975 und 1977, WALLGREN et al. 1980) (Tabelle 15, 16). Der Unterschied ist nach radikaler Mastektomie bei negativen axillären Lymphknoten nicht signifikant, jedoch sicher bei positiven axillären Lymphknoten. Die lokoregionäre Rezidivrate in 10 Jahren ist bei Columbia A und B nach erweiterter radikaler Mastektomie und Bestrahlung nicht geringer als nach einfacher Mastektomie und Bestrahlung (KAAE und JOHANSEN 1969). Auch in den Studien von BURN (1974) sowie von BRINKLEY und HAYBITTLE (1966 und 1971) war die lokoregionäre Rezidivrate bei operablen Tumoren mit oder ohne bewegliche axilläre Lymphknoten nach radikaler Mastektomie und Bestrahlung nicht signifikant verschieden von der nach einfacher Mastektomie und Bestrahlung.

c) Brustwandrezidive

Das Thoraxwandrezidiv ist die häufigste Form des lokoregionären Rezidivs bei Mammacarcinom.

α) Arten

Es lassen sich zwei verschiedene Formen unterscheiden (ZIMMERMANN et al. 1966, SCHULZ und SACK 1973):
- Kleine Knoten meist in oder seltener in unmittelbarer Umgebung der Operationsnarbe, aber auch an allen anderen Stellen des Operationsgebietes.
- Lymphangiosis carcinomatosa der Haut im Operationsbereich, klinisch auffallend als fleckförmiger rötlicher Bezirk mit Tendenz nach peripher fortzuschreiten.

Die Häufigkeit beider Formen ist etwa gleich (FLETCHER et al. 1968). Ob der Primärtumor mediozentral oder lateral gelegen hat, spielt für die Häufigkeit von Brustwandrezidiven keine Rolle (FLETCHER et al. 1968).

β) Lokalisation

Nach DONEGAN et al. (1966) manifestierten sich lokale Rezidive zu 42,3% im Narbenbereich, 22% medial, 15,4% lateral und 12,2% diffus. Auch SPRATT (1967) beobachtete ein leichtes Überwiegen der Rezidive im medialen gegenüber dem lateralen Thoraxwandbereich.

γ) Pathogenese

Aus der Analyse der lokalen Rezidive kamen DONEGAN et al. (1966) zu dem Schluß, daß sie wahrscheinlich infolge operativer Durchtrennung tumorbefallener Lymphgefäße in der Thoraxwand entstehen.

δ) Zeitliches Auftreten

Nach WEICHSELBAUM et al. (1976) manifestierten sich 50% der Brustwandrezidive im ersten Jahr und 83% innerhalb von 2 Jahren nach Operation und Bestrahlung der Lymphknoten. Dem entspricht auch die Beobachtung von FISHER et al. (1970) und SCHWEGLER und HARTWEG (1979). DONEGAN et al. (1966) fanden bis zu 10 Jahre nach radikaler Mastektomie in 20,2% (146 von 704 Patientinnen) lokale Rezidive. Davon traten 86,6% innerhalb der ersten 5 Jahre auf. ZIMMERMANN et al. (1966) sahen 70% in den ersten 2 Jahren und über 90% innerhalb von 5 Jahren. Ein wesentlicher Unterschied im zeitlichen Auftreten bei verschiedenen Behandlungsmethoden bestand nicht (ZIMMERMANN et al. 1966).

ε) Risikofaktoren

Je größer der Primärtumor war, umso häufiger kam es zu lokalen Rezidiven (DONEGAN et al. 1966, HAAGENSEN 1977).

Mit der Zahl der metastatisch befallenen axillären Lymphknoten steigt auch die Häufigkeit lokaler Rezidive. Während bei histologisch negativer Axilla nach radikaler Mastektomie in 6,5% lokale Rezidive auftraten, waren es bei einem befallenen Lymphknoten 10,3% und bei 9 und mehr befallenen Lymphknoten etwa 45% (DONEGAN et al. 1966) (Tabelle 21 u. 22).

Lokale Rezidive traten häufiger auf, wenn bereits primär eine Hautbeteiligung bestand (HAAGENSEN und STOUT 1951, ZIMMERMANN et al. 1966). Nach DONEGAN et al. (1966) ist die Erhöhung des Risikos nur signifikant bei Patientinnen mit Ödem der Brust,

Tabelle 21. Häufigkeit lokaler Rezidive nach radikaler Mastektomie in Abhängigkeit von der Lymphknotenmetastasierung in der Axilla (DONEGAN et al. 1966)

Zahl der metastatisch befallenen axillären Lymphknoten	Lokale Rezidive	
	%	N
0	6,5	308
1	10,3	93
2	12,3	56
5	34,6	26
9	46,7	15
13–19	44,4	36

Tabelle 22. Rezidivrate an der Brustwand in Abhängigkeit von der axillären Metastasierung und der Therapie

Autoren	Lymphknoten in der Axilla	Therapie	Rezidivrate an der Brustwand	
			N	%
HAAGENSEN und STOUT (1951)	−	RM	190	2,6
	+		305	18,4
FLETCHER et al. (1968)	−		103	5
	50% +	RM + B (LK)	260	12,5
	> 50% +			26,0
FLETCHER et al. (1968)	−	RM	243	4
		RM + B (LK)	103	5
		B + RM	224	3
	+	RM	38	13
		RM + B (LK)	260	15,5
		B + RM	110	8
WEICHSELBAUM et al. (1976)	−	(RM) + B (LK)	61	3,2
	< 50% +	(RM) + B	132	1,5
	> 50% +		94	11,7
HØST und BRENNHOVD (1975 u. 1977)	−	RM	172	3,5
			186	2,7
		RM + B	173	3,5
		RM + B (LK)	170	0,6
	+	RM	92	12,0
			92	8,7
		RM + B	109	7,3
		RM + B (LK)	95	5,3

RM = Radikale Mastektomie; (RM) = Meist radikale Mastektomie; B (LK) = Bestrahlung nur der Lymphknotenregionen, nicht der Brustwand; B = Bestrahlung auch der Brustwand

nicht aber bei Ulceration und Erythem. Der Morbus Paget hatte eher eine niedrigere lokale Rezidivrate.

Signifikant erhöhtes Risiko für ein lokales Rezidiv haben Tumoren mit höherem histologischen Malignitätsgrad (bei Grad 1 : 0 von 21, bei Grad 2 : 4 von 36, bei Grad 3 : 107 von 587, bei Grad 4 : 11 von 47) (DONEGAN et al. 1966).

Jüngere Patientinnen bekamen häufiger lokale Rezidive als ältere (Donegan et al. 1966). Die Art der Wundversorgung (primärer Wundverschluß oder Transplantation) hat nach Donegan et al. (1966) keinen Einfluß auf die Häufigkeit lokaler Rezidive.

ζ) Einfluß der Bestrahlung

Der Vergleich der Manchester-Studien P und Q zeigt, daß die lokale Rezidivrate von der Bestrahlungstechnik abhängt. Während die Rezidivrate an der Thoraxwand nach postoperativer Bestrahlung mit etwa 3500–4000 rad (Q-Technik) 11,0% betrug, kam es hier, wenn nur die peripheren Lymphknotenstationen bestrahlt wurden (P-Technik), in 16,2% zu Rezidiven.

Hahn et al. (1979) sahen nach einfacher Mastektomie, wenn Lymphknoten und Brustwand bestrahlt wurden, signifikant weniger Brustwandrezidive als nach radikaler Mastektomie und Bestrahlung nur der Lymphknoten.

Archambault et al. (1964) beobachteten nach ultrafraktionierter Bestrahlung mit 6000 rad in 10–14 Wochen bei Patientinnen überwiegend des Stadiums II eine Rezidivrate an der Brustwand von 4,2%.

Brustwandrezidive treten nach radikaler Mastektomie bei negativen axillären Lymphknoten mit oder ohne postoperative Bestrahlung in etwa gleicher Häufigkeit bei 3–5% der Patientinnen auf (Tabelle 22). Mit zunehmendem Befall der axillären Lymphknoten nimmt die Häufigkeit des Brustwandrezidivs zu, allerdings ist sie bei adjuvanter postoperativer Bestrahlung der Brustwand jeweils deutlich geringer als ohne diese oder nur mit Bestrahlung der regionären Lymphknoten (Tabelle 22). So liegt die Rezidivrate an der Brustwand im Krankengut von Høst und Brennhovd (1975) bei Patientinnen mit axillären Lymphknotenmetastasen und ausschließlich radikaler Mastektomie mit 15,2% genauso hoch wie im Krankengut von Fletcher et al. (1968) mit 15,5% (radikale Mastektomie plus Bestrahlung nur der regionären Lymphknoten). Bei beiden Autoren ließ sie sich durch Bestrahlung auch der Thoraxwand auf etwa 8% reduzieren. Dies entspricht auch dem Ergebnis von Weichselbaum et al. (1976), die bei axillärem Lymphknotenbefall nach meist radikaler Mastektomie und Brustwandbestrahlung 5,8% Brustwandrezidive sahen. Sie liegt dann nur wenig höher als die bei negativen axillären Lymphknoten (3–5%).

Bei der Vermeidung von Brustwandrezidiven spielt die Bestrahlung der regionären Lymphknoten offenbar nicht die entscheidende Rolle, sondern die Bestrahlung der Brustwand selbst. Dies spricht auch dafür, daß Brustwandrezidive im allgemeinen nicht durch Rückfluß von Tumorzellen aus den regionären Lymphknoten, sondern durch Tumorreste in der Thoraxwand selbst entstehen.

d) Rezidive in den regionären Lymphknoten

α) Supraclaviculäre Rezidive

Nach radikaler oder erweiterter radikaler Mastektomie traten in 15–17% supraclaviculär Rezidive auf, wenn postoperativ nicht bestrahlt wurde (Jackson 1966). Jackson (1966) fand im eigenen Krankengut 14% supraclaviculäre Rezidive ohne Bestrahlung und 5% nach postoperativer Bestrahlung. Robbins et al. (1966) konnten bei positiven axillären Lymphknoten die spätere supraclaviculäre Tumormanifestation durch postoperative Bestrahlung von 26% auf 13% reduzieren. Bei Weichselbaum et al. (1976) traten nach postoperativer Bestrahlung nur in 0,9% supraclaviculäre Rezidive auf. Dies entspricht den Erfahrungen von Fletcher (1976), der nach Bestrahlung selbst bei positiven axillären Lymphknoten nur 1,5% supraclaviculäre Rezidive sah.

Tabelle 23. Häufigkeit supraclaviculärer Rezidive mit und ohne postoperative Bestrahlung nach radikaler Mastektomie

Autoren		Op		Op+B	
		%	N	%	N
PATERSON und RUSSELL (1959)	Q	17,1	393	15,0	327
	P	17,3	359	6,3	382
FISHER et al. (1970)		10,0	100*	1,4	143*
HØST und BRENNHOVD (1975)	N−	2,9	172	0,6	173
	N+	14,1	92	2,8	109

Q = Q-Technik: keine supraclaviculäre Bestrahlung; P = P-Technik: Bestrahlung auch supraclaviculär; N− = axilläre Lymphknoten histologisch negativ; N+ = axilläre Lymphknoten histologisch positiv; * = errechnet

Tabelle 24. Häufigkeit axillärer Rezidive mit und ohne postoperative Bestrahlung nach radikaler Mastektomie

Autoren		Op		Op+B	
		%	N	%	N
PATERSON und RUSSELL (1959)	Q	10,9	393	3,1	327
	P	7,3	359	5,7	382
FISHER et al. (1970)		2,0	100*	2,1	143*
HØST und BRENNHOVD (1975)	N−	0,6	172	1,2	173
	N+	5,4	92	1,8	109

Q = Q-Technik: keine supraclaviculäre Bestrahlung; P = P-Technik: Bestrahlung auch supraclaviculär; N− = axilläre Lymphknoten primär histologisch negativ; N+ = axilläre Lymphknoten primär histologisch positiv; * = errechnet

Auch in den randomisierten Studien kommt zum Ausdruck, daß die supraclaviculäre Rezidivhäufigkeit durch Bestrahlung eindeutig gesenkt werden kann (Tabelle 23). Der Vergleich der Manchester-Studien zeigt, daß die Bestrahlung des Supraclavicularfeldes dabei entscheidend ist.

β) Axilläre Rezidive

Auch die axillären Rezidive lassen sich durch postoperative Bestrahlung reduzieren (Tabelle 24). Der Unterschied ist bei positiven axillären Lymphknoten signifikant (HØST und BRENNHOVD 1975).

γ) Parasternale Rezidive

Patientinnen mit Mammacarcinom bekommen nach radikaler Mastektomie und Bestrahlung bei medialer oder zentraler Lokalisation in etwa 8% und bei lateralem Sitz in etwa 2% ein parasternales Rezidiv als erstes Zeichen einer Progredienz (URBAN 1959). AUCHINCLOSS (1958) berichtete über 8% parasternale Rezidive als erstes Zeichen der Progredienz nach radikaler Mastektomie. Parasternale Rezidive sind nach radikaler Mastektomie und Bestrahlung mit 50,0 Gy selten. FLETCHER et al. (1968) sahen 3 parasternale Rezidive bei 570 Patientinnen mit negativen axillären Lymphknoten, 2 bei lateralem und 1 bei medialem Sitz des Primärtumors. 4 parasternale Rezidive fanden sie bei 408 Patientinnen mit positiven axillären Lymphknoten, 3 bei mediozentralem und 1 bei lateralem Sitz des Primärtumors. Unter 481 Patientinnen mit mediozentralem Tumorsitz kam es in 4 Fällen zu einem parasternalen Rezidiv. Nur 2 parasternale Rezidive entwickelten sich bei 557 Patientinnen, die wegen lokal fortgeschrittener Erkrankung nur bestrahlt worden waren.

Nelson und Montague (1975) fanden unter 204 Patientinnen mit mediozentralem Tumorsitz nach postoperativer Bestrahlung kein parasternales Rezidiv. Weichselbaum et al. (1976) sahen in ihrem Krankengut von 352 Patientinnen nach Operation (69% radikale Mastektomien, 22% modifizierte radikale Mastektomien und 9% einfache Mastektomien) und Bestrahlung (4500 rad in $4^1/_2$ Wochen) ebenfalls keine parasternalen Rezidive.

e) Dosiseffektbeziehungen

Die lokoregionären Rezidivraten nach radikaler oder modifiziert radikaler Mastektomie und postoperativer Bestrahlung sind wesentlich von der applizierten Dosis abhängig (Nelson und Montague 1975, Fletcher 1976, Fletcher et al. 1976, Brady et al. 1977). Nach Fletcher (1976) läßt sich die lokoregionäre Rezidivrate durch postoperative Bestrahlung mit etwa 5000 rad in 5 Wochen supraclaviculär auf 1,5%, parasternal auf nahezu 0%, an der Thoraxwand auf 3,5% und axillär auf 2% reduzieren.

Fletcher et al. (1976) fanden bei Bestrahlung mit 5000 rad in 5 Wochen nach radikaler Mastektomie eine höhere Brustwandrezidivrate (10%) als nach einfacher oder erweiterter einfacher Mastektomie (3,5%). Sie meinen, daß durch die radikale Operation zwar das subkutane Fett, aber nicht die mikroskopischen Herde in der Haut entfernt würden und daß die Bestrahlung wegen der schlechteren Blutversorgung und folgenden Hypoxie in der Brustwand nach der radikalen Operation weniger wirksam sei. Außerdem könne die postoperative Bestrahlung wegen der längeren Wundheilungsphase erst später begonnen werden.

f) Prognostische Bedeutung des lokoregionären Rezidivs

Valagussa et al. (1978) beobachteten nach radikaler und erweiterter radikaler Mastektomie bei 17,8% der Patientinnen mit primär positiven axillären Lymphknoten innerhalb von 10 Jahren lokoregionäre Rezidive als erstes Zeichen einer Tumorprogression. Weitere 9,1% rezidivierten gleichzeitig lokoregionär und mit Fernmetastasen. Bei primär histologisch negativen axillären Lymphknoten kam es nur bei 10% zu einem lokoregionären Rezidiv als erstem Zeichen der Progredienz und bei 2% zu gleichzeitig lokoregionärem Rezidiv und Fernmetastasen. 80,9% der primär alleinigen lokoregionalen Rezidive traten bei positiven axillären Lymphknoten schon in den ersten 3 Jahren auf (Valagussa et al. 1978). Bei 94% der lokoregionären Rezidive kam es trotz sofortiger lokaler Behandlung im Verlauf von 10 Jahren zu weiteren Tumormanifestationen und zwar bei 79,4% innerhalb von 2 Jahren nach Auftreten des lokoregionären Rezidivs. 72% bekamen in der Folge Fernmetastasen, 22% lokale Progredienz bzw. weitere Rezidive. Entsprechendes gilt auch für Patienten mit primär negativen axillären Lymphknoten. Im Krankengut von Bruce et al. (1970) manifestierten sich in 10–15 Jahren 131 lokoregionäre Rezidive, davon 112 mit Fernmetastasen und nur 19 (4%) allein. Bei Marshall und Redfern (1974) bekamen 55 von 57 Patientinnen mit lokoregionären Rezidiven auch Fernmetastasen.

Roth und Bayat (1968) fanden autoptisch bei 17 Patientinnen mit Metastasen in allen Fällen auch Tumor in der Brustwand und zwar an multiplen Stellen in der tiefen Fascie, dem fibromuskulären intercostalen Gewebe und dem pleuralen Gewebe. Die Tumorabsiedlungen waren z.T. eindeutig endolymphatisch, z.T. schienen sie im Gewebe verstreut zu sein. Die Autoren glauben, daß sich der Brustkrebs primär endolymphatisch in der Thoraxwand und durch die Thoraxwand ausbreitet, hier rezidivieren kann und von hier aus metastasieren kann. Diese Auffassung wird auch durch die Ergebnisse von THOMAS et al. (1979) unterstützt, die aufgrund pathologisch histologischer Untersuchungen zeigten, daß sich der Brustkrebs über die parasternalen Lymphknoten ins Mediastinum, die Pleura und Lunge häufiger lymphogen als hämatogen ausbreitet.

Wenn lokoregionäre Rezidive auftreten, so können sie durch Operation und/oder lokale Bestrahlung behandelt werden. CHU et al. (1976) erzielten durch Bestrahlung in 67% eine komplette Remission und in 24% eine partielle Remission. Die Remissionsrate korrelierte mit der applizierten Dosis. 21% der Patientinnen überlebten 5 Jahre und 5% 10 Jahre nach der Rezidivtherapie. 3% (7 Patienten) waren noch nach 5 bis 15 Jahren tumorfrei. Die Ergebnisse von CHU et al. (1976) und VALAGUSSA et al. (1978) sprechen in Übereinstimmung mit den autoptischen Befunden von ROTH und BAYAT (1968) und THOMAS et al. (1979) dafür, daß lokoregionäre Rezidive nicht immer mit einer Fernmetastasierung kombiniert sein müssen, wie es von manchen Autoren (DAO und NEMOTO 1963) angenommen wird, sondern zumindest in einem kleinen Prozentsatz als einzige Tumormanifestation auftreten können. Dies rechtfertigt ein kuratives Vorgehen.

Lokoregionäre Rezidive können jahrelang einzige Tumormanifestation sein und sind eine schwere psychische Belastung für die Patientinnen.

Durch die Ergebnisse von HØST und BRENNHOVD (1977) und WALLGREN et al. (1980), die durch die postoperative Bestrahlung nicht nur die lokoregionäre Rezidivrate, sondern auch die Fernmetastasierung reduzieren und damit die Heilungsraten erhöhen konnten, wird belegt, daß lokoregionäre Rezidive Ausgang weiterer Tumorausbreitung sein können. Die Vermeidung lokoregionärer Rezidive hat deshalb nicht nur psychologische sondern auch vitale Bedeutung für die Patientinnen (DONEGAN et al. 1966, EDLAND et al. 1969).

2. Fernmetastasierung

PATERSON und RUSSELL (1959) wiesen erstmals in einer randomisierten Studie darauf hin, daß in einem postoperativ bestrahlten Teilkollektiv die Mortalität etwas höher als im Vergleichskollektiv war und evtl. durch eine höhere Rate von Lebermetastasen bedingt sein könnte. DAO und KOVARIC berichteten 1962, daß sie nach postoperativer Bestrahlung eine höhere Rate ipsilateraler Lungen- und Hautmetastasen gesehen hätten als ohne postoperative Bestrahlung. CHU et al. (1967) konnten dies nicht bestätigen. FISHER et al. (1970) fanden, daß der Anteil der Patienten, der als erste Manifestation der Tumorprogredienz Fernmetastasen bekam, in der postoperativen Gruppe größer war als in den nicht bestrahlten Gruppen (40% gegenüber 32,3%). Fernmetastasen traten früher, aber im Verlauf von 60 Monaten nicht häufiger auf. In der Studie von FISHER et al. (1977) konnte keine signifikante Steigerung der Fernmetastasierung durch postoperative Bestrahlung gefunden werden. Zum gleichen Ergebnis kam die Studie der Working Party of the Cancer Research Campaign 1976. EDLAND et al. (1969) beobachteten im Stadium 2 bei alleiniger Mastektomie bei 65% (26 von 40) und bei postoperativer Bestrahlung bei 45% (35 von 78) der Patientinnen Fernmetastasen. HØST und BRENNHOVD (1975) fanden im Stadium 2 die gleiche Häufigkeit von Fernmetastasen mit und ohne postoperative Bestrahlung (28,4% bzw. 28,3%) bei konventioneller Röntgentherapie, aber in einer zweiten randomisierten Serie (HØST und BRENNHOVD 1977) nur 16,8% Fernmetastasen bei postoperativer Bestrahlung mit Cobalt-60-Gammastrahlung mit 5000 rad HD in 4 Wochen. Auch WALLGREN et al. (1980) fanden eher weniger Fernmetastasen nach prä- oder postoperativer Bestrahlung.

Zusammenfassend läßt sich feststellen, daß in neueren Studien (FISHER et al. 1977, HØST und BRENNHOVD 1977, WALLGREN et al. 1980), in denen Dosen von 45–50 Gy HD unter Verwendung von Strahlen im Megavoltbereich und unter besonderer Beachtung der Parasternalregion appliziert wurden, eine Verminderung der Fernmetastasierung gefunden wurde. Gerade die Arbeiten von Høst und Brennhovd zeigen, daß die Dosis und Technik entscheidend sind.

Lindner et al. (1978) fanden in einer nicht randomisierten Studie keinen signifikanten Unterschied hinsichtlich der regionären und Fernmetastasierung zwischen einem Kollektiv, das nach modifizierter radikaler Mastektomie prä- und postoperativ und einem Kollektiv, das nur postoperativ bestrahlt worden war.

Tabelle 25. 5-Jahre-Überlebensraten nach Operation und postoperativer Bestrahlung beim Mammacarcinom

Autoren	N−		N+						Therapie
	%	Pa-tien-ten	%	Pa-tien-ten					
Fisher et al. (1970)	74	62	47	133					radikale Mastektomie +3 500–4 500 RHD (P)
Høst und Brennhovd (1975)	91	173	65*	109					radikale Mastektomie +2 500–3 600 ROD (P+B)
Høst und Brennhovd (1977)	87	171	77*	95					radikale Mastektomie +5000 rad HD (P)
Ariel (1979)	81,7	596							radikale Mastektomie
			63,7	291					radikale Mastektomie+B
Fletcher et al. (1980)	87	134	67	234					radikale Mastektomie +50,0 Gy HD (P)
	T1-2 N0		T1-2 N1		T3/N2-3				
Heinze und Feil (1970)	83%	67	67%	42	31%	16			90% radikale Mastektomie ∼50,0 Gy HD P ∼30,0 Gy HD B
	T1 N0		T0-1 N1/ T2 N0-1		T3-4/N2-3				
Lindner et al. (1977)	80%	233	56%	136	40%	216			erweiterte einfache Mastektomie+B
	T1-2 N0		T1-2 N+		T3-4 N0		T3-4 N1		
Schneider et al. (1979)	78%	83	52%	65	57%	21	8%	50	nahezu alle radikale Mastektomien + ∼5500 rad (P+B)+
	T1-2 N0		T1-2 N1		T3 N0		T3-4 N1-3		
Von Lieven und Rohloff (1980)	89%	189	65%	103	53%	15	36%	64	52% radikale Mastektomie +40,0 Gy HD (P+B)
	Steinthal I		Steinthal II						
Frommhold et al. (1981)	84,3%	134	42,6%	52					radikale Mastektomie
	89,9%	129	59,5%	156					radikale Mastektomie +45–60 Gy (P+B) in 2 Serien

N− = Axilläre Lymphknoten histologisch negativ; N+ = Axilläre Lymphknoten histologisch positiv; P = Bestrahlung nur der Lymphknotenregionen; B = Bestrahlung der Brustwand; + = bei T1 N0 keine Brustwand-bestrahlung; * = aus Kurve entnommen

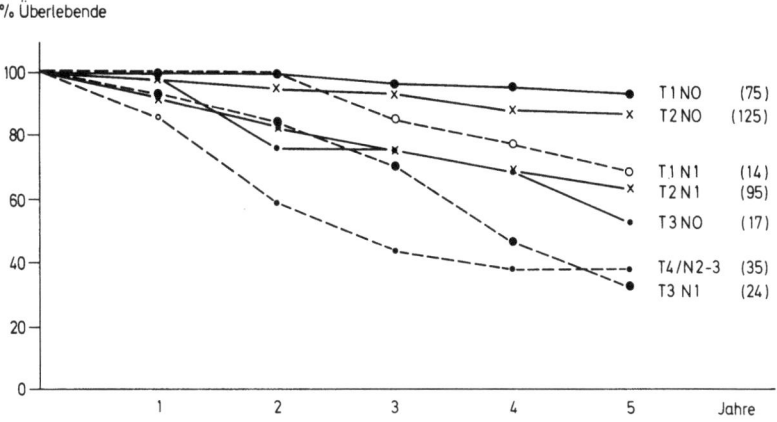

Abb. 12. Überlebensraten nach Operation (52% radikale Mastektomie) und Bestrahlung. In Klammern ist jeweils die Zahl der Patienten pro Kollektiv angegeben. (VON LIEVEN und ROHLOFF 1980)

3. Überlebensraten

Die Überlebensraten sind bei Mammacarcinom wie bei anderen malignen Tumoren wesentlich vom Tumorstadium abhängig (Tabelle 25 und Abb. 12). 5 Jahre nach radikaler Mastektomie und postoperativer Bestrahlung leben bei der Ausbreitung T1-2 N0 M0 noch etwa 80–90% der Patientinnen, bei der Ausbreitung T1-2 N1 etwa 55–65% und bei T3 und/oder N2-3 noch etwa 30–40% der Patientinnen.

Die 10-Jahre-Überlebensraten nach radikaler Mastektomie und postoperativer Bestrahlung liegen bei negativen axillären Lymphknoten um 75–80% (SCHNEIDER et al. 1979, FLETCHER et al. 1980, FROMMHOLD et al. 1981) und bei positiven axillären Lymphknoten um 40–50% (ARIEL 1979, SCHNEIDER et al. 1979, FLETCHER et al. 1980, FROMMHOLD et al. 1981).

In zahlreichen vergleichenden, nicht randomisierten Untersuchungen wurde versucht, den Wert der postoperativen Bestrahlung nach radikaler oder modifiziert radikaler Mastektomie zu bestimmen. Die Ergebnisse waren divergent. Während einige eine Verbesserung der Überlebensraten oder rezidivfreien Überlebensraten durch postoperative Bestrahlung fanden (CHU et al. 1967, CHAHBAZIAN et al. 1978, FLETCHER et al. 1980, FROMMHOLD et al. 1981), waren die Resultate in andern gleich (BENNINGHOFF und TSIEN 1959, VERMUND und KLINE 1963, BUTCHER et al. 1964, FERGUSON und MEIER 1976) oder wurden durch postoperative Bestrahlung sogar verschlechtert (BOND 1967). Weitere Literatur hierzu findet sich bei DU MESNIL DE ROCHEMONT (1958), FISHER et al. (1970), DEL REGATO (1971), ARNDT (1973).

Nachdem durch retrospektive Vergleiche keine sicheren Unterschiede zwischen verschiedenen Behandlungsmethoden aufgezeigt werden konnten, war es gerechtfertigt, randomisierte prospektive Studien durchzuführen (EICHHORN und LESSEL 1964, SCHEURLEN et al. 1969). In einer Analyse der randomisierten Studien kam STJERNSWÄRD (1977) zu dem Ergebnis, daß die postoperative Bestrahlung mit einer bis 10% erhöhten Mortalität verbunden sei. Die Methode seiner Untersuchung hält jedoch statistischen Kriterien nicht stand (LEVITT u. McHUGH 1977, LEVITT et al. 1977, LEVITT und POTISH 1979). Von 5 randomisierten Studien (PATERSON und RUSSELL 1959, FISHER et al. 1970, HØST und BRENNHOVD 1975 und 1977, WALLGREN et al. 1980) zeigen 3 keinen signifikanten Unterschied in den 5-Jahres-Überlebensraten, während 2 (HØST und BRENNHOVD 1977,

Wallgren et al. 1980) eine signifikante Steigerung der rezidivfreien 5-Jahres-Überlebens-
raten ergaben. In den Arbeiten von Høst und Brennhovd (1975 und 1977) kommt
sehr deutlich zum Ausdruck, daß für die rezidivfreie Überlebensrate die Dosis und
Technik der Bestrahlung entscheidend sind. Während mit 2500–3100 ROD, appliziert
durch 200-kV-Röntgenstrahlung, die Überlebensraten nicht verbessert werden konnten,
ergab sich in der zweiten Studie mit 5000 rad HD und Cobalt-60-Gammastrahlung
eine signifikante Steigerung der Überlebensraten bei positiven axillären Lymphknoten.
Danach ist es verständlich, daß auch die Studien von Paterson und Russell (1959)
bei den dort angewandten niedrigen Dosen keinen Vorteil der postoperativen Bestrahlung
gebracht haben. In der NSABP-Studie (Fisher et al. 1970) lagen die Dosen zwischen
3500 und 4500 R, 25% der Patienten wurden mit 200-kV-Röntgenstrahlung behandelt
und 41% der Patienten wurden wegen inkompletter Daten oder Protokollverletzungen
aus der Studie ausgeschlossen. Die Studie blieb deshalb nicht ohne Kritik (Levitt und
McHugh 1977, Levitt et al. 1977). Wallgren et al. (1980) verwandten 4500 rad. Patientinnen, deren Tumor in der inneren Hälfte der Brust lag, schienen mehr von der adjuvanten Bestrahlung zu profitieren als Patientinnen, deren Tumor außen lag. Das steht in
Übereinstimmung mit den Ergebnissen von Lacour et al. (1976) sowie von Høst und
Brennhovd (1977), die durch adäquate operative oder radiologische Behandlung der
parasternalen Lymphknoten bei Patientinnen mit hohem Risiko parasternalen Tumorbe-
falls (mediale Tumorlage, positive axilläre Lymphknoten) die Heilungsergebnisse signifikant verbessern konnten. Bei Lacour et al. (1976) betrug die 5-Jahres-Überlebensrate
in diesen Fällen 71,0% gegenüber 52% und bei Høst und Brennhovd (1977) 75%
gegenüber 62%.

Zusammenfassend läßt sich feststellen, daß eine Erhöhung der Überlebensraten durch
postoperative Bestrahlung bei radikaler oder modifiziert radikaler Mastektomie möglich
ist, wenn die homolateralen parasternalen Lymphknoten sicher im Zielvolumen liegen
und eine Dosis von mindestens 45 Gy am Herd in 5 Wochen gegeben wird. Geringere
Dosen wirken sich offenbar nicht signifikant auf die Überlebensraten aus.

Haagensen (1977) kam aufgrund eines subtilen Vergleichs seiner Ergebnisse nach
radikaler Mastektomie mit denen mehrerer anderer Autoren, die eingeschränkte Operationen mit oder ohne postoperative Bestrahlung anwandten, zu der Auffassung, daß
die radikale Mastektomie ohne Bestrahlung auch in den Stadien Columbia A und B
gemessen an der lokoregionären Rezidivrate und der 10-Jahres-Überlebensrate am besten
ist. Dies steht im Widerspruch zu den Ergebnissen der randomisierten Studien. Nach
Kaae und Johansen (1969) sind in Columbia Stadium A und B die 5- und 10-Jahres-
Überlebensraten nach erweiterter radikaler Mastektomie nicht signifikant verschieden
von denen nach einfacher Mastektomie und postoperativer Bestrahlung. Radikale Mastektomie mit oder ohne postoperative Bestrahlung und einfache Mastektomie oder erweiterte einfache Mastektomie mit postoperativer Bestrahlung ergaben bei operablen Mammatumoren mit oder ohne bewegliche axilläre Lymphknoten gleiche 5-Jahres-Überlebens-
raten (Bruce 1971, Brinkley und Haybittle 1966 und 1971, Hamilton et al. 1974,
Burn 1974). Im Stadium 1 war die Lumpektomie und Bestrahlung der radikalen Mastektomie und Bestrahlung in der 5-Jahres-Überlebensrate gleichwertig, nicht aber im Stadium 2 (Atkins et al. 1972, Hayward 1974). Zu beachten ist allerdings, daß die Bestrahlung in den meisten dieser Studien nach dem heutigen Kenntnisstand methodisch und
dosismäßig nicht ausreichend war (Fletcher 1977, Brady et al. 1977, Fletcher und
Montague 1978). Immerhin kommt zum Ausdruck, daß zumindest bei nicht sehr ausgedehnten Mammacarcinomen (T 1–2 und N 0–1) eine radikale Mastektomie nicht erforderlich ist, wenn postoperativ bestrahlt wird. Kleinere Operationen bedeuten für die Patientinnen bessere kosmetische Ergebnisse und geringere Komplikationsrate (Fisher et al.

1977). Die zunehmende Einschränkung des chirurgischen Eingriffs bei Kombination mit Bestrahlung hat sich besonders bei frühen Stadien bewährt (vgl. entsprechende Kapitel dieses Buches).

Aus nicht randomisierten Vergleichen zwischen verschiedenen Operationsmethoden und randomisierten Vergleichen zwischen einfacher Mastektomie und einfacher Mastektomie mit postoperativer Bestrahlung wurden Hinweise dafür gesehen, daß okkulte axilläre Lymphknotenmetastasen die Prognose nicht verschlechtern, wenn sie erst bei Manifestation behandelt werden (CRILE 1975 und 1977, Cancer Research Campaign 1976, FISHER et al. 1977) und daß möglicherweise die Hälfte bis zwei Drittel gar nicht zu manifesten Metastasen heranwächst (Cancer Research Campaign 1976, FISHER et al. 1977). Es ist jedoch anzumerken, daß für die Studie von FISHER et al. (1977) erst Ergebnisse über 3 Jahre mitgeteilt wurden und daß die Bestrahlung in der Cancer Research Campaign (1976) methodisch und dosismäßig nicht optimal war (2850 rad in 3 Wochen bis 4600 rad in 6 Wochen, teils Orthovolt, teils Megavolt).

IV. Therapieempfehlungen

Auch heute noch gilt uneingeschränkt der Satz von HOLFELDER (1926), daß ein Erfolg bei der Behandlung des Mammacarcinoms ohne engste Zusammenarbeit zwischen Chirurgen und Strahlentherapeuten undenkbar ist.

Insbesondere für die frühen Stadien der Erkrankung stehen verschiedene, hinsichtlich der Heilungsrate gleichwertige Kombinationsmöglichkeiten von Operation und Bestrahlung zur Verfügung. Mögliche Nebenwirkungen und das kosmetische Resultat müssen in die Überlegungen einbezogen werden. Gerade hierbei ist eine enge Kooperation zwischen dem Chirurgen und dem Strahlentherapeuten notwendige Voraussetzung für ein optimales Ergebnis. Für den Strahlentherapeuten ergibt sich allerdings noch oft das Problem, daß Patientinnen zur Weiterbehandlung überwiesen werden, bei denen bereits eine bestimmte Operation, sei es eine radikale, modifiziert radikale oder erweiterte einfache Mastektomie, durchgeführt wurde. Es ist dann die Frage zu klären, ob in dem betreffenden Fall noch eine postoperative Bestrahlung indiziert ist und wie sie vorgenommen werden soll. Entscheidend ist dabei die präoperative Lage des Primärtumors in der Brust, seine Größe und der evtl. metastatische Befall der axillären Lymphknoten. In Tabelle 26 sind die Indikationen zur Bestrahlung und die Zielvolumina zusammengestellt. Besondere Bedeutung kommt dabei den Lymphknoten der Parasternal- und Supraclavicularregion sowie der Axillaspitze zu, denn sie werden bei den heute meist durchgeführten Operationen nicht miterfaßt.

Über die Bestrahlung der Thoraxwand sind die Meinungen geteilt. Während DIETZ und MEISER (1978) sie in jedem Fall empfehlen, bestrahlen KOB et al. (1979) erst, wenn ein Brustwandrezidiv auftritt. MOSS et al. (1973) bestrahlen die Thoraxwand, wenn der Tumor durchschnitten wurde. FLETCHER et al. (1980) empfehlen die Thoraxwandbestrahlung, wenn der Tumor größer als 5 cm ist, bei Hautödem, Ulceration, Erythem, Muskelfixation, Hautinfiltration, Infiltration der Brustwand, perineuraler oder lymphatischer Infiltration oder wenn mehr als 20% der axillären Lymphknoten metastatisch befallen sind. Ähnliche Indikationen stellen auch KOGELNIK et al. (1979).

Eine Bestrahlung der gesamten Axilla wird empfohlen,
a) wenn Zweifel an der vollständigen Ausräumung (weniger als 10 Lymphknoten) bzw. adäquater histologischer Aufarbeitung bestehen (DENOIX 1970, NELSON und MONTAGUE 1975, FLETCHER et al. 1980)

Tabelle 26. Indikationen zur Strahlentherapie nach radikaler oder modifiziert radikaler Mastektomie

		Fletcher (1980)	Kogelnik et al. (1979)	Moss et al. (1973)	Sack (1980)
		Negative axilläre Lymphknoten			
T1	lateral	∅	∅		∅
T1	mediozentral	p, s[a]	p, s, as	p, s[b]	p, s
T2	lateral	∅	∅		∅
T2	mediozentral	p, s, as	p, s, as, (th)	p, s[b]	p, s
T3,	T4	p, s, as, th	p, s, as, th		präoperative Bestrahlung
		Positive axilläre Lymphknoten			
T1–2 N1 (<20%)		p, s, as	⎫ p, s, as, th	⎫ p, s[b]	⎫ p, s
T1–2 N1 (>20%)		p, s, as, th	⎬	⎬	
T3–4 N1		p, s, as, th	⎭	⎭	präoperative Bestrahlung

p: parasternal; s: supraclaviculär; as: Axillaspitze; th: Thoraxwand

[a] Nur, wenn Tumor ≥ 1 cm ist

[b] th: nur, wenn der Tumor bei der Operation durchschnitten wurde

b) wenn in der Axilla Lymphknoten gefunden wurden, die größer als 2,5–3 cm sind und/oder fixiert sind (Nelson und Montague 1975, Fletcher et al. 1980)

c) wenn im Histologiebericht extranodale Tumorausbreitung beschrieben ist (Nelson und Montague 1975, Fletcher et al. 1980).

Nach erweiterter einfacher Mastektomie empfehlen Kogelnik et al. (1979) auch bei der Tumorformel T1–2 N0 eine Bestrahlung aller Lymphknotenstationen und der Thoraxwand.

Bei der postoperativen Bestrahlung wird heute allgemein eine Dosis von 45,0–50,0 Gy HD in 4–5 Wochen als erforderlich angesehen (Nelson und Montague 1975, Kogelnik et al. 1979, Fletcher et al. 1980, Sack 1980). Kleine Bereiche, in denen noch größere Tumormassen vermutet werden bzw. ein besonders hohes Rezidivrisiko besteht, sollten kleinvolumig mit 10,0–15,0 Gy aufgesättigt werden, das wäre z.B. der Fall bei Tumoren der Ausdehnung T3–4 und/oder bei mehr als 90% positiven Lymphknoten in der Axilla oder verbliebenen Lymphknoten axillär oder supraclaviculär (Kogelnik et al. 1979, Fletcher et al. 1980).

Die Bestrahlung kann problemlos in einer Serie verabreicht werden. Eine Split-course-Therapie, die früher bei Anwendung konventionell erzeugter Röntgenstrahlen zur Hautschonung oft praktiziert wurde, ist bei Strahlenarten im Megavoltbereich nicht mehr erforderlich. Längere Pausen stellen darüber hinaus den erwünschten Effekt auf die Tumorreste in Frage (McWhirter 1949).

Bei adenoid-cystischen Carcinomen ist eine der Tumorgröße angepaßte Operation (einfache Mastektomie, subcutane Mastektomie, evtl. Exstirpation) therapeutisch ausreichend. Axilläre Metastasen, lokale Rezidive und Fernmetastasen sind sehr selten (Droese 1979).

H. Zusammenfassung

Die Kenntnis des lokoregionären Rezidivrisikos und der Metastasierungsrate in die parasternalen Lymphknoten in Abhängigkeit von der Lage und Größe des Primärtumors sowie dem metastatischen Befall der Axilla ermöglicht eine differenzierte Indikationsstellung und Planung der postoperativen Bestrahlung.

Die postoperative Strahlentherapie vermindert die Häufigkeit lokoregionärer Rezidive, erlaubt insbesondere in frühen Stadien eine Reduktion des operativen Eingriffs und erhöht nach radikaler und modifiziert radikaler Mastektomie bei medial gelegenen Tumoren und Tumoren mit axillären Lymphknotenmetastasen signifikant die Heilungsrate. Die erweiterte radikale Mastektomie ist ganz verlassen worden, die radikale Mastektomie wird zunehmend durch die erweiterte einfache Mastektomie oder noch eingeschränktere operative Maßnahmen in Verbindung mit Bestrahlung ersetzt.

Voraussetzung ist allerdings eine Bestrahlungsplanung, bei der die homolateralen parasternalen Lymphknoten, die heute gewöhnlich operativ nicht mehr ausgeräumt werden, voll im Zielvolumen liegen und eine Dosis von 45,0–50,0 Gy HD in 4–5 Wochen.

Literatur

Abbatucci, J.-S., Quint, R., Bloquel, J., Roussel, A., Urbajtel, M.: Techniken der kurativen Telekobalttherapie. Stuttgart: Ferdinand Enke 1976

Alth, G., Hawliczek, E: Die Translationspendelung mit schnellen Elektronen beim Mammacarcinom. Strahlentherapie **139**, 397–403 (1970)

Amalric, R., Clement, F., Santamaria, F.: Radiothérapie curative à espérance conservatrice des cancers du sein operables. 403 cas de 5 ans. Bull. Cancer **63**, 239–248 (1976)

American Joint Committee for Cancer Staging and End-Results Reporting: Manual for staging of cancer 1978. Chicago: American Joint Committee 1978

Archambault, M., Griem, M.L., Lochman, D.J.: Results of ultrafractionation radiation therapy in breast carcinoma. Am. J. Roentgenol. **91**, 62–66 (1964)

Ariel, J.M.: Results of treating 1178 patients with breast cancer by radical mastectomy and postoperative irradiation where metastases to axillary lymph nodes occured. J. Surg. Oncol. **12** (2), 137–153 (1979)

Arnal, M.-L., Gauwerky, F., Heinzel, F., Mohr, H.: Tangentialrotation zur postoperativen Strahlenbehandlung des Brustkrebses; automatische Steuerung der Röhrenstromstärke zur Dosisregulierung. Strahlentherapie **100**, 366–377 (1956)

Arndt, J.: Indikationen und Grenzen der Strahlentherapie bösartiger Neubildungen. Stuttgart: Gustav Fischer 1973

Arwidi, A., Aspergren, K., Augustsson, N.-E., Hafström, Lo., Norgren, A., Svahn-Tapper, G.: Postoperative radiation therapy in mammary carcinoma stage II. Target volume, organs at risk, absorbed dose, time-dose schedule, and dose to organs at risk in a prospective investigation. Acta Radiol. Ser. Oncol. Radiat. Phys. Biol. **18** (4), 273–281 (1979) – summ. in Germ., Fren

Atkins, H., Hayward, J.L., Klugman, D., Wayte, A.B.: Treatment of early breast cancer: A report after ten years of a clinical trial. Br. Med. J. **2**, 423–429 (1972)

Auchincloss, J., Jr.: The nature of local recurrence following radical mastectomy. Cancer **11**, 611–619 (1958)

Baerwolff, G., Schumacher, W.: Über Meßergebnisse am Organismus bei der tangentialen Pendelbestrahlung der Mamma. Strahlentherapie **104**, 450–459 (1957)

Bay, V., Matthaes, P.: Tumoren – Entzündungen. In: Spezielle Chirurgie für die Praxis. Baumgartl, F., Kremer, K., Schreiber, H.W. (Hrsg.), Bd. I, Teil 2, S. 22–37. Stuttgart: Thieme 1975

Becker, J., Kuttig, H.: Die tangentiale und schalenförmige Pendelbestrahlung mit Gamma-Strahlen des Kobalt 60. Strahlentherapie **108**, 17–22 (1959)

Becker, J., Weitzel, G.: Neue Formen der Bewegungsbestrahlung beim 15-MeV-Betatron der Siemens-Reiniger-Werke. Strahlentherapie **101**, 180–190 (1956)

Becker, J., Werner, K., Kuttig, H.: Unsere Erfahrungen mit dem Universalgerät für Bewegungsbestrahlung „Müller TU 1". Strahlentherapie **95**, 178–194 (1954)

Benninghoff, D., Tsien, K.C.: Treatment and survival in breast cancer: a review of results. Br. J. Radiol. **32**, 450–454 (1959)

Berg, J.W.: The significance of axillary node levels in the study of breast carcinoma. Cancer 8, 776 (1955)

Bergdahl, L.: Simple and radical mastectomy with postoperative irradiation: a controlled trial. Am. Surg. 44, 369–373 (1978)

Berndt, H., Friederichs, W., Gertich, J., Schwarz, H.: Einfluß des Alters auf die Prognose des Mamma-Carcinoms. Chirurg 32, 401–405 (1961)

Berven, E.: Treatment and results in cancer of the breast. Am. J. Roentgenol. 62, 320–325 (1949)

Bloom, H.J.C.: The influence of tumour grade on radiotherapy results. Br. J. Radiol. 38, 227–240 (1965)

Bloom, H.J.G., Richardson, W.W., Harries, E.J.: Natural history of untreated breast cancer (1805–1933). Br. Med. J. 2, 213–221 (1962)

Bodnár, E.: Die Eingriffe an der Brustdrüse. In: Chirurgische Operationslehre. Littmann, J. (Hrsg.), S. 65 u.f. Stuttgart, New York: F.K. Schattauer 1976

Bond, W.H.: The influence of various treatments on survival rates in cancer of the breast. In: Treatment of carcinoma of the breast. Jarret, A.S. (ed.), pp. 24–39. Amsterdam: Excerpta Medica Foundation 1968

Bouchard, J.: Advanced cancer of the breast treated primarily with irradiation. Radiology 84, 823–842 (1965)

Brady, L.W., Fletcher, G.H., Levitt, S.H.: Cancer of the breast. The role of radiation therapy after mastectomy. Cancer 39, 2868–2974 (1977)

Brinkley, D., Haybittle, J.L.: Treatment of stage-II carcinoma of the female breast. Lancet 2, 291–295 (1966)

Brinkley, D., Haybittle, J.L.: Treatment of stage-II carcinoma of the female breast. Lancet 2, 1086–1087 (1971)

Bronskill, M.J., Harauz, G., Ege, G.N.: Computerized internal mammary lymphoscintigraphy in radiation treatment planning of patients with breast carcinoma. Int. J. Radiat. Oncol. Biol. Phys. 5, 573–579 (1979)

Bruce, J.: Operable cancer of the breast. A controlled clinical trial. Cancer 28, 1443–1452 (1971)

Bruce, J., Carter, C.D., Fraser, J.: Patterns of recurrent disease in breast cancer. Lancet 1, 433–437 (1970)

Brunner, A.: Die Eingriffe im Bereich der Brustwand. In: Allgemeine und spezielle chirurgische Operationslehre. Gulcke, N., Zenker, R. (Hrsg.), Bd. 6, Teil 1. Berlin, Heidelberg, New York: Springer 1967

Bucalossi, V., Veronesi, U., Zingo, L., Cantu, C.: Enlarged mastectomy for breast cancer: Review of 1213 cases. Am. J. Roentgol. 111, 119–122 (1971)

Burdette, W.J.: Surgical therapy for primary mammary cancer. In: Breast cancer: a challenging problem – Recent results in cancer research. Grein, M.L., Jensen, E.V., Ultmann, J.E., Wissler, R.W.

(eds.). Berlin, Heidelberg, New York: Springer 1973

Burn, J.I.: "Early" breast cancer: the Hammersmith trial. An interim report. Br. J. Surg. 61, 762–765 (1974)

Bush, R.S., Johns, H.E.: The measurement of buildup on curved surfaces exposed to ^{60}Co and ^{137}Cs beams. Am. J. Roentgenol. 87, 89–93 (1962)

Butcher, H.R., Seaman, W.B., Eckert, C., Saltzstein, S.: An assessment of radical mastectomy and postoperative irradiation therapy in the treatment of mammary cancer. Cancer 17, 480–485 (1964)

Cancer Research Campaign: Management of early cancer of the breast. Report on an international multicentre trial supported by the Cancer Research Campaign. Br. Med. J. 1, 1035–1038 (1976)

Chahbazian, C.M., Del Regato, J.A., Wilson, J.F.: Postoperative radiation therapy for "early" carcinoma of the breast. Cancer 42, 1126–1128 (1978)

Charlson, M.E., Feinstein, A.R.: An analytic critique of existing systems of staging for breast cancer. Surgery 73, 579–598 (1973)

Chu, F.C.H., Lin, F.J., Kim, J.H., Huh, S.H., Garmatics, C.J.: Locally recurrent carcinoma of the breast. Cancer 37, 2677–2681 (1976)

Chu, F.C.H., Lucas, J.C., Jr., Farrow, J.H., Nickson, J.J.: Does prophylactic radiotherapy given for cancer of the breast predispose to metastasis? Am. J. Roentgenol. 99, 987–994 (1967)

Chu, F.C.H., Nisce, L., Laughlin, J.S.: Treatment of breast cancer with high-energy electrons produced by 24-MeV betatron. Radiology 81, 871–880 (1963)

Chu, F.C.H., Scheer, A.C., Gaspar-Landero, J.: Electron-beam therapy in the management of carcinoma of the breast. Radiology 75, 559–567 (1960)

Citrin, D.L., Bessent, R.G., Greig, W.R., McKellar, N.J., Furnival, C., Blumgart, L.H.: The application of ^{99}Tc-phosphate bone scan to study of breast cancer. Br. J. Surg. 62, 201–204 (1975)

Crile, G., Jr.: Results of conservative treatment of breast cancer at 10 and 15 years. Ann. Surg. 181 (1), 26–30 (1975)

Crile, G., Jr.: Management of breast cancer: limited mastectomy. Int. J. Radiat. Oncol. Biol. Phys. 2, 969–973 (1977)

Dao, T.L., Kovaric, J.: Incidence of pulmonary and skin metastases in women with breast cancer who received postoperative radiation. Surgery 52, 203–212 (1962)

Dao, T.L., Nemoto, T.: The clinical significance of skin recurrence after radical mastectomy in women with cancer of the breast. Surg. Gynecol. Obstet. 117, 447–453 (1963)

Datta, R., Mira, J.G., Pomeroy, T.C., Datta, S.: Dosimetry study of split beam technique using megavoltage beams and its clinical implications. Int. J. Radiat. Oncol. Biol. Phys. 5, 565–571 (1979)

Del Regato, J.A.: Radiotherapy as a postoperative surgical adjuvant in the management of cancer of the breast. Radiology 98, 695–698 (1971)

De Moor, N.G., Durbach, D., Levin, J., Cohen, L.: Radiation therapy in breast cancer – Optimal combination of technical factors – Analysis of five year results. Radiology 77, 35–52 (1961)

Denoix, Pierre: Treatment of malignant breast tumors. Recent results in cancer research. Berlin, Heidelberg, New York: Springer 1970

Dietz, R., Meiser, N.: Ergebnisse der postoperativen Mammacarcinombehandlung mit der bienergetischen Elektronenpendelbestrahlung. Strahlentherapie 154, 475–478 (1978)

Donegan, W.L., Hartz, A.J., Rimm, A.A.: The association of body weight with recurrent cancer of the breast. Cancer 41, 1590–1594 (1978)

Donegan, W.L., Perez-Mesa, C.M., Watson, F.R.: A biostatistical study of locally recurrent breast carcinoma. Surg. Gynecol. Obstet. 122, 529–540 (1966)

Droese, M.: Seltene Mammacarcinome mit günstiger Prognose. Verh. Dtsch. Krebsges. 2, 65–74. Stuttgart, New York: Gustav Fischer 1979

Dudley, Hugh: Radical mastectomy. In: Operative surgery. Rob, Ch., Smith, R. (eds.), pp. 99–112. London, Boston: Butterworths 1977

Du Mesnil de Rochemont, René: Lehrbuch der Strahlenheilkunde. Stuttgart: F. Enke 1958

Easson, E.C.: Post-operative radiotherapy in breast cancer. In: Prognostic factors in breast cancer. Forrest, A.P.M., Kunkler, P.B. (eds.). Edinburg, London: E.S. Livingstone Ltd. 1968

Easson, E.C.: Post-operative radiotherapy in breast cancer. In: Prognostic factors in breast cancer, pp. 118–127. Baltimore: Williams and Wilkins Co. 1968

Edland, R.W., Maldonado, L.G., Johnson, R.O., Vermund, H.: Postoperative irradiation in breast cancer. Radiology 93, 905–913 (1969)

Ege, G.N.: Internal mammary lymphoscintigraphy. Radiology 118, 101–108 (1976)

Eichhorn, H.J.: Über eine Schwerpunktsverlagerung in der Dosisverteilung bei der Röntgenbestrahlung des Mammacarcinoms und die Höhe der Herddosen im biologischen Maß. Strahlentherapie 89, 517–532 (1953)

Eichhorn, H.J., Lessel, A.: Der Aussagewert klinischer Forschungsmethoden für die Auseinandersetzung um die beste Behandlung des Mamma-Carcinoms. Med. Klin. 59, 1902–1906 (1964)

Etter, H.: Erfahrungen mit dem Kobalt-60-Pendelgerät Theratron junior. Strahlentherapie 107, 391–396 (1958)

Fergusson, D.J., Meier, P.: Results of the treatment of mammary cancer at the University of Chicago, 1960–1969. Surg. Clin. North Am. 55, 103–109 (1976)

Fisher, B.: The operative management of primary breast cancer. Int. J. Radiat. Oncol. Biol. Phys. 2, 989–992 (1977)

Fisher, B., Montague, E., Redmond, C. (and other NSABP investigators). Comparison of radical mastectomy with alternative treatments for primary breast cancer. A first report of results from a prospective randomized clinical trial. Cancer 39, 2827–2839 (1977)

Fisher, B., Ravdin, R.G., Ausman, R.K., Slack, N.H., Moore, G.E., Noer, R.J. (and Cooperating Investigators): Surgical adjuvant chemotherapy in cancer of the breast: Results of a decade of cooperative investigation. Ann. Surg. 168, 337 (1968)

Fisher, B., Slack, N.H., Cavanaugh, P.J., Gardner, B., Ravdin, R.G.: Post-operative radiotherapy in the treatment of breast cancer: Results of the National surgical adjuvant breast project clinical trial. Ann. Surg. 172, 711–732 (1970)

Fletcher, G.H.: Reflections on breast cancer. Int. J. Radiat. Oncol. Biol. Phys. 1, 769–779 (1976)

Fletcher, G.H.: Critique of irradiation techniques – 8th peripheral lymphatics in breast cancer. 59th Annual Meeting of the American Radium Society 1977

Fletcher, G.H., Montague, E.D.: Does adequate irradiation of the internal mammary chain and supraclavicular nodes improve survival rates? Int. J. Radiat. Oncol. Biol. Phys. 4, 481 (1978)

Fletcher, G.H., Montague, E.D., Tapley, N. du V., Barker, J.L.: Radiotherapy in the management of nondisseminated breast cancer. In: Textbook of radiotherapy. Fletcher, G.H. (ed.), pp. 527–579. Philadelphia: Lea & Febiger 1980

Fletcher, G.H., Montague, E., Nelson, A.J.: Combination of conservative surgery and irradiation for cancer of the breast. Am. J. Roentgenol. Radium Ther. Nucl. Med. 162, 216–222 (1976)

Fletcher, G.H., Montague, E.D., White, E.C.: Evaluation of irradiation to the peripheral lymphatics in conjunction with radical mastectomy for cancer of the breast. Cancer 21, 791–797 (1968)

Forrest, A.P.M.: Total mastectomy and pectoral node biopsy. In: Operative surgery. Rob, Ch., Smith, R. (eds.), pp. 79–85. London, Boston: Butterworths 1977

Forrest, A.P.M., Roberts M., Preece, P., Henk, J., Campbell, H., Hughes, L., Desai, S., Hurlbert, M.: The Cardiff St. Mary's trial. Br. J. Surg. 61, 766–769 (1974)

Frank, A.: Die postoperative Strahlenbehandlung des Mammacarcinoms mit Anwendung eines Großfeldes. Strahlentherapie 89, 533–537 (1953)

Frischbier, H.-J., Kuttig, H.: Die Telekobalttherapie des Mammacarcinoms. Strahlentherapie 120, 512–524 (1963)

Frischbier, H.J., Schreer, I,: Die radiologische Behandlung des Mammacarcinoms. Gynäkologe 10, 169–174 (1977)

Frommhold, H., Vatter, J., Thurn, P.: Zur Wertigkeit der postoperativen Strahlentherapie bei der Behandlung des Mammacarcinoms. Strahlentherapie 157, 145–152 (1981)

Galasko, C.S.B., Doyle, F.H.: The detection of skeletal metastases from mammary cancer. A regional comparison between radiology and scintigraphy. J. Clin. Radiol. **23**, 295 (1972)

Galasko, C.S.B., Westerman, B., Li, J., Sellwood, R.A., Burn, J.I.: Use of the gamma camera for early detection of osseous metastases from mammary cancer. Br. J. Surg. **55**, 613–615 (1968)

Haagensen, C.D.: Treatment of curable carcinoma of the breast. Int. J. Radiat. Oncol. Biol. Phys. **2**, 975–980 (1977)

Haagensen, C.D., Stout, A.P.: Carcinoma of breast; III, results of treatment, 1935–1942. Ann. Surg. **134**, 151–172 (1951)

Hahn, P., Hallberg, O., Vikterlöf, K.J.: Efficiency of postoperative radiation in carcinoma of the breast. A comparison between two methods. Acta Radiol. Ser. Oncol. Radiat. Phys. Biol. **18** (2), 113–121 (1979) – summ in Germ, Fren

Halsted, W.S.: The results of operations for the cure of cancer of the breast performed at the John Hopkins Hospital from June 1889 to January 1894. Ann. Surg. **20**, 497–529 (1894)

Halsted, W.S.: The results of radical operations for the cure of carcinoma of the breast. Ann. Surg. **46**, 1–19 (1907)

Hamilton, T., Langlands, A.O., Prescott, R.J.: The treatment of operable cancer of the breast: a clinical trial in the South-East region of Scotland. Br. J. Surg. **61**, 758–761 (1974)

Handley, R.S.: A surgeon's view of the spread of breast cancer. Cancer **24**, 1231–1234 (1969)

Handley, R.S., Thackray, A.C.: Invasion of the internal mammary lymph glands in carcinoma of the breast. Br. J. Cancer **1**, 15–20 (1947)

Harder, F.: Therapie des Mammacarcinoms. Operative Behandlung. Derzeitiger Stand und Problematik. Roentgenblätter **31**, 412–416 (1978)

Hare, H.F., Trump, J.G., Webster, E.W.: Rotational scanning of breast malignancies with supervoltage radiation. Am. J. Roentgenol. **68**, 435–447 (1952)

Harris, J.R., Levene, M.B., Hellman, S.: Die Rolle der Strahlentherapie bei der primären Behandlung des Mammacarcinoms. Semin. Oncol. **5**, 403–416 (1978)

Hayward, J.: Conservative surgery in the treatment of early breast cancer. Br. J. Surg. **61**, 770–771 (1974)

Heidenhain, L.: Über die Ursachen der localen Krebsrezidive nach Amputatio mammae. Arch. Klin. Chirurg. **39**, 97–166 (1889)

Heilmann, H.-P.: Die postoperative Strahlentherapie beim Mammacarcinom. Untersuchungen zur optimalen Dosisverteilung bei Bestrahlung der Thoraxwand über tangentiale Stehfelder. Teil I. Strahlentherapie **146**, 174–189 (1973)

Heilmann, H.-P.: Die postoperative Strahlentherapie beim Mammacarcinom. Untersuchungen zur optimalen Dosisverteilung bei Bestrahlung der Thoraxwand über tangentiale Stehfelder. Teil II. Strahlentherapie **146**, 268–288 (1973)

Heinze, H.G., Feil, E.: Postoperative Kobalt-60-Teletherapie des Mammacarcinoms. Strahlentherapie **140**, 468–477 (1970)

Heinzler, F.: Untersuchungen mit Ionisationskammern und der Filmschwärzung zur Bestimmung der Isodosen bei der Pendelbestrahlung mit exzentrisch gelegener Pendelachse der ultraharten Röntgenstrahlung einer 17-MeV-Elektronenschleuder (Betatron). II. Mantelbestrahlung mit der 17-MeV-Röntgenstrahlung. Strahlentherapie **128**, 247–263 (1965)

Hellriegel, W., Schopka, J.J.: Postoperative Mammacarcinom-Bestrahlung mit schnellen Elektronen. Strahlentherapie **141**, 263–270 (1971)

Helman, P., Bennett, M.B., Louw, J.H., Wilkie, W., Madden, P., Silber, W., Sealy, R., Heselson, J.: Interim report on trial of treatment for operable breast cancer. S. Afr. Med. J. **46**, 1374–1375 (1972)

Hering, K.G., Rübe, W.: Beeinflussen zeitlicher Abstand zwischen Operation und Behandlung sowie zusätzliche therapeutische Maßnahmen eine Plexus-brachialis-Erkrankung beim operierten Mammacarcinom? In: Kombinierte Strahlen- und Chemotherapie. M. Wannenmacher (Hrsg.) Urban u. Schwarzenberg; München, Wien, Baltimore 1979, S. 202–204

Holfelder, H.: Ist die postoperative Bestrahlung beim Mammacarcinom berechtigt? Strahlentherapie **22**, 667–688 (1926)

Høst, H., Brennhovd, J.O.: Combined surgery and radiation therapy versus surgery alone in primary mammary carcinoma. I. The effect of orthovoltage radiation. Acta Radiol. (Ther.) (Stockh.) **14**, 25–32 (1975)

Høst, H., Brennhovd, J.O.: The effect of post-operative radiotherapy in breast cancer. Int. J. Radiat. Oncol. Biol. Phys. **3**, 1061–1067 (1977)

Hughes, H.A.: Measurements of superficial absorbed dose with 2 MV X-rays used at glancing angles. Br. J. Radiol. **32**, 255–258 (1959)

Humphrey, L.J., Swerdlow, M.: Factors influencing the survival of patients with carcinoma of the breast. Am. J. Surg. **106**, 440–444 (1963)

Jackson, S.M.: Carcinoma of the breast – The significance of supraclavicular lymph node metastases. Clin. Radiol. **17**, 107–114 (1966)

Jackson, S.M.: The clinical application of electron beam therapy with energies up to 10 MeV. Br. J. Radiol. **43**, 431–440 (1970)

Jackson, S.M., Naylor, G.P., Kerby, I.J.: Ultrasonic measurement of post-mastectomy chest wall thickness. Br. J. Radiol. **43**, 458–461 (1970)

Jackson, W.: Surface effects of high energy X-rays at oblique incidence. Br. J. Radiol. **44**, 109–115 (1971)

Jüngling, O.: Ist die prophylaktische Nachbestrahlung beim Mammacarcinom berechtigt? Strahlentherapie **22**, 653–666 (1926)

Kaae, S., Johansen, H.: Simple mastectomy plus postoperative irradiation by the method of McWhirter for mammary carcinoma. Ann. Surg. **170**, 895–899 (1969)

Kob, D., Reichel, W., Müller, M.: Ergebnisse der postoperativen Strahlentherapie des Mammacarcinoms unter Verzicht der Bestrahlung der Thoraxwand. Radiobiol. Radiother. (Berl.) **20**, 479–485 (1979)

Kogelnik, H.D., Schneider, F., Kumpan, W.: Wertigkeit der postoperativen Strahlentherapie im kurativen Behandlungskonzept des Mammacarcinoms. Wien. Klin. Wochenschr. **91**, 635–641 (1979)

Küster, E.: Zur Behandlung des Brustkrebses. Langenbecks Arch. Chir. **29**, 723–753 (1883)

Kuttig, H., Liebe, A., Meybier, G.: Problematik und Möglichkeiten der Elektronentherapie der parasternalen Lymphbahnen. Strahlentherapie **144**, 649–655 (1972)

Lacour, J., Bucalossi, P., Caceres, E., Jacobelli, G., Koszarowski, T., Le, M., Rumeau-Rouquette, C., Veronesi, U.: Radical mastectomy versus radical mastectomy plus internal mammary dissection. Five-year results of an international cooperative study. Cancer **37**, 206–214 (1976)

Lee, Yen-Tsu, N.: Bone scanning in patients with early breast carcinoma: Should it be a routine staging procedure? Cancer **47**, 486–495 (1981)

Levene, M.B., Harris, J.R., Hellman, S.: Treatment of carcinoma of the breast by radiation therapy. Cancer **39** (2), 2840–2845 (1977)

Levitt, S.H., McHugh, R.B.: Radiotherapy in the postoperative treatment of operable cancer of the breast. Part. I. Critique of the clinical and biometric aspects of the trials. Cancer **39**, 924–932 (1977)

Levitt, S.H., McHugh, R.B., Song, C.W.: Radiotherapy in the postoperative treatment of operable cancer of the breast. Part II. A re-examination of Stjernswärd's application of the Mantel-Haenszel statistical method. Evaluation of the effect of the radiation on immune response and suggestions for postoperative radiotherapy. Cancer **39**, 933–940 (1977)

Levitt, H.S., Potish, A.: The role of radiation therapy in the treatment of breast cancer: the use and abuse of clinical trials, statistics and unproven hypothesis. Int. J. Radiat. Oncol. Biol. Phys. **6**, 791–798 (1980)

Lieven, H. von, Rohloff, R.: Zur postoperativen Bestrahlung des Mammacarcinoms. Deutscher Röntgenkongreß, Köln 1980

Lindner, H., Gfirtner, H., Breit, A., Schedel, F.: Präoperative Bestrahlung beim Mammacarcinom. 3. Oberaudorfer Gespräch. Stuttgart: Thieme 1978

Lindskoug, B., Hultborn, A.: Tissue heterogeneity in the anterior chest wall and its influence on radiation therapy of the internal mammary lymph nodes. Acta Radiol. Ther. Phys. Biol. **15**, 97–116 (1976)

Lochman, D.J.: Dosage in tangential Radiation Therapy of the postoperative breast portal. Am. J. Roentgenol. **73**, 803–812 (1955)

Loeffler, R.K.: A technique for the local and regional control of carcinoma of the breast using 25 MV x-radiation. Cancer **36**, 1496–1505 (1975)

Lütolf, U.M., Mandl, H., Horst, W.: Zur Methodik der Radiotherapie der Thoraxwand beim Mammacarcinom. Radiol. Clin. (Basel) **44**, 352–356 (1975)

Madoc-Jones, H., Nelson, A.J., Montague, E.D.: Evaluation of the effectiveness of radiotherapy in the management of early nodal recurrences from adenocarcinoma of the breast. Breast **2**, 31 (1976)

Mansfield, C.M., Ayyangar, K., Suntharalingam, N.: Comparison of various radiation techniques in treatment of the breast and chest wall. Acta Radiol. Oncol. **18**, 17–24 (1979)

Marshall, K.A., Redfern. A., Cady, B.: Local recurrence of carcinoma of the breast. Surg. Gynecol. Obstet **139**, 406–408 (1974)

Matsuo, S.: Studies on the metastasis of breast cancer to lymph nodes. – II. Diagnosis of metastasis to internal mammary lymph nodes using radiocolloid. Acta Med. Okayama **28**, 361–371 (1974)

Maurer, H.J., Roos, I., Wedemeyer, U.: Zur tangentialen Pendelbestrahlung beim Mammacarcinom. I. Mitteilung. Strahlentherapie **100**, 324–328 (1956)

McDonald, A.M., Simpson, J.S., MacIntyre, J.: Treatment of early cancer of the breast. Histological staging and role of radiotherapy. Lancet **1**, 1098–1100 (1976)

McGinley, P.H., Powell, W.R., Bostwick, J.: Dosimetry of a silicone breast prosthesis. Radiology **135**, 223–224 (1980)

McWhirter, R.: Value of simple mastectomy and radiotherapy in treatment of cancer of the breast. Br. J. Radiol. **21**, 599–617 (1948)

McWhirter, R.: Cancer of the breast. Am. J. Roentgenol. **62**, 335–340 (1949)

McWhirter, R.: Die Stellung der Strahlentherapie in der Behandlung des Brustkrebses. Strahlentherapie **102**, 456–465 (1957)

Meurk, M.L., Chu, F.C.H.: Dose distribution with four radiation technics for carcinoma of the breast. Radiology **73**, 607–618 (1959)

Montague, E.D., Gutierrez, A.E., Barker, J.L., Tapley, N. du V., Fletcher, G.H.: Conservation surgery and radiation therapy in the treatment of favorable breat cancer. Cancer **43**, 1058–1061 (1979)

Moss, W.T.: Mammary carcinoma. In: Modern radiation oncology. Gilbert, H.A., Kagen, A.R. (eds.). Hagerstown, Maryland, New York, San Francisco, London: Harper & Row 1978

Moss, W.T., Brand, W.N., Battifora, H.: Radiation oncology. Saint Louis: The C.V. Mosby Company 1973

Munzenrider, J.E., Tchakarova, I., Castro, M., Carter, B.: Role of CT scan in radiation treatment planning for patients with breast cancer. Int. J. Radiat. Oncol. Biol. Phys. (Suppl. 2) **2**, 148–149 (1977)

Mustakallio, S.: Conservative treatment of breast carcinoma – Review of 25 years follow-up. Clin. Radiol. **23**, 110–116 (1972)

Nelson, A.J.,III, Montague, E.D.: Resectable localized breast cancer. The rationale for combined surgery and irradiation. JAMA **23**, 189–191 (1975)

Nime, F.A., Rosen, P.P., Thaler, H., Ashikary, R, Urban, J.A.: Prognostic significance of tumor emboli in intramammary lymphatics in patients with mammary carcinoma. Amer. J. Surg. Path. **1**, 25–30 (1977)

Orton, C.G., Seibert, J.B.: Depth dose in skin for obliquely incident ^{60}Co radiation. Br. J. Radiol. **45**, 271–275 (1972)

Palmieri, G.G.: Meine Methode der sogen. prophylaktischen bzw. kurativen Nachbestrahlung des Mammacarcinoms. Strahlentherapie **59**, 298–304 (1937)

Paterson, R.: Breast cancer. A report of two clinical trials. J. Roy. Coll. Surg. Edinb. **7**, 245–254 (1962)

Paterson, R., Russell, M.H.: Clinical trials in malignant disease. Part III. Breast cancer: Evaluation of postoperative radiotherapy. J. Fac. Radiol. **10**, 175–180 (1959)

Ringleb, D.: Die konventionelle Tiefentherapie von Stehfeldern aus. In: Vieten, H., Wachsmann, F.: Allgemeine strahlentherapeutische Methodik. Handbuch der medizinischen Radiologie, Bd. XVI, 1. Berlin, Heidelberg, New York: J. Springer 1970

Rissanen, P.M.: Cancer of the breast in women. A retrospective clinical study of 2416 cases. A comparison of conservative and radical surgery combined with radiotherapy in the treatment of stage 1 carcinoma of the breast. Br. J. Radiol. **42**, 423–426 (1969)

Rissanen, P.M.: Cancer of the breast in women. A retrospective clinical study of 2416 cases. Strahlentherapie **137**, 393–406 (1969)

Rissanen, P.M., Holsti, P.: Vergleich zwischen konservativer und radikaler Chirurgie, kombiniert mit Strahlentherapie, bei der Behandlung des Brustkrebses im Stadium I. Strahlentherapie **147**, 370–374 (1974)

Robbins, G.F., Lucas, J.C., Fracchia, A.A., Farrow, J.H., Chu, F.C.H.: An evaluation of postoperative prophylactic radiation therapy in breast cancer. Surg. Gynecol. Obstet. **122**, 979–982 (1966)

Robert, F., Amalric, R., Spitalier, J.M., Clement, R.: Cesium-therapie des cancers du sein. J. Radiol. Électrol. **48**, 780 (1967)

Roberts, M.M., Forrest, A.P.M., Blumgart, L.H., Campbell, H., Davies, M., Gleave, E.N., Henk, J.M., Kunkler, P.B., Shields, R., Hulbert, M., Jamieson, C.W., Sellwood, R.A.: Simple versus radical mastectomy: preliminary report of the Cardiff breast trial. Lancet **1**, 1073–1076 (1973)

Rose, C.M., Kaplan, W.D., Marck, A.: Lymphoscintigraphy of the internal mammary lymph nodes. Int. J. Radiat. Oncol. Biol. Phys. **2** (Suppl. 2), 102 (1977)

Rose, C.M., Kaplan, W.D., Marck, A., Bloomer, W.D., Hellman, S.: Parasternal lymphoscintigraphy: Implications for the treatment planning of internal mammary lymph nodes in breast cancer. Int. J. Radiat. Onc. Biol. Phys. **5**, 1849–1853 (1979)

Rossmann, K.: Die tangentiale Pendelbestrahlung des Mammacarcinoms. Fortschr. Röntgenstr. **80**, 366 (1954)

Roth, D., Bayat, H.: The role of residual tumor in the chest wall in the late dissemination of mammary cancer. Ann. Surg. **168**, 887–890 (1968)

Rotter, J.: Bericht über die in der v. Bergmann'schen Klinik zu Berlin von Herbst 1882 bis Mai 1887 primär operierten Fälle von Brustkrebs. Münch. med. Wschr. **34**, 971–972 (1887)

Saathoff, K.H.: Über die Dosisverteilung bei der postoperativen Röntgenbestrahlung des Mammacarcinoms. Diss. Marburg 1952

Sachatschiev, A., Stratev, I.: Über die Möglichkeit einer homogenen Dosisverteilung bei der Bestrahlung des Brustkrebses. Strahlentherapie **104**, 460–466 (1957)

Sack, H.: Weibliche und männliche Mamma. In: Strahlentherapie. Scherer, E. (Hrsg.). Berlin, Heidelberg, New York: Springer 1980

Saegesser, M.: Spezielle chirurgische Therapie. Bern, Stuttgart, Wien: Hans Huber 1976

Schenk, P., Zum Winkel, K., Becker, G.: Die Szintigraphie des parasternalen Lymphsystems. Nucl. Med. **5**, 388–396 (1966)

Scherer, E., Halama, J.: Beitrag zur radiologischen Brustkrebstherapie mit einem Tele-Caesium-Gerät. Fortschr. Röntgenstr. **105**, 331–339 (1966)

Scheurlen, H., Immich, H., Kuttig, H.: Ergebnisse der postoperativen Bestrahlung des Mammacarcinoms. Strahlentherapie **138**, 257–266 (1969)

Schmidt-Hermes, H.-J.: Ein Beitrag zur Tele-Kobalt-Pendelbestrahlung der Thoraxwand nach Ablatio mammae. Strahlentherapie **137**, 646–648 (1969)

Schmidt-Hermes, H.-J.: Pendelbestrahlung der Thoraxwand nach Ablatio mammae wegen eines Carcinoms mit dem Siemens-42-MeV-Betatron. Strahlentherapie **137**, 407–411 (1969)

Schmidt-Hermes, H.-J.: Methode zur postoperativen Pendelbestrahlung des Mammacarcinoms unter Anwendung verschiedener Elektronenenergien. Strahlentherapie **139**, 139–142 (1970)

Schneider, F., Kumpan, W., Kogelnik, H.D.: Results of postoperative radiotherapy in breast cancer. Wien. Klin. Wochenschr. **91**, 801–803 (1979)

Schöneich, R.: Kritisches zur Dosisangabe, insbesondere bei Mamma-Carcinom. Strahlentherapie **87**, 467–472 (1952)

Schulz, U., Sack, H.: Lokalrezidive nach verschiedenen Formen der Strahlenbehandlung beim operierten Mammacarcinom. Strahlentherapie **146**, 384–395 (1973)

Schwegler, N., Hartweg, H.: Das loco-regionäre Rezidiv beim Mammacarcinom. Dtsch. med. Wochenschr. **104**, 1297–1301 (1979)

Siegelman, S.S., Botstein, C.: High-energy electron-beam therapy in breast-carcinoma. Radiology **84**, 1096–1099 (1965)

Spoljar, M.: A critical evaluation of a tangential method of postoperative X-ray therapy of cancer of the breast with dose measurements on critical points. Radiol. Clin. (Basel) **23**, 272 (1954)

Spratt, J.S.: Locally recurrent cancer after radical mastectomy. Cancer **20** (2), 1051–1053 (1967)

Steinthal, C.: Zur Dauerheilung des Brustkrebses. Bruns' Beitr. Klin. Chir. **47**, 226–239 (1905)

Stjernswärd, J.: Adjuvant radiotherapy trials in breast cancer. Cancer **39**, 2846–2867 (1977)

Svensson, G.K., Bjärngard, B.E., Chen, G.T.Y., Weichselbaum, R.R.: Superficial doses in treatment of breast with tangential fields using 4 MV x-rays. Int. J. Radiat. Oncol. Biol. Phys. **2**, 705–710 (1977)

Svensson, G.K., Bjärngard, B.E., Larsen, R.D., Levene, M.B.: A modified three-field technique for breast treatment. Int. J. Radiat. Oncol. Biol. Phys. **6** (6), 689–694 (1980)

Tapley, N., Montague, E.: Elective irradiation with electron beam after mastectomy for breast cancer. Am. J. Roentgenol. **126**, 127–133 (1976)

Taylor, G.W.: Treatment and results in cancer of the breast. Am. J. Roentgenol. **62**, 341–344 (1949)

Taylor, G.W., Bruce, N.H.: Prognostic factors in carcinoma of the breast. N. Engl. J. Med. **222**, 790–792 (1940)

Thomas, J.M., Redding, W.H., Sloane, J.P.: The spread of breast cancer: Importance of the intrathoracic lymphatic route and its relevance to treatment. Br. J. Cancer **40** (4), 540–547 (1979)

Turner-Warwick, R.T.: Lymphatics of the breast. Br. J. Surg. **46**, 574–582 (1959)

UICC: TNM. Klassifikation der malignen Tumoren. Berlin, Heidelberg, New York: Springer 1979

Urban, J.A.: Radical mastectomy in continuity with en bloc resection of internal mammary lymph node chain; new procedure for primary operable cancer of breast. Cancer **5**, 992–1008 (1952)

Urban, J.A.: Clinical experience and results of excision of the internal mammary lymph node chain in primary operable breast cancer. Cancer **12**, 14–22 (1959)

Valagussa, P., Bonadonna, G., Veronesi, U.: Patterns of relapse and survival following radical mastectomy. Analysis of 716 consecutive patients. Cancer **41**, 1170–1178 (1978)

Veraguth, P.: Clinical experience with electron therapy up to 30 MeV. Br. J. Radiol. **34**, 152 (1961)

Vermund, H., Kline, J.C.: Current trends in radiotherapy of breast cancer. Am. J. Surg. **106**, 430–439 (1963)

Veronesi, U., Banfi, A., Saccozzi, R., Salvadori, B., Zucali, R., Uslenghi C., Greco, M., Luini, A.,

Rilke, F., Sultan, L.: Conservative treatment of breast cancer. Cancer **39**, 2822–2826 (1977)

Veronesi, U., Zingo, L.: Extended mastectomy for cancer of the breast. Cancer **20**, 677–680 (1967)

Wallgren, A., Arner, O., Bergström, J., Blomstedt, B., Granberg, P.O., Karnström, L., Räf, L., Silfverswärd., C.: The value of preoperative radiotherapy in operable mammary carcinoma. Int. J. Radiat. Oncol. Biol. Phys. **6**, 287–290 (1980)

Wallgren, A., Silfverswärd, C., Eklund, G.: Prognostic factors in mammary carcinoma. Acta Radiol. [Ther.] (Stockh.) **15**, 1–16 (1976)

Weichselbaum, R.R., Marck, A., Hellman, S.: The role of postoperative irradiation in carcinoma of the breast. Cancer **37**, 2682–2690 (1976)

Windeyer, B.W.: Cancer of the breast. Am. J. Roentgenol. **62**, 345–349 (1949)

Wintz, H.: Die Röntgenbehandlung des Mammacarcinoms. Verh. 4. internat. Kongr. Radiol. **2**, 401 (1934)

Wise, L., Mason, A.Y., Ackerman, L.V.: Local excision and irradiation: an alternative method for treatment of early mammary cancer. Ann. Surg. **174**, 392–401 (1971)

Wöllgens, P., Voss, A.Ch., Barth, V., Klöckner, D.: Das lokale Frührezidiv beim Mammacarcinom. Strahlentherapie **146**, 1–6 (1973)

Würthner, K., Schrader, R., Demelt, M.: Die tangentiale Co-60-Pendelbestrahlung der Thoraxwand bei der Strahlentherapie des operierten Mammacarcinoms: ein Vergleich von Meß- und Rechenverfahren zur Bestrahlungsplanung. Strahlentherapie **155**, 204–212 (1979)

Yonemoto, R.H., Barton, D.R., Byron, R.L., Riihimaki, D.U.: Conservative mediastinal node dissection for the treatment of carcinoma of the breast. Surg. Gynecol. Obstet. **136**, 417–420 (1973)

Zimmerman, K.W., Montague, E.D., Fletcher, G.H.: Frequency, anatomical distribution and management of local recurrences after definitive therapy for breast cancer. Cancer **19**, 67–74 (1966)

Zollinger, R.M., Zollinger, R.M., Jr.: Atlas of surgical operations. New York: Macmillan Publishing Co., Inc. 1975

Radiation Therapy for Recurrent Breast Cancer

By

Florence C.H. Chu[1]

With 18 Figures and 2 Tables

In the management of breast cancer one of the common problems encountered is local or regional recurrence after initial primary treatment. Recurrent lesions require prompt attention and care because these lesions, if untreated, will grow, ulcerate, spread and produce symptoms. Radiation therapy is a very effective means of controlling this troublesome problem.

In this chapter I shall discuss factors which influence the development of local or regional recurrence and clinical manifestation of recurrent breast cancer. Radiation treatment with particular emphasis on high energy electron therapy techniques used at Memorial Sloan-Kettering Cancer Center and the results of treatment will be presented.

A. Factors Influencing the Development of Recurrence

Whether breast carcinoma will recur is influenced by many factors, the most important of which are stage of the disease, size and location of the primary tumor, presence or absence at diagnosis of ominous signs such as fixation, skin involvement or edema, status of axillary lymph nodes, histologic type and grade, nature of surgery performed and technique and dose of adjuvant radiation therapy given postoperatively. In general, the more advanced the local disease at diagnosis, the more often is recurrence encountered after primary treatment. Recurrence rates are also higher in those cancers of aggressive histologic type and grade. The quality of the surgery performed, adjuvant radiation therapy and adjuvant chemotherapy given influence both the incidence and the patterns of local and regional recurrence.

Most radical mastectomy series reported in the literature have shown 5-year local recurrence rates ranging from 6% to 20% (Auchincloss, 1958; Chu et al., 1967a; Dao and Nemoto, 1963; Donegan et al., 1966; Haagensen, 1971; Leis, 1970; Paterson and Russell, 1959; Robbins et al., 1966; Urban and Castro, 1971; Zimmermann et al., 1966); the usual figure is 10%–15%. Most of these recurrences occur in patients with positive axillary lymph nodes. Dao and Nemoto (1963) and Donegan et al. (1966) found a direct correlation between the number of involved axillary nodes and local recurrence. The level of axillary nodal involvement also plays a role. Urban (1971)

[1] From the Department of Radiation Therapy, Memorial Sloan-Kettering Cancer Center, 1275 York Avenue, New York, N.Y. 10021.

in his report of 383 patients treated by standard radical mastectomy, found that the local recurrence rate was 2% when the axillary nodes were negative. The recurrence rates in patients with nodal involvement in the low axilla, mid axilla and the apex of the axilla were 8%, 19% and 27% respectively.

Although the anatomic studies of TURNER-WARWICK (1956) showed that three-quarters of lymphatic drainage went from the breast to the axilla and a quarter to the internal mammary lymph nodes, the clinical observations of ANDREASSEN et al. (1954), HANDLEY and THACKRAY (1954), and others showed that breast cancers of the medial and central locations metastasize more frequently and at an earlier date into the internal mammary lymph nodes than those cancers which developed in the outer quadrants. URBAN and MARJANI (1971) found a metastatic involvement of the internal mammary lymph nodes in 33% of 725 extended radical mastectomies performed for patients with medial and central lesions. In another study of 1,000 cases of standard radical mastectomies, URBAN (1959) found that a parasternal recurrence appeared as the first sign of recurrent cancer in 5% of the over-all group. Parasternal recurrence was noted as the first sign of recurrent cancer in 18% of the primary lesions presenting in the parasternal sectors, in 7% of lesions presenting in the sectors between the midline of the breast and the parasternal sector and only 2% for the outer half lesions. Urban's data indicated that the closer the primary breast cancer arises in the sternal margin of the breast, the greater the risk of internal mammary lymph node metastases. Of 230 Stage I and II breast cancers, RUBIN et al. (1971) observed recurrence in the internal mammary lymph nodes in 16 patients (6.5%). Fletcher (1972, 1978) has demonstrated that adequate postoperative radiation therapy to the peripheral lymphatics virtually eliminated parasternal recurrence.

The size of the primary tumor has been correlated with the incidence of local recurrence. CONWAY and NEUMANN (1949) found that 50% of the recurrences developed in patients with tumors 7 cm or more in diameter, and only 4% in patients with tumors of less than 3 cm in diameter. SPRATT (1967) found a 33% local recurrence rate in cancers larger than 8 cm in diameter. There was no recurrence in patients with small tumors, i.e., less than 1 cm in diameter.

The rate of local and regional recurrences also depends on the type of surgery performed. Cases treated by simple mastectomy and radiation therapy usually show a higher recurrence rate than those treated by radical mastectomy and radiation therapy. This is particularly true for axillary recurrences. BRUCE et al. (1970) reported a series of 423 Stage I and II patients treated by simple mastectomy and radiation therapy. Their 5-year recurrence rate for axillary, chest wall and supraclavicular disease was 21%, 20% and 14% respectively. Axillary recurrence is rare, i.e., around 1% (CHU et al., 1967a; FLETCHER, 1972; NELSON and MONTAGUE, 1975; URBAN and CASTRO, 1971) in most reported series of cases treated by radical mastectomy. In his review of 573 cases treated by simple mastectomy and radiation therapy, TOUGH (1966) stated that as far as axillary nodes are concerned, surgery is more effective than radiotherapy in preventing recurrence.

Postoperative radiation therapy definitely reduces the incidence of local recurrence. PATERSON and RUSSELL (1959) did a controlled clinical trial which involved 1,461 radical mastectomy patients. One group was randomly assigned to receive postoperative radiation therapy and the second group did not. A lower recurrence rate was manifest for the treated cases. For example, when the chest wall was irradiated, the local recurrence rate was reduced from 20% to 11%. When the supraclavicular area was treated, the recurrence rate in this region was lowered from 17% to 6%. The tumor dose given was about 3,500 rad, delivered in 3 weeks with orthovoltage equipment.

Studies at Memorial Hospital (CHU et al., 1967a; KIM et al., 1975; ROBBINS et al., 1966) have also shown lowered local recurrence rates after postoperative radiation therapy. For example, irradiated patients with positive axillary lymph nodes have a reduced incidence of recurrence in the supraclavicular area 5 years after surgery. The frequency was 23% without therapy and 10% with orthovoltage irradiation to a dose (calculated at 4 cm depth) of 3,500 rad, delivered in $3^1/_2$ to 4 weeks. It was reduced even more, to 6%, in patients who received megavoltage therapy to a depth dose of 4,000–4,500 rad, delivered in about 4 weeks.

Reports by the M.D. Anderson Hospital group (FLETCHER, 1972; FLETCHER and MONTAGUE, 1978; MONTAGUE, 1970; NELSON and MONTAGUE, 1975) have shown the effectiveness of pre- and postoperative radiation therapy in the reduction of local and regional recurrence rates. They stated that a total dose of 4,500–5,000 rad, given in 5 weeks controls more than 90% of the subclinical disease in the nodal areas. They also pointed out that the high rates of local-regional recurrence after radical mastectomy in locally advanced disease can be reduced after radiation therapy. HAAGENSEN and STOUT (1943) reported a recurrence rate of 47%, while SPRATT (1967) reported a rate of 33%, often reduced to 10% after the addition of chest wall irradiation in this locally advanced, high risk group of patients.

I. Clinical Manifestation of Recurrence

Recurrence may be local, regional or both. The term local recurrence is usually applied to lesions appearing in the skin and subcutaneous tissues of the chest wall at the mastectomy site, while regional recurrence means lymph node lesions in the internal mammary chain, the axilla, and the supraclavicular area. In the majority of patients the first manifestation of recurrence is in the chest wall, near the mastectomy scar. Most recurrences develop during the first 2 years after mastectomy (CHU et al., 1967a; CHU et al., 1976; DONEGAN et al., 1966; SPRATT, 1967; ZIMMERMANN et al., 1966).

II. Chest Wall Recurrence

Chest wall recurrence may be of nodular or inflammatory form. Nodular recurrence may be solitary or multiple, occurring most frequently in the skin and subcutaneous tissue in or near the mastectomy scar. Small nodules are usually asymptomatic, but larger ones may cause pain, itching and ulceration. In the most advanced cases, confluent nodules may encircle the chest to form "cancer en cuirasse".

Inflammatory recurrence is relatively uncommon. Patients with this form of relapse have a grave prognosis and usually die of widespread metastases (HAAGENSEN, 1971; ROBBINS et al., 1974) within a short time. The lesions appear as a diffuse reddening of the skin, associated with slight induration and an increase in the local temperature. Inflammatory cancer, whether primary or recurrent, is a clinical entity, but its diagnosis must be confirmed by skin biopsy which shows cancer cell invasion of the skin lymphatics.

III. Regional Recurrence

Internal mammary lymph node recurrence usually is manifest as a parasternal nodule, growing through the intercostal space (URBAN and MARJANI, 1971). Most patients who develop internal mammary nodal recurrence are those with inner quadrant or central primary tumors who did not have either internal mammary lymph node dissection or postoperative radiation therapy directed at this chain. At first the nodule is usually asymptomatic, but when a large size is reached there may be pain and ulceration. In late cases, there may be destruction of the sternum and involvement of the deep mediastinum and other intrathoracic structures.

Supraclavicular and axillary nodes are usually easily palpable. The tumor may extend through the capsule to involve the brachial plexus, producing neuropathy in the upper extremity.

B. Treatment

A few general rules must be followed prior to initiating treatment of local or regional recurrence.

1. A biopsy of the lesion should be done to confirm the diagnosis of recurrent mammary carcinoma.

2. Thorough work-up should be carried out to determine the extent of the disease; specifically, whether remote disease is present. The work-up should include chest x-ray, skeletal survey, bone scan, and liver functions tests. The treatment policy depends on whether or not the disease is still localized. If there is no clinical evidence of distant metastasis and the local or regional recurrence is of limited extent, one should take an aggressive approach, aiming for permanent or long-term control. If the disease is locally extensive or if distant metastases are present, only palliative therapy can be offered.

3. Treatment planning of recurrent disease must take into consideration not only the delivering of an adequate radiation dose to the tumor-bearing volume, but also the minimizing of dose to the adjacent normal tissues particularly the lung. Prior to the availability of megavoltage therapy and tangential techniques, low voltage x-ray therapy (100–300 kVp) was used for the treatment of the chest wall. This technique sometimes produced severe skin reactions, radiation osteitis, pneumonitis and lung fibrosis. These complications are reduced when the chest wall is irradiated with telecobalt or megavoltage x-ray through opposing tangential fields (CHU et al., 1955). A further advance was achieved when high energy electron beams became available. We advocate electron beam therapy for chest wall irradiation because of the unique physical characteristics of electrons which permit excellent dose distributions with relatively simple methods (CHU, 1965, 1968; CHU et al., 1963, 1967b).

I. Electron Beam Therapy

The chief advantages of high energy electron therapy include: (1) controllable depth of penetration by varying the energy of electrons; (2) abrupt termination of radiation in depth; (3) minimal differential energy absorption in media, such as muscles, lung, air and bone, and (4) easy beam shaping with the use of tissue-equivalent compensators.

These can be applied directly to the skin to deliver a homogeneous dose to the chest wall and the lymph node areas without unnecessary radiation to the underlying lung. This method is superior to megavoltage x-ray or telecobalt therapy because highly penetrating photon beams require tangential field set-ups which are sometimes associated with uncertain dose distribution.

Electrons of 6–24 MeV energy, produced by a betatron or a linear accelerator, have been used at Memorial Sloan-Kettering Cancer Center for the treatment of various types of cancer, particularly recurrent breast cancer. Several techniques have been developed specifically for these treatments during the past 25 years, radiotherapists and physicists working in close cooperation.

II. Chest Wall Recurrence

For skin and subcutaneous recurrences the radiation field should cover the site of recurrence with a wide margin in order to include other occult lesions which may exist in the neighboring skin. The whole anterior chest wall on the affected side should be treated, even though the recurrent nodule may appear solitary. A tumor dose of 4,500–5,000 rad is given over a period of $4^1/_2$ to 5 weeks with a supplementary dose of 500–1,000 rad in 1 week given to any residual nodule or nodules. This same technique is used for all the clinical situations to be discussed, except where otherwise noted.

Our betatron had a continuously variable collimator, with its largest size at 20×20 cm, which could easily cover the whole anterior chest wall in one field. When more than 1 field is necessary to cover a large cutaneous area or a cutaneous area plus a nodal region, special attention must be paid to the problems of junction points. Polystyrene wedges eliminate undesired accumulation of dose in overlapping irradiated regions. Different shapes and thicknesses of polystyrene absorbers are employed to obtain desired depth of penetration. For example, plastic wedges over the entire field of appropriate design can also be used to tilt all of the isodose surfaces.

All treatment plans are individualized and tailored to suit the patients' particular needs. The procedure and some of the commonly used techniques are described in detail below. All of our isodose distributions are corrected for the lower density of lung tissue in accordance with the procedure previously described by LAUGHLIN et al. LAUGHLIN, 1968; LAUGHLIN et al., 1965.

One Anterior Field

This is the easiest and most effective way of treating chest wall lesions. The field size should be large enough to cover the cutaneous lesions with wide margins. The selection of electron energy depends on the thickness of the lesion, which can be determined by clinical examination, transverse tomograms and more recently, CT scans. The chest wall is usually very thin after radical mastectomy. On the average, it is about 2 cm thick (Fig. 1) and, therefore, 6–8 MeV energy is sufficient for most cases.

Illustrative case 1 (Fig. 2): This case of skin recurrence was treated with a single anterior field, 15×15 cm, using 6 MeV electrons. An absorber of polystyrene, 0.5 cm thick, was used to raise the isodose distribution and to bring the maximum dose close to the skin surface.

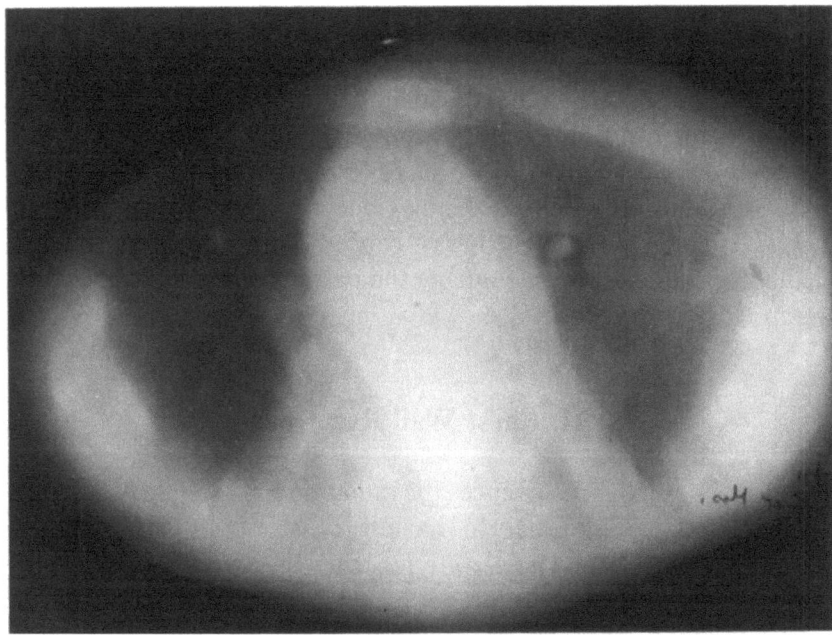

Fig. 1. Transverse tomogram of the chest showing thin chest wall on the mastectomy side

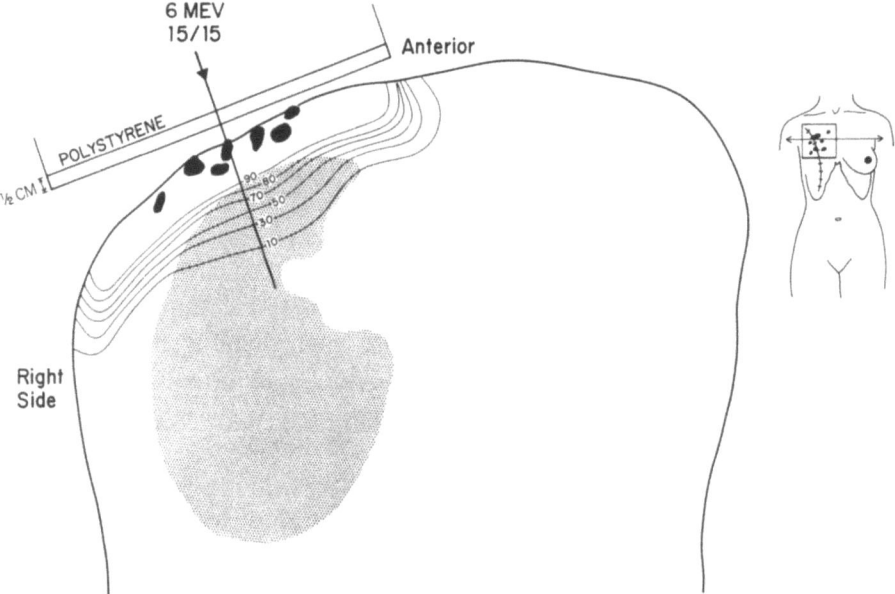

Fig. 2. Case 1: Isodose distribution – single anterior chest wall field (Chu et al., 1967b). *Shaded area* indicates underlying lung

Two Adjacent Fields on a Flat Surface

Cutaneous lesions involving a wide area that cannot be encompassed by a single field are covered by two or more fields. There should be a separation of 0.5–1 cm between the fields in order to avoid a "hot spot" due to scattering associated with the electron beam. It is also suggested that the location of the separation be shifted during treatment to avoid a "cold spot". This is usually done by changing the location of separation after every 1,000–1,500 rad.

F.F. CA BREAST

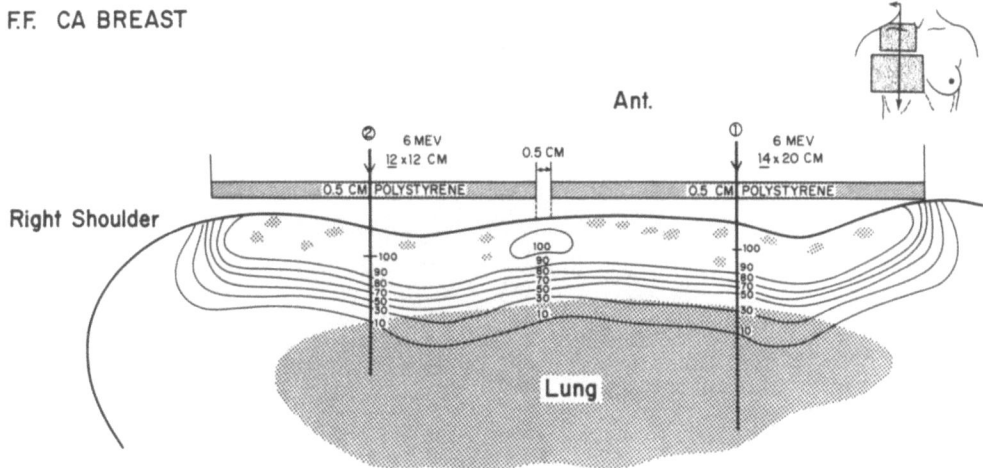

Fig. 3. Case 2: Isodose distribution – two adjacent fields on a flat surface (CHU et al., 1967b)

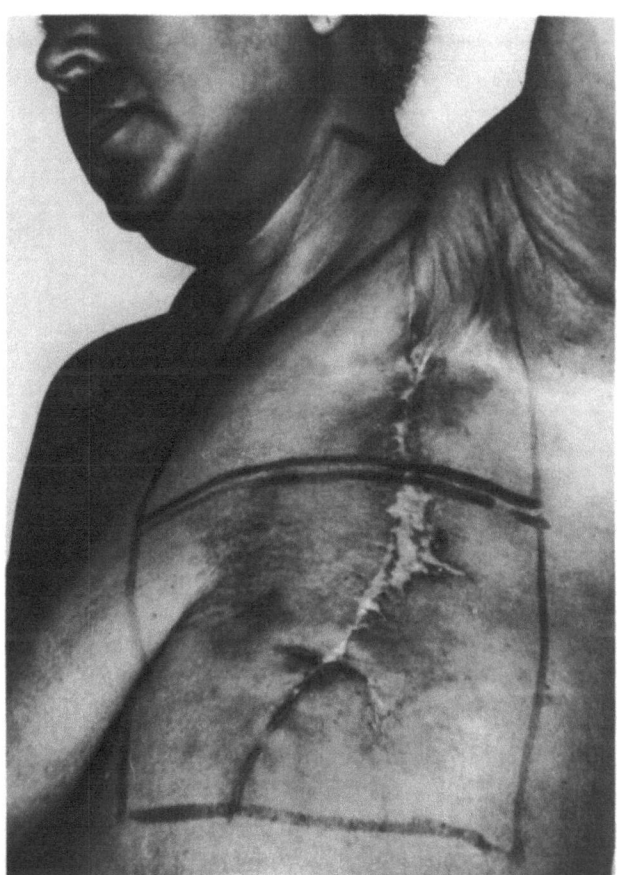

Fig. 4. Case 3: "Walking Technique". Changing location of separation of two adjacent chest wall fields after every 1,000 rad, to avoid or minimize hot or cold spots. Location of separation at mid-chest

Illustrative case 2 (Fig. 3): The skin lesions are treated using electrons through two fields, both at 6 MeV and separated by 0.5 cm. An absorber of polystyrene is used to raise the isodose distribution so as to minimize the dose to the lung and maximize the dose to the skin surface. The 0.5 cm gap between both fields avoids a hot spot

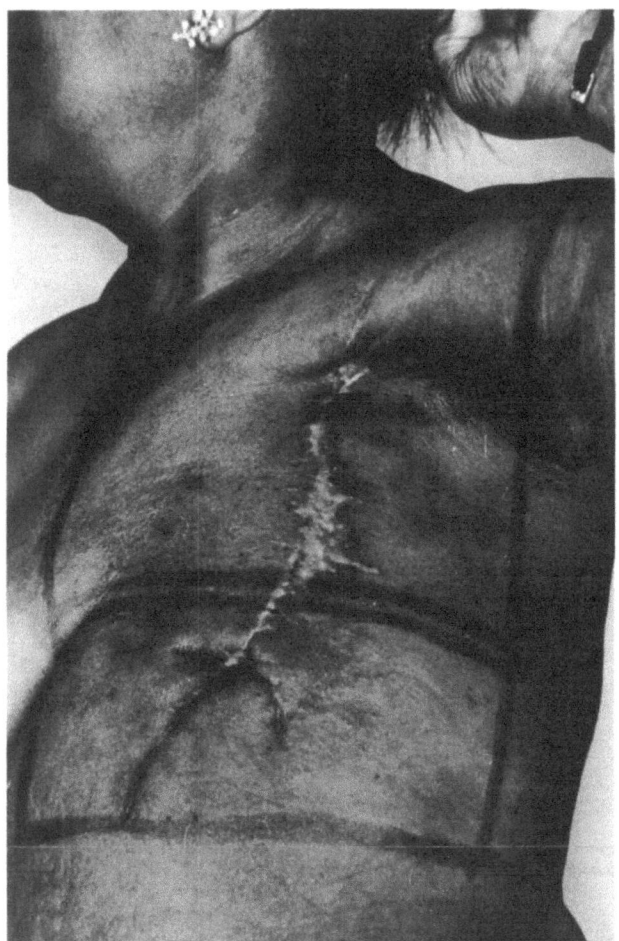

Fig. 5. Case 3: Location of separation at lower chest

between the two fields. The separation, however, creates a cold spot on the skin surface at the junction of the two fields. Figures 4, 5 and 6 (Case 3) illustrate a "walking technique", which means the moving of the junction points after every 1,000–1,500 rad, thus eliminating or minimizing cold spots.

Two Angulated Fields on a Curved Surface

Cutaneous lesions involving a curved surface may be treated with angulated fields. Extreme care must be taken to avoid overdosage at the interface of two converging fields. A hot spot of almost 200% can result; this type of hot spot caused fractures of the ribs in one patient during our early electron therapy experience (Chu et al., 1963). The use of polystyrene absorbers or the angling of the beams away from each other if the condition permits, will solve most of the problems.

Illustrative case 4 (Fig. 7): This patient had a tumor mass on the left upper chest wall and skin nodules in the axillary region. Two fields were used directed away from each other. The chest wall field was 15×15 cm with an electron beam energy of 10 MeV. The axillary region was treated through a field of 10 MeV. The axillary region was treated through a field 10×8 cm and at an energy of 6 MeV. In this latter field a polystyrene absorber 1 cm thick was employed to bring the maximum dose distribution close to the surface for optimal treatment of the skin nodules.

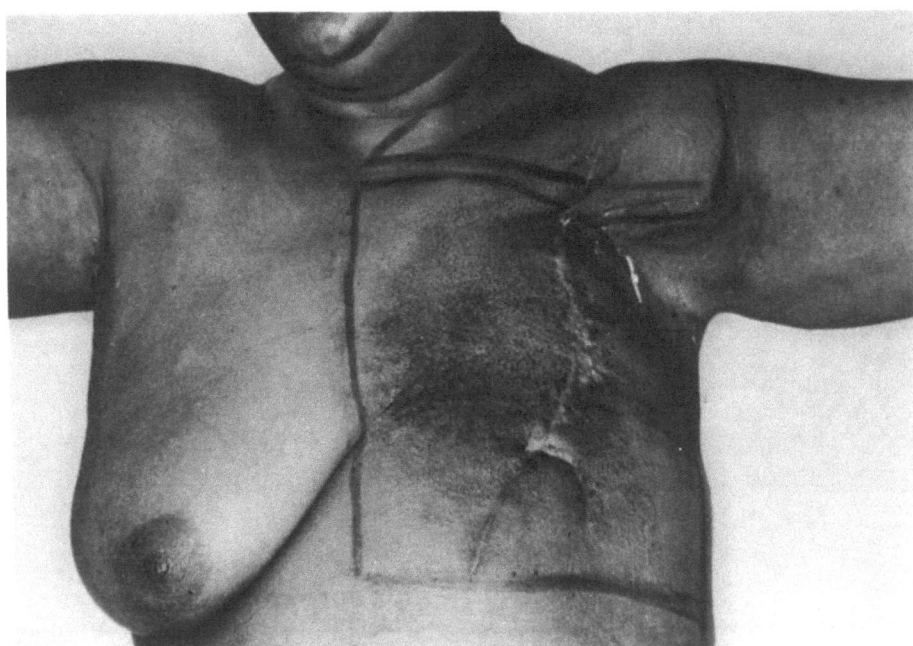

Fig. 6. Case 3: Location of separation at upper chest

CORRECTED FOR LUNG

H.H. CA BREAST

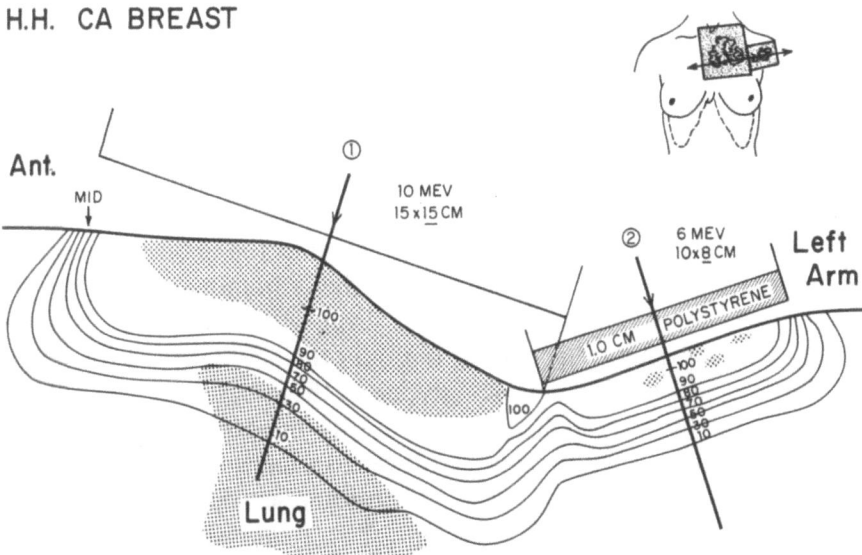

Fig. 7. Case 4: Isodose distribution – two angulated fields directed away from each other (CHU et al., 1967b). *Upper shaded area* indicates tumor volume

Illustrative case 5 (Fig. 8): This plan was used for the treatment of recurrent lesions covering a relatively large area. The lesions were irregular in thickness, varying from less than 1 to 4 cm. Two fields, each 20 × 15 cm were used, angled towards each other at 25° from the vertical. Field No. 1 employed 6 MeV electrons with a polystyrene absorber 0.5 cm thick to bring the maximum dose distribution closer to the surface. The second field employed 18 MeV electrons. A polystyrene absorber 5.5 × 20 × 2.0 cm

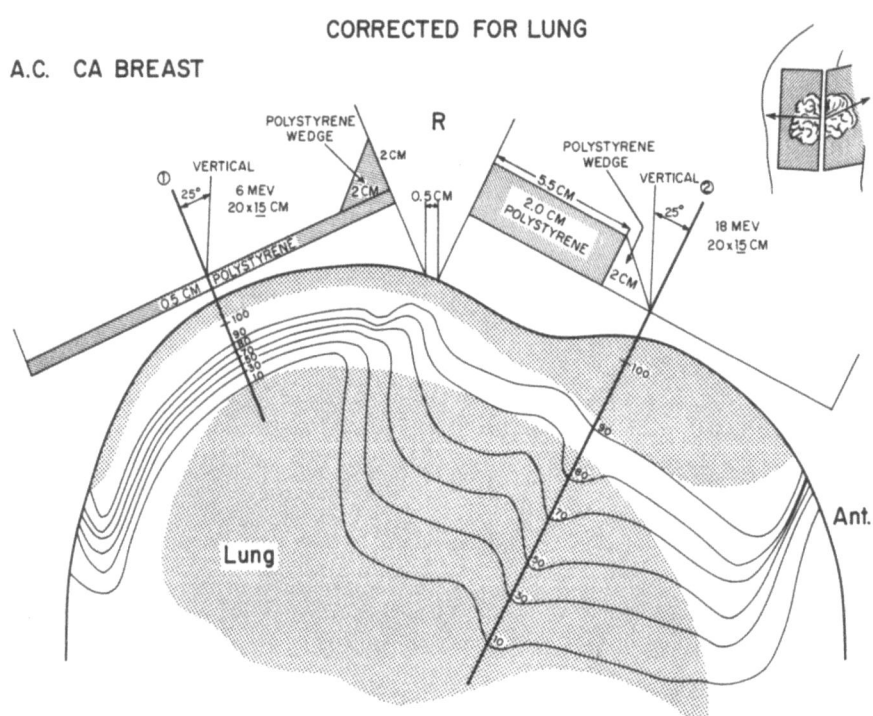

Fig. 8. Case 5: Isodose distribution – two angulated fields directed towards each other (CHU et al., 1967b). *Upper shaded area* indicates tumor volume

in thickness was placed at the front face of this collimater as a tissue compensator in those regions where the lesion was relatively thin. The separation of 0.5 cm was maintained between the two fields and a 2 × 2 cm wedge was necessary to avoid a hot spot.

This case also illustrates the danger of using very high energies directly on the chest wall. Eighteen MeV was required to treat the thick lesions on the anterior chest. It can be seen that considerable radiation penetrates into the anterior lung as contrasted to the absence of pulmonary radiation from the adjoining lower energy field (6 MeV + 0.5 cm thick polystyrene absorber). In using electron beams, it must be kept in mind that as electron energy increased, the fall-off of radiation with depth becomes less abrupt. Further, radiation penetrates deeper in the lung tissue because of its lower density. The patient must be watched closely during the course of therapy. When the lesions flatten, the electron energy should be lowered accordingly.

Illustrative case 6 (Fig. 9): This case illustrates a method of treating both sides of the chest wall affected by superficial lesions. Two fields were directed towards each other, one at 25° with respect to the vertical and the other at 15° from the vertical. This angulation also maintained good contact of the collimator with the skin surface. A polystyrene absorber 0.5 cm thick was used with each field to bring the isodose distribution closer to the surface in order to minimize the dose to the lung and to achieve the maximum dose in the lesion. As indicated, a separation of 1 cm between the two fields and the insertion of a 1 cm × 1 cm polystyrene wedge were necessary to avoid a hot spot below the patient's surface.

CORRECTED FOR LUNG

B.G. CA BREAST

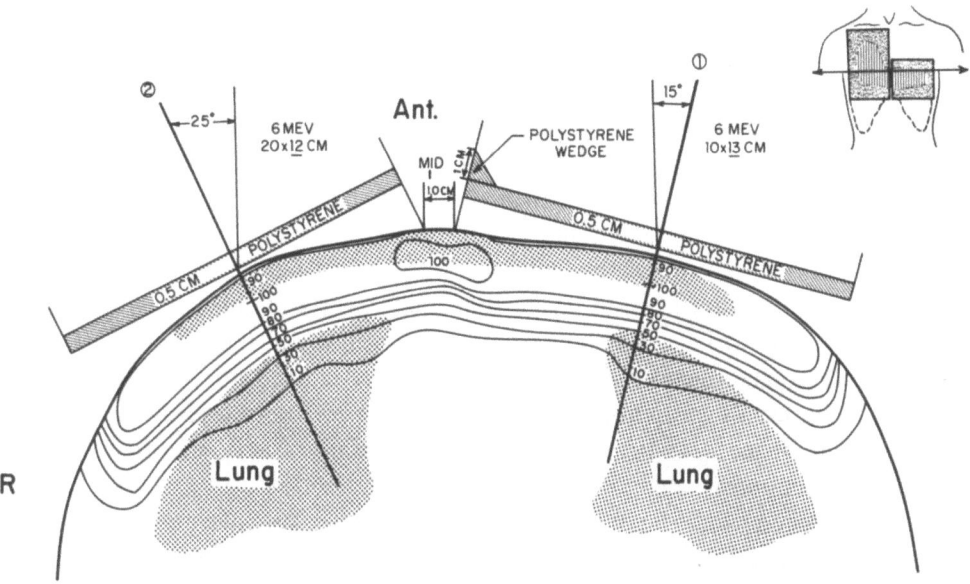

Fig. 9. Case 6: Isodose distribution – treatment of bilateral chest wall recurrence

III. Megavoltage Photon Therapy

When high energy electron therapy facilities are unavailable, the chest wall can be treated through parallel opposing tangential fields, using telecobalt or megavoltage x-rays. The angle of the tangential fields may be determined by a protractor, a rolling ball inclinometer on a breast bridge, a back pointer, or a specially designed beam director. Bolus should be used in order to fully utilize back-scatter and to facilitate accurate dose calculation.

Further references to the significance of electron beam therapy are to be found in HELLRIEGEL and SCHOPKA (1971); v. FOURNIER et al. (1972; WÖLLGENS et al. (1973); TAPLEY (1976); DIETZ and MEISER (1978); and LARAMORE et al. (1978).

IV. Regional Lymph Node Recurrence

Small parasternal masses from internal mammary lymph node involvement also are best treated with the electron beam. Large parasternal masses, particularly with mediastinal involvement, may require megavoltage photon therapy (RUBIN et al., 1971). Supraclavicular lymph nodes are treated either by megavoltage photon or high energy electron beam with equally good tumor control dose for dose. Axillary lymph node recurrence is rare after a Halsted-type radical mastectomy, but when it occurs, electron beam therapy is preferred. We recommend a tumor dose of 4,500–5,000 rad delivered in a period of about 5 weeks, with an additional dose of about 500–1,000 rad in 1 week, given to the residual mass through a reduced field.

V. Palliative Treatment and Treatment of a Previously Irradiated Area

Palliative therapy is given to relieve symptoms or to prevent undesirable complications of recurrence such as pain, ulceration or brachial plexus syndrome. Most of these patients have systemic disease and are receiving hormonal or chemotherapeutic treatment. The radiation techniques used to palliate recurrence are as previously described, but a lower radiation dose is given in a shorter period. The most commonly used dose schedule is 3,500–4,000 rad delivered in a period of 3–4 weeks for adequate local palliation.

Sometimes recurrence develops in an area which has received previous irradiation. This type of patient should be evaluated carefully and individually to determine whether or not she is able to tolerate another course of therapy. If the previous radiation dose did not reach the maximum normal tissue tolerance level and the skin appears in fairly good condition, it is possible to deliver another course of treatment. Indeed, many patients in our previous reports on electron therapy (CHU et al., 1963, 1967 b) had had prior orthovoltage or megavoltage irradiation and were able to tolerate electron therapy well. Treatment should proceed judiciously with smaller daily fractional doses and longer protraction of the course.

If it is determined that the patient will not be able to tolerate a second course of therapy, she should be managed by other methods such as surgical excision when feasible, hormonal manipulation, or chemotherapy. These same measures can be combined with electron irradiation, where applicable.

VI. Treatment Planning Procedure

The general procedure in use at Memorial Sloan-Kettering Cancer Center includes the following steps:

1. Thorough evaluation to determine the suitability of radiation therapy and the most appropriate type of radiation.

2. If radiation therapy is selected, the field or fields to be used are marked on the skin. This is done with the patient in the treatment position. The fields should be generous in size, and designed to cover all recurrent lesions with adequate margins.

3. Measurements and body contours are made in the place which includes the lesion or lesions. The resultant diagrams also include the axes of the intended treatment beams. Contours may be taken in more than one plane, as necessary, and the region of the lesion is specified.

4. Transverse tomograms, CT scans, or ultrasonograms are taken (usually at three different levels) to determine the thickness of the chest wall.

5. Using a pantograph, the transverse tomograms are demagnified and the lung contour is outlined in the body contour.

6. Appropriate electron energy and tissue compensators are selected to complete the plan with satisfactory isodose distribution.

C. Results

I. Local Control

A study (CHU et al., 1967b) was carried out several years ago to evaluate the local response of inoperable, recurrent, and metastatic breast tumors to electron beam therapy. There were 630 cases of chest wall recurrences and 297 cases of lymph node recurrences treated by electron beams. Most of these cases had extensive local lesions or distant metastasis. Many represented difficult clinical problems, such as recurrence in previously irradiation areas, failures after ablative or additive hormonal treatment, chemotherapeutic failures, and combinations thereof.

The tumor responses to electron beam therapy were evaluated in terms of control, partial control, and failure. Complete disappearance of tumor with no clinical evidence of palpable or visible disease following therapy was classified as "control". Reduction in the size of the tumor with residual disease persisting was classified as "partial control". Instances of no sign of tumor shrinkage, or incomplete treatment, or of loss of follow-up were classified as "failures". The duration of control or partial control was taken from the first sign of diminution in tumor size to the first sign of reactivation or, failing that, to the time of death or to the last day of follow-up.

Table 1. Local Control of Chest Wall Recurrences (CHU et al., 1967) (Electron Beam Therapy)

	Number of areas treated	Percent	Mean duration (months)
Complete control	464	74 ⎱ 84	13
Partial control	64	10 ⎰	5
Failure	102	16	—
Total	630	100	

Table 2. Local Control of Lymph Node Metastases (CHU et al., 1967) (Electron Beam Therapy)

	Number of areas treated	Percent	Mean duration (months)
Complete control	212	71 ⎱ 79	16
Partial control	24	8 ⎰	9
Failure	61	21	—
Total	297	100	

Of the 630 chest wall areas evaluated, there was control of the local disease in 464 cases, of 74%, for a mean duration of 13 months. Partial control was achieved in 64 cases, or 10%, for a mean duration of 5 months. The total response rate was 84% (Table 1).

Of the 297 lymph node areas treat, 212 or 71% were controlled for a mean duration of 16 months. Partial control was achieved in 24 (8%), for a mean duration of 9 months. The total response rate was 79% (Table 2).

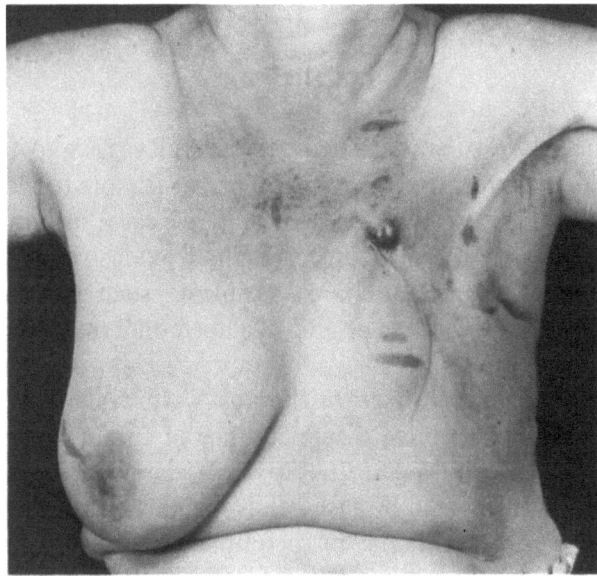

Fig. 10. Case 7: Solitary chest wall recurrence at mastectomy, before electron beam therapy

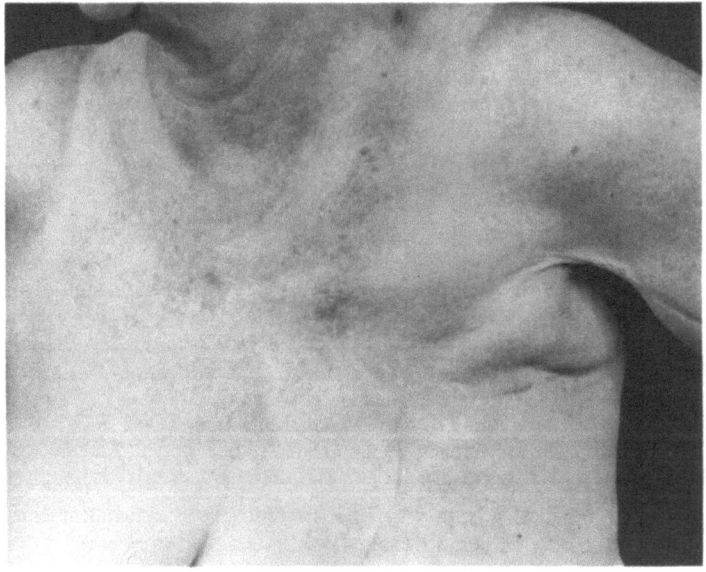

Fig. 11. Case 7: Good response to electron beam therapy

It is to be stressed that most patients in this series had advanced disease and the treatment was for palliation. The results were gratifying. Symptomatic, ulcerated lesions regressed after therapy, the improvement usually lasted up to the time of the patient's death (Figs. 10–17). There also were many patients in this series whose recurrence was of limited extent and intensive electron therapy was able to achieve longterm remission. Some of these results are described below under the section "Survival".

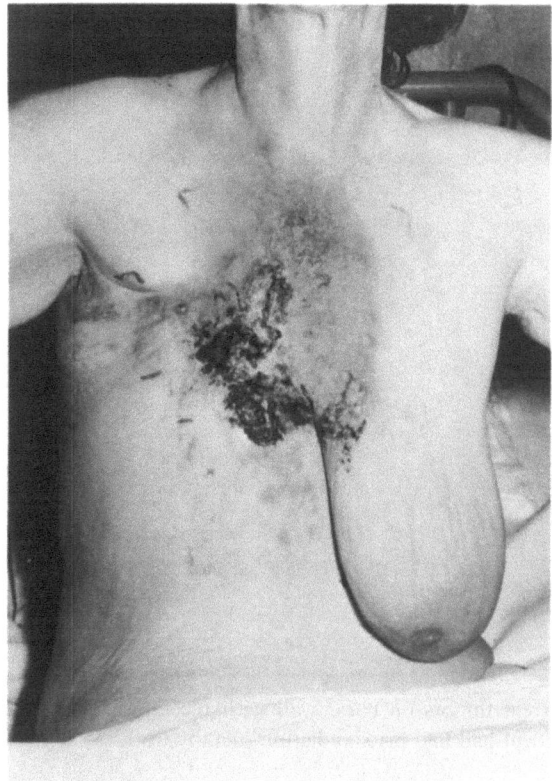

Fig. 12. Case 8: Extensive ulcerated chest wall and axillary recurrence, before electron beam therapy

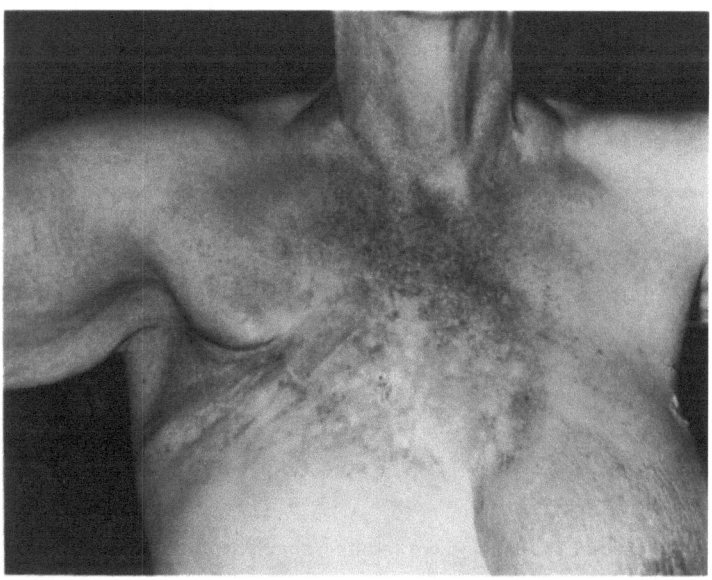

Fig. 13. Case 8: Disappearance of recurrent lesions and healing of ulceration after therapy

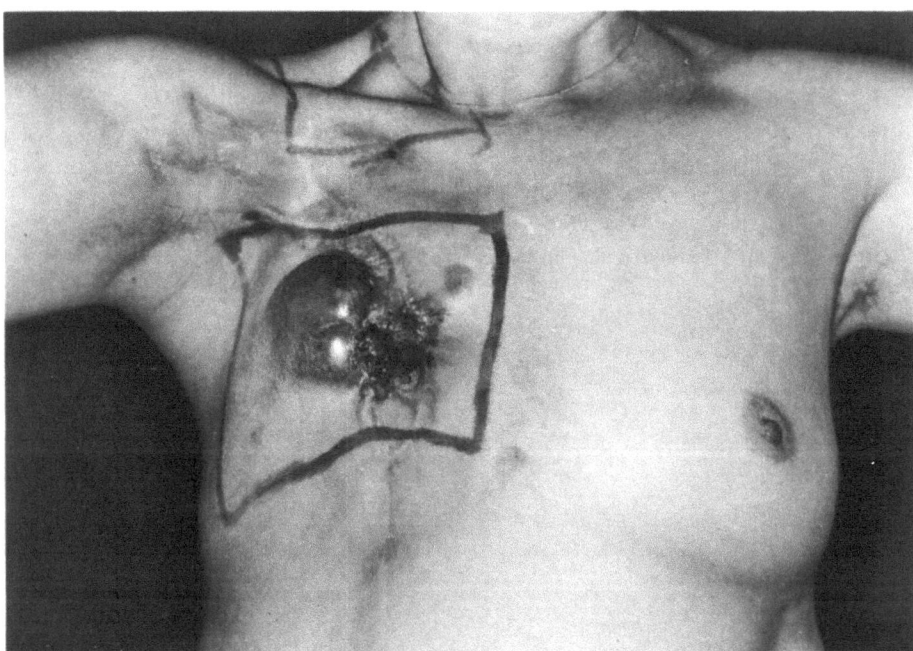

Fig. 14. Case 9: Bulky recurrent tumors on chest wall with ulceration, also enlarged supraclavicular node. Patient had had prior radiation therapy to the same areas

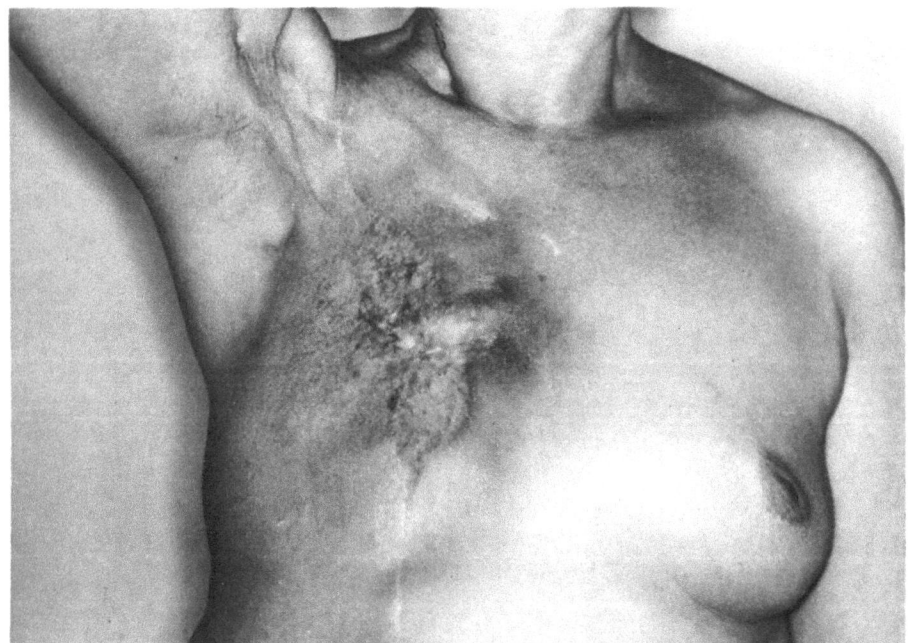

Fig. 15. Case 9: Excellent results from electron beam therapy

II. Normal Tissue Tolerance

Normal tissue tolerates electron irradiation extremely well. This was evidenced by the low incidence of radiation necrosis (less than 1%), even though in many cases the electrons were administered as a retreatment of a previously irradiated area. Long-term follow-ups showed minimal tanning and telangectasia of the skin in most instances.

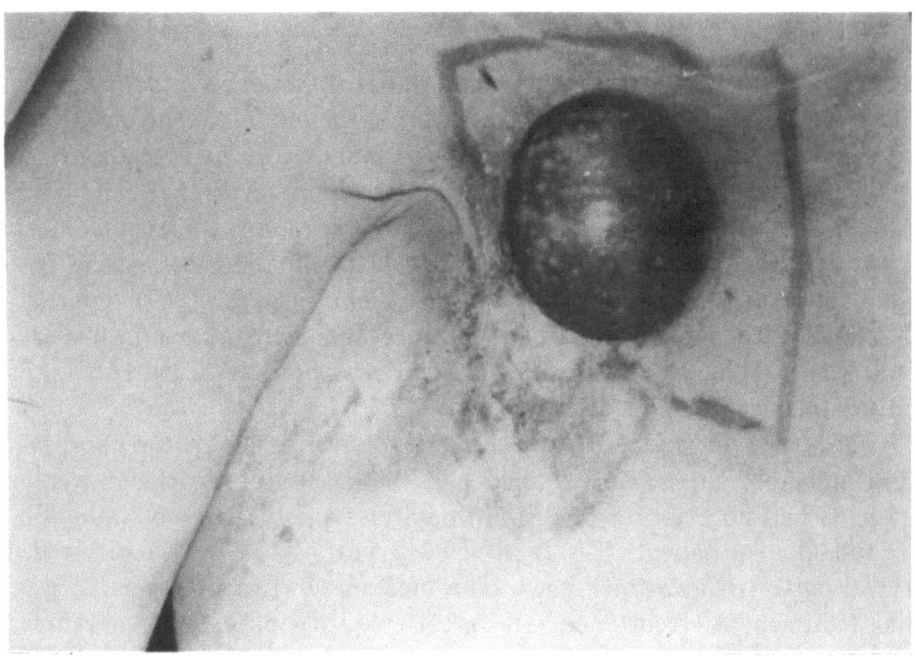

Fig. 16. Case 10: (CHU et al., 1968) Large parasternal tumor (Internal mammary nodal recurrence)

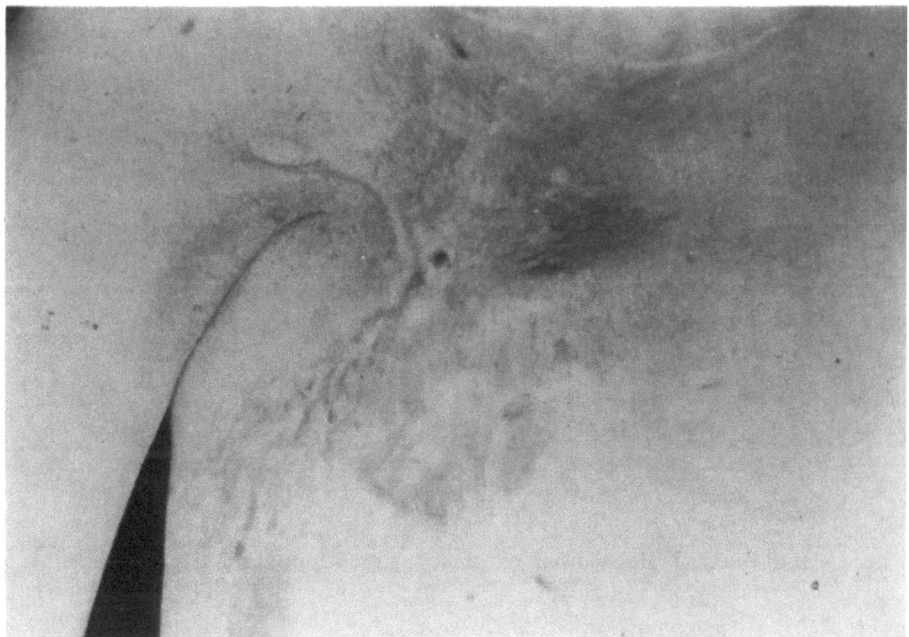

Fig. 17. Case 10: Disappearance of tumor after therapy

Fracture of the ribs occurred in one patient who received an overdosage due to converging beams of the adjoining fields (CHU et al., 1963).

The incidence of radiation pneumonitis and fibrosis was very low; in this series, it was 4%. Of the few patients in whom pneumonitis did develop, with or without fibrosis, most had received prior x-irradiation or were treated early in the series when energies higher than necessary were sometimes employed.

D. Survival

In early 1975 I started to review the Memorial Hospital experience regarding the survival data of patients who were treated by radiation therapy for recurrent breast carcinoma. This was done because little information was available in the literature regarding the fate of patients after the development of local or regional recurrence. There was general pessimism that recurrence was soon followed by distant metastasis and most patients died within a short time (Auchincloss, 1958; Dao and Nemoto, 1963; Papaionnou et al., 1967; Spratt, 1967; Zimmermann et al., 1966). Spratt (1967) reported a 5-year survival rate of 3.9% after chest wall recurrence and there were no 10-year survivals. Zimmermann et al. (1966) revealed a 10% 5-year survival (7 of 70 patients) after appearance and treatment of local recurrence.

The records of 170 patients treated because of recurrence in the chest wall and/or regional lymph node areas were studied and the results of treatment were analyzed. These patients had no evidence of distant metastases at the time of radiation therapy. It was found that 36 patients (21%) survived 5 years and 7 (4%) survived 10 years. The survival curve is shown in Fig. 18. The median survival time was $2^1/_2$ years after the initial treatment of recurrence. The great majority of patients developed distant metastases, but there were 5 patients (3%) who showed no evidence of cancer for periods ranging from 5 to 12 years.

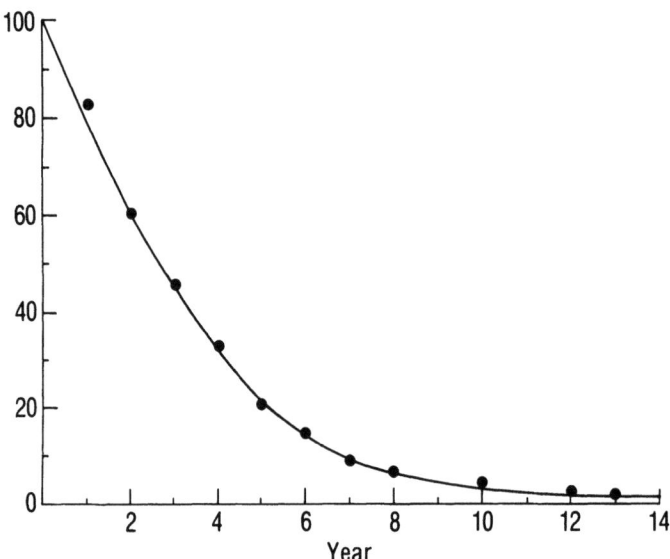

Fig. 18. Survival rate following recurrence and radiation therapy (170 patients)

By 1976 an additional 55 cases were studied. The overall results of treatment of the whole series of 215 cases did not change materially and these were published in Cancer (Chu et al., 1976). We observed that 21% (44 patients) of 215 patients suffering local and/or regional recurrence survived 5 years and that 5% (10 patients) survived 10 years.

These results indicate that undue pessimism after local or regional recurrence is unwarranted. Approximately 20% of patients will survive 5 or more years after the appearance and intensive irradiation of the local disease. Indeed, some women never develop other problems. It is, therefore, our policy to treat patients with local or regional recurrence aggressively, if work-up of these patients shows no evidence of distant metastasis.

Since a large number of patients with local or regional recurrence do develop distant metastasis, systemic treatment is needed in addition to radiation therapy. Modern chemotherapy, particularly using combinations of drugs such a cyclophosphamide, methotrexate, adriamycin and flourouracil, appears effective in treating breast cancer. Most of our patients are now receiving both radiation therapy and chemotherapy in an attempt to prolong their disease-free interval and survial.

E. Summary

Local or regional recurrences are frequent problems in breast cancer management. Radiation therapy is effective both in relieving symptoms and in producing long-term remission.

Chest wall recurrences are best treated with high energy electron beams. The advantages and techniques of electron irradiation are described in detail.

The tumor dose recommended for patients with limited recurrence, without distant metastasis, is 4,500–5,000 rad, delivered in $4^1/_2$ to 5 weeks, with supplementary dose of 500-100 rad in 1 week, given to any residual disease. The dose recommended for palliation is 3,500 to 4,000 rad, delivered in 3–4 weeks.

Although local relapse signifies a poor prognosis, it is by no means totally hopeless. According to Memorial Hospital experience, approximately 20% survived 5 years or more. In those patients who did die of metastases, radiation therapy was valuable in controlling the local disease. It is hoped that with the addition of modern chemotherapeutic regimens the survival results of many patients may be improved.

References

Andreassen, M., Dahl-Iversen, E., Sorensen, B.: Glandular metastases in carcinoma of the breast. Lancet 1:176–187 (1954)

Auchincloss, H. Jr.: The nature of local recurrence following radical mastectomy. Cancer 11, 611–619 (1958)

Bruce, J., Carter, D.C., Fraser, J.: Patterns of recurrent disease in breast cancer. Lancet 1:433–435 (1970)

Chu, F.C.H.: Experience with electron irradiation of breast cancer. In: Symposium on high-energy electron. Edited by Zuppinger, A. and Poretti. Springer-Verlag, Berlin/Heidelberg/New York, pp. 343–348 (1965)

Chu, F.C.H.: The role of electron beam therapy in the treatment of breast cancer. Front. Radiat. Ther. Oncol. 2, 224–237 (1968)

Chu, F.C.H., Phillips, R., Nickson, J.J., McPhee, J.G.: Pneumonitis following radiation therapy of cancer of the breast by tangential technic. Radiology 64, 642–645 (1955)

Chu, F.C.H., Nisce, L.Z., Laughlin, J.S.: Treatment of breast cancer with high-energy electrons produced by 24-MeV betatron. Radiology 81, 871–880 (1963)

Chu, F.C.H., Lucas, J.C. Jr., Farrow, J.H., Nickson, J.J.: Does prophylactic radiation therapy given for cancer of the breast predispose to metastasis: Amer. J. Roentgenol., Radium Therapy and Nuclear Medicine 99, 987–994 (1967a)

Chu, F.C.H., Nisce, L.A., Baker, A.S., Sattar, M.S., Laughlin, J.S.: Electron-beam therapy of cancer of the breast. Radiology 89, 216–223 (1967b)

Chu, F.C.H., Lin, F.J., Kim, J.H., Huh, S.H., Garmatis, C.J.: Locally recurrent carcinoma of the breast. Cancer 37, 2677–2681 (1976)

Conway, H., Neumann, C.G.: Evaluation of skin grafting in the technique of radical mastectomy in relation to local recurrence of carcinoma. Surg., Gynecol. and Obstet. 88, 45–49 (1949)

Dao, T.L., Nemoto, T.: Clinical significance of

skin recurrence after radical mastectomy in women with cancer of the breast. Surg., Gynecol. and Obstet. *117*, 447–453 (1963)

Dietz, R., Meiser, N.: Ergebnisse der postoperativen Mammakarzinombehandlung mit der bienergetischen Elektronenpendelbestrahlung. Strahlenther. *154*, 475–478 (1978)

Donegan, W.L., Perez-Mesa, C.M., Watson, F.R.: A biostatistical study of locally recurrent breast carcinoma. Surg., Gynecol. and Obstet. *122*, 529–540 (1966)

Fletcher, G.H.: Local results of irradiation in the primary management of localized breast cancer. Cancer *29*, 545–551 (1972)

Fletcher, G.H.: The evolution of the basic concepts underlying the practice of radiotherapy from 1949 to 1977. Radiology *127*, 3–19 (1978)

Fletcher, G.H., Montague, E.D.: Does adequate irradiation of the internal mammary chain and supraclavicular nodes improve survival rates: Int'l. J. Radiation Oncology, Biol. Phys. **4**, 481–492 (1978)

von Fournier, D., Kuttig, H., Curland, S.: Zur Elektronenpendelbestrahlung der Thoraxwand. Strahlenther. *144*, 393–397 (1972)

Haagensen, C.D.: Diseases of the breast. W.B. Saunders, Philadelphia: 1971

Haagensen, C.D., Stout, A.P.: Carcinoma of the breast. II. Criteria of operability. Ann. Surg. *118*, 859–870 (1943)

Handley, R.S., Thackray, A.C.: Invasion of internal mammary lymph nodes in carcinoma of breast. Brit. Med. J. *1*, 61–63 (1954)

Hellriegel, W., Schopka, H.J.: Postoperative Mammakarzinom-Bestrahlung mit schnellen Elektronen. Strahlenther. *141*, 263–270 (1971)

Kim, J.H., Chu, F.C.H., Hilaris, B.S.: The influence of dose fractionation on acute and late reactions in patients with postoperative radiotherapy for carcinoma of the breast. Cancer *35*, 1583–1586 (1975)

Laramore, G.E., Griffin, T.W., Parker, A., Gerdes, A.J.: The use of electron beams in treating local recurrence of breast cancer in previously irradiated fields. Cancer *41*, 991–995 (1978)

Laughlin, J.S.: High-energy electron treatment planning and dosimetry: Past experience and future development. Front. Radiat. Therapy Oncology. *2*, 87–103 (1968)

Laughlin, J.S., Lundy, A., Phillips, R., Chu, F.C.H., Sattar, A.: Electron beam treatment planning in inhomogeneous tissue. Radiology *85*, 524–531 (1965)

Leis, H.P. Jr.: Diagnosis and treatment of breast lesions. pp. 121–137. Standard Book #87488–748–8,

Library of Congress Card #72–155790. Garden City Medical Examination Printing Co., Inc., 1970

Montague, E.D.: Radiation therapy for locally advanced carcinoma of the breast. Breast cancer: Early and late. In: Proceedings of the Annual Clinical Conference on Cancer. Year Book Medical Publishers, Chicage, Ill. 1970

Nelson, A.J. III, Montague, E.D.: Resectable localized breast cancer: The rationale for combined surgery and irradiation. JAMA *231*, 189–191 (1975)

Papaioannou, A.M., Tanz, F.J., Volk, H.: Fate of patients with recurrent carcinoma of the breast. Cancer *20*, 371–376 (1967)

Paterson, R., Russell, M.H.: Clinical trials in malignant diseases. III: Breast Cancer: Evaluation of postoperative radiotherapy. J. Radiol. London *10*, 175–180 (1959)

Robbins, G.F., Lucas, J.C., Fracchia, A.A., Farrow, J.H., Chu, F.C.H.: An evaluation of postoperative prophylactic radiation therapy in breast cancer. Surg., Gynecol. and Obstet. *122*, 979–982 (1966)

Robbins, G.F., Shah, J., Rosen, P., Chu, F.C.H., Taylor, J.: Inflammatory carcinoma of the breast. Surg. Clin. North America. *54*, 801–810 (1974)

Rubin, P., Bunyagidj, S., Poulter, C.: Internal mammary lymph node metastases in breast cancer: Detection and management. Am. J. Roentgenol, Radium Therapy and Nuclear Medicine *111*, 588–598 (1971)

Spratt, J.S.: Locally recurrent cancer after radical mastectomy. Cancer *20*, 1051–1053 (1967)

Tapley, N duV.: Clinical application of the Electron Beam. John Wiley & Sons, Inc., New York 1976

Tough, I.C.K.: The significance of recurrence in breast cancer. Brit. J. Surg. *53*, 897–900 (1966)

Turner-Warwick, R.T.: Lymphatics in breast. Brit. J. Surg. *46*, 574–582 (1959)

Urban, J.A.: Clinical experience and results of excision of internal mammary lymph node chain in primary operable breast cancer. Cancer *12*, 14–22 (1959)

Urban, J.A., Castro, E.B.: Selecting variations in extent of surgical procedure for breast cancer. Cancer *28*, 1615–1623 (1971)

Urban, J.A., Marjani, M.A.: Significance of internal mammary nymph node metastases in breast cancer. Amer. J. Roentgenol., Radium Therapy and Nuclear Medicine *111*, 130–136 (1971)

Wöllgens, P., Voß, A.C., Barth, Y., Klöckner, D.: Das lokale Frührezidiv beim Mammakarzinom. Strahlenther. *146*, 1–6 (1973)

Zimmermann, K.W., Montague, E.D., Fletcher, G.H.: Frequency, anatomical distribution and management of local recurrences after definitive therapy for breast cancer. Cancer *17*, 67–74 (1966)

Inflammatory Carcinoma of the Breast

By

J.M. Vaeth

With 2 Figures and 1 Table

It seems probable that as early as 1814 C. Bell described the symptoms of inflammatory carcinoma of the breast (violet coloration, heat, and enlargement of the breast). Other early references to the disease were made by Klotz (1869), von Volkmann (1875), Bryant (1887), and Leitch (1909); Bryant described the typical symptoms in particular detail. In 1924 Lee and Tannenbaum produced comprehensive reports of 28 cases, but it was not until 1938 that the disease was again discussed (by Taylor and Meltzer, 1938).

Inflammatory carcinoma of the breast is a devastating disease, but not with a totally hopeless prognosis. Its diagnosis is not based purely on histologic findings, but rather on both clinical presentation and histologic features (Barber et al., 1961). Indeed, the clinical features of an enlarged, swollen, reddened, painful breast occupied by a large diffuse tumor are in themselves diagnostic. The tumors are usually extensive; in a series reported by Fletcher and Montague (1965 30 of 47 were over 7 cm in diameter and 20 of 47 were over 10 cm). Clinical evaluation is often rapid because many patients present with distant metastases as well as the distressing advanced breast carcinoma (Bouchard, 1965). Saltzstein (1974) argues that inflammatory carcinoma demands a histologic rather than a clinical diagnosis. On the other hand, Droulias et al. (1976) believe the clinical diagnosis to be decisive.

It is particularly advisable to carry out a preoperative skeletal scintiscan in order to rule out the existence of early metastases (El-Domeiri and Shroff, 1976).

Patients suffering from inflammatory carcinoma of the breast have a high estrogen level in their urine (Kiricuta et al., 1974). The disease is bilateral in a large number of instances, 13 of 33 in a series by Wang and Griscom (1964). The contralateral breast is affected, simultaneously or subsequently, in 10%–40% of patients (Camp, 1976). Although it is repeatedly claimed that inflammatory carcinoma arises during pregnancy and lactation and that it is similar to acute mastitis, occurrence at these times is, in fact, very infrequent (Camp, 1976). While the breast mass may have been present for many months, the inflammatory manifestations are usually of shorter duration. It is the rapid and dramatic change in the breast that alarms many patients enough to seek medical attention.

Inflammatory carcinoma is a relatively rare disease: Stocks and Patterson (1976) found it in only 30 of 1458 patients with carcinomas (i.e., in ca. 2%). Turbey et al. (1975) found not a single primary malignancy among 50 youths in whom inflammatory processes were present, while Robbins et al. (1974) found inflammatory carcinomas in only 83 of 8,370 patients with mammary carcinomas, i.e., ca. 1%.

Probably the most constant histologic feature is that of poor differentiation; only rarely do these tumors show a tendency toward some differentiation. One may see superficial capillaries and lymphatics which contain plugs of tumor cells (BARBER et al., 1961). It is this histologic picture which gives the clinical appearance of inflammation with the cardinal signs first expounded by Celsus[1], i.e., redness, swelling, heat, and tenderness. The tumor may present with skin ulceration and there is almost always cheast wall fixation.

When the patient presents with these clinical signs she is considered inoperable (Stage III), and if distant metastases are present the classification is that of Stage IV. The mass should be biopsied, using either needle or open incision. The patient should be studied for distant metastases; to this end chest film, total body bone scan, SMA-12, and liver scan should be employed. If the results are within normal limits, the patient should receive megavoltage radiation therapy to the breast, chest wall, and draining lymphatic regions, i.e., the axillary, internal mammary, and supraclavicular regions. It is our routine to perform an ultrasonic scan of the patient's breast and chest wall to enable us to plan appropriate treatment with regard to the radiation fields and positions. All fields – lateral and medial tangentials, internal mammary, supraclavicular and axillary – are irradiated four times weekly. Bolus is used over the breast and chest wall on alternate days. A weekly dose of 900 rads is delivered at the nodal depths and throughout the chest wall. If, after a total dose of 4,500 rads, there has been sufficient regression of the breast mass, e.g., freedom of fixation to the chest wall and regression of nodal metastasis (if originally present), the radiation therapy is stopped. A rest period is initiated, varying in general from 3 to 6 weeks, depending on the recovery of the tissue from the irradiation. Surgery, consisting of a mastectomy and axillary dissection, is then performed.

If the breast cancer does not become operable, further "boost" therapy is delivered to limited fields including the breast mass and also the axilla, if involved (MONTAGUE, 1967; VAETH et al., 1972). The total dose reaches 6,500 rads over $7^1/_2$ weeks (NSD = 1,860 rets).

From July 1965 through October 1970, 27 patients with locally advanced breast cancer, including lymph node involvement but without distant metastasis, were irradiated utilizing such radiation techniques. Of these 27 patients, 11 had inflammatory carcinoma. In all 11, lesions were undifferentiated. In 6 of the 11 patients there was a significant radiation response, enough to subject the patients to surgery after doses ranging from 4,500 to 4,750 rads. In none was surgery or healing complicated by the irradiation. Three of these patients remain alive without evidence of disease $5^1/_2$, 7, and $7^1/_2$ years later. Of the three who died of their disease, one had local control of her disease at the time of her death, without distant metastases. The other two died with progression of local disease as well as distant metastases. The other 5 of the 11 patients did not become operable and were irradiated to higher dose levels. One of these patients $(T_4N_1M_0)$ is alive, free from disease, 11 years after receiving 6500 rads in 57 days (Figs. 1 and 2). Of the four who dies of their metastases, there was persistent local disease in three.

Thus, while the total number of cases reported is small, 4 of 11 remain free of disease after periods ranging from 5 to $7^1/_2$ years. The local recurrence rate (3/5) of those treated by radiation therapy alone was higher than that of those treated by radiation therapy and surgery (2/6). The local recurrence rate in this group of patients was higher than that reported by MONTAGUE (1967) (of 13 inflammatory carcinomas treated by irradiation alone, only 3 recurred locally).

---

[1] Aurelius Cornelius Celsus (first century A.D.), Roman encyclopedist and medical author.

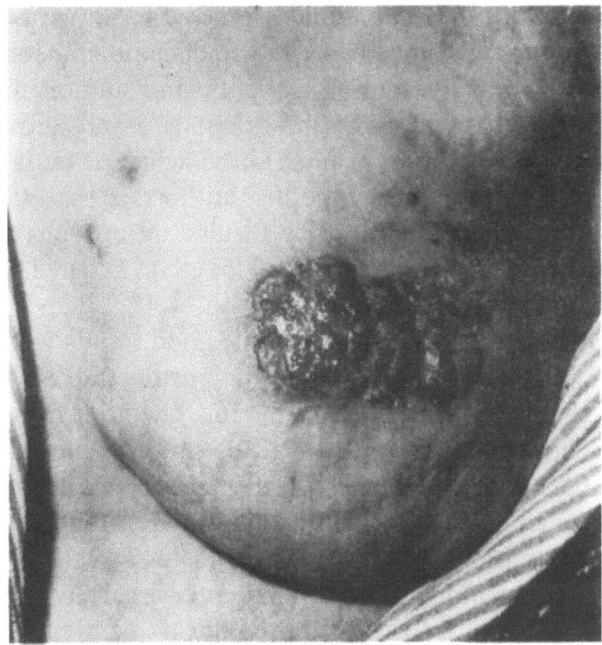

Fig. 1. Initial presentation of a Stage III inflammatory carcinoma of the left breast with skin fixation and ulceration

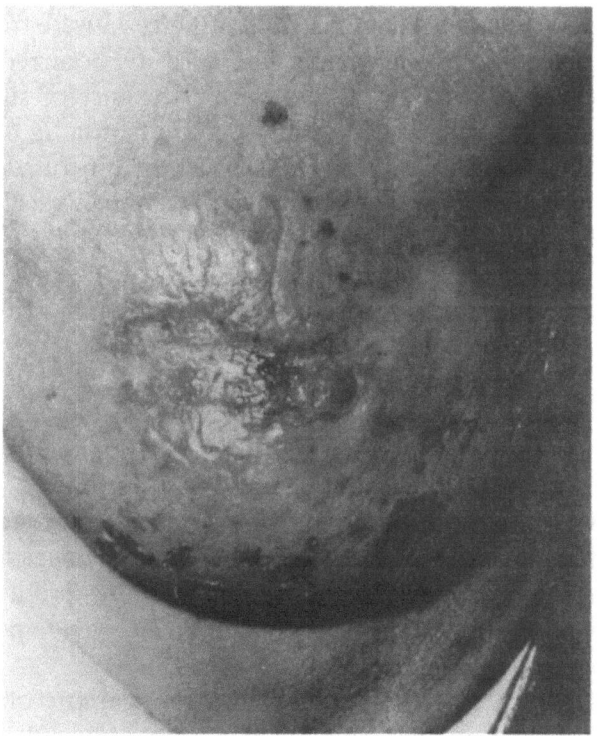

Fig. 2. Four months following ^{60}Co teletherapy consisting of 6.500 rads to the breast over 57 days. The patient is alive without disease 11 years post irradiation

None of the 11 cases reported in our series were treated by means other than surgery and/or radiation therapy until their disease had recurred locally or metastasized distantly. In the premenopausal patient, oophorectomy and/or chemotherapeutic systemic treatment may be indicated in addition to the radiotherapeutic and surgical modalities.

Although inflammatory carcinoma of the breast is a very grave disease, according to Ellis and Teitelbaum (1974) good results can be achieved by means of early radical mastectomy. However, the experience of other authors is that radical mastectomy is insufficient: after preoperative irradiation the results are considerably better (Pollack and Getzen, 1978; Stocks and Patterson, 1976). Saltzstein (1974) is another who recommends either pre- or postoperative irradiation.

Pollack and Getzen (1978) achieved relatively good results when using preoperative irradiation of 2,000–3,000 rad, radical mastectomy, postoperative irradiation of the anterior chest wall and the axilla with 5,000 rad, and chemotherapy involving thiotepa. Barker et al. (1976), however, established that all surgical interventions, with the sole exception of biopsy, have a disadvantageous effect. Every mastectomized patient developed distant metastases and died: 80% suffered from recurrence and metastases during the year following intervention, and 90% died before 5 years had elapsed. Of those who had received radiation alone, 3 of 69 patients were alive and tumor free after 7, 10, and 14 years. In addition, they reported local recurrence in 53% of patients (9/17) after simple or radical mastectomy, but in only 38% (26/69) after irradiation alone.

Because of its aggressive characteristics, such as rapid, extensive spreading in the skin and into the regional lymph nodes, inflammatory carcinoma is not an operable disease (Haagensen, 1971). Neither simple nor radical mastectomy can hinder the rapid enlargement of the tumor, and often the generalization is actually promoted by surgical intervention.

Barker et al. (1976) reported on 129 irradiated patients with typical inflammatory carcinoma of the breast between 1948 and 1970. Of these, 43 were treated only palliatively because extensive formation of metastases had already occurred. Irradiated patients receiving higher doses (4,500–5,000 rad) had the best chance of survival. After surgery, recurrences occurred in 87% of patients, and after irradiation, in 68%.

Of all the carcinomas of the breast that are irradiated or operated on, the inflammatory carcinomas have the highest rate of recurrence (Zucali et al., 1976). In 75 patients with inflammatory carcinoma, Droulias et al. (1976) observed the longest survival after megavolt therapy followed by mastectomy, but only 5% lived longer than 5 years.

In a rapidly progressing disease, electron therapy proved to be very advantageous (given in weekly doses of 400 rad for 6 weeks) Nisce et al., 1979).

Robbins et al. (1974) recommend irradiation and endocrine ablation such as hypophysectomy or oophorectomy and adrenalectomy. Hormone therapy and cytostatic drugs are only effective in the short term, and then only to a limited extent. Primary radical mastectomy is absolutely contraindicated, even after irradiation.

According to Wang (1978), irradiation, hormone therapy, and chemotherapy are at present the most important treatment modalities. After megavolt therapy involving 7,000 rad in 2 months, ablative therapy affecting hormone production (oophorectomy in premenopausal women, and adrenalectomy combined with hypophysectomy in older women) and chemotherapy are indicated.

In 83 patients, Robbins et al. (1974) achieved a survival rate of 3.2% (two patients). The average life expectancy in the event of extension of the disease was 66 months, and in cases of localized involvement of the breast, 35 months.

We conclude that inflammatory carcinoma of the breast is not incurable in all cases and that radiation therapy plays a major role in its management. There is a better chance of local control and long survival if the cancer is radioresponsive enough to make possible later surgery. While less likely to offer recurrence-free survival, high-dose radiation therapy can provide occasional permanent local control and survival.

By adding multiple drug chemotherapy and/or hormonal therapy, survival statistics in this devastating disease may be further improved. Our current practice is to deliver 2 cycles of multiple drug chemotherapy a month apart prior to the initiation of the radiation therapy program.

Table 1. A summary of the results of various means of treatment

Author	No. of cases	Method of treatment	Average length of survival (months)	5-year survival
LEE and TANNENBAUM (1924)	4	RM	15	0
	13	R	11	0
TAYLOR and MELTZER (1938)	6	RM	21	0
	19	R	9.2	0
CHRIS (1950)	7	M + R	13.3	0
	9	R	16	0
MEYER et al. (1948)	47	R + RM	28	3
BARBER et al. (1961)	50	R + RM	25	4
				1 (10 years)
ROGERS and FITTS (1956)	20	R + M	20.7	1
		R	15.7	1
HAAGENSEN (1971)	29	RM	19	1
	29	R	14.7	0
SPRATT and DONEGAN (1967)	11	R + M	15.1	0
	17	R	20.2	0
RICHARDS and LEWISON (1961)	2	RM	8	0
	11	R + M	14	0
DAO and McCARTHY (1957)	6	R + RM	13	0
	3	R	4	0
WANG and GRISCOM (1964)	23	Orth-R	14.3	0
	10	Meg-R	30	2
CAMP (1976)	3	M + R	10	0
	1	M + ^{60}Co	25	0
POLLACK and GELZEN (1978)	2	R + HT	6.5	0
	7	Preop. + postop. R + RM CT	45.5	3

Abbreviations: R, radiation; M, mastectomy; RM, radical mastectomy; Orth-R, orthovolt radiation; Meg-R, megavolt radiation; HT, hormone therapy; CT, chemotherapy.

References

Acevedo, H.F., Campbell, E.A., Frich, J.C., Dugan, P.J., Saier, E.L., Merkow, L.P.: Urinary cholesterol. VI. Its excretion in women with inoperable inflammatory carcinoma of the breast. Cancer *34*, 1727–1736 (1974)

Barber, K.W., Dockerty, M.B., Claget, M.B.: Inflammatory carcinoma of the breast. Surg. Gynecol. Obstet. *112*, 406–410 (1961)

Barker, J.L., Nelson, A.J., Montague, E.D.: Inflammatory carcinoma of the breast. Radiology *121*, 173–176 (1976)

Bell, C.: A system of operative surgery. Vol. 1, p. 180–212. London: Longman, Herst, Rees, Arme, Cadell and Davies 1807

Bouchard, J.: Advanced cancer of the breast treated primarily with irradiation. Radiology 84/5, 823–842 (1965)

Bryant, T.: Disease of the breast. In: Wood's medical and surgical monographs, Vol. 4, p. 180–189. London: Casell 1887

Camp, E.: Inflammatory carcinoma of the breast. Am. J. Surg. *131*, 583–586 (1976)

Chris, S.M.: Inflammatory carcinoma of the breast. Report of 20 cases and review of the literature. Br. J. Surg. *38*, 163–171 (1950)

Dao, T.L., McCarthy, J.D.: Treatment of inflammatory carcinoma of the breast. Clin. Radiol. *15*, 168–172 (1957)

Droulias, C.A., Sewell, C.W., McWeeny, M.B., Powell, R.W.: Inflammatory carcinoma of the breast: a correlation of clinical radiologic and pathologic findings. Ann. Surg. *18*, 217–222 (1976)

El-Domeiri, A.A., Shroff, S.: Role of preoperative bone scan in carcinoma of the breast. Surg. Gynecol. Obstet. *142*, 722–724 (1976)

Ellis, D.L., Teitelbaum, S.L.: Inflammatory carcinoma of the breast. Cancer *33*, 1045–1047 (1974)

Fletcher, G.H., Montague, E.D.: Radical irradiation of advanced breast cancer. AJR 93/3, 573–584 (1965)

Haagensen, C.D.: Diseases of the breast, 2nd ed., pp. 576–784. Philadelphia: Saunders 1971

Jones, E.L.: Necrotic intraduct breast carcinoma simulating inflammatory lesions. J. Pathol. *110*, 101–103 (1973)

Kessler, E., Wolloch, Y.: Granulomatous mastitis: a lesion clinically simulating carcinoma. Am. J. Clin Pathol. *58*, 642–646 (1972)

Kiricuta, I., Frenkel, Z., Munteanu, S.: Hormonale Aspekte beim Mammacarcinom. Arch. Geschwulstforsch. *44*, 260–266 (1974)

Klotz, H.H.: Über die Mastitis carcinomatosa gravidarum et lactatium. Halle/S. 1869 (cited by Lee and Tannenbaum, 1924)

Kushner, L.N.: Hodgkin's disease simulating inflammatory breast carcinoma on mammography. Radiology *92*, 350–356 (1969)

Lee, B.J., Tannenbaum, N.E.: Inflammatory carcinoma of the breast. Surg. Gynecol. Obstet. *39*, 580–595 (1924)

Leitch, A.: Peau d'orange in acute mammary carcinoma: its cause and diagnostic value. Lancet *1909 II*, 861–863

Lucas, F.V., Perez-Mesa, C.: Inflammatory carcinoma of the breast. Cancer *33*, 1045–1047 (1974)

Meyer, A.C., Dockerty, M.B., Harrington, S.W.: Inflammatory carcinoma of the breast. Surg. Gynecol. Obstet. *87*, 417–421 (1948)

Milward, T.M., Gough, M.H.: Granulomatous lesions in the breast presenting as carcinoma. Surg. Gynelog. Obstet. *130*, 478–482 (1970)

Monson, R.R., Yen, S., MacMahon, B.: Chronic mastitis and carcinoma of the breast. Lancet *1976 II*, 224–226

Montague, E.D.: Physical and clinical parameters in the management of advanced breast cancer with radiation therapy alone. AJR 99/4, 995–1001 (1967)

Nichini, F.M., Goldman, L., Lapayowker, M.S., Levy, W.M., Maier, W., Rosemond, G.O.: Inflammatory carcinoma of the breast in a 12-year-old girl. Arch. Surg. *105*, 505–508 (1972)

Nisce, L.Z., Puossin-Rosillo, H., Kim, J.H., Kelly, C., Chu, F.C.H.: Subtotal skin electron-beam therapy once a week for inflammatory breast. Radiology *130*, 761–764 (1979)

Pollack, E.W., Getzen, L.C.: Inflammatory carcinoma of the breast. A therapeutic approach followed by improved survival. Am. J. Surg *136*, 722–725 (1978)

Richards, G.J., Lewison, E.F.: Inflammatory carcinoma of the breast. Surg. Gynecol. Obstet. *113*, 729–734 (1961)

Robbins, G.F., Shah, J., Rosen, P., Chu, F.C.H., Taylor, J.: Inflammatory carcinoma of the breast. Surg. Clin. North Am. *54*, 801–810 (1974)

Rogers, C.S., Fitts, W.T.: Inflammatory carcinoma of the breast: a critique of therapy. Surgery *39*, 367–378 (1956)

Saltzstein, S.L.: Clinically occult inflammatory carcinoma of the breast. Cancer *34*, 382–388 (1974)

Shore, R.E., Hempelmann, L.H., Kowaluk, E.: Breast neoplasma in women treated with X-rays for acute postpartum mastitis. J. Natl. Cancer Inst. *59*, 813–822 (1977)

Spratt, J.S., Donegan, W.L.: Cancer of the breast, pp. 167–178. Philadelphia: Saunders 1967

Stocks, L.H., Patterson, F.M.: Inflammatory carcinoma of the breast. Surg. Gynecol. Obstet. *143*, 885–889 (1976)

Taylor, G.W., Meltzer, A.: Inflammatory carcinoma of the breast. Am. J. Cancer *33*, 33–49 (1938)

Turbey, W.J., Buntain, W.L., Dudgeon, D.L.: The surgical management of pediatric breast masses. Pediatrics *56*, 736–739 (1975)

Vaeth, J.M., Clark, J.C., Green, J.P., Schroeder, A.F., Lowy, R.O.: Radiotherapeutic management of locally advanced carcinoma of the breast. Cancer *30/1*, 107–112 (1972)

von Volkmann, R.: Beiträge zur Chirurgie des Mammacarcinoms, pp. 319–334. Leipzig: Breitkopf & Härtel (cited by Schumann, 1911)

Wang, C.C.: Management of the inflammatory carcinoma of the breast. Int. J. Radiat. Oncol. Biol. Phys. *4*, 709–710 (1978)

Wang, C.C., Griscom, N.T.: Inflammatory carcinoma of the breast. Clin. Radiol. *15/2*, 168–174 (1964)

Zucali, R., Uslenghi, C., Kenda, R., Bonadonna, G.: Natural history and survival of inoperable breast-cancer treated with radiotherapy and radiotherapy followed by radical mastectomy. Cancer *37*, 1422–1431 (1976)

Komplikationen nach Operation und/oder nach Bestrahlung und ihre Therapie beim Mammakarzinom

Von

O. Fischedick

Mit 36 Abbildungen und 5 Tabellen

A. Allgemeine Vorbemerkungen

Jede Patientin, die nach der Amputation einer Brust wegen eines Karzinoms in die strahlentherapeutische Behandlung übernommen wird, befindet sich in einer besonderen psychischen Situation. Diese Kranke bedarf einer sorgfältigen ärztlichen Führung und langdauernden Überwachung. Der Strahlentherapeut wird sich in die psychischen Situationen der Kranken, die ganz verschieden sein können, einzufühlen versuchen und die Patienten soweit über die vorliegende Krankheit und die Folgen der Strahlentherapie unterrichten, wie es im Augenblick notwendig ist. Über die Wichtigkeit und den Nutzen der Strahlentherapie beim Mammakarzinom aber sollte die Patientin ausführlich informiert werden. Man darf die Folgen der Strahlentherapie nicht bagatellisieren, sondern muß die Patientin auf die Möglichkeiten von Strahlenreaktionen, die ja bei richtig durchgeführter Behandlung gering sind, hinweisen.

Tritt im Laufe der Nachuntersuchungen, denen sich die Patientinnen für viele Jahre unterziehen müssen, ein Rezidiv auf und muß dieses Rezidiv wiederum strahlentherapeutisch behandelt werden, so muß der Arzt entsprechend der Zunahme der Gefahr von Strahlenreaktionen die Möglichkeit solcher Folgen offener schildern. So wird das Vertrauen der Patientin in die Strahlentherapie und zu dem behandelnden Arzt nicht verlorengehen. Die Aufklärung der Angehörigen der Patientinnen sollte man allerdings in aller Offenheit und Klarheit vornehmen.

Da die Unterschrift in einem in den strahlentherapeutischen Abteilungen üblichen Informationsblatt bei rechtlichen Auseinandersetzungen nicht immer vor Nachteilen schützt, ist es vorteilhaft, im Kranken- bzw. Bestrahlungsblatt eine Notiz über das Datum und die Art der Aufklärung der Patientin mit Nennung von Zeugen, wie anwesende Ärzte oder Schwestern, festzuhalten.

Es ist immer wichtig, ein Polaroid-Photo von der operierten Thoraxhälfte anzufertigen und ein weiteres, auf dem die Größe und die Lage der eingestrahlten Felder angezeichnet sind.

Angaben über den Zustand der Haut, über Narbenverhältnisse, Folgen von Infektionen und Besonderheiten müssen im Bestrahlungsblatt festgelegt sein. Insbesondere ist zu prüfen, ob die Haut der operierten Thoraxhälfte spannungsfrei angelegt ist. Nicht selten wird man bei sorgfältiger Untersuchung auch einen übersehenen Faden in der Hautnaht finden. Auch sollte sofort die Umfangsdifferenz der Oberarme geprüft und festgehalten werden, wobei man 15 cm oberhalb und 10 cm unterhalb des Ellenbogengelenkes und in Handmitte mißt.

Bei der Besprechung der Folgen der Strahlentherapie des Mammakarzinoms sollte man den Patienten vorsichtig darüber orientieren, daß jedes strahlentherapeutische Handeln sein Risiko hat. Das Risiko kann individueller Natur sein, wird sich aber nie völlig ausschalten lassen. Frequenz und Schwere von Komplikationen müssen jedoch in einem vernünftigen Verhältnis zum Resultat stehen und sind nur zu verantworten, wenn keine anderen Therapiemöglichkeiten bestehen.

Während in den letzten Jahren das Risiko und die Folgen chirurgischer Eingriffe an Zahl und Schwere abgenommen haben, sind durch die Fortschritte der Strahlentherapie, insbesondere auch der Megavolttherapie neue Risiken entstanden. Der Zeitraum seit der Anwendung der Megavolttherapie ist noch nicht so groß, daß bereits alle Folgen und Komplikationen übersehen werden können.

B. Die normale Brust

I. Anatomie

In der Regel erstreckt sich die Brust vom Sternumrand bis zur vorderen Axillarlinie, in kraniokaudaler Richtung von der 1. bis zur 7. Rippe. Fast immer ist ein axillarer Teil des Drüsenkörpers vorhanden, der über dem M. pectoralis major liegt und bis in die Achselhöhle reichen kann.

Die Größe der Brust hängt von der Menge des vorhandenen Fett-, Drüsen- und Bindegewebes ab. Die Brustdrüse sitzt der Fascia pectoralis major verschieblich auf. Diese Fascia kann bis zum Rand des M. serratus anterior verlaufen.

Der M. pectoralis major selbst ist ein recht dicker Muskel, welcher vom Sternalende der Klavikula, dem Sternum und den Knorpeln der 1. und 7. Rippe entspringt. Er reicht auch bis zur Aponeurose des M. obliquus abdominis externus. Zur Brustwand hin liegt unter dem M. pectoralis major der M. pectoralis minor. Er entspringt der 3., 4. und 5. Rippe und endet am Processus coracoideus der Scapulae. Mehr lateral liegt der M. serratus anterior. Er setzt an den seitlichen Teilen der 1.–8. oder 9. Rippe an, zieht zwischen Schulterblatt und Brustwand nach dorsal zum medialen Rand der Scapula. Bei chirurgischen Eingriffen kommen der M. latissimus dorsi mit seinem Vorderrand und von der Rektusscheide nur der obere vordere Rand zur Darstellung.

II. Blutversorgung

Die Blutversorgung geschieht über die A. und V. thoracica interna, die mit ihren Verzweigungen zum M. pectoralis major und minor und in die tiefe Fascia ziehen. Die Venen münden in der V. axillaris. Als Seitenast der V. axillaris ist die V. cephalica für den Chirurgen von Interesse.

III. Lymphgefäße der Mamma

Man unterscheidet bei der lymphatischen Versorgung der Brustdrüse 3 Abflußbahnen: die axillare, die interkostale und die intermuskuläre (Abb. 1).

Die *axillare* Gruppe wird gespeist von den Lymphbahnen, die aus dem äußeren Quadranten der Brustlymphknoten, der subkapsulären und brachialen Lymphknotenkette stammen. Diese gehen in die zentrale axillare Gruppe über, die wiederum Verbindung zu den Lymphonodi (L.n.) apicales und supraclaviculares haben.

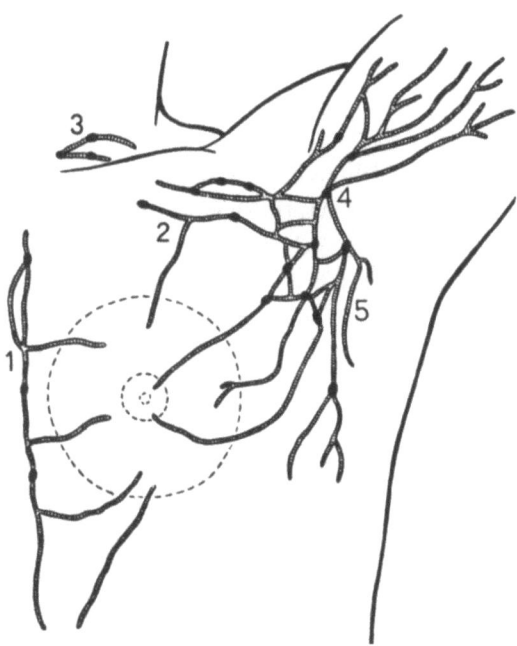

Abb. 1. Schematische Darstellung der regionären Lymphknoten der Brustdrüse nach TÖNDURY. *1* Parasternale Lymphknoten entlang der A. thoracica interna, *2* infraklavikuläre, *3* supraklavikuläre Lymphknoten, *4* Lymphknoten in der Axilla, *5* an der lateralen Brustwand subpektoral gelegene Lymphknoten

Die wichtige *interkostale Gruppe* führt in die Gegend der Parasternallinie durch den M. pectoralis major und durch die Interkostalräume zu den Lymphonodi sternales, welche entlang der Vasa thoracica int. verlaufen. Diese haben nicht nur eine Verbindung zu den supraklavikulären Lymphknoten, sondern in Höhe der 1. Rippe zu kontralateralen Lymphknotenketten.

Die *intramuskulären Abflußbahnen* haben, indem sie den M. pectoralis major durchqueren, Verbindung zu den L.n. interpectorales, die wiederum Verbindungen zu den tiefen Lymphknoten der Axilla und zu den L.n. apicales erkennen lassen. Alle drei Lymphknotenketten stehen daher mit den supraklavikulären Lymphknoten in Verbindung.

Für den Strahlentherapeuten ist die Anatomie der Regio axillaris nach dem operativen Eingriff von besonderer Bedeutung. Der vordere Rand der Axilla wird durch den Rest des M. pectoralis major, der hintere Rand durch den M. latissimus dorsi gebildet. Vorn lateral liegt noch der lange Kopf des M. biceps und des M. coracobrachialis. In der Tiefe der Achselhöhle findet man einen Teil des M. serratus anterior.

C. Operationsmöglichkeiten

Die Mamma-Chirurgie ist untrennbar mit den Namen von R. VON VOLKMANN, W. HALSTED, W. MEYER und J. ROTTER verbunden.

I. Radikale Mastektomie

Die (1882) von HALSTED und im gleichen Jahr von MEYER angegebene Methode der radikalen Mastektomie galt über Jahrzehnte hinaus als Standardmethode der operativen Behandlung des Brustkrebses. Erst in den letzten Jahren, insbesondere durch die Ergebnisse der Strahlenbehandlung von McWhirter (1949) aus Edinburgh sowie den Einsatz der Megavolttherapie, ist das Spektrum der chirurgischen Eingriffe größer geworden. Die Diskussion über Vor- und Nachteile der verschiedenen Methoden ist noch nicht abgeschlossen.

Nachfolgend werden die heute üblichen operativen Methoden geschildert. Da Früh- und Spätkomplikationen verschiedener Methoden unterschiedlich sein können, muß der behandelnde Radiologe über die vorliegenden postoperativen Verhältnisse orientiert sein.

Die klassische Radikaloperation nach Halsted hat einige Änderungen erfahren, die man an der Narbenform sieht. Die Schnittführung nach Meyer zieht bis in den vorderen Axillarrand, die Modifikation nach Deaver reicht ebenfalls bis an die Axilla heran, während die von manchen Chirurgen bevorzugte Schnittführung nach Stewart eine parallel zur Klavikula verlaufende Narbenbildung zeigt. Allen Modifikationen gemeinsam ist, daß der gesamte Brustdrüsenkörper mit einem Großteil der Haut entfernt wird. Entfernt werden auch beide Pectoralismuskeln sowie die axillaren, intrapektoralen und infraklavikulären sowie subskapulären Lymphknotenketten (Abb. 2).

Nicht selten wird die Pars infraclavicularis des M. pectoralis major belassen, weil dieser Anteil für die Radikalität der Operation ohne Bedeutung ist und ein Teil der Muskelfunktion erhalten bleibt. Vielfach wirkt sie aber für die Patientin störend und beunruhigend und er schwillt auch beim Auftreten eines Armödems an. Diesen Muskel ganz zu entfernen wäre aus strahlentherapeutischer Sicht besser (Abb. 3).

II. Erweiterte radikale Mastektomie

Die erweiterte radikale Mastektomie ist in Deutschland weitestgehend fallengelassen worden, wird aber in den Vereinigten Staaten (Southwick et al., 1973) noch häufig durchgeführt. Hierbei entfernt man zusätzlich die parasternalen Lymphknoten entlang der A. mammaria interna mit Exzision eines 3–4 cm breiten Stücks der Thoraxwand. Wenn die Vasa thoracica interna weniger als 1 cm vom Sternum entlang verlaufen, wird auch ein Teil des Sternums mitentfernt. Zusätzlich können auch die supraklavikulären Lymphknoten ausgeräumt werden.

III. Modifizierte radikale Mastektomie

Die eingeschränkte Radikaloperation ist eine Modifikation der Halsted-Methode, bei der von manchen Chirurgen auch der M. pectoralis major belassen wird. Andere Operateure entfernen keinen der großen Brustmuskeln, jedoch die axillaren Lymphknoten bis zum medialen Rand des M. pectoralis minor bzw. halten auch nur die Entfernung einiger weniger Lymphknoten für gerechtfertigt.

IV. Einfache Mastektomie

Die einfache Mastektomie bzw. Ablatio mammae ist durch die alleinige Entfernung der Mamma charakterisiert, wobei die Axilla chirurgisch völlig intakt gelassen wird oder nur ein oder zwei Lymphknoten unter Mitnahme des Lobus axillaris der Mamma entfernt werden.

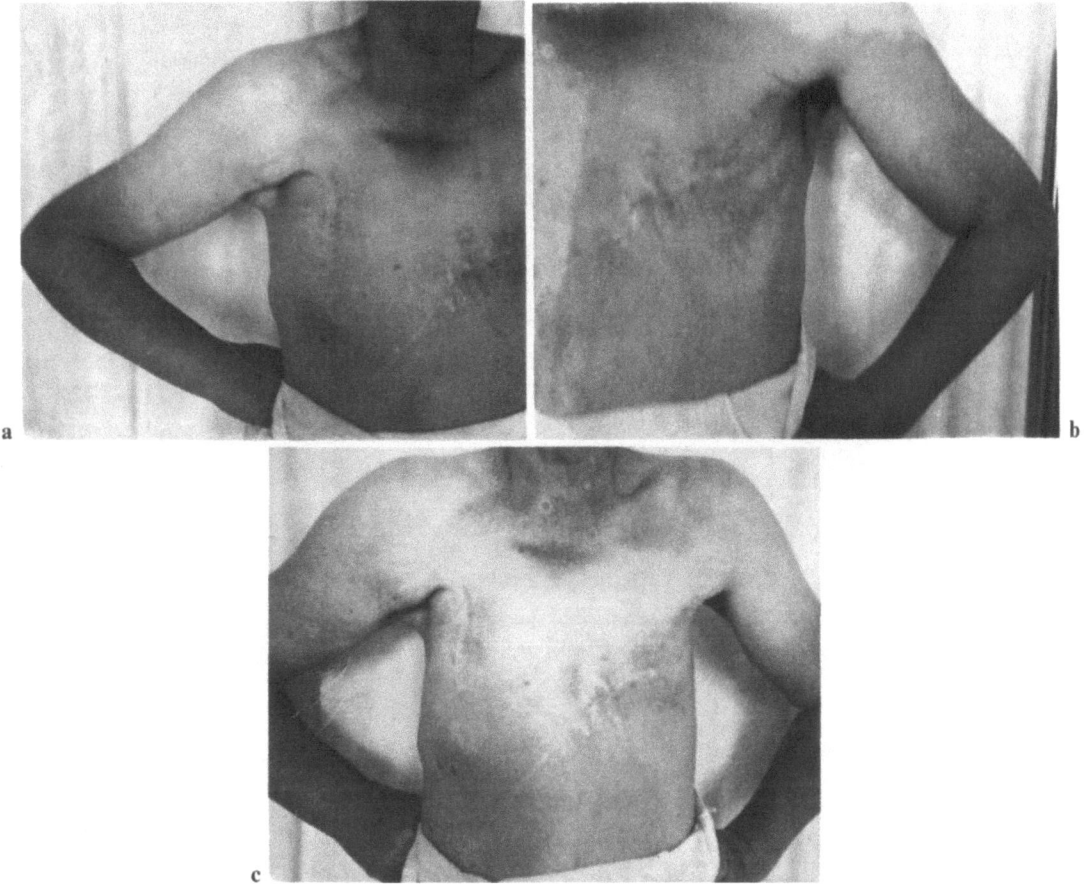

Abb. 2. Operationsform **a** 1955 Ablatio rechts nach HALSTED **b** u. **c** 1972 Ablatio links,
Schnittführung nach Stewarts-Methoden

V. Partielle Mastektomie

Bei der partiellen Mastektomie bzw. der Segment- oder Quadrantenresektion wird je nach Lage des Tumors ein Viertel bis ein Drittel der Brustdrüse mit oder ohne Hautanteile resiziert.

VI. Tumorektomie

Unter Tumorektomie versteht man die alleinige Entfernung des tumorösen Bezirkes mit einem Sicherheitsring von gesundem Gewebe.

D. Chirurgische Komplikationen

Man unterscheidet intraoperative und postoperative Früh- sowie Spätkomplikationen.
Bei unvorsichtiger Präparation kann es zu einer Verletzung der Pleura kommen. Auch soll die V. axillaris nur mit Stieltupfern freipräpariert werden, um eine Thrombose

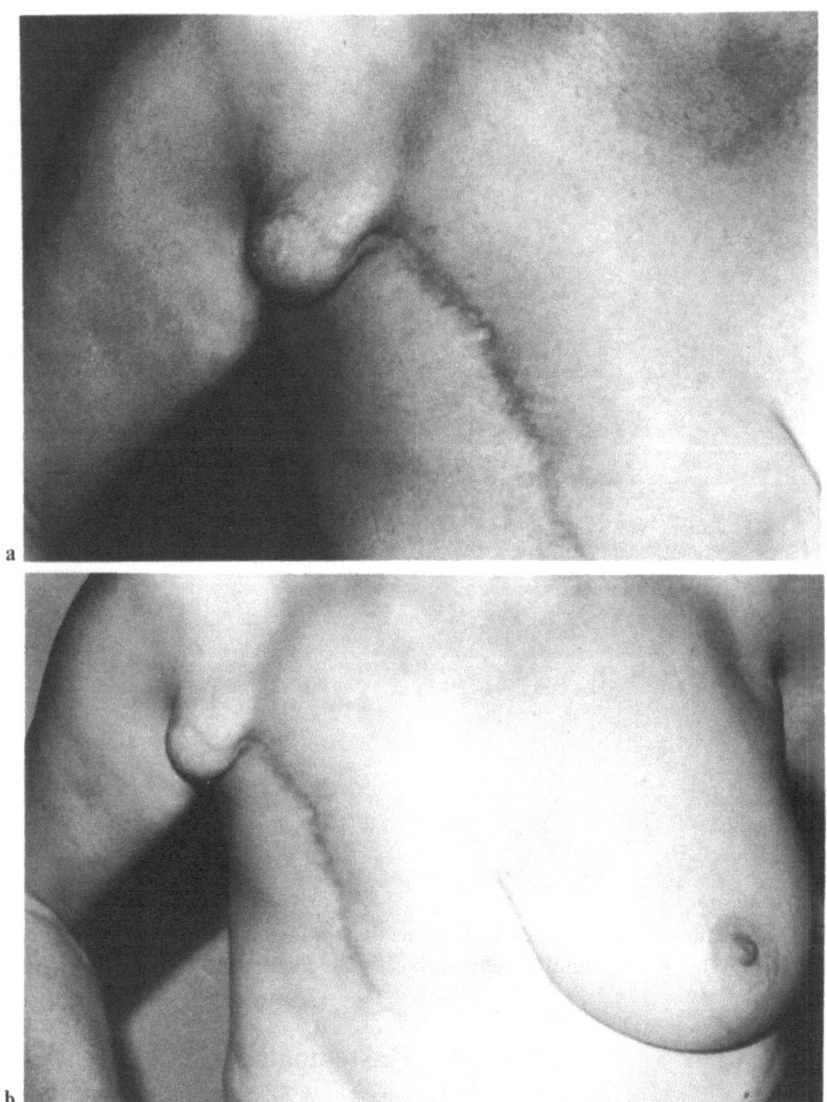

Abb. 3. Stehengebliebener Rest des M. pectoralis major

zu verhindern (BAY u. MATTHAES). Eine Verletzung der A. oder V. axillaris ist selten, aber nicht ganz ausgeschlossen.

Eine weitere Komplikation ist die Verletzung der Nn. thoracodorsalis und thoracicus longus. Sie führen zu einem Funktionsausfall der von ihnen versorgten Muskel, des M. latissimus dorsi und M. serratus. Dadurch wird die aktive Beweglichkeit deutlich eingeschränkt.

Als postoperative Frühkomplikationen sind die postoperativen Blutungen und das Serom zu nennen. Eine Nekrose der Hautlappen ist nicht dabei auszuschließen. Als Folge von Seromen, ausgedehnten Hämatomen oder Sekundärheilungen infolge Hautnekrosen kann eine Alteration des Lymphgefäßsystems in der Axilla auftreten.

Besondere Bedeutung hat die Sekundärinfektion nach Teilamputation der Mamma oder Tumorektomie. Es kann eine ausgedehnte Mastitis entstehen, die über längere Zeit die notwendige Nachbestrahlung verhindert.

Steht die Haut unter Spannung, kann es postoperativ zu einer Nekrose der Wundränder kommen (Abb. 4). Eine gespannte Haut ist sehr strahlenempfindlich. Spätschäden

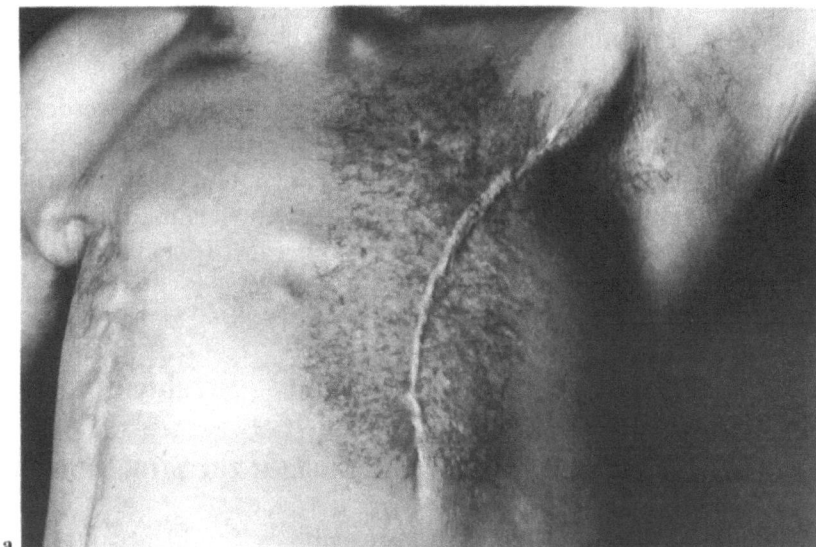

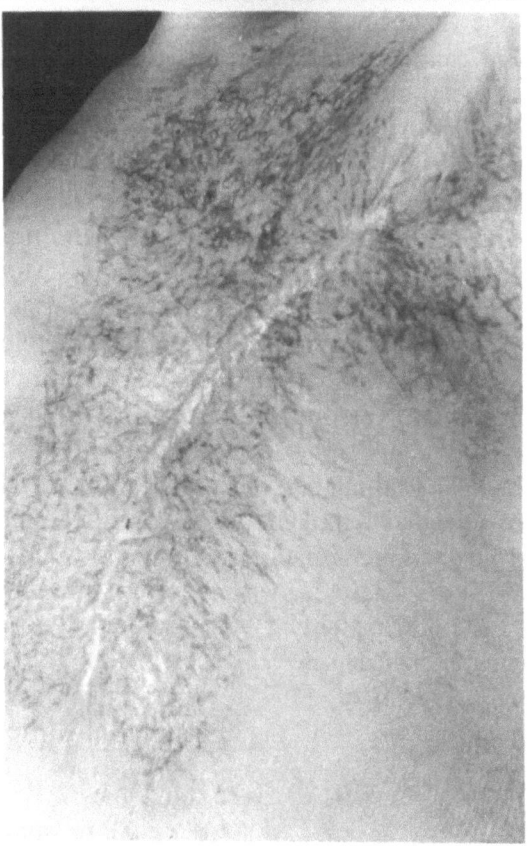

Abb. 4. a Ulkus im oberen Narbenpol nach übersteigerten krankengymnastischen Übungen. **b** Nach Ruhigstellung heilt das Ulkus innerhalb von 4 Wochen vollständig ab

werden dann der Strahlentherapie zur Last gelegt, sind aber primär chirurgisch verursacht, so daß der postoperative Zustand der Haut sorgfältig überprüft werden muß.

Infolge des operativen Eingriffs entsteht auch bei einfacher Mastektomie eine lokale Hyper- oder Hypästhesie im Thoraxbereich, die erst nach längerer Zeit wieder verschwindet. Narbenschmerzen werden gelegentlich geäußert und als witterungsabhängig geschildert. Schmerzen treten auch dann auf, wenn eine starke Fixierung der Haut an das Periost stattgefunden hat.

Außer der Fixierung der Haut an das Periost lassen sich lange Zeit bestehende, umschriebene Schmerzen an den Knorpeln und in den Weichteil-Knorpelzonen der operierten und bestrahlten Thoraxhälfte feststellen, die wie ein Tietze-Syndrom imponieren und die Patientin in ihrem Wohlbefinden beeinträchtigen.

Auch auf Narbenbildungen in der Axilla muß geachtet werden. Um Schwielenbildungen zu verhindern, empfehlen Bay und Matthaes, bei der Radikaloperation den M. pectoralis minor nur am Thorax abzutrennen und nach Ausräumung der Axilla um das Gefäßbündel zu schlagen. Als Folge der Schwielenbildung kommt es zu einer Verringerung der groben Kraft, zur Einschränkung der Beweglichkeit und zu Parästhesien.

E. Strahlentherapie – Strahlenfolgen

I. Allgemeine Bemerkungen zur Strahlentherapie

Wie schon zu Anfang ausgeführt, gibt es Strahlenreaktionen, die unerwartet als Folge vieler noch zu besprechender Faktoren auftreten, und solche, die bei der Schwere des Krankheitsbildes voraussehbar sind und in Kauf genommen werden müssen.

Zuerst sollten aber zwei Gesichtspunkte diskutiert werden, von denen der erste z.Z. besonders häufig im Gespräch ist.

1. Das Risiko der Verschlechterung der immunologischen Abwehrlage wird von Fisher et al. (1970), Host und Brennhard (1975) sowie Stjernswärd et al. (1972) als Folge einer Strahlenbehandlung angenommen, wobei man eine Schädigung der Gefäße, der Lymphknoten und vielleicht eines Restes der Thymusdrüse in Betracht zieht. Verfechter einer Chemotherapie stellen diese Gesichtspunkte besonders in den Vordergrund.

Zweifellos kommt es zu einer kurzfristigen Verschlechterung der immunologischen Abwehrlage während und nach Abschluß der Strahlentherapie. Diese beeinflußt die Prognose nicht. Darauf hat schon Fletcher (1973) hingewiesen. Zur Begründung gibt er an, daß die Erfolge der Vorbestrahlung des Mammakarzinoms gegenüber der reinen Nachbestrahlung besser, zumindest nicht schlechter sind. Dies konnten wir auch in unserem eigenen Krankengut an vorbestrahlten Patienten in einer 5- und 10-Jahres-Studie in gleicher Weise nachweisen (Amirfallah et al., 1972). Schließlich haben Levitt et al. (1977) die These der verminderten Abwehr widerlegt.

2. Die Entstehung von strahleninduzierten Geschwülsten, insbesondere von Sarkomen: Hier liegen Berichte von Alpert et al. (1973), Hatfield und Schulz (1970) sowie Howland et al. (1975) vor. Strahleninduzierte Sarkome treten nach durchgeführter Therapie von 10 bis zu 30 Jahren im Mittel nach 12 Jahren auf.

II. Organbezogene Strahlenschäden

Seit den grundlegenden Arbeiten von H. Meyer (1922) ist die Strahlentherapie des Mammakarzinoms bis etwa 1965 mit konventionellen Methoden bei 180–200 kV durchgeführt worden. Eine einheitliche Bestrahlungsmethode hat sich allerdings nie durchgesetzt. Es gab Verfechter einer Bestrahlungsmethode mit kleinen verzettelten Dosen, ebenso wie es Befürworter einer schon relativ aggressiven Strahlentherapie bis zur Toleranzdosis der Haut in kürzerer Behandlungszeit gegeben hat.

Das Risiko eines Auftretens von Strahlenreaktionen war nicht nur allen Ärzten, sondern auch den Patienten bekannt. Die Furcht vor den Folgen der Bestrahlung war und

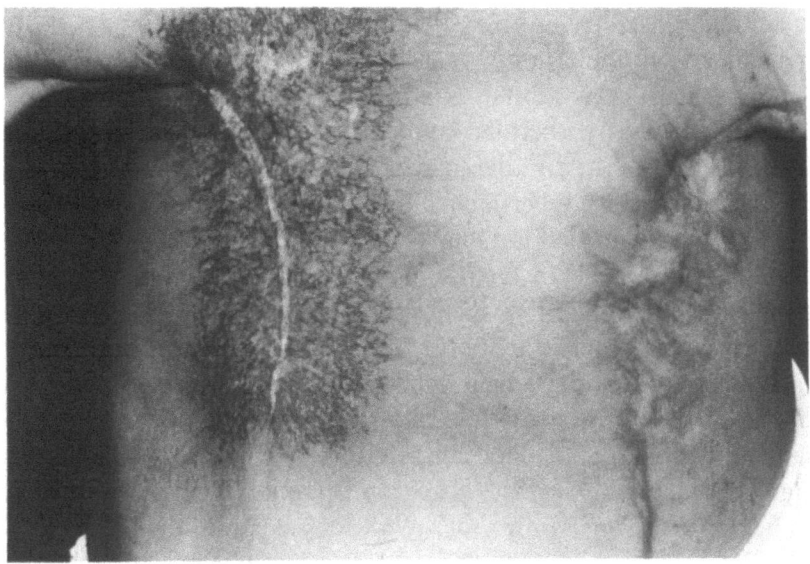

Abb. 5. Zustand nach doppelseitigem Mammakarzinom: rechts 1966 – 200-kV-Therapie; links 1973 – Telekobalt-Behandlung; rechts massive Teleangiektasien (Stadium II); links Sekundärheilung mit größeren Hautnarben; leichte Induration der Haut

ist auch noch heute außerordentlich groß, zumal vielfach von nicht radiologisch tätigen Ärzten die Beschwerden der Patientinnen als Bestrahlungsfolge hingestellt wurden, obwohl sie so gut wie immer anderer Ursache waren. Bei der Verschlechterung des Krankheitsbildes kam es dem Kausalitätsbedürfnis von Arzt und Patient entgegen, wenn diese auf die Strahlenbehandlung zurückgeführt werden konnte.

In der Zeit, in der in Deutschland auch Nicht-Radiologen die Strahlentherapie des Mammakarzinoms durchführten, wurde mit Bestrahlungsdosen gearbeitet, die man ohne Umschweife als Unterdosierung bezeichnen kann. Frühschäden sind auf diese Weise vermieden, spätere Schädigungen aber nicht ausgeschlossen worden, ohne daß man durch die Strahlentherapie eine sichere Wirkung auf das Karzinom erreichte.

Während sich in den großen ausländischen Strahlenkliniken die Megavolttherapie des Mammakarzinoms sehr schnell durchsetzen konnte, ist sie in Deutschland von einer Reihe von Klinikern erst recht spät in den Behandlungsplan des Mammakarzinoms aufgenommen worden. Inzwischen sind die Vorteile allgemein anerkannt worden und eine Strahlentherapie des Mammakarzinoms mit konventionellen Methoden ist unmöglich geworden.

Da die konventionelle Strahlentherapie und die Megavolttherapie z.T. verschiedene Möglichkeiten von Strahlenreaktionen bedingen, soll jeweils in den entsprechenden Kapiteln darauf eingegangen werden. Nicht verschwiegen werden sollte aber schon an dieser Stelle, daß die Megavolttherapie die Zahl der oberflächlichen Strahlenschäden verringert, ernstere Schäden an tieferliegenden Organen jedoch häufiger auftreten können, als dies bei der konventionellen Strahlentherapie der Fall ist (Abb. 5).

III. Ursachen der Strahlenschäden

Strahlenreaktionen der Haut und anderer Organe können neben den schon besprochenen individuellen Voraussetzungen insbesondere durch bestimmte Krankheiten begünstigt werden. Zusätzliche Schädigungsmöglichkeiten resultieren aus fehlerhafter Bestrahlungsart und Bestrahlungsplanung. Insbesondere muß man

1. dosimetrische Fehler,
2. Fehler bei der Einstelltechnik mit Feldüberschneidung,
3. Fehler bei der Fraktionierung,
4. von der Höhe der eingestrahlten Dosis bedingte Schäden abgrenzen.

Dosimetrische Fehler waren bei der konventionellen Strahlentherapie nicht ganz selten. Sie beruhten in den meisten Fällen darauf, daß der strahlenbiologische Unterschied zwischen der Einfalls- und der Oberflächendosis nicht genügend beachtet wurde.

Eine weitere Ursache war die Feldüberschneidung, insbesondere bei der sog. Zangentherapie nach Hohlfelder, einer in Deutschland seit vielen Jahren geübte Methode. Bei der konventionellen Strahlentherapie spielte die Dosishöhe und die Fraktionierung eine wesentliche größere Rolle, als dies heute für die Megavolttherapie zutrifft. Von manchen Strahlentherapeuten wurden aber die Grenzen der Verträglichkeit der Haut, in dem Bestreben, einen optimalen Strahleneffekt zu erreichen, überschätzt.

Viele Strahlenreaktionen sind auch aufgetreten, weil die Überwachung der mit der Durchführung der Strahlentherapie beauftragten Personen nicht immer gewährleistet war und Irrtümer bei der Wahl der Filter, der Wahl des Bestrahlungsfeldes und der Dosishöhe sowie der Fraktionierung nicht früh genug erkannt wurden. So waren Strahlenschädigungen oft nicht auf schlechte strahlenbiologische Kenntnisse oder nicht ausreichende Erfahrung zurückzuführen, sondern auf unglückliche Zufälle und Personal- sowie Organisationsfehler.

Über die Strahlenreaktionen der Haut hat Cottier (1966) im *Handbuch der medizinischen Radiologie* (Bd. II/2) ausführlich berichtet, so daß man sich hier auf einige wenige Bemerkungen beschränken kann.

IV. Früh- und Spätreaktion der Haut des Thorax, des Supraklavikulargebietes und der Achsel

Bei der Kilovoltbestrahlung sind jedem Strahlentherapeuten die Früh- und Spätreaktionen bekannt. Dem Früh- und Späterythem folgt die Radiodermatitis sicca, eine noch leichte Reaktion der Haut. Bei einer höheren Dosierung bis etwa 3 000 rad OD entsteht eine oberflächliche feuchte Hautabschilferung, Epidermolyse genannt. Im Spätstadium tritt die sekundär-chronische Radiodermatitis auf.

Während die Radiodermatitis sicca und die Epidermolyse nach 2–4 Wochen, ohne Residuen zu hinterlassen, ausheilen, können als Folge einer hochdosierten Bestrahlung Hautveränderungen entstehen, die als „sekundär-chronische Dermatitis" bezeichnet werden. Diese „chronische Röntgenhaut" neigt zu erhöhter Verletzlichkeit.

Die primär-chronische Radiodermatitis als Folge der Einstrahlung kleinerer Dosen geht ohne Frühveränderungen in einen Dauerzustand mit Auftreten einer dauernden, oberflächlichen Bräunung der Haut, mit Teleangiektasien in Form kleiner Hämangiome, Pigmentverschiebung mit überstarker Pigmentation oder Depigmentierung, Haarverlust und Bildung von Keratomen über.

Man sollte sich bemühen, die Hautschädigung der Vergleichbarkeit wegen in Stadien einzuteilen.

Unter *Stadium I* versteht man eine leichte bis mittelschwere Bräunung, minimale oder keine Teleangiektasien, ohne subkutane Fibrosen und kein Verlust von subkutanem Fettgewebe (Abb. 6).

Zum *Stadium II* rechnet man eine mäßige Pigmentation oder Depigmentation, mäßige Teleangiektasien ohne oder minimale Fibrose der Haut (Abb. 7).

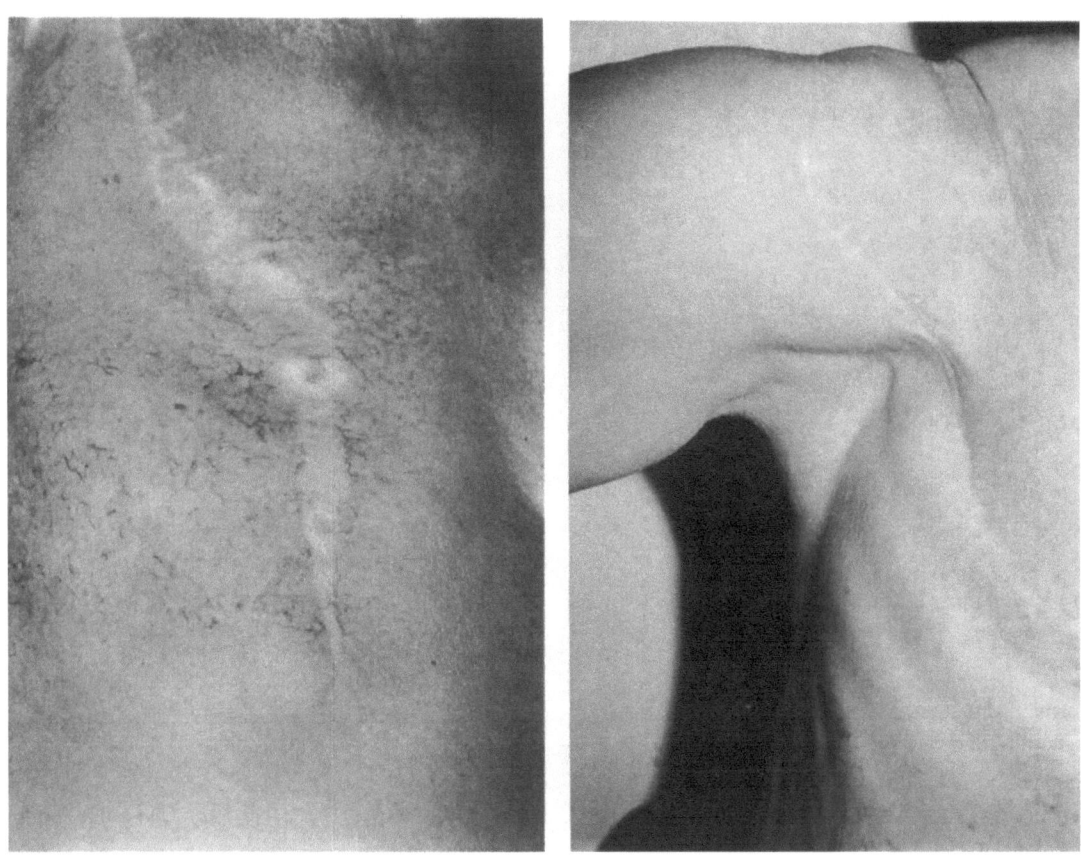

Abb. 6. Strahlenschädigung (Stadium I)

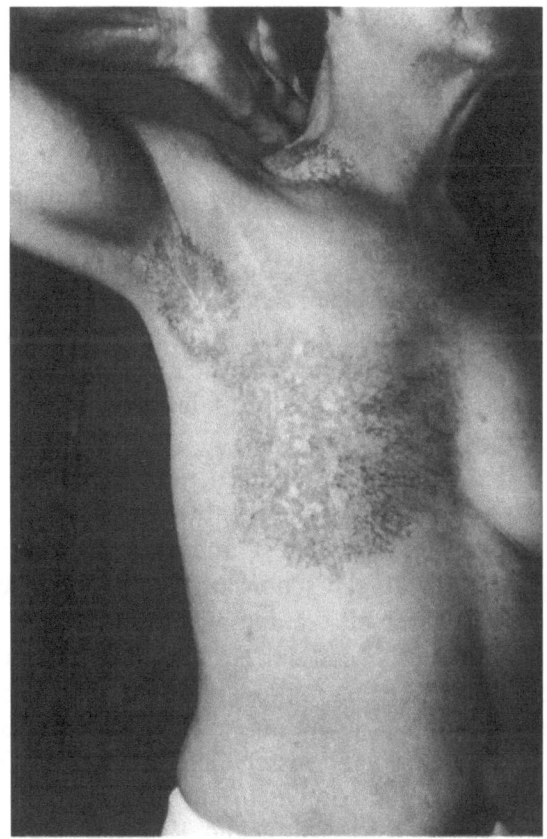

Abb. 7. Sekundär chronische Radiodermatitis 18
Jahre nach Vor- und Nachbestrahlung, 200 kV:
kein Rezidiv, keine Ulzeration, Stadium II

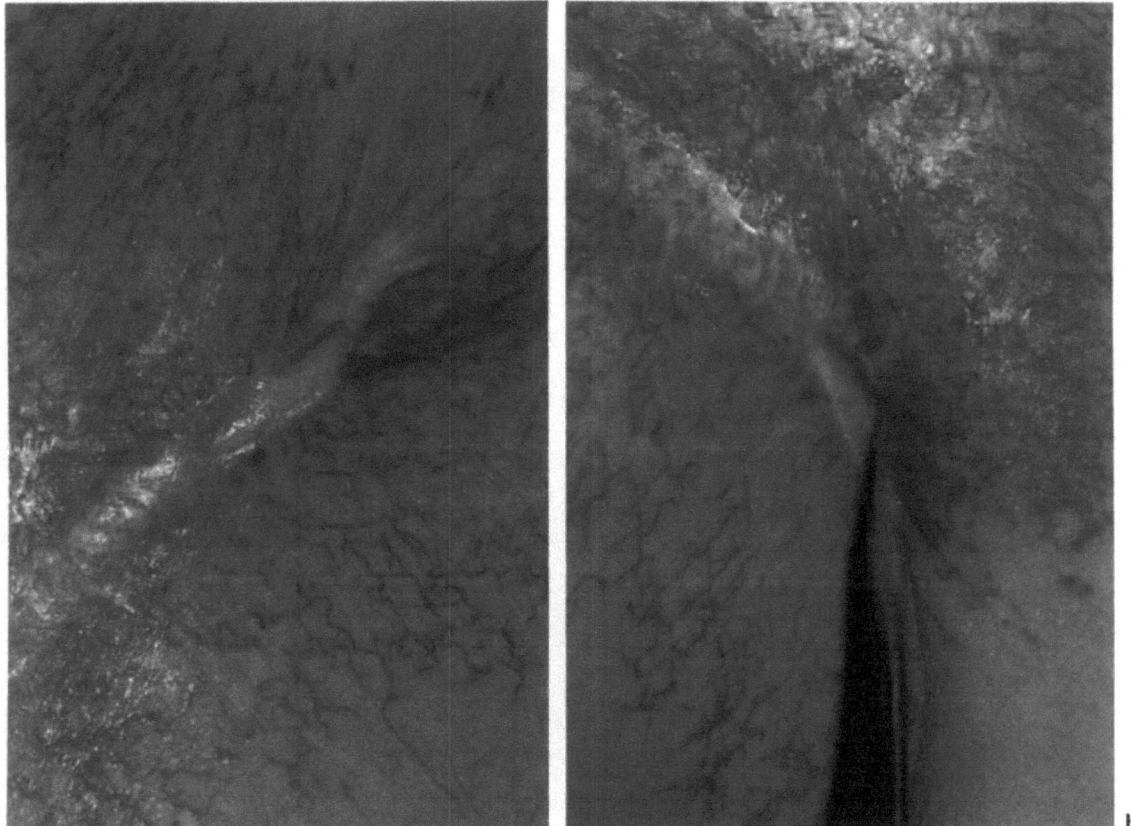

Abb. 8a, b. Zustand nach Kilovolttherapie mit Hautschädigung, Stadium III: Massive oberflächliche, auch tiefergelegene Teleangiektasien, Depigmentierung der Haut; flaches oberflächliches Ulkus im Narbengebiet

Zum *Stadium III* gehören eine starke Pigmentation oder Depigmentation, ausgeprägte Teleangiektasien, Hautatrophien (Abb. 8), ausgedehnte subkutane Fibrosen und Ulzerationen sowie Nekrosen.

Die Frühfolgen der Megavolttherapie bestehen in einer ganz milden Radiodermatitis sicca. Als Spätfolgen zeigen sich eine Induration der Haut und ein Verlust des Unterhautfettgewebes. Die hierbei auftretende sekundär-chronische Radiodermatitis neigt kaum zu Komplikationen. Es ist wichtig zu wissen, daß keine eindeutigen Beziehungen zwischen der Schwere der Frühveränderungen und späteren Folgeerscheinungen bestehen (Chu et al.).

Kontrolluntersuchungen, 10 Jahre nach Kilovolttherapie mit einer Dosis von 42,5–47 Gy, in 3–4 Wochen verabreicht, ergaben, daß 55% der Strahlenfolgen dem Schweregrad der anfänglichen Veränderungen entsprachen, während 21% schwerere Veränderungen hatten als die schon zu Anfang bestehenden, und in 24% die Spätveränderungen leichter waren als die anfänglichen.

Strahlenschäden der Haut können Folgen von Summations- und Kombinationsschäden sein. Der Summationsschaden entsteht bei der Überdosierung, hervorgerufen durch eine Feldüberschneidung, insbesondere bei Bestrahlung von Rezidiven.

Der Kombinationsschaden, die viel häufigere Form des Strahlenschadens der Haut, ist eine Kombination nicht nur von Hautschäden, sondern auch Schäden anderer Organe, wie Lunge, Speiseröhre und Knochen, verbunden mit einer gleichzeitigen Schädigung

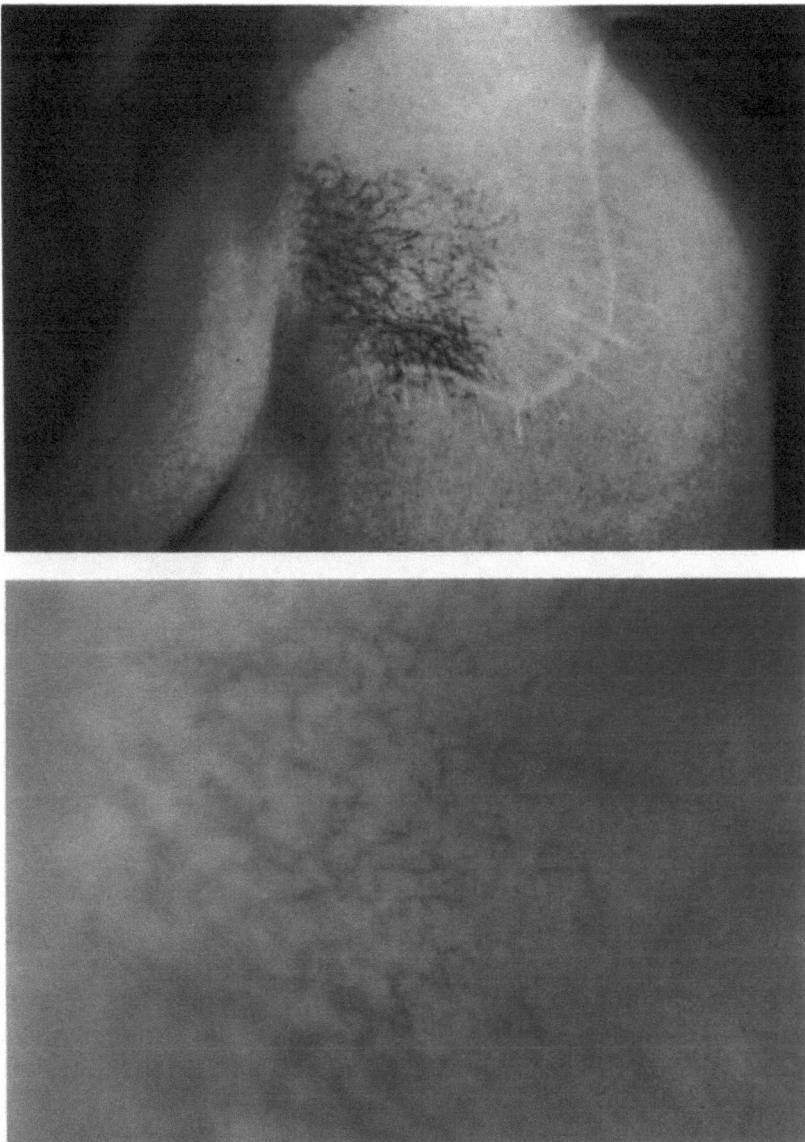

Abb. 9. Sekundär chronische Radiodermatitis 10 Jahre nach Telekobalttherapie

durch andere Ursachen, wie Inhalation von chemischen Stoffen, mechanische Reizung durch Kleidungsstücke usw. (FLASKAMP, 1930) (Abb. 10).

Bei der Haut steht das akute und das chronische Strahlenulkus im Vordergrund. Bei der Suche von Ursachen des Strahlenulkus in einer vorbestrahlten Haut muß man sorgfältig vorgehen. Aus ihrer großen Erfahrung haben DREPPER et al. (1971) aus der Fachklinik „Hornheide" bei Münster berichtet. Ihre Untersuchungen sollen nachfolgend zusammengefaßt werden:

Der untersuchende Arzt hat sich zu fragen, welche Krankheit bei dem Patienten besteht, wie die Strahlenanamnese aussieht, ob es sich wirklich um einen malignen Tumor gehandelt hat und ob ein Strahlenulkus oder ein Rezidiv vorliegt. Das Tumorrezidiv wird nach der Erfahrung von EHRING eher zu häufig vermutet und erneut bestrahlt. Ein fragliches Strahlenulkus muß histologisch geklärt werden. Es kommen nicht nur Plattenepithelkarzinome oder Sarkome, häufiger sogar Basalzellenkarzinome vor. Ein

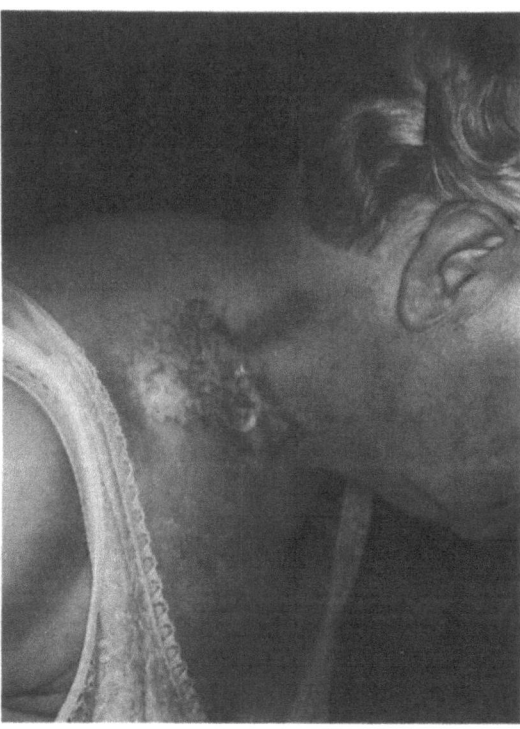

Abb. 10. Ulkus in strahlengeschädigter Haut der Supraklavikulargrube 19 Jahre nach Kilovolttherapie, 5,5 Gy im Splittingverfahren (Kombinationsschaden); 6 Monate später Ulkus ausgeheilt

chronisches Ekzem, eine Schuppenflechte oder eine Tuberkulose können die Bestrahlung überstehen und den Spätschaden fördern. Eine gespannte Narbe, besonders bei zunehmender Adipositas, wirkt sich ungünstig auf das bestrahlte Hautfeld aus.

Sonnenbestrahlung, Traumata, chronischer Druck, Scheuer- und Kratzeffekte sind zu berücksichtigen. Chemische und physikalische Reize, auch entzündungshemmende Mittel, Desinfizienzien, Infrarotbestrahlung, vor allem aber allergische Dermatosen sind zu beachten. Letztere werden häufig durch therapeutisch angewandte Puder und Salben hervorgerufen. Kleidung, nicht selten Brustprothesen aus Gummi oder Nylon haben einen kumulativen Effekt. Kortikosteroid-Salben mit bakteriziden Zusätzen und bestimmte Salbengrundlagen können ungünstige Auswirkungen haben. Nach den Erfahrungen von Drepper et al. (1971) muß man auch an Hyperthyreose, Gicht, Nierenschäden, Malaria, Leukämie, an eine schwere Leberinsuffizienz und eine periphere Kreislaufinsuffizienz denken. Ganz besonders ist nach einer Superinfektion des Ulkus zu fahnden. Wird die Infektion beseitigt, heilt das Ulkus häufig schnell ab. Chronische Strahlenschäden treten bei der konventionellen Röntgentherapie bei Dosen um 40 Gy mit Einzeldosen von 2 Gy täglich bzw. 10 Gy pro Woche auf (Abb. 11a–b, 12, 13).

Über Spätfolgen der Megavolttherapie sind unsere Kenntnisse noch beschränkt. Es können Schäden nach 20–30 Jahren auftreten. Wie schon beschrieben, sind die Indurationen, die nach 6 Monaten bis zu 2 Jahren nachgewiesen werden können, die häufigste Reaktion der Haut und des Unterhautzellgewebes. Sie sind im Supra- und Infraklavikulargebiet sowie in der Achsel stärker und häufiger als in der Haut der Thoraxwand. Die Induration ist um so beträchtlicher, je umfangreicher die subkutane Fettgewebsschicht ist. Mäßige Teleangiektasien haben wir nach 10jähriger Beobachtungszeit mehrfach gesehen (Abb. 9). Sie erreichen aber nie das Ausmaß, wie man es aus der konventionellen

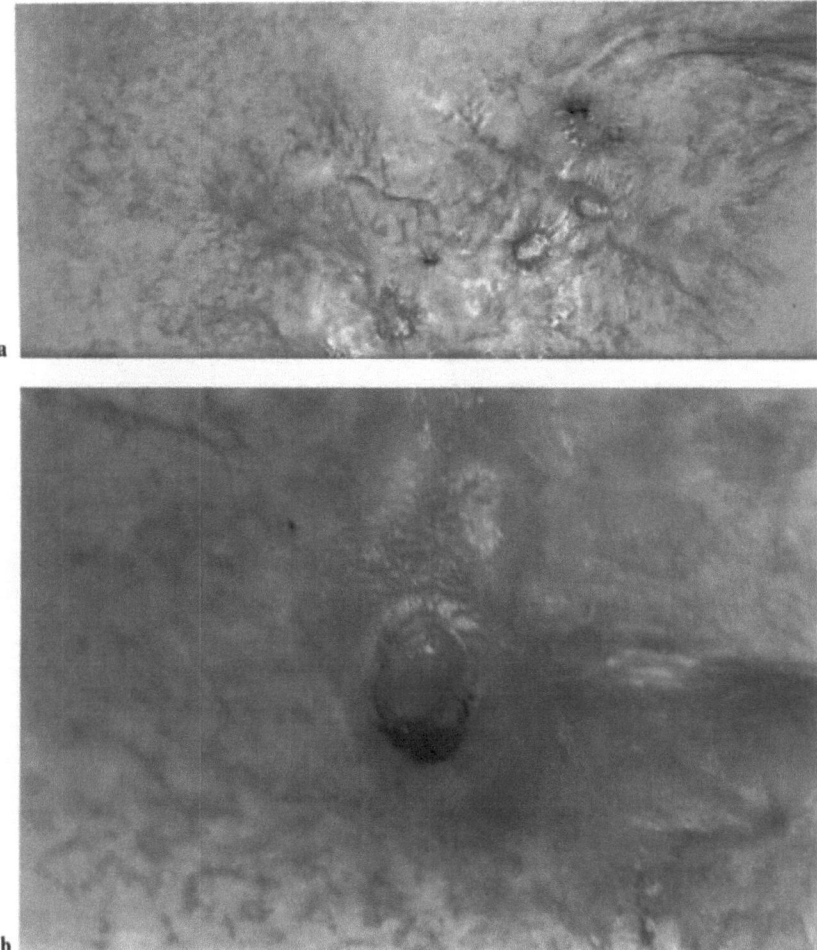

Abb. 11. a Ulkus in strahlengeschädigter Haut (Stadium III). **b** Rezidiv in strahlengeschädigter Haut

Röntgentherapie kennt. Schwere Indurationen im Supraklavikular-, Hals- und Achsel-gebiet sind zwar nicht schmerzhaft, stellen aber unangenehme, die Kranken sehr be-lästigende Zustände dar, weil die Muskulatur des Halses schrumpft und eine Bewegungs-einschränkung eintreten kann.

Bei der Megavolttherapie ist bei einer Dosis von 50–55 Gy bei 10 Gy pro Woche kein bleibender Hautschaden und kein Ulkus zu erwarten (ABBATUCCI, 1975; FLETCHER 1967). Oberhalb von 75 Gy bei einem großen bestrahlten Volumen, ist mit einer Strahlen-schädigung zu rechnen. So berichten SARRAZIN et al. (1975), daß bei einer Dosis von weniger als 75 Gy in 18% bei den Patienten Thoraxschmerzen und in 26,4% leichte Hautkomplikationen aufgetreten sind. Bei einer Dosishöhe von mehr als 70 Gy entstanden bei 27,6% der Patienten Schmerzen im Thoraxbereich und bei 75,8% Hautschädigungen stärkerer Art, jedoch noch keine Nekrosen (Abb. 14). Eine Strahlentherapie im Splitting-verfahren erhöht die Toleranzdosis der Haut um 10–15%.

Alleinige Strahlentherapie des Mammakarzinoms

Bei der alleinigen Therapie des Mammakarzinoms (BACESSE, 1962; AMIRFALLAH et al., 1972; ZUPPINGER, 1941) durch Megavolttherapie besteht die Gefahr einer Überdosierung im Bereich der bestrahlten Brust. Dabei kommt es in der Regel zu einer Schrumpfung

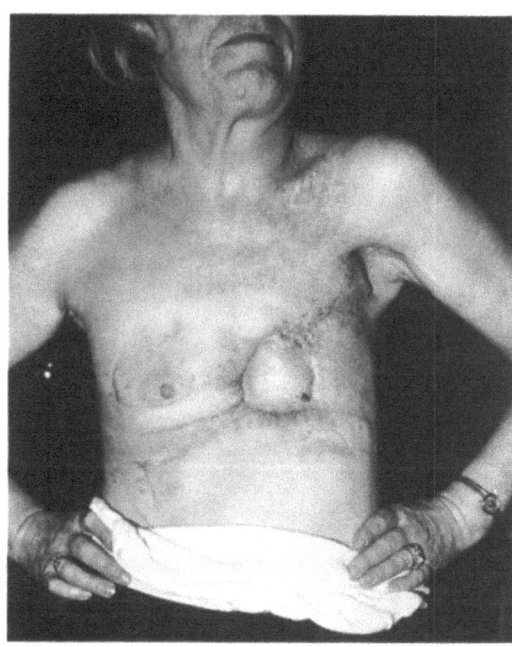

Abb. 12. Hautschädigung nach Kilovolttherapie (Stadium III). Zustand nach plastischer Deckung eines Ulkus

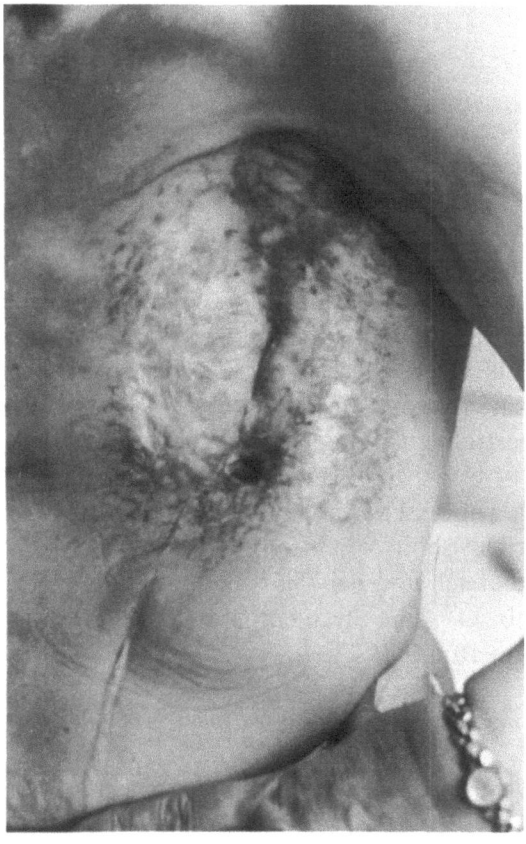

Abb. 13. Hautschädigung (Stadium III) mit Plastik und neuem Ulkus am unteren Rand der strahlengeschädigten Haut

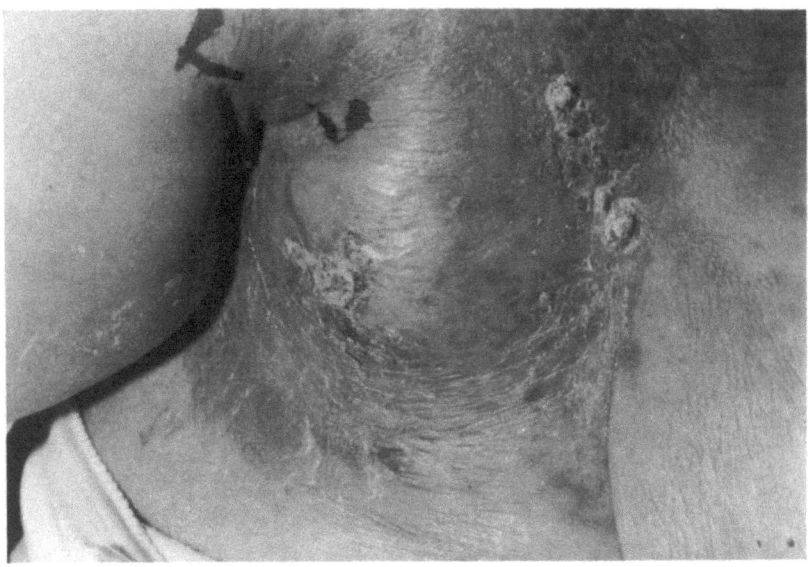

Abb. 14. Zustandsbild nach Telekobalttherapie: Armödem, Hautinduration mit Ulzeration und Hautrezidiven

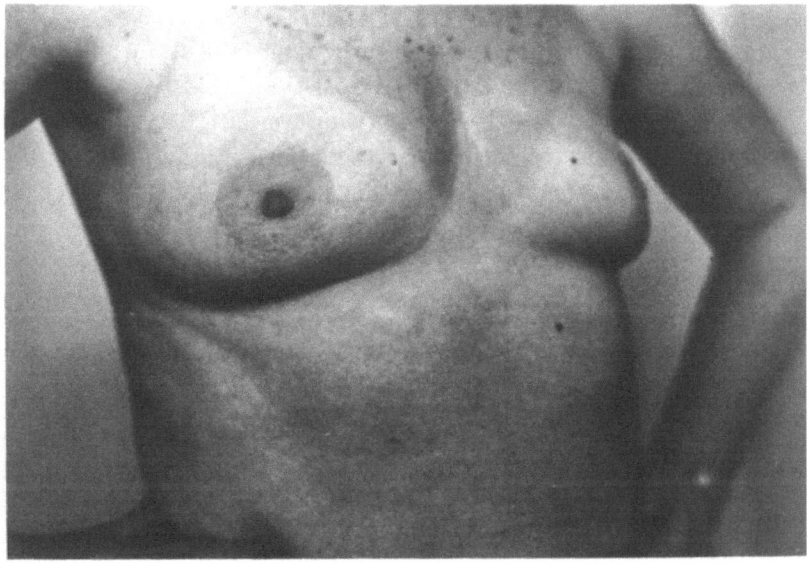

Abb. 15. Zustand nach Tumorektomie und Telekobalt-Nachbestrahlung (55 Gy Herddosis) Status 8 Jahre nach operativem Eingriff und strahlentherapeutischer Behandlung: keine nennenswerten Hautveränderungen

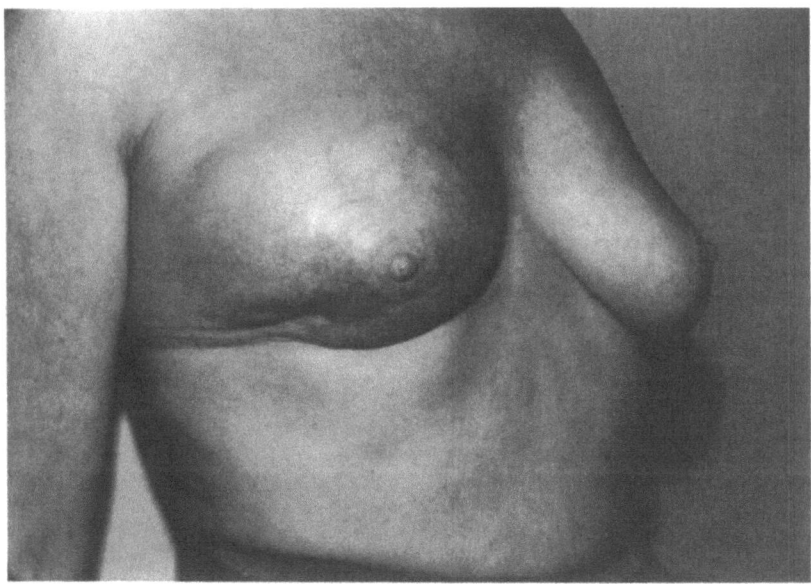

Abb. 16. Zustandsbild nach Tumorektomie und Telekobalttherapie mit 65 Gy Herddosis. Status nach 8 Jahren: ödematöse Verdickung der Haut, mäßige Teleangiektasien am medialen und lateralen Umfang der Mamma; Schrumpfung der Brustdrüse

der Brust sowie zu einem ausgeprägten Ödem mit einer Induration und Braunverfärbung der Haut. Aus diesem Grunde sollte eine Herddosis von 45–50 Gy beim Strahleneinfall von zwei kontralateralen Feldern nicht überschritten werden. Besonders strahlenempfindlich ist die Mamille. Sie darf allerdings bei der Bestrahlung nicht völlig ausgespart werden. Die Dosis sollte aber nicht über 30 Gy liegen, weil es sonst zu einer entzündlichen, sehr schmerzhaften Reaktion der Mamille kommt (Abb. 15, 16).

V. Radiogene Knorpel- und Knochenschäden

Über eine isolierte Schädigung knorpliger Rippenanteile scheinen keine Literaturangaben vorzuliegen. Während schon recht früh nach Entdeckung der Röntgenstrahlen Berichte über radiogene Knochenschäden erschienen (Perthes, 1903; Fösterling, 1906; Récamier, 1906; Iselin u. Dieterle, 1912; Walter, 1912), wurden Knochenschäden als Folge der Strahlenbehandlung des Brustkrebses recht spät mitgeteilt. Nach Kolar und Vrabec (1976), die in Bd. V/1 dieses Handbuches ausführlich über radiogene Knochenschäden publiziert haben, soll Blass (1934) auf die Möglichkeit von Rippenschäden hingewiesen haben. Eine Reihe von Autoren halten primär die Schädigung der Chondroblasten und Osteoblasten für möglich Howland et al. (1975). Andere Autoren wie Birkner (1953), Krokowsky und Rübe (1959) glauben, daß die regressiven strahlenbedingten Veränderungen der Osteozyten die entscheidende Ursache seien. Dazu kommen lokalisierte Durchblutungsstörungen oder eine primär schlechte Durchblutung, wie sie Rippen und Klavikula aufweisen. Stoffwechselerkrankungen, eine Leberzirrhose oder Vitaminmängel haben ebenso wie hormonelle Einflüsse eine Bedeutung. Die altersbedingte und klimakterische Osteoporose ist sicher ein wesentlicher Faktor. Außerdem wird von den meisten Autoren eine individuelle Strahlenempfindlichkeit angenommen.

Das Auftreten der Strahlenschädigung hängt von der Menge und der Qualität der Strahlung ab. Zahlreiche physikalische Messungen haben gezeigt, daß weiche Röntgenstrahlen stärker vom Knochen absorbiert werden als harte bzw. ultraharte Strahlen. Die bei der Bestrahlung im Knochen freiwerdenden Elektronen, deren Wellenlänge ihre Geschwindigkeit und Reichweite bestimmt, sind als Träger der biologischen Wirkung anzusehen. Nach KROKOWSKI und RÜBE (1959) ist die mittlere Energie der Sekundärelektronen im Knochen doppelt so groß wie im Wasser. Sie besitzen daher im Durchschnitt eine höhere Energie, und die wirkliche biologische Strahlenbelastung der Knochenzellen entspricht nicht den in „Gy" eingestrahlten Dosen, so daß äußere Schäden und Veränderungen der Haut kaum vorhanden oder nicht ausgeprägt sein können.

Erst ab 400 kV scheinen sich die Absorptionsverhältnisse weitgehend auszugleichen. Die relative Knochentoleranzdosis hat SPIERS (1949) in Abhängigkeit von der Strahlenqualität zusammengestellt. Bei konventioneller Röntgenstrahlung mit 1 mm Kupferfilterung liegt die Toleranzdosis des Knochens bei 37–39 Gy, während bei der Megavolttherapie Dosen von 40–55 Gy, in 4–5 Wochen verabreicht, noch toleriert werden.

BIRKNER (1953) und HOWLAND haben versucht, die Schwere der röntgenologischen Veränderungen mit der klinischen Symptomatologie in Übereinstimmung zu bringen. Erst bei mittelschweren Veränderungen, die schon zu Knochenfrakturen und Entzündungen führen und bei denen eine vollkommene Rückbildung nicht mehr möglich ist, treten klinisch Beschwerden auf. Diese finden sich bei konventioneller Strahlentherapie sehr viel ausgeprägter, wobei gleichzeitig Strahlenreaktionen der Haut vorliegen. Rippen- oder Klavikularfrakturen sind in der Regel Spontanfrakturen oder nur von einem leichten Trauma verursacht. Im Thoraxbereich sind sie nicht selten Zufallsbefunde, können aber von leichten und unbestimmten Thoraxschmerzen begleitet sein. Die Frakturen können ausheilen. Als Folge ausgedehnter Knochennekrosen entstehen Pseudarthrosen. Eine chirurgische Behandlung mit Ruhigstellung der Fraktur bringt zwar Erleichterung, beschleunigt aber den Heilungsprozeß nicht wesentlich.

Ein viel ernsteres Ereignis ist das Auftreten einer Osteomyelitis. Neben ausgeprägten klinischen Erscheinungen mit schweren Schmerzzuständen und Zeichen einer lokalen Entzündung, werden schwere radiogene Hautschäden nachgewiesen. Antibiotika führen vielfach nicht zum Rückgang der Erscheinungen, und die Osteomyelitis braucht sehr lange Zeit, um auszuheilen. In seltenen Fällen kommt es mit einer Zeitverschiebung von 20–30 Jahren zum Auftreten von Osteosarkomen oder Fibrosarkomen (KOLAR u. VRABEC, 1957; HOWLAND et al., 1975).

Von den radiogenen Knochenschäden sind die Inaktivitätsatrophien mit einer Schultersteife und durch Metastasen bedingte Frakturen abzugrenzen. Vielfach sind die Metastasen dadurch gekennzeichnet, daß sie in einem sonst nicht geschädigten Rippenabschnitt vorkommen. Vor einer Biopsie ist bei einem radiogen geschädigten Knochen zu warnen, weil leicht eine Sekundärinfektion auftritt.

Strahlenbedingte Schädigungen der Rippen treten 5–6 Monate nach Beendigung der Strahlentherapie auf und können eine Latenzzeit bis zu 16–26 Monaten haben (KOLAR u. VRABEC, 1957).

Jedoch wurden Strahlenschäden der Rippen noch 10–30 Jahre nach Beendigung der Strahlentherapie mitgeteilt. Die meisten Rippenfrakturen finden sich in einem Rippenbezirk, der eine schlechtere Blutversorgung als die Umgebung hat. Dies betrifft den Abschnitt zwischen der vorderen Axillarlinie und der Medioklavikularlinie. Hier finden sich auch die Ansätze der Bauch- und Thoraxmuskulatur, deren gegensinnige Bewegung als mitauslösender Faktor angesehen werden muß. Bei der Operation nach HALSTED mit der Entfernung beider Brustmuskeln verschlechtert sich die Blutversorgung noch weiter und die Rippen liegen so nahe der Oberfläche, daß sie von der Primärstrahlung

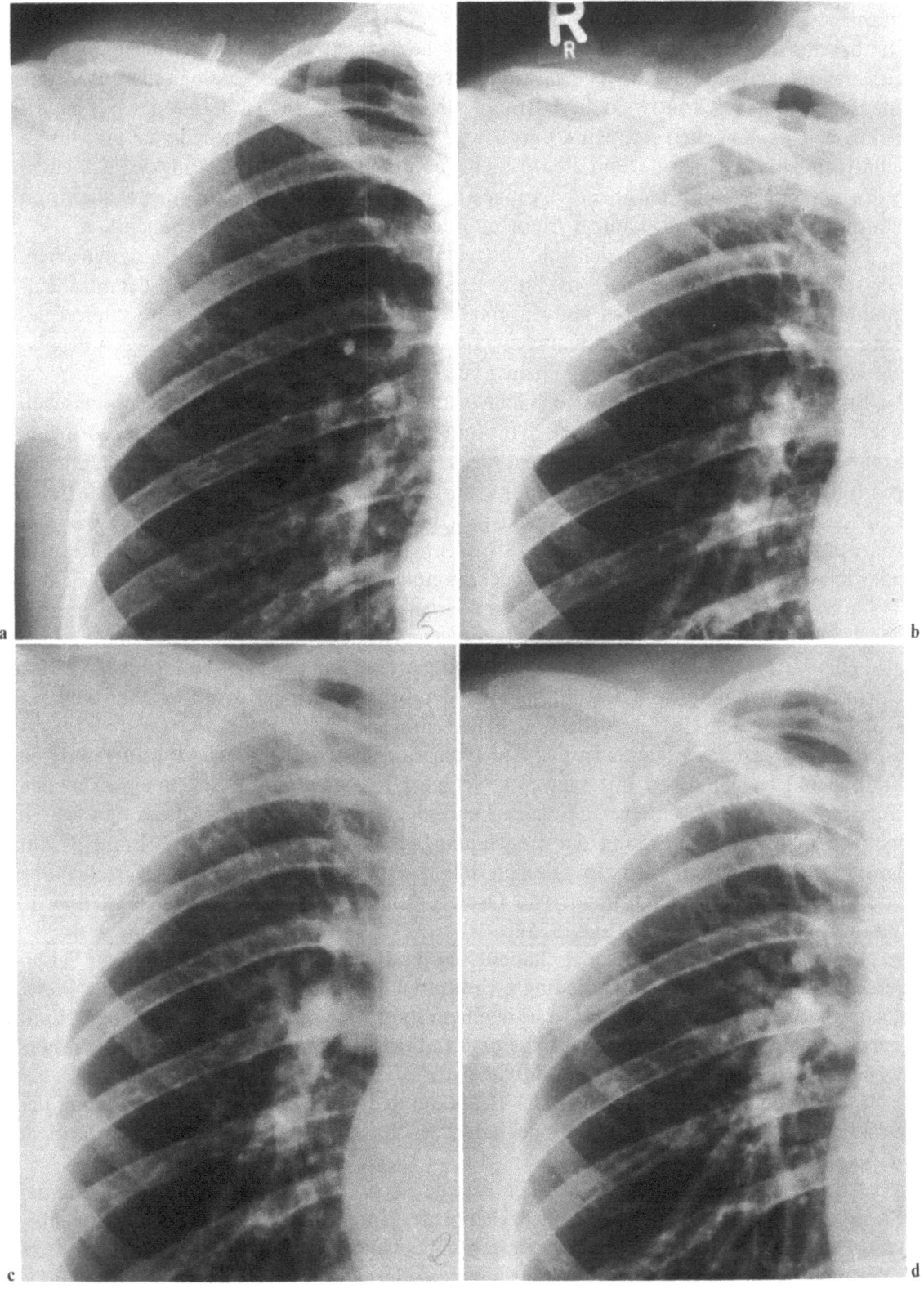

Abb. 17a–d. (Legende gegenüberliegende Seite)

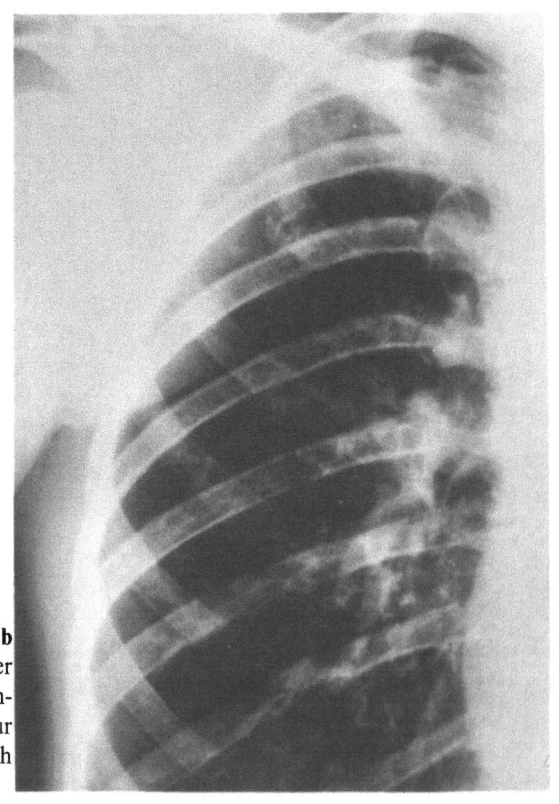

Abb. 17. a Aufnahme vor Strahlentherapie 1965. b Strahleninduration 1966. c VIII/1967 Rückgang der Induration, Verdacht auf Fraktur der 2. Rippe. d Kontrolle IX/1967: eindeutige radiogen bedingte Fraktur der 1. Rippe. e 1971: Pseudarthrose der 1. Rippe nach Strahlentherapie

ohne Energieverlust getroffen werden. Aus diesen Gründen finden sich die meisten Rippenfrakturen an der 3.–6. Rippe vorn. Dies hängt allerdings von der Art der durchgeführten Bestrahlung ab.

Das Röntgenbild ergibt folgenden Befund: Bei leichten radiogenen Veränderungen findet man eine Auflösung der Trabekelstruktur mit einer geringen Verdickung der Kortikalis, insbesondere in der mittleren und lateralen Portion der Klavikula. Eine diffuse Demineralisierung und Verdünnung der Rippen gehört ebenfalls zum Bild leichter Schädigungen. Eine diffuse Entkalkung im Bereich des Schultergürtels, umschriebene Aufhellungen und sklerotische Zonen, deutliche Verdickung der Trabecula mit kleinen zystischen Aufhellungen sollten als mittelschwere Folgen angesehen werden. Die Spontanfrakturen, hervorgerufen durch eine Nekrose des Knochens, können unter Kallusbildung ausheilen. Der größte Teil der Frakturen führt jedoch zu Pseudarthrosen mit einer charakteristischen länglichen Verformung der Frakturenden. Differentialdiagnostisch müssen die radiogenen Knochenschädigungen von Metastasen abgegrenzt werden. Bei der klinischen Untersuchung wird man, solange es sich um Strahlentherapie im Kilovoltbereich gehandelt hat, entsprechende Strahlenschäden der Haut vorfinden. Dies braucht bei der Megavolttherapie nicht der Fall sein (Abb. 17a–e).

Metastasen führen am Knochen zu einer lokalisierten Strukturauslöschung, evtl. auch Sklerose, im sonst normal erscheinenden Knochen. Es findet sich eine ziemlich klare Abgrenzung zwischen normalen und geschädigten Knochenabschnitten. Spontanfrakturen, die durch Metastasen verursacht sind, entstehen in einer umschriebenen demineralisierten Zone und nicht in einem ausgeprägten Abschnitt entkalkter und verdünnter Knochenbezirke. Auch der Zeitpunkt des Auftretens der Fraktur kann wichtig sein, da in unkomplizierten Fällen radiogen bedingte atrophische Veränderungen nach Ansicht von HOWLAND nicht vor zwei Jahren nach Abschluß der Strahlentherapie entstehen.

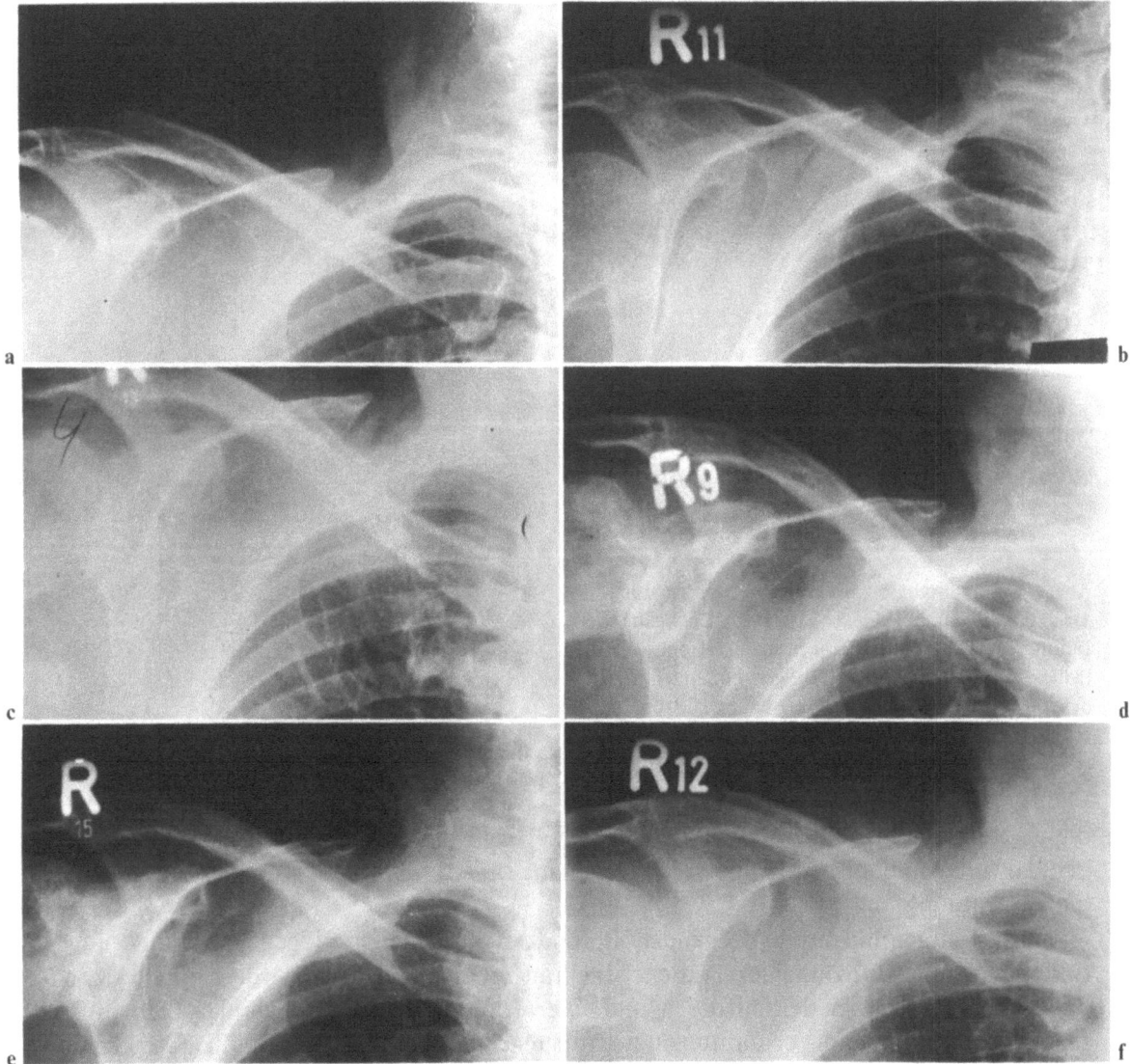

Abb. 18a–h. (Legende s. gegenüberliegende Seite)

Von Gregl et al. (1968) wird die Frequenz der radiogen bedingten Rippenschädigung auf 1,1% des Krankengutes geschätzt. Unsere eigenen Erfahrungen bei einer Gruppe konventionell vor- und nachbestrahlter Patienten ergaben, daß 7,5% der Kranken eine radiogene Schädigung der Rippen bzw. des Schultergürtels vorwiesen. Nach den Untersuchungen von Abbatucci (1975) finden sich Knochenveränderungen mit mehr als 70 Gy Megavolttherapie bei 7,4% aller Fälle.

Strahlenschädigungen des Schultergürtels betreffen das Schulterblatt, den Oberarmkopf und die Klavikula, zumindest in den lateralen Anteilen. Radiogene Schädigungen des Schulterblattes sind wenig beobachtet worden (Kolar u. Vrabec, 1957). Strahlenschäden des Oberarmkopfes sind bekannt, aber nicht häufig. Einige wenige Beobachtungen einer Teilnekrose des Oberarmkopfes finden sich in unserem Krankengut (Abb. 18a–h).

Höher ist die Zahl der radiogenen Veränderungen der Klavikula und des Akromions bzw. des Rabenschnabelfortsatzes. Frühveränderungen von Schädigungen des Schultergürtels kann man viel leichter feststellen, wenn Aufnahmen beider Claviculae bzw. Schul-

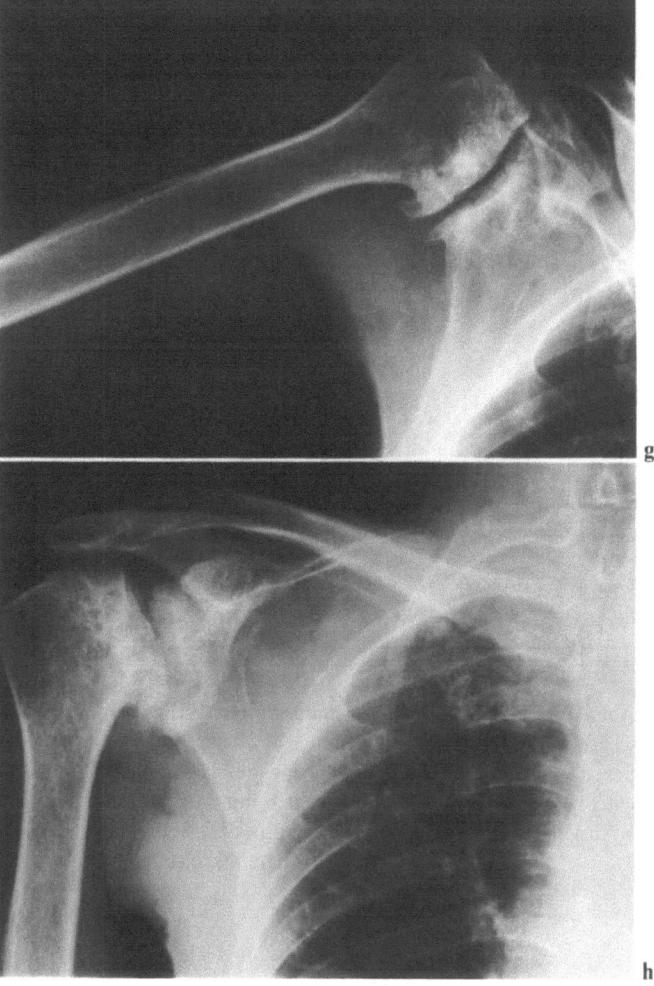

Abb. 18 a–h. Zustandsbild nach Mamma-karzinom rechts, Kilovolttherapie im Splittingverfahren mit insgesamt 40 Gy rechte Achsel. Verlauf: Osteoradione-krose des Oberarmkopfes, **a** Bestrah-lungsbeginn 1961; **c–d** erste röntgenolo-gische Veränderungen 1971; **e–h** 1973 schwere Demineralisation der Pfanne mit einer osteosklerotischen Verformung des Oberarmkopfes. Verlauf nach Lungen-aufnahmen 1961–1974

tergürtel auf der Röntgenaufnahme des Thorax nebeneinander zu vergleichen sind. Außer Osteolysen kommen auch Osteosklerosen vor (CASTRUP et al., 1975) (Abb. 19 a–c).

Wie schon anfangs betont, ist aber nicht die Höhe der Dosis, sondern die Qualität der Strahlung für das Auftreten von radiogen bedingten Knochenschäden von ausschlag-gebender Bedeutung.

VI. Sklerose der Muskulatur

Über Schädigung der Muskeln infolge der Megavolttherapie wird wenig berichtet. Doch darf man eine Schädigung der Muskulatur bei der Bestrahlung nicht außer acht lassen. Dies gilt bei der Bestrahlung von Achselfeldern, insbesondere beim Zustand nach einfacher Mastektomie, da hier die Muskeln der Achselhöhle erhalten sind. Beson-dere Gefahr besteht für den Teil des M. pectoralis, der die vordere Achselhöhlenwand bildet. Wird dieser Anteil in das Bestrahlungsgebiet einbezogen, und das gilt auch für die Muskelgruppe des M. sternocleidomastoideus, so kommt es zu einer Sklerose dieser Muskeln, die zwar wenig schmerzhaft ist, aber zu einer deutlichen Bewegungseinschrän-kung führt. SARRAZIN et al. (1975) und ABBATUCCI (1975) finden eine Sklerose des M. pectoralis bei einer Dosis unter 70 Gy OD innerhalb von 5 Wochen in 0,3% und bei einer Dosis über 70 Gy OD innerhalb von 6 Wochen in 3,7%.

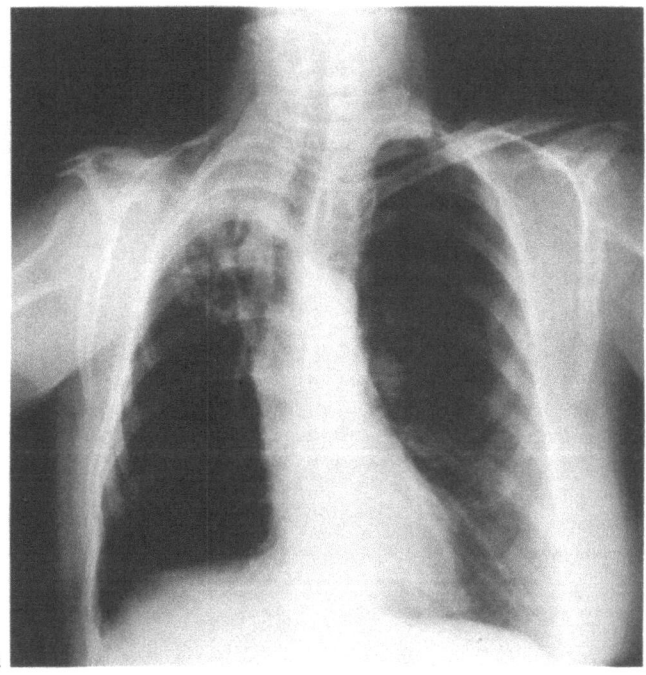

Abb. 19a–c. 1950 Mamma-Amputation rechts. Bestrahlungsserien mit Kilovolttherapie, Dosen unbekannt. 1957 wegen Tbc Heilstättenbehandlung. **a** 1968 Lungenaufnahme, massive Induration des rechten Oberfeldes mit Schrumpfung des Mediastinums und des Hilus nach lateral aufwärts, Zerstörung der 1. Rippe und Radio-osteonekrose der Klavikula, von der nur noch **b** der laterale Anteil zu sehen ist, der stummelförmig endet. **c** Ausgeprägtes Armödem; Venographie: Unterbrechung der Strombahn der Vena axillaris und entsprechender Kollateralkreislauf. 3 cm Armumfangsdifferenz

VII. Strahlenbedingte Tracheitis und Ösophagitis

Bei der Strahlentherapie der parasternalen Lymphabflußwege und bei der sog. Zangentherapie kann es zu einer kurzfristigen Reizung der Trachea- und der Ösophagusschleimhaut kommen. Dieses führt zu Hustenreiz und Schluckbeschwerden. Beide treten nach einer Dosis von etwa 35 Gy am Herd auf und klingen bald ab. Sie bedürfen in der Regel keinerlei Behandlung.

VIII. Strahleninduzierte Lungenveränderungen

Seit den ersten Beobachtungen von BERGONIÉ und TESSIER (1896) sind eine große Zahl von Arbeiten über die Strahlenreaktion des Lungengewebes sowohl mit konventioneller Röntgenstrahlung als auch mit Megavoltstrahlung erschienen. Grundlegende Untersuchungen stammen von ENGELSTAD (1934) sowie von HOLSTEN und STENDER (1963), EGER und GREGL (1965), BUBLITZ (1972) und von BELLET et al. (1975). Nach einzeitiger Megavolttherapie von 30 Gy kommt es zu morphologischen und biochemischen Veränderungen, die nach BELLET zuerst am Gefäßendothel beginnen. BUBLITZ hat 4 verschiedene Vorgänge tierexperimentell nachweisen können:
1. Proliferation, Neubildung und Aktivierung von Bindegewebszellen (Fibroblasten),
2. Zunahme der Grundsubstanz,
3. Synthese kleinmolekularer Kollagenvorstufen,
4. Bildung von reifem Kollagen und Anordnung zu Faserstrukturen (Fibrillogenese).

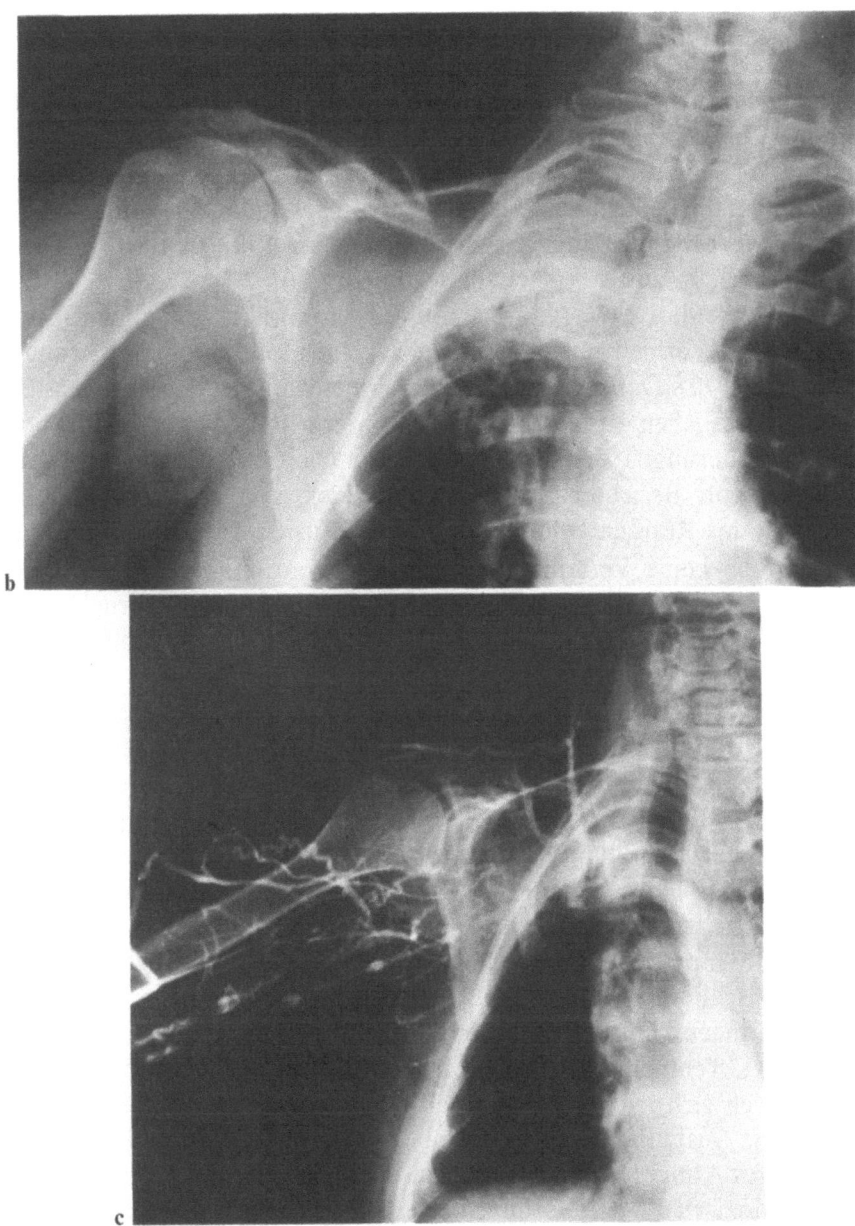

Abb. 19b, c

BUBLITZ (1972) betont ausdrücklich, daß die Ausbildung von fibrösen Substanzen sofort nach der Bestrahlung beginnt. EGER und GREGL (1965) unterteilen in ein exsudatives und ein fibrotisches Stadium. Es sei aber darauf hingewiesen, daß es keine spezifischen strahlenbedingten Veränderungen des Lungengewebes gibt. Die verschiedenen Vorgänge können auch aus anderen Ursachen entstehen. Bei den strahlenbedingten Prozessen der menschlichen Lunge ist nur der exsudative Vorgang reversibel.

Beträgt die Einzeldosis mehr als 30 Gy, so treten weder exsudative noch proliferative Vorgänge auf. Die Lunge wird atrophisch. Die ersten makroskopischen Veränderungen finden sich etwa 8 Wochen nach Strahleneinwirkung. Es kommt durch Ablagerung der

Fibrine zu einer Verbreiterung der Blutluftschranke (Raum zwischen Alveolarepithel und Endothel) der Kapillaren. Dadurch entsteht eine Behinderung des Gasaustausches.

Der Beginn der nur biochemisch nachweisbaren Fibrose setzt schon 24 Std nach Bestrahlung ein. Die exsudativen Vorgänge beginnen in den paravasalen und peribronchialen Bindegewebsscheiden, setzen sich dann auf die intraalveolären Septen fort und erscheinen zuletzt im Alveolarlumen. Sie müssen von sekundär pneumonischen und bronchopneumonischen Vorgängen abgegrenzt werden. Man sollte sie nach Eger und Gregl (1965) als Strahlenpneumonitis bezeichnen (Abb. 20a–b).

Löst sich der exsudative Vorgang nicht auf, kommt es zu einer Strahlenfibrose. Sie entsteht durch die Vermehrung des Kollagens, eine akute Syntheseleistung des Bindegewebes (Bublitz, 1972). Dabei tritt nicht die Vermehrung des Kollagens allein, sondern die Bildung schwerlöslichen Kollagens in den Vordergrund (Abb. 21 a–f, Abb. 22).

Über die Veränderungen der Lungenfunktion nach Strahlentherapie der Mamma liegen eine Reihe von Berichten vor. So teilen Rakovec et al. (1974) mit, daß sich die Vitalkapazität, das Residualvolumen und die Diffusionskapazität signifikant vermindern. Es tritt jedoch keine Verteilungsstörung der Ventilation und der Perfusion auf. Auch finden sich keine signifikanten Veränderungen des Sauerstoffdrucks im arteriellen Blut. Es kommt jedoch zu einer erheblichen Vermehrung des intrapulmonalen Rechtslinks-Shunts.

Nuklearmedizinisches Studium der Lungenperfusion hat weitere Aufschlüsse über die Funktionseinschränkung nach Bestrahlung gegeben. Zu Beginn der Bestrahlung zeigt sich in der Regel zunächst eine Perfusionssteigerung, die wohl durch eine Hyperämie bedingt ist. Nach 7–14 Tagen tritt eine Perfusionseinschränkung ein, die in der 12.–20. Woche eine gewisse Rückbildungstendenz erkennen läßt. Die Perfusionseinschränkung ist frühestens nach Applikation von 15 Gy feststellbar. Völlige Rückbildung der Perfusionseinschränkung tritt nicht ein (Alth u. Ogris, 1975).

Die klinischen Symptome einer Strahleneinwirkung auf die Lunge sind uncharakteristisch. Auffallend ist die Diskrepanz zwischen den manchmal ausgeprägten Röntgenbefunden und den geringen klinischen Zeichen. Subjektiv wird anfänglich über einen trockenen Husten geklagt. Temperatursteigerungen kommen in der Regel nicht vor, subfebrile Temperaturen lassen sich jedoch gelegentlich nachweisen. Die Blutsenkungsreaktion ist leicht beschleunigt. Auskultatorisch findet man bei größeren Befunden Rasselgeräusche und ein verschärftes Atmen, perkutorisch eine Schallverkürzung.

Bei strahleninduzierten Veränderungen, die einen größeren Lungenbezirk einnehmen und später zu einer Fibrose führen, wird immer ein Husten mit einer respiratorischen Insuffizienz und Einziehung der entsprechenden Thoraxhälfte zurückbleiben. Häufiger auftretende, kurzfristige Fieberschübe, evtl. mit eitrigem Auswurf werden beobachtet. Auch sind gelegentlich Trommelschlegelfinger nachzuweisen.

Zum röntgenologischen Erscheinungsbild ist zu sagen, daß eine Röntgenaufnahme der Lunge allein nie genügend Aufschluß über den wahren morphologischen Sachverhalt liefert. Da heute in der Regel ein präoperatives Röntgenbild und ein weiteres vor Beginn der Bestrahlung vorliegt, wird man fast immer Vergleichsaufnahmen zur Verfügung haben.

Als primäre Reaktion kann im Röntgenbild der Lunge eine vermehrte Gefäßzeichnung völlig uncharakteristischer Art auftreten. Frühestens nach 8–12 Wochen findet sich eine diffuse Trübung des bestrahlten Lungenabschnittes, die keinen segmentären Charakter hat, sondern dem der Strahleneinwirkung ausgesetztem Lungenareal entspricht. Bald entwickelt sich eine fleckige, wenig dichte und unscharf konturierte oder auch wolkig flaue Verschattung, die von einer infektiösen Bronchopneumonie kaum zu unterscheiden ist. Ein Hinweis auf eine strahleninduzierte Lungenveränderung ist jedoch der bei einer Bronchopneu-

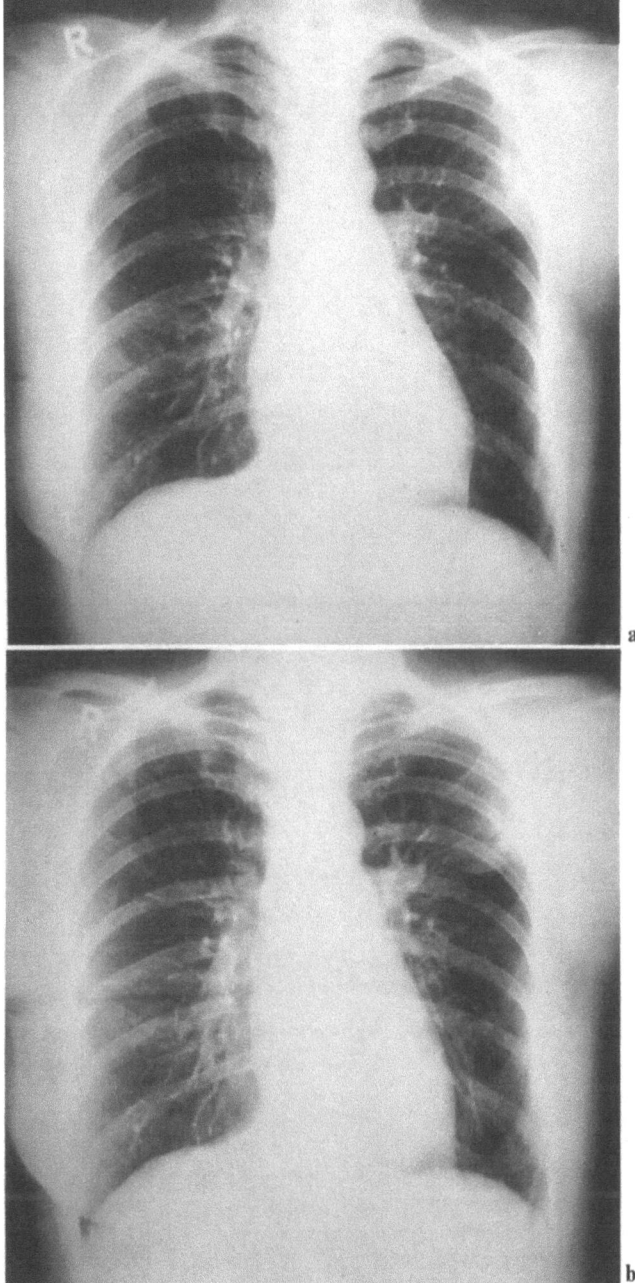

Abb. 20. a Lokalisierte floride Strahlenpneumonitis, linkes Oberfeld. **b** Nach 4 Jahren
keine wesentliche Änderung

monie nie fehlende klinische Befund. Die röntgenologischen Veränderungen sind in diesem Stadium wieder rückbildungsfähig, besonders wenn das bestrahlte Gebiet nicht groß
ist und die eingestrahlte Dosis sich innerhalb der therapeutischen Grenzen bewegt.

Gehen die Veränderungen in das Stadium der Fibrosierung über, so zeigen die befallenen Lungenpartien streifig-fleckige, unregelmäßige Verschattungen mit Schrumpfungser-
scheinungen. Es kann zu einer Verziehung des Mediastinums mit Herz und Lungenwurzel
sowie Pleurareaktionen mit Schwartenbildungen und Verziehungen sowie zu einem
Zwerchfellhochstand kommen. Gelegentlich findet man bronchiektatische Erweiterungen
oder auch Höhlenbildungen, so daß differentialdiagnostisch auch an eine Tuberkulose
gedacht werden muß. Auch hier ist eine Diskrepanz zwischen dem Röntgenbild und

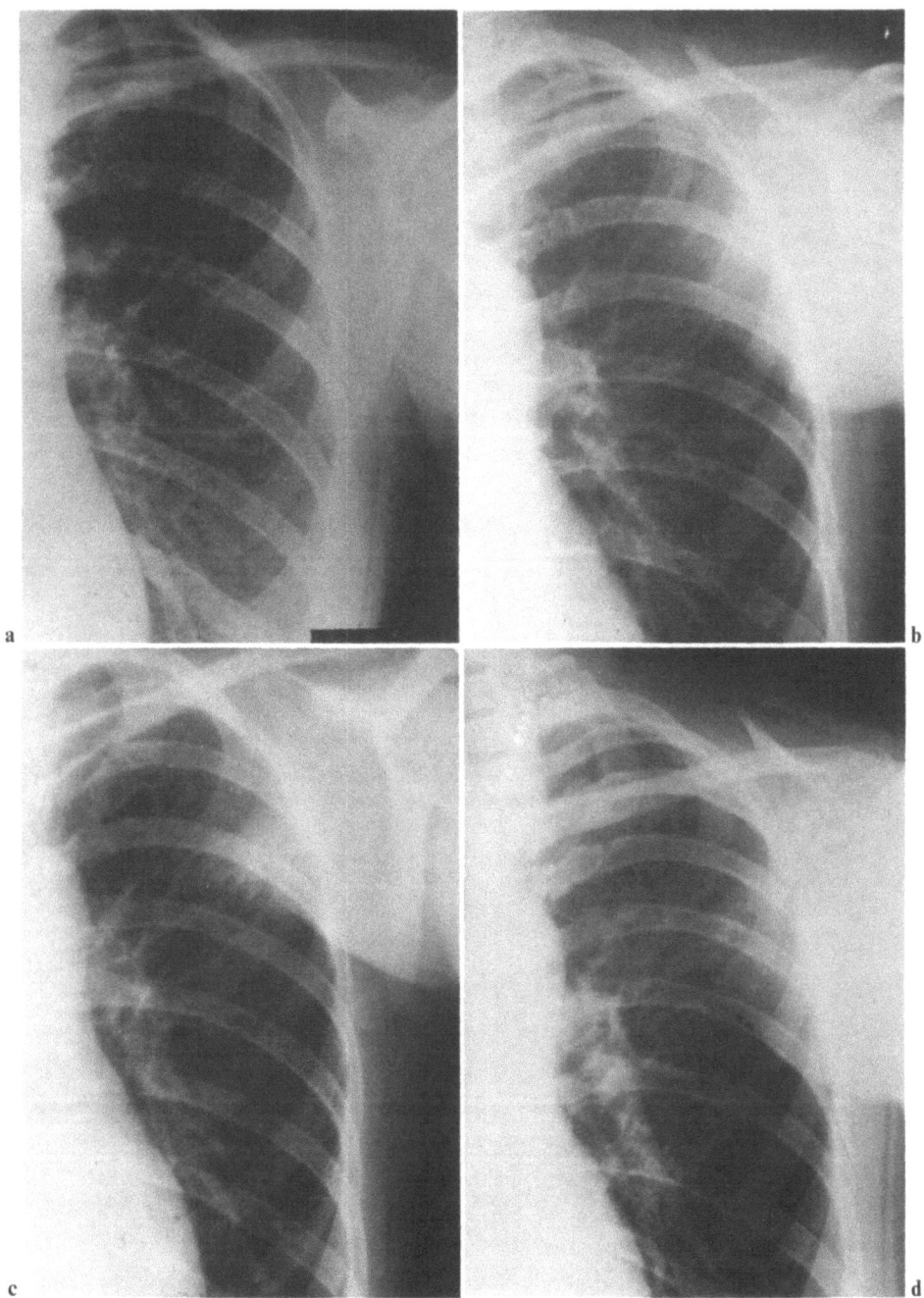

Abb. 21a–f. Konventionelle Strahlentherapie bei Mammakarzinom mit einer Herddosis von 50 Gy. Entwicklung und Verlauf einer Strahlenreaktion 1972–1977. Der Indurationsprozeß ist 1977 deutlicher als 1975. 21a–b 1972, 21d–f 1975–1977

dem klinischen Befund festzustellen. In schweren Stadien entsteht eine Verschmälerung der Zwischenrippenräume mit Schrumpfung der ganzen Thoraxhälfte, wobei aber auch strahleninduzierte Veränderungen an den Rippen und schwere Hautreaktionen vorhanden sind (Abb. 23a–c).

Strahlenbedingte Verschattungen oder Narbenbildungen in den Lungenspitzen sind sehr schwer von einer produktiv-szirrhotischen Tuberkulose oder einer karnifizierten Pneumonie zu unterscheiden, insbesondere wenn keine Verlaufsserie vorliegt.

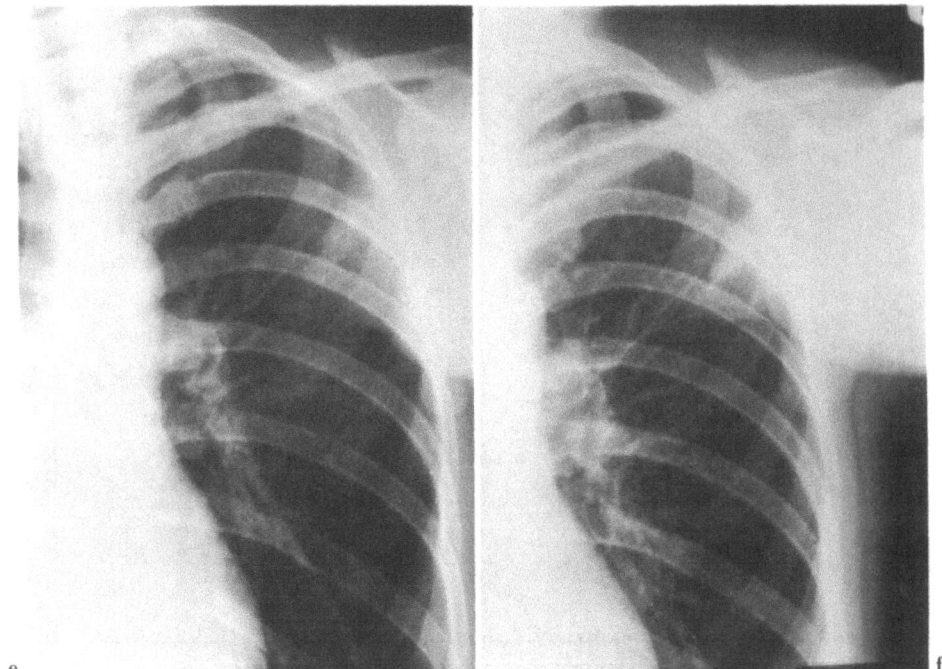

Abb. 21 e, f

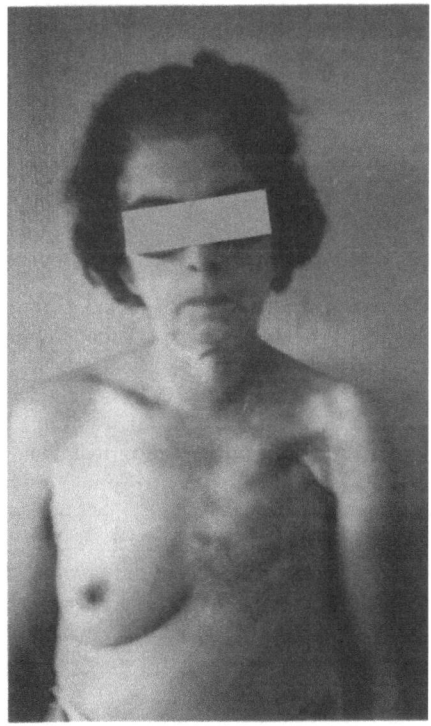

Abb. 22. Foto: Pat. Abb. 21 a–f, Hautschädigung, Stadium II

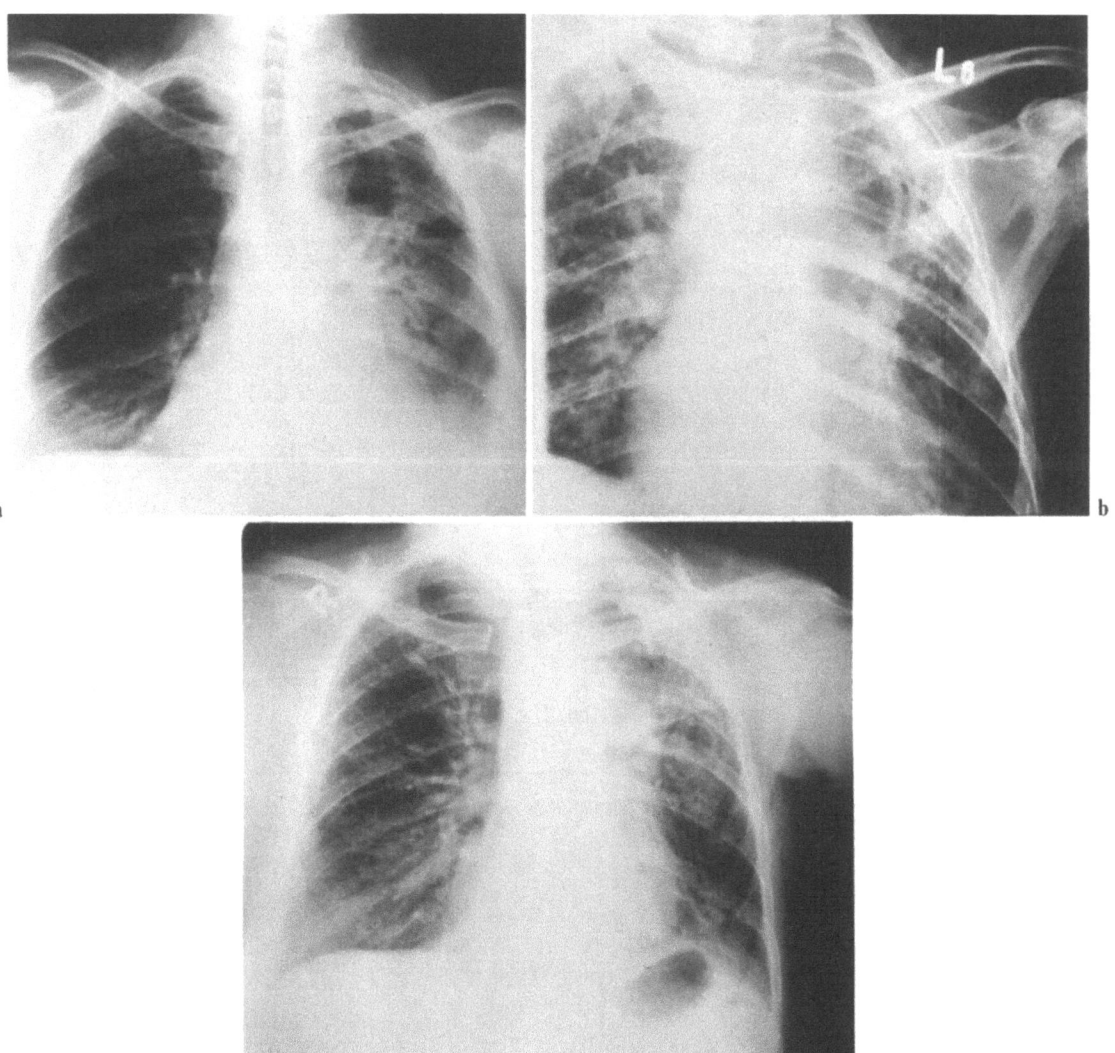

Abb. 23a–c. Zustand nach Radikaloperation und Kilovoltstrahlentherapie wegen Mammakarzinom links in mehreren Serien. Dosis nicht bekannt. Stadium III der Hautschädigung. Ulkus von 4 × 4 cm Größe. Die vorderen Abschnitte der 2.–4. Rippe lagen frei. Sie wurden durch eine Hautplastik gedeckt. Rückgang der klinischen Erscheinungen mit deutlicher Besserung der entzündlichen Hautveränderungen (1969–1977) s. Abb. 14. **a** 1969: schleierartige Trübung der ganzen linken Lunge mit strähnig-streifigen Verdichtungen im Oberfeld und Verziehung der Lungenwurzel. Schwartenbildung in der linken Spitze. Kleiner Pneumothorax mit Spiegelbildung in Höhe der 2.–3. Rippe links vorn. Verschwartung des linken Zwerchfellrippenwinkels. **b** 1974: Die basalen Lungenpartien haben sich aufgehellt, starke narbige Streifenzeichnung im Oberfeld mit Schwartenbildung an der lateralen Thoraxwand. Linker Zwerchfellrippenwinkel frei. Schrumpfung der Mediastinalorgane nach links. Zustandsbild nach Resektion des vorderen Abschnittes der 3.–6. Rippe. Verheilte radiogen bedingte Frakturen der 7.–10. Rippe. **c** 1977: Keine nennenswerte Änderung gegenüber den Aufnahmen von 1974. Die Rippenfrakturen sind nicht mehr so deutlich nachweisbar

Strahlenreaktionen an der Pleura wird man bei der tangentialen Mantelpendelung häufiger ohne gleichzeitiges Vorhandensein von Lungenprozessen finden. Daraus resultieren u.U. große Emphysemblasen mit einem Teilpneumothorax (Pendergrass, 1968), (Abb. 24).

Nicht selten findet man bei radiogen bedingten Rippenveränderungen nur geringe Reaktionen an den entsprechenden Pleura- oder Lungenabschnitten.

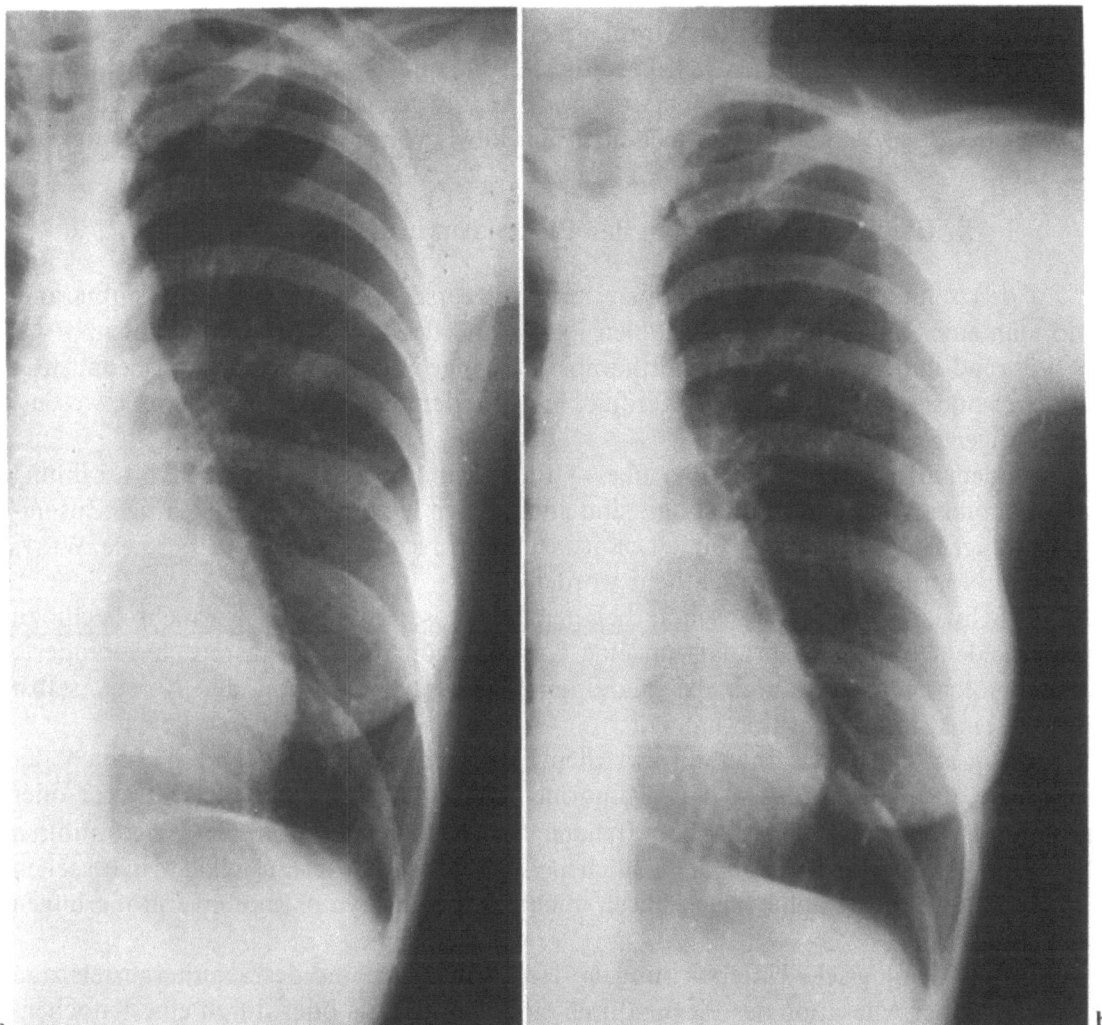

a b

Abb. 24. a Vor Bestrahlung Röntgenbild der Lunge bei Mammakarzinom links (Tumorektomie). Telekobalt-therapie mit 50 Gy Herddosis. **b** Nach 3 Jahren umschriebene Mantelschwarte im lateralen Abschnitt des linken Oberfeldes als Folge der Strahlentherapie, alte Klavikulafraktur

Bei einer konventionellen 200-kV-Strahlung, Megavolttherapie mit Kobalt 60 und einer Bestrahlung mit schnellen Elektronen von 17 meV ist die Reaktion des Lungengewebes im wesentlichen gleich (HOLSTEN u. STENDER). Jedoch treten die pathologischen Lungenprozesse bei fraktionierter Elektronenbestrahlung früher auf. Über die Dosishöhe, die zur Strahlenreaktion an der Lunge führt, gehen die Angaben in der Literatur verständlicherweise weit auseinander. Es hängt von der Art der Fraktionierung, der Größe der Felder und auch von individuellen Voraussetzungen ab, wann von Strahlenschäden der Lunge gesprochen werden kann. Im Kilovoltbereich dürfte die Grenze bei 35–40 Gy liegen, während bei der Megavolttherapie Dosen von 50 Gy als obere Grenze der Verträglichkeit angenommen werden können (CHU et al., 1955).

Nach den Angaben von SARRAZIN et al. (1975) aus dem Institut Gustave-Roussy finden sich bei 75 Gy Herddosis in 49,2% der Patienten leichte Lungenveränderungen (einfache Trübung der bestrahlten Lungenpartien), schwere Lungenkomplikationen bei gleicher Dosis (klinisch nachweisbare funktionelle Veränderungen, Superinfektionen, Pneumonitis) in 3,3%.

IX. Früh- und Spätreaktion am Mediastinum und am Perikard

Als Folge einer hochdosierten Strahlentherapie entsteht gelegentlich eine exsudative oder fibröse Perikarditis oder Myokarditis. Bei entsprechend klinischen Beschwerden muß an ein derartiges, offenbar aber seltenes Ereignis gedacht werden. Stewart (1950) hat über derartige Veränderungen bei einer Herddosis von mehr als 20 Gy berichtet.

X. Radiogene Schädigung des Plexus cervicalis bzw. brachialis

Zu den schwersten Komplikationen und Folgeerscheinungen der Strahlentherapie muß man eine Schädigung des zervikalen Plexus und des Plexus brachialis zählen.

Während in der Ära der Kilovolttherapie derartige Strahlenfolgen selten beobachtet wurden, sind sie mit der Megavolttherapie, insbesondere der Elektronentherapie wesentlich häufiger geworden.

Nachdem Mumenthaler (1964) über 7 Fälle mit Plexusschäden nach Bestrahlung von Mammakarzinomen berichtet hat, sind auch in den letzten Jahren sorgfältige Zusammenstellungen von Frischbier und Lohbeck (1970), Notter et al. (1970) sowie Westling und Nordin (1972) veröffentlicht worden.

Die Schwierigkeit beginnt schon bei der Diagnosestellung. Es ist nicht leicht zu unterscheiden, ob es sich primär um eine Kompression durch metastatisch veränderte Lymphknoten, um eine durch das Karzinom bedingte Infiltration der Nerven selbst oder um eine Strahlenreaktion handelt.

Wichtig ist dabei, das Intervall zwischen Ende der Bestrahlung und Auftreten der Symptome, das Vorhandensein von Tumormetastasen an anderer Stelle, ein akut oder langsam entstandenes Ödem des betreffenden Armes sowie die Höhe der eingestrahlten Dosis und die Rekonstruktion der örtlichen Dosisverteilung festzustellen. Nicht selten hilft eine Xeroradiographie der Achsel, nicht palpable Lymphknotenvergrößerungen nachzuweisen.

Eine röntgenologische Untersuchung der Halswirbelsäule und des Schultergürtels zum Ausschluß einer Alteration des Plexus durch eine Spondylosis oder durch eine Knochenmetastasierung sind ebenso notwendig wie eine genaue neurologische Untersuchung mittels EMR.

Nicht allzu selten eilen Parästhesien und motorische Störungen einem Armödem voraus. Dieses wird eher bei metastasenbedingten Veränderungen als bei Strahlenreaktionen beobachtet.

Westling und Nordin (1972) fanden als Hinweis auf eine Strahlenreaktion in 90% ihrer Untersuchten eine Sklerose und Induration der Supraklavikulargrube. Die ersten Beschwerden treten in der Regel 1–2 Jahre nach Abschluß der Strahlenbehandlung auf.

In leichten Fällen stellen sich primär Schmerzen oder Parästhesien ein, 6 Monate später, und nach Beobachtungen von Frischbier und Lohbeck (1970) sogar bis 8 Jahre nach der Elektronentherapie finden sich die ersten objektiven Symptome. Neurologisch läßt sich zuerst eine Parästhesie an der Hand und am Unterarm entsprechend einer Segmentausbreitung von C 8 nachweisen. Jedoch war nach der Mitteilung von Frischbier und Lohbeck (1970) in 45% der Fälle der gesamte Plexus brachialis betroffen. Als sehr schwere Störung muß eine komplette Parese des Armes mit Ausfall des N. medianus, radialis und ulnaris angesehen werden.

Periphere Nerven wurden bislang als relativ strahlenresistent angesehen. Diese Annahme kann heute nicht mehr aufrecht erhalten werden, wobei das Ausmaß der Strahlenschäden aber sicherlich dosisabhängig ist.

Es wird angenommen, daß die Schädigung des Plexus brachialis durch eine Fibrose in den Achselweichteilen, durch eine Störung der Blutversorgung mit Zerstörung der kleinen Gefäße oder eine Stenosierung durch fibrosierendes Gewebe verursacht wird. WESTLING und NORDIN (1972) berichten, daß ein Teil der Strahlenschäden reversibel war. Wir konnten in unserem Krankengut mehrfach sehen, daß Schädigungen des Plexus brachialis nach einer Chemotherapie wegen gleichzeitiger oder später auftretender Metastasierung an anderer Stelle zurückgingen. Offenbar hat es sich bei den von uns vermuteten Strahlenschädigungen eher um karzinomatöse Infiltrationen bestimmter Nervenabschnitte des Plexus brachialis gehandelt. Verschiedene Autoren berichten über unterschiedlich große Zahlen von neurologischen Schädigungen in ihrem Krankengut. FRISCHBIER und LOHBECK (1970) fanden nach Elektronentherapie 33% leichte bis schwere neurologische Ausfallerscheinungen, WESTLING und NORDIN (1972) geben 60% Nervenschädigungen verschiedener Art an. SARRAZIN et al. (1975) sprechen von 13% leichten neurologischen Schäden und 7,4% motorischen Ausfälle bei Bestrahlung des Axillarraumes.

CALLE et al. (1975) aus der Fondation Curie, deren strahlentherapeutische Methoden auch in unserer Klinik angewandt werden, haben nur wenige neurologische Schädigungen gesehen. Dies entspricht auch unseren eigenen Erfahrungen.

Das Auftreten und das Ausmaß der Strahlenschädigung hängen ganz sicher von der Dosis ab, die in das Supra- und Infraklavikulargebiet bzw. in die Axilla eingestrahlt wird. Während die Hautbelastung bei der Megavolttherapie nicht mehr die entscheidende Rolle spielt, hat die Zahl der Strahlenschädigungen des Plexus brachialis erheblich zugenommen und muß als eine wesentliche Komplikation dieser Therapie angesehen werden.

Über die Toleranzdosis gibt es verschiedene Angaben, die von der Feldgröße, von der Richtung des Strahlenkegels und von der Überschneidungsmöglichkeit abhängen.

So glauben WESTLING und NORDIN (1972), daß eine Dosis bis 50 Gy über 5 Wochen in 3–5 Einzelsitzungen pro Woche oder 45 Gy über 20 Tage die Toleranzgrenze darstelle, während französische Autoren (SARRAZIN et al., 1975) 65 Gy Herddosis nicht überschreiten wollen.

Nach SARRAZIN et al. (1975) erhöht sich die Komplikationsrate, die bis 70 Gy 1,7% betrüge, auf 7%, wenn eine Herddosis von 70 Gy überschritten wird.

Um neurologische Schäden zu vermeiden, sollte man aber die Dosis im Supraklavikular-Axillarbereich von 55 Gy bei mehrfacher Fraktionierung in der Woche nicht überschreiten. Es ist auch sehr fraglich, ob im Splittingverfahren eine höhere Dosis eingestrahlt werden kann. Eigene Erfahrungen zeigen, daß schon bei einer Herddosis von 50 Gy, im Splittingverfahren mit einem Intervall von 6 Wochen eingestrahlt, schwere motorische Störungen hervorgerufen werden können. Sicherlich gibt es aber auch individuelle Faktoren oder Faktoren noch nicht bekannter Genese, die in Einzelfällen Ursache für das Auftreten von neurologischen Strahlenschäden auch bei niedriger Dosierung sein können.

XI. Ursachen und Folgen des Lymphödems des Armes

Über die normale Anatomie des Lymphgefäßes ist bereits berichtet worden. Die normalen physiologischen Verhältnisse seien kurz geschildert:

Die Lymphkapillaren haben einen anderen Aufbau als die Blutkapillaren. Lymphkapillaren verfügen über keine oder nur unvollständig ausgebildete Basalmembranen. An ihrer Stelle finden sich im benachbarten Bindegewebe verankerte Filamente („anchoring filaments"), die einen Kollaps der Lymphkapillaren verhindern und eine Spreizung der interendothelialen Zellgruppen („inlet valves") bewirken. Der somit ermöglichte Einstrom in das Lumen der terminalen Lymphkapillaren führt zur Bildung der Lymphe.

Im Laufe von 24 Std diffundieren aus den gesunden Kapillarwänden des Blutgefäßsystems 50–100% der gesamten zirkulierenden Plasmaproteine ins Interstitium (Mayerson, 1962).

Eiweißkörper, die einmal die Blutkapillaren verlassen haben, werden praktisch ausschließlich über den Lymphgefäßapparat resorbiert und so in die Blutbahnen zurücktransportiert (Drinker u. Field, 1931). Zum Abtransport der Plasmaproteine, die lebenswichtige Stoffe zu den Zellen transportieren, ist ein normaler kolloidosmotischer Druck notwendig, der je nach Stoffwechselaktivität von den Organen, z.B. Leber oder Skeletmuskulatur, abhängt. Neben der Möglichkeit der Rückresorption von Plasmaproteinen haben die Lymphkapillaren auch die Fähigkeit zur Phagozytose korpuskulärer Elemente und von Zelltrümmer. Dabei kommt es in den terminalen Lymphgefäßen zu einer Konzentration der Lymphe durch Ausscheiden von Wasser und niedermolekularer Substanzen. Die Gewebsflüssigkeit wird von den venösen Kapillaren resorbiert. Daher ist der Eiweißgehalt der Lymphe etwa fünfmal so hoch wie der der Flüssigkeit im Interstitium.

Der Weitertransport der Lymphe erfolgt in Lymphgefäßen, die mit Klappen versehen sind. Die Gefäßabschnitte von Klappe zu Klappe nennt man nach Mislin (1961) „Lymphangione". Diese Angione haben eine zentripetal gerichtete Motorik, und die Frequenz der Kontraktionen dieser Angione ist pharmakologisch beeinflußbar. In den Lymphknoten erfolgt eine weitere Konzentration der Lymphe.

Man unterscheidet eine mechanische Insuffizienz von einer hämodynamischen und einer sog. Sicherheitsinsuffizienz. Unter normalen hämodynamischen Bedingungen steht der Abtransport der eiweißhaltigen Flüssigkeit in einem Gleichgewicht mit der Durchflußgeschwindigkeit. Bei einer mechanischen Insuffizienz durch Obstruktion oder Zerstörung der Lymphbahnen ist das Lymphminutenvolumen subnormal oder gleich Null, während der lymphpflichtige Anteil gleich hoch bleibt. Liegt eine dynamische Insuffizienz vor, kann das Lymphminutenvolumen normal bleiben oder erhöht werden, während die Menge der lymphpflichtigen Substanzen zunimmt.

Die Sicherheitsinsuffizienz entspricht einer mechanischen Insuffizienz, bei der die Lymphdrainage nicht mehr funktioniert. Es entsteht eine Erhöhung des intralymphatischen Drucks, eine Stagnation der Lymphströmung und als deren Folge eine Erhöhung der Permeabilität der Lymphwand. Dadurch kommt es zu einem perilymphvaskulären Ödem mit einer perivaskulären Fibrose (ausführliche Literatur bei Barb, 1976).

Es liegen eine Reihe von lymphographischen Untersuchungen nach radikaler Ausräumung der Achsel vor (Barb u. Plum, 1976; Goffrini et al., 1967). Während der ersten 45–60 Tage nach Operation zeigt sich ein diffuser Kontrastmittelaustritt in die Achselhöhle. In der 2. Phase zwischen dem 2. und 6. Monat füllt das Kontrastmittel die Lymphzysten, aus denen sich verschiedene Kollateralen entwickeln. Zu diesem Zeitpunkt sind drei Kollateralwege feststellbar: über Hautlymphgefäße zu den supraklavikulären Lymphknoten, eine vordere und hintere Thoraxroute zu den parasternalen oder paravertebralen Lymphknoten, eine weitere thorakale Route durch die Hautlymphgefäße der vorderen Brustwand, welche die sternale Region kreuzt und zu den kontralateralen axillaren Lymphknoten verläuft. Hierdurch kann das Auftreten kontralateraler Metastasen nach dem operativen Eingriff erklärt werden.

In der 3. Phase, etwa nach 6 Monaten, verschwinden die Lymphzysten und es bleiben dilatierte Lymphgefäße oder blind endende Lymphbahnen zurück. Der Durchfluß durch die Hautlymphgefäße bildet sich größtenteils zurück. In dieser Phase wird ein Kollateralkreislauf über die zephale Gruppe der Lymphgefäße sichtbar. Diese Gruppe, die normalerweise nicht im Lymphogramm nachweisbar ist, erscheint, wenn der axillare Durchfluß durch diffuse Metastasierung oder durch einen operativen Eingriff blockiert wird. Sie ist der bedeutendste Umgehungskreislauf und hat Verbindung zu der äußeren infraklavikulären Lymphknotengruppe, über die sich die Lymphe dann, unter Einschaltung der supraklavikulären Gruppe, direkt in die Vena subclavia ergießt.

In einer großen Zahl von Arbeiten wird die Bedeutung der Veränderungen an der V. axillaris diskutiert. Von chirurgischer Seite wird auf die Wichtigkeit der Erhaltung der V. cephalica für den Umgehungskreislauf hingewiesen (SOUTHWICK et al., 1973).

Postoperativ kann es zu einer Thrombose der V. axillaris, zu einer perivaskulären Schwielenbildung und zu einer Einengung durch Vernarbung kommen, wobei die Kompression durch Lymphknotenmetastasen hier außer acht gelassen werden soll. LERICHE hat in den 30er Jahren auf einen reflexartigen Spasmus dieser Gefäße bei der Thrombophlebitis hingewiesen. Zahlreiche Arbeiten (ausführliche Literatur bei GREGL et al., 1968) beschäftigen sich mit den Ursachen des Armödems. Die Aufstellung von TREVES mag dafür als Beispiel gelten (Tabelle 1).

Tabelle 1. Ursachen des Armödems (TREVES)

A. Epidermale

  1. Kutanes Rezidiv

  2. Röntgenfibrose

  3. Postoperative Nekrosen der Hautdefekte

B. Mesodermale

  1. Fett
    a) Röntgenfibrose
    b) Fibrose nach Infektion

  2. Lymphgefäße
    a) Zellulitis
    b) Lymphangitis

  3. Muskel und angrenzendes Gewebe durch Narbenbildung

  4. Blutgefäße (Vena axillaris)
    a) Einengung durch Abknickung
    b) Konstriktion
    c) Reflektorischer Spasmus
    d) Thrombose

C. Nerven

  1. Narbenbildung

  2. Parasympatischer Block

Nachdem außer der Venographie auch eine Darstellung der Lymphgefäße prä- und postoperativ möglich geworden ist, scheinen die Verhältnisse klarer geworden zu sein. So hat WEST nur einmal eine Thrombose der V. axillaris nach Auftreten von Lymphknotenmetastasen und nachfolgender Strahlentherapie gesehen. BARB (1976), der in unserer Klinik die Verhältnisse sorgfältig untersucht hat, konnte bei 60 Untersuchungen nur 4mal eine Einengung, jedoch keine Thrombose der V. axillaris feststellen. Für die Einengung macht er perivenöse Schwielen verantwortlich. Armödeme von mehr als 3 cm Umfangsdifferenz sind nicht nachweisbar gewesen. Außerdem waren diese Lymphödeme nicht über die ganze Zirkumferenz des Armes ausgebreitet, sondern die Induration zog sich streifenförmig von der Axilla an der medialen Seite des Oberarmes entlang zum Ellenbogen.

Unserer Auffassung nach kann eine Einengung oder Thrombose der V. axillaris nur dann als Ursache des Armödems betrachtet werden, wenn gleichzeitig eine Insuffizienz des lymphatischen Systems vorliegt.

In der Literatur wird von vielen Schweregraden des Armödems gesprochen, ohne daß immer genaue Zahlenangaben über den Umfang des Ödems vorliegen. Der Studie von Gregl et al. (1967) sei die amerikanische Studie von West gegenübergestellt (Tabelle 2).

Tabelle 2. Stadieneinteilung des Armödems

Gregl et al. (1967)		West und Ellison (1959)
leicht:	1–2 cm Armumfangsdifferenz	1–2,5 cm Armumfangsdifferenz
mäßig:	2–6 cm Armumfangsdifferenz	2,5–5,0 cm Armumfangsdifferenz
ausgeprägt:	mehr als 6 cm Armumfangsdifferenz	mehr als 5 cm Armumfangsdifferenz

Gemessen wird 15 cm proximal und 10 cm distal vom Olekranon und in der Mitte des Handrückens. Die Umfangsdifferenzen beziehen sich aber im wesentlichen auf Meßwerte am Oberarm.

Die Häufigkeit des postoperativen Armödems wird im Schrifttum unterschiedlich hoch angegeben, was verständlich ist, da in den allermeisten Untersuchungen weder etwas über die Art der Operation, die Höhe der Bestrahlungsdosen, noch über die Zahl der Wundinfektionen Aussagen gemacht worden sind.

Während Haagensen (1971) 5% Armödeme von mehr als 3 cm Umfangsdifferenz nach radikaler Mastektomie ohne Nachbestrahlung angegeben hat, schwanken die Zahlen im Schrifttum zwischen 20–60% mit Nachbestrahlung. Gregl et al. (1967) haben bei ihrer großen Zahl von Patienten 33,5% Ödeme festgestellt. Für die Zukunft interessiert jedoch mehr das Armödem nach Megavolttherapie.

Jungblut (1971), West und Ellison u.a. haben sowohl lymphographische als auch venographische Untersuchungen bei operierten und nicht-bestrahlten Patienten durchgeführt. In unserer Klinik hat Barb (1976) lymphographische und venographische Befunde zwei Jahre nach Radikaloperation nach Halsted zusammengestellt: Die Lymphographie gestaltete sich in der Regel sehr schwierig. Die Lymphgefäße waren dünn, entlang den Lymphgefäßen zeigten sich ausgedehnte Kontrastmittelparavasate. Nicht selten kam es zum „dermal backflow" mit Ausbildung von kutanen Umgehungskreisläufen im lateralen, kranialen und dorsalen Anteil des Oberarmes und der Schulter. Im Axillarbereich kam es zu Kontrastmittelaustritten in Form von tropfenförmigen, diffusen Konstrastmitteleinlagerungen ins Gewebe.

Chirurgische Maßnahmen im Axillarbereich sind Voraussetzung für das Entstehen eines Armödems. Je vollständiger die Entfernung der Lymphknoten in der Axilla ist, desto größer ist die Gefahr eines anschließenden Lymphödems. Kommen postoperative Fölgen wie Infektionen, fortgeschrittenes Alter, Diabetes, Adipositas, Tumorgröße und ausgiebiger Befall der Achsellymphknoten hinzu, wird das Risiko eines nachfolgenden Armödems vergrößert. Eine noch postoperativ suffiziente Lymphzirkulation kann bei einer Thrombose oder Einengung der V. axillaris zu einer Insuffizienz des Lymphabflußweges und damit zu einem Ödem führen. Ein gerade noch intakter bzw. eben noch suffizienter Lymphabstrom kann später durch besondere körperliche Anstrengung und Belastung, nachfolgende Infektionen, Stoffwechsel- oder Herz- und Kreislauferkrankungen ein Armödem zur Folge haben (Abb. 25a–b, 26a–b, 27a–b).

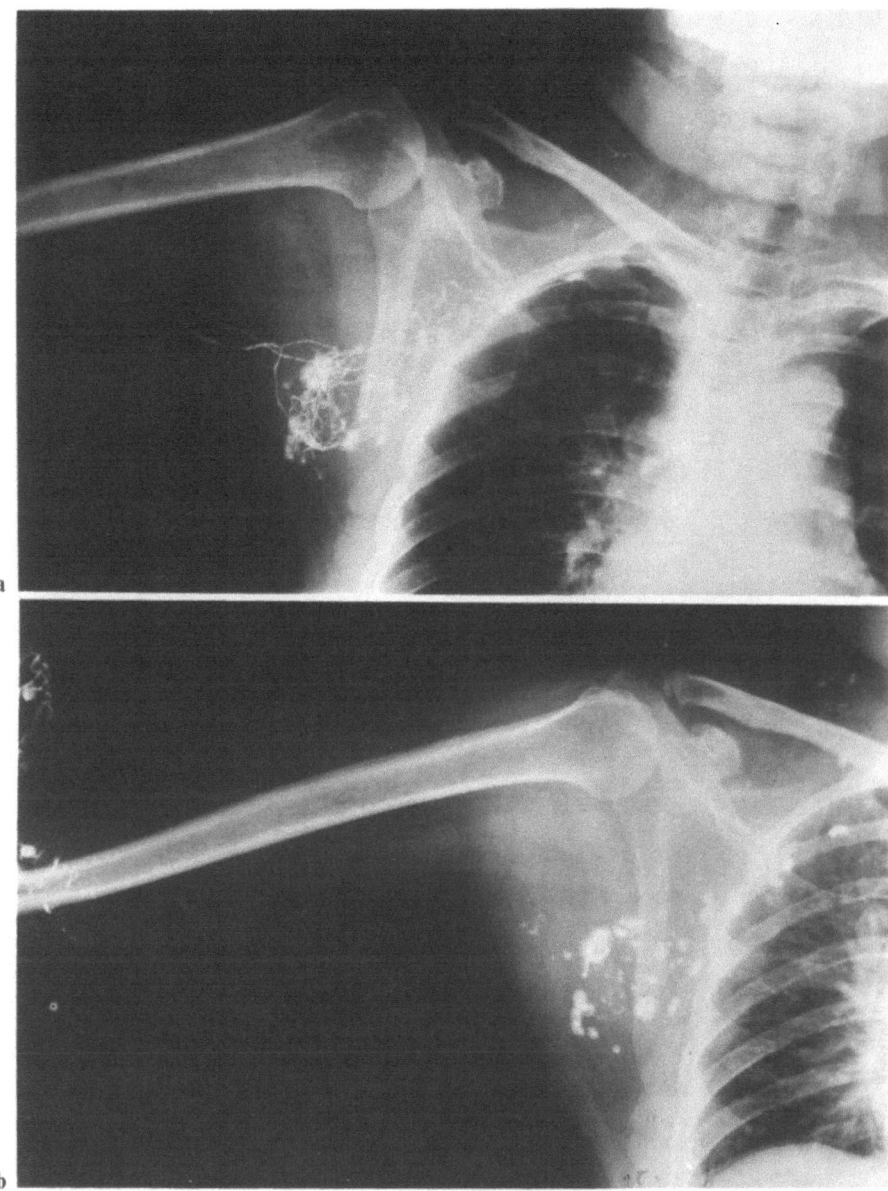

Abb. 25a, b. Zustand nach einfacher Ablatio; vor Durchführung der Telekobalttherapie; normale Lymphgefäße

Die Strahlentherapie der chirurgisch unverletzt gelassenen Axilla, wie bei der einfachen Ablatio, führt bis zu einer Dosishöhe von 50 Gy Megavolttherapie nur selten zu einem Armödem. Bis zu 60 Gy berichteten DELOUCHE et al. (1972) von 8%, und bei einer Dosis von 70 Gy steigt die Frequenz der Armödeme auf 35% an. Die Verhältnisse ändern sich grundlegend, wenn eine mehr oder weniger radikale Ausräumung der Achsellymphknoten einer Strahlentherapie vorausgeht (Abb. 28). So gibt DELOUCHE bei einer Dosis von 6000 R bei einfacher Mastektomie 8% Lymphödeme an, im Gegensatz zu 40% bei gleicher Dosis nach operativer Ausräumung der Achsellymphknoten. Über ähnliche Zahlen berichten SARRAZIN et al. (1975), BACLESSE (1962), RISSANEN und HOLSTI (1947). FRISCHBIER und LOHBECK (1970) berichten von 42,8% bei der Elektronenbehandlung. Nur FLETCHER (1967) gibt eine wesentlich niedrigere Zahl von 12% an.

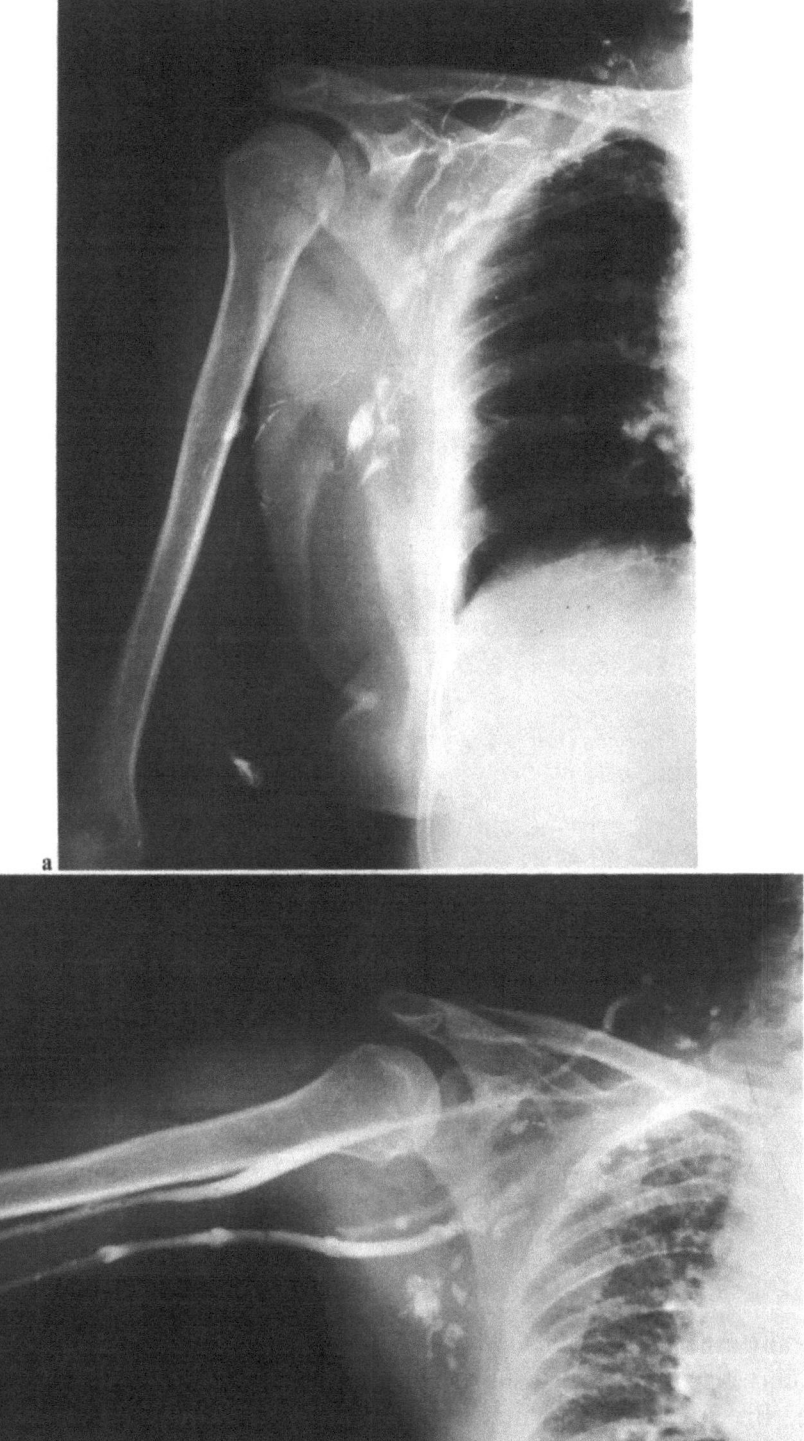

Abb. 26a, b. Zustand nach einfacher Ablatio und Kobalttherapie 50 Gy. Lymphographie und Venographie: kein pathologischer Befund

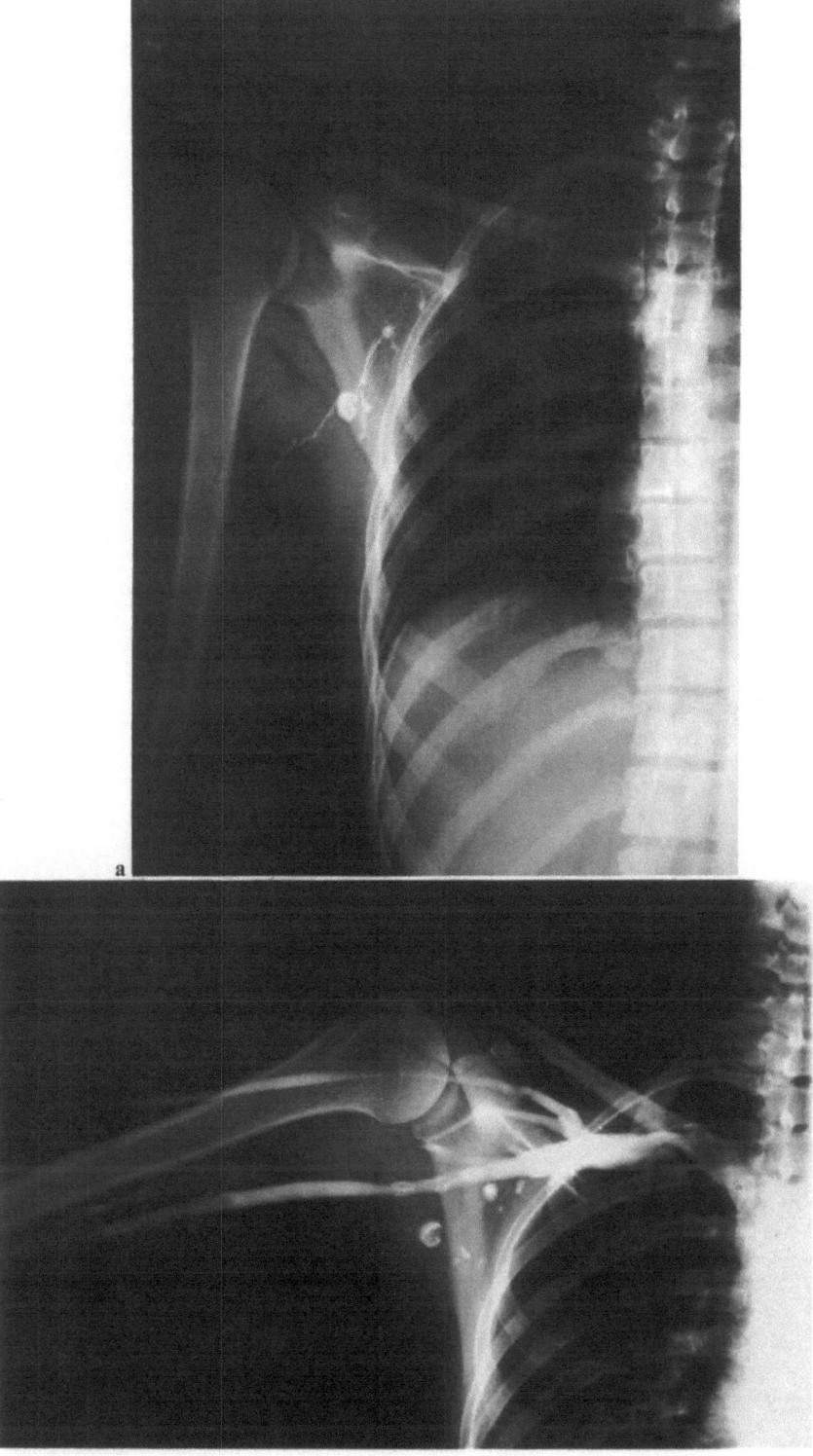

Abb. 27a, b. Armlymphographie und Venographie 2 Jahre nach Ablatio mammae und Telekobalttherapie 50 Gy: keine pathologischen Verhältnisse, jedoch Verminderung und Verkleinerung der Lymphknoten

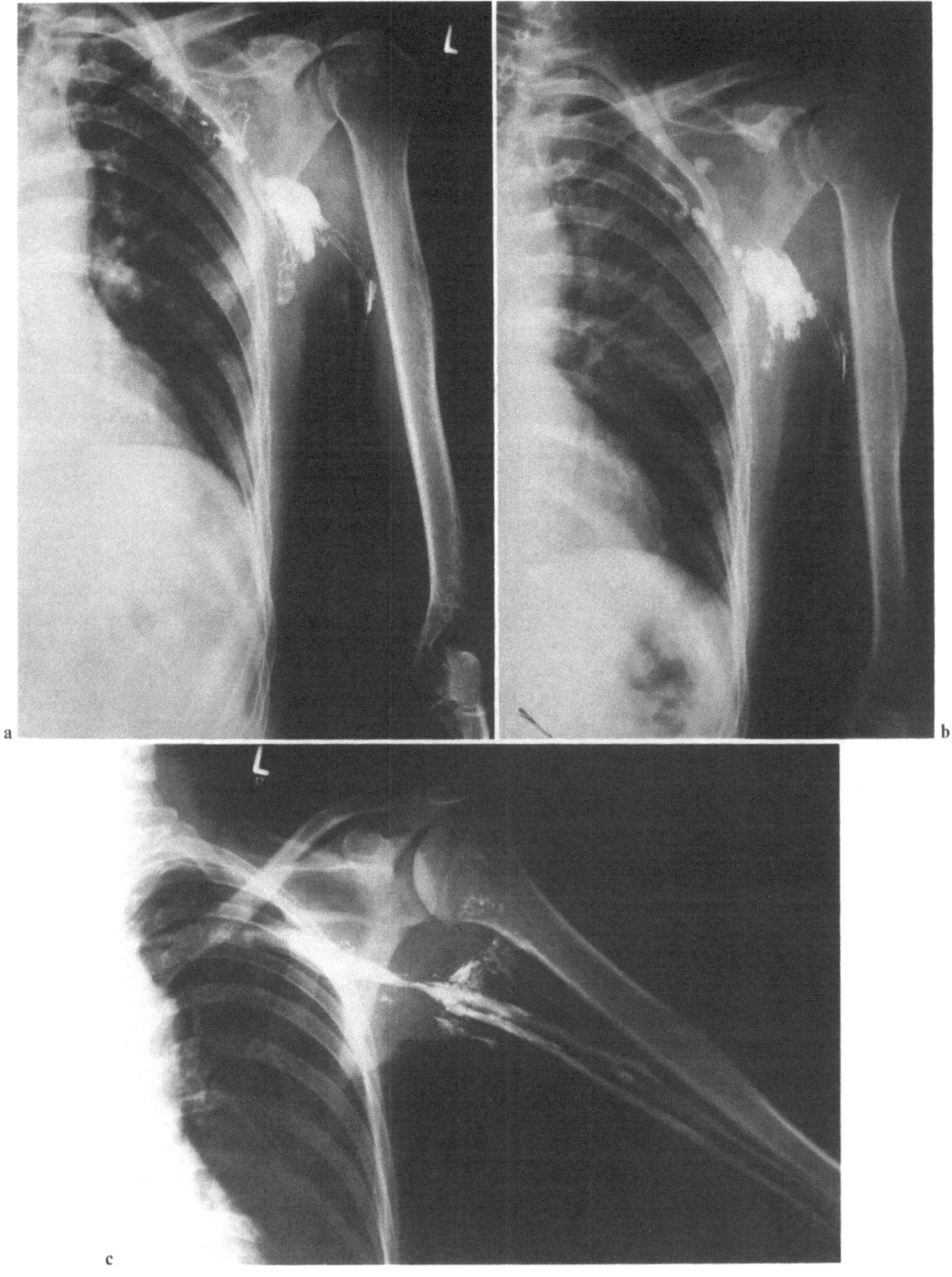

Abb. 28a–c. Postoperatives Lymphogramm und Venogramm nach Halsted-Operation und vor Beginn der Telekobalttherapie; **a** und **b** Einzelne, nicht vergrößerte Lymphknoten. Umschriebener Defekt im größeren Lymphknoten; die Lymphe ergießt sich vorwiegend in zystischen Hohlraum. **c** Venographie: Umschriebene Einengung
der V. axillaris

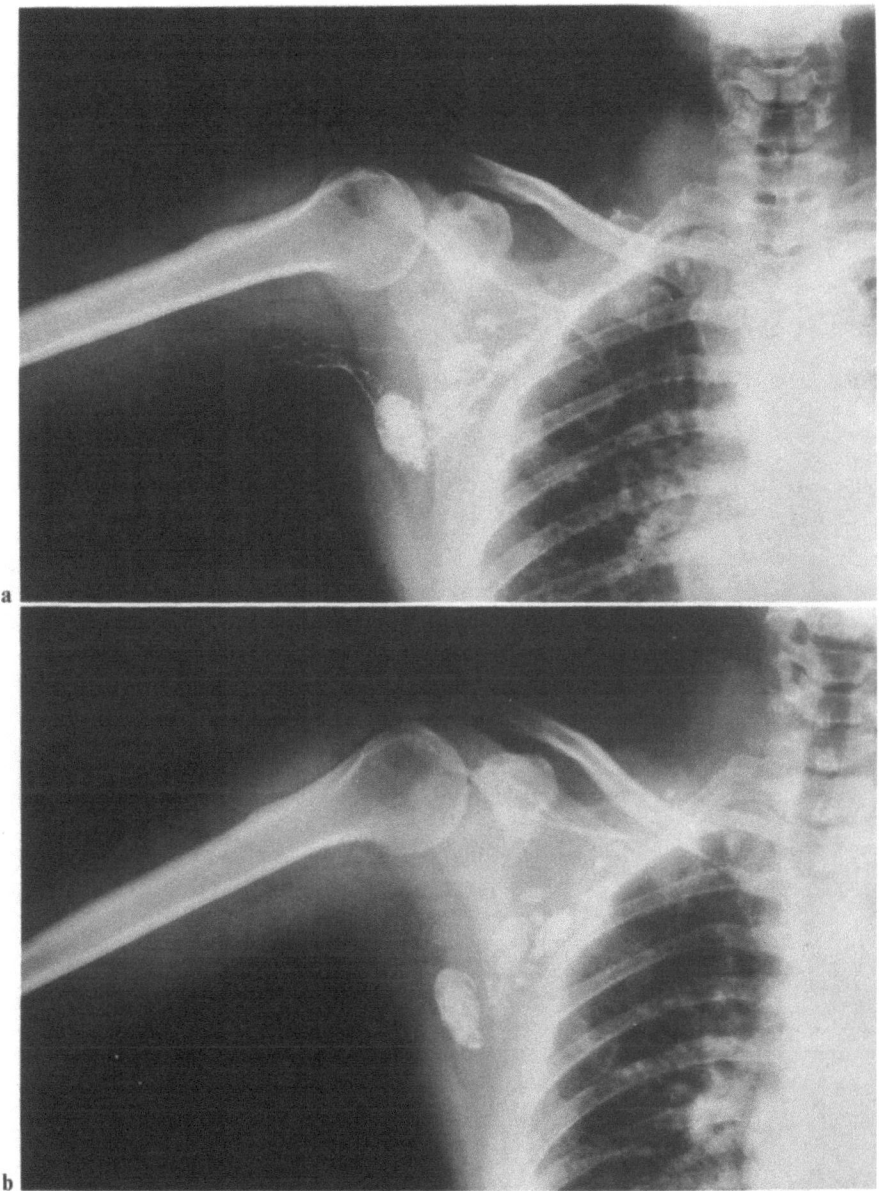

Abb. 29a, b. Zustand nach Halsted-Operation; postoperative Lymphographie vor Beginn der Strahlentherapie. Die Lymphographie zeigt, daß eine nennenswerte Exstirpation der Achsellymphknoten nicht vorgenommen worden ist

Nach WEST und ELLISON liegt bei 26% der radikaloperierten und nachbestrahlten Patienten ein leichtes Armödem mit bis zu 2 bzw. 2,5 cm Umfangsdifferenz, bei 21% ein mäßiges und bei 10% ein ausgeprägtes Ödem vor. Nach GREGL et al. (1967) soll der Prozentsatz des Armödems bei Patienten mit einem Mammakarzinom, die einer Vorbestrahlung unterzogen wurden, besonders hoch sein, eine Erfahrung, die im eigenen Krankengut nicht bestätigt werden konnte.

An unserer Klinik hat HARWARDT die Folgen der Operation und der Strahlentherapie bei 234 Patientinnen untersucht. Die Aufschlüsselung nach Art der Operation, der axillaren Schnittführung, der Narbenbildung, des Armödems, der Narbenschmerzen, der Bewegungseinschränkung, der Schwellung des Arms und der neurologischen Beschwerden

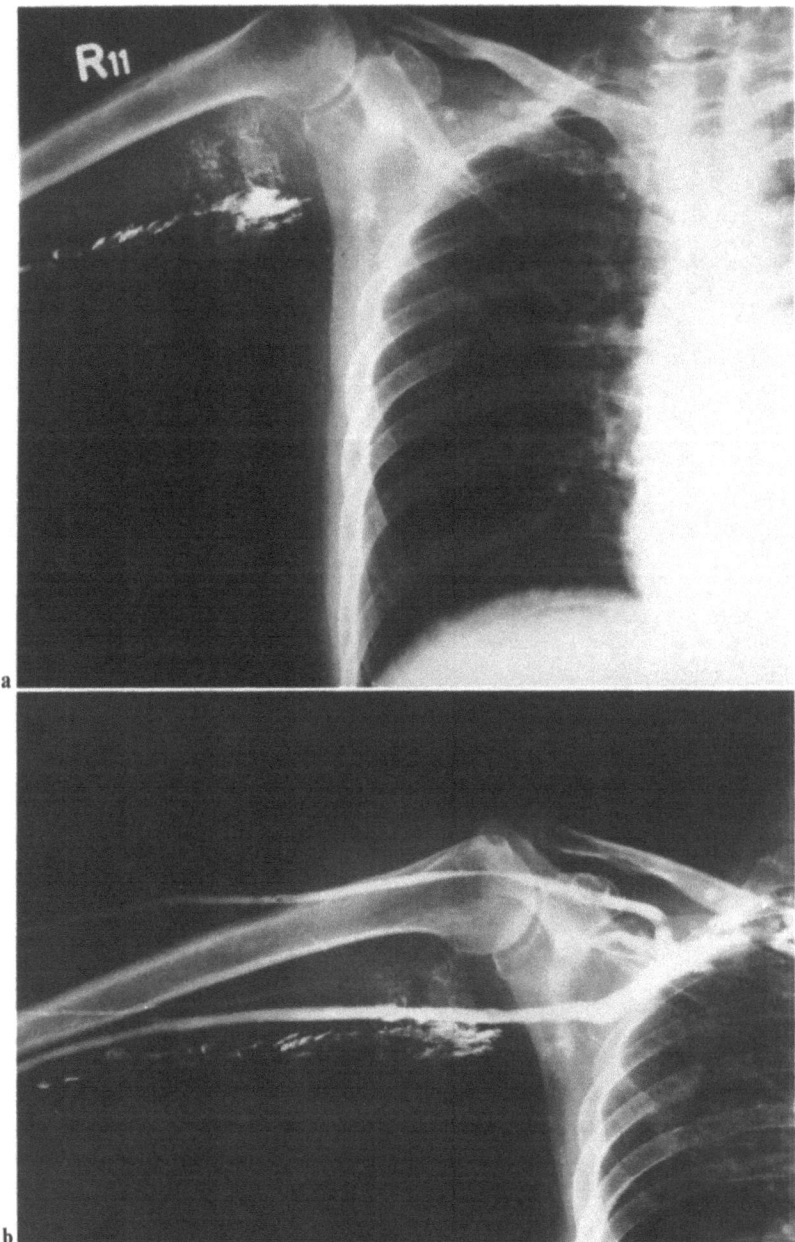

Abb. 30. a Zustand nach Halsted-Operation und Telekobalttherapie: ausgedehntes Armlymphödem. Die Lymphographie zeigt große Kontrastmittel-Paravasate in der Axilla mit Umgehungskreislauf über zervikale Lymphbahnen. b Phlebographie: unbehinderter Abfluß

ergibt, daß die meisten Beschwerden nach der Radikaloperation nach HALSTED und nach der modifizierten Radikaloperation ohne Entfernung des M. pectoralis minor aufgetreten sind.

Die einfache Ablatio ohne Ausräumung der axillaren Lymphknoten und die einfache Ablatio mit axillarer Lymphknotenausräumung haben die wenigsten Komplikationen. Bei 39,7% der Kranken mit einer Radikaloperation und bei 22% nach modifizierter Radikaloperation fand sich eine Armstauung. Auch die neurologischen Beschwerden waren bei diesen Krankheitsgruppen am häufigsten zu finden. Der Umfang des Armödems blieb relativ gering. Von 43 Patienten hatten nur 12 eine Armumfangsdifferenz

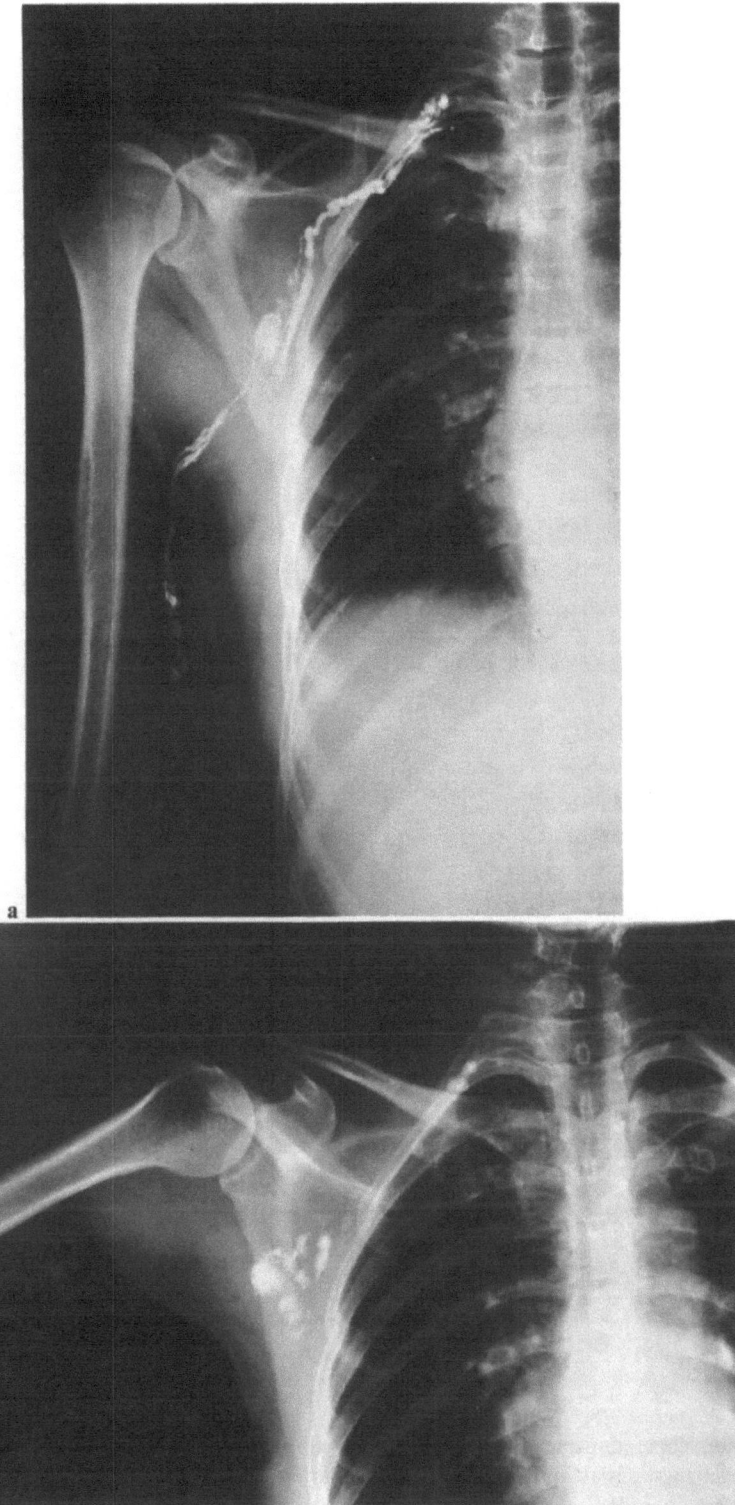

Abb. 31 a, b. Radikaloperation nach Halsted, postoperative Telekobalttherapie; Lymphographie nach 2 Jahren: ausgeprägtes Lymphödem mit Umgehungskreislauf, subkapsulären Lymphbahnen; Darstellung vieler Lymphknoten, die atrophisch, jedoch offenbar weitgehend operativ belassen worden sind

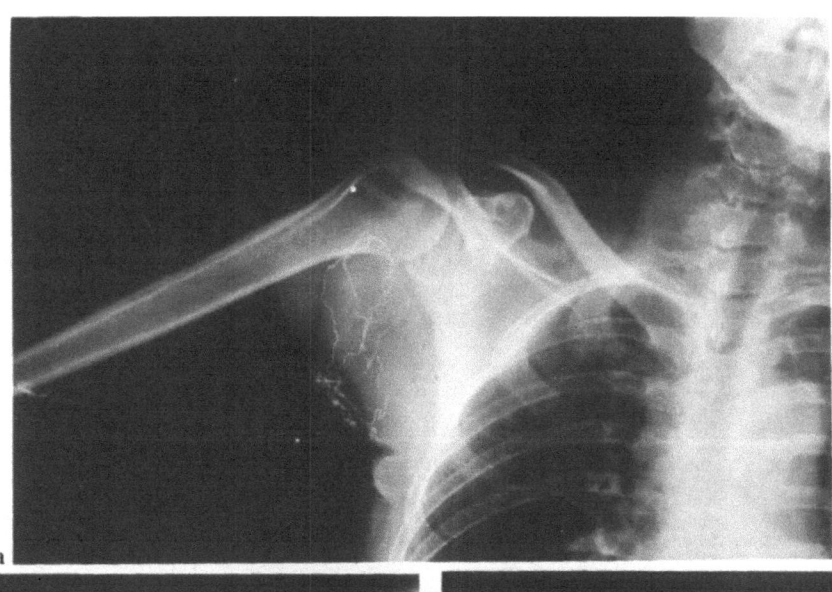

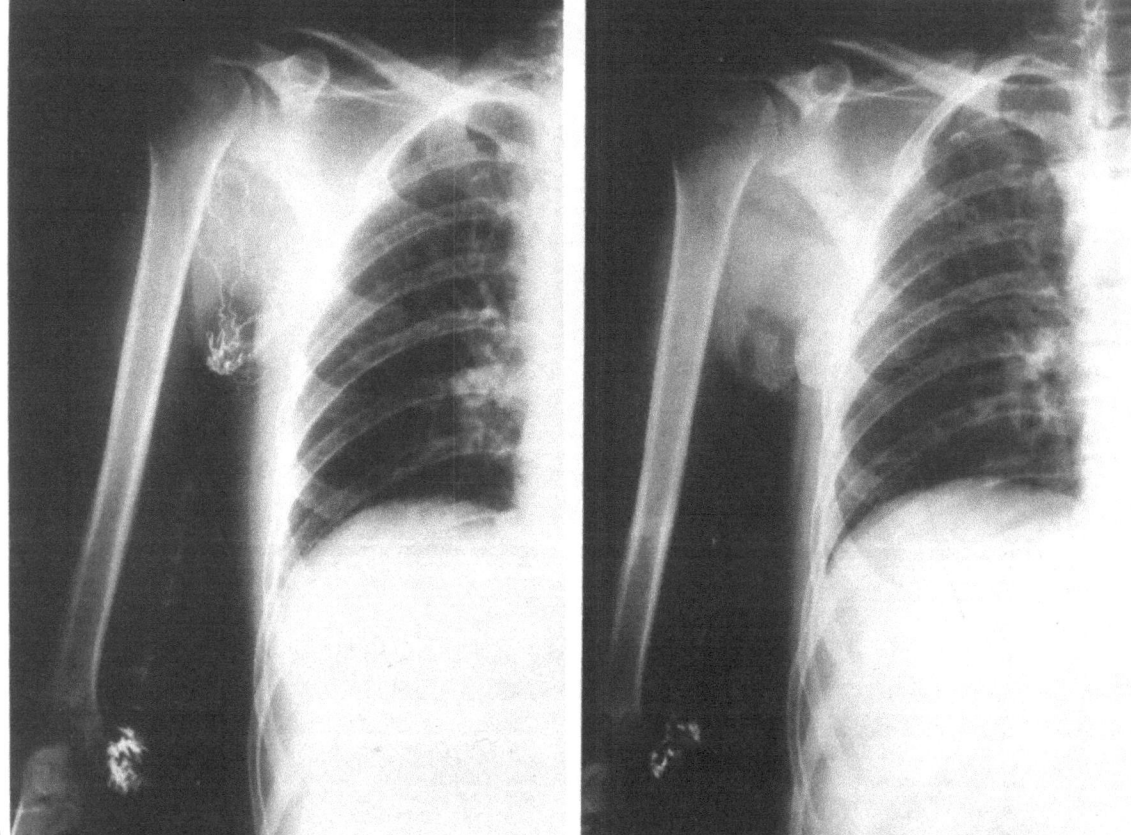

Abb. 32a–c. Radikaloperation nach Halsted und Telekobalttherapie: Schwellung des Armes. Die Lymphographie zeigt einen Umgehungskreislauf mit Kollateralbildung, Paravasate am Oberarm, nur einzelne kleine infraklavikuläre Lymphknoten darstellbar

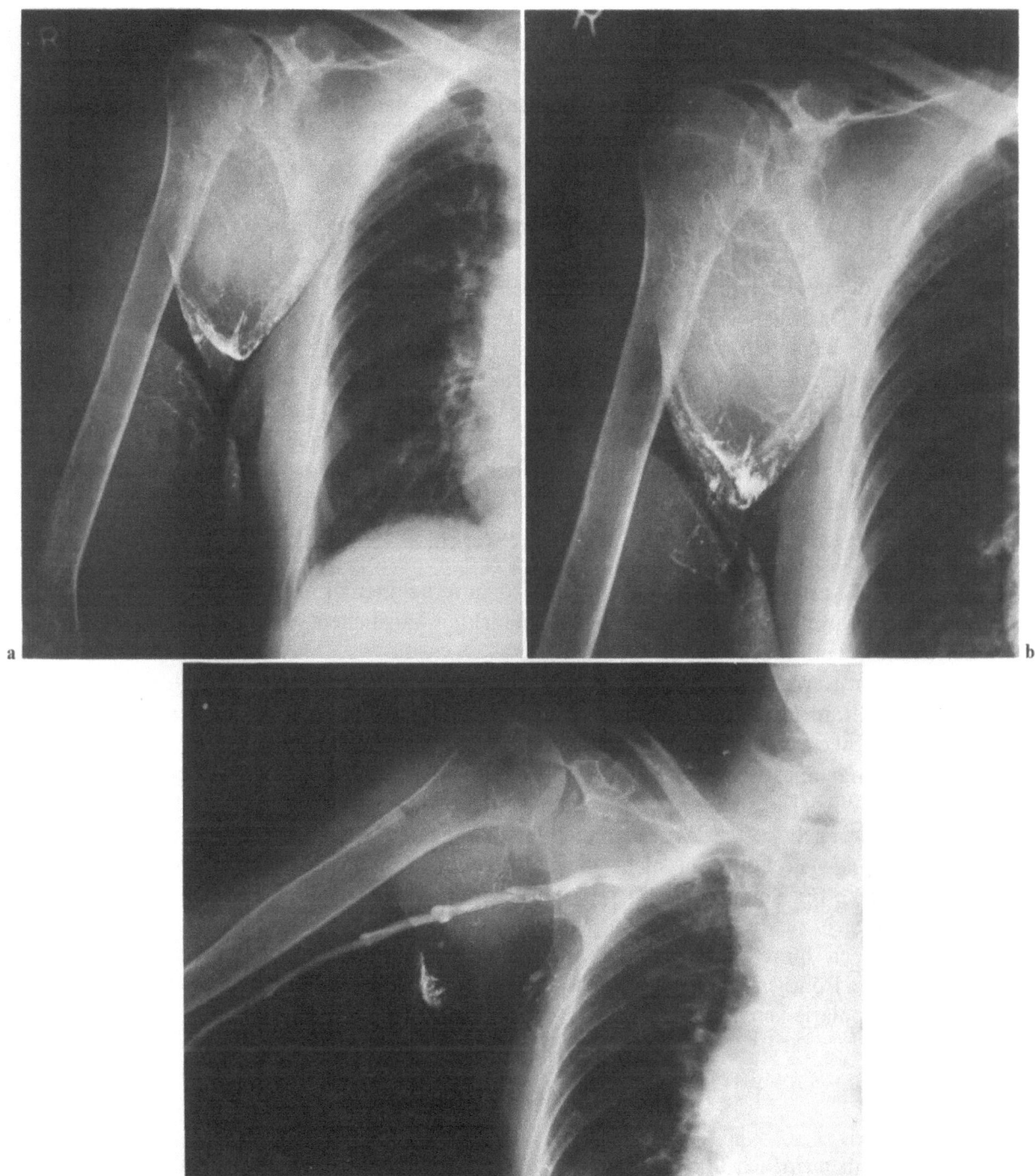

Abb. 33a–c. Zustand nach Halsted-Operation und Telekobalttherapie. Ausgedehntes Lymphödem des Armes, Stadium III. **a** Lymphographie: kein Nachweis von Lymphknoten; sehr ausgeprägtes Kollateralsystem in der Achsel und im proximalen Oberarmdrittel. **b** Ausgeprägte Kollateralen an der unteren Achselfalte mit Stase des Kontrastmittels. **c** Venographie ohne Besonderheiten; Anfärbung ganz kleiner Lymphknoten infra- und supraklavikulär; Umgehungskreislauf über Brustlymphbahnen

von über 2,5 cm. Die stärksten Narbenveränderungen in der Axilla fanden sich bei der einfachen Ablatio mit Ausräumung der axillaren Lymphknoten (Tabelle 4, Abb. 29).

Da die Patienten zur Strahlentherapie des Brustkrebses aus einer großen Zahl von Kliniken und nicht nur aus der eigenen überwiesen werden, gibt diese Übersicht sicher ein zutreffendes Bild über die Folgeerscheinungen der Operation und der Strahlentherapie des Mammakarzinoms (Abb. 30a–b, 31a–b, 32a–c, 33a–c).

XII. Prophylaktische Maßnahmen zur Verhinderung des Armödems

Zuerst wird man versuchen, durch prophylaktische Maßnahmen das Armödem zu verhindern. Dazu gehört, daß postoperativ keine Infektion entsteht bzw. diese so früh wie möglich behandelt wird, daß die Kreislaufverhältnisse in Ordnung sind und auch ein Diabetes sorgfältig eingestellt ist. Den Arm sollte man in den ersten 8 postoperativen Tagen hochlagern. Entzündungshemmende Medikamente oder solche, die zu einer Verhinderung von Schwellungszuständen führen, können mit Erfolg eingesetzt werden. Über den Wert von Diuretika ist man sich offenbar nicht ganz einig. Sie können kurzfristig zu einer Besserung und zu einem Rückgang des Armumfangs führen und haben wahrscheinlich nur in der Frühphase der Entstehung des Ödems einen Nutzen. Die Patientinnen sollten davor gewarnt werden, in den ersten postoperativen 3 Monaten größere körperliche Anstrengungen mit dem Arm zu unternehmen. Immer wieder erlebt man, wie akute Schwellungen des Armes nach verstärkten häuslichen Arbeiten oder Gartenarbeiten auftreten.

Ein nicht unwichtiges Problem ist das Auftreten einer Schultersteife nach Operation und nach Strahlentherapie, die unter dem Bild einer sog. Periarthritis humeroscapularis mit erheblichen Schmerzen einhergehen kann.

Krankengymnastische Behandlung und Unterwassermassagen sowie Übungen des Patienten zur Wiederherstellung der Beweglichkeit des Armes haben bei verständigen Patienten Erfolg. Ängstliche, den Arm schonende Patienten, den Weisungen der Krankengymnasten oder eigenen Übungen nicht nachkommende Patientinnen haben ein besonders großes Risiko für eine nicht mehr reparable Schultersteife.

Stellen sich zu dieser Bewegungseinschränkung noch typische Schmerzen ein, wie sie auch noch Jahre nach der Operation und Strahlenbehandlung auftreten können, helfen kleine Röntgenstrahlendosen, wie man sie von der Behandlung der sog. Periarthritis humeroscapularis kennt.

XIII. Radiogene Gefäßstenosen

Nachdem mehrfach über strahleninduzierte Arteriensklerosen und Gefäßverschlüsse (HOLDORFF et al., 1976) berichtet worden ist, sollte man auch bei unklaren Gefäßprozessen des Armes daran denken, daß nach einer Latenzzeit von 10–30 Jahren eine radiogen bedingte Gefäßstenose auftreten kann.

Bei der Bestrahlung der retrosternalen Lymphknotenketten prä- oder postoperativ ist damit zu rechnen, daß es zu einer vollkommenen Sklerose des Sternalmarkes kommt. Entsprechende Beobachtungen sind mitgeteilt.

Besondere Schwierigkeiten macht die Bestrahlung von Rezidiven, bei der Strahlenschäden häufig nicht zu vermeiden sind. Jeder Strahlentherapeut sollte in seinem Krankengut die Rate der Heilungen der Zahl der Komplikationen gegenüberstellen. Der Preis der Heilung muß der Komplikationsrate adäquat sein.

Tabelle 3. Klassifikation der radiogenen Spätveränderungen bei Brustkrebs nach ABBATUCCI (1975)

Gewebe oder befallenes Organ	Leichte	Mäßige	Schwere
Haut- und Unterhautgewebe	Pigmentationsstörung	Subkutane Sklerose, bzw. Induration Teleangiektasien	Hautnekrose, Ulzeration der Thoraxwand
Muskelgruppen (großer Brustmuskel)	Diskrete Verhärtung	Mäßige Sklerose mit muskulär bedingter Bewegungseinschränkung der Schulter	Schwere Verhärtung mit Schrumpfung
Gefäße	Leichtes, medial gelegenes Ödem bis 2 cm	Mäßiges Armödem bis 5 cm	Schweres Ödem (Elephantiasis) über 5 cm
Nerven	Leichte, diskrete Parästhesien	Hypästhesie, leichte motorische Störungen	Armlähmung mit Gefühlsstörungen
Knochen		Rippenfrakturen	Klavikulafraktur, Nekrose des Humeruskopfes, subkapitale Humerusfraktur
Gelenke	Leichte Bewegungseinschränkung	Periarthritis humeroscapularis	Ankylose im Schultergelenk
Lunge	Diskrete Fibrose der Lungenspitzen	Strahleninduration ohne schwere klinische Zeichen	Strahleninduration mit Komplikationen und schweren klinischen Zeichen
Herz und Perikard			Fibrose, Perikarditis, Myokarditis

Um zu einer allgemeinen Verständigung zu kommen, wird vorgeschlagen, die Aufstellungen von ABBATUCCI (1975) als Grundlage für Vergleichsuntersuchungen anzuwenden.

Je größer die individuelle Erfahrung des Strahlentherapeuten ist, desto geringer wird auch die Zahl der Komplikationen bei seinen Patienten sein. Es werden allerdings immer wieder Komplikationen auftreten, deren Ursachen auch bei sorgfältiger Beachtung aller Voraussetzungen nicht geklärt werden können (s. Tabelle 3).

XIV. Strahlentherapie des Mammakarzinoms präoperativ bzw. nach Tumorektomie

Bei einer Strahlentherapie der Mamma vor der Operation oder bei dem Zustandsbild nach Tumorektomie und anschließender Strahlentherapie kommt als Bestrahlungsmethode nur die Megavolttherapie in Frage. Eine Dosis von 45–50 Gy am Herd von zwei gegensinnigen Feldern aus sollte man nicht überschreiten. Eine weitere Dosiserhöhung ist nur möglich, wenn es sich um die Bestrahlung eines kleineren umschriebenen Abschnittes der Brust handeln sollte.

Bei einer Überdosierung kommt es zu einer ausgeprägten Induration mit einem Ödem und einer massiven Braunverfärbung der Haut, die über Jahre nicht zurückgeht. Die

Brust wird wesentlich kleiner als die gesunde Brust, sie steht auch etwas höher und kann kosmetisch störend wirken.

Besonders strahlenempfindlich ist die Mamille. Diese darf aber nicht völlig ausgespart werden, da eine Metastasierung in die Milchgänge und ein sekundärer karzinomatöser Befall der Mamille wie beim M. Paget nicht selten auftritt. Die Dosis, die die Mamille erhält, sollte aber 30 Gy nicht überschreiten.

F. Behandlung der Strahlenschäden

I. Hautschäden

Die Behandlung von Hautschäden als Folge der konventionellen Strahlentherapie bedarf sehr großer Geduld von seiten der Patientin und des Arztes. Eine sorgfältige klinische Untersuchung und die Suche nach lokalen Zeichen endogener oder exogener Schädigungsmöglichkeiten hat vorauszugehen. Je gründlicher man bei Beginn der Strahlentherapie auf derartige endogene und exogene Noxen achtet, desto geringer wird die Möglichkeit von Strahlenspätschäden sein. Wie schon vorher erwähnt, sollte bei Beginn der Strahlentherapie ein vollständiger klinischer Status mit entsprechender Laboruntersuchung, die einen Diabetes, einen M. Basedow, Nierenschäden, Gicht und vor allem eine Leberschädigung ausschließt, vorhanden sein. Eine periphere Kreislaufinsuffizienz ist zu behandeln. Lokal ist auf die Art der Narbe, ihren Verlauf und auf einen evtl. bestehenden, operativ gesetzten Narbenzug zu achten. Ein chronisches Ekzem, allergische Erkrankungen, eine Psoriasis sollte man nicht übersehen sowie an die Veränderung durch eine Sonnenbestrahlung in der posttherapeutischen Phase denken. Besonders gefährdet sind Hautabschnitte, die ohne „Gegengewebe" bestrahlt wurden, d.h. direkt dem Rippenknorpel oder Knochen aufliegen. Kortikosteroid-Salben sind nur mit großer Vorsicht zu benutzen. Ein Juckreiz in bestrahlten Hautpartien kann auf eine durch die Salbenbehandlung aufgetretene Allergie hinweisen.

Eine strahlengeschädigte Haut stellt immer eine Gefahrenquelle dar. Hautnekrosen mit Ulzera können noch 15–20 Jahre nach der Strahlentherapie auftreten (s. Abb. 20).

Ist ein Strahlenulkus entstanden, wird man nach denselben Grundsätzen vorgehen wie bei der Prophylaxe des Strahlenschadens, nämlich nach endogenen und exogenen Ursachen forschen, wobei besonders an zusätzliche mechanische, lang andauernde Reize, aber auch eine Kreislaufinsuffizienz und vor allem an eine Adipositas gedacht werden muß.

Primär wird man eine konservative Behandlung versuchen. Nur wenn dies nicht zum Erfolg führt, kommt eine operative Therapie in Frage, wobei man sich aber frühzeitig dem Rat eines plastischen Chirurgen oder eines mit Hautschädigungen vertrauten Radiologen oder Dermatologen anvertrauen sollte. Eine zusätzliche internistische Untersuchung ist notwendig, da durch das Strahlenulkus sekundär ein latenter Diabetes manifest werden kann (DREPPER et al., 1971). Das nekrotische Gewebe im Ulkus kann durch Aussprühen mit H_2O_2, ggf. auch mechanisch entfernt werden. Gelegentlich sind nekrolytische Fermente von Vorteil. Alle Mittel, die aufgetragen werden, müssen gut verträglich sein, d.h. der Kranke darf keinen Juckreiz oder Schmerzen empfinden. Immer ist sicherzustellen, daß keine Sekundärinfektion des Ulkus vorliegt, die mitbehandelt werden muß. Feuchte offene Umschläge hemmen die Entzündung. Man kann Desinfizienzien wie H_2O_2, Rivanol, Chinosol hinzufügen. Bäder mit Kaliumpermanganat oder auch Farbstofflösungen helfen recht häufig. Die Umgebung ist mit Salben abzudecken. Ist das Ulkus sauber und gereinigt, sollte man granulationsfördernde Substanzen, evtl. auch Follikelhormone einsetzen.

In den letzten Jahren finden sich eine Reihe von Arbeiten über die gute Wirkung des Actihaemyl bzw. Actovegin, einem eiweißfreien Blutextrakt, welches angeblich die Zellatmung wesentlich fördern soll. Von Vorteil kann auch eine lokale Behandlung mit Blaulicht, Infrarot- oder Kurzwellenbestrahlung, evtl. eine Reizkörpertherapie sein . Lokale Maßnahmen und durchblutungsfördernde parenterale Medikamente, evtl., wie schon besprochen, lokale und parenterale Antibiotika, sorgfältige langfristige Beobachtungen der Ausheilungstendenzen des Ulkus und schließlich der Wechsel der verschiedenen Maßnahmen führen in der Regel dazu, das Strahlenulkus zur Ausheilung zu bringen. Hat sich eine Narbe entwickelt, so soll sie durch Puder oder Fettsalben gepflegt werden. Eine dauernde Nachbeobachtung der Narbe ist notwendig.

Wenn nach einer gewissen Zeit – wir veranschlagen mindestens die Zeitdauer von 12 Monaten – eine Heilung oder entscheidende Verkleinerung nicht eingetreten ist, sollte man mit dem früher schon konsultierten Chirurgen die Frage eines plastisch-chirurgischen Eingriffs besprechen.

Hier sind mehrere Wege notwendig und möglich, die wiederum von der eingestrahlten Dosis, von der Tiefe des Ulkus, der Nachbarschaft von Knochen und Sehnen abhängig sind. Manchmal ist auch die Narbe nicht zufriedenstellend ausgefallen, oder sie steht noch zu sehr unter Spannung, so daß auch in diesem Falle eine operative Behandlung in Frage kommen könnte. Nach DREPPER et al. (1971) gewährt die Nahlappenplastik die besten Erfolge, wenn in der Umgebung genügend gesunde Haut zur Verfügung steht. Des weiteren kommt eine freie Hautplastik in ein transplantationsfähiges Wundbett in Frage. Bei großen Radioulzera muß man nach Vorschlag der ebengenannten Autoren durch Exzisionen der Radionekrose genügend transplantationsfähigen Wundgrund schaffen, wobei einzelne transplantationsfähige Wundflächen mit dünnen Epidermisläppchen abgedeckt werden.

Die Behandlung von Hautschäden ist eine Aufgabe intradisziplinärer Zusammenarbeit, bei der viele Gesichtspunkte berücksichtigt werden müssen. Vielfach ist die Art und die Menge der Strahlung nicht die letzte Ursache für die Hautschädigung. Eine sorgfältige Aufzeichnung des Primärbefundes, eine genaue Rekonstruktion der Bestrahlungsverhältnisse und eine exakte Aufzeichnung aller Behandlungsmaßnahmen sind auch aus forensischen Gründen notwendig, da nicht allzu selten von Patienten der Klageweg beschritten wird und nicht nur der Strahlentherapeut, sondern auch die nachfolgenden behandelnden Ärzte einem Regreßanspruch unterliegen können.

II. Spätfolgen der Megavolttherapie

Bei der Megavolttherapie wird die Problematik der Gewebsreaktion in die Tiefe verlagert (KÄRCHER, 1979), und da die Oberflächenabsorption nach energiereicher Gammastrahlung und damit die Hautreaktion geradezu gering wird, ist die Beachtung gewisser Vorsichtsmaßnahmen ausreichend. Es entstehen Indurationen des Unterhautzellgewebes im Bereich der Brusthaut mit einer gewissen Bräunung und auch einer Verdickung der Haut. Stärkere Indurationen der Haut und des Unterhautfettgewebes finden sich im Supraklavikulargebiet und in der Achsel. Hier kann eine Narbenplatte entstehen, die mit einer narbigen Schrumpfung einhergeht und nicht allzu selten schwierig von einer Metastasierung zu unterscheiden ist. Teleangiektasien können sich erst nach 10 und mehr Jahren ausbilden, halten sich aber in ihrer Entwicklung in engen Grenzen.

Prophylaktische Maßnahmen zur Verhinderung von sklerosierenden Veränderungen der Haut sind zwar nicht bekannt, Kärcher (1979) hat aber auf eine Reihe von Maßnahmen hingewiesen, welche die Schädigung gering halten können. Seiner Ansicht nach kommt es zu einer Schädigung auch des Kapillar-Papillarkörpers der Haut bei einer Gesamtdosis von 40–60 Gy und zu einer erythematösen Reaktion mit Follikelschwellung, Desquamation, stärkerer Pigmentierung und späterer Atrophie, evtl. Fettgewebsnekrose mit Ausbildung von Bindegewebsplatten. Daher sollte die Haut von Anfang der Bestrahlung an mit Puder geringeren Schüttgewichts, großer Oberfläche und daher starker Kühlkraft behandelt werden. Eine Behandlung mit fetthaltigen Cremes wie Öl-in-Wasser-oder Wasser-in-Öl-Emulsionen kann das Erythem verstärken. Deswegen sind Puder oder fettlose Schleimsalben den Emulsionen weit überlegen.

Besteht eine stärkere Trocknung mit Schuppung, Spannung und Brennen oder unangenehmes Jucken, könnte aber eine Öl-in-Wasser-Emulsion zur Glättung und Beseitigung der Hautveränderungen, z.B. an bestrahlungslosen Wochenenden durchgeführt werden. Eine gewisse kleine Menge von Dexamethason in dieser Lösung kann zur Unterstützung der raschen Beseitigung der Beschwerden dienen.

Die lokale Behandlung von Defektbildungen kann nach Kärcher mit antiphlogistischen, gefäßabdichtenden, epithelanregenden Medikamenten durchgeführt werden, wobei besonders auf eine Überwucherung des Ulkus durch Sproßpilze geachtet werden muß. Antibiotika und Steroide, evtl. Gaben von Ampho-Moronal, Pinselungen mit Gentianaviolett können helfen. Durch diese lokalen Maßnahmen und die durchblutungsfördernden parenteralen Medikamente, bei sorgfältige Beobachtung der Ausheilungstendenz des Ulkus und schließlich Wechsel der verschiedenen Maßnahmen, ist in der Regel das Strahlenulkus zur Ausheilung zu bringen. Hat sich eine Narbe entwickelt, so soll sie durch Puder oder Fettsalben gepflegt werden. Eine dauernde Nachbeobachtung ist notwendig.

Von Vorteil kann auch eine lokale Behandlung mit Blaulicht, Infrarot- oder Kurzwellenbestrahlung, evtl. eine Reizkörpertherapie angesehen werden.

Eine besondere Aufgabe stellt sich heute in der häufig üblichen Kombination der Radiotherapie mit chemotherapeutischen Präparaten. Hier kommt es zu einer additiven Reaktion, oder die Haut wird für die Strahlentherapie sensibilisiert.

Nach Kärcher (1975), Hahn et al. (1978) kann hierbei eine Strahlenreaktion der Haut bei üblicher Dosierung dreimal so schwer sein, am stärksten ein bis zwei Wochen nach der Behandlung. Sie klingt nach 4–6 Wochen weitgehend unter der vorbeschriebenen Therapie ab.

III. Schädigung des Lungengewebes

Wie schon früher ausgeführt, hängt die Schädigung des Lungengewebes in erster Linie von der Art der Strahlentherapie und dann erst von individuellen Faktoren ab. Danach richtet sich auch die Therapie. Handelt es sich um kleinere Areale im oberen äußeren Abschnitt des Oberlappens, so wird man in der Regel keinerlei therapeutische Maßnahmen durchführen, es sei denn, es kommt zu Pleurareaktionen oder zu bronchopneumonischen Veränderungen. In der Regel laufen aber kleinere radiogene Schäden der Lunge unbemerkt ab. Ist ein größerer Teil der Lunge befallen, wird man ein größeres Arsenal von therapeutischen Mitteln brauchen. Die Superinfektion muß durch gezielte antibiotische Therapie verhindert werden. Antihistaminika können die Permeabilitätsstörungen der Lunge beeinflussen, gerinnungshemmende Mittel (Cottier, 1956) sollen Verschlüsse der kleinsten Gefäße möglichst verhindern. Hohe orale und intravenöse Prednisol-Gaben haben einen günstigen Einfluß auf den Rückgang der Lungenschädigung.

Im Ausheilungsstadium soll zur Verhinderung der Narbenbildung die Hyperventilation der Lunge gefördert werden, ebenso wie man asthmoide Anfälle und die Ausbildung von Bronchiektasen durch die entsprechende Behandlung mit krampflösenden Mitteln beeinflussen sollte.

IV. Radiogene Knorpel- und Knochenschädigungen

Die Osteoradionekrose ist sehr infektionsgefährdet. Eine zusätzliche bakterielle Osteomyelitis läßt sich schwer durch Antibiotika beherrschen. Daher sollten alle Maßnahmen vermieden werden, die eine Osteomyelitis begünstigen können. Diese entsteht meist durch eine Infektion von außen bei darüberliegender, stark geschädigter Haut oder freiliegenden Knochen- oder Knorpelabschnitten. Wenn möglich, sollte versucht werden, baldigst eine Deckung des freien Bezirkes durch chirurgische Maßnahmen zu erreichen.

Vielfach helfen aber dabei nur gleichzeitige Resektionen des zerstörten Knochenabschnittes, wobei die Resektion bis zum sicher gesunden Rippenabschnitt vorgenommen werden muß. Radiogene Frakturen der Rippen sind nicht behandlungsfähig und auch in der Regel nicht behandlungsbedürftig. Radiogene Nekrosen der Klavikula sollten erst dann operativ versorgt werden, wenn die Demarkationsbezirke klar sind. Eine plastische Überbrückung hat nur dann Erfolg, wenn man lange genug wartet und sicher ist, daß ausreichende Durchblutungsverhältnisse geschaffen werden können. Dieselben Überlegungen gelten bei einer Pseudarthose im Oberarmkopf–Halsbereich.

V. Radiogene Schäden des Plexus brachialis

Schäden des Plexus brachialis treten, wie schon besprochen, in der Regel erst nach einer Zeit von ein bis zwei Jahren auf. Die Behandlung wird schwieriger, wenn gleichzeitig ein Ödem des Armes besteht. Differentialdiagnostisch muß immer eine metastatische Ummauerung des Plexus brachialis oder eine metastatische Infiltration in Betracht gezogen werden. Hier scheint unserer Erfahrung nach eine Chemotherapie erfolgversprechend zu sein. Handelt es sich um eine Plexusschädigung infolge eines Narbenzugs, kann eine Neurolyse einen eindeutigen therapeutischen Erfolg bringen. Eine Behandlung mit hohen Dosen Vitamin „B 12" über zwei bis drei Monate sollte man nicht unversucht lassen, ehe man sich zu anderen Maßnahmen entschließt.

VI. Die Behandlung des lymphatischen Ödems

Hier liegt eine große ärztliche Aufgabe in der Tumornachsorge vor. Sie erscheint jetzt um so leichter, als hervorragende Erfahrungsberichte über konservative Behandlungsarten von ASDONK und FÖLDI (1979) vorliegen und andererseits auf chirurgische Erfahrungen zurückgegriffen werden kann, die von EGGERT et al. (1976), von KIRSCHNER et al. (1976) publiziert worden sind (Abb. 34–36).

Die erste Aufgabe beim Auftreten eines Armlymphödems ist, nach einem Tumorrezidiv zu fahnden. Hier muß das ganze diagnostische Rüstzeug der klinischen Untersuchung, der radiologischen Untersuchung, evtl. mit einer Xeroradiographie der Achsel sowie einer Venographie zur Hilfe genommen werden. Ganz außerordentlich wichtig ist die Erhebung der Anamnese mit der Frage nach traumatischen Schädigungen und besonderen körperlichen Betätigungen. Eine ausgeprägte ärztliche Erfahrung in der Beurteilung dieses

Krankheitszustandes muß vorliegen. Naheliegend wäre es, eine Lymphographie durchzuführen, doch eigene Erfahrungen zeigen, daß die Lymphographie zwar hilfreich sein kann, aber auch außerordentlich schädigend, weil das Kontrastmittel in den Lymphbahnen liegen bleibt und das Ödem noch vermehren kann. Die Lymphographie als diagnostische Maßnahme sollte also mit außerordentlicher Zurückhaltung betrachtet werden. Maßnahmen zur Bekämpfung dieses Krankheitsbildes sind aber notwendig, weil, wie E. Földi (1979) gezeigt hat, das Leiden entsprechend den Gesetzen der allgemeinen Pathologie kontinuierlich fortschreitet. Es kommt zu einer Fibrosierung, Sklerose und zu einer Elephantiasis als Folge des Ödems. Der Arm kann bei eingeschränkter Beweglichkeit zunehmend verhärten und die Arbeitsfähigkeit mindern. Besonders negativ wirkt sich nach Meinung von E. Földi (1979) die Ablehnung einer Lymphödembehandlung mit der Begründung aus, daß dies gar nicht so entscheidend wichtig für die Patientin sei. 10–15 Jahre nach einem Lymphödem entsteht nicht selten das Bild eines Stewart-Treves-Syndroms.

Die ausgeprägte psychische Belastung bei Patienten mit einem Armödem zwingen zu ärztlichen Maßnahmen. Die Beschäftigung des Arztes mit diesem Krankheitsbild ist von starkem, positiven psychologischen Effekt.

Nach E. Földi ist bei der Behandlung des Armlymphödems die konservative Therapie das Mittel der Wahl. Es liegt niemals eine absolute totale Blockade der Lymphdrainage vor. Einige funktionierende Lymphwege sind immer vorhanden. Das Ziel der Entstauungstherapie ist, die Lymphvasomotorik in den zentralen, vor der lymphostatischen Region liegenden Gebieten anzuregen und die freie Ödemflüssigkeit in Richtung der Schulter abzutransportieren. Hier wird sie von funktionsfähigen Lymphgefäßen aufgenommen und weiter transportiert. Wichtig ist es, bei einer radiogen und/oder operativ bedingten Fibrose solange vorzubehandeln, bis die Verhärtung nachläßt. Sonst können schwere Schädigungen entstehen, weil selbst kleine Mengen Ödemflüssigkeit, die in den fibrotischen Bezirk gepreßt werden, den Gewebsdruck massiv erhöhen und Hauteinrisse verursachen.

Das Therapieprinzip besteht nach Földi in der Expression der Ödemflüssigkeit aus den lymphödematösen Extremitäten. Dabei darf die Resorption- und Transportkapazität des zentralen benachbarten Lymphgefäßsystems nicht überschritten werden. Das Tempo des Abtransports muß auf die Resorption und Transportkapazität der zentralen Lymphgefäße Rücksicht nehmen. Daher muß die Behandlung unterbrochen werden, wenn in der Schulterregion Dellen eindrückbar sind. Aus diesem Grunde lehnt Földi auch die Expressionsmethode nach van der Molen ab. Auch eine kontinuierliche diuretische Therapie ist nach ihrer Ansicht kontraindiziert. Nur bei plötzlicher Ödemzunahme, z.B. Erysipelschüben oder Traumen, können vorübergehend Diuretika verabreicht werden.

Bei Armumfangsdifferenzen bis zu 3 cm ohne wesentliche axillare und/oder supra- bzw. infraklavikuläre Unterhautverhärtung sowie ohne Plexusbrachialis-Schädigung sollten die Ödeme durch ambulante physikalische Therapie mit manueller Entstauung behandelt werden. Dies sollte man allerdings speziell ausgebildeten Lymphtherapeuten bzw. Krankengymnasten überlassen. Eine entsprechende Lebensweise und eine Selbstkontrolle des Armumfangs muß gefordert werden.

Hat die Armumfangsdifferenz 3 cm überschritten, oder liegen auffällige Verhärtungen axillär sowie an der vorderen Thoraxwand, auch bei Umfangsdifferenzen unter 3 cm, vor, oder findet sich ein Plexusbrachialis-Schaden und reichen die ambulant durchgeführten Maßnahmen nicht aus, so ist eine stationäre lymphologische Nachbehandlung notwendig.

Nach Meinung von E. Földi muß nach vorausgegangener internistischer, angiologischer und neurologischer Untersuchung eine medikamentöse oder physikalische Thera-

Tabelle 4. Umfangsvermehrung (cm) nach Operation und Strahlentherapie bei 43 Patienten (Halsted u. Telekobalt 50 Gy)

	cm												
	1	1,5	2	2,5	3	3,5	4	4,5	5	5,5	6	6,5	7
Oberarm	8	10	6	7	4	3	2	2	–	–	–	–	–
Unterarm	2	5	1	2	–	2	1	–	–	–	1	–	1
Handrücken	5 mal Handrückenödeme												

Schlußfolgerung: Die Armumfangsdifferenz am Oberarm betrug im Durchschnitt 2,3 cm und am Unterarm 0,9 cm, jeweils gemessen 15 cm proximal- bzw. 10 cm distalwärts vom Olecranon. Nur ein Patient überschritt das Stadium II, Stadium I und II war etwa gleichmäßig verteilt.

pie eingeleitet werden. Sie wird eingeteilt in eine physikalische Basistherapie mit manueller Entstauung, durch aufeinander abgestimmte Handgriffe und durch Kompressionsbandagen. Diese sollen nicht nur die Konservierung des Entstauungserfolges von Tag zu Tag sichern, sondern sollen auch zur Feststellung der Armstrumpfpressionsstärke dienen, welche von der Patientin gut toleriert wird. Bewegungsübungen in der Bandage sind notwendig, und die Armhochlagerung verdient besondere Aufmerksamkeit. Physikalische und medikamentöse Ergänzungstherapie durch den Strehlerschen Unterdruckwellenapparat, Übungen im Wasser, Ultraschallbehandlung, Mykosebehandlung sind notwendig.

Bei rezidivierenden Erysipelschüben sind Penicillin und γ-Veninprophylaxe notwendig.

Ein radiogener Hautschaden oder neurologische Komplikationen müssen entsprechend mitbehandelt werden können. Während des klinischen Aufenthaltes ist auf die geeignete Lebensweise hinzuweisen, besonders auf eine Gewichtsabnahme, und schließlich soll ein individuell angepaßter Kompressionsarmstrumpf angemessen und kontrolliert werden.

Das Armlymphödem ist bei den heutigen Behandlungsmöglichkeiten jedoch nicht auszuheilen. Bei entsprechender Lebensweise muß versucht werden, den Therapieerfolg aufrecht zu halten. Die manuelle Entstauung sollte ambulant fortgesetzt und ein Kompressionsarmstrumpf getragen werden. E. FÖLDI sieht für die operative Behandlung des sekundären Armödems keine Indikation mehr. Sie wird aber von ihr nicht völlig abgelehnt.

Entscheidend ist aber für die Patienten die Prophylaxe des Lymphödems zu betonen. Eine vorbeugende Therapie sollte nach Abschluß der Wundbehandlung und der Radiotherapie vorgenommen werden. Nach E. FÖLDI sind insbesondere Patienten mit folgenden Merkmalen lymphödem-gefährdet:

1. Operationsschnittführung über die vordere Axillarseite bis in den Oberarm.
2. Sekundäre Wundheilung
3. Neigung zu Keloidnarben sowie zu fibrotischen Unterhautverhärtungen nach Radiotherapie.
4. Antikörpermangelsyndrom
5. Gleichzeitiges Bestehen eines idiopathischen Ödems
6. Fettleibigkeit
7. Funktionelle Durchblutungsstörung (kalte, feuchte, livide Extremitäten)
8. Venöse Durchblutungsstörungen
9. Verletzungen und Traumen an der Operationsseite, Knochenbrüche, Luxationen,
10. Weichteilquetschungen, die vor oder nach der Ablatio mammae aufgetreten sind.

Abb. 34–36. Operative Behandlungsmöglichkeiten beim sekundären Armlymphödem

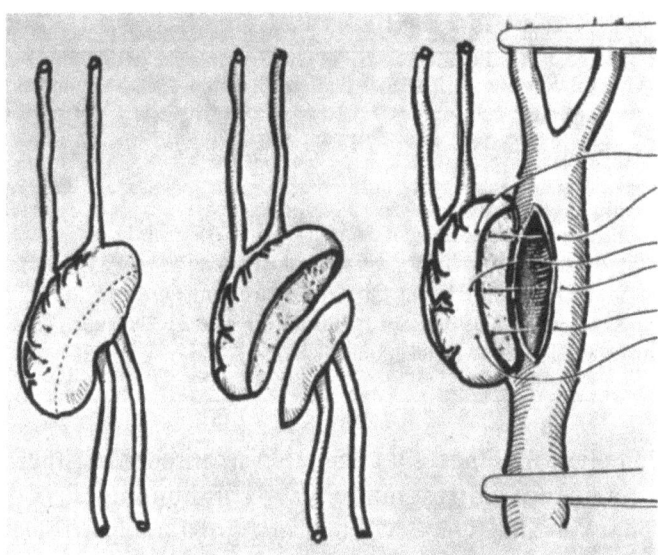

Abb. 34. Lymphadenom venöser Shunt nach Calnan. (Nach Kirschner et al. 1977)

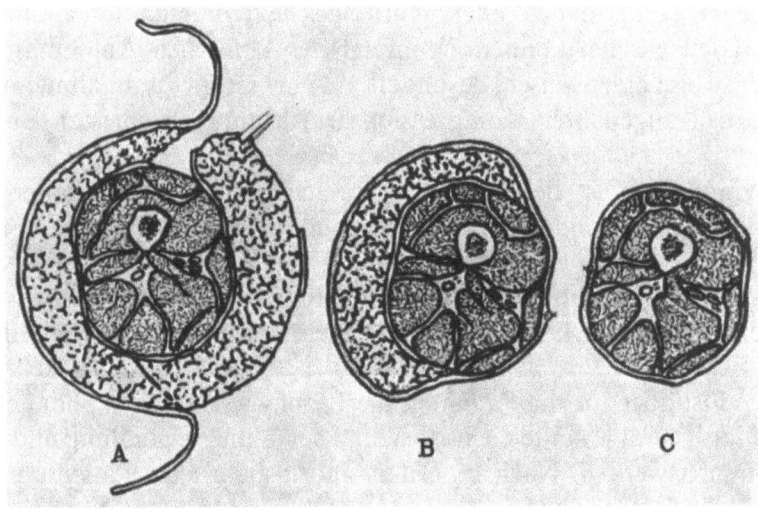

Abb. 35a–c. Subkutane totale Lymphangiektomie nach Servelle. **a** 1. Sitzung: hemizirkuläre Resektion von Faszie und Subkutis, Resektion überschüssiger Haut. **b** Zustand nach 1. Sitzung. **c** Zustand nach 2. Sitzung; Intervall zwischen 1. und 2. Operation 6 Monate. (Entnommen aus Servelle, M.; Pathologie vasculaire, pathologie lymphatique. Paris: Masson 1975, nach Kirschner et al., 1977)

Von Eggert et al. (1977) wird eine gewisse sportliche Betätigung, besonders Schwimmen, empfohlen sowie Schnellkraftübungen der Finger und der Hände. Wenn eine medikamentöse Therapie notwendig ist, empfehlen sie Diuretika unter Elektrolytkontrolle oder eine Dauermedikation mit „Venalot". Andere Autoren berichten über gute Erfahrungen mit der pneumatischen Druckwellenkompression nach Jobst. Dabei stammt eine Übersicht von Mäntylä und Nordman (1975), die bei 45 Patienten eine ent-

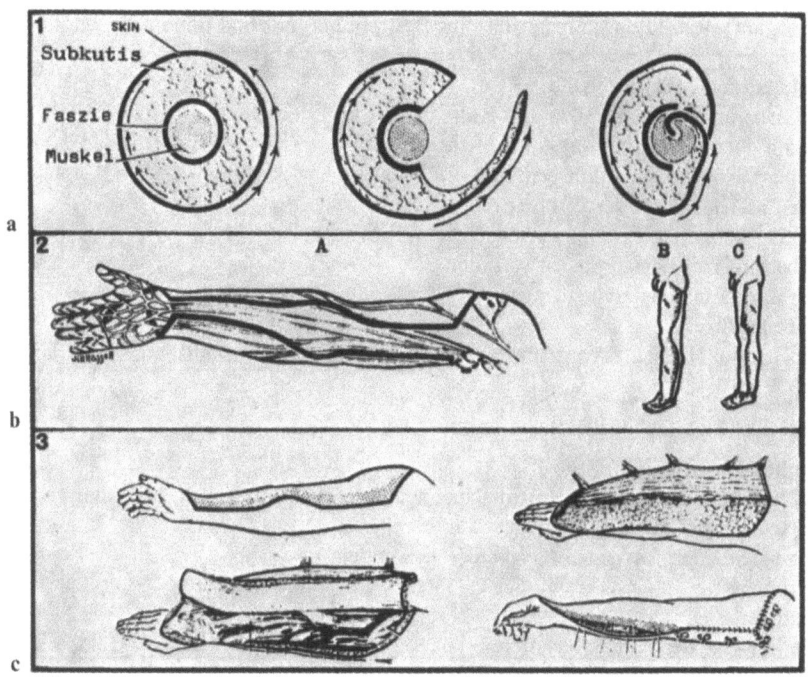

Abb. 36a–c. Lymphangioplastik-Transpositionslappen nach Thompson. **a** Therapeutisches Prinzip der Thompson-Operation. **b** Schnittführung: *A* am Arm, *B* am Bein beim Lymphödem mit Lymphangiektasie, *C* am Bein beim Lymphödem mit hypoplastischen Lymphgefäßen. **c** Operationstaktik beim Armlymphödem. (Entnommen aus der Arbeit von THOMPSON: The surgical treatment of chronic lymphedema of the extremities. Clinicals of North America 1966, 466, 467, 487; nach KIRSCHNER et al., 1977)

sprechende Behandlung durchgeführt haben. Die Behandlung bestand aus 10–20 Sitzungen von 2–4 Std Dauer, drei- bis fünfmal in der Woche. Die pneumatische Kompression läuft pulssynchron, und der höchste Druck sollte 40–75 mmHg nicht übersteigen.

Auf diese Weise gelang es den Autoren, unabhängig von der Stärke des Ödems bei 37 von 45 Patienten eine entscheidende Erleichterung zu erreichen, wobei das günstige Ergebnis bei 17 Patienten mehr als 12 Monate anhielt. Bei der Hälfte der Patienten gelang eine Reduktion des Ödems um 20–50%.

Nur wenn die Armumfangsdifferenz mindestens 6 cm beträgt und die. konservative Therapie versagt hat sowie eine zunehmende Funktionseinschränkung vorliegt, muß man operative Eingriffe in Erwägung ziehen. Hierbei kommen die Anlagen lymphovenöser Shunts, lymphadenovenöser Shunts (Abb. 34), eine freie Transplantation des großen Netzes mit mikrovaskulären Anastomosen und weitere operative Maßnahmen wie die modifizierte Lymphangiektomie nach SERVELLE (1975) (Abb. 35) und die Operation nach THOMPSON (Abb. 36) in der von CLODIUS et al. (1973) modifizierten Form in Frage. Entsprechende schematische Zeichnungen bei EGGERT et al. (1977) veranschaulichen die Operationsmethoden.

Bei Fällen, die entweder nach SERVELLE oder THOMPSON (1968, 1971) operiert worden sind, kommt es in 70–90% zu bis befriedigenden Ergebnissen.

Die gestielte Omentumtransplantation, mit einem erheblichen operativen Aufwand verbunden, ergibt in zwei Drittel der Fälle gute Behandlungsergebnisse. Die Shuntoperationen zwischen lymphatischem und venösem System, die nach Meinung chirurgischer Autoren einen sinnvollen operativen Eingriff darstellen, da sie in der Lage sind, die funktionellen Verhältnisse wiederherzustellen, können hinsichtlich des Erfolges allerdings noch nicht ausreichend beurteilt werden.

Tabelle 5. Merkblatt der Feldbergklinik für Lymphologie für Patientinnen nach einer Brustkrebsbehandlung (Operation; Bestrahlung; Operation plus Bestrahlung) mit und ohne Armlymphödem

---

1. Im Beruf und Haushalt
Verletzungen, Überanstrengung, Hitze und Kälte meiden!
 1.1 Vorsicht mit dem Küchenmesser
 1.2 Vorsicht beim Nähen (Fingerhut benützen)
 1.3 Abwaschen in heißem Wasser verboten
 1.4 Heißen Ofen, Backofen, Kaminfeuer bedienen verboten
 1.5 Mit erhobenem Arm Fensterputzen verboten
 1.6 Keine schweren Einkaufstaschen tragen
 1.7 Vorsicht beim Bügeln
Auch bei Arbeiten im Haushalt Armstrümpfe tragen bzw. Gummihaushaltshandschuhe anziehen.

2. Bei der Kleidung
Die Träger des Büstenhalters dürfen nicht einschneiden!

3. Bei der Schönheits- und Körperpflege
 3.1 Bei der Nagelpflege den Nagelfalz nicht schneiden Vorsicht beim Feilen. Nagelhaut weder zurückschieben noch schneiden.
 3.2 Keine reizenden, allergisierenden Kosmetika verwenden.
 3.3 Sauna verboten
 3.4 Sonnenbad verboten
 3.5 Knetende Massage des Armes verboten

4. Beim Friseur
Schulter und Arm vor der Hitzeeinwirkung der Trockenhaube schützen

5. Im Garten
Verletzungen meiden!
(Stacheln, Dornen, Geräte)

6. Bei der Tierhaltung
Bisse und Kratzer am geschwollenen Arm unbedingt vermeiden!
(Katzenkrallen müssen operativ enfernt werden)

7. Beim Sport
 7.1 Keine Anstrengung
 7.2 Keine Frostschäden
 7.3 Keine Verletzungen
(Schwimmen gehört zu den therapeutischen Maßnahmen)

8. Bei der Ernährung
 8.1 Sollgewicht halten
 8.2 Ausgewogenheit (Fleisch, Gemüse, frisches Obst)
 8.3 Kochsalzzufuhr einschränken

9. Während des Tages
Die in der Klinik erlernten Intervallübungen im Armstrumpf regelmäßig durchführen

10. Während der Nachtruhe
Arm hochlagern

11. Bei der Urlaubsplanung
Insektenverseuchte Gebiete meiden

12. Beim Arzt
 12.1 Blutdruck nicht auf der operierten geschwollenen Seite messen lassen
 12.2 Keine Injektion (weder in die Haut, noch in die Muskeln, in die Vene oder in ein Gelenk) auf der operierten geschwollenen Seite geben lassen
 12.3 Kein Blut auf der operierten geschwollenen Seite entnehmen lassen

13. Keine Akupunkturbehandlung, keine Heilanästhesie auf der operierten geschwollenen Seite durchführen lassen!

14. Bei lokalen Entzündungen sofort den Arzt aufsuchen.

Nach Földi-Börcsók in MD-GBK; Nr. 29 (1979)

Wie geschildert, können eine Reihe von Maßnahmen durchgeführt werden, die das unangenehme, schmerzhafte und lästige Armödem verhindern oder lindern und damit die jetzt viel zitierte „Lebensqualität" der Patientin verbessern. Auch hier unseren Patienten hilfreich zu sein, ist eine wichtige Aufgabe in der Nachsorge der Tumorpatienten, eine Aufgabe, welcher der bisherigen Erfahrung nach nicht immer genügend und lange genug nachgegangen worden ist.

Literatur

Abbatucci, J.S.: Les radiolésions après irridation pour cancer du sein. J. Radiol. Electrol. Med. Nucl. *56*, 798 (1975)

Alpert, L.J., Abaci, J.F., Werthamer, S.: Radiation induced extraskeletal osteosarcoma. Cancer *6*, 1359 (1973)

Alth, G., Ogris, E.: Lungenscintigraphische Langzeitbeobachtungen bei postoperativer Bestrahlung der Mammaregion. Strahlentherapie *149*, 41 (1975)

Amirfallah, M., Becher, R., Fischedick, O.: Praeoperative Bestrahlung des Mamma-Carcinoms. Methodik und 10-Jahresergebnisse. Strahlentherapie *4*, 381–392 (1972)

Asdonk, J.: Manuelle Lymphdrainage, ihre Wirkungsart, Indikation und Kontraindikation. Z. Allgemeinmed. *16*, 751 (1975)

Baclesse, F.: Irridations pré operatoires dans les cancers du sein. J. Radiol. Electrol. *43*, 12, 830 (1962)

Barb, U.: Das Lymphoedem des Armes beim operierten und nachbestrahlten Mammakarzinom. Arbeitsgemeinschaft für Krebsbekämpfung der Träger der gesetzlichen Kranken- und Rentenversicherung im Lande Nordrhein-Westfalen (ARGE) „Kampf dem Krebs" 1976

Barb, U., Plum, R.: Lymphographische und phlebographische Befunde zum Lymphoedem des Armes beim behandelten Mamma-Karzinom. Senologica *3*, 7 (1976)

Baudisch, E.: Beitrag zu den Strahlenschäden der Rippen- und Schlüsselbeine bei Brustkrebspatienten. Strahlentherapie *113*, 312 (1960)

Bay, V. u. Matthaes, P.: in Chirurgie der weibl. Brust. Stuttgart: Schattauer 1973

Bennhold, H.: Die Vehikelfunktion der Bluteiweißkörper. In: Die Eiweißkörper des Blutplasmas. Bennhold, H., Kyln Rusznyak (Hrsg). Dresden, Leipzig: Steinkopf 1938

Bergonié, J., Tessier, K.: Rapport sur l'action des rayons sur la tuberculose. Arch. Électrol. Méd. *6*, 334 (1896)

Birkner, R.: 3 Fälle von Spontanfrakturen in Becken und Schenkelhals als Strahlenschädigungsfolge. Strahlentherapie *92*, 297 (1953)

Birkner, R., Schaaf, J.: Neun Fälle von Strahlenschädigungen der knorpelig-knöchernen Brustwand. In einem Fall tödlicher Ausgang. Strahlentherapie *93*, 454 (1954)

Blass: zit. nach Kolar und Vabrec. Handbuch der medizinischen Radiologie V/1, S. 427. Berlin, Heidelberg: Springer 1976

Bragg, D.G., Shidnia, H., Chu, F.C.H., Hignibotham, N.L.: The clinical and radiographic aspects of radiation osteitis. Radiology *97*, 103 (1970)

Brown, H.F.: Effect of cortisone on the radiation reaction of the rat lung. AJR *75*, 796 (1956)

Brunner, U.: Das Lymphödem der unteren Extremitäten. Bern, Stuttgart, Wien: Huber 1969

Brunner, U.: Diskussionsbemerkung, 92. Deutscher Chirurgenkongreß, München 1975

Bublitz, G.: Normale und pathologische Anatomie. Stuttgart: Thieme 1972

Budin, J., Casarella, W.J., Harisiadis, L.: Subclavian artery occlusion following radiotherapy for carcinoma of the breast. Radiology *111*, 169 (1976)

Calle, R., Schlienger, D., Vilcoq, I.R.: Sequelles et complications secondaires â l'irridation exclusive des épithéliomas mammaires. J. Radiol. Electrol. Med. Nucl. *56*, 813 (1975)

Casley-Smith, J.R.: Endothelial permeability. The passage of particles into and out of diaphragmatics lymphatics. Q. J. Exp. Physiol. *49*, 365–383 (1964)

Casley-Smith, J.R.: How the lymphatic system overcomes the inadequacies of the blood-system. Stuttgart: Thieme 1970

Castrup, W., Wannenmacher, M., Töppner, B.: Osteoradionekrosen nach Elektronentherapie von Tumorrezidiven, Hautmetastasen und Lymphknotenmetastasen beim Mamma-Carcinom. Dtsch. Röntgenkongreß 1975, Berlin

Chassagne, D.: Les radiolésions tardives. J. Radiol. *56*, 797 (1955)

Chu, Florence C.H., Phillips, R., Nickson, J., McPhee, J.G.: Pneumonitis following radiation therapy of cancer of the breast by tangential technic. Radiology *64*, 642 (1955)

Chu, F.C.H., Glicksman, A.S., Nickson, J.J.: Late consequences of early skin reactions. Radiology *94*, 669–672 (1970)

Clodius, L.: Ätiologische Faktoren, Prophylaxe und Therapie des postoperativen Lymphödems am Arm. Helv. Chir. Acta *42*, 519–529 (1975)

Clodius, L., Uhlschmid, G., Madritsch, W.: Chirurgische Möglichkeiten der Lymphödembehandlung. Folia Angiol. (Pisa) *21*, 304 (1973)

Cottier, H.: Über die unterschiedliche Schädigung des Lungengewebes durch therapeutische Röntgenbestrahlung. Strahlentherapie *100*, 385 (1956)

Cottier, H.: Histopathologie der Wirkung ionisierender Strahlung auf höhere Organismen (Tier und Mensch). In: Handbuch der medizinischen Radiologie, Zuppinger, A. (Hsg.), Bd. II/2, S. 35–272. Berlin, Heidelberg, New York: Springer 1966

Deaver, J.B., Farland, J.: The breast – its anomalies, its diseases and their treatment. Philadelphia: Blakiston 1927

Degni, M.: New technique of lymphatic-venous anastomosis for the treatment of lymphedema. Vasa *3*, 479 (1974)

Delouche, G., Boucher-Laborderie, J., Picard, J.D., Le Houerou, G., Bachelot, F.B., Gest, J.: Le traitment conservateur des cancers du sein opérables. In: Gros, Ch. Paris: Masson et Cie. 1972 – Sympos. Internat. Strasbourg, Juin 1972

Drepper, H., Ehring, F., Vojtech, D.: Die Radionekrose der Haut. Med. Welt *22*, 155 (1971)

Drinker, C.K., Field, M.E.: The protein content of mammalian lymph and the relation of lymph to tissue fluid. Am. J. Physiol. *97*, 32 (1931)

Drinker, C.K., Field, M.E., Homans, J.: The experimental production of oedema and elephanthiasis as a result of lymphatic obstruction. Am. J. Physiol. *108*, 509 (1934)

Edsmyr, F., Walstam, R.: Complications in postoperative irradiation of mammary carcinoma. Acta Radiol. [Ther.] (Stockh.) *1*, 397 (1963)

Eger, W., Gregl, A.: Die Strahlenpneumonitis. Experimentelle Grundlagen – Klinik und Therapie. Stuttgart: Hippokrates 1965

Eggert, A., Kirschner, H., Schröder, H.J., Wittmann, D.H.: Das lymphatische Ödem des Armes nach der Brustkrebsbehandlung. Med. Klin. *49*, 2106 (1977)

Engelstad, R.B.: Über die Wirkungen der Röntgenstrahlen auf die Lungen. Acta Radiol. [Suppl] *19*, 1–94 (1934)

Fisher, B., Seack, N.H., Caranaugh, P., Gardner, B., Raodin, R.G.: Postoperative radiotherapy in treatment of breast cancer: results of the NSABP clinical trial. Ann. Surg. *177*, 712 (1970)

Fischer, J., Muggers, K., Schmidt, U., Thiemann, K.J., Worth, G.: Strahlenbedingte Veränderungen an Lunge und Pleura nach tangentialer Co⁶⁰ Pendelbestrahlung des Mamma-Karzinoms. Strahlentherapie *140*, 478 (1970)

Flaskamp, F.: Über Röntgenschäden und Schäden durch radioaktive Substanzen. Sonderband Strahlentherapie *12*, 1 (1930)

Fletcher, G.H.: Textbook of Radiotherapy. 2nd Ed. Philadelphia: Lea and Febiger 1973

Fletcher, G.H.: The advantages of preoperative irridation. JAMA *200*, 150 (1967)

Földi, E.: Die Therapie der sekundären Armlymphödeme. Mitteilungsdienst der Gesellschaft zur Bekämpfung der Krebskrankheiten Nordrhein-Westfalen (MDGBK) Nr. 29, 7–10 (1979)

Földi, M.: Erkrankungen des Lymphsystems. Grundlagen, Diagnostik, Therapie. Baden-Baden, Brüssel: Witzstrock 1971

Földi, M.: In: Gregl, A. Lymphografie und Pharmakolymphografie. Stuttgart: Fischer 1975

Földi, M.: Physiologie und Pathophysiologie des Lymphgefäßsystems. In: Handbuch der allgemeinen Pathologie. Meessen, H. (Hrsg.), Bd. 3/6 Berlin, Heidelberg, New York: Springer 1972

Földi, M., Lehotai, L.: Starlings law of oedema production. Acta Med. Acad. Sci. Hung. *23*, 371 (1967)

Försterling, K.: Arch. Klin. Chir. *81*, 506 (1906)

Frischbier, H.J., Lohbeck, H.L.: Strahlenschäden nach Elektronentherapie beim Mamma-Karzinom. Strahlentherapie *139*, 684 (1970)

Goffrini, P., Bobbio, P., Pellegrino, F., Peracchia, G.: The axillary lymph-flow following radical mastectomy. Rüttimann: Progress in Lymphology. Stuttgart: Thieme, 1967

Gregl, A., Poppe, H., Pöhls, H., Kiele, J., Schwartz, T.: Häufigkeit, Pathogenese und klinische Symptomatik des Armödems beim Mammakarzinom. Strahlentherapie *133*, 499 (1967)

Gregl, A., Buchner, K., Eydt, M., Fichtner, H., Kienle, J.: Strahleninduzierte Skelettveränderungen im Bereich des Brustkorbes nach Bestrahlung des Mamma-Carcinoms. Strahlentherapie *135*, 269 (1968)

Gumrich, H., Kubler, E.: Zur Klärung der Genese des Armstaus nach Mammaradikaloperation und seine chirurgische Bedeutung. Chirurg *26*, 204 (1955)

Haagensen, C.D.: Diseases of the breast. Philadelphia, London, Toronto: Saunders 1971

Hafferl, A.: Lehrbuch der topographischen Anatomie, 2. Aufl. Berlin, Göttingen, Heidelberg: Springer 1957

Hahn, P., Hallberg, O., Viktorlöf, K.: Acute skin reactions in postoperative breast cancer patients receiving radiotherapy plus adjuvant chemotherapy. Am. J. Roentgenol. *130*, 137–139 (1978)

Halsted, W.S.: Results of operations for cure of cancer of breast performed at Johns Hopkins Hospital from June 1889 to January 1894. Ann. Surg. *20*, 497 (1894)

Halsted, W.S.: A clinical and histological study of certain adenocarcinoma of the breast. Ann. Surg. *28*, 557 (1898)

Halsted, W.S.: The results of radical operations for the cure of cancer of the breast. Ann. Surg. *46*, 1 (1907)

Halsted, W.S.: The swelling of the arm after operation for cancer of the breast-elephantiasis chirugia its cause and prevention. Bull. Johns Hopkins Hosp. *32*, 309 (1921)

Harwardt, P.: Die operative Behandlung des Mamma-karzinoms und ihre Folgen aus strahlentherapeu-tischer Sicht. Med. Klin. 725–730 (1979)

Hatfield, D.M., Schulz, M.D.: Postirridation sarcoma including 5 cases after X-ray therapy of breast car-cinoma. Radiology 96, 593 (1970)

Heidenhain, L.: Über die Ursachen der lokalen Krebs-recidive nach Amputatio mammae. Centralbl. Chir. 39 (1889)

Hodel, C., Elke M.: Vergleichende röntgenologische und histologische Befunde zur Kontrastmittelspei-cherung nach Lymphographie. Fortschr. Rönt-genstr. 107, 765 (1967)

Hohlfelder, H.: Die Röntgentiefenbestrahlung. Leip-zig: Thieme 1938

Holdorff, B., Sinn, M., Häring, R., Simon, S., Bradac, G.B.: Radiogene Karotisstenose. Zum Problem der strahleninduzierten Arteriosklerose. Fortschr. Röntgenstr. 124, 259 (1976)

Holsten, D.R., Stender, H.St.: Die Wirkung von 180 kV Röntgenstrahlen, Kobalt-60-γ-Strahlen und 17 MeV schnellen Elektronen auf das Lungen-gewebe. Strahlentherapie 130, S. 34–42 (1966)

Horne, J. van: Novus ductus chyliferus, Leyden 1652. Leipzig: Thieme 1938

Host, H., Brennhard, J.O.: Combined surgery and ra-diation therapy versus surgery alone in primary mammary carcinoma. Ther. Phys. Biol. 14, 25 (1975)

Howland, W., Loeffler, J.K., Starchman, D.E., John-son, R.G.: Postirridiation athrophic changes of bone and related complications. Radiology 117, 677 (1975)

Hudack, S., McMaster, P.D.: The permeability of the wall of the lymphatic capillary. J. Exp. Med. 56, 233 (1932)

Iselin, H., Dieterle, M.: Über Wachstumsschäden jun-ger Tiere durch Röntgenstrahlen. Fortschr. Rönt-genstr. 19, 473 (1912)

Jancsó, N.: Speicherung. Budapest: Akademieverlag 1955

Jüngling, O.: Röntgenbehandlung chirurgischer Er-krankungen. Leipzig: Hirzel 1924

Jungblut, R.: Klinisch-experimentelle Studie zur Arm-lymphographie unter besonderer Berücksichtigung des Mamma-Karzinoms. Berlin: De Gruyter 1971

Kärcher, K.H.: Die Bedeutung der Salbengrundlage bei der Behandlung der Strahlenreaktion der Haut. Arch. Klin. Exp. Derm. 213, 147 (1961)

Kärcher, K.H.: Die Strahlenreaktion der Haut und Schleimhaut und ihre Behandlung. Strahlenthera-pie 144, 804–810 (1979)

Kärcher, K.H., Kleinert, H.: Behandlungsgrundlagen der Strahlenreaktion der Haut. Med. Welt (Stuttg.) 6, 315 (1963)

Kärcher, K.H., Bauer, H., Choné, B., Kleibel, F.: Einführung in die klinisch-experimentelle Radio-logie. München, Berlin: Urban & Schwarzenberg 1964

Kaeser, O., Ikle, F.A., Hirsch, H.A.: Atlas der gynä-kologischen Operationen. Stuttgart: Georg Thieme 1973

Kirschner, H.: Chirurgische Behandlung der Elephan-tiasis. In: Chirurgische Operationslehre. Breitner, B. (Hrsg.), Bd. IV/2, S. 1–11. München, Berlin, Wien: Urban & Schwarzenberg 1971

Kirschner, H., Eggert, A., Schröder, H.J.: Die chirur-gische Behandlung des lymphostatischen Ödems. Zbl. Chir. 102, 1110 (1977)

Kleinert, H., Kärcher, K.H.: Über die Strahlenbe-handlung der Strahlenulzeration. Med. Welt (Stuttg.) 5, 259 (1962)

Kolar, J., Vrabec, R.: Knochenschäden beim Röntgen-geschwür. Strahlentherapie 102, 112–125 (1957)

Kolar, J., Vrabec, R.: Strahlenbedingte Knochenschä-den. In: Handbuch der medizinischen Radiologie. Diethelm, L. (Hrsg.), Bd. V/1, S. 389–512. Berlin, Heidelberg, New York: Springer 1976

Krokowski, E., Rübe, W.: Die Absorption von Rönt-genstrahlen im Knochen. Fortschr. Röntgenstr. 91, 76 (1959)

Kuhnke, E.: Die Wirkung der Kräfte im Kapillarge-biet auf Filtration, Reabsorption und Konzentrie-rung der Gewebeflüssigkeit. Stuttgart: Schattauer 1976

Leak, L.V., Burke, J.F.: Ultrasturcture of lymphatic capillaries. J. Appl. Phys. 36, 2620 (1965)

Leriche, G.: Zit. bei Gregl et al., Strahlentherapie 135, 269–278 (1968)

Levitt, S.H., McHugh, Song, R.B.: Radiotherapy in the postoperative treatment of operable breast can-cer. Part I: Critique of the clinical and biometric aspects of the trial. Cancer 39, 924 (1977)

Linder, E.: Über das funktionelle und morphologische Verhalten peripherer Nerven längere Zeit nach Be-strahlung. Fortschr. Röntgenstr. 90, 618 (1959)

Ludvic, W., Wachtler, F., Zaunbauer, W.: Verände-rungen am Lymphogramm durch Operation und ionisierende Strahlen. Fortschr. Röntgenstr. 110, 307 (1969)

Malek, P., Belan A.: Jetzige Möglichkeiten der kli-nischen und experimentellen Röntgenlymphogra-phie. Radiologe 5, 321 (1965)

Mántylä, M., Nordman, E.: Treatment of oedematous extremity in cancer patients with JOBST pneumatic sleeve. Strahlentherapie 149, 488 (1975)

Mayerson, H.S.: Physiologic importance of lymph. In: Handbook of Physiology, Circ. II. Hamilton, W.F. (Hrsg.), S. 1035–1073. Washington: The American Physiological Society, 1962

Mayerson, H.S., Wolfram, C.G.: Regional differences in capillary permeability. Am. J. Physiol. 198, 155 (1960)

McWhirter, R.: An analysis of the treatment of breast cancer. In: Recent advances in cancer and radio-therapeutics: Clinical oncology. Keith, E.H. (ed.), pp. 1–24. Edinburgh, London: Churchill Living-stone 1972

McWhirter, R.: Cancer of the breast. AJR 62, 335 (1949)

Meyer, H.: Die postoperative Röntgentherapie des Krebses. Strahlentherapie *13*, 278 (1922)

Meyer, W.: An improved method of the radical operation for the carcinoma of the breast. Med. Rec. *46*, 746 (1894)

Milicevic, D., Nicolic, S.: Beobachtungen über die Ursache des Auftretens von Armödemen bei behandelten Mammacarcinomen sowie Möglichkeiten ihrer Verhütung. Strahlentherapie *120*, 219 (1963)

Mislin, H.: Experimenteller Nachweis der Automatie der Lymphgefäße. Experientia *17*, 19 (1961)

Mislin, H.: Die Motorik der Lymphgefäße und die Regulation der Lymphherzen. In: Handbuch der allgemeinen Pathologie. Meessen, H. (Hrsg.), Bd. 3/6, S. 1. Berlin, Heidelberg, New York: Springer 1972

Molen, H.R. van der: Die konservative Behandlung der Lymphödeme. Folia Angiol. (Pisa) *21*, 297–303 (1973)

Molen, H.R. van der: Lymphödeme der unteren Extremität. In: Ausgewählte, phlebographische Neudrucke, Varitex Ausgabe 1962

Mumenthaler, M.: Armplexusparesen im Anschluß an Röntgenstrahlen. Schweiz. Med. Wochenschr. *94*, 1069 (1964)

Nius, A.H.W.: Fractionation and dose-rate. Brit. J. Radiol. *36*, 183 (1963)

Notter, G., Hallberg, O., Vikterlöf, K.J.: Strahlenschäden am Plexus brachialis bei Patienten mit Mammakarzinom. Strahlentherapie *139*, 538 (1970a)

Notter, G., Lindell, D., Vikterlöf, K.J.: Strahlenreaktionen an Lunge und Pleura bei Mammacarcinom-Patienten. Fortschr. Röntgenstr. *112*, 571 (1970b)

Oelssner, W.: Veränderungen des Thoraxbildes bei Brustkrebserkrankungen. Leipzig: Thieme 1955

Ottoviani, G.: Ricerce istologiche sulla ghiandola tiroidea in stasi linfatica sperimentale. Folia Endocrinol (Roma) *4*, 19 (1951)

Pecquet, J.: Experimenta nova anatomica in quibus incognitum chyli receptaculum et ab eo per thoracem usque in ramos usque subclavios vas lactea deteguntur. Paris 1651

Pendergrass, E.D.: Adenocarcinoma of the right breast and osteogenic sarcoma of the right third rib in a patient, who did not receive postoperative radiation. Cancer *22*, 644–649 (1968)

Perthes, G.: Über den Einfluß der Röntgenstrahlen auf epitheliales Gewebe, insbesondere auf das Carcinom. Arch. Klin. Chir. *71*, 955 (1903)

Rakovec, P., Plesničar, P., Janežič, A.: Veränderungen der Lungenfunktion nach Strahlentherapie des Brustkrebses. Strahlentherapie *148*, 339–346 (1974)

Recamier, D.: Actions des rayons X sur le développement de l'os. Arch. Élect. méd. *14*, 163–211 (1906)

Rissanen, P.M., Holsti, P.: Vergleich konservativer und radikaler Chirugie kombiniert mit Strahlentherapie bei der Behandlung des Brustkrebses im Stadium I. Strahlentherapie *147*, 370 (1947)

Rotter, J.: Zur Topographie des Mamma-Carcinoms. Arch. Klin. Chir. *58*, 346 (1899)

Rübe, W.: Osteoradionekrose der Schädelkalotte. Strahlentherapie *103*, 477 (1957)

Rüttimann, A., Del Buono, M.S.: Die Lymphographie. Ergebnisse der medizinischen Strahlenforschung. Stuttgart: Thieme 1964

Rusznyak, J., Földi, M.: Physiologie und Pathologie des Lymphkreislaufs. Jena: Fischer 1957

Sarrazin, D., Fontaine, F., Mouriesse, H.: Les complications de la ratio thérapie des cancers du sein. J. Radiol. Electrol. Med. Nucl. *56*, 805 (1975)

Sawhney, C.P.: Evaluation of Thompson's buried dermal flap operation for lymphedema of the limbs: a clinical and radioisotopic study. Br. J. Plast. Surg. *27*, 278 (1974)

Sengupta, S., Prathap, K.: Radiation necrosis of the humerus. Acta Radiol. [Ther.] (Stockh.) *12*, 313 (1973)

Senyszyn, S.J., Johnston, A.D., Jucox, H.W. et al.: Radiation induced sarcoma after treatment of the breast cancer. Cancer *26*, 394 (1970)

Servelle, M.: Le grosses jambes. In: La grosse jambe. Tounay, R., Marmasse, J. (Hrsg.) Paris: L'expansion scientifique 1968

Servelle, M.: Chirurgie der Lymphgefäße. In: Földi, M., Erkrankungen des Lymphsystems. Baden-Baden, Brüssel: Witzstrock 1971

Sobotta, J., Becher, H.: Atlas der Anatomie des Menschen, Bd. 3. München, Berlin: Urban & Schwarzenberg 1962

Southwick, H.-W., Slaughter, D.P., Humphrey, L.J.: Chirurgie der weiblichen Brust. Stuttgart: Schattauer 1973

Spiers, F.W.: Influence of energy absorption and electron range of dosage in irradiated bone. Br. J. Radiol. *22*, 521 (1949)

Spiers, F.W.: Dosage in irradiated soft tissue and bone. Br. J. Radiol. *24*, 365 (1951)

Spiers, F.W.: Transition-zone dosimetry. In: Radiation dosimetry. Attix, F.H., Roesch, W.C., Tochilin, E., (eds.), Vol. III, pp. 809–867. New York: Academic Press 1968

Stewart, F.W.: Tumors of the breast. Atlas of tumor pathology, Sect. IV, Fascule 34. Washington, D.C.: Armed Forces Institute of Pathology 1950

Stewart, J.R., Fajardo, L.F.: Radiation induced breast disease. Front. Radiat. Ther. Oncol. *6*, 277 (1972)

Stjernsward, J.: Decreased survival related to irridation postoperatively in early operable breast cancer. Lancet 1285 (1974)

Stjernswärd, J., Vanky, F., Jondal, M., Wrgzell, H., Sealy, R.: Lymphogenia and change of distribution of human B. u. C. lymphocytes in peripheral blood, induced by irridation for mammary carcinom. Lancet *1*, 1352 (1972)

Stoll, B.A., Andrews, J.T.: Radiation-induced peripheral neuropathy. Br. Med. J. *1*, 834 (1966)

Strandquist, M.: Studien über die kumulative Wirkung

der Röntgenstrahlen bei Fraktionierung. Acta Radiol. (Stockh.), Suppl. *55*, 1–300 (1944)

Thompson, N.: The surgical treatment of chronic lymphedema of the extremities. Surg. Clin. North Am. *42*, 445 (1967)

Thompson, N.: Buried dermal flapoperation for chronic lymphedema of extrimities. Plast. Reconstr. Surg. *45*, 541 (1970)

Tigerstedt, R.: Die Entdeckung des Lymphgefäßsystems. Skand. Arch. Physiol. (Berlin-Lpz.) (1894)

Tosatti, E.: I linfatici ed i linfedemi degli arti inferiori. Minerva Cardioangiol. *6*, 49 (1958)

Treves, N.: Am. J. Cancer *15*, 271 (1931)

Treves: Zit. bei A. Gregel et al., Häufigkeit, Pathogenese und klinische Symptomatik des Armödems beim Mammakarzinom. Strahlentherapie *133*, 499 (1967)

Vieten, H.: Leistungen der Strahlentherapie beim Mammakarzinom. Hess. Ärztebl. *10*, 674 (1967)

Vodder, E.: Lymphdrainage ad modum Vodder. Aesthet. Med. *14*, 190 (2965)

Volkmann, R. von: Beiträge zur Chirurgie. Leipzig: Breitkopf & Härtel 1875

Wallace, S., Jackson, C.: Lymphatic dynamics in certain abnormal states. AJR *91*, 1187 (1964)

Walter, R.: Über Wachstumsschäden junger Tiere durch Röntgenstrahlen. Fortschr. Röntgenstr. *19*, 123 (1912)

West, J.P., Ellison, J.B.: A Study of the causes and prevention of edema of the arm, following radical mastektomy. Abstracts of Surg. Gynecol. Obstet. *109*, 359–363 (1959)

Westling, P., Nordin, G.: Cervical plexus lesions following postoperative telecobalt therapy for carcinoma of the breast. (In Swedish.) 28th Congress of Scandinavian Society of Radiology 1967. (Stockh.)

Ziemann, S.A.: Das Lymphoedem. Stuttgart: Hippokrates 1964

Zuppinger, A.: Spätveränderungen nach protrahiert-fraktionierter Röntgenbestrahlung im Bereich der oberen Luft- und Speiseröhre. Strahlentherapie *76*, 361 (1941)

Breast Cancer in Pregnancy and Lactation

By

J. Huys and R. Monteyne

With 2 Tables

A. Introduction

Cancer of the breast is the most common malignancy in white women. Although the highest incidence is encountered in the older age groups, figures of between 15% and 25% have been reported for the child-bearing age group (15–45 years) (HAAGENSEN, 1971; DONEGAN, 1972; BRUNET et al., 1977). Breast cancer and pregnancy or lactation can obviously occur either synchronously or metachronously, which implies that these conditions may influence each other. Breast cancer detected during pregnancy or lactation may have been under the influence of this special hormonal milieu, while on the other hand a pregnancy can have an effect on any residual tumor after mastectomy.

Such a postulated mutual influence has been a controversial subject for several decades. Although there is a striking variation of opinion, most of the older reports stress that breast cancer in pregnant women is a dread disease. Even in 1943 HAAGENSEN stated that radical mastectomy is not justified for patients in whom breast cancer developed during pregnancy or lactation. The prevailing trend in the last two decades, however, changed to a more optimistic approach with an increasing awareness that previous poor results may largely have been due to delay in diagnosis and an overcautious attitude towards radical treatment. Yet pregnancy accompanying breast cancer poses several problems in addition to the usual need for early detection and treatment. In dealing with a pregnant woman the physician is confronted with philosophical, religious, psychological, and socioeconomic considerations pertaining to his responsibility for two lives.

B. Incidence

The occurrence of breast cancer in combination with pregnancy and/or lactation is fairly rare. The detection of breast cancer during pregnany or lactation has been reported with a frequency of 1–7 for each 10,000 pregnancies. On the other hand, when considering all breast cancers, the combination with pregnancy has been found with an incidence of about 3%, varying between 1% and 5%. However, if only women of childbearing age are considered the frequency of coincident pregnancy is naturally much higher. TREVES and HOLLEB (1958) report 14% for 549 patients under 35 years and APPLEWHITE et al. (1973), 7.5% of 655 women under 45 years. In an extensive review of the literature MICHAL et al. (1963) found a breast cancer incidence of 2.2/10,000 pregnancies in a group of 416,441 women: the relationship of carcinoma of the breast in pregnancy to all cases of breast cancer was 815/47,227 or 1.72%.

C. Relationship Between Cancer and Pregnancy

One of the earliest known epidemiologic features of breast cancer risk is its supposed relationship with parity. Many authors have reported the combination of a high parity with a low breast cancer risk (Lilienfield, 1963; Wynder, 1968). MacMahon et al. (1973), working in different parts of the world with different breast cancer risk rates, have clearly elucidated this relationship to parity. They found that early childbearing offers relative protection while the risk is increased in nulliparous women and even more by delay of the first pregnancy beyond 30 years. The age at which a women has her first child is strongly related to the risk of subsequently developing breast cancer. The earlier this occurs, the lesser the risk: a full-term pregnancy before 20 years decreases the risk by a factor of 3 in comparison with a nullipara or an older primipara. Indeed, this protective effect of pregnancy disappears with advancing age of the mother: a women with a first pregnancy at the age of 30 or more has a higher risk rate than a nullipara.

These authors were also able to demonstrate that the protective effect is essentially limited to the first pregnancy; subsequent ones give no additional protection. This apparent contradiction with earlier reports according to which a high parity resulted in a decreased breast cancer risk can probably be explained on the basis of the age of the average primipara and the high correlation of this age with total parity. It also became apparent from these studies that only a full-term pregnancy is protective: according to several reports abortion could even increase the risk (Valaoras et al., 1969; Yuasa and MacMahon, 1970; Lin et al., 1971). The protective effect is definitive and can be demonstrated in all age groups.

According to MacMahon, the protective effect of this first pregnancy in young women seems to imply that several etiologic factors are operating during that period of life and that this period is one of high risk of tumor initiation. The first full term pregnancy has a trigger effect which either produces a permanent change in the factors responsible for the high risk or changes the breast and makes it less susceptible to malignant transformation.

The general belief among physicians that pregnant women with breast cancer have a bad prognosis is based not only on clinical observations but especially on the known physiologic changes that occur during pregnancy. Indeed, considerable changes occur in the breasts and in the hormonal levels in the course of a normal pregnancy. The morphological changes in the breast tissue provoked by hormonal changes are frequently responsible for the delay in diagnosis, while the altered endocrine pattern itself has been claimed to favor tumor growth.

The most important hormonal change during pregnancy is the striking rise in estrogen production and, to a lesser degree, the adrenal corticosteroid levels (Davis and Plotz, 1965), the serum prolactin, and progesterone.

I. Adrenal Corticosteroids

These hormones probably play a role in the fetal implantation and are also known to decrease the cellular immune competence which is a characteristic of pregnancy (Anderson, 1971; Billings, 1971; Kaye and Jones, 1971; Purtilo et al., 1972; Smith et al., 1972; Campion and Currey, 1972). This impaired immunologic status has not only been correlated with the development of tumors but also with the prognosis of several malignant diseases.

Furthermore STRELKAVSKOS et al. (1975) demonstrated that the T cell lymphocyte level is decreased during the first weeks of pregnancy. Thus, a decreased cellular immunocompetence during gestation can be proposed as a possible etiologic factor for the potentially less favorable outlook for breast cancer sufferers during this period.

II. Estrogens

Ever since BEATSON (1896) reported the first oophorectomy for advanced breast cancer, the hormone dependence of some tumors has been recognized and shown to be therapeutically worthwhile after different ablative and additive hormonal manipulations. The importance of estrogens in experimental induction of breast cancer has led to much confusion as to their role in the etiology of cancer. Although they undoubtedly play a role in breast cancer development, no direct carcinogenic effect in man has been found. The increase in estrogen production during pregnancy has nevertheless been the matter of much concern, and some have suspected that the high hormonal levels increase the activity of breast cancer.

These paradoxical data – the protective effect of the first pregnancy in young females and the possible etiologic role of estrogens in breast cancer induction – are not necessarily contradictory. Normally three major estrogen fractions are found: estrone, estradiol, and estriol. It has been experimentally documented that the latter has a very weak estrogenic action (HUGGINS and JENSEN, 1955) and virtually no carcinogenic effect (SHUBIC and HARTWELL, 1957); it may even antagonize the carcinogenic effect of the other two (WOTIZ et al., 1968; MACMAHON and COLE, 1969; LEMON et al., 1966; LEMON, 1973). In fact the overall effect of the estrogen substances in vivo depends not only on the total amount, but also on the relative proportion of each of the three fractions present (HUGGINS, 1955). LEMON (1970) suggested that a high urinary estriol excretion ratio (estriol/estrone + estradiol) should be associated with a decreased risk of breast cancer. SHERMAN and KORENMAN (1974) correlated a low ratio with high-risk groups such as women with low fertility rate and delayed pregnancy. Moreover this ratio was also correlated with low- and high-risk groups in epidemiologic studies (DICKINSON et al., 1974; MACMAHON et al., 1974).

During gestation the production of all estrogens is increased, but not in the same proportion; estradiol and estrone increase by a factor of 100 and estriol by a factor of 1,000 (LEMON, 1970). If estriol really antagonizes the carcinogenic effect of the two other substances, these data would then suggest the existence of a built-in protection provided by nature during pregnancy (PAPAIOANNOU, 1974). However, clinical studies concerning the estriol excretion in women with breast cancer and that in normal women are inconclusive, LEMON et al. (1966) found a low level in patients with breast cancer and also in those with cystic mastopathy, while MARMORSTEN et al. (1965) found an elevated level in breast cancer patients. ADAMS and WONG (1968) demonstrated that certain breast cancers produce estriol and HELLMANN et al. (1971) found no abnormal amounts of estriol whatsoever. On the other hand, experimental findings seem to favor the antagonistic action of estriol (WOTIZ et al., 1968; BROWN, 1973). The epidemiologic studies of MACMAHON et al. (1971) in which he found a higher urinary estriol excretion in low-risk groups (Asian versus North American women), support the role of estriol, while LIPSETT (1971) states that unlike the elevated urinary excretion of estriol, the plasma level is much less than that found for estradiol and estrone. He concludes that these differences among population groups may be explained by different routes of metabolism of estrogens from blood to urine. Although of great practical importance, the whole problem of this probable antagonism between the different estrogen fractions is as yet unresolved. If this antagonism were confirmed, estriol might well turn out to be a valuable agent in the treatment and eventual prevention of breast cancer (WOTIZ et al., 1968; LEMON, 1973).

III. Serum Prolactin

Prolactin plays an important role as a physiologic agent in the regulation of growth and function of the mammary gland. Prolactin serum concentrations increase progressively during pregnancy, reaching maximal values during the last month; an increase of between 5- and 20-fold has been reported (L'HERMITE and ROBYN, 1972; JACOBS et al., 1972; HWANG et al., 1971). Moreover in lactating women the levels remain elevated, whereas in women who are not breast feeding, serum levels rapidly fall to reach nonpregnant values in a few days or weeks.

A raised prolactin level has been suggested as a predisposing factor for an increased incidence of breast cancer and also as a necessary growth factor for existing cancers. However, the possible role of prolactin in the development and growth of human breast cancer remains controversial. The serum prolactin levels in women with breast cancer are within normal range (BOYNS et al., 1973; WILSON et al., 1974; KWA et al., 1974; FRANKS et al., 1974), although higher levels have been noted in families with a high frequency of breast cancer (KWA et al., 1974; HENDERSON et al., 1975). Peak secretion of prolactin occurring at night may limit the significance of such studies if only daytime concentrations are measured (SASSIN et al., 1972, 1973; NOKIN et al., 1972). On the other hand, it has been reported that women taking reserpine (which stimulates prolactin secretion in humans) have a higher than normal incidence of breast cancer (Boston Collaborative Study, 1974; ARMSTRONG et al., 1974; HEINOMEN et al., 1974). This has been denied by the observations of MACK et al. (1975) and O'FALLON et al. (1975). L-Dopa, which suppresses serum prolactin levels (KLEINBERG et al., 1971; MINTON, 1972; FRIESEN et al., 1972), has been administered to patients with metastatic breast cancer with variable results (DICKEY and MINTON, 1972; STOLL, 1972; FRANTZ et al., 1973; MINTON, 1974). This is also true for ergot derivatives, but objective remissions are rarely seen with these drugs (HEUSON et al., 1972; FRANTZ et al., 1973; GUERZON and PEARSON, 1974; ENGELSMAN et al., 1975). The most intriguing negative data concerning a primary role of prolactin in breast cancer in humans are found in the high prolactin serum levels accompanying tumor regressions after pituitary stalk section (EHNI and ECKLES 1959; TURKINKTON et al., 1971).

IV. Progesterone

Progesterone stimulates the growth of the mammary gland, inhibits pituitary gonadotropin, and possesses antioestrogenic as well as antiandrogenic effects (LERNER and HILF, 1967). This hormone has been implicated both in animal experiments and in men with tumor regression and enhancement (MILLER and NOBLE, 1954; HUGGINS et al., 1959, 1962; LERNER et al., 1965; GRATTAROLA, 1964; MUGGIA et al., 1968; MACCORMICK and MOON, 1973). POEL (1968) considered this hormone not to be a carcinogen in itself but a cocarcinogen for induction by viral or chemical agents. The possible immunosuppressive effect of this drug (MUNROE, 1971; HAINES et al., 1972) may well be the most important factor enhancing carcinogenesis.

D. Relationship Between Breast Cancer and Lactation

It is a popular belief that lactation protects agains breast cancer. Since lactation inhibits the ovarian function it has been postulated that breast-feeding, like oophorectomy, reduces the risk of breast cancer.

Although several older reports mention a lower incidence of lactation breast cancer patients (LANE-CLAYPON, 1926; WAINWRIGHT, 1931; SMITHERS, 1948), more recent studies disagree with this hypothesis (MACMAHON and FEINLEIB, 1960; WYNDER et al., 1960; LEVIN et al., 1964; HAAGENSEN, 1971; HENDERSON et al., 1974). In their international epidemiologic study MACMAHON et al. (1970) did not find any difference in the incidence of lactation between breast cancer patients and controls when parity was taken into account. They suggest that the earlier reported differences may be explained by other factors such as age, parity, and socioeconomic status. MEYER (1968) noted that although breast-feeding has considerably declined in recent decades in the United States, breast cancer rates have remained almost stable. Only CRAIG et al. (1974) showed a positive relationship between lactation and breast cancer, but only for women older than 45 years.

The duration of the lactation period may have some influence on the incidence of breast cancer. WYNDER et al. (1960) noted an inverse relationship between breast cancer and the total duration of lactation, although this effect could not be separated from other factors such as age at first pregnancy and the number of pregnancies. LEVIN et al. (1964) found that lactation of more than 17 months may be protective, while YUASA found the same incidence of breast cancer for women who had lactated for more than 5 years, and SEGI et al. (1957) noted that the lactation period was even somewhat longer for cancer patients than for controls.

On the other hand, having been breast-fed as a child does not alter the risk of breast cancer (BUCALOSI and VERONESI, 1959; WYNDER et al., 1960; HENDERSON et al., 1974). Recent studies have nevertheless identified possible suspect virus particles in human mild similar to those of the mouse mammary tumor virus (SCHLOM and SPIEGELMAN, 1974; MOORE, 1974).

In summary, most of the actual data seem to suggest that there is scarcely any relationship between the incidence of mammary cancer and lactation.

E. Diagnosis

Delay in diagnosis has been reported as an important factor in reducing the survival rate of breast cancer sufferers during pregnancy. Indeed many reports emphasize a greater delay between the discovery of a breast tumor and treatment for pregnant than for nonpregnant women (WHITE and WHITE, 1956; MILLER, 1962; MONTGOMERY, 1961; ROSEMOND and MAUER, 1966; PETERS, 1968; APPLEWHITE et al., 1973). The responsibility for this increased delay is shared by patient and physician, with the role of the latter predominant: MONTGOMERY (1961) noted that for 60% of pregnant women the physician is responsible for the delay in diagnosis, while BYRD et al. (1962) reported a figure of 75%. According to APPLEWHITE et al. (1973) the average delay between the first symptom and the first visit is not only 6 months longer for pregnant and lactating women but there is an additional delay of 1 month between the first visit and diagnosis for this group; even the time between diagnosis and treatment is a few days longer in his series. This reflects the difficulty of evaluating the presence of a mass in the engorged and tender breasts during pregnancy. The delays in diagnosis and treatment can be explained by several factors:

1. Failure to examine breasts regularly during pre- and postnatal examinations; all too often palpation of the breasts is still neglected during this checkup.
2. Failure to detect a small lump in the altered breast tissue. Breast examination during pregnancy requires an even more careful palpation than usual due to the structural and functional alterations during this period.
3. Failure to realize that breast cancer does occur during pregnancy and lactation. Physicians may be too ready to attribute signs suspicious of neoplasia to normal physiologic changes in pregnant or lactating women. The advice to do a recheck after pregnancy has gone full-term is inadequate and a solution to be rejected. Needle aspiration or excisional breast biopsy should be proposed whenever the slightest doubt exists about the true nature of the mass.
4. Failure to treat promptly any detected carcinoma due to natural reluctance for an immediate radical therapeutic intervention during pregnancy. This results in a delay of several weeks, which seriously decreases the ultimate chances of achieving a cure.

The diagnosis of a mammary cancer during pregnancy is based on a careful clinical examination. The presenting symptom is almost always a lump in the breast, while the complementary technical examinations such as mammography, infrared thermography, and grey scale sonography are much less useful as a result of the normal morphological changes of the breast tissue during gestation. The mammography based on the contrast provided by the fat content of the breast is not only of limited value in premenopausal women in whom fatty replacement is still uncommon but especially in pregnant or lactating women whose breasts are enlarged and of a high density. The same holds true for grey scale sonography. The infrared thermography is also seldom useful because of the physiologic hypervascularization. Pregnancy has a too profound effect upon the thermal profile, with an increased infrared emission lasting through the postpartum period and also during lactation. The aspiration can easily distinguish cysts or galactoceles from solid masses which must then be biopsied. The way this biopsy should be performed differs according to various authors: while Montgomery (1961) recommends a biopsy under local anesthesia in order to avoid any fetal risk under general anesthesia, Byrd et al. (1962) advocates the opposite, even with preparation of the patient for immediate radical mastectomy if indicated. The risk of a spontaneous abortion is indeed small. On balance, the presence of a noncystic mass in a pregnant breast must be considered such a serious occurrence that the second alternative is to be preferred; that is, if the true nature of the lump has not already been disclosed by the aspiration smears.

F. Pathology

The frequency of various histologic types to breast cancer during pregnancy does not differ from that in nonpregnant women (Holleb and Farrow, 1962; Rosemond and Mauer, 1966; Donegan, 1967). Although inflammatory carcinoma was once thought to be more frequent and exceptionally malignant during pregnancy and lactation, no recent statistical data confirm this impression. Montgomery (1961) reports 3 of 70 patients, while Rissanen (1968), Holleb and Farrow (1962), and Rosemond and Mauer

(1966) mention no cases in their series of 33, 210, and 85 patients. The reported ratio for nonpregnant women varies from 1.5% to 4% (HAAGENSEN, 1971).

G. Treatment

Cancer of the breast during pregnancy or lactation is not necessarily incurable or inoperable as older publications claimed. The management of the tumor should therefore be carried out in exactly the same way as in nonpregnant women and treated without delay, the pregnancy being regarded as a secondary consideration.

I. Surgery

The staging and the criteria for operability are no different for pregnant than for nonpregnant women. There is a general agreement that mastectomy with axillary node dissection is the treatment of choice for operable cases. With modern anesthetics the risk during surgery to the unborn child is low and of no concern for the indication of operability. The most important risk is that of abortion, largely due to an inadequate oxygenation during anesthesia (ROLLY, 1966; EYRICH, 1971). Another less urgent problem is the possible teratogenic effect of certain drugs.

II. Radiotherapy

The role of postoperative radiation treatment in breast cancer is at present the object of much dispute, especially in view of the short-term successes achieved with adjuvant chemotherapy programs. However, the use of postoperative irradiation in selected patients should not be abandoned lightly on account of the currently available data. In time it may be shown that adjuvant chemotherapy can prevent dissemination on a long-term basis, but so far no such data are available. On the other hand, it has repeatedly been demonstrated that irradiation can significantly reduce the incidence of locoregional recurrences without unacceptable side effects. This means, in our opinion, that for high-risk patients with an increased probability of future local recurrence, postoperative radiation treatment has its place in the therapeutic strategy.

The situation for a pregnant woman is, however, more complicated. It has been known for a long time that radiation is particularly damaging to embryonic tissues, resulting in congenital anomalies or even death or abortion. No threshold level for the irradiation dose has been determined so that the dose received by the fetus must be kept to the lowest possible level (direction of the irradiation beams, use of protective shields). This is especially true during the first weeks of gestation: it appears that a dose of more than 0.2 Gy in the first months and more than 0.5 Gy later on can be dangerous for the embryo or fetus (LACOUR et al., 1967). According to estimations by DUTREIX (1967) for 45 Gy on the breast region, and depending upon the distance between the lower margin of the irradiation field and the fetus, doses of 1.8 Gy for a distance of 5 cm and 0.2 Gy for a distance of 25 cm (Cobalt-60 beam therapy) would be received. In other words, during the early months the fetus receives a dose resulting in possible congenital anomalies while in the later months the life of the unborn child is endangered by the risk of a subsequent cancer or leukemia.

We therefore think that in the absence of a significant effect upon the survival of the mother, it is safer for the life of the child to omit or at least postpone the postoperative radiotherapy until after pregnancy.

III. Chemotherapy

Cytostatic drug treatment during pregnancy is possible but carries the added risk of producing congenital anomalies when used during the period of organogenesis. This degree of fetal risk is related to the placental transfer of the drug. Apart from a possible teratogenic risk, other well-known side effects could theoretically also be encountered, in particular, bone marrow depression. However, no data concerning the unborn child are available.

In pregnant women drug treatment should, whenever feasible, be withheld during the first 12 weeks of gestation as most of the drugs presently in use may be teratogenic and/or induce an abortion (Lerger et al., 1974; Larsson, 1973; Stevenson, 1973). This is especially true for adjuvant chemotherapy regimens. On the other hand, once the fetal organogenesis is completed chemotherapy may be used when necessary. Several reports mention a normal evolution of the gestation with birth of a normal child after cytostatic treatment during pregnancy. However, we do not think that these data are sufficient to allow or indicate adjuvant treatment for operable cases. For inoperable patients or women with metastasized disease the calculated risk of cytostatic drug treatment may and must be taken in view of the bad prognosis. The same effective regimens as in nonpregnant females are to be used. Concerning the use of cytostatic chemotherapy during pregnancy, there is a wide variation of opinions in the literature from a total abandonment of the medical treatment to an immediate termination of the pregnancy (Donegan, 1976).

IV. Palliative Measures

The therapeutic strategy for pregnant women with an advanced inoperable breast cancer is much more debatable and diversified. While advanced localized tumors can still be treated locally, by irradiation or palliative surgery, a disseminated cancer primarily requires a systemic treatment with all the potential risks for the fetus. The most important factor when considering systemic treatment is therefore the age of the unborn child, whether or not the fetus is viable. When the pregnancy is near term a short postponement of the treatment can be proposed depending upon the urgency of palliation and the patient's attitude without any adjuvant risk of tumor evolution. The results of palliative treatment in this group of patients are very poor with practically all patients reported to be dead within 2 or 3 years. We therefore believe that an individual approach to every patient is indicated, taking into consideration nonclinical data such as the patient's desire to have a normal child, her religious beliefs, and other personal circumstances. For this reason the whole situation should be openly discussed with the patient and her husband: the ultimate decision concerning the pregnancy lies in their hands after every effort has been made by the physician to inform them properly and completely about the prognosis for the mother. The risk of a policy of nonintervention for the fetus is unknown. To our knowledge no case of transplacental metastasis of breast cancer to a fetus has been reported in the literature.

V. During Lactation

Two treatment policies have been advocated for patients whose breast cancer is detected during lactation. LEWISON (1954) advised a prompt surgical therapy and a suppression of the lactation as soon as possible. However, in her series PETERS (1968) found a slightly better prognosis for patients whose treatment was postponed until a short interval after weaning, while several authors have emphasized a beneficial effect of lactation either on the survival rate or on a more benign evolution during the lactation period (DARGENT, 1959; CHOSSON et al., 1967; LACOUR et al., 1967; BRUN and AUDEBERT, 1973).

In summary the few data available seem to suggest that lactation for women suffering or having suffered from breast cancer is not particularly risky and may even be advantageous.

H. Therapeutic Abortion

The case for interruption of pregnancy in the therapeutic strategy for breast cancer has been widely discussed. Earlier reports generally agreed that therapeutic abortion was a necessity in every case of pregnancy complicated by breast cancer. ADAIR (1953) published the results of a rather small mixed group where a higher survival rate was obtained when termination of pregnancy was included as part of the primary treatment. HOLLEB and FARROW (1962) reported similar but statistically nonsignificant changes. LEWISON (1954) and MONTGOMERY (1961) both advised radical mastectomy followed by abortion. CHEEK (1953), addressing a questionnaire to 55 American surgeons, obtained from the majority a positive response concerning the termination of pregnancy.

In more recent reports, however, most authors disagree with the reputed beneficial effect of therapeutic abortion for localized breast cancer (PETERS, 1962; BYRD et al., 1962; ROSEMOND, 1964; HOLLEB and FARROW, 1964; HAAGENSEN, 1967). Reports in which the results of a radical mastectomy followed by abortion were compared with patients allowed to complete their pregnancy demonstrated that therapeutic abortion had no effect on the end results of the treatment (HOCHMAN and SCHREIBER, 1953; HOLLEB and FARROW, 1962; PETERS, 1962; HELLMANN and BENNETT, 1963; RISSANEN, 1969).

Although no definite answer can be found in the literature concerning the value of therapeutic abortion for operable cases, most authors now emphasize that nothing can be gained by prematurely terminating the pregnancy.

For patients with advanced disease the termination of pregnancy is practically necessary due to the possible risks for the fetus if effective palliative treatment is to be given. The same therapeutic strategy can be applied to these patients as in nonpregnant, premenopausal women where primary endocrine therapy is the treatment of choice, at least for hormone-dependent tumors. Bilateral oophorectomy resulted in objective improvement in 40% of nonpregnant females with an average duration of 9 months (KENNEDY, 1974). These results concern a mixed population where no estrogen receptors had been determined: with estrogen receptor-positive tumors this figure increases to 60% while for estrogen receptor-negative tumors it decreases to less than 10%.

The methods used for a therapeutic abortion, i.e., curettage, hysterotomy, or hysterectomy, depend upon the length of the gestation. Recently intra-amniotic instillation of prostaglandin has been proposed for termination of second trimester pregnancies. So far no data have been published about the determination of estrogen receptors in breast cancer of pregnant women. This information might make possible differentiation of a group of patients in whom oophorectomy and therapeutic abortion could be proposed. A randomized multicenter trial is, however, necessary to answer this question.

For patients with advanced disease discovered near term it would seem reasonable to await delivery.

In conclusion we may say that the whole problem of therapeutic abortion depends on the urgency of the need for palliation, the time between diagnosis and the expected delivery, and above all the wishes of the patient and her family.

I. Adjuvant Treatment

The long-term results after a classic treatment, surgery with or without irradiation, for a localized breast tumor are more or less disappointing. When more than three axillary lymph nodes are involved only 20% of the patients have a 5-year, disease-free survival. This figure increases to 50% when 1–3 nodes are involved, while 20% of patients without axillary involvement develop metastases in this 5-year period (Fisher et al., 1975; Bonadonna, 1977). This means that in a great majority of patients presenting with operable breast cancer the disease is in fact already disseminated.

To improve these results we make use of two adjuvant treatment modalities: cytostatic drugs and endocrine manipulations. Both aim at the destruction of any subclinical foci or at least retardation of their growth so that recurrences may be prevented or postponed. Immunotherapy, the third possible adjuvant treatment, is actually reserved for experimental studies.

Castration has been used for a long time as a prophylactic adjuvant endocrine treatment for premenopausal breast cancer patients. The results of randomized trials are, however, controversial: Nevinny et al. (1969) and Ravdin et al. (1970) found no overall increase in the near recurrence-free interval or total survival, while Nissen-Meyer (1968) and Cole (1968) showed that this intervention could delay the appearance of metastatic disease with a probably increased survival. Recent results of Meakin (1977) demonstrated an increase in long-term survival after adjuvant oophorectomy plus prednisone in premenopausal women. A better selection of patients based on in vitro determination of hormone receptors in breast cancer tissue would very likely improve these results considerably.

Data or trials in pregnant women are lacking, but there is no reason to expect different results for this group. Hochman and Schreiber (1953) reported a similar survival rate for breast cancer in pregnant women with or without adjuvant oophorectomy. Most authors have now abandoned the use of prophylactic oophorectomy for pregnant women (Lewison, 1954; Miller, 1962; Rosemond, 1963; Holleb and Farrow, 1962; Peters, 1968; Rissanen, 1969; Byrd et al., 1962).

The avoidance of further pregnancies with a potential risk of hormonal stimulation of any residual tumor has also been advanced as an additional reason for prophylactic castration. There are, however, no data to substantiate this strategy.

Although there may be a slight amelioration of the results after prophylactic castration, we think that this intervention should be witheld in pregnant women with operable breast cancer until recurrences have been documented and that it should preferably be carried out only after hormonal receptor studies of the tumor have been done. In this way we not only save an important number of women from a noneffective treatment but we permit them to enjoy a normal life with potential reproductivity. This may be an important psychological stimulus for a young woman faced with breast cancer and a premature menopause.

Concerning the adjuvant chemotherapy treatment, the results of the published clinical trials are still too preliminary to advise this treatment for pregnant women even in the high-risk group with axillary involvement. The drug-related risk for the unborn child outweighs the possible advantages of any adjuvant cytostatic regimen. A prophylactic abortion is medically not indicated so the only safe solution is to postpone such treatment until after delivery.

J. Pregnancy Subsequent to Mastectomy

In women treated for breast cancer without castration subsequent pregnancy can be expected. The incidence of this situation is low and influenced by several factors: the survival of the patient, the recommendations given against future childbearing, and naturally whether or not a prophylactic castration has been done as part of the primary treatment.

The data in the literature vary between 5% (BROWN, 1960; TREVES and HOLLEB, 1958) and 27% (BUNKER and PETERS, 1963): an incidence of subsequent pregnancies of less than 10%, most of them occurring within 5 years, is probably a more realistic figure (RISSANEN, 1969; COOPER and BUTTERFIELD, 1970; APPLEWHITE et al., 1973).

Patients treated radically for breast cancer and wishing to become pregnant confront the physician with a major decision concerning the prospective mother and pregnancy. Two basic considerations must be borne in mind: the probability of cure and the possible influence of gestation on any residual tumor.

Survival rates of large series of nonpregnant women with breast cancer show that even after a radical treatment almost one-third of the patients die of cancer in the first few years. This is especially so for the group of patients with axillary lymph node metastases. In other words, pregnancies following almost immediately after the primary treatment fall in this period of high risk, leaving the clinician with the false impression that pregnancy causes early recrudescence of disease. However, it is now generally accepted that women becoming pregnant subsequent to mastectomy have a relatively good prognosis with a reported 5-year survival rate of more than 60%: 47% for patients with lymph nodes and 67% for those without axillary involvement (Table 1).

These results are rather difficult to explain. The fact that these pregnant women are a selected group has been put forward as one possible answer; indeed, patients with a bad prognosis die rapidly, leaving those with a better prognosis to become pregnant. This clinical impression has been supported by the findings of HOLLEB (1962) that only 46% of the patients who had a subsequent pregnancy had involved nodes at the time of mastectomy, as compared with 72% and 73% for the patients treated during pregnancy and postpartum respectively. However, by elimination of the prognostically favorable factors through a randomly chosen, matched control series PETERS (1968) clearly demonstrated that the beneficial effect of subsequent pregnancies was real. In a series of 96 matched patients pregnant women had not only a better 5-year survival, 72% versus 49%, but also a longer recurrence-free survival. This effect of a subsequent pregnancy was most pronounced in the patients under 35 years. The results of PETERS'

Table 1. Prognosis of breast cancer followed by pregnancy; 5-year survival (percentages in parentheses)

Author	Total number		Without nodes		With nodes	
White (1955)	156/268	(58)	124/194	(64)	32/ 74	(43)
Brown (1960)	15/ 20	(75)	13/ 16	(81)	2/ 4	(50)
Miller (1962)	9/ 9	(100)	7/ 7	(100)	2/ 2	(100)
Holleb and Farrow (1964)	27/ 52	(52)	18/ 28	(64)	9/ 24	(38)
Peters (1962)	28/ 37	(75)	11/ 13	(84)	14/ 20	(70)
Lacour et al. (1967)	3/ 5	(60)				
Rissanen (1969)	41/ 53	(72)				
Cooper and Butterfield	24/ 32	(75)	18/ 19	(95)	6/ 13	(46)
Donegan (1972)	0/ 3	(0)				
Applewhite et al. (1973)	2/ 6	(33)				
Cheek (1973)	4/ 8	(50)				
Total	109/493	(62.6)	191/277	(68.9)	65/137	(47.4)

series also demonstrated that the factor of selection through early death was of no great concern: indeed, 54% survived 5 years even when pregnancy occurred within 6 months after the mastectomy. These results were confirmed by Cooper and Butterfield (1970) in a controlled retrospective analysis of his patients.

As a conclusion we may accept that a subsequent pregnancy has no unfavorable effect on the evolution in patients whose primary disease had been treated earlier and who were apparently free of disease. In other words, a therapeutic termination of pregnancy for these women is not justified. The same applies for a prophylactic castration in the younger age group where the beneficial effect of a subsequent pregnancy outweighs the doubtful value of this intervention.

At present most authorities recommend delaying subsequent pregnancy until 3–5 years after mastectomy. This is especially advisable for the high-risk patients in whom the axillary nodes are involved. For the other patients a shorter period can be permitted, if the woman really wants a child and is willing to take a risk. One must, however, remember that during the first 3 years almost one-third of nonpregnant breast cancer patients develop tumor recurrence and as the risk diminishes rapidly with time it would seem wise and safe to postpone a pregnancy until the chances for mother and child are optimal.

If tumor recurrence does occur during a subsequent pregnancy a therapeutic abortion is almost inevitable if an effective, palliative treatment is to be given. Here again the decision depends upon the duration of the gestation, the urgency of palliation, and the patient's social attitude.

K. Prognosis

Nowadays the treatment of breast cancer patients during pregnancy or lactation is considered less hopeless than a few decades ago. It is now generally accepted that the poor results previously reported were largely due to the fact that the disease is mostly more advanced at the moment of diagnosis in this particular group of patients than in their nonpregnant counterparts. However Haagensen (1971) found in a retrospective analysis

Table 2. Five year results

Author	Number	Overall survival	Operable	Axillary involvement	Survival axillary −	Survival axillary +
MILLER (1962)	45	8/45	45/ 45	30/ 45	3/ 15	5/ 30
PETERS (1962)	70	23/70	60/ 70	39/ 60	13/ 21	9/ 39
HOLLEB and FARROW (1964)	206		133/206	86/177	20/ 31	15/ 86
ROSEMOND and MAUER (1966)	85	39/79	76/ 85	37/ 71	26/ 34	11/ 37
LACOUR et al. (1967)	45	14/45	31/ 45	25/ 35	8/ 10	6/ 25
RISSANEN (1969)	33	14/33	30/ 33			
HORSLEY et al. (1969)	17	12/17	12/ 17	8/ 12	4/ 4	8/ 8
CROSBY and BARCLAY (1972)	29	11/29	22/ 29			
CHEEK (1973)	33		29/ 33	11/ 14	1/ 3	3/ 11
APPLEWHITE et al. (1973)	48	12/48	33/ 48	24/ 48	5/ 9	7/ 24
Total		125/311 (40.1)	426/566 (75.2)	260/402 (64.6)	80/127 (62.9)	64/260 (24.6)

of his results that the survival rate was worse for pregnant patients, at least for the more advanced cases.

Although HAAGENSEN (1943) stated that such patients are incurable and unsuitable for radical mastectomy and CHEEK (1953) only found a 5-year survival rate of 5.3% in his survey of 47 authorities, more optimistic data of 17% and 14.5% were reported by KILGORE and BLOODGOOD (1929) and by HARRINGTON (1937). In this latter series a 5-year survival rate of 61% was reported for patients without axillary metastases. Since these earlier reports the results have improved and in the last 20 years the reported data for the overall 5-year survival vary between 17% and 70% with an average of 40% (Table 2).

Just as for nonpregnant women the prognosis depends on several factors, the most important being the clinical stage with the involvement of the axillary lymph nodes. The age of the patient and the stage of pregnancy during which the breast cancer is treated also seem to be of some interest.

I. Clinical Stage

The percentage of patients presenting with operable disease varies between 64% and 90% according to the published data (Table 2). In 64% of these operable patients, axillary lymph node involvement is found: for this group the survival is, as would be expected, much lower, 24% versus 62%. This difference is more or less in accordance with the results of the nonpregnant female series.

II. Age of Patient

Conflicting reports are found in the literature concerning the prognosis of breast cancer in young women. Earlier reports gave very poor 5-year results, but the more recent studies came to the conclusion that the prognosis is more optimistic than formerly thought. This discrepancy can largely be explained by the fact that when a tumor is detected in young women it is usually more advaced (HAAGENSEN, 1971; FISHER et al., 1976) and biologically more aggressive (STOLL, 1976).

When the results for younger and older women are compared by stage the survival rate is almost comparable (Earley et al., 1969; Horsley et al., 1969; Crosby and Barclay, 1972).

Pregnant women with breast cancer are usually young and more advanced clinical disease could be expected to explain the possibly worse prognosis for these patients. Here again, however, when the results are compared with nonpregnant women matched for age and clinical stage almost no effect on the survival can be found (Peters, 1968; Horsley et al., 1969; Crosby and Barclay, 1972).

III. Stage of Pregnancy

Women treated in the first part of pregnancy are believed to have a better prognosis than patients treated in the latter. White (1955) found a 5-year survival of 16.3% in the first trimester, 7.5% for the second, and only 6% for the third trimester. He thought this difference was due to the fact that treatment was less promptly given to these patients than in early pregnancy or during lactation.

Peters (1968) also found a poorer prognosis in late pregnancy. However, she could attribute this either to a more advanced clinical stage or to a delay in treatment. Independent of the time of diagnosis 5-year survival rates of 57%, 14%, and 77% were found for patients treated in the first half of pregnancy, the second half, and in the postpartum period. She thought a special risk factor was involved during this second half of pregnancy. Stoll (1976), on the contrary, considers this difference to be the result of the selection of patients, the rapidly growing tumors being more urgently operated upon in late pregnancy while treatment of more slowly growing tumors would be postponed until after delivery.

A possible explanation for this phenomenon can also be looked for in the high hormonal levels (corticosteroids, estrogens) in this period of gestation. No definite data are reported. In any case there is no indication for postponing accurate treatment for this reason in patients near term.

IV. Summary

At present most authors conclude from their results that the survival rate for women treated radically for a localized breast cancer during pregnancy or nursing is only slightly inferior to that for nonpregnant women when tumor stage and age are taken into consideration (White, 1955; Peters, 1968; Donegan, 1976). Delay in diagnosis and treatment may account for the overall worse results due to the high percentage of patients having regional or distant metastases at time of diagnosis.

L. Conclusions

1. The occurrence of breast cancer in combination with pregnancy and/or lactation is rare but not unimportant if only women of childbearing age are considered.
2. The important hormonal changes during pregnancy have been claimed to favor tumor growth, but no definite proof has been given.

3. The diagnosis is based on a careful clinical examination of the breast during pregnancy and an excisional biopsy in case of doubt.
4. The therapeutic strategy is the same as for nonpregnant females, mastectomy with axillary node dissection for operable cases.
5. Due to the possible risk for the unborn child, adjuvant treatment, radiotherapy or chemotherapy, is to be postponed until after delivery.
6. The treatment for pregnant women with advanced disease depends on the urgency of palliation and the patient's attitude toward abortion.
7. A subsequent pregnancy has no definite unfavorable effect on the evolution in patients who were apparently free of disease.
8. The prognosis for breast cancer during pregnancy and nursing is only slightly inferior to that of nonpregnant women when tumor stage and age are taken into consideration.

References

Adair, F.E.: Cancer of the breast. Surg. Clin. North Am. *33*, 313 (1953)

Adams, J.B., Wong, M.S.: A correlation between urinary steroid metabolites and pathways of steroidogenesis in human breast tumor tissue. Lancet *II*, 1163 (1968)

Anderson, D.E.: Some characteristic of familial breast cancer. Cancer *28*, 1500–1504 (1971)

Applewhite, R.R., Smith, L.R., DiVincenti, F.: Carcinoma of the breast associated with pregnancy and lactation. Am. Surg. *39*, 101–104 (1973)

Armstrong, B., Stevens, N., Doll, R.: Retrospective study of the association between use of rauwolfia derivatives and breast cancer in English women. Lancet *2*, 672–675 (1974)

Barber, K.W., Dockerty, M.B., Clagett, O.T.: Inflammatory carcinoma of the breast. Surg. Gynecol. Obstet. *112*, 406 (1961)

Beatson, G.T.: On the treatment of inoperable cases of carcinoma of the mamma: Suggestion for a new method of treatment. Lancet *2*, 104 (1896)

Billings, R.E.: The transplantation biology of mammalian gestation. Am. J. Obstet. Gynecol *111*, 469 (1971)

Bonadonna, G.: L'état présent de la chimiothérapie adjuvante du cancer primaire du sein. Med. Hyg. *35*, 4166–4170 (1977)

Boston Collaborative Drug Surveillance Programme: Oral contraceptives and venous thromboembolic disease, surgically confirmed gall-bladder disease and breast tumours. Lancet *II*, 667–671 (1974)

Boyns, A.R., Cole, E.N., Griffiths, K., Roberts, M.M., Buchan, R., Wilson, R.G., Forrest, A.P.M.: Plasma prolactin in breast cancer. Eur. J. Cancer *9*, 99 (1973)

Brown, J.D. cited by MacMahon. J. Natl. Cancer Inst. *50*, 21–42 (1973) Etology of Human Breast Cancer: A Revew

Brown, R.N.: Carcinoma of the breast followed by pregnancy. Surgery *48*, 862–868 (1960)

Brun, G., Audebert, A.: Tumeurs du sein au cours de l'état gravido-puerpéral. Bord. Med. *4*, 435–446 (1973)

Brunet, M., Jamin, M-L, Berlie, J.: Le cancer du sein chez l'homme. Nouv. Presse Méd. *6*, 721–724 (1977)

Bucalossi, P., Veronesi, D.: Researches on the etiological factors in human breast cancer. Acta Union. Intern. Cancer, *15*, 1056–1060 (1959)

Bunker, M.L., Peters, M.V.: Breast cancer associated with pregnancy or lactation. Am. J. Obstet. Gynecol. *85*, 312–319 (1963)

Byrd, B.F., Bayer, D.S., Robertson, J.C., Stephenson, S.E.: Treatment of breast tumors associated with pregnancy and lactation. Ann. Surg. *115*, 940–947 (1962)

Campion, P.D., Currey, H.L.F.: Cell-mediated immunity in pregnancy. Lancet *2*, 830 (1972)

Cheek, J.H.: Survey of current opinions concerning carcinoma of the breast occurring during pregnancy. A.M.A. Arch. Surg. *66*, 664–672 (1953)

Chosson, J., Ruf, H., Siragusa, A.: Considération sur quelques problèmes posés par l'association cancer du sein et grossesse. Maternité *16*, 243–260 (1967)

Cole, M.P.: Suppression of ovarian function in primary breast cancer. In: Prognostic factors in breast cancer. Forrest, T.M. (ed.), pp. 146–156. Baltimore: Williams and Wilkins Co. 1968

Cooper, D.R., Butterfield, J.: Pregnancy subsequent to mastectomy for cancer of the breast. Ann. Surg. *171*, 429–433 (1970)

Craig, T.J., Comstock, G.W., Geiser, P.B.: Epidemiologic comparison of breast cancer patients with early and late onset of malignancy and general population controls. J. Natl. Cancer Inst. *53*, 1577–1581 (1974)

Crosby, C.H., Barclay, T.H.: Carcinoma of the breast: Surgical management of patients with special conditions. Cancer *28*, 1628–1636 (1972)

Dargent, M.: Cancer du sein et grossesse. Eléments

du pronostic. Bull. Cancer (Paris) *46*, 666–682 (1959)

Davis, M.E., Plotz, E.J.: Obstetrics, p. 233. Philadelphia: Saunders 1965

Dickey, R.P., Minton, J.P.: L-DOPA effect on prolactin, follicle-stimulating hormone and luteinizing hormone in women with advanced breast cancer: A preliminary report. Am. J. Obstet. Gynecol. *114*, 267 (1972)

Dickinson, L.E., MacMahon, B., Cole, P., Brown, J.B.: Urine estrogen profiles of Oriental and Caucasian women in Hawaii. N. Engl. J. Med. *291*, 1211–1213 (1974)

Donegan, W.L.: Mammary carcinoma and pregnancy in cancer of the breast, p. 170–178. Philadelphia: Saunders 1967

Donegan, W.L.: Management of pregnancy and lactation in breast cancer management. Stoll, B.A. (ed.) 1977, pp. 195–202. William Hemeram Medical Books, London.

Dutreix, cited by Lacour, J.: Cancer du sein et grossesse. Rev. Prat. *17*, 1231–1239 (1967)

Earley, T.K., Gallagher, J.Q., Chapman, K.E.: Carcinoma of the breast in women under thirty years of age. Am. J. Surg. *118*, 832–834 (1969)

Ehni, G., Eckles, N.E.: Interruption of the pituitary stalk in patients with mammary carcinoma. J. Neurosurg. *16*, 628–652 (1959)

Engelsman, E., Heuson, J.C., Blank von der Wyst, J., Drochmans, A., Maas, H., Cheix, F., Sobrinko, L.G., Nowakowski, H.: Controlled clinical trial of L-dopa and nafoxidine in advanced heart cancer. An EORTC study. Br. Med. J. *2*, 714–715 (1975)

Eyrich, K.: Narkoseprobleme bei Schwangeren. Chirurg *42*, 544–548 (1971)

Fisher, B., Slack, N., Kalrych, D., Wolmark, N.: Ten year follow-up results of patients with carcinoma of the breast in a cooperative clinical trial evaluating surgical adjuvant chemotherapy. Surg. Gynecol. Obstet. *140*, 528–534 (1975)

Fisher, E., Gregorio, R., Fisher, B.: Prognostic significance of histopathology. In: Risk factors in breast cancer. Stoll, B.A. (ed.), 83–109. Heineman Medical Books 1976 London

Franks, S., Ralphs, D.N.L., Seagrott, V., Jacobs, H.S.: Prolactin concentrations in patients with breast cancer. Br. Med. J. *4*, 320–321 (1974)

Frantz, A.G., Hobif, D.V., Hyman, G.A., Sub, H.K., Sassin, J.F., Zimmerman, E.A., Noel, G.L., Bleinberg, D.L.: In: Human prolactin. Pasteels, J.L., Robyn, C. (eds.), pp. 273–290 Excerpta Medica 1973 Amsterdam

Friesen, H.G., Guyda, H., Hwang, P., Tyson, J.E., Barbeau, A.: Functional evaluation of prolactin secretion. A guide to therapy. J. Clin. Invest. *51*, 706–709 (1972)

Grattarola, R.: The premenstrual endometrial pattern of women with breast cancer. Cancer *17*, 1119–1122 (1964)

Guerzon, P.G., Pearson, O.H.: Lergotrile Mesylate,

a new prolactin inhibitor drug. Clin. Res. *22*, 632 (1974)

Haagensen, C.D.: Cancer of the breast in pregnancy and during lactation. Am. J. Obstet. Gynecol. *98*, 141–150 (1967)

Haagensen, C.D.: Disease of the breast. Philadelphia: Saunders 1971

Haagensen, C.D., Stout, A.P.: Carcinoma of the breast: Criteria of operability. Ann. Surg. *118*, 1032 (1943)

Haines, R.F., Tsai, C., Crudup, T.W., Turcotte, J.G.: Rabbit renal allograft survival prolongation by a synthetic progestin. Transplant. Abstr. *124*, 410 (1972)

Harrington, S.W.: Carcinoma of the breast. Results of surgical treatment when the carcinoma occured in the course of pregnancy or lactation and when pregnancy occured subsequent to operation. Ann. Surg. *106*, 690–700 (1937)

Heinomen, O.P., Shapiro, S., Tuominen, L., Turuner, M.I.: Reserpine use in relation to breast cancer. Lancet *2*, 675–677 (1974)

Hellman, L., Fishman, J., Zumoff, B., Cassouto, J., Gallagher, T.F.: Studies of estradiol transformation in women with breast cancer. J. Clin. Endocrinol. Metab. *27*, 1087–1089 (1967)

Hellman, L., Zummoff, B., Fishman, J., Gallagher, T.F.: Peripheral metabolism of 3 H-estradiol and the excretion of endogen ous estrone and estriol glucosiduronate in women with breast cancer. J. Clin. Endocrinol. Metab. *33*, 138 (1971)

Helman, P., Bennett, M.B.: Breast cancer and pregnancy. S. Afr. Med. J. *37*, 1236 (1963)

Henderson, B.E., Powell, D., Rosario, I.: An epidemiological study of breast cancer. J. Natl. Cancer Inst. *53*, 609–614 (1974)

Henderson, B.E., Gerkins, V., Rosario, I., Cassagranole, J., Pike, M.C.: Elevated serum levels of estrogen and prolactin in daughters of patients with breast cancer. N. Engl. J. Med. *293*, 790–795 (1975)

Heuson, J.C., Coume, A., Staquet, M.: Clinical trial of 2-Br-ergocryptine in advanced breast cancer. Eur. J. Cancer *8*, 155–156 (1972)

Hochman, A., Schreiber, H.: Pregnancy and cancer of the breast. Obstet. Gynecol. *2*, 268–276 (1953)

Holleb, A.I., Farrow, J.H.: The relation of carcinoma of the breast and pregnancy in 283 patients. Surg. Gynecol. Obstet. *115*, 65 (1962)

Holleb, A.J., Farrow, J.H.: The relation of carcinoma of the breast and pregnancy in 283 cases. Acta Union. Int. Cancer *20*, 1480 (1964)

Horsely, J.S., Alrich, E.M., Wright, C.B.: Carcinoma of the breast in women 35 years of age or younger. Ann. Surg. 839–843 (1969)

Huggins, C., Jensen, E.V.: The depression of estrone induced uterine growth by phenolic estrogens with oxygen functions at position 6 or 16: The impeded estrogens. J. Exp. Med. *102*, 335–346 (1955)

Huggins, C., Torralba, Y., Mainzer, K.: Hormonal influences on mammary tumours of the rat. 1. Acceleration of growth of transplanted fibro-adenoma in ovariectomized and hypophysectomized rats. J. Exp. Med. *104*, 525 (1956)

Huggins, C., Briziarelli, G., Sutton, H.: Rapid induction of mammary carcinoma in the rat and the influence of hormones on the tumors. J. Exp. Med. *109*, 25–41 (1959)

Hwang, P., Guyda, H., Friesen, H.: A radioimmunoassay for human prolactin. Proc. Natl. Acad. Sci. USA *68*, 1902 (1971)

Jacobs, L.S., Marez, I.K., Panghaday, W.H.: A mixed heterologous radioimmunoassay for human prolactin. J. Clin. Endocrinol. Metab. *34*, 484–500 (1972)

Kaye, M.P., Jones, W.R.: Effect of human chorionic gonadotropin on in vitro lymphocyte transformation. Am. J. Obstet. Gynecol. *109*, 1029 (1971)

Kennedy, B.J.: Hormonal therapies in breast cancer. Semin. Oncol. *1*, 119–130 (1974)

Kilgore, A.R., Bloodgood, J.C.: Tumors and tumor-like lesions of the breast in association with pregnancy and lactation. Arch. Surg. *18*, 2079 (1929)

Kleinberg, D.L., Noel, G.L., Frantz, A.G.: Chlorpromasine stimulation and L-DOPA suppression of plasma prolactin in man. J.Clin. Endocrinol. Metab. *33*, 873 (1971)

Kwa, H.G., De Jong-Bakker, M., Engelsman, E., Cleton, F.G.: Plasma prolactin in human breast cancer. Lancet *i*, 433–434 (1974)

Lacour, J., Mourali, N., Weiler, J., Denoix, P.: Cancer du sein et grossesse. Rev. Prat. *17*, 1231–1239 (1967)

Lane-Claypon, J.E.: A further report on cancer of the breast with special reference to its associated antecedent conditions. Rep. Public Health *32*, Ministry of Health London 1926

Lemon, A.M., Wotiz, H.H., Parsons, L., Mozden, P.J.: Reduced estriol excretion in patients with breast cancer prior to endocrine therapy. J. Am. Med. Assoc. *196*, 1128 (1966)

Lemon, H.M.: Abnormal metabolism and tissue estrogen receptor proteins in breast cancer. Cancer *25*, 423–433 (1970)

Lemon, H.M.: Oestriol and prevention of breast cancer. Lancet *I*, 546–547 (1973)

Lerger, J.E., Jimenez, E., Maldonado, N., Veray, F.: Normal pregnancy in multiple myeloma treated with cyclophosphamide. Cancer *34*, 1018–1022 (1974)

Lerner, L.J., Hilf, R.: Biological activities of steroids and their relationship to breast cancer therapy. In: Current concepts of breast cancer, p. 80. Baltimore: Williams & Wilkins 1967

Lerner, L.J., Bianchi, A., Dzelkalns, H., Borman, A.: Effect of testosterone, estradiol, progesterone and hydorxyprogesterone caproate on the growth of a mammary tumor in mice. Proc. Am. Assoc. Cancer Res. *6*, 39 (1965)

Leurson, E.F.: Breast cancer and pregnancy or lactation. Int. Abstr. Surg. *99*, 417–424 (1954)

Levin, M.L., Sheehe, P.R., Graham, S., Glidewell, O.: Lactation and menstrual function as related to cancer of the breast. Am. J. Public Health *54*, 580–587 (1964)

Lewison, E.F.: Collective Review Breast Cancer and Pregnancy or Lactator. Surg. Gynec. and Obst. 99, 417–424, 1954

L'Hermite, M., Robyn, C.: Prolactine hypophysaire humaine, detection radioimmunologique et taux au cours de la grossesse. Ann. Endocrinol (Paris) *33*, 357 (1972)

Lillienfield, A.M.: The epidemiology of breast cancer. Cancer Res. *23*, 1503–1513 (1963)

Lin, T.M., Chen, R.P., MacMahon, B.: Epidemiologic characteristics of cancer of the breast in Taiwan. Cancer *27*, 1497–1504 (1971)

Lipsett, M.B.: Oestrogen profiles and breast cancer. Lancet *II*, 1378 (1971)

MacCormick, G.M., Moon, R.C.: Effect of increasing doses of estrogen and progesterone on mammary carcinogenesis in the rat. Eur. J. Cancer *9*, 483–486 (1973)

Mack, T.M., Henderson, B.E., Girkins, U.R.: Reserpine and breast cancer in a retirement community. N. Engl. J. Med. *292*, 1366–1371 (1975)

MacMahon, B., Cole, P.: Endocrinology and epidemiology of breast cancer. Cancer *24*, 1146–1150 (1969)

MacMahon, B., Feinleib, M.: Breast cancer in relation to nursing and menopausal history. J. Natl Inst. *24*, 733–753 (1960)

MacMahon, B., Lin, T.M., Lowe, C.R.: Lactation and cancer of the breast. A summary of an international study. Bull. WHO *42*, 185–194 (1970)

MacMahon, B., Cole, P., Brown, J.B., Aoki, K., Lin, T., Morgan, R., Woo, N.: Oestrogen profiles of Asian and North American women. Lancet *II*, 900 (1971)

MacMahon, B., Cole, P., Brown, J.: Etiology of human breast cancer. A review. J. Natl. Cancer Inst. *50*, 21–42 (1973)

MacMahon, B., Cole, P., Brown, J.P.: Urine oestrogen profiles of Asian and North American Women. Int. J. Cancer *14*, 161–167 (1974)

Marmorsten, J., Crowley, L.G., Myers, S.M., Stern, E., Hopkins, G.E.: Urinary excretion of estrone, estradiol and estriol by patients with breast cancer and beningn breast disease. Am. J. Obstet. Gynecol. *92*, 460–467 (1965)

Meakin, J.W.: Ovarian irradiation and prednisone following surgery for carcinoma of the breast. In: Adjuvant therapy of cancer. Salmon, Jones, Elsevier North Holland 1977

Meyer, M.F.: Breast feeding in the United States. Clin. Pediatr. (Phila) *9*, 708 (1968)

Michal, A., Torres, J.E., Mule, J.G.: Carcinoma of the breast in pregnancy and laction. Ann. Surg. *29*, 509 (1963)

Miller, H.K.: Cancer of the breast during pregnancy and lactation. Am. J. Obstet. Gynecol. *83*, 607–612 (1962)

Miller, M.J., Noble, R.L.: Effects of exogenous hormones on growth characteristics and morphology of transplanted mammary fibroadenoma of the rat. Br. J. Cancer 8, 495–507 (1954)

Minton, J.P.: The response of breast cancer patients with bone pain to L-dopa. Cancer 33, 358–363 (1974)

Minton, J.P., Dickey, R.P.: Prolactin, F.S.H. and L.H. in breast cancer: Effect of levadopa and oophorectomy. Lancet I, 1069–1070 (1972)

Montgomery, T.L.: Detection and disposal of breast cancer. Am. J. Obstet. Gynecol. 81, 926 (1961)

Moore, D.H.: Evidence in favor of the existence of human breast cancer virus. Cancer Res. 34, 2322 (1974)

Muggia, F.M., Kasclleth, P.A., Ochea, M., Flatow, F.A., Gelrom, A., Hyman, G.A., treatment of heart cancer with nedoxyprogesterone. Am. J. Med. 68, 328–337, 1968

Munroe, J.S.: Progesteroids as immunosuppressive agents. J. Reticuloendothel. Soc. 9, 361 (1971)

Nevinny, A.B., Nevinny, D., Rosoff, C.B., Hall, T.C., Muench, H.: Prophylactic oophorectomy in breast cancer therapy. Preliminary report. Am. J. Surg. 117, 531 (1969)

Nissen-Meyer, R.: Suppression of ovarian function in primary breast cancer. In: Prognostic factors in breast cancer. Williams and Forrest, pp. 139–145. Wilkins, Baltimore 1968

Nokin, J., Vekemans, M., L'Hermite, H., Robyn, C.: Arcadian periodicity of serum prolactin concentration in man. Br. Med. J. 3, 561 (1972)

O'Fallon, W.M., Labarthe, D.R., Kurland, L.T.: Rauwolfia derivatives and breast cancer. Lancet 2, 292–296 (1975)

Papaioannou, A.N.: The etiology of human breast cancer. Berlin, Heidelberg, New York: Springer 1974

Peters, M.V.: Carcinoma of the breast associated with pregnancy. Radiology 78, 58–67 (1962)

Peters, M.V.: The effect of pregnancy in breast cancer. In: Prognostic factors in breast cancer. Forrest (ed.), pp. 65–80. Williams and Wilkins, Baltimore 1968

Poel, W.E.: Progesterone enhancement of mammary development as a model of carcinogenesis. Br. J. Cancer 22, 867–873 (1968)

Purtilo, D.T., Hallgren, H.M., Yunis, E.J.: Depressed maternal lymphocyte response to phytohaemagglutinin in human pregnancy. Lancet I, 769–770 (1972)

Ravdin, R.G., Lewison, E.F., Slack, N.H., Gardner, B., State, D., Fisher, B.: Results of a clinical trial concerning the worth of prophylactic oophorectomy for breast carcinoma. Surg. Gynecol. Obstet. 131, 1055 (1970)

Rissanen, P.M.: Carcinoma of the breast during pregnancy and lactation. Br. J. Cancer 22, 663–668 (1968)

Rissanen, P.M.: Pregnancy following treatment

mammary carcinoma. Acta Radiol. 8, 415–422 (1969)

Robbins, G.F., Shah, J., Rosen, P., Chu, F., Taylor, J.: Inflammatory carcinoma of the breast. Surg. Clin. North Am 54, 801–810 (1974)

Rolly, G.: Anesthesie bij de zwangere vrouw. Tijdschr. Geneeskd. 16, 791–799 (1966)

Rosemond, G.P.: Carcinoma of the breast during pregnancy. Clin. Obstet. Gynecol. 6, 994–1001 (1963)

Rosemond, G.P.: Management of patients with carcinoma of the breast in pregnancy. Ann. N.Y. Acad. Sci. 114, 851–856 (1964)

Rosemond, G.P., Mauer, W.P.: The complication of pregnancy on breast cancer. In: Breast cancer: Early and late. (ed), pp. 227–235. Yeark Book Medical Chicago 1970

Sassin, J.F., Frantz, A.G., Wertzman, E.D., Kapen, S.: Human prolactin: 24-hour pattern with increased release during sleep. Science 177, 1205 (1972)

Sassin, J.F., Frantz, A.G., Kapen, S., Wertzman, E.D.: The nocturnal release of human prolactin is dependent on sleep. J. Clin. Endocrinol. Metab. 37, 436–440 (1973)

Schlom, T., Spiegelman, S.: Breast cancer: Molecular bases for a viral etiology. N.Y. State J. Med. 74, 1373 (1974)

Segi, M., Fukushima, I., Fujisaku, S.: An epidemiological study on cancer in Japan. Gann 48, Suppl., 1–63 (1957)

Sherman, B.M., Korenman, S.G.: Inadequate Corpus luteum function: A pathological interpretation of human breast cancer epidemiology. Cancer 33, 1306–1312 (1974)

Shubic, P., Hartwell, J.L.: Survey of compounds which have been tested for carcinogenic activity. Washington D.C.: U.S. Government Printing Office 1957

Smith, J.K., Caspary, E.A., Field, E.J.: Immune responses in pregnancy. Lancet I, 96 (1972)

Smithers, D.W.: Family histories of 459 patients with cancer of the breast. Br. J. Cancer 2, 163–167 (1948)

Stevenson, R.E.: The fetus and newly born infant. St. Louis: Mosby 1973

Stoll, B.A.: Brain catecholamines and breast cancer: A hypothesis. Lancet I, 431 (1972)

Stoll, B.A.: Effect of age on growth pattern. In: Risk factors in breast cancer. Stoll, B.A. (ed.), pp. 129–148. Heinemann Medical Books 1976 London

Stoll, B.A., Dexens, S.: Effect of pregnancy and lactation on prognosis in risk factors in breast cancer. Stoll, B.A. (ed.), pp. 164–172. Heineman Medical Books 1976 London

Strelkavskos, A.J., Wilson, B.S., Dray, S., Podson, M.: Inversion of levels of human T and B cells in early pregnancy. Nature D, 331 (1975)

Taylor, G.W., Meltzer, A.: Inflammatory carcinoma of the breast. Am. J. Cancer 32, 33–49 (1938)

Treves, N., Holleb, A.I.: A report on 549 cases of breast cancer in women 35 years or younger. Surg. Gynecol. Obstet. *107*, 271–283 (1958)

Turbinkton, R.W., Underwood, L.E., Van Wyk, J.J.: Elevated serum prolactin levels after pituitary-salk section in man. N. Engl. J. Med. *285*, 707–710 (1971)

Valaoras, U.G., MacMahon, B., Tuchopoulos, D., Polychronopoulou, A.: Lactation and reproduction histories of breast cancer patients in greater Athens 1965–1967. Int. J. Cancer *4*, 350–363 (1969)

Wainwright, J.M.: Comparison of conditions associated with breast cancer in Great Britain and America. Am. J. Cancer *15*, 2610–2645 (1931)

White, T.T.: Prognosis of breast cancer for pregnant and nursing women. Surg. Gynecol. Obstet. *100*, 661–666 (1955)

White, T.T., White, W.C.: Breast cancer and pregnancy. Ann. Surg. *144*, 384 (1956)

Wilson, R.G., Buchan, R., Roberts, M.M.: Plasma prolactin and breast cancer. Cancer *33*, 1325 (1974)

Wotiz, H.H., Shane, J.A., Vigersky, R., Bretcher, P.J.: The regulatory role of estriol in proliferative action of estradiol. In: Prognostic factors in breast cancer, p. 368. Williams & Wilkins 1968

Wynder, E.L.: Current concepts of the etiology of breast cancer. In: Prognostic factors in breast cancer, p. 32. Williams & Wilkins 1968

Wynder, E.L., Broos, I.J., Hirayama, T.: A study of the epidemiology of cancer of the breast. Cancer *13*, 733–753 (1960)

Yuasa, S., MacMahon, B.: Lactation and reproductive histories of breast cancer patients in Tokyo, Japan. Bull. WHO *42*, 192–204 (1970)

Das bilaterale Mammakarzinom

Von

W. Hellriegel

Mit 2 Tabellen

A. Einleitung

Es ist eine bemerkenswerte Tatsache, daß Frauen mit einem Mammakarzinom relativ häufig auch in der anderen Brust ein Karzinom entwickeln. Diese Frauen bleiben Risikopatienten für ein zweites Karzinom. Die erste klare Darstellung dieses Problemes brachte KILGORE 1921. Er beschreibt 37 Fälle von bilateralen Befall bei 1 100 Brustkrebsen und schätzt, daß sich bei den mastektomierten Frauen in der verbleibenden Brust ein Krebs 3–4mal häufiger entwickelt als bei nichterkrankten Frauen im gleichen Alter.

Die multifokale Entstehung sowohl in einer als auch in beiden Mammae ist seit langer Zeit nach den Untersuchungen von MUIR (1941) bekannt. Seine grundlegenden Mitteilungen über den Beginn des Mammakarzinomwachstums haben durch die erheblich verbesserte Diagnostik mit der Mammographie, Thermographie und Biopsie an Bedeutung gewonnen. Es besteht wohl kein Zweifel, daß durch die Entwicklung der Frühdiagnose nun auch die Präneoplasien (Präkanzerosen) erheblich an Bedeutung gewonnen haben. Bei diesen Präneoplasien spielt:

1. die zystische Mastopathie, bei der es sich um eine morphologisch identifizierbare Läsion mit einem hohen Grad der malignen Entartung handelt (CARDIFF et al., 1977), eine wichtige Rolle.
2. Als Vorstufe des Brustkrebses gelten die nicht-infiltrierenden intraduktalen und lobulären Karzinome.

Obwohl es sich hierbei um eine Gruppe bestimmter duktulärer und lobulärer Epithelproliferationen handelt, werden sie bereits mit dem Begriff „Karzinom" belegt (BÄSSLER, 1968). Auch diese Veränderungen kommen bilateral vor.

Diese genannten Vorstufen treten sehr oft multizentrisch auf.

GALLAGER und MARTIN (1969) weisen nach, daß auch der größte Teil der Mammakarzinome eindeutig multizentrischen Ursprung hat. LAGIOS (1977) fand immerhin in 21% der untersuchten Fälle multizentrische Entstehung.

Die Untersuchungen von FOOTE und STEWART (1945) sowie LAGIOS (1977) ergaben, daß die bilaterale simultane oder asynchrone Karzinomentstehung bei bestimmten Patientengruppen vermehrt auftritt; dazu gehören Frauen mit hereditären Krankengeschichten, mit multipler Tumorentstehung in der erkrankten Brust, mit lobulären und intraduktalen In-situ-Karzinomen und jüngere Frauen, die bereits einmal erfolgreich wegen eines Mammakarzinoms behandelt wurden.

Zur Lösung des Problems der bilateralen Karzinomentstehung in den Mammae bieten sich eine Reihe von wesentlichen Erkenntnissen an.

B. Prädispositionen

I. Vererbung

Es besteht kein Zweifel, daß das bilaterale Mammakarzinom unter bestimmten Voraussetzungen bei manchen Frauen gehäuft auftritt. Eine Reihe von Autoren haben über die hereditäre Disposition berichtet, wie SHELLITO und BARTLETT (1967), URBAN (1967), DUNN (1969), ZIPPIN (1969), ZIPPIN und PETRAKIS (1971), PRECHTEL (1972). ASHIKARI et al. (1971) sahen in 14% ihrer bilateralen Karzinome eine familiäre Häufung.

Es gibt Familien mit einer eindeutigen Erbfolge von Mammakarzinomen. Frauen aus diesen Familien bleiben immer risikogefährdet und bedürfen einer besonderen sorgfältigen Überwachung (SMITHERS et al., 1952).

FARROW (1956) fand unter 21 simultanen bilateralen Mammakarzinomen in 14,3% eine familiäre Mutter-Tochter-Belastung und bei 181 nicht-simultanen bilateralen Mammakarzinomen in 11%.

Auch HUBBARD (1953) berichtet, daß von 24 Frauen mit bilateralem Brustkrebs 11 eine familiäre Krebsbelastung haben (=45%), bei 300 unilateralen Krebsen waren es 27 (=9%).

Patienten mit einer genetischen Disposition zur Tumorbildung (Klinefelter-Syndrom) können multiple Krebse entwickeln. COLEY et al. (1971) berichten über einen Fall mit 6 verschiedenen Tumoren, darunter auch bilaterale Mammakarzinome.

II. Zystische Mastopathie

Hierbei handelt es sich um eine meist doppelseitig auftretende Affektion der Brustdrüsen, die verschieden große Zysten bildet und eine deutliche entzündliche und neoplastische Genese aufweist (V. ALBERTINI, 1974).

Unter diesen Voraussetzungen ist eine bilaterale maligne Erkrankung der Mammae gut verständlich, allerdings müssen nach PRECHTEL (1972) drei Schweregrade unterschieden werden:

Grad I: Es besteht eine Mastopathie ohne Epithelproliferationen mit einem Entartungsrisikofaktor von 0,86. Dieses Stadium besteht bei 70% der Erkrankten; in 1,2% treten Entartungen zu Karzinomen auf.

Grad II: An einer Mastopathie mit Dysplasien und regulären Epithelproliferationen erkranken 21% der Frauen. Der Faktor des Entartungsrisikos beträgt 2,43. In 3,4% kommt es zu manifesten Karzinomen.

Grad III: Es kommt zu atypischen kanalikulären und lobulären Epithelproliferationen. Bei 9% der Erkrankten besteht dieses Stadium. Der Faktor des Entartungsrisikos ist hoch und beträgt 31,43.

Somit besteht bei 9% der Mastopathie-Erkrankten eine „Risikoerkrankung".

Nach BÜNGELER (1955) und BÄSSLER (1968) ist die Mastopathie im einfachen Stadium keine Vorstufe des Mammakarzinoms, weil in diesem Stadium das Mammakarzinom statistisch keineswegs häufiger als bei der übrigen weiblichen Bevölkerung auftritt.

Dagegen besteht für ACKERMAN und KATZENSTEIN (1977) kein Zweifel, daß Patienten mit der zystischen Mastopathie ein Risiko für ein Mammakarzinom tragen. Nach HAAGENSEN (1971) ist das Risiko solcher Patienten an einem Mammakarzinom zu erkranken wenigstens 5mal höher als bei Frauen, die nicht an dieser Mastopathie leiden.

WARREN (1940) sah bei 30 von 106 Mastopathie-Patienten ein Mammakarzinom entstehen. HAAGENSEN (1971) betont, daß diese Frauen mit einer Mastopathie sehr sorgfältig über viele Jahre hin überwacht werden sollten. Nach ACKERMAN soll sich diese sorgfältige Untersuchung auf beide Mammae beziehen, weil bei einer fibrozystischen Erkrankung der einen Mamma das Karzinom sehr wohl in der anderen entstehen kann. Auch HUBBARD (1953) sah, daß 3 von 17 bilateralen nicht-simultanen Karzinomen auf dem Boden einer Mastopathie entstanden.

Außer bei der Mastopathie kommen Dysplasien bis zur malignen Entartung noch bei den Karzinomen in situ vor. Hierbei spielen das lobuläre und das intraduktale Carcinoma in situ eine beachtliche Rolle.

III. Carcinoma lobulare in situ

Beim Carcinoma lobulare in situ handelt es sich um den frühesten Beginn der malignen Entartung im Epithelverband in einem ganzen Läppchen. Es wurde erstmalig von FOOTE und STEWART (1945) beschrieben. Die Originaldefinition des lobulären Karzinoms von FOOTE und STEWART (1941) ist das Mammakarzinom, das in den Lobuli und in den terminalen Ductus lactiferi entsteht. Die in-situ-Form ist auf den Ursprungsort, nämlich die Lobuli und terminalen Ductus beschränkt; bei der infiltrierenden Form kommt es zu einem Befall außerhalb dieser Gewebsstrukturen. DAWSON (1933, 1948), FOOTE und STEWART (1941) halten die Bezeichnung „lobuläres Karzinom" besser als „acinöses", denn sie meinen, daß „lobulär" eine passendere Bezeichnung für diese terminalen glandulären Elemente in der nichtlaktierenden Mamma ist als der Terminus „acinus", der auch die aktiv sezernierende Struktur (z.B. Laktation) mit umschließt.

Besonders bei postmenopausalen Frauen erlangt die Terminologie dieser Krebse an Bedeutung, weil zu dieser Zeit die Lobuli eine untergehende Involution haben und dabei langsam verschwinden. Aber immer häufiger werden jetzt bei prämenopausalen Frauen Krebse mit den typischen Merkmalen des infiltrierenden lobulären Karzinoms beobachtet als bei älteren Frauen. Es besteht kein Zweifel, daß in den Lobuli der senilen postmenopausalen Mamma Hinweise sowohl für sich erneuernde als auch neoplastische Strukturen vorhanden sind (WARNER, 1969). HAAGENSEN (1971) bezeichnet sie als „lobular neoplasia", weil sie noch keine echten Karzinome sind.

Wegen seiner großen Bedeutung fand das In-situ-Karzinom überall intensives Interesse (BÄSSLER 1968; HAMPERL, 1971; HORT u. KALBFLEISCH (1976). Kritisch wird die Erkrankung, wenn nach einem verschieden langen stationären Zustand ein infiltratives Wachstum beginnt (KAUFMANN, et al. 1971).

Nach HAAGENSEN (1971) geht jedes vierte und nach McDIVITT et al. (1967) jedes dritte Carcinoma in situ in ein infiltrierendes Karzinom über. Die Zeitdauer des Überganges zu einem echten Karzinom ist sehr unterschiedlich. Von ANDERSEN (1974) werden bis zu 15 Jahre angegeben. HAAGENSEN et al. (1978) geben eine Entwicklungszeit von 1–42 Jahren, im Mittel 14 Jahre an. McDIVITT et al. (1967) sahen die Entstehung manifester Karzinome in einem Beobachtungszeitraum von 5–25 Jahren.

Aus den Untersuchungen über die Verdoppelungszeit wurde bekannt, daß diese einige Stunden bis Monate dauern kann. Somit haben wir Karzinome, die sehr schnell, und andere, die sehr langsam wachsen. Außerdem ist das Tumorwachstum niemals konstant, sondern verläuft in Zyklen und in umschriebenen Abschnitten (GULLINO, 1977). Wenn man diese Erkenntnisse berücksichtigt, ist verständlich, daß die Entwicklung zu einem Karzinom oft sehr lange dauern kann.

Schon MUIR (1941) und später FOOTE und STEWART (1945), GALLAGER und MARTIN (1969), FARROW (1968), WARNER (1969), ANDERSEN (1974) und WHEELER et al. (1974) konnten nachweisen, daß diese Karzinome sehr häufig multizentrisch in der einen, aber auch gleichzeitig in der anderen Mamma auftreten können.

Die beidseitige Erkrankung der Mammae ist recht hoch, Newman (1963) fand sie in 23%, McDivitt et al. (1967) in 30%, Urban (1967) in 35%, Farrow (1956) in 44%, Carter und Smith (1977) in 49% und Kaufmann et al. (1971) in 70%.

Die nachfolgende Karzinomentstehung in der kontralateralen Mamma sahen Haagensen et al. (1978) in 9,8%, Hutter und Foote (1969) in 14,3%, Wheeler et al. (1974) in 15% und Andersen (1974) in 17,3%.

Robbins und Berg (1964) stellten fest, daß 1% der mastektomierten Patienten innerhalb des ersten postoperativen Jahres ein Karzinom in der anderen Mamma bekommen. Urban (1967) sah bei 9% der mastektomierten Patienten in den 10 postoperativen Jahren ein Karzinom in der anderen Mamma entstehen. Nach seinen Beobachtungen erkranken 15% von den 10 Jahre Überlebenden an einem Karzinom in der anderen Brust. Dieser Hinweis ist insofern wichtig, als er die Bedeutung der langjährigen Nachsorge hervorhebt. Die Wichtigkeit der sorgfältigen klinischen Kontrolluntersuchung, der Mammographie und der frühen Nadelbiopsie oder Probeexzision wird dadurch hervorgehoben. Urban erzielte dadurch eine hohe Auffindungsrate der okkulten Mammakarzinome. Es wurden 1 204 Patienten wegen eines Mammakarzinoms operiert und gleichzeitig in 80% eine Totalbiopsie der anderen Brust durchgeführt. In 12,5% wurde ein neues Karzinom in der kontralateralen Brust entdeckt. Haagensen et al. (1978) fanden sowohl für das lobuläre als auch duktale Carcinoma in situ einige typische Merkmale:
1. Sie erscheinen hauptsächlich in der Prämenopause, wobei die lobuläre Komponente bis zu einem gewissen Grad noch in der Menopause erkennbar ist.
2. Sie erscheinen in multiplen Herden in einer oder in beiden Brüsten.
3. Sie bilden keinen tastbaren Tumor und können somit weder klinisch noch anatomisch identifiziert werden. Die lobulären und duktalen Herde sind meistens so klein und weit gestreut, daß sie keine erfaßbaren Knoten bilden.
4. Sie metastasieren nicht.
5. Sie prädisponieren eine gestörte nachfolgende Entwicklung zu einem Karzinom, oft kann ein sehr langes Intervall bestehen.
6. Die Karzinome, die sich daraus entwickeln, erscheinen öfter in der kontralateralen Brust, also dort, wo die lobuläre Neoplasie ursprünglich diagnostiziert wurde.
7. Diese Karzinome haben gewöhnlich verschiedene histologische Typen mit einer relativ günstigen Prognose.

IV. Carcinoma intraductale in situ

Beim Carcinoma intraductale in situ entartet das Epithel der Milchgänge, es kommt zum Typ der Komedokarzinome, zu soliden und cribriformen Karzinomen (Hort u. Kalbfleisch, 1976; Hamperl, 1971). Immer wieder kommt es zur Verkalkung. Da es auch zu einer Massenvermehrung im elastischen Gewebe kommt, kann der Tumor tastbar werden (Ackerman u. Katzenstein, 1977). Eine Metastasierung dieses In-situ-Karzinoms ist nicht bekannt. Nach Haagensen (1971) ist die Ductuserkrankung fast so häufig wie die lobuläre. Patchefsky et al. (1977) fanden die intraduktalen In-situ-Karzinome in 9% und die lobulären in 6%. Auch sie haben niemals Lymphknotenmetastasen beobachtet. Die duktalen In-situ-Karzinome treten ebenfalls multizentrisch in beiden Mammae auf.

Carter und Smith (1977) sahen unter 38 intraduktalen Karzinomen 4 bilaterale, keines davon hatte Lymphknotenmetastasen, aber bei 2 Patienten war invasives Wachstum erkennbar.

Über die Entwicklungszeit vom intraduktalen In-situ-Karzinom zum kleinen invasiven duktalen und großen intraduktalen Karzinom ohne Wallinvasion ist nichts bekannt (AK-KERMAN u. KATZENSTEIN, 1977).

V. Metastasen aus der kontralateralen Brust

Die Metastasierung von der ersterkrankten Mamma zur kontralateralen erfolgt auf dem bekannten Weg über die Lymphknoten der Mammaria, über die parasternalen Lymph-knoten, über die Markhöhle des Sternums, über das intermammäre Lymphgeflecht und schließlich als Lymphangiosis carcinomatosa der subkutanen Lymphgefäße. Eine Meta-stasierung auf dem Lymphwege von der einen erkrankten Mamma zu den supraklavikulä-ren und subdiaphragmalen Lymphknoten ist aus der Klinik genügend bekannt.

Die Häufigkeit der Metastasierung in die kontralaterale Mamma ist schwer anzugeben. RUEF und EHLERS (1962) sahen bei 1 200 Mammakarzinom-Patienten 16mal eine Metasta-sierung in die Gegenseite, das sind 1,3%. MUTH und LEISERING (1978) fanden bei 1831 kontrollierten Mammakarzinomen 28 Patienten (=1,5%) mit einer kontralateralen Meta-stasierung. HUBBARD (1953) sah die Metastasierung von der einen über die Hautlymph-wege, über die kontralaterale Mamma in die gegenüberliegende Axilla in 4,4% der nicht-simultanen Mammakarzinome. Im strahlentherapeutischen Arbeitsbereich sieht man diese Metastasierung weit häufiger. Das liegt aber daran, daß der Strahlentherapeut vorwiegend die ungünstigen Fälle zur Behandlung bekommt.

Bei multizentrischen Karzinomen in beiden Mammae sind die Metastasierungsrichtun-gen sehr variabel. Jedes Karzinom der einen Mamma kann in die andere metastasieren, und es kann ebenfalls sowohl in die regionalen Lymphknoten als auch in die kontralatera-len Lymphknoten metastasieren. Somit ist die Möglichkeit gegeben, daß in einer Mamma die Kombination von Primärtumor und Metastasen der anderen Brust vorhanden ist (EGAN, 1976).

Wenn es zu einem lokalen Rezidiv eines operierten Mammakarzinoms kommt, dann ist die Metastasierung in die andere Brust relativ groß (FARROW, 1956).

C. Häufigkeit der bilateralen Erkrankung

Eine reale Zahl für die Häufigkeit der bilateralen Erkrankung zu gewinnen ist recht schwierig. Im Durchschnitt erkranken 1% der Frauen beiderseits simultan an einem Mammakarzinom und in 5–6% an einem nicht-simultanen Karzinom (KING et al., 1976). BERGE und OSTBERG (1974) sahen eine bilaterale jährliche Erkrankung von 0,7% der mastektomierten Frauen. Somit haben diese Frauen ein 5fach größeres Erkrankungsrisiko als andere, „normale" Frauen.

Über das Auftreten von simultanen und nicht-simultanen bilateralen Karzinomen gibt Tabelle 1 Auskunft.

Danach wurde eine simultane Erkrankung beider Mammae in 0,2–2,46% und eine nicht-simultane in 1,0–6,5% festgestellt.

Bei HUBBARD (1953) fanden sich in einer Gruppe von 275 Mammakarzinom-Patienten 6,2% nicht-simultane und 1,1% simultane Karzinome. Bereits 1946 sah HARRINGTON bei 6 149 mastektomierten Frauen 212 nicht-simultane bilaterale Karzinome; das sind 3,4%. GUISS (1954) berechnete, daß etwa 3% der Frauen mit radikaler Mastektomie

Tabelle 1. Häufigkeit der simultanen und nicht-simultanen bilateralen Mammakarzinome

Autor	Jahr	Total	Bilateral Erkrankte		Simultan Erkrankte		Nicht-simultan Erkrankte	
			Anzahl	%	Anzahl	%	Anzahl	%
Farrow	1956	6852	202	3,6	21	0,4	181	3,2
Ruef und Ehlers	1962	1200	57	4,8	2	0,3	12	1,5
Robbins und Berg	1964	1458	94	6,4				
Shellito und Bartlett	1967	292	22	7,53	3	1,03	19	6,5
Shellito und Bartlett (Lit.-Übersicht)	1966	23375	1214	4,74	250	1,02	689	3,33
Kolbenstredt und Heldaas	1973	1465						
Gerlach und Hermanutz	1975	282	23	8,15	7	2,48	16	5,67
Ashikari et al.	1977	175			23	13,1		
Egan	1976	1112	83	7,5	18	1,6	65	5,8
McDivitt et al.	1967	1530	57	3,7	17	1,1	40	2,6
Slak et al.	1973	2734	52	1,9				
Berge und Ostberg	1974	687	77	11,2	6	0,9		
Haagensen	1971	626	36	5,7	5	0,8		
Herrmann	1973	418	31	7,4	3	0,7		
Leis et al.	1965	611	49	8,0	2	0,3		
Desaive	1949	1373					46	3,3
Muth und Leisering	1978	1831	19	1,03	1	0,05	18	0,98

in der anderen Brust ein zweites primäres Karzinom entwickelt. Donegan (1974) sah in 7,3% der Fälle bilaterale simultane Mammakarzinome, Carroll und Shields (1955) fanden unter 1059 Fällen in der Literatur eine mittlere Häufigkeit von 3,3%. Moertel und Soule (1957) ermittelten bei 2945 eigenen mastektomierten Frauen 118mal eine bilaterale Erkrankung, das sind 4,0%.

Bei der mammographischen Untersuchung eines nicht selektierten Krankengutes fanden Hermanutz et al. (1974) bei 8812 Frauen 3 bilaterale Mammakarzinome (2mal szirrhöses und 1mal solides Karzinom); das ist eine Häufigkeit von 0,03%.

D. Erkrankungsalter

Intraduktale In-situ-Karzinome treten relativ spät auf. Carter und Smith (1977) geben das mittlere Erkrankungsalter mit 54 Jahren an, für das lobuläre Karzinoma in situ mit 47,2 Jahren. McDivitt et al. (1967) errechneten für das lobuläre Karzinom ein mittleres Alter von 44,3 Jahren.

Im allgemeinen liegt das Erkrankungsalter bei den lobulären Karzinomen vor der Menopause. Lewison (1964) fand, daß im Vergleich zum infiltrierenden Karzinom der

Mamma das nicht-infiltrierende lobuläre Karzinom etwa 10 Jahre vor den invasiven Tumoren auftritt. NEWMAN (1963) sah bei 72 invasiven lobulären Karzinomen ein mittleres Erkrankungsalter von 48,3 Jahren. Auch bei HAAGENSEN (1971) traten die lobulären Karzinome nach dem 40. Jahr auf.

WALLGREN et al. (1977) untersuchten 30854 Mammakarzinom-Patienten. Darunter waren 75 Patienten (0,24%) unter 30 Jahren. Ein bilaterales Karzinom wurde in diesen jungen Jahren nicht beobachtet. Bei 3 Patienten kam es innerhalb eines Beobachtungszeitraumes von 10 Jahren nach 4,6 bzw. 8 Jahren zu einem zweiten Karzinom in der kontralateralen Brust. Danach tritt bei jungen Frauen außerordentlich selten ein bilaterales Karzinom auf. STRAX (1976) fand bei 50000 eingehenden Untersuchungen (klinische Untersuchung, Mammographie, Thermographie) bei Frauen unter 35 Jahren nur in 1% Karzinome in der Mamma. Bilaterale Karzinome wurden nicht beobachtet. Auch bei KAUFMANN et al. (1971) waren alle Patienten älter als 42 Jahre.

Frauen, die vor dem 50. Lebensjahr wegen eines Karzinoms mastektomiert wurden, haben ein 2fach höheres Risiko, ein Zweitkarzinom zu bekommen, als Frauen über 60 Jahren (ROBBINS u. BERG, 1964). Bei KING et al. (1976) liegt die Erkrankungsspitze zwischen dem 50. und 60. Lebensjahr. Dagegen entstanden 15 von 17 bilateralen nicht-simultanen Krebsen vor der Menopause, wie HUBBARD (1953) berichtet. Somit treten bilaterale Mammakarzinome etwas früher auf als die unilateralen.

Das Durchschnittsalter bei intraduktalen Karzinomen beträgt nach CARTER und SMITH (1977) 54 Jahre.

E. Bilaterale Karzinomentstehung

Die Möglichkeit der bilateralen Karzinomentstehung wird von URBAN et al. (1977) sehr hoch eingeschätzt. Bei 1204 mastektomierten Patienten fand er in 12,5% gleichzeitig ein Karzinom in der zweiten Brust. Bei 625 Patienten wurden bei unbestimmbaren Verdickungen in der zweiten Mamma, oder wenn Mammogramme Verdichtungen unklarer Natur ergaben, weite Exzisionen dieser verdächtigen Stellen vorgenommen. In 73 Fällen (12%) ergaben diese Untersuchungen ein Karzinom, davon in 60% ein nicht-infiltrierendes und in 40% ein infiltrierendes. Bei 2945 operierten Frauen sahen MOERTEL und SOULE (1957) in 0,27% der Fälle einen simultanen Krebsbefall der zweiten Mamma.

Demgegenüber fanden PATCHEFSKY et al. (1977) bei Massenuntersuchungen mit Mammographie, Thermographie und physikalischen Untersuchungen von 17526 Frauen im Alter von 45–64 Jahren 0,89% Krebse und bei 799 Patienten 4,6% verdächtige Befunde. Bei 156 Patienten wurde dann durch Biopsie ein Karzinom festgestellt; das sind 19% der verdächtigen Befunde.

Das Mammakarzinom ist ganz sicher keine nur lokale und umschriebene Erkrankung der Mamma, sondern eine diffuse Erkrankung des Milchdrüsenepithels. Dafür spricht die multizentrische Erkrankung. Auf die multizentrische Karzinomentstehung wurde wiederholt von den verschiedenen Autoren hingewiesen und ihre Bedeutung hervorgehoben (FOOTE u. STEWART, 1945; GODWIN, 1952; QUALHEIM u. GALL, 1957). QUALHEIM und GALL (1957) fanden in 54% ihrer 157 Mammakarzinome eine multizentrische Entstehung.

FARROW (1956) definiert drei Typen des bilateralen Mammakarzinoms:
1. In jeder Mamma entstehen unabhängig primäre Karzinome simultan;
2. in der zweiten Mamma entsteht ein primäres Karzinom, nachdem die erste Mamma entfernt worden ist;

3. in der kontralateralen Mamma entstehen Metastasen von der ersten behandelten oder nicht behandelten Brust.

Da die Mamma ein paariges Organ ist müssen beide Brüste immer mit größter Aufmerksamkeit untersucht werden. So fand Egan (1976) bei 1 112 Mammakarzinomen 83 bilaterale Karzinome. Davon waren 87 primäre Karzinome und 16 Metastasen aus der anderen Mamma. Bei 18 Patienten waren die bilateralen Karzinome simultan entstanden.

Die multizentrische Karzinomentstehung ist zweifellos ein wichtiges Problem, besonders bei bilateraler Erkrankung, weil bei frühzeitiger Erkrankung und Behandlung eine bedeutende Lebensverlängerung erzielt werden kann.

Carter und Smith (1977) betrachteten das lobuläre Carcinoma in situ als eine bilaterale Erkrankung, jedenfalls mehr als das intraduktale. Von 38 (26%) intraduktalen Karzinomen waren 10 bilateral, von 49 lobulären 39 (80%). Es besteht kein Zweifel, daß einseitig mastektomierte Frauen mit einem großen Risiko der relativ häufigen karzinomatösen Erkrankung der kontralateralen Mamma leben. Eine ständige Kontrolle mit allen technischen und klinischen Mitteln ist erforderlich (Dunn, 1969).

F. Invasives Tumorwachstum

Obwohl beim lobulären Carcinoma in situ bilaterales Auftreten relativ häufig ist, wird die invasive Ausdehnung selten beobachtet. Carter und Smith (1977) fanden 49 lobuläre In-situ-Karzinome; davon waren 22 bilateral, keines mit invasivem Wachstum. Bei 38 intraduktalen Karzinomen waren 4 bilateral und 2 wiesen invasives Wachstum auf.

Das invasive Wachstum kann manchmal sehr spät auftreten. Haagensen (1971) sah solches Wachstum bei lobulären In-situ-Karzinomen noch nach 15 Jahren. Bei invasiven intraduktalen und lobulären Karzinomen kommt es in 46% der Fälle zu einer Metastasierung (Patchefsky et al., 1977).

I. Diagnose

Zur frühen Erkennung der bilateralen Tumorerkrankung der Mammae ist eine regelmäßige und ausgiebige Untersuchung erforderlich. Dazu gehören:
1. Regelmäßige Selbstuntersuchung,
2. sorgfältige klinische Untersuchung,
3. Mammographie,
4. Thermographie,
5. evtl. Lymphangiographie der oberen Extremitäten,
6. Nadelbiopsie bzw. Exzisionsbiopsie.

Die einzelnen Untersuchungsvorgänge sind in diesem Band bereits an anderer Stelle ausführlich besprochen worden.

Ganz sicher kann das lobuläre Karzinom in der nicht-invasiven Phase nicht erkannt werden, da es weder eine Retraktion oder Fixierung der Haut noch eine Sekretion oder Blutung aus der Mamille auslöst und keine Schmerzen hervorruft (Bässler, 1968).

Da es keine Seltenheit ist, daß viele Jahre nach einer Mastektomie in der anderen Mamma ebenfalls ein Karzinom entsteht, wurden von den verschiedenen Autoren Vorschläge zur frühen Diagnose gemacht.

Pack (1951) empfiehlt eine einfache Mastektomie der kontralateralen Mamma, wenn eine Radikaloperation der ersten Brust vorausgegangen ist. Er beobachtete etwa 7%

Karzinome in der anderen Mamma. Diese radikale Kur wirkte sich psychologisch auf viele Frauen sehr ungünstig aus.

HUBBARD (1953) fand bei 16 prophylaktisch ausgeführten einfachen Mastektomien der zweiten Mamma nur bei 2 Patienten ein kleines Karzinom, eines davon hatte bereits axillare Lymphknotenmetastasen.

FARROW (1956) schränkte den Vorschlag von PACK (1951), ein, indem er eine einfache Mastektomie nach zweijähriger tumorfreier Zeit bei hereditär gefährdeten Frauen vornahm.

LEIS et al. (1965) schlugen dann eine prophylaktische einfache Mastektomie vor, wenn anfänglich ein frühes Karzinom im Stadium I, multifokale Karzinome, ein Carcinoma lobulare in situ und familiäre Brustkrebsbelastung bestand. Unter 66 so belasteten Frauen fand er 7 Krebse in der kontralateralen Brust.

Die Kontrolle der zweiten Mamma wurde weiterhin vereinfacht, und man begnügte sich mit der Biopsie. ASHIKARI et al. (1971) forderten, daß die bilaterale Biopsie eine Standarduntersuchung zur Klärung des Mammakarzinoms sein sollte.

URBAN et al. (1977) empfahlen die wiederholte sorgfältige physikalische Untersuchung und frühe Exzisionsbiopsie bei Veränderungen wie zweifelhafter Anschwellung und Verdichtung in der kontralateralen Mamma. Diese Nachsorgeuntersuchungen sind dann ganz besonders wichtig, wenn bereits eine Brust mastektomiert wurde.

KING et al. (1976) führten bei 109 Patienten mit unilateralem Mammakarzinom in der kontralateralen, klinisch normalen Mamma Biopsie im oberen äußeren Quadranten durch und fanden 44mal normales oder atrophisches Mammagewebe, 60 gutartige Tumoren und 5 maligne Erkrankungen (2 lobuläre In-situ-Karzinome, 2 intraduktale nicht-infiltrierende In-situ-Karzinome und 1 infiltrierendes duktales Karzinom).

Neben der Biopsie dient die Mammographie zur frühen Erkennung von bilateralen Karzinomen. Nach EGAN (1976) gibt es bei der Mammographie eine Menge Merkmale, um eine primäre Erkrankung von Metastasen zu differenzieren (s. dazu auch bei BARTH u. PRECHTEL dieses Bandes). Diese Kenntnis ist wesentlich, weil es sich bei einer malignen Erkrankung sowohl um Metastasen als auch um eine primäre Karzinombildung und sogar um Kombinationen dieser beiden Erkrankungsformen handeln kann. Auch SHELLITO und BARTLETT (1967) sehen die Mammographie als die Methode an, die am frühesten ein Mammakarzinom aufdecken kann.

Mit der Mammographie kann ein Tumor in der Mamma von 1 mm Durchmesser weit früher erkannt werden als bei der klinischen Untersuchung. Ein Tumor mit einer Verdoppelungszeit von 100 Tagen muß erst einige Jahre wachsen, bevor er tastbar wird. Zu diesem Zeitpunkt ist dann bereits ein Drittel der gesamten Erkrankungszeit verstrichen (GULLINO, 1977) und der Heilungszeit verlorengegangen.

II. Histologie

Aus den In-situ-Karzinomen können die verschiedensten echten Karzinome entstehen. So sah HAAGENSEN (1971) aus den lobulären In-situ-Karzinomen kleinzellige, invasive duktale, tubuläre und medulläre Karzinome entstehen. Die früheste histologisch erkennbare Veränderung, die auf ein invasives Mammakarzinom hinweist, ist die epitheliale Hyperplasie (GALLAGER u. MARTIN, 1969). Ihre 88 intraduktalen Karzinome klassifizierten ASHIKARI et al. (1977) in 41 cribriforme, 28 solide, 12 papilläre und 6 Komedo-Formen sowie 1 intrazystische Form.

QUALHEIM und GALL (1957) fanden, daß intraduktale Karzinome sehr häufig mit periduktalen szirrhösen Karzinomen kombiniert waren und daß diese häufig einen multizentrischen Ursprung hatten.

Auch Patchefsky et al. (1977) fanden bei multizentrischer Krebsentstehung eine sehr häufige Beteiligung des intraduktalen und lobulären Carcinoma in situ. Junge Frauen und Patienten mit einem Komedo- oder Kolloidkarzinom bekommen relativ häufig ein zweites Karzinom in der anderen Brust (Robbins u. Berg, 1964).

Im Gegensatz dazu sollen junge Frauen vorwiegend an Adenokarzinomen erkranken.

Bei den bilateralen Mammakarzinomen von Shellito und Bartlett (1967) handelte es sich histologisch vorwiegend um Adenokarzinome, weniger um duktale und Komedokarzinome. Einmal lag ein Paget-Karzinom vor. Da die Mammae paarige Organe sind, müßten nach seiner Ansicht die histologischen Befunde seitengleich sein. Bis auf 3 von 22 traf das auch zu.

Unter 1 200 operierten Mammakarzinomen fanden Ruef und Ehlers (1962) in 26 Fällen (3%) ein metastatisches Zweitkarzinom in der anderen Brust; 10mal traten sie simultan und 16mal nicht-simultan auf. Es handelte sich um solide, szirrhöse, adenomatös-szirrhöse und um solid-medulläre Karzinome; 2mal traten simultan bilaterale Karzinome auf (Carcinoma gelatinosum, Carcinoma solito-scirrhosum und Carcinoma adenomatosum); 12mal traten nicht-simultane bilaterale Karzinome auf (4 Carcinoma solidum, 8 Carcinoma scirrhosum, 4 Carcinoma adenomatosum, 1 Carcinoma solidum scirrhosum, 1 Carcinoma adeno-papillare, 1 Carcinoma solidum simplex, 2 Carcinoma solidum medullare, 1 Carcinoma medullo-adenomatosum).

G. Ort der Erkrankung

Über die Erkrankungsbereiche innerhalb der Mammae geben die Angaben von Egan (1976) Auskunft. Bei der simultanen bilateralen Karzinomentstehung wird in beiden Brüsten der obere äußere Quadrant mit 50% deutlich bevorzugt. Die übrigen 50% verteilen sich annähernd gleichmäßig auf die übrigen Quadranten. Auch bei der nicht-simultanen Karzinomerkrankung wird der äußere obere Quadrant mit 43% weitaus am häufigsten befallen, gefolgt von den oberen inneren Quadranten mit rund 20%.

Auch Patchefsky et al. (1977) sahen in 53% die Erkrankung der äußeren oberen Quadranten; der obere innere Quadrant war in 16% befallen.

Robbins und Berg (1964) sahen das neue Karzinom in der kontralateralen Mamma meistens im oberen äußeren Quadranten, während bei einer Metastasierung von der einen in die andere Brust, wobei diese vorwiegend auf dem Lymphwege erfolgte, die Tumorknoten nahe der Mittellinie und im Fettgewebe auftraten. Erst bei Metastasierung von diesen Herden in die regionären Lymphknoten werden auch übrige Mammabereiche befallen. Im übrigen sei zu erwähnen, daß Metastasen zu multiplem Auftreten tendieren.

Nach Farrow (1956) traten bei 65 Patienten (36%) die bilateralen Karzinome etwa im gleichen Quadranten auf, bei 95 (52%) waren die Erkrankungsbereiche verschieden, bei 21 Patienten (12%) war eine Lokalisierung nicht möglich.

Über die multizentrische Krebsentstehung nahmen Fisher et al. (1975) eingehende Untersuchungen vor und fanden, daß die Karzinome in 11,6% in zwei und in 5,8% in drei Qudranten auftraten. Von den multizentrischen Befunden waren 9,3% lobuläre und/oder intraduktale In-situ-Karzinome, 4,1% waren bereits invasiv.

Kenntnisse über den häufigsten Befall eines Quadranten sind deshalb von Bedeutung, weil dort bei einer Biopsie am ehesten mit der Entdeckung eines Zweitkarzinoms gerechnet werden kann.

Bilaterale Karzinomentstehung in beiden Mammae und im ektopischen Mammagewebe in der Vulva ist eine Rarität; GUERRY und PRATT-THOMAS (1976) beschreiben einen solchen Fall.

I. Therapie

Die Therapie des bilateralen Karzinoms ist unterschiedlich, weil die Entstehung dieser Karzinome verschiedenartige Anfänge hat.

Wegen der relativ hohen Quote (ca. 7%) der Miterkrankung der anderen Mamma wurde eine prophylaktische einfache Mastektomie empfohlen (PACK, 1951), während andere Autoren (HUBBARD, 1953; FARROW, 1956) einen abwartenden Standpunkt einnahmen und nur dann eine Mastektomie der zweiten Brust durchführten, wenn typische Hinweise wie Familienanamnese oder erkennbare Tumorentstehung vorhanden waren. Von dieser radikalen Therapie ist man insgesamt abgekommen, da die Diagnostik erheblich verbessert werden konnte.

Durch die Mammographie werden Karzinome etwa drei Verdoppelungszeiten früher als im palpablen Zustand entdeckt; das bedeutet, daß man jetzt 1–2 mm große Tumoren behandeln kann.

Bekanntlich sind die Überlebenschancen besser, wenn kleine bzw. früh erkannte Tumoren behandelt werden (Tabelle 2). Alle Patienten hatten klinisch keine Metastasen in den axillaren Lymphknoten; alle wurden durch einfache Mastektomie und Bestrahlung behandelt.

Bei einer multizentrischen Tumorerkrankung, besonders wenn die frühen Tumoren noch nicht erkannt sind, ist die Radiotherapie die Methode, die die Mamma erhält und am meisten schont. Die lokale Strahlentherapie hat zwei Vorteile vor der Chirurgie:
1. Erhaltung der Brust, was für viele Frauen psychologisch sehr wichtig sein kann;
2. Neutralisation der multizentrischen Tumoren im Gegensatz zum begrenzten chirurgischen Eingriff (STJERNSWÄRD, 1977).

Bei Verwendung von Elektronen werden die darunterliegenden Gewebe, Herz, Mediastinum, Lunge und die großen Gefäße am besten geschont (WÖLLGENS et al. 1973).

Sowohl bei den simultanen als auch bei den nicht-simultanen bilateralen Mammakarzinomen empfiehlt FARROW (1956) die Mastektomie mit anschließender Strahlenbehandlung und Kastration. Bei den simultanen bilateralen Karzinomen führte er in 85,8% (18 Patienten) die radikale Mastektomie durch, bei den übrigen waren es bilaterale einfache Mastektomien. Bei den nicht-simultanen Tumoren wurden in 79,5% (144 Patienten) die bilaterale radikale Mastektomie vorgenommen, in 15,5% (28 Patienten) wurde das erste Karzinom radikal operiert, bei dem zweiten erfolgte eine einfache Mastektomie oder eine lokale weite Exzision.

Von der extremen Einstellung, sofort eine radikale Mastektomie vorzunehmen, wenn Tumorverdacht in der anderen Mamma besteht, wie es PACK (1951) und CARROLL und SHIELDS (1955) empfehlen, wird wohl jetzt Abstand genommen, da ausreichende Erfahrung mit der schonenderen Behandlung besteht. STEGNER (1977) sieht beim Carcinoma lobulare in situ die subkutane Mastektomie für indiziert. Beim invasiven intraduktalen Karzinom empfiehlt er die einfache Mastektomie, beim Befall der regionären Lymphknoten die zusätzliche Strahlentherapie. Als Modifikation der Radikalität befürwortet er die Kombination der brusterhaltenden Chirurgie und die postoperative Strahlentherapie.

Bei kleinen Tumoren ist die Strahlentherapie ebenso erfolgreich wie die konventionelle Chirurgie und absolut mit ihr vergleichbar. PROSNITZ et al. (1977) haben eine Studie bei 150 Patienten im klinischen Stadium I und II durchgeführt. Dabei wurden die ganze Brust, Axilla, Klavikularregion und interne Mammarienlymphknoten mit 45–50 Gy be

Tabelle 2. Überlebensrate abhängig von der
Tumorgröße (Duncan u. Kerr, 1976)

Tumorgröße	Überlebensrate in %	
	5 Jahre	10 Jahre
1 cm	93	92
2 cm	75	69
3 cm	64	54

strahlt. 46 Patienten im Stadium I (91%) lebten länger als 5 Jahre und 75 von 101 Patienten im Stadium II überlebten die 5-Jahres-Grenze ohne Metastasen. Da es sich beim bilateralen Mammakarzinom oft um frühe und kleine Tumoren handelt, ist diese Technik empfehlenswert. Auch nach Levitt et al. (1976) ist die Radiatio mit einfacher Mastektomie genau so effektiv wie die radikale Mastektomie allein. (Zur Chemotherapie s. bei Brunner in diesem Band.)

II. Prognose

Die Prognose bei einem bilateralen Karzinom ist sehr unterschiedlich und richtet sich jeweils nach dem ursprünglichen Ausgang dieser Krebse. McDivitt et al. (1967) errechneten, daß aus einem lobulären Carcinoma in situ ein invasives entsteht, und zwar nach 5 Jahren bei 10%, nach 10 Jahren bei 15% und nach 15 Jahren bei 30%. Aber auch in der kontralateralen Seite ist das Umschlagen in ein invasives Karzinom unverkennbar und soll etwa das 10fache des allgemeinen Risikos bei Mammakarzinomen betragen.

Robbins und Berg (1964) sahen in einer 20jährigen Studie (bei 1458 mastektomierten Frauen kam es in 91 Fällen zu einem Krebs in der anderen Mamma) jedes Jahr in 0,7% ein kontralaterales Karzinom entstehen. Frauen, die vor dem 50. Lebensjahr mastektomiert wurden, haben ein zweifach höheres jährliches Risiko als Frauen über 60 Jahren.

Shellito und Bartlett (1967) erzielen bei ihren operierten und bestrahlten bilateralen Mammakarzinomen eine 5jährige Überlebenszeit von 64%. Bei 181 bilateralen nicht-simultanen Mammakarzinomen überlebten nach Farrow (1956) 31 Patienten (17,1%) 5 Jahre und mehr. In 21% der bilateralen Karzinome (38 Patienten) stellte Farrow axillare Lymphknotenmetastasen beiderseits und in 45,3% (82 Patienten) nur einseitige axillare Metastasen fest. Somit haben bilaterale Mammakarzinome insgesamt eine wenig günstige Prognose.

Dagegen hatte Harrington (1946) nach der beidseitigen Mastektomie erstaunlich gute Überlebenszeiten, denn es lebten von den 155 Patienten mit bilateralen nicht-simultanen Karzinom nach 5 Jahren 43,8%, nach 10 Jahren 32,8%, nach 15 Jahren 25% und nach 20 Jahren 14,3%; das sind 35 Patienten. Bei den simultanen bilateralen Karzinomen waren die Ergebnisse erheblich schlechter; von 44 operierten Patienten lebten nach 5 Jahren 17,9%, nach 10 Jahren 3,3% und nach 15 Jahren 0%. Bei einer 30jährigen Beobachtungszeit fanden Adair et al. (1974) die günstigsten Überlebenschancen der bilateralen Erkrankten bei den Komedo- und lobulären Karzinomen.

Eine verlängerte Überlebenszeit ohne Metastasen nach Entfernung der zweiten Brust ist ein deutlicher Hinweis, daß der zweite ein neuer Tumor war. Sind schon Metastasen in den Lymphknoten der anderen Seite vorhanden oder treten solche sehr bald auf, dann ist das zweite Karzinom zweifellos ein metastatischer Prozeß (HUBBARD, 1953). Die mittlere Überlebenszeit nach der zweiten Mastektomie betrug bei ihm 5,3 Jahre.

H. Intervall zwischen erstem und zweitem Karzinom

FARROW berichtete 1956, daß bei seinen 146 Patienten 80 (44%) innerhalb von 3 Jahren beiderseits operiert wurden und daß bei 66 Patienten (36%) die Zeit zwischen den beiden Operationen 5 oder mehr Jahre betrug. Demnach scheint das Abwarten für die Patienten günstiger zu sein als eine sofortige Mastektomie der anderen Mamma.

PACK berichtete 1951, daß die Prognose um so günstiger ist, je länger das Intervall zwischen den beiden Mammakarzinomen ist.

Bei HARRINGTON (1946) betrug das zeitliche Intervall bei den 155 Patienten mit einem nicht-simultanen Karzinom 1–28 Jahre. Bei den extrem langen Zwischenzeiten erhebt sich die Frage, ob zwischen den beiden Karzinomen tatsächlich eine Beziehung besteht oder ob es sich bei dem Zweitkarzinom nicht um ein eigenes karzinogenes Geschehen handelt. Auch bei HUBBARD (1953) lagen zwischen dem Auftreten der beiden Karzinome 4 Wochen bis 32 Jahre. Ebenso fanden MOERTEL und SOULE (1977) Intervalle von 7 Monaten bis 22 Jahren (im Mittel 6,3 Jahre).

Demnach ist es nicht vertretbar, wenn in der Literatur konkrete Angaben über die Zwischenzeit der Entstehung der bilateralen Karzinome gemacht werden.

J. Schwangerschaft und bilaterales Mammakarzinom

Der Einfluß der Schwangerschaft auf das Tumorwachstum ist in großen Zügen bekannt.

HARRINGTON berichtete 1937 über 45 Frauen, die nach Brustkrebsoperation gravide wurden. 28 lebten wenigstens 5 Jahre, 14 wenigstens 10 Jahre und 8 wenigstens 15 Jahre. Bei keiner dieser Frauen trat in der zweiten Brust ein Krebs auf.

Dagegen sah BROMEIS (1939) bei 6 von 14 Patienten nach der Mastektomie ein Karzinom in der anderen Brust auftreten, obwohl eine Schwangerschaft vorgelegen hatte. Auch DESAIVE (1949) sah bei zwei Frauen, die nach der ersten Mastektomie gravide wurde, ein zweites Karzinom in der anderen Mamma.

HUBBARD (1953) vertritt die Ansicht, daß bei einer wegen Karzinom mastektomierten Frau erst dann eine Gravidität erlaubt sein sollte, wenn die andere Mamma durch einfache Mastektomie entfernt worden ist, um so ein zweites Karzinom zu vermeiden.

WALLGREN et al. (1977) sahen bei 15 jungen Frauen mit einem Brustkrebs gleichzeitig eine Schwangerschaft. Drei davon waren wegen des fortgeschrittenen Zustandes mit Fernmetastasen unbehandelbar. In 7 von 11 Fällen konnten axillare Lymphknoten operiert werden. Bei 6 Patienten kam es nach der Mastektomie zu einer Schwangerschaft; hier erfolgte keine Überlebenskontrolle.

Der Verfasser vertritt die Ansicht, daß bei einer Karzinomerkrankung, besonders wenn es sich um ein bilaterales Mammakarzinom handelt, unter allen Umständen eine Schwangerschaft vermieden werden sollte. Niemals wurde ein günstiger Verlauf dieser Kombination beobachtet.

K. Zusammenfassung

Als Ätiologie für das bilaterale Mammakarzinom kommen in Betracht:
1. hereditärer Krankheitsverlauf,
2. Mastopathie,
3. Carcinoma lobulare in situ,
4. Carcinoma intraductale in situ,
5. Metastase aus der anderen Mamma.

Der Krankheitsverlauf ist zeitlich sehr unterschiedlich. Bei Mastopathie und In-situ-Karzinomen beträgt die mittlere Entartungszeit ca. 14 Jahre.

Eine Metastasierung aus dem Karzinom der anderen Brust erfolgt in den ersten postoperativen Jahren.

Immer ist eine sehr sorgfältige Nachsorge bei diesen Risikokrankheiten erforderlich. Zur Erkennung des Zweittumors wird die eingehende klinische Untersuchung, die Mammographie, die Thermographie und die Biopsie des oberen äußeren Quadranten empfohlen.

Therapeutisch ist bei der Entstehung der Karzinome aus der Mastopathie und der In-situ-Karzinome eine Tumorektomie oder eine einfache Mastektomie mit anschließender Bestrahlung angezeigt. Eine Bestrahlung der Lymphknotenstationen ist nur bei fortgeschrittenen Stadien erforderlich.

Bei einer Metastasierung aus der anderen Brust ist eine Mastektomie und Lymphknotenexzision sowie Bestrahlung der Lymphwege und der Lymphknoten erforderlich.

Die Überlebenszeit bei Entstehung aus der Mastopathie und aus dem in-situ-Karzinom ist relativ günstig, bei der Metastasierung ist sie schlecht.

Literatur

Ackerman, L.V., Katzenstein, A.L.: The concept of minimal breast cancer and the pathologist's role in the diagnosis of "early carcinoma". Cancer *39*, 2755–2763 (1977)

Adair, F., Berg, J., Joubert, L., Robbins, G.F.: Long-term follow-up of breast cancer patients: the 30-year report. Cancer *33*, 1145–1150 (1974)

Albertini, A. von: Histologische Geschwulstdiagnostik, 2., von F.C. Roulet erweiterte Aufl. Stuttgart: Thieme 1974

Andersen, J.A.: Lobular carcinoma in situ. A long-term follow-up in 52 cases. Acta Pathol. Microbiol. Scand. [A] *82*, 519–533 (1974)

Ashikari, R., Haydu, S.J., Robbins, G.F.: Intraductal carcinoma of the breast. Cancer *28*, 1182–1187 (1971)

Ashikari, R., Huvos, A.G., Snyder, R.E.: Prospective study on non-infiltrating carcinoma of the breast. Cancer *39*, 435–439 (1977)

Bässler, R.: Das sog. lobuläre Carcinom der Mamma. Pathologie und klin. Konsequenzen. Dtsch. Med. Wochenschr. *94*, 108–113 (1968)

Berge, T., Ostberg, G.: Bilateral carcinoma of the female breast. Acta Clin. Scand. *140*, 27–32 (1974)

Bromeis, H.: Zur Frage einer neuen Schwangerschaft nach Radikaloperation eines Brustkrebses. Chirurg *11*, 662–664 (1939)

Büngeler, W.: Der Begriff der Praecancerose. Strahlentherapie *96*, 296–305 (1955)

Cardiff, R.D., Wellings, S.R., Faulkin, L.J.: Biology of breast praeneoplasia. Cancer *39*, 2734–2746 (1977)

Carroll, W.W., Shields, T.W.: Bilateral simultaneous breast cancer. Arch. Surg. *70*, 672–679 (1955)

Carter, D., Smith, R.R.L.: Carcinoma in situ of the breast. Cancer *40*, 1189–1193 (1977)

Coley, G.M., Otis, R.O., Clark, W.E.: Multiple primary tumors including bilateral breast cancers in a man with Klinefelter's syndrome. Cancer *27*, 1476–1481 (1971)

Dawson, E.K.: Carcinoma in the mammary lobule and its origin. Edinb. Med. J. *40*, 57–82 (1933)

Dawson, E.K.: The genesis and spread of mammary cancer. Ann. Roy. Coll. Surg. Engl. *2*, 241–247 (1948)

Desaive, P.: Le cancer mammaire bilatéral. J. Radiol. Electrol. Med. Nucl. *30*, 335–338 (1949)

Donegan, W.L.: Simple mastectomy for early and advanced mammary cancer. Amer. J. Surg. *128*, 37–41 (1974)

Duncan, W., Kerr, G.R.: The curability of breast cancer. Br. Med. J. *1976* I, 1035–1038

Dunn, J.E.: Epidemiology and possible identification of high-risk groups that could develop cancer of the breast. Cancer *23*, 775–781 (1969)

Egan, R.L.: Bilateral breast carcinoma. Cancer *38*, 931–938 (1976)

Farrow, J.H.: Bilateral mammary cancer. Cancer *9*, 1182–1188 (1956)

Fisher, E.R., Gregorio, R., Redmond, C., Vellios, F., Sommers, S.C., Fisher, B.: Pathologic findings from the national surgical adjuvant breast project (Protocol No. 4). I. Observations concerning the multicentricity of mammary cancer. Cancer *35*, 247–254 (1975)

Foote, F.W., Stewart, jr, F.W.: Lobular carcinoma in situ. Amer. J. Path. *17*, 491–496 (1941)

Foote, F.W., Stewart, F.W.: Comparative studies of cancerous versus non cancerous breasts. Am. J. Surg. *21*, 191–201 (1945)

Foote, F.W., Stewart, jr, F.W.: A histologic classification of carcinoma of the breast. Surgery *19*, 74–99 (1946)

Gallager, H.S., Martin, J.: Early phases in the development of breast cancer. Cancer *24*, 1170–1178 (1969)

Gerlach, F., Hermanutz, K.D.: Das bilaterale Mammacarcinom. Strahlentherapie *150*, 295–301 (1975)

Godwin, J.T.: Chronology of lobular carcinoma of breast: report of case. Cancer *5*, 259–266 (1952)

Guerry, R.L., Pratt-Thomas, H.R.: Carcinoma of supernumerary breast of vulva with bilateral mammary cancer. Cancer *38*, 2570–2574 (1976)

Guiss, L.B.: Problem of bilateral independent mammary carcinoma. Am. J. Surg. *88*, 171–175 (1954)

Gullino, P.H.: Natural history of breast cancer. Cancer *39*, 2697–2703 (1977)

Haagensen, C.D.: Diseases of the breast. Philadelphia, London, Toronto: Saunders 1971

Haagensen, C.D., Lane, N., Lattes, R., Bodian, C.: Lobular neoplasia (so-called lobular carcinoma in situ) of the breast. Cancer *42*, 737–769 (1978)

Hamperl, H.: Das lobuläre Carcinoma in situ der Mamma. Histogenese, Wachstum, Übergang in infiltrierendes Carcinom. Dtsch. Med. Wochenschr. *96*, 1585–1588 (1971)

Harrington, S.W.: Carcinoma of the breast; results of surgical treatment. When the carcinoma occurred in the course of pregnaney or lactation and when pregnancy occurred subsequent to operation. Ann. Surg. *106*, 690–700 (1937)

Harrington, S.W.: Survival rates of radical mastectomy for unilateral and bilateral carcinoma of the breast. Surgery *19*, 154–166 (1946)

Hermanutz, K.D., Boldt, J., Thurn, P., Eickmeier, C. Bechtelsheimer, H.: Der klinisch okkulte Brustkrebs und die Frühdiagnose des Mamma-Carcinoms. Roefo *120*, 578–587 (1974)

Herrmann, J.B.: Management of the contralaterale breast after mastectomy for unilateral carcinoma. Surg. Gynecol. Obstet. *136*, 777–779 (1973)

Hort, W., Kalbfleisch, H.: Aktuelle morphologische Fragen beim Mamma-Carcinom. Therapiewoche *26*, 767–773 (1976)

Hubbard, T.B.: Nonsimultaneous bilateral carcinoma of the breast. Surgery *34*, 706–711 (1953)

Hutter, P.V.P., Foote, F.W.: Lobular carcinoma in situ: longterm follow-up. Cancer *24*, 1080–1085 (1969)

Kaufmann, C., Hamperl, H., Baldus, F., Ki, B.D.: Das lobuläre Carcinoma in situ der Mamma. Dtsch. Med. Wochenschr. *96*, 1581–1588 (1971)

Kilgore, A.R.: The incidence of cancer in the second breast after radical removal of one breast for cancer. J.A.M.A. *77*, 454–459 (1921)

King, E.R., Terz, J.J., Lawrence, W., Jr.: Experience with opposite breast biopsy in patients with operable breast cancer. Cancer *37*, 43–45 (1976)

Kolbenstredt, A., Heldaas, O.: Value of radiography of the remaining breast following mastectomy for carcinoma. Acta Radiol. [Diagn.] (Stockh.) *14*, 435 (1973)

Lagios, M.D.: Multicentricity of breast carcinoma demonstrated by routine correlated serial subgross and radiographic examination. Cancer *40*, 1726–1734 (1977)

Leis, H.P., Mersheimer, W.L., Black, N., De Chabone, A.: The second breast. N.Y. State J. Med. *62*, 2460–2468 (1965)

Levitt, S.H., McHugh, R.B., Song, C.W.: Radiotherapy in the postoperative treatment of operable cancer of the breast. Part. II. Cancer *39*, 933–940 (1976)

Lewison, E.F.: Lobular carcinoma in situ of the breast: the feminine mystique. Milit. Med. *129*, 115–118 (1964)

McDivitt, R.W., Hutter, R.V., Foote, F.W., Stewart, F.W.: In situ lobular carcinoma. A prospective follow-up study indicating cumulative patient risks. J.A.M.A. *201*, 82–86 (1967)

Moertel, C.G., Soule, E.H.: The problem of the second breast: A study of 118 patients with bilateral carcinoma of the breast. Ann. Surg. *146*, 764–771 (1957)

Muir, R.: The evelution of carcinoma of the mamma. J. Pathol. *52*, 155–172 (1941)

Muth, C.P., Leisering, B.: Therapie und Prognose des doppelseitigen Mammakarzinoms. Radiobiol. Radiother. *6*, 690–697 (1978)

Newman, W.: In situ lobular carcinoma of the breast. Report of 26 woman with 32 cancers. Ann. Surg. *157*, 591–599 (1963)

Pack, G.T.: Argument for bilateral mastectomy. Surgery *29*, 929–934 (1951)

Patchefsky, A.S., Shaber, G.S., Schwartz, G.F., Feig, S.A., Nerlinger, R.E.: The pathology of breast cancer detected by mass population screening. Cancer *40*, 1659–1670 (1977)

Prechtel, K.: Beziehungen der Mastopathie zum Mamma-Carcinom Fortschr. Med. *90*, 71–80 (1972)

Prosnitz, L.R., Goldenberg, J.S., Packard, R.A., Levene, M.B., Harris, J., Hellman, S., Wallner, P.E., Brady, L.W., Mansfield, C.M., Kramer, S.: Radiative therapy as initial treatment for early stage cancer of the breast without mastectomy. Cancer *39*, 917–923 (1977)

Qualheim, R.E., Gall, E.A.: Breast carcinoma with multiple sites of origin. Cancer *10*, 460–468 (1957)

Robbins, G.E., Berg, S.W.: Bilateral primary breast cancers. A prospective clinicopathological study. Cancer *17*, 1501–1527 (1964)

Ruef, J., Ehlers, P.N.: Über 57 beobachtete doppelseitige Mamma-Carcinoma. Langenbecks Arch. Chir. *300*, 115–122 (1962)

Shellito, J.G., Bartlett, W.C.: Bilateral carcinoma of the breast. Arch. Surg. *94*, 489– (1967)

Slack, N.H., Bross, J.D.J., Nemoto, T., Fisher, B.: Experience with bilateral primary carcinoma of the breast. Surg. Gynecol. Obstet. *136*, 433–440 (1973)

Smithers, D.W., Rigby-Jones, P., Galton, D.A.G., Payne, P.M.: Cancer of the breast. Br. J. Radiol. Suppl. *4* (1952)

Stegner, H.E.: Indikation zur subkutanen Mastektomie. Arch. Gynäk. *224*, 302–316 (1977)

Stjernswärd, J.: Adjuvant radiotherapy trials in breast cancer. Cancer *39*, 2846–2867 (1977)

Strax, P.: Results of mass screening for breast cancer in 50 examinations. Cancer *37*, 30–35 (1976)

Urban, J.A.: Bilaterality of cancer of the breast. Biopsy of the opposite breast. Cancer *20*, 1867–1870 (1967)

Urban, J.A., Papachriston, D., Taylor, J.: Bilateral breast cancer. Cancer *40*, 1968–1973 (1977)

Wallgren, A., Silfverswärd, D., Hultborn, A.: Carcinoma of the breast in women under 30 years of age. Cancer *40*, 916–923 (1977)

Warner, N.E.: Lobular carcinoma of the breast. Cancer *23*, 840–846 (1969)

Warren, S.: The relation of chronic mastitis to carcinoma of the breast. Surg. Gynecol. Obstet. *71*, 257–262 (1940)

Wheeler, J.E., Enterline, H.T., Roseman, J.M., Tomasulo, J.M., McIlvaine, J.P., Fitts, W.T., Kirshenbaum, J.: Lobular carcinoma in situ of the breast: long-term follow-up. Cancer *34*, 554–563 (1974)

Wöllgens, P., Voss, A.Ch., Barth, V., Klöckner, D.: Das lokale Frührezidiv beim Mamma-Carcinom. Strahlentherapie *146*, 1–6 (1973)

Zippin, C.: The epidemiology of breast cancer. Oncology *23*, 93–97 (1969)

Zippin, D., Petrakis, N.L.: Identification of high risk groups in breast cancer. Cancer *28*, 1381–1389 (1971)

Sarcoma of the Breast

By

J. Huys

With 4 Tables

A. Introduction

Nonepithelial cancers or sarcomas of the breast have a special place in the breast cancer clinic. They are rare and have biologic characteristics that differ from the carcinomas and also from the cystosarcomas by the absence of epithelial components. These sarcomas originate in the connective tissue of the breast, especially in the periductal, interlobular, and intralobular fibrous stroma. Basically these tumors are similar to soft tissue extra-mammary sarcomas, but with a tendency to form heterologous elements such as bone, cartilage, muscle, and fat. Clinically true sarcomatous lesions of the breast are characterized by a rather large volume and a peculiar clinical behavior. A long duration prior to a period of rapid growth is also frequently associated with a diagnosis of sarcoma. The incidence of metastasis to lymph nodes, which usually occurs at a late stage, is approximately 3%–4% (ROBERSON, 1973; ADAIR and HERRMANN, 1946). Their metastatic capacity is difficult to predict but is predominantly hematogenous.

The treatment of choice is an appropriate surgical procedure. The classification of the breast cancer sarcomas is confused, not only due to the striking variability of clinical manifestations and the infrequent occurrence but especially to the difficult interpretation of the histopathologic features. In addition, different lesions can be encountered in the same tumor.

B. Incidence

There is considerable variation in the figures for the incidence of breast sarcoma given by different authors. According to the literature, sarcoma constitutes from less than 0.5% to almost 10% of all malignant breast lesions. The main reason for these extreme differences is probably due to faulty classification and the inclusion of tumors with epithelial components; selection may also occur. The real proportion of true primary breast sarcomas is almost certainly less than 1% (Table 1).

C. Classification

The classification of these tumors remains difficult due to their uncommon occurrence and confused terminology. The term "sarcoma of the breast" has been applied to a group of lesions that vary not only in their histologic appearance but also in their clinical behavior. For instance in most of the older reports cases of cystosarcoma phyllodes have been included although we actually know that most of these tumors are relatively harmless and in only a few is a malignant course to be expected, i.e., when the stroma becomes malignant and behaves as a sarcoma. However, even then these tumors cannot be regarded as true sarcomas due to the presence of epithelial components. This is also true for the so-called carcinosarcomas, which should not be included because they are either purely epithelial malignancies with pseudosarcomatous changes or possible admixtures of carcinoma and sarcoma. Tumors of the fibrohistiocytic group, such as dermatofibrosarcoma protuberans, originate in the skin and subcutaneous tissues of the mammary region and are, strictly speaking, not breast tumors.

Table 1. Incidence of breast sarcoma

Author	Incidence	
	Number	Percentage
SAILER (1937)	15/1,873	0.80
HILL and STOUT (1942)		0.4
ADAIR (1945)	30/5,499	0.54
DAWSON (1958)	18/1,835	0.98
FAWCETT (1967)		0.14
KENNEDY and BIGGART (1967)	31/5,484	0.56
DONEGAN (1967)	9/2,000	0.45
ROBERSON (1973)	16/1,966	0.81

The only lesions that can rightly be included in this group of sarcoma of the breast are "the stromal sarcomas" defined by BERG et al. (1962), the sarcomas of lymphoid and/or hematopoietic origin, and angiosarcomas. Although BERG considered the stromal sarcomas as a homogenous group, a subdivision according to histogenesis is essential for accurate pathologic and clinical evaluation. A classification based on the cell origin is not without clinical importance since the diagnosis of, for example, hemangiosarcoma is associated with a much poorer prognosis than that of lipo- or fibrosarcoma.

D. Fibrosarcoma

I. Incidence

Fibrosarcomas are the most common purely connective tissue tumors of the breast and account for almost half of all sarcomas. However, the reported incidence is quite variable, ranging from 23% to 82% (GEIST and WILENSKY, 1915; ROGERS and FLO, 1942). The higher figures probably come from authors who include fibrosarcoma and cystosarcoma phyllodes in one group. Table 2 summarizes the data of some more recent series. The interpretation of these figures is hampered by the fact that the selection and inclusion of cases of breast sarcoma is not always identical. Patients with cystosarcoma phyllodes were excluded; in this combined series of 110 patients there were 51 cases of fibrosarcoma of the breast (an incidence of 46%).

Table 2. Incidence of fibrosarcoma and rhabdomyosarcoma of the breast

	Sarcoma	Fibro-sarcoma	Rhabdomyo-sarcoma
ADAIR and HERRMANN (1946)	26	7	1
BOTHAM et al. (1958)	34	14	4
OBERMAN (1965)	13	7	3
MARTIN (1970)	12	9	1
DONEGAN (1967)	9	4	0
ROBERSON (1973)	16	10	0
Total	110	51 = 46.3%	9 = 0.8%

II. Clinical Features

Fibrosarcoma of the breast usually occurs in middle age: at presentation the age of most of the patients was between 30 and 70. The clinical features are those of a locally advanced carcinoma, although skin fixation, edema and orange peel effect, and ulceration are unusual. When the tumor becomes large the skin may have a glazed appearance or reddened color. However, the lesion rarely reaches the bulky proportion of a cystosarcoma. The growth is usually slow with progressive enlargement: pain owing to more rapid growth is sometimes the reason for seeking medical advice. Pain is reported in more than one-third of the cases.

The incidence of axillary lymph node metastasis in fibrosarcoma of the breast appears to be low. In an extensive review, ROBERSON (1973) found only 4 reported cases out of 73 (5.4%). These patients seem to have a poorer prognosis (ADAIR, 1946, ROBERSON, 1973). Although palpable axillary lymph nodes are not rare, occurring in 20%–28% of the patients, when histologically examined they usually do not contain tumor but only show a reactive hyperplasia (ROGERS and FLO, 1942; BERG et al., 1962). Dissemination occurs through the bloodstream: lungs and bones are the most frequent sites of metastases.

III. Pathology

Grossly, these tumors are firm, well circumscribed from the surrounding breast tissue, but not encapsulated. The cut surface has a grayish-white to grayish-red color. Central necrosis is a common finding, and the absence of clefts and cysts typical for cystosarcoma phyllodes is obvious. Formation of osteoid or cartilage within the tumor stroma can be seen.

Microscopically, the tumor is composed of well-differentiated fibroblasts or poorly differentiated spindle cells with severe atypia and mitotic figures. The tumor cells sometimes diffusely infiltrate the surrounding tissue through the pseudoencapsulation.

The clinical behavior of these tumors largely depends on the pathologic features: the tumor size, the contour of the lesion, the degree of cellular atypia, and the mitotic activity. Taking into account all these parameters it is possible to subdivide the fibrosarcomas into a low-grade and a high-grade malignancy group; these groups should be approached in different ways.

IV. Treatment

The therapeutic strategy in fibrosarcoma of the breast has been the subject of much discussion; opinion varies between local excision (HAAGENSEN, 1971) and radical mastectomy (LERNER, 1965).

Wide excision of a well-circumscribed low-grade malignant fibrosarcoma can be an adequate treatment in a minority of cases. However, due to the malignant infiltration at the edge of the tumor (pseudoencapsulation) many cells may be left in the adjacent tissue, even if the lesion can be easily "shelled out." This procedure results in a high local recurrence rate. Simple mastectomy with removal of the pectoral fascia is the minimal surgical intervention that should be performed, if only because it is not always possible to determine if the lesion originated in the stroma of the breast or in the fascia of the pectoral muscle. High-grade malignant lesions always require a mastectomy with resection of the underlying pectoral muscle. Close collaboration between the pathologist and the surgeon is necessary in order to determine the depth of the tumor invasion. Wide margins in normal tissue are an absolute necessity to minimize the risk of local recurrences and to obtain a satisfactory cure rate. Axillary lymph node invasion being rare, no obvious advantage seems to be obtained by including an axillary dissection in the surgical management.

The treatment for local recurrences is further wide surgical excision if possible. In the past the results of radiation treatment have been disappointing. However, more recent work seems to suggest that these tumors are not as radioresistant as formerly thought. In a situation where surgery is not feasible, radiotherapy should be given (SUIT and RUSSELL, 1975).

No data are available concerning the value of chemotherapy, either for the treatment of disseminated disease or as an adjuvant program after primary surgery for fibrosarcoma of the breast. In analogy with the results obtained in extramammary disease, multiple drug schedules should be tried for advanced disease. The high incidence of blood-borne metastases for high-grade malignant lesions may warrant an adjuvant medical treatment protocol.

V. Prognosis

Fibrosarcomas of the breast are in general rather slow growing, although malignant and hence potentially lethal. ROBERSON (1973) reported a combined series of 49 patients of whom 20 had a local recurrence in less than 3 years after the initial treatment: 12 were recorded as having another recurrence after a second intervention. This means that 32 patients had a recurrence in less than 3 years, mostly after local excision, although no less than 30% of the cases developed a recurrence after radical mastectomy. We found 27 recently reported patients with a well-documented history (OBERMANN, 1965; DONEGAN, 1972; KENNEDY and BIGGART, 1967; FAWCETT, 1967; BARNES and PIETRUSZKA, 1977). Eleven died of their disease 5–58 months after the original diagnosis with a mean survival of 23 months; seven were still alive at the time of the report, i.e., 2–19 years after diagnosis; nine died from intercurrent disease during the same period. For most of these patients the author states that there was no clinical evidence of disease at the time of death, although no autopsies were done. Overall the 5-year survival of this total group can, maximally, amount to 60% (16/27).

E. Liposarcoma

I. Incidence

Although liposarcoma is one of the most important tumors of the soft tissue sarcoma group, this neoplasm rarely occurs in the breast. In addition, the few available data contain conflicting information about its degree of malignancy; some are very malignant leading to dissemination and early death while others are borderline cases of low-grade malignancy. The later course of evolution is suggested by the pathologic findings and the histologic classification of these tumors.

A review of the literature discloses less than 50 cases, arising either in a pure form or associated with other stromal or epithelial elements. When only the pure cases are accepted, only half of this number could be included (ANDERSON and KAFROUNI, 1972). McGREGOR (1960) estimated liposarcoma to account for about 0.3% of all sarcomas of the breast.

II. Clinical Features

On gross examination the tumor is a well-circumscribed mass of varying diameter. The cut surface is bright yellow to brown in color with grayish white regions and appears mucoid and somewhat gelatinous. The fatty tissue frequently shows fat necrosis, pigmentation, and hemorrhage.

STOUT (1944) histologically classified the liposarcomas in four categories: well-differentiated myxoid type, poorly differentiated myxoid type, round cell or adenoid type, and finally a mixed group. ENTERLINE et al. (1960) used a slightly different classification with five groups. However, from the clinical standpoint the liposarcomas can simply be divided into two main classes: (a) well-differentiated adult fat cells which seldom metastasize as long as the whole tumor maintains its good differentiation and (b) a larger group of poorly differentiated spindle cells and large multinucleated giant cells. This latter group shows various types of metaplasia and metastasizes in almost 40% of cases. Special stains can be used to confirm the presence of fat within the cells.

III. Pathology

Liposarcoma of the breast usually presents as an encapsulated, well-circumscribed, non-tender, freely movable mass. In most of the patients the tumor rapidly grows to attain a considerable size. However, a liposarcoma of the breast is on average much smaller than the localizations elsewhere in the body, where extremely bulky tumors can be found. This difference is probably due to the fact that breast lesions are more easily noticed by the patient and medical advice is more promptly sought. In the recently published cases the size of the tumor is always less than 5 cm (HUMMER and BURKART, 1967, HAAGENSEN, 1971).

Skin retraction and axillary lymph node involvement is usually absent. These tumors, when small, clinically have a rather benign character. The overlying skin may have a red discoloration with dilated veins when the tumor reaches a large size. There are two reports of cases with bilateral involvement.

The age of the patients ranges from 16 to 76 years, with the majority between 40 and 60. The duration of the symptoms, generally about 1 year, is also extremely variable, lasting up to several years (HAAGENSEN, 1971).

IV. Treatment

The histologic appearance of liposarcomas is an indication of the degree of malignancy and the tendency to metastasize (STOUT and BERNANKE, 1946; ADAIR and HERRMANN, 1946; ENTERLINE et al., 1960). Therefore the histologic classification should influence the type of treatment selected. Surgery and irradiation, alone and in combination, have been proposed in the management of breast liposarcoma.

If the tumor is small and well differentiated, a wide excision or a simple mastectomy is sometimes advised (ADAIR and HERRMANN, 1946; STOUT and BERNANKE, 1946; HERRMANN, 1960). The frequent finding of pseudoencapsulation can, however, lead to local recurrence (PACK and PIERSON, 1954). Besides, these recurrent lesions are usually more cellular, more anaplastic, and more invasive.

For poorly differentiated liposarcomas with a high tendency for hematogenous dissemination a more aggressive approach is the treatment of choice: a radical mastectomy with axillary lymphnode resection (STOUT and BERNANKE, 1946). Lymph node involvement is unusual, but has been described with the more malignant histologic forms (GESCHICKTER, 1943; TEDESCHI, 1948; CARPANELLI, 1963). STEWART (1950) advocates radical mastectomy for all cases of liposarcomas, independent of the microscopic appearance.

The effect of ionizing radiation on liposarcoma is extremely variable, with some tumors almost completely radioresistant. However, GESCHICKTER (1943) prefers radiation to surgery while DEL REGATO (1963) states that liposarcomas that resemble embryonal fat are best controlled by radiotherapy. On the other hand DONEGAN (1967) notes that radiation alone is not known to be curative.

The value of *postoperative* radiation, although still debated, seems real. In a group of 60 extramammary liposarcomas, SPITTLE et al. (1970) found a striking difference in local recurrence rate (73% versus 20%) in the nonirradiated and irradiated nonrandomized groups. ENZINGER noted a slightly better prognosis for the irradiated retroperitoneal sarcomas, which was not significant for the lesions on the extremities. SUIT (1973) reports similar results after extensive surgery and local resection followed by irradiation. Although all these results were obtained with extramammary liposarcomas, there seems to be no major reason why these data would not be valid for breast localizations. Therefore we would favor giving postoperative radiation treatment in all cases except, perhaps, the very small, well-differentiated, low-grade lesions when adequately removed with wide margins of normal tissue.

There are no reports in the literature concerning the value of chemotherapy in the treatment of liposarcoma of the breast. Regressions have been described in advanced disease of extramammary origin, so cytostatics may eventually also be tried for breast lesions.

Of course, no data are available concerning adjuvant chemotherapy. In accordance with recent results of this therapeutic strategy in the soft tissue sarcoma group, a multidrug chemotherapy program may be useful, at least for the undifferentiated type with a high degree of hematogenous dissemination.

In summary we advise the following treatment for liposarcoma of the breast: wide surgical excision with postoperative irradiation followed by an adjuvant medical treatment. For the well-differentiated localized type, radiation and chemotherapy can be withheld until recurrences occur.

V. Prognosis

The very limited reported number of liposarcomas of the breast makes it almost impossible to express an estimation of the prognosis. For extramammary localizations a relation between survival and histologic grading has been shown: the poorly differentiated tumor being highly malignant with early dissemination. The well-differentiated lesions of low malignancy do not often metastasize and usually run a rather benign course. The survival in the reported cases is extremely variable, being between 2 months (MILLO, 1958) and several years (HERRMANN, 1960; HAAGENSEN, 1971). Local recurrences can occur years after initial resection. The terminal phase of the disease is usually heralded by dissemination to the lungs.

F. Myosarcoma

I. Incidence

Myosarcoma of the breast has long been recognized as an infrequent but distinct clinical entity. These tumors constitute less than 1% of all the sarcomas of the breast (Table 2). They usually occur in women of middle age and are clinically characterized by a rapid growth, indefinite margins, large size, and an aggressive behavior. The patients present with a bulky breast tumor with a history of a rapidly enlarging mass in the breast. Axillary involvement is possible (DONEGAN, 1967). In a review of extramammary rhabdomyosarcomas, HORN and ENTERLINE (1958) found the regional nodes to be involved in 8 of 39 cases, but in only 4 did regional metastasis appear to precede generalization by a reasonable interval. If these data were valid for breast lesion this would mean an axillary involvement of approximately 10%.

II. Pathology

Myosarcomas are characterized histologically by the presence of smooth or striated muscle. The former, called leiomyosarcoma, may arise from the basement cells (myoepithelial cells) of the alveoli and ducts or from the smooth muscle in the nipple and blood vessel walls (HERRMANN, 1960). These leiomyosarcomas are classified according to the histologic characteristics described by SILVERBERG (1971) for leiomyosarcoma of the uterus. This histologic type is extremely rare and only a few cases have been reported (HILL and STOUT, 1942; HAAGENSEN, 1971; PARDO-MINDAN et al., 1974). The incidence of this form is probably higher in males: VISFELDT and SHEIKE (1973) found two cases in a series of 265 male breast cancers. Due to the shortage of reported data no definite conclusions can be drawn, either for the clinical features or for the therapeutic management. For the moment we think these leiomyosarcomas should be considered in the same manner as the other myosarcomas.

The histogenesis of the striated muscle tumors or rhabdomyosarcomas is uncertain as the striated muscle is not a normal component of the breast. They may develop as a result of metaplasia or in ectopic mesenchymal elements. The supposition that they arise in the underlying pectoral muscles is invalidated by the lack of regularly demonstrable continuity (Sailer, 1937; Hill and Stout, 1942). Oberman (1965) noted that the neoplastic cells of his three cases superficially infiltrated skeletal muscle but that the tumors were centered in the mammary gland. The diagnosis of a rhabdomyosarcoma is based upon the demonstration of characteristic cells with more or less distinct sarcoplasmic cross striation (Donegan, 1967): multinucleated giant bizarre cells are usual, as are the "strap cells" and "racquet cells."

III. Treatment

Several patients have been treated with a simple mastectomy with or without resection of the fascia pectoralis. In view of the relatively frequent invasion of the regional nodes (Horn and Enterline, 1958), a radical mastectomy seems more appropriate for these tumors of the breast.

Some advanced or recurrent tumors may regress temporarily after radiotherapy or radiation combined with chemotherapy. For disseminated disease a multiple drug medical treatment can be advised: a response rate of more than 60% has been obtained for extramammary localizations (Pinedo and Kenis, 1977).

G. Hemangiosarcoma

I. Incidence

Primary hemangiosarcoma of the breast is a very uncommon but distinctive clinical and pathologic entity. The first report of angiosarcoma of the breast is probably from Schmidt (1887), who described patients with breast tumors recurring repeatedly and metastasizing without axillary involvement.

Da Costa (1903) reported a case of hemangioendothelioma in a young woman, and Bormann (1907) reported the first authentic case designated as a metastasizing hemangioma of the breast. Ever since, sporadic cases have been documented with various names, angiosarcoma, angioblastoma, metastasizing angioma, hemangiosarcoma, malignant hemangioendothelioma, hemangioblastoma, and hemangioendotheliosarcoma.

Only 50–60 cases of this very rare tumor have been reported. In the latest review, Dunegan et al. (1976) collected 48 patients. We found another 9 cases in the literature available to us (Garbay et al., 1959; McKenzie, 1961; York, 1972; Beal, 1974; Van Zyl et al., 1975; Breitfellner, 1975; Horne, 1975), which brings the total to 57 patients. This breast tumor occurs more frequently in young women between 20 and 40 years old, with an age range of 15–82. More than two-thirds of the reported patients are under the age of 40, with 10% younger than 20.

II. Clinical Features

Clinically the tumor presents as a painless and rapidly growing mass of relatively short duration, usually between 6 and 12 months. Due to the rapid growth the breast may become tender and painful. Although most of these tumors are deep-seated; when superficial a characteristic blue or purple coloration of the skin can be observed, suggesting an inflammatory condition or the sequela of recent trauma. For that matter there was a definite history of trauma in several case reports. Due to an intralesional hemorrhage, ecchymosis may occasionally be seen. Skin fixation is unusual and axillary lymph nodes are rarely palpable. The right breast has been more frequently involved than the left: 26 of the reported cases developed in the right breast versus 22 in the left. This left/right ratio is contrary to the general incidence for other breast cancers and is unexplained; it is probably of no significance due to the small number of cases. Bilateral involvement has been reported in two patients (PAOLINI et al., 1971; BATCHELOR, 1959). These tumors have a tendency for local recurrence, but they also metastasize rapidly, primarily through the bloodstream, and have a predilection for the lungs, skin, subcutaneous tissues, and bones; they rarely disseminate to the lymph nodes. In five patients the lesion has been detected during pregnancy, a rather high incidence.

The diagnosis of an angiosarcoma of the breast usually depends upon histology, although a high degree of suspicion should be aroused by interrogation and examination of the patient. Frequently the patient gives a history of progressive swelling with an enlarging bruise over the breast without any known trauma. The breast is diffusely enlarged and tender and the overlying skin may have a blush discoloration. The lesion is poorly delineated, rather bulky, and of spongious consistency. The absence of skin fixation and regional adenopathy is characteristic.

In the differential diagnosis a traumatic hematoma, an inflammatory carcinoma, a cystosarcoma phyllodes, or a sarcoma of undetermined origin must be considered.

III. Pathology

The origin of this tumor is obscure, but it may arise from perilobular angiomas (STEWART, 1950; McDEWITT et al., 1968; BREITFELLNER, 1975). Grossly, the lesion presents as a poorly defined infiltrative hemorrhagic mass, usually large and spongy with no tendency to encapsulation. Histologically, the tumor is not different from angiosarcoma elsewhere in the body and is composed of intercommunicating channels of irregular vascular spaces and of atypical endothelial cells confined within a thin reticular network. A characteristic feature of these tumors is the varied histologic pattern: highly cellular in some areas and in others resembling benign capillary hemangiomas. This is one of the reasons why almost one-third of the cases were originally reported as being benign, while the inevitable local recurrence was obviously malignant. However, if multiple sections are examined the diagnosis can be made without too much difficulty. Besides, a benign angioma has never constituted a palpable or symptom-producing tumor (STEWART, 1950). If a lesion is clinically palpable and the pathologist finds a vascular tumor, a hemangiosarcoma must always be considered.

There is normally no clear-cut line between normal and tumoral tissue: microscopic infiltration of neoplastic elements usually extends beyond the gross appearance of the mass. This histologic invasion beyond the margin of excision accounts for the frequent local recurrences after simple excision.

Attempts have been made to correlate the mitotic activity of the tumor with the clinical course: a fair correlation has been found, but other factors such as duration, rate of tumor growth, and treatment have also to be taken into consideration (STEINGASZ-NER et al., 1965).

IV. Treatment

The treatment of choice of soft tissue sarcoma is surgical resection. This is also true the angiosarcoma of the breast, although the actual results are clearly insufficient. Only three probable cases of cure (the lengths of survival being 7, 7, and 14 years) have been reported (STEINGASZNER et al., 1965; HORNE and PERCIVAL, 1975). Another 5-year survivor died of the disease after 66 months (MCCLAMAHAN and HOGG, 1954), and one of the patients of DUNEGAN et al. (1976) was free of disease at the date of his report, 4 years after the operation.

One of the characteristics of angiosarcoma of the breast is a high rate of recurrence at the operation site, so a radical removal of the lesion is essential for cure. From a review of the literature the most frequently performed operation was either a radical or a simple mastectomy, although one of the long-term survivors only had a wide local excision for a small tumor of 1.5 cm. There is no obvious need for an axillary dissection since regional lymph nodes are rarely involved.

The role of pre- or postoperative radiotherapy has not been established. Indeed, although the concept of radioresistancy of soft tissue sarcoma has in the past been widely accepted, in recent years evidence has been accumulated that many of these tumors are in fact radiosensitive and that some are even radiocurable. ACKERMAN described one patient with an angiosarcoma of the breast that was locally completely destroyed by irradiation, while several authors point out the temporary beneficial effects of irradiation on metastatic lesions.

Because of the high incidence of local chest wall recurrences, an adjuvant postoperative irradiation seems worth trying although no definite data are available.

The value of adjuvant chemotherapy has also not been determined. As with the therapeutic strategy for sarcomas elsewhere in the body, and especially with the aim of preventing metastasis through the bloodstream, a cytostatic drug regimen seems advisable. Actually a simple mastectomy with microscopic examination of the edges of the resected breast for residual malignancy, followed by local irradiation of the chest wall and prolonged chemotherapy, may be an optimal treatment. However, it must once again be emphasized that early detection offers the best change of improving the results: the three long-term survivors all had tumors of less than 3 cm.

V. Prognosis

The prognosis of this rare tumor is poor and may partly be explained by failure of recognition of an extremely malignant tumor. Of the 46 patients with an adequate follow-up, 40 died of the consequences of their disease: the mean length of survival of these 40 patients was 22 months. Only three patients lived longer than 4 years, the longest 66 months after diagnosis. At the time of reporting, the other 6 patients had survived 14, 7, 7, and 4 years and 33 and 24 months. The 1- and 2-year survival figures for the whole group are 75% and 46%.

Patients die as a result of the dissemination of the disease, almost exclusively through the bloodstream. A high incidence of hemorrhage is also an interesting feature of this tumor in the terminal stage.

H. Malignant Lymphomas

Although lymphomas are usually considered to be tumors of lymph nodes, a rather high percentage arise in sites that normally do not contain lymphoid tissue. The reported incidence of extranodal lymphomas other than HODGKIN's disease varies greatly, constituting up to almost half of the cases (BANFI et al., 1968; FREEMAN, 1971). Nevertheless, invasion of the breast by either primary or secondary malignant lymphoma is unusual in clinical practice. FREEMAN (1972) reported only 33 patients with a primary localization in the breast out of a total of 1,467 cases with an extranodal site of origin.

All types of malignant lymphoma have been found in the breast without symptoms of the disease elsewhere. However, in most of the patients the disease soon appears in other areas. The histogenesis of the true primary breast lymphomas remains obscure, although it is known that the breast contains periductal and intralobular tissue sometimes containing germinal centers which may be the site of origin (ADAIR and HERRMANN, 1946).

I. Incidence

Lymphomatous involvement of the breast usually presents as part of a systemic disease; primary localized disease is extremely rare. The incidence in the few series published varies between 0.04% and 0.52% of all malignant breast tumors (Table 3). The true incidence is probably around 0.1% if the strict criteria of WISEMAN and LIAO (1972) are used: an adequate pathologic evaluation, a close apposition of lymphoma and breast tissue, and no concurrent widespread disease or preceding extramammary lymphoma.

This corresponds with the figures of BERG et al. (1962) and WISEMAN and LIAO (1972) who reported that primary lymphoma constituted 16.2% and 10%, respectively, of all the sarcomas of the breast in their series.

Table 3. Incidence of primary malignant lymphomas

Author	Incidence	
	Number	Percentage
MEHROTRA et al. (1974)	3/ 1,468	0.20
WISEMAN and LIAO (1972)	16/ 3,033	0.52
DE CROSSE et al. (1962)	14/ 8,000	0.17
MAMBO et al. (1977)	14/11,277	0.12
JERNSTROM and SELKER (1967)	3/ 6,300	0.04
DONEGAN et al. (1974)	4/ 2,000	0.2
Total	53/32,078	0.16

II. Clinical Features

The age of the patients with a mammary non-Hodgkin's lymphoma varies between 12 and 85 years with a mean age of 50; almost one-third of the patients are younger than 40. In the available literature we found 112 cases in which the age was recorded: the age distribution follows a bimodal curve with a first peak in the 30s and a second in the 50s. In the series of Freeman, 83% of patients were older than 50 and only 1 out of 33 was younger than 20.

Lymphoma tends to involve the right breast more frequently. In 91 patients the right breast was involved 54 times, the left, 29; in 9 bilateral involvement was noted. These figures give a left/right ratio of 0.53, whereas all substantial data concerning carcinoma of the breast show a predominance of left- over right-sided lesions. No logical explanation can be offered.

The prevalent location of the tumor in the breast is the upper outer quadrant (Lawler and Richie, 1967). The size of the tumor varies from 1.5 cm to more than 10 cm in diameter; most of the lesions are in the range 3–5 cm. The breast tumor is described in some patients as a well delineated movable mass usually round or oval. The consistency is generally hard with some variations due to fibrous and cystic changes. Fluctuant areas corresponding to hemorrhagic points have also been noted. In other patients the clinical picture is indistinguishable from that of a carcinoma with an irregular infiltrating tumor fixed in the surrounding breast tissue with retraction of the overlying skin. Clinical axillary involvement is not unusual; Lattes (1967) reported axillary lymph node metastases in 15 of 38 patients. De Crosse et al. (1962) in 5 of 7, Yoshida (1970) in 2 of 6, and Stewart in 8 of 10. In the majority of cases the duration of symptoms prior to diagnosis is less than 2 months, although occasionally a breast tumor has been present for longer than a year. Nevertheless even for these latter patients the diagnosis was heralded by a short period of rapid growth of the tumor. Although not diagnostic this rapid increase in tumor size must be kept in mind when considering the differential diagnosis between a carcinoma and a sarcoma.

III. Pathology

Most authors subdivide their cases of malignant lymphoma of the breast using the histologic classification of Rappaport; the older reports, however, deal either with lymphosarcoma or reticulosarcoma without further differentiation. It is, therefore, not easy to calculate the incidence of the various histologic subtypes. There seems to be a slight preponderance of malignant lymphomas of the histiocytic type (reticulum cell sarcoma) (De Crosse et al., 1962; Lattes, 1967; Haagensen, 1971; Wiseman and Liao, 1972; Mambo et al., 1977). On the other hand, in a survey of extranodal lymphomas, Freeman et al. (1972) noted 52% lymphosarcoma, 24% reticulum cell sarcoma, and 24% other types in a series of 33 breast lymphomas, while for the total group of 1467 cases only 38% were lymphosarcoma versus 42% reticulum cell sarcoma.

Microscopically, it is not possible to determine whether or not one is dealing with a primary or secondary lesion. Mammary lymphoma presents as either diffuse infiltration or nodular foci which are well circumscribed but not encapsulated. The lymphoma cells infiltrate the breast lobules and ducts: these cells are small, medium, or large. The histologic appearance is the same as for malignant lymphomas in other areas and for the Rappaport classification based upon two morphologic features: the overall pattern of the tumor (nodular or diffuse) and the cell morphology (nuclear size, configuration, composition of the cell population).

IV. Treatment

The major point of discussion in the therapeutic strategy remains whether the tumor should be considered and treated as a localized or a systemic disease. In view of the frequent dissemination when only local treatment is applied, the former seems to be the exception.

A variety of treatment modalities has been reported, ranging from surgery alone (simple or radical mastectomy) to surgery followed by irradiation to irradiation alone. Long survivals without any evidence of clinical disease have been described with each therapeutic strategy, so no one method seems clearly superior. However, radical mastectomy with or without radiation treatment has been used for the majority of patients.

The frequency of recurrences and dissemination after primary treatment indicates that in many patients the disease is more advanced at diagnosis than initially apparent. In analogy with the recent results of adjuvant chemotherapy programs for breast cancer, an adjuvant treatment for these malignant lymphomas of the breast seems appropriate: however, medical treatment has rarely been tried while no data are available concerning the value of an adjuvant regimen.

Frequently soon after the discovery of a localized breast lesion the disease disseminates to other parts of the body with a rapid clinical deterioration and a short survival. This occurs in spite of a thorough diagnostic investigation of the patient. Whenever the diagnosis of breast lymphoma is made after an excisional biopsy a careful search for metastases by all available means is indicated before a further therapeutic decision is made. This work-up should be as complete as for any malignant lymphoma elsewhere in the body and should include a lymphangiography, bone marrow biopsy, and eventually even an exploratory laparotomy. Afterward, when no systemic involvement is evident, radiation treatment should be administered to the breast and all the contiguous lymph node areas, including the internal mammary nodes. The same total dose and fractionation should be used as for other malignant lymphomas. When any doubts exist regarding the radicality of the irradiation, adjuvant chemotherapy should be proposed with the combination of drugs used for extramammary lymphoma. The same therapeutic strategy can be followed when the diagnosis has been confirmed after a mastectomy. As a matter of fact, differential diagnosis between a malignant lymphoma and an undifferentiated carcinoma on the basis of fresh frozen sections can sometimes be difficult even for experienced pathologists. In cases where doubt exists, most surgeons prefer to perform a mastectomy.

For patients in whom dissemination was found during the diagnostic work-up the therapeutic approach would be intensive systemic chemotherapy combined with local irradiation where needed. In summary we think local excision followed by radiation is the treatment of choice for strictly localized breast lymphomas. The value of an adjuvant chemotherapy is undetermined but possible. For systemic disease only a palliative treatment can be given.

V. Prognosis

The prognosis of lymphoma of the breast is poor. In a series compiled from various authors 65 of 127 patients died during the 1st year after diagnosis (Table 4). Although the follow-up period was still too short for some of the surviving patients, at the date of reporting only 29 had a 3-year survival, with 17 free of disease. Besides, a recurrence or dissemination after 3 years is not all rare: WISEMAN and LIAO (1972) and MAMBO et al. (1977) each reported a patient in whom a recurrence was diagnosed in the opposite

Table 4. Prognosis of breast lymphoma

Author	Number	Survival for 1 year
Lattes (1967)	33	16
Oberman (1965)	6	3
Wiseman and Liao (1972)	14	6
De Crosse et al. (1962)	14	12
Yoshida (1970)	9	3
Lawler and Richie (1967)	21	9
Mambo et al. (1977)	12	6
Case reports (1967–1977[a])	16	8
Total	125	63 = 50.4%

[a] Donegan (1967), Navas and Battiflora (1977), Hofman and Goodman (1968), Mary and Dosik (1975), Mehrotra et al. (1974), Jernstrom and Selker (1967), Ross and Ely (1975).

breast 16 and 9 years after the original lesion. In his survey of 33 patients Freeman et al. (1972) found a 5-year survival of 35%, 44% for localized, and 26% for regional disease. In comparison he noted a 5-year survival of 83% and 52% for all other localized and regional breast cancers.

The sole exception to this pattern is the study of De Cosse, with 64% and 54% 5- and 10-year survival figures in a series of 14 patients. It should, however, be emphasized that three of these cases are follicular lymphomas, which occupy a special position in the classification of malignant lymphomas (Rappaport et al., 1956).

An important factor in prognosis is the histologic type of the lesion: the lymphocytic tumors seem to do better than the histiocytic. Freeman (1972) noted for the whole group of extranodal lymphomas a 5-year survival of 45%, 30%, and 58% for lymphosarcoma, reticulum cell sarcoma, and other lymphomas. The size of the primary tumor and the presence of axillary lymph node involvement are apparently of less importance for survival, although Freeman reported a decreased survival for regional disease without further specifications.

In summary, due to the small number of cases and the lack of clinical staging in the different series, the varying histological and therapeutic modalities no definite data can be given, concerning the pragmatic value of these different parameters. However, the conclusions of the different studies for extramammary lymphomas can probably be applied for the extranodal localization in the breast.

VI. Summary

Malignant lymphoma primarily involving the breast is an unusual disease characterized by a rapid dissemination and a relative poor prognosis. Until now these patients have been treated with mastectomy eventually followed by radiotherapy.

Based on our current knowledge of extranodal lymphomas the same therapeutic strategy should probably also be applied to these breast lymphomas, based on an extensive diagnostic work-up. According to the clinical stage, radiation treatment should be administered for localized lesions after excisional biopsy and chemotherapy for disseminated disease.

J. Bone Sarcomas

Extraskeletal bone formation has been described under a variety of different conditions. Patients with breast cancer with foci of bone or cartilage or both have also been occasionally recorded. In a literature survey, JERNSTROM and SELKER (1967) discovered 116 cases of osteosarcoma of the breast. However, many authors actually hesitate to consider this lesion as a well-defined clinical entity because the tumor belongs to the group of mesenchymatous malignancies with various osteoplastic features (NORRIS and TAYLOR, 1968; SMITH and TAYLOR, 1969; HAAGENSEN, 1971). Some even thought that these tumors are probably carcinomas with osseous and cartilaginous metaplasia (STEWART, 1950).

The histogenesis is still unclear. Two explanations have been offered: a teratogenic theory and the possibility of metaplasia. It has also been proved that almost half of the cases develop from a fibroadenoma (JERNSTROM and SELKER, 1967; GONZALES-LICEA et al., 1967). The bone sarcomas of the breast have the same characteristics as other sarcomas: occurrence in middle age, a slow growth for a long time followed by a sudden rapid evolution with early hematogenous metastases and no lymph node involvement.

The treatment consists of a simple mastectomy: a routine radical intervention does not seem justified taking into account the absence of lymph node invasion. No data are available about the value of postoperative radiation treatment or adjuvant chemotherapy.

WOJNEROWICZ (1963) reported a unique case of giant cell sarcoma, or osteoclastoma malignum, with a metastatic focus in an axillary node. The patient was disease free 31 months after a radical mastectomy.

K. Summary

1. Mammary breast sarcomas account for less than 1% of all malignant breast tumors.
2. These sarcomas are characterized by a peculiar clinical behavior and a predominantly hematogenous dissemination.
3. The treatment of choice is an appropriate surgical procedure; postoperative irradiation may have a beneficial effect.
4. The value of an adjuvant drug regimen remains to be determined.
5. The prognosis of these breast sarcomas is worse than for the carcinomas, but depends largely on the histologic diagnosis.

References

Adair, F.E., Herrmann, J.B.: Sarcoma of the breast. Surgery 19, 55–73 (1946)

Anderson, D.K., Kafrouni, G.I.: Mammary Liposarcoma. Int. Surg. 57, 67–69 (1972)

Banfi, A., Bonadonna, G., Carnevali, G., Oldini, C., Salvini, E.: Preferential sites of involvement and spread in malignant lymphomas. Eur. J. Cancer 4, 319–324 (1968)

Barnes, L., Pietruszka, M.: Sarcomas of the breast. Cancer 40, 1577–1585 (1977)

Batchelor, G.B.: Haemangioblastoma of the breast associated with pregnancy. Br. J. Surg. 46, 647–649 (1959)

Beal, J.M.: Hemangiosarcoma of the breast. Ill. Med. J. 39–41 (1974)

Berg, J.W., Decrosse, J.J., Fracchia, A.A., Farrow,

J.: Stromal sarcomas of the breast. Cancer *15*, 418–424 (1962)

Bormann, R.: Metastasenbildung bei histologisch gutartigen Geschwülsten: Fall von metastasierendem Angiom. Beitr. Pathol. Anat. *40*, 372–393 (1907)

Botham, R.T., McDonald, J.R., Clagett, O.T.: Sarcoma of the mammary gland. Surg. Gynecol. Obstet. *107*, 55–61 (1958)

Breitfellner, G.: Zur Frage des Zusammenhanges zwischen lobulären Angiomatose und multiplen Angiosarkomen der Mamma. Z. Krebsforsch. *84*, 345–350 (1975)

Carpanelli, J.B.: A case of liposarcoma of the mammary gland. Semana Med. *123*, 321 (1963)

Da Costa, J.C.: A case of endothelioma of the mammary gland. Ann. Med. *5*, 1024, (1903)

Dawson, E.K.: Breast. In: Cancer. Vol. 2, Chapt. 15, p. 59–64. R.W. Raven, London: Butterworth (1958)

De Crosse, J.J., Berg, J.W., Fracchia, A.A., Farrow, J.H.: Primary lymfosarcoma of the breast. Cancer *15*, 1264–1268 (1962)

Del Regato, J.A.: Radiotherapy of soft tissue sarcomas. J.A.M.A. *185*, 216 (1963)

Donegan, W.L.: Sarcomas of the breast. In: Cancer of breast. J.S. Small; W.L. Donegan (eds.), p. 245–272. Philadelphia: Saunders 1967

Dunegan, L.J., Tobon, H., Watson, C.G.: Angiosarcoma of the breast. Surgery *79*, 57–59 (1976)

Enterline, H.T., Culberson, J.D., Rochlin, D.B., Bradley, L.W.: Liposarcoma. Cancer *13*, 932–937 (1960)

Fawcett, F.J.: Sarcoma of the breast. Br. J. Cancer *21*, 285–294 (1967)

Freeman, C., Berg, J.W., Cutler, S.J.: Occurrence and prognosis of extranodal lymphomas. Cancer *29*, 252–260 (1972)

Garbay, M., Perel, L., Loisillier, F., Picard, J.D.: Angiomes et angiosarcomes du sein. J. Chir. (Paris) *77*, 226–235 (1959)

Geist, S.H., Wilensky, A.O.: Sarcoma of the breast. Ann. Surg. *52*, 11–21 (1915)

Geschickter: Diseases of the breast. Philadelphia: Lippincott 1943

Gonzales-Licea, A., Yardley, J.H., Hartmann, W.H.: Malignant tumor of the breast with bone formation. Cancer *20*, 1234–1247 (1967)

Haagensen, C.D.: Diseases of the breast. Philadelphia: Saunders 1971

Herrmann, J.B.: Sarcoma of the breast. In: Treatment of cancer and allied diseases. Pack, G., Ariel, T.M. (eds.), Vol. 4, pp. 214–230. New York, P.H. Hodre 1960

Hill, R.P., Stout, A.P.: Sarcoma of the breast. Arch. Surg. *44*, 723–759 (1942)

Hofman, W.I., Goodman, M.L.: Primary lymphosarcoma of the breast. Arch. Surg. *96*, 410–413 (1968)

Horn, R.C., Enterline, H.T.: Rhabdomyosarcoma: A clinicopathological study and classification of 39 cases. Cancer *11*, 181–199 (1958)

Horne, W.I., Percival, W.L.: Hemangiosarcoma of the breast. Can. J. Surg. *18*, 81–84 (1975)

Hummer, C.D., Burkart, T.J.: Liposarcoma of the breast. Am. J. Surg. *113*, 558–561 (1967)

Jernstrom, P., Selker, J.M.: Primary lymfosarcoma of the mammary gland. J.A.M.A. *201*, 503–506 (1967)

Kennedy, T., Biggart, J.D.: Sarcoma of the breast. Br. J. Cancer *21*, 635–644 (1967)

Lattes, R.: Sarcomas of the breast. J.A.M.A. *201*, 531–532 (1967)

Lawler, M.R., Richie, R.E.: Reticulumcell sarcoma of the breast. Cancer *20*, 1438–1446 (1967)

Lerner, J.: Fibrosarcoma of the breast. Ann. Surg. *31*, 196–199 (1965)

Mambo, N., Burke, J.S., Butler, J.J.: Primary malignant lymphomas of the breast. Cancer *39*, 2033–2040 (1977)

Martin, R.G.: Sarcomas of the breast. In: Breast cancer, early and late. Chicago, London: Year Book Medical 1970

Mary, T.A., Dosik, H.: Lymphosarcoma of the breast. Am. J. Med. Sci. *269*, 409–413 (1975)

McClamahan, B.J., Hogg, L.: Angiosarcoma of the breast. Cancer *7*, 586–594 (1954)

McDewitt, R.W., Stewart, F.W., Berg, J.W.: Tumors of the breast. In: Atlas of tumor pathology, Series 2. Washington, D.C.: Armed Forces Institute of Pathology 1968

McGregor: Liposarcoma of the breast. Can. Med. Assoc. J. *82*, 781–783 (1960)

McKenzie, D.H.: Angiosarcoma of the breast. Br. J. Surg. *49*, 140–143 (1961)

Mehrotra, R.M.L., Wahal, K.M., Agarwal, P.K.: Lymphoma of the female breast. Ind. J. Pathol. Bacteriol. *17*, 54–62 (1974)

Millo, L.: Liposarcoma della mamella. Arch. Ital. Patol. Clin. Tumori *2*, 610 (1958)

Navas, J.J., Battiflora, H.: Primary lymphoma of the breast. Cancer *39*, 2025–2032 (1977)

Norris, H.J., Taylor, H.B.: Sarcomas and related mesenchymal tumors of the breast. Cancer *22*, 22–28 (1968)

Oberman, H.A.: Sarcomas of the breast. Cancer *18*, 1233–1243 (1965)

Pack, G.T., Pierson, J.C.: Liposarcoma, 105 cases. Surgery *36*, 687–693 (1954)

Paolini, A., Casella, M., Moraldi, A.: Gli Angiosarcomi della mammella. Arch. Chir. Torac. Cardiovasc. *28*, 225–239 (1971)

Pardo-Mindam, J., Garcia-Julian, G., Altuna, M.E.: Leyomyosarcoma of the breast. Report of a case. Am. J. Clin. Pathol. *62*, 477–480 (1974)

Pinedo, H.M., Kenis, Y.: Chemotherapy of advanced soft. Tissue sarcomas in adults. Cancer Treat. Rev. *4*, 67–86 (1977)

Rappaport, H., Winter, W.J., Micks, E.B.: Follicular lymphoma. A reevaluation of its position in the scheme of malignant lymphoma. Cancer *9*, 792–821 (1956)

Roberson, G.V.: Fibrosarcoma of the breast. J. Arkansas Med. Soc. *69*, 257–265 (1973)

Rogers, J., Flo, S.: Sarcoma of the brest. N. Engl. J. Med. *226*, 841–844 (1942)

Ross, C.F., Eley, A.: Lymphosarcoma of the breast. Br. J. Surg. *62*, 651–652 (1975)

Sailer, S.: Sarcoma of the breast. Am. J. Cancer *31*, 183–206 (1937)

Schmidt, G.B.: Über das Angiosarkom der Mamma. Arch. Klin. Chir. *26*, 121–127 (1887)

Silverberg, S.G.: Leiomyosarcoma of the breast. Clinicopathologic study. Obstet. Gynecol. *38*, 613–628 (1971)

Smith, B.H., Taylor, H.B.: The occurrence of bone and cartilage in mammary tumors. Am. J. Clin. Pathol. *51*, 610–618 (1969)

Spittle, M.F., Newton, K.A., Mackenzie, D.H.: Liposarcoma, a review of 60 cases. Br. J. Cancer *24*, 696–704 (1970)

Steingaszner, L.C., Enzinger, F.M., Taylor, H.B.: Hemangiosarcoma of the breast. Cancer *18*, 352–361 (1965)

Stewart, F.W.: Tumors of the breast, fasc. 34. Washington, D.C.: Armed Forces Institute of Pathology 1950

Stout, A.P.: Liposarcoma – the malignant tumor of lipoblasts. Ann. Surg. *119*, 86–107 (1944)

Stout, A.P., Bernanke, H.: Liposarcoma of the female mammary gland. Surg. Gynecol. Obstet. *83*, 216–218 (1946)

Suit, H.D., Russell, W.O.: Radiation therapy of soft tissue sarcomas. Cancer *36*, 759–766 (1975)

Tedeschi, G.G.: Mammary lipoma. Arch. Pathol. *46*, 386–395 (1948)

Van Zyl, J.A., Van der Walt, J.J., Van Zyl, J.J.W.: Hemangiosarkoom van die Bors. S.A. Med. Tijdskriff *49*, 525–527 (1975)

Visfeldt, J., Sheike, O.: Male breast cancer, Cancer *32*, 985–990 (1973)

Wiseman, C., Liao, K.T.: Primary lymphoma of the breast. Cancer *29*, 1705–1712 (1972)

Wojmerowicz: A case of giant cell sarcoma of the mammary gland. Oncologia *16*, 64–74 (1963)

York, N.G.: Malignant haemangioendothelioma of the breast. Med. J. Aust. *2/24*, 1361–1363 (1972)

Yoshida, Y.: Reticulum cell sarcoma of the breast. Cancer *26*, 94–99 (1970)

Male Breast Cancer

By

J. Huys and F. De Laender

With 11 Tables

A. Introduction

Breast cancer in the male is an uncommon disease: only about 0.7% of all cancers in the male are breast cancer, the findings ranging from 0.38% to 1.5% (Sachs, 1941; Brunet et al., 1977). In fact it occurs so infrequently that neither patients nor physicians are very familiar with it. This infrequency is thought to be due to the fact that the male breast remains anatomically and functionally a rudimentary organ, the general rule being that cancer seldom arises in vestigial organs (Payson and Rosh, 1949).

Comparing primary breast cancer in both sexes, the incidence for the male is about 1% in the reported series with extreme values of 0.2% and 2.5%: only from Africa have considerably higher male/female ratios been reported (Table 1). Various authors

Table 1. Incidence of male breast cancer

Author	Male breast cancer incidence as % of incidence in the female
Williams (1889)	1.0
Lane-Claypon (1928)	0.8
Neal (1933)	1.2
Sachs (1941)	1.32
Peck (1944)	2.5
Payson and Rosh (1949)	2.2
Treves and Holleb (1955)	1
Sinner (1961)	1.1
Moss (1964)	1.1
Rissanen (1968)	0.7
Norris and Taylor (1969)	2.4
Peltokallio and Kalima (1969)	0.3
Haagensen (1971)	0.8
Donegan and Perez-Mesa (1973)	0.88
Scheike (1973)	0.8
Gros et al. (1974)	0.5
Wetchler et al. (1975)	1.4
Slack (1975)	0.93
Brunet et al. (1977)	0.2
Davies (1949)	10.7
El Gazayerli and Abdel-Aziz (1963)	6.4
Bhagwandeen (1972)	15

suggest religious (Newill, 1961), geographic (Schottenfeld, 1963), and racial influences (Newill, 1961; Schottenfeld, 1963; Holleb et al., 1968a; Crichlow, 1972) on the incidence of male breast cancer, while other (Keller, 1967) could find no association with religion, geography, race, or occupation. All of these differences are probably only due to technical difficulties inherent in epidemiologic studies of an infrequent disease. This is also true for the possible relationships between male breast cancer and (a) marital status (b) the number of fathered children (Walach and Hochman, 1974; Schottenfeld et al., 1963). However, the mortality rate for this disease is lower in Japan and Finland than in other countries (Schottenfeld, 1963).

B. Etiology

The cause of breast cancer is no better understood in males than in females and can only be speculated upon. Several etiologic factors have been implicated: altered estrogen metabolism, gynecomastia, and Klinefelters' syndrome. The role of other factors such as trauma, exogenous estrogens, heredity, and radiation injury is much less clear. The lack of cyclic hormonal stimulation has also been proposed as a reason for the low incidence of male breast cancer.

I. Altered Estrogen Metabolism

There is no doubt that estrogen has a profound effect on the male breast with the development of breast tissue identical to the mature female breast (Schwartz and Wilens, 1963; O'Grady and McDivitt, 1969). As long ago as 1842 Stern suggested a possible relationship between male breast cancer and disturbance of hormone metabolism. Ever since, clinical observations and hormonal studies have presumed that altered hormone metabolism is a possible causal agent in the development of breast cancer. Hyperestrogenism secondary to liver damage caused by bilharziosis, liver diseases, malnutrition, or starvation is a well-known example (El-Gazayerli and Abdel-Aziz, 1963; Meyer-Laack, 1952). These data may well explain the high incidence of male breast cancer reported for Africa (Davies, 1949; El-Gazayerli and Abdel-Aziz, 1963; Bhagwandeen, 1972). Schonland and Bradshaw (1968) did not find this higher number of cases, but their survey covered the metropolitan area of Durban, South Africa, where malnutrition and infections are certainly less frequent than in more traditional African environments.

The results of hormonal studies in male breast cancer concerning estradiol transformation or urinary estrogen levels are conflicting and remain to be explained. Several authors (Dao et al., 1973; Sadoff and Davidson, 1973) reported high urinary estrogen excretion in patients with breast cancer, while Zumoff et al. (1966) observed an abnormal pattern of estrogen biotransformation. However, this was not confirmed by Scheike et al. (1973a), and the elevated estrogen excretion is not necessarily of etiologic significance (Sadoff and Davidson, 1973; Miller and Forrest, 1974).

II. Gynecomastia

The reported incidence of antecedent or concurrent gynecomastia varies from 0% to 20% (GREENING and AICHROTH, 1965; NORRIS and TAYLOR, 1969; GILBERT, 1933; LIECHTY et al., 1967; HUGGINS and TAYLOR, 1955; HOLLEB et al., 1968 b). The real percentage is probably less than 5%: CRICHLOW (1972) compiled from the literature 625 reported cases of gynecomastia and found only 17 (2.7%) to have breast cancer, and 7 of these occurred in the same series of 40 patients (LIECHTY, 1967). The reported association between breast cancer and gynecomastia is indeed difficult to assess, not only due to the high frequency in a normal population but also due to the different diagnostic criteria used by the different authors. A clinical history of gynecomastia is thus of doubtful value in the determination of this condition as a premalignant disease. The published reports concerning the histologic demonstration of transition from gynecomastia to a malignant tumor are not convincing. Some authors report that they observed such a transition (LYALL, 1947; GLEICHMAN, 1953; KRÜCKEMEYER, 1968), although SCHEIKE et al. (1973a) could not demonstrate transition to invasive growth. Thus, the relationship between gynecomastia and male breast cancer neither seems fully confirmed nor denied, although most observations point in the direction of a coincidental event.

III. Klinefelter's Syndrome

Patients with Klinefelter's syndrome, characterized by gynecomastia, testicular hypoplasia, and decreased testosterone levels with increased gonadotropic hormones, are known to have a high incidence of breast cancer (JACKSON et al., 1965; SANDISON, 1965; HARNDEN et al., 1971). This disorder is also frequently associated with sex chromatin positivity. Reviewing the literature, SCHEIKE (1973b) found nine documented cases out of a total of 242, which means a 20 times greater incidence of breast cancer for patients with Klinefelter's syndrome than for the normal male population. Patients with sex chromatin positivity need a careful follow-up and eventually also an aggressive therapeutic approach for lesions of the breast.

IV. Exogenous Estrogens

It has been demonstrated in animal experiments that the administration of estrogen can produce a mammary carcinoma in male animals (BURROWS, 1935; LACASSAGNE, 1932; DAO and GREINER, 1961). This has also been presumed for patients with prostatic cancer treated with estrogens for months or years. Indeed, many reports mention development of breast cancer during or after treatment for prostatic cancer. However, for most of the cases it has been established that the breast tumor represents only a metastasis in estrogen-altered breast tissue (CAMPBELL et al., 1962; BERGE, 1971). Another clinical argument against the inductive role of estrogen relates to the large series of prostate cancer patients treated with estrogen in which breast cancer is seldom found. Also, patients who have not undergone estrogen treatment have been reported with breast and prostatic cancer. SYMMERS (1968) reported the well-known history of two transsexual males, who, after major reconstructive surgery, took estrogens for a long period; both developed breast cancer.

V. Trauma

It has also been claimed that injury to the breast is a causal factor, especially in the older reports. The incidence of an antecedent history of trauma is, however, very variable, ranging to almost 30% (GILBERT, 1933; SACHS, 1941). More recently CRICHLOW (1972) review ed 532 patients and found an incidence of only 6%.

The true role of trauma in carcinogenesis is very difficult to establish and actually most authors consider this combination either to be coincidental or an event drawing the patient's attention to an already existing tumor.

VI. Radiation

In experiments with animals it has been established that radiation exposure is a carcinogenic agent for the breast (LORENZ, 1950; FURTH et al., 1959; UPTON et al., 1960; SHELLABARGER, 1969). In addition, development of carcinoma in previously irradiated breasts has also repeatedly been recorded in female patients: after radiation treatment for a benign condition (NOHRMANN, 1949; BONSER et al., 1961; METTLER et al., 1969) after repeated diagnostic X-ray examinations (MACKENZIE, 1965; MYRDEN and HILTZ, 1969), and in women exposed to the atomic bombings of Hiroshima and Nagasaki (WANEBO et al., 1968). An increased incidence of breast cancer in males after radiation has not been reported, primarily due to the rarity of the disease in men. Nevertheless, previous radiotherapy to the chest has been imputed to lead to the development of breast cancer: six such cases have been reported (PECK, 1944; GUTHORN, 1951; SCHOTTEN-FELD, 1963; LOWELL et al., 1968; DEUTSCH et al., 1975). The latent period is extremely variable, being up to 35 years, and no dose relationship can be demonstrated.

Although all these data concerning radiation exposure as a carcinogenic agent for the breast are certainly suggestive, the number of patients is still too small, and in the absence of a proven dose relationship the evidence is not yet totally conclusive.

VII. Heredity

A familial tendency for breast cancer is well recognized among women (LILIENFELD, 1963; MACMAHON et al., 1973; PAPANDRIANOS et al., 1967; HENDERSON et al., 1974). However, familial male breast cancer has been rarely reported, which may reflect the low incidence.

Although in 1972 CRICHLOW wrote that family histories have doubtful significance, a few well-documented case histories have recently been reported (SCHOTTENFELD, 1963; SCHMITT and SCHEFFLER, 1971; HAAGENSEN, 1971; SCHEIKE, 1973; MARGER et al., 1975; EVERSON et al., 1976; TEASDALE et al., 1976). The observations of MACKLIN (1959) implicate both paternal and maternal factors in familial susceptibility. ANDERSON (1974) found no differences in the transmission of breast cancer through paternal or maternal lines of descent which argues against a sex-linked factor. The probability that familial susceptibility to breast cancer may involve factors common to both sexes seems possible but further studies are required.

VIII. Orchitis

Although cases of male breast cancer with a history of histologic testicular abnormalities have been noted (TREVES, 1959; SCHOTTENFELD, 1963; NICOLIS et al., 1973; CRICHLOW, 1972), no statistical or well-documented data with hormonal studies are available to define the exact role of orchitis.

TREVES found no correlation between the histologic appearance of the testes and the prognosis after orchidectomy.

C. Clinical Findings

I. Age

The median age of males with breast cancer ranges widely in different series from 48 (PANETTIERE, 1974) to 71 (DONEGAN and PEREZ-MEZA, 1973, Table 2). In most reviews the average age is between 55 and 65 years. Nevertheless, breast cancer has also been reported in younger males and even in children as young as 5 years (SIMPSON and BARSON, 1969). In his review of 507 cases MOSS (1964) reported 1% of the patients as being younger than 30 years. Although breast cancer is clearly a disease of older men, these sporadic cases should be born in mind when considering a breast lesion

Table 2. Age of male breast cancer patients

Author	Average age (years)	Range
WILLIAMS (1889)	50	
WAINWRIGHT (1927)	52.6	
NEAL (1933)	57.7	
SACHS (1941)	57.2	
HUGGINS and TAYLOR (1955)	63	
SINNER (1961)	60.4	
MOSS (1964)	64	
GREENING and AICHROTH (1965)	60	35–84
LIECHTY et al. (1967)	67	32–89
RISSANEN (1968)	57.5	25–77
HOLLEB et al. (1968)	56	21–85
NORRIS and TAYLOR (1969)	59	21–80
PELTOKALLIO and KALIMA (1969)	66	44–91
MAUSNER et al. (1969)	64	
HAAGENSEN (1971)	62	
VANDERBILT and WARREN (1971)		33–79
DONEGAN and PEREZ-MESA (1973)	71.2	31–86
SCHEIKE (1973)	65.2	34–90
PANETTIÈRE (1974)	48	26–62
WALACH and HOCHMAN (1974)	59.6	24–86
GROS et al. (1974)	60.8	35–77
WETCHLER et al. (1975)	64	
MARGER et al. (1975)	64.9	49–80
LANGLANDS et al. (1976)	64.2	
EL GAZAYERLI and ABDEL-AZIZ (1963)	42	

Table 3. Laterality of male breast cancer

Author	Left	Right	Ratio L/R	Bilateral	%
GARFINKEL et al. (1959)	180	135	1.33	2	0.6
KELLER (1967)	84	84	1.00	12	6.6
HOLLEB et al. (1968a)	111	85	1.30	5	2.4
NORRIS and TAYLOR (1969)	65	48	1.35	0	–
MAUSNER et al. (1969)	31	41	0.75	–	
CRICHLOW (1972) (review)	590	552	1.07	16	1.4
SCHEIKE (1973)	136	120	1.13	1	0.3
DONEGAN and PEREZ-MESA (1973)	18	9	2.00	0	–
GROS et al. (1974)	8	8	1.00	0	–
WALACH and HOCHMAN (1974)	25	16	1.56	1	2.4
MARGER et al. (1975)	17	12	1.41	0	–
WETCHLER et al. (1975)	3	4	0.75	0	–
LANGLANDS et al. (1976)	50	37	1.35	1	1.1
Total	1,318	1,151	1.14	38	1.5

in a young man. Several authors also express the opinion that breast cancer develops at a later age in males than in females: 64 years versus 58 years according to MOSS (1964) and 64 years versus 56 years according to MAUSNER et al. (1969).

II. Laterality

The incidence of male breast cancer seems to favor the left breast (Table 3) with an average left-right ratio of 1.14, ranging from 0.75 to 2.00. This approximates the ratios reported for females: 1.07 (HAAGENSEN, 1971), 1.14 (SMITHERS et al., 1952), 1.04 (GARFINKEL et al., 1959), and 1.07 (CLEMMESEN, 1965). No valuable explanation has yet been offered for this puzzling predilection. Synchronous or metachronous bilateral involvement is reported with an incidence between 0% and 6.6% with an average of 1.5%.

III. Multiple Primary Cancers

Up to 11% of all cancer patients have more than one primary lesion (NIXON, 1972). For male breast cancer the noted incidence of double primaries ranges from 4.8% to 12% (Table 4). Although not all reports state the exact nature of the second tumor,

Table 4. Incidence of double primaries

Author	Incidence	Percentage
CRICHLOW (1972)	44/479	9.1
LANGLANDS et al. (1976)	11/ 88	12.5
SCHEIKE (1973)	26/257	10.1
PANETTIÈRE (1974)	/ 17	5.8
CAMERON et al. (1961)	–	4.8
MARGER et al. (1975)	8/ 27	27.0

large bowel and prostatic localizations seem to be most frequent. Comparing these figures with the reports of SCHOENBERG et al. (1968) and SCHOTTENFELD and BERG (1971), who found in female breast cancer patients a comparable increased incidence in subsequent malignancies of the large intestine, ovary, corpus uteri, thyroid, and larynx, the pattern of additional primary tumors is quite similar in both sexes. LANGLANDS et al. (1976), however, found an incidence of double primaries in 12.5% in male breast cancer patients and only 3.3% in a female control group. He concluded that the probability of developing a second primary is sex dependent, being higher among men.

IV. Symptoms

In more than two-thirds of patients a unilateral lump in the breast is the initial sign of male breast cancer: TREVES and HOLLEB (1955) 67%; LIECHTY et al. (1967) 79%; MAUSNER et al. (1969) 79.2%; CRICHLOW (1972) 87%; and SCHEIKE (1973) 71%. This mass localized in the central part of the breast is practically always painless and discovered accidentally in most cases. Due to the central location of the tumor and the sparsity of surrounding breast tissue, nipple abnormality is also a frequent initial sign: this was so in 11% of the cases reported by SCHEIKE, in 4% of which nipple discharge was the first symptom. At the time when the patient first seeks medical advice, various combinations of physical findings are possible. In almost all cases the presence of a tumor is associated with more or less severe signs of clinical spreading; nipple retraction, nipple discharge, skin fixation, ulceration, and palpable regional lymph nodes. Most authors report an incidence of axillary involvement at the time of diagnosis of at least 40% of the cases (TREVES and HOLLEB, 1955; HOLLEB et al., 1968a; CRICHLOW, 1972; SCHEIKE, 1973). Nipple discharge is an important finding and is more frequently found in men than in women: 10% versus 3.3% according to HAAGENSEN. Many authors think that nipple discharge, especially when bloody, should always be considered a manifestation of cancer until proven otherwise (HOLLEB et al., 1968a; HAAGENSEN, 1971). However, other conditions can also cause nipple discharge. TREVES et al. (1956) found discharge in 14% of malignant and 2% of benign breast tumors; it was bloody in 11% and 0.7% respectively. We fully agreee with HAAGENSEN when he says that it is obvious that a nipple discharge in a man not taking any hormone is a clear indication for biopsy.

V. Duration of Symptoms

Practically all older series mention a greater delay before detection for men than for women. In recent reports the delay decreased, but the duration of symptoms remained longer than for females. CRICHLOW collected 1,228 patients reported before 1951 with an average delay of 18 months: in the 587 cases reported since, this period dropped to 10 months. In comparison HAAGENSEN noted average delays for women of 7.5 months before 1955 and 4.9 months afterward.

Notwithstanding this favorable evolution in early cancer detection, very long delays of up to 20 years and more are still encountered (TREVES and HOLLEB, 1955; LIECHTY, 1967; SCHEIKE, 1973). In this last series 16% of the patients had a duration of symptoms of more than 3 years. For women this figure is only 5% (BLOOM, 1965) or 3.4% (HAAGENSEN, 1971).

D. Diagnosis and Differential Diagnosis

Usually a careful interview and clinical examination, eventually followed by a biopsy if there are considerable doubts about the nature of the lesion, are sufficient to recognize whether a tumor is malignant or not. Unfortunately more than half of the patients present with more or less severe signs of locoregional involvement when first seen.

Actually we use three techniques that can be of some help in diagnosis and differential diagnosis at an early stage in the evolution: mammography, infrared thermography, and grey scale echography. However, as yet only the mammographic techniques have been used to an acceptable extent in the study of male breast disease (Forman, 1962). It is of major importance to differentiate gynecomastia from cancer, the latter been characterized by its location with irregular margins, and spicules, and in some cases calcification or involvement of the skin and nipple (Rosen and Nadel, 1966; Kalisber and Peyster, 1975; Michels et al., 1977). Infrared thermography should theoretically or technically play a more important role in the early detection of breast cancer in males than in females because of the superficial location of the tumor and absence of overlying fat; in females the opposite conditions are two causes of false negative thermograms. The thermographic images can be interpreted using the same criteria as for women, which are described in detail by Gros et al. (1971) and are specific enough to distinguish more or less accurately a cancer from a gynecomastia (Gros et al., 1973). Studying 16 cases of male breast cancer, Gros et al. (1974) came to the conclusion that clinical, radiographic, thermographic, and cytologic investigations are complementary.

Grey scale echography has been found useful in the study of female breast diseases (Jellins et al., 1975a). According to the very few case reports for male breast pathology that have been published, the echo patterns show the same characteristic features as in women (Jellins et al., 1975b). Further clinical work is, however, necessary to determine the real value of thermography and echography in the clinical management of male breast cancer.

The most important differential diagnosis for a mass in the male breast is the distinction between gynecomastia and carcinoma. The former condition must always be considered in young people, in patients on estrogen treatment in the presence of bilaterality and in cases of pain without ulceration. The benign hypertrophy of breast tissue in the adolescent male is rather easily recognized: the patients are young, the lesions are usually bilateral, the mass is tender and well delimited, and there is no fixation. Besides, cancer is extremely rare in this age group. On the other hand, in patients beyond the age of 50 years the distinction can create problems, not for the advanced carcinoma, where the clinical findings are obvious, but for the early cases when only a mass is present. Although complementary examinations as described earlier can give some valuable information, an excisional biopsy is still the safest and surest diagnostic tool when any doubt exists (Haagensen, 1971).

The other benign neoplasms of the male breast are so extremely rare that they scarcely need be considered. Ductal papillomas can be found and give rise to a bloody discharge not associated with cancer (Treves et al., 1956).

E. Pathology

Histologically breast cancer is identical in men and women. All histologic types of breast cancer described in females have been encountered in men. At first sight, lobular carcinoma may seem an exception because the male breast does not possess lobules (STEWART, 1950; TREVES and HOLLEB, 1955; SANDISON, 1965). However, in his review CRICHLOW (1972) mentions four cases where true lobules as in female breast tissue have been identified after estrogen administration. So this infiltrating lobular carcinoma, also called small cell carcinoma by Haagensen, has as yet been reported in three males (NORRIS and TAYLOR, 1969; HAAGENSEN, 1971; YOGORE and SAHGAL, 1977).

CRICHLOW (1974) collected 516 patients from five series where the pathologic type was available and found that infiltrating duct cell carcinoma was the predominant type (85% of patients), followed by medullary carcinoma (6.4%), papillary carcinoma (5.6%), inflammatory carcinoma and Paget's disease (each 1%), and another mixed group (1%). Males with a papillary carcinoma seem to have a very good prognosis (HOLLEB et al., 1968a; VANDERBILT and WARREN, 1971; HAAGENSEN, 1971) with a high 5-year survival, while Paget's disease, which has a relatively good prognosis in females, has a very poor one in males. Survival rates for males with an infiltrating duct cell carcinoma are the same as those seen in females.

These breast cancers can also be classified by histologic grading according to the WHO recommendations (SCARFF and TORLONI, 1968), and several authors correlate this classification with prognosis.

F. Treatment

Treatment of male breast cancer is hampered by two factors: (a) almost one-third of the patients are in an advanced or inoperable stage when first seen (HAAGENSEN 1971, 41%; CRICHLOW 1972, 19%; SCHEIKE 1973, 22%; DONEGAN and PEREZ-MESA 1973, 56%), and (b) the disease occurs too infrequently to give anyone the opportunity to gain wide experience or to perform controlled studies.

The curative treatment of male breast cancer is, just as in the case of its female counterpart, based on a more or less aggressive surgical approach in possible combination with postoperative radiotherapy. The primary inoperable patients or those who subsequently develop metastatic disease can be treated symptomatically with radiotherapy, ablative or additive hormonal treatment, or cytostatic drugs.

I. Surgery

The surgical approach to breast cancer is similar for males and females. Ever since 1948, when McWHIRTER suggested that simple mastectomy followed by radiotherapy might be a better treatment, hundreds of publications have been written comparing the merits of simple mastectomy with those of radical mastectomy in the primary treatment of curable breast cancer. For male breast cancer, radical mastectomy is still proposed by different authors as the initial treatment when feasible (Moss, 1964; HOLLEB et al., 1968; HAAGENSEN, 1971; CRICHLOW, 1972; DONEGAN and PEREZ-MESA, 1973), while others advocate simple mastectomy as an adequate therapy and the operation of choice

Table 5. A comparison of simple and radical mastectomy (no randomized trials)

Author	Simple mastectomy			Radical mastectomy		
	Number	5-year survival (%)	Recurrence free (%)	Number	5-year survival (%)	Recurrence free (%)
Moss (1964)	–	39	–	–	58	–
Liechty et al. (1967)	15	53	47	14	50	29
Scheike (1973)	64	50	36	48	48	31

in the elderly (Greening and Aichroth, 1965; Liechty et al., 1967; Scheike, 1973). A real comparison of the two treatment modalities is, however, very difficult due to the absence of randomized trials (Table 5). Indeed, all too often simple mastectomy has been done for selected patients while postoperative treatment was also frequently added. For women we actually have published prospective randomized trials where the 5-year, recurrence-free survival is about the same for patients treated with a radical mastectomy or a simple mastectomy followed by local irradiation (Kaae and Johansen, 1962; Crile, 1968; Veronesi, 1977). As a result of these studies simple mastectomy might be preferred for males, especially because of the high mean age of these patients and the fewer postoperative complications of this intervention. Indeed, a radical mastectomy in a male patient offers some technical difficulties: one has to sacrifice a wide skin margin around the tumor to decrease the local recurrence rate and this almost always necessitates skin grafting. In addition, a more important blood loss has been described because of the greater mass of pectoral muscle (Crichlow, 1974).

The role of adjuvant chemotherapy after primary surgery in high-risk patients (positive axillary nodes) remains to be documented for men, but very promising results have been achieved in women, with a significant prolongation of the disease-free period (Fisher, 1975; Bonadonna et al., 1976).

II. Radiotherapy

The role of radiotherapy, pre- and/or postoperative, has been the subject of numerous discussions both for male and for female breast cancer. Actually the role of radiation treatment, besides that of surgery, is changing: the event having most important impact on the place of the radiation department in the breast cancer clinic has been the recent success achieved using the adjuvant chemotherapy regimen for women. Long-term results are, however, needed before any definite conclusions can be drawn.

In the reported series, radiotherapy in male breast cancer has usually been given postoperatively and only occasionally preoperatively. In some trials, radiotherapy is given routinely whether axillary metastases are present or not (Rissanen, 1968; Scheike, 1974). Other authors propose radiation treatment only when lymph node metastases have been documented (Holleb et al., 1968b; Norris and Taylor, 1969; Stephenson and Gordon, 1969). The real importance of this adjuvant irradiation is still controversial, even in large female series. Practically all controlled trials have failed to show any survival advantage in postoperatively irradiated patients. However, many authors report that the local or regional recurrences were lessened after postoperative irradiation (Paterson and Russell, 1959; Easson, 1967; Fisher et al., 1970; Høst and Brennhovd, 1975;

NELSON and MONTAGUE, 1975; DE SCHRYVER, 1976). Although it seems logical that the same results would be valid for men, SCHEIKE (1974) states that radiotherapy does not improve the results for his patients, either in terms of survival or locoregional recurrences. RISSANEN (1968), on the other hand, believes that his low local recurrence rate of 7.5% is due to irradiation administered routinely to all patients.

Radiotherapy as a sole treatment is reserved for inoperable patients and for palliation of subsequently developing metastatic disease. The data contained in the literature are insufficient to define the value of this therapy in male breast cancer, but the response of local recurrences and metastases to radiation appears to be equivalent for both sexes (CRICHLOW, 1974). Nor is there any apparent variation in the pattern of metastatic spread in men and women (CRICHLOW et al., 1972b). In these advanced cases irradiation is practically always part of a combined treatment consisting of hormonal manipulations and/or cytostatic drugs.

III. Hormonal Treatment

Since BEATSON 1896 performed the first oophorectomy in 1898 it has been recognized that some breast cancers are hormone dependent and that regression can occur after the hormone-producing organs have been removed. The administration of biologic antagonists on the contrary dates back to the work of ULRICH in 1939. The growth of breast cancer can thus be altered significantly by the deprivation or administration of hormonal agents. These ablative and additive procedures have progressively acquired an important place in the palliative treatment of advanced breast cancer.

We actually use four modalities of treatment for recurrent or metastatic carcinoma of the male breast: orchidectomy, adrenalectomy, hypophysectomy, and additive hormone administration. The sequential use of these treatments is determined by several factors of which the biological behavior of the tumor and the response rate to an applied hormonal therapy are the most important. The age of the patient is much less important in the determination of the response rate for men than for women, where the menstrual age is a significant physiologic factor. Due to the fact that insufficient data are available, it is impossible to determine whether the site of the metastasis is an additional factor in determining the response rate for men, as it is for women.

1. Ablative Procedures

a) Orchidectomy

The effect of castration on male breast cancer was first documented in 1942 by FARROW and ADAIR; this was soon followed by the report of TREVES (1949) and was later confirmed by several others (HUGGINS and TAYLOR 1955; TREVES, 1959; HOUTTUIN et al., 1967; HOLLEB et al., 1968b; DONEGAN and PEREZ-MESA, 1973; NEIFELD et al., 1976). Although there is a lack of well-stated criteria to define a response in these reports, 60%–70% objective remissions to orchidectomy with an improved survival can be expected. MEYS-KENS et al. (1976) collected 70 patients from the literature and, using very severe objective criteria, calculated a response rate of 67% with a median response duration of 22 months. This response rate after orchidectomy compares very favorably with that seen after ovariectomy in premenopausal women. In the latter case, regression occurs in 47% of patients, with an average improvement duration of 12 months (KENNEDY, 1974).

b) Adrenalectomy

Androgens and estrogens may trigger progression of breast cancer in males and females (FARROW, 1942). In order to eliminate these unfavorable influences it seems logical to remove the testes and the adrenals, since both secrete both substances. The first therapeutic bilateral adrenalectomy in a case of advanced male mammary cancer was reported in 1952 by HUGGINS. Since then, sporadic cases have been reported (TAYLOR et al., 1953; PYRAH and SMIDDY, 1954; DAO, 1955; DOUGLAS, 1957; CADE, 1958; McLAUGHLIN, 1965; HOLLEB et al., 1968b; LI et al., 1970).

MEYSKENS (1976) found 25 patients with an adrenalectomy who were considered open to evaluation: in 19 an objective remission could be documented. Table 6 summarizes the results achieved using adrenalectomy after a preceding orchidectomy: In conclusion one can say that an orchidectomy failure is not a contraindication for major surgery. Also, the response rate and the duration of remission are much higher in males than in females (STOLL, 1972). The reason for this difference is not known.

From the available data it is not clear whether a combined or sequential approach (orchidectomy followed by adrenalectomy) is the treatment of choice.

Table 6. Correlation orchidectomy-adrenalectomy

Response to orchidectomy	Response to adrenalectomy
11 remissions	10/11 remissions
8 no response	4/ 8 remissions
3 simultaneous interventions	3/ 3 remissions
3 not done	2/ 3 remissions
Total	19/25

c) Hypophysectomy

Experience with hypophysectomy in men with advanced breast cancer is still more limited than that with bilateral adrenalectomy. LUFT (1957) first reported the effect of hypophysectomy on breast cancer. Only a few cases in which male breast cancer has been treated with this intervention have since been reported (LUFT and OLIVECRONA, 1957; MATSON, 1957; SCOWEN, 1958; HOUTTUIN et al., 1967; HOLLEB et al., 1968b; CONSTABLE et al., 1960; KAN, 1977; KENNEDY and KIANG, 1972). KENNEDY calculated a response rate of 50%, but the number of patients he collected was very small. MEYSKENS et al. (1976) confirmed these results and in a review of the available data found 10 objective remissions in 17 patients with a median response duration of 20 months. As for adrenalectomy, patients who failed to respond to orchidectomy have been reported as achieving remission after hypophysectomy. The response rate appears to be the same for both females and males (STOLL, 1972).

d) Conclusion

The primary hormonal treatment in the management of advanced male breast cancer is orchidectomy, which yields an objective remission in almost two-thirds of the patients with an improvement duration of several months to a few years. Bilateral adrenalectomy and hypophysectomy may play a role in second line ablative therapy. Although experience with these interventions is much more limited, a response rate of around 50% has been reported, even in patients who did not respond to orchidectomy. It is, however, unrealistic to accept this high response rate as real: the number of patients unsuccessfully treated and never reported is indeed unknown. These data only prove that it is possible to obtain a remission and that these interventions should be considered in cases of relapsing breast cancer after orchidectomy. According to the available data both procedures are about equally effective, certainly in the larger female series (MacDONALD, 1962; FRACCHIA, 1971). Thus KENNEDY and KIANG (1972) rightly state that the choice only depends on the available local surgical experience.

2. Additive Hormonal Treatment

The value of additive hormonal therapy is considerably less important in males than in females. Also, in contrast with the well-defined activity of these hormones in females, the role in men is still controversial. This is the reason why many authors prefer ablative surgery as the primary treatment in advanced male breast cancer.

a) Estrogens

The results obtained with estrogens vary from regressions lasting between a few months and years to exacerbations (NATHANSON, 1950; HUGGINS and TAYLOR, 1955; TREVES, 1959; HOLLEB et al., 1968b; LI et al., 1970; KENNEDY and KIANG, 1972; SCHEIKE, 1974; WALACH and HOCHMAN, 1974; RIBEIRO, 1976).

In the more recent studies SCHEIKE (1974) reports a reasonable palliative effect (6 months) in one-third of patients receiving estrogen treatment; the result is especially pronounced when it is used as a primary treatment. The dosage was usually 3×1 mg stilboestrol, and the longest remission, 4 years. WALACH and HOCHMAN (1974) report a 64% (9/14) response rate for stilboestrol, lasting 12–60 months. The latest report is from RIBEIRO (1976), who observed a 38% (21/55) response rate on estrogen treatment. The median remission for patients with an objective response was 7 years. They used diethylstilboestrol in a dosage of 3×5 mg daily. All objective responders had disease confined to the soft tissues: the results with bone metastases are disappointing. These authors conclude that estrogen therapy is a valuable alternative to orchidectomy, except in patients with bone infiltration. On the other hand, LANGLANDS et al. (1976) could not find any response in seven patients treated with stilboestrol.

No data are available concerning antiestrogen therapy in advanced male breast cancer.

b) Androgens

Androgens are considered useless for palliation and probably even harmful by most clinicians (RUBIN, 1967; HOLLEB et al., 1968b; KENNEDY, 1974). Only KOMURDZHIEV and ROGOZNAJA (1964) reported a prolonged survival after a combined treatment with androgens and estrogens. DONEGAN and PEREZ-MESA (1973) documented in one case an objective remission after androgen treatment. Recently HORN and ROOF (1976) published two cases with an objective regression with calusterone, a weak androgenic, after failure of orchidectomy. They conclude that, just as estrogens are used with success in postmenopausal women, it seems reasonable to try androgens in men who have ceased to regress after orchidectomy.

c) Corticosteroids and Progestagens

The available data are too limited to determine the value of these hormonal treatments in advanced male breast cancer. Very occasionally a short-term remission has been observed with corticosteroids (Treves, 1959) or with large doses of progestagens (Geller and Volk, 1961). Subjective improvement after prednisone treatment is sometimes observed, but it is difficult to assess whether the result is due to palliation or to the well-known side effect of "well-being" often noted during corticosteroid treatment. Corticoids are also useful in controlling some complications, e.g., hypercalcemia, or as an alternative for patients unfit for adrenalectomy.

3. Estrogen Receptors and Hormone Dependency

The high response rate and remission duration of advanced male breast cancer to hormonal manipulations proves their important interrelationship, which is, however, still very poorly understood. It has been suggested that the growth of male breast cancer is partly dependent, on androgenic hormones and also on the excretion of estrogens by the testes or metabolic conversion of androgens to estrogens. The availability of hormonal receptor analyses may more clearly define the role of hormonal treatment in males as it has begun to do in females. Indeed, the results of these studies in women suggest that regardless of the type of hormone treatment, approximately 50%–70% of patients whose tumor contains estrogen receptors repond well: if the tumor does not contain these receptors only 0%–10% respond (Korsten et al., 1975; MacGuire et al., 1975; Witliff, 1976). Specific estrogen-binding components have also been demonstrated in primary and metastatic male breast cancer (Hahnell and Twaddle, 1973; Moseley et al., 1974; Korsten et al., 1975; Leung et al., 1975; Rosen et al., 1976; Witliff et al., 1976; Thompson et al., 1976; Contesso et al., 1977). The frequency of estrogen receptors in women suffering for breast cancer is 50%–70%; this percentage seems to be higher in male breast cancer. In 18 patients reported by different authors, receptors were found in 16. The normal breast tissue peripheral to the primary lesion does not contain estrogen receptors (Korsten et al., 1975). Exceptionally a positive result was also found in gynecomastia (Leclercq et al., 1975; Korsten et al., 1975; Rosen et al., 1976; Contesso et al., 1977).

It is, however, still too early to assess the role of estrogen receptor determination in males: only a very few patients have been actually reported (Neifeld et al., 1976). When more data is available it may be possible to define the optimal treatment in advanced male breast cancer by relying on the presence or absence of an estrogen receptor.

IV. Chemotherapy

Although several authors have shown that both single drug and combination chemotherapy is an effective palliative treatment in females with breast cancer and results in improved survival (Broder and Tormey, 1974; Carter, 1974), very few reports are available concerning this therapy in males (Holleb et al., 1968b; Li et al., 1970; Kennedy and Kiang, 1972; Scheike, 1974; Meyskens et al., 1976). This shortage of data is largely the result of the high response rate of advanced male breast cancer to endocrine therapy. Indeed, cytotoxic drug treatment should be considered only in patients who no longer respond to hormonal manipulations. In view of the data obtained in women, whenever cytostatics are to be used this should preferably be as a multiple drug regimen.

G. Results and Prognosis

The prognosis for breast cancer in males as compared with females remains a controversial topic. The prognosis in men has generally been thought to be much poorer than in females. This is especially evident in the older series with a 5-year survival of between 20% and 35%. In more recent reports, however, there is not only an improvement in survival but also a less pronounced difference between male and female survival rate. Moss (1964) reports a difference of 9% in the crude survival rate. It is, however, very difficult to compare these different series, the major inconvenience being the higher average age (10 years) at diagnosis for men. When comparing the results of male breast cancer with females it is important to use the corrected survival rate. The fact that many authors fail to do this is partly responsible for the general belief that the prognosis is less favorable in men. Table 7 summarizes the 5- and 10-year results in some larger series. The average corrected survival rate varies between 43% and 60% at 5 years. Of the authors who compared their results with corresponding female series, two found a slightly worse prognosis in men (Moss, 1964; MacKay and Sellers, 1965) while Mausner et al. (1969), Langlands et al. (1976), and Brunet et al. (1977) could not demonstrate any difference between the two series.

Just as for female breast cancer, several other prognostic factors have to be considered: the clinical stage at diagnosis and the duration of symptoms, the tumor size and location, the involvement of regional lymph nodes, the histopathologic behavior of the tumor, and the mode of treatment.

Table 7. Survival rates among men with breast cancer (results for females in parentheses)

Author	5 years (%)		10 years (%)	
	Observed	Corrected	Observed	Corrected
Moss (1964)	41 (49)	43 (56)	24 (32)	
MacKay and Sellers (1965)	36	44 (50)		
Mausner et al. (1969)	47 (57)	60 (63)		
Langlands et al. (1976)	35 (47.2)		13.8 (29.7)	
Brunet et al. (1977)	39.2 (37.9)	49 (44.6)	23.7 (23.2)	37.5 (33.0)
Norris and Taylor (1969)	41	52		
Crichlow (1974)	36			
Scheike (1974)	36	46	17	29

I. Clinical Stage at Diagnosis

There is a significant correlation between the clinical stage at presentation and the 5- and 10-year survival rates. Table 8 summarizes the results of several authors subdivided according to the TNM classification. The differences are obvious and significant. Langlands et al. (1976) gives a 5-year age-corrected survival rate of 33.1% for stage 3 patients, which corresponds very well with this crude survival rate of 26.3%.

Comparison of survival rates by clinical stage with other large series is quite impossible because the TNM classification has not always been used. Moss (1964) and Mausner and Shimkin (1969) subdivided their patients into three groups: those with localized, regional, and metastatic disease. The 5-year survival rate was 59% and 65%, 39%

Table 8. Five-year crude survival rate according to clinical stage (TNM classification; percentages in parentheses)

Author	1	2	3	4
Greening and Aichroth (1965)	3/ 4 (75)	2/ 2 (100)	5/ 22 (22)	0 (0)
Rissanen (1968)	12/ 20 (60)	3/ 6 (50)	1/ 9 (11.1)	0/ 5 (0)
Walach and Hochman (1974)	9/ 11 (83.3)	10/16 (62.5)	?/ 5 (?)	?/ 8 (?)
Scheike (1974)	42/ 72 (58)	10/26 (38)	26/ 91 (29)	1/25 (4)
Slack (1975)	8/ 13 (61.5)	5/ 8 (62.5)	3/ 11 (27.3)	0/ 4 (0)
Total	74/120 (61.6)	30/58 (51.7)	35/133 (26.3)	1/34 (2.9)
	104/178 (58.4)		36/167 (21.5)	

and 43% and 16% and 0% respectively, which proves again that there is a strong correlation between the stage at diagnosis and the ultimate result. Only Langlands gives some figures for females: for stage 3 patients he found 5- and 10-year survival rates of 33% and 22% for men and 38.2% and 22% for women.

Slack (1975) compared his results with those of Haagensen for female patients: although the classification was not the same for both series he was able to demonstrate that there is no difference for the more advanced cancer patients and only a slight advantage for women in the early stages.

Concerning the duration of symptoms, Williams (1942), Triska (1967), and Scheike (1973) found a slightly more favorable prognosis in patients with a duration of symptoms of more than a year (slowly growing tumors?). However, this phenomenon is not confirmed in large female series (Bloom, 1950a, b; Smithers et al., 1952; Haagensen, 1971). Nevertheless Scheike (1973) found a significant correlation between the duration of symptoms and the clinical stage at presentation.

II. Tumor Size and Location

Several authors confirm that the survival rate decreases significantly with increasing size of the tumor (Table 9). Norris and Taylor, 1969 and Scheike, 1973 found positive correlations between tumor size and axillary involvement, rising from 20% for tumors smaller than 2 cm to 80% for those larger than 4 cm.

Central tumor location and skin ulceration are known to be unfavorable prognostic features in women (Fisher et al., 1968; Haagensen, 1971), with a significantly decreased survival. In male breast cancer a central location is normally found in almost 80% of cases, and skin ulceration in more than 20%. Thus, impaired survival in men can logically be expected, but no data are available to confirm these findings.

Table 9. Size of the tumor and survival

Tumor size	Scheike 5 y	Norris aktuarial	Brunet 5 y	Total (percentage in parentheses)
< 2	27/ 49	14/17	32/ 54 (T1)	73/120 (58.4)
2–4	39/103	19/41	45/105 (T2)	103/249 (41.3)
>4	8/ 51	6/23	15/ 75 (T3)	29/149 (19.4)

III. Involvement of Regional Lymph Nodes

As in female series, regional lymph node involvement greatly influences survival and seems to be the most important prognostic factor. Most authors report a 5-year survival rate of about 80% when there is no axillary involvement. This figure drops sharply to 20% when axillary involvement exists (Table 10).

Table 10. Survival and axillary involvement

Author	Localized (%)	Locoregional (%)
Moss, 5 years (no histological details)	59	39
Norris, 5 years	79	20
Haagensen, 10 years	58	11
Crichlow, 5 years	79	28
10 years	62	4

IV. Histopathologic Behavior of the Tumor

It is well established that there is a direct relationship between the histologic grade of the tumor and the prognosis. Although only Visfeldt and Scheike (1973) and Greening and Aichroth (1965) give detailed information regarding the 5-year survival rate and tumor differentiation (Table 11), several authors insist on their findings that the better differentiated tumors are generally associated with a more favorable prognosis (Liechty et al., 1967; Donegan and Perez-Mesa, 1973). These findings are largely confirmed in female series (Bloom and Richardson, 1957; Bunting et al., 1976).

Table 11. Five-year suvival and histologic grading (percentages in parentheses)

Author	Grade 1	Grade 2	Grade 3
Greening and Aichroth (1965)	3/ 5	8/16	0/ 5
Visfeldt and Scheike (1973)	20/35	22/60	1/19
Total	23/40 (57.5)	30/76 (39.4)	1/24 (4.1)

H. Conclusions

1. Carcinoma of the male breast is an uncommon disease: only 1% of all breast cancers occur in the male and they constitute less than 1.5% of all malignant tumors in men.
2. Several factors, e.g., hormonal metabolism, Klinefelter's syndrome, and gynecomastia, seem to play a role in its development.

3. The clinical features are only slightly different from the symptomatology of female breast cancer.
4. The curative treatment of a localized tumor is the same as for women: simple or radical mastectomy.
5. The management of disseminated breast cancer in men is characterized by the frequent remissions seen after ablative endocrine procedures.
6. The role of additive hormones has not been completely defined.
7. The overall results appear to be only slightly worse than in females.

References

Anderson, D.E.: A genetic study of human breast cancer. J. Natl. Cancer Inst. *48*, 1029–1034 (1972)

Anderson, D.E.: Genetic study of breast cancer: Identification of a high risk group. Cancer *34*, 1090–1097 (1974)

Beatson, G.T.: On the treatment of inoperable cases of carcinoma of the mamma: Suggestions for a new method of treatment with illustrative cases. Lancet *II*, 104–107, 162–165 (1896)

Benson, W.R.: Carcinoma of the prostate with metastases to breasts and testis: Critical review of literature and report of a case. Cancer *10*, 1235–1245 (1957)

Berge, T.: Metastases to the male breast. Acta Pathol. Microbiol. Scand. *79*, 491–496 (1971)

Bhagwandeen, S.B.: Carcinoma of the male breast in Zambia. E. Afr. Med. J. *49*, 89 (1972)

Bloom, H.J.G.: Prognosis in carcinoma of the breast. Br. J. Cancer *4*, 259–288 (1950a)

Bloom, H.J.G.: Further studies on prognosis of breast carcinoma. Br. J. Cancer *4*, 347–367 (1950b)

Bloom, H.J.G.: The influence of delay on the natural history and prognosis of breast cancer. Br. J. Cancer *19*, 228 (1965)

Bloom, H.J.G., Richardson, W.W.: Histological grading and prognosis in breast cancer. Br. J. Cancer *11*, 359 (1957)

Bonadonna, G., Brusamolino, E., Valagussa, P., Bossi, A., Brugnatelli, L., Brambella, C., De Lena, M., Tancini, G.,Baiella, E., Musumeci, R., Veronesi, U.: Combination chemotherapy as an adjuvant treatment in operable breast cancer. N. Engl. J. Med. *294*, 405 (1976)

Bonser, G.M., Dossett, J.A., Jull, J.W.: Human and experimental breast cancer. London: Pitman Medical. Publications. 1961

Broder, L.E., Tormey, D.C.: Combination chemotherapy of carcinoma of the breast. Cancer Treat. Rev. *1*, 183–203 (1974)

Brunet, M., Janin, M.-L., Berlie, J.: Le cancer du sein chez l'homme. Nouv. Presse Méd. *6*, 721–724 (1977)

Bunting, J.S., Hemsted, E.H., Kremer, J.K.: The pattern of spread and survival in 596 cases of breast cancer related to clinical staging and histological grade. Clin. Radiol. *27*, 9–15 (1976)

Burrows, H.: Carcinoma mammae occuring in a male mouse under continued treatment with oestrin. Am. J. Cancer *24*, 613 (1935)

Cade, S.: Adrenalectomy in cancer of the breast. In: Endocrine aspects of breast cancer. Currie, A.R., (ed.), pp. 2–5. Edinburgh: Livingstone 1958

Cameron, J.M., Litton, A., Lyon, D.S.: Primary carcinoma multiplex. J. Clin. Pathol. *14*, 574–577 (1961)

Campbell, J.H., Cummins, S.D., Kirk, D.L., Mattews, W.R.: Secondary breast cancer of prostatic origin. J.A.M.A. *179*, 158 (1962)

Carter, S.K.: The chemical therapy of breast cancer. Semin. Oncol. *1*, 131–144 (1974)

Classen, J.N., Montague, A.C.W., Wilgis, S.: Cancer in the male breast. Arch. Surg. *100*, 66–67 (1970)

Clemmesen, J.: Statistical study in the aetiology of malignant neoplasms. I. Review of results Acta Pathol. Microbiol. Scand. [Suppl.] *174*, 1–543 (1965)

Constable, J.D., Lawrence, J.H., Born, J.L., Carlson, R.C., Ariotti, P.E., Sargatti, F.F., Tobias, C.A., Toch, T.: Effect of alpha particle hypophysectomy on disseminated cancer of male breast. J.A.M.A. *174*, 1720 (1960)

Contesso, G., Delarue, J.-C., Guerinot, F., May-Levin, F., Bohvon, C.: Recepteurs aux estrogènes et aux progestagènes en pathologie mammaire chez l'homme. Nouv. Presse Méd. *6*, 1951–1953 (1977)

Crichlow, R.W.: Carcinoma of the male breast. Surg., Gynecol. Obstet. *134*, 1011–1019 (1972)

Crichlow, R.W.: Breast cancer in men. Sem. Oncol. *1*, 145–152 (1974)

Crichlow, R.W.: Management of male breast cancer. In: Breast cancer management. Stoll, B.A. (ed.), pp. 167–173. London: William Heinemann Medical Books 1977

Crichlow, R.W., Czernobilsky, B.: Paget's disease of the male breast. Cancer *24*, 1033–1040 (1969)

Crichlow, R.W., Kaplan, E.L., Kearney, W.H.: Male breast cancer: A review of 32 cases. Ann. Surg. *175*, 489–494 (1972)

Crile, G., Jr.: Results of simple mastectomy without

irradiation in the treatment of operative stage I cancer of the breast. Ann. Surg. *168*, 330–336 (1968)

Cuenca, C.R., Becker, K.L.: Klinefelter's syndrome and cancer of the breast. Arch. Intern. Med. *121*, 159 (1968)

Dao, T.L.: Cancer of the male breast treated by adrenalectomy. Surg. Clin. North Am. *35*, 1663–1667 (1955)

Dao, T.L., Greiner, M.J.: Mammary carcinogenesis by 3-methyl-cholanthrene. III. Induction of mammary carcinoma and milk secretion in male rats bearing ovarian grafts. J. Natl. Cancer Inst. *27*, 333–349 (1961) (Induction)

Dao, T.L., Morreal, C., Nemoto, T.: Urinary estrogen excretion in men with breast cancer. N. Engl. J. Med. *289*, 138–140 (1973)

Davies, J.N.P: Sex hormone upset in Africans. Br. Med. J. *ii*, 676 (1949)

De Schryver, A.: The Stockholm breast cancer trial: Preliminary report of a randomized study concerning the value of preoperative or post-operative radiotherapy in operable disease. Int. J. Radiat. Oncol. Biol. Phys. *1*, 601–609 (1976)

Deutsch, M., Altomare, F.J., Mastrian, A.J., Chervenak, J.P.: Carcinoma of the male breast following thymic irradiation. Radiology *116*, 413–414 (1975)

Donegan, W.L., Perez-Mesa, C.M.: Carcinoma of the male breast. A 30-year review of 28 cases. Arch. Surg. *106*, 273–279 (1973)

Douglas, M.: Indications for adrenalectomy or hypophysectomy in advanced breast cancer. Acta Endocrinol. [Suppl.] (Kbh. *31*, 307–313 (1957)

Easson, E.C.: Postoperative radiotherapy in breast cancer. In: Prognostic factors in breast cancer. Proc. 1st Tenovus Symposium, Cardiff, 1967, p. 118–135. Forest, A.P.M., Kunkler, P.B. (eds.), Edinburgh: Livingstone 1968

El-Gazayerli, M.M., Abdel-Aziz, A.S.: On bilharziasis and male breast cancer in Egypt: A preliminary report and review of the literature. Br. J. Cancer *17*, 566 (1963)

Everson, R.B., Li, F.P., Fraumeni, J.F., Wilson, R.E., Li, F.P., Fishman, J., Stout, D., Norris, H.J.: Familial male breast cancer. Lancet 9–12 (1976)

Farrow, J.H., Adair, F.E.: Effect of orchiectomy on skeletal metastases from cancer of the male breast. Science *95*, 654 (1942)

Farrow, J.H., Woodard, H.Q.: Influence of androgenic and estrogenic substances on serum calcium in cases of skeletal metastases from mammary cancer. J.A.M.A. *118*, 339–343 (1942)

Fisher, B., Slack, N.H., Bross, I.J.: Cancer of the breast. Size of neoplasms and prognosis. Cancer *24*, 107 (1968)

Fischer, B., Slack, N.H., Cavanaugh, P.J., Gardner, B., Ravelin, R.G.: Postoperative radiotherapy in the treatment of breast cancer. Ann. Surg. *172*, 711–729 (1970)

Fisher, B., Carbone, P., Economou, S.G., Frelick, R., Glass, A., Lerner, H., Redmond, C., Zelen, M.,

Katrych, D.L., Wolmack, N., Band, P., Fisher, E.R.: L-phenylalanine mustard (L-PAM) in the management of primary breast cancer: A report of early findings. N. Engl. J. Med. *292*, 117–122 (1975)

Forman, M.: Roentgenography in the male breast. Am. J. Roentgenol. *88*, 1126–1134 (1962)

Fracchia, A.A.: Indications for castration and adrenalectomy for advanced breast cancer. Cancer *28*, 1699–1701 (1971)

Fracchia, A.A., Randall, H.T., Farrow, J.F.: The results of adrenalectomy in advanced breast cancer in 500 consecutive patients. Surg. Gynecol. Obstet. *125*, 747–756 (1967)

Fracchia, A.A., Farrow, J.H., Miller, T.R.: Hypophysectomy as compared to adrenalectomy for advanced breast cancer. Surg. Gynecol. Obstet. *133*, 241–246 (1971)

Furth, A.W., Upton, A.C., Kimball, A.W.: Late pathologic effects of atomic detonation and their pathogenesis. Radiat. Res. *1*, Suppl., 243–264 (1959)

Garfinkel, L., Craig, L., Seidman, H.: An appraisal of left and right breast cancer. J. Natl. Cancer Inst. *23*, 617–633 (1959)

Geller, J., Volk, H.: Objective remission of metastatic breast cancer in a male who received 17-alpha-hydroxyprogesterone caproate (Delalutin). Cancer Chemother. *14*, 77 (1961)

Gilbert, J.B.: Carcinoma of the male breast. Surg. Gynecol. Obstet. *57*, 451 (1933)

Gleichman, H.G.: Die Beziehungen zwischen Gynäkomastie und Karzinom der Mamma. Z. gesamten Inn. Med. *8*, 567 (1953)

Greening, W.P., Aichroth, P.M.: Cancer of the male breast. Br. J. Cancer *19*, 92–100 (1965)

Gros, Ch., Gautherie, M., Archer, F.: Terminologie thermographique des épithéliomes mammaires. Bull. Cancer (Paris) *58*, 69–90 (1971)

Gros, Ch., Gautherie, M., Bourjat, P.: Séméiologie thermographique des gynécomasties. Ann. Radiol. (Paris) *16*, 667–679 (1973)

Gros, Ch., Gautherie, M., Bourjat, P.: Complémentarité des méthodes physiques dans l'exploration de l'épithélioma mammaire chez l'homme. Ann. Radiol. (Paris) *17*, 775–784 (1974)

Guthorn, P.H.: Carcinoma of the male breast: A report of 15 cases. Milit. Surg. *109*, 110 (1951)

Haagensen, C.D.: Diseases of the breast. 2nd ed., revised reprint, chapt. 38, pp. 779–792. Philadelphia: Saunders 1972

Hahnell, R., Twaddle, E.: Estimation of the association constant of the estrogen receptor complex in human breast cancer. Cancer Res. *33*, 559–566 (1973)

Harnden, D.G., MacLean, N., Langlands, A.O.: Carcinoma of the breast and Klinefelter's syndrome. J. Med. Genet. *8*, 460–461 (1971)

Henderson, B.E., Powell, D., Rosario, I.: An epidemiologic study of breast cancer. J. Natl. Cancer Inst. *53*, 609–614 (1974)

Høst, H., Brennhovd, I.O.: Combined surgery and radiation therapy versus surgery alone in primary mammary carcinoma. Acta Radiol. *14*, 25 (1975)

Holleb, A.I., Freeman, H.P., Farrow, J.H.: Cancer of male breast parts I. N.Y. State J. Med. *68*, 544–553 (1968a) II. N.Y. State J. Med. *68*, 656–663 (1968b)

Houttuin, E., Van Prohaska, J., Taxman, P.: Response of male mammary carcinoma metastases to bilateral adrenaltectomy. Surg. Gynecol. Obstet. *125*, 279–283 (1967)

Horn, Y., Roof, B.: Male breast cancer: Two cases with objective regressions from calusterone (7 alpha, 17 beta-dimethyltestosterone) after failure of orchiectomy. Oncology *33*, 188–191 (1976)

Huggins, C., Jr., Bergenstal, D.M.: Inhibition of human mammary and prostatic cancer by adrenalectomy. Cancer Res. *12*, 134 (1952)

Huggins, C., Dao, T.L.Y.: Adrenalectomy and oophorectomy in treatment of advanced carcinoma of the breast. J.A.M.A. *151*, 1388–1394 (1953)

Huggins, C., Jr., Taylor, G.W.: Carcinoma of male breast. Arch. Surg. *70*, 303–308 (1955)

Jackson, A.W., Muldal, S., Ockey, C.H.,: Carcinoma of male breast in association with the Klinefelter syndrome. Br. Med. J. *1*, 223 (1965)

Jellins, J., Kossoff, G., Reeve, T.S.: Ultrasonic grey scale visualization of breast disease. Ultrasound Med. Biol. *1*, 393–404 (1975a)

Jellins, J., Kossoff, F., Reeve, T.S.: The ultrasonic appearance of pathology in the male breast. Ultrasound Med. Biol. *2*, 43–44 (1975b)

Kaae, S., Johansen, H.: Simple mastectomy plus postoperative irradiation by the method of McWhirter for mammary carcinoma. Am. J. Roentgenol. *87*, 82–88 (1962)

Kaae, S., Johansen, H.: Simple mastectomy plus postoperative irradiation by the method of McWhirter for mammary carcinoma. Prog. Clin. Cancer *1*, 453–461 (1965)

Kak, V.K.: Hypophysectomy for the treatment of paraplegia due to metastatic breast carcinoma in the male. Indian. Med. J. *3*, 442 (1973)

Kalisber, L., Peyster, R.G.: Xerographic manifestations of male breast disease. Am. J. Roentgenol. *125*, 656–661 (1975)

Keller, A.Z.: Dermographic, clinical and survivorship characteristics of males with primary cancer of the breast. Am. J. Epidemiol. *85*, 183–199 (1967)

Kennedy, B.J.: Hormonal therapies in breast cancer. Semin. Oncol. *1*, 119–130 (1974)

Kennedy, B.J., Kiang, D.T.: Hypophysectomy in the treatment of advanced cancer of the male breast. Cancer *29*, 1606–1612 (1972)

Komurdzhiev, H.A., Rogoznaya, A.V.: Carcinoma of the breast in men. Vopr. Onkol. *1* 87–93 (1964)

Korsten, C.B., Engelsman, E., Persijn, J.-P.: Clinical value of estrogen receptors in human breast cancer. In: Estrogen receptors in human breast cancer.

McGuire, W.L., Carbone, P.P., Vollmer, E.P. (eds.), pp. 93–105. New York: Raven Press 1975

Krückemeyer, K.: Dysplasien des Drüsenepithels bei Fibrosis mammae virilis. Beziehungen zum Karzinom. Münch. Med. Wochenschr. *110*, 2798 (1968)

Lacassagne, A.: Apparition de cancers de la mamelle chez la souris mâle, soumise à des injections de folliculine. Compt. Rend. Acad. Sci. (Paris) *195*, 630 (1932)

Lane-Claypon, J.E.: A further report on cancer of the breast with special reference to its associated antecedent conditions. Public health and medical subjects, No. 32. London British Ministry of Health, 1926

Langlands, A.O., MacLean, N., Kerr, G.R.: Carcinoma of the male breast: Report of a series of 88 cases. Clin. Radiol. *27*, 21–25 (1976)

Leclercq, G., Heuson, J.-C., Deboel, M.-C., Mallheiem, W.H.: Estrogen receptors in breast cancer, a changing concept. Br. Med. J. *1*, 185–189 (1975)

Leung, B.S., Moseley, H.S., Davenport, C.E.: Estrogen receptors in prediction of clinical responses to endocrine ablation. In: Estrogen receptors in human breast cancer. McGuire, W.L., Carbone, P.P., Vollmer, E.P. (eds.), pp. 107–129. New York: Raven Press 1975

Li, M.C., Janelli, D.E., Kelly, E.J., Kashiwabasa, H., Kim, R.H.: Metastatic carcinoma of the male breast treated with bilateral adrenalectomy and chemotherapy. Cancer *25*, 678–681 (1970)

Liechty, R.D., Davis, J., Gleysteen, J.: Cancer of the male breast: Forty cases. Cancer *20*, 1617–1624 (1967)

Lilienfeld, A.M.: The epidemiology of breast cancer. Cancer Res. *23*, 1503–1513 (1963)

Lorenz, E. Some biologic effects of long continued irradiation. Am.J. Roentgenol. *63*, 176–185 (1950)

Lowell, D.M., Martineau, R.G., Luria, S.B.: Carcinoma of the male breast. Report of a case occurring 35 years after radiation therapy of unilateral prepubertal gynecomastia. Cancer *22*, 585–586 (1968)

Luft, R., Olivecrona, H.: Hypophysectomy in man. Experiences in metastatic cancer of the breast. Cancer *8*, 261–270 (1955)

Luft, R., Olivecrona, H.: Hypophysectomy in the management of neoplastic disease. Bull. N. Y. Acad. Med. *33*, 5–16 (1967)

Lyall, A.: Chorioncarcinoma of the testis with gynecomastia: Report of a case with early breast carcinoma. Br. J. Surg. *34*, 278 (1947)

MacClure, J.A., Higgins, C.C.: Bilateral carcinoma of male breast after estrogen therapy. J.A.M.A. *146*, 7–9 (1951)

MacDonald, I.: Endocrine ablation in disseminated mammary carcinoma. Surg. Gynecol. Obstet. *115*, 215–222 (1962)

MacGuire, W.L., Carbone, P.P., Vollmer, E.P. (eds.): Estrogen receptors in human breast cancer. New York: Raven Press 1975

MacKay, E.N., Sellers, A.H.: Breast cancer at the

Ontario cancer clinics, 1938–1856: A statistical review. Can. Med. Assoc. J. *92*, 647 (1965)

MacKenzie, I.: Breast cancer following multiple fluoroscopies. Br. J. Cancer *19*, 1–8 (1965)

Macklin, M.T.: Comparison of the number of breast cancer deaths observed in relatives of breast cancer patients, and the number expected on the basis of mortality rates. J. Natl. Cancer Inst. *22*, 927–951 (1959)

MacMahon, B., Cole, P., Brown, J.: Etiology of human breast cancer: A review. J. Natl. Cancer Inst. *50*, 21–42 (1973)

MacWhirter, R.: Simple mastectomy and radiotherapy in the treatment of breast cancer. Br. J. Radiol. *28*, 128–139 (1955)

Marger, D., Urdameta, M., Fishe, J.J.: Breast cancer in brothers. Cancer *36*, 458–461 (1975)

Matson, D.D.: Hypophysectomy in breast cancer. In: Hypophysectomy. Pearson, O.H. (ed.), p. 33. Springfield, Ill: Thomas 1957

Mausner, J.S., Shimkin, M.B., Moss, N.H., Rosemund, G.P.: Cancer of the breast in Philadelphia hospitals 1951–1964. Cancer *23*, 260–274 (1969)

McLaughlin, J.S., Hull, H.C., Oda, F., Buxton, R.W.: Metastatic carcinoma of the male breast; remission by adrenalectomy. Ann. Surg. *162*, 9 (1965)

Mettler, F.A., Jr., Hempelmann, L.H., Dutton, A.M., Pifer, J.W., Edward, M.A., Toyosha, T., Ames, V.P.: Breast neoplasms in women treated with x-rays for acute postpartum mastitis. A pilot study. J. Natl. Cancer Inst. *43*, 803–811 (1969)

Meyer-Laack, H.: Männliche Mammakarzinoma und ihre Beziehungen zur Gynaekomastie. Strahlentherapie *87*, 67–76 (1952)

Meyskens, F.L., Tormey, D.C., Neifeld, J.P.: Male breast cancer: A review. Cancer Treat. Rev. *3*, 83–93 (1976)

Michels, L.G., Gold, R.H., Arndt, R.D.: Radiography of gynecomastia and other disorders of the male breast. Radiology *122*, 117–122 (1977)

Miller, W.R., Forrest, A.P.M.: Oestradiol synthesis by a human carcinoma. Lancet *ii*, 866–869 (1974)

Moseley, H.S., Fletcher, W.S., Leung, B.S., Krippaehne, W.W.: Predictive criteria for the selection of breast cancer patients for adrenalectomy. Am. J. Surg. *128*, 143–151 (1974)

Moss, N.H.: Cancer of the male breast. Ann. N.Y. Acad. Sci. *114*, 937–950 (1964)

Myrden, J.A., Hiltz, J.E.: Breast cancer following multiple fluoroscopies during artificial pneumothorax treatment of pulmonary tubercolosis. Can. Med. Assoc. J. *100*, 1032–1034 (1969)

Nathanson, I.: Hormonal treatment in cancer. Med. Clin. North Am. *34*, 1409–1417 (1950)

Neal, M.P.: Malignant tumors of the male breast. Arch. Surg. *27*, 427–465 (1933)

Neifeld, J.P., Meyskens, F., Tormey, D.C., Tavadpour, N.: The role of orchiectomy in the management of advanced male breast cancer. Cancer *37*, 992–995 (1976)

Nelson, A.J., III, Montague, E.D.: Resectable localized breast cancer. The rationale for combined surgery and irradiation. J.A.M.A. *231*, 189–191 (1975)

Newill, V.A.: Distribution of cancer mortality among ethnic subgroups of the white population of New York City 1953–1958. J. Natl. Cancer Inst. *26*, 405–417 (1961)

Nicolis, G.L., Modlinger, R.S., Gabrilove, J.L.: A study of the histopathology of human gynecomastia. J. Clin. Endocrinol. Metab. *32*, 173–178 (1971)

Nicolis, G.L., Sabetghadan, R., Hsu, C.C.S., Sohval, A.R., Gabrilove, J.L.: Breast cancer after mumps orchitis. J.A.M.A. *223*, 1032–1033 (1973)

Nixon, D.W.: Multiple primary cancers in separate tissues. Case report and brief review. South Med. J. *65*, 305–308 (1972)

Nohrmann, B.A.: Cancer of the breast. Acta Radiol. (Stockh.) [Suppl. 77] (1949)

Norris, H.J., Taylor, H.B.: Carcinoma of the male breast. Cancer *23*, 1428, 1435 (1969)

O'Grady, W.P., McDivitt, R.W.: Breast cancer in a man treated with Diethylstilbestrol. Arch. Pathol. *88*, 162 (1969)

Panettière, F.J.: Cancer in the male breast. Cancer *34*, 1324–1327 (1974)

Papadrianos, E., Haagensen, C.D., Cooley, E.: Cancer of the breast as a familial disease. Ann. Surg. *165*, 10–19 (1967)

Paterson, R., Russel, M.H.: Clinical trials in malignant disease. Part III. Breast cancer: Evaluation of postoperative radiotherapy. Clin. Radiol. *10*, 175–180 (1959)

Payson, B.A., Rosh, R.: Neoplasms of the male breast. Radiology *52*, 220–229 (1949)

Peck, M.E.: Malignant tumors of the male breast. Surg. Clin. North Am. *24*, 1108–1125 (1944)

Peltokallio, P., Kalima, T.V.: Malignant tumors of the male breast in Finland. A report of 51 cases. Br. J. Cancer *23*, 480–487 (1969)

Pyrah, L.N., Smiddy, F.G.: Mammary cancer treated by bilateral adrenalectomy. Lancet *1*, 1041–1047 (1954)

Ribeiro, G.G.: The results of diethylstilboestrol therapy for recurrent and metastatic carcinoma of the male breast. Br. J. Cancer *33*, 465–467 (1976)

Rissanen, P.M.: Cancer of the male breast. Radiol. Clin. Biol. (Basel) *37*, 129–140 (1968)

Rosen, I.W., Nadel, H.I.: Roentgenographic demonstration of calcification in carcinoma of the male breast. Radiology *86*, 38–40 (1966)

Rosen, P.P., Menendez-Botet, C.J., Nisselbaum, J.S.: Estrogen receptor protein in lesions of the male breast. A preliminary report. Cancer *37*, 1866–1868 (1976)

Rubin, P.: Comment: Male breast cancer. J.A.M.A. *201*, 534–535 (1967)

Sachs, M.D.: Carcinoma of the male breast. Radiology *37*, 458–467 (1941)

Sadoff, L., Davidson, W.: Urinary estrogen excretion in men with advanced cancer. N. Engl. J. Med. *289*, 863–864 (1973)

Sandison, A.T.: Male breast cancer in Klinefelter's syndrome. Br. Med. J. *1*, 521–522 (1965)

Scarff, R.W., Torloni, H.: Histological typing of breast tumors. In: International Histological Classification of Tumors, Geneva, W. H. O. 1968

Scheike, O.: Male breast cancer. 5. Clinical manifestations in 257 cases in Denmark. Br. J. Cancer *28*, 552–561 (1973)

Scheike, O.: Male breast cancer. 6. Factors including prognosis. Br. J. Cancer *30*, 261–271 (1974)

Scheike, O.: Factors provoking male breast cancer. In: Risk factors in breast cancer. Stoll, B.A. (ed.), 173–192. London: Heinemann Medical Books 1976

Scheike, O., Visfeldt, J.: Male breast cancer. 4. Gynecomastia in patients with breast cancer. Acta Pathol. Microbiol. Scand. [A] *81*, 359 (1973)

Scheike, O., Svenstrup, B., Frandsen, V.A.: Male breast cancer. 2. Metabolism of oestradiol-17β in men with breast cancer. J. Steroid. Biochem. *4*, 489 (1973a)

Scheike, O., Visfeldt, J., Petersen, B.: Male breast cancer. 3. Breast carcinoma in association with the Klinefelter syndrome. Acta Pathol. Microbiol. Scand. [A] *81*, 352 (1973b)

Schmitt, G., Scheffler, J.: Das Karzinom der männlichen Brustdrüse. Dtsch. Med. Wochenschr. *96*, 931–937 (1971)

Schoenberg, B.S., Greenberg, R.A., Eisenberg, H.: The occurrence of certain multiple primary cancers in females. Ann. Intern. Med. *68*, 1193 (1968)

Schonland, M., Bradshaw, E.: Cancer in the natal African and Indians. Int. J. Cancer *3*, 304–316 (1968)

Schottenfeld, D.J.: Some epidemiological features of breast cancer among males. J. Chronic Dis. *16*, 71 (1963)

Schottenfeld, D.J., Lilienfeld, A.M., Diamond, H.: Some observations on the epidemiology of breast cancer among males. Am. J. Public Health *53*, 890 (1963)

Schottenfeld, D.J., Berg, J.: Incidence of multiple primary cancers. IV. Cancers of the female breast and genital organs. J. Natl. Cancer Inst. *46*, 161–170 (1971)

Schwartz, I.S., Wilens, S.L.: The formation of acinar tissue in gynecomastia. Am. J. Pathol. *43*, 797 (1963)

Scowen, E.F.: Oestrogen excretion after hypophysectomy in breast cancer. In: Endocrine aspects of breast cancer. Currie, A.R. (ed.), pp. 208–218. Edinburgh, London: Livingstone 1958

Seidmann, H.: Cancer of the breast. Statistical and epidemiological data. Cancer *24*, 1355 (1964)

Shellabarger, C.J., Bond, V.P., Cronkite, E.P.: Relationship of dose of total-body 60 Co radiation to incidence of mammary neoplasia in female rats in radiation-induced cancer. IAEA, Vienna, 161–172 (1969)

Simpson, J.S., Barson, A.J.: Breast tumours in infants and children: A 40-year review of cases at a children's hospital. Can. Med. Assoc. J. *101*, 100–102 (1969)

Sinner, W.: Karzinome der männlichen Brustdrüse. Beobachtungen an 27 Fällen. Strahlentherapie *115*, 522–547 (1961)

Slack, R.W.T.: The survival rate of men with carcinoma of the breast. Br. J. Surg. *62*, 963–965 (1975)

Smithers, D.W., Rigby-Jones, P., Galton, D.A.G., Payne, P.M.: Cancer of the breast. A review. Br. J. Radiol., Suppl. 6, 1–90 (1952)

Stephensen, T.R., Gordon, H.E.: Primary carcinoma of the male breast. Arch. Surg. *99*, 529–530 (1969)

Stewart, F.W.: Tumors of the breast. Atlas of tumor pathology, sect. 9, part 34. Washington, D.C.: Armed Forces Institute of Pathology 1950

Stoll, B.A.: Endocrine therapy in malignant disease. Philadelphia: Saunders 1972

Symmers, W.S.C.: Carcinoma of the breast in transsexual individuals after surgical and hormonal interference with the primary and secondary sex characteristics. Br. Med. J. *2*, 83 (1968)

Taylor, S.G., Li, M.C., Eckles, N., Slaughter, D.P., McDonald, J.H.: Effect of surgical Addison's disease on advanced carcinoma of the breast and prostate. Cancer *6*, 997–1009 (1953)

Teasdale, C., Forbes, J.F., Baum, M.: Familial male breast cancer. Lancet 360–361 (1976)

Thompson, E.B., Perlin, E., Tormey, D.: Steroid-binding proteins in carcinoma of the human male breast. Am. J. Clin. Pathol. *65*, 360–363 (1976)

Treves, N.: Castration as a therapeutic measure in cancer of the male breast. Cancer *2*, 191–222 (1949)

Treves, N.: Paget's disease of the male mamma. Cancer *7*, 325–330 (1954)

Treves, N.: The treatment of cancer, especially inoperable cases, of the male breast by ablative surgery (orchiectomy, adrenalectomy and hypophysectomy) and hormone therapy (estrogens and corticosteroids). An analysis of 42 patients. Cancer *12*, 820–832 (1959)

Treves, N., Holleb, A.I.: Cancer of male breast: A report of 146 cases. Cancer *8*, 1239–1250 (1955)

Treves, N., Robbins, G.F., Amoroso, W.L., Jr.: Serous and serosanguineous discharge from the male nipple. Arch. Surg. *73*, 319 (1956)

Triska, H.: Das Brustdrüsenkarzinom beim Manne. Mittelungsdienst G.B.K. NRWc *4*, 535 (1967)

Ulrich, P.: Testosterone (hormonal male) et son rôle possible dans le traitement de certains cancers du sein. Int. Union Cancer *4*, 377 (1939)

Upton, A.C., Kimball, A.W., Furth, J., Christenberry, K.W., Benedict, W.H.: Some delayed effects of atom-bomb radiations in mice. Cancer Res. *20*, 1–60 (1960)

Vanderbilt, P.C., Warren, S.E.: Forty year experience with carcinoma of the male breast. Surg. Gynecol. Obstet. *133*, 629–633 (1971)

Veronesi, U.: Surgical treatment of primary breast cancer according to disease extent. Prog. Clin. Biol. Res. *12*, Breast cancer 19 (1977)

Visfeldt, J., Scheike, O.: Male breast cancer. I. Histologic typing and grading of 187 danish cases. Cancer *32*, 985–990 (1973)

Wainwright, J.M.: Carcinoma of the male breast. Arch. Surg. *14*, 836–859 (1927)

Walach, N., Hochman, A.: Male breast cancer. Oncology *29*, 181–189 (1974)

Wanebo, C.K., Johnson, K.G., Sato, K., Thorslund, T.W.: Breast cancer after exposure to the atomic bombings of Hiroshima and Nagasaki. N. Engl. J. Med. 279: 667–671 (1968)

Wetchler, B.B., Futterman, S., Glatstein, N., Simon, B.: Carcinoma of male breast. N.Y. State J. Med. 75/8 1226–1227 (1975)

Williams, I.G.: Carcinoma of the male breast. Lancet *2*, 701 (1942)

Williams, W.R.: Cancer of the male breast, based on the records of one hundred cases; with remarks. Lancet *2*, 261 (1889)

Witliff, J.L.: Specific receptors of the steroid hormones in breast cancer. Semin. Oncol. *5*, 109–118 (1974)

Witliff, J.L.: Steroid-binding proteins in normal and neoplastic mammary cells. In: Methods in cancer research. Bush, H. (ed.), Vol. XI, p. 293. New York: Academic Press 1975

Witliff, J.L.: Estrogen receptors and hormone dependency in human breast cancer. In: Recent results in cancer research 57: Breast Cancer. Arneault, G.St., Band, P., Israel, L. (eds.), Chapt. 7, pp. 59–77. Berlin, Heidelberg, New York: Springer 1976

Yogore, M.G., Sahgal, S.: Small cell carcinoma of the male breast. Cancer *39*, 1748–1751 (1977)

Zumoff, B., Fischmann, J., Cassouto, J., Hellman, L., Gallagher, T.F.: Estradiol transformation in men with breast cancer. J. Clin. Endocrinol. Metab. *26*, 960–966 (1966)

Hormon- und Chemotherapie

Von

Kurt W. Brunner

Mit 13 Tabellen

A. Einleitung

Das Mammakarzinom ist ein Malignom, das fast ausschließlich durch Fernmetastasierung und nicht durch lokales Tumorwachstum zum Tode führt. Rund 60% aller Patientinnen mit Mammakarzinom entwickeln innerhalb von zehn Jahren nach der primären Therapie Metastasen (Seidman, 1969). Langfristig können nur etwa 25% aller Patientinnen mit Mammakarzinom definitiv geheilt werden (Welbourn u. Burn, 1972). Das Risiko, nach erfolgreicher Radikaloperation eines Mammakarzinoms infolge Fernmetastasierung zu sterben, besteht auch noch nach einer Beobachtungsdauer von mehr als 20 Jahren (Ederer et al., 1963; Whitney et al., 1964). Rund 75% aller Patientinnen mit diesem Karzinom benötigen daher zu irgendeinem Zeitpunkt eine palliative Behandlung in einem nicht heilbaren Stadium. Der klinische Verlauf des Mammakarzinoms ist sehr unterschiedlich. Einige Karzinome führen rasch zum Tode, unabhängig davon, welche kurativen oder palliativen Therapien eingeleitet werden. Andere zeigen sehr langsame Verläufe. Dazwischen liegen zahlreiche Krankheitsverläufe, die heute in zunehmendem Maße auch im metastasierenden Stadium objektiv und subjektiv günstig beeinflußt werden können. Die großen Unterschiede im Spontanverlauf des Mammakarzinoms machen es schwierig, ohne exakt definierte Kriterien die Wirksamkeit irgendeiner Behandlungsmethode zu bewerten.

Die Heilungsrate wie auch die durchschnittliche Überlebensdauer ist beim Mammakarzinom im lokalisierten Stadium abhängig von der Größe des Primärtumors, dem Status der axillären Lymphknoten, der anatomischen Lage des Tumors und dem histologischen Malignitätsgrad (Fisher et al., 1969, 1975). Als wichtigstes prognostisches Kriterium gilt heute der metastatische Befall der axillären Lymphknoten, bzw. die Zahl der Lymphknoten, in denen Metastasen nachgewiesen werden können (Fisher et al., 1968, 1975; Rozencweig u. Heuson, 1975). Beim Fehlen axillärer Lymphknotenmetastasen beträgt die Rezidivrate nach fünf Jahren 21%, bei Vorhandensein 66%; bei Befall von mehr als vier axillären Lymphknoten 81% (Tabelle 1). Die mittlere Zeit zwischen dem Auftreten des Rezidivs bzw. der Metastasierung bis zum Tode beträgt ohne Behandlung ca. sieben Monate (Fisher et al., 1968).

Die Hoffnung, die noch recht unbefriedigende Prognose des Mammakarzinoms zu verbessern, kann sich bei realistischer Betrachtung nur auf zwei Entwicklungen stützen:
1. Weitere wesentliche Fortschritte in der Früherfassung des Mammakarzinoms vor Eintritt einer klinisch latenten Fernmetastasierung.
2. Entwicklung von wirksamen und selektiven Systemtherapien, die neben der lokalen chirurgischen und radiologischen Behandlung des Mammakarzinoms eingesetzt werden können.

Tabelle 1. Lymphknotenbefall und Metastasierungsrate bzw. Überlebenszeit beim Mammakarzinom. (Nach Fisher et al., 1968, 1969, 1975)

Ipsilaterale axilläre Lymphknoten (N)	Metastasierungsrate (%)			Überlebensrate (%)	
	18 Monate	5 Jahre	10 Jahre	5 Jahre	10 Jahre
N−	5	21	24	76	65
N+	33	67	76	46	25
N+(1–3)	13	53	65	62	38
N+(≧ 4)	52	80	86	31	13
Alle Patienten	17	45	50	61	46

In beiden Richtungen sind hoffnungsvolle Entwicklungen zu verzeichnen. Sowohl die Chirurgie als auch die Strahlentherapie des Mammakarzinoms haben ein Plateau erreicht, das sich nur noch punktuell, nicht aber grundsätzlich verbessern läßt.

An Systemtherapien stehen heute beim Mammakarzinom die verschiedenen Formen der hormonalen Behandlung, die zytostatische Chemotherapie und – vorläufig mehr als Hoffnung denn als Realität – die Immunotherapie zur Verfügung.

Betrachtet man rückblickend die Entwicklung der Systemtherapien, so können stichwortartig folgende Phasen unterschieden werden:

1. Bis Mitte der 50er Jahre: Dominanz der Hormontherapie; nicht realisierte Hoffnungen, durch neue Hormonderivate die Wirksamkeit der hormonalen Behandlung zu verbessern; erster Einsatz einzelner Zytostatika (Monochemotherapie) auf rein empirischer Basis in fortgeschrittenen Fällen.
2. 1955–1970: Erzielung wesentlicher Fortschritte in der Chemotherapie des metastasierenden Mammakarzinoms aufgrund verbesserter experimenteller und zellkinetischer Grundlagen. Einführung und Prüfung von zytostatischen Kombinationstherapien in prospektiven, meist multiinstitutionellen kontrollierten Studien. International einheitliche Definition der Erfolgsbeurteilung. Verbesserte Definition der Krankheitsfaktoren, die den weiteren Spontanverlauf beeinflussen, verbesserte Stadieneinteilung (TNM-System) (Rozencweig u. Heuson, 1975);
3. Ab 1970: zunehmende Bemühungen um eine interdisziplinäre Koordination der Behandlungsplanung beim Mammakarzinom nach Risikofaktoren; erste zumindest teilweise erfolgreiche Eingliederung der Chemotherapie in den kurativen Behandlungsplan (adjuvante Chemotherapie); Einführung prädiktiver biochemischer Methoden zur Erfassung der Hormonabhängigkeit des Mammakarzinoms (Östrogenrezeptorenbestimmung) (Baulieu, 1976); erste kontroverse Versuche einer Immunotherapie oder Immuno-Chemotherapie des Mammakarzinoms.

Die Notwendigkeit einer interdisziplinären kooperativen Behandlungsplanung aller an der Therapie des Mammakarzinoms beteiligten Fachdisziplinen zwecks einer Optimierung der heute erreichbaren und einer Verbesserung der künftigen Behandlungsergebnisse ist heute unbestritten. Dazu gehören:

1. eine einheitliche Abklärungsstrategie in jeder Phase der Krankheitsentwicklung;
2. ein fester organisatorischer Rahmen für die interdisziplinäre Zusammenarbeit sowie die gemeinsame Erarbeitung von Entscheidungsgrundsätzen und Entscheidungskriterien;
3. die Festlegung gemeinsamer Behandlungsgrundsätze und Behandlungsprogramme sowohl für die Primärbehandlung der verschiedenen kurativen Stadien wie auch für die Palliativbehandlung im metastasierenden Stadium. Periodische Anpassung dieser Programme an neue Erkenntnisse; aktive Mitarbeit an der therapeutischen Forschung.

B. Hormontherapie

I. Hormonabhängigkeit des Mammakarzinoms

Das Wachstum des Mammakarzinomgewebes ist in rund einem Drittel aller Fälle von hormonalen Faktoren abhängig und damit durch hormonale Manipulationen beeinfluß-bar. In diesen Fällen bedeutet dies, daß das Tumorwachstum durch hormonale Eingriffe vorübergehend gehemmt und die Tumormanifestationen zur Rückbildung gebracht werden können. In einer Minderzahl der Fälle kann der Tumor aber auch durch Hormone im Wachstum stimuliert werden. Es muß angenommen werden, daß beim hormonabhängigen Tumor biologische Eigenschaften erhalten bleiben, die auch das normale Mammagewebe aufweist, während diese beim autonomen, hormonunabhängigen Tumor im Rahmen des Entdifferenzierungsprozesses verloren gehen. Ist diese Annahme richtig, so kann gleichzeitig auch die sekundäre Hormonresistenz, d.h. die Erschöpfung der Wirksamkeit einer hormonellen Maßnahme nach Monaten oder Jahren damit erklärt werden, daß das Mammakarzinomgewebe neben hormonabhängigen auch autonome Anteile enthält, die im Laufe der Zeit infolge Selektion die Überhand gewinnen und zum Tumorrezidiv führen.

Bis vor wenigen Jahren beruhten alle hormonalen Therapien beim Mammakarzinom auf einer rein empirischen Basis: Nur der gezielte, gut kontrollierte und objektiv beurteilte Behandlungsversuch konnte darüber entscheiden, ob die erwarteten therapeutischen Wirkungen, keine Therapieeffekte oder allenfalls sogar eine Tumorstimulation eintraten. Diese Situation war unbefriedigend, da in rd. zwei Drittel aller Fälle von vornherein keine therapeutische Wirkung zu erwarten war. Bis vor kurzer Zeit blieben alle Anstrengungen, biochemische Parameter für hormonabhängige Mammakarzinome zu definieren, ohne wesentliche praktische Bedeutung (FORREST u. KUNKLER, 1968). Erst die seit einigen Jahren entwickelten Methoden zur Bestimmung von Östrogen- und anderen hormonalen Rezeptoren eröffneten neue Möglichkeiten für eine selektivere Anwendung der Hormontherapie beim Mammakarzinom (McGUIRE et al., 1975, 1977).

Östrogenrezeptoren stellen ein zytoplasmatisches Protein dar, welches mit großer Affinität und Spezifität Östrogene bindet. Es konnte nachgewiesen werden, daß solche Rezeptoren nur in Geweben vorkommen, die in der Lage sind, auf Östrogene zu reagieren (McGUIRE et al., 1975). Es war daher naheliegend, auch Mammakarzinomgewebe auf Östrogenrezeptoren zu untersuchen und die Beziehungen zwischen dem Vorhandensein oder Fehlen von Östrogenrezeptoren und dem Verhalten des Tumors auf hormonale Eingriffe zu erforschen. Es wurden verschiedene Methoden zur Bestimmung von Östrogen- und anderen Rezeptoren entwickelt (BAULIEU, 1976; McGUIRE et al., 1977). In klinischen Studien hat man die Korrelationen zwischen rezeptorpositiven und rezeptornegativen Karzinomen und den therapeutischen Wirkungen hormonaler Eingriffe untersucht (McGUIRE et al., 1975).

Aus dem heute noch recht verwirrenden Bild, das durch die Verschiedenheit der Nachweistechniken und durch die unterschiedliche Qualität der klinischen Studien bedingt ist, scheinen sich folgende Tatsachen herauszukristallisieren (BAULIEU, 1976; COLE, 1968; McGUIRE et al., 1975, 1977):

1. Rund 60–70% aller Mammakarzinome weisen Östrogenrezeptoren auf (rezeptorpositiv); davon sprechen aber nur rd. 40–50% auf eine Hormontherapie an.
2. Bei den rezeptornegativen Karzinomen liegt die Wahrscheinlichkeit, daß sie auf eine Hormontherapie günstig reagieren, unter 10%.

Die Bestimmung der Östrogenrezeptoren eignet sich somit vorläufig eher für eine Selektion jener Patientinnen, die mit großer Wahrscheinlichkeit nicht auf eine Hormontherapie reagieren. Eine bessere positive Selektion hormonabhängiger Tumoren ist von der Quantifizierung der Östrogenrezeptoren, ferner von der Bestimmung anderer hormonaler Rezeptoren, wie der Progesteron- und Androgenrezeptoren, zu erwarten (McGUIRE et al., 1977).

Mit der zunehmenden Sicherheit, die Hormonabhängigkeit eines Mammakarzinoms durch einen prädiktiven biochemischen Test positiv zu erfassen, eröffnen sich auch neue Möglichkeiten, die Hormontherapie gezielt einzusetzen, etwa auch als adjuvante postoperative Behandlung. Die früheren Untersuchungen über die Hormonprophylaxe, wie z.B. über die prophylaktische Ovarektomie bei prämenopausalen Frauen, litten darunter, daß rd. zwei Dritteln aller Patientinnen eine eingreifende Maßnahme zugemutet werden mußte, von denen keine günstige Wirkungen zu erwarten war. Neben der Bestimmung der Östrogenrezeptoren erlauben aber auch gewisse klinische Parameter, die Wahrscheinlichkeit des Ansprechens auf eine hormonale Maßnahme abzuschätzen. Für gute Aussichten einer Hormontherapie sprechen:
1. langes Intervall zwischen der Primärbehandlung und dem Auftreten von Metastasen,
2. langsame Tumorentwicklung,
3. geringe Gesamttumormasse zum Zeitpunkt des Therapiebeginns,
4. guter Allgemeinzustand,
5. lokoregionale Metastasen und Skeletmetastasen reagieren häufiger und besser als viszerale Metastasen oder gemischte Metastasierungstypen,
6. prämenopausale und mehr als fünf Jahre in der Menopause stehende Patientinnen reagieren häufiger als solche, bei denen das Mammakarzinom um den Beginn der Menopause herum diagnostiziert wurde,
7. erfolgreiche frühere Hormontherapie,
8. geringer oder mittelmäßiger histologischer Malignitätsgrad („grading I–II") (ROZENCWEIG u. HEUSON 1975).

II. Formen und Ergebnisse

Formal können zwei Arten der Hormontherapie unterschieden werden, nämlich die ablative und die additive Hormontherapie (vgl. auch Tabelle 2).

Zu den *ablativen Maßnahmen* zählt die Ovarektomie, die Adrenalektomie und die Hypophysektomie. Sie erfolgen meist operativ. Die Ausschaltung der Ovarien und der Hypophyse kann aber auch strahlentherapeutisch geschehen.

Die *additive Hormontherapie* beruht auf der Zufuhr unphysiologisch hoher Dosen von Hormonen, in erster Linie von Östrogenen, Antiöstrogenen, Androgenen, Gestagenen und Kortikosteroiden.

Die exakte Wirkungsweise aller hormonalen Eingriffe ist bis heute grundsätzlich unbekannt. Es dürfte in erster Linie die relativ plötzliche hormonale Umstellung, der „Hormonschock" sein, der sowohl bei den ablativen endokrinen Eingriffen wie auch bei der Zufuhr von Hormonen zum therapeutischen Effekt führt. Wohl aus diesem Grunde wird die chirurgische Kastration der langsamer wirkenden Röntgenkastration vorgezogen. Die Wahl der hormonalen Maßnahme richtet sich nach dem Menstruationsstatus und beruht ausschließlich auf empirischen Daten in großen Untersuchungsreihen.

Bei *menstruierenden Frauen* und solchen, die nach Eintritt der natürlichen Menopause noch eine Östrogenaktivität aufweisen, ist die Ovarektomie die wichtigste hormonale Behandlung. Es kann damit in ca. 30% aller Fälle mit einer Remission von durchschnittlich 9–14 Monaten gerechnet werden. Bessere Resultate sind nur bei entsprechender Selektion der Patientinnen nach Metastasierungstyp oder anderen Risikofaktoren oder

Tabelle 2. Indikationen und Formen der alleinigen Hormontherapie beim metastasierenden Mammakarzinom

---

1. Indikationen

langes Intervall zwischen Primärbehandlung und Metastasierung (über 3 Jahre)
rein lokoregionale Metastasierung oder nicht sehr ausgedehnte Skeletmetastasierung; keine viszerale oder gemischte Metastasierung
protrahierter Verlauf der Metastasierung
hohes Alter, in der Regel über 70 Jahre
vorhandene Östrogenrezeptoren

2. Art der Hormontherapie

   a) Prämenopause bzw. vorhandene Östrogenaktivität
     Ovarektomie:
     bei *Mißerfolg* innerhalb 6–8 Wochen: Chemotherapie; bei *Erfolg* und späterem Rezidiv: Antiöstrogene, Tamoxifen (Nolvadex) 2mal 10 mg täglich.
     (Wenn obige Indikationskriterien noch zutreffen, sonst Chemotherapie)
     Hypophysektomie:
     bei früherem Erfolg der Ovarektomie und alleinigem Vorliegen schmerzhafter Skeletmetastasen

   b) Postmenopause bzw. fehlende Östrogenaktivität
     Antiöstrogen:
     Tamoxifen (Nolvadex): 2mal 10 mg täglich, bei *Mißerfolg* innerhalb 6–8 Wochen: Chemotherapie, bei *Erfolg* und späterem Rezidiv: Androgene, Anabolika oder Gestagene bis 5 Jahre nach Menopause; Östrogene über 5 Jahre nach Menopause.
     (Wenn obige Indikationskriterien noch zutreffen, sonst Chemotherapie)
     Hypophysektomie:
     bei früherem Erfolg auf Antiöstrogene und alleinigem Vorliegen schmerzhafter Skeletmetastasen

---

bei Ausschluß aller Karzinome mit fehlenden Östrogenrezeptoren zu erzielen. Die primäre Adrenalektomie hat sich, zumindest im deutschsprachigen Raum, nie in größerem Umfang durchzusetzen vermocht (FRACCHIA et al., 1971). Die Hypophysektomie wie auch jede additive Hormontherapie kommt bei Frauen in der Prämenopause nur als sekundäre Hormontherapie nach Erfolg der Ovarektomie und späterer erneuter Tumorprogression in Frage. Doch wird auch in diesen Fällen häufig zuerst die Behandlung mit Antiöstrogenen, wie Tamoxifen (Nolvadex), vorgezogen. Bei Mißerfolg der Ovarektomie, d.h. bei nachgewiesener Hormonunabhängigkeit des Tumors sind erfahrungsgemäß die Aussichten einer anderen Hormontherapie sehr gering.

In der *Postmenopause* bzw. bei fehlender Östrogenaktivität ist die additive Hormonbehandlung indiziert. Früher wurden bis zu fünf Jahre nach Menopause die Androgene, später die Östrogene bevorzugt. Da sich mit Antiöstrogenen zumindest die gleich guten therapeutischen Ergebnisse erzielen lassen wie mit Androgenen oder Östrogenen, setzt sich die primäre Behandlung mit Antiöstrogenen immer mehr durch (TORMEY et al., 1976). Sie sind mit weniger Nebenwirkungen verbunden. Auch Tumorstimulationen sind mit Antiöstrogenen seltener zu beobachten. Als Sekundärtherapie nach Erfolg mit Antiöstrogenen kommen Östrogene und Gestagene, ggf. auch das nicht mit hormonalen Nebenwirkungen verbundene Delta-1-Testolactan (Fludestrin) in Frage (groupe Europeen du Cancer du Sein, 1964). Die prolaktinhemmenden Substanzen befinden sich im klinischen Versuchsstadium und haben noch keine feste Indikation (STOLL, 1964). Die Anwendung der Androgene wird immer stärker zurückgedrängt. Auch die chirurgische Hypophysektomie oder eine andere Form der Hypophysenausschaltung ist nur als sekundärer hormonaler Eingriff nach früherem Erfolg einer anderen Hormonbehandlung indiziert. Sie kommt bei ausgedehnter viszeraler Metastasierung nicht in Frage. Die günstigste Indikation sind therapieresistente, schmerzhafte Skeletmetastasen.

Die Remissionsraten bei additiver Hormontherapie liegen im Durchschnitt bei 20–25% mit einer mittleren Remissionsdauer von 8–10 Monaten. Höhere Remissionsraten, wie sie in der Literatur berichtet werden, beruhen eher auf einer Selektion günstigerer Fälle.

Besondere Indikationen bestehen für die Anwendung von Kortikosteroiden, meist in Form des Prednisons. Prednison wird in folgenden Situationen gegeben:

1. Bei spontaner oder hormoninduzierter (Östrogene, Androgene) Hyperkalzämie: 75–100 mg täglich, zusammen mit forcierter Flüssigkeitszufuhr, am besten in Form von Infusionen 2–4 l täglich; evtl. zusätzlich Calcitonin 0,02 mg täglich mehrmals s.c. oder i.m. oder in Infusionen.
2. Bei symptomatischen Hirnmetastasen zur Rückbildung des perifokalen Ödems und Vermeidung der möglichen initialen Verschlechterung der Symptomatik unter Bestrahlung: 100 mg täglich und mehr.
3. In zytostatischen Kombinationstherapien (vgl. unten). Prednison allein hat eine gewisse tumorspezifische Wirkung beim Mammakarzinom, wahrscheinlich über die Hypophysen-Nebennierenrinden-Achse.

III. Indikationen der alleinigen Hormontherapie

Die Indikationen zur alleinigen Hormontherapie werden zugunsten einer kombinierten Hormon- und Chemotherapie, die wesentlich höhere Remissionsraten ergibt, immer stärker eingeengt. Sie sind in Tabelle 2 zusammengefaßt. Die alleinige Hormontherapie ist nur angezeigt, wenn die oben beschriebenen Kriterien, die für günstige Aussichten einer Hormontherapie sprechen, erfüllt sind. Am wichtigsten sind dabei das Fehlen einer Metastasierung in viszerale Organe oder einer gemischten ausgedehnten Metastasierung, ein langes Intervall zwischen Primärbehandlung und Auftreten von Metastasen, protrahierter Verlauf der Metastasierung oder hohes Alter. Im letzteren ist die Chemotherapie häufig schwer durchführbar. Die Hormontherapie hat gegenüber der Chemotherapie den Vorteil, daß sie wesentlich einfacher durchzuführen und mit weniger Nebenwirkungen verbunden ist. Allerdings sind die Remissionsraten deutlich niedriger als mit den besten heute zur Verfügung stehenden Chemotherapien. Es stellt sich immer wieder die Frage, ob nicht vor jeder Chemotherapie ein gut kontrollierter Versuch mit einer hormonalen Behandlung durchgeführt werden sollte und erst nach Mißerfolg der Hormontherapie die Chemotherapie einzuleiten ist. Es wird dabei postuliert, daß bei erfolgreicher Hormonbehandlung der Patientin über lange Zeit eine Chemotherapie im metastasierenden Stadium erspart bleibt und bei Tumorprogredienz immer noch die Chemotherapie erfolgreich angewandt werden kann. Neuere, teils noch nicht veröffentlichte Untersuchungen zeigen aber, daß in vielen Fällen der verzögerte Einsatz der Chemotherapie, also die Verschiebung auf jenen Zeitpunkt, zu welchem der Mißerfolg der Hormontherapie feststeht, mit geringeren Remissionsraten bei der nachfolgenden Chemotherapie und einer erschwerten Kontrolle der Krankheit verbunden ist (Ahman et al., 1977).

Für die prophylaktische Anwendung von Hormonen im klinisch tumorfreien Stadium besteht vorläufig keine gesicherte Indikation. Dies kann sich ändern, wenn einmal die Hormonabhängigkeit durch verbesserte Bestimmung der Hormonrezeptoren mit größerer Sicherheit erfaßt werden kann. Dies gilt namentlich für die additive Hormonbehandlung. Diese kann nicht nur günstige oder bestenfalls fehlende therapeutische Wirkungen haben, sondern auch zu einer Tumorstimulation führen, die im klinisch latenten Tumorstadium schwer zu erfassen ist. Auch für die prophylaktische Ovarektomie nach lokaler Behandlung des Mammakarzinoms konnte nachgewiesen werden, daß sie bezüglich definitiver

Heilungsrate und mittlerer Überlebenszeit keine Vorteile bietet. Sie ist lediglich in der Lage, das Intervall bis zur klinischen Erfassung der Metastasierung um einige Zeit hinauszuschieben (COLE, 1968; KENNEDY et al., 1964). Dem steht der Nachteil gegenüber, daß nur etwa ein Sechstel aller Patientinnen von der prophylaktischen Ovarektomie profitieren können und somit fünf Sechstel einem unnötigen therapeutischen Trauma ausgesetzt werden; nämlich etwa 50% aller Patientinnen, die ohnehin innerhalb von fünf Jahren nicht metastasieren, und zwei Drittel aller Fälle, die zudem kein hormonabhängiges Karzinom aufweisen.

IV. Praktische Durchführung, Überwachung und Dauer

Ist die Indikation für eine hormonale Behandlung gegeben, so sollte sie unverzüglich und bei additiver Therapie in optimaler Dosierung eingeleitet werden. Jede Hormontherapie ist auch sorgfältig zu überwachen. Dies bezieht sich namentlich auf folgende Punkte:
1. Erfassung der therapeutischen Wirkungen, durch exakte Messung und Kontrolle der Tumormanifestationen.
2. Registrierung und Behandlung der Nebenwirkungen.
3. Möglichst frühzeitige Erfassung einer eventuellen Tumorstimulation oder einer hormonal induzierten Hyperkalzämie, die rasch zum Nierenversagen führen kann.
4. Kardiovaskuläre Überwachung: Hormontherapien können, wahrscheinlich über eine Flüssigkeitsretention, zu manifester Herzinsuffizienz und thromboembolischen Komplikationen führen.

Jede hormonale Therapie ist so lange fortzusetzen, bis eine Tumorremission sich erschöpft hat. Bei gesicherter Tumorprogression und bei Fehlen günstiger Wirkungen auf das Allgemeinbefinden oder auf allfällige Skeletschmerzen ist sie abzusetzen. Ist die Hormontherapie primär erfolgreich, so kann nach erneuter Tumorprogression nach den in Tabelle 2 erwähnten Kriterien eine weitere Hormontherapie versucht werden. Sind dagegen keine therapeutischen Wirkungen innerhalb von 6–8 Wochen zu beobachten, so muß auf eine weitere Hormontherapie verzichtet und auf eine Chemotherapie übergegangen werden. Die gebräuchlichsten Hormone, ihre Dosierung und Nebenwirkungen sind in Tabelle 3 aufgeführt.

Tabelle 3. In der Krebstherapie gebräuchliche Geschlechtshormone

Präparat	Appli-kation	Initiale Richtdosen	Nebenwirkungen
1. Androgene			
Testosteronpropionat Perandren Testosteron Testoviron	i.m.	100 mg 3mal pro W.	*Androgene allgemein:* Flüssigkeitsretention, Virilisierung, Libidosteigerung. Induktion einer Hyperkalzämie: Kalzium- und Harnstoff-kontrollen
Drostanolonpropionat Masterid	i.m.	100 mg 3mal pro W.	
Fluoxymesteron Ultandren Halotestin	o.	20–30 mg tgl.	
Methyltestosteron Syndren	o.	20–30 mg tgl.	Leberschädigung: Cholostase

Tabelle 3 (Fortsetzung)

Präparat	Appli-kation	Initiale Richtdosen	Nebenwirkungen
Depot-Präparate Triolandren Testoviron Depot Sustanon	i.m.	250 mg wöchentlich später alle 2 W.	
2. Östrogene			
Östradiol Ovocyclin Progynon B	i.m.	10–15 mg 3mal pro W.	*Östrogene allgemein:* Flüssigkeitsretention Miktionsstörungen (Inkontinenz), Uterusblutungen bei Absetzen, Unterdosierung oder unregelmäßiger Einnahme, Gynäkomastie und Feminisierung beim Mann. Hyperkalzämie und Nephrokalzinose!
Stilböstrol, Hexöstrol Syntostrol Hormöstrol		15–20 mg tgl.	Evtl. Hepatotoxität, Nausea, Erbrechen
Diäthylstilböstrolphosphat Honvan	i.v. o.	initial 500–1000 mg als Infusion 8–10 Tg. 100–200 mg 3mal tgl.	Knochenschmerzen bei zu rascher Infusion Ungewisse Resorption
Äthinylöstradiol Eticyclin Progynon C	o.	1 mg 3mal tgl.	Evtl. Nausea, Erbrechen
Depot-Präparate: Progynon-Depot	i.m.	100 mg alle 1–2 W.	
Estradurin	i.m.	80 mg alle 2–3 W.	
3. Gestagene			
Hydroxyprogesteron Delalutin Prolution Depot	i.m.	1000–2000 mg pro W.	Flüssigkeitsretention
Medroxyprogesteron Depot-Provera	i.m.	500 mg pro W. bis 1000 mg tgl.!	
Norethisteronazetat Primolut Nor	o.	10–20 mg 3mal tgl.	
Hydroxymethylprogesteron Provera 100	o.	100–200 mg tgl.	
4. Antiöstrogene			
Tamoxifen Nolvadex	o.	10 mg 2mal tgl.	Selten Virilisierung, Uterusblutungen, Wallungen

C. Chemotherapie

I. Monochemotherapie

Am Anfang der Chemotherapie-Ära war die zytostatische Behandlung des Mammakarzinoms auf Fälle mit ausgedehnter Metastasierung beschränkt, die primär oder sekundär nicht mehr auf Hormontherapien ansprachen. Zudem wurden die Zytostatika nur einzeln verwendet (Monochemotherapie). Trotz dieser ungünstigen Umstände zeigte es sich, daß eine beträchtliche Anzahl von Zytostatika mit unterschiedlichem Wirkungsmechanismus in der Lage waren, in 20–35% der behandelten Fälle eine Tumorrückbildung und klinische Besserung der Beschwerden zu erzeugen. Allerdings war die durchschnittliche Remissionsdauer in diesen fortgeschrittenen Fällen in der Regel auf wenige Monate beschränkt.

In Tabelle 4 sind die bei Einzelverabreichung wirksamsten Zytostatika beim metastasierenden Mammakarzinom mit den durchschnittlichen Remissionsraten dargestellt (CARTER, 1976).

Unter den alkylierenden Substanzen scheint Cyclophosphamid (Endoxan) das wirksamste Zytostatikum zu sein. Es wird in verschiedenen Dosierungsschemata verabreicht, sowohl täglich peroral wie auch intermittierend hochdosiert intravenös oder intermittierend in peroralen Dosen während 3–5 Tagen. Keine dieser Verabreichungsarten hat gesicherte Vorteile.

Unter den Antimetaboliten scheint Methotrexat gegenüber 5-Fluorouracil etwas wirksamer zu sein. Letzteres wurde bei sehr großen Patientenzahlen mit unterschiedlichen Dosierungsschemata geprüft. Kein Schema hat gegenüber der einmaligen wöchentlichen intravenösen Verabreichung entscheidende Vorteile. Die perorale Applikation in Form von Trinkampullen ist bzgl. der Resorption der Wirksubstanz etwas unsicher und sollte nur ausnahmsweise angewendet werden.

Unter den Mitosehemmern haben die beiden Vincaalkaloide Vincristine (Oncovin) und Vinblastin (Velbe) beim Mammakarzinom ähnliche therapeutische Aktivität. Die

Tabelle 4. Bei Mammakarzinom wirksame Zytostatika: Monochemotherapie (CARTER, 1976)

Zytostatikum	Zahl Patienten	Remissionen > 50%	
		Zahl	%
Alkylierende Substanzen			
Cyclophosphamid (Endoxan)	529	182	34
Thiotepa	162	48	30
Chlorambucil (Leukeran)	54	11	20
Phenylalanine mustard (Alkeran)	177	38	22
Antimetaboliten			
5-Fluorouracil	1263	324	26
Methotrexat	356	120	34
Mitosehemmer			
Vincristin (Oncovin)	226	47	21
Vinblastin (Velbe)	95	19	20
Antitumor-Antibiotika			
Adriamycin (Adriblastin)	193	67	35
Mitomycin C	60	23	38

Dosisabhängigkeit der therapeutischen Wirkung ist namentlich beim Vincristine eingehend untersucht worden (GRINBERG et al., 1965; HOLLAND et al., 1973). Vincristine ist in erster Linie mit einer peripheren Neurotoxizität verbunden, die unter Umständen rasch zur Dosisreduktion zwingt. Es hat dagegen eine geringere markdepressive Wirkung als Velbe.

Das neueste und wahrscheinlich aktivste Zytostatikum beim metastasierenden Mammakarzinom ist Adriamycin (Adriblastin), ein Antitumor-Antibiotikum. Das optimale Dosierungsschema wurde in zahlreichen Untersuchungen ermittelt (BENJAMIN et al., 1973; BONADONNA et al., 1972; MIDDLEMAN et al., 1971; TORMEY, 1975a). Adriamycin wird heute meistens intermittierend alle drei bis vier Wochen in einer Dosis von 60–80 mg/m^2 Körperoberfläche angewandt.

II. Kombinationschemotherapie

Es konnte zuerst in tierexperimentellen Tumorsystemen und später bei zahlreichen menschlichen Neoplasien, namentlich bei der kindlichen akuten lymphatischen Leukämie und beim Lymphoma malignum Hodgkin, nachgewiesen werden, daß die Kombination mehrerer Zytostatika die therapeutische Wirkung wesentlich verbessert. Dies kommt bei den meisten Tumorarten in höheren Remissionsraten, einer längeren Remissionsdauer und einer besseren Qualität der Remission zum Ausdruck. Die Kombinationschemotherapie beruht vorwiegend auf empirischen Grundlagen. Dabei werden in der Regel die in Tabelle 5 angegebenen Richtlinien angewandt. Die meisten heute verwendeten Kombinationschemotherapien wurden in großen Patientenreihen getestet.

Beim Mammakarzinom gehen die ersten Untersuchungen mit Zytostatika-Kombinationen bis in das Jahr 1963 zurück (GREENSPAN, 1963, 1965). Anlaß zu einer eigentlichen Lawine von klinischen Studien mit Zytostatika-Kombinationen gab jedoch der Bericht von COOPER im Jahre 1969. COOPER beschrieb bei 60 hormonresistenten Patientinnen mit metastasierendem Mammakarzinom mit einer Kombination von fünf Zytostatika eine Remissionsrate von 90%. Das ursprüngliche „Cooper-Regime" enthält Cyclophosphamid (C), Methotrexat (M), 5-Fluorouracil (F), Vincristine (V) und Prednison (P); es ist in Tabelle 6 dargestellt.

Die gute therapeutische Wirkung der Kombination CMFVP wurde in zahlreichen Nachuntersuchungen bestätigt; die später beschriebenen Remissionsraten mit CMFVP liegen aber durchwegs unter 90%. In neun größeren Untersuchungen mit insgesamt 503 Patienten, die mit geringen Modifikationen nach dem „Cooper-Schema" behandelt wurden, konnte im Durchschnitt eine Remissionsrate von 51% beobachtet werden (BRODER u. TORMEY, 1974; BRUNNER et al., 1975; CARTER, 1976; COOPER, 1969; DAVIS et al., 1974; LEONE u. REGE, 1973; LOKICH u. SKARIN, 1972; SMALLEY et al., 1973; STUTZ et al., 1974). Die Remission ist dabei als Tumorrückbildung um mehr als 50% definiert. Die in Tabelle 7 zusammengefaßten neun Studien wandten das CMFVP-Regime kontinuierlich mit wöchentlichen Injektionen von Oncovin, 5-Fluorouracil und Methotrexat und täglich peroralen Dosen von Endoxan und Prednison an. Die Remissionsraten schwanken je nach Zusammensetzung des Krankengutes und je nach Grad der Vorbehandlung zwischen 30 und 70%, die durchschnittliche Remissionsdauer zwischen 6 und 13 Monaten.

Die ursprüngliche CMFVP-Kombination wurde in zahlreichen weiteren Studien in der Weise modifiziert, daß entweder einzelne Zytostatika der Fünferkombination weggelassen oder die Zeitintervalle für die Applikation der einzelnen Drogen verändert wurden.

Tabelle 7 zeigt verschiedene Vierer- und Dreierkombinationen, die in Untersuchungsserien mit mehr als 40 Patienten geprüft wurden. Aus dieser Zusammenstellung geht hervor,

Tablelle 5. Grundsätze der Kombinationschemotherapie

Wahl der Zytostatika in der Kombination

1. Die in der Kombination verwendeten Zytostatika müssen sich auch bei Einzelanwendung als wirksam erwiesen haben.
2. Sie müssen einen unterschiedlichen Wirkungsmechanismus aufweisen.
3. Sie sollten ein möglichst unterschiedliches Toxizitätsspektrum haben.

Angestrebte Wirkungen

1. Eine additive oder sogar synergistische therapeutische Wirkung.
2. Keine additiven oder kumulierten hämatologischen oder anderen Nebenwirkungen.
3. Verhinderung oder Verzögerung der therapeutischen Resistenz.
4. Als Folge davon: – höhere Remissionsraten
– längere Remissionsdauer
– längere Überlebenszeit.

Tabelle 6. Die Fünferkombination: das „Cooper-Schema" (COOPER, 1969)

C = Cyclophosphamid	2,5 mg/kg/Tag/p.o.
M = Methotrexat	25–50 [0,4–0,8 mg/kg/Woche]
F = 5-Fluorouracil	12 mg/kg/Tag mal 4, dann wöchentlich
V = Vincristin (Oncovin)	0,035 mg/kg/Woche i.v.
P = Prednison	0,75 mg/kg/Tag p.o.

Tabelle 7. Fünfer-, Vierer- und Dreierkombinationen der Zytostatika C, M, F, V, P

Kombination	Zahl der Studien oder Institutionen	Zahl Patien-ten	Remissionen 50%	
			Zahl	%
CMFVP	9 Studien (BRODER u. TORMEY, 1974; BRUNNER et al., 1975; CARTER, 1976; COOPER, 1969; DAVIS et al., 1974; LEONE u. REGE, 1973; LOKICH u. SKARIN, 1972; SMALLEY et al., 1973; STUTZ et al., 1974)	503	253	51
CMFV	3 Studien (BRODER u. TORMEY, 1974; DeLENA et al., 1973; HANHAM et al., 1971)	118	63	53
CMFP	ECOG[a] (BAND et al., 1977; CARBONE et al., 1977; TORMEY et al., 1977)	88	52	59
CMF	3 Studien (AHMAN et al., 1975b; BAND et al., 1977; CANELLOS et al., 1976; DeLENA et al., 1975; TORMEY et al., 1977)	366	183	50
CFP	3 Studien (AHMAN et al., 1975b; HORTON et al., 1976; NEMOTO et al., 1975)	113	44	39
FVP	CALGB[b] (LEONE u. REGE, 1973)	82	30	36
CFV	Michigan (BRODER u. TORMEY, 1974; CARTER, 1976) Univ.	46	20	43
CMV CMP	SAKK[c] (BRUNNER et al., 1975)	67	29	44

[a] Eastern Cooperative Oncology Group
[b] Cancer and Leukemia Group B
[c] Schweiz. Arbeitsgruppe für klinische Krebsforschung

daß zwischen den Viererkombinationen und der ursprünglichen Fünferkombination geringe Unterschiede in den Wirkungen bestehen (BRODER u. TORMEY, 1974; DELENA et al., 1973; HANHAM et al., 1971). Von den Dreierkombinationen scheint CMF die wirksamste zu sein (AHMAN et al., 1975b; BAND et al., 1977; CANELLOS et al., 1976; DELENA et al., 1975; HORTON et al., 1976; NEMOTO et al., 1975; TORMEY et al., 1977). Es kann daraus der Schluß abgeleitet werden, daß die drei Zytostatika Cyclophosphamid, Methotrexat und 5-Fluorouracil wahrscheinlich die wirksamsten Komponenten des „Cooper-Schemas" darstellen.

Es war lange umstritten, ob Prednison ein notwendiger Bestandteil der Kombination darstellt und besser wirkt als CMF allein. In zwei randomisierten Studien wurde nachgewiesen, daß durch Hinzufügen von Prednison die Remissionsraten etwa 10% höher sind. Somit stellt CMFP wahrscheinlich die wirksamste, vom „Cooper-Schema" abgeleitete Kombination dar (BAND et al., 1977; BRUNNER et al., 1975; TORMEY et al., 1977).

Es wurde auch die Frage untersucht, ob CMF(VP)-Kombinationen kontinuierlich angewendet werden sollten oder ob eine für die Patientinnen angenehmere intermittierende Applikationsweise zu gleich guten Ergebnissen führt. Die Untersuchungen kommen zum Schluß, daß die kontinuierliche Anwendung zu besseren Remissionsraten und wahrscheinlich zu einer längeren Remissionsdauer führt (BRODER u. TORMEY, 1974; HOOGSTRATEN et al., 1976; SMALLEY et al., 1973).

Es wurde ferner die Frage geprüft, ob die gleichzeitige Anwendung aller Zytostatika einer Kombination eine Voraussetzung für die Erzielung guter Resultate darstellt oder ob die einzelnen Zytostatika der Kombination ohne Wirkungsverlust auch einzeln nacheinander gegeben werden können (BRODER u. TORMEY, 1974; BRUNNER et al., 1977; CARTER, 1976; SMALLEY et al., 1973). Die Ergebnisse sprechen eindeutig für die gleichzeitige Anwendung aller in einer Kombination enthaltenen Zytostatika. Dies trifft aber nicht auf die alternierende Anwendung zweier verschiedener Kombinationen zu, von denen jede mindestens drei Drogen enthält. In einer Untersuchung der Schweizerischen Arbeitsgruppe für klinische Krebsforschung (SAKK) konnten zumindest mit der Kombination CMP während zwei Wochen, alternierend mit VFP während zwei Wochen bei geringeren Nebenwirkungen gleich gute Ergebnisse beobachtet werden wie bei simultaner Verabreichung von CMFVP (BRUNNER et al., 1975, 1977).

Von den zahlreichen untersuchten Variationen des CMFVP-Schemas können die in Tabelle 8 dargestellten zwei Kombinationen als Routinebehandlung empfohlen werden.

Während die zahlreichen Untersuchungen mit CMFVP-Kombinationen in Gang waren, tauchte Adriamycin in ersten Untersuchungen als neue hochaktive Substanz beim metastasierenden Mammakarzinom auf. Adriamycin führt bei zytostatisch nicht vorbehandelten Patientinnen in 40% und mehr zu einer Tumorrückbildung. Besonders wichtig ist, daß Adriamycin auch bei chemotherapieresistenten Fällen noch in rd. 30% zu einer Remission führt (vgl. Tabelle 9) (HOOGSTRATEN, 1975; HOOGSTRATEN et al., 1976). Adriamycin weist somit gegenüber den bisher beim Mammakarzinom verwendeten Zytostatika keine Kreuzresistenz auf. Die mit Adriamycin allein erzielbare Remissionsdauer scheint aber relativ kurz zu sein, im Durchschnitt unter fünf Monaten (HOOGSTRATEN et al., 1976; TORMEY, 1975a). Von den verschiedenen Dosierungsschemata, die bei Adriamycin untersucht wurden, erwies sich eine Dosis von 60–75 mg/m² Körperoberfläche, verabreicht alle 21 Tage, als optimal (TORMEY, 1975a). Adriblastin ist ein Zytostatikum, das im Gegensatz zu den im CMFVP-Schema enthaltenen Substanzen intermittierend angewendet wird. Das gilt auch für alle Adriamycin-Kombinationen.

Die Einführung von Adriamycin in die Behandlung des metastasierenden Mammakarzinoms eröffnete ein neues Gebiet für die klinische Erforschung von Zytostatika-Kombinationen. Die Ergebnisse der wichtigsten Untersuchungen mit Adriamycin-Kombinatio-

Tabelle 8. Empfohlene Routinetherapien mit den Zytostatika CMFVP

1. Endoxan, Methotrexat, Fluorouracil, Prednison (CMFP)

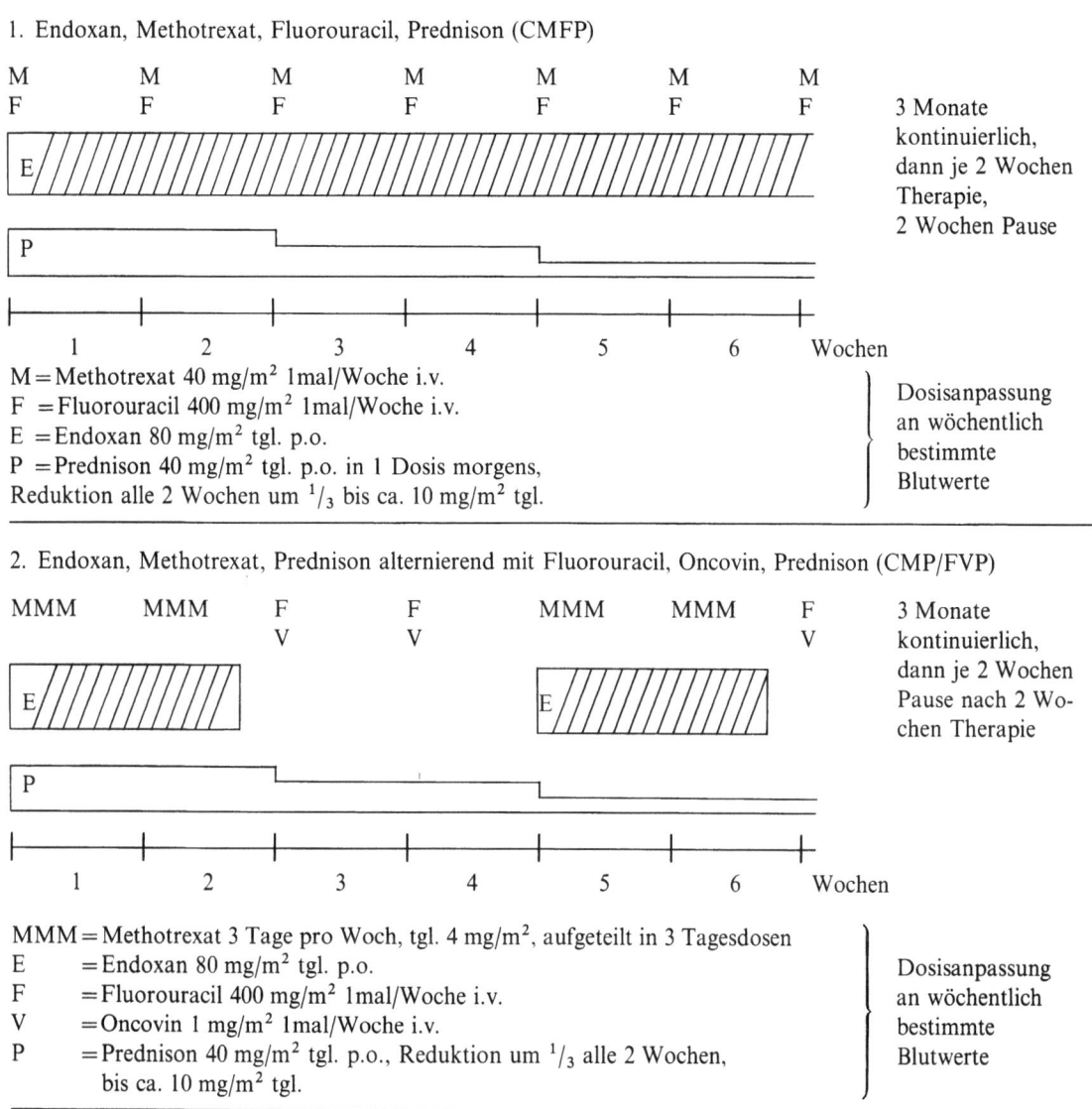

M = Methotrexat 40 mg/m² 1mal/Woche i.v.
F = Fluorouracil 400 mg/m² 1mal/Woche i.v.
E = Endoxan 80 mg/m² tgl. p.o.
P = Prednison 40 mg/m² tgl. p.o. in 1 Dosis morgens,
Reduktion alle 2 Wochen um ¹/₃ bis ca. 10 mg/m² tgl.

2. Endoxan, Methotrexat, Prednison alternierend mit Fluorouracil, Oncovin, Prednison (CMP/FVP)

MMM = Methotrexat 3 Tage pro Woch, tgl. 4 mg/m², aufgeteilt in 3 Tagesdosen
E = Endoxan 80 mg/m² tgl. p.o.
F = Fluorouracil 400 mg/m² 1mal/Woche i.v.
V = Oncovin 1 mg/m² 1mal/Woche i.v.
P = Prednison 40 mg/m² tgl. p.o., Reduktion um ¹/₃ alle 2 Wochen,
bis ca. 10 mg/m² tgl.

nen, die zwei bis sechs Drogen enthalten, sind in Tabelle 9 dargestellt. Es darf der Schluß gezogen werden, daß die Adriamycin-Kombinationen mindestens so gute Ergebnisse liefern wie die CMF(VP)-Kombinationen. Dabei scheint die Kombination Adriamycin und Cyclophosphamid (AC) (LLOYD et al., SALMON u. JONES, 1974) oder diejenige von Adriamycin, Cyclophosphamid und 5-Fluorouracil (FAC) gleich gut zu wirken wie die Vierer-, Fünfer- und Sechserkombinationen (BLUMENSCHEIN et al., 1974; CREECH et al., 1977; DEJAGER et al., 1975; HARVEY et al., 1975; MUSS et al., 1977; SMALLEY u. BORNSTEIN, 1975; YOUNG et al., 1976) und besser zu sein als andere Zweier- oder Dreierkombinationen, wie etwa AV, AM oder AMV (AHMAN et al., 1975a; DELENA et al., 1975; EAGAN et al., 1975).

In Tabelle 10 sind die Resultate fünf randomisierter Untersuchungen dargestellt, in denen CMF(VP)-Kombinationen direkt mit verschiedenen Adriamycin-Kombinationen verglichen wurden (BAND et al., 1977; DELENA et al., 1975; CARBONE et al., 1975; EAGAN et al., 1975; MUSS et al., 1977; TORMEY et al., 1977; YOUNG et al., 1976). Die Unterschiede in den Remissionsraten sind nicht groß genug, um die Überlegenheit der

Tabelle 9. Adriamycin (*A*) und Kombinationen

Zytostatika	Studien		Zahl Patienten	Remissionen >50%	
				Zahl	%
A allein	SWOG[a] (Hoogstraten, 1975;	vorbehandelt	238	71	30
	Hoogstraten et al., 1976)	unbehandelt	77	31	40
A+V	DeLena et al. (1975)	unbehandelt	40	19	48
A+M	Mayo Clinic (Ahman et al., 1975a)		24	9	38
A+C	Salmon und Jones (1974), Lloyd et al. (1975)		50	40	80
A+M+V	Mayo Clinic (Eagan et al., 1975)		23	11	48
F+A+C	4 Studien (Blumenschein et al., 1974; DeJager et al., 1975; Smalley u. Bornstein, 1975; Young et al., 1977)		97	61	63
C+A+M+F	Fox Chase C. Center (Creech et al., 1977)		39	24	62
CFVP+A	Bowman Gray S. Med. (Muss et al., 1977)		81	33	41
CMFVP+A	Harvey et al. (1975)		23	13	56

[a] Southwest Oncology Group

Tabelle 10. Randomisierte Vergleichsstudien zwischen CMF(VP)- und Adriamycin-Kombinationen

Kombination	Studiengruppe oder Institution	Zahl Patienten	Remissionen > 50%	
			Zahl	%
CMF	Mailand	40	19	48
AV	(DeLena et al., 1975)	40	19	48
CMF	ECOG[a]	90	44	49
CMFP	(Band et al., 1977; Carbone et al., 1977;	88	52	59
AV	Tormey et al., 1977)	178	95	53
CMF	NCI[b]	40	25	63
CAF	(Young et al., 1977)	38	31	82
CFP	Mayo Clinic	26	14	54
AVM	(Eagan et al., 1975)	23	11	48
C*M*FVP	Bowman Gray S. Med.	72	35	48
C*A*FVP	(Muss et al., 1977)	81	33	41

[a] Eastern Cooperative Oncology Group
[b] National Cancer Institute

einen oder anderen Kombination als gesichert erscheinen zu lassen. Eine mögliche Ausnahme bildet die Überlegenheit von CAF gegenüber CMF in einer Studie des National Cancer Institute (Young et al., 1976). In dieser Studie wurde für CAF auch eine längere mittlere Remissionsdauer im Vergleich zu CMF beobachtet.

In Tabelle 11 sind die beiden für den Routinegebrauch am ehesten zu empfehlenden Kombinationen von Adriblastin und Cyclophosphamid bzw. Adriblastin, Cyclophosphamid und 5-Fluorouracil dargestellt.

In der Praxis stellt sich die Frage, ob bei gegebener Indikation für eine Chemotherapie beim metastasierenden Mammakarzinom zuerst eine CMFP- oder eine Adriblastin-Kombination angewandt werden soll. Diese Frage läßt sich aufgrund der bisher dargestell-

Tabelle 11. Empfohlene Routinetherapien mit Adriamycin-Kombinationen

---

1. Adriblastin und Endoxan (AC, Salmon-Schema)

Tag 1: Adriblastin 40 mg/m² streng i.v.
Tag 3–6: Endoxan täglich 200 mg/m² i.v. oder p.o.

Wiederholung alle 3–4 Wochen, je nach hämatologischen Werten.

---

2. Adriblastin, Fluorouracil, Endoxan (FAC)

Tag 1: Adriblastin 30–50 mg/m² streng i.v. (oder 30 mg/m² Tag 1+8)[a]
Tag 1+8: Fluorouracil 500 mg/m² i.v.
Tag 1: Endoxan 500 mg/m² i.v. (oder 100 mg/m² tgl. 14 Tage)[a]

Wiederholung alle 3 bzw. 4 Wochen, je nach hämatologischen Werten.

---

[a] Modifikation nach YOUNG et al. (1976), nur alle 4 Wochen

ten Ergebnisse nicht eindeutig beantworten. Vom Standpunkt des Patienten aus hat die intermittierende Applikation einer Adriamycin-Kombination den Vorteil, daß das Behandlungszentrum weniger häufig aufgesucht werden muß. Dagegen sind die Nebenwirkungen ausgeprägter, namentlich auch die Alopezie. Zur Zeit bevorzugen wir eine CMF(V)P-Kombination als primäre Behandlung und reservieren Adriblastin-Kombinationen für therapieresistente Fälle oder wenden sie erst nach Erschöpfung der Wirkungen von CMF(V)P an.

Mit den heute zur Verfügung stehenden zytostatischen Kombinationschemotherapien scheint beim metastasierenden Mammakarzinom bzgl. der Remissionsrate, der Zahl der vollständigen Remissionen und auch bzgl. Remissionsdauer und Lebensverlängerung ein gewisses Plateau erreicht zu sein.

Gegenwärtig wird in zahlreichen Untersuchungen geprüft, ob die alternierende Anwendung von zwei nicht kreuzresistenten Kombinationen, wie CMF(VP) gefolgt von Adriblastin oder umgekehrt, die therapeutische Wirkung zu verbessern vermag. Bisher wurden nur wenige Ergebnisse über solche Studien veröffentlicht. Die sequentielle Anwendung scheint nach gewissen Berichten Vorteile zu haben (CREECH et al., 1977). Theoretisch ist es möglich, daß die Kombination aller am besten wirksamen Zytostatika zwar zu hohen Remissionsraten führt, später aber bei erneuter Tumorprogredienz keine wirksamen Zytostatika mehr zur Verfügung stehen, um das Tumorwachstum zu beeinflussen.

III. Indikationen und Ausblicke der Chemotherapie beim metastasierenden Mammakarzinom

Mit Ausnahme der früher beschriebenen Situationen, in denen vorerst ein gut kontrollierter Versuch mit einer alleinigen Hormontherapie vertretbar erscheint, ist die Indikation für eine zytostatische Kombinationschemotherapie immer dann gegeben, wenn Fernmetastasen nachweisbar sind oder ein Lokalrezidiv nicht chirurgisch oder strahlentherapeutisch beherrscht werden kann. Tierexperimentelle Untersuchungen und zahlreiche klinische Beobachtungen beweisen, daß die Aussichten einer Chemotherapie um so besser sind, je kleiner die Gesamttumormasse ist (BOGDEN et al., 1974; SCHABEL, 1975, 1977; STOLFI et al., 1971). Das Auftreten auch vereinzelter Metastasen macht das Mammakarzinom zu einer Systemerkrankung, die auch mit einer Systembehandlung angegangen werden sollte. Es ist angezeigt, bei jeder Metastasierung vorerst eine Hormon- und/oder Chemotherapie einzusetzen, die in 60–70% auch ohne zusätzliche palliative Strahlentherapie zur Beschwerdefreiheit führt. Die zusätzliche Strahlentherapie ist dann indiziert, wenn schmerzhafte oder andere Beschwerden verursachende Tumormanifestationen mit einer Systemtherapie nicht befriedigend kontrolliert werden können. Eine Ausnahme bilden rasch auftretende Obstruktionen oder Kompressionen von Hohlorganen, Einflußstauungen und Hirnmetastasen. In diesen Fällen ist vorerst die lokal wirksamere palliative Strahlentherapie indiziert. Dabei kann häufig gleichzeitig auch eine reduzierte Chemotherapie oder zumindest eine Hormontherapie eingeleitet werden. Bei Hirnmetastasen hat die Strahlentherapie deshalb den Vorrang, weil praktisch alle beim Mammakarzinom verwendeten Zytostatika die Blut-Liquor-Schranke schlecht oder ungenügend passieren. Die Einleitung einer Chemotherapie bei Hirnmetastasen ist daher ohne gleichzeitige Bestrahlung derselben kontraindiziert, da die weitere Prognose durch die Hirnmetastasen bestimmt wird.

Jede einmal eingeleitete Chemotherapie sollte konsequent so lange fortgesetzt werden, bis ein evtl. Mißerfolg, nämlich eine weitere Größenzunahme der Tumormanifestationen, oder das Auftreten neuer Metastasen feststeht.

Bei Therapieerfolg, d.h. bei meßbarer Tumorrückbildung und klinischer Besserung, ist die Behandlung konsequent und in optimalen Dosen unbeschränkte Zeit fortzusetzen, solange die Remission anhält.

Für die praktischen Probleme bei der Durchführung einer Chemotherapie sei auf die Literatur verwiesen (BRUNNER u. NAGEL, 1976). Es sei hier lediglich erwähnt, daß vor Einleitung jeder Chemotherapie eine genaue Krankheitsbilanz mit entsprechenden klinischen, Labor- und Röntgenuntersuchungen erstellt werden muß. Diese Bilanz muß unter der Chemotherapie periodisch überprüft werden, um zu einer objektiven Aussage über den Wert der Therapie zu gelangen. Die oben beschriebenen Dosen der Zytostatika stellen initiale Richtdosen dar, die nach dem Verlauf der hämatologischen Werte und der übrigen Nebenwirkungen individuell angepaßt werden müssen. Auch für die Dosisanpassung und die Nebenwirkungen der einzelnen Zytostatika verweisen wir auf die Literatur (BRUNNER u. NAGEL, 1976).

Durch die modernen Kombinationschemotherapien konnten in den letzten Jahren die Ergebnisse der Palliativbehandlung beim metastasierenden Mammakarzinom wesentlich verbessert werden. Trotz dieser Fortschritte ist die Zahl der klinisch vollständigen Tumorrückbildungen noch enttäuschend gering. Sie liegt unter 25% und ist in der Regel auf Patientinnen beschränkt, die im Frühstadium der Metastasierung behandelt werden und eine geringe Gesamttumormasse aufweisen. Am günstigsten sind hierbei lokoregionale Metastasierungsformen, wenig ausgedehnte Skeletmetastasen oder auf die Lunge beschränkte Metastasen.

Auch die Zahl der Patientinnen, die nach Auftreten von Metastasen mehr als drei Jahre überleben, ist leider noch gering und beträgt weniger als 30% (BRUNNER et al., 1977; CARBONE et al., 1977; ROZENCWEIG u. HEUSON, 1975).

Indessen leben Patientinnen, die auf eine Chemo- und/oder Hormontherapie reagieren, signifikant länger als solche mit Therapiemißerfolg. Im Durchschnitt beträgt die Lebensverlängerung mehr als das Doppelte (BRUNNER et al., 1975, 1977; CARBONE et al., 1977).

Neben den heute zur Verfügung stehenden Systemtherapien beeinflussen zahlreiche weitere Faktoren beim metastasierenden Mammakarzinom den spontanen Krankheitsverlauf und die Überlebenszeit. Es sind dies namentlich das Intervall von der Diagnose des Primärtumors bis zum Auftreten der Metastasen, der Metastasierungstyp und der Umfang der Metastasierung sowie das Menopausenalter. Je länger das Zeitintervall bis zum Auftreten von Metastasen ist, desto günstiger ist die weitere Prognose (BRUNNER et al., 1975; ROZENCWEIG u. HEUSON, 1975). Unter den verschiedenen Metastasierungstypen hat die lokoregionale Metastasierung sowie die reine Skeletmetastasierung die beste Prognose und auch die besten therapeutischen Chancen (BRUNNER et al., 1975; ROZEN-CWEIG u. HEUSON, 1975). Auch vereinzelte viszerale Metastasen, namentlich Lungenmeta-stasen, können noch einen relativ günstigen Verlauf zeigen. Ausgedehnte viszerale Meta-stasierungen oder eine Metastasierung in verschiedene Organsysteme weisen in der Regel auf einen ungünstigen Verlauf hin. Bezüglich der Menopause ist die Prognose dann am besten, je später die Metastasierung in der Menopause auftritt (ROZENCWEIG u. HEUSON, 1975). Alle diese Faktoren sollten bei Berichten über Therapieergebnisse ver-mehrt berücksichtigt werden.

Als Maßnahmen für mögliche Fortschritte in der Behandlung des metastasierenden Mammakarzinoms in der Zukunft können genannt werden:
1. Möglichst frühzeitiger Einsatz einer kombinierten Hormon- und Chemotherapie in allen prognostisch ungünstigen Fällen.
2. Selektiverer Einsatz der Hormontherapie in Kombination mit Chemotherapie auf-grund weiterer Fortschritte in der Bestimmung der Hormonrezeptoren.
3. Entwicklung wirksamer spezifischer oder unspezifischer Immunotherapien in Kombi-nation mit der Chemotherapie. Die bisherigen Hoffnungen auf eine wirksame Immuno-therapie in metastasierenden Krankheitsstadien wurden bis heute kaum erfüllt.
4. Weitere Entwicklung neuer, wirksamer Zytostatika.

Der möglichst frühzeitige Einsatz der Chemotherapie bietet zur Zeit wohl die besten Aussichten für eine verbesserte Prognose beim Mammakarzinom. Wünschenswert wäre die Entwicklung von Methoden und Techniken, mit denen es gelänge, eine klinisch mit den heutigen Untersuchungsmethoden noch nicht faßbare Metastasierung und deren Ausdehnung früher zu erfassen. Damit könnte die Chemotherapie auf einen Zeitpunkt vorverlegt werden, zu welchem wesentlich günstigere therapeutische Wirkungen zu erwar-ten sind. Dies wird heute in der adjuvanten Chemotherapie berücksichtigt.

D. Stand der adjuvanten Chemotherapie beim Mammakarzinom

Eine neue, erfolgversprechende Entwicklung der letzten Jahre stellt der Einbau der me-dikamentösen Krebsbehandlung in den kurativen Behandlungsplan beim lokal begrenz-ten Mammakarzinom dar. Man bezeichnet dies auch als adjuvante Chemotherapie. Von ihr erhofft man sich, daß die seit Jahrzehnten stagnierenden Resultate der kurativen Behandlung des Mammakarzinoms verbessert werden können. Es muß heute angenom-men werden, daß die chirurgische und strahlentherapeutische Behandlung des Mamma-karzinoms ein Plateau erreicht hat. Alle Modifikationen dieser beiden Therapiearten sind nicht in der Lage, die Prognose des Mammakarzinoms in Zukunft entscheidend zu verbessern. Diese Prognose wird nicht durch das Ausmaß der lokalen Radikalität, sondern durch die spätere, oft nach Jahren auftretende Fernmetastasierung bestimmt (SEIDMAN, 1969; WHITNEY et al., 1964)

Der möglichst frühe Einsatz der Chemotherapie hat seine rationale Grundlage in tierexperimentellen Untersuchungen, die zeigen, daß bei vielen Tiertumoren eine Heilung mit Zytostatika nur bis zu einer bestimmten maximalen Tumorzellzahl möglich ist (SCHA-BEL, 1975, 1977). Bei zahlreichen menschlichen Neoplasien wissen wir schon lange, daß die radikale Entfernung des Primärtumors mit oder ohne lokoregionale Nachbestrahlung noch keineswegs Heilung bedeutet. Während der ganzen Zeit der klinisch latenten Tumor-entwicklung können Tumorzellen auf dem Lymph- oder Blutweg in den Körper verschleppt werden. Sie führen dann nach Monaten oder Jahren zum Rezidiv oder zur Metastasierung. Die früher verbreitete Auffassung, daß die Tumorzellen erst zum Zeitpunkt der Operation verschleppt werden, ist heute nicht mehr haltbar (FISHER et al., 1969, 1975; FORREST u. KUNKLER, 1968). Das Risiko einer Fernmetastasierung ist von Tumorart zu Tumorart sehr verschieden. Es wird beim Mammakarzinom in erster Linie durch die Zahl der metastatisch befallenen axillären Lymphknoten sowie durch die Größe des Primärtumors bestimmt (vgl. Tabelle 1).

Die adjuvante Chemotherapie hat zum Ziel, mikroskopisch kleine Tumorzellnester zu eliminieren oder an der weiteren Entwicklung zu hemmen. Dies ist nach heutigen zellkinetischen Erkenntnissen nur mit einer langfristigen, d.h. einer ein- bis zweijährigen Therapie möglich. Deshalb sind derart eingreifende Therapien vorest nur bei Patienten gerechtfertigt, die ein hohes Risiko für eine latente und mit den heutigen Methoden nicht faßbare Fernmetastasierung aufweisen. Dies ist beim Mammakarzinom dann der Fall, wenn axilläre Lymphknoten befallen sind.

Für die Durchführung einer adjuvanten Chemotherapie gelten grundsätzlich folgende Voraussetzungen:

1. Die angewandte adjuvante Chemotherapie muß sich im metastasierenden Stadium als wirksam erwiesen haben.
2. Sie ist vorerst nur bei Patienten mit einem hohen Metastasierungsrisiko zu prüfen.
3. Es darf kein makroskopisch nachweisbarer Tumor vorhanden sein. Voraussetzung ist somit eine möglichst vollständige Krankheitsbilanz aller Organe.
4. Die Wirksamkeit der adjuvanten Chemotherapie muß zuerst in kontrollierten, prospektiv geplanten Untersuchungen mit aller Sorgfalt geprüft werden.
5. Die adjuvante Chemotherapie erfordert die volle Mitarbeit und Aufklärung des Patienten über Sinn und Zweck einer solchen Behandlung.

Bei einer Reihe von kindlichen Neoplasien, namentlich dem Wilms-Tumor, dem Neuroblastom und dem Rhabdomyosarkom, hat sich die adjuvante Chemotherapie mit oder ohne zusätzliche Strahlentherapie bewährt und die Heilungschancen signifikant verbessert (FERNBACH u. MARTYN, 1966; JAMES, 1965; PHILIPS u. HIGINBOTHAM, 1967; SUTOW, 1965). Das gleiche gilt für das osteogene Sarkom (CORTES et al., 1974; JAFFE et al., 1974; SUTOW et al., 1974).

Erste Untersuchungen mit einer mehr oder weniger kurzfristigen postoperativen Monochemotherapie nach Radikaloperation beim Mammakarzinom zeigten widersprüchliche Resultate und waren nicht schlüssig (TORMEY, 1975b).

Es hat sich im Laufe der zahlreichen Versuche gezeigt, daß wahrscheinlich nur eine langfristige, über 6–24 Monate durchgeführte Chemotherapie in der Lage ist, die Metastasierungshäufigkeit herabzusetzen. Zur Zeit werden von zahlreichen Studiengruppen und Institutionen langfristige postoperative Chemotherapien beim Mammakarzinom geprüft. Mittelfristige Resultate über 2–3 Jahre liegen erst von zwei großen Studien vor. Die eine wurde von der National Surgical Adjuvant Breast Project-Group (NSABP) gemeinsam mit der Eastern Cooperativ Oncology Group (ECOG), die andere vom Tumorinstitut in Mailand durchgeführt. Die wichtigsten Punkte der beiden Studien sind in Tabelle 12 dargestellt.

Die neuesten Resultate liegen von der NSABP-ECOG-Studie (FISHER et al., 1977) für zwei Jahre und für die Studie des Tumorinstituts in Mailand für drei Jahre vor (BONADONNA et al., 1977). Sie sind in Tabelle 13 für die wichtigsten Patientengruppen (Prämenopause, Postmenopause, weniger als vier, vier oder mehr metastatisch befallene Lymphknoten) dargestellt.

Zusammengefaßt sind in beiden Studien die günstigsten Ergebnisse bei Patientinnen in der Prämenopause zu beobachten. Mit Alkeran allein sind in dieser Gruppe die

Tabelle 12. Studienplan von 2 großen Untersuchungen über die adjuvante Chemotherapie beim Mammakarzinom

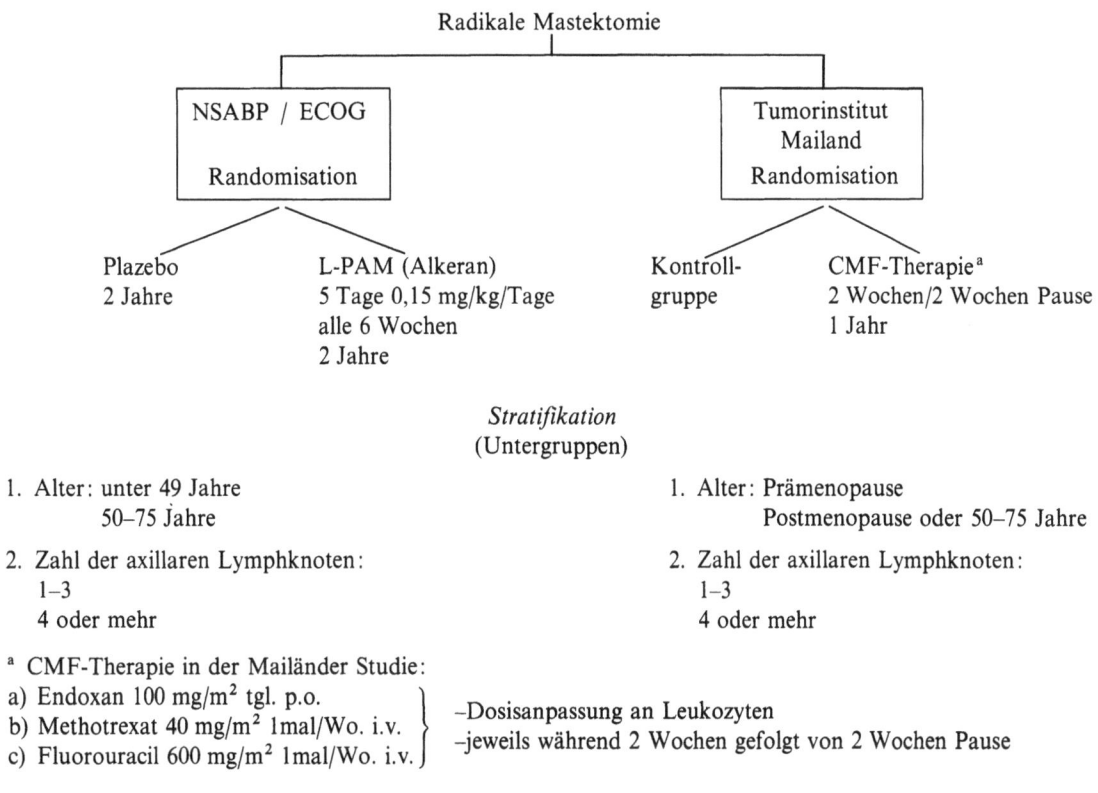

Radikale Mastektomie

NSABP / ECOG

Randomisation

Tumorinstitut
Mailand
Randomisation

Plazebo
2 Jahre

L-PAM (Alkeran)
5 Tage 0,15 mg/kg/Tage
alle 6 Wochen
2 Jahre

Kontroll-
gruppe

CMF-Therapie[a]
2 Wochen/2 Wochen Pause
1 Jahr

Stratifikation
(Untergruppen)

1. Alter: unter 49 Jahre
   50–75 Jahre

2. Zahl der axillaren Lymphknoten:
   1–3
   4 oder mehr

1. Alter: Prämenopause
   Postmenopause oder 50–75 Jahre

2. Zahl der axillaren Lymphknoten:
   1–3
   4 oder mehr

[a] CMF-Therapie in der Mailänder Studie:
a) Endoxan 100 mg/m² tgl. p.o.
b) Methotrexat 40 mg/m² 1mal/Wo. i.v. ⎫ –Dosisanpassung an Leukozyten
c) Fluorouracil 600 mg/m² 1mal/Wo. i.v. ⎭ –jeweils während 2 Wochen gefolgt von 2 Wochen Pause

Patientenauswahlkriterien für Aufnahme in die Studien:

1. Primärtumor ohne Hautinfiltration oder Fixation auf Unterlage (T_{1a}, T_{2a}, T_{3a}).
2. Histologisch tumorbefallene axillare Lymphknoten mit Angabe der Zahl derselben im Verhältnis zu allen untersuchten Lymphknoten (N+). Keine fixierten Lymphknoten.
3. Keine Fernmetastasen (M_0): klinisch, radiologisch, szintigraphisch.
4. Alter unter 75 Jahre;
5. Normale Knochenmarksreserve und Harnstoff-N unter 20 mg%.

Ergebnisse nur bei Patientinnen mit weniger als vier metastatisch befallenen axillären Lymphknoten statistisch signifikant besser. In der Mailänder Studie weisen dagegen auch Patientinnen mit mehr als drei befallenen Lymphknoten in der Prämenopause signifikant bessere Resultate auf als die Kontrollgruppe.

Die Kombinationschemotherapie mit Endoxan, Methotrexat und 5-Fluorouracil ergibt bessere Resultate als Alkeran allein.

Bei Frauen in der Postmenopause wird dagegen die Rezidiv- bzw. Metastasierungshäufigkeit nur eine gewisse Zeit aufgeschoben. Nach zwei bzw. drei Jahren zeigen beide Studien für diese Alterskategorie keine besseren Resultate im Vergleich zur Kontrollgruppe. Inzwischen zeigen aber andere, neuere Untersuchungen auch signifikant bessere Resultate in der Postmenopause.

Über die Ursache der schlechteren Ergebnisse bei Frauen in der Postmenopause kann nur spekuliert werden. Möglicherweise haben diese Patientinnen Tumoren mit anderen zellkinetischen Parametern und bedürfen entweder einer intensiveren oder längeren Therapie. Beides wird heute in weiteren Untersuchungen geprüft.

Eine definitive Bewertung der langfristigen Wirkungen der adjuvanten Chemotherapie beim Mammakarzinom ist noch nicht möglich. Die bisherigen Ergebnisse sind aber

Tabelle 13. Resultate der adjuvanten Chemotherapie beim operablen Mammakarzinom in der Studie der NSABP/ECOG nach 2 Jahren und in der Mailänder Studie nach 3 Jahren (BONADONNA et al., 1977; FISHER et al., 1977). Die unterstrichenen Zahlen sind statistisch signifikant

		Rezidivraten			
		unter 49 Jahre	50–75 Jahre	unter 49 Jahre	
				1–3 pos. Lymphknoten	4 und mehr pos. Lymphknoten
NSABP/ECOG	Plazebo	_52%_	37%	_57%_	52%
	Alkeran	_38%_	40%	_19%_	60%
Tumor-Institut Mailand	Kontrollgruppe	_47,6%_	40,1%	_33,8%_	_89,6%_
	CMF	_14,7%_	36,2%	_4,6%_	_37,4%_

namentlich für Frauen in der Prämenopause sehr ermutigend. Sie lassen erstmals seit Jahrzehnten die Hoffnung zu, daß die ungünstige Prognose bei Patientinnen mit Befall axillärer Lymphknoten in der Zukunft signifikant verbessert werden kann. Definitive Schlüsse können aber erst bei Vorliegen der Überlebensstatistiken nach fünf und mehr Jahren gezogen werden.

Zahlreiche Probleme und Fragen der adjuvanten Chemotherapie sind noch ungelöst. Es sind dies im wesentlichen die folgenden:
1. Notwendige Dauer und Intensität der Behandlung, abgestuft nach Alters- und Risikogruppen sowie Zahl der befallenen Lymphknoten und Größe des Primärtumors.
2. Optimale Form der Chemotherapie: Wann ist eine intensive oder weniger intensive Therapie angezeigt?
3. Dosierungsintervalle.
4. Müssen noch andere Risikofaktoren bei der adjuvanten Chemotherapie berücksichtigt werden wie z.B. gewisse histologische Merkmale (Lymphgefäßeinbrüche, Gefäßeinbrüche, histologischer Malignitätsgrad) oder Lage des Primärtumors?
5. Welches sind die langfristigen Wirkungen einer ein- bis zweijährigen zytostatischen Therapie auf gesunde Frauen? Risiko von Zweittumoren? Risiko von Schwangerschaften bei gebärfähigen Frauen?

Die zahlreichen ungelösten Probleme können hier nur angedeutet werden. Bis sie gelöst sind, sollte die adjuvante postoperative Chemotherapie beim Mammakarzinom nicht als Routinemaßnahme, sondern nur im Rahmen gut kontrollierter Untersuchungen durchgeführt werden. Es wird noch auf Jahre hinaus notwendig sein, alle Ergebnisse zu poolen und die Daten detailliert auszuwerten. Nur wenn diese Bedingungen in den nächsten Jahren erfüllt werden, kann sich die adjuvante Chemotherapie beim radikal operablen Mammakarzinom auf gesicherter Grundlage als Routinetherapie etablieren.

Literatur

Ahman, D.L., Eagan, R.T., Bisel, H.F., Hahn, R.G., O'Connell, M.J., Edmondson, J.H.: Evaluation of combination therapy with adriamycin (NSC-123 127) and methotrexate (NSC-740) in patients with disseminated breast cancer. Cancer Chemother. Rep. *6/3*, 335–338 (1975a)

Ahman, D.L., Bisel, H.F., Hahn, R.G. et al.: An analysis of a multiple-drug program in the treatment of patients with advanced breast cancer utilizing 5-Fluorouracil, cyclophosphamide, and prednisone with or without vincristine. Cancer *36*, 1925–1935 (1975b)

Ahman, D.L., O'Connell, M.J., Hahn, R.G. Bisel, H.F., Lee, R.A., Edmondson, J.H.: An evaluation of early or delayed adjuvant chemotherapy in premenopausal patients with advanced breast cancer undergoing oophorectomy. N. Engl. J. Med. *29*, 356–360 (1977)

Band, P.R., Tormey, D.C., Bauer, M.: Induction chemotherapy and maintenance chemo-hormontherapy in metastatic breast cancer (abstr.). Proc. Am. Assoc. Cancer Res. *18*, 228 (1977)

Baulieu, E.E.: Steroid receptors and hormone receptivity: new approaches in pharmacology and therapeutics. In: Breast cancer, trends in research and treatment. Heuson, J.C., Mattheiem, W.H., Rozencweig, M. (eds.), pp. 165–183. New York: Raven Press 1977

Benjamin, R.S., Wiernik, P.H., Bachur, N.R.: Adriamycinefficacy, safety, and pharmacologic basis of a single dose schedule (abstr.). Cancer Chemother. Rep. *57*, 98 (1973)

Blumenschein, G., Cardenas, J., Freireich, E., Gottlieb, J.: FAC chemotherapy for breast cancer (abstr.). Proc. Am. Assoc. Cancer Res. *15*, 193 (1974)

Bogden, A.E., Ebber, H.J., Taylor, D.J., Gray, J.H.: Comparative study of surgery, chemotherapy and immunotherapy alone and in combination on metastases of 13762 mammary adenocarcinoma. Cancer Res. *34*, 1627–1631 (1974)

Bonadonna, G., Monfardini, S., DeLena, M., Fossati-Bellani, F., Beretta, G.: Clinical trials with adriamycin. Results of a three-year study. In: International symposium on adriamycin. Carter, S.K., DiMarco, A., Ghione, M., Krakoff, I.H., Mathé, G. (eds.), pp. 139–152. Berlin, Heidelberg, New York: Springer 1972

Bonadonna G., Rossi, A., Valagussa, P., Banfi, A., Veronesi, U.: The CMF program for operable breast cancer with positive axillary nodes. Cancer *39*, 2904–2915 (1977)

Broder, L.E., Tormey, D.C.: Combination chemotherapy of carcinom of the breast. Cancer Treat. Rev. *1*, 183–203 (1974)

Brunner, K.W., Nagel, G.A.: Internistische Krebstherapie. Berlin, Heidelberg, New York: Springer 1976

Brunner, K.W., Sonntag, R.W., Martz, G., Senn, H.J., Obrecht, P., Alberto, P.: A controlled study in the use of combined drug therapy for metastatic breast cancer. Cancer *36*, 1208–1219 (1975)

Brunner, K.W., Sonntag, R.W., Alberto, P., Senn, H.J., Martz, G., Obrecht, P.: Combined chemo- and hormonal therapy in advanced breast cancer. Cancer *39*, 2923–2933 (1977)

Canellos, G.P., Taylor, S.G., Band, P., Pocock, S.: Combination chemotherapy for advanced breast cancer (abstr.). Proc. XIth Int. Cancer Congr. *3*, 596 (1974)

Canellos, P.G., Pocock S.J., Taylor, S.G. et al.: Combination chemotherapy for metastatic breast carcinoma. Cancer *38*, 1882–1886 (1976)

Carbone, P.P., Bauer, M., Band, P., Tormey, D.: Chemotherapy of disseminated breast cancer. Cancer *39*, 2916–2922 (1977)

Carter, S.K.: Chemotherapy of breast cancer: current status. In: Breast cancer, trends in research and treatment. Heuson, J.C., Mattheiem, W.H., Rozencweig, M. (eds.), pp. 196–215. New York: Raven Press 1976

Cole, M.P.: Suppression of ovarian function in primary breast cancer. In: Prognostic factors in breast cancer. Forrest, A.P.M., Kunkler P.B. (eds.), p. 146. Edinburgh, London: Livingstone 1968

Cooper, R.: Combination chemotherapy in hormone resistant breast cancer (abstr.). Proc. Am. Assoc. Cancer Res. *10*, 15 (1969)

Cortes, E.P., Holland, J.F., Wang, J.J., Sinks, L.F., Blom, J., Senn, H.J., Bank, A., Glidewell, O.: Amputation and adriamycin in primary osteosarcoma. N. Engl. J. Med. *291*, 998–1002 (1974)

Creech, R., Harris, D., Grotzinger, P., Engstrom, P.: Low dose therapy of metastatic breast cancer with CAMF vs. sequential CMF and adriamycin (abstr.). Proc. Am. Soc. Clin. Oncology *18*, 300 (1977)

Davis, H.L., Ramirez, G., Ellerby, R.A., Ansfield, F.J.: Five-drug therapy in advanced breast cancer. Factors influencing toxicity and response. Cancer *34*, 239–245 (1974)

DeJager, R., Kaufman, R., Ocahoa, M., Krakoff, L.H.: Chemotherapy of advanced breast cancer with a combination of cytoxan, adriamycin, and 5-FU (CAF) (abstr.). Proc. Am. Assoc. Cancer Res. *16*, 273 (1975)

DeLena, M., DePalo, G.M., Bonadonna, G., Beretta, G., Bajetta, E.: Terapia del carcinoma mammario metastatizzato con ciclofosfamide, methotrexate, vincristina e fluorouracile. Tumori *59*, 11–24 (1973)

DeLena, M., Brambilla, C., Morabito, A., Bonadonna, G.: Adriamycin plus vincristine compared with cyclophosphamide, methotrexate and 5-fluorouracil for advanced breast cancer. Cancer *35*, 1108–1115 (1975)

Eagan, R.T., Ahman, D.L., Admondson, J.H., Hahn, G., Bisel, H.F.: Controlled evaluation of the combination of adriamycin (NSC-123 127), vincristine (NSC-67 574) and methotrexate (NSC-740) in patients with disseminated breast cancer. Cancer Chemother. Rep. *6/3*, 339–342 (1975)

Ederer, R., Cutler, S.J., Goldenberg, I.S., Eisenberg, H.: Causes of death among long-term survivors from breast cancer in Connecticut. J. Natl. Cancer Inst. *30*, 933–947 (1963)

Fernbach, D.J., Martyn, D.T.: Role of dactinomycyn in the improved survival of children with Wilms' tumor. J. Am. Med. Assoc. *195*, 1005–1009 (1966)

Fisher, B., Ravdin, R.G., Ausman, R.K., Slack, N.H. et al.: Surgical adjuvant chemotherapy in cancer of the breast. Results in a decade of cooperative investigation. Ann. Surg. *168*, 337–356 (1968)

Fisher, B., Slack, N., Bross, I.D.J. et al.: Cancer of the breast: size of neoplasm and prognosis. Cancer *24*, 1071–1080 (1969)

Fisher, B., Slack, N., Katrych, D., Wolmark, N.: Ten year follow-up results of patients with carcinoma of the breast in a cooperative clinical trial evaluating surgical adjuvant chemotherapy. Surg. Gynecol. Obstet. *140*, 528–534 (1975)

Fisher, B. et al.: L-phenylalanine mustard (L-PAM) in the management of primary breast cancer. Cancer *39*, 2883–2901 (1977)

Forrest, A.P.M., Kunkler, P.B. (eds.): Prognostic factors in breast cancer. Edinburgh, London: Livingstone 1968

Fracchia, A.A., Farrow, J.H., Miller, T.R., Rollefsen, R.H., Greenberg, E.J., Knapper, W.H.: Hypophysectomy as compared with adrenalectomy in the treatment of advanced carcinoma of the breast. Surg. Gynecol. Obstet. *133*, 241–246 (1971)

Greenspan, E.: Response of advanced breast cancer to the combination of the antimetabolite, methotrexate, and the alkylating agent thio-tepa. Mt. Sinai J. Med. N.Y. *30*, 246–267 (1963)

Greenspan, E.: Combination cytotoxic chemotherapy in advanced disseminated breast cancer. Mt. Sinai J. Med. N.Y. *33*, 1–27 (1966)

Grinberg, R., Nemoto, T., Dao, T.L.: Vincristine: dosage and response in breast cancer. Cancer Chemother. Rep. *45*, 57–61 (1965)

Groupe Européen du Cancer du Sein: Le traitement hormonal du cancer du sein en phase avancée: Comparaison entre le propionate de testostérone et la combinaison propionate de testostérone – delta-1 testololactone. Rev. Fr. Etud. Clin. Biol. *9*, 88–90 (1964)

Hanham, I.W.F., Newton, K.A., Westbury, G.: Seventy-five cases of solid tumors treated by a modified quadruple chemotherapy regime. Br. J. Cancer *25*, 462–478 (1971)

Harvey, H.A., White, D.S., Lipton, A.: Five drug regimen plus adriamycin in metastatic breast cancer (abstr.). Proc. Am. Soc. Clin. Oncology *16*, 255 (1975)

Holland, J., Sharlav, C., Galiani, S. et al.: Vincristine treatment of advanced cancer: a comparative study of 392 cases. Cancer Res. *33*, 1258–1264 (1973)

Hoogstraten, B.: Adriamycin (NSC-123 127) in the treatment of advanced breast cancer: studies by the Southwest Oncology Group. Cancer Chemother. Rep. *6/3*, 329–334 (1975)

Hoogstraten, B., George, S.L., Samal, B. et al.: Combination chemotherapy and adriamycin in patients with advanced breast cancer. Cancer *38*, 13–20 (1976)

Horton, J., Dao, T., Cunningham, T., Nemoto, T. et al.: Alternating combination therapy for metastatic breast cancer (abstr.). Proc. Am. Soc. Clin. Oncology. *17*, 247 (1976)

Jaffe, N. et al.: Adjuvant methotrexate and citrovorumfactor for treatment of osteogenic sarcoma. N. Engl. J. Med. *291*, 944–948 (1974)

James, D.H.: Combination chemotherapy of childhood neuroblastoma. J. Am. Med. Assoc. *194*, 123–128 (1965)

Kennedy, B.J., Mielke, P.W., Jr., Fortuny, I.E.: Therapeutic castration versus prophylactic castration in breast cancer. Surg. Gynecol. Obstet. *118*, 524–529 (1964)

Leclercq, G., Heuson, J.C., Deboel, M.C., Mattheiem, W.H.: Oestrogen receptors in breast cancer. A changing concept. Br. Med. J. *1975 1*, 185–189

Leone, L.S., Rege, V.: Treatment of metastatic, recurrent or inoperable carcinoma of breast with VCR/Pred/5-FU/Mtx/Cyclo (Reg I) vs. VCR/Pred/5-FU (Reg II) (abstr.). Proc. Am. Assoc. Cancer Res. *14*, 125 (1973)

Lloyd, R., Jones, S.E., Salmon, S.E., and Southwest Oncology Group Members: Phase II trial of adriamycin and cyclohphosphamide: a Southwest Oncology Group Pilot Study. Proc. Am. Assoc. Cancer Res. *16*, 265 (1975)

Lokich, J.J., Skarin, A.T.: Five drug combination chemotherapy for disseminated adenocarcinoma. Cancer Chemother. Rep. *56*, 761–787 (1972)

McGuire, W.L., Carbone, P.P., Vollmer, E.P. (eds.): Estrogen receptors in human breast cancer. New York: Raven Press 1975

McGuire, W.L., Horwitz, K.B., Pearson, O.H., Segaloff, A.: Current status of estrogen and progesterone receptors in breast cancer. Cancer *39*, 2934–2974 (1977)

Middleman, E., Luce, J.K., Frei, E.: Clinical trials with adriamycin. Cancer *28*, 844–50 (1971)

Muss, H.B., White, D.R., Cooper, M.R., Richards, F.C., Spurr, C.L.: A randomyzed study of two five-drug regimens in advanced breast cancer (abstr.). Proc. Am. Soc. Clin. Oncology *18*, 272 (1977)

Nemoto, T., Horton, J., Cunningham, T. et al.: Up date report: comparison of combination chemotherapy (FCP) vs. adriamycin (ADM) vs. adrenalectomy (ADX) in breast cancer (abstr.). Proc. Am. Assoc. Cancer Res. *16*, 46 (1975)

Philips, R.F., Higinbotham, N.Z.: The curability of Ewing's endothelioma of bone in children. J. Pediatr. *70*, 391–398 (1967)

Rozencweig, M., Heuson, J.-A.: Breast cancer: prognostic factors and clinical evaluation. In: Cancer therapy: prognostic factors and criteria of response. Staquet, M.J. (ed.), pp. 139–183. New York: Raven Press 1975

Salmon, S., Jones, S.: Chemotherapy of advanced breast cancer with a combination of adriamycin and cyclophosphamide (abstr.). Proc. Am. Assoc. Cancer Res. *15*, 90 (1974)

Schabel, F.M.: Concepts for systemic treatment of micrometastases. Cancer *35*, 15–24 (1975)

Schabel, M.F.: Rationale for adjuvant chemotherapy. Cancer [Suppl.] *39*, 2846–2867 (1977)

Seidman, H.: Cancer of the breast: statistical and epidemiological data. Cancer *24*, 1355–1378 (1969)

Smalley, R., Bornstein, R.: C-A-F treatment of metastatic breast carcinoma (abstr.). Proc. Am. Assoc. Cancer Res. *16*, 265 (1975)

Smalley, R.V., Murphy, S., Chan, Y.K., Huguely, C.M.: Comparison of two five-drug regimens vs. sequential chemotherapy in metastatic breast carcinoma (abstr.). Cancer Chemother. Rep. *57*, 110 (1973)

Stolfi, R.L., Martin, D.S., Fugmann, R.A.: Spontaneous murine mammary adenocarcinoma: model system for evaluation of combined methods of therapy. Cancer Chemother. Rep. *55*, 239–249 (1971)

Stoll, B.A. (ed.): Mammary cancer and neuroendocrine therapy. London: Butterworths 1974

Stutz, F.H., Blom, J., Tormey, D.C.: Combination chemotherapy in disseminated carcinoma of the breast. Oncology *29*, 139–146 (1974)

Sutow, W.W.: Chemotherapy in childhood cancer (except leukemia). An appraisal. Cancer *18*, 1585–1595 (1965)

Sutow, W., Sullivan, P., Fernbach, D.: Adjuvant chemotherapy in primary treatment of osteogenic sarcoma. Proc. Am. Assoc. Cancer Res. *15*, 20 (1974)

Tormey, D.C.: Adriamycin (NSC-123 127) in breast cancer: an overview of studies. Cancer Chemotherap. Rep. *6/3*, 319–327 (1975a)

Tormey, D.C.: Combined chemotherapy and surgery in breast cancer: a review. Cancer *36*, 881–892 (1975b)

Tormey, D.C., Simon, R.M., Lippman, M.E., Bull, J.M., Myers, C.E.: Evaluation of tamoxifen dose in advanced breast cancer. Cancer Treat. Rep. *60*, 1451–1459 (1976)

Tormey, D., Carbone, P., Band, P.: Breast cancer survival in single and combination chemotherapy trials since 1968. Proc. Am. Assoc. Cancer Res. *18*, 64 (1977)

Welbourn, M.A., Burn, I.J.: Current concepts – treatment of advanced mammary cancer. N. Engl. J. Med. *287*, 398–400 (1972)

Whitney, D.J., Smith, D.G., Szilagyi, D.E.: Meaning of five-year cure in cancer of the breast. Arch. Surg. *88*, 637–644 (1964)

Young, R.C., Lippman, M.E., DeVita, T.V., Bull, J., Tormey, D.C.: Perspectives in the treatment of breast cancer: 1976. Ann. Intern. Med. *86*, 784–798 (1976)

Namenverzeichnis — Author Index

Die *kursiv* gesetzten Seitenzahlen beziehen sich auf die Literatur
Page numbers in *italics* refer to the bibliography

Abaci JF, s. Alpert LJ 456, *505*

Abbatucci JS 316, 317, 322, *340*, 463, 467, 471, 495, *505*

Abbatucci JS, Quint R, Bloquel J, Roussel A, Urbajtel M *340*, 385, *413*

Abbes M, Paillaud F, Namer M 245, *247*

Abbey H, s. Carter D 125, *172*

Abdal-Aziz AS, s. El-Gazayerli MM 565, 566, 569, *583*

Abernathy C, s. Folkman J 35, *174*

Abrams HL 354, *363*

Abrão, s. Arão H 226, *233*

Acciarri L, s. Pistolesi GF 22, *181*

Acevedo HF, Campbell EA, Frich JC, Dugan PJ, Saier EL, Merkow LP *446*

Ackerman LV, Katzenstein AL 532, 533, 534, 535, *544*

Ackerman LV, s. Wise L 190, *209*, 272, 273, *299*, 368, *419*

Ackerman M, s. Frankl G 26, *174*

Adair F, Berg J, Joubert L, Robbins GF 542, *544*

Adair FE 213, 224, 227, 228, *232*, 519, *525*

Adair FE, Herrmann JB 547, 548, 549, 552, 557, *561*

Adair FE, s. Farrow JH 575, 576, *583*

Adams JB, Wong MS 513, *525*

Admondson JH, s. Eagan RT 601, 602, *609*

Agarwal PK, Mehrotra R 162, *169*

Agarwal PK, s. Mehrotra RML 557, 560, *562*

Ager PJ, s. Ghossein NA *208*, *343*

Ager PJ, s. Hilaris BS 351, *364*

Agwunobi TC, Boak J 32, 61, *169*

Ahman DL, Bisel HF, Hahn RG 599, 600, *608*

Ahman DL, Eagan RT, Bisel HF, Hahn RG, O'Connell MJ, Edmondson JH 601, 602, *608*

Ahman DL, O'Connell MJ, Hahn RG, Bisel HF, Lee RA, Edmondson JH 594, *609*

Ahman DL, s. Eagan RT 601, 602, *609*

Ahmed A 12, 13, *169*

Aichinger H, s. Saebel M 26, 27, *183*

Aichroth PM, s. Greening WP 567, 569, 573, 574, 580, 581, *583*

Albertini A von 159, *169*, 532, *544*

Alberto P, s. Brunner KW 598, 599, 600, 604, 605, *609*, 600, 604, *609*

Aldermann JS 351, *363*

Alderson M, s. Baum M 23, *171*, 291

Alexander P 231, *232*

Alexander P, Hall JG 218, *232*

Alexander SC, s. Debeer RA 125, *173*

Al-Jurf A, Hawk W, Crile G Jr 83, *169*

Almendral AC, Stucki D, Brundel R, Hirsch HA, Torhorst J 35, 44, *169*

Alpert LJ, Abaci JF, Werthamer S 456, *505*

Alpert S, Ghossein NA, Stacy P, Migliorelli FA, Efron G, Krishnaswamy V *297*

Alpert S, s. Ghossein NA *208*, *343*

Alrich EM, s. Horsely JS 523, 524, *526*

Alt WEC, s. Meakin JW 246, *249*

Alth G, Hawliczek E 387, *413*

Alth G, Ogris E 474, *505*

Altman AJ, Schwartz A 115, *169*

Altomare FJ, s. Deutsch M 568, *583*

Altschuler C, s. Amalric R 2, 44, *169*, 32, 36, 43, 44, *169*, 46, 55, 64, *169*, *207*, 310, 311, 314, 316, 322, 335, *341*

Altschuler C, s. Spitalier JM *345*

Altuna ME, s. Pardo-Mindam J 553, *562*

Ålund M, Granberg PO, De Schryver A, Sundblad R 229, *233*

Amalric R *340*

Ahman DL, s. Eagan RT 601, 602, *609*

Amalric R, Clement F, Santamaria F 368, *413*

Amalric R, Clement R, Santamaria F, Ayme Y, Brandone H, Clerc S, Pollet JF, d'Estienne d'Orves JF, Spitalier JM *341*

Amalric R, Giraud D, Altschuler C, Spitalier JM 32, 36, 43, 44, *169*

Amalric R, Pollet JF, Robert F, Altschuler C, Giraud D, Spitalier JM 2, 44, *169*

Amalric R, Robert F, Pollet JF, Spitalier JM, Ayme Y, Brandone H *341*

Amalric R, Robert F, Seigle J, Spitalier JM, Brandone H, Ayme Y *341*

Amalric R, Santamaria F, Robert F, Altschuler C, Spitalier JM, Brandone H, Ayme Y, Pollet JF *207*, 310, 311, 314, 316, 322, 335, *341*

Amalric R, Spitalier JM 258, 261, 264, 277, 278, 293, *297*, 306, 321, *340*, 351, *363*

Amalric R, Spitalier JM, Giraud D, Altschuler C 46, 55, 64, *169*

Amalric R, s. Brandone H *341*

Amalric R, s. Herfarth C *343*

Amalric R, s. Robert F *345*, 385, 386, 387, *418*

Amalric R, s. Spitalier JM *299*, 324, *345*

Ames F, s. Mueller CB 117, *180*

Ames VP, s. Mettler FA Jr 568, *585*

Amiel G, s. Tricoire JL 2, 32, 33, 34, 44, 46, 79, *184*

Amiel JP, s. Tricoire J 45, *184*

Amirfallah A, Becker R, Fischedick O 221, 224, *233*, 456, 463, *505*

Amoroso WL Jr, s. Treves N 571, 572, *586*

Amwerd R, s. Mutzner F *209*

Andersen JA 533, 534, *544*

Andersen JA, s. Kiaer HW 99, *178*

Anderson DE 512, *525*, 568, *582*

Anderson DK, Kafrouni GI 551, 561

Anderson T, s. Ludgate CM 161, 179

Anderson WD, s. Delarue NC 187, 207

Andersson A, Bergdahl L, Welch J 169

Andersson I 6, 83, 169

Andersson I, Hildell J, Mühlow A, Pettersson H 9, 170

Andreassen M, Dahl-Iversen E, Sorensen B 422, 439

Andrews JT, s. Stoll BA 508

Anger HO, s. Tobias CA 240, 249

Anglem TJ, Leber RE 187, 207

Ansfield FJ, s. Davis HL 598, 599, 609

Ansfield FJ, s. Ramirez G 67, 182

Aoki K, s. MacMahon B 513, 527

Appelman H, s. Threatt B 59, 184

Appelman HD, s. Threatt B 25, 184

Applewhite RR, Smith LR, DiVincenti F 511, 515, 521, 522, 523, 525

Arão H, Abrão 226, 233

Archambault M, Griem ML, Lochman DJ 341, 383, 404, 413

Archer F, s. Gros C 2, 42, 45, 175

Archer F, s. Gros CH 572, 583

Ariel JM 408, 409, 413

Ariotti PE, s. Constable JD 576, 582

Arlen M, s. Livingston SF 188, 209

Armand MO, s. Gautherie M 32, 36, 175, 324, 343

Armstrong B, Stevens N, Doll R 514, 525

Arnal M-L, Gauwerky F, Heinzel F, Mohr H 383, 384, 413

Arnaud J, Dilhuydy J, Basse-Cathalinat B, Ducassou D, Blanquet P 61, 170

Arndt J 347, 363, 401, 409, 413

Arndt RD, s. Michels LG 572, 585

Arner O, s. Wallgren A 189, 192, 199, 209, 217, 224, 225, 232, 235, 388, 390, 398, 401, 407, 409, 410, 419

Arnold H 23, 170

Arnoult J, s. Haguenau F 70, 176

Aron BS, s. Jazy F 359, 364

Arriagada R, Contesso G, Sarrazin D, Rouesse J, Laser P, Mourlesse H 125, 170

Arriagada R, s. Sarrazin D 125, 183

Arwidi A, Aspergren K, Augustsson N-E, Hafström Lo, Norgren A, Svahn-Tapper G 382, 386, 387, 388, 413

Arzoumanian A, s. Cole-Beuglet C 19, 172

Åsard PE, s. Hultberg S 360, 364

Asbury D, s. Best JJK 29, 171

Asdonk J 499, 505

Ash CL, s. Delarue NC 219, 224, 227, 232, 233

Ashikari H, Jun M, Farrow J, Rosen P, Johnston S 115, 170

Ashikari R, Haydu SJ, Robbins GF 532, 539, 544

Ashikari R, Huvos AG, Snyder RE 536, 544

Ashikari R, s. Heller KS 168, 176

Ashikari R, s. Nime FA 125, 180, 181, 372, 417

Aspergren K, s. Arwidi A 382, 386, 387, 388, 413

Assa J, s. Yarom J 346

Atkins AL, s. Fairchild R 32, 173

Atkins H 297, 337, 339, 341

Atkins H, Bulbrook RD, Falconer MA, Hayward JL, MacLean KS, Schurr PH 244, 247

Atkins H, Falconer MA, Hayward JL, MacLean KS, Schurr PH 244, 247

Atkins H, Hayward JL, Klugmann DJ, Wayte AB 274, 275, 276, 279, 280, 297, 377, 393, 399, 410, 413

Atkins HJB, s. Hayward JL 245, 248

Atkins HL, s. Horrigan WD 338, 343

Atkinson MK, s. Millis PR 165, 180

Attiyeh FF, Jensen M, Huvos AG, Fracchia A 125, 170

Auchincloss H 187, 207

Auchincloss J Jr 399, 405, 413, 421, 438, 439

Audebert A, s. Brun G 519, 525

Augustsson N-E, s. Arwidi A 382, 386, 387, 388, 413

Ausman RK, s. Fisher B 392, 415, 589, 590, 609

Avril A, s. Lagarde C 125, 178

Ayme Y, s. Amalric R 207, 310, 311, 314, 316, 322, 335, 341

Ayme Y, s. Brandone H 341

Ayme Y, s. Spitalier JM 345

Ayyangar K, s. Mansfield CM 385, 386, 417

Baba N, Izuo M, Ishida T, Okano A, Kawai T 85, 170

Bach H, s. Baltzer J 163, 170

Bachelot F, s. Delouche G 191, 207, 259, 264, 269, 276, 297, 306, 308, 309, 312, 314, 315, 316, 342, 485, 506

Bachur NR, s. Benjamin RS 598, 609

Backlund EO, Rähn T, Sarby B, De Schryver A, Wennerstrand J 240, 241, 247

Baclesse F 187, 207, 215, 216, 217, 220, 224, 227, 228, 233, 302, 308, 337, 341, 463, 485, 505

Baclesse F, Ennuyer A, Cheguillaume J 187, 207, 252, 270, 271, 297

Baclesse F, Gricouroff G, Tailhefer A 301, 341

Baclesse F, Nézélof C, Vilde F 220, 227, 233, 341

Baclesse M 297

Bacman O, Odeh F, Jacobs A, Walkowsky A, Schubert G 162, 170

Bacon PA, s. Collins AF 43, 172

Badder EM, Nahrwold DL 58, 170

Baerwolff G, Schumacher W 384, 413

Baiella E, s. Bonadonna G 574, 582

Bailar JC 23, 170

Bailey A, Davey J, Pentney H, Tukker A, Wright H 23, 170

Baillet F, s. Pierquin B 344, 344, 351, 364

Bailly C, s. Gerard JP 21, 175

Bajetta E, s. De Lena M 599, 600, 609

Bakalar Z, s. Papez L 3, 23, 181

Baker AS, s. Chu FCH 205, 207, 342, 424, 426, 427, 429, 430, 432, 433, 439

Bako B, s. Pentek Z 17, 181

Baldet P, s. Lamarque JL 11, 21, 30, 178

Baldus F, s. Kaufmann C 533, 534, 537, 545

Balogh J, s. Pentek Z 17, 181

Baltzer J, Zander J, Holzgreve H, Lohrs U, Bach H, Heilmann K 163, 170

Band B, s. Fisher B 574, 583

Band P, s. Canellos GP 609

Band P, s. Carbone PP 599, 601, 602, 604, 609

Band P, s. Tormey DC 599, 600, 601, 602, 611

Band PR, Tormey DC, Bauer M 599, 600, 601, 602, 609

Banerjee T, s. Beltaos E 161, 162, 171

Banfi A, Bonadonna G, Carnevali G, Oldini C, Salvini E 557, 561

Banfi A, s. Bonadonna G 334, 341, 606, 608, 609

Banfi A, s. Veronesi U 259, 278, 281, 299, 368, 419

Bank A, s. Cortes EP 606, 609

Bansal S, Brady LW, Olsen A, Faust DS, Osterholm J, Kazem J 360, 363

Baracchi S, s. Palmieri B 168, 181

Baral E, Blomgren H, Petrini B, Wasserman J 230, 231, 233

Baral E, Blomgren H, Petrini B, Wasserman J, Ogenstad S, Silfverswärd C 125, 170

Baral E, s. Blomgren H 231, 233

Baral E, s. Petrini B 231, 234, 235

Baraldi A 1, 170

Barash JM, Pasternack BS, Venet L, Wolff WJ 43, 170

Barb U 482, 483, 484, 505

Barb U, Plum R 482, 505

Barbeau A, s. Friesen HG 514, *526*

Barber KW, Dockerty MB, Claget MB 441, 442, 445, *446*

Barber KW, Dockerty MB, Clagett OT *525*

Barclay TH, s. Crosby CH 523, 524, *525*

Barkay M 188, 189, 190, *207*

Barker JL, Nelson AJ, Montague ED 338, 339, *341*, 444, *446*

Barker JL, s. Blumenschein GR 338, *341*

Barker JL, s. Fletcher GH 371, 380, 385, 386, 387, 388, 408, 409, 411, 412, *415*

Barker JL, s. Montague ED 260, 277, 280, 286, *298*, 368, *417*

Barnes E, s. Myerowitz RL 162, *180*

Barnes GT, Brezovica JA 5, *170*

Barnes L, Pietruszka M 161, 550, *561*

Barnes L, s. Pietruszka M 83, *181*

Barrett DL, s. Zimmerman AL 25, *185*

Bärring NE, Holmér A, Notter G, Rudén BI 239, *247*

Barson AJ, s. Simpson JS 569, *586*

Barten B, s. Fisher B 187, 199, 200, *207*

Barth G, Schneider W *341*

Barth V 7, 10, 11, 13, 17, 20, 21, 23, 24, 25, 30, 33, 34, 35, 41, 48, 52, 60, 64, 85, 88, 94, 107, 135, 159, 163, 166, *170*

Barth V, Behrends W, Haase W 60, *170*

Barth V, Franz E-D, Schöll A 12, *170*

Barth V, Heuck F 25, *170*

Barth V, Müller R, Deininger HK, Wöllgens P 33, *170*

Barth V, s. Buck J 6, *172*

Barth V, s. Müller R 33, *180*

Barth V, s. Wöllgens P *209*, 385, 386, *419*, 431, *440*, 541, *546*

Bartlett WC, s. Shellito JG 532, 536, 539, 540, 542, *546*

Barton A 70, *170*

Barton DR, s. Yonemoto RH 380, 381, *419*

Basse-Cathalinat B, s. Arnaud D 61, *170*

Bassett LW, Cove H 81, *170*

Bassett LW, Gold R, Cove H 85, *170*

Bässler R 1, 17, 24, 25, 69, 70, 82, 83, 85, 121, 126, *170*, 531, 532, 533, 538, *544*

Bataini JP, Ennuyer A 308, *341*

Bataini JP, Ennuyer A, Dhermain P *341*

Bataini JP, Picco C, Martin M, Calle R *297*, *341*

Bataini JP, s. Ennuyer A *342*, *343*

Batchelor GB 555, *561*

Bates TD *207*

Battesti JP, Turiaf J, Hincky J, Dournovo P 85, *170*

Battiflora H, s. Navas JJ 560, *562*

Battifora H, s. Moss WT *360*, *364*, 386, 411, 412, *417*

Baudisch E *505*

Bauer H, s. Kärcher KH *507*

Bauer M, s. Band PR 599, 600, 601, 602, *609*

Bauer M, s. Carbone PP 599, 601, 602, 604, *609*

Bauermeister DE, Hall CH 60, *170*

Baulieu EE 590, 591, *609*

Baum M *297*

Baum M, Alderson M, Chamberlain J 23, *171*, 291

Baum M, s. Teasdale C 568, *586*

Bay V, Matthaes P 378, 379, *413*, 454, 456, *505*

Bayat H, s. Roth D 406, 407, *418*

Bayer DS, s. Byrd BF 515, 516, 519, 520, *525*

Beabout J, s. McLeod RA 29, *180*

Beahrs OH, Smart C 60, *171*

Beal JM 554, *561*

Beale FA, s. Meakin JW 246, *249*

Beatson GT 237, *248*, 513, *525*, 575, *582*

Beattie EJ, s. Schottenfeld D 335, *345*

Beattle UG, s. Devitt JE 189, *207*

Beauduin M, s. Pluygers E 260, *298*, 324, *344*

Becher H, s. Sobotta J *508*

Bechtelsheimer H, s. Hermanutz KD 536, *545*

Bechyne M, Dienstbier Z 61, *171*

Becker G, s. Schenk P 387, *418*

Becker J, Kuttig H 386, *413*

Becker J, Weitzel G 387, *413*

Becker J, Werner K, Kuttig H 383, *413*

Becker KL, s. Cuenca CR *583*

Becker R, s. Amirfallah A 221, 224, *233*, 456, 463, *505*

Becker W, s. Isard HJ 44, *177*

Béclère A 211, *233*

Behrends W, s. Barth V 60, *170*

Belan A, s. Malek P *507*

Bell C 441, *446*

Beller F, s. Schubert R 32, 38, *183*

Beller FK, s. Wagner H 5, 27, *184*

Belloni G, s. Sgro M 168, *183*

Beltaos E, Banerjee T 161, 162, *171*

Benedict D, s. Sartorius OW 26, *183*

Benedict OL, s. Sartorius OW *183*

Benedict WH, s. Upton AC 568, *586*

Benfield et al. 131

Benjamin JL, Guy CL 18, *171*

Benjamin RS, Wiernik PH, Bachur NR 598, *609*

Bennett MB, s. Helman P 382, 401, 416, 519, *526*

Bennhold H *505*

Benninghoff D, Tsien KC 409, *413*

Benson E, s. Cowen PN 48, *172*

Benson WR *582*

Beretta G, s. Bonadonna G 598, *609*

Beretta G, s. De Lena M 599, 600, *609*

Berg J, s. Adair F 542, *544*

Berg J, s. Schottenfeld DJ 571, *586*

Berg JW 369, 370, *414*

Berg JW, Decrosse JJ, Fracchia AA, Farrow J 548, 549, 557, *561*, 562

Berg JW, Gosse JJ, De Fracchia AA, Farrow J 55, 161, *171*

Berg JW, s. De Crosse JJ 163, *173*, 557, 558, 560, *562*

Berg JW, s. Freeman C 558, 560, *562*

Berg JW, s. McDewitt RW 555, *562*

Berg JW, s. McDivitt RW 80, 81, 121, 162, *180*

Berg R, s. Blomgren H 230, 231, *233*, 320, *341*

Berg SW, s. Robbins GF 534, 536, 537, 540, 542, *546*

Bergdahl L 377, *414*

Bergdahl L, s. Andersson A *169*

Berge T 567, *582*

Berge T, Ostberg G 535, 536, *544*

Bergenstal DM, s. Huggins C 237, *248*, *584*

Berger H 70, *171*

Berger SM, s. Gershon-Cohen J 1, *175*, 159, *175*

Bergonié J, Tessier K 472, *505*

Bergström J, s. Wallgren A 189, 192, 199, *209*, 217, 224, 225, 232, *235*, 388, 390, 398, 401, 407, 409, 410, *419*

Berlie J, s. Brunet M 511, *525*, 565, 579, 580, *582*

Bernanke H, s. Stout AP 552, *563*

Bernauer M, s. Frischbier H-J *297*

Bernauer M, s. Schreer I *299*

Berndt H, Friederichs W, Gertich J, Schwarz H *372*, *414*

Bernstein JR 19, *171*

Bertario L, s. Di Pietro S *207*

Berven E 212, 216, 220, 224, 228, 232, *233*, *341*, 371, *414*

Bessent RG, s. Citrin DL 377, *414*

Bessler W, Weber S 354, 355, *363*

Best JJK, Isherwood I, Asbury D, Hartley G, George W, Sellwood R 29, *171*

Betz E, s. Colin C 23, *172*

Bhagavan BS, Patchefsky A, Koss LG 84, *171*

Bhagwandeen SB 565, 566, *582*

Bhonslay SB, s. Haagensen CD *298*

Bianchi A, s. Lerner LJ 514, *527*

Bierman HR, s. Shimkin MB 237, *249*

Biggart JD, s. Kennedy T 548, 550, *562*

Billings RE 512, *525*

Bindewald H, Geier G, Schlag P 54, *171*

Biran S, s. Freund H *174*

Birkner R 466, 467, *505*

Birkner R, Schaaf J *505*

Bisel HF, s. Ahman DL 594, *609*, 599, 600, *608*, 601, 602, *608*

Bisel HF, s. Eagan RT 601, 602, *609*

Bjärngard BE, s. Svensson GK 385, 386, *419*, 386, *419*

Björn-Hansen R 24, 25, *171*

Bjurstam NG 48, *171*

Bjurstam NG, Hedberg K, Hultborn KA, Johansson NT, Johnsien C 55, *171*

Black MM, Speer FD 52, 119, 125, *171*

Black N, s. Leis HP 536, 539, *545*

Black WC, s. Kligerman MM 201, *208*

Blamey R, s. Elston CW 48, *173*

Bland KI, O'Leary JP, Woodward ER, Dragstedt LR 246, *248*

Blank von der Wyst J, s. Engelsman E 514, *526*

Blanquet P, s. Arnaud D 61, *170*

Blass 466, *505*

Bleinberg DL, s. Frantz AG 514, *526*

Blicher-Toft M, Hausen JPH, Hausen OP, Schidt T 83, *171*

Block GE, s. Jensen EV 243, *248*

Blom J, s. Cortes EP 606, *609*

Blom J, s. Stutz FH 598, 599, *611*

Blomgren H, Berg R, Wasserman J, Glas U 230, 231, *233*, 320, *341*

Blomgren H, Wasserman J, Edsmyr F, Baral E, Petrini B 231, *233*

Blomgren H, s. Baral E 125, *170*, 230, 231, *233*

Blomgren H, s. Glas U 231, *234*

Blomgren H, s. Petrini B 231, *234*, *235*

Blomstedt B, s. Wallgren A 189, 192, 199, *209*, 217, 224, 225, 232, *235*, 388, 390, 398, 401, 407, 409, 410, *419*

Blondet R, s. Gerard JP 21, *175*

Bloodgood JC, s. Kilgore AR 523, *527*

Bloom HJG 371, *414*, 571, 580, *582*

Bloom HJG, Richardson WW 52, 116, 124, 125, *171*, 581, *582*

Bloom HJG, Richardson WW, Harries EJ 371, 372, *414*

Bloomer WD, s. Rose CM *418*

Bloquel J, s. Abbatucci JS *340*, 385, *413*

Bloustein PA, Silverberg S 48, *171*

Blumenschein G, Cardenas J, Freireich E, Gottlieb J 601, 602, *609*

Blumenschein GR, Montague ED, Eckles NE, Hortobagyi GN, Barker JL 338, *341*

Blumgart LH, s. Citrin DL 377, *414*

Blumgart LH, s. Roberts MM 377, 381, *418*

Boak J, s. Agwunobi TC 32, 61, *169*

Bobbio P, s. Goffrini P 482, *506*

Bobbitt D, s. Silverman MA 48, *183*

Bobin JY, s. Gerard JP 21, *175*

Bockslaff H, s. Heidenreich W 129, *176*

Bodian C, s. Haagensen CD 130, *176*, 533, 534, *545*

Bodnár E 378, 380, *414*

Bodo M, Doebrossy L, Rahioty P, Daubner K 47, 48, 54, *171*

Bodo M, Doebrossy L, Sugar J 85, *171*

Bogden AE, Ebber HJ, Taylor DJ, Gray JH 603, *609*

Bograd M, s. Sannan HJ 153, *183*

Bohatirchuk FP 3, *171*

Bohle A 69, *171*

Bohvon C, s. Contesso G 578, *582*

Boisson M, s. Papillon J 276, *298*

Boldt J, s. Hermanutz KD 536, *545*

Boldvey EB, s. Shimkin MB 237, *249*

Bolješiková E, s. Dubrovský J 352, *363*

Bolmgren J, Jacobson B, Nordenstroem B 48, *171*

Bonaccorsi J, s. Gary-Bobo J *343*

Bonadonna G 520, *525*

Bonadonna G, Brusamolino E, Valagussa P, Bossi A, Brugnatelli L, Brambella C, De Lena M, Tancini G, Baiella E, Musumeci R, Veronesi U 574, *582*

Bonadonna G, Monfardini S, De Lena M, Fossati-Bellani F, Beretta G 598, *609*

Bonadonna G, Rossi A, Valagussa P, Banfi A, Veronesi U 334, *341*, 606, 608, *609*

Bonadonna G, s. Banfi A 557, *561*

Bonadonna G, s. De Lena M 599, 600, 601, 602, *609*, 599, 600, *609*

Bonadonna G, s. Valagussa P 189, 200, *209*, 299, 369, 370, 371, 399, 406, 407, *419*

Bonadonna G, s. Zucali R 339, 346, 444, *447*

Bonadonna G, s. Zugali R 352, *365*

Bond VP, s. Shellabarger CJ 568, *586*

Bond WH 409, *414*

Bonnard J, Guthard R, Guihard D, Le Noc Y, Marionneau J, Godwin O, Dixneuf S *207*

Bonser GM, Dossett JA, Jull JW 568, *582*

Boquoi E, Kreuzer G 54, *171*

Boquoi E, s. Kreuzer G 54, *178*, 115, *178*

Borek E, Pedio G, Ruttner J 48, *171*

Borgström S, s. Lindgren M 219, 220, 224, 228, *234*

Borland D, s. Fisher B 187, 199, 200, *207*

Borman A, s. Lerner LJ 514, *527*

Bormann R 554, *562*

Born JL, s. Constable JD 576, *582*

Born JL, s. Tobias CA 240, *249*

Börner R 361, *363*

Börner R, s. Heidenreich W 129, *176*

Bornstein R, s. Smalley R 601, 602, *611*

Bortolotti G, Guglianti P *341*

Boselli BD, s. Meyer KK 230, *234*, 320, *344*

Bossi A, s. Bonadonna G 574, *582*

Bostwick J, s. McGinley PH 386, *417*

Botham RT, McDonald JR, Clagett OT 549, *562*

Bothmann G, Bussche U von dem, Kubli F, Seybold G 33, 35, 46, *171*

Bothmann G, Haag D, Wurster K, Rummel HH 37, *171*

Bothmann G, Rummel H, Kubli F *171*

Botstein C, s. Siegelman SS 345, 385, 386, *418*

Botsztejn CH, s. Schinz HR 214, 224, 232, *235*

Bouchard J 302, *341*, 352, 359, *363*, 382, *414*, 441, *446*

Boucher-Laborderie J, s. Delouche G 191, *207*, 259, 264, 269, 276, *297*, 306, 308, 309, 312, 314, 315, 316, *342*, 485, *506*

Bourjat P, s. Gautherie M 36, *175*

Bourjat P, s. Gros C 32, 36, 37, 38, *175*, 565, 569, 570, 572, *583*

Boute FJ, s. Villarreal RL 32, *184*

Boyes DA 60, *171*

Boyns AR, Cole EN, Griffiths K, Roberts MM, Buchan R, Wilson RG, Forrest APM 514, *525*

Bradac GB, s. Holdorff B 494, *507*

Bradbury JN, s. Kligerman MM 201, *208*

Bradfield JS, s. Perez CA 354, *364*

Bradley LW, s. Enterline HT 551, 552, *562*

Bradshaw E, s. Schonland M *586*

Brady BW 61, *171*

Brady L, s. Brown GS *341*

Brady LW *341*

Brady LW, Fletcher GH, Levitt SH 406, 410, *414*

Brady LW, s. Bansal S 360, *363*

Brady LW, s. Prosnitz LR 277, *298*, 345, 541, *545*, *546*

Brady LW, s. Rosato FE 193, *209*

Braeker G, s. Maisin HE 191, 201, 202, *209*, *344*

Bragg DB, s. Kim JH 229, *234*

Bragg DG, Shidnia H, Chu FCH, Higinbotham NL *505*

Brambella C, s. Bonadonna G 574, *582*

Brambilla C, s. De Lena M 599, 600, 601, 602, *609*

Brand WN, s. Moss WT *360, 364,* 386, 411, 412, *417*

Brandone H, Ayme Y, Amalric R, Spitalier JM *341*

Brandone H, s. Amalric R *207,* 310, 311, 314, 316, 322, 335, *341*

Brandone H, s. Spitalier JM *345*

Breit A, s. Lindner H 371, 385, 386, 387, 408, *417*

Breitfellner G 80, *171,* 554, 555, *562*

Brem SS, Jensen H, Gullino P 35, *171*

Brennhovd JO, s. Høst H 371, 386, 395, 397, 398, 399, 401, 404, 405, 407, 408, 409, 410, *416,* 456, *507,* 574, *584*

Bretcher PJ, s. Wotiz HH 513, 514, *529*

Brezina K 59, *171*

Brezovica JA, s. Barnes GT 5, *170*

Brinkley D, Haybittle JL 195, 202, 203, *207,* 371, 382, 390, 401, 410, *414*

Brizarelli G, s. Huggins C 514, *527*

Broder LE, Tormey DC 578, *582,* 598, 599, 600, *609*

Bromeis H 543, *544*

Bronnskill MJ, Harauz G, Ege GN 387, 388, *414*

Broos IJ, s. Wynder EL 515, *529*

Bross I, s. Coombs LJ 106, *172*

Bross IDJ, s. Schmidt ML 243, 245, *249*

Bross IJ, s. Fisher B 580, *583,* 589, 590, 606, *610*

Bross J, s. Dao TL 246, *248*

Bross JDJ, s. Slack NH 536, *546*

Brothers JH III, s. Robbins GF 55, *182*

Brown GS, Kramer S, Brady L, Tobin DA *341*

Brown HF *505*

Brown J, s. MacMahon B 512, 513, *527,* 568, *585*

Brown JB, s. Dickinson LE 513, *526*

Brown JB, s. MacMahon B 513, *527*

Brown JD 513, *525*

Brown RA, s. Cole-Beuglet C 19, *172*

Brown RN 521, 522, *525*

Brown TC, s. Meakin JW 246, *249*

Brownstein MH, Shapiro L 85, *171*

Bruce J 370, 371, 386, 393, 410, *414*

Bruce J, Carter CD, Fraser J *207,* 377, 399, 406, *414,* 422, *439*

Bruce NH, s. Taylor GW 371, 372, *419*

Bruel J, s. Lamarque JL 10, *179*

Bruel JM, s. Lamarque JL 11, 21, 30, *178*

Brueschke EE, s. Gershon-Cohen J 2, 45, *175*

Brugnatelli L, s. Bonadonna G 574, *582*

Brun G, Audebert A 519, *525*

Brunat M, s. Mayer M 245, *249*

Brundel R, s. Almendral AC 35, 44, *169*

Brunet M, Janin M-L, Berlie J 511, *525,* 565, 579, 580, *582*

Bruni G, s. Palmieri B 168, *181*

Brunner A 378, 379, *414*

Brunner KW, Nagel GA 604, *609*

Brunner KW, Sonntag RW, Alberto P, Senn HJ, Martz G, Obrecht P 600, 604, *609*

Brunner KW, Sonntag RW, Martz G, Senn HJ, Obrecht P, Alberto P 598, 599, 600, 604, 605, *609*

Brunner S 23, *171*

Brunner U *505*

Brusamolino E, s. Bonadonna G 574, *582*

Bryant T 441, *446*

Bublitz G 472, 473, 474, *505*

Bucalossi P, Veronesi D 515, *525*

Bucalossi P, s. Lacour J *208,* 369, 370, 381, 401, 410, *417*

Bucalossi V, Veronesi U, Zingo L, Cantu C 188, 190, 198, *207,* 369, *414*

Buchan R, s. Boyns AR 514, *525*

Buchan R, s. McFadyen LJ 242, *249*

Buchan R, s. Wilson RG 514, *529*

Buchanan JB, Jager R 28, *172*

Buchanan JB, Weisberg B 23, *172*

Bucher HR, s. Haagensen CD 188, 190, 193, 203, *208*

Buchner K, s. Gregl A 470, 483, 484, *506*

Buchwald W, Hylse R 132, *172*

Buchwald W, s. Diethelm L 61, 62, *173*

Buck J, Barth V 6, *172*

Buddemeier D, s. Kitschke HJ 125, *178*

Budin J, Casarella WJ, Harisiadis L *505*

Bulbrook RD 243, 244, *248*

Bulbrook RD, s. Atkins H 244, *247*

Bull J, s. Young RC 601, 602, 603

Bull JM, s. Tormey DC 593, 598, *611*

Bulowjohansen T, s. Heep H 6, 22, *176*

Büngeler W 532, *544*

Bunker ML, Peters MV 521, *525*

Buntain WL, s. Turbey WJ 441, *446*

Buntan NL, s. Surbey WJ 67, *184*

Bünte H, s. Hermanek P 57, *177*

Bunting JS, Hemsted EH, Kremer JK 581, *582*

Bunyagidj S, s. Rubin P 422, 431, *440*

Burdette WJ 379, 380, *414*

Burg EA, s. Peters TG 60, *181*

Bürger H, s. Witt H 20, 26, 27, *185*

Burkart TJ, s. Hummer CD 551, *562*

Burke JF, s. Leak LV *507*

Burke JS, s. Mambo N 557, 558, 559, 560, *562*

Burn I 244, *248*

Burn IJ, s. Welbourn MA 589, *611*

Burn J, s. Osborne MP 61, *181*

Burn JI, s. Galasko CSB 377, *416*

Burn JL 394, 401, 410, *414*

Burnett W, s. Coombs LJ 106, *172*

Burns PE 20, 21, *172*

Burns PE, May D, Gutter Z, Ferri H, Grace M 21, *172*

Burrows H 567, *582*

Bush RS, Johns HE 386, *414*

Bush RS, s. Meakin JW 246, *249*

Bussche U von dem, s. Bothmann G 33, 35, 46, *171*

Butcher B 189, *207*

Butcher H, s. Fisher B 187, 199, 200, *207*

Butcher HR, Seaman WB, Eckert C, Saltzstein S 409, *414*

Butcher HR, s. Haagensen CD *298*

Butler JJ, s. Mambo N 557, 558, 559, 560, *562*

Buttenberg D, Werner K 1, *172*

Butterfield J, s. Cooper DR 521, 522, *525*

Buxton PH, Davies FL, Jelliffe AM, Jones KM, Logue V, Nabarro JDN, Walker G 238, *248*

Buxton RW, s. McLaughlin JS 576, *585*

Byrd BF, Bayer DS, Robertson JC, Stephenson SE 515, 516, 519, 520, *525*

Byron RL 245, *248*

Byron RL, s. Yonemoto RH 380, 381, *419*

Caceres E, s. Lacour J *208,* 369, 370, 381, 401, 410, *417*

Cade S 214, 224, 232, *233,* 576, *582*

Cady B, s. Marshall KA 406, *417*

Cain 168

Calle R 309, *341*

Calle R, Fletcher G, Pierquin B 303, 304, 305, 306, 308, 311, 312, 313, 315, 320, 322, *342*

Calle R, Pilleron JP 319, *342*

Calle R, Pilleron JP, Schlienger P *342*

Calle R, Pilleron JP, Schlienger P, Vilcoq JR 192, 199, 204, 206, *207,* 265, *271,* 310, 312, 314, 316, 322, 326, 327, 334, 335, *342*

Calle R, Schlienger P, Vilcoq JR 325, *342,* 481, *505*

Calle R, s. Bataini JP *297, 341*

Calle R, s. Daban A 320, *342*

Calle R, s. Decroix Y *342*

Calle R, s. Pilleron P *344*

Calle R, s. Schlienger P 271, 273, *299*

Calle R, s. Vilcoq JR 125, *184*

Callies R, s. John V 11, *177*

Cameron HM, Hamperl H, Warambo W 162, *172*

Cameron JM, Litton A, Lyon DS 570, *582*

Camp E 441, 445, *446*

Campbell EA, s. Acevedo HF *446*

Campbell H, s. Forrest APM 297, 381, *415*

Campbell H, s. Roberts MM 377, 381, *418*

Campbell JH, Cummins SD, Kirk DL, Mattews WR 567, *582*

Campion PD, Currey HLF 512, *525*

Canellos GP, Taylor SG, Band P, Pocock S *609*

Canellos PG, Pocock SJ, Taylor SG 599, 600, *609*

Canto G, s. Pietro S Di *207*

Cantu C, s. Bucalossi V 188, 190, 198, *207*, 369, *414*

Cappelaere P, s. Cornillot M 48, *172*

Caravaglios R 6, *172*

Carbone P, s. Fisher B 574, *583*

Carbone P, s. Tormey DC 599, 600, 601, 602, *611*

Carbone PP, Bauer M, Band P, Tormey D 599, 601, 602, 604, *609*

Carbone PP, s. MacGuire WL 578, *584*

Carbone PP, s. McGuire WL 591, *610*

Cardenas J, s. Blumenschein G 601, 602, *609*

Cardiff RD, Wellings SR, Faulkin LJ 531, *544*

Carlson RC, s. Constable JD 576, *582*

Carnevali G, s. Banfi A 557, *561*

Carney JA, s. Freese DF 29, *174*

Caron A, s. Nascimento AG 85, *180*

Carpanelli JB 552, *562*

Carroll WW, Shields TW 536, 541, *544*

Carstens PHB 122, *172*

Carter B, s. Munzenrider JE 387, *417*

Carter CD, s. Bruce J *207*, 377, 399, 406, *414*, 422, *439*

Carter D, Pipkin RD, Shepard RH, Elkins RC, Abbey H 125, *172*

Carter D, Smith RRL 117, 121, *172*, *297*, 534, 536, 537, 538, *544*

Carter D, Yardley JH, Shelley WM 121, *172*

Carter SK 578, *582*, 597, 598, 599, 600, *609*

Cartside P, s. Moskowitz M 44, *180*

Casarella WJ, s. Budin J *505*

Case TC 82, *172*

Casella M, s. Paolini A 555, *562*

Casley-Smith JR *505*

Caspary EA, s. Smith JK *528*

Caspersson T, s. Zajicek J *185*

Cassagranole J, s. Henderson BE 514, *526*

Cassouto J, s. Hellman L *526*

Cassouto J, s. Zumoff B 566, *587*

Castro E, s. Farrow JH 198, *207*, 273, *297*

Castro EB, s. Urban JA 421, 422, *440*

Castro M, s. Munzenrider JE 387, *417*

Castrup W, Wannenmacher M, Töppner B 471, *505*

Castrup W, s. Wannenmacher M 347, *365*

Cavanaugh PJ, s. Fisher B 371, 382, 392, 399, 401, 408, 409, 410, *415*, 456, *506*, 574, *583*

Chahbazian CM, Del Regato JA, Wilson IF 199, 200, 203, 204, *207*, 409, *414*

Chamberlain A, s. Dao TL 246, *248*

Chamberlain J, s. Baum M 23, *171*, 291

Champion HR, s. Wallace JWJ 12, *184*, 377

Chan YK, s. Smalley R 598, 599, 600, *611*

Chang C, s. Riley RC 29, *182*

Chang CH, Sibala J, Martin N, Riley R 6, *172*

Chang CH, Sidola L, Martin L 36, *172*

Chang CHJ, Sibala J, Fritz S, Gallagher J, Dwyer S, Templeton A 29, *172*

Chapman KE, s. Earley TK 524, *526*

Chardon F, s. Lamarque JL 10, *179*, 11, 21, 30, *178*

Charlebois S, s. Poisson R 335, *345*

Charlson ME, Feinstein AR 377, *414*

Chassagne D *505*

Chassagne D, Raynal M, Pierquin B *342*

Chauvergne J, Durand M, Hoerni B, Cohen P, Lagarde C 338, *342*

Cheek JH 519, 522, 523, *525*

Cheguillaume J, s. Baclesse F 187, *207*, 252, 270, 271, *297*

Cheix F, s. Engelsman E 514, *526*

Chen GTY, s. Svensson GK 386, *419*

Chen RP, s. Lin TM 512, *527*

Chervenak JP, s. Deutsch M 568, *583*

Chmelik V, s. Papez L 3, 23, *181*

Choné B, s. Kärcher KH *507*

Chosson J, Ruf H, Siragusa A 519, *525*

Chris SM 445, *446*

Christ MA, s. Russ JB 54, *182*

Christenberry KW, s. Upton AC 568, *586*

Chu FCH 337, 339, *342*, 351, *363*, 424, *439*

Chu FCH, Glicksman AS, Nickson JJ *505*

Chu FCH, Huh SH, Nisce LZ, Simpson LD 361, *363*

Chu FCH, Lin FJ, Kim JH, Huh SH, Garmatis CJ 407, *414*, 423, 438, *439*

Chu FCH, Lucas JC Jr., Farrow JH, Nickson JJ 409, *414*, 421, 422, 423, 433, *439*

Chu FCH, Nisce L, Laughlin JS *342*, *414*, 424, 428, 432, 437, *439*

Chu FCH, Nisce LA, Baker AS, Sattar MS, Laughlin JS 205, *207*, *342*, 424, 426, 427, 429, 430, 432, 433, *439*

Chu FCH, Phillips R, Nickson JJ, McPhee JG 424, *439*, 479, *505*

Chu FCH, Scheer AC, Gaspar-Landero J 263, *297*, *342*, 385, 386, 387, *414*

Chu FCH, Wood W, Doucette J *342*

Chu FCH, s. Bragg DG *505*

Chu FCH, s. Huh SH 360, 361, *364*

Chu FCH, s. Kim JH 229, 234, 423, *440*

Chu FCH, s. Laughlin JS 425, *440*

Chu FCH, s. Meurk ML 383, *417*

Chu FCH, s. Nisce LZ 444, *446*

Chu FCH, s. Robbins GF 404, *418*, 421, 423, *440*, 423, *440*, 441, 444, *446*, 528

Citoler IP, Zippel HH 118, *172*, 253, *297*

Citoler O 13, *172*

Citoler P, s. Zippel HH 254, *299*

Citrin DL, Bessent RG, Greig WR, McKellar NJ, Furnival C, Blumgart LH 377, *414*

Civatte J, Restout S, Delomenie D 84, 85, *172*

Claget MB, s. Barber KW 441, 442, 445, *446*

Clagett OT, s. Barber KW *525*

Clagett OT, s. Botham RT 549, *562*

Clark JC, s. Vaeth JM 217, 235, 352, *365*, 442, *447*

Clark RM, s. Meakin JW 246, *249*

Clark WE, s. Coley GM 532, *544*

Classen JN, Montague ACW, Wilgis S *582*

Clavel B, s. Perrault M 237, *249*

Clemens M, s. Osmers F 161, *181*

Clement F, s. Amalric R 368, *413*

Clement R, s. Amalric R *341*

Clement R, s. Robert F *345*, 385, 386, 387, *418*

Clement R, s. Spitalier JM *345*

Clemmesen J 188, 192, *207*, 570, *582*

Clerc S, s. Amalric R *341*

Cleton FG, s. Kwa HG 514, *527*

Clifford P, s. Einhorn N 218, *233*

Clodius L *505*

Clodius L, Uhlschmid G, Madritsch W 503, *506*

Cobb CA, Leavens ME, Eckles N 355, *363*

Cochran DQ, Holtz S, Powers WE *342*

Cohen L, s. De Moor NG 382, *415*

Cohen P, s. Chauvergne J 338, *342*

Cohen S, s. Green I 218, 230, *234*

Cohn I, s. Fisher B 187, 199, 200, *207*

Cole EN, s. Boyns AR 514, *525*

Cole MP 246, *248*, 520, *525*, 591, 595, *609*

Cole P, s. Dickinson LE 513, *526*

Cole P, s. MacMahon B 512, 513, *527*, 568, *585*, *513*, *527*, *513*, *527*

Cole P, s. Peyster RG 10, 12, *181*

Cole WH, s. Roberts S 217, *235*

Cole-Beuglet C, Kirk ME, Selouan R, Arzoumanian A, Brown RA 19, *172*

Coley GM, Otis RO, Clark WE 532, *544*

Colin C 32, *172*

Colin C, Nicolasstoffel M, Lambotte R, Betz E 23, *172*

Colin C, s. Gros C 2, 42, 45, *175*

Collins AF, Ring EFJ, Cosh JA, Bacon PA 43, *172*

Colon J, s. Gerard JP 21, *175*

Colon J, s. Mayer M 245, *249*

Comstock GW, s. Craig TJ 515, *525*

Conillot M, s. Verhaeghe M 54, *184*

Constable JD, Lawrence JH, Born JL, Carlson RC, Ariotti PE, Sargatti FF, Tobias CA, Toch T 576, *582*

Contesso G, Delarue J-C, Guerinot F, May-Levin F, Bohvon C 578, *582*

Contesso G, Petit J 60, 130, *172*

Contesso G, Rouesse J, Fontaine F, Petit JY 303, *342*

Contesso G, Rouesse J, Petit JY, Mouriesse H 125, *172*

Contesso G, s. Arriagada R 125, *170*

Contesso G, s. Sarrazin D 125, *183*

Conway H, Neumann CG 422, *439*

Cook S, s. Crile G Jr 29, *172*

Cooley E, s. Haagensen CD 188, 190, 193, 203, *208*, 189, 190, *208*, *298*

Cooley E, s. Papadrianos E 568, *585*

Coombs LJ, Lilienfeld A, Bross I, Burnett W 106, *172*

Cooper A 69, *172*

Cooper DR, Butterfield J 521, 522, *525*

Cooper HS, Patchefsky A, Krall R 122, *172*

Cooper MR, s. Muss HB 601, 602, *610*

Cooper R 598, 599, *609*

Cooperman A, s. Crile G Jr *342*

Cornillot M, Cappelaere P, Granier A, Verhaeghe M 48, *172*

Cortes EP, Holland JF, Wang JJ, Sinks LF, Blom J, Senn HJ, Bank A, Glidewell O 606, *609*

Coryn, s. Neuman 211, *234*

Cosh JA, s. Collins AF 43, *172*

Cottier H 457, 498, *506*

Cottier H, s. Escher F 238, *248*

Cotton R, s. Elston CW 48, *173*

Couette JE, s. Juret P 125, *178*

Coume A, s. Heuson JC 514, *526*

Cova P, Maestro A, Tosi G *342*

Cove H, s. Bassett LW 81, *170*, 85, *170*

Cowen PN, Benson E 48, *172*

Craig L, s. Garfinkel L 570, *583*

Craig TJ, Comstock GW, Geiser PB 515, *525*

Creech R, Harris D, Grotzinger P, Engstrom P 601, 602, 603, *609*

Crichlow RW 566, 567, 568, 569, 570, 571, 573, 574, 575, 579, 581, *582*

Crichlow RW, Czernobilsky B *582*

Crichlow RW, Kaplan EL, Kearney WH 575, *582*

Crile G 188, 189, *207*, 217, *233*, 297

Crile G Jr 411, *414*, 574, *582*

Crile G Jr, Cook S, Eselstyn C Jr 29, *172*

Crile G Jr, Cooperman A, Esselstyn CB, Hermann RE *342*

Crile G Jr, s. Al-Jurf A 83, *169*

Crile G, s. Shepard TJ 17, *183*

Cronkite EP, s. Shellabarger CJ 568, *586*

Crosby CH, Barclay TH 523, 524, *525*

Crowley LG, s. Marmorsten J 513, *527*

Crudup TW, s. Haines RF 514, *526*

Cruz AB, s. Fisher B 187, 199, 200, *207*

Cubilla AL, Woodruff J 85, *172*

Cuenca CR, Becker KL *583*

Culberson JD, s. Enterline HT 551, 552, *562*

Cummins SD, s. Campbell JH 567, *582*

Cundiff JH, s. Grant W *343*

Cunningham T, s. Horton J 599, 600, *610*

Cunningham T, s. Nemoto T 599, 600, *610*

Curcio BM, s. Gershon-Cohen J 1, *175*

Curland C, s. Fournier D von 10, *174*

Curland S, s. Fournier D von 431, *440*

Currey HLF, s. Campion PD 512, *525*

Curven MP, s. Williams IG 189, *209*

Cutler M 124, *172*

Cutler SJ, s. Ederer R 589, *609*

Cutler SJ, s. Freeman C 558, 560, *562*

Czernobilsky B, s. Crichlow RW *582*

Da Costa JC 554, *562*

Daban A, Schneider M, Calle R 320, *342*

Dahl-Iversen E, Tobiassen T 187, 189, 195, 201, *207*

Dahl-Iversen E, s. Andreassen M 422, *439*

Dahl-Iversen E, s. Haagensen CD 188, 190, 193, 203, *208*, *298*

Dale G, s. Gros CM *176*

Dale J, s. Kahn LB 161, *178*

Dale M, s. Warter F 326, *346*

Dallenbach FD 1, *172*

Dall'Olmo CA, Ponka JL, Horn RC, Riu R 130, 131, *172*

Dallüge R-H, Eichhorn H-J, Scholz P, Hüttens J 362, *363*

Dalton GA, s. Robin PE 244, *249*

Dambacher MA, Hunziker W, Fischer J 16, *172*

Dana M *342*

Dana M, Malaval G *342*

Dancot H, Henry J, Lauwers L *342*

Dao T, s. Horton J 599, 600, *610*

Dao T, s. Schmidt ML 243, 245, *249*

Dao TL 242, 243, *248*, 576, *583*

Dao TL, Greiner MJ 567, *583*

Dao TL, Kovaric JP 230, *233*, *414*

Dao TL, McCarthy JD 445, *446*

Dao TL, Morreal C, Nemoto T 566, *583*

Dao TL, Nemoto T 407, *414*, 421, 438, *439*

Dao TL, Nemoto T, Chamberlain A, Bross J 246, *248*

Dao TL, s. Grinberg R 598, *610*

Dao TLY, s. Huggins C *584*

Dargent M 519, *525*

Dargent M, Mayer M, Hallonet P 191, *207*

Dargent M, s. Mayer M 242, *249*

Dargent M, s. Saez-Poulain S 242, *249*

Datta R, Mira JG, Pomeroy TC, Datta S 386, *414*

Datta S, s. Datta R 386, *414*

Daubner K, s. Bodo M 47, 48, 54, *171*

Dauvillier A 30, *173*

Davenport CE, s. Leung BS 578, *584*

Davey J, s. Bailey A 23, *170*
Davey JB, s. Jones C 37, *177*
Davidson W, s. Sadoff L 566, *585*
Davies C, s. Elston CW 48, *173*
Davies FL, s. Buxton PH 238, *248*
Davies JD 102, *173*
Davies JNP 565, 566, *583*
Davies M, s. Roberts MM 377, 381, *418*
Davis HL, Ramirez G, Ellerby RA, Ansfield FJ 598, 599, *609*
Davis J, s. Liechty RD 567, 569, 571, 574, 581, *584*
Davis JL 20, *173*
Davis ME, Plotz EJ 512, *526*
Davis R, s. Millis PR 13, 17, *180*
Davison M, s. Newman P 33, *180*
Dawson EK 533, 544, 548, *562*
De Backer P, Derom F 227, *233*
De Campos JC, s. Von Pfuhl OR 344
De Crosse JJ, Berg JW, Fracchia AA, Farrow JH 163, *173*, 557, 558, 560, *562*
De Fracchia AA, s. Berg JW 55, 161, *171*
De Jager R, Kaufman R, Ocahoa M, Krakoff LH 601, 602, *609*
De La Garza M, s. McGuire WL 243, *249*
De Lena M, Brambilla C, Morabito A, Bonadonna G 599, 600, 601, 602, *609*
De Lena M, De Palo GM, Bonadonna G, Beretta G, Bajetta E 599, 600, *609*
De Lena M, s. Bonadonna G 574, *582*, 598, *609*
De Luca 19
De Moor NG, Durbach D, Levin J, Cohen L 382, *415*
De Palo GM, s. De Lena M 599, 600, *609*
De Schryver A 217, 219, 223, 224, 229, 231, *233*, 575, *583*
De Schryver A, s. Ålund M 229, *233*
De Schryver A, s. Backlund EO 240, 241, *247*
De Schryver A, s. Glas U 231, *234*
De Schryver A, s. Zajicek J 227, *235*
De Sombre ER, s. Jensen EV 243, *248*
De Vita TV, s. Young RC 601, 602, 603
Deaver JB, Farland J 506
Debeer RA, Garcia RL, Alexander SC 125, *173*
Deboel M-C, s. Leclercq G 578, *584, 610*
De Chabone A, s. Leis HP 536, 539, *545*
Deckers CH, s. Maisin J 344
Decroix Y, Calle R 342
De Crosse JJ, s. Berg JW 548, 549, 557, *561, 562*

Deeley TJ, s. Morrison R 263, 264, 298
Degni M 506
Degrell J 48, 107, *173*
Degroot I, s. Moskowitz M 60, *180*
Deguse P, s. Gerard JP 21, *175*
Deininger HK, s. Barth V 33, *170*
Dejardin R, s. Ramioul H 33, *182*
De Jong-Bakker M, s. Kwa HG 514, *527*
Del Buono MS, s. Rüttimann A 508
Del Regato JA 367, 409, *414*, 552, *562*
Del Regato JA, s. Chahbazian CM 199, 200, 203, 204, *207*, 409, *414*
Del Vecchio E, Morace V 342
Del Vecchio M, s. Veronesi U 259, 278, 281, *299*
Delarue J-C, s. Contesso G 578, *582*
Delarue NC, Anderson WD, Starr J 187, *207*
Delarue NC, Ash CL, Peters V, Fielden R 219, 224, 227, 232, *233*
Delclos L 354, 355, *363*
Delclos L, Montague ED 355, 359, 360, 361, 363, *363*
Delomenie D, s. Civatte J 84, 85, *172*
Delouche G, Boucher-Laborderie J, Picard JD, Le Houerou G, Bachelot F, Gest J 191, *207*, 259, 264, 269, 276, *297*, 306, 308, 309, 312, 314, 315, 316, *342*, 485, *506*
Delouche G, Rambert P, Gest J 342
Delouche G, s. Gest J 343
Delozier T, s. Juret P 125, *178*
Demelt M, s. Würthner K 386, *419*
Denoix P 369, 370, 371, 372, 385, 386, 387, 411, *415*
Denoix P, s. Lacour J 517, 519, 522, 523, *527*
Derhagopian R, s. Silverman MA 48, *183*
Derom F, s. De Backer P 227, *233*
Desai S, s. Forrest APM 297, 381, *415*
Desaive P 536, *544*
Deschenes L, Fabia J, Meisels A, Toth B, Gagnon J, Savard H, Shirley L 47, 48, *173*
DeSchryver-Kecskemeti K, s. Murphy WA 17, *180*
Deshpande M, Mitchell I, Millis R 125, *173*
Desjardins AL, s. McCullogh JAL 344
d'Estienne d'Orves JF, s. Amalric R 341
Deutsch M, Altomare FJ, Mastrian AJ, Chervenak JP 568, *583*
Deutsch M, s. Fisher B 187, 199, 200, *207*

Devitt JE, Beattle UG 189, *207*
Dewys WD, s. Goldsweig HG 242, 248
Dexens S, s. Stoll BA 528
Dhermain P, s. Bataini JP 341
Di Pietro S, Bertario L, Canto G, Re A 207
Diamond H, s. Schottenfeld DJ 566, *586*
Dickey RP, Minton HP 514, *526*
Dickey RP, s. Minton JP 528
Dickinson LE, MacMahon B, Cole P, Brown JB 513, *526*
Dickson RJ 302, *342*
Dienstbier Z, s. Bechyne M 61, *171*
Dieterle M, s. Iselin H 466, *507*
Diethelm L 342
Diethelm L, Buchwald W, Haas JP, Wolf R 61, 62, *173*
Dietz R, Meiser N 385, 386, 387, 401, 411, *415*, 431, *440*
Dilhuydy J, s. Arnaud D 61, *170*
Dilhuydy MH, s. Lagarde C 125, *178*
Dilley W, s. Haagensen DE Jr 26, 48, *176*
Dimopoulos J, s. Kärcher KH 350, *364*
Diner WC, s. Lee KS 86, *179*
Dippon R, Streuli HK, Radlowsky O, Fartab M 19, 20, *173*
DiVincenti F, s. Applewhite RR 511, 515, 521, 522, 523, *525*
Dixneuf S, s. Bonnard J 207
Doberneck RC, s. Kligerman MM 201, *208*
Dobretsberger W 1, *173*
Dockerty MB, s. Barber KW 441, 442, 445, *446*, *525*
Dockerty MB, s. Meyer AC 445, 446
Dodd G 36, *173*
Dodd GD, Wallace JD, Freundlich IM, Marsh L, Zermino A 36, *173*
Doebrossy L, s. Bodo M 47, 48, 54, 85, *171*
Doll R, s. Armstrong B 514, *525*
Dölle V, s. Rinecker H 354, *364*
Domarus D von, s. Stolzenbach G 361, *365*
Dominguez CM 1, *173*
Dominok GW, Knoch HG 354, *363*
Donegan W, s. Fisher B 187, 199, 200, *207*
Donegan WL 188, *207*, 511, 516, 518, 522, 524, *526*, 536, 544, 548, 549, 550, 552, 553, 554, 557, 560, *562*
Donegan WL, Hartz AJ, Rimm AA 372, *415*
Donegan WL, Perez-Mesa CM 565, 569, 570, 573, 575, 577, 581, *583*
Donegan WL, Perez-Mesa CM, Watson FR 399, 402, 403, 404, 407, *415*, 421, 423, *440*

Donegan WL, s. Jaffe BM 362, 364

Donegan WL, s. Peters TG 60, 181

Donegan WL, s. Spratt JS 445, 446

Dooley RP, s. Wolfe JN 28, 185

Dor P, s. Smets W 245, 249

Dosik H, s. Mary TA 560, 562

Dossett JA, s. Bonser GM 568, 582

Doucette J, s. Chu FCH 342

Douglas M 576, 583

Dournovo P, s. Battesti JP 85, 170

Dow R, s. Threatt B 59, 184

Doyle FH, s. Galasko CSB 377, 415

Dragstedt LR, s. Bland KI 246, 248

Dray S, s. Strelkavskos AJ 513, 528

Drepper H, Ehring F, Vojtech D 461, 462, 496, 497, 506

Drescher W, s. Leisering W 168, 179

Drewes J, Poche R 124, 173

Drinker CK, Field ME 482, 506

Drinker CK, Field ME, Homans J 506

Drober TJ, s. Rosemond GP 107, 182

Drochmans A, s. Engelsman E 514, 526

Droese M 412, 415

Droulias CA, Sewell CW, McWeeny MB, Powell RW 441, 444, 446

Drury R, Palmer P, Highman WJ 354, 363

Du Mesnil de Rochemont R 368, 373, 401, 409, 415

Dubrovský J, Bolješiková E 352, 363

Ducassou D, s. Arnaud D 61, 170

Dudgeon DL, s. Surbey WJ 67, 184

Dudgeon DL, s. Turbey WJ 441, 446

Dudley H 378, 379, 415

Dugan PJ, s. Acevedo HF 446

Dumke K, s. Thiels C 19, 184

Dunbar HS 245, 248

Duncan W, Kerr GR 542, 545

Dunegan LJ, Tobon H, Watson CG 554, 556, 562

Dunn JE 532, 538, 545

Dunn JK, Mausner J, Gabrielson I, Popky G 9, 173

Durand JC, s. Gal M Le 60, 174

Durand JC, s. Pilleron P 344

Durand M, s. Chauvergne J 338, 342

Durand M, s. Lagarde C 125, 178

Durbach D, s. De Moor NG 382, 415

Durham NC, s. Mutzner F 209

Durst AL, s. Freund H 208

Durst J 347, 363

Durst J, s. Heitland W 168, 176

Dutreix (cited by Lacour J) 517, 526

Dutton AM, s. Mettler FA Jr 568, 585

Dwyer S, s. Chang CHJ 29, 172

Dwyer S III, s. Farrell C 33, 173

Dzelkalns H, s. Lerner LJ 514, 527

Eagan RT, Ahman DL, Admondson JH, Hahn G, Bisel HF 601, 602, 609

Eagan RT, s. Ahman DL 601, 602, 608

Earley TK, Gallagher JQ, Chapman KE 524, 526

Easson EC 389, 399, 401, 415, 574, 583

Ebber HJ, s. Bogden AE 603, 609

Eberhart WF, s. Robbins GF 55, 182

Eckert C, s. Butcher HR 409, 414

Eckles N, s. Cobb CA 355, 363

Eckles N, s. Taylor SG 576, 586

Eckles NE, s. Blumenschein GR 338, 341

Eckles NE, s. Ehni G 514, 526

Eckles NF, s. Fuller LM 359, 363

Economou SG, s. Fisher B 574, 583

Edelman A, Holtz S, Powers WE 338, 339, 342

Edelstyn GA, MacRae KD 238, 247, 248

Ederer R, Cutler SJ, Goldenberg IS, Eisenberg H 589, 609

Edland RW, Maldonado LG, Johnson RO, Vermund H 401, 407, 415

Edmondson JH, s. Ahman DL 594, 609, 601, 602, 608

Edsmyr F, Walstam R 226, 233, 506

Edsmyr F, s. Blomgren H 231, 233

Edward MA, s. Mettler FA Jr 568, 585

Efron G, s. Alpert S 297

Egal Z, s. Freund H 174

Egan J, s. Sayler C 23, 183

Egan RL 1, 3, 17, 20, 23, 173, 535, 536, 538, 539, 540, 545

Egan RL, Mosteller R 10, 12, 173

Ege GN 61, 173, 387, 415

Ege GN, s. Bronnskill MJ 387, 388, 414

Egeli RA, Urban J 22, 173

Eger W, Gregl A 472, 473, 474, 506

Egger H, Müller S 94, 173

Egger H, s. Kindermann G 25, 35, 178

Egger H, s. Rummel W 17, 48, 182

Eggert A, Kirschner H, Schröder HJ, Wittmann DH 499, 502, 503, 506

Eggert A, s. Kirschner H 499, 502, 503, 507

Ehlers PN, s. Ruef J 535, 536, 540, 546

Ehni G, Eckles NE 514, 526

Ehring F, s. Drepper H 461, 462, 496, 497, 506

Ehrmann R, s. Wilson SL 47, 185

Eichhorn HJ 383, 415

Eichhorn HJ, Lessel A 409, 415

Eichhorn H-J, s. Dallüge R-H 362, 363

Eickmeier C, s. Hermanutz KD 536, 545

Einhorn J, s. Einhorn N 218, 233

Einhorn J, s. Jonsson J 218, 234

Einhorn N 218, 233

Einhorn N, Einhorn J 218, 233

Einhorn N, Jonsson J, Fagraeus A 218, 233

Einhorn N, Klein G, Clifford P 218, 233

Einhorn N, s. Jonsson J 218, 234

Eisenberg H, s. Ederer R 589, 609

Eisenberg H, s. Schoenberg BS 571, 586

Eklund G, s. Wallgren A 371, 419

El-Domeiri AA, Shroff S 441, 446

Eley A, s. Ross CF 560, 563

El-Gazayerli MM, Abdal-Aziz AS 565, 566, 569, 583

Elias S, s. Pentek Z 17, 181

Elke M, s. Hodel C 507

Elkins RC, s. Carter D 125, 172

Ellerby RA, s. Davis HL 598, 599, 609

Ellis DL, Teitelbaum SL 444, 446

Ellis EB, s. Martin HE 47, 179

Ellis F 205, 207, 342

Ellis R 229, 233

Ellis RJ, Wernick G, Zabriskie JB, Goldman LJ 251, 297

Ellison JB, s. West JP 489, 509

Elston CW, Cotton R, Davies C, Blamey R 48, 173

Engeler V, s. Menges V 107, 180

Engeler V, s. Otto R 12, 106, 181, 28, 181

Engell HC 217, 233

Engelsman E, Heuson JC, Blank von der Wyst J, Drochmans A, Maas H, Cheix F, Sobrinko LG, Nowakowski H 514, 526

Engelsman E, s. Korsten CB 578, 584

Engelsman E, s. Kwa HG 514, 527

Engelstad RB 472, 506

Engstrom P, s. Creech R 601, 602, 603, 609

Engzell U, Esposti PL, Rubio C, Sigurdson A, Zajicek J 55, 173

Ennuyer A, Bataini JP 342, 343

Ennuyer A, s. Baclesse F 187, 207, 252, 270, 271, 297

Ennuyer A, s. Bataini JP 308, 341

Ennuyer A, s. Zajdela A 2, 47, 48, 52, 185

Enterline HT, Culberson JD, Rochlin DB, Bradley LW 551, 552, 562

Enterline HT, Gulberson JD, Rochlin DB 162, 173

Enterline HT, s. Horn RC 553, 554, *562*

Enterline HT, s. Wheeler JE 130, 131, *185*, 533, 534, *546*

Enzinger FM, s. Steingaszner LC 556, *563*

Escher F, Roth F, Cottier H 238, *248*

Eselstyn C Jr, s. Crile G Jr 29, *172*

Esposti PL, s. Engzell U 55, *173*

Esselstyn CB, s. Crile G Jr *342*

Estas P, s. Maisin J 301, *344*

Etter H 386, 387, *415*

Evans A, s. Newman P 33, *180*

Evans AL, s. Feasey CM 41, 44, *173*

Evans AL, s. Johnson JM 37, *177*

Evans WA, Leucutia T 301, *343*

Evers R 28, *173*

Evers R, Römer H 27, *173*

Everson RB, Li FP, Fraumeni JF, Wilson RE, Li FP, Fishman J, Stout D, Norris HJ 568, *583*

Everson RB, Li FP, Fraumeni JF Jr, Fishmann J, Wilson RE, Stout D, Norris HJ 167, *173*

Evins S, s. Truesdale BH 124, *184*

Ewen K, s. John V 27, *177*

Eydt M, s. Gregl A 470, 483, 484, *506*

Eyrich K 517, *526*

Fabia J, s. Deschenes L 47, 48, *173*

Fagraeus A, s. Einhorn N 218, *233*

Fagraeus A, s. Jonsson J 218, *234*

Fairchild R, Atkins AL, Lebowitz E, Greenberg D 32, *173*

Fajardo LF, s. Stewart JR *508*

Fajbisowicz S, s. Tricoire JL 2, 32, 33, 34, 44, 46, 79, *184*

Falconer MA, s. Atkins H 244, *247*, 244, *247*

Falconer MA, s. Hayward JL 245, *248*

Falsafi A 168, *173*

Farland J, s. Deaver JB *506*

Farrell C, McFarland W, Klink E Jr, Dwyer S III, Lodwick G 33, *173*

Farrow J, s. Ashikari H 115, *170*

Farrow J, s. Berg JW 55, 161, *171*, 548, 549, 557, *561, 562*

Farrow JF, s. Fracchia AA *583*

Farrow JH 532, 533, 534, 535, 536, 537, 539, 540, 541, 542, 543, *545*

Farrow JH, Adair FE 575, 576, *583*

Farrow JH, Fracchia AF, Robbins GF, Castro E 198, *207*, 273, *297*

Farrow JH, Woodard HQ 576, *583*

Farrow JH, s. Chu FCH 409, *414*, 421, 422, 423, 433, *439*

Farrow JH, s. De Crosse JJ 163, *173*, 557, 558, 560, *562*

Farrow JH, s. Fracchia AA *583*, 593, *610*

Farrow JH, s. Holleb AI 516, 519, 520, 522, 523, *526*, 566, 567, 569, 570, 571, 573, 574, 575, 576, 577, 578, *584*

Farrow JH, s. Hutter RVP 131, *298*

Farrow JH, s. Robbins GF 404, *418*, 421, 423, *440*

Fartab M, s. Dippon R 19, 20, *173*

Faulkin LJ, s. Cardiff RD 531, *544*

Faust DS, s. Bansal S 360, *363*

Fawcett FJ 548, 550, *562*

Feasey CM, Evans AL, James WB 41, 44, *173*

Feasey CM, s. Johnson JM 37, *177*

Fechner R, s. Harvey DG 88, 106, 117, *176*

Feig S, s. Galkin BM 13, *175*

Feig SA, s. Patchefsky AS 534, 537, 538, 540, *545*

Feil E, s. Heinze HG 371, 385, 386, 387, 408, *416*

Feinleib M, s. MacMahon B 515, *527*

Feinstein AR, s. Charlson ME 377, *414*

Fergason JL 33, *173*

Fergusson DJ, Meier P 409, *415*

Fernandez BB, Hernandez HJ 81, *173*

Fernbach D, s. Sutow WW 606, *611*

Fernbach DJ, Martyn DT 606, *609*

Ferri H, s. Burns PE 21, *172*

Feser J, s. Kramann B 48, 59, *178*

Fichtner H, s. Gregl A 470, 483, 484, *506*

Field EJ, s. Smith JK *528*

Field ME, s. Drinker CK 482, *506*

Field S, s. Nunnerly HB 25, *181*

Fielden R, s. Delarue NC 219, 224, 227, 232, *233*

Fineberg C, s. Wenner SM 163, *185*

Finsterbusch R, Gross F 1, *173*

Firusian N 355, *363*

Firusian N, Schmidt CG 355, *363*

Fischedick O, s. Amirfallah A 221, 224, *233*, 456, 463, *505*

Fischer J, Muggers K, Schmidt U, Thiemann KJ, Worth G *506*

Fischer J, s. Dambacher MA 16, *172*

Fischmann J, s. Zumoff B 566, *587*

Fish V 222, 223, 224, 227, 232, *233*

Fishbein PG, s. Schultz MM 32, *183*

Fishe JJ, s. Marger D 568, 569, 570, *585*

Fisher B *415*

Fisher B, Carbone P, Economou SG, Frelick R, Glass A, Lerner H, Redmond C, Zelen M, Katrych DL, Wolmack N, Band P, Fisher ER 574, *583*

Fisher B et al. 606, *610*

Fisher B, Fisher ER 217, 218, *233*

Fisher B, Montague E, Redmond C 371, 394, 395, 401, 407, 410, 411, *415*

Fisher B, Montague E, Redmond C, Barten B, Borland D, Fisher ER, Deutsch M, Schwarz G, Margolese R, Donegan W, Volk H, Konvolinka C, Gardner B, Cohn I, Lesnick G, Cruz AB, Lawrence W, Nealon T, Butcher H, Lawton R 187, 199, 200, *207*

Fisher B, Ravdin RG, Ausman RK, Slack NH 589, 590, *609*

Fisher B, Ravdin RG, Ausman RK, Slack NH, Moore GE, Noer RJ 392, *415*

Fisher B, Slack N, Katrych D, Wolmark N 520, *526*, 589, 590, 606, *610*

Fisher B, Slack NH, Bross IJ 580, *583*, 589, 590, 606, *610*

Fisher B, Slack NH, Cavanaugh PJ, Gardner B, Ravdin RG 371, 382, 392, 399, 401, 408, 409, 410, *415*, 456, *506*, 574, *583*

Fisher B, Wolmark N 334, *343*

Fisher B, s. Fisher ER 297, 523, *526*, 540, *545*

Fisher B, s. Fisher RR 118, *174*

Fisher B, s. Herfarth C *343*

Fisher B, s. Ravdin RG 520, *528*

Fisher B, s. Slack NH 536, *546*

Fisher ER, Gregorio R, Fisher B 523, *526*

Fisher ER, Gregorio R, Redmond C, Vellios F, Sommers SC, Fisher B 540, *545*

Fisher ER, Palekar A, Kim W, Redmond C 11, *174*

Fisher ER, Palekar A, Kotwal N, Lipana N 81, *174*

Fisher ER, Swamidoss S, Lee CH, Rockette H, Redmond C, Fisher B *297*

Fisher ER, Turnbull RB 217, *233*

Fisher ER, s. Fisher B 187, 199, 200, *207*, 217, 218, *233*, 574, *583*

Fisher LK, Lewison E 94, *174*

Fisher RR, Gregorio R, Redmond C, Vellios C, Sommers SC, Fisher B 118, *174*

Fishman J, s. Everson RB 568, *583*

Fishman J, s. Hellman L 513, *526*

Fishmann J, s. Everson RB 167, *173*

Fitts WT, s. Rogers CS 445, *446*

Fitts WT, s. Wheeler JE 533, 534, *546*

Fitzpatrick PJ, s. Meakin JW 246, *249*

Flaskamp D, s. Gregl A 22, *175*

Flaskamp F 461, *506*

Flatow FA, s. Muggia FM 514, *528*

Flax R, s. Funderburk WW 60, *174*

Fletcher G, s. Calle R 303, 304, 305, 306, 308, 311, 312, 313, 315, 320, 322, *342*

Fletcher GH 187, 204, 205, 206, 208, 221, 226, 228, 231, 232, *233, 234*, 297, 302, 303, 304, 305, 306, 307, 308, 309, 311, 312, 313, 314, 315, 316, 319, 326, 338, *343*, 382, 404, 406, 410, *415*, 422, 423, *440*, 456, 463, 485, *506*

Fletcher GH, Montague ED 261, *297*, 337, 339, *343*, 350, 352, *363*, 387, 388, 410, *415*, 423, *440*, 441, *446*

Fletcher GH, Montague ED, Nelson AJ 297, 406, *415*

Fletcher GH, Montague ED, Tapley N du V, Barker JL 371, 380, 385, 386, 387, 388, 408, 409, 411, 412, *415*

Fletcher GH, Montague ED, White EC 221, 224, 229, *234*, 401, 402, 404, 405, *415*

Fletcher GH, s. Brady LW 406, 410, *414*

Fletcher GH, s. Montague ED 260, 277, 280, 286, *298*, 368, *417*

Fletcher GH, s. Shukovsky LJ 339, *345*

Fletcher GH, s. Zimmerman KW 386, 387, 399, 402, *419*, 421, 423, 438, *440*

Fletcher WS, s. Moseley HS 578, *585*

Flo S, s. Rogers J 548, 549, *563*

Fochem K, Pflanzer K 33, 45, *174*

Földi E 500, 501, *506*

Földi M 499, 500, *506*

Földi M, Lehotai L *506*

Földi M, s. Rusznyak J *508*

Folkman J 35, *174*

Folkman J, Merler E, Abernathy C, Williams G 35, *174*

Fondo EY, Rosen P, Fracchia A, Urban J 82, *174*

Fontaine A, s. Lamarque JL 10, *179*, 11, 21, 30, *178*

Fontaine F, Sarrazin D, Rosenwald YC, Grelot D 307, *343*

Fontaine F, s. Contesso G 303, *342*

Fontaine F, s. Sarrazin D 463, 471, 479, 481, 485, *508*

Foote FW Jr, s. Koehl RH 13, 17, 57, 59, *178*

Foote FW, Stewart FW 126, *174*, 531, 533, 537, *545*

Foote FW, s. Hutter PVP 131, 534, *545*

Foote FW, s. Hutter RVP 131, *298*

Foote FW, s. McDivitt RW 533, 534, 536, 542, *545*

Forbes JF, s. Teasdale C 568, *586*

Forman M 572, *583*

Forrest APM 380, *415*

Forrest APM, Kunkler PB 591, 606, *610*

Forrest APM, Peebles-Brown DA 239, *248*

Forrest APM, Roberts M, Preece P, Henk J, Campbell H, Hughes L, Desai S, Hurlbert M 297, 381, *415*

Forrest APM, Roberts MM, Stewart HJ 297

Forrest APM, s. Boyns AR 514, *525*

Forrest APM, s. Herfarth C *343*

Forrest APM, s. McFadyen LJ 242, *249*

Forrest APM, s. Miller WR 566, *585*

Forrest APM, s. Roberts MM 377, 381, *418*

Försterling K 466, *506*

Fortuny IE, s. Kennedy BJ 595, *610*

Fossati-Bellani F, s. Bonadonna G 598, *609*

Fournier A, s. Lamarque JL 10, *179*, 11, 21, 30, *178*

Fournier D von, Hoeffken W, Weber E 115, 125, *174*

Fournier D von, Hueter J, Mueller A, Klapp J, Lorenz U, Kubli F 59, *174*

Fournier D von, Klapp J, Müller A, Schneider-Affeld F 3, *174*

Fournier D von, Kubli F, Kuttig H, Curland C, Hüter J 10, *174*

Fournier D von, Kuttig H, Curland S 431, *440*

Fournier D von, Kuttig H, Müller A, Klapp J, Otto E, Stolpe H, Kubli F, Haller K 19, *174*

Fournier D von, s. Schneider-Affeld F 57, *183*

Fox MS 115, 117, *174*

Fox S, s. Moskowitz M 23, *180*

Fox SH, Moskowitz M, Saenger E, Kereiakes J, Milbrath J, Goodman M 23, *174*

Fracchia A, s. Attiyeh FF 125, *170*

Fracchia A, s. Fondo EY 82, *174*

Fracchia AA 245, 248, 577, *583*

Fracchia AA, Farrow JH, Miller TR *583*

Fracchia AA, Farrow JH, Miller TR, Rollefsen RH, Greenberg EJ, Knapper WH 593, *610*

Fracchia AA, Randall HT, Farrow JF *583*

Fracchia AA, s. Berg JW 548, 549, 557, *561, 562*

Fracchia AA, s. De Crosse JJ 163, *173*, 557, 558, 560, *562*

Fracchia AA, s. Pearlman NW 352, *364*

Fracchia AA, s. Robbins GF 404, *418*, 421, 423, *440*

Fracchia AF, s. Farrow JH 198, *207*, 273, 297

Frachia AA, s. Rosen PP 192, *209*, 254, 255, 256, *299*

Frandsen VA, s. Scheike O 566, 567, *586*

Frank A 382, *415*

Frank H, s. Hall FM 59, 60, *176*

Frank P, s. Menges V 13, 126, *180*

Frankel M, s. Ratzkowski E 354, *364*

Frankl G, Ackerman M 26, *174*

Franks S, Ralphs DNL, Seagrott V, Jacobs HS 514, *526*

Frantz AG, Hobif DV, Hyman GA, Sub HK, Sassin JF, Zimmerman EA, Noel GL, Bleinberg DL 514, *526*

Frantz AG, s. Kleinberg DL 514, *527*

Frantz AG, s. Sassin JF 514, *528*, 514, *528*

Franz E-D, s. Barth V 12, *170*

Franzén S, Zajicek J 2, 47, *174*, 223, *234*

Fraser J, s. Bruce J *207*, 377, 399, 406, *414*, 422, *439*

Fraumeni JF, s. Everson RB 167, *174*, 568, *583*

Freedman NB, s. Freedmann SJ 163, *174*

Freedmann SJ, Kagan R, Freedman NB 163, *174*

Freeman C 557, 558

Freeman C, Berg JW, Cutler SJ 558, 560, 562

Freeman HP, s. Holleb AI 566, 567, 569, 570, 571, 573, 574, 575, 576, 577, 578, *584*

Freeman R, s. Ingham HR 85, *177*

Freese DF, Carney JA, Gisvold JJ, Karsell PR, Kollins SA 29, *174*

Frei E, s. Middleman E 598, *610*

Freireich E, s. Blumenschein G 601, 602, *609*

Freitag J, s. Rohricht G 25, *182*

Frelick R, s. Fisher B 574, *583*

Frenkel Z, s. Kiricuta I 441, *446*

Freund H, Biran S, Laufer N, Egal Z *174*

Freund H, Grover NB, Durst AL 208

Freundlich IM, s. Dodd GD 36, *173*

Freyschmidt J, Saure D, Hagemann G 6, *174*

Frich JC, s. Acevedo HF *446*

Friederichs W, s. Berndt H 372, *414*

Friedrich M 8, 9, *174*

Friedrich M, Weskamp P 5, 6, *174*

Friesen H, s. Hwang P 514, *527*

Friesen HG, Guyda H, Hwang P, Tyson JE, Barbeau A 514, *526*

Friesen L, s. Sartorius OW 26, *183*

Frischbier HJ 45, *174*, 297

Frischbier H-J, Bernauer M, Schreer I 297

Frischbier HJ, Gregl A, Hoeffken W, Hüppe JR 2, *174*

Frischbier H-J, Kuttig H *343*, 386, *415*

Frischbier HJ, Lohbeck HK 2, 19, 20, 22, 23, 24, 25, 28, 33, 35, 44, 59, 78, 94, *174*, *297*, *343*, 480, 481, 485, *506*

Frischbier H-J, Schreer I *297, 343, 401, 415*

Frischbier HJ, Wurthner K 23, *174*

Frischbier H-J, s. Lohbeck HU *179*

Frischbier H-J, s. Schreer I *299*

Frischbier H-J, s. Thomsen K 279, *299*

Fritz S, s. Chang CHJ 29, *172*

Frommhold H, Vatter J, Thurn P 385, 386, 387, 401, 408, 409, *415*

Fugmann RA, s. Stolfi RL 603, *611*

Fujisaku S, s. Segi M 515, *528*

Fukushima I, s. Segi M 515, *528*

Fuller LM, Leavens ME, Eckles NF, Scars ME 359, *363*

Funderburk WW, Flax R 60, *174*

Furnival C, s. Citrin DL 377, *414*

Furth AW, Upton AC, Kimball AW 568, *583*

Furth J, s. Upton AC 568, *586*

Futterman S, s. Wetchler BB 565, 569, 570, *587*

Gabrielson I, s. Dunn JK 9, *173*

Gabrilove JL, s. Nicolis GL 569, *585*

Gagnon J, s. Deschenes L 47, 48, *173*

Gairard B, s. Gros CM *176*

Gal M Le, Durand JC, Laurent M, Pellier D 60, *174*

Galasko CSB, Doyle FH 377, *415*

Galasko CSB, Westerman B, Li J, Sellwood RA, Burn JI 377, *416*

Galiani S, s. Holland J 598, *610*

Galkin BM, Feig S, Patchefsky A, Rue J, Gamblin W Jr, Gomez D, Marchant L 13, *175*

Gall EA, s. Qualheim RE 537, 539, *546*

Gallager HS 60, *175*

Gallager HS, Martin JE 254, *297*, 531, 533, 539, *545*

Gallagher HS, s. Suit HD 228, *235*

Gallagher J, s. Chang CHJ 29, *172*

Gallagher J, s. Riley RC 29, *182*

Gallagher JQ, s. Earley TK 524, *526*

Gallagher TF, s. Hellman L 513, *526*

Gallagher TF, s. Zumoff B 566, *587*

Galton DAG, s. Smithers DW 532, *546*, 570, 580, *586*

Gamblin W Jr, s. Galkin BM 13, *175*

Gandbhir L, s. Meyer JE 85, *180*

Garb S, s. Sannan HJ 153, *183*

Garbay M, Perel L, Loisillier F, Picard JD 554, *562*

Garcia RL, s. Debeer RA 125, *173*

Garcia-Julian G, s. Pardo-Mindam J 553, *562*

Gardella L, s. Moskowitz M 60, *180*

Gardner B, s. Fisher B 187, 199, 200, *207*, 371, 382, 392, 399, 401, 408, 409, 410, *415*, 456, *506*, 574, *583*

Gardner B, s. Ravdin RG 520, *528*

Gardner B, s. Rosen Y 81, *182*

Garfinkel L, Craig L, Seidman H 570, *583*

Garmatis CJ, s. Chu FCH 407, *414*, 423, 438, *439*

Garsou J *343*

Gartside PS, s. Moskowitz M 60, *180*

Gary-Bobo J, Laurent JC, Ramos R, Bonaccorsi J *343*

Gaspar-Landero J, s. Chu FCH 263, *297*, *342*, 385, 386, 387, *414*

Gassner H, s. Kiesler J 94, *178*

Gautherie M, Armand MO, Gros C 32, 36, *175*, 324, *343*

Gautherie M, Bourjat P, Queneulle Y 36, *175*

Gautherie M, Gros D, Gros C 32, 38, *175*

Gautherie M, Haehnel P, Gros C 37, *175*, *343*

Gautherie M, Pusterla E, Gros D 125, *175*

Gautherie M, s. Gros C 2, 42, 45, *175*, 32, 36, 37, 38, *175*, 565, 569, 570, 572, *583*

Gautherie M, s. Gros CH 572, *583*

Gautherie M, s. Gros CM *176*

Gautherie M, s. Hessler C 32, *177*

Gauwerky F, s. Arnal M-L 383, 384, *413*

Gawlich R, Zippel HH 85, *175*

Gaydoul I, s. Gaydoul K 32, 33, *175*

Gaydoul K, Gaydoul I 32, 33, *175*

Gegenbaur C 70, *175*

Gehm O, s. Prechtel K 105, 117, *182*

Geier G, Schuhmann R, Kraus H 49, *175*

Geier G, s. Bindewald H 54, *171*

Geier GR, Korner B, Schuhmann R 47, 48, 52, *175*

Geiser PB, s. Craig TJ 515, *525*

Geißler K-H, Rummel W, Weishaar J, Kindermann G *175*

Geist SH, Wilensky AO 548, *562*

Geller J, Volk H 578, *583*

Gelrom A, s. Muggia FM 514, *528*

Genant H, s. Sickles EA 6, *183*

George SL, s. Hoogstraten B 600, 602, *610*

George W, s. Best JJK 29, *171*

Georgitis J 168, *175*

Gerard JP, Noel P, Mayer M, Bailly C, Blondet R, Bobin JY, Colon J, Deguse P 21, *175*

Gerard JP, s. Papillon J 276, *298*

Gerdes AJ, s. Laramore GE 200, *208*, 431, *440*

Gerkins V, s. Henderson BE 514, *526*

Gerlach F, Hermanutz KD 536, *545*

Gershon-Cohen J 2, 17, 20, 94, 107, *175*

Gershon-Cohen J, Berger SM, Curcio BM 1, *175*

Gershon-Cohen J, Berger SM, Klickstein HS 159, *175*

Gershon-Cohen J, Haberman-Brueschke JD, Brueschke EE 2, 45, *175*

Gershon-Cohen J, s. Ingleby H 85, 88, *177*

Gertich J, s. Berndt H 372, *414*

Geschickter 552, *562*

Gessner U, s. Mutzner F *209*

Gest J, Delouche G *343*

Gest J, s. Delouche G 191, *207*, 259, 264, 269, 276, *297*, 306, 308, 309, 312, 314, 315, 316, *342*, 485, *506*, *342*

Getzen LC, s. Pollack EW 444, 445, 446

Gfirtner H, s. Lindner H 371, 385, 386, 387, 408, *417*

Ghossein NA, Stacey P, Alpert S, Ager PJ, Krishnaswamy V *208*, *343*

Ghossein NA, s. Alpert S *297*

Ghossein NA, s. Zajdela A 2, 47, 48, 52, *185*

Ghys R 44, *175*

Gigon U, s. Haldemann R 153, *176*

Gilbert JB 567, 568, *583*

Giordano , Klopp 131

Giraud D, s. Amalric R 2, 44, *169*, 32, 36, 43, 44, *169*, 46, 55, 64, *169*

Girkins UR, s. Mack TM 514, *527*

Gisvold J, s. McLeod RA 29, *180*

Gisvold JJ, Karsell PR, Reese EC 29, *175*

Gisvold JJ, s. Freese DF 29, *174*

Glas U, Wasserman J, Blomgren H, De Schryver A 231, *234*

Glas U, s. Blomgren H 230, 231, 233, 320, *341*

Glass A, s. Fisher B 574, *583*

Glatstein N, s. Wetchler BB 565, 569, 570, *587*

Gleave EN, s. Roberts MM 377, 381, *418*

Gleichman HG 567, *583*

Gleysteen J, s. Liechty RD 567, 569, 571, 574, 581, *584*

Glicksman AS, s. Chu FCH *505*

Glidewell O, s. Cortes EP 606, *609*

Glidewell O, s. Levin ML 515, *527*

Gloor E 52, *175*

Glover GH 25, *175*

Goby P *175*

Gocht H 211, *234*

Godwin JT 131, 537, *545*

Godwin O, s. Bonnard J *207*

Goffin JC, s. Turpin J 302, *345*

Goffrini P, Bobbio P, Pellegrino F, Peracchia G 482, *506*

Gogas J, Sechas M, Skalkeas G 58, *175*

Gold R, s. Bassett LW 85, *170*

Gold RH, s. Michels LG 572, *585*

Goldenberg IS 297

Goldenberg IS, s. Ederer R 589, *609*

Goldenberg IS, s. Prosnitz LR 306, 315, *345*

Goldenberg JS, s. Prosnitz LR 277, *298, 345,* 541, *545, 546*

Golder MP, s. McFadyen LJ 242, *249*

Golding P 337, 339, *343,* 352, *364*

Goldman KP *175*

Goldman L, s. Maier WP 122, *179*

Goldman L, s. Nichini FM *446*

Goldman LJ, s. Ellis RJ 251, *297*

Goldman RL 85, *175*

Goldsweig HG, Dewys WD 242, *248*

Golinger RC 99, *175*

Gomez D, s. Galkin BM 13, *175*

Gomez-Catalan E, Jimenez Gutierrez J, Sanchez Nistal M, Nunez V 28, *175*

Gonzales-Licea A, Yardley JH, Hartmann WH 561, *562*

Goodman M, s. Fox SH 23, *174*

Goodman M, s. Sayler C 23, *183*

Goodman ML, s. Hofman WI 560, *562*

Gordon HE, s. Stephensen TR 574, *586*

Gortenuti G, s. Pistolesi GF 22, *181*

Gosse JJ, s. Berg JW 55, 161, *171*

Gottlieb J, s. Blumenschein G 601, 602, *609*

Gough MH, s. Milward TM *446*

Goy 30

Graber 131

Grace M, s. Burns PE 21, *172*

Graham S, s. Levin ML 515, *527*

Granberg PO, s. Ålund M 229, *233*

Granberg P-O, s. Wallgren A 189, 192, 199, *209,* 217, 224, 225, 232, *235,* 388, 390, 398, 401, 407, 409, 410, *419*

Granier A, s. Cornillot M 48, *172*

Grant W, Cundiff JH, Hanson WF *343*

Grant W, s. Hanson WF *343*

Grattarola R 514, *526*

Gravelle I, s. Rees BI 102, *182*

Gray JH, s. Bogden AE 603, *609*

Greco M, s. Veronesi U 259, 278, 281, *299,* 368, *419*

Green I, Cohen S, McCluskey RT 218, 230, *234*

Green JP, s. Vaeth JM 217, *235,* 352, *365,* 442, *447*

Greenberg D, s. Fairchild R 32, *173*

Greenberg EJ, s. Fracchia AA 593, *610*

Greenberg RA, s. Schoenberg BS 571, *586*

Greening WP, Aichroth PM 567, 569, 573, 574, 580, 581, *583*

Greening WP, s. Jones C 37, *177*

Greenspan E 598, *610*

Greeves VJ, s. Jones C 37, *177*

Gregl A, Buchner K, Eydt M, Fichtner H, Kienle J 470, 483, 484, *506*

Gregl A, Flaskamp D, Haller J, Heitmann D, Hofmann P, Krack U, Scholz G 22, *175*

Gregl A, Heitmann D, Krack U, Pascoe M 3, 20, 23, *175*

Gregl A, Poppe H 25, *175*

Gregl A, Poppe H, Pöhls H, Kiele J, Schwartz T 484, 489, *506*

Gregl A, Schaal H-J 8, *175*

Gregl A, s. Eger W 472, 473, 474, *506*

Gregl A, s. Frischbier HJ 2, *174*

Gregorio R, s. Fisher ER 523, *526,* 540, *545*

Gregorio R, s. Fisher RR 118, *174*

Greig WR, s. Citrin DL 377, *414*

Greiner MJ, s. Dao TL 567, *583*

Greiner P, Widow W 187, 188, *208*

Grelot D, s. Fontaine F 307, *343*

Gresham GA 124, *175*

Gricouroff G, s. Baclesse F 301, *341*

Griem ML, s. Archambault M *341,* 383, 404, *413*

Griffin TW, s. Laramore GE 200, *208,* 431, *440*

Griffiths JD, Salsbury AJ 217, *234*

Griffiths K, s. Boyns AR 514, *525*

Griffiths K, s. McFadyen LJ 242, *249*

Grimm W, s. Kutzner J 355, *364*

Grinberg R, Nemoto T, Dao TL 598, *610*

Griscom NT, Wang CC 302, *343*

Griscom NT, s. Wang CC *346,* 441, 445, *447*

Groom GV, s. McFadyen LJ 242, *249*

Gros C 252, *298,* 310, 312, 314, 316, *343*

Gros C, Gautherie M, Archer F, Haenel P, Colin C 2, 42, 45, *175*

Gros C, Gautherie M, Bourjat P 32, 36, 37, 38, *175,* 565, 569, 570, 572, *583*

Gros C, s. Gautherie M 32, 36, *175,* 324, *343,* 32, 38, *175,* 37, *175, 343*

Gros CH, Gautherie M, Archer F 572, *583*

Gros CM 1, 24, 32, *175, 208*

Gros CM, Dale G, Gairard B, Gautherie M *176*

Gros CM, Grünewald JM 125, *175*

Gros D, Pusterla E 48, *176*

Gros D, s. Gautherie M 32, 38, *175,* 125, *175*

Gros D, s. Warter F 326, *346*

Gross F, s. Finsterbusch R 1, *173*

Gross GF 162, *176*

Grosshans E, s. Meyer M 84, *180*

Grotzinger P, s. Creech R 601, 602, 603, *609*

Grover NB, s. Freund H *208*

Grufferman S, s. Hainline S 11, *176*

Grünberg G 82, *176*

Grünberg G, Rupp N, Weiss HD, Kramann B 25, *176*

Grünewald JM, s. Gros CM 125, *175*

Guenther D, s. Moskowitz M 60, *180*

Guenther RB, s. Smith KT 11, 29, *183*

Guerinot F, s. Contesso G 578, *582*

Guerra O, s. Pearlman NW 352, *364*

Guerry RL, Pratt-Thomas HR 541, *545*

Guerzon PG, Pearson OH 514, *526*

Guglianti P, s. Bortolotti G *341*

Guidi R, s. Sgro M 168, *183*

Guihard D, s. Bonnard J *207*

Guiss LB 535, *545*

Gulberson JD, s. Enterline HT 162, *173*

Gullino P, s. Brem SS 35, *171*

Gullino PH 533, 539, *545*

Gumrich H, Kubler E *506*

Gunn LC 28, *176*

Günther D, Hennemann HM, Stoyanov D 167, *176*

Gur D, Sashin D 23, *176*

Guthard R, s. Bonnard J *207*

Guthorn PH 568, *583*

Gutierrez AE, s. Montague ED 260, 277, 280, 286, *298,* 368, *417*

Gutter Z, s. Burns PE 21, *172*

Guttmann RJ 190, 205, *208,* 217, *234,* 305, 352, *364*

Guttmann RJ, s. Haagensen CD 298

Guy CL, s. Benjamin JL 18, *171*

Guyda H, s. Friesen HG 514, *526*

Guyda H, s. Hwang P 514, *527*

Haag D, s. Bothmann G 37, *171*

Haagensen CD 1, 59, 107, 119, 130, 131, 159, 167, *176,* 261, *298,* 304, 305, 314, 323, 336, 337, *343,* 370, 371, 373, 395, 397, 399, 400, 402, 410, *416,* 421, 423, *440,* 444, 445, *446,* 484, *506,* 511, 515, 517, 519, 522, 523, *526,* 532, 533, 534, 536, 537, 538, 539, *545,* 550, 551, 552, 553, 558, 561, *562,* 565, 568, 569, 570, 571, 572, 573, 580, 581, *583*

Haagensen CD, Bhonslay SB, Gutt-mann RJ, Habif DV, Kister SJ, Markowitz AM, Sanger G, Thetter P, Wiedel PD, Cooley E 298

Haagensen CD, Cooley E 189, 190, 208

Haagensen CD, Cooley E, Miller E, Handley RS, Thackray AC, Bucher HR, Dahl-Iversen E, Tobiassen T, Williams JG, Stone J, Kaae J, Johansen H 188, 190, 193, 203, 208

Haagensen CD, Lane N, Lattes R, Bodian C 130, 176, 533, 534, 545

Haagensen CD, Miller E, Handley RS, Thrackray AC, Butcher HR, Dahl-Iversen E, Tobiassen T, Williams IG, Stone J, Kaae S, Johansen H 298

Haagensen CD, Stout AP 189, 190, 196, 208, 370, 371, 372, 377, 399, 402, 416, 423, 440, 526

Haagensen CD, s. Kister SJ 121, 178

Haagensen CD, s. Papadrianos E 568, 585

Haagensen DE Jr, Mazoujian G, Dilley W, Pedersen C, Kister S, Wells S Jr 26, 48, 176

Haas JP, s. Diethelm L 61, 62, 173

Haase W, Schumacher W, Rey G 354, 355, 364

Haase W, s. Barth V 60, 170

Haase W, s. Rey G 355, 364

Haberman-Brueschke JD, s. Gershon-Cohen J 2, 45, 175

Habermann JD 2, 176

Habif DV, s. Haagensen CD 298

Haehnel P, s. Gautherie M 37, 175, 343

Haendly P 227, 234

Haenel P, s. Gros C 2, 42, 45, 175

Hafferl A 506

Hafström Lo, s. Arwidi A 382, 386, 387, 388, 413

Hagemann G, s. Freyschmidt J 6, 174

Hager J, Lederer B 85, 162, 176

Haguenau F, Arnoult J 70, 176

Hahn G, s. Eagan RT 601, 602, 609

Hahn K, s. Kutzner J 355, 364

Hahn P, Hallberg O, Vikterlöf KJ 298, 404, 416, 498, 506

Hahn RG, s. Ahman DL 594, 609, 599, 600, 608, 601, 602, 608

Hahnell R, Twaddle E 578, 583

Haines RF, Tsai C, Crudup TW, Turcotte JG 514, 526

Hainline S, Myers L, McLelland R, Newell J, Grufferman S, Shingleton W 11, 176

Hakama M, Riihimadi H 208

Hakama M, s. Soini I 23, 183

Halama J, s. Scherer E 385, 386, 387, 418

Haldemann R, Rohner A, Gigon U 153, 176

Hall CH, s. Bauermeister DE 60, 170

Hall DA, Kalisher L 26, 176

Hall FM, Frank H 59, 60, 176

Hall JG, s. Alexander P 218, 232

Hall TC, s. Nevinny AB 520, 528

Hallbauer M, s. Prechtel K 59, 182

Hallberg O, s. Hahn P 298, 404, 416, 498, 506

Hallberg O, s. Notter G 229, 234, 480, 508

Haller J, s. Gregl A 22, 175

Haller K, s. Fournier D von 19, 174

Hallgren HM, s. Purtilo DT 512, 528

Hallonet P, s. Dargent M 191, 207

Halsted WS 211, 234, 378, 416, 451, 453, 467, 484, 490, 506

Hamann W, s. Szepanik E 48, 184

Hamazaki M, Tanaka T 162, 176

Hamberger CA, Hammer G, Norlén G, Sjögren B 238, 248

Hamilton LD, s. Phillipps RF 362, 364

Hamilton T, Langlands AO, Prescott RJ 194, 208, 298, 370, 371, 386, 393, 410, 416

Hammer G, s. Hamberger CA 238, 248

Hamperl H 1, 17, 24, 80, 88, 122, 135, 176, 533, 534, 545

Hamperl H, s. Cameron HM 162, 172

Hamperl H, s. Kaufmann C 533, 534, 537, 545

Handley RS 208, 369, 371, 416

Handley RS, Thackray AC 187, 189, 208, 369, 416, 422, 440

Handley RS, s. Haagensen CD 188, 190, 193, 203, 208, 298

Hanham IWF, Newton KA, Westbury G 599, 600, 610

Hanson WF, Grant W 343

Hanson WF, s. Grant W 343

Harauz G, s. Bronnskill MJ 387, 388, 414

Harbort G 53, 55, 176

Harder F 377, 416

Hare FH, Trump JG, Webster EW 262, 263, 298, 416

Häring R, s. Holdorff B 494, 507

Harisiadis L, s. Budin J 505

Harkins LE, s. Wolfe JN 28, 185

Harnden DG, MacLean N, Langlands AO 567, 583

Harper PV, s. Rasmussen TB 239, 249

Harries EJ, s. Bloom HJG 371, 372, 414

Harrington SW 523, 526, 535, 542, 543, 545

Harrington SW, s. Meyer AC 445, 446

Harris D, s. Creech R 601, 602, 603, 609

Harris J Jr, s. Loh CK 59, 179

Harris J, s. Prosnitz LR 277, 298, 345, 541, 545, 546

Harris JR, Levene MB, Hellman S 343, 401, 416

Harris JR, Levene MB, Hellman S, Weber E 343

Harris JR, s. Levene MB 298, 308, 344, 368, 417

Harris M, Persaud V 162, 176

Harrison EG, s. Levitan LH 17, 179

Harrist TJ, Kalisher L 124, 176

Hartley G, s. Best JJK 29, 171

Hartmann W, s. Page DL 106, 181

Hartmann WH, s. Gonzales-Licea A 561, 562

Hartweg H, s. Schwegler N 402, 418

Hartwell JL, s. Shubic P 513, 528

Hartz AJ, s. Donegan WL 372, 415

Harvey DG, Fechner R 88, 106, 117, 176

Harvey HA, White DS, Lipton A 601, 602, 610

Harwardt P 201, 208, 489, 507

Hassenburger J, s. Schubert R 32, 38, 183

Hassler O 12, 176

Hatfield DM, Schulz MD 230, 234, 456, 507

Hathway D, s. Sheth MT 85, 183

Hausen JPH, s. Blicher-Toft M 83, 171

Hausen OP, s. Blicher-Toft M 83, 171

Hawk W, s. Al-Jurf A 83, 169

Hawkins NV, s. Meakin JW 246, 249

Hawliczek E, s. Alth G 387, 413

Haybittle JL, s. Brinkley D 195, 202, 203, 207, 371, 382, 390, 401, 410, 414

Haydu SJ, s. Ashikari R 532, 539, 544

Hayward J 208, 245, 248, 298, 393, 399, 410, 416

Hayward JL, Atkins HJB, Falconer MA, MacLean KS, Salmon LFW, Schurr PA, Shaheen CH 245, 248

Hayward JL, s. Atkins H 244, 247, 244, 247, 274, 275, 276, 279, 280, 297, 377, 393, 399, 410, 413

Heckemann R, Schmitt G 360, 364

Heckemann R, s. Röttinger EM 361, 364

Hedberg K, s. Bjurstam NG 55, 171

Heep H, Bulowjohansen T, Klemencic J, Wegwitz J 6, 22, 176

Heidenhain L 187, 208, 378, 507

Heidenreich W 115, 176

Heidenreich W, Bockslaff H, Tollner D, Börner R 129, 176

Heilmann HP 208, 349, 355, 362, 364, 385, 416

Heilmann K, s. Baltzer J 163, *170*

Heinomen OP, Shapiro S, Tuominen L, Turuner MI 514, *526*

Heinze HG, Feil E 371, 385, 386, 387, 408, *416*

Heinzel F, s. Arnal M-L 383, 384, *413*

Heinzler F 386, *416*

Heitland W, Durst J, Neugebauer W 168, *176*

Heitmann D, s. Gregl A 3, 20, 23, *175*, 22, *175*

Heldaas O, s. Kolbenstredt A 536, *545*

Heller KS, Rosen P, Schottenfeld D, Ashikari R, Kinne D 168, *176*

Hellman L, Fishman J, Zumoff B, Cassouto J, Gallagher TF 526

Hellman L, Zummoff B, Fishman J, Gallagher TF 513, *526*

Hellman L, s. Zumoff B 566, *587*

Hellman S 306, 310, *343*

Hellman S, s. Harris JR *343, 343*, 401, *416*

Hellman S, s. Levene MB *298*, 308, *344*, 368, *417*

Hellman S, s. Prosnitz LR 277, *298, 345*, 541, *545, 546*

Hellman S, s. Rose CM *418*

Hellman S, s. Weichselbaum RR 385, 386, 402, 404, 406, *419*

Hellmann S, s. Weber E *346*, 351, *365*

Hellriegel W, Schopka JJ 387, *416*, 431, *440*

Helman P, Bennett MB 519, *526*

Helman P, Bennett MB, Louw JH, Wilkie W, Madden P, Silber W, Sealy R, Heselson J 382, 401, *416*

Hempelmann LH, s. Mettler FA Jr 568, *585*

Hempelmann LH, s. Shore RE *446*

Hemsted EH, s. Bunting JS 581, *582*

Henatsch H, s. Zippel HH 106, *185*

Henderson BE, Gerkins V, Rosario I, Cassagranole J, Pike MC 514, *526*

Henderson BE, Powell D, Rosario I 515, *526*, 568, *583*

Henderson BE, s. Mack TM 514, *527*

Hendrickson FR, s. Millburn L 355, 360, *364*

Hendrickson FR, s. Shehata WM 359, *365*

Henk J, s. Forrest APM 297, 381, *415*

Henk JM, s. Roberts MM 377, 381, *418*

Hennemann HM, s. Günther D 167, *176*

Henry J, s. Dancot H *342*

Henry J, s. Turpin J 302, *345*

Henson D, Tarone R 130, *176*

Herbeau J, s. Verhaeghe M 54, *184*

Herbert G, s. Quimet-Oliva D 25, *182*

Herendeen RE, s. Lee BJ 212, 224, *234*

Herfarth C 54, 60, 115, *176*

Herfarth C, Tagnon H, Schwaiger M, Peiper HJ, Forrest APM, Fisher B, Amalric R 343

Herfarth C, s. Schweiger M 85, *183*

Hering KG, Rübe W 382, *416*

Hermanek P, Bünte H 57, *177*

Hermann RE, s. Crile G Jr *342*

Hermann RE, s. Crile G Jr *342*

Hermann JC, Coume A, Staquet M 514, *526*

Hermanutz KD, Boldt J, Thurn P, Eickmeier C, Bechtelsheimer H 536, *545*

Hermanutz KD, s. Gerlach F 536, *545*

Hernandez HJ, s. Fernandez BB 81, *173*

Herrmann JB 131, 536, *545*, 552, 553, *562*

Herrmann JB, s. Adair FE 547, 548, 549, 552, 557, *561*

Herting W, s. John V 11, *177*

Herzog RE 105, *177*

Heselson J, s. Helman P 382, 401, *416*

Hess F, Löhr HH *343*, 362, *364*

Hessler C 32, 44, *177*

Hessler C, Gautherie M 32, *177*

Hessler C, Schnyder P, Ozzello L 85, *177*

Hettinger G, s. Karlsson M 6, 27, *178*

Heuck F 354, *364*

Heuck F, s. Barth V 25, *170*

Heuck F, s. Müller R 33, *180*

Heuson J-A, s. Rozenczweig M 589, 590, 592, 604, 605, *610*

Heuson JC, Coume A, Staquet M 514, *526*

Heuson JC, s. Engelsman E 514, *526*

Heuson J-C, s. Leclercq G 578, *584, 610*

Hevezi JM 27, *177*

Hibbs GG, s. Millburn L 355, 360, *364*

Hicken NF 24, *177*

Higgins CC, s. MacClure JA *584*

Highman WJ, s. Drury R 354, *363*

Higinbotham NL, s. Bragg DG *505*

Hignibotham NZ, s. Philips RF 606, *610*

Hilaris BS, Ager PJ 351, *364*

Hilaris BS, s. Kim JH 423, *440*

Hildell J, s. Andersson I 9, *170*

Hilf R, s. Lerner LJ 514, *527*

Hill RP, Stout AP 162, *177*, 548, 553, 554, *562*

Hilleboe HE, s. Roach JH 26, *182*

Hiltz JE, s. Myrden JA 22, 23, *180*, 568, *585*

Hincky J, s. Battesti JP 85, *170*

Hindo WA, s. Shehata WM 359, *365*

Hintze A 212, *234*

Hintzen C, s. Hoeffken W 107, *177*

Hirayama T, s. Wynder EL 515, 529

Hirohata T, Nomura A, Kolonel L 115, *177*

Hirsch HA, s. Almendral AC 35, 44, *169*

Hirsch HA, s. Kaeser O *507*

Hirshorn JE, Vrhovsek E, Posen S 16, *177*

Hledik E, s. Stockarovia D 18, *184*

Hobif DV, s. Frantz AG 514, *526*

Hochman A, Robinson E 302, *343*

Hochman A, Schreiber H 519, 520, *526*

Hochman A, s. Ratzkowski E 354, *364*

Hochman A, s. Walach N 566, 569, 570, 577, 580, *587*

Hodel C, Elke M *507*

Hodes PJ, s. Pendergrass EP 301, *344*

Hoedl S 118, *177*

Hoeffken W 10, 13, *177*

Hoeffken W, Hintzen C 107, *177*

Hoeffken W, Lanyi M 1, 2, 6, 7, 10, 11, 18, 19, 20, 23, 24, 59, 85, 94, 167, *177*

Hoeffken W, s. Fournier D von 115, 125, *174*

Hoeffken W, s. Frischbier HJ 2, *174*

Hoerni B, s. Chauvergne J 338, *342*

Hoeven E von der, s. Waugh D 70, *185*

Hofman WI, Goodman ML 560, *562*

Hofmann P, s. Gregl A 22, *175*

Hogg L, s. McClamahan BJ 556, *562*

Holaday WJ, s. Majmudar BN *298*

Holder W, s. Snyderman R 125, *183*

Holdorff B, Sinn M, Häring R, Simon S, Bradac GB 494, *507*

Holfelder H 367, 383, 411, *416*, *507*

Holland J, Sharlav C, Galiani S 598, *610*

Holland JF, s. Cortes EP 606, *609*

Holleb AI, Farrow JH 516, 519, 520, 522, 523, *526*

Holleb AI, Freeman HP, Farrow JH 566, 567, 569, 570, 571, 573, 574, 575, 576, 577, 578, *584*

Holleb AI, s. Treves N 565, 571, 573, *586*

Hollmann KH 32, 44, *177*

Holmér A, s. Bärring NE 239, *247*

Holsten DR, Stender HS 472, 479, 507

Holsti P, s. Rissanen PM 191, 209, 274, 299, 370, 418, 485, 508

Holtz S, s. Cochran DQ 342

Holtz S, s. Edelman A 338, 339, 342

Holzgreve H, s. Baltzer J 163, 170

Holzner E, s. Paunier JP 344

Homans J, s. Drinker CK 506

Homburger F 354, 364

Hoogstraten B 600, 602, 610

Hoogstraten B, George SL, Samal B 600, 602, 610

Hopkins GE, s. Marmorsten J 513, 527

Horn RC, Enterline HT 553, 554, 562

Horn RC, s. Dall'Olmo CA 130, 131, 172

Horn Y, Roof B 577, 584

Horn Y, s. Wesahler Z 86, 185

Horne WI, Percival WL 556, 562

Horrigan WD, Atkins HL, Tapley N, Du V 338, 343

Horsely JS, Alrich EM, Wright CB 523, 524, 526

Horst W, s. Lütolf UM 385, 417

Hort W, Kalbfleisch H 533, 534, 545

Hortobagyi GN, s. Blumenschein GR 338, 341

Horton J, Dao T, Cunningham T, Nemoto T 599, 600, 610

Horton J, s. Nemoto T 599, 600, 610

Horwitz KB, s. McGuire WL 243, 249, 244, 249, 591, 592, 610

Høst H, Brennhovd JO 371, 386, 395, 397, 398, 399, 401, 404, 405, 407, 408, 409, 410, 416, 456, 507, 574, 584

Hourtoule FG, s. Lalanne CM 307, 313, 344

Houttuin E, Van Prohaska J, Taxman P 575, 576, 584

Howland W, Loeffler JK, Starchman DE, Johnson RG 229, 234, 456, 466, 467, 507

Hrubanova E, s. Stockarovia D 18, 184

Hsu CCS, s. Nicolis GL 569, 585

Hubbard TB 532, 533, 535, 537, 539, 541, 543, 545

Hudack S, McMaster PD 507

Hueter J, s. Fournier D von 59, 174

Hueter J, s. Schneider-Affeld F 57, 183

Huggins C 237, 248

Huggins C, Bergenstal DM 237, 248, 584

Huggins C, Brizarelli G, Sutton H 514, 527

Huggins C, Dao TLY 584

Huggins C, Jensen EV 513, 526

Huggins C, Scott WW 237, 248

Huggins C, Torralba Y, Mainzer K 514, 526

Huggins C Jr, Taylor GW 567, 569, 575, 577, 584

Huggins CB, s. Tobias CA 240, 249

Hughes C, s. Jellins J 98, 177

Hughes HA 386, 416

Hughes L, s. Forrest APM 297, 381, 415

Hughes L, s. Rees BI 102, 182

Huguely CM, s. Smalley R 598, 599, 600, 611

Hugues A, s. Lagarde C 125, 178

Huh SH, Nisce LZ, Simpson LD, Chu FCH 360, 361, 364

Huh SH, s. Chu FCH 361, 363, 407, 414, 423, 438, 439

Huhn FO 298

Huhn FO, Stock G 85, 177, 253, 298

Huhn S, s. Langer E 179

Hulbert M, s. Roberts MM 377, 381, 418

Hull HC, s. McLaughlin JS 576, 585

Hultberg S, Walstam R, Åsard PE 360, 364

Hultborn A, s. Lindskoug B 388, 417

Hultborn A, s. Wallgren A 537, 543, 546

Hultborn KA, s. Bjurstam NG 55, 171

Hummer CD, Burkart TJ 551, 562

Humphrey LJ 10, 20, 177

Humphrey LJ, Swerdlow M 372, 416

Humphrey LJ, s. Southwick H-W 452, 483, 508

Hünig R, Sauer R, Schwegler N 33, 343

Hünig R, s. Sauer R 345, 359, 360, 364

Hunziker W, s. Dambacher MA 16, 172

Hüppe JR 1, 18, 28, 44, 45, 177

Hüppe JR, Schneider H 5, 8, 9, 21, 177

Hüppe JR, s. Frischbier HJ 2, 174

Hurlbert M, s. Forrest APM 297, 381, 415

Hüter J, s. Fournier D von 10, 174

Hüttens J, s. Dallüge R-H 362, 363

Hutter PVP, Foote FW 131, 534, 545

Hutter RV, s. McDivitt RW 533, 534, 536, 542, 545

Hutter RVP, Snyder RE, Lucas JC, Foote FW, Farrow JH 131, 298

Hutter RVP, s. Koehl RH 13, 17, 57, 59, 178

Hutton J, s. Wilkinson AR 12, 185

Huvos AG, s. Ashikari R 536, 544

Huvos AG, s. Attiyeh FF 125, 170

Huvos AG, s. Wanebo HJ 299

Hwang P, Guyda H, Friesen H 514, 527

Hwang P, s. Friesen HG 514, 526

Hylse R, s. Buchwald W 132, 172

Hyman GA, s. Frantz AG 514, 526

Hyman GA, s. Muggia FM 514, 528

Ikkos D, s. Luft R 237, 248, 249

Ikle FA, s. Kaeser O 507

Imbert J, s. Lagarde C 125, 178

Immich H, s. Scheurlen H 409, 418

Inch WR, s. McCredie JA 230, 234

Ingels J 187, 208

Ingels J, s. Papillon J 276, 298

Ingham HR, Freeman R, Wilson R 85, 177

Ingle JN, Tormey DC, Tan HK 125, 177

Ingleby H, Gershon-Cohen J 85, 88, 177

Isard HJ, Becker W, Shilo R, Ostrum BJ 44, 177

Iselin H, Dieterle M 466, 507

Isherwood I, s. Best JJK 29, 171

Ishida T, s. Baba N 85, 170

Israelson A, Lax J, Walstam R 360, 364

Ivey JR, s. Sambrook DK 345

Izuo M, s. Baba N 85, 170

Jackson AW, Muldal S, Ockey CH 567, 584

Jackson C, s. Wallace S 509

Jackson SM 385, 404, 416

Jackson SM, Naylor GP, Kerby IJ 387, 416

Jackson W 386, 416

Jacobelli G, s. Lacour J 208, 369, 370, 381, 401, 410, 417

Jacobs A, s. Bacman O 162, 170

Jacobs HS, s. Franks S 514, 526

Jacobs LS, Marez IK, Panghaday WH 514, 527

Jacobson B, s. Bolmgren J 48, 171

Jacobsson P, s. Zajicek J 185

Jaffe BM, Donegan WL, Watson F, Spratt JS 362, 364

Jaffé HL 354, 364

Jaffe N et al. 606, 610

Jager R, s. Buchanan JB 28, 172

Jakobsson S, s. Lundgren B 9, 179

James AG, s. Majmudar BN 298

James DH 606, 610

James WB, s. Feasey CM 41, 44, 173

James WB, s. Johnson JM 37, 177

Jamieson CW, s. Roberts MM 377, 381, 418

Jancsó N 507

Janelli DE, s. Li MC 576, 577, 578, 584

Janežič A, s. Rakovec P 474, 508

Janin M-L, s. Brunet M 511, 525, 565, 579, 580, 582

Jazy F, Aron BS 359, 364

Jelliffe AM, s. Buxton PH 238, 248

Jellins J, Hughes C, Ryan J, Reefe T, Kossoff G 98, *177*

Jellins J, Kossoff G, Reeve TS 25, *177, 572, 584*

Jellins J, s. Kossoff G 25, *178*

Jenkin RDT, s. Meakin JW 246, *249*

Jensen EV, Block GE, Smith S, Kyser K, De Sombre ER 243, *248*

Jensen EV, s. Huggins C 513, *526*

Jensen H, s. Brem SS 35, *171*

Jensen HM, s. Wellings SR 11, 107, *185*

Jensen M, s. Attiyeh FF 125, *170*

Jernstrom P, Selker JM 557, 560, 561, *562*

Jernstrom P, Sether JM 163, *177*

Jewkes R, s. Osborne MP 61, *181*

Jeyasingh K, s. Osborne MP 61, *181*

Jimenez E, s. Lerger JE 518, *527*

Jimenez Gutierrez J, s. Gomez-Catalan E 28, *175*

Johansen H, s. Haagensen CD 188, 190, 193, 203, *208, 298*

Johansen H, s. Kaae J 189, 195, 208, 251, 298, 382, 392, 399, 400, 401, 410, *416, 574, 584*

Johansson NT, s. Bjurstam NG 55, *171*

John V, Ewen K, Kurz E 27, *177*

John V, Herting W, Kurz E, Callies R 11, *177*

Johns HE, s. Bush RS 386, *414*

Johnsien C, s. Bjurstam NG 55, *171*

Johnson JM, James WB, Evans AL, Feasey CM 37, *177*

Johnson KG, s. Wanebo CK 568, *587*

Johnson R, s. Truesdale BH 124, *184*

Johnson RG, s. Howland W 229, *234, 456, 466, 467, 507*

Johnson RO, s. Edland RW 401, 407, *415*

Johnston AD, s. Senyszyn SJ *508*

Johnston S, s. Ashikari H 115, *170*

Johnstone FRC *208*

Jonasson O, s. Roberts S 217, *235*

Jondal M, s. Stjernswärd J 230, *235, 456, 508*

Jones C, Greening WP, Davey JB, McKinna JA, Greeves VJ 37, *177*

Jones CH 2, 84, *177*

Jones EL *446*

Jones KM, s. Buxton PH 238, *248*

Jones S, s. Salmon S 601, 602, *610*

Jones SE, s. Lloyd R 601, 602, *610*

Jones WR, s. Kaye MP 512, *527*

Jonsson J, Einhorn N, Fagraeus A, Einhorn J 218, *234*

Jonsson J, s. Einhorn N 218, *233*

Jonsson K, Libshitz H 98, *177*

Jordan R, s. Persaud V 83, *181*

Joubert JD 168, *178*

Joubert L, s. Adair F 542, *544*

Jucox HW, s. Senyszyn SJ *508*

Jull JW, s. Bonser GM 568, *582*

Jun M, s. Ashikari H 115, *170*

Jungblut R 484, *507*

Jüngling O 367, 416, *507*

Juret P, Couette JE, Delozier T, Leplat G, Mandard AM, Vernhes JC 125, *178*

Juret P, s. Lalanne CM 307, 313, *344*

Kaae J, Johansen H 189, 195, 208, 251, 298, 382, 392, 399, 400, 401, 410, 416, 574, *584*

Kaae J, s. Haagensen CD 188, 190, 193, 203, *208*

Kaae S 214, 215, 224, 232, *234*

Kaae S, s. Haagensen CD *298*

Kadas J, s. Tabar L 25, 85, 107, *184*

Kaeser O, Ikle FA, Hirsch HA *507*

Kafrouni GI, s. Anderson DK 551, *561*

Kagan AR, Nussbaum H, Reddi PR *343*

Kagan R, s. Freedmann SJ 163, *174*

Kahn L, s. Lipper S 81, *179*

Kahn LB, Uys C, Dale J, Rutherfoord S 161, *178*

Kahr E, Schreyer H 219, 224, *234*

Kainberger F 12, *178*

Kainberger F, Kallinger W 22, *178*

Kainberger F, s. Kallinger W 6, *178*

Kak VK *584*

Kalbfleisch H, Lauth G, Mühlberger G, Nitschke S 81, *178*

Kalbfleisch H, s. Hort W 533, 534, *545*

Kalbfleisch H, s. Lauth G *179*

Kalima TV, s. Peltokallio P 565, 569, *585*

Kalisber L, Peyster RG 572, *584*

Kalisher L, s. Hall DA 26, *176*

Kalisher L, s. Harrist TJ 124, *176*

Kalisher L, s. Peyster RG 10, 12, *181, 59, 181*

Kalisher L, s. Webster EW 6, *185*

Kallinger W, Kainberger F 6, *178*

Kallinger W, s. Kainberger F 22, *178*

Kapen S, s. Sassin JF 514, *528, 514, 528*

Kaplan EL, s. Crichlow RW 575, *582*

Kaplan G, s. Maier WP 122, *179*

Kaplan WD, s. Rose CM 387, 388, *418*

Karas M, s. Nascimento AG 85, *180*

Kärcher KH 344, 497, 498, *507*

Kärcher KH, Bauer H, Choné B, Kleibel F *507*

Kärcher KH, Dimopoulos J 350, *364*

Kärcher KH, Kleinert H *507*

Kärcher KH, s. Kleinert H *507*

Karlsson M, Nygren K, Wickmann G, Hettinger G 6, 27, *178*

Karnofsky DA, s. Phillipps RF 362, *364*

Karnström L, s. Wallgren A 189, 192, 199, *209, 217, 224, 225, 232, 235, 388, 390, 398, 401, 407, 409, 410, 419*

Karsell PR 29, *178*

Karsell PR, s. Freese DF 29, *174*

Karsell PR, s. Gisvold JJ 29, *175*

Kaselleth PA, s. Muggia FM 514, *528*

Kashiwabasa H, s. Li MC 576, 577, 578, *584*

Katrych D, s. Fisher B 520, *526, 589, 590, 606, 610*

Katrych DL, s. Fisher B 574, *583*

Katzenstein AL, s. Ackerman LV 532, 533, 534, 535, *544*

Kaufman R, s. De Jager R 601, 602, *609*

Kaufmann C, Hamperl H, Baldus F, Ki BD 533, 534, 537, *545*

Kawai T, s. Baba N 85, *170*

Kaye MP, Jones WR 512, *527*

Kazem J, s. Bansal S 360, *363*

Kearney WH, s. Crichlow RW 575, *582*

Keller AZ 566, 570, *584*

Kelly C, s. Nisce LZ 444, *446*

Kelly EJ, s. Li MC 576, 577, 578, *584*

Kelly KH, s. Shimkin MB 237, *249*

Kelsey CA, s. Kligerman MM 201, *208*

Kenda R, s. Zucali R 339, 346, 444, *447*

Kenda R, s. Zugali R 352, *365*

Kenis Y, s. Pinedo HM 554, *562*

Kennedy BJ 519, *527, 575, 577, 584*

Kennedy BJ, Kiang DT 576, 577, 578, *584*

Kennedy BJ, Mielke PW Jr, Fortuny IE 595, *610*

Kennedy BJ, s. Kiang DT 125, *178*

Kennedy T, Biggart JD 548, 550, *562*

Kennedy T, s. Rasmussen TB 239, *249*

Keppler U, Nitsche D 12, 15, *178*

Kerby IJ, s. Jackson SM 387, *416*

Kereiakes J, s. Fox SH 23, *174*

Kerr GR, s. Duncan W 542, *545*

Kerr GR, s. Langlands AO 125, 167, *179, 569, 570, 571, 577, 579, 584, 344, 352, 364*

Kessler E, Kozenitzky JL 80, *178*

Kessler E, Wolloch Y *446*

Kett K, s. Tabar L 85, *184*

Keusfers J, s. Maisin HE 191, 201, 202, *209, 344*

Keynes G 252, 261, *298, 301, 344*

Ki BD, s. Kaufmann C 533, 534, 537, *545*

Kiaer HW, Andersen JA 99, *178*

Kiang DT, McKenna RW, Kennedy BJ 125, *178*

Kiang DT, s. Kennedy BJ 576, 577, 578, *584*

Kiefer H, s. Weissleder H 6, *185*

Kiele J, s. Gregl A 484, 489, *506*

Kienle J, s. Gregl A 470, 483, 484, *506*

Kiesler J, Gassner H 94, *178*

Kilgore AR 531, *545*

Kilgore AR, Bloodgood JC 523, *527*

Kim JH, Chu FCH, Hilaris BS 423, *440*

Kim JH, Chu FCH, Pope RA, Woodard HQ, Bragg DB, Shidnia H 229, *234*

Kim JH, s. Chu FCH 407, *414*, 423, 438, *439*

Kim JH, s. Nisce LZ 444, *446*

Kim RH, s. Li MC 576, 577, 578, *584*

Kim W, s. Fisher ER 11, *174*

Kimball AW, s. Furth AW 568, *583*

Kimball AW, s. Upton AC 568, *586*

Kindermann G 57, 60, *178*, 254, *298*

Kindermann G, Rummel W, Egger H, Weishaar J, Paterok EM, Willgeroth F, Ober K 25, 35, *178*

Kindermann G, s. Geißler K-H *175*

Kindermann G, s. Rummel W 17, 48, *182*, 17, *182*

Kindl P, s. Schneider G 10, 22, *183*

King EB, s. Zimmerman AL 25, *185*

King ER, Terz JJ, Lawrence W Jr 535, 537, 539, *545*

Kinne D, s. Heller KS 168, *176*

Kiricuta I, Frenkel Z, Munteanu S 441, *446*

Kirk DL, s. Campbell JH 567, *582*

Kirk ME, s. Cole-Beuglet C 19, *172*

Kirschner H *507*

Kirschner H, Eggert A, Schröder HJ 499, 502, 503, *507*

Kirschner H, s. Eggert A 499, 502, 503, *506*

Kirshenbaum J, s. Wheeler JE 533, 534, *546*

Kister S, s. Haagensen DE Jr 26, 48, *176*

Kister SJ 188, *208*

Kister SJ, Haagensen CD 121, *178*

Kister SJ, s. Haagensen CD *298*

Kitschke HJ, Buddemeier D, Krebs D 125, *178*

Kjellberg RN 240, *248*

Klapp J, s. Fournier D von 3, *174*, 19, *174*, 59, *174*

Kleibel F, s. Kärcher KH *507*

Klein G 218, *234*

Klein G, s. Einhorn N 218, *233*

Kleinberg DL, Noel GL, Frantz AG 514, *527*

Kleinert H, Kärcher KH *507*

Kleinert H, s. Kärcher KH *507*

Kleinschmidt O 1, *178*

Klemencic J, s. Heep H 6, 22, *176*

Klickstein HS, s. Gershon-Cohen J 159, *175*

Kligerman MM, Black WC, Yuhas JM, Doberneck RC, Bradbury JN, Kelsey CA 201, *208*

Kline JC, s. Vermund H 409, *419*

Kline TS, Neal HS 47, *178*

Klink E Jr, s. Farrell C 33, *173*

Klöckner D, s. Wöllgens P 209, 385, 386, *419*, 431, *440*, 541, *546*

Klopp, s. Giordano 131

Klotz B, s. Perrault M 237, *249*

Klotz HH 441, *446*

Klugmann DJ, s. Atkins H 274, 275, 276, 279, 280, *297*, 377, 393, 399, 410, *413*

Knapper WH, s. Fracchia AA 593, *610*

Knoch HG, s. Dominok GW 354, *363*

Kob D, Reichel W, Müller M *416*

Koehl RH, Snyder RE, Hutter RVP, Foote FW Jr 13, 17, 57, 59, *178*

Koelliker A 69, *178*

Koeppe P, s. Oeser H 22, 23, *181*

Kogelnik HD, Schneider F, Kumpan W 411, 412, *417*

Kogelnik HD, s. Schneider F 408, 409, *418*

Kohler A 216, 224, *234*

Kolar J, Vrabec R 466, 467, 470, *507*

Kolbenstredt A, Heldaas O 536, *545*

Kollins SA, s. Freese DF 29, *174*

Kolonel L, s. Hirohata T 115, *177*

Komurdzhiev HA, Rogoznaya AV 577, *584*

Konvolinka C, s. Fisher B 187, 199, 200, *207*

Kopsch, s. Rauber 368

Korenman SG, s. Sherman BM 513, *528*

Korner B, s. Geier GR 47, 48, 52, *175*

Korsten CB, Engelsman E, Persijn J-P 578, *584*

Kosaras B, s. Tabar L 25, 85, 107, *184*

Koss LG, s. Bhagavan BS 84, *171*

Kossoff G, Jellins J, Reeve TS 25, *178*

Kossoff G, s. Jellins J 25, *177*, 572, *584*, 98, *177*

Koszarowski T, s. Lacour J *208*, 369, 370, 381, 401, 410, *417*

Kotwal N, s. Fisher ER 81, *174*

Kovaric JP, s. Dao TL 230, *233*, *414*

Kowaluk E, s. Shore RE *446*

Kozenitzky JL, s. Kessler E 80, *178*

Krack U, s. Gregl A 3, 20, 23, *175*, 22, *175*

Krakoff LH, s. De Jager R 601, 602, *609*

Krall R, s. Cooper HS 122, *172*

Kramann B, Feser J 48, 59, *178*

Kramann B, s. Grünberg G 25, *176*

Kramer S, s. Brown GS *341*

Kramer S, s. Prosnitz LR 277, *298*, 345, 541, 545, *546*

Kratochvil K 228, *234*

Kraus FT, Neubecker RD 25, *178*

Kraus H, s. Geier G 49, *175*

Krebs D, s. Kitschke HJ 125, *178*

Kremer JK, s. Bunting JS 581, *582*

Kreuzer G 48, *178*

Kreuzer G, Boquoi E 54, *178*

Kreuzer G, Boquoi E, Meyer R 115, *178*

Kreuzer G, s. Boquoi E 54, *171*

Krippaehne WW, s. Moseley HS 578, *585*

Krishnaswamy V, s. Alpert S *297*

Krishnaswamy V, s. Ghossein NA *208*, *343*

Krokowski E 1, 58, *178*

Krokowski E, Rübe W 466, 467, *507*

Kronholz HL, s. Osmers F 26, *181*

Krückemeyer K 567, *584*

Kuba P, s. Lauth G *179*

Kubista E, s. Wolf G 54, *185*

Kubler E, s. Gumrich H *506*

Kubli F, s. Bothmann G 33, 35, 46, *171*

Kubli F, s. Fournier D von 10, *174*, 19, *174*, 59, *174*

Kubli F, s. Schneider-Affeld F 57, *183*

Kucera H, s. Wolf G 54, *185*

Kudynowski J, s. Zajicek J *185*

Kuechemann K 17, *178*

Kuhn H 6, *178*

Kuhn H, s. Lammers W 5, 8, *179*

Kuhnke E *507*

Kumpan W, s. Kogelnik HD 411, 412, *417*

Kumpan W, s. Schneider F 408, 409, *418*

Kunkler PB, s. Forrest APM 591, 606, *610*

Kunkler PB, s. Roberts MM 377, 381, *418*

Kunze W, s. Zippel HH 106, *185*

Kurland LT, s. O'Fallon WM 514, *528*

Kurz E, s. John V 11, *177*, 27, *177*

Kushner LN *446*

Küster 378

Kuttig H, Liebe A, Meybier G 386, *417*

Kuttig H, s. Becker J 383, 413, 386, *413*

Kuttig H, s. Fournier D von 10, *174*, 19, *174*, 431, *440*

Kuttig H, s. Frischbier H-J *343*, 386, *415*

Kuttig H, s. Scheurlen H 409, *418*

Kutzner J, Grimm W, Hahn K 355, *364*

Kwa HG, De Jong-Bakker M, Engelsman E, Cleton FG 514, *527*

Kyser K 3, *178*

Kyser K, s. Jensen EV 243, *248*

Labarthe DR, s. O'Fallon WM 514, *528*

Laborde S 211, *234*

Lacassagne A 567, *584*

Lacour J, Bucalossi P, Caceres E, Jacobelli G, Koszarowski T, Le M, Rumeau-Rouquette C, Veronesi U 369, 370, 381, 401, 410, *417*

Lacour J, Le M, Rumeau C, Bucalossi P, Caceres E, Koszarowski T, Jacobelli G, Veronesi U *208*

Lacour J, Mourali N, Weiler J, Denoix P 517, 519, 522, 523, *527*

Lacour J, s. Tricoire JL 2, 32, 33, 34, 44, 46, 79, *184*

Lagarde C, Avril A, Dilhuydy MH, Durand M, Hugues A, Imbert J, Palangie F, Richaud P 125, *178*

Lagarde C, s. Chauvergne J 338, *342*

Lagios MD 531, *545*

Lalanne CM *208*

Lalanne CM, Hourtoule FG, Juret P, Sarrazin D 307, 313, *344*

Lamarque JL, Rodiere M-J, Fontaine A, Pasqual J, Bruel J, Fournier A, Chardon F, Senac J 10, *179*

Lamarque JL, Rodiere MJ, Fontaine A, Pasqual J, Chardon F, Fournier A, Bruel JM, Senac JP, Laval-Jeanet M, Laval-Jeanet AM, Pages A, Baldet P, Roustant J 11, 21, 30, *178*

Lamarque P 30, *179*

Lambotte R, s. Colin C 23, *172*

Lammers W, Kuhn H 5, 8, *179*

Landberg T, s. Lindgren M 219, 220, 224, 228, *234*

Lane N, s. Haagensen CD 130, *176*, 533, 534, *545*

Lane-Claypon JE 515, *527*, 565, *584*

Langer C von 69, 70, *179*

Langer E, Huhn S *179*

Langlands A, s. Ludgate CM 161, *179*

Langlands AO, Kerr G 125, *179*

Langlands AO, Kerr GR, Shaw S *344*, 352, *364*

Langlands AO, MacLean N, Kerr GR 167, *179*, 569, 570, 571, 577, 579, *584*

Langlands AO, s. Hamilton T 194, 208, *298*, 370, 371, 386, 393, 410, *416*

Langlands AO, s. Harnden DG 567, *583*

Lanyi M, s. Hoeffken W 1, 2, 6, 7, 10, 11, 18, 19, 20, 23, 24, 59, 85, 94, 167, *177*

Lapayowker MS, s. Nichini FM *446*

Laramore GE, Griffin TW, Parker A, Gerdes AJ 431, *440*

Laramore GE, Griffin TW, Parker RG, Gerdes AJ 200, *208*

Larose C, s. Poisson R 335, *345*

Larsen RD, s. Svensson GK 385, 386, *419*

Larsson B 518

Larsson B, Leksell L, Rexed B 240, *248*

Laser P, s. Arriagada R 125, *170*

Lasser P, s. Sarrazin D 125, *183*

Latorraca R, s. Saltzstein EC 168, *183*

Lattes R 161, *179*, 558, 560, *562*

Lattes R, s. Haagensen CD 130, *176*, 533, 534, *545*

Laufer N, s. Freund H *174*

Laughlin JS 425, *440*

Laughlin JS, Lundy A, Phillips R, Chu FCH, Sattar A 425, *440*

Laughlin JS, s. Chu FCH 205, *207*, *342*, 424, 426, 427, 429, 430, 432, 433, 439, *342, 414*, 424, 428, 432, 437, *439*

Laurent JC, s. Gary-Bobo J *343*

Laurent M, s. Gal M Le 60, *174*

Lauth G 5, 20, *179*

Lauth G, Kalbfleisch H, Kuba P, Mühlberger G, Olbricht J, Wiegand-Auerbach G *179*

Lauth G, Mühlberger G 33, *179*

Lauth G, s. Kalbfleisch H 81, *178*

Lauwers L, s. Dancot H *342*

Laval-Jeanet AM, s. Lamarque JL 11, 21, 30, *178*

Laval-Jeanet M, s. Lamarque JL 11, 21, 30, *178*

Lawler MR, Richie RE 558, 560, *562*

Lawrence JH 241, *248*

Lawrence JH, s. Constable JD 576, *582*

Lawrence JH, s. Tobias CA 240, *249*

Lawrence W Jr, s. King ER 535, 537, 539, *545*

Lawrence W, s. Fisher B 187, 199, 200, *207*

Lawson RN 32, *179*

Lawson RN, s. Poisson R 335, *345*

Lawton R, s. Fisher B 187, 199, 200, *207*

Lax J, s. Israelson A 360, *364*

Le Beau J, s. Perrault M 237, *249*

Le Houerou G, s. Delouche G 191, 207, 259, 264, 269, 276, 297, 306, 308, 309, 312, 314, 315, 316, *342*, 485, *506*

Le M, s. Lacour J 208, 369, 370, 381, 401, 410, *417*

Le M, s. Sarrazin D 281, *299*

Le Noc Y, s. Bonnard J *207*

Leak LV, Burke JF *507*

Leavens ME, s. Cobb CA 355, *363*

Leavens ME, s. Fuller LM 359, *363*

Leber RE, s. Anglem TJ 187, *207*

Lebel S von, s. Fairchild R 32, *173*

Lebowitz E, s. Fairchild R 32, *173*

Leclercq G, Heuson J-C, Deboel M-C, Mallheim WH 578, *584, 610*

Leddy IT, s. McCullogh JAL *344*

Lederer B, s. Hager J 85, 162, *176*

Lee, Yen-Tsu N 377, *417*

Lee BJ, Herendeen RE 212, 224, *234*

Lee BJ, Pack GT 83, *179*

Lee BJ, Tannenbaum NE 441, 445, *446*

Lee CH, s. Fisher ER *297*

Lee J, s. Wilkinson AR 12, *185*

Lee KS, Diner WC 86, *179*

Lee RA, s. Ahman DL 594, *609*

Lefer LG, Rosier R 85, *179*

Lehotai L, s. Földi M *506*

Leif R, s. Silverman MA 48, *183*

Leis HP Jr 421, *440*

Leis HP, Mersheimer WL, Black N, De Chabone A 536, 539, *545*

Leisering B, s. Muth CP 535, 536, *545*

Leisering W, Drescher W 168, *179*

Leitch A 441, *446*

Leksell L 240, *248*

Leksell L, s. Larsson B 240, *248*

Lemon AM, Wotiz HH, Parsons L, Mozden PJ 513, *527*

Lemon HM 513, 514, *527*

Lenz M 187, *208*, 213, 227, *234*, 301, 302, *344*

Leonardi G, Viganotti G 33, *179*

Leone LS, Rege V 598, 599, *610*

Leplat G, s. Juret P 125, *178*

Lerger JE, Jimenez E, Maldonado N, Veray F 518, *527*

Leriche G 483, *507*

Lerner H, s. Fisher B 574, *583*

Lerner J 550, *562*

Lerner LJ, Bianchi A, Dzelkalns H, Borman A 514, *527*

Lerner LJ, Hilf R 514, *527*

Lesnick G, s. Fisher B 187, 199, 200, *207*

Lessel A, s. Eichhorn HJ 409, *415*

Leucutia T, s. Evans WA 301, *343*

Leung BS, Moseley HS, Davenport CE 578, *584*

Leung BS, s. Moseley HS 578, *585*

Leurson EF *527*

Levene M, s. Springall DR 106, *183*

Levene MB, Harris JR, Hellman S 298, 308, *344*, 368, *417*

Levene MB, s. Harris JR *343, 343*, 401, *416*

Levene MB, s. Prosnitz LR 277, *298, 345*, 541, *545, 546*

Levene MB, s. Svensson GK 385, 386, *419*

Levin J, s. De Moor NG 382, *415*

Levin ML, Sheehe PR, Graham S, Glidewell O 515, *527*

Levine S, s. Sannan HJ 153, *183*

Levitan LH, Witten DM, Harrison EG 17, *179*

Levitt SH, McHugh RB 298, 393, 409, 410, *417*

Levitt SH, McHugh RB, Song CW 298, 393, 409, 410, *417*, 456, *507*, 542, *545*

Levitt SH, Potish A 409, *417*

Levitt SH, s. Brady LW 406, 410, *414*

Levy WM, s. Nichini FM *446*

Lewison E, s. Fisher LK 94, *174*

Lewison EF 189, *208, 209*, 519, 520, *527*, 536, *545*

Lewison EF, s. Montague ACW *344*

Lewison EF, s. Ravdin RG 520, *528*

Lewison EF, s. Richards GJ 445, *446*

L'Hermite H, s. Nokin J 514, *528*

L'Hermité M, Robyn C 514, *527*

Li FP, s. Everson RB 167, *173*, 568, *583*, 568, *583*

Li J, s. Galasko CSB 377, *416*

Li MC, Janelli DE, Kelly EJ, Kashiwabasa H, Kim RH 576, 577, 578, *584*

Li MC, s. Taylor SG 576, *586*

Liao KT, s. Wiseman C 557, 558, 559, 560, *563*

Libshitz H, s. Jonsson K 98, *177*

Libshitz H, s. Moskowitz M 9, *180*

Libshitz HI 44, *179*

Liebe A, s. Kuttig H 386, *417*

Liechty RD, Davis J, Gleysteen J 567, 569, 571, 574, 581, *584*

Lienig L, s. Rohricht G 25, *182*

Lieven H von, Rohloff R 370, 371, 385, 386, 387, 408, 409, *417*

Lilienfeld A, s. Coombs LJ 106, *172*

Lilienfeld AM 512, *527*, 568, *584*

Lilienfeld AM, s. Schottenfeld DJ 566, *586*

Lilja M, s. Taskinen PJ 187, *209, 259, 299*

Limburg H, s. Schöndorf N 54, *183*

Lin FJ, s. Chu FCH 407, *414*, 423, 438, *439*

Lin P, s. Mintzer RA 6, *180*

Lin T, s. MacMahon B 513, *527*

Lin TM, Chen RP, MacMahon B 512, *527*

Lin TM, s. MacMahon B 515, *527*

Lindell D, s. Notter G *508*

Linder E *507*

Lindgreen P, s. Rasmusson B *182*

Lindgren M, Borgström S, Landberg T 219, 220, 224, 228, *234*

Lindner H, Gfirtner H, Breit A, Schedel F 371, 385, 386, 387, 408, *417*

Lindskoug B, Hultborn A 388, *417*

Line D, s. Maisin J 301, *344*

Linna MI, s. Raininko R 59, *182*

Linsk J, s. Zajicek J *185*

Lipana N, s. Fisher ER 81, *174*

Lipper S, Kahn L 81, *179*

Lippman ME, s. Tormey DC 593, 598, *611*

Lippman ME, s. Young RC 601, 602, 603

Lipsett MB 513, *527*

Lipton A, s. Harvey HA 601, 602, *610*

Litton A, s. Cameron JM 570, *582*

Livingston SF, Arlen M 188, *209*

Lloyd R, Jones SE, Salmon SE 601, 602, *610*

Lloyd Williams K 32, 36, *179*

Lochman DJ 382, 383, *417*

Lochman DJ, s. Archambault M *341*, 383, 404, *413*

Lodwick G, s. Farrell C 33, *173*

Loeffler JK, s. Howland W 229, *234*, 456, 466, 467, *507*

Loeffler RK *344*, 385, 386, 387, *417*

Logue V, s. Buxton PH 238, *248*

Loh CK, Perlman H, Harris J Jr, Rotz C Jr, Royal D 59, *179*

Lohbeck HK, s. Frischbier HJ 2, 19, 20, 22, 23, 24, 25, 28, 33, 35, 44, 59, 78, 94, *174, 297, 343*, 480, 481, 485, *506*

Lohbeck HU 293, *298*

Lohbeck HU, Frischbier H-J *179*

Löhr HH, s. Hess F *343, 362, 364*

Lohrs U, s. Baltzer J 163, *170*

Loisillier F, s. Garbay M 554, *562*

Lokich JJ, Skarin AT 598, 599, *610*

Long L, s. Roberts S 217, *235*

Lorenz E 568, *584*

Lorenz U, s. Fournier D von 59, *174*

Loskant G, s. Schmidt-Hermes HJ 19, *183*

Louw JH, s. Helman P 382, 401, *416*

Low-Beer BVA, s. Tobias CA 240, *249*

Lowe CR, s. MacMahon B 515, *527*

Lowell DM, Martineau RG, Luria SB 568, *584*

Lowy RO, s. Vaeth JM 217, *235*, 352, *365*, 442, *447*

Lucas FV, Perez-Mesa C 153, *179, 446*

Lucas JC Jr., s. Chu FCH 409, *414*, 421, 422, 423, 433, *439*

Lucas JC, s. Hutter RVP 131, *298*

Lucas JC, s. Robbins GF 404, *418*, 421, 423, *440*

Luce JK, s. Middleman E 598, *610*

Ludgate CM, Anderson T, Langlands A 161, *179*

Ludvic W, Wachtler F, Zaunbauer W *507*

Ludwig H 106, *179*

Luft R, Olivecrona H 237, 238, *248*, 576, *584*

Luft R, Olivecrona H, Ikkos D, Nilsson LB, Mossberg H 237, *248*, 249

Luft R, Olivecrona H, Sjögren B *248*

Luft WC, s. Meyer KK 230, *234*, 320, *344*

Luini A, s. Veronesi U 259, 278, 281, *299*, 368, *419*

Lukert BP, s. McDouglas BA 16, *180*

Lumb G 227, *234*

Lundgren B 11, *179*

Lundgren B, Jakobsson S 9, *179*

Lundy A, s. Laughlin JS 425, *440*

Luria SB, s. Lowell DM 568, *584*

Luska G *209*

Lütolf UM, Mandl H, Horst W 385, *417*

Lyall A 567, *584*

Lynn S, s. Shrivastava PN 29, *183*

Lyon DS, s. Cameron JM 570, *582*

Maas H, s. Engelsman E 514, *526*

MacClure JA, Higgins CC *584*

MacCormick GM, Moon RC 514, *527*

MacDonald AM, Simpson JS, MacIntyre J *209*, 368, *417*

MacDonald I 577, *584*

MacGuire WL, Carbone PP, Vollmer EP 578, *584*

MacIntyre J, s. MacDonald AM *209*

MacIntyre J, s. MacDonald AM *209*, 368, *417*

Mack TM, Henderson BE, Girkins UR 514, *527*

MacKay EN, Sellers AH 579, *584*

Mackenzie DH, s. Spittle MF 552, *563*

MacKenzie I 22, *179*, 568, *585*

Macklin MT 568, *585*

MacLean KS, s. Atkins H 244, *247*, 244, *247*

MacLean KS, s. Hayward JL 245, *248*

MacLean N, s. Harnden DG 567, *583*

MacLean N, s. Langlands AO 167, *179*, 569, 570, 571, 577, 579, *584*

MacMahon B, Cole P 513, *527*

MacMahon B, Cole P, Brown J 512, 513, *527*, 568, *585*

MacMahon B, Cole P, Brown JB, Aoki K, Lin T, Morgan R, Woo N 513, *527*

MacMahon B, Feinleib M 515, *527*

MacMahon B, Lin TM, Lowe CR 515, *527*

MacMahon B, s. Dickinson LE 513, *526*

MacMahon B, s. Lin TM 512, *527*

MacMahon B, s. Monson RR *446*

MacMahon B, s. Valaoras UG 512, *529*

MacMahon B, s. Yuasa S 512, 515, *529*

MacRae KD, s. Edelstyn GA 238, 247, *248*

Madden P, s. Helman P 382, 401, *416*

Madoc-Jones H, Nelson AJ, Montague ED 388, *417*

Madritsch W, s. Clodius L 503, *506*

Maestro A, s. Cova P *342*

Maier W, s. Nichini FM *446*

Maier WP, Rosemond G, Goldman L, Kaplan G, Tyson R 122, *179*

Maier WP, s. Rosemond GP 107, *182*

Mainzer K, s. Huggins C 514, *526*

Maisin H, s. Maisin J 301, 308, *344*

Maisin HE, Braeker G, Wanbersie A, Keusfers J 191, 201, 202, *209, 344*

Maisin J *298*

Maisin J, Estas P, Line D 301, *344*

Maisin J, Maisin H 301, 308, *344*

Maisin J, Maisin H, Deckers CH *344*

Majmudar BN, James AG, Holaday WJ *298*

Majois F, s. Pluygers E 260, *298*

Malaval G, s. Dana M *342*

Maldonado LG, s. Edland RW 401, 407, *415*

Maldonado N, s. Lerger JE 518, *527*

Malek P, Belan A *507*

Mallheiem WH, s. Leclercq G 578, *584, 610*

Malmgren RA *234*

Mambo N, Burke JS, Butler JJ 557, 558, 559, 560, *562*

Mandard AM, s. Juret P 125, *178*

Mandel D, s. Moskowitz M 44, *180*

Mandl H, s. Lütolf UM 385, *417*

Manheimer LH, Rywlin A 47, *179*

Manoliu RA, Ooms G 20, *179*

Mansfield CM *298*

Mansfield CM, Ayyangar K, Suntharalingam N 385, 386, *417*

Mansfield CM, s. Prosnitz LR 277, *298, 345, 541, 545, 546*

Mäntylä M, Nordmann E 362, *364, 502, 507*

Maor M 118, *179*

Marchant L, s. Galkin BM 13, *175*

Marck A, s. Rose CM 387, 388, *418*

Marck A, s. Weichselbaum RR 385, 386, 402, 404, 406, *419*

Marcum RG, s. Wellings SR 11, 107, *185*

Marcus PI, s. Puck TT 303, *345*

Marez IK, s. Jacobs LS 514, *527*

Marger D, Urdameta M, Fishe JJ 568, 569, 570, *585*

Margolese R, s. Fisher B 187, 199, 200, *207*

Mariel JP, s. Tricoire JL 2, 32, 33, 34, 44, 46, 79, *184*

Mariel L 33, 34, *179*

Mariel L, s. Tricoire J 45, *184*

Marionneau J, s. Bonnard J *207*

Marjani MA, s. Urban JA 422, 424, *440*

Markowitz AM, s. Haagensen CD *298*

Marmorsten J, Crowley LG, Myers SM, Stern E, Hopkins GE 513, *527*

Marsh L, s. Dodd GD 36, *173*

Marshall KA, Redfern A, Cady B 406, *417*

Martin CL *344*

Martin DS, s. Stolfi RL 603, *611*

Martin HE, Ellis EB 47, *179*

Martin JE, Moskowitz M, Milbrath J 21, *179*

Martin JE, s. Gallager HS 254, 297, 531, 533, 539, *545*

Martin L, s. Chang CH 36, *172*

Martin M, s. Bataini JP *297, 341*

Martin N, s. Chang CH 6, *172*

Martin RG 549, *562*

Martin WL, s. Rosato FE 193, *209*

Martineau RG, s. Lowell DM 568, *584*

Martinez Comin L 44, *179*

Marton Z, s. Tabar L 25, 85, 107, *184*

Martyn DT, s. Fernbach DJ 606, *609*

Martz G, s. Brunner KW 598, 599, 600, 604, 605, *609, 600, 604, 609*

Marx AJ, s. Tannenbaum M 70, *184*

Marx G, s. Widow W 222, 224, *235*

Marx SJ, Zusman R, Umiker W 16, *179*

Mary TA, Dosik H 560, *562*

Masin F, s. Masin M 162, *179*

Masin M, Masin F 162, *179*

Mason AY, s. Wise L 190, *209*, 272, 273, 299, 368, *419*

Mastrian AJ, s. Deutsch M 568, *583*

Matson DD 576, *585*

Matsuo S 387, *417*

Mattews WR, s. Campbell JH 567, *582*

Matthaes P, s. Bay V 378, 379, *413, 454, 456, 505*

Matthies H, s. Mintzer RA 6, *180*

Mauer WP, s. Rosemond GP 515, 516, 523, *528*

Maurer HJ, Roos I, Wedemeyer U 383, 384, *417*

Mausner J, s. Dunn JK 9, *173*

Mausner JS, Shimkin MB, Moss NH, Rosemund GP 569, 570, 571, 579, *585*

May D, s. Burns PE 21, *172*

Mayer M, Colon J, Brunat M, Saez S, Pommatau E 245, *249*

Mayer M, Dargent M, Pommatau E, Saez S 242, *249*

Mayer M, s. Dargent M 191, *207*

Mayer M, s. Gerard JP 21, *175*

Mayer M, s. Saez-Poulain S 242, *249*

Mayerson HS 482, *507*

Mayerson HS, Wolfram CG *507*

May-Levin F, s. Contesso G 578, *582*

May-Levin F, s. Sarrazin D 125, *183*

Maylin C, s. Pierquin B *344*, 351, *364*

Mazoujian G, s. Haagensen DE Jr 26, 48, *176*

Mazurek AW 48, *180*

McCarthy JD, s. Dao TL 445, *446*

McClamahan BJ, Hogg L 556, *562*

McCluskey RT, s. Green I 218, 230, *234*

McCombs RK, s. Tobias CA 240, *249*

McCormick MV, Pillay S 83, *180*

McCredie JA, Inch WR, Sutherland RM 230, *234*

McCullogh JAL, Leddy IT, Desjardins AL *344*

McDermot RS *344*

McDewitt RW, Stewart FW, Berg JW 555, *562*

McDivitt RW, Hutter RV, Foote FW, Stewart FW 533, 534, 536, 542, *545*

McDivitt RW, Stewart FW, Berg JW 80, 81, 121, 162, *180*

McDivitt RW, s. O'Grady WP 566, *585*

McDonald JH, s. Taylor SG 576, *586*

McDonald JR, s. Botham RT 549, *562*

McDouglas BA, Lukert BP 16, *180*

McFadyen LJ, Raag G, Buchan R, Forrest APM, Golder MP, Groom GV, Griffiths K 242, *249*

McFarland W, s. Farrell C 33, *173*

McGinley PH, Powell WR, Bostwick J 386, *417*

McGrath R, s. Roberts S 217, *235*

McGregor 551, *562*

McGrew EA, s. Roberts S 217, *235*

McGuire WL 243, *249*

McGuire WL, Carbone PP, Vollmer EP 591, *610*

McGuire WL, Horwitz KB, De La Garza M 243, *249*

McGuire WL, Horwitz KB, Pearson OH, Segaloff A 244, *249*, 591, 592, *610*

McHugh RB, s. Levitt SH *298*, 393, 409, 410, *417*, *298*, 393, 409, 410, *417*, 456, *507*, 542, *545*

McIlvaine JP, s. Wheeler JE 533, 534, *546*

McKellar NJ, s. Citrin DL 377, *414*

McKenna RW, s. Kiang DT 125, *178*

McKenzie DH 554, *562*

McKinna JA, s. Jones C 37, *177*

McLaughlin JS, Hull HC, Oda F, Buxton RW 576, *585*

McLelland R 20, 23, *180*

McLelland R, s. Hainline S 11, *176*

McLeod RA, Gisvold J, Stephens D, Beabout J, Sheedy P II 29, *180*

McMaster PD, s. Hudack S *507*

McPhee JG, s. Chu FCH 424, *439*, 479, *505*

McSwain GR, Valicenti J, O'Brien P 26, 48, *180*

McWeeny MB, s. Droulias CA 441, 444, *446*

McWhirter R 187, 192, 193, 194, 195, 196, 197, 198, 200, 201, 204, 205, *209*, 304, *344*, 368, 382, 412, *417*, 452, *507*, 573, *585*

Meadows L, s. Snyderman R 125, *183*

Meakin JW 520, *527*

Meakin JW, Alt WEC, Beale FA, Brown TC, Bush RS, Clark RM, Fitzpatrick PJ, Hawkins NV, Jenkin RDT, Pringle JF, Rider WD 246, *249*

Mehrotra R, s. Agarwal PK 162, *169*

Mehrotra RML, Wahal KM, Agarwal PK 557, 560, *562*

Meier P, s. Fergusson DJ 409, *415*

Meisels A, s. Deschenes L 47, 48, *173*

Meiser N, s. Dietz R 385, 386, 387, 401, 411, *415*, 431, *440*

Melander O 32, *180*

Melander O, s. Notter G 239, 245, *249*

Meltzer A, s. Taylor GW 441, 445, *446*, *528*

Mendell L, Rosenbloom M, Naimark A 10, *180*

Menendez-Bouet CJ, s. Rosen PP 578, *585*

Menges V, Frank P, Prager P 13, 126, *180*

Menges V, Troxler A, Stadelmann R, Wirth W 25, *180*

Menges V, Wellauer J, Engeler V, Stadelmann R 107, *180*

Mercier J, s. Poisson R 335, *345*

Merkow LP, s. Acevedo HF *446*

Merler E, s. Folkman J 35, *174*

Merrett TG, s. Pettingale KW 125, *181*

Mersheimer WL, s. Leis HP 536, 539, *545*

Mettler FA Jr, Hempelmann LH, Dutton AM, Pifer JW, Edward MA, Toyosha T, Ames VP 568, *585*

Meurk ML, Chu FCH 383, *417*

Meybier G, s. Kuttig H 386, *417*

Meyer AC, Dockerty MB, Harrington SW 445, *446*

Meyer H *344*, 456, *508*

Meyer JE, Silverman P, Gandbhir L 85, *180*

Meyer KK 22, *180*

Meyer KK, Weaver DR, Luft WC, Boselli BD 230, 234, 320, *344*

Meyer M, Grosshans E 84, *180*

Meyer MF 515, *527*

Meyer PC 354, *364*

Meyer R, s. Kreuzer G 115, *178*

Meyer W 211, *234*, 451, *508*

Meyer-Laack H 566, *585*

Meyers PH, s. Pochaczevsky R 34, *181*

Meyer-Schwickerath, s. Röttinger EM 361, *364*

Meyskens F, s. Neifeld JP 575, *585*

Meyskens FL, Tormey DC, Neifeld JP 575, 576, 578, *585*

Michal A, Torres JE, Mule JG 511, *527*

Michels LG, Gold RH, Arndt RD 572, *585*

Micks EB, s. Rappaport H 560, *562*

Middleman E, Luce JK, Frei E 598, *610*

Mielke PW Jr, s. Kennedy BJ 595, *610*

Migliorelli FA, s. Alpert S *297*

Milbrath J, s. Fox SH 23, *174*

Milbrath J, s. Martin JE 21, *179*

Milbrath J, s. Moskowitz M 44, *180*

Milbrath JR 32, 44, *180*

Milicevic D, Nicolic S *508*

Millburn L, Hibbs GG, Hendrickson FR 355, 360, *364*

Miller E, s. Haagensen CD 188, 190, 193, 203, *208*, *298*

Miller EB 189, *209*

Miller HK 515, 520, 522, 523, *527*

Miller MJ, Noble RL 514, *528*

Miller TR, s. Fracchia AA *583*, 593, *610*

Miller WR, Forrest APM 566, *585*

Million RR *298*

Millis PR, Atkinson MK, Tonge KA 165, *180*

Millis PR, Davis R, Stacey AJ 13, 17, *180*

Millis R, s. Deshpande M 125, *173*

Millo L 553, *562*

Milward TM, Gough MH *446*

Minton HP, s. Dickey RP 514, *526*

Minton JP 243, *249*, 514, *528*

Minton JP, Dickey RP *528*

Mintzer RA, Matthies H, Lin P, Neiman H, Rogers L 6, *180*

Miola UJ, s. Von Pfuhl OR *344*

Mira JG, s. Datta R 386, *414*

Mislin H 482, *508*

Mitchell I, s. Deshpande M 125, *173*

Modlinger RS, s. Nicolis GL *585*

Moertel CG, Soule EH 536, 537, 543, *545*

Mohr H, s. Arnal M-L 383, 384, *413*

Mohr HJ 17, *180*

Monfardini S, s. Bonadonna G 598, *609*

Monson RR, Yen S, MacMahon B *446*

Montague ACW, Stonesifer GL, Lewison EF *344*

Montague ACW, s. Classen JN *582*

Montague E, s. Fisher B 187, 199, 200, *207*, 371, 394, 395, 401, 407, 410, 411, *415*

Montague ED 339, *344*, 423, *440*, 442, *446*

Montague ED, Gutierrez AE, Barker JL, Tapley N du V, Fletcher GH 260, 277, 280, 286, *298*, 368, *417*

Montague ED, s. Barker JL 338, 339, *341*, 444, *446*

Montague ED, s. Blumenschein GR 338, *341*

Montague ED, s. Delclos L 355, 359, 360, 361, 363, *363*

Montague ED, s. Fletcher FH 261, *297*, 337, 339, *343*, 350, 352, *363*, 387, 388, 410, *415*, 423, *440*, 441, *446*

Montague ED, s. Fletcher GH 221, 224, 229, *234*, 401, 402, 404, 405, *415*, *297*, 406, *415*, 371, 380, 385, 386, 387, 388, 408, 409, 411, 412, *415*

Montague ED, s. Madoc-Jones H 388, *417*

Montague ED, s. Nelson AJ III *298*, *344*, 406, 411, 412, *417*, 422, 423, *440*, 575, *585*

Montague ED, s. Shukovsky LJ 339, *345*

Montague ED, s. Tapley N 385, 386, 387, *419*

Montague ED, s. Zimmerman KW 386, 387, 399, 402, *419*, 421, 423, 438, *440*

Montbarbon JF, s. Papillon J 276, *298*

Montgomery TL 515, 516, 519, *528*

Moon RC, s. MacCormick GM 514, *527*

Moore DH 515, *528*

Moore GE, s. Fisher B 392, *415*

Morabito A, s. De Lena M 599, 600, 601, 602, *609*

Morace V, s. Del Vecchio E *342*

Moraldi A, s. Paolini A 555, *562*

Morales JO, s. Schultz MM 32, *183*

Morgan HC, s. Perez CA 354, *364*

Morgan M, s. Wilkinson AR 12, *185*

Morgan R, s. MacMahon B 513, *527*

Morreal C, s. Dao TL 566, *583*

Morris P, s. Sartorius OW 26, *183*

Morris PL, s. Sartorius OW *183*

Morrison R, Newberry GR, Deeley TJ 263, 264, *298*

Moseley HS, Fletcher WS, Leung BS, Krippaehne WW 578, *585*

Moseley HS, s. Leung BS 578, *584*

Moskowitz M, Fox S 23, *180*

Moskowitz M, Gartside PS, Gardella L, Degroot I, Guenther D 60, *180*

Moskowitz M, Libshitz H 9, *180*

Moskowitz M, Milbrath J, Cartside P, Zermeno A, Mandel D 44, *180*

Moskowitz M, s. Fox SH 23, *174*

Moskowitz M, s. Martin JE 21, *179*

Moss NH 565, 569, 570, 573, 574, 579, 581, *585*

Moss NH, s. Mausner JS 569, 570, 571, 579, *585*

Moss WT *417*

Moss WT, Brand WN, Battifora H *360, 364*, 386, 411, 412, *417*

Mossberg H, s. Luft R 237, *248, 249*

Mosteller R, s. Egan RL 10, 12, *173*

Mourali N, s. Lacour J 517, 519, 522, 523, *527*

Mouriesse H, s. Contesso G 125, *172*

Mouriesse H, s. Sarrazin D 125, *183*, 463, 471, 479, 481, 485, *508*

Mouriquand J, Rachail M, Sage J 54, *180*

Mourlesse H, s. Arriagada R 125, *170*

Mozden PJ, s. Lemon AM 513, *527*

Mueller A, s. Fournier D von 59, *174*

Mueller A, s. Rummel W 17, 48, *182*

Mueller CB, Ames F 117, *180*

Mueller W, s. Pierquin B *344*, 351, *364*

Muench H, s. Nevinny AB 520, *528*

Muggers K, s. Fischer J *506*

Muggia FM, Kaselleth PA, Ochea M, Flatow FA, Gelrom A, Hyman GA 514, *528*

Mühlberger G, s. Kalbfleisch H 81, *178*

Mühlberger G, s. Lauth G 33, *179*

Mühlow A, s. Andersson I 9, *170*

Muir R 531, 533, *545*

Muldal S, s. Jackson AW 567, *584*

Mule JG, s. Michal A 511, *527*

Müller A, s. Fournier D von 3, *174*, 19, *174*

Müller A, s. Weishaar J 9, *185*

Müller J 83, *180*

Müller M, s. Kob D *416*

Müller R, Barth V, Heuck F 33, *180*

Müller R, s. Barth V 33, *170*

Müller S, s. Egger H 94, *173*

Mumenthaler M 480, *508*

Mundinger F 359, *364*

Mundinger F, Riechert T 238, 239, *249*

Munroe JS 514, *528*

Muntean E 219, 224, *234*

Munteanu S, s. Kiricuta I 441, *446*

Munzenrider JE, Tchakarova I, Castro M, Carter B 387, *417*

Murly RS, s. Williams IG 189, *209*

Murphy S, s. Smalley R 598, 599, 600, *611*

Murphy WA, DeSchryver-Kecskemeti K 17, *180*

Murray JG et al *298*

Muscolino G, s. Veronesi U 259, 278, 281, *299*

Muss HB, White DR, Cooper MR, Richards FC, Spurr CL 601, 602, *610*

Mustakallio S 187, 191, 194, 200, 203, *209*, 273, 274, *298*, 335, *344*, 368, *417*

Musumeci R, s. Bonadonna G 574, *582*

Muth CP, Leisering B 535, 536, *545*

Mutzner F, Amwerd R, Gessner U, Durham NC *209*

Myerowitz RL, Pietruszka M, Barnes E 162, *180*

Myers CE, s. Tormey DC 593, 598, *611*

Myers L, s. Hainline S 11, *176*

Myers SM, s. Marmorsten J 513, *527*

Myrden JA, Hiltz JE 22, 23, *180*, 568, *585*

Nabarro JD, s. Patey DH 247, *249*

Nabarro JDN, s. Buxton PH 238, *248*

Nadel HI, s. Rosen IW 572, *585*

Nagel GA, s. Brunner KW 604, *609*

Nahrwold DL, s. Badder EM 58, *170*

Naimark A, s. Mendell L 10, *180*

Namer M, s. Abbes M 245, *247*

Nascimento AG, Karas M, Rosen P, Caron A 85, *180*

Nash AG, s. Schottenfeld D 335, *345*

Nathanson I 577, *585*

Nattziger HC, s. Shimkin MB 237, *249*

Naujoks H, s. Volk M 48, *184*

Navas JJ, Battiflora H 560, *562*

Naylor GP, s. Jackson SM 387, *416*

Neal HS, s. Kline TS 47, *178*

Neal MP 565, 569, *585*

Nealon T, s. Fisher B 187, 199, 200, *207*

Neifeld JP, Meyskens F, Tormey DC, Tavadpour N 575, *585*

Neifeld JP, s. Meyskens FL 575, 576, 578, *585*

Neiman H, s. Mintzer RA 6, *180*

Nelson AJ III, Montague ED *298, 344*, 406, 411, 412, *417*, 422, 423, 440, 575, *585*

Nelson AJ, s. Barker JL 338, 339, 341, 444, *446*

Nelson AJ, s. Fletcher GH *297*, 406, *415*

Nelson AJ, s. Madoc-Jones H 388, *417*

Nelson ND, s. Rudoy RC 67, *182*

Nemeth A, s. Tabar L 25, 85, 107, *184*, 85, *184*

Nemoto T, Horton J, Cunningham T 599, 600, *610*

Nemoto T, s. Dao TL 246, 248, 407, *414*, 421, 438, *439*, 566, *583*

Nemoto T, s. Grinberg R 598, *610*

Nemoto T, s. Horton J 599, 600, *610*

Nemoto T, s. Schmidt ML 243, 245, *249*

Nemoto T, s. Slack NH 536, *546*

Nerlinger RE, s. Patchefsky AS 534, 537, 538, 540, *545*

Neubecker RD, s. Kraus FT 25, *178*

Neugebauer W, s. Heitland W 168, *176*

Neuman, Slys F, Coryn 211, *234*

Neumann CG, s. Conway H 422, *439*

Nevinny AB, Nevinny D, Rosoff CB, Hall TC, Muench H 520, *528*

Nevinny D, s. Nevinny AB 520, *528*

Newberry GR, s. Morrison R 263, 264, *298*

Newell J, s. Hainline S 11, *176*

Newill VA 566, *585*

Newman P, Davison M, Evans A 33, *180*

Newman W 534, 537, *545*

Newton KA, s. Hanham IWF 599, 600, *610*

Newton KA, s. Spittle MF 552, *563*

Nézélof C, s. Baclesse F 220, 227, 233, *341*

Ng A, s. Silverman MA 48, *183*

Nichini FM, Goldman L, Lapayowker MS, Levy WM, Maier W, Rosemond GO *446*

Nickson JJ, s. Chu FCH 409, *414*, 421, 422, 423, 433, *439*, 424, *439*, 479, *505*

Nickson JJ, s. Phillipps RF 362, *364*

Nicolasstoffel M, s. Colin C 23, *172*

Nicolic S, s. Milicevic D *508*

Nicolis GL, Modlinger RS, Gabrilove JL *585*

Nicolis GL, Sabetghadan R, Hsu CCS, Sohval AR, Gabrilove JL 569, *585*

Nienhaus H 118, *180*

Nilsson LB, s. Luft R 237, *248*, *249*

Nime FA, Rosen PP, Thaler HT, Ashikari R, Urban JA 125, *180*, *181*, 372, *417*

Nisce L, s. Chu FCH *342*, *414*, 424, 428, 432, 437, *439*

Nisce LA, s. Chu FCH 205, *207*, *342*, 424, 426, 427, 429, 430, 432, 433, *439*

Nisce LZ, Puossin-Rosillo H, Kim JH, Kelly C, Chu FCH 444, *446*

Nisce LZ, s. Chu FCH 361, *363*

Nisce LZ, s. Huh SH 360, 361, *364*

Nisselbaum JS, s. Rosen PP 578, *585*

Nissen-Meyer R 246, *249*, 520, *528*

Nitsche D, s. Keppler U 12, 15, *178*

Nitschke S, s. Kalbfleisch H 81, *178*

Nius AHW *508*

Nixon DW 570, *585*

Nizze H 126, *181*

Noble RL, s. Miller MJ 514, *528*

Noel GL, s. Frantz AG 514, *526*

Noel GL, s. Kleinberg DL 514, *527*

Noel P, s. Gerard JP 21, *175*

Noer RJ, s. Fisher B 392, *415*

Nohrmann BA 568, *585*

Nokin J, Vekemans M, L'Hermite H, Robyn C 514, *528*

Nomura A, s. Hirohata T 115, *177*

Nordenstroem B, s. Bolmgren J 48, *171*

Nordenström B 48, *181*

Nordenström B, Zajicek J 48, 59, *181*

Nordin G, s. Westling P 480, 481, *509*

Nordman, s. Voutilainen 401

Nordmann E, s. Mäntylä M 362, *364*, 502, *507*

Norgren A, s. Arwidi A 382, 386, 387, 388, *413*

Norlén G, s. Hamberger CA 238, *248*

Norris HJ, Taylor HB 561, *562*, 565, 567, 569, 570, 573, 574, 579, 580, 581, *585*

Norris HJ, s. Everson RB 167, *173*, 568, *583*

Notter G 238, 239, 242, *249*

Notter G, Hallberg O, Vikterlöf KJ 229, *234*, 480, *508*

Notter G, Lindell D, Vikterlöf KJ *508*

Notter G, Melander O 239, 245, *249*

Notter G, s. Bärring NE 239, *247*

Nowakowski H, s. Engelsman E 514, *526*

Nunez V, s. Gomez-Catalan E 28, *175*

Nunnerly HB, Field S 25, *181*

Nussbaum H, s. Kagan AR *343*

Nygren K, s. Karlsson M 6, 27, *178*

Oates G, s. Wilkinson AR 12, *185*

Ober K, s. Kindermann G 25, 35, *178*

Oberman HA 161, 549, 550, 554, 560, *562*

Obrecht P, s. Brunner KW 598, 599, 600, 604, 605, *609*, 600, 604, *609*

O'Brien P, s. McSwain GR 26, 48, *180*

Ocahoa M, s. De Jager R 601, 602, *609*

Ochea M, s. Muggia FM 514, *528*

Ockey CH, s. Jackson AW 567, *584*

O'Connell MJ, s. Ahman DL 594, *609*, 601, 602, *608*

Oda F, s. McLaughlin JS 576, *585*

Odeh F, s. Bacman O 162, *170*

Oelssner W *508*

Oeser H, Koeppe P, Rach K 22, 23, *181*

O'Fallon WM, Labarthe DR, Kurland LT 514, *528*

Ogenstad S, s. Baral E 125, *170*

O'Grady WP, McDivitt RW 566, *585*

Ogris E, s. Alth G 474, *505*

Ohare M, s. Wilkinson AR 12, *185*

Okano A, s. Baba N 85, *170*

Olbricht J, s. Lauth G *179*

Oldini C, s. Banfi A 557, *561*

O'Leary JP, s. Bland KI 246, *248*

Olivecrona H, s. Luft R 237, 238, 248, 576, 584, 237, 248, 249, 248

Olsen A, s. Bansal S 360, *363*

Ooms G, s. Manoliu RA 20, *179*

Opderbecke HW 58, *181*

O'Rourke T, s. Threatt B 59, *184*

Ortega P, s. Shimkin MB 237, *249*

Orton CG, Seibert JB 386, *418*

Osborne MP, Jewkes R, Jeyasingh K, Vincenti A, Burn J 61, *181*

Osmers F, Kronholz HL, Schütz J 26, *181*

Osmers F, Strunk E, Clemens M, Walther B 161, *181*

Osmers F, s. Wagner H 5, 27, *184*

Ostberg G, s. Berge T 535, 536, *544*

Osterholm J, s. Bansal S 360, *363*

Ostrum BJ, s. Isard HJ 44, *177*

Otis RO, s. Coley GM 532, *544*

Otmezguine Y, s. Pierquin B *344*, 351, *364*

Otto E, s. Fournier D von 19, *174*

Otto R, Engeler V 12, 106, *181*

Otto R, Engeler V, Petrolli C 28, *181*

Ottoviani G *508*

Ozzello L 1, *181*

Ozzello L, s. Hessler C 85, *177*

Pack GT 538, 539, 541, 543, *545*

Pack GT, Pierson JC 552, *562*

Pack GT, s. Lee BJ 83, *179*

Packard RA, s. Prosnitz LR 277, *298*, *345*, 541, *545*, *546*

Pagacz A, s. Poisson R 335, *345*

Page DL, Vander Zwaag R, Rogers L, Williams L, Walker W, Hartmann W 106, *181*

Pages A, s. Lamarque JL 11, 21, 30, *178*

Paillaud F, s. Abbes M 245, *247*

Palangie F, s. Lagarde C 125, *178*

Palekar A, s. Fisher ER 11, *174*, 81, *174*

Palmer LA, s. Powers WE 216, *235*

Palmer P, s. Drury R 354, *363*

Palmieri B, Baracchi S, Bruni G 168, *181*

Palmieri GG 382, *418*

Panaro VA 5, 20, *181*

Panettière FJ 569, 570, *585*

Panghaday WH, s. Jacobs LS 514, *527*

Panterok EM, s. Weishaar J 9, *185*

Paolini A, Casella M, Moraldi A 555, *562*

Papachriston D, s. Urban JA 117, *184*, 537, 539, *546*

Papadrianos E, Haagensen CD, Cooley E 568, *585*

Papaioannou AM 513, *528*

Papaioannou AM, Tanz FJ, Volk H 438, *440*

Papasozomenos S, s. Rosen Y 81, *182*

Pape C, Stegner HE 13, 15, 16, *181*

Papez L, Psenicka O, Chmelik V, Smejkal V, Suna Z, Vadhousek J, Bakalar Z, Smoranc P 3, 23, *181*

Papillon J *344*

Papillon J, Montbarbon JF, Ingels J, Gerard JP, Boisson M 276, *298*

Pardo M, s. Silverman MA 48, *183*

Pardo-Mindam J, Garcia-Julian G, Altuna ME 553, *562*

Park WM, Reece RL 33, *181*

Parker A, s. Laramore GE 431, 440

Parker RG, s. Laramore GE 200, 208

Parkey RW, s. Villarreal RL 32, 184

Parsons L, s. Lemon AM 513, 527

Pascoe M, s. Gregl A 3, 20, 23, 175

Pasqual J, s. Lamarque JL 10, 179, 11, 21, 30, 178

Pasternack BS, s. Barash JM 43, 170

Patchefsky A, s. Bhagavan BS 84, 171

Patchefsky A, s. Cooper HS 122, 172

Patchefsky A, s. Galkin BM 13, 175

Patchefsky AS, Shaber GS, Schwartz GF, Feig SA, Nerlinger RE 534, 537, 538, 540, 545

Paterok E, s. Willgeroth F 27, 185

Paterok EM, s. Kindermann G 25, 35, 178

Paterok EM, s. Rummel W 17, 48, 182

Paterson R 302, 344, 389, 399, 401, 418

Paterson R, Russell MH 224, 234, 368, 389, 390, 399, 401, 407, 409, 410, 418, 421, 422, 440, 574, 585

Patey DH, Nabarro JD 247, 249

Patterson FM, s. Stocks LH 441, 444, 446

Paunier JP, Holzner E 344

Payne PM, s. Smithers DW 532, 546, 570, 580, 586

Payson BA, Rosh R 565, 585

Pearlman NW, Guerra O, Fracchia AA 352, 364

Pearson OH, s. Guerzon PG 514, 526

Pearson OH, s. McGuire WL 244, 249, 591, 592, 610

Peck ME 565, 568, 585

Pecquet J 508

Pedersen C, s. Haagensen DE Jr 26, 48, 176

Pedio G 47, 181

Pedio G, s. Borek E 48, 171

Peebles-Brown DA, s. Forrest APM 239, 248

Peek U, s. Widow W 222, 224, 235

Peiper HJ, s. Herfarth C 343

Pellegrino F, s. Goffrini P 482, 506

Pellier D, s. Gal M Le 60, 174

Peltokallio P, Kalima TV 565, 569, 585

Pendergrass ED 478, 508

Pendergrass EP, Hodes PJ 301, 344

Penn W 5, 22, 181

Pentek Z, Balogh J, Bako B, Elias S 17, 181

Pentney H, s. Bailey A 23, 170

Peracchia G, s. Goffrini P 482, 506

Percival WL, s. Horne WI 556, 562

Perel L, s. Garbay M 554, 562

Perez CA 216, 234

Perez CA, Bradfield JS, Morgan HC 354, 364

Perez-Mesa C, s. Lucas FV 153, 179, 446

Perez-Mesa CM, s. Donegan WL 399, 402, 403, 404, 407, 415, 421, 423, 440, 565, 569, 570, 573, 575, 577, 581, 583

Perlin E, s. Thompson EB 578, 586

Perlman H, s. Loh CK 59, 179

Perrault M, Le Beau J, Klotz B, Sicard J, Clavel B 237, 249

Persaud V, Talerman A, Jordan R 83, 181

Persaud V, s. Harris M 162, 176

Persijn J-P, s. Korsten CB 578, 584

Perthres G 367, 466, 508

Peters MV 209, 252, 272, 298, 344, 515, 519, 521, 522, 523, 524, 528

Peters MV, s. Bunker ML 521, 525

Peters TG, Donegan WL, Burg EA 60, 181

Peters V, s. Delarue NC 219, 224, 227, 232, 233

Petersen B, s. Scheike O 566, 567, 586

Petit J, s. Contesso G 60, 130, 172

Petit JY, s. Contesso G 125, 172, 303, 342

Petrakis NL, s. Zimmerman AL 25, 185

Petrakis NL, s. Zippin D 532, 546

Petrelli M, s. Sheth MT 85, 183

Petrelli M, s. Tang PH 161, 184

Petrini B, Wasserman J, Blomgren H, Baral E 231, 234, 235

Petrini B, s. Baral E 125, 170, 230, 231, 233

Petrini B, s. Blomgren H 231, 233

Petrolli C, s. Otto R 28, 181

Pettersson H, s. Andersson I 9, 170

Pettingale KW, Merrett TG, Tee DE 125, 181

Peyster RG, Kalisher L 59, 181

Peyster RG, Kalisher L, Cole P 10, 12, 181

Peyster RG, s. Kalisber L 572, 584

Pfahler GE 213, 235

Pflanzer K, s. Fochem K 33, 45, 174

Philips RF, Higinbotham NZ 606, 610

Phillipps RF, Karnofsky DA, Hamilton LD, Nickson JJ 362, 364

Phillips R, s. Chu FCH 424, 439, 479, 505

Phillips R, s. Laughlin JS 425, 440

Picard JD 1, 181

Picard JD, s. Delouche G 191, 207, 259, 264, 269, 276, 297, 306, 308, 309, 312, 314, 315, 316, 342, 485, 506

Picard JD, s. Garbay M 554, 562

Picco C, s. Bataini JP 297, 341

Picco C, s. Vilcoq JR 125, 184

Piemonte M 344

Pierquin B 308, 310, 312, 314, 316, 326, 344

Pierquin B, Baillet F, Wilson JF 344

Pierquin B, Mueller W, Baillet F, Maylin C, Raynal M, Otmezguine Y 344, 351, 364

Pierquin B, s. Calle R 303, 304, 305, 306, 308, 311, 312, 313, 315, 320, 322, 342

Pierquin B, s. Chassagne D 342

Pierson JC, s. Pack GT 552, 562

Pietruszka M, Barnes L 83, 181

Pietruszka M, s. Barnes L 161, 550, 561

Pietruszka M, s. Myerowitz RL 162, 180

Pifer JW, s. Mettler FA Jr 568, 585

Pike MC, s. Henderson BE 514, 526

Pillay S, s. McCormick MV 83, 180

Pilleron JP, s. Calle R 192, 199, 204, 206, 207, 265, 271, 310, 312, 314, 316, 322, 326, 327, 334, 335, 342, 319, 342

Pilleron JP, s. Zajdela A 2, 47, 48, 52, 185

Pilleron P, Calle R, Schlienger P, Durand JC 344

Pinedo HM, Kenis Y 554, 562

Pipkin RD, s. Carter D 125, 172

Piron A, s. Turpin J 302, 345

Pirquet C 67, 181

Pistolesi GF, Gortenuti G, Acciarri L, Soardi GA 22, 181

Pitot HC 117, 181

Plesničar P, s. Rakovec P 474, 508

Plotz EJ, s. Davis ME 512, 526

Plum R, s. Barb U 482, 505

Pluygers E, Beauduin M 324, 344

Pluygers E, Beauduin M, Hermans J, Majois F, Six CHR 260, 298

Pluygers E, Beauduin M, Rombaut M 344

Pochaczevsky R, Meyers PH 34, 181

Poche R, s. Drewes J 124, 173

Pocock S, s. Canellos GP 609

Pocock SJ, s. Canellos PG 599, 600, 609

Podson M, s. Strelkavskos AJ 513, 528

Poel WE 514, 528

Pöhls H, s. Gregl A 484, 489, 506

Poirot G, s. Tricoire JL 2, 32, 33, 34, 44, 46, 79, 184

Poisson R, Larose C, Charlebois S, Pagacz A, Mercier J, Lawson RN 335, 345

Pollack EW, Getzen LC 444, 445, 446

Pollet JF, s. Amalric R 2, 44, 169, 207, 310, 311, 314, 316, 322, 335, 341

Pollet JF, s. Spitalier JM *345*

Polychronopoulou A, s. Valaoras UG 512, *529*

Pomerance W 21, 23, *181*

Pomeroy TC, s. Datta R 386, *414*

Pommatau E, s. Mayer M 242, *249*, 245, *249*

Pommatau E, s. Saez-Poulain S 242, *249*

Ponka JL, s. Dall'Olmo CA 130, 131, *172*

Pope RA, s. Kim JH 229, *234*

Popky G, s. Dunn JK 9, *173*

Poppe H, s. Gregl A 25, *175*, 484, 489, *506*

Pories WJ 115, *181*

Pöschl M, s. Hermandez-Richter HJ 188, 190, 201, *208*

Posen S, s. Hirshorn JE 16, *177*

Potish A, s. Levitt SH 409, *417*

Poulter C, s. Rubin P 422, 431, *440*

Powell D, s. Henderson BE 515, *526*, 568, *583*

Powell RW, s. Droulias CA 441, 444, *446*

Powell RW, s. Rogers JV 21, *182*

Powell WR, s. McGinley PH 386, *417*

Powers WE, Palmer LA 216, *235*

Powers WE, s. Cochran DQ 342

Powers WE, s. Edelman A 338, 339, *342*

Prager P, s. Menges V 13, 126, *180*

Prathap K, s. Sengupta S *508*

Pratt-Thomas HR, s. Guerry RL 541, *545*

Prechtel K 18, 25, 48, 49, 72, *181*, 532, *545*

Prechtel K, Gehm O 105, 117, *182*

Prechtel K, Hallbauer M 59, *182*

Prechtel K, Rudzki G 70, *182*

Preece P, s. Forrest APM 297, 381, *415*

Prescott RJ, s. Hamilton T 194, *208*, 298, 370, 371, 386, 393, 410, *416*

Pringle JF, s. Meakin JW 246, *249*

Prosnitz LR, Goldenberg IS 306, 315, *345*

Prosnitz LR, Goldenberg JS, Pakkard RA, Levene MB, Harris J, Hellman S, Wallner PE, Brady LW, Mansfield CM, Kramer S 277, *298, 345, 541, 545, 546*

Psenicka O, s. Papez L 3, 23, *181*

Puck TT, Marcus PI 303, *345*

Pulitzer B 350, *364*

Puossin-Rosillo H, s. Nisce LZ 444, *446*

Purtilo DT, Hallgren HM, Yunis EJ 512, *528*

Pusley W 367

Pusterla E, s. Gautherie M 125, *175*

Pusterla E, s. Gros D 48, *176*

Pyrah LN, Smiddy FG 576, *585*

Qualheim RE, Gall EA 537, 539, *546*

Quan S, s. Robbins GF 55, *182*

Queneulle Y, s. Gautherie M 36, *175*

Quimet-Oliva D, Herbert G 25, *182*

Quint R, s. Abbatucci JS *340*, 385, *413*

Raag G, s. McFadyen LJ 242, *249*

Raaschou T, s. Zajicek J 227, *235*

Rach K, s. Oeser H 22, 23, *181*

Rachail M, s. Mouriquand J 54, *180*

Radlowsky O, s. Dippon R 19, 20, *173*

Raesaenen O, s. Raininko R 59, *182*

Räf D, s. Wallgren A 189, 192, 199, *209*, 217, 224, 225, 232, *235*, 388, 390, 398, 401, 407, 409, 410, *419*

Rahioty P, s. Bodo M 47, 48, 54, *171*

Rähn T, s. Backlund EO 240, 241, *247*

Railey C, s. Silverman MA 48, *183*

Raines J, s. Sayler C 23, *183*

Raininko R, Linna MI, Raesaenen O 59, *182*

Rakovec P, Plesničar P, Janežič A 474, *508*

Ralphs DNL, s. Franks S 514, *526*

Rambert P, s. Delouche G 342

Ramioul H, Dejardin R 33, *182*

Ramirez G, Ansfield FJ 67, *182*

Ramirez G, s. Davis HL 598, 599, *609*

Ramos R, s. Gary-Bobo J 343

Randall HT, s. Fracchia AA *583*

Rappaport H, Winter WJ, Micks EB 560, *562*

Rasmussen TB, Harper PV, Kennedy T 239, *249*

Rasmusson B, Roesdahl K, Lindgreen P *182*

Rate RG 168, *182*

Ratzkowski E, Frankel M, Hochman A 354, *364*

Rauber, Kopsch 368

Rausch L, s. Richter B 22, 23, *182*

Ravdin RG, Lewison EF, Slack NH, Gardner B, State D, Fisher B 520, *528*

Ravdin RG, s. Fisher B 371, 382, 392, 399, 401, 408, 409, 410, *415*, 456, *506*, 574, *583*, 392, *415*, 589, 590, *609*

Raynal M, s. Chassagne D 342

Raynal M, s. Pierquin B *344*, 351, *364*

Re A, s. Di Pietro S *207*

Recamier D 466, *508*

Reddi PR, s. Kagan AR 343

Redding WH, s. Thomas JM 407, *419*

Redfern A, s. Marshall KA 406, *417*

Redfern AB, Ryan JJ, Su TC 18, *182*

Redmond C, s. Fisher B 187, 199, 200, *207*, 371, 394, 395, 401, 407, 410, 411, *415*, 574, *583*

Redmond C, s. Fisher ER 11, *174*, 297, 540, *545*

Redmond C, s. Fisher RR 118, *174*

Reece RL, s. Park WM 33, *181*

Reefe T, s. Jellins J 98, *177*

Rees BI, Gravelle I, Hughes L 102, *182*

Reese EC, s. Gisvold JJ 29, *175*

Reeve TS, s. Jellins J 25, *177*, 572, *584*

Reeve TS, s. Kossoff G 25, *178*

Rege V, s. Leone LS 598, 599, *610*

Reichel W, s. Kob D *416*

Reinhardt K 19, 161, *182*

Reinisch H, Schneider G 54, *182*

Restout S, s. Civatte J 84, 85, *172*

Rexed B, s. Larsson B 240, *248*

Rey G, Schlegel G, Haase W 355, *364*

Rey G, s. Haase W 354, 355, *364*

Ribeiro GG 577, *585*

Richards FC, s. Muss HB 601, 602, *610*

Richards GE 213, 214, 219, 224, 227, 228, 232, *235*

Richards GJ, Lewison EF 445, *446*

Richardson WW, s. Bloom HJG 52, 116, 124, 125, *171*, 581, *582*, 371, 372, *414*

Richaud P, s. Lagarde C 125, *178*

Richie RE, s. Lawler MR 558, 560, *562*

Richter B 22, 23, *182*

Richter B, Rausch L 22, 23, *182*

Rider WD, s. Meakin JW 246, *249*

Riechert T, s. Mundinger F 238, 239, *249*

Ries E 1, 24, *182*

Rigby-Jones P, s. Smithers DW 532, *546*, 570, 580, *586*

Riihimadi H, s. Hakama M *208*

Riihimaki DU, s. Yonemoto RH 380, 381, *419*

Riley R, s. Chang CH 6, *172*

Riley RC, Gallagher J, Chang C 29, *182*

Rilke F, s. Veronesi U 259, 278, 281, *299*, 368, *419*

Rimm AA, s. Donegan WL 372, *415*

Rimsten A, Skoog V, Stenkvist B 25, *182*

Rimsten A, Stenkvist B 21, *182*

Rinecker H, Dölle V 354, *364*

Ring EFJ, s. Collins AF 43, *172*

Ringleb D 383, *418*

Rissanen PM 187, *209*, 371, *418*, 516, 519, 520, 521, 522, 523, *528*, 565, 569, 574, 575, 580, *585*

Rissanen PM, Holsti P 191, *209*, 274, *299*, 370, *418*, 485, *508*

Riu R, s. Dall'Olmo CA 130, 131, *172*

Roach JH, Hilleboe HE 26, *182*

Robbins G, s. Rosen PP 59, *182*

Robbins GF *345*

Robbins GF, Berg SW 534, 536, 537, 540, 542, *546*

Robbins GF, Brothers JH III, Eberhart WF, Quan S 55, *182*

Robbins GF, Lucas JC, Fracchia AA, Farrow JH, Chu FCH 404, *418*, 421, 423, *440*

Robbins GF, Shah J, Rosen P, Chu FCH, Taylor J 423, *440*, 441, 444, *446*, *528*

Robbins GF, s. Adair F 542, *544*

Robbins GF, s. Ashikari R 532, 539, *544*

Robbins GF, s. Farrow JH 198, *207*, 273, *297*

Robbins GF, s. Rosen PP 192, *209*, 254, 255, 256, *299*

Robbins GF, s. Schottenfeld D 335, *345*

Robbins GF, s. Shah JP 254, 255, *299*

Robbins GF, s. Treves N 571, 572, *586*

Robechek P, s. Tang PH 161, *184*

Roberson GV 547, 548, 549, 550, *562*

Robert F, Amalric R, Spitalier JM, Clement R *345*, 385, 386, 387, *418*

Robert F, s. Amalric R 2, 44, *169*, *207*, 310, 311, 314, 316, 322, 335, *341*

Robert F, s. Spitalier JM *345*

Roberts JE, s. Tobias CA 240, *249*

Roberts M, s. Forrest APM *297*, 381, *415*

Roberts MM, Forrest APM, Blumgart LH, Campbell H, Davies M, Gleave EN, Henk JM, Kunkler PB, Shields R, Hulbert M, Jamieson CW, Sellwood RA 377, 381, *418*

Roberts MM, s. Boyns AR 514, *525*

Roberts MM, s. Forrest APM *297*

Roberts MM, s. Wilson RG 514, *529*

Roberts S, Jonasson O, Long L, McGrew EA, McGrath R, Cole WH 217, *235*

Roberts SS 217, *235*

Robertson JC, s. Byrd BF 515, 516, 519, 520, *525*

Robin PE, Dalton GA 244, *249*

Robinson E, s. Hochman A 302, *343*

Robinson E, s. Yarom J *346*

Robyn C, s. L'Hermité M 514, *527*

Robyn C, s. Nokin J 514, *528*

Rochlin DB, s. Enterline HT 162, *173*, 551, 552, *562*

Rockette H, s. Fisher ER *297*

Rodiere M-J, s. Lamarque JL 10, *179*, 11, 21, 30, *178*

Roesdahl K, s. Rasmusson B *182*

Rogers CS, Fitts WT 445, *446*

Rogers J, Flo S 548, 549, *563*

Rogers JV, Powell RW 21, *182*

Rogers L, s. Mintzer RA 6, *180*

Rogers L, s. Page DL 106, *181*

Rogoznaya AV, s. Komurdzhiev HA 577, *584*

Rohloff R, s. Lieven H von 370, 371, 385, 386, 387, 408, 409, *417*

Rohner A, s. Haldemann R 153, *176*

Rohricht G, Freitag J, Lienig L 25, *182*

Rollefsen RH, s. Fracchia AA 593, *610*

Rolly G 517, *528*

Rombaut M, s. Pluygers E *344*

Römer H, s. Evers R 27, *173*

Roof B, s. Horn Y 577, *584*

Roos I, s. Maurer HJ 383, 384, *417*

Rosario I, s. Henderson BE 514, *526*, 515, *526*, 568, *583*

Rosato FE, Martin WL, Brady LW 193, *209*

Rose CM, Kaplan WD, Marck A 387, 388, *418*

Rose CM, Kaplan WD, Marck A, Bloomer WD, Hellman S *418*

Roseman JM, s. Wheeler JE 533, 534, *546*

Rosemond G, s. Maier WP 122, *179*

Rosemond GO, s. Nichini FM *446*

Rosemond GP 519, 520, *528*

Rosemond GP, Maier WP, Drober TJ 107, *182*

Rosemond GP, Mauer WP 515, 516, 523, *528*

Rosemund GP, s. Mausner JS 569, 570, 571, 579, *585*

Rosen IW, Nadel HI 572, *585*

Rosen P, s. Ashikari H 115, *170*

Rosen P, s. Fondo EY 82, *174*

Rosen P, s. Heller KS 168, *176*

Rosen P, s. Nascimento AG 85, *180*

Rosen P, s. Robbins GF 423, *440*, 441, 444, *446*, *528*

Rosen PP 52, 55, *182*

Rosen PP, Frachia AA, Urban JU, Schottenfeld D, Robbins GF 192, *209*, 254, 255, 256, *299*

Rosen PP, Menendez-Bouet CJ, Nisselbaum JS 578, *585*

Rosen PP, Snyder RE, Robbins G 59, *182*

Rosen PP, s. Nime FA 125, *180*, *181*, 372, *417*

Rosen PP, s. Shah JP 254, 255, *299*

Rosen Y, Papasozomenos S, Gardner B 81, *182*

Rosenbloom M, s. Mendell L 10, *180*

Rosenwald YC, s. Fontaine F 307, *343*

Rosh R, s. Payson BA 565, *585*

Rosier R, s. Lefer LG 85, *179*

Rosoff CB, s. Nevinny AB 520, *528*

Ross CF, Eley A 560, *563*

Rossi A, s. Bonadonna G 334, *341*, 606, 608, *609*

Rossmann K 383, *418*

Roth D, Bayat H 406, 407, *418*

Roth F, s. Escher F 238, *248*

Rotter J 378, 451, *508*

Röttinger EM, Heckemann R, Scherer E, Vogel M, Meyer-Schwickerath 361, *364*

Rotz C Jr, s. Loh CK 59, *179*

Rouesse J, s. Arriagada R 125, *170*

Rouesse J, s. Contesso G 125, *172*, 303, *342*

Roussel A, s. Abbatucci JS *340*, 385, *413*

Roustant J, s. Lamarque JL 11, 21, 30, *178*

Roux G, s. Spitalier JM *345*

Royal D, s. Loh CK 59, *179*

Rozenczweig M, Heuson J-A 589, 590, 592, 604, 605, *610*

Rübe W *508*

Rübe W, s. Hering KG 382, *416*

Rübe W, s. Krokowski E 466, 467, *507*

Rubin P 221, 235, 577, *585*

Rubin P, Bunyagidj S, Poulter C 422, 431, *440*

Rubio C, s. Engzell U 55, *173*

Ruby W, s. Sannan HJ 153, *183*

Rudén BI, s. Bärring NE 239, *247*

Rudoy RC, Nelson ND 67, *182*

Rudzki G, s. Prechtel K 70, *182*

Rue J, s. Galkin BM 13, *175*

Ruef J, Ehlers PN 535, 536, 540, *546*

Ruegg P, Sulser H 83, *182*

Ruf H, s. Chosson J 519, *525*

Rumeau C, s. Lacour J 208

Rumeau-Rouquette C, s. Lacour J 369, 370, 381, 401, 410, *417*

Rummel H, s. Bothmann G *171*

Rummel HH, s. Bothmann G 37, *171*

Rummel W 88, 106, 117, *182*

Rummel W, Kindermann G 17, *182*

Rummel W, Kindermann G, Egger H, Weishaar J, Mueller A, Paterok EM, Willgeroth F 17, 48, *182*

Rummel W, s. Geißler K-H *175*

Rummel W, s. Kindermann G 25, 35, *178*

Rupp N, s. Grünberg G 25, *176*

Russ JB, Winchester DP, Scanlon EF, Christ MA 54, *182*

Russell MH, s. Paterson R 224, 234, 368, 389, 390, 399, 401, 407, 409, 410, 418, 421, 422, 440, 574, 585
Russell WO, s. Suit HD 550, 563
Rusznyak J, Földi M 508
Rutherfoord S, s. Kahn LB 161, 178
Rüttimann A, Del Buono MS 508
Ruttner J, s. Borek E 48, 171
Ryan J 23, 182
Ryan J, s. Jellins J 98, 177
Ryan JJ, s. Redfern AB 18, 182
Rywlin A, s. Manheimer LH 47, 179

Saathoff KH 383, 418
Sabel M, s. Willgeroth F 27, 185
Sabetghadan R, s. Nicolis GL 569, 585
Saccozzi R, s. Veronesi U 368, 419
Sachatschiev A, Stratev I 383, 418
Sachs MD 565, 568, 569, 585
Sack H 347, 349, 361, 362, 364, 386, 412, 418
Sack H, s. Schulz U 399, 401, 402, 418
Sacozzi R, s. Veronesi U 259, 278, 281, 299
Sadoff L, Davidson W 566, 585
Saebel M, Weishaar J, Aichinger H 26, 27, 183
Saegesser M 378, 379, 418
Saenger E, s. Fox SH 23, 174
Saez S, s. Mayer M 242, 249, 245, 249
Saez-Poulain S, Pommatau E, Dargent M, Mayer M 242, 249
Sage J, s. Mouriquand J 54, 180
Sahgal S, s. Yogore MG 573, 587
Saier EL, s. Acevedo HF 446
Sailer S 548, 554, 563
Salmon LFW, s. Hayward JL 245, 248
Salmon S, Jones S 601, 602, 610
Salmon SE, s. Lloyd R 601, 602, 610
Salomon A 1, 183
Salsbury AJ, s. Griffiths JD 217, 234
Saltzstein EC, Tavaf A, Latorraca R 168, 183
Saltzstein S, s. Butcher HR 409, 414
Saltzstein SL 441, 444, 446
Salvadori B, s. Veronesi U 259, 278, 281, 299, 368, 419
Salvini E, s. Banfi A 557, 561
Samal B, s. Hoogstraten B 600, 602, 610
Sambrook DK, Ivey JR 345
Sanchez Nistal M, s. Gomez-Catalan E 28, 175
Sandison AT 209, 567, 573, 586
Sanger G, s. Haagensen CD 298
Sannan HJ, Ruby W, Garb S, Bograd M, Levine S 153, 183

Santamaria F, s. Amalric R 207, 310, 311, 314, 316, 322, 335, 341, 368, 413
Santamaria F, s. Spitalier JM 345
Sarby B, s. Backlund EO 240, 241, 247
Sargatti FF, s. Constable JD 576, 582
Sarrazin D, Fontaine F, Mouriesse H 463, 471, 479, 481, 485, 508
Sarrazin D, Mouriesse H, Arriagada R, May-Levin F, Lasser P, Contesso G 125, 183
Sarrazin D, Tubiana M, Le M 281, 299
Sarrazin D, s. Arriagada R 125, 170
Sarrazin D, s. Fontaine F 307, 343
Sarrazin D, s. Lalanne CM 307, 313, 344
Sartorius OW, Morris PL, Benedict OL, Smith HS 183
Sartorius OW, Smith HS, Morris P, Benedict D, Friesen L 26, 183
Sashin D, s. Gur D 23, 176
Sassin JF, Frantz AG, Kapen S, Wertzman ED 514, 528
Sassin JF, Frantz AG, Wertzman ED, Kapen S 514, 528
Sassin JF, s. Frantz AG 514, 526
Sato K, s. Wanebo CK 568, 587
Sattar A, s. Laughlin JS 425, 440
Sattar MS, s. Chu FCH 205, 207, 342, 424, 426, 427, 429, 430, 432, 433, 439
Sauer R, Hünig R 345, 359, 360, 364
Sauer R, s. Hünig R 33, 343
Saure D, s. Freyschmidt J 6, 174
Savard H, s. Deschenes L 47, 48, 173
Sawai M, Talvalkar G 82, 183
Sawhney CP 508
Sayler C, Egan J, Raines J, Goodman M 23, 183
Scanlon EF, s. Russ JB 54, 182
Scarff RW, Torloni H 99, 105, 117, 183, 573, 586
Scars ME, s. Fuller LM 359, 363
Schaaf J, s. Birkner R 505
Schaal H-J, s. Gregl A 8, 175
Schabel FM 603, 605, 610
Schauer A 60, 117, 183
Schedel F, s. Lindner H 371, 385, 386, 387, 408, 417
Scheer AC, s. Chu FCH 263, 297, 342, 385, 386, 387, 414
Scheer K-E 245, 249
Scheffler J, s. Schmitt G 568, 586
Scheike O 565, 567, 568, 569, 570, 571, 573, 574, 575, 577, 578, 579, 580, 586
Scheike O, Svenstrup B, Frandsen VA 566, 567, 586
Scheike O, Visfeldt J 586
Scheike O, Visfeldt J, Petersen B 566, 567, 586

Scheike O, s. Visfeldt J 553, 563, 581, 586
Schenk P, Zum Winkel K, Becker G 387, 418
Scherer E 206, 209
Scherer E, Halama J 385, 386, 387, 418
Scherer E, s. Röttinger EM 361, 364
Scherer F 228, 235
Schermuly W 354, 364
Scheurlen H, Immich H, Kuttig H 409, 418
Schidt T, s. Blicher-Toft M 83, 171
Schinz HR, Botsztejn CH 214, 224, 232, 235
Schinzinger A 237, 249
Schlag P, s. Bindewald H 54, 171
Schlegel G, s. Rey G 355, 364
Schlienger P, Calle R 271, 273, 299
Schlienger P, s. Calle R 192, 199, 204, 206, 207, 265, 271, 310, 312, 314, 316, 322, 326, 327, 334, 335, 342, 325, 342, 481, 505, 342
Schlienger P, s. Pilleron P 344
Schlienger P, s. Vilcoq JR 125, 184
Schlom T, Spiegelman S 515, 528
Schmidt CG, s. Firusian N 355, 363
Schmidt GB 554, 563
Schmidt ML, Nemoto T, Dao T, Bross IDJ 243, 245, 249
Schmidt U, s. Fischer J 506
Schmidt-Hermes H-J 386, 387, 418
Schmidt-Hermes HJ, Loskant G 19, 183
Schmitt G, Scheffler J 568, 586
Schmitt G, s. Heckemann R 360, 364
Schneider F, Kumpan W, Kogelnik HD 408, 409, 418
Schneider F, s. Kogelnik HD 411, 412, 417
Schneider G, Kindl P, Spreizer H 10, 22, 183
Schneider G, s. Reinisch H 54, 182
Schneider H, s. Hüppe JR 5, 8, 9, 21, 177
Schneider M, s. Daban A 320, 342
Schneider W, s. Barth G 341
Schneider-Affeld F, Fournier D von, Wurster KH, Hueter J, Kubli F 57, 183
Schneider-Affeld F, s. Fournier D von 3, 174
Schnyder P, s. Hessler C 85, 177
Schoenberg BS, Greenberg RA, Eisenberg H 571, 586
Schöll A, s. Barth V 12, 170
Scholz G, s. Gregl A 22, 175
Scholz P, s. Dallüge R-H 362, 363
Schöndorf H 49, 183
Schöndorf H, s. Volk M 48, 184
Schöndorf N, Limburg H 54, 183
Schöneich R 383, 418
Schonland M, Bradshaw E 586
Schopka JJ, s. Hellriegel W 387, 416, 431, 440

Schottenfeld D, Nash AG, Robbins GF, Beattie EJ 335, *345*

Schottenfeld D, s. Heller KS 168, *176*

Schottenfeld D, s. Rosen PP 192, *209*, 254, 255, 256, *299*

Schottenfeld DJ 566, 568, 569, *586*

Schottenfeld DJ, Berg J 571, *586*

Schottenfeld DJ, Lilienfeld AM, Diamond H 566, *586*

Schrader R, s. Würthner K 386, *419*

Schreer I, Frischbier H-J, Bernauer M 299

Schreer I, s. Frischbier H-J 297, *297, 343*, 401, *415*

Schreiber H, s. Hochman A 519, 520, *526*

Schreyer H, s. Kahr E 219, 224, *234*

Schröder HJ, s. Eggert A 499, 502, 503, *506*

Schröder HJ, s. Kirschner H 499, 502, 503, *507*

Schroeder AF, s. Vaeth JM 217, *235, 352, 365*, 442, *447*

Schubert G, s. Bacman O 162, *170*

Schubert R, Hassenburger J, Beller F 32, 38, *183*

Schuhmann R, s. Geier G 49, *175*

Schuhmann R, s. Geier GR 47, 48, 52, *175*

Schultz A 69, *183*

Schultz MM, Morales JO, Fishbein PG, Steinberg AJ 32, *183*

Schulz MD, s. Hatfield DM 230, *234*, 456, *507*

Schulz U, Sack H 399, 401, 402, *418*

Schumacher W, s. Baerwolff G 384, *413*

Schumacher W, s. Haase W 354, 355, *364*

Schurr PA, s. Hayward JL 245, 248

Schurr PH, s. Atkins H 244, *247*, 244, *247*

Schütz J, s. Osmers F 26, *181*

Schwaiger M, s. Herfarth C *343*

Schwartz A, s. Altman AJ 115, *169*

Schwartz GF, s. Patchefsky AS 534, 537, 538, 540, *545*

Schwartz IS, Wilens SL 566, *586*

Schwartz T, s. Gregl A 484, 489, *506*

Schwarz G, s. Fisher B 187, 199, 200, *207*

Schwarz H, s. Berndt H 372, *414*

Schwegler N, Hartweg H 402, *418*

Schwegler N, s. Hünig R 33, *343*

Schweiger M, Herfarth C 85, *183*

Scott WW, s. Huggins C 237, *248*

Scowen EF 576, *586*

Seagrott V, s. Franks S 514, *526*

Sealy R, s. Helman P 382, 401, *416*

Sealy R, s. Stjernswärd J 230, *235*, 456, *508*

Seaman WB, s. Butcher HR 409, *414*

Sechas M, s. Gogas J 58, *175*

Seeger W *299*

Seeger W, s. Würthner K 265, 266, 267, 268, 269, 279, *299, 346*

Segaloff A, s. McGuire WL 244, *249*, 591, 592, *610*

Segi M, Fukushima I, Fujisaku S 515, *528*

Seibert JB, s. Orton CG 386, *418*

Seidman H *586*, 589, 605, *611*

Seidman H, s. Garfinkel L 570, *583*

Seifert J 1, 2, 20, *183*

Seigle J, s. Amalric R *341*

Seigle J, s. Spitalier JM *345*

Selker JM, s. Jernstrom P 557, 560, 561, *562*

Sellers AH, s. MacKay EN 579, *584*

Sellwood R, s. Best JJK 29, *171*

Sellwood RA, s. Galasko CSB 377, *416*

Sellwood RA, s. Roberts MM 377, 381, *418*

Selouan R, s. Cole-Beuglet C 19, *172*

Senac J, s. Lamarque JL 10, *179*

Senac JP, s. Lamarque JL 11, 21, 30, *178*

Sengupta S, Prathap K *508*

Senn HJ, s. Brunner KW 598, 599, 600, 604, 605, *609*, 600, 604, *609*

Senn HJ, s. Cortes EP 606, *609*

Senyszyn SJ, Johnston AD, Jucox HW *508*

Servelle M 503, *508*

Sether JM, s. Jernstrom P 163, *177*

Sewell CW, s. Droulias CA 441, 444, *446*

Seybold G, s. Bothmann G 33, 35, 46, *171*

Sgro M, Belloni G, Guidi R, Stefanazzi G 168, *183*

Shaber GS, s. Patchefsky AS 534, 537, 538, 540, *545*

Shah J, s. Robbins GF 423, *440*, 441, 444, *446, 528*

Shah JP, Rosen PP, Robbins GF 254, 255, *299*

Shaheen CH, s. Hayward JL 245, 248

Shane JA, s. Wotiz HH 513, 514, *529*

Shapiro L, s. Brownstein MH 85, *171*

Shapiro S, s. Heinomen OP 514, *526*

Sharlav C, s. Holland J 598, *610*

Shaw S, s. Langlands AO *344*, 352, *364*

Sheedy P II, s. McLeod RA 29, *180*

Sheehe PR, s. Levin ML 515, *527*

Shehata WM, Hendrickson FR, Hindo WA 359, *365*

Shellabarger CJ, Bond VP, Cronkite EP 568, *586*

Shelley WM, s. Carter D 121, *172*

Shellito JG, Bartlett WC 532, 536, 539, 540, 542, *546*

Shepard RH, s. Carter D 125, *172*

Shepard TJ, Crile G, Strittmatter WC 17, *183*

Sherman BM, Korenman SG 513, *528*

Sheth MT, Hathway D, Petrelli M 85, *183*

Shidnia H, s. Bragg DG *505*

Shidnia H, s. Kim JH 229, *234*

Shields R, s. Roberts MM 377, 381, *418*

Shields TW, s. Carroll WW 536, 541, *544*

Shilo R, s. Isard HJ 44, *177*

Shimkin MB, Boldvey EB, Kelly KH, Bierman HR, Ortega P, Nattziger HC 237, *249*

Shimkin MB, s. Mausner JS 569, 570, 571, 579, *585*

Shingleton W, s. Hainline S 11, *176*

Shirley L, s. Deschenes L 47, 48, *173*

Shore RE, Hempelmann LH, Kowaluk E 446

Shrivastava PN, Lynn S, Ting J 29, *183*

Shroff S, s. El-Domeiri AA 441, *446*

Shubic P, Hartwell JL 513, *528*

Shukovsky LJ, Fletcher GH, Montague ED, Whiters HR 339, *345*

Sibala J, s. Chang CH 6, *172*

Sibala J, s. Chang CHJ 29, *172*

Sicard J, s. Perrault M 237, *249*

Sickles EA 32, *183*

Sickles EA, Genant H 6, *183*

Sidola L, s. Chang CH 36, *172*

Siegelman SS, Botstein C 345, 385, 386, *418*

Sievert R 30, *183*

Siew F, s. Wesahler Z 86, *185*

Sigurdson A, s. Engzell U 55, *173*

Silber W, s. Helman P 382, 401, *416*

Silfverswärd C, s. Baral E 125, *170*

Silfverswärd C, s. Wallgren A 52, *185*, 189, 192, 199, *209*, 217, 224, 225, 232, *235*, 388, 390, 398, 401, 407, 409, 410, *419*, 371, *419*

Silfverswärd D, s. Wallgren A 537, 543, *546*

Silverberg S, s. Bloustein PA 48, *171*

Silverberg SG 553, *563*

Silverman MA, Bobbitt D, Railey C, Ng A, Vogel C, Pardo M, Derhagopian R, Leif R 48, *183*

Silverman P, s. Meyer JE 85, *180*

Simon B, s. Wetchler BB 565, 569, 570, *587*

Simon RM, s. Tormey DC 593, 598, *611*

Simon S, s. Holdorff B 494, *507*
Simpson JS, Barson AJ 569, *586*
Simpson JS, s. MacDonald AM 209, 368, *417*
Simpson LD, s. Chu FCH 361, *363*
Simpson LD, s. Huh SH 360, 361, *364*
Sinks LF, s. Cortes EP 606, *609*
Sinn M, s. Holdorff B 494, *507*
Sinner W 565, 569, *586*
Siragusa A, s. Chosson J 519, *525*
Sitzman SB 59, *183*
Six CHR, s. Pluygers E 260, *298*
Sjögren B, s. Hamberger CA 238, *248*
Sjögren B, s. Luft R *248*
Skalkeas G, s. Gogas J 58, *175*
Skarin AT, s. Lokich JJ 598, 599, *610*
Skoog V, s. Rimsten A 25, *182*
Slack N, s. Fisher B 520, *526*, 589, 590, 606, *610*
Slack NH, Bross JDJ, Nemoto T, Fisher B 536, *546*
Slack NH, s. Fisher B 371, 382, 392, 399, 401, 408, 409, 410, *415*, 456, *506*, 574, *583*, 392, *415*, 580, *583*, 589, 590, 606, *610*, 589, 590, *609*
Slack NH, s. Ravdin RG 520, *528*
Slack RWT 565, 580, *586*
Slaughter DP, s. Southwick H-W 452, 483, *508*
Slaughter DP, s. Taylor SG 576, *586*
Sloane JP, s. Thomas JM 407, *419*
Slys F, s. Neuman 211, *234*
Smalley R, Bornstein R 601, 602, *611*
Smalley R, Murphy S, Chan YK, Huguely CM 598, 599, 600, *611*
Smart C, s. Beahrs OH 60, *171*
Smejkal V, s. Papez L 3, 23, *181*
Smets W, Dor P, Verschure J 245, *249*
Smiddy FG, s. Pyrah LN 576, *585*
Smith BH, Taylor HB 561, *563*
Smith DG, s. Whitney DJ 589, 605, *611*
Smith HS, s. Sartorius OW 26, *183*
Smith JK, Caspary EA, Field EJ *528*
Smith KT, Wagner SL, Guenther RB, Solemon DC 11, 29, *183*
Smith LR, s. Applewhite RR 511, 515, 521, 522, 523, *525*
Smith RRL, s. Carter D 117, 121, *172*, 297, 534, 536, 537, 538, *544*
Smith S, s. Jensen EV 243, *248*
Smithers DW 515, *528*
Smithers DW, Rigby-Jones P, Galton DAG, Payne PM 532, *546*, 570, 580, *586*
Smoranc P, s. Papez L 3, 23, *181*
Snelling MD 261, 262, *299*, 306, 310, 312, 314, 316, 326, *345*
Snyder RE, s. Ashikari R 536, *544*

Snyder RE, s. Hutter RVP 131, *298*
Snyder RE, s. Koehl RH 13, 17, 57, 59, *178*
Snyder RE, s. Rosen PP 59, *182*
Snyderman R, Meadows L, Holder W, Wells S Jr 125, *183*
Soardi GA, s. Pistolesi GF 22, *181*
Sobotta J, Becher H *508*
Sobrinko LG, s. Engelsman E 514, *526*
Sohval AR, s. Nicolis GL 569, *585*
Soini I, Hakama M 23, *183*
Solemon DC, s. Smith KT 11, 29, *183*
Sommer M 20, *183*
Sommers SC, s. Fisher ER 540, *545*
Sommers SC, s. Fisher RR 118, *174*
Song CW, s. Levitt SH *298*, 393, 409, 410, *417*, 456, *507*, 542, *545*
Sonntag RW, s. Brunner KW 598, 599, 600, 604, 605, *609*, 600, 604, *609*
Sorensen B, s. Andreassen M 422, *439*
Soule EH, s. Moertel CG 536, 537, 543, *545*
Southwick H-W, Slaughter DP, Humphrey LJ 452, 483, *508*
Speer FD, s. Black MM 52, 119, 125, *171*
Spengler F 229, *235*
Spiegelman S, s. Schlom T 515, *528*
Spiers FW 467, *508*
Spiesberger W 19, *183*
Spitalier JM *345*
Spitalier JM, Amalric R *299*, 324, *345*
Spitalier JM, Amalric R, Clement R, Santamaria F, Robert F, Roux G, Pollet JF *345*
Spitalier JM, Brandone H, Ayme Y, Amalric R, Santamaria F, Seigle J *345*
Spitalier JM, Brandone H, Ayme Y, Pollet JF, Amalric R, Robert F, Altschuler C, Amalric R *345*
Spitalier JM, Brandone H, Ayme Y, Pollet JF, Amalric R, Santamaria F, Seigle J, Robert F *345*
Spitalier JM, Pollet JF, Seigle J, Robert F, Amalric R *345*
Spitalier JM, Robert F, Seigle J, Amalric R *345*
Spitalier JM, s. Amalric R 2, 44, *169*, 32, 36, 43, 44, *169*, 46, 55, 64, *169*, *207*, 310, 311, 314, 316, 322, 335, *341*, 258, 261, 264, 277, 278, 293, *297*, 306, 321, *340*, 351, *363*, *341*
Spitalier JM, s. Brandone H *341*
Spitalier JM, s. Robert F *345*, 385, 386, 387, *418*
Spittle MF, Newton KA, Mackenzie DH 552, *563*

Spoljar M 383, *418*
Spratt JS 402, *418*, 422, 423, 438, *440*
Spratt JS, Donegan WL 445, *446*
Spratt JS, s. Jaffe BM 362, *364*
Spreizer H, s. Schneider G 10, 22, *183*
Spriggs AI 47, *183*
Springall DR, Levene M, Tee D 106, *183*
Spurr CL, s. Muss HB 601, 602, *610*
Stacey AJ, s. Millis PR 13, 17, *180*
Stacey P, s. Ghossein NA 208, *343*
Stacy P, s. Alpert S *297*
Stadelmann R, s. Menges V 25, *180*, 107, *180*
Staquet M, s. Heuson JC 514, *526*
Starchman DE, s. Howland W 229, 234, 456, 466, 467, *507*
Stark AM 32, 44, *184*
Starr J, s. Delarue NC 187, *207*
State D, s. Ravdin RG 520, *528*
Stefanazzi G, s. Sgro M 168, *183*
Stegner HE 52, 118, *184*, *299*, 541, *546*
Stegner HE, s. Pape C 13, 15, 16, *181*
Stegner H-E, s. Thomsen K 279, *299*
Steinberg AJ, s. Schultz MM 32, *183*
Steingaszner LC, Enzinger FM, Taylor HB 556, *563*
Steinthal C 372, *418*
Stender HS, s. Holsten DR 472, 479, *507*
Stenkvist B, s. Rimsten A 21, *182*, 25, *182*
Stephens D, s. McLeod RA 29, *180*
Stephensen TR, Gordon HE 574, *586*
Stephenson SE, s. Byrd BF 515, 516, 519, 520, *525*
Stern E, s. Marmorsten J 513, *527*
Stevens N, s. Armstrong B 514, *525*
Stevenson RE 518, *528*
Stewart FW 121, *184*, 244, 249, 480, *508*, 552, 555, 558, 561, *563*, *586*
Stewart FW, s. Foote FW 126, *174*, 531, 533, 537, *545*
Stewart FW, s. McDewitt RW 555, *562*
Stewart FW, s. McDivitt RW 80, 81, 121, 162, *180*, 533, 534, 536, 542, *545*
Stewart HJ, s. Forrest APM *297*
Stewart JR, Fajardo LF *508*
Stjernswärd J 230, *235*, 320, *345*, 409, *418*, *508*, 541, *546*
Stjernswärd J, Vánky F, Jondal M, Wigzell H, Sealy R 230, *235*, 456, *508*
Stock G, s. Huhn FO 85, *177*, 253, *298*

Stockarovia D, Hrubanova E, Hledik E 18, *184*

Stocks LH, Patterson FM 441, 444, *446*

Stolfi RL, Martin DS, Fugmann RA 603, *611*

Stoll BA 338, *345*, 514, 523, 524, *528*, 576, *586*, 593, *611*

Stoll BA, Andrews JT *508*

Stoll BA, Dexens S *528*

Stolpe H, s. Fournier D von 19, *174*

Stolzenbach G, Domarus D von 361, *365*

Stone I, s. Williams IG 187, *209*

Stone J, s. Haagensen CD 188, 190, 193, 203, *208*, *298*

Stonesifer GL, s. Montague ACW *344*

Stout AP 551, *563*

Stout AP, Bernanke H 552, *563*

Stout AP, s. Haagensen CD 189, 190, 196, *208*, 370, 371, 372, 377, 399, 402, *416*, 423, *440*, *526*

Stout AP, s. Hill RP 162, *177*, 548, 553, 554, *562*

Stout D, s. Everson RB 167, *173*, 568, *583*

Stoyanov D, s. Günther D 167, *176*

Strandquist M *508*

Stratev I, s. Sachatschiev A 383, *418*

Strax P 6, 23, 44, *184*, 537, *546*

Strelkavskos AJ, Wilson BS, Dray S, Podson M 513, *528*

Streuli HK, s. Dippon R 19, 20, *173*

Strickland P 217, *235*, 306, 326, *345*, 352, *365*

Strittmatter WC, s. Shepard TJ 17, *183*

Strunk E, s. Osmers F 161, *181*

Stucki D, s. Almendral AC 35, 44, *169*

Stutz FH, Blom J, Tormey DC 598, 599, *611*

Su TC, s. Redfern AB 18, *182*

Sub HK, s. Frantz AG 514, *526*

Sugar J 117, *184*

Sugar J, s. Bodo M 85, *171*

Suit HD 552

Suit HD, Gallagher HS 228, *235*

Suit HD, Russell WO 550, *563*

Sullivan P, s. Sutow WW 606, *611*

Sulser H, s. Ruegg P 83, *182*

Sultan L, s. Veronesi U 368, *419*

Suna Z, s. Papez L 3, 23, *181*

Sundblad R, s. Ålund M 229, *233*

Suntharalingam N, s. Mansfield CM 385, 386, *417*

Surbey WJ, Buntan NL, Dudgeon DL 67, *184*

Sutherland RM, s. McCredie JA 230, *234*

Sutow WW 606, *611*

Sutow WW, Sullivan P, Fernbach D 606, *611*

Sutton H, s. Huggins C 514, *527*

Svahn-Tapper G, s. Arwidi A 382, 386, 387, 388, *413*

Svensson GK, Bjärngard BE, Chen GTY, Weichselbaum RR 386, *419*

Svensson GK, Bjärngard BE, Larsen RD, Levene MB 385, 386, *419*

Svenstrup B, s. Scheike O 566, 567, *586*

Svoboda V 276, *299*, *345*

Swamidoss S, s. Fisher ER *297*

Swerdlow M, s. Humphrey LJ 372, *416*

Symmers WSC 567, *586*

Szepanik E, Hamann W 48, *184*

Szilagyi DE, s. Whitney DJ 589, 605, *611*

Tabar L *184*

Tabar L, Kadas J, Marton Z, Nemeth A, Kosaras B 25, 85, 107, *184*

Tabar L, Kett K, Nemeth A 85, *184*

Tagnon H, s. Herfarth C *343*

Tailhefer A, s. Baclesse F 301, *341*

Talerman A, s. Persaud V 83, *181*

Talvalkar G, s. Sawai M 82, *183*

Tan HK, s. Ingle JN 125, *177*

Tanaka T, s. Hamazaki M 162, *176*

Tancini G, s. Bonadonna G 574, *582*

Tang PH, Petrelli M, Robechek P 161, *184*

Tannenbaum M, Weiss M, Marx AJ 70, *184*

Tannenbaum NE, s. Lee BJ 441, 445, *446*

Tanz FJ, s. Papaioannou AM 438, *440*

Tapley N du V *345*, 431, *440*

Tapley N du V, s. Fletcher GH 371, 380, 385, 386, 387, 388, 408, 409, 411, 412, *415*

Tapley N du V, s. Horrigan WD 338, *343*

Tapley N du V, s. Montague ED 260, 277, 280, 286, *298*, 368, *417*

Tapley N, Montague ED 385, 386, 387, *419*

Tarone R, s. Henson D 130, *176*

Taskinen PJ, Lilja M, Tikka U 187, *209*, 259, *299*

Tavadpour N, s. Neifeld JP 575, *585*

Tavaf A, s. Saltzstein EC 168, *183*

Taxman P, s. Houttuin E 575, 576, *584*

Taylor DJ, s. Bogden AE 603, *609*

Taylor GW 370, 371, 372, *419*

Taylor GW, Bruce NH 371, 372, *419*

Taylor GW, Meltzer A 441, 445, *446*, *528*

Taylor GW, s. Huggins C Jr 567, 569, 575, 577, *584*

Taylor HB, s. Norris HJ 561, *562*, 565, 567, 569, 570, 573, 574, 579, 580, 581, *585*

Taylor HB, s. Smith BH 561, *563*

Taylor HB, s. Steingaszner LC 556, *563*

Taylor J, s. Robbins GF 423, *440*, 441, 444, *446*, *528*

Taylor J, s. Urban JA 117, *184*, 537, 539, *546*

Taylor SG, Li MC, Eckles N, Slaughter DP, McDonald JH 576, *586*

Taylor SG, s. Canellos GP *609*

Taylor SG, s. Canellos PG 599, 600, *609*

Tchakarova I, s. Munzenrider JE 387, *417*

Teasdale C, Forbes JF, Baum M 568, *586*

Tedeschi GG 552, *563*

Tee D, s. Springall DR 106, *183*

Tee DE, s. Pettingale KW 125, *181*

Teitelbaum SL, s. Ellis DL 444, *446*

Templeton A, s. Chang CHJ 29, *172*

Terz JJ, s. King ER 535, 537, 539, 545

Tessier K, s. Bergonié J 472, *505*

Thackray AC, s. Haagensen CD 188, 190, 193, 203, *208*

Thackray AC, s. Handley RS 187, 189, *208*, 369, *416*, 422, *440*

Thaler HT, s. Nime FA 125, *180*, *181*, 372, *417*

Thatcher N, Thomas PRM 361, *365*

Thetter P, s. Haagensen CD *298*

Thiels C, Dumke K 19, *184*

Thiemann KJ, s. Fischer J *506*

Thomas JM, Redding WH, Sloane JP 407, *419*

Thomas P 355, 361, *365*

Thomas PRM, s. Thatcher N 361, *365*

Thompson EB, Perlin E, Tormey D 578, *586*

Thompson N 503, *509*

Thomsen K *299*

Thomsen K, Stegner H-E, Frischbier H-J 279, *299*

Thorslund TW, s. Wanebo CK 568, *587*

Thrackray AC, s. Haagensen CD *298*

Threatt B, Appelman H, Dow R, O'Rourke T 59, *184*

Threatt B, Appelman HD 25, *184*

Thurn P, s. Frommhold H 385, 386, 387, 401, 408, 409, *415*

Thurn P, s. Hermanutz KD 536, 545

Tigerstedt R *509*

Tikka U, s. Taskinen PJ 187, *209*, 259, *299*

Ting J, s. Shrivastava PN 29, *183*

Tobias CA, Lawrence JH, Born JL, McCombs RK, Roberts JE, Anger HO, Low-Beer BVA, Huggins CB 240, *249*

Tobias CA, s. Constable JD 576, *582*

Tobiassen T, s. Dahl-Iversen E 187, 189, 195, 201, *207*

Tobiassen T, s. Haagensen CD 188, 190, 193, 203, *208, 298*

Tobin DA, s. Brown GS *341*

Tobon H, s. Dunegan LJ 554, 556, *562*

Toch T, s. Constable JD 576, *582*

Toker C 70, *184*

Tollner D, s. Heidenreich W 129, *176*

Tomasulo JM, s. Wheeler JE 533, 534, *546*

Tonge KA, s. Millis PR 165, *180*

Töppner B, s. Castrup B 471, *505*

Torhorst J, s. Almendral AC 35, 44, *169*

Torloni H, s. Scarff RW 99, 105, 117, *183, 573, 586*

Tormey D, s. Carbone PP 599, 601, 602, 604, *609*

Tormey D, s. Thompson EB 578, *586*

Tormey DC 600, 606, *611*

Tormey DC, Carbone P, Band P 599, 600, 601, 602, *611*

Tormey DC, Simon RM, Lippman ME, Bull JM, Myers CE 593, 598, *611*

Tormey DC, s. Band PR 599, 600, 601, 602, *609*

Tormey DC, s. Broder LE 578, *582, 598, 599, 600, 609*

Tormey DC, s. Ingle JN 125, *177*

Tormey DC, s. Meyskens FL 575, 576, 578, *585*

Tormey DC, s. Neifeld JP 575, *585*

Tormey DC, s. Stutz FH 598, 599, *611*

Tormey DC, s. Young RC 601, 602, *603*

Torralba Y, s. Huggins C 514, *526*

Torres JE, s. Michal A 511, *527*

Tosatti E *509*

Tosi G, s. Cova P *342*

Toth B, s. Deschenes L 47, 48, *173*

Tough ICK *440*

Toyosha T, s. Mettler FA Jr 568, *585*

Treves N 483, *509*, 511, 521, *529*, 569, 575, 577, 578, *586*

Treves N, Holleb AI 565, 571, 573, *586*

Treves N, Robbins GF, Amoroso WL Jr 571, 572, *586*

Tricoire J, Mariel L, Amiel JP 45, *184*

Tricoire JL, Mariel JP, Amiel G, Poirot G, Lacour J, Fajbisowicz S 2, 32, 33, 34, 44, 46, 79, *184*

Triska H 580, *586*

Troxler A, s. Menges V 25, *180*

Truesdale BH, Johnson R, Evins S 124, *184*

Trump JG, s. Hare FH 262, 263, 298, *416*

Tsai C, s. Haines RF 514, *526*

Tsien KC, s. Benninghoff D 409, *413*

Tsutsumi M, s. Wagai T 25, *184*

Tubiana M, s. Sarrazin D 281, *299*

Tuchopoulos D, s. Valaoras UG 512, *529*

Tucker A, s. Bailey A 23, *170*

Tuominen L, s. Heinomen OP 514, *526*

Turbey WJ, Buntain WL, Dudgeon DL 441, *446*

Turbinkton RW, Underwood LE, Van Wyk JJ 514, *529*

Turcotte JG, s. Haines RF 514, *526*

Turiaf J, s. Battesti JP 85, *170*

Turnbull RB, s. Fisher ER 217, *233*

Turner-Warwick RT 226, *235*, 368, *419*, 422, *440*

Turpin J, Goffin JC, Piron A, Henry J 302, *345*

Turuner MI, s. Heinomen OP 514, *526*

Twaddle E, s. Hahnell R 578, *583*

Tyson JE, s. Friesen HG 514, *526*

Tyson R, s. Maier WP 122, *179*

Uhlschmid G, s. Clodius L 503, *506*

Ulrich P 575, *586*

Umiker W, s. Marx SJ 16, *179*

Underwood LE, s. Turbinkton RW 514, *529*

Unterwood JC 132, *184*

Untucht H-J, s. Wöllgens P 361, *365*

Upton AC, Kimball AW, Furth J, Christenberry KW, Benedict WH 568, *586*

Upton AC, s. Furth AW 568, *583*

Urbajtel M, s. Abbatucci JS *340*, 385, *413*

Urban J, s. Egeli RA 22, *173*

Urban J, s. Fondo EY 82, *174*

Urban JA 187, *209, 299*, 388, 405, *419*, 421, 422, *440*, 532, 534, *546*

Urban JA, Castro EB 421, 422, *440*

Urban JA, Marjani MA 422, 424, *440*

Urban JA, Papachriston D, Taylor J 117, *184*, 537, 539, *546*

Urban JA, s. Nime FA 125, *180*, *181*, 372, *417*

Urban JA, s. Wanebo HJ *299*

Urban JU, s. Rosen PP 192, *209*, 254, 255, 256, *299*

Urdameta M, s. Marger D 568, 569, 570, *585*

Us-Krasovec M, s. Zajicek J *185*

Uslenghi C, s. Veronesi U 368, *419*

Uslenghi C, s. Zucali R 339, *346*, 444, *447*

Uslenghi C, s. Zugali R 352, *365*

Uys C, s. Kahn LB 161, *178*

Vadhousek J, s. Papez L 3, 23, *181*

Vaeth JM *345*

Vaeth JM, Clark JC, Green JP, Schroeder AF, Lowy RO 217, *235*, 352, *365*, 442, *447*

Vaillant WKT 2, 32, *184*

Valagussa P, Bonadonna G, Veronesi U 189, 200, *209, 299*, 369, 370, 371, 399, 406 407, *419*

Valagussa P, s. Bonadonna G 334, *341, 574, 582, 606, 608, 609*

Valaoras UG, MacMahon B, Tuchopoulos D, Polychronopoulou A 512, *529*

Valdagni C 32, 44, *184*

Valicenti J, s. McSwain GR 26, 48, *180*

Van der Molen HR 500, *508*

Van der Plaats GJ, s. Zuppinger A *346*

Van der Walt JJ, s. Van Zyl JA 554, *563*

Van Horne J *507*

Van Prohaska J, s. Houttuin E 575, 576, *584*

Van Wyk JJ, s. Turbinkton RW 514, *529*

Van Zyl JA, Van der Walt JJ, Van Zyl JJW 554, *563*

Van Zyl JJW, s. Van Zyl JA 554, *563*

Vander Zwaag R, s. Page DL 106, *181*

Vanderbilt PC, Warren SE 569, 573, *586*

Vánky F, s. Stjernswärd J 230, *235*, 456, *508*

Vatter J, s. Frommhold H 385, 386, 387, 401, 408, 409, *415*

Vekemans M, s. Nokin J 514, *528*

Vellios C, s. Fisher RR 118, *174*

Vellios F, s. Fisher ER 540, *545*

Venet L, s. Barash JM 43, *170*

Veraguth P 304, *345*, 385, *419*

Veray F, s. Lerger JE 518, *527*

Verhaeghe G, s. Verhaeghe M 54, *184*

Verhaeghe M, Conillot M, Herbeau J, Wurtz A, Verhaeghe G 54, *184*

Verhaeghe M, s. Cornillot M 48, *172*

Verhagen A 352, *365*

Vermund H, Kline JC 409, *419*

Vermund H, s. Edland RW 401, 407, *415*

Vernhes JC, s. Juret P 125, *178*

Veronesi D, s. Bucalossi P 515, *525*

Veronesi U 574, *586*

Veronesi U, Banfi A, Del Vecchio M, Greco M, Luini A, Muscolino G, Rilke F, Sacozzi R, Salvadori B, Zucalli R 259, 278, 281, *299*

Veronesi U, Banfi A, Saccozzi R, Salvadori B, Zucalli R, Uslenghi C, Greco M, Luini A, Rilke F, Sultan L 368, *419*

Veronesi U, Zingo L 379, *419*

Veronesi U, s. Bonadonna G 334, *341*, 606, 608, *609*, 574, *582*

Veronesi U, s. Bucalossi V 188, 190, 198, *207*, 369, *414*

Veronesi U, s. Lacour J 208, 369, 370, 381, 401, 410, *417*

Veronesi U, s. Valagussa P 189, 200, *209*, *299*, 369, 370, 371, 399, 406, 407, *419*

Verschure J, s. Smets W 245, *249*

Vieten H *509*

Viganotti G, s. Leonardi G 33, *179*

Vigersky R, s. Wotiz HH 513, 514, *529*

Vikterlöf KJ, s. Hahn P *298*, 404, *416*, 498, *506*

Vikterlöf KJ, s. Notter G 229, *234*, 480, *508*

Vilcoq JR, Schlienger P, Calle R, Picco C 125, *184*

Vilcoq JR, s. Calle R 192, 199, 204, 206, *207*, 265, *271*, 310, 312, 314, 316, 322, 326, 327, 334, 335, *342*, 325, *342*, 481, *505*

Vilde F, s. Baclesse F 220, 227, *233*, *341*

Villarreal RL, Parkey RW, Boute FJ 32, *184*

Vincenti A, s. Osborne MP 61, *181*

Visfeldt J, Scheike O 553, *563*, 581, *586*

Visfeldt J, s. Scheike O 566, 567, *586*

Vodder E *509*

Vogel C, s. Silverman MA 48, *183*

Vogel M, s. Röttinger EM 361, *364*

Vogel W 1, *184*

Vojtech D, s. Drepper H 461, 462, 496, 497, *506*

Volk H, s. Fisher B 187, 199, 200, *207*

Volk H, s. Geller J 578, *583*

Volk H, s. Papaioannou AM 438, *440*

Volk M, Schondorf H, Naujoks H 48, *184*

Vollmer EP, s. MacGuire WL 578, *584*

Vollmer EP, s. McGuire WL 591, *610*

Von Pfuhl OR, Miola UJ, De Campos JC *344*

Von Volkmann R 441, *447*, 451, *509*

Voss AC, s. Wöllgens P *209*, 385, 386, *419*, 431, *440*, 541, *546*

Voss A-CH, s. Wöllgens P 361, *365*

Voutilainen, Nordman 401

Vrabec R, s. Kolar J 466, 467, 470, *507*

Vrhovsek E, s. Hirshorn JE 16, *177*

Wachtler F, s. Ludvic W *507*

Wagai T, Tsutsumi M 25, *184*

Wagner H, Osmers F, Beller FK 5, 27, *184*

Wagner RF *184*

Wagner SL, s. Smith KT 11, 29, *183*

Wahal KM, s. Mehrotra RML 557, 560, *562*

Wainwright JM 515, *529*, 569, *587*

Walach N, Hochman A 566, 569, 570, 577, 580, *587*

Walker G, s. Buxton PH 238, *248*

Walker W, s. Page DL 106, *181*

Walkowsky A, s. Bacman O 162, *170*

Wallace JD, s. Dodd GD 36, *173*

Wallace JWJ, Champion HR 12, *184*, 377

Wallace S, Jackson C *509*

Wallgren A 231

Wallgren A, Arner O, Bergström J, Blomstedt B, Granberg P-O, Karnström L, Räf D, Silfverswärd C 189, 192, 199, *209*, 217, 224, 225, 232, *235*, 388, 390, 398, 401, 407, 409, 410, *419*

Wallgren A, Silfverswärd C, Eklund G 371, *419*

Wallgren A, Silfverswärd C, Zajicek J 52, *185*

Wallgren A, Silfverswärd D, Hultborn A 537, 543, *546*

Wallner PE, s. Prosnitz LR 277, *298*, 345, 541, 545, *546*

Walstam R, s. Edsmyr F 226, *233*, *506*

Walstam R, s. Hultberg S 360, *364*

Walstam R, s. Israelson A 360, *364*

Walter R 466, *509*

Walther B, s. Osmers F 161, *181*

Walther E, s. Zuppinger A *346*

Walther HW 354, *365*

Wanbersie A, s. Maisin HE 191, 201, 202, *209*, 344

Wanebo CK, Johnson KG, Sato K, Thorslund TW 568, *587*

Wanebo HJ, Huvos AG, Urban JA *299*

Wang CC 444, *447*

Wang CC, Griscom NT *346*, 441, 445, *447*

Wang CC, s. Griscom NT 302, *343*

Wang JJ, s. Cortes EP 606, *609*

Wangensteen OH 187, *209*

Wannenmacher M 349, 353, *365*

Wannenmacher M, Castrup W 347, *365*

Wannenmacher M, s. Castrup W 471, *505*

Warambo W, s. Cameron HM 162, *172*

Warner NE 533, *546*

Warren SE, s. Vanderbilt PC 569, 573, *586*

Warren SL 1, *185*, 532, *546*

Warter F, Dale M, Gros D 326, *346*

Wasserman J, s. Baral E 125, *170*, 230, 231, *233*

Wasserman J, s. Blomgren H 230, 231, *233*, 320, *341*, 231, *233*

Wasserman J, s. Glas U 231, *234*

Wasserman J, s. Petrini B 231, *234*, 235

Watson CG, s. Dunegan LJ 554, 556, *562*

Watson F, s. Jaffe BM 362, *364*

Watson FR, s. Donegan WL 399, 402, 403, 404, 407, *415*, 421, 423, *440*

Watson T 188, 190, *209*

Waugh D, Hoeven E von der 70, *185*

Wayte AB, s. Atkins H 274, 275, 276, 279, 280, *297*, 377, 393, 399, 410, *413*

Weaver DR, s. Meyer KK 230, *234*, 320, *344*

Weber E, Hellmann S *346*, 351, *365*

Weber E, s. Fournier D von 115, 125, *174*

Weber E, s. Harris JR *343*

Weber S, s. Bessler W 354, 355, *363*

Webster EW, Kalisher L 6, *185*

Webster EW, s. Hare FH 262, 263, *298*, *416*

Wedemeyer U, s. Maurer HJ 383, 384, *417*

Wegener OH 28, *185*

Wegwitz J, s. Heep H 6, 22, *176*

Weichselbaum RR, Marck A, Hellman S 385, 386, 402, 404, 406, *419*

Weichselbaum RR, s. Svensson GK 386, *419*

Weiler J, s. Lacour J 517, 519, 522, 523, *527*

Weisberg B, s. Buchanan JB 23, *172*

Weishaar J, Panterok EM, Müller A, Willgeroth F 9, *185*

Weishaar J, s. Geißler K-H *175*

Weishaar J, s. Kindermann G 25, 35, *178*

Weishaar J, s. Rummel W 17, 48, *182*

Weishaar J, s. Saebel M 26, 27, *183*

Weishaar J, s. Willgeroth F 27, *185*

Weiss HD, s. Grünberg G 25, *176*

Weiss M, s. Tannenbaum M 70, *184*

Weissleder H, Kiefer H 6, *185*

Weitzel G, s. Becker J 387, *413*

Welbourn MA, Burn IJ 589, *611*

Welch J, s. Andersson A *169*

Wellauer J, s. Menges V 107, *180*

Wellings SR, Jensen HM, Marcum RG 11, 107, *185*

Wellings SR, Wolfe J 11, 12, *185*

Wellings SR, s. Cardiff RD 531, *544*

Wells S Jr, s. Haagensen DE Jr 26, 48, *176*

Wells S Jr, s. Snyderman R 125, *183*

Wenner SM, Fineberg C 163, *185*

Wennerstrand J, s. Backlund EO 240, 241, *247*

Werner K, s. Becker J 383, *413*

Werner K, s. Buttenberg D 1, *172*

Wernick G, s. Ellis RJ 251, *297*

Werthamer S, s. Alpert LJ 456, *505*

Wertzman ED, s. Sassin JF 514, *528*, 514, *528*

Wesahler Z, Horn Y, Siew F 86, *185*

Weskamp P, s. Friedrich M 5, 6, *174*

West JP, Ellison JB 489, *509*

Westbury G 245, *249*

Westbury G, s. Hanham IWF 599, 600, *610*

Westerman B, s. Galasko CSB 377, *416*

Westling P, Nordin G 480, 481, *509*

Wetchler BB, Futterman S, Glatstein N, Simon B 565, 569, 570, *587*

Wheeler JE, Enterline HT 130, 131, *185*

Wheeler JE, Enterline HT, Roseman JM, Tomasulo JM, McIlvaine JP, Fitts WT, Kirshenbaum J 533, 534, *546*

White DR, s. Muss HB 601, 602, *610*

White DS, s. Harvey HA 601, 602, *610*

White EC, s. Fletcher GH 221, 224, 229, *234*, 401, 402, 404, 405, *415*

White TT 522, 524, *529*

White TT, White WC 515, *529*

White WC, s. White TT 515, *529*

Whiters HR, s. Shukovsky LJ 339, *345*

Whitney DJ, Smith DG, Szilagyi DE 589, 605, *611*

Wickmann G, s. Karlsson M 6, 27, *178*

Widow W 85, 86, *185*

Widow W, Marx G, Peek U 222, 224, *235*

Widow W, s. Greiner P 187, 188, *208*

Wiedel PD, s. Haagensen CD *298*

Wiegand-Auerbach G, s. Lauth G *179*

Wiernik PH, s. Benjamin RS 598, *609*

Wigzell H, s. Stjernswärd J 230, 235, 456, *508*

Wilens SL, s. Schwartz IS 566, *586*

Wilensky AO, s. Geist SH 548, *562*

Wilgis S, s. Classen JN *582*

Wilkie RC, s. Wolfe JN 11, *185*

Wilkie W, s. Helman P 382, 401, *416*

Wilkinson AR, Lee J, Hutton J, Oates G, Morgan M, Ohare M 12, *185*

Willgeroth F, Paterok E, Sabel M, Weishaar J 27, *185*

Willgeroth F, s. Kindermann G 25, 35, *178*

Willgeroth F, s. Rummel W 17, 48, *182*

Willgeroth F, s. Weishaar J 9, *185*

Williams G, s. Folkman J 35, *174*

Williams IG 565, 569, 580, *587*

Williams IG, Murly RS, Curven MP 189, *209*

Williams IG, Stone I 187, *209*

Williams IG, s. Haagensen CD *298*

Williams JG, s. Haagensen CD 188, 190, 193, 203, *208*

Williams L, s. Page DL 106, *181*

Williams WR *587*

Wilson BS, s. Strelkavskos AJ 513, *528*

Wilson IF, s. Chahbazian CM 199, 200, 203, 204, *207*, 409, *414*

Wilson JF, s. Pierquin B *344*

Wilson R, s. Ingham HR 85, *177*

Wilson RE, s. Everson RB 167, *173*, 568, *583*

Wilson RG, Buchan R, Roberts MM 514, *529*

Wilson RG, s. Boyns AR 514, *525*

Wilson SL, Ehrmann R 47, *185*

Winchester DP, s. Russ JB 54, *182*

Windeyer BW 373, *419*

Winter WJ, s. Rappaport H 560, *562*

Wintz H 382, *419*

Wirth W, s. Menges V 25, *180*

Wise L, Mason AY, Ackerman LV 190, *209*, 272, 273, *299*, 368, *419*

Wiseman C, Liao KT 557, 558, 559, 560, *563*

Witliff JL 578, *587*

Witt H, Bürger H 20, 26, 27, *185*

Witten DM, s. Levitan LH 17, *179*

Wittmann DH, s. Eggert A 499, 502, 503, *506*

Wockel W 162, *185*

Wojmerowicz 561, *563*

Wolf G, Kucera H, Kubista E 54, *185*

Wolf M 59, *185*

Wolf R, s. Diethelm L 61, 62, *173*

Wolfe J, s. Wellings SR 11, 12, *185*

Wolfe JN 1, 10, 11, 27, 28, *185*

Wolfe JN, Dooley RP, Harkins LE 28, *185*

Wolfe JN, Wilkie RC 11, *185*

Wolff WJ, s. Barash JM 43, *170*

Wolfram CG, s. Mayerson HS *507*

Wöllgens P, Voss AC, Barth V, Klöckner D *209*, 385, 386, *419*, 431, *440*, 541, *546*

Wöllgens P, Voss A-CH, Untucht H-J 361, *365*

Wöllgens P, s. Barth V 33, *170*

Wolloch Y, s. Kessler E *446*

Wolmack N, s. Fisher B 574, *583*

Wolmark N, s. Fisher B 334, *343*, 520, *526*, 589, 590, 606, *610*

Wong MS, s. Adams JB 513, *525*

Woo N, s. MacMahon B 513, *527*

Wood W, s. Chu FCH *342*

Woodard HQ, s. Farrow JH 576, *583*

Woodard HQ, s. Kim JH 229, *234*

Woodruff J, s. Cubilla AL 85, *172*

Woodward ER, s. Bland KI 246, *248*

Worth G, s. Fischer J *506*

Wotiz HH, Shane JA, Vigersky R, Bretcher PJ 513, 514, *529*

Wotiz HH, s. Lemon AM 513, *527*

Wright CB, s. Horsely JS 523, 524, *526*

Wright H, s. Bailey A 23, *170*

Wunderlich M 25, *185*

Wuppermann T, s. Hermandez-Richter HJ 188, 190, 201, *208*

Wurster K, s. Bothmann G 37, *171*

Wurster KH, s. Schneider-Affeld F 57, *183*

Würthner K, Schrader R, Demelt M 386, *419*

Würthner K, Seeger W 265, 266, 267, 268, 269, 279, *299*, *346*

Wurthner K, s. Frischbier HJ 23, *174*

Wurtz A, s. Verhaeghe M 54, *184*

Wynder EL 512, *529*

Wynder EL, Broos IJ, Hirayama T 515, *529*

Yardley JH, s. Carter D 121, *172*

Yardley JH, s. Gonzales-Licea A 561, *562*

Yarom J, Assa J, Robinson E *346*

Yen S, s. Monson RR *446*

Yen-Tsu N, s. Lee 377, *417*

Yogore MG, Sahgal S 573, *587*

Yonemoto RH, Barton DR, Byron RL, Riihimaki DU 380, 381, *419*

York NG 554, *563*

Yoshida Y 558, 560, *563*

Young RC, Lippman ME, De Vita TV, Bull J, Tormey DC 601, 602, 603

Young S 239, *249*

Yuasa S, MacMahon B 512, 515, *529*

Yuhas JM, s. Kligerman MM 201, *208*

Yunis EJ, s. Purtilo DT 512, *528*

Zabriskie JB, s. Ellis RJ 251, *297*

Zajdela A, Ghossein NA, Pilleron JP, Ennuyer A 2, 47, 48, 52, *185*

Zajicek J 47, 48, 49, 52, 55, *185*

Zajicek J, Caspersson T, Jacobsson P, Kudynowski J, Linsk J, Us-Krasovec M *185*

Zajicek J, Raaschou T, De Schryver A 227, *235*

Zajicek J, s. Engzell U 55, *173*

Zajicek J, s. Franzén S 2, 47, *174*, 223, *234*

Zajicek J, s. Nordenström B 48, 59, *181*

Zajicek J, s. Wallgren A 52, *185*

Zander J, s. Baltzer J 163, *170*

Zaunbauer W, s. Ludvic W *507*

Zelen M, s. Fisher B 574, *583*

Zermeno A, s. Moskowitz M 44, *180*

Zermino A, s. Dodd GD 36, *173*

Ziemann SA *509*

Zimmerman AL, King EB, Barrett DL, Petrakis NL 25, *185*

Zimmerman EA, s. Frantz AG 514, *526*

Zimmerman KW, Montague ED, Fletcher GH 386, 387, 399, 402, *419*, 421, 423, 438, *440*

Zingo L, s. Bucalossi V 188, 190, 198, *207*, 369, *414*

Zingo L, s. Veronesi U 379, *419*

Zippel HH, Citoler P 254, *299*

Zippel HH, Henatsch H, Kunze W 106, *185*

Zippel HH, s. Citoler IP 118, *172*, 253, *297*

Zippel HH, s. Gawlich R 85, *175*

Zippin C 532, *546*

Zippin D, Petrakis NL 532, *546*

Zollinger RM Jr, s. Zollinger RM 378, *419*

Zollinger RM, Zollinger RM Jr 378, *419*

Zucali R, Uslenghi C, Kenda R, Bonadonna G 339, *346*, 444, *447*

Zucalli R, s. Veronesi U 259, 278, 281, *299*, 368, *419*

Zuckermann HC 17, *185*

Zugali R, Uslenghi C, Kenda R, Bonadonna G 352, *365*

Zum Winkel K, s. Schenk P 387, *418*

Zummoff B, s. Hellman L 513, *526*

Zumoff B, Fischmann J, Cassouto J, Hellman L, Gallagher TF 566, *587*

Zumoff B, s. Hellman L *526*

Zuppinger A 4, *185*, 224, 225, 226, 232, *235*, 463, *509*

Zuppinger A, Van der Plaats GJ *346*

Zuppinger A, Walther E *346*

Zusman R, s. Marx SJ 16, *179*

Sachverzeichnis

(Deutsch — Englisch)

Bei gleicher Schreibweise in beiden Sprachen sind die Stichwörter nur einmal aufgeführt

A. axillaris, operative Verletzung, *axillary artery, operative injury* 454

Ablatio mammae, Narbengewebe, Thermogramm, *ablatio mammae, scar tissue, thermogram* 47

— —, ohne Schnellschnittuntersuchung, *ablatio mammae without serial sections* 58

— —, siehe Mastektomie, *ablatio mammae, see mastectomy*

ablative Hormontherapie, Ergebnisse, *ablative hormone therapy, results* 592

— Verfahren, fortgeschrittenes Mammakarzinom, *ablative procedures, advanced breast cancer* 237–247

— —, männliches Mammakarzinom, *ablative procedures, male breast cancer* 575

Abort, Schwangerschaft, Mammakarzinom, Risiko, *abortion, pregnancy, breast cancer, risk* 516

Absorptionskoeffizient, linearer, verschiedene Substanzen, *absorption coefficient, linear, different substances* 2, 3, 4

Abszeß, Differentialdiagnose, Mammogramm, *abscess, differential diagnosis, mammogram* 11, 136, 137

—, diffuser, Differentialdiagnose, *abscess, diffuse, differential diagnosis* 159

—, Mastitis, Differentialdiagnose, Thermogramm, *abscess, mastitis, differential diagnosis, thermogram* 161

—, —, Secretory disease, *abscess, mastitis, secretory disease* 85

—, Narbengewebe, Karzinom, *abscess, scar tissue, carcinoma* 58

—, Thermogramm, *abscess, thermogram* 39, 41

Addenbrooke's Hospital, klinische Versuchsreihe, *Addenbrooke's Hospital, clinical trial* 202

adenoides-tubuläres Karzinom, Mammogramm, *adenoid tubular carcinoma, mammogram* 294, 295

Adenokarzinom, beiderseitiges, *adenocarcinoma, bilateral* 540

—, Differentialdiagnose, *adenocarcinoma, differential diagnosis* 135

—, Histologie, *adenocarcinoma, histology* 122, 123

—, histologisches Grading, *adenocarcinoma, histologic grading* 124

—, Metastase, Axilla, *adenocarcinoma, metastasis, axillary* 156, 157

—, Strahlenbehandlung, kosmetisches Ergebnis, *adenocarcinoma, radiotherapy, cosmetic result* 282

—, Thermogramm, *adenocarcinoma, thermogram* 160

Adenom, Mamille, Thermogramm, *adenoma, nipple, thermogram* 98

—, pathologische Anatomie, *adenoma, pathologic anatomy* 83

Adenomatose, Mamille, *adenomatosis, mamillary* 84

Adenose, Differentialdiagnose, Mammogramm, *adenosis, differeential diagnosis, mammogramm* 11

—, Gangsystem, Schwangerschaft, *adenosis, ductal system, pregnancy* 101

—, Histologie, einfache Mastopathie, *adenosis, histology, simple mastopathy* 104, 105

—, Mastopathie, Mammogramm, *adenosis, mastopathy, mammogram* 107

—, proliferierende, Thermogramm, *adenosis, proliferative, thermogram* 114

—, sklerosierende, Differentialdiagnose, *adenosis, sclerosans, differential diagnosis* 135

—, Verkalkungen, Pathogenese, *adenose, calcifications, pathogenesis* 16

Adenoszirrhus, Mammogramm, *adenoszirrhus, mammogram* 136, 138, 139

Adrenalektomic, Hormonsubstitution, *adrenalectomy, hormonal substitution* 242

—, männliches Mammakarzinom, *adrenalectomy, male breast cancer* 576

—, Spätergebnisse, *adrenalectomy, late results* 243

—, Technik, *adrenalectomy, technique* 242

—, totale, metastasierendes Prostatakarzinom, *adrenalectomy, total, metastatic cancer of prostate* 237

Adriamycin, Behandlung, fortgeschrittenes Mammakarzinom, *adriamycin, treatment, advanced breast cancer* 597, 598, 600

Ätiologie, beiderseitiges Mammakarzinom, *etiology, bilateral breast cancer* 544

—, männliches Mammakarzinom, *etiology, male breast cancer* 566

Aktinomykose, Differentialdiagnose, Mammogramm, *actinomycosis, differential diagnosis, mammogram* 11

Alderson-Phantom, Dosisverteilung, Brustwand, *Alderson phantoma, dose distribution, thoracic wall* 385

Altersrückbildung, Brustdrüsenkörper, Mammogramm, *involution, parenchyma, mammogram* 72, 76

Altersverteilung, Brustkrebs beim Mann, *age distribution, breast cancer of man* 167

—, Fibroadenom, *age distribution, fibroadenoma* 82

—, intraduktale Epithelproliferation, Mastopathie, *age distribution, intraductal epithelial proliferation, mastopathy* 103

Altersverteilung, malignes Lymphom, *age distribution, malign lymphoma* 163

–, Mastopathie, *age distribution, mastopathy* 99

–, Mischtumor, *age distribution, mixed tumor* 84

American Joint Committee on Cancer Staging and End Results Reporting (AJC), klinische Stadieneinteilung, *American Joint Committee on Cancer Staging and End Results Reporting (AJC), clinical staging* 325

Amputation, 5-Jahres-Überlebensraten, *amputation, 5-years survival rates* 189

–, Bestrahlungstechnik nach McWhirter, *amputation, McWhirter's principle* 193

–, Narbe, Thermogramm, *amputation, scar tissue, thermogram* 47

–, siehe einfache Mastektomie, *amputation, see simple mastectomy*

Amyloidose, pathologische Anatomie, *amyloidosis, pathologic anatomy* 91

–, Strahlenabsorption, *amyloidosis, radiation absorption* 91

Amyloidtumoren, Differentialdiagnose, *amyloid tumors, differential diagnosis* 96, 97

Anabolika, fortgeschrittenes Mammakarzinom, *anabolic drugs, advanced breast cancer* 593

Anatomie, normale Mamma, *anatomy, normal breast* 68, 450

anatomische Inoperabilität, Mammakarzinom, Definition, *anatomical inoperability, breast carcinoma, definition* 323, 324

– Operabilität, Rezidiv, nach kurativer Strahlenbehandlung, *anatomical operability, recurrence, after curative radiotherapy* 332

– Vorbemerkungen, Lymphabflußwege, Mamma, *anatomical remarques, lymphatic drainage, breast* 368

anatomisch-klinische Stadieneinteilung, Mammakarzinom, *anatomoclinical staging, breast cancer* 325, 326

Androgene, Krebstherapie, *androgens, cancer therapy* 595

Androgenbehandlung, männliches Mammakarzinom, *androgen therapy, male breast cancer* 577

Angiom, pathologische Anatomie, *angioma, pathologic anatomy* 80

Angiosarkom, Histologie, *angiosarcoma, histology* 161

–, Mamma, Behandlung, *angiosarcoma, breast, treatment* 556

–, Metastasen, Prognose, *angiosarcoma, metastases, prognosis* 162

Antiöstrogene, Hormontherapie, Indikationen, *antiestrogens, hormonal therapy, indications* 593, 595, 596

Antistreptolysin-Test, Immundepression, Strahlenbehandlung, *antistreptolysin test, immunological depression, radiotherapy* 320

Arm, Lymphographie, Technik, *arm, lymphography, technique* 61, 62

Armödem, Behandlung, *arm edema, treatment* 499

–, Behandlungsfolgen, Mammakarzinom, *arm edema, side effects of treatment, breast cancer* 279, 280

–, Häufigkeit nach Bestrahlung, *arm edema, incidence, after irradiation* 259, 260, 262

–, Häufigkeit, Bestrahlungstechnik nach McWhirter, *arm edema, incidence, McWhirter's principle* 193

–, kurative Tele-Caesiumtherapie, *arm edema, curative tele caesium therapy* 321

–, Lymphknotenentfernung, *arm edema, lymphonodectomy* 261, 276

–, Lymphographie, Ergebnisse, *arm edema, lymphography, results* 62, 487, 489, 490

–, Operationskriterien, *arm edema, criteria of operability* 323

–, partielle Lymphonodektomie, *arm edema, partial lymphonodectomy* 280

–, Stadieneinteilung, *arm edema, staging* 484

–, TNM-Klassifizierung, *arm edema, TNM classification* 324

–, Ursachen, Folgen, *arm edema, causes, sequelae* 481, 483

–, Venographie, *arm edema, phlebography* 472

Aspirationsbiopsie, präoperative Strahlenbehandlung, *aspiration biopsy, preoperative radiotherapy* 213

Atherom, Differentialdiagnose, Mammogramm, *atheroma, differential diagnosis, mammogram* 11

Atypie, Epithelproliferation, *atypia, epithelial proliferation* 103, 104

atypische Epitheliosis, Mastopathie, Einteilung, *atypical epitheliosis, mastopathy, classification* 105

atypische, proliferierende Mastopathie, *atypical proliferating mastopathy* 104, 105

atypische Zellen, Malignität, Kriterien, *atypical cells, malignancy, criteria* 51, 52

^{198}Au, Dauerimplantat, Hypophyse, *^{198}Au, permanent implant, pituitary* 239

Aufklärung, Frühdiagnose, öffentliche Medien, *health education, early diagnosis, public relations* 168

Augen, Metastasen, TNM-Klassifizierung, *eyes, metastases, TNM classification* 324

Ausschaltungsverfahren, endokrinologische, *ablative procedures, endocrinologic* 237

Auswahlkriterien, Tumorektomie, *selection criteria, tumorectomy* 278

Axilla, Armödem, Lymphographie, Umgehungskreislauf, *axilla, arm edema, lymphography, collateral circulation* 490

–, Bestrahlungstechnik nach McWhirter, *axilla, McWhirter's principle* 194

–, Biopsie, Zelldignität, *axilla, biopsy, cellular dignity* 48

–, Brill-Symmers, *axilla, Brill-Symmers' disease* 156, 157

–, En-bloc-Ausräumung, *axille, en bloc dissection* 390

–, Enthaarung, nach kurativer Strahlenbehandlung, *axilla, depilation, after radiotherapy* 323

–, Exploration, Rezidiv-Verdacht, *axilla, exploration, recurrence, suspicion of* 329

–, Haut, Früh- und Spätreaktionen, Strahlenbehandlung, *axilla, skin, early and late reactions, radiotherapy* 458

–, kurative Strahlenbehandlung, Technik, *axilla, curative radiotherapy, technique* 309

–, – Strahlentherapie, zusätzliche Felder, *axilla, curative radiotherapy, additionel fields* 309

–, Lokalisation, Metastasen, „level", *axilla, localization, metastases, "level"* 370

–, Lokalrezidive, Häufigkeit, *axilla, local recurrence, incidence* 198

–, „Low axillary dissection", Indikationsstellung, *axilla, "Low axillary dissection", indication* 296

–, Lymphknoten, Bestrahlungstechnik, *axilla, lymph nodes, irradiation techniques* 204, 205, 265, 281

–, –, Bestrahlungsfelder, *axilla, lymph nodes, irradiation fields* 388

–, –, entzündliches Karzinom, *axilla, lymph nodes, inflammatory carcinoma* 147

–, –, erweiterte Tylektomie, *axilla, lymph nodes, extended tylectomy* 275

–, –, exulzerierende, *axilla, lymph nodes, exulcerating* 348

−, −, inflammatorisches Karzinom, *axilla, lymph nodes, inflammatory carcinoma* 155

−, −, intraduktales Karzinom, *axilla, lymph nodes, intraductal carcinoma* 153

−, −, klinische Stadieneinteilung, *axilla, lymph nodes, clinical staging* 325

−, −, Lipomatose, *axilla, lymph nodes, lipomatosis* 156, 157

−, −, Metastasen, *axilla, lymph nodes, metastases* 145

−, −, −, erfolglose Strahlenbehandlung, *axilla, lymph nodes, metastases, failure of radiotherapy* 329

−, −, −, Etagen, *axilla, lymph nodes, metastases, levels* 369, 370

−, −, −, Fibrosarkom, *axilla, lymph nodes, metastases, fibrosarcoma* 549

−, −, −, Hochvoltbestrahlung, *axilla, lymph nodes, metastases, high energy irradiation* 386

−, −, −, inflammatorisches Karzinom, *axilla, lymph nodes, metastases, inflammatory cancer* 442

−, −, −, Lokalrezidiv, Häufigkeit, *axilla, lymph nodes, metastases, local recurrence, incidence* 399, 403, 405

−, −, −, männliches Mammakarzinom, *axilla, lymph nodes, metastases, male breast cancer* 581

−, −, −, malignes Lymphom, *axilla, lymph nodes, metastases, malignant lymphoma* 558

−, −, −, Myosarkom, *axilla, lymph nodes, metastases, myosarcoma* 553

−, −, −, nach partieller Mastektomie, *axilla, lymph nodes, metastases, after partial mastectomy* 192

−, −, −, Menopausenstatus, *axilla, lymph nodes, metastases, menopause status* 200

−, −, −, Operationskriterien, *axilla, lymph nodes, metastases, criteria of operability* 323

−, −, −, Prognose, *axilla, lymph nodes, metastases, prognosis* 251, 371, 589, 590

−, −, −, TNM-Klassifizierung, *axilla, lymph nodes, metastases, TNM classification* 324

−, −, −, Tumordurchmesser, *axilla, lymph nodes, metastases, tumor diameter* 263

−, −, −, Vernichtungsdosis, *axilla, lymph nodes, metastases, sterilization dose* 304

−, −, normale Anatomie, *axilla, lymph nodes, normal anatomy* 450, 451

−, −, okkultes Karzinom, *axilla, lymph nodes, occult carcinoma* 150, 151

−, −, Palpation, *axilla, lymph nodes, palpation* 25, 325

−, −, präoperative Strahlenbehandlung, *axilla, lymph nodes, preoperative radiotherapy* 212

−, −, Präparation, vor Strahlenbehandlung, *axilla, lymph nodes, dissection, before radiotherapy* 325

−, −, Radikaloperation, Strahlenbehandlung, *axilla, lymph nodes, radical mastectomy, irradiation* 187

−, −, Sterilisationsrate, Strahlenbehandlung, *axilla, lymph nodes, sterilization rate, radiotherapy* 330, 331

−, −, Strahlenbehandlung, fortgeschrittenes Mammakarzinom, *axilla, lymph nodes, radiotherapy, advanced breast cancer* 349

−, −, thermographische Überwachung, *axilla, lymph nodes, thermographic follow up* 36, 37

−, −, TNM-Klassifizierung, *axilla, lymph nodes, TNM classification* 324, 325

−, Lymphknotenbefall, Lokalrezidiv, Beziehungen, *axilla, involved lymph nodes, local recurrence, relations* 421, 422

−, Lymphknotenentfernung, Armödem, *axilla, lymphonodectomy, arm edema* 261

−, −, Komplikationen, *axilla, lymphonodectomy, complications* 276

−, −, Nebenwirkungen, *axilla, lymphonodectomy, side effects* 279

−, −, Quadrantenresektion, *axilla, lymphonodectomy, quadrant resection* 277

−, Lymphome, Differentialdiagnose, *axilla, lymphomas, differential diagnosis* 156, 157

−, Metastasen, Adenokarzinom, *axilla, metastases, adenocarcinoma* 156, 157

−, Narbenbildung, postoperative, *axilla, scar tissue, postoperative* 456

−, Palpation, Verläßlichkeit, *axilla, palpation, reliability* 325

−, Prolongation, Mammakörper, Bestrahlungstechnik, *axilla, prolongation, corpus mammae, irradiation technique* 318

−, radikale Ausräumung, Lymphographie, *axilla, radical dissection, lymphography* 482

−, Residual-Ca nach partieller Mastektomie, *axilla, residual carcinoma after partial mastectomy* 256

−, Rezidiv, Ulzeration, vor und nach Elektronentherapie, *axilla, recurrence, ulceration, before and after electron beam therapy* 435

−, Strahlentherapie, Gesamtdosen, *axilla, radiotherapy, total doses* 312

−, −, Technik, *axilla, radiotherapy, technique* 310, 311

−, zusätzliche Dosen, Patientenlagerung, *axilla, additional doses, position of patient* 312

A-Zellen, Epithel, Mamma, *A cells, epithelium, breast* 70

Basisdosis, kurative Strahlentherapie, Axilla, *basic dose, curative radiotherapy, axilla* 309

−, − −, Mamma, *basic dose, curative radiotherapy, breast* 306

−, − −, Supraklavikulargrube, *basic dose, curative radiotherapy, supraclavicular fossa* 313

Behandlung, Antiöstrogene, *treatment, antiestrogens* 593, 595, 596

−, beiderseitiges Mammakarzinom, *treatment, bilateral breast cancer* 541

−, fortgeschrittenes Mammakarzinom, *treatment, advanced breast cancer* 347–365

−, Hämangiosarkom der Mamma, *treatment, hemangiosarcoma of the breast* 556

−, Hautreaktionen, Strahlentherapie, *treatment, skin reactions, radiotherapy* 319, 320

−, Hormon-, Indikationen, *treatment, normonal, indications* 592, 593

−, intrazerebrale Metastasen, *treatment, intracerebral metastases* 359

−, Krankheitsstadium, 5-Jahres-Überlebensraten, *treatment, stage of disease, 5-year survival rates* 189

−, Liposarkom der Mamma, *treatment, liposarcoma of the breast* 552

−, malignes Lymphom, *treatment, malignant lymphoma* 559

−, männliches Mammakarzinom, *treatment, male breast cancer* 573

−, Mammakarzinom, Schwangerschaft, *treatment, breast cancer during pregnancy* 517

−, −, Sexualhormone, *treatment, breast cancer, sexual hormones* 595, 596

−, Mammasarkom, *treatment, sarcoma of the breast* 550

−, Myosarkom der Mamma, *treatment, myosarcoma of the breast* 554

Behandlung, Strahlenschädigung, *treatment, radiation damage* 496–505

Behandlungsplanung, Memorial Sloan Kettering Cancer Center, *treatment planning procedure, Kettering Cancer Center* 432

–, Rezidiv, *treatment planning procedure, recurrent disease* 424, 427, 429

beiderseitige Aderhautmetastasen, Häufigkeit, Behandlung, *bilateral choroidal metastases, incidence, treatment* 361

beiderseitiges Brustwandrezidiv, Isodosenverteilung, *bilateral chest wall recurrence, isodose distribution* 431

– lobuläres Carcinoma in situ, Mammogramm, *bilateral lobular carcinoma in situ, mammogram* 126, 127

– Mammakarzinom, Diagnose, Behandlung, *bilateral breast cancer, diagnosis, treatment* 531–546

Bestrahlung, immunologische Teste, *irradiation, immunological tests* 320

Bestrahlungsfelder, kurative Strahlenbehandlung, *irradiation areas, curative radiotherapy* 306

–, Anordnung, Telekobalttherapie, *irradiation areas, arrangement, telecobalt therapy* 281

–, beiderseitiges Mammakarzinom, *irradiation fields bilateral breast cancer* 541

–, Elektronentherapie, Rezidivbehandlung, *irradiation fields, electron beam therapy, treatment of recurrent disease* 425, 426

–, inflammatorisches Karzinom, *irradiation fields, inflammatory cancer* 442

–, Mamma, kurative Dosen, *irradiation fields, breast, curative doses* 310

–, Palliativbestrahlung, *irradiation fields, palliative treatment* 337

–, regionäre Lymphknoten, Vv. mammariae internae, *irradiation fields, regional lymph nodes, Vv. mammariae internae* 388

–, zusätzliche, Axilla, *irradiation fields, additional, axilla* 309

–, –, Elektronentherapie, *irradiation fields, additional, electron therapy* 311

–, –, Supraklavikulargrube, *irradiation fields, additional, supraclavicular fossa* 313

Bestrahlungsmethoden, postoperative Strahlenbehandlung, *irradiation methods, postoperative radiotherapy* 382

Bestrahlungsplanung, Brustwand, parasternale Lymphknoten, *irradiation planning, thoracic wall, parasternal lymph nodes* 387

Bestrahlungstechnik, bilaterales Mammakarzinom, *irradiation technique, bilateral breast cancer* 318, 319

–, ^{60}Co-Gammastrahlung, nach Mastektomie, *irradiation technique, ^{60}Co gamma radiation, after mastectomy* 262

–, fortgeschrittenes Mammakarzinom, *irradiation techniques, advanced breast cancer* 349

–, Hochvolttherapie, *irradiation technique, high voltage therapy* 204, 205

–, inflammatorisches Karzinom, *irradiation technique, inflammatory cancer* 442

–, kurative Strahlenbehandlung, *irradiation technique, curative radiotherapy* 306

–, Spezialfälle, *irradiation technique, special cases* 318

bilaterale Karzinomentstehung, multilokuläre, Häufigkeit, *bilateral carcinogenesis, multilocular, incidence* 537, 538

bilaterales inflammatorisches Karzinom, Klinik, *bilateral inflammatory cancer, clinical symptoms* 441

Bindegewebe, Retraktion, Malignitätskriterium, Häufigkeit, *connective tissue, retraction, malignancy criterium, incidence* 10, 11

biochemische Parameter, Hormonbehandlung, *biochemical parameters, hormonal therapy* 591

biologische Inoperabilität, Mammakarzinom, Definition, *biological inoperability, breast cancer, definition* 324

– Operabilität, fortgeschrittenes Mammakarzinom, *biologic operability, advanced breast cancer* 347

– –, Rezidiv, nach radikaler Strahlenbehandlung, *biological operability, recurrence, after radical radiotherapy* 332

Biopsie, adenoid-tubuläres Karzinom, *biopsy, adenoid tubular carcinoma* 294, 295

–, atypische Epitheliosis, Häufigkeit, *biopsy, atypical epitheliosis, incidence* 105

–, –, proliferierende Mastopathie, *biopsy, atypical proliferative mastopathy* 105

–, Axillarlymphknoten, Befall, Tumordosis, *biopsy, axillary lymph nodes, involvement, tumor dosis* 305

–, Befunde, Einteilung, *biopsy, findings, classification* 63

–, bilaterales Mammakarzinom, *biopsy, bilateral breast cancer* 531

–, diagnostische Treffsicherheit, *biopsy, diagnostic accuracy* 19, 20

–, Differentialdiagnose, *biopsy, differential diagnosis* 169

–, doppelseitige, Indikationsstellung, *biopsy, bilateral, indication* 539

–, ein-, zweizeitiges Vorgehen, *biopsy, one-, two-stage surgery* 59

–, entzündliches Brustwandrezidiv, *biopsy, inflammatory recurrence of thoracic wall* 423

–, Ergebnisse, Klassifizierung, *biopsy, results, classification* 49, 51

–, Farbstoffmarkierung, *biopsy, dye deposit marking* 60

–, gutartige Tumoren, falsch positive, falsch negative Befunde, *biopsy, benign tumors, false positive, false negative findings* 53

–, Hamartom, *biopsy, hamartoma* 92

–, Indikationen, *biopsy, indications* 47, 48

–, –, Thermogramm, *biopsy, indications, thermogram* 41

–, intraduktales Carcinoma in situ, *biopsy, intraductal carcinoma in situ* 103, 132

–, Karzinom, Narbengewebe, *biopsy, carcinoma, scar tissue* 58

–, Komplikationen, *biopsy, complications* 55

–, kosmetische Ergebnisse, *biopsy, cosmetic results* 58

–, kritische Wertung, *biopsy, critical evaluation* 63, 64

–, Mammakarzinom, falsch positive, falsch negative Befunde, *biopsy, breast cancer, false positive, false negative findings* 53

–, –, Frühdiagnose, *biopsy, breast cancer, prognosis* 2

–, –, Häufigkeit, *biopsy, breast cancer, incidence* 115

–, –, Schwangerschaft, *biopsy, breast cancer, pregnancy* 516

–, Mastopathie, Thermogramm, *biopsy, mastopathy, thermogram* 114

–, Material, gut-, bösartige Befunde, Verhältnis, *biopsy, material, benign, malign findings, ratio* 59

–, Metastasen, Diagnose, *biopsy, metastases, diagnosis* 354

–, „Minimal breast cancer", *biopsy, "minimal breast cancer"* 60

–, multilokuläres Adenom, *biopsy, multilocular adenoma* 94

–, Narbengewebe, *biopsy, scar tissue* 145

–, –, , Differentialdiagnose, Mammogramm, *biopsy, scar tissue, differential diagnosis, mammogram* 11

–, nicht palpable Veränderungen, *biopsy, non palpable lesions* 48

–, okkultes, intraduktales Karzinom, *biopsy, occult intraductal* 150, 151

–, polymorphes Karzinom, *biopsy, polymorphe carcinoma* 148

–, prätherapeutische Diagnostik, *biopsy, pretherapeutic diagnosis* 257

–, Probe-, Indikationen, *biopsy, exploratory, indications* 56, 57

–, Rezidivbehandlung, *biopsy, treatment of recurrence* 424

–, Röntgenaufnahme, *biopsy, radiogram* 288

–, Schnellschnittuntersuchung, *biopsy, serial sections* 56, 57

–, Strahlenbehandlung, *biopsy, radiotherapy* 198

–, stereotaktische Punktion, *biopsy, stereotactic puncture* 48

–, Technik, *biopsy, technique* 49

Bleiabdeckung, Strahlenbehandlung, *lead shielding, radiotherapy* 318

Blutung, Parenchym, nach Biopsie, *hemorrhage, parenchyma, after biopsy* 55

Blutversorgung, normale Mamma, *blood supply, normal breast* 69, 450

bösartige Veränderungen, Thermogramm, Einteilung, *malignant lesions thermogram, classification* 43, 44

Bremsstrahlen, Röntgenröhre, Mammographie, *Bremsstrahlen, x-ray tube, mammography* 3, 4

Brill-Symmers, Lymphom, Axilla, *Brill-Symmer's disease, lymphoma, axillary* 156, 157

Brustwand, „Cancer en cuirasse", *chest wall, "cancer en cuirasse"* 423

–, Elektronentherapie, Isodosen, *thoracic wall, electron beam therapy* 384

–, entzündliche Reaktionen, Thermogramm, *thoracic wall, inflammatory reactions, thermogram* 36

–, Infiltration, TNM-Klassifizierung, *chest wall, infiltration, TNM-classification* 324

–, Konfiguration, Komputertomographie, *thoracic wall, configuration, computed tomography* 387

–, kurative Strahlenbehandlung, *chest wall, curative radiotherapy* 306

–, Lokalrezidiv, Häufigkeit, *thoracic wall, local recurrence incidence* 402, 403

–, nach Mastektomie, Tomogramm, *chest wall, after mastectomy, tomogram* 426

–, Rezidiv, beiderseitiges, Isodosen, *chest wall, recurrence, bilateral, isodoses* 431

–, –, Strahlenbehandlung, *chest wall, recurrence, radiotherapy* 423

–, –, vollständige und teilweise Heilung, *chest wall, recurrence, complete and partial control* 433

–, Strahlenbehandlung, Lokalrezidiv, *chest wall, radiotherapy, local recurrence* 422

–, Tumorfixierung, Operationskriterien, *chest wall, fixation of tumor, criteria of operability* 323

Brustwarze, Einziehung, TNM-Klassifizierung, *nipple, retraction, TNM classification* 324

Brustwirbelsäule, Metastasen, Häufigkeit, *thoracic spine, metastases, incidence* 354

B-Zellen, Epithel, Mamma, *B cells, epithelium, breast* 70

beiderseitige Aderhautmetastasen, Häufigkeit, Behandlung, *bilateral choroidal metastases, incidence, treatment* 361

¹³⁷Caesium, Therapie, Mastektomie, *¹³⁷Caesium, therapy, mastectomy* 261, 264

–, zusätzliche Dosen, Strahlenbehandlung, *¹³⁷Caesium, additional doses, radiotherapy* 308

¹³⁷Caesium-Gammastrahlung, Brustwand, Dosisverteilung, *¹³⁷Caesium-gamma radiation, thoracic wall, dose distribution* 385

Cancer and Leukemia Group, Chemotherapie, Mammakarzinom, *Cancer and Leukemia Group, chemotherapy, breast cancer* 599

Cancer en cuirasse, Brustwandrezidiv, *cancer en cuirasse, recurrence, chest wall* 423

– –, Telekobalttherapie, *cancer en cuirasse, telecobalt therapy* 362

Cancer Institute, Marseille, brusterhaltende, radikale Strahlenbehandlung, Spätergebnisse, *Cancer Institute, Marseille, breast preserving radical radiotherapy, late results* 333, 334

Carcinoma adenomatosum, Tumorektomie, kosmetisches Ergebnis, *carcinoma adenomatosum, tumorectomy, cosmetic result* 284

Carcinoma gelatinosum, beiderseitiges, *carcinoma gelatinosum, bilateral* 540

Carcinoma in situ, Definition, *carcinoma in situ, definition* 60

– –, doppelseitiges, *carcinoma in situ, bilateral* 533, 534

– –, doppelseitiges, Histologie, *carcinoma in situ, bilateral, histology* 533, 539

– –, Fibroadenom, *carcinoma in situ, fibroadenoma* 81, 82

– –, Frühdiagnose, *carcinoma in situ, early diagnosis* 1, 168

– –, Histologie, *carcinoma in situ, histology* 120, 121, 539

– –, Kriterien, *carcinoma in situ, criteria* 534

– –, Lebensalter, *carcinoma in situ, age* 536

– –, Mammographie, *carcinoma in situ, mammography* 126

– –, prophylaktische Mastektomie, *carcinoma in situ, prophylactic mastectomy* 539

– –, Verkalkungen, Häufigkeit, *carcinoma in situ, calcifications, incidence* 18

Carcinoma intraductale in situ, doppelseitiges Mammakarzinom, *carcinoma intraductale in situ, bilateral breast cancer* 532

– – –, Verkalkung, Metastasen, *carcinoma intraductale in situ, calcification, metastases* 534

Carcinoma solidum, beiderseitiges, *carcinoma solidum, bilateral* 540

– –, Mammogramm, Differentialdiagnose, *carcinoma solidum, mammogram, differential diagnosis* 11

– –, Nachresektion, Telekobalttherapie, kosmetisches Ergebnis, *carcinoma solidum, secondary resection, telecobalt therapy, cosmetic result* 285

– –, Strahlenbehandlung, kosmetisches Ergebnis, *carcinoma solidum, radiotherapy, cosmetic result* 283

– –, Tumorektomie, kosmetisches Ergebnis, *carcinoma solidum, tumorectomy, cosmetic result* 284

– –, Tumorektomie, Telekobalttherapie, Mammogramm, *carcinoma solidum, tumorectomy, telecobalt, therapy, mammogram* 291

– –, Tumorexcision, Mammographie, Kontrolle, *carcinoma solidum, tumor excision, mammography, follow up* 287

charakteristische Strahlung, Bremsstrahlen, Spektrum, *characteristic radiation, bremsstrahlen, spectrum* 4

Chemie, Verkalkungen, *chemistry, calcifications* 12

Chemoprophylaxe, kurative Strahlenbehandlung, *chemoprophylaxis, curative radiotherapy* 334

Chemotherapie, fortgeschrittenes Mammakarzinom, *chemotherapy, advanced breast cancer* 347, 597–608

–, Geschichtliches, *chemotherapy, history* 589, 590

–, Hämangiosarkom, *chemotherapy, hemangiosarcoma* 556

–, Lebermetastasen, *chemotherapy, liver metastases* 362

–, männliches Mammakarzinom, *chemotherapy, male breast cancer* 578

–, malignes Lymphom, *chemotherapy, malignant lymphoma* 559

–, Mammakarzinom, *chemotherapy, breast cancer* 518

–, –, Schwangerschaft, *chemotherapy, breast cancer during pregnancy* 517

–, Mammakarzinom-Rezidiv, *chemotherapy, recurrent breast cancer* 439

–, Metastasen, *chemotherapy, metastases* 354, 358, 361

–, radikale Strahlenbehandlung, *chemotherapy, radical radiotherapy* 334

Chondrosarkom, Mamma, Pathologie, *chondrosarcoma, breast, pathology* 162

Cold spot, Strahlenbehandlung, Brustwandrezidiv, *cold spot, radiotherapy, recurrent disease of chest wall* 426

Cooper-Ligamente, Mikroradiogramm, *Cooper's ligaments, microradiogram* 30

–, Präparat, *Cooper's ligaments, specimen* 73

–, Xeroradiogramm, *Cooper's ligaments, xeroradiogram* 74, 75

Cooper-Schema, Chemotherapie, Mammakarzinom, *Cooper's schema, chemotherapy, breast cancer* 599

^{60}Co-Teletherapie, inflammatorisches Karzinom, *^{60}Co teletherapy, inflammatory cancer* 443

^{60}Co-Therapie, Dosisverteilung, Brustwand, *^{60}Co therapy, dose distribution, thoracic wall* 385

–, Mastektomie, *^{60}Co therapy, mastectomy* 261

cribriformes, intraduktales Karzinom, Mammogramm, Histologie, *cribriform intraductal carcinoma, mammogram, histology* 152, 153

Curie Institute, Paris, Spätergebnisse, Strahlenbehandlung, Mammakarzinom, *Curie Institute, Paris, late results, radiotherapy, breast cancer* 326, 327

– –, –, Spätergebnisse. brusterhaltende radikale Strahlentherapie, *late results, breast preserving radiotherapy* 333, 334

Cyclophosphamid, Behandlung, fortgeschrittenes Mammakarzinom, *cyclophosphamid, therapy, advanced breast cancer* 597

Cystosarcoma phylloides, Definition, *cystosarcoma phylloides, definition* 547, 548

– –, Differentialdiagnose, *cystosarcoma phylloides, differential diagnosis* 555

– –, Frühstadium, Definition, *cystosarcoma phylloides, early stage, definition* 60

– –, pathologische Anatomie, *cystosarcoma phylloides, pathological anatomy* 82, 83, 86, 162

– –, Stromasarkom, *cystosarcoma phylloides, stromasarcoma* 161

– –, Thermogramm, Differentialdiagnose, *cystosarcoma phylloides, thermogram, differential diagnosis* 167

Definition, anatomische, biologische Inoperabilität, *definition, anatomical, biological inoperability* 323, 324

–, einfache Mastopathie, *definition, simple mastopathy* 102

–, Frühkarzinom, *definition, early carcinoma* 60

–, Frühstadium, duktales Karzinom, *definition, early stage, ductal carcinoma* 253

–, –, infiltrierendes Karzinom, *definition, early stage, infiltrating carcinoma* 254

–, gutartige Parenchymdysplasie, *definition, benign dysplasia of parenchyma* 103

–, „hot spot", Thermogramm, *definition, "hot spot", thermogram* 43

–, lobuläres Karzinom, *definition, lobular carcinoma* 533

–, Mammasarkom, *definition, sarcoma of the breast* 547

–, Mastopathie, *definition, mastopathy* 99

–, Minimal Cancer, *definition, minimal cancer* 60

–, proliferierende Mastopathie, *definition, proliferating mastopathy* 103

–, radikale Mastektomie, *definition, radical mastectomy* 378

–, T-, N-, M-Kategorien, *definition, T, N, M categories* 325

–, Tumorektomie, *definition, tumor ectomy* 252

desmoplastisches Trichoepitheliom, Differentialdiagnose, *desmoplastic trichoepithelioma, differential diagnosis* 85

Diagnose, Adenoszirrhus, *diagnosis, adenoscirrhus* 138, 139

–, atypische, proliferierende Mastopathie, *diagnosis, atypical proliferative mastopathy* 105

–, bilaterales Mammakarzinom, *diagnosis, bilateral breast cancer* 531, 538

–, Biopsie, Treffsicherheit, *diagnosis, biopsy, accuracy* 53

–, Hämangiosarkom, *diagnosis, hemangiosarcoma* 555

–, inflammatorisches Karzinom, *diagnosis, inflammatory cancer* 441

–, –, Knochenmetastasen, *diagnosis, bone metastases* 354

–, lobuläres Carcinoma in situ, *diagnosis, lobular carcinoma in situ* 130

–, männliches Mammakarzinom, *diagnosis, male breast cancer* 572

–, Mammakarzinom, Makroanatomie, *diagnosis, breast cancer, macroanatomy* 118

–, –, Mammogramm, Lebensalter, *diagnosis, breast cancer, mammogram, age* 76, 77

–, –, Reihenuntersuchung, *diagnosis, breast cancer, screening program* 78

–, –, Tetrade, *diagnosis, breast cancer, tetrade* 55

–, –, TNM-Einteilung, *diagnosis, breast cancer, TNM-classification* 116

–, –, Verkalkungen, *diagnosis, breast cancer, calcifications* 17, 18

–, –, Verschleppung, *diagnosis, breast cancer, retardation* 21, 22

–, Mammakarzinom während der Schwangerschaft, *diagnosis, breast cancer during pregnancy* 511, 515

–, Mammaria interna-Lymphknoten, Rezidiv, *diagnosis, internal mammary lymph nodes, recurrence* 422

–, Mastopathie, *diagnosis, mastopathy* 114

–, Plexus brachialis, Strahlenschädigung, *diagnosis, brachial plexus, radiation damage* 480

–, Rezidiv, systematische Nachuntersuchung, *diagnosis, recurrence, systematic follow up* 328

–, Rhabdomyosarkom, *diagnosis, rhabdomyosarcoma* 554

–, Schnellschnitt, Biopsie, *diagnosis, serial section, biopsy* 53, 56

–, Tripel-, Mammakarzinom, *diagnosis, triple, breast cancer* 54

–, Tumor, Retromamillarraum, *diagnosis, tumor, retromamillary region* 8

−, Verkalkungen, Mammogramm, *diagnosis, calcifications, mammogram* 7, 18

−, Zellatypien, zytologische Untersuchung, *diagnosis, cellular atypical, cytologic examination* 53

Diaphragma sellae, Schädigung, radioaktive Hypophysen-implantate, *diaphragma sellae, damage, radioactive pituitary implants* 239

Dichte, Drüsenkörper, Mikroradiogramm, *density, parenchyma, microradiogram* 3

Differentialdiagnose, aberrierendes Parenchym, Axilla, *differential diagnosis, aberrant parendyma, axilla* 156, 157

−, Adenokarzinom, *differential diagnosis, adenocarcinoma* 135

−, Abszeß, *differential diagnosis, abscess* 136, 137

−, Amyloidtumoren, *differential diagnosis, amyloid tumors* 96, 97

−, Biopsie, Zelldignität, *differential diagnosis, biopsy, cellular dignity* 48

−, Brustkrebs beim Mann, *differential diagnosis, breast cancer of man* 167, 168

−, Cystosarcoma phylloides, *differential diagnosis, cystosarcoma phylloides* 86

−, − −, *differential diagnosis, cystosarcoma phylloides* 555

−, − −, Thermogramm, *differential diagnosis, cystosarcoma phylloides, thermogram* 167

−, diffuse Verschattungen, Mammogramm, *differential diagnosis, diffuse shaddows, mammogram* 11

−, diffuses Karzinom, *differential diagnosis, diffuse carcinoma* 159, 160

−, entzündliche Reaktionen, Brustwand, Thermogramm, *differential diagnosis, inflammatory reactions, thoracic wall, thermogram* 36

−, Epithelproliferationen, Galaktographie, *differential diagnosis, epithelial proliferations, galactography* 24

−, falsch-positive Befunde, Thermogramm, *differential diagnosis, false positive findings, thermogram* 46

−, Fibroadenom, *differential diagnosis, fibroadenoma* 82, 136, 137

−, Fibrom, *differential diagnosis, fibroma* 136, 137

−, Fibromatose, *differential diagnosis, fibromatosis* 162

−, Fibrosarkom, Thermogramm, *differential diagnosis, fibrosarcoma, thermogram* 161

−, fibrozystische Mastopathie, *differential diagnosis, fibrocystic mastopathy* 82, 147, 158

−, Fremdkörpergranulom, *differential diagnosis, foreign body granuloma* 135

−, Galaktozele, *differential diagnosis, galactocele* 136, 137

−, Gallertkarzinom, *differential diagnosis, colloid carcinoma* 147

−, −, Mammogramm, *differential diagnosis, colloid carcinoma, mammogram* 11

−, Gynäkomastie, *differential diagnosis, gynecomastia* 167, 168

−, Hämangiom, *differential diagnosis, hemangioma* 136, 137

−, Hämangiosarkom, *differential diagnosis, hemangiosarcoma* 555

−, „heiße" Mammille, Thermogramm, *differential diagnosis, "hot" nipple, thermogram* 31, 38, 39, 41, 159, 160

−, Hautödem, Mammogramm, *differential diagnosis, skin edema, mammogram* 293

−, inflammatorisches Karzinom, *differential diagnosis, inflammatory cancer* 165, 441, 555

−, − −, Thermogramm, *differential diagnosis, inflammatory carcinoma, thermogram* 161

−, „kaltes Loch", Thermogramm, *differential diagnosis, "cold hole", thermogram* 39, 40

−, Knochenmetastasen, *differential diagnosis, bone metastases* 354

−, −, Strahlenschädigung, *differential diagnosis, bone metastases, radiation damage* 469

−, Liponecrosis microcystica, *differential diagnosis, liponecrosis microcystica* 19

−, Lymphangiosis carcinomatosa, Mammogramm, *differential diagnosis, lymphangiosis carcinomatosa, mammogram* 293

−, Lymphome, Axilla, *differential diagnosis, lymphomas, axillary* 156, 157

−, malignes Lymphom, *differential diagnosis, malignant lymphoma* 136, 137

−, Mammogramm, Nachkontrolle, *differential diagnosis, mammogram, follow up* 290

−, −, Verschattungen, *differential diagnosis, mammogram, shadows* 11

−, männliches Mammakarzinom, *differential diagnosis, male breast cancer* 572

−, Mastitis, *differential diagnosis, mastitis* 441

−, Mastopathie, *differential diagnosis, mastopathy* 82, 147

−, Metastasen, Mamma, *differential diagnosis, metastases, breast* 136, 137

−, Mikroverkalkungen, *differential diagnosis, microcalcifications* 13, 14, 18, 19

−, −, Ursachen, *differential diagnosis, microcalcifications, causes* 13

−, Morbus Paget, *differential diagnosis, Paget's disease* 84

−, Myoblastom, Myotheliom, *differential diagnosis, myoblastoma, myothelioma* 94

−, Narbengewebe nach Strahlenbehandlung, Mammogramm, *differential diagnosis, scar tissue after radiotherapy, mammogram* 292

−, Neurofibrom, *differential diagnosis, neurofibroma* 136, 137

−, Panniculitis nodularis, *differential diagnosis, panniculitis nodularis* 19

−, Peau d'orange, *differential diagnosis, peau d'orange* 283

−, Plexus brachialis, Strahlenschädigung, *differential diagnosis, brachial plexus, radiation damage* 480

−, Punktionszytologie, Mammogramm, *differential diagnosis, puncture cytology, mammogram* 48

−, Retromamillarregion, Tumor, *differential diagnosis, retromamillary region, tumor*

−, Rezidiv, systematische Nachuntersuchung, *differential diagnosis, recurrence, systematic follow up* 328

−, seltene gutartige Veränderungen, *differential diagnosis, rare benign lesions* 85

−, Silikonprothese, Mammogramm, *differential diagnosis, silicon prosthesis, mammogram* 11

−, Szirrhus, *differential diagnosis, scirrhus* 86, 143

−, Mammogramm, *differential diagnosis, scirrhus, mammogram* 11, 143

−, traumatisches Hämatom, *differential diagnosis, traumatic hematoma* 555

−, Verkalkungen, Epithelproliferation, *differential diagnosis, calcifications, epithelial proliferation* 107

−, Verschattungen, Mammogramm, *differential diagnosis, shadows, mammogram* 11, 12

−, Zyste, *differential diagnosis, cyst* 136, 137

diffuses, doppelseitiges Mammakarzinom, Mammogramm, Thermogramm, *diffuse, bilateral breast carcinoma, mammogram, thermogram* 158

diffuses Karzinom, Differentialdiagnose, *diffuse carcinoma, differential diagnosis* 159

direkte Lymphographie, Mamma, Technik, *direct lymphography, breast, technique* 61

Dokumentation, Thermographie, *documentation, thermography* 34

Dosen, kurative Strahlenbehandlung, Supraklavikulargrube, *doses, curative radiotherapy, supraclavicular fossa* 313

–, zusätzliche, Axilla, Supraklavikulargrube, *doses, additional, axilla, supraclavicular fossa* 311

Dosimetrie, Patientenlagerung, Strahlentherapie, *dosimetry, position of patient, radiotherapy* 307

Dosis, Armödem, Häufigkeit, *dose, arm edema, incidence* 485

–, exsudative, proliferative Lungenveränderungen, *dose, exsudative, proliferative pulmonary lesions* 473

–, Film-Folienkombination, Mammographie, *dose, film screen combination, mammography* 8

–, Film, Mammographie, Low-Dose-System, *dose, film, mammography, low dose system* 6, 7

–, Früh- und Spätreaktionen, *dose, early and late reactions* 458, 462

–, inflammatorisches Karzinom, *dose, inflammatory cancer* 442

–, interstitielle Therapie, *dose, interstitial therapy* 351

–, kurative Strahlenbehandlung, *dose, curative radiotherapy* 306

–, Lokalrezidivbehandlung, *dose, local recurrence, radiotherapy* 422, 424

–, Maximum, Brustwand, Hochvoltbestrahlung, *dose, maximal, thoracic wall, high energy radiotherapy* 386

–, Nekrose induzierende, Radiochirurgie, *dose, necrose inducing, radiosurgery* 241

–, Palliativbestrahlung, *dose, palliative irradiation* 337

–, radioaktive, Hypophysenausschaltung, *dose, radioactive, pituitary ablation* 239

–, Radiosensibilität, mikroskopische Streuherde, *dose, radiosensibility, microscopic disseminations* 303

–, Resttumor, Strahlenbehandlung, kurative, *residual tumor, radiotherapy, curative* 309

–, Strahlenbehandlung, Axillarfeld, *dose, radiotherapy, axillary field* 309

–, –, fortgeschrittenes Mammakarzinom, *dose, radiotherapy, advanced breast cancer* 349

–, –, Hirnmetastasen, *dose, radiotherapy, cerebral metastases* 359

–, –, Lymphknotensterilisation, *dose, radiotherapy, lymph nodes sterilization* 330, 331

–, –, Supraklavikulargrube, *dose, radiotherapy, supraclavicular fossa* 313

–, Toleranz-, Knochen, Weichteile, *dose, tolerance-, bone, soft tissue* 467

–, Tumorektomie, kosmetische Ergebnisse, *dose, tumorectomy, cosmetic results* 283

–, Tumorvernichtungs-, Tumorgröße, *dose, necessary for completely sterilizing a tumor, tumor size* 303

Dosiseffektbeziehungen, Lokalrezidiv, *Dose effect relations, local recurrence* 406

Dosisverteilung, beiderseitiges Mammakarzinom, *dose distribution, bilateral breast cancer* 541

–, Elektronentherapie, Brustwand, *dose distribution, electron beam therapy, thoracic wall* 384

–, konventionelle Strahlenbehandlung, postoperative, *dose distribution, conventional radiotherapy, postoperative* 382, 383

–, Mamma, Elektronen-, Photonenstrahlungen, *dose distribution, breast, electron-, photon radiation* 264, 266

–, –, Telekobalttherapie, *dose distribution, breast, telecobalt, therapy* 269

–, Photonen, Elektronen, nach Mastektomie, *dose distribution, photons, electrons, after mastectomy* 262, 263

Drüsengewebe, Mamma, Histologie, *secretory parenchyma, breast, histology* 69, 70

duktales Karzinom, Frühstadium, Definition, *ductal carcinoma, early stage, definition* 60

– –, –, Tumorektomie, *ductal carcinoma, early stage, tumor ectomy* 253

– –, Histologie, *ductal carcinoma histology* 119

– –, multizentrisches, Prognose, *ductal carcinoma, multicentric, prognosis* 168

– Papillom, Galaktographie, Histologie, *ductal papilloma, galactography, histology* 89, 90, 91

Dysplasie, Definition: Mastopathie, *dysplasia, definition: Mastopathy* 99

Eastern Cooperative Oncology Group, Chemotherapie, Mammakarzinom, *Eastern Cooperative Oncology Group, chemotherapy, breast cancer* 599

Echographie, männliches Mammakarzinom, *echography, male breast cancer* 572

Eierstockentfernung, Prognose, Mammakarzinom, *oophorectomy, prognosis, breast cancer* 243

einfache Mastektomie, Bestrahlungstechnik nach McWhirter, *simple mastectomy, irradiation technique, according to McWhirter* 193

– –, Fernmetastasen, Häufigkeit, *simple mastectomy, distant metastases, incidence* 407

– –, fortgeschrittenes Mammakarzinom, *simple mastectomy, advanced breast cancer* 347

– –, inflammatorisches Karzinom, *simple mastectomy, inflammatory cancer* 444

– –, Komplikationen, *simple mastectomy, complications* 201, 202

– –, Liposarkom, *simple mastectomy, liposarcoma* 552

– –, lobuläres Carcinoma in situ, Spätergebnisse, *simple mastectomy, lobular carcinoma in situ, late results* 131

– –, Lokalrezidiv, Häufigkeit, *simple mastectomy, local recurrence, incidence* 422

– –, männliches Mammakarzinom, Ergebnisse, *simple mastectomy, male breast cancer, results* 574

– –, Mammasarkom, *simple mastectomy, sarcoma of the breast* 550

– –, mit und ohne Bestrahlung, Spätergebnisse, *simple mastectomy, with and without irradiation, late results* 190

– –, Morbidität, *simple mastectomy, morbidity* 204

– –, Myosarkom, *simple mastectomy, myosarcoma* 554

– –, prophylaktische, Indikationsstellung, *simple mastectomy, prophylactic, indication* 539

– –, Strahlenbehandlung, Überlebensraten, *simple mastectomy, irradiation, survival rates* 187, 190, 191

– –, Technik, *simple mastectomy, technique* 452, 453

– Mastopathie, pathologische Anatomie, *simple mastopathy, pathologic anatomy* 102, 103

einseitige Überwärmung, Thermogramm, Malignität, *unilateral hyperthermia, thermogram, malignancy* 42, 43

Einstelltechnik, Mammographie, *exposure technique, mammography* 7, 8

Einteilung, Folgeerscheinungen, Strahlenbehandlung, *classification, radiosequelae* 321

–, gutartige Neoplasien, *classification, benign neoplasias* 86

–, intraduktale Epithelproliferation, *classification, intraductal epithelial proliferation* 105

–, kosmetische Ergebnisse, Tele-Caesiumtherapie, *classification, cosmetic results, telecaesiumtherapy* 322

–, Mastopathie, *classification, mastopathy* 102, 104, 106

–, TNM-System, Mammakarzinom, *classification, TNM system, breast cancer* 324

–, unmittelbare Hautreaktionen, Strahlenbehandlung, *classification, immediate skin reactions, radiotherapy* 319, 320

Elektronenmikroskopie, Verkalkungen, Struktur, *electron microscopy, calcifications, structure* 13, 14

Elektronentherapie, adenoid-tubuläres Karzinom, Mammogramm, *electron beam therapy, adenoid tubular carcinoma, mammogram* 294, 295

–, Aderhautmetastasen, *electron beam therapy, metastases of choroidea* 361

–, Axilla, Supraklavikulargrube, *electron beam therapy, axilla, supraclavicular fossa* 311, 312

–, beiderseitiges Mammakarzinom, *electron beam therapy, bilateral breast cancer* 541

–, Brustwandrezidiv, vollständige, teilweise Heilung, *electron beam therapy, chest wall, recurrent disease, complete, partial control* 433

–, fortgeschrittenes Mammakarzinom, *electron beam therapy, advanced breast cancer* 349

–, früher bestrahlte Hautbezirke, *electron beam therapy, previously irradiated skin areas* 432

–, Gewebetoleranz, *electron beam therapy, tissue tolerance* 436

–, Hautmetastasen, *electron beam therapy, skin metastases* 362

–, Hautreaktionen, *electron beam therapy, skin reactions* 319, 320

–, Komplikationen, *electron beam therapy, complications* 437

–, kurative Strahlenbehandlung, Technik, *electron beam therapy, curative radiotherapy, techniques* 306, 309

–, Lokalrezidive nach radikaler Mastektomie, *electron beam therapy, local recurrences after radical mastectomy* 200

–, Mamma, Dosisverteilung, *electron beam therapy, breast, dose distribution* 263

–, Mammakarzinom, mit Hautbeteiligung, *electron beam therapy, breast cancer, with skin involvement* 319

–, Nebenwirkungen, *electron beam therapy, side effects* 279

–, Orbitametastasen, *electron beam therapy, metastases of the orbita* 360

–, Palliativbestrahlung, *electron beam therapy, palliative irradiation* 337

–, postoperative Strahlenbehandlung, *electron beam therapy, postoperative radiotherapy* 384

–, Rezidivbehandlung, *electron beam therapy, treatment of recurrence* 424, 425, 427, 429

–, Technik, *electron beam therapy, technique* 205

–, Teleangiektasen, *electron beam therapy, teleangiectasias* 281, 283

–, Tumorektomie, kosmetische Ergebnisse, *electron beam therapy, tumorectomy, cosmetic results* 283

–, zusätzliche Dosen, *electron beam therapy, additional doses* 308

–, zusätzliche Felder, Axilla, *electron beam therapy, additional fields, axilla* 309

–, – –, Supraklavikulargrube, *electron beam therapy, additional fields, supraclavicular fossa* 313

elektronische Thermographie, Häufigkeit, positive Befunde, *electronic thermography, incidence, positive findings* 45, 46

– –, kritische Wertung, *electronic thermography, critical evaluation* 63

– –, Technik, *electronic thermography, technique* 33

elektronisches Thermogramm, diffuses, doppelseitiges Mammakarzinom, *electronic thermogram, diffuse, bilateral breast cancer* 158

– –, Einteilung der Befunde, *electronic thermogram, classification of findings* 43, 44

– –, inflammatorisches Karzinom, *electronic thermogram, inflammatory carcinoma* 155

– –, Kontrolluntersuchung, *electronic thermogram, follow up* 166, 293

– –, multiple Hautmetastasen, *electric thermogram, multiple skin metastases* 166

Endergebnisse, siehe Spätergebnisse, *end results, see late results*

Endokrinium, Chemotherapie, chirurgische Eingriffe, Indikationen, *endocrine system, chemotherapy, surgical procedures, indications* 238

–, Hypophysenausschaltung, Adrenalektomie, Folgen, *endocrinium, pituitary ablation, adrenalectomy, effects* 241, 242

endokrinologische Eingriffe, fortgeschrittenes Mammakarzinom, *endocrine surgery, advanced breast cancer* 237

Endoxan, Chemotherapie, fortgeschrittenes Mammakarzinom, *endoxan, chemotheraphy, advanced breast cancer* 597

Energiespektrum, Röntgenröhre, Mammographie, *energy spectrum, x-ray tube, mammography* 3, 4

entzündliche Veränderungen, falsch-positive Diagnose: Karzinom, *inflammatory lesions, false positive diagnosis: True carcinoma* 53

– –, Mamma, Kindheit, *inflammatory lesions, breast, childhood* 67

entzündliches Mammakarzinom, Operabilät, *inflammatory breascancer, operability* 323

– Rezidiv, Klinik, *inflammatory recurrence, clinical symptoms* 423

Entzündung, Differentialdiagnose, Mammogramm, *inflammation, differential diagnosis, mammogram* 11

Entzündungen, pathologische Anatomie, *inflammations, pathologic anatomy* 85

Epithel, Mamma, Histologie, *epithelium, breast, histology* 69, 70

epitheliale Hyperplasie, bilaterale, histologische Entwicklung, *epithelial hyperplasia, bilateral, histologic development* 539

Epitheliolyse, nach Strahlenbehandlung, *epitheliolysis, after radiotherapy* 274, 282

Epitheliose, Nekrose, Verkalkung, *epitheliosis, necrosis, calcification* 119

Epithelproliferation, atypische, Punktionszytologie, *epithelial proliferation, atypical, puncture cytology* 49, 51

–, doppelseitiges Mammakarzinom, *epithelial proliferation, bilateral breast cancer* 531

–, einfache, proliferative Mastopathie, *epithelial proliferation, simple, proliferative mastopathy* 102, 103

–, Galaktographie, PE, *epithelial proliferations, galactography, explorative exstirpation* 56

–, Histologie, *epithelial proliferation, histology* 104, 105

Epithelproliferation, intraduktale, Galaktogramm, *epithelial proliferation, intraductal, galactogram* 112

—, Mastopathie— Mammakarzinom, *epithelial proliferation, mastopathy — breast cancer* 105

—, Milchgänge, Verkalkungen, *epithelial proliferation, galactophore ducts, calcifications* 107

—, Secretory disease, Plasmazellmastitis, *epithelial proliferation secretory disease, plasma cellular mastitis* 112

Epithelproliferationen, Verkalkungen, Differentialdiagnose, *epithelial proliferations, calcifications, differential diagnosis* 13

—, Verkalkungen, Pathogenese, *epithelial proliferations, calcifications, pathogenesis* 16

Erblichkeit, männliches Mammakarzinom, *heredity, male breast cancer* 568

Ergebnisse, ablative Verfahren, Endokrinium, *results, ablative procedures, endocrinologic* 243, 244

—, Chemotherapie, *results, chemotherapy* 600, 601

—, Elektronentherapie, exulzerierendes Mammakarzinom, *results, electron therapy, exulcerating breast cancer* 350, 352

—, falsch negative, falsch positive, Mammographie, Thermographie, *results, false negative, false positive, mammography, thermography* 330

—, Frühkarzinom, 10-Jahres-Überlebensraten, *results, early carcinoma, ten years survival rates* 204

—, Galaktographie, *results, galactography* 25

—, Hormontherapie, *results, hormone therapy* 592

—, inflammatorisches Karzinom, *results, inflammatory cancer* 444

—, konservative Behandlung, Mammakarzinom, *results, conservative treatment, breast cancer* 273, 274

—, konventionelle Strahlenbehandlung, *results, conventional radiotherapy* 301, 302

—, kosmetische, Tumorektomie, Radiotherapie, *results, cosmetic, tumorectomy, radiotherapy* 280, 281, 282

—, lobuläres Carcinoma in situ, Tumorektomie, Mastektomie, *results, lobular carcinoma in situ, tumorectomy, mastectomy* 131

—, lokale Tumorexzision, *results, local tumor excision* 271, 272

—, Lymphographie, *results, lymphography* 62

—, Mammakarzinom-Rezidiv, nach Strahlenbehandlung, *results, recurrent breast cancer, after radiotherapy* 438

—, Mammographie, Analyse, *results, mammography, analysis* 19, 20

—, männliches Mammakarzinom, Operation, Strahlenbehandlung, *results, male breast cancer, surgery, radiotherapy* 573, 574, 579

—, Operation, Strahlenbehandlung, Mammakarzinom, *results, surgery, radiotherapy, breast cancer* 190, 191, 192

—, Palliativbestrahlung, *results, palliative irradiation* 339

—, Palliativbestrahlung, Rezidiv, *results, palliative radiotherapy, recurrent disease* 433–438

—, postoperative Strahlenbehandlung nach radikalen Operationen, *results, postoperative radiotherapy after radical surgery* 399–411

—, präoperative Strahlenbehandlung, *results, preoperative radiotherapy* 212, 213, 218

—, prä-, postoperative Strahlenbehandlung, Vergleich, *results, pre-, postoperative radiotherapy, comparison* 390

—, Probeexzision, *results, exploratory biopsy* 57

—, Punktionszytologie, *results, puncture cytology* 49

—, radikale Mastektomie, *results, radical mastectomy* 271, 272, 380, 381

—, Sekundäreingriffe, nach radikaler Strahlenbehandlung, *results, secondary surgery, after radical radiotherapy* 331, 332

—, Strahlenbehandlung, Metastasen, *results, radiotherapy, metastases* 354, 355, 359

—, Strahlenbehandlung, nach McWhirter, *results, radiotherapy according to McWhirter* 192, 193, 194

—, Strahlenbehandlung, ohne Mastektomie, *results, radiotherapy without mastectomy* 276

—, Tele-Caesium-Therapie, Lumpektomie, *results, telecaesium therapy, lumpectomy* 271

—, Thermographie, Diagnostik, Treffsicherheit, *results, thermography, diagnosis, accuracy* 44

—, Tripeldiagnostik, Mammakarzinom, *results, triple diagnosis, breast cancer* 54

—, Tumorektomie, Strahlenbehandlung, *results, tumorectomy, radiotherapy* 270

—, Xeroradiographie, *results, xeroradiography* 27, 28

ER-positive Tumoren, Indikationsstellung, ablative Verfahren, *ER positive tumors, indication, ablative procedures* 243

erweiterte Tylektomie, kosmetische Ergebnisse, *extended tylectomy, cosmetic results* 275

— —, Nebenwirkungen, *extended tylectomy, side effects* 279, 280

— —, Lebensqualität, *extended tylectomy, living quality* 280

— —, Spätergebnisse, Überlebenszeiten, *extended tylectomy, late results, survival times* 274, 275

Erythem, Hautreaktionen, Strahlenbehandlung, *erythema, skin reactions, radiotherapy* 319, 320

exsudative Epidermitis, Strahlenbehandlung, *exudative epidermitis, radiotherapy* 319, 320

exulzerierendes Mammakarzinom, Elektronentherapie, Ergebnis, *exulcerating breast cancer, electron therapy, results* 350

falsch positive, falsch negative Befunde, Biopsie, *false positive, false negative findings, biopsy* 48

—, — —, Biopsie, gutartige Tumoren, *false positive, false negative findings, biopsy, benign tumors* 53

—, — —, Biopsie, Mammakarzinom, *false positive, false negative findings, biopsy, breast cancer* 53

—, — —, Mammakarzinom, Mammogramm, *false positive, false negative findings, breast cancer, mammogram* 20, 21, 330

—, — —, Mammakarzinom, Thermogramm, *false positive, false negative findings, breast cancer, thermogram* 46

—, — —, Schnellschnitthistologie, *false positive, false negative findings, serial sections, histology* 57

Farbstoffdepot, Markierung, Biopsie, *dye deposit, marking, biopsy* 60

Fasciitis, pseudosarkomatöse, *fasciitis, pseudo sarcomatous* 85

Fehldiagnosen, klinische Untersuchung, Senographie, Thermographie, Vergleich, *diagnostic errors, clinical examination, senography, thermography, comparison* 330

—, Liposarkom, *diagnostic errors, liposarcoma* 162

—, lobuläres Carcinoma in situ, *diagnostic errors, lobular carcinoma in situ* 130

—, Mammographie, *diagnostic errors, mammography* 2

–, Mammographie, Thermographie, Häufigkeit, *diagnostic errors, mammography, thermography* 20, 21

–, Rezidiv, systematische Nachuntersuchung, *diagnostic errors, recurrence, systematic follow up* 328

–, übersehenes Karzinom, Mammogramm, Ursachen, *diagnostic errors, non diagnosed carcinoma, mammogram, causes* 12

Fernmetastasen, entzündliches Brustwandrezidiv, *distant metastases, inflammatory recurrence of thoracic wall* 423

–, fortgeschrittenes Mammakarzinom, Behandlungskriterien, *distant metastases, advanced breast cancer, criteria of treatment* 347

–, Frühkarzinom, Spätergebnisse, *distant metastases, early carcinoma, late results* 204

–, Häufigkeit, nach verschiedenen Behandlungsmethoden, *distant metastases, incidence, after different therapeutic methods* 407

–, –, preoperative Strahlenbehandlung, *distant metastases, incidence, preoperative radiotherapy* 215

–, –, radikale Mastektomie, *distant metastases, incidence, radical mastectomy* 272

–, –, –, McWhirter – Bestrahlungstechnik, *distant metastases, incidence, radical mastectomy, McWhirter's method* 197

–, inflammatorisches Karzinom, *distant metastases, inflammatory cancer* 441

–, klinische Stadiumeinteilung, *distant metastases, clinical staging* 326

–, Lokalrezidiv, Beziehungen, *distant metastases, local recurrence, relations* 406

–, Mammakarzinom – Rezidiv, Spätergebnisse, *distant metastases, recurrent breast cancer, late results* 438

–, Operationskriterien, *distant metastases, criteria of operability* 323

–, Risiko, Hormonbehandlung, *distant metastases, risk, hormonal treatment* 589

–, TNM-Klassifizierung, *distant metastases, TNM classification* 324

–, Tumorektomie, Häufigkeit, *distant metastases, tumorectomy, incidence* 270

Fettgewebsnekrose, Differentialdiagnose, Mammogramm, *fatty tissue necrosis, differential diagnosis, mammogram* 11

Fibroadenolipom, Mammogramm, *fibroadenolipoma, mammogram* 88

Fibroadenom, Altersverteilung, *fibroadenoma, age distibution* 82

–, carcinoma in situ, *fibroadenoma, carcinoma in situ* 81, 82

–, Differentialdiagnose, *fibroadenoma, differential diagnosis* 11, 136, 137

–, falsch positive Diagnose: Karzinom, *fibroadenoma, false positive diagnosis: True carcinoma* 53

–, in statu nascendi, *fibroadenoma, in statu nascendi* 101

–, Mastopathie, Mammogramm, *fibroadenoma, mastopathy, mammogram* 107

–, multilokuläres, Mammogramm, Histologie, *fibroadenoma, multilocular, mammogram, histology* 94, 95

–, Osteosarkom, Histogenese, *fibroadenoma, osteosarcoma, histogenesis* 561

–, pathologische Anatomie, *fibroadenoma, pathologic anatomy* 81, 91, 94, 101

–, Punktionszytologie, Ergebnisse, *fibroadenoma, puncture cytology results* 49

–, Strahlenabsorption, *fibroadenoma, radiation absorption* 86, 91

–, Thermogramm, *fibroadenoma, thermogram* 39, 40, 98

–, Verkalkung, Pathogenese, *fibroadenoma, calcification, pathogenesis* 16

–, Verkalkungen, Differentialdiagnose, *fibroadenoma, calcifications, differentialdiagnosis* 19

–, –, Häufigkeit, *fibroadenoma, calcifiactions, incidence* 18

–, Zellreiches, *fibroadenoma, multicellular* 82, 83

Fibroadenomatose, Histologie, *fibroadenomatosis, histology* 101

Fibrolipom, pathologische Anatomie, *fibrolipoma, pathologic anatomy* 80, 86, 87

Fibroliposarkom, Differentialdiagnose, Mammogramm, *fibroliposarcoma, differential diagnosis, mammogram* 11

Fibrom, Differentialdiagnose, *fibroma, differential diagnosis* 136, 137

–, –, Zytologie, *fibroma, differential diagnosis, cytology* 169

–, Mammogramm, *fibroma, mammogram* 87, 92

Fibromatose, Differentialdiagnose, *fibromatosis, differential diagnosis* 162

Fibrosarkom, Differentialdiagnose, Thermogramm, *fibrosarcoma, differential diagnosis, thermogram* 161

–, Mamma, Häufigkeit, *fibrosarcoma, breast, incidence* 548

–, –, Klinik, *fibrosarcoma, breast, clinical symptoms* 549

–, Mammogramm, *fibrosarcoma, mammogram* 165

–, strahleninduziertes, *fibrosarcoma, radiation induced* 467

Fibrose, Adenose, Differentialdiagnose, Mammogramm, *fibrosis, adenosis, differential diagnosis, mammogram* 11

–, Haut, Strahlenreaktionen, *fibrosis, skin, radiation reactions* 458

–, Lunge, nach Elektronentherapie, *fibrosis, pulmonary, after electron beam therapy* 437

–, –, strahlenbedingte, *fibrosis, lung, radiation induced* 473

–, Lymphknoten, nach Bestrahlung, *fibrosis, lymph nodes, after irradiation* 62

–, Mammaparenchym, nach Strahlenbehandlung, *fibrosis, breast parenchyma, after radiotherapy* 279, 280, 286, 288

–, Mastopathie, Pathologie, *fibrosis, mastopathy, pathology* 100

–, Parenchym, Mammogramm, *fibrosis, parenchyma, mammogram* 109, 110

–, periduktale, Adenoszirrhus, *fibrosis, periductal, adenoscirrhus* 139

–, –, Mammogramm, *fibrosis, periductal, mammogram* 128

–, –, Verkalkungen, *fibrosis, periductal, calcifications* 147

–, pulmonale, nach Strahlenbehandlung, *fibrosis, pulmonary, after radiotherapy* 264

–, Parendym-, Thermogramm, *fibrosis, parendymal, thermogram* 47

fibrozystische Mastopathie, diffuses, doppelseitiges Karzinom, *fibrocystic mastopathy, diffuse, bilateral cancer* 158, 532

–, –, Radiologie, *fibrocystic mastopathy, radiology* 106

–, –, Verlaufsbeobachtung, Mammogramm, *fibrocystic mastopathy, follow up, mammogram* 108–110

Film-Folien-Kombination, Strahlenbelastung, Mammographie, *film screen combination, radiation exposure, mammography* 5, 6, 7

Fistelbildungen, Differentialdiagnose, Mammogramm, *fistulae, differential diagnosis, mammogram* 11

Fluorouracil, Chemotherapie, fortgeschrittenes Mammakarzinom, *fluorouracil, chemotherapy, advanced breast cancer* 597

—, —, Mammakarzinom, Rezidiv, *fluorouracil, chemotherapy, breast cancer, recurrence* 439

Fluoxymesteron, Krebstherapie, *fluoxymesteron, cancer therapy* 595

fortgeschrittenes Mammakarzinom, ablative Verfahren, Indikationen, Ergebnisse, *advanced breast cancer, ablative procedures, indications, results* 243, 244

— —, Adrenalektomie, *advanced breast cancer, adrenalectomy* 242

— —, Chemotherapie, *advanced breast cancer, chemotherapy* 597–608

— —, Elektronentherapie, kosmetische Langzeitergebnisse, *advanced breast cancer, electron beam therapy, cosmetic late results* 433–437

— —, Hormontherapie, *advanced breast cancer, hormonel therapy* 589–611

— —, Hypophysenausschaltung, radiologische Verfahren, *advanced breast cancer, pituitary ablation, radiological procedures* 239

— —, Hypophysektomie, *advanced breast cancer, hypophysectomy* 238

— —, neurochirurgische Verfahren, *advanced breast cancer, neurosurgical procedures* 237

— —, Prognose, *advanced breast cancer, prognosis* 439

— —, Remissionsraten, *advanced breast cancer, remission rates* 594

— —, Strahlenbehandlung, *advanced breast cancer, radiotherapy* 347–365

— —, Tumordosis, *advanced breast cancer, tumordose* 439

— —, Überlebensraten, nach Strahlenbehandlung, *advanced breast cancer, survival rates after radiotherapy* 438

Fraktur, pathologische, Behandlung, *fracture, pathologic, treatment* 354

—, —, Strahlenschädigung, *fracture, pathologic, radiation damage* 467, 469

—, Rippen, Elektronentherapie, *fracture, ribs, electron beam therapy* 437

Fremdkörper, Granulom, Differentialdiagnose, *foreign body, granuloma, differential diagnosis* 135

Fremdkörperreaktionen, Parenchymverkalkungen, *foreign body reactions, calcifications of parenchyma* 18

Frühdiagnose, Aufklärung, öffentliche Medien, *early diagnosis, health education, public relations* 168

—, bilaterales Mammakarzinom, *early diagnosis, bilateral breast cancer* 531

—, Mammographie, Häufigkeit, *early diagnosis, mammography, incidence* 19, 20

—, Mammakarzinom, *early diagnosis, breast cancer* 67

—, Mammakarzinom, Problematik, *early diagnosis, breast cancer, problems* 1

—, —, Verkalkungen, *early diagnosis, breast cancer, calcifications* 12

—, infiltrierendes Ca, Definition, *early diagnosis, infiltrating carcinoma, definition* 1, 254

Frühreaktionen, Haut, Strahlenbehandlung, *early reactions, skin, radiotherapy* 458

Frühstadium, Diagnose, *early stage, diagnosis* 1, 168

—, Mammakarzinom, *early stage, breast cancer* 117, 118

—, Mammakarzinom, Definition, *early stage, breast cancer, definition* 252, 253

Frühkarzinom, Definition, Präparatradiographie, *early carcinoma, definition, radiography of specimen* 60

—, 10-Jahresergebnisse, *early carcinoma, ten years results* 204

Galaktogramm, duktales Karzinom, *galactogram, ductal carcinoma* 144

—, Fibroadenom, *galactogram, fibroadenoma* 87

—, gutartige Neoplasien, *galactogram, benign neoplasias* 86

—, intraduktales Carcinoma in situ, *galactogram, intraductal carcinoma in situ* 130

—, maligne Entartung, *galactogram, malignancy* 88, 90

—, Papillomatose, *galactogram, papillomatosis* 88

—, Papillom, *galactogram, papilloma* 89, 90

—, Plasmazellmastitis, *galactogram, plasma cellular mastitis* 112

—, Secretory disease, *galactogram, secretory disease* 112

Galaktographie, diagnostische Treffsicherheit, *galactography, diagnostic accuracy* 19, 20

—, Indikationen, Ergebnisse, *galactography, indications, results* 24, 25

—, PE, Indikationsstellung, *galactography, explorative biopsy, indication* 56

—, zystische Mastopathie, *galactography, cystic mastopathy* 107

Galaktozele, Differentialdiagnose, *galactocele, differential diagnosis* 136, 137

Gallertkarzinom, Ausbreitung, Prognose, *colloid carcinoma, propagation, prognose* 253

—, Differentialdiagnose, *colloid carcinoma, differential diagnosis* 96, 97, 147

—, Histologie, *colloid carcinoma, histology* 122, 123

—, histologisches Grading, *colloid carcinoma, histologic grading* 124

—, Mammogramm nach Tumorektomie, *colloid carcinoma, mammogram after tumorectomy* 288, 289

—, Residualtumor nach partieller Mastektomie, *colloid carcinoma, residual tumor after partial mastectomy* 256

—, Secretory disease, *colloid carcinoma, secretory disease* 147

—, — —, Differentialdiagnose, Mammogramm, *colloid carcinoma, secretory disease, differential diagnosis, mammogram* 11

—, Thermogramm, *colloid carcinoma, thermogram* 160

—, Tumorektomie, Strahlenbehandlung, kosmetisches Ergebnis, *colloid carcinoma, tumorectomy, radiotherapy, cosmetic result* 285

Gammastrahlen, Isodosen, nach Mastektomie, *gamma rays, isodoses, after mastectomie* 262

—, postoperative Strahlenbehandlung, *gamma rays, postoperative radiotherapy* 384

Gammabestrahlungsgerät, Hypophysenausschaltung, *gamma ray unit, pituitary ablation* 240, 241

Ganzkörperszintigramm, inflammatorisches Karzinom, *total body scan, inflammatory cancer* 442

Gefäße, Malignitätsmerkmale, Mammogramm, *vessels, malignancy criteria, mammogram* 10, 11, 12

Gefäßmuster, Thermogramm, Differentialdiagnose, *vascular pattern, thermogram, differential diagnosis* 42, 43

Gefäßstenosen, radiogene, *vascular stenoses, radiation induced* 494

Gefäßverkalkungen, Niereninsuffizienz, *vascular calcifications, renal insufficiency* 17

gelatinöses Karzinom, Differentialdiagnose, Mammogramm, *carcinoma gelatinosum, differential diagnosis, mammogram* 11

genetische Disposition, doppelseitiges Mammokarzinom, *genetic disposition, bilateral breast cancer* 532

geometrische Lokalisation, karzinomverdächtige Strukturen, *geometric localization, structures suspicious for carcinoma* 59, 60

Gesamtdosis, kurative Strahlenbehandlung, Mammakarzinom, *total dose, curative radiotherapy, breast cancer* 310, 312

–, – –, Supraklavikulargrube, *total dose, curative radiotherapy, supraclavicular fossa* 314

–, Mamma, Telekobalttherapie, *total dose, breast, telecobalt therapy* 270

–, Strahlenbehandlung, nach Tumorexzision, *total dose, radiotherapy, after tumor excision* 271, 283

Geschichtliches, Hormontherapie, *history, hormone therapy* 589, 591

–, konventionelle Strahlentherapie, *history conventional radiotherapy* 301, 302

–, neurochirurgische Behandlungsmethoden, *history, neurosurgical procedures* 237

–, präoperative Strahlenbehandlung, *history, preoperative irradiation* 211

–, postoperative Strahlenbehandlung, *history, postoperative radiotherapy* 367

Gewebearchitektur, Malignitätsmerkmale, Mammogramm, *tissue architecture, malignancy criteria, mammogram* 11, 12

Geschlechtshormone, Krebstherapie, *sexual hormones, cancer therapy* 595, 596

Gestagene, Therapie, fortgeschrittenes Mammakarzinom, *gestagens, therapy, advanced breast cancer* 593, 595, 596

Gewebetoleranz, Elektronentherapie, *tissue tolerance, electron beam therapy* 436

Gradationskurve, Film, Mammographie, *gradation curve, film, mammography* 6

„Grading", histologisches, Tumorprognose, *"grading", histologic, tumor prognosis* 124

Granulomatose, inflammatorisches Karzinom, *granulomatosis, inflammatory* 85

Großbeschleuniger, Brustuntersuchung, *heavy ion radiography, breast examination* 31, 32

Großzelliges Karzinom, Zytologie, *macrocellular carcinoma, cytology* 52

Grundlagen, Mammographie, *principles, mammography* 1

gutartige Brusterkrankungen, Verkalkungen, Anordnung, *benign breast diseases, calcifications, pattern* 13

– epitheliale Neoplasien, pathologische Anatomie, *benign epithelial neoplasias, pathologic anatomy* 81

– – –, Radiologie, *benign epithelial neoplasias, radiology* 86

– Parenchymdysplasie, Definition, *benign dysplasia of parenchyma, definition* 103

– Veränderungen, kindliche Mamma, *benign lesions, breast in childhood* 67

– –, Thermogramm, Einteilung, *benign lesions, thermogram, classification* 43

Gynäkomastie, männliches Mammakarzinom, *gynecomastia, male breast cancer* 167, 566, 567

–, Differentialdiagnose, *gynecomastia, differential diagnosis,* 168

Hämangiom, Differentialdiagnose, *hemangioma, differential diagnosis* 136, 137

–, –, Mammogramm, *hemangioma, differential diagnosis, mammogram* 11

–, – pathologische Anatomie, *hemangioma, pathologic anatomy* 90

Hämangiomatose, Strahlenabsorption, *hamangiomatosis, radiation absorption* 91

Hämangiosarkom, Mamma, Häufigkeit, Klinik, Pathologie, *hemangiosarcoma, breast, incidence, clinical features, pathology* 554, 555

hämatologische Veränderungen, Strahlenbehandlung, *hematological changes, radiotherapy* 320

Hämatom, traumatisches, Differentialdiagnose, *hematoma, traumatic, differential diagnosis* 97, 136, 137, 555

–, nach PE, Behandlung, *hematoma, after exploratory biopsy, treatment* 58

Hämorrhagien, Cystosarcoma phylloides, *hemorrhages, cystosarcoma phylloides* 83

Häufigkeit, Aderhautmetastasen, *incidence, choroidal metastases* 361

–, Amyloidtumor, *incidence, amyloid tumor* 81

–, Armödem, nach Strahlenbehandlung, *incidence, arm edema, after radiotherapy* 259, 260, 262

–, –, partielle Lymphonodektomie, *incidence, arm edema, partial, lymphonodectomy* 280

–, atypische Epitheliosis, *incidence, atypical epitheliosis* 105

–, Brustkrebs beim Mann, *incidence, breast cancer of man* 167

–, Diagnose, Mammakarzinom, *incidence, diagnosis, breast cancer* 168

–, doppelseitiges Mammakarzinom, *incidence, bilateral breast cancer* 534, 535, 536

–, falsch negative, falsch positive Befunde, Punktionszytologie, *incidence, false negative, false positive findings, puncture cytology* 53

–, Fernmetastasen, Frühkarzinom, *incidence, distant metastases, early carcinoma* 204

– –, nach verschiedenen Behandlungsmethoden, *incidence, distant metastases, after different therapeutic methods* 407, 408

–, –, Operation, Strahlenbehandlung, Spätergebnisse, *incidence, distant metastases, surgery, radiotherapy, late results* 195, 198

–, –, Tumorektomie, *incidence, distant metastases, tumorectomy* 270

–, Fibroadenom, *incidence, fibroadenoma* 81

–, Fibrosarkom, Mamma, *incidence, fibrosarcoma, breast* 548

–, Folgeerscheinungen, Strahlenbehandlung, *incidence, radiosequelae* 322

–, fortgeschrittenes Mammakarzinom, *incidence, advanced breast cancer* 347

–, gutartige Neoplasien, *incidence, benign neoplasias* 86

–, Hämangiom, *incidence, hemangioma* 80

–, Hämangiosarkom der Mamma, *incidence, hemangiosarcoma of the breast* 554

–, histologischer Typ, invasives Karzinom, *incidence, histologic type, invasive carcinoma* 121

–, intraduktales Karzinom, *incidence, intraductal carcinoma* 253

–, Kalkablagerungen, Zellen, Interstitium, *incidence, calcium deposits, cellular, interstitial* 17

–, Karzinom, Galaktographie, *incidence, carcinoma, galactography* 25

–, Karzinomdiagnose, PE, Schnellschnittuntersuchung, *incidence, cancer diagnosis, exploratory biopsy, serial sections* 57

–, Karzinomdiagnose, tastbare, nicht tastbare Veränderungen, *incidence, cancer diagnosis, palpable, non palpable lesions* 56, 57

Häufigkeit, klein-, großzelliges Karzinom, *incidence, micro-, macrocellular carcinoma* 52

−, Knochenmetastasen, *incidence, bone metastases* 354

−, Komplikationen nach Strahlentherapie, *incidence, complications after radiotherapy* 201, 202, 460

−, Liposarkom der Mamma, *incidence, liposarcoma of the breast* 551

−, Lokalrezidiv, *incidence, local recurrence* 399, 400

−, Lokalrezidiv, Größe des Primärtumors, *incidence, local recurrence, size of primary tumor* 422

−, Lokalrezidive, Frühkarzinom, *incidence, local recurrences, early carcinoma* 204

−, −, Operation, Strahlenbehandlung, *incidence, local recurrence, surgery, radiotherapy* 197, 198

−, −, präoperative Strahlenbehandlung, *incidence, local recurrence, preoperative radiotherapy* 215

−, −, Tumorektomie, *incidence, local recurrences, tumorectomy* 270

−, Lokalrezidivraten, radikale Mastektomie, *incidence, local recurrence rates, after radical mastectomy* 421, 422

−, Lungenveränderungen, nach Strahlenbehandlung, *incidence, pulmonary lesions, radiosequelae* 322

−, Lymphangiom, *incidence, lymphangioma* 80

−, malignes Lymphom der Mamma, *incidence, malignant lymphoma of the breast* 557

−, Malignitätsmerkmale, Ca, Mammogramm, *incidence, malignancy criteria, carcinoma, mammogram* 10

−, Mammakarzinom, Biopsie, *incidence, breast cancer, biopsy* 115

−, Mammakarzinom, Kindesalter, *incidence, breast cancer, childhood* 67

−, −, Reihenuntersuchungen, *incidence, breast cancer, screening program* 78

−, −, Schwangerschaft, Laktation, *incidence, breast cancer, pregnancy, lactation* 511

−, männliches Mammakarzinom, *incidence, male breast cancer* 565

−, Mastopathie, *incidence, mastopathy* 99, 100

−, Metastasen, Frühkarzinom, *incidence, metastases, early carcinoma* 204

−, −, Tumordurchmesser, *incidence, metastases, tumor diameter* 263

−, Mikroverkalkungen, Studieneinteilung, *incidence, microcalcifications, staging* 17, 18, 19

−, Mitosen, zytologisches „Tumorgrading", *incidence, mitoses, cytologic, tumor grading* 52

−, multifokale Krebsherde, Mastektomie, *incidence, multifocal cancers, mastectomy* 303

−, Myosarkom der Mamma, *incidence, myosarcoma of the breast* 553

−, Östrogenrezeptoren, *incidence, estrogen receptors* 591

−, Papillom, Papillomatose, *incidence, papilloma, papillomatosis* 83

−, positives Thermogramm, negatives Mammogramm, *incidence, positive thermogram, negative mammogram* 45, 46

−, postoperatives Armödem, *incidence, postoperative arm edema* 484

−, radiogene Rippenschädigung, *incidence, radiation induced rib damage* 470

−, Residual-Ca nach Tumorexzision, *incidence, residual carcinoma, after tumor excision* 254, 255

−, Rhabdomyosarkom, Mamma, *incidence, rhabdomyosarcoma, breast* 549

−, Sekundärtumoren, Kontralaterale Mamma, *incidence, secondary tumors, contralateral breast* 330

−, Strahlenfibrose, Pneumonie, Rippenfrakturen, nach Elektronentherapie, *incidence, radiation fibrosis, pneumonitis, rib fractures, after electron beam therapy* 437

−, subklinische Krebsherde, Operationspräparat, *incidence, subclinical tumor foci, operation specimen* 303

−, subklinischer Lymphknotenbefall, *incidence, subclinical lymphadenopathy* 304, 305

−, Thermographiebefunde, Mammakarzinom, *incidence, thermography, findings, breast cancer* 44

−, Tumorvernichtung, Strahlendosis, *incidence, tumor sterilization, radiation dose* 304

−, Verkalkungen, Niereninsuffizienz, *incidence, calcifications, renal insufficiency* 17

−, Zellatypie, Mastopathie, *incidence, cellular atypia, mastopathy* 103

Halsted-Operation, Geschichtliches, Technik, *Halsted operation, history, technique* 451

−, operables Mammakarzinom, *Halsted operation, operable breast cancer* 187

−, Telekobalttherapie, Armödem, *Halsted operation, telecobalt therapy, arm edema* 490

Halswirbelsäule, Metastasen, Häufigkeit, *cervical spine, metastases, incidence* 354

Hamartom, Mamma, *hamartoma, breast* 85

−, Strahlenabsorption, *hamartoma, radiation absorption* 91

Haut, Absiedelungen, Tumor, TNM-Klassifizierung, *skin, satellite nodules, TNM classification* 324

−, Atherom, Differentialdiagnose, Mammogramm, *skin, atheroma, differential diagnosis, mammogram* 11

−, Beteiligung, Mammakarzinom, Bestrahlungstechnik, *skin, involvement, breast cancer, irradiation technique* 319

−, Biopsie, Technik, *skin, biopsy, technique* 49

−, Brustwand, Rezidiv, Strahlenbehandlung, *skin, chest wall, recurrence, radiotherapy* 423–432

−, Cystosarcoma phylloides, *skin cystosarcoma phylloides* 83

−, Erythem, Bestrahlung mit Elektronen, *skin, erythema, electron therapy* 279

−, Folgeerscheinungen, Strahlenbehandlung, *skin, radiosequelae* 321

−, Früh- und Spätreaktionen, Strahlenbehandlung, *skin, early and late reactions, radiotherapy* 458

−, „heiße" Bezirke, Infrarot-Thermographie, *skin, hot areas, infrared thermography* 324

−, Induration, Hochvolttherapie, *skin, induration, high voltage therapy* 462

−, Infiltration, Prognose, *skin, infiltration, prognosis* 372

−, −, TNM-Klassifizierung, *skin, infiltration, TNM classification* 324

−, inflammatorisches Karzinom, *skin, inflammatory cancer* 443

−, Inspektion, prätherapeutische Diagnostik, *skin, inspection, pretherapeutic diagnosis* 257

−, Karzinom, Exulzeration, *skin, carcinoma, exulceration* 144

−, kosmetische Ergebnisse, Mammakarzinombehandlung, *skin, cosmetic results, therapy of breast cancer* 281–287

−, Lokalrezidiv, Klinik, *skin, local recurrence, clinical symptoms* 423

−, Lymphödem, Lymphographie, *skin, lymph edema, lymphography* 156

−, Lymphplexus, Mamma, *skin, lymphatic plexus, breast* 368

−, malignes Lymphom, *skin, malign lymphoma* 165

−, Metastasen, Melanom, *skin, metastases, melanoma* 164

−, −, Thermogramm, *skin, metastases, thermogram* 166

−, −, TNM-Klassifizierung, *skin, metastases, TNM classification* 324, 325

−, Morbus Paget, Biopsie, *skin, Paget's disease, biopsy* 48, 144

−, − −, Differentialdiagnose, *skin, Paget's disease, differential diagnosis* 84

−, Narbengewebe, Mammogramm, *skin, scar tissue, mammogram* 291

−, Nekrose, postoperative, *skin, necrosis, postoperative* 454

−, Paget-Karzinom, beiderseitiges, *skin, Paget's carcinoma, bilateral* 540

−, Palliativbehandlung, früher bestrahlter Bezirk, *skin, palliative treatment, previously irradiated area* 432

−, Radionekrose, Einteilung, *skin, radionecrosis, classification* 321, 322

−, Reaktionen nach Strahlentherapie, *skin, reactions after radiotherapy* 201, 202

−, „Reißnagelphänomen", Mammogramm, *skin, "drawin pin phenomenon", mammogram* 140, 141

−, Retraktion, fehlende, papilläres Karzinom, *skin, retraction, deficient, papillary carcinoma* 148

−, −, Myoblastom, Myotheliom, *skin, retraction, myoblastoma, myothelioma* 92, 94

−, −, solides Karzinom, *skin, retraction, solid carcinoma* 145

−, sekundär-chronische Radiodermatitis, *skin, secondary chronic radiodermatitis* 459

−, Sklerödem, Thermogramm, *skin, scleredema, thermogram* 38

−, Sklerosierung, Tele-Caesiumtherapie, *skin, sclerosis, telecaesium therapy* 321

−, Spätveränderungen, Klassifizierung, *skin, late reactions, classification* 495

−, Strahlenschädigung, Klinik, Differentialdiagnose, *skin, radiation damage, clinical symptoms, differential diagnosis* 469

−, Teleangiektasien, Telekobalttherapie, *skin, teleangiectasias, telecobalt therapy* 201, 457

−, Temperaturunterschiede, malignomverdächtige, *skin, temperature differences, suspicious for malignoma* 42, 43

−, Toleranz, Elektronentherapie, *skin, tolerance, electron beam therapy* 436

−, Tumoren, Differentialdiagnose, *skin, tumors, differential diagnosis* 97

−, Ulcus, Karzinom, Häufigkeit, *skin, ulcer, carcinoma, incidence* 169

−, −, nach Strahlenbehandlung, *skin, ulcer, after radiotherapy* 455

−, −, Radiodermatitis und Hochvolttherapie, *skin, ulcer, radiodermatitis, after high voltage therapy* 460

−, Ulzeration, fortgeschrittenes Mammakarzinom, *skin, ulceration, advanced breast cancer* 347, 348

−, −, Mammakarzinomrezidiv, Elektronentherapie, *skin, ulceration, recurrent breast cancer, electron beam therapy* 434

−, −, Operationskriterien, *skin, ulceration, criteria of operability* 323

−, Verdichtung, Karzinom, Malignitätsmerkmal, *skin, thickening, carcinoma, criteria of malignancy* 10, 11, 12

−, „Walking technique", Strahlentherapie, *skin, "walking technique", radiotherapy* 427

Hautdosis, Konventionelle Strahlenbehandlung, *skin dose, conventional radiotherapy* 273

−, kosmetische Ergebnisse nach Strahlenbehandlung, *skin dose, cosmetic results after, Radiotherapy* 281, 282, 283

−, nach McWhirter, Reaktion, *skin dose, McWhirter's principle, reaction* 200

−, Radiodermatitis, *skin dose radiodermatitis* 458

−, Spätreaktionen, *skin dose, late effects* 462

Hauterythem, Thermogramm, *skin erythema, thermogram* 36

Hautinfiltration, adenoid-tubuläres Karzinom, Mammogramm, *skin infiltration, adenoid tubular carcinoma, mammogram* 294, 295

Hautmetastasen, Operationskriterien, *skin metastases, criteria of operability* 347

−, Strahlenbehandlung, *skin metastases, radiotherapy* 361, 362

Hautnekrose, Behandlung, *skin necrosis, treatment* 496

−, Hochvolttherapie, Dosierung, *skin necrosis, high voltage therapy, doses* 463

Hautödem, Induration, nach Tumorektomie, Telekobalttherapie, *skin edema, induration, after tumorectomy, telecobalt therapy* 466

−, intraduktales Karzinom, *skin edema, intraductal carcinoma* 323

−, Mammogramm, Differentialdiagnose, *skin edema, mammogram, differential diagnosis* 293

−, Operabilität, Mammakarzinom, *skin edema, operability, breast cancer* 323

−, TNM-Klassifizierung, *skin edema, TNM classification* 324, 325

Hautreaktionen, Klassifizierung, *skin reactions, classification* 495

−, unmittelbare, Strahlenbehandlung, *skin reactions, immediate, radiotherapy* 319, 320, 321

Hauttemperaturkurve, thermographische Verlaufskontrolle, Strahlenbehandlung, *skin temperature curve, thermographic control, radiotherapy* 294, 295

Hautteste, Immunreaktionen, Strahlenbehandlung, *cutaneous tests, immunologic reactions, radiotherapy* 320

Hauttoleranz, klassische Tiefentherapie, *skin tolerance, conventional radiotherapy* 301

−, Schwelle, Radiodermatitis, *skin tolerance, treshold, radiodermatitis* 322

−, Strahlenbehandlung, fortgeschrittenes Mammakarzinom, *skin tolerance, radiotherapy, advanced breast cancer* 350

Hautulkus, inflammatorisches Karzinom, *skin ulceration, inflammatory cancer* 443

−, männliches Mammakarzinom, Prognose, *skin ulceration, male breast cancer, prognosis* 580

−, operative Behandlung, *skin ulceration, operative treatment* 496

„heiße" Mamille, okkultes Karzinom, *"hot" mamilla, occult carcinoma* 150, 151

− −, Thermogramm, Differentialdiagnose, *"hot" mamilla, thermogram, differential diagnosis* 159, 160

„heiße" Tumoren, Prognose, Thermographie, *"hot" tumors, prognosis, thermography* 36

Heilung, vollständige, teilweise, Brustwandrezidiv, *control, complete, partial, chest wall recurrence* 433

herdförmige Überwärmung, Thermogramm, Malignom, *areolar hyperthermia, thermogram, malignancy* 43

Herzbeutel, Früh-, Spätreaktionen, nach Strahlenbehandlung, *pericardium, early, late reactions, after radiotherapy* 480, 495

Hirnmetastasen, TNM-Klassifizierung, *brain metastases, TNM classification* 324

Histiozyt, typische zytologische Befunde, *histiocyte, typical cytologic findings* 51

Histiozytom, malignes, Differentialdiagnose, *histiocytoma, malign, differential diagnosis* 162

Histogenese, Osteosarkom der Mamma, *histogenesis, osteosarcoma of the breast* 561

Histologie, abnorme Parenchymveränderungen, *histology, abnormal lesions of parendyma* 101

—, Adenokarzinom, *histology, adenocarcinoma* 122, 123

—, Adenom, *histology, adenoma* 83

—, beiderseitiges Mammakarzinom, *histology, bilateral breast cancer* 539

—, Biopsie, Zelldignität, *histology, biopsy, cellular dignity* 48

—, bioptische Befunde, falsch positive und negative Ergebnisse, *histology, bioptic findings, false positive and negative results* 53

—, Carcinoma in situ, *histology, carcinoma in situ* 120, 121, 539

—, duktales Karzinom, *histology, ductal carcinoma* 120, 121

—, duktales Papillom, *histology, ductal papilloma* 90, 91

—, Fibroadenom, *histology, fibroadenoma* 93, 101

—, Fibroadenomatose, *histology, fibroadenomatosis* 101

—, Fibrosarkom, *histology, fibrosarcoma* 161

—, Fibrose, Parenchym, *histology, fibrosis, parenchyma* 146

—, fibrozystische Mastopathie, Präparat, *histology, fibrocystic mastopathy, specimen* 109, 110, 111

—, Gallertkarzinom, *histology, gelatineous carcinoma* 122, 123

—, inflammatorisches Karzinom, *histology, inflammatory carcinoma* 155

—, intraduktale Epithelproliferation, *histology, intraductal epithelial proliferation* 103, 104

—, intraduktales, nicht infiltrierendes Karzinom, *histology, intraductal, non infiltrating carcinoma* 120, 130, 152, 153, 539

—, invasives Karzinom, *histology, invasive carcinoma* 141, 539

—, invasives Karzinom, Mammogramm, *histology, invasive carcinoma, mammogram* 134

—, invasives lobuläres Karzinom, *histology, invasive lobular carcinoma* 120, 121

—, Kalkablagerungen, Zellen, Interstitium, *histology, calcium deposits, intracellular, interstitial* 17

—, Karzinom, kontralaterale Mamma, *histology, cancer, contralateral breast* 534

—, Keilresektion, Rezidivverdacht, *histology, wedge resection, recurrence, suspicion of* 329

—, klinische Stadieneinteilung, *histology, clinical staging* 325

—, Komedokarzinom, *histology, comedo carcinoma* 119

—, kontralaterales Mammakarzinom, *histology, contralateral breast cancer* 124

—, Liposarkom, *histology, liposarcoma* 532, 551

—, lobuläres Carcinoma in situ, *histology, lobular carcinoma in situ* 120, 121, 128, 129

—, malignes Lymphom, *histology, malignant lymphoma* 558

—, Malignität, Prognose, *histology, malignancy, prognosis* 371

—, Malignitätsgrad, Hormontherapie, *histology, grading, hormonal therapy* 592

—, Mamma, Embryologie, *histology, breast, embryology* 66

—, Mammakarzinom, *histology, breast cancer* 119

—, Mammakarzinom, Operationspräparate, *histology, breast cancer, operation specimens* 303

—, Mammasarkom, *histology, sarcoma of the breast* 549

—, männliches Mammakarzinom, Prognose, *histology, male breast cancer, prognosis* 581

—, Mastopathie, *histology, mastopathy* 101

—, medulläres Karzinom, *histology, medullary carcinoma* 122, 123

—, Morbus Paget, *histology, Paget's disease* 120, 121

—, multilokuläres Fibroadenom, *histology, multilocular fibroadenoma* 94, 95

—, Myosarkom, *histology, myosarcoma* 552, 553

—, Myotheliom, *histology, myothelioma* 92

—, normale Mamma, *histology, normal breast* 68, 69, 70

—, Parenchym, Menopause, *histology, parenchyma, menopauseal* 72

—, präoperative Strahlenbehandlung, *histology, preoperative radiotherapy* 227

—, Probeexstripation, *histology, exploratory biopsy* 56

—, proliferierende Mastopathie, *histology, proliferative mastopathy* 104, 105

—, — —, Malignität, *histology, proliferative mastopathy, malignancy* 103

—, Residual-Ca nach Tumorexzision, *histology, residual carcinoma after tumor excision* 254

—, subklinischer Lymphknotenbefall, Häufigkeit, *histology, subclinical lymphadenopathy, incidence* 304, 305

—, Szirrhus, *histology, szirrhus* 122, 123

—, Tumorklassifizierung, WHO, *histology, tumor classification, WHO* 105

—, Verkalkungen, Anordnung, *histology, calcifications, pattern* 13

—, Verkalkungen, Prognose, Mammakarzinom, *histology, calcifications, prognosis, breast cancer* 12

histologische Kontrollen, Operationspräparate, nach radikaler Strahlenbehandlung, *histologic controls, operation specimens, after radical radiotherapy* 331, 332

histologische Kriterien, Tumorektomie, *histological criteria, tumor ectomy* 252

histologisches Grading, Tumorprognose, *histologic grading, tumor prognosis* 124

Hochvolttherapie, als alleinige Behandlung, *high voltage therapy, as sole treatment* 302

—, Hautulkus, Radiodermatitis, *high voltage therapy, skin ulcer, radiodermatitis* 460

—, inflammatorisches Karzinom, *high voltage therapy, inflammatory cancer* 442

—, Lokalrezidiv, Behandlungsergebnisse, *high voltage therapy, local recurrence, results of treatment* 423

—, Mastektomie, Ergebnisse, *high voltage therapy, mastectomy, results* 262, 264

—, Metastasen, Technik, *high voltage therapy, metastases, technique* 355

—, Rezidiv, Brustwand, Technik, *high voltage therapy, recurrence, chest wall, technique* 431

—, Spätfolgen, *high voltage therapy, late reactions* 462

—, Spätfolgen, Behandlung, *high voltage therapy, late reactions, treatment* 497

—, strahlenbedingte Lungenveränderungen, *high voltage therapy, radiation induced pulmonary lesions* 472, 473

—, Technik, *high voltage therapy, technique* 205

Hodenentzündung, männliches Mammakarzinom, *orchitis, male breast cancer* 569

Hodgkin, Differentialdiagnose, Mammogramm, *Hodgkin's disease, differential diagnosis, mammogram* 11

–, Mamma, Pathologie, *Hodgkin's disease, breast, pathology* 163

homolaterale Axillarlymphknoten, TNM-Klassifizierung, *homolateral axillary lymph nodes, TNM classification* 324

hormonabhängige Tumoren, Indikationsstellungen, *hormone dependent tumors, indications* 243

Hormonabhängigkeit, Mammakarzinom, *hormonal dependence, breast cancer* 590

Hormonhaushalt, Adrenalektomie, *hormone metabolism, adrenalectomy* 242

–, Hypophysenausschaltung, *hormone metabolism, pituitary ablation* 241, 242

–, männliches Mammakarzinom, *hormone metabolism, male breast cancer* 566

Hormonrezeptoren, Biochemie, *hormone receptors, biochemistry* 590, 591, 592

–, PE, Indikationsstellung, *hormone receptors, explorative biopsy, indication* 56

Hormontherapie, alleinige, Indikationen, *hormonal therapy, allone, indications* 594

–, biochemische Parameter, *hormonal therapy, biochemical parameters* 591, 592

–, Ergebnisse, *hormonal therapy, results* 592

–, fortgeschrittenes Mammakarzinom, *hormonal therapy, advanced breast cancer* 349

–, Geschichtliches, *hormonal therapy, history* 589, 590

–, Komplikationen, *hormonal therapy, complications* 595, 596

–, kurative Strahlenbehandlung, *hormonal therapy, curative radiotherapy* 334

–, Lokalrezidiv, *hormonal therapy, local recurrence* 592

–, männliches Mammakarzinom, *hormonal therapy, male breast cancer* 575, 577

–, Remissionsraten, *hormonal therapy, remission rates* 594

–, Metastasen, *hormonal therapy, metastases* 354, 361

–, Östrogenrezeptoren, *hormonal therapy, estrogen receptors* 591, 592

–, Überwachung, Dauer, *hormonal therapy, follow up, duration* 595

„hot spot", Strahlenbehandlung, Brustwandrezidiv, *"hot spot", radiotherapy, recurrent disease of chest wall* 426

„hot spot", Thermogramm, Definition, *"hot spot", thermogram, definition* 42, 43

hot spots, Dosisverteilung, Mamma, *hot spots, dose distribution, breast* 263

Hüftgelenke, Metastasen, Häufigkeit, *hip joints, metastases, incidence* 354

Hyperparathyreoidismus, Parenchymverkalkungen, *hyperparathyroidism, calcifications of parenchyma* 17

Hyperplasie, Epithel, histologische Entwicklung, *hyperplasia, epithelial, histologic development* 539

–, lobuläre, Pathologie, *hyperplasia, lobular, pathology* 100

–, Mastopathie, Mammogramm, *hyperplasia, mastopathy, mammogram* 107

Hypersensibilität, Haut, Strahlenbehandlung, *hypersensibility, skin, radiotherapy* 320

hypertherme Gefäße, diffuses, doppelseitiges Mammakarzinom, *hyperthermic vessels, diffuse, bilateral breast cancer* 158

– –, inflammatorisches Karzinom, *hyperthermic vessels, inflammatory cancer* 155

– –, malignes Lymphom, *hyperthermic vessels, malign lymphoma* 167

– –, Plasmazellmastitis, *hyperthermic vessels, plasma cellular mastitis* 113

– –, Thermogramm, *hyperthermic vessels, thermogram* 160

Hyperthermic, diffuse, Gefäßmuster, *hyperthermia, diffuse, vascular pattern* 42, 43

–, inoperables Mammakarzinom, Strahlenbehandlung, *hyperthermia, inoperable breast cancer, radiotherapy* 296

–, nach Strahlenbehandlung, *hyperthermia, after radiotherapy* 293

–, perimamilläre, Thermogramm, *hyperthermia, perimamillar, thermogram* 39

–, Tumor-Angiogenese-Faktor (TAF), *hyperthermia, tumor angiogenesis factor (TAF)* 35, 36

–, Warzenhof, okkultes Karzinom, *hyperthermia, areola, occult carcinoma* 150, 151

Hyperthyreose, Radiodermatitis, Spätreaktionen, *hyperthyreosis, radiodermatitis, late effects* 462

Hypophyse, Implantationstechnik, *pituitary gland, implant technique* 237, 238, 239

–, radioaktive Dauerimplantate, *pituitary gland, radioactive permanent implants* 239

Hypophysektomie, Indikationsstellung, *hypophysectomy, indication* 237

–, männliches Mammakarzinom, *hypophysectomy, male breast cancer* 576

–, Technik, *hypophysectomy, technique* 238

–, zusätzliche Hormontherapie, *hypophysectomy, additional hormone therapy* 593

Hypophysenausschaltung, äußere Strahlung, *pituitary ablation, external radiation* 240, 241

–, Hormonsubstitution, *pituitary ablation, hormonal substitution* 241, 242

–, radioaktive Implantationstechnik, *pituitary ablation, radioactive implant techniques* 239

Hysterektomie, Kastration, radikale Strahlenbehandlung, *hysterectomy, castration, radical radiotherapy* 334

immunologische Reaktion, prä-, postoperative Strahlenbehandlung, *immunologic reaction, pre-, postoperative radiotherapy* 456

immunologische Reaktionen, Strahlenbehandlung, *immunological reactions, radiotherapy* 320

Immuntherapie, Mammakarzinom, *immunotherapy, breast cancer* 590

Implantation, [192]Iridium, fortgeschrittenes Mammakarzinom, *implantation, [192]iridium, advanced breast cancer* 351

Implantationstechnik, Hypophyse, *implant technique, pituitary gland* 237, 238, 239

Inaktivitätsatrophie, Strahlenschädigung, *inactivity atrophy, radiation damage* 467

Indikationen, Hochvolttherapie, Rezidivbehandlung, *indications, high voltage therapy, treatment of recurrent disease* 424

Indikationsstellung, Adrenalektomie, *indication, adrenalectomy* 243

–, alleinige Hormontherapie, *indication, hormone therapy as sole treatment* 594

–, bilaterale Biopsie, *indication, bilateral biopsy* 539

–, Biopsie, Thermogramm, *indication, biopsy, thermogram* 41

–, –, Zytologie, *indication, biopsy, cytology* 47

Indikationsstellung, Chemotherapie, chirurgische Eingriffe am Endokrinium, *indication, chemotherapy, surgical manipulations on endocrine system* 238
–, einfache Mastektomie, *indication, simple mastectomy* 347
–, erweiterte Tylektomie, *indication, extended tylectomy* 275
–, Galaktographie, *indication, galactography* 24, 25
–, Hormontherapie, *indication, hormonal therapy* 591, 592, 593
–, Hypophysektomie, *indication, hypophysectomy* 237
–, Hypophysenausschaltung, *indication, pituitary ablation* 238, 240
–, intraoperative Schnellschnittuntersuchung, *indication, intraoperative serial sections* 56, 169
–, Kastration, *indication, castration* 243
–, kombinierte Behandlung, fortgeschrittenes Mammakarzinom, *indication, combined treatment, advanced breast cancer* 347
–, Kontrollmammographie, *indication, control mammography* 168
–, Lymphographie, Lymphszintigraphie, *indication, lymphography, scintigraphy of lymphatic pathways* 61, 62
–, Lymphonodektomie, *indication, lymphonodectomy* 261, 296
–, Mammographie, Lebensalter, *indication, mammography, age* 67
–, –, Zytologie, *indication, mammography, cytology* 1, 169
–, Operation, solitäre Hirnmetastasen, *indication, surgery, solitary cerebral metastases* 359
–, partielle, radikale Mastektomie, *indication, partial-, radical mastectomy* 255
–, postoperative Strahlenbehandlung, *indication, postoperative radiotherapy* 411, 413
–, präoperative Strahlenbehandlung, *indication, preoperative radiotherapy* 213, 214
–, Probeexstirpation, *indication, exploratory exstirpation* 56, 57
–, prophylaktische Hormontherapie, *indication, prophylactic hormone therapy* 594
–, –, Mastektomie, *indication, prophylactic mastectomy* 541
–, Punktionszytologie, *indication, puncture cytology* 53
–, Quadrantenresektion, *indication, quadrant resection* 296
–, Radiokastration, *indication, radiocastration* 363
–, Sekundäreingriffe, nach radikaler Strahlenbehandlung, *indication, secondary surgery, after radical radiotherapy* 332, 333
–, Strahlenbehandlung, Liposarkom, *indication, radiotherapy, liposarcoma* 552
–, –, Mammaria-Interna-Lymphknotenkette, *indication, radiotherapy, internal mammary chain* 314
–, –, Metastasen, *indication, radiotherapy, metastases* 354, 359
–, –, Thoraxwand, *indication, radiotherapy, thoracic wall* 411
–, Thermographie, *indication, thermography* 34, 37, 41
–, Tumorektomie, Strahlenbehandlung, *indication, tumorectomy, radiotherapy* 252, 253, 260, 278
–, –, Strahlenbehandlung, invasives Karzinom, *indication, tumorectomy, radiotherapy, invasive carcinoma* 296
–, Tumorexzision, Carcinoma in situ, *indication, tumor excision, carcinoma in situ* 254
–, Xeroradiographie, *indication, xeroradiography* 26

Indikationsstellungen, radikale Mastektomie, Strahlenbehandlung, *indications, radical mastectomy, irradiation* 187, 189
indirekte Lymphographie, Mamma, Technik, *indirect lymphography, breast, technique* 61, 62
Infiltration, diffuse, entzündliches Karzinom, *infiltration, diffuse, inflammatory carcinoma* 147
–, Mammogramm, klinische Nachkontrolle, *infiltration, mammogram, clinical follow up* 290
infiltrierendes Karzinom, doppelseitiges, *infiltrating carcinoma, bilateral* 533
– –, klinische Stadieneinteilung, *infiltrating carcinoma, clinical staging* 326
– –, röntgenologische Morphologie, *infiltrating carcinoma, radiologic morphology* 131–144
infiltrierendes lobuläres Karzinom, Malignitätsrisiko, *infiltrating lobular carcinoma, risk of malignancy* 130
inflammatorisches Karzinom, Biopsie, Differentialdiagnose, *inflammatory carcinoma, biopsy, differential diagnosis* 48
– –, Differentialdiagnose, *inflammatory carcinoma, differential diagnosis* 165, 555
– –, Infiltration, Lymphgefäße, *inflammatory carcinoma, infiltration, lymphatic vessels* 147
– –, intramammäre Metastasen, *inflammatory carcinoma, intramammary metastases* 161
– –, Klinik, *inflammatory carcinoma, clinical symptoms* 441–447
– –, Mammogramm, *inflammatory carcinoma, mammogram* 136
– –, Strahlenbehandlung, *inflammatory carcinoma, radiotherapy* 154, 155, 338
– –, TNM-Klassifizierung, *inflammatory carcinoma, TNM classification* 324
Informationswert, Biopsie, Mammographie, Thermographie, *informative value, biopsy, mammography, thermography* 63, 64
infraklavikuläre Lymphknoten, Bestrahlungsfelder, *infraclavicular lymphnodes, irradiation fields* 388
– –, Lymphographie, Armödem, *infraclavicular lymph nodes, lymphography, arm edema* 493
– –, normale Anatomie, *infraclavicular lymph nodes, normal anatomy* 451
– –, radikale Mastektomie, *infraclaviscular lymph nodes, radical mastectomy* 189
– –, TNM-Klassifizierung, *infraclavicular lymph nodes, TNM classification* 324
Infrarot-Thermographie, anatomische, biologische Inoperabilität, Definitionen, *infrared thermography, anatomical, biological inoperability, definitions* 324
–, falsch negative, falsch positive Ergebnisse, *infrared thermography, false negative, false positive results* 330
–, systematische, kombinierte Nachuntersuchung, *infrared thermography, systematic combined follow up* 328
–, vor und nach kurativer Strahlenbehandlung, *infrared thermography, before and after curative radiotherapy* 329
Inoperabilität, Mammakarzinom, Definition, *inoperability, breast cancer, definition* 324
inoperables Mammakarzinom, äußere Bestrahlung als alleinige Behandlungsmaßnahmen, *inoperable breast cancer, external irradiation as sole mode of treatment* 301
– –, Bestrahlungstechnik, *inoperable breast cancer, irradiation techniques* 350
– –, Elektronentherapie, *inoperable breast cancer, electron beam therapy* 433
– –, Hyperthermie nach Strahlenbehandlung, *inoperable breast cancer, hyperthermia after radiotherapy* 296

– –, klinische Stadieneinteilung, *inoperable breast cancer, clinical staging* 326

– –, Kombinationsbehandlung, *inoperable breast cancer, combined treatment* 347

– –, Palliativbestrahlung, *inoperable breast cancer, palliativ irradiation* 337

– –, Strahlentherapie, Ergebnisse, *inoperable breast cancer, radiotherapy, results* 190

– –, –, Technik, *inoperable breast cancer, radiotherapy, technique* 263

Inspektion, Mamma, Nachkontrolle, *inspection, breast, follow up* 290

Interkostallymphknoten, Metastasen, Hochvollbestrahlung, *intercostal lymph nodes, metastases, megavoltage irradiation* 190

Interkostalmuskeln, Infiltration, TNM-Klassifizierung, *intercostal muscles, infiltration, TNM classification* 324

interstitielle Bestrahlung, Komplikationen, *interstitial irradiation, complications* 201, 202

– Implantation, Radiumnadeln, Mammakarzinom, *interstitial implantation, radium needles, breast cancer* 308

– Therapie, fortgeschrittenes Mammakarzinom, *interstitial therapy, advanced breast cancer* 351

– Verkalkungen, Niereninsuffizienz, *interstitial calcifications, renal insufficiency* 17

Intervall, bilaterales Mammakarzinom, *interval, bilateral breast cancer* 543

–, Lokalrezidiv, nach radikalen Operationen, *interval, local recurrence, after radical surgery* 402

–, strahleninduzierte Tumoren, *interval, radiation induced tumors* 467

Intervalle, systematische, kombinierte Nachuntersuchungen, *intervals, systematic combined, follow up* 328

intraduktale Epithelproliferation, Definition: Mastopathie, *intraductal epithelial proliferation, definition: mastopathy* 103

– Epithelproliferationen, Galaktogramm, *intraductal epithelial proliferations, galactogram* 112

– –, Mastopathie, Mammakarzinom, *intraductal epithelial proliferations, mastopathy, breast cancer* 105

– Verkalkungen, Struktur, Elektronenmikroskopie, *intraductal calcifications, structure, electron microscopy* 14, 15

intraduktales Karzinom, doppelseitiges, Histologie, *intraductal carcinoma, bilateral, histology* 534, 539, 540

– –, Frühdiagnose, *intraductal carcinoma, early diagnosis* 1

– –, Histologie, *intraductal carcinoma, histology* 104, 105, 539

– –, Klassifizierung, *intraductal carcinoma, classification* 539

– –, Lebensalter, *intraductal carcinoma, age* 536

– –, Makroanatomie, Mammogramm, *intraductal carcinoma, macroanatomy, mammogram* 152

– –, Mammogramm, *intraductal carcinoma, mammogram* 132, 133

– –, okkultes, Verkalkung, *intraductal carcinoma, occult, calcification* 150, 151

– –, Punktionszytologie, Ergebnisse, *intraductal carcinoma, puncture cytology, results* 49, 51

– –, Residualtumor nach lokaler Exzision, *intraductal carcinoma, residual tumor after local excision* 254, 255, 256

– –, Strahlentherapie, Indikation, *intraductal carcinoma, radiotherapy, indication* 260

– –, Thermogramm, *intraductal carcinoma, thermogram* 159, 160

– –, Tumorklassifizierung, WHO, *intraductal carcinoma, tumor classification, WHO* 105

– –, Verkalkungen, Chemie, *intraductal carcinoma, calcifications, chemistry* 12

– –, –, Pathogenese, *intraductal carcinoma, calcifications, pathogenesis* 16

– Papillom, Galaktographie, *intraductal papilloma, galactography* 88, 89, 90

intraoperative Komplikationen, Mastektomie, *intraoperative complications, mastectomy* 453, 454

– Markierung, karzinomverdächtige Strukturen, *intraoperative marking, structures suspicious for carcinoma* 59, 60

– Schnellschnittuntersuchung, Indikationsstellung, *intraoperative microtomy, indication* 56, 169

intrazerebrale Metastasen, Strahlenbehandlung, *intracerebral metastases, radiotherapy* 359

intrazystisches Papillom, Differentialdiagnose, Mammogramm, *intracystic papilloma, differential diagnosis, mammogram* 11

invasives Karzinom, bilaterales, Histologie, *invasive carcinoma, bilateral, histology* 539

– –, Definition, *invasive carcinoma, definition* 60

– –, Häufigkeit, *invasive carcinoma, incidence* 168

– –, –, Residualtumor, nach Exzision, *invasive carcinoma, incidence, residual tumor, after excision* 256

– –, Histologie, *invasive carcinoma, histology* 120, 121, 141

– –, Histologie, Mammogramm, *invasive carcinoma, histology, mammogram* 134

– –, Mikroradiogramm, *invasive carcinoma, microradiogram* 142

– –, Punktionszytologie, Ergebnisse, *invasive carcinoma, puncture cytology, results* 49

– –, Strahlentherapie, Indikation, *invasive carcinoma, radiotherapy, indication* 260

– –, Tumordurchmesser, Prognose, *invasive carcinoma, tumor diameter, prognosis* 253

– –, Verkalkungen, Differentialdiagnose, *invasive carcinoma, calcifications, differential diagnosis* 13

– –, –, Pathogenese, *invasive carcinoma, calcifications, pathogenesis* 16

– Mammakarzinom, Tumorektomie, Strahlenbehandlung, Indikation, *invasive breast carcinoma, tumorectomy, radiotherapy, indication* 296

^{192}Ir, Implantationsbehandlung, Mastektomie, $^{192}Ir, implant therapy, mastectomy$ 261

^{192}Iridium, Dauerimplantat, Hypophyse, $^{192}Iridium, permanent implant, pituitary$ 239

–, interstitielle Therapie, $^{192}Iridium, interstitial therapy$ 351

–, Seeds, interstitielle Implantation, $^{192}Iridium, seeds, interstitial implantation$ 308

^{192}Irridium-Implantation, unmittelbare Hautreaktionen, $^{192}Irridium implantation, immediate skin reactions$ 319, 320

Isodosen, beiderseitiges Brustwandrezidiv, *isodoses, bilateral chest wall recurrence* 431

–, Brustwand, 2 Winkelfelder, *isodoses, thoracic wall, two angulated fields* 429

–, –, Rezidivbehandlung, *isodoses, chest wall, treatment of recurrent disease* 426

–, ^{60}Co-Gammastrahlung, nach Mastektomie, *isodoses, $^{60}Co gamma radiation, after mastectomy$* 262

–, Elektronentherapie, *isodoses, electron beam therapy* 384

–, konventionelle Strahlenbehandlung, postoperative, *isodoses, conventional radiotherapy, postoperative* 383, 384

Isodosen, Mamma, Horizontal-, Vertikalschnitte, *isodoses, breast, horizontal and vertical sections* 266
–, –, Strahlenbehandlung, *isodoses, breast, radiotherapy* 309
–, –, Telekobalttherapie, *isodoses, breast, telecobalt therapy* 269

„kaltes Loch", Thermogramm, *"cold hole", thermogram* 160, 166
– –, Thermogramm, Differentialdiagnose, *"cold hole", thermogram, differential diagnosis* 39, 40
Kandidin, Hautreaktionen, Strahlenbehandlung, *candidin, skin reactions, radiotherapy* 320
Karzinoid, primäres, Mamma, *carcinoid, primary, breast* 85
Karzinom, Diagnose, Häufigkeit, PE, *carcinoma, diagnosis, incidence, exploratory biopsy* 57
–, doppelseitiges, *carcinoma, bilateral* 531
–, EMI-Einheiten, *carcinoma, EMI units* 29
–, entzündliches, Infiltration, *carcinoma, inflammatory, infiltration* 147
–, –, Operabilität, *carcinoma, inflammatory, operability* 323
–, Frühstadium, Definition, *carcinoma, early stage, definition* 254
–, Häufigkeit, Mammographie, Reihenuntersuchung, *carcinoma, incidence, mammography, screening program* 78
–, –, Mastopathie, *carcinoma, incidence, mastopathy* 106
–, in situ, Fibroadenom, *carcinoma, in situ, fibroadenoma* 82
–, – –, Tumorexzision, *carcinoma, in situ, tumor excision* 254
–, intraduktales, Differentialdiagnose, *carcinoma, intraductal, differential diagnosis* 147
–, –, Prognose, *carcinoma, intraductal, prognosis* 159
–, –, Verkalkung, *carcinoma, intraductal, calcification* 152
–, klein-, großzelliges, Zytologie, *carcinoma, micro-, macrocellular, cytology* 52
–, Malignitätsmerkmale, Mammographie, *carcinoma, criteria of malignancy, mammography* 10, 11, 12
–, multifokales, Bestrahlungstechnik, *carcinoma, multifocal, irradiation technique* 318
–, multizentrisches, Residual-Ca nach lokaler Exzision, *carcinoma, multicentric, residual cancer after local excision* 255
–, Narbengewebe, nach Biopsie, *carcinoma, scar tissue, after biopsy* 58
–, nicht infiltrierendes, Mastopathie, *carcinoma, non infiltrative, mastopathy* 103, 104, 105
–, okkultes, intraduktales, *carcinoma, occult, intraductal* 150, 151
–, –, Präparatradiographie, *carcinoma, occult, radiography of specimen* 59, 60
–, PE, Indikationen, *carcinoma, exploratory biopsy, indications* 56, 57
–, polymorphes, Strahlenbehandlung, *carcinoma, polymorphe, radiotherapy* 148, 149
–, Schwangerschaft, Beziehungen, *carcinoma, pregnancy, relations* 512
–, solides, Mikrokalk, *carcinoma, solid, microcalcification* 145
–, –, Thermogramm, *carcinoma, solid, thermogram* 160

–, übersehenes, Mammogramm, *carcinoma, non diagnosed, mammogram* 12
–, unbehandeltes, Prognose, *carcinoma, untreated, prognosis* 159
–, Verdacht, Biopsie, Treffsicherheit, *carcinoma, suspected, biopsy, accuracy* 53
–, Verkalkungen, Prognose, *carcinoma, calcifications, prognosis* 12
–, vorgetäuschtes, Narbenbildung, *carcinoma, simulated, scar tissue* 145
–, Zweit-, symptomfreies Intervall, *carcinoma, second-, symptomfree intervall* 168
–, –, Verdacht, *carcinoma, second-, suspected* 329, 330
Karzinomentstehung, beiderseitige, *carcinogenesis, bilateral* 531, 537
–, kontralaterale Mamma, *carcinogenesis, contralateral breast* 534
Karzinom-Risiko, Mammographie, *carcinoma risk, mammography* 22
Karzinomverdacht, kontralaterale Mamma, *suspected carcinoma, contralateral breast* 329, 330
Karzinomzellen, In-vitro-Studien, Biopsie, *cancer cells, in vitro studies, biopsy* 48
Karzinosarkom, Definition, *carcino sarcoma, definition* 548
–, Mamma, Pathologie, *carcino sarcoma, breast, pathology* 162
Karzinomreste, Häufigkeit, nach partieller Mastektomie, *carcinoma remnants, incidence, after partial mastectomy* 192, 254, 255
Kastration, beiderseitiges Mammakarzinom, Indikationsstellung, *castration, bilateral breast cancer, indication* 541
–, Indikationsstellung, *castration, indication* 243
–, operative, kurative Strahlenbehandlung, *castration, operative, curative radiotherapy* 334
Keilresektion, Rezidiv-Verdacht, *wedge resection, recurrence, suspicion of* 329
–, Sekundäroperation, nach radikaler Strahlenbehandlung, *wedge resection, secondary surgery, after radical radiotherapy* 333
–, Strahlenverhandlung, Spätergebnisse, *wedge resection, radiotherapy, late results* 277
Kernpolymorphie, Punktionszytologie, *nuclear polymorphia, puncture cytology* 50, 51
Kinder, männliches Mammakarzinom, *children, male breast cancer* 566, 569
–, Mamma, Entwicklung, *children, breast, development* 66
–, –, Erkrankungen, *children, breast, diseases* 67
Klassifizierung, Armöden, *classification, arm edema* 484
–, bioptische Befunde, *classification, bioptic findings* 63
–, Ergebnisse, Punktionszytologie, *classification, results, puncture cytology* 49, 50, 51
–, Hautreaktionen, Strahlentherapie, *classification, skin reactions, radiotherapy* 458, 459
–, intraduktales Karzinom, *classification, intraductal carcinoma* 539
–, Leiomyosarkom, *classification, leiomyosarcoma* 553
–, Liposarkom, *classification, liposarcoma* 552
–, malignes Lymphom, *classification, malignant lymphoma* 558
–, Mammakarzinom, *classification, breast cancer* 325
–, –, , postoperative, histopathologische, *classification, breast cancer, postoperative, histopathological* 376
–, Mammasarkom, *classification, sarcoma of the breast* 547

−, Mastopathie, *classification, mastopathy* 102, 105

−, Milchgangskarzinom, *classification, carcinoma of galactophore ducts* 133

−, Spätveränderungen, radiogene, *classification, late reactions, radiation induced* 495

−, Thermographiebefunde, *classification, thermography, findings* 43, 44

−, zytologische Befunde, *classification, cytologic findings* 51

−, zytologisches „Tumorgrading", *classification, cytologic tumor grading* 52

kleinzelliges Karzinom, Zytologie, *microcellular carcinoma, cytology* 52

Klinefelter-Syndrom, männliches Mammkarzinom, *Klinefelter's syndrome, male breast cancer* 566, 567

Klinik, Brustkrebs beim Mann, *clinical symptoms, breast cancer of man* 167

−, Fibrosarkom, Mamma, *clinical symptoms, fibrosarcoma of breast* 549

−, Hämangiosarkom der Mamma, *clinical symptoms, hemangiosarcoma of the breast* 555

−, inflammatorisches Karzinom, *clinical symptoms, inflammatory carcinoma* 441–447

−, intraduktales Karzinom, *clinical symptoms, intraductal carcinoma* 152, 153

−, Liposarkom der Mamma, *clinical symptoms, liposarcoma of the breast* 551

−, malignes Lymphom, *clinical symptoms, malignant lymphoma* 558

−, Mammakarzinom, Tripeldiagnostik, *clinical symptoms, breast cancer, triple diagnosis* 54

−, männliches Mammakarzinom, *clinical symptoms, male breast cancer* 569

−, okkultes Karzinom, Thermogramm, *clinical symptoms, occult carcinoma, thermogram* 45, 46

−, Rezidiv, Mammakarzinom, *clinical symptoms, recurrence, breast cancer* 423

klinisch falsch positive Ergebnisse, Klassifizierung, Mammakarzinom, *clinical false positive results, classification, breast cancer* 325

klinische Kriterien, Operabilität, Mammakarzinom, *clinical criteria, operability, breast cancer* 323

− −, Tumorektomie, *clinical criteria, tumor ectomy* 252

− Nachuntersuchung, Mammakarzinom, Rezidiv, *clinical follow up, breast cancer, recurrence* 328

− Stadieneinteilung, Mammakarzinom, *clinical staging, breast cancer* 325

− Untersuchung, Senographie, Thermographie, Vergleich, *clinical examination, senography, thermography, comparison* 330

− Versuchsreihe, Addenbrooke' Hospital, *clinical trial, Addenbrooke' Hospital* 202

− Versuchsreihe, Radium Center, Copenhagen, *clinical trial, Radium Center, Copenhagen* 195

klinisches Stadium, Prognose, männliches Mammakarzinom, *clinical stage, prognosis, male breast cancer* 579

Knochen, Nekrose, radiogene, Röntgenbild, *bone, necrosis, radiation induced, radiogram* 468, 469

−, Radionekrose, *bone, radionecrosis* 321

−, Radioostitis, nach präoperativer Strahlenbehandlung, *bone, radioostitis, after preoperative radiotherapy* 229

−, Spätveränderungen, Klassifizierung, *bone, late reactions, classification* 495

−, Strahlenschädigung, *bone, radiation damage* 460, 466

−, Toleranzdosis, *bone, tolerance dose* 467

Knochensarkom, Mamma, Histogenese, *bone sarcoma, breast, histogenesis* 561

Knochenmetaplasie, Verkalkungen, Differentialdiagnose, *bone metaplasia, calcifications, differential diagnosis* 19

Knochenmetastasen, Diagnose, Behandlung, *bone metastases, diagnosis, treatment* 354

−, TNM-Klassifizierung, *bone metastases, TNM classification* 324, 325

Knochenszintigraphie, Kontrolluntersuchungen, *bone scanning, follow up* 293

−, prätherapeutische Diagnostik, *bone scanning, pretherapeutic diagnosis* 258

Kobaltbestrahlung, Hautveränderungen, *cobalt irradiation, skin reactions* 201, 202

Kolchizin, Chemotherapie, radikale Strahlenbehandlung, *colchicine, chemotherapy, radical radiotherapy* 334

Kollateralkreislauf, Lymphographie, Armödem, *collateral circulation, lymphography, arm edema* 490, 492, 493

Kolloidkarzinom, bilaterales, Häufigkeit, *colloid carcinoma, bilateral, incidence* 540

Kombinationsbehandlung, Chemotherapie, Mammakarzinom, *combinated treatment, chemotherapy, breast cancer* 598

Komedokarzinom, Differentialdiagnose, *comedo carcinoma, differential diagnosis* 97

−, Histologie, *comedo carcinoma, histology* 119

komplette Remissionen, Metastasen, Strahlenbehandlung, *complete remissions, metastases, radiotherapy* 355

Komplikationen, Armöden, Lymphknotenentfernung, *complications, arm edema, lymphonodectomy* 261

−, −, Lymphographie, Umgehungskreislauf, *complications, arm edema, lymphography, collateral circulation* 490

−, Biopsie, *complications, biopsy* 55

−, Elektronentherapie, *complications, electron beam therapy* 437

−, Hochvolttherapie, *complications, high energy irradiation* 459, 460

−, Hormontherapie, *complications, hormone therapy* 595

−, Hypophysenimplantate, radioaktive, *complications, pituitary implants, radioactive* 239

−, kurative Tele-Caesiumtherapie, *complications, curative telecaesium therapy* 322

−, Lymphonodektomie, *complications, lymphonodectomy* 276, 280

−, operative Gewebsentnahme, *complications, operative explorative biopsy* 58

−, präoperative Strahlenbehandlung, *complications, preoperative radiotherapy* 228

−, Rezidivbehandlung, Thoraxwand, *complications, treatment of recurrent disease, thoracic wall* 424

−, Sekundäreingriffe, nach radikaler Strahlenbehandlung, *complications, secondary surgery, after radical radiotherapy* 331

−, Strahlenbehandlung, *complications, radiotherapy* 200

−, −, früher bestrahlter Hautbezirk, *complications, radiotherapy, early irradiated skin area* 432

Komputertomographie, Behandlungsplanung, Rezidiv, *computed tomography, treatment planning procedure, recurrence* 432

−, Brustwand, Konfiguration, *computed tomography, thoracic wall, configuration* 387

−, Indikationen, Ergebnisse, *computerized tomography, indications, results* 29

konservative Behandlung, Mammakarzinom, *conservative treatment, brain cancer* 280, 281, 334, 335

− −, −, Spätergebnisse, *conservative treatment, breast cancer, late results* 272, 273, 276, 326

konservative Behandlung, Operationen, nach radikaler Strahlenbehandlung, *conservative surgery, after radical radiotherapy* 333

Kontaktthermographie, Technik, *contact thermography, technique* 33

Kontraindikation, postoperative Bestrahlung, Axilla, Tumorektomie, *contraindication, postoperative irradiation, axilla, tumor ectomy* 259

Kontraindikationen, konventionelle Strahlentherapie, fortgeschrittenes Mammakarzinom, *contraindications, conventional radiotherapy, advanced breast cancer* 349

–, Operation, fortgeschrittenes Mammakarzinom, *contraindications, surgery, advanced breast cancer* 347

–, Tumorektomie, *contraindications, tumorectomy* 257, 258

–, –, Strahlenbehandlung, *contraindications, tumorectomy, irradiation* 252

Kontrastmittel, Austritte, Armöden, Lymphographie, *contrast medium, paravasates, arm edema, lymphography* 490

–, –, intraduktales Carcinoma in situ, *contrast medium, paravasates, intraductal carcinoma in situ* 130

–, Markierung, karzinomverdächtige Strukturen, *contrast medium, marking, structures suspicious for carcinoma* 59, 60

Kontrollmammographie, falsch negative histologische Befunde, *check up mammography, false negative histologic findings* 57

–, Indikationen, *check up mammography, indications* 168

–, intraoperative, *check up mammography, intraoperative* 59

Kontrolluntersuchungen, Mammographie, *follow up examinations, mammography* 287–296

konventionelle Bestrahlungsmethoden, postoperative Strahlenbehandlung, *conventional irradiation methods, postoperative radiotherapy* 382, 383

– Strahlenbehandlung, Rezidiv, Spätergebnisse, *conventional radiotherapy, recurrence, late results* 423

– Strahlentherapie, Mammakarzinom, geschichtliches, *conventional radiotherapy, breast cancer, history* 301, 302

Koordinatensystem, Verkalkungen, Lokalisierung, *coordinate system, calcifications, localization* 59, 60

Kortikosteroide, Schwangerschaft, *corticosteroids, pregnancy* 512

Kortikosteroidbehandlung, männliches Mammakarzinom, *corticosteroid therapy, male breast cancer* 578

kosmetische Ergebnisse, Elektronentherapie, Rezidivbehandlung, *cosmetic results, electron beam therapy, recurrent disease, treatment* 427, 428

– –, „extended tylectomy", *cosmetic results, "extended tylectomy"* 275

– –, Folgeerscheinungen, Strahlenbehandlung, *cosmetic results, radiosequelae* 322

– –, klassische Tiefentherapie, *cosmetic results, conventional radiotherapy* 301

– –, Nachresektion, Telekobalttherapie, *cosmetic results, secondary resection, telecobalt therapy* 285

– –, Probeexzision, *cosmetic results, exploratory biopsy* 58

– –, Rezidiv, vor und nach Elektronentherapie, *cosmetic results, recurrence, before and after electron beam therapy* 434

– –, Tumorektomie, *cosmetic results, tumor ectomy* 279, 285, 287

– –, Tumorektomie, Strahlenbehandlung, *cosmetic results, tumorectomy, radiotherapy* 280

– –, Tumorexzion, p. op. Strahlenbehandlung, *cosmetic results, tumor excision, postoperative radiotherapy* 271, 272, 282, 283

Krankenhaus-Aufenthaltsdauer, Sekundäroperationen, nach radikaler Strahlenbehandlung, *hospitalization duration, secondary surgery, after radical radiotherapy* 332

Kreuzfeuer-Gammabestrahlungsgerät, Hypophysenausschaltung, *multibeam gamma ray unit, pituitary ablation* 240, 241

Kristallographie, Verkalkungen, Mammkarzinom, *crystallography, calcifications, breast cancer* 12

Kunstprodukte, Mammographie, *artefacts, mammography* 2

kurative Behandlung, männliches Mammakarzinom, *curative treatment, male breast cancer* 579

– Strahlenbehandlung, brusterhaltende, Spätergebnisse, *curative radiotherapy, breast preserving, late results* 333, 334

– –, Folgeerscheinungen, *curative radiotherapy, radiosequelae* 321, 322

– –, Gesamtdosen, Mammakarzinom, *curative radiotherapy, total doses, breast cancer* 310

– –, Gesamtdosen, Supraklavikulargrube, *curative radiotherapy, total doses, supraclavicular fossa* 314

– –, kosmetische Ergebnisse, *curative radiotherapy, cosmetic results* 322, 323

– –, Metastasen, *curative radiotherapy, metastases* 354

– –, Rezidivquoten nach 10 Jahren, *curative radiotherapy, recurrence rates after ten years* 331

– –, Sekundäroperationen, Ergebnisse, *curative radiotherapy, secondary surgery results* 331, 332

– –, Spätergebnisse, 5-, 10-Jahre, *curative radiotherapy, late results, five-, ten years* 326, 327

– –, Spezialfälle, *curative radiotherapy, special cases* 318

– –, Thermographie vor und nach, *curative radiotherapy, thermography before and after* 329

– –, zusätzliche Maßnahmen, *curative radiotherapy, additive treatments* 334

Kurzzeitbestrahlung, Technik, *short course irradiation, technique* 337

Laktation, inflammatorisches Karzinom, *lactation, inflammatory cancer* 441

– Mammakarzinom, Beziehungen, *lactation, breast cancer, relations* 515

–, Schwangerschaft, Mammakarzinom, *lactation, pregnancy, breast cancer* 511–529

Lebensalter, Aderhautmetastasen, *age, choroidal metastases* 361

–, Hämangiosarkom, *age, hemangiosarcoma* 554

–, Lokalrezidiv, Häufigkeit, *age, local recurrence, incidence* 404

–, malignes Lymphom, *age, malignant lymphoma* 558

–, Mammakarzinom, *age, breast cancer* 115, 116

–, –, Schwangerschaft, *age, breast cancer, pregnancy* 512

–, –, doppelseitiges, *age, breast cancer, bilateral* 536

–, –, Prognose, *age, breast cancer, prognosis* 371, 407

–, Mammographie, Intervalle, *age, mammography, intervals* 23

–, männliches Mammakarzinom, *age, male breast cancer* 569

–, Prognose, Mammakarzinom, *age, prognosis, breast cancer* 273

−, Röntgenmorphologie, Mamma, *age, radiologic morphology, breast* 72–78

Lebensqualität, radikale Mastektomie, Tylektomie, *living quality, radical mastectomy, tylectomy* 280

Lebermetastasen, Chemotherapie, Strahlenbehandlung, *liver metastases, chemotherapy, radiotherapy* 362

−, TNM-Klassifizierung, *hepatic metastases, TNM classification* 324

Leberszintigramm, inflammatorisches Karzinom, *liver scan, inflammatory cancer* 442

Leiomyomatose, Differentialdiagnose, Mammogramm, *leiomyomatosis, differential diagnosis, mammogram* 11

Leiomyosarkom, Pathologie, Klassifizierung, *leiomyosarcoma, pathology, classification* 162, 553

Lendenwirbelsäule, Metastasen, Häufigkeit, *lumbar spine, metastases, incidence* 354

Letalität, Probeexzision, *letality, exploratory biopsy* 58

Leukämie, Radiodermatitis, Spätreaktionen, *leukemia, radiodermatitis, late reactions* 462

Leukopenie, Strahlenbehanldung, *leukopenia, radiotherapy* 320

Linearbeschleuniger, kurative Strahlentherapie, *linear accelerator, curative radiotherapy* 306

−, Rezidivbehandlung, Technik, *linear accelerator, treatment of recurrent disease, technique* 425

−, Strahlentherapie, Mastektomie, *linear accelerator, radiotherapy, mastectomy* 261

−, Strahlenbehandlung nach Tumorektomie, *linear accelerator, radiotherapy after tumor ectomy* 274

−, Strahlentherapie, Technik, *linear accelerator, radiotherapy, technique* 205

−, Tumordosis, *linear accelerator, tumor dose* 190, 205, 206

Lipom, Differentialdiagnose, Mammogramm, *lipoma, differential diagnosis, mammogram* 11

−, falsch positive Diagnose: Karzinom, *lipoma, false positive diagnosis: carcinoma* 53

−, Fibrolipom, Fibroadenolipom, Pathologie, *lipoma, fibrolipoma, fibroadenolipoma, pathology* 86

−, pathologische Anatomie, *lipoma, pathologic anatomy* 80

−, Thermogramm, *lipoma, thermogram* 98

Lipomatose, Lymphknoten, Axilla, *lipomatosis, lymph nodes, axillary* 155, 156

−, Mamma, Karzinom, Makroanatomie, *lipomatosis, breast, cancer, macroanatomy* 118, 138

−, Mastopathie, Pathologie, *lipomatosis, mastopathy, pathology* 100

Liponecrosis microcystica calcificata, Differentialdiagnose, *liponecrosis microcystica calcificata, differential diagnosis* 19

Liposarkom, Mamma, Häufigkeit, Klinik, Pathologie, *liposarcoma, breast, incidence, clinical symptoms, pathology* 551

Liquorfistel, radioaktive Hypophysenimplantate, *liquor fistula, radioactive pituitary implants* 239

lobuläre Epithelproliferationen, bilaterales Mammakarzinom, *lobular epithelial proliferations, bilateral breast cancer* 531

− Neoplasie, Radiologie, *lobular neoplasia, radiology* 126

lobuläres Carcinoma in situ, bilaterales, Histologie, *lobular carcinoma in situ, bilateral, histology* 539

− Karzinom, beiderseitiges, Alter, Häufigkeit, *lobular carcinoma, bilateral, age, incidence* 536, 537

− −, Definition, *lobular carcinoma, definition* 533

− −, doppelseitiges, *lobular carcinoma, bilateral* 533

− −, Frühstadium, Definition, *lobular carcinoma, early stage, definition* 60

− −, Häufigkeit, Zytologie, *lobular carcinoma, incidence, cytology* 52

− −, multilokuläres, Thermogramm, *lobular carcinoma, multilocular, thermogram* 144

− Carcinoma in situ, Histologie, *lobular carcinoma in situ, histology* 120, 121

− Karzinom in situ, Indikation zur Strahlenbehandlung, *lobular carcinoma in situ, indication, radiotherapy* 260

− − −, Thermogramm, *lobular carcinoma in situ, thermogram* 159, 160

− − −, Tumorektomie, *lobular carcinoma in situ, tumor ectomy* 253

− − −, −, Ergebnisse, *lobular carcinoma in situ, tumorectomy, results* 130, 131

Lokalisation, doppelseitiges Mammakarzinom, *localization, bilateral breast cancer* 540, 541

−, Kalkablagerungen, Differentialdiagnose, *localization, calcium deposits, differential diagnosis* 13, 14

−, Knochenmetastasen, *localization, bone metastases* 354

−, Lokalrezidiv, *localization, local recurrence* 402

−, männliches Mammakarzinom, Prognose, *localization, male breast cancer, prognosis* 579, 580

−, malignes Lymphom, *localization, malignant lymphoma* 558

−, Metastasen, Lokalrezidiv, *localization, metastases, localization* 422

−, Mikroverkalkungen, Differentialdiagnose, *localization, microcalcifications, differential diagnosis* 13

−, nicht palpable Veränderungen, Xeroradiographie, *localization, non palpable lesions, xeroradiography* 60

−, Präparatradiographie, *localization, radiography of specimen* 59, 60

−, Primärtumor, Lymphknotenmetastasen, *localization, primary tumor, lymph node metastases* 369

−, −, Prognose, *localization, primary tumor, prognosis* 371

−, Rippenfrakturen, Strahlenschädigung, *localization, rib fractures, radiation damage* 467, 468

−, Verkalkungen, Präparatradiographie, *localization, calcifications, radiography of specimen* 59, 60

Lokalrezidiv, axillare Lymphknotenmetastasierung, Beziehungen, *local recurrence, involved axillary nodes, number, relations* 421, 422

−, Brustwand, Einfluß der Strahlenbehandlung, *local recurrence, thoracic wall, influence of radiotherapy* 404

−, −, Strahlenbehandlung, *local recurrence, chest wall, radiotherapy* 425–430

−, Dosiseffektbeziehungen, *local recurrence, dose effect relations* 406

−, duktales Karzinom, multizentrisches, *local recurrence, ductal carcinoma, multicentric* 168

−, Fernmetastasen, Beziehungen, *local recurrence, distant metastases, relations* 406

−, Hautmetastasen, Behandlung, *local recurrence, skin metastases, treatment* 361, 362

−, inflammatorisches Karzinom, *local recurrence, inflammatory cancer* 442

−, Lebensalter, *local recurrence, age* 404

−, Lymphknoten, Supraklavikulargrube, *local recurrence, lymph nodes, supraclacicular fossa* 404

−, Liposarkom, *local recurrence, liposarcoma* 552

−, Mammasarkom, *local recurrence, sarcoma of the breast* 550

−, Pathogenese, *local recurrence, pathogenesis* 399, 402

Lokalrezidiv, regionäre Lymphknoten, *local recurrence, regional lymph nodes* 404, 405
—, Risikofaktoren, *local recurrence, risk factors* 402, 403
—, Strahlenbehandlung, Komplikationen, *local recurrence, radiotherapy, complications* 459, 460
—, Supraklavikulargrube, *local recurrence, supraclavicular fossa* 404, 405
—, thermographische Überwachung, *local recurrence, thermographie follow up* 36, 37
—, ursächliche Faktoren, *local recurrence, factors influencing the development* 421
Lokalrezidive, Elektronentherapie, *local recurrences, electron therapy* 200
—, Frühkarzinom, Spätergebnisse, *local recurrences, early carcinoma, late results* 204
—, Häufigkeit, radikale Mastektomie, *local recurrences, incidence, radical mastectomy* 272
—, —, Tumorektomie, *local recurrences, incidence, tumorectomy* 270
—, Mammogramm, Thermogramm, klinische Untersuchung, *local recurrences, mammogram, thermogram, clinical examination* 47
—, Operation, Strahlenbehandlung, *local recurrences, surgery, radiotherapy* 197, 198, 204
—, präoperative Strahlenbehandlung, Häufigkeit, *local recurrences, preoperative radiotherapy, incidence* 215
Lokalveränderungen, Häufigkeit, nach Strahlentherapie, *local reactions, incidence, after radiotherapy* 201, 202
„Low axillary dissection", Indikationsstellung, *"low axillary dissection", indication* 296
Low-Dose-System, Gradationskurve, *low dose system, gradation curve* 6
Lumpektomie, operables Mammakarzinom, Strahlenbehandlung, *lumpectomy, operable breast cancer, radiotherapy* 271
—, Residual-Ca, Häufigkeit, *lumpectomy, residual carcinoma, incidence* 254, 255
—, Technik, *lumpectomy, technique* 259
—, Tumordosis, Strahlenbehandlung, *lumpectomy, tumor dose, radiotherapy* 265, 271
Lunge, Fibrose, nach Strahlenbehandlung, *lung, fibrosis, after radiotherapy* 322
—, Isodosen, Brustwandrezidiv, Strahlenbehandlung, *lung, isodoses, recurrent disease, of chest wall, radiotherapy* 426, 427, 429
—, Spätveränderungen, Behandlung, *lung, late reactions, treatment* 498
—, strahlenbedingte Veränderungen, *lung, radiation induced lesions* 472, 495
—, Strahlenpneumonie, Elektronentherapie, *lung, radiation pneumonitis, electron beam therapy* 437
—, Strahlenschädigung, *lung, radiation damage* 460
—, Tuberkulose, Strahlenschädigung, *lung, tuberculosis, radiation damage* 472
Lungenfunktion, nach Strahlenbehandlung, Mammakarzinom, *pulmonary function, after radiotherapy, breast cancer* 474
Lungenmetastasen, Behandlung, *pulmonary metastases, treatment* 362
—, TNM-Klassifizierung, *pulmonary metastases, TNM classification* 324
Lungenperfusion, Ventilation, nach Strahlenbehandlung, *lung perfusion, ventilation, after radiotherapy* 474
Lymphabflußwege, Anatomie, *lymphatic drainage, anatomy* 368
—, Carcinoma solidum, Telekobalttherapie, *lymphatic drainage, carcinoma solidum, telecobalt therapy* 285

—, männliches Mammakarzinom, *lymphatic drainage, male breast cancer* 581
—, Mamma, *lymphatic drainage, breast* 368
—, präoperative Strahlenbehandlung, *lymphatic drainage, preoperative irradiation* 211
—, Telekobalttherapie, Bestrahlungsfelder, *lymphatic drainage, telecobalt therapy, irradiation fields* 281
—, thermographische Überwachung, *lymphatic drainage, thermographic follow up* 36, 37
Lymphangiosis carcinomatosa, Behandlungskriterien, *lymphangiosis carcinomatosa, criteria of therapy* 347
— —, Differentialdiagnose, Mammogramm, *lymphangiosis carcinomatosa, differential diagnosis, mammogram* 293
— —, Hautmetastasen, *lymphangiosis carcinomatosa, skin metastases* 361, 362
— —, männliches Mammakarzinom, *lymphangiosis carcinomatosa, male breast cancer* 581
— —, Thermogramm, *lymphangiosis carcinomatosa, thermogram* 36
— —, Tumorektomie, Auswahlkriterien, *lymphangiosis carcinomatosa, tumorectomy, selection criteria* 278
Lymphangitis, Armödem, *lymphangitis, arm edema* 483
lymphatische Systemerkrankungen, Differentialdiagnose, *lymphatic system diseases, differential diagnosis* 159
Lymphgefäße, Axilla, nach einfacher Mastektomie, *lymph vessels, axillary, after simple mastectomy* 485
—, intraduktales Karzinom, *lymphatic vessels, intraductal carcinoma* 152
—, Karzinom, Ausbreitung, Prognose, *lymphatic vessels, cancer, spreading, prognosis* 263
Lymphknoten, Anatomie, *lymph nodes, anatomy* 368
—, bestrahlte, lymphographische Diagnostik, *lymph nodes, irradiated, lymphographic diagnosis* 62
—, Interkostal-, Hochvoltbestrahlung, *lymph nodes, intercostal, high voltage therapy* 190
—, Lipomatose, Axilla, *lymph nodes, lipomatosis, axillary* 155, 156
—, „Low axillary dissection", Indikationsstellung, *lymph nodes, "low axillary dissection", indication* 296
—, Mammaria-Interna-, Bestrahlungsfelder, Telekobalttherapie, *lymph nodes, internal mammary chain, irradiation fields, telecobalttherapy* 281
—, —, Radikaloperation, Indikationsstellung, *lymph nodes, internal mammary chain, radical mastectomy, indication* 188, 189
—, Metastasen, Axilla, *lymph nodes, metastases, axillary* 145, 150, 151, 166, 192, 200, 251, 263
—, —, Bestrahlungstechnik, *lymph nodes, metastases, irradiation techniques* 265, 309
—, —, Brustdrüse, *lymph nodes, metastases, breast* 166
—, —, Differentialdiagnose, *lymph nodes, metastases, differential diagnosis* 159
—, —, Elektronentherapie, Langzeitergebnisse, *lymph nodes, metastases, electron beam therapy, late results* 433
—, —, entzündliches Karzinom, *lymph nodes, metastases, inflammatory carcinoma* 147
—, —, erfolglose Strahlenbehandlung, *lymph nodes, metastases, failure of radiotherapy* 329
—, —, Hämangiosarkom, *lymph nodes, metastases hemangiosarcoma* 555
—, —, Lokalrezidiv, *lymph nodes, metastases, local recurrence* 399, 403
—, —, Lymphographie, *lymph nodes, metastases, lymphography* 61
—, —, männliches Mammakarzinom, Prognose, *lymph nodes, metastases, male breast cancer, prognosis* 581

−, −, Melanom, *lymph nodes, metastases, melanoma* 164

−, −, nach partieller Mastektomie, *lymph nodes, metastases, after partial mastectomy* 192

−, −, okkultes Karzinom, *lymph nodes, metastases, occult carcinoma* 150, 151

−, −, Operabilität, Mammakarzinom, *lymph nodes, metastases, operability, breast cancer* 323

−, −, Strahlenbehandlung, *lymph nodes, metastases, radiotherapy* 361

−, −, Supraklavikulargrube, Bestrahlungstechnik, *lymph nodes, metastases, supraclavicular fossa, irradiation techniques* 313

−, −, Thrombose, V. axillaris, *lymph nodes, metastases, thrombosis, axillary vein* 483

−, −, Tumorektomie, Auswahlkriterien, *lymph nodes, metastases, tumor ectomy, selection criteria* 278

−, −, −, Kontraindikation, *lymph nodes, metastases, tumorectomy, contraindication* 252

−, palpable, Mastektomie, Strahlenbehandlung, Überlebensraten, *lymph nodes, papable, mastectomy, radiotherapy, survival rates* 304

−, parasternale, Bestrahlungsplanung, *lymph nodes, parasternal, radiotherapy planing* 387

−, −, Tumorausbreitung, *lymph nodes, parasternal, tumor propagation* 369

−, regionäre, normale Mamma, *lymph nodes, regional, normal breast* 368, 451

−, −, Photo, *lymph nodes, regional, photo* 348

−, −, Rezidiv, *lymph nodes, regional, recurrence* 404, 405

−, −, TNM-Klassifizierung, *lymph nodes, regional, TNM classification* 324

−, retrosternale, Bestrahlungsfelder, Telekobalttherapie, *lymph nodes, retrosternal, irradiation fields, telecobalt therapy* 281

−, Rezidiv, Thermogramm, *lymph nodes, recurrence, thermogram* 36, 37

−, Sterilisationsrate, alleinige Strahlenbehandlung, *lymph nodes, sterilization rate, radiotherapy as sole mode of treatment* 330, 331

−, Strahlenbehandlung, fortgeschrittenes Mammakarzinom, *lymph nodes, radiotherapy, advanced breast cancer* 349

Lymphknotenbefall, subklinischer, Häufigkeit, *lymphadenopathy, subclinical, incidence* 305

Lymphödem, Arm, Ursachen, Folgen, *lymph edema, arm, causes, sequelae* 481, 482

−, Differentialdiagnose, Mammogramm, *lymph edema, differential diagnosis, mammogram* 11

−, Haut, Lymphographie, *lymph edema, skin, lymphography* 156

−, inflammatorisches Karzinom, *lymph edema, inflammatory cancer* 155

−, nach Strahlenbehandlung, Lymphographie, *lymph edema, after radiotherapy, lymphography* 62

−, Operation, Strahlenbehandlung, *lymph edema, surgery, radiotherapy* 279, 280

Lymphogranulomatose, Differentialdiagnose, Mammogramm, *lymphogranulomatosis, differential diagnosis, mammogram* 11

−, Mamma, Pathologie, *lymphogranulomatosis, breast, pathology* 163

Lymphographie, Armödem, Umgehungskreislauf, *lymphography, arm edema, collateral circulation* 490, 492, 493

−, Axilla, radikale Ausräumung, *lymphography, axilla, radical dissection* 482, 484

−, Indikationen, Technik, *lymphography, indications, technique* 61, 62

−, Lymphödem, Haut, *lymphography, lymph edema, skin* 156

Lymphom, Differentialdiagnose, Mammogramm, *lymphoma, differential diagnosis, mammogram* 11

−, malignes, Mamma, Schwangerschaft, *lymphoma, malign, breast, pregnancy* 163

−, −, Mammogramm, *lymphoma, malign, mammogram* 165

−, −, Thermogramm, *lymphoma, malign, thermogram* 167

Lymphome, Axilla, Differentialdiagnose, *lymphomas, axillary, differential diagnosis* 156, 157

Lymphonodektomie, Axilla, Tumorektomie, *lymphonodectomy, axillary, tumor ectomy* 259, 260

−, Indikationsstellung, *lymphonodectomy, indication* 261, 296

−, Nebenwirkungen, *lymphonodectomy, side effects* 279

−, Tumorektomie, Strahlenbehandlung, Ergebnisse, *lymphonodectomy, tumorectomy, radiotherapy, results* 280

Lymphozyten, Immunreaktionen, Strahlenbehandlung, *lymphocytes, immunological reactions, radiotherapy* 320

−, zytologischer Befund, Prognose, *lymphocytes, cytologic findings* 52

Lymphsystem, Mamma, *lymph system, breast* 69

Lymphszintigraphie, Indikationen, Technik, *scintigraphy of lymphatic pathways, indications, technique* 61, 62

Lymphwege, Telekobalttherapie, Dosisverteilung, *lymphatic vessels, telecobalt therapy, dose distribution* 269

Lymphszintigraphie, parasternale Lymphknoten, Bestrahlungsplanung, *lymph szintigraphy, parasternal lymph nodes, irradiation planing* 387

Makroanatomie, Mammakarzinom, *macroanatomy, breast cancer* 118

maligne epitheliale Neoplasien, Thermographie, *malign epithelial neoplasias, thermography* 159

−, nicht epitheliale Neoplasien, pathologische Anatomie, *malignant, non epithelial neoplasias, pathologic anatomy* 161

−, − − −, Radiologie, *malign, non epithelial neoplasias, radiology* 165

−, − − −, Thermographie, *malign non epithelial neoplasias, thermography* 161

− Tumoren, pathologische Anatomie, *malign tumors, pathologie anatomy* 115, 117

− Veränderungen, Mamma, Kindesalter, *malignant lesions, breast, childhood* 67

malignes Lymphom, Differentialdiagnose, *malignant lymphoma, differential diagnosis* 136, 137

− −, Differentialdiagnose, Mammogramm, *malignant lymphoma, differential diagnosis, mammogram* 11

− −, Mamma, Häufigkeit, Klinik, *malignant lymphoma, breast, incidence, clinical features* 557, 558

− −, Pathologie, *malignant lymphoma, pathology* 558

− − Prognose, *malignant lymphoma, prognosis* 559

Malignität, gutartige Befunde, Biopsie, Verhältnis, *malignancy, benign findings, biopsy, ratio* 59

−, Häufigkeit, proliferierende Mastopathie, *malignancy, incidence, proliferating mastopathy* 105

−, Hauttemperaturunterschiede, Thermogramm, *malignancy, temperature differences of skin, thermogram* 42, 43

Malignität, intraduktale Epithelproliferation, *malignancy, intraductal epithelial proliferation* 103

–, Kriterien, Mammogramm, *malignancy, criteria, mammogram* 10, 11, 12

–, –, Thermogramm, *malignancy, criteria, thermogram* 41

–, –, okkultes Karzinom, *malignancy, criteria, thermogram, occult carcinoma* 42, 43, 45

–, –, Verkalkungen, *malignancy, criteria, calcifications* 12–16

–, –, Zelltyp, *malignancy, criteria, cell type* 51, 53

–, Lipom, Fibrolipom, Fibroadenolipom, *malignancy, lipoma, fibrolipoma, fibroadenolipoma* 86, 87

–, Liposarkom, *malignancy, liposarcoma* 552

–, lymphoblastisches Lymphom, Schwangerschaft, *malignancy, lymphoblastic lymphoma, pregnancy* 163

–, Mastopathie, bilaterales Mammakarzinom, *malignancy, mastopathy, bilaterial breast cancer* 531

–, Papillom, zytologische Beurteilung, *malignancy, papilloma, cytologic evaluation* 51

–, Papillomatose, Galaktographie, *malignancy, papillomatosis, galactography* 88

–, Risiko, lobuläres Karzinom in situ, *malignancy, risk, lobular carcinoma in situ* 130

–, Thermogramm, Beurteilung, *malignancy, thermogram, evaluation* 163

–, Tumorektomie, Indikationsstellung, *malignancy, tumorectomy, indication* 252

–, Tumorgrading, Prognose, *malignancy, tumor grading, prognosis* 124, 125

–, Verkalkungen, Nachkontrolle, *malignancy, calcifications, follow up* 13

–, zystische Mastopathie, Pneumozystogramm, *malignancy, cystic mastopathy, pneumocystogram* 106, 107

–, zytologische Befunde, *malignancy, cytologic findings* 51, 52

Malignom, Nachweis, Biopsie, zytologische Befunde, *malignoma, proved, biopsy, cytologic findings* 53

Mamille, Adenom, Histologie, *nipple, adenoma, histology* 84

–, –, Thermogramm, *nipple, adenoma, thermogram* 98

–, blutende, Differentialdiagnose, *nipple, bleeding, differential diagnosis* 84

–, Brustkrebs beim Mann, *nipple, breast cancer of man* 167

–, fehlende Retraktion, papilläres Karzinom, *nipple, without retraction, papillary carcinoma* 148

–, „heiße", okkultes Karzinom, *nipple, "hot", occult carcinoma* 150, 151

–, –, Thermogramm, *nipple, "hot", thermogram* 38, 39, 41, 43, 160

–, Infiltration, plurifokales Karzinom, *nipple, infiltration, plurifocal cancer* 118

–, Leiomyom, *nipple, leiomyoma* 85

–, lobuläres Karzinom, Mammogramm, Histologie, *nipple, lobular carcinoma, mammogram, histology* 128, 129

–, Mastopathie, Thermogramm, *nipple, mastopathy, thermogram* 114

–, Morbus Paget, Histologie, *nipple, Paget's disease, histology* 121

–, multifokale Krebsherde, *nipple, multinodular cancers* 303

–, Paget-Karzinom, *nipple, Paget's disease, carcinoma* 144

–, Papillomatose, *nipple, papillomatosis* 85

–, primäres Karzinom, Ulzeration, *nipple, primary carcinoma, ulceration* 144

–, Retraktion, Adenoszirrhus, *nipple, retraction, adenoscirrhus* 139

–, –, Biopsie, Indikationen, *nipple, retraction, biopsy, indications* 47

–, –, inflammatorisches Karzinom, *nipple, retraction, inflammatory carcinoma* 155

–, –, intraduktales Karzinom, *nipple, retraction, intraductal carcinoma* 152

–, –, Malignitätskriterium, *nipple, retraction, malignancy criterium* 10, 11

–, –, okkultes Karzinom, *nipple, retraction, occult carcinoma* 150, 151

–, –, Plasmazellmastitis, *nipple, retraction, plasma cell mastitis* 85

–, retromamillärer Raum, Punktion, *nipple, retromamillary region, puncture* 47

–, – –, Tumor, Differentialdiagnose, *nipple, retromamillary region, tumor, differential diagnosis* 8

–, Sekretion, Fibroadenom, *nipple, secretion, fibroadenoma* 86, 91

–, –, intraduktales Carcinoma in situ, *nipple, secretion, intraductal carcinoma in istu* 130

–, typische zytologische Befunde, *nipple, typical cytologic findings* 51

Mamma, Anatomie, Topographie, *breast, anatomy, topography* 361, 450

–, Angiosarkom, Behandlung, *breast, angiosarcoma, treatment* 556

–, Behandlungsfolgen, *breast, side effects of treatment* 279–287

–, bestrahlte, systematische, kombinierte Nachuntersuchung, *breast, irradiated, systematic combined follow up* 328

–, Biopsie, kosmetische Ergebnisse, *breast, biopsy, cosmetic results* 58

–, Blutversorgung, *breast, blood supply* 69, 450

–, Dosisverteilung, Elektronen-Photonenstrahlung, *breast, dose distribution, electron photon radiation* 262, 263, 264

–, –, Telekobalttherapie, *breast, dose distribution, telecobalt therapy* 269

–, Embryologie, *breast, embryology* 66

–, Epithal, *breast, epithelium* 69

–, erhaltende Strahlenbehandlung, Spätergebnisse, *breast, preserving radiotherapy, late results* 333, 334

–, Erhaltung, Häufigkeitszahlen, Strahlenbehandlung, *breast, preservation rates, after radiotherapy* 333

–, Fibrosarkom, *breast, fibrosarcoma* 548

–, Fibrose nach Strahlenbehandlung, *breast, fibrosis after radiotherapy* 286

–, gegenseitige, lobuläres Karzinom in situ, *breast, contralateral, lobular carcinoma in situ* 130

–, gutartige Erkrankungen, Thermogramm, *breast, benign diseases, thermogram* 39

–, Hämangiosarkom, *breast, hemangiosarcoma* 554

–, Histologie, Kindesalter, Erwachsenenalter, Senium, *breast, histology, childhood, adults, senium* 66, 68, 70, 72

–, Hypervaskularisierung, Thermogramm, *breast, hypervascularization, thermogram* 41

–, Inspektion, Nachkontrolle, *breast, inspection, follow up* 290

–, Isodosen, Strahlentherapie, *breast, isodoses, radiotherapy* 262, 266, 309

–, jugendliche, Mammogramm, *breast, adolescent, mammogram* 72, 76

–, Knochensarkom, *breast, bone sarcoma* 561

−, Körper, Strahlentherapie, zusätzliche Dosen, *breast, corpus, radiotherapy, additional doses* 318

−, kontralaterale, Karzinomentstehung, *breast, contralateral, carcinogenesis* 534

−, −, Karzinomverdacht, *breast, contralateral, suspected carcinoma* 329, 330

−, Leiomyosarkom, *breast, leiomyosarcoma* 553

−, Lipomatose, Karzinom, *breast, lipomatosis, carcinoma* 118, 138

−, Liposarkom, *breast, liposarcoma* 551

−, Lymphographie, Indikationen, Technik, *breast, lymphography, indications, technique* 61, 62

−, Lymphsystem, *breast, lymph system* 69, 368, 450

−, malignes Lymphom, *breast, malign lymphoma* 163

−, − −, Häufigkeit, Klinik, *breast, malignant lymphoma, incidence, clinical features* 557, 558

−, Mastopathie, progressive, regressive Veränderungen, *breast, mastopathy, progressive, regressive lesions* 100

−, Metastasen, Histologie, *breast, metastases, histology* 124

−, −, Mammogramm, Thermogramm, *breast, metastases, mammogram, thermogram* 166

−, Milchgänge, Präparat, *breast, galactophore ducts, specimen* 71

−, Morbus Hodgkin, Pathologie, *breast, Hodgkin's disease, pathology* 163

−, multiple Krebsherde, Häufigkeit, *breast, multiple cancers, incidence* 303

−, Myosarkom, Häufigkeit, Pathologie, Klinik, *breast, myosarcoma, incidence, pathology, clinical features* 553, 554

−, nicht palpable Veränderungen, Biopsie, *breast, non papable lesions, biopsy* 48

−, normale, Anatomie, Histologie, *breast, normal, anatomy, histology* 68, 450

−, −, Struktur, *breast, normal, structure* 100

−, Ödem, Behandlungskriterien, *breast, edema, criteria of treatment* 347

−, Parenchym, Volumen, Ovarialfunktion, *breast, parenchyma, volume, ovarial function* 70

−, primäres Hämangiosarkom, *breast, primary hemangiosarcoma* 554

−, Probeexzision, Indikationen, Ergebnisse, *breast, exploratory biopsy, indications, results* 56, 57

−, Quadrant, Hypervaskularisierung, *breast, quadrant, hypervascularization* 41

−, Rhabdomyosarkom, Häufigkeit, *breast, rhabdomyosarcoma, incidence* 549

−, Röntgenmorphologie, Lebensalter, *breast, radiologic morphology, age* 72–78

−, Sekretion, zytologische Befunde, *breast, secretion, cytologic findings* 51, 52

−, Senium, Histologie, *breast, senium, histology* 72

−, Silikon-Prothese, Dosismessungen, *breast, silicon prosthesis, dose measurement* 386

−, Strahlenbehandlung, Folgeerscheinungen, *breast, radiotherapy, sequelae* 321, 322

−, Thermogramm, Lebensalter, *breast, thermogram, age* 78, 79

−, Umschlagsfalte, Unterdosierung, *breast, submammary sulcus, underdosage* 318

−, Untersuchung, Großbeschleuniger, *breast, examination, heavy ion radiography* 31, 32

−, Untersuchungsmethoden, *breast, investigation methods* 2–10

−, Verkalkungsmöglichkeiten, Schema, *breast, calcification possibilities, schema* 16

Mammakarzinom, ablative Verfahren, *breast cancer, ablative procedures* 237

−, Absorptionswerte, *breast cancer, absorption values* 29

−, Adrenalektomie, *breast cancer, adrenalectomy* 242

−, American Joint Committee on Cancer Staging and End Results Reporting (AJC), *breast cancer, American Joint Committee on Cancer Staging and End Results Reporting (AJC)* 325

−, Armödem, Venographie, Lymphographie, *breast cancer, arm edema, phlebography, lymphography* 488, 489

−, Behandlungsfolgen, *breast cancer, side effects of treatment* 279–287

−, beiderseitiges Brustwandrezidiv, Isodosenverteilung, *breast cancer, bilateral chest wall recurrence, isodose distribution* 431

−, bilaterales, *breast cancer, bilateral* 531

−, −, ätiologie, *breast cancer, bilateral, etiology* 544

−, −, Bestrahlungstechnik, *breast cancer, bilateral, irradiation technique* 318, 319, 541

−, −, Carcinoma lobulare in situ, *breast cancer, bilateral, carcinoma lobulare in situ* 532

−, −, Diagnose, *breast cancer, bilateral, diagnosis* 538

−, −, Häufigkeit, *breast cancer, bilateral, incidence* 535, 536

−, −, Histologie, *breast cancer, bilateral, histology* 539, 540

−, −, invasives Tumorwachstum, *breast cancer, bilateral, invasive tumor growing* 538

−, −, Lebensalter, *breast cancer, bilateral, age* 536

−, −, Lokalisation, *breast cancer, bilateral, localization* 540

−, −, Mammogramm, *breast cancer, bilateral, mammogram* 158

−, −, Menopause, *breast cancer, bilateral, menopause* 533

−, −, Metastasen, *breast cancer, bilateral, metastases* 535

−, −, multizentrisches, *breast cancer, bilateral, multicentric* 531

−, −, Prädispositionen, *breast cancer, bilateral, predispositions* 532

−, −, Prognose, *breast cancer, bilateral, prognosis* 542

−, −, Risiko, *breast cancer, bilateral, risk* 531

−, −, Schwangerschaft, *breast cancer, bilateral, pregnancy* 543

−, −, Teleangiektasen, *breast cancer, bilateral, teleangiectasias* 457

−, −, Therapie, *breast cancer, bilateral, therapy* 541

−, −, Thermogramm, *breast cancer, bilateral, thermogram* 158

−, −, Totalbiopsie, *breast cancer, bilateral, total biopsy* 534

−, −, Verdopplungszeit, *breast cancer, bilateral, doubling time* 533

−, −, Vererbung, *breast cancer, bilateral, heredity* 532

−, −, Zweittumor, Risiko, *breast cancer, bilateral, second tumor, risk* 537, 539

−, −, zystische Mastopathie, Beziehungen, *breast cancer, bilateral, cystic mastopathy, relations* 532

−, Biopsie, falsch positive, falsch negative Befunde, *breast cancer, biopsy, false positive, false negative findings* 53

−, Histologie, Zytologie, Vergleich, *breast cancer, biopsy, histology, cytology, comparison* 53

−, Diagnose, Häufigkeit, *breast cancer, diagnosis, incidence* 168

−, −, Lebensalter, Mammogramm, *breast cancer, diagnosis, age, mammogram* 76, 77

Mammakarzinom, Endergebnisse, siehe Spätergebnisse, *breast cancer, end results, see late results*
—, endokrinologische Eingriffe, *breast cancer, endocrinologic procedures* 237
—, entzündliches, Operationskriterien, *breast cancer, inflammatory, criteria of operability* 323
—, Erstdiagnose, Altersverteilung, *breast cancer, first diagnosis, age distribution* 115, 116
—, erweiterte Tylektomie, Spätergebnisse, *breast cancer, extended tylectomy, late results* 274, 275
—, exulziertes, Elektronentherapie, Ergebnisse, *breast cancer, exulcerating, electron therapy, results* 350
—, exulzeriertes, Häufigkeit, *breast cancer, ulcerating, incidence* 169
—, Fernmetastasen, Operationskriterien, *breast cancer, distant metastases, criteria of operability* 323
—, fortgeschrittenes, neurochirurgische Verfahren, *breast cancer, advanced, neurosurgical procedures* 237
—, —, Operationskriterien, *breast cancer, advanced, operability criteria* 323, 324
—, —, Strahlenbehandlung, *breast cancer, advanced, radiotherapy* 347–365
—, Frühdiagnose, *breast cancer, early diagnosis* 1, 67, 168, 254
—, —, Verkalkungen, *breast cancer, early diagnosis, calcifications* 12
—, Frühstadium, Definition, *breast cancer, early stage* 253
—, —, Histologie, *breast cancer, early stage, histology* 119
—, Galaktographie, *breast cancer, galactography* 24
—, Gefäßreichtum, Prognose, Thermogramm, *breast cancer, vascularization, prognosis, thermogram* 36, 37
—, Gesamtdosen, kurative Strahlenbehandlung, *breast cancer, total doses, curative radiotherapy* 310
—, Geschlechtshormone, Behandlung, *breast cancer, sexual hormones, treatment* 595, 596
—, Häufigkeit, Reihenuntersuchungen, *breast cancer, incidence, screening program* 78
—, „heißes", Kern-Plasma-Relation, *breast cancer, "hot", nucleus plasma relation* 37
—, Histologie, *breast cancer, histology* 119, 539
—, histologisches Tumorgrading, *breast cancer, histologie tumor grading* 124
—, Hormonabhängigkeit, *breast cancer, hormonal dependence* 590
—, Hormontherapie, *breast cancer, hormonal therapy* 591, 592
—, Hyperthermie, Prognose, Beziehungen, *breast cancer, hyperthermia, Prognosis, relations* 36, 37
—, Hypophysenausschaltung, *breast cancer, pituitary ablation* 238, 240, 242
—, Immuntherapie, *breast cancer, immunotherapy* 590
—, inflammatorisches, *breast cancer, inflammatory* 441–447
—, —, Strahlentherapie, *breast cancer, inflammatory, irradiation* 154, 155
—, Inoperabilität, Definitionen, *breast cancer, inoperability, definitions* 323, 324
—, inoperables, Strahlentherapie, *breast cancer, inoperable, radiotherapy* 263
—, interstitielle Implantation, Radiumnadeln, *breast cancer, interstitial implantation, radium needles* 308
—, intraoperative Schnellschnittuntersuchung, *breast cancer, intraoperative serial sections* 56
—, Keilresektion, Spätergebnisse, *breast cancer, wedge resection, late results* 277

—, Kindesalter, Häufigkeit, *breast cancer, childhood, incidence* 67
—, klinische Stadieneinteilung, *breast cancer, clinical staging* 325
—, klinisch-radiobiologische Daten, *breast cancer, clinical radiobiologie data* 303
—, Komputertomographie, *breast cancer, computerized tomography* 29
—, konservative Behandlung, *breast cancer, conservative treatment* 280
—, — —, konservative Behandlung, relative Überlebensraten, *breast cancer, conservative treatment, relative late results* 273
—, — —, Spätergebnisse, *breast cancer, conservative treatment, late results* 272, 273, 276, 334, 335
—, Kontralaterales, Histologie, *breast cancer, contralateral, histology* 124
—, Kontrolluntersuchungen, Mammographie, *breast cancer, follow up, mammography* 287–296
—, konventionelle Strahlenbehandlung, Geschichtliches, *breast cancer, conventional radiotherapy, history* 301, 302
—, kosmetische Ergebnisse, *breast cancer, cosmetic results* 280, 281, 282
—, kurative Bestrahlung, Technik, *breast cancer, curative irradiation, techniques* 306
—, Laktation, Beziehungen, *breast cancer, lactation, relations* 515
—, Lebensalter, *breast cancer, age* 115, 116
—, —, Prognose, *breast cancer, age, prognosis* 273, 371
—, lobuläres, in situ, Tumorektomie, *breast cancer, lobular, in situ, tumor ectomy* 253
—, lokal fortgeschrittenes, Operationskriterien, *breast cancer, locally advanced, criteria of operability* 323
—, Lungenfunktion nach Strahlenbehandlung, *breast cancer, pulmonary function after radiotherapy* 474
—, männliches, *breast cancer, male* 167, 168, 565–587
—, —, Verkalkungen, *breast cancer, man, calcifications* 17
—, Makroanatomie, *breast cancer, macroanatomy* 118
—, Malignitätsmerkmale, Mammogramm, *breast cancer, malignancy criteria, mammogram* 10, 11, 12
—, —, Thermogramm, *breast cancer, malignancy criteria, thermogram* 41
—, Mammogramm, normales, „hot spot", Thermogramm, *breast cancer, mammogram, normal, hot spot, thermogram* 45
—, Mammographie, Kontrolluntersuchungen, *breast cancer, mammography, follow up* 287–296
—, —, Treffsicherheit, *breast cancer, mammography, accuracy* 19, 20, 21
—, Mastopathie, Risikokrankheit, *breast cancer, mastopathy, risk disease* 105, 106
—, Menopause, Prognose, *breast cancer, menopause, prognosis* 371
—, Metastasen, Behandlung, *breast cancer, metastases, treatment* 354–363
—, —, Chemotherapie, *breast cancer, metastases, chemotherapy* 597
—, —, Lymphknoten, hämatogene Ausbreitung, *breast cancer, metastases, lymph nodes, hematogeneous propagation* 125
—, Mikroradiogramm, *breast cancer, microradiogram* 31
—, mikroskopische Streuherde, Radiosensibilität, *breast cancer, microscopie disseminations, radiosensibility* 303
—, „minimales", Zytologie, *breast cancer, "minimal", cytology* 52

–, Mischtyp, Tumorgrading, *breast cancer, mixed type, tumor grading* 124

–, Monochemotherapie, *breast cancer, monochemotherapy* 597

–, Myelofibrose, Metastasen, *breast cancer, myelofibrosis, metastases* 125

–, nach Strahlentherapie noch tastbares, *breast cancer, after radiotherapy still palpable* 319

–, Nachresektion, Telekobalttherapie, kosmetisches Ergebnis, *breast cancer, secondary resection, telecobalt therapy, cosmetic result* 285

–, Nachsorge, Thermogramm, *breast cancer, follow up, thermogram* 36, 37

–, okkultes, Thermogramm, Malignitätskriterien, *breast cancer, occult, thermogram, criteria of malignancy* 43

–, –, –, Treffsicherheit, *breast cancer, occult, thermogram, accuracy* 44

–, –, Tumorektomie, *breast cancer, occult, tumor ectomy* 168

–, –, Verkalkungen, Diagnose, *breast cancer, occult, calcifications, diagnosis* 18

–, operables, therapeutische Grundlagen, *breast cancer, operable, therapeutic principles* 187

–, Operation, Bestrahlung, Spätergebnisse, *breast cancer, surgery, irradiation, late results* 190, 195

–, Operationskriterien, *breast carcinoma, criteria of operability* 323

–, Operationspräparate, Histologie, *breast cancer, operation specimens, histology* 303

–, Palliativbestrahlung, Rezidiv, Spätergebnisse, *breast cancer, palliative radiotherapy, recurrent disease, late results* 433–438

–, Pathogenese, *breast cancer, pathogenesis* 117

–, pathologische Anatomie, *breast cancer, pathologic anatomy* 115, 117

–, PE, Indikationen, *breast cancer, exploratory exstirpation, indications* 56, 57

–, plurifokales, Makroanatomie, *breast cancer, plurifocal, macroanatomy* 118

–, Pneumozystographie, *breast cancer, pneumocystography* 25

–, präoperative Strahlenbehandlung, *breast cancer, preoperative irradiation* 211–235

–, Prognose nach Schwangerschaft, *breast cancer, prognosis after pregnancy* 522

–, –, siehe Spätergebnisse, *breast cancer, prognosis, see late results*

–, –, Verkalkungen, *breast cancer, prognosis, calcifications* 12

–, prognostische Faktoren, *breast cancer, prognostic factors* 370

–, proliferierende Mastopathie, Malignität, *breast cancer, proliferative mastopathy, malignancy* 103, 105, 106

–, radikale Strahlenbehandlung allein, Endergebnisse, *breast cancer, radical radiotherapy alone, end results* 334, 335

–, randomisierte Studien, Spätergebnisse, *breast cancer, randomized studies, late results* 274, 275

–, rezeptorpositives, -negatives, *breast cancer, receptor-positive, -negative* 591

–, Rezidiv, Strahlenbehandlung, *breast cancer, recurrence, radiotherapy* 421–440

–, –, Überlebenszeiten nach Strahlenbehandlung, *breast cancer, recurrent, survival rates after radiotherapy* 438

–, Risiko, Malignitätsmerkmale, *breast cancer, risk, malignancy criteria* 10

–, Schwangerschaft, Laktation, *breast cancer, pregnancy, lactation* 511–529

–, –, therapeutischer Abort, *breast cancer, pregnancy therapeutic abortion* 518, 519

–, simultanes, beiderseitiges, Häufigkeit, *breast cancer, simultaneous, bilateral, incidence* 535, 536

–, Spätergebnisse, *breast cancer, late results* 190, 192, 204, 212–219, 270–277, 325

–, –, Operabilität, *breast cancer, late results, operability* 323

–, –, randomisierte Studien, *breast cancer, late results, randomized studies* 389–399

–, Stadieneinteilung, *breast cancer, staging* 324, 325

–, –, Schemata, Geschichtliches, *breast cancer, staging, schemata, history* 372–377

–, –, Überlebensraten, *breast cancer, staging, survival rates* 116

–, Strahlenbehandlung, als einzige Behandlung, *breast cancer, radiotherapy, as sole mode of treatment* 301–346

–, –, erfolglose, Nachuntersuchung, *breast cancer, radiotherapy, failure, follow up* 329

–, –, Hauttemperaturkurve, *breast cancer, radiotherapy, skin temperature curve* 295

–, –, Immundepression, *breast cancer, radiotherapy, immunologic depression* 320

–, –, Isodosen, *breast cancer, radiotherapy, isodoses* 309

–, –, Spätfolgen, *breast cancer, radiotherapy, late effects* 463, 464

–, –, Überlebensraten, *breast cancer, radiotherapy, survival rates* 326, 327

–, strahleninduziertes, *breast cancer, radiation induced* 22

–, Strahlenschädigung, Behandlung, *breast cancer, radiation damage, treatment* 496

–, systematische kombinierte Nachuntersuchung, *breast cancer, systematic combined follow up* 328

–, Telekobalttherapie, Bestrahlungsfelder, *breast cancer, telecobalt therapy, irradiation fields* 289

–, therapeutischer Abort, *breast cancer, therapeutic abortion* 519

–, Therapie-Empfehlungen, *breast cancer, therapeutic recommendations* 411

–, Thermogramm, Verteilungsmuster, *breast cancer, thermogram, pattern* 40

–, Thermographie, Treffsicherheit, *breast cancer, thermography, accuracy* 44

–, thermographische Verlaufskontrolle, *breast cancer, thermographie follow up* 296

–, TNM-System, internationales, *breast cancer, TNM system, international* 324, 374, 375

–, Tripeldiagnostik, Ergebnisse, *breast cancer, triple diagnosis, results* 54

–, „Tumorgrading", Prognose, *breast cancer, tumor grading, prognosis* 371, 372

–, Tumorektomie, Strahlenbehandlung, *breast cancer, tumorectomy, irradiation* 252, 281, 282

–, Tumorgröße, Prognose, *breast cancer, tumor size, prognosis* 370

–, Tumorprognose, Mammogramm, *breast cancer, tumor prognosis, mammogram* 159

–, Überlebensraten, Grading, *breast cancer, survival rates, grading* 116

–, –, Mastektomie, Tumorexzision, Vergleich, *breast cancer, survival rates, mastectomy, tumor excision, comparison* 271, 272

–, Unio Internationalis Contra Cancrum (UJCC), *breast cancer, Unio Internationalis Contra Cancrum (UJCC)* 325

Mammakarzinom, Verdopplungszeit, *breast cancer, doubling time* 533
–, Vererbung, *breast cancer, heredity* 532
–, Verkalkungen, Anordnung, *breast cancer, calcifications, pattern* 13
–, –, Häufigkeit, *breast cancer, calcifications, incidence* 17
–, Verschleppung, Ursachen, *breast cancer, retardation, causes* 21
–, Xeroradiographie, *breast cancer, xeroradiography* 27
–, zur Vernichtung erforderliche Dosis, *breast cancer, necessary dose for completely sterilizing* 303
–, Zweittumor, Risiko, *breast cancer, second tumor, risk* 537
–, zystische Mastopathie, Zusammenhänge, *breast cancer, cystic mastopathy, relations* 532
Mammasarkom, Behandlung, *sarcoma of the breast, treatment* 550
–, Häufigkeit, *sarcoma of the breast, incidence* 547
–, Klassifizierung, *sarcoma of the breast, classification* 547
–, Pathologie, *sarcoma of the breast, pathology* 549
–, Prognose, *sarcoma of the breast, prognosis* 550
Mammaria-Interna-Lymphknoten, Bestrahlung mit kurativen Dosen, Technik, *internal mammary lymph nodes, irradiation with curative doses, technique* 306
–, Elektronenbestrahlung, Dosisverteilung, *internal mammary lymph nodes, electron beam therapy, dose distribution* 263
–, erweiterte radikale Mastektomie, Rezidiv, *internal mammary lymph nodes, extended radical mastectomy, recurrence* 422
–, inflammatorisches Karzinom, *internal mammary lymph nodes, inflammatory cancer* 442
–, kurative Strahlenbehandlung, Indikationsstellung, *internal mammary lymph nodes, curative radiotherapy, indication* 314
–, Megavolttherapie, Technik, *internal mammary lymph nodes, megavoltage photon therapy, technique* 431
–, Metastasen, beiderseitiges Mammakarzinom, *internal mammary lymph nodes, metastases, bilateral breast cancer* 534
–, Primärtumor, Metastasen, Lokalisation, *internal mammary lymph nodes, primary tumor, metastases, localization* 422
–, Radikaloperation, Indikationsstellung, *internal mammary lymph nodes, radical surgery, indication* 189
–, Radiosensibilität, *internal mammary lymph nodes, radiosensibility* 305
–, regionäres Rezidiv, Klinik, *internal mammary lymph nodes, regional recurrence, clinical symptoms* 424
–, Rezidiv, Elektronentherapie, Spätergebnis, *internal mammary lymph nodes, recurrence, electron beam therapy, late result* 437
–, Sterilisationsrate, Strahlenbehandlung, *internal mammary lymph nodes, sterilization rate, radiotherapy* 330, 331
–, Strahlenbehandlung nach McWhriter, *internal mammary lymph nodes, radiotherapy according to McWhriter* 192
–, –, fortgeschrittenen Mammakarzinom, *internal mammary lymph nodes, radiotherapy, advanced breast cancer* 349
–, –, Technik, *internal mammary lymph nodes, radiotherapy, technique* 204, 205
–, thermographische Überwachung, *internal mammary lymph nodes, thermographic follow up* 36
–, TNM-Klassifizierung, *internal mammary lymph nodes, TNM classification* 324, 374, 375
–, Tumorlokalisation, Prognose, *internal mammary lymph nodes, tumor localization, prognosis* 369
Mammasarkom, Diagnose, Klinik, Behandlung, *breast sarcoma, diagnosis, clinical symptoms, treatment* 547–563
–, strahleninduziertes, Risiko, *breast sarcoma, radiation induced, risk* 456
Mammogramm, adenoid-tubuläres Karzinom, *mammogram, adenoid tubular carcinoma* 294, 295
–, Adenoszirrhus, *mammogram, adenoscirrhus* 136, 138, 139
–, Altersrückbildung, Drüsenkörper, *mammogram, involution, parenchyma* 76
–, Biopsie, Narbengewebe, Differentialdiagnose, *mammogram, biopsy, scar tissue, differential diagnosis* 11
–, –, Röntgenaufnahme, *mammogram, biopsy, radiography* 288
–, Brustkrebs beim Mann, *mammogram, breast cancer of man* 167
–, Carcinoma solidum, Tumorektomie, Telekobalttherapie, *mammogram, carcinoma solidum, tumorectomy, telecobalt therapy* 291
–, Cooper-Ligamente, *mammogram, cooper's ligaments* 72, 76
–, diffuse Verschattungen, Differentialdiagnose, *mammogram, diffuse shadows, differential diagnosis* 11
–, diffuses, doppelseitiges Karzinom, *mammogram, diffuse, bilateral carcinoma* 158
–, doppelseitiges Carcinoma in situ, *mammogram, bilateral carcinoma in situ* 126, 127
–, duktales, nicht infiltrierendes Karzinom, *mammogram, ductal, non infiltrating carcinoma* 130, 132, 134
–, Epithelproliferationen, *mammogram, epithelial proliferations* 107
–, Fibroadenolipom, *mammogram, fibroadenolipoma* 88, 89
–, Fibroadenom, *mammogram, fibroadenoma* 86, 87
–, –, Mastopathie, *mammogram, fibroadenoma, mastopathy* 107
–, –, multilokuläres, *mammogram, fibroadenoma, multilocular* 94, 95
–, Fibrom, *mammogram, fibroma* 87, 92
–, Fibrosarkom, *mammogram, fibrosarcoma* 165
–, Fibrose nach Strahlenbehandlung, *mammogram, fibrosis after radiotherapy* 286, 288
–, fibrozystische Mastopathie, Verlauf, *mammogram, fibrocystic mastopathy, follow up* 108–110
–, Gallertkarzinom, *mammogram, colloid carcinoma* 147
–, gutartige Neoplasien, Einteilung, *mammogram, benign neoplasias, classification* 86
–, – Parenchymveränderungen, Differentialdiagnose, *mammogram, benign parenchymal lesions, differential diagnosis* 21
–, Hautödem, Differentialdiagnose, *mammogram, skin edema, differential diagnosis* 293
–, Hyperplasie, Hypertrophie, Mastopathie, *mammogram, hyperplasia, hypertrophy, mastopathy* 107
–, infiltrierendes lobuläres Karzinom, Malignitätsrisiko, *mammogram, infiltrating lobular carcinoma, risk of malignancy* 130
–, inflammatorisches Karzinom, *mammogram, inflammatory carcinoma* 136, 154, 155
–, intraduktales, nicht infiltrierendes Karzinom, *mammogram, intraductal, non infiltrating carcinoma* 126, 127, 152, 153

−, invasives Karzinom, *mammogram, invasive carcinoma* 134

−, Involution, Parenchym, *mammogram, involution of parenchyma* 292

−, jugendliche Brust, *mammogram, adolescent breast* 72, 76

−, lobuläres Carcinoma in situ, *mammogram, lobular carcinoma in situ* 126, 127

−, Lymphangiosis carcinomatosa, Differentialdiagnose, *mammogram, lymphangiosis carcinomatosa, differential diagnosis* 293

−, Malignitätsmerkmale, *mammogram, malignancy criteria* 10, 11, 12

−, Mastopathie, progressive Veränderungen, *mammogram, mastopathy, progressive lesions* 107

−, −, regressive Veränderungen, *mammogram, mastopathy, regressive lesions* 106

−, Melanom, Metastasen, *mammogram, melanoma, metastases* 164

−, Metastasen, Brustdrüse, Thermogramm, *mammogram, metastases, breast, thermogram* 166

−, −, Mikroverkalkungen, *mammogram, metastases, microcalcifications* 136

−, medulläres Karzinom, Mikroverkalkungen, *mammogram, medullary carcinoma, microcalcifications* 136

−, Mikroverkalkungen, Häufigkeit, *mammogram, microcalcifications, incidence* 17

−, −, Malignitätsmerkmale, *mammogram, microcalcifications, criteria of malignancy* 10, 11, 12

−, Myotheliom, *mammogram, myothelioma* 92

−, nach Telekobalttherapie, *mammogram, after telecobalt therapy* 288, 289

−, Narbenbildung, obliterierende Mastopathie, *mammogram, scar tissue, obliterating mastopathy* 146

−, Narbengewebe, Biopsie, Differentialdiagnose, *mammogram, scar tissue, biopsy, differential diagnosis* 11

−, −, nach Bestrahlung, *mammogram, scar tissue, after irradiation* 292

−, −, − Tumorektomie, *mammogram, scar tissue, after tumorectomy* 291

−, nicht palpable Veränderungen, Punktion, *mammogram, non palpable lesions, puncture* 48

−, okkultes Karzinom, Verlauf, *mammogram, occult carcinoma, follow up* 45

−, papilläres Karzinom, *mammogram, papillary carcinoma* 148

−, Parenchymfibrose, *mammogram, parenchymal fibrosis* 109, 110

−, Peau d'orange, *mammogram, peau d'orange* 292

−, periduktale Fibrose, *mammogram, periductal fibrosis* 114

−, polymorphes Karzinom, *mammogram, polymorphe carcinoma* 149

−, Punktionszytologie, Differentialdiagnose, *mammogram, puncture cytology, differential diagnosis* 48

−, „Reißnagelphänomen, Haut, maligne Tumoren, *mammogram, "drawing-pin phenomenon", skin, malignant tumors* 140, 141

−, Rezidiv, Beurteilung, Nachuntersuchung, *mammogram, recurrence, evaluation, follow up* 328

−, Sarkom, *mammogram, sarcoma* 165

−, Schwangerschaft, *mammogram, pregnancy* 78

−, „Secretory disease", *mammogram, secretory disease* 11, 147

−, Silikonprothese, Differentialdiagnose, *mammogram, silicone prosthesis, differential diagnosis* 11

−, sklerosierende Adenose, *mammogram, sclerosing adenosis* 11, 107

−, solides Karzinom, Haut-Mamilleneinziehung, *mammogram, solide carcinoma, skinnipple retraction* 140, 141

−, − −, Mikroverkalkungen, *mammogram, solid carcinoma, microcalcifications* 136

−, Strahlentherapie, entzündliches Karzinom, *mammogram, radiotherapy, inflammatory carcinoma* 154

−, Szirrus, Verlauf, *mammogram, scirrhus follow up* 143

−, Tumor, Biopsie, Kontrolle nach Strahlenbehandlung, *mammogram, tumor, biopsy, follow up after radiotherapy* 288

−, Tumorprognose, *mammogram, tumor prognosis* 159

−, unbehandeltes Karzinom, Prognose, *mammogram, untreated carcinoma, prognosis* 159

−, Verkalkung, Differentialdiagnose, *mammogram, calcification, differential diagnosis* 293

−, Verkalkungen, Anordnung, *mammogram, calcifications, pattern* 13

−, Verschattungen, Differentialdiagnose, *mammogram, shadows, differential diagnosis* 11, 12

−, Zysten, Mastopathie, *mammogram, cysts, mastopathy* 106, 107

Mammographie, bilaterales Mammakarzinom, *mammography, bilateral breast cancer* 531

−, Dosis, Film-Folienkombination, *mammography, dose, film screen combination* 8

−, Einstelltechnik, *mammography, exposure technique* 7, 8

−, Ergebnisse, Analyse, *mammography, results, analysis* 19, 20

−, falsch-positive Ergebnisse, Häufigkeit, Ursachen, *mammography, false positive results, incidence, causes* 21, 22

−, Fehldiagnosen, *mammography, diagnostic errors* 2, 3

−, Film, Folienmaterial, *mammography, films, screen materials* 5, 6, 7

−, Frühdiagnose, Mammakarzinom, *mammography, early diagnosis, breast cancer* 1, 2, 168, 254

−, Grundlagen, *mammography, principles* 1

−, Indikationsstellungen, *mammography, indications* 2, 169

−, Indikationsstellung, Lebensalter, *mammography, indication, age* 67

−, Karzinom, kontralaterale Mamma, *mammography, cancer, contralateral breast* 534

−, klinische Untersuchung, Thermographie, Vergleich, *mammography, clinical examination, thermography, comparison* 330

−, Kontroll-, Indikationen, *mammography, control-, indications* 168

−, −, falsch negativer histologischer Befund, *mammography, chech up, false negative histologic findings* 57

−, −, intraoperative, *mammography, check up, intraoperative* 59

−, Kontrolluntersuchungen, *mammography, follow up examinations* 287–296

−, kritische Wertung, *mammography, critical evaluation* 63, 64

−, Kunstprodukte, *mammography, artefacts* 2

−, Low-Dose-System, Gradationskurve, *mammography, low dose system, gradation curve* 6

−, Malignitätsmerkmale, *mammography, criteria of malignancy* 10, 11, 12

−, Mammakarzinom, Schwangerschaft, *mammography, breast cancer, pregnancy* 516

−, Mastopathie, Prognose, *mammography, mastopathy, prognosis* 106

Mammographie, Mikrokalk, Erkennbarkeit, Technik, *mammography, calcifications, identification, technique* 6
–, Nutzen-Risiko-Analyse, *mammography, effectivity risk analysis* 23
–, PE, Indikationen, Ergebnisse, *mammography, exploratory biopsy, indications, results* 56, 57
–, prophylaktische Mastektomie, Indikationsstellung, *mammography, prophylactic mastectomy, indication* 539
–, Reihenuntersuchung, Karzinomhäufigkeit, *mammography, screening program, carcinoma incidence* 23, 78
–, Röntgengeräte, *mammography, x-ray units* 2, 3
–, Schrägeinstellung nach Lundgren, *mammography, oblique position of Lundgren* 9
–, Strahlenbelastung, *mammography, radiation exposure* 5, 6, 7, 22, 23
–, Strahlenrisiko, *mammography, radiation risk* 168
–, Streustrahlung, *mammography, scattered radiation* 4, 5
–, systematische, kombinierte Nachuntersuchung, *mammography, systematic combined follow up* 328
–, Technik, *mammography, technique* 2–10
–, Tripeldiagnostik, Mammakarzinom, *mammography, triple diagnosis, mammography* 54
–, Tumorektomie, Indikationsstellung, *mammography, tumorectomy, indication* 252, 258
–, übersehenes Karzinom, Ursachen, *mammography, non diagnosed carcinoma, causes* 12
–, Xeroradiographie, Vergleich, *mammography, xeroradiography, comparison* 27
–, Zeitabstände, Lebensalter, *mammography, intervals, age* 23
Manchesterstudien, postoperative Strahlenbehandlung, *Manchester studies, postoperative radiotherapy* 389
männliches Mammakarzinom, ablative Verfahren, *male breast cancer, ablative procedures* 575
– –, Ätiologie, *male breast cancer, etiology* 566
– –, Alter, *male breast cancer, age* 569
– –, Behandlung, *male breast cancer, treatment* 573
– –, Behandlungsergebnisse, *male breast cancer, results of treatment* 579
– –, Chemotherapie, *male breast cancer, chemotherapy* 578
– –, Diagnose, Differentialdiagnose, *male breast cancer, diagnosis, differential diagnosis* 572
– –, Erblichkeit, *male breast cancer, heredity* 568
– –, Gynäkomastie, *male breast cancer, gynecomastia* 567
– –, Häufigkeit, *male breast cancer, incidence-rate* 565
– –, Histologie, Prognose, *male breast cancer, histology, prognosis* 581
– –, Hormonbehandlung, *male breast cancer, hormonal treatment* 577
– –, Hypophysektomie, *male breast cancer, hypophysectomy* 576
– –, Klinefelter Syndrom, *male breast cancer, Klinefelter's syndrome* 567
– –, klinische Befunde, *male breast cancer, clinical findings* 569
– –, Lymphknotenbefall, Prognose, *male breast cancer, lymph node involvement, prognosis* 581
– –, Mastektomie, Ergebnisse, *male breast cancer, mastectomy, results* 574
– –, multiple Primärtumoren, *male breast cancer, multiple primary tumors* 570
– –, Östrogen-Stoffwechsel, *male breast cancer, estrogen metabolism* 566
– –, Orchidektomie, *male breast cancer, orchidectomy* 575
– –, Pathologie, *male breast cancer, pathology* 573
– –, Symptome, *male breast cancer, symptoms* 571
– –, Thermographie, *male breast cancer, thermography* 572
– –, TNM-Klassifizierung, *male breast cancer, TNM classification* 579
– –, Trauma, *male breast cancer, trauma* 568
– –, Tumorgröße, – Lokalisation, Prognose, *male breast cancer, tumor size, – localization, prognosis* 580
– –, Überlebensraten, *male breast cancer, survival rates* 579
Mastektomie, einzeitiges, zweizeitiges operatives Vorgehen, *mastectomy, one stage-, two stage surgery* 59
–, fibrozystische Mastopathie, *mastectomy, fibrocystic mastopathy* 109, 110
–, fortgeschrittenes Mammakarzinom, *mastectomy, advanced breast cancer* 347, 349
Mastektomie, Frühkarzinom, 10-Jahres-Ergebnisse, *mastectomy, early carcinoma, ten years results* 204
–, Karzinom, kontralaterale Mamma, *mastectomy, cancer, contralateral breast* 534
–, Liposarkom, *mastectomy, liposarcoma* 552
–, lobuläres Karzinom in situ, *mastectomy, lobular carcinoma in situ* 130, 131
–, Lokalrezidiv, Häufigkeit, *mastectomy, local recurrence, incidence* 399, 400
–, –, Thermogramm, *mastectomy, local recurrence, thermogram* 36, 37
–, Lymphknotenentfernung, Indikationen, *mastectomy, lymphonodectomy, indications* 261
–, männliches Mammakarzinom, Ergebnisse, *mastectomy, male breast cancer, results* 574
–, malignes Lymphom, *mastectomy, malignant lymphoma* 559
–, Mammakarzinom in der Schwangerschaft, *mastectomy, breast cancer during, pregnancy* 511
–, Mammasarkom, *mastectomy, sarcoma of the breast* 550
–, Modifikationen, *mastectomy, modifications* 187
–, modifizierte, Sekundäroperation, nach radikaler Strahlenbehandlung, *mastectomy, modified, secondary surgery, after radical radiotherapy* 333
–, multifokale Krebsherde, Häufigkeit, *mastectomy, multifocal cancers, incidence* 303
–, Myosarkom, *mastectomy, myosarcoma* 554
–, nach Schwangerschaft, *mastectomy, after pregnancy* 521
–, Osteosarkom der Mamma, *mastectomy, osteosarcoma of the breast* 561
–, partielle, Risiko: Karzinomreste, *mastectomy, partial, risk: Carcinoma remnants* 192
–, postoperative Strahlenbehandlung, *mastectomy, postoperative radiotherapy* 187
–, präoperative Strahlenbehandlung, *mastectomy, preoperative radiotherapy* 212, 213, 214
–, Probeexzision, Ergebnisse, *mastectomy, exploratory biopsy, results* 56, 57
–, prophylaktische, bilaterales Mammakarzinom, *mastectomy, prophylactic, bilateral breast cancer* 539
–, psychisches Trauma, *mastectomy, psychic trauma* 59
–, Residual-Ca nach Tumorexzision, *mastectomy, residual carcinoma after tumor excision* 254
–, subkutane, Silastikprothese, *mastectomy, subcutaneous, Silastik prosthesis* 111
–, Technik, *mastectomy, technique* 451, 452
–, Tomogramm nach, *mastectomy, tomogram after* 426

−, Venogramm nach Telekobalttherapie, *mastectomy, phlebogram after telecobalttherapy* 485

−, Überlebensraten nach-, *mastectomy, survival rates after-* 187, 188, 189

Mastitis, akute, diffuse, *mastitis, acute, diffuse* 113

−, chronische, zystische, *mastitis, chronic, cystic* 99

−, diffuse, Differentialdiagnose, *mastitis, diffuse, differential diagnosis* 11, 159, 160

−, inflammatorisches Karzinom, Differentialdiagnose, *mastitis, inflammatory cancer, differential diagnosis* 441

−, Kindesalter, *mastitis, childhood* 67

−, Plasmazell-, Galaktogramm, *mastitis, plasma cellular-, galactogram* 112

−, postoperative, *mastitis, postoperative* 454

−, secretory disease, Abszess, *mastitis, secretory disease, abscess* 85

−, subchronische, Punktionszytologie, *mastitis, subchronic, puncture cytology* 50

−, Thermogramm, *mastitis, thermogram* 39

Mastopathie, Altersverteilung, *mastopathy, age distribution* 99

−, atypische Epitheliosis, *mastopathy, atypical epitheliosis* 105, 107, 112, 113

−, −, Frühdiagnose, *mastopathy, atypical, early diagnosis* 168

−, −, proliferierende-, Histologie, *mastopathy, atypical, proliferating-, histology* 104, 105

−, benigne Parenchymdysplasie, *mastopathy, benign parenchymal dysplasia* 103

−, Diagnose, *mastopathy, diagnosis* 114

−, Differentialdiagnose, Fibroadenom, *mastopathia, differential diagnosis: Fibroadenoma* 82

−, −, Mammogramm, *mastopathy, differential diagnosis, mammogram* 11

−, diffuses, doppelseitiges Mammakarzinom, *mastopathy, diffuse, bilateral breast cancer* 158

−, doppelseitiges Mammakarzinom, Beziehungen, *mastopathy, bilateral breast cancer, relations* 531, 532

−, EMI-Einheiten, Komputertomographie, *mastopathy, EMI units, computed tomography* 29

−, Entartungshäufigkeit, *mastopathy, malignancy, incidence* 105

−, Epithalveränderungen, *mastopathy, epithelial lesions* 102

−, falsch-positive Diagnose: Karzinom, *mastopathy, false positive diagnosis: True carcinoma* 53

−, fibrozystische, Differentialdiagnose, *mastopathy, fibrocystic, differential diagnosis* 147

−, „Grading", *mastopathy, grading* 102, 104, 532

−, Häufigkeit, *mastopathy, incidence* 99, 100

−, Histologie, *mastopathy, histology* 101

−, intraduktale Epithalproliferation, *mastopathy, intraductal epithelial proliferation* 103

−, Klassifizierung, *mastopathy, classification* 102, 104, 532

−, mit Epitheliosis, *mastopathy, with epitheliosis* 105

−, nicht invasives Karzinom, Histologie, *mastopathy, non invasive carcinoma, histology* 104, 105

−, obliterierende, Differentialdiagnose, *mastopathy, obliterating, differential diagnosis* 139

−, −, Narbenbildung, *mastopathy, obliterating, scar tissue* 146

−, okkultes Karzinom, *mastopathy, occult carcinoma* 45

−, Pathogenese, *mastopathy, pathogenesis* 99

−, pathologische Anatomie, *mastopathy, pathologic anatomy* 100

−, PE, Indikationsstellung, *mastopathy, exploratory exstirpation, indication* 56

−, progressive Veränderungen, *mastopathy, progressive lesions* 100

−, − −, Histologie, Präparat, *mastopathy, progressive lesions, histology, specimen* 111

−, − −, Radiologie, *mastopathy, progressive lesions, radiology* 107

−, proliferierende, Frühdiagnose, Mammakarzinom, *mastopathy, proliferating, early diagnosis, breast cancer* 117

−, −, Plastikprothese, *mastopathy, proliferating, plastic prosthesis* 57

−, −, Verkalkung, *mastopathy, proliferating, calcification* 147

−, Punktionszytologie, Klassifizierung, *mastopathy, puncture cytology, classification* 49, 51

−, Radiologie, *mastopathy, radiology* 106

−, regressive, Verkalkungen, *mastopathy, regressive, calcifications* 16

−, regressive Veränderungen, *mastopathy, regressive lesions* 102

−, − −, Radiologie, *mastopathy, regressive lesions, radiology* 106

−, Risikokrankheit: Mammakarzinom, *mastopathy, risk disease: Breast cancer* 105

−, Stadieneinteilung, *mastopathy, staging* 102, 105

−, Thermogramm, *mastopathy, thermogram* 39, 40, 114

−, Verkalkungen, Differentialdiagnose, *mastopathy, calcifications, differential diagnosis* 19

−, −, Häufigkeit, *mastopathy, calcifications, incidence* 18

−, Zysten, Mammogramm, *mastopathy, cysts, mammogram* 106, 107

McWhirter-Bestrahlungstechnik, Ergebnisse, *McWhirter's principle, results* 193, 194

−, Komplikationen, *McWhirter's principle, complications* 200

−, Vergleich, radikale Mastektomie, *McWhirter's principle, comparison, radical mastectomy* 195

Mediastinitis, Strahlenschädigung, *mediastinitis, radiation damage* 472

medulläres Karzinom, Ausbreitung, Prognose, *medullary carcinoma, propagation, prognosis* 253

− −, Differentialdiagnose, *medullary carcinoma, differential diagnosis* 11, 96, 97

− −, Histologie, *medullary carcinoma, histology* 122, 123

− −, Malignitätsmerkmale, Mammogramm, *medullary carcinoma, malignancy criteria, mammogram* 10

− −, Mikroverkalkungen, Mammogramm, *medullary carcinoma, microcalcifications, mammogram* 136

− −, Nachresektion, kosmetisches Ergebnis, *medullary carcinoma, secondary resection, cosmetic result* 287

− −, Residual-Ca nach partieller Mastektomie, *medullary carcinoma, residual carcinoma after partial mastectomy* 256

− −, Thermogramm, *medullary carcinoma, thermogram* 160

Megavolttherapie, Mastektomie, *megavoltage therapy, mastectomy* 261

−, Palliativbestrahlung, *megavoltage therapy, palliative radiotherapy* 432

−, Technik, *megavoltage therapy, technique* 431

Melanom, bösartiges, Hypophysmausschaltung, *melanoma, malignant, pituitary ablation* 237

−, Haut-, Lymphknoten-Metastasen, *melanoma, skin-, lymph node metastases* 164

Melphalan, Chemotherapie, radikale Strahlenbehandlung, *melphalan, chemotherapy, radical radiotherapy* 334

Memorial Sloan, Kettering Cancer Center, Bestrahlungsplanung, Rezidivbehandlung, *Memorial Sloan Kettering Cancer Center, treatment planning procedure, recurrence, radiotherapy* 432

Meningitis, radioaktive Hypophysenimplantate, *meningitis, radioactive pituitary implants* 239

Menopause, bilaterales Mammakarzinom, *menopause, bilateral breast cancer* 533

–, Hormontherapie, *menopause, hormonal therapy* 592

–, Mammakarzinom, Prognose, *menopause, breast cancer, prognosis* 371

–, Mammaparenchym, Histologie, *menopause, breast parenchyma, histology* 72

–, Papillom, *menopause, papilloma* 83

–, Prognose, Adrenalektomie, *menopause, prognosis, adrenalectomy* 243

–, Rezidivrate, Überlebensraten, *menopause, recurrence rate, survival rates* 200

Metallfadenkreuz, Verkalkungen, Lokalisierung, *cross wires, calcifications, localization* 59, 60

Metallkugel, Lokalisation, karzinomverdächtige Strukturen, *metallic sphere, localization, structures suspicious for carcinoma* 59, 60

Metaplasie, Mischtumor, *metaplasia, mixed tumor* 85

Metastasen, Aderhaut, Behandlung, *metastases, chorioidea, treatment* 361

–, Angiosarkom, *metastases, angiosarcoma* 162

–, Augenhöhle, Behandlung, *metastases, orbita, treatment* 360

–, bilaterales Mammakarzinom, *metastases, bilateral breast cancer* 535

–, Brustdrüse, Mammogramm, Thermogramm, *metastases, breast, mammogram, thermogram* 166

–, Brustkrebs beim Mann, *metastases, breast cancer of man* 167

–, Carcinoma intraductale in situ, *metastases, carcinoma intraductale in situ* 534

–, Chemotherapie, Ergebnisse, *metastases, chemotherapy, results* 597, 598, 600

–, Diagnostik, Behandlung, *metastases, diagnosis, treatment* 354–363

–, Differentialdiagnose, *metastases, differential diagnosis* 168

–, –, Mammogramm, *metastases, differential diagnosis, mammogram* 11

–, diffuse, Differentialdiagnose, *metastases, diffuse, differential diagnosis* 159

–, Elektronentherapie, Spätergebnisse, *metastases, electron therapy, late results* 433

–, entzündliches Karzinom, *metastases, inflammatory carcinoma* 147

–, – Rezidiv, Brustwand, *metastases, inflammatory recurrence, thoracic wall* 423

–, Fern-, Operationskriterien, *metastases, distant, criteria of operability* 323

–, Fibrosarkom, *metastases, fibrosarcoma* 549

–, Frühstadium, Tumorektomie, *metastases, early stage, tumor ectomy* 253

–, Häufigkeit, Operation, Strahlenbehandlung, *metastases, incidence, surgery, radiotherapy* 198, 199

–, –, Tumordurchmesser, *metastases, incidence, tumor diameter* 263

–, Hormontherapie, *metastases, hormonal therapy* 592

–, Hypophysenausschaltung, *metastases, pituitary ablation* 237

–, iatrogene, operative Gewebsentnahme, *metastases, iatrogenous, operative exploratory biopsy* 58

–, inflammatorisches Karzinom, *metastases, inflammatory cancer* 441

–, intramammäre, Thermogramm, *metastases, intramammary, thermogram* 161

–, Hochvoltbestrahlung, *metastases, high voltage therapy* 190

–, Knochen, Differentialdiagnose: Strahlenschädigung, *metastases, bone, differentialdiagnosis: radiation damage* 469

–, Liposarkom, *metastases, liposarcoma* 552

–, Lunge, Operation, Strahlenbehandlung, *metastases, pulmonary, surgery, radiotherapy* 362

–, Lymphknoten-, Bestrahlungstechnik, *metastases, lymph nodes-, irradiation techniques* 265

–, Lymphknoten, Strahlenbehandlung Ergebnisse, *metastases, lymph nodes, radiotherapy, results* 361

–, –, Vernichtungsdosis, *metastases, lymph nodes, sterilization dose* 304

–, Lymphographie, *metastases, lymphography* 62

–, malignes Melanom, *metastases, malign melanoma* 164

–, Mamma, Differentialdiagnose, *metastases, breast, differential diagnosis* 136, 137

–, –, Histologie, *metastases, breast, histology* 124

–, Mammakarzinom, Lokalisation, *metastases, breast cancer, localization* 422

–, Mammasarkom, *metastases, sarcoma of the breast* 549

–, Mischtumor, *metastases, mixed tumor* 85

–, nach partieller Mastektomie, Häufigkeit, *metastases, after partial mastectomy, incidence* 192

–, okkultes, intraduktales Karzinom, *metastases, occult intraductal carcinoma* 150, 151

–, primäres Hämangiosarkom, *metastases, primary hemangiosarcoma* 554

–, Prognose, Adrenalektomie, *metastases, prognosis, adrenalectomy* 243

–, Strahlenbehandlung, *metastases, radiotherapy* 347–365

–, regionäre, TNM-Klassifizierung, *metastases, regional, TNM classification* 324

–, retroaurikuläre, Strahlenbehandlung, *metastases, retroauricular, radiotherapy* 348

–, supraklavikuläre, Operationskriterien, *metastases, supraclavicular, criteria of operability* 323

–, Tumorektomie, Spätergebnisse, *metastases, tumorectomy, late results* 273

–, Überlebensraten, nach Strahlenbehandlung, *metastases, survival rates, after radiotherapy* 355, 361

–, Verdacht, kontralaterale Mamma, *metastases, suspected, contralateral breast* 329, 330

–, Wachstumsgeschwindigkeit, *metastases, growing speed* 125

–, zervikale, Behandlungskriterien, *metastases, cervical, criteria of treatment* 347

–, Zystosarkom, *metastases, cystosarcoma* 83

metastatisches Zweitkarzinom, kontralaterale Brust, *metastatic second carcinoma, contralateral breast* 540

Methotrexat, Chemotherapie, fortgeschrittenes Mammakarzinom, *methotrexate, chemotherapy, advanced breast cancer* 597

–, –, kurative Strahlenbehandlung, *methotrexate, chemotherapy, curative radiotherapy* 334

–, –, Mammakarzinomrezidiv, *methotrexate, chemotherapy, recurrent breast cancer* 439

Methyltestosteron, Krebsbehandlung, *methyltestosterone, cancer therapy* 595 mikroinvasives Karzinom, Frühdiagnose, *microinvasive carcinoma, early diagnosis* 1, 168, 254

Mikrokalk, Fibroadenom, Differentialdiagnose, *microcalcification, fibroadenoma, differential diagnosis* 82

–, Frühdiagnose, Mammakarzinom, *microcalcification, early diagnosis, breast cancer* 1

–, lobuläres Carcinoma in situ, *microcalcification, lobular carcinoma in situ* 126

–, Mammographie, Kontrolluntersuchung, *microcalcification, mammography, follow up* 293

–, Milchgänge, Modell, *microcalcification, galactophore ducts, model* 17

–, Milchgangspapillom, *microcalcification, papilloma of galactophore ducts* 90

–, Papillomatose, *microcalcifications, papillomatosis* 89, 90

–, Rezidiv, systematische Nachuntersuchung, *microcalcification, recurrence, systematic follow up* 328

–, solides Karzinom, *microcalcification, solid carcinoma* 145

–, Xeroradiographie, *microcalcifications, xeroradiography* 27

–, zystische Mastopathie, maligne Entartung, *microcalcification, cystic mastopathy, malignant degeneration* 106, 107

Mikrometastasen, Prognose, *micrometastases, prognosis* 251

Mikroradiogramm, Dichte, Drüsenkörper, *microradiogram, density, parenchyma* 3

–, invasives Karzinom, *microradiogram, invasive carcinoma* 142

Mikroradiographie, Mamma, Parenchym, *microradiography, breast, parenchyma* 72

–, Technik, Indikationen, *microradiography, technique, indications* 30, 31

mikroskopische Streuherde, Radiosensibilität, Strahlenbehandlung, *microscopic disseminations, radiosensibility, radiotherapy* 303

Mikroverkalkungen, Adenoszirrhus, *microcalcifications, adenoscirrhus* 136

–, Biopsie, Indikationsstellung, *microcalcifications, biopsy, indication* 48

–, Differentialdiagnose, *microcalcifications, differential diagnosis* 13

–, Häufigkeit, Mammakarzinom, *microcalcifications, incidence, breast cancer* 17

–, intraduktales Carcinoma in situ, *microcalcifications, intraductal carcinoma in situ* 130, 132, 133

–, Malignitätsmerkmale, Mammogramm, *microcalcifications, criteria of malignancy, mammogram* 10, 11, 12

–, Markierung, Präparatradiographie, *microcalcifications, marking, radiography of specimen* 59, 60

–, multilokuläres lobuläres Karzinom, *microcalcifications, multilocular lobular carcinoma* 144

–, nicht tastbare, Treffsicherheit, Schnellschnittdiagnostik, *microcalcifications, non palpable, accuracy, serial sections, diagnosis* 57

Milchgänge, Anatomie, Histologie, *ductus lactiferi, anatomy, histology* 69, 70

–, bilaterales Mammakarzinom, *ductus lactiferi, bilateral breast cancer* 533

–, diffuse Tumoren, Einteilung, *galactophore ducts, diffuse tumors, classification* 133

–, Einziehung der Brustwarze, Adenoszirrhus, *galactophore ducts, nipple retraction, adenoscirrhus* 139

–, Epithelwucherungen, Galaktographie, *galactophore ducts, epithelial proliferations, galactography* 112, 113

–, –, Verkalkungen, *galactophore ducts, epithelial proliferations, calcifications* 107

–, Erweiterung, Malignitätskriterien, Mammogramm, *galactophore ducts, dilatation, malignancy criteria, mammogram* 10, 11, 12

–, Galaktographie, zystische Mastopathie, *galactophore ducts, galactography, cystic mastopathy* 107

–, „heiße Mamille", Thermogramm, *galactophore ducts, "hot nipple", thermogram* 160

–, intraduktales Karzinom, *galactophore ducts, intraductal carcinoma* 152, 153

–, Karzinom, Histologie, *galactophore ducts, carcinoma, histology* 119

–, Karzinom, Mann, *galactophore ducts, carcinoma, man* 167

–, –, Thermogramm, *galactophore ducts, carcinoma, thermogram* 40

–, –, Tumorektomie, kosmetisches Ergebnis, *galactophore ducts, carcinoma, tumorectomy, cosmetic result* 286

–, –, Verkalkungen, Differentialdiagnose, *galactophore ducts, cancer, calcifications, differential diagnosis* 19

–, Mazerationspräparat, *galactophore ducts, macerated specimen* 70

–, nicht infiltrierendes Karzinom, Mammogramm, *galactophore ducts, non infiltrating carcinoma, mammogram* 130, 133

–, normale, Punktionszytologie, *galactophore ducts, normal, puncture cytology* 50

–, Papillom, Papillomatose, *galactophore ducts, papilloma, papillomatosis* 83, 88, 89, 90

–, „Secretory disease", *galactophore ducts, "secretory disease"* 147

–, Strahlendichte, Mikroradiogramm, *galactophore ducts, radiation density, microradiogram* 3

–, Verkalkungen, Differentialdiagnose, *galactophore ducts, calcifications, differential diagnosis* 13

–, Verkalkungen, Mammogramm, Präparat, *galactophore ducts, calcifications, mammogram, specimen* 133

–, Verkalkungen, Modell, *galactophore ducts, calcifications, model* 17

–, Verkalkungen, Pathogenese, *galactophore ducts, calcifications, pathogenesis* 16

–, zystische Degeneration, Histologie, *galactophore ducts, cystic degeneration, histology* 101

„minimal breast cancer", Definition, *"minimal breast cancer", definition* 60

– – –, Zytologie, *"minimal breast cancer", cytology* 52

Mischtumor, pathologische Anatomie, *mixed tumor, pathologie anatomy* 84, 85, 162

–, Thermogramm, *mixed tumor, thermogram* 160

Mitomycin-C, Behandlung fortgeschrittenes Mammakarzinom, *mitomycin-C, treatment, advanced breast cancer* 597

Mitosen, atypische, proliferierende Mastopathie, *mitoses, atypical, proliferative mastopathy* 105

–, zytologisches „Tumorgrading", *mitoses, cytologie tumor grading* 52

Mitosehemmer, Chemie, *mitosis inhibiting drugs, chemistry* 597

Molybdän, Brennfleck, Röntgenröhre, *molybdenum, focus, x-ray tubus* 3

Monochemotherapie, fortgeschrittenes Mammakarzinom, *monochemotherapy, advanced breast cancer* 597

–, Mammakarzinom, *monochemotherapy, breast cancer* 590

Morbus Boeck, Karzinom, Differentialdiagnose, *Boeck's disease, carcinoma, differential diagnosis* 85

Morbus Hodgkin, Differentialdiagnose, *Hodgkin's disease, differential diagnosis* 159

Morbus Paget, Histologie, *Paget's disease, histology* 120

– –, Mamille, Mammogramm, *Paget's disease, nipple, mammogram* 144

– –, pathologische Anatomie, *Paget's disease, pathologic anatomy* 121

– –, Zytologie, Biopsie, *Paget's disease, cytology, biopsy* 48

Morbus Recklinghausen, Haut, Differentialdiagnose, *Recklinghausen's disease, skin, differential diagnosis* 97

Morphologie, röntgenologische, Mamma, *morphology, roentgenological, breast* 72

Morphometrie, infiltrierendes Karzinom, *morphometry, infiltrating carcinoma* 132

M. pectoralis major, Retraktion, nach Strahlenbehandlung, *pectoralis major muscle, retraction, after radiotherapy* 321, 322

M. serratus anterior, Infiltration, TNM-Klassifizierung, *serratus anterior muscle, infiltration, TNM classification* 324

multifokales Karzinom, Bestrahlungstechnik, *multifocal carcinoma, irradiation technique* 318

– –, Mastektomie, Häufigkeit, *multifocal carcinoma, mastectomy, incidence* 303

multilokuläres Fibroadenom, Mammogramm, Histologie, *multilocular fibroadenoma, mammogram, histology* 94, 95

– Karzinom, Histologie, Pathogenese, *multilocular carcinoma, histology, pathogenesis* 118

– –, Lokalisation, *multilocular cancer, localization* 540

– –, prophylaktische Mastektomie, *multilocular carcinoma, prophylactic mastectomy* 539

multiple Primärtumoren, männliches Mammakarzinom, *multiple primary tumors, male breast cancer* 570

multizentrisches Karzinom, Behandlung, *multicentric carcinoma, treatment* 252

– –, bilaterales, Risiko, *multicentric carcinoma, bilateral, risk* 531

Muskulatur, Sklerose, Strahlenschädigung, *musculature, sclerosis, radiation damage* 471

–, Spätveränderungen, Klassifizierung, *musculature, late reactions, classification* 495

Myelofibrose, Mammakarzinom, Metastasen, *myelofibrosis, breast cancer, metastases* 125

Myokarditis, radiogene, *myocarditis, radiation induced* 495

Myosarkom, Mamma, Häufigkeit, Pathologie, Behandlung, *myosarcoma, breast, incidence, pathology, treatment* 533

Myotheliom, Differentialdiagnose, *myothelioma, differential diagnosis* 162

–, Mammogramm, Histologie, *myothelioma, mammogram, histology* 92, 94

–, pathologische Anatomie, *myothelioma, pathologic anatomy* 81

M-Zellen, Epithel, Mamma, *M cells, epithelium, breast* 70

Nachresektion, Residualtumor, kosmetisches Ergebnis, *secondary resection, residual tumor, cosmetic result* 284, 285

–, Telekobalt-Therapie, kosmetisches Ergebnis, *secondary resection, telecobalt therapy, cosmetic result* 285

Nachuntersuchung, systematische, kombinierte, *follow up, systematic, combined* 328–331

–, Tumorrezidiv, Prognose, *follow up, recurrent tumor, prognosis* 2

Narbenbildung, gestörte, nach Strahlenbehandlung, *cicatrization, impaired, after radiotherapy* 201

–, Tumorektomie, kosmetisches Ergebnis, *cicatrization, tumorectomy, cosmetic result* 284

–, vorgetäuschtes Karzinom, *cicatrization, simulated carcinoma* 145

Narbengewebe, Axilla, Armödem, *scar tissue, axilla, arm edema* 483

–, Differentialdiagnose, Mammogramm, *scar tissue, differential diagnosis, mammogram* 11

–, Karzinom, nach Biopsie, *scar tissue, carcinoma, after biopsy* 58

–, Mammogramm, nach Tumorektomie und Strahlenbehandlung, *scar tissue, mammogram, after tumorectomy and radiotherapy* 291

–, obliterierende Mastopathie, *scar tissue, obliterating mastopathy* 146

–, – –, Differentialdiagnose, *scar tissue, obliterating mastopathy, differential diagnosis* 139

–, Quadrantenresektion, *scar tissue, quadrant resection* 283

–, Strahlenbehandlung, Mammogramm, *scar tissue, radiotherapy, mammogram* 292

–, Thermogramm, *scar tissue, thermogram* 38

–, Verkalkungen, Mammogramm, *scar tissue, calcifications, mammogram* 288, 289

Narbenkarzinom, Thermogramm, *scar tissue carcinoma, thermogram* 47

Nebenwirkungen, postoperative Strahlenbehandlung, *side-effects, postoperative radiotherapy* 201, 202

–, präoperative Strahlenbehandlung, *side-effects, preoperative radiotherapy* 228

–, radioaktive Hypophysenimplantate, *side effects, radioactive pituitary implants* 239

–, Strahlenbehandlung, Tumorektomie, *side effects, radiotherapy, tumor ectomy* 279–287

Nekrose, Cystosarcoma phylloides, *necrosis, cystosarcoma phylloides* 83

–, Epitheliose, Verkalkung, *necrosis, epitheliosis, calcification* 119

–, Hypophyse, radioaktive Implantate, *necrosis, pituitary, radioactive implants* 239

–, Hypophyse, Radiochirurgie, *necrosis, pituitary, radiosurgery* 241

–, Parenchym, Verkalkungen, Pathogenese, *necrosis, parenchyma, calcifications, pathogenesis* 16

Neoplasien, gutartige, Radiologie, *neoplasias, benign, radiology* 86

Neugeborenes, Mamma, Entwicklung, *newborn, breast, development* 66

neurochirurgische Verfahren, fortgeschrittenes Mammakarzinom, *neurosurgical procedures, advanced breast cancer* 237

Neurofibrom, Differentialdiagnose, *neurofibroma, differential diagnosis* 136, 137

– –, Mammogramm, *neurofibromatosis, differential diagnosis, mammogram* 11

nichtepitheliale Neoplasien, pathologische Anatomie, *non-epithelial neoplasias, pathologic anatomy* 80

nicht invasives Karzinom, Histologie, *non invasive carcinoma, histology* 104, 105

– – –, Strahlentherapie, Indikationsstellung, *non invasive carcinoma, radiotherapy, indication* 260

– – –, Häufigkeit, Residualtumor, *non invasive carcinoma, incidence, residual tumor* 255

– – –, Nekrose, Verkalkungen, Pathogenese, *non invasive carcinoma, necrosis, calcifications, pathogenesis* 16

nicht palpable Lymphknoten, TNM-Klassifizierung, *non papable lymph nodes, TNM classification* 324, 325

– – Veränderungen, Häufigkeit, Karzinomdiagnose, *non palpable lesions, incidence, cancer diagnosis* 57

– – –, Lokalisation, Präparatradiographie, *non palpable lesions, localization, radiography of specimen* 59, 60

– – –, „minimal breast cancer", Definition, *non palpable lesions, "minimal breast cancer", definition* 60

– – –, Xeroradiographie, Lokalisation, *nonpalpable lesions, xeroradiography, localization* 60

– – –, Carcinoma in situ, Mammogramm, *non palpable lesions, carcinoma in situ, mammogram* 126, 127

Niereninsuffizienz, Verkalkungen, Brustparenchym, *renal insufficiency, calcifications, breast parenchyma* 17

Nn. thoracodorsalis et thoracicus longus, operative Verletzung, *Nn. thoracodorsalis et thoracicus longus, operative injury* 454

Nutzen-Risiko-Analyse, Mammographie, *effectivity risk analysis, mammography* 23

Oberarm, Kopf, Strahlenschädigung, *numerus, head, radiation damage* 470, 471

Ochronose, Mamma, *ochronosis, breast* 85

Ödem, Arm, Häufigkeit nach Strahlenbehandlung, *edema, of the arm, incidence after radiotherapy* 259, 260, 262

–, Parenchym, Mastopathie, *edema, parenchyma, mastopathy* 100

–, TNM-Klassifizierung, *edema, TNM classification* 324

öffentliche Medien, Aufklärung, Frühdiagnose, *public relations, health education, early diagnosis* 168

Östrogene, inflammatorisches Karzinom, *estrogens, inflammatory cancer* 441

–, Krebstherapie, *estrogens, cancer therapy* 596

–, Schwangerschaft, *estrogens, pregnancy* 512, 513

Östrogen-Behandlung, männliches Mammakarzinom, *estrogen therapy, male breast cancer* 577

Östrogen-Haushalt, männliches Mammakarzinom, *estrogen metabolism, male breast cancer* 566

Östrogenrezeptoren, Hormonabhängigkeit, Mammakarzinom, *estrogen receptors, hormonal dependence, breast cancer* 590, 591

Östrogenstoffwechsel, männliches Mammakarzinom, *estrogen metabolism, male breast cancer* 566

okkultes Karzinom, bilaterales, *occulte carcinoma, bilateral* 534

– –, intraduktales, *occult carcinoma, intraductal* 150, 151

– –, „minimal breast cancer", Definition, *occult cancer, "minimal breast cancer", definition* 60

– –, operative Gewebsentnahme, *occult carcinoma, operative exploratory biopsy* 58

– –, Präparatradiographie, *occult carcinoma, radiography of specimen* 59, 60

– –, Thermogramm, Malignitätskriterien, *occult carcinoma, thermogram, criteria of malignancy* 42, 43

– –, Thermogramm, Treffsicherheit, *occult carcinoma, thermogram, accuracy* 44

Operabilität, Kriterien, Mammakarzinom, *operability, criteria, breast cancer* 189, 190, 323

operables Mammakarzinom, konventionelle Strahlenbehandlung, Ergebnisse, *operable breast cancer, conventional radiotherapy, results* 302

– –, radikale Strahlenbehandlung allein, Spätergebnisse, *operable breast cancer, radical radiotherapy alone, late results* 334, 335

– –, anatomisch-klinische Stadieneinteilung, *operable breast cancer, anatomoclinical staging* 326

– –, kurative Bestrahlung, Technik, *operable breast cancer, curative irradiation, techniques* 306

– –, – –, Überlebensraten, *operable breast cancer, curative irradiation, survival rates* 326

– –, Mammaria interna–Lymphknoten, *operable breast cancer, internal mammary lymph nodes* 305

Operation, bilaterales Mammakarzinom, Prognose, *surgery, bilateral breast cancer, prognosis* 542

–, ein-, zweizeitige, Indikationen, *surgery, one-, two stage-, indications* 59

–, fortgeschrittenes Mammakarzinom, *surgery, advanced breast cancer* 237, 347

–, Kastration, Indikationsstellung, *surgery, castration, indication* 363

–, Lungenmetastasen, *surgery, pulmonary metastases* 362

–, männliches Mammakarzinom, *surgery, male breast cancer* 573

–, Mammakarzinom, Komplikationen, *surgery, breast cancer, complications* 449, 453

–, –, Schwangerschaft *surgery, breast cancer, during pregnancy* 517

–, Nachkontrolle, Mammogramm, *surgery, follow up, mammogram* 290

–, Radium Center, Copenhagen, *surgery, Radium Center, Copenhagen* 195

–, Rückenmarkkompression, *surgery, compression of spinal cord* 354

–, Schnellschnittuntersuchung, Indikationen, *surgery, microtomy, indications* 168, 169

–, siehe Mastektomie, einfache Mastektomie, radikale Mastektomie, *surgery, see mastectomy, simple mastectomy, radical mastectomy*

–, solitäre Hirnmetastasen, *surgery, solitary brain metastases* 359

–, Strahlenbehandlung, *surgery, radiotherapy* 251

–, therapeutische Grundlagen, *surgery, therapeutic principles* 187, 193

–, Tripeldiagnostik, *surgery, triple diagnosis* 54

–, Tumorektomie, *surgery, tumorectomy* 258

–, zusätzliche, radikale Strahlenbehandlung, *surgery, secondary, radical radiotherapy* 331, 332

Operationspräparate, Mammakarzinom, Histologie, *operation specimens, breast cancer, histology* 303

Operationstechnik, PE, Schnellschnitt, Treffsicherheit, *operative technique, exploratory biopsy, serial sections, accuracy* 57

Operationsverfahren, Adrenalektomie, Technik, *surgical procedures, adrenalectomy, technique* 242

–, Endokrinium, Ergebnisse, *surgical procedures, endocrine system, results* 244

–, Hypophysektomie, Technik, *surgical procedures, hypophysectomy, technique* 238

operative Behandlung, Strahlenreaktionen der Haut, *operative treatment, radiation induced lesions of skin* 496

– Gewebsentnahme, Indikationen, Ergebnisse, *operative biopsy, indications, results* 57, 58

Orangenhaut, inflammatorisches Karzinom, *peau d'orange, inflammatory carcinoma* 154, 155

–, intraduktales Karzinom, *peau d'orange, intraductal carcinoma* 152

Orbita, Metastasen, Behandlung, *orbita, metastases, treatment* 360

Orchidektomie, männliches Mammakarzinom, *orchidectomy, male breast cancer* 575

Osteochondrosarkom, Mamma, Pathologie, *osteochondrosarcoma, breast, pathology* 162

osteolytische Metastasen, Verkalkung nach Strahlenbehandlung, *osteolytic metastases, calcification after radiotherapy* 357

Osteomyelitis, Strahlenschädigung, *osteomyelitis, radiation damage* 467

Osteosarkom, Mamma, Histogenese, *osteosarcoma, breast, histogenesis* 561

–, strahleninduziertes, *osteosarcoma, radiation induced* 467

Ovarialfunktion, Mamma, Parenchym, Volumen, *ovarial function, breast, parenchyma, volume* 70

Ovarektomie, prophylaktische, *ovariectomy, prophylactic* 592

^{32}P, Dauerimplantat, Hypophyse, ^{32}P, *permanent implant, pituitary* 239

Palliativbestrahlung, Grundlagen, Technik, *palliative irradiation, principles, technique* 337

–, immunologische Reaktionen, *palliative radiotherapy, immunological reactions* 320

–, inflammatorisches Karzinom, *palliative radiotherapy, inflammatory cancer* 444

palliative Behandlung, fortgeschrittenes Mammakarzinom, *palliative treatment, advanced breast cancer* 347

– Strahlenbehandlung, früher bestrahlter Hautbezirk, *palliative radiotherapy, previously irradiated skin area* 432

Palliativmaßnahmen, Mammakarzinom, *palliativ measures, breast cancer* 518

palpable Veränderungen, Häufigkeit, Karzinomdiagnose, *palpable lesions, incidence, cancer diagnosis* 57

Palpation, Axilla, Verläßlichkeit, *palpation, axilla, reliability* 325

–, doppelseitiges lobuläres Carcinoma in situ, *palpation, bilateral lobular carcinoma in situ* 126, 127

–, Mamma, Nachkontrolle, *palpation, breast, follow up* 290

–, Mammakarzinom, Tripeldiagnostik, *palpation, breast cancer, triple diagnosis* 54

–, präoperative Diagnostik, *palpation, preoperative diagnosis* 259

–, Resttumor, klinische Nachuntersuchung, *palpation, residual tumor, clinical follow up* 328

Pauniculitis nodularis, Verkalkungen, Differentialdiagnose, *panniculitis nodularis, calcifications, differential diagnosis* 19, 85

papilläres Karzinom, Mammogramm, *papillary carcinoma, mammogram* 148

Papillom, Differentialdiagnose, Galaktographie, *papilloma, differential diagnosis, galactography* 25

–, Galaktogramm, *papilloma, galactogram* 88, 89, 90

–, Mammogramm, *papilloma, mammogram* 89, 90

–, –, Differentialdiagnose, *papilloma, mammogram, differential diagnosis* 11

–, pathologische Anatomie, *papilloma, pathologic anatomy* 83, 88

–, Thermogramm, *papilloma, thermogram* 39

–, zytologische Befunde, *papilloma, cytologic findings* 51

Papillomatose, Galaktogramm, *papillomatosis, galactogram* 89, 90

–, Malignität, *papillomatosis, malignancy* 89, 90

–, Pathologie, *papillomatosis, pathology* 88, 89

–, proliferierende Mastopathie, Histologie, *papillomatosis, proliferative mastopathy, histology* 104, 105

Paraffininjektionen, Verkalkungen, *paraffin injections, calcifications* 19

Paragangliom, Mamma, *paraganglioma, breast* 85

parasternale Lymphknoten, Bestrahlungsfelder, Phlebographie, Vv. mammariae internae, *parasternal lymph nodes, irradiation fields, phlebography, Vv. mammariae internae* 388

– –, Bestrahlungsplanung, *parasternal lymph nodes, irradiation planning* 387

– –, Hochvoltbestrahlung, *parasternal lymph nodes, high energy irradiation* 386

– –, Lokalrezidiv, Häufigkeit, *parasternal lymph nodes, local recurrence, incidence* 405

– –, Metastasen, bilaterales Mammakarzinom, *parasternal lymph nodes, metastases, bilateral breast cancer* 534, 535

– –, normale Anatomie, *parasternal lymph nodes, normal anatomy* 451

– –, Phlebographie, Lymphszintigraphie, *parasternal lymph nodes, phlebography, lymph scintigraphy* 387

– –, Rezidiv, Behandlungsergebnisse, *parasternal lymph nodes, recurrence, results of treatment* 422

– –, –, Bestrahlungstechnik, Megavolttherapie, *parasternal lymph nodes, recurrence, megavoltage photon therapy, technique* 431

– –, Tumorausbreitung, *parasternal lymph nodes, tumor spreading* 369

parasternaler Tumor, Elektronentherapie, Spätergebnis, *parasternal tumor, electron therapy, late result* 437

– –, Operationskriterien, *parasternal tumor, criteria of operability* 323

Parenchym, aberrierendes, Axilla, *parenchyma, aberrant, axilla* 156, 157

–, Absorptionswerte, *parenchyma, absorption values* 29

–, Altersrückbildung, Mammogramm, *parenchyma, involution, mammogram* 76

–, Blutung, Biopsie, *parenchyma, hemorrhage, biopsy* 55

–, Dichte, Malignitätsmerkmal, Mammogramm, *parenchyma, density, criterium of malignancy, mammogram* 10, 11, 12

–, EMI-Einheiten, Komputertomographie, *parenchyma, EMI units, computed tomography* 29

–, Fibrose, Kalkablagerungen, *parenchyma, fibrosis, calcifications* 146

–, –, Mammogramm, *parenchyma, fibrosis, mammogram* 109, 110

–, –, nach Strahlenbehandlung, *parenchyma, fibrosis, after radiotherapy* 279

–, –, nach Strahlenbehandlung, Mammogramm, *parenchyma, fibrosis after radiotherapy, mammogram* 286, 288

–, –, Thermogramm, *parenchyma, fibrosis, thermogram* 47

–, gutartige Neoplasien, Einteilung, *parenchyma, benign neoplasias, classification* 86

–, Hämatom, nach PE, *parenchyma, hematoma, after exploratory biopsy* 58

–, Histologie abnormer Veränderungen, *parenchyma, histology of abnormal lesions* 101

–, Hypoplasie, primäre, *parenchyma, hypoplasia, primary* 100

–, Infiltration, Frühdiagnose, Mammakarzinom, *parenchyma, infiltration, early diagnosis, breast cancer* 1

–, Involution, Mammogramm, *parenchyma, involution, mammogram* 292

Parenchym, intraduktales Karzinom in situ, *parenchyma, intraductal carcinoma in situ* 130

−, karzinomverdächtige Strukturen, Markierung, *parenchyma, structures suspicious for carcinoma, marking* 59, 60

−, knotiger Umbau, Dignität, *parenchyma, nodular transformation, dignity* 58

−, Konsistenz, Tumorektomie, Strahlenbehandlung, *parenchyma, consistency, tumorectomy, radiotherapy* 283

−, lobuläre Hyperplasie, *parenchyma, lobular hyperplasia* 100

−, Menopause, Histologie, *parenchyma, menopauseal, histology* 72

−, Metastasen, Differentialdiagnose, *parenchyma, metastases, differential diagnosis* 137

−, Muster, Thermogramm, *parenchyma, pattern, thermogram* 38, 39

−, nicht tastbare Veränderungen, Punktion, Zytologie, *parenchyma, non palpable lesions, puncture, cytology* 48

−, normale Mamma, *parenchyma, normal breast* 68

−, normales, Zellmaterial, Punktionszytologie, *parenchyma, normal, cell material, puncture cytology* 49, 51

−, Ödem, *parenchyma, edema* 100, 101

−, progressive, regressive Veränderungen, *parenchyma, progressive, regressive lesions* 100

−, Probeexzision, Ergebnisse, *parenchyma, exploratory biopsy, results* 57

−, Strahlendichte, Absorptionskoeffizienten, *parenchyma, radiation density, absorption coefficients* 3, 4

−, tastbare, nicht tastbare Veränderungen, Karzinomdiagnose, *parenchyma, palpable, non palpable lesions, cancer diagnosis* 57

−, Tumor, verkalktes, *parenchyma, tumor, callcified* 152, 153

−, Verdichtung, nach Telekobalttherapie, *parenchyma, thickening, after telecobalt therapy* 294, 295

−, Verkalkungen, Niereninsuffizienz, *parenchyma, calcifications, renal insufficiency* 17

−, −, Pathogenese, *parenchyma, calcifications, pathogenesis* 16

−, −, Prognose, Mammakarzinom, *parenchyma, calcifications, prognosis, breast cancer* 12

partielle Lymphonodektomie, Armödem, Häufigkeit, *partial lymphonodectomy, arm edema, incidence* 280

− Mastektomie, Karzinomreste, Häufigkeit, *partial mastectomy, carcinoma remnants, incidence* 192, 255

− −, klinische, histologische Kriterien, *partial mastectomy, clinical, histological criteria* 252

− −, radikale-, Indikationsstellung, *partial mastectomy, radical-, indications* 255

− −, Technik, *partial mastectomy, technique* 453

Pathogenese, Lokalrezidiv, *pathogenesis, local recurrence* 399, 402

−, Mammakarzinom, *pathogenesis, breast cancer* 117

−, Mastopathie, *pathogenesis, mastopathy* 99

−, Verkalkungen, Mamma, *pathogenesis, calcifications, breast* 16

pathologische Anatomie, Adenom, *pathologic anatomy, adenoma* 83

− −, Adenose, *pathologic anatomy, adenosis* 101

− −, Amyloidose, *pathologie anatomy, amyloidosis* 91

− −, Amyloidtumor, *pathologic anatomy, amyloid tumor* 81

− −, Angiom, *pathologic anatomy, angioma* 80

− −, benigne Neoplasien, *pathologic anatomy, benign neoplasias* 80

− −, bösartige Neoplasien, *pathologic anatomy, malign neoplasias* 161

− −, Carcinoma in situ, *pathologic anatomy, carcinoma in situ* 120, 121

− −, Cystadenoma phylloides, *pathologic anatomy, cystadenoma phylloides* 82, 83

− −, duktales, nicht infiltrierendes Karzinom, *pathologic anatomy, ductal, non infiltrating carcinoma* 130

− −, einfache Mastopathie, *pathologic anatomy, simple mastopathy* 102, 103

− −, Entzündungen, *pathologic anatomy, inflammations* 85

− −, Fibroadenolipom, *pathologic anatomy, fibroadenolipoma* 88

− −, Fibroadenom, *pathologic anatomy, fibroadenoma* 93

− −, Fibrom, *pathologic anatomy, fibroma* 81, 87

− −, Fibrosarkom, *pathologic anatomy, fibrosarcoma* 161

− −, gutartige epitheliale Neoplasien, *pathologic anatomy, benign epithelial neoplasias* 80, 81

−, Hämangiomatose, *pathologic anatomy, hemangiomatosis* 91

− −, Hämangiosarkom, *pathologic anatomy, hemangiosarcoma* 555

− −, invasives lobuläres Karzinom, *pathologic anatomy, invasive lobular carcinoma* 120, 121

− −, Leiomyosarkom, *pathologic anatomy, leiomyosarcoma* 162

− −, Lipom, *pathologic anatomy, lipoma* 80

− −, Lipom, Fibroadenolipom, Fibrolipom, *pathologic anatomy, lipoma, fibroadenolipoma, fibrolipoma* 86

− −, Liposarkom, *pathologic anatomy, liposarcoma* 551

− −, lobuläre Hyperplasie, *pathologic anatomy, lobular hyperplasia* 100

− −, lobuläres Carcinoma in situ, *pathologic anatomy, lobular carcinoma in situ* 120, 121

− −, männliches Mammakarzinom, *pathologic anatomy, male breast cancer* 573

− −, maligne Tumoren, *pathologic anatomy, malign tumors* 115, 117

− −, malignes Lymphom, *pathologic anatomy, malignant lymphoma* 163, 558

− −, Mammakarzinom, Schwangerschaft, *pathologic anatomy, breast cancer, pregnancy* 516, 517

− −, Mammasarkom, *pathologic anatomy, sarcoma of the breast* 549

− −, Mastopathie, *pathologic anatomy, mastopathy* 100

− −, Mischtumor, *pathologic anatomy, mixed tumor* 84, 85

− −, Morbus Paget, *pathologic anatomy, Paget's disease* 120, 121

− −, Myoblastom, *pathologic anatomy, myoblastoma* 81

− −, Myosarkom, *pathologic anatomy, myosarcoma* 553

− −, Papillom, *pathologic anatomy, papilloma* 83, 88

− −, Papillomatose, *pathologic anatomy, papillomatosis* 88

− −, progressive Veränderungen, *pathologic anatomy, progressive lesions* 100

− −, proliferierende Mastopathie, *pathologic anatomy, proliferative mastopathy* 103, 104, 105

− Fraktur, Behandlung, *pathologic fracture, treatment* 354

− Gefäße, Malignitätsmerkmale, Mammogramm, *pathologic vessels, malignancy criteria, mammogram* 10, 11, 12 pathologisches Thermogramm, Risikoindex, *pathologic thermogram, risk index* 45

Patientenlagerung, Strahlentherapie, *position of patient, radiotherapy* 307

–, –, Supraklarikulargrube, *position of patient, radiotherapy, supraclaricular fossa* 313

–, zusätzliche Dosen, Axilla, *position of patient, additional doses, axilla* 312

–, – –, Supraklarikulargrube, *position of patient, additional doses, supraclaricular fossa* 313, 314

Peau d'orange, Differentialdiagnose, *Peau d'orange, differential diagnosis* 283

– –, Mammogramm, *Peau d'orange, mammogram* 292

– –, Milchgangskarzinom, Tumorektomie, *Peau d'orange, carcinoma of galactophore ducts, tumorectomy* 286

– –, nach Strahlenbehandlung, *Peau d'orange, after radiotherapy* 281

– –, TNM-Klassifizierung, *Peau d'orange, TNM classification* 324

Pectoralis, Infiltration, TNM-Klassifizierung, *pectoral muscle, infiltration, TNM classification* 324

Periarthritis humeroscapularis, nach partieller Lymphknotenentfernung, *periarthritis humeroscapularis, after partial lymphonodectomy* 280

2feiffer-Weber-Christiansche Erkrankung, Verkalkungen, Differentialdiagnose, *Pfeiffer-Weber-Christian's disease, calcifications, differential diagnosis* 19

Photonenstrahlung, Isodosen, nach Mastektomie, *photon radiation, isodoses, after mastectomy* 262

physikalische Untersuchung, Intervalle, Mammakarzinom, Rezidiv, *physical examination, intervals, breast cancer, recurrence* 328

Phytohämagglutinin, Hautteste, Strahlenbehandlung, *phytohemagglutinin, cutaneous tests, radiotherapy* 320

Pigmentierung, farblose, nach Radiodermatitis, *pigmentation, achromic, after radiodermatitis* 201

–, Haut, nach Strahlenbehandlung, *pigmentation, skin, after radiotherapy* 321

Plasmazellen, zytologisches „Tumorgrading", *plasma cells, cytologic tumor grading* 52

Plasmazellmastitis, Differentialdiagnose, Mammogramm, *plasma cell mastitis, differential diagnosis, mammogram* 11

–, Mammillenretraktion, *plasma cell mastitis, retraction of nipple* 85

–, Thermogramm, Differentialdiagnose, *plasmacell mastitis, thermogram, differential diagnosis* 41

–, Verkalkungen, Differentildiagnose, *plasma cell mastitis, calcifications, differential diagnosis* 19

–, secretory disease, *plasma cell mastitis, secretory disease* 85

–, secretory disease, Galaktogramm, *plasma cell mastitis, secretory disease, galactogram* 112, 113

–, Thermogramm, Differentialdiagnose, *plasma cell mastitis, thermogram, differential diagnosis* 46

–, zytologische Befunde, *plasma cell mastitis, cytologic findings* 51

Plastikprothese, proliferierende Mastopathie, *plastic prosthesis, proliferating mastopathy* 57

Pleurametastasen, TNM-Klassifizierung, *pleura metastases, TNM classification* 324

Plexus brachialis, Schädigung, Strahlenbehandlung, *brachial plexus, lesions, radiotherapy* 229, 321, 322

Plexus brachialis, cervicalis, Strahlenschädigung, *plexus brachialis, cervicalis, radiation damage* 480

Plexussyndrom, Komplikation, Rezidiv, Behandlung, *plexus syndrome, complication, recurrence, treatment* 432

Pneumonitis, nach kurativer Tele-Caesiumtherapie, *pneumonitis, after curative telecaesium therapy* 322

–, nach Strahlenbehandlung, *pneumonitis, after radiotherapy* 200

Pneumozystogramm, fibrozystische Mastopathie, *pneumocystogram, fibrocystic mastopathy* 106, 108

–, gutartige Neoplasien, *pneumocystogram, benign neoplasias* 86

–, PE, Indikationsstellung, *pneumocystography, explorative exstirpation, indication* 56

Pneumozystographie, diagnostische Treffsicherheit, *pneumocystography, diagnostic accuracy* 19, 20, 25

Polystyren-Absorber, Strahlenschutz, Lunge, Isodosen, *polystyrene absorber, radiation protection, lung, isodoses* 430

polyzyklische Verschattungen, Mammogramm, Differentialdiagnose, *polycyclic shadows, mammogram, differential diagnosis* 11

positives Thermogramm, Mammakarzinom, Häufigkeit, *positive thermogram, breast cancer, incidence* 46

Postmenopause, Östrogen-Aktivität, *postmenopause, estrogen activity* 593

postoperative histopathologische Klassifikation, Mammakarzinom, *postoperative histopathological classification, breast cancer* 376, 377

– Komplikationen, Mastektomie, *postoperative complications, mastectomy* 453, 454

– Strahlenbehandlung, Axilla, Tumorektomie, *postoperative radiotherapy, axilla, tumor ectomy* 259

– –, Bestrahlungsplanung, *postoperative radiotherapy, irradiation planning* 382

– –, Fernmetastasen, Häufigkeit, *postoperative radiotherapy, distant metastases, incidence* 407, 408

– –, Geschichtliches, *postoperative radiotherapy, history* 211, 212, 367

– –, Hämangiosarkom, *postoperative radiotherapy, hemangiosarcoma* 556

– –, immunologische Reaktionen, *postoperative radiotherapy, immunologic reactions* 320, 456

– –, Indikationsstellung, *postoperative radiotherapie, indication* 411, 413

– –, Liposarkom, *postoperative radiotherapy, liposarcoma* 552

– –, Lokalrezidiv, *postoperative radiotherapy, local recurrence* 404, 405

– –, Lokalrezidiv, Häufigkeit, *postoperative radiotherapy, local recurrence, incidence* 422

– –, männliches Mammakarzinom, *postoperative radiotherapy, male breast cancer* 574

– –, nach McWhirter, *postoperative radiotherapy, McWhirter's principle* 192, 193

– –, operables Mammakarzinom, *postoperative radiotherapy, operable breast cancer* 187

– –, präoperative Strahlenbehandlung, kombiniert, *postoperative radiotherapy, preoperative radiotherapy, combined* 214

– –, Osteosarkom der Mamma, *postoperative radiotherapy, osteosarcoma of the breast* 561

– –, radiogene Spätschäden, *postoperative radiotherapy, radiation induced late reactions* 467, 469, 470

– –, randomisierte Studien, *postoperative radiotherapy, randomized studies* 389–399

– –, sekundär-chronische Radiodermatitis, *postoperative radiotherapy, secondary chronic radiodermatitis* 459

präoperative Markierung, ungenügende, PE, *preoperative marking, insufficient, exploratory biopsy* 58
— Strahlenbehandlung, Axillarlymphknoten, *preoperative radiotherapy, axillar lymph nodes* 212, 214
— —, ^{60}Co-Gamma-Strahlung, *preoperative radiotherapy, ^{60}Co gamma radiation* 220
— —, Hämangiosarkom, *preoperative radiotherapy, hemangiosarcoma* 556
— —, histologische Wirkung, *preoperative radiotherapy, histologic effect* 227
— —, immunologische Reaktion, *preoperative radiotherapy, immunologic reaction* 456
— —, Indikationsstellung, preoperative radiotherapy, indication 213, 214
— —, Komplikationen, Nebenwirkungen, *preoperative radiotherapy, complications, side-effects* 228
— —, kritische Würdigung, *preoperative radiotherapy, critical appraisal* 211, 231
— —, männliches Mammakarzinom, *preoperative radiotherapy, male breast cancer* 574
— —, pathologische Frakturen, *preoperative radiotherapy, pathologic fractures* 467, 469, 470
— —, postoperative Strahlenbehandlung, Vergleich, *preoperative radiotherapy, postoperative radiotherapy, comparison* 390
— —, radikale Mastektomie, *preoperative radiotherapy, radical mastectomy* 187, 213
— —, Radikaloperation, Spätergebnisse, *preoperative radiotherapy, radical surgery, late results* 333, 334, 335
— —, sekundär-chronische Radiodermatitis, *preoperative radiotherapy, secondary chronic radiodermatitis* 459
— —, Spätergebnisse, *preoperative radiotherapy, late results* 212, 213, 214, 219
— —, Technik, *preoperative radiotherapy, technique* 226
— —, wissenschaftliche Begründung, *preoperative radiotherapy, rationale* 216, 217
Präparat, Cooper-Ligamente, *specimen, Cooper's ligaments* 73
—, Fibroadenom, *specimen, fibroadenoma* 93
— fibrozystische Mastopathie, *specimen, fibrocystic mastopathy* 108, 110
—, — —, Radiogramm, *specimen, fibrocystic mastopathy, radiogram* 111
—, histologische Kontrollen, nach radikaler Strahlenbehandlung, *specimen, histologic controls, after radical radiotherapy* 330, 331
—, — Wirkung, präoperative Strahlenbehandlung, *specimen, histologic effect, preoperative radiotherapy* 227
—, intraduktales Karzinom, *specimen, intraductal carcinoma* 152
—, Milchgänge, Drüsenläppchen, *specimen, galactophore ducts, lobuli secretorii* 71
—, multilokuläre Krebsherde, Häufigkeit, *specimen, multilokular cancer foci, incidence* 303
—, Papillomatose, *specimen, papillomatosis* 89
—, Radiogramm, Carcinoma in situ, *specimen, radiogram, carcinoma in situ* 130
—, Radiogramm: Verkalkungen, *specimen, radiogram: calcifications* 146
—, Radiographie, nicht tastbare Veränderungen, *specimen, radiography, non palpable lesions* 59, 60
—, —, Technik, *specimen, radiography, technique* 60
—, Residual-Ca nach lokaler Exzision, *specimen, residual carcinoma after local excision* 254, 255
—, Riesenfibroadenom, *specimen, giant fibroadenoma* 96, 97
—, Röntgenaufnahme, *specimen, radiogram* 3

—, subklinische Krebsherde, Häufigkeit, *specimen, subclinical tumor foci, incidence* 303
—, Verkalkungen, intraduktale, Carcinoma in situ, *specimen, calcifications, intraductal, carcinoma in situ* 133
primär-malignes Lymphom, Mamma, Häufigkeit, Klinik, *primary malignant lymphoma, breast, incidence, clinical features* 556, 557
Primärtumor, Durchmesser, Residual – Ca, *primary tumor, diameter, residual carcinoma* 255
—, Größe, Lokalisation, *primary tumor, size, localization* 369
—, —, Lokalreziv, Häufigkeit, *primary tumor, size, local recurrence, incidence* 422
—, histologische Wirkung, präoperative Strahlenbehandlung, *primary tumor, histologic effect, preoperative radiotherapy* 227
—, kurative Strahlenbehandlung, Technik, *primary tumor, curative radiotherapy, technique* 303
—, Metastasen, Wachstumsgeschwindigkeit, *primary tumor, metastases, growing speed* 125
—, multifokale Krebsherde, Häufigkeit, *primary tumor, multifocal cancers, incidence* 303
—, Operabilität, fortgeschrittenes Mammakarzinom, *primary tumor, operability, advanced breast cancer* 347
—, radiobiologische Daten, *primary tumor, radiobiological data* 303
—, TNM-Klassifizierung, *primary tumor, TNM classification* 324, 374, 375
Probeexzision, diagnostische Indikationen, *exploratory biopsy, diagnostic indications* 56
—, Ergebnisse, *exploratory biopsy, results* 57
—, Komplikationen, *exploratory biopsy, complications* 58
—, therapeutische Indikationen, *exploratory biopsy, therapeutic indications* 57
Progesteron, Schwangerschaft, *progesterone, pregnancy* 514
Progestagen-Behandlung, männliches Mammakarzinom, *progestagen therapy, male breast cancer* 578
Prognose, Angiosarkom, *prognosis, angiosarcoma* 556
—, Axillarlymphknoten, Metastasen, *prognosis, axillary lymph nodes, metastases* 251
—, beiderseitiges Mammakarzinom, *prognosis, bilateral breast cancer* 542
—, bilaterales Mammakarzinom, Schwangerschaft, *prognosis, bilateral breast cancer, pregnancy* 543
—, Brustkrebs beim Mann, *prognosis, breast cancer of man* 167
—, entzündliches Reziv, Brustwand, *prognosis, inflammatory recurrence, chest wall* 423
—, ein-, zweizeitige Mastektomie, *prognosis, one-, two stage mastectomy* 59
—, fortgeschrittenes Mammakarzinom, *prognosis, advanced breast cancer* 347
—, Hämangiosarkom der Mamma, *prognosis, hemangiosarcoma of the breast* 556
—, histologisches Grading, *prognosis, histologic grading* 124
—, inflammatorisches Karzinom, *prognosis, inflammatory cancer* 441, 445
—, intraduktales Karzinom, *prognosis, intraductal carcinoma* 159
—, Lebermetastasen, *prognosis, liver metastases* 407
—, Liposarkom der Mamma, *prognosis, liposarcoma of the breast* 553
—, lobuläres Karzinom in situ, *prognosis, lobular carcinoma in situ* 130
—, Lokalrezidiv, *prognosis, local recurrence* 406

Prognose, männliches Mammakarzinom, *prognosis, male breast cancer* 579
–, malignes Lymphom, *prognosis, malignant lymphoma* 163, 559
–, Mammakarzinom, *prognosis, breast cancer* 117
–, –, Faktoren, *prognosis, breast cancer, factors* 125
–, –, Frühdiagnose, *prognosis, breast cancer, early diagnosis* 2
–, –, histologische Malignität, *prognosis, breast cancer, histologic malignancy* 371
–, –, klinische Stadieneinteilung, *prognosis, breast cancer, clinical staging* 325
–, –, konservative Behandlung, Lebensalter, *prognosis, breast cancer, conservative treatment, age* 273
–, –, Schwangerschaft, *prognosis, breast cancer, pregnancy* 512
–, –, nach Schwangerschaft, *prognosis, breast cancer, after pregnancy* 522
–, –, Verkalkungen, *prognosis, breast cancer, calcifications* 12
–, Mammasarkom, *prognosis, sarcoma of the breast* 550
–, Mastopathie, Mammogramm, *prognosis, mastopathy, mammography* 106
–, McWhirter – Prinzip, *prognosis, McWhirter's principle* 194
–, Operation, Strahlenbehandlung, verschiedene Formen, *prognosis, surgery, radiotherapy, different forms* 188, 190, 192, 195
–, Remission nach Adrenalektomie, *prognosis, remission after adrenalectomy* 243
–, Tumor, Mammogramm, *prognosis, tumor, mammogram* 159
–, Tumordurchmesser, *prognosis, tumor diameter* 192, 253
–, Tumor-, Temperatur, Beziehungen, *prognosis, tumor-, temperature, relations* 36, 37
–, zytologischer Befund, *prognosis, cytologic findings* 52
prognostische Faktoren, radikale Mastektomie, postoperative Behandlung, *prognostic factors, radical mastectomy, postoperative irradiation* 370
progressive Veränderungen, Mastopathie, *progressive lesions, mastopathy* 100
– –, –, Radiologie, *progressive lesions, mastopathy, radiology* 107
Prolaktin, Prognose, Adrenalektomie, *prolactin, prognosis, adrenalectomy* 243
–, Schwangerschaft, Mammakarzinom, prädisponierender Faktor, *prolactin, pregnancy, breast cancer, predisposing factor* 514
Proliferationskinetik, fortgeschrittenes Mammakarzinom, *proliferative kinetics, advanced breast cancer* 349
proliferierende Mastopathie, atypische, Tumorektomie, *proliferating mastopathy, atypical, tumorectomy* 168
– –, Entartungshäufigkeit, *proliferative mastopathy, malignancy, incidence* 105
prophylaktische Hormontherapie, Indikationsstellung, *prophylactic hormonal therapy, indication* 594
– Mastektomie, bilaterales Mammakarzinom, *prophylactic mastectomy, bilateral breast cancer* 539
Prostatakarzinom, metastasierendes, Adrenalektomie, *cancer of prostate, metastatic, adrenalectomy* 237
Pseudarthrose, pathologische Fraktur, Strahlenschädigung, *pseudarthrosis, pathologic fracture, radiation damage* 468, 469
Pseudolipom, Malignität, *pseudolipoma, malignancy* 86
Punktion, fehlerhafte, Biopsie, *puncture, faulty, biopsy* 53

–, Mikrokalk, Beurteilung, *puncture, microcalcification, evaluation* 48
–, siehe Biopsie, *puncture, see biopsy*
–, stereotaktische, Biopsie, *puncture, stereotactic, biopsy* 48
Punktionszytologie, prätherapeutische Diagnostik, *puncture cytology, pretherapeutic diagnosis* 258

Quadrantenbiopsie, therapeutische Indikationsstellung, *quadrant biopsy, therapeutic indications* 57
Quadrantenlokalisation, beiderseitiges Mammakarzinom, *quadrant localization, bilateral breast cancer* 540, 541
Quadrantenresektion, Indikationsstellung, *quadrant resection, indication* 296
–, kosmetische Ergebnisse, *quadrant resection, cosmetic results* 281, 283
–, Lymphonodektomie, Spätergebnisse, *quadrant resection, lymphonodektomy, late results* 277
–, Operationstechnik, *quadrant resection, operative technique* 258

radikale Amputation, nach Strahlenbehandlung, Indikationen, Ergebnisse, *radical amputation, after radiotherapy, indications, results* 333, 334
– Lymphknotenentfernung, Armödem, *radical lymphonodectomy, arm edema* 261
– –, Kontraindikationen, Strahlenbehandlung, *radical lymphonodectomy, contraindications, radiotherapy* 259
– Mastektomie, Armödem, Lymphographie, Umgehungskreislauf, *radical mastectomy, arm edema, lymphography, collateral circulation* 490
– –, axilläre Lymphknotenmetastasen, Prognose, *radical mastectomy, axillary lymph node metastases, prognosis* 371
– –, Definition, *radical mastectomy, definition* 378
– –, erweiterte Tylektomie, Ergebnisse, Vergleich, *radical mastectomy, extended tylectomy, results, comparison* 275, 276
– –, Fernmetastasen, Häufigkeit, *radical mastectomy, distant metastases, incidence* 407, 408
– –, inflammatorisches Karzinom, *radical mastectomy, inflammatory cancer* 444
– –, Komplikationen, *radical mastectomy, complications* 201, 202
– –, Lebensqualität, *radical mastectomy, living quality* 280
– –, Liposarkom, *radical mastectomy, liposarcoma* 552
– –, lobuläres Carcinoma in situ, Ergebnisse, *radical mastectomy, lobular carcinoma in situ, results* 131
– –, lokale Tumorexzision, Spätergebnisse, Vergleich, *radical mastectomy, local tumor excision, late results, comparison* 271, 272
– –, Lokalrezidive, Elektronentherapie, *radical mastectomy, local recurrences, electron therapy* 200
– –, Lokalrezidivraten, *radical mastectomy, local recurrence rates* 421, 422
– –, Mammakarzinom in der Schwangerschaft, *radical mastectomy, breast cancer during pregnancy* 511
– –, männliches Mammakarzinom, Ergebnisse, *radical mastectomy, male breast cancer, results* 574
– –, Manchesterstudien, *radical mastectomy, Manchester studies* 389
– –, mit und ohne Bestrahlung, Spätergebnisse, *radical mastectomy, with and without irradiation, late results* 190, 195, 199
– –, Myosarkom, *radical mastectomy, myosarcoma* 554

− −, Nebenwirkungen, *radical mastectomy, side effects* 279, 280
− −, operables Mammakarzinom, *radical mastectomy, operable breast cancer* 187
− −, partielle −, Indikationsstellung, *radical mastectomy, partial −, indication* 255
− −, postoperative Bestrahlung, *radical mastectomy, postoperative irradiation* 367
− −, prognostische Faktoren, *radical mastectomy, prognostic factors* 370
− −, psychisches Trauma, *radical mastectomy, psychic trauma* 59
− −, Quadrantenresektion, Vergleich der Ergebnisse, *radical mastectomy, quadrant resection, comparison of results* 277
− −, Radium Center, Copenhagen, *radical mastectomy, Radium Center, Copenhagen* 195
− −, Rezidiv, Elektronentherapie, *radical mastectomy, recurrence, electron beam therapy* 431
− −, Riesenzellsarkom, *radical mastectomy, giant cell sarcoma* 561
− −, Sekundäroperation, nach kurativer Strahlenbehandlung, *radical mastectomy, secondary surgery, after curative radiotherapy* 333
− −, Technik, *radical mastectomy, technique* 378, 452
− −, Tumorektomie, Spätergebnisse, Vergleich, *radical mastectomy, tumorectomy, late results, comparison* 273
− −, Überlebensraten, *radical mastectomy, survival rates* 190, 191, 195, 197
− −, Vergleich: Klassische Strahlentherapie, *radical mastectomy, comparison: Conventional radiotherapy* 204
− −, Vergleich: McWhirter-Bestrahlungstechnik, *radical mastectomy, comparison: McWhirter's principle* 197, 198
− Operationen, postoperative Strahlenbehandlung, Spätergebnisse, *radical surgery, postoperative radiotherapy, late results* 399–411
− Strahlenbehandlung, allein, operables Mammakarzinom, Endergebnisse, *radical radiotherapy, alone, operable breast cancer, end results* 334, 335
− −, brusterhaltende, Ergebnisse nach 5 Jahren, *radical radiotherapy, breast preserving, results after five years* 334
− −, Rezidivquoten nach 10 Jahren, *radical radiotherapy, recurrence rates after ten years* 331
− −, systematische Nachuntersuchung, *radical radiotherapy, systematic follow up* 328, 329
− −, Überlebenszeiten, *radical radiotherapy, survival rates* 326, 327
− −, zusätzliche chirurgische Eingriffe, Ergebnisse, *radical radiotherapy, secondary surgery, results* 331, 332
− −, zusätzliche Maßnahmen, *radical radiotherapy, additive treatments* 334
Radikaloperation, fortgeschrittenes Mammakarzinom, *radical surgery, advanced breast cancer* 347
−, Geschichtliches, *radical surgery, history* 211, 251
−, präoperative Strahlenbehandlung, *radical surgery, preoperative radiotherapy* 213
−, Vorbestrahlung, Spätergebnisse, *radical surgery, preirradiation, late results* 334, 335
radioaktive Dosis, Hypophysenausschaltung, *radioactive dose, pituitary ablation* 239
Radiochirurgie, stereotaktische, Hypophysenausschaltung, *radiosurgery, stereotactic, pituitary ablation* 240, 241
Radiodermatitis, Früh- und Spätreaktionen, *radiodermatitis, early and late reactions* 458

−, Häufigkeit, verschiedene Behandlungsmethoden, *radiodermatitis, incidence, different methods of therapy* 201, 202
−, sekundär-chronische, *radiodermatitis, secondary chronic* 459
Radiogramm, Papillomatose, Verkalkungen, *radiogram, papillomatosis, calcifications* 89
−, Präparat, Adenoszirrhus, *radiogram, specimen, adenoscirrhus* 139
Radiographie, Präparat, Markierung, *radiography, specimen, marking* 59, 60
−, Präparat, Technik, *radiography, specimen, technique* 60
Radiokastration, Indikationsstellung, Dosis, *radiocastration, indication, dose* 363
Radiologie, bösartige Neoplasien, *radiology, malign neoplasias* 165
−, gutartige Neoplasien, *radiology, benign neoplasias* 86
−, maligne epitheliale Neoplasien, *radiology, malign epithelial neoplasias* 126
−, Mastopathie, *radiology, mastopathy* 106
Radionekrose, Haut, Knochen, nach Strahlenbehandlung, *radionecrosis, skin, bone, after radiotherapy* 321
−, Oberarmkopf, *radionecrosis, humeral head* 470, 471
−, Rippen, *radionecrosis, ribs* 467, 469, 470
−, Schlüsselbein, *radionecrosis, clavicle* 472
Radium Center, Copenhagen, Spätergebnisse, *Radium Center, Copenhagen, late results* 195, 197
Radiumnadeln, „After-loading", Strahlentherapie, Mammakarzinom, *radium needles, after loading, radiotherapy, breast cancer* 308
Radiumtherapie, interstitielle, Mastektomie, *radium therapy, interstitial, mastectomy* 261
Radon-Seeds, Implantationstechnik, Hypophyse, *radon seeds, implant technique, pituitary* 239
randomisierte Studien, Mammakarzinom, Spätergebnisse, *randomized studies, breast cancer, late results* 274, 275
− −, radikale Mastektomie, postoperative Strahlenbehandlung, *randomized studies, radical mastectomy, postoperative radiotherapy* 389–399
Rastertubus, Präparatradiographie, *screening tube, radiography of specimen* 59
regionäre Komplikationen, Mammakarzinom-Behandlung, *regional complications, treatment of breast cancer* 201, 202
− Lymphknoten, klinische Nachkontrolle, *regional lymph nodes, clinical follow up* 290
− −, Metastasen, TNM-Klassifizierung, *regional lymph nodes, metastases, TNM classification* 324
regressive Veränderungen, Mastopathie, Radiologie, *regressive lesions, mastopathy, radiology* 106
Reihenuntersuchung, Mammographie, Karzinomhäufigkeit, *screening program, mammography, carcinoma incidence* 23, 78
„Reißnagelphänomen", Haut, Mammogramm, *drawing-pin phenomenon, skin, mammogram* 140, 141
relative Spätergebnisse, Mammakarzinom, konservative Behandlung, *relative late results, breast cancer, conservative treatment* 273
Remissionsraten, fortgeschrittenes Mammakarzinom, Hormontherapie, *remission rates, advanced breast cancer, hormone therapy* 594
Resttumor, kurative Strahlenbehandlung, Elektronentherapie, *residual tumor, curative radiotherapy, electron therapy* 309
−, systematische, kombinierte Nachuntersuchung, *residual tumor, systemic combined follow up* 328

Retromamillärraum, Tumor, Differentialdiagnose, *retro-mamillary region, tumor, differential diagnosis* 8

retrosternale Lymphknoten, Strahlenbehandlung, fortgeschrittenes Mammakarzinom, *retrosternal lymph nodes, radiotherapy, advanced breast cancer* 349

– –, –, Sklerose, *retrosternal lymph nodes, radiotherapy, sclerosis* 494

– –, thermographische Überwachung, *retrosternal lymph nodes, thermographic follow up* 36, 37

– Lymphwege, Strahlenbehandlung, *retrosternal lymphatic vessels, radiotherapy* 260

rezeptorpositives, negatives Karzinom, Hormontherapie, *receptor positive, negative carcinoma, hormonal therapy* 591

Rezidiv, Behandlung, *recurrence, treatment* 424–432

–, Behandlungsplanung, Sloan Kettering Cancer Center, *recurrence, treatment planning procedure, Sloan Kettering Cancer Center* 432

–, Cystosarcoma phylloides, *recurrence, cystosarcoma phylloides* 83

–, Elektronentherapie, *recurrence, electron beam therapy* 424

–, inflammatorisches Karzinom, Behandlung, *recurrence, inflammatory cancer, treatment* 442, 443

–, klinische Manifestation, *recurrence, clinical manifestation* 423

–, Lymphknoten-Metastasen, Sekundäroperationen, *recurrence, lymph node metastases, secondary surgery* 332, 333

–, Mammakarzinom, PE, *recurrence, breast cancer, explorative exstirpation* 56

–, –, Strahlenbehandlung, *recurrence, breast cancer, radiotherapy* 421–440

–, parasternale Lymphknoten, Tumordosis, *recurrence, parasternal lymphnodes, tumor dose* 305

–, Strahlenbehandlung, Komplikationen, *recurrence, radiotherapy, complications* 459, 460

–, systematische, kombinierte Nachuntersuchung, *recurrence, systematic combined follow up* 328, 329

–, Thermogramm, erneuter Temperaturanstieg, *recurrence, thermogram, reheating* 329

–, Tumorektomie, Mammographie, Kontrolle, *recurrence, tumorectomy, mammography, follow up* 287

–, ursächliche Faktoren, *recurrence, factors influencing the development* 421

Rezidivquoten, Lymphknoten-Metastasen, nach alleiniger Strahlenbehandlung, *recurrence rates, lymph nodes metastases, radiotherapy as sole treatment* 331

–, Menopausenstatus, *recurrence rates, menopause status* 200

–, Operation, Strahlenbehandlung, *recurrence rate, surgery, radiotherapy* 197, 198

Rhabdomyosarkom, Mamma, Häufigkeit, *rhabdomyosarcoma, breast, incidence* 549

Riesenfibroadenom, Differentialdiagnose, Mammogramm, *giant fibroadenoma, differential diagnosis, mammogram* 11

–, zellreiches, Pathologie, *giant fibroadenoma, multicellular, pathology* 82, 83

Riesenzellsarkom, Mamma, radikale Mastektomie, *giant cell sarcoma, breast, radical mastectomy* 561

Riesenzelltumor, pathologische Anatomie, *giant cell tumor, pathologic anatomy* 162

Rippen, Destruktion, Tumorklassifizierung, *ribs, destruction, tumor classification* 324

–, Frakturen, Strahlenschädigung, *ribs, fractures, radiation damage* 467

–, Metastasen, Häufigkeit, *ribs, metastases, incidence* 354

Rippenfrakturen, Elektronentherapie, *rib fractures, electron beam therapy* 437

Risiko, Behandlung, Mammakarzinom, *risk, treatment, breast cancer* 449, 450

–, bilaterales Mammakarzinom, *risk, bilateral breast cancer* 531

–, Karzinom-, Mammographie, *risk, carcinom-, mammography* 22, 23

–, Mammakarzinom, Schwangerschaft, *risk, breast cancer, pregnancy* 512

–, strahleninduzierte Tumoren, *risk, radiation induced tumors* 456

–, Strahlenschaden, *risk, radiation damage* 456, 457

–, Zweitkarzinom, *risk, second carcinoma* 537

Risikoerkrankungen, doppelseitiges Mammakarzinom, *risk diseases, bilateral breast cancer* 532

Risikofaktoren, Lokalrezidiv, *risk factors, local recurrence* 402, 403

Risikoindex, maligne Entartung, Mastopathie, *risk index, malignant degeneration, mastopathy* 105, 106

–, pathologisches Thermogramm, *risk index, pathologic thermogram* 45

Röntgengeräte, Mammographie, *x-ray units, mammography* 3

röntgenologische Morphologie, diffuse Tumoren, Einteilung, *radiologic morphology, diffuse tumors, classification* 133

– –, maligne epitheliale Neoplasien, *radiologic morphology, malign epithelial neoplasias* 126

– –, Mamma, *radiologic morphology, breast* 72–78

Rückenmark, Kompression, Metastasen, *spinal cord, compression, metastases* 354

runde Verschattungen, Mammogramm, Differentialdiagnose, *round shadows, mammogram, differential diagnosis* 11

Sarcoma phylloides, pathologische Anatomie, *sarcoma phylloides, pathologic anatomy* 82, 83

Sarkom, Differentialdiagnose, *sarcoma, differential diagnosis* 96, 97, 161

–, Mamma, Häufigkeit, Klinik, Pathologie, *sarcoma, breast, incidence, clinical symptoms, pathology* 549

–, Mammogramm, *sarcoma, mammogram* 165

–, Myotheliom, *sarcoma, myothelioma* 81, 92

–, Prognose, Mammogramm, *sarcoma, prognosis, mammogram* 159

–, strahleninduziertes, Risiko, *sarcoma, radiation induced, risk* 456

–, Thermogramm, *sarcoma, thermogram* 167

Sauerstoffsättigung, Strahlensensibilität, Tumorzellen, *oxygenation, radiosensibility, tumor cells* 303

Säugling, Mamma, Entwicklung, *baby, breast, development* 66

Schädel, Metastasen, Häufigkeit, *cranium, metastases, incidence* 354

–, –, Strahlenbehandlung, *cranium, metastases, radiotherapy* 359

Schema, Mastopathie, Histologie, *schema, mastopathy, histology* 103

–, Verkalkungsmöglichkeiten, Mamma, *schema, calcification possibilities, breast* 16

Schlüsselbein, Fraktur, Strahlenschädigung, *clavicle, fracture, radiation damage* 467

schnelle Elektronen, siehe Elektronentherapie, *fast electrons, see electron therapy*

– –, Strahlenbehandlung, polymorphes Karzinom, *fast electrons, radiotherapy, polymorphe carcinoma* 148, 149

Schnellschnittuntersuchung, Diagnose, Biopsie, *microtomy, diagnosis, biopsy* 53, 56, 57

–, Histologie, Treffsicherheit, *microtomy, histology, accuracy* 57

–, intraoperative, Indikationsstellung, *microtomy, intraoperative, indication* 56, 169

–, Knoten, Dignität, *microtomy, nodular dignity* 58

–, lobuläres Carcinoma in situ, *microtomy, lobular carcinoma in situ* 130

–, Tripeldiagnostik, Mammakarzinom, *microtomy, triple diagnosis, breast cancer* 54

Schrägeinstellung, nach Lundgren, Mammographie, *oblique position, of Lundgren, mammography* 9

Schultergürtel, Strahlenschädigung, *shoulder girdle, radiation damage* 470

Schwangerschaft, beiderseitiges Mammakarzinom, *pregnancy, bilateral breast cancer* 543

–, Hämangiosarkom, *pregnancy, hemangiosarcoma* 555

–, inflammatorisches Mammakarzinom, *pregnancy, inflammatory breast cancer* 441

–, Karzinom, Beziehungen, *pregnancy, cancer, relations* 512

–, malignes Lymphom, Mamma, *pregnancy, malignant lymphoma, breast* 163

–, Mammakarzinom, *pregnancy, breast cancer* 511–529

–, Mammogramm, *pregnancy, mammogram* 78

–, Parenchymödem, Pathologie, *pregnancy, edema of parenchyma, pathology* 100, 101

schwere Partikel, Strahlung, Hypophysenausschaltung, *heavy particle, radiation, pituitary ablation* 240, 241

Secretory disease, Differentialdiagnose, Mammogramm, *secretory disease, differential diagnosis, mammogram* 11

– –, Mammogramm, *secretory disease, mammogram* 147

– –, multilokuläres Fibroadenom, *secretory disease, multilocular fibroadenoma* 94

– –, Plasmazellmastitis, *secretory disease, plasma cell mastitis* 85, 112, 113

– –, Thermogramm, *secretory disease, thermogram* 39, 113

– –, Thermogramm, Differentialdiagnose, *secretory disease, thermogram, differential diagnosis* 46

Segmentresektion, Strahlenbehandlung, Spätergebnisse, *segmental resection, radiotherapy, late results* 272, 273

Seitenlagerung, Strahlenbehandlung, *lateral decubitus position, radiotherapy* 307

Sekundärinfektion, nach Mastektomie, *secondary infection, after mastectomy* 454

Sekundärtumor, Verdacht, kontralaterale Mamma, *secondary tumor, suspected, contralateral breast* 329, 330

Selbstuntersuchung, beiderseitige, Sekundärkarzinom, *self-examination, bilateral, secondary carcinoma* 330

seltene gutartige Veränderungen, Differentialdiagnose, *rare benign lesions, differential diagnosis* 85

Senium, Mamma, Histologie, *senium, breast, histology* 72

Senographie, siehe Mammogramm, Mammographie, *senography, see mammogram, mammography*

Silastikprothese, Verkalkungen, *silastic prosthesis, calcifications* 18

Silikonprothese, Differentialdiagnose, Mammogramm, *silicon prosthesis, differential diagnosis, mammogram* 11

–, Dosismessungen, Phantom, *silicon prosthesis, dose measurement, phantoma* 386

simultanes, beiderseitiges Mammakarzinom, Bestrahlungstechnik, *simultaneous bilateral breast cancer, irradiation technique* 318, 319

Skeletaufnahmen, prätherapeutische Diagnostik, *skeletal radiography, pretherapeutic diagnosis* 258

Skeletmetastasen, Diagnose, Behandlung, *skeletal metastases, diagnosis, treatment* 354

Skeletszintigramm, inflammatorisches Karzinom, *skeletal scintiscan, inflammatory cancer* 441

Sklerose, Muskulatur, Strahlenschädigung, *sclerosis, musculature, radiation damage* 471

sklerosierende Adenose, Mastopathie, Mammogramm, *sclerosing adenosis, mastopathy, mammogram* 107

Sklerosierung, Haut, nach Strahlenbehandlung, *sclerosis, skin, after radiotherapy* 321

solides Karzinom, Histologie, *solide carcinoma, histology* 122, 123

– –, Mammogramm, *solid carcinoma, mammogram* 140, 141

– –, Mikroradiogramm, *solid carcinoma, microradiogram* 142

– –, Mikroverkalkungen, Mammogramm, *solid carcinoma, microcalcifications, mammogram* 136, 145

– –, nicht invasives, Histologie, *solid carcinoma, non invasive, histology* 104, 105

– –, Strahlenbehandlung, kosmetisches Ergebnis, *solid carcinoma, radiotherapy, cosmetic result* 283

– –, Thermogramm, *solid carcinoma, thermogram* 160

Sonographie, Mammakarzinom, Schwangerschaft, *sonography, breast cancer, pregnancy* 516

Spätergebnisse, ablative Verfahren, Endokrinium, *late results, ablative procedures, endocrinologic* 243, 244

–, Adrenalektomie, *late results, adrenalectomy* 243

–, brusterhaltende, radikale Strahlenbehandlung, *late results, breast preserving radical radiotherapy* 333, 334

–, Chemotherapie, *late results, chemotherapy* 600, 601

–, erweiterte Tylektomie, *late results, extended tylectomy* 274, 275

–, Frühkarzinom, 10-Jahres-Überlebensraten, *late results, early carcinoma, ten years survival rates* 204

–, Hormontherapie, *late results, hormone therapy* 592

–, Keilresektion, Strahlenbehandlung, *late results, wedge resection, radiotherapy* 277

–, konservative Behandlung, Mammakarzinom, *late results, conservative treatment, breast cancer* 273, 276

–, lobuläres Carcinoma in situ, Tumorektomie, Mastektomie, *late results, lobular carcinoma in situ, tumorectomy, mastectomy* 131

–, lokale Tumorexzision, radikale Mastektomie, Vergleich, *late results, local tumor excision, radical mastectomy, comparison* 271, 272

–, Operation, Strahlenbehandlung, verschiedene Formen, *late results, mastectomy, radiotherapy, different forms* 190, 191, 192

–, Palliativbestrahlung, *late results, palliative irradiation* 339

–, –, Rezidiv, *late results, palliative radiotherapy, recurrent disease* 433–438

–, präoperative Strahlenbehandlung, *late results, preoperative radiotherapy* 212, 213, 218, 219

–, – Strahlenbehandlung, Radikaloperation, *late results, preoperative radiotherapy, radical surgery* 334, 335

–, Quadrantenresektion, Lymphonodektomie, *late results, quadrant resection, lymphonodectomy* 277

–, radikale Mastektomie, *late results, radical mastectomy* 271

Spätergebnisse, ablative Verfahren, mit und ohne Nach-bestrahlung, *late results, radical mastectomy, with and without postoperative radiotherapy* 380, 409, 410
–, – Operationen, postoperative Strahlenbehandlung, *late results, radical surgery, postoperative radiotherapy* 399–411
–, randomisierte Studien, *late results, randomized studies* 389–399
–, Sekundäreingriffe, nach radikaler Strahlenbehandlung, *late results, secondary surgery, after radical radiotherapy* 331, 332
–, Strahlenbehandlung, forgeschrittenes Mammakarzinom, *late results, radiotherapy, advanced breast cancer* 350, 351, 352
–, –, Metastasen, *late results, radiotherapy, metastases* 355
–, – nach McWhirter, *late results, radiotherapy according to McWhirter* 192, 193, 194
–, –, Überblick, *late results, radiotherapy, overview* 326, 327
–, Tele-Caesium-Therapie, Lumpektomie, *late results, telecaesium therapy, lumpectomy* 271
–, Tumorektomie, *late results, tumorectomy* 270
–, Vergleich, anatomisch-klinische Stadieneinteilung, *late results, comparison, anatomoclinical staging* 326
Spätreaktionen, Haut, Strahlenbehandlung, *late reactions, skin, radiotherapy* 458
Spätveränderungen, Strahlenbehandlung, Klassifizierung, *late reactions, radiotherapy, classification* 495
Spasmus, V. axillaris, Armödem, *spasm, axillary vein, arm edema* 483
Speiseröhre, Strahlenschädigung, *esophagus, radiation damage* 460
Spezialapplikatoren, Strahlenbehandlung, *special applicators, radiotherapy* 307
Spinalkanal, Metastasen, Behandlung, *spinal chanel, metastases, treatment* 360
Splenomegalie, Mammakarzinom, Metastasen, *splenomegaly, breast cancer, metastases* 125
Spontanfraktur, Strahlenschädigung, *spontaneous fracture, radiation damage* 467
⁹⁰Sr, lokale Anwendung, Hypophysenausschaltung, *⁹⁰Sr, local application, pituitary ablation* 239
Stadieneinteilung, Armödem, *staging, arm edema* 484
–, fortgeschrittenes Mammakarzinom, *staging, advanced breast cancer* 347
–, Hautreaktionen, Strahlentherapie, *staging, skin reactions, radiotherapy* 458, 459
–, Lymphknotenmetastasierung, Spätergebnisse, *staging, lymph node metastases, late results* 274, 275
–, Mammakarzinom, Mikroverkalkungen, *staging, breast cancer, microcalcifications* 18, 19
–, –, Schemata, Geschichtliches, *staging, breast cancer, schemata, history* 372–377
–, Mammographie, Treffsicherheit, *staging, mammography, accuracy* 19, 20
–, Mastektomie, Tumorexzision, Spätergebnisse, Vergleich, *staging, mastectomy, tumor excision, late results, comparison* 271, 272
–, Mastopathie, *staging, mastopathy* 102, 105
–, präoperative Strahlenbehandlung, *staging, preoperative radiotherapy* 214, 221, 225
–, randomisierte Gruppen, *staging, randomized groups* 199
–, Rezidivquoten, nach alleiniger Strahlenbehandlung, *staging, recurrence rates, after radiotherapy as sole treatment* 331

–, Spätergebnisse, Methode nach McWhirter, *staging, late results, McWhirter's principle* 194
–, Spätergebnisse, Operation, Strahlenbehandlung, *staging, late results, mastectomy, radiotherapy* 190, 191, 199
–, TNM-System, Behandlungserfolg, *staging, TNM system, results of treatment* 169
–, Tumorgröße, Metastasen, Vernichtungsdosis, *staging, tumor size, metastases, sterilization dose* 303, 304
–, Überlebensraten, Radikaloperation, Tumorexzision, *staging, survival rates, radical mastectomy, tumor excision* 275
–, Überlebensraten, Tumorektomie, *staging, survival rates, tumorectomy* 270
Standardmastektomie, Lokalrezidivrate, *standard radical mastectomy, local recurrence rate* 422
Steinthal, Stadieneinteilung, Mammakarzinom, *Steinthal, staging, breast cancer* 372, 373
stereotaktische Punktion, Biopsie, *stereotactic puncture, biopsy* 48
– Radiochirurgie, Technik, *sterotactic radiosurgery, technique* 240, 241
– Radiographie, intraoperative, *stereotactic radiography, intraoperative* 59
– Verfahren, Hypophysenausschaltung, *stereotactic procedures, pituitary ablation* 239
Strahlenabsorption, gutartige Tumoren, *radiation absorption, benign tumors* 86, 87
Strahlenbehandlung, Aderhautmetastasen, *radiotherapy, metastases of choroidea* 361
–, „After-loading"-Technik, *radiotherapy, after loading techniques* 308
– als alleinige Behandlungsmethode, Lymphknoten-Sterilisationsrate, *radiotherapy, as sole mode of treatment, lymph nodes sterilization rate* 330, 331
–, – –, Spätergebnisse, *radiotherapy, as sole mode of treatment, late results* 190, 191
–, Angiosarkom, *radiotherapy, angiosarcoma* 556
–, Armödem, Lymphographie, *radiotherapy, arm edema, lymphography* 62
–, Armödem, Lymphographie, Venographie, *radiotherapy, arm edema, lymphography, phlebography* 488, 489
–, Axillarlymphknoten, Präparation, *radiotherapy, axillary lymph nodes, dissection* 325
– bilaterales Mammakarzinom, Prognose, *radiotherapy, bilateral breast cancer, prognosis* 542
– einfache Mastektomie, Spätergebnisse, *radiotherapy, simple mastectomy, late results* 190, 191
–, Epitheliolyse, *radiotherapy, epitheliolysis* 274
– erfolglose, Nachuntersuchung, *radiotherapy, failure, follow up* 329
–, Ergebnisse, Überblick, *radiotherapy, results, overview* 326
–, erweiterte Tylektomie, Spätergebnisse, *radiotherapy, extended tylectomy, late results* 274, 275
–, exsudative Epidermitis, *radiotherapy, exudative epidermitis* 319, 320
–, Fibrose nach, Mammogramm, *radiotherapy, fibrosis after, mammogram* 286, 288
–, Folgeerscheinungen, Einteilung, *radiotherapy, sequelae, classification* 321
–, fortgeschrittenes Mammakarzinom, *radiotherapy, advanced breast cancer* 347–365
–, globale Hyperthermie, *radiotherapy, global hyperthermia* 293
–, hämatologische Veränderungen, *radiotherapy, hematological changes* 320

−, Hautmetastasen, *radiotherapy, skin metastases* 361, 362

−, Hautreaktionen, *radiotherapy, skin reactions* 320, 321

−, Hochvolttherapie, Dosisverteilung, *radiotherapy, high energy radiation, dose distribution* 262, 263, 264

−, Hypophysenausschaltung, *radiotherapy, pituitary ablation* 240, 241

−, immunologische Reaktionen, *radiotherapy, immunological reactions* 320, 456

−, inflammatorisches Mammakarzinom, *radiotherapy, inflammatory breast cancer* 154, 155, 338, 442

−, inoperables Mammakarzinom, *radiotherapy, inoperable breast cancer* 190

−, − −, Technik, *radiotherapy, inoperable breast cancer, technique* 263

−, interstitielle Radiumnadeln, *radiotherapy, interstitial radium needles* 308

−, intrazerebrale Metastasen, *radiotherapy, intracerebral metastases* 359

−, Keilresektion, Spätergebnisse, *radiotherapy, wedge resection, late results* 277

−, Komplikationen, *radiotherapy, complications* 200

−, Kompression, Rückenmark, *radiotherapy, compression, spinal cord* 354

−, konventionelle, Lymphknoten-Metastasen, Überlebensraten, *radiotherapy, conventional, lymph node metastases, survival rates* 304

−, kurative, Spezialfälle, *radiotherapy, curative, special cases* 318

−, −, Technik, *radiotherapy, curative, technique* 306

−, −, Tumordurchmesser, Tumordosis, *radiotherapy, curative, tumor diameter, tumor dose* 303, 304

−, Lebermetastasen, *radiotherapy, liver metastases* 362

−, Liposarkom, *radiotherapy, liposarcoma* 552

−, Lumpektomie, *radiotherapy, lumpectomy* 265, 271

−, Lungenmetastasen, *radiotherapy, pulmonary metastases* 362

−, Lymphknotenmetastasen, *radiotherapy, lymphadenopathy* 361

−, männliches Mammakarzinom, *radiotherapy, male breast cancer* 574

−, malignes Lymphom, *radiotherapy, malignant lymphoma* 559

−, Mamma, Isodosen, *radiotherapy, breast, isodoses* 262, 266

−, Mammakarzinom, als alleinige Behandlung, *radiotherapy, breast cancer, as sole method of treatment* 301–346

−, −, Hauttemperaturkurve, *radiotherapy, breast carcinoma, skin temperature curve* 295

−, −, Komplikationen, *radiotherapy, breast cancer, complications* 449, 456

−, −, Lungenfunktion, *radiotherapy, breast cancer, pulmonary function* 474

−, −, mikroskopische Streuherde, *radiotherapy, breast cancer, microscopic disseminations* 303

−, −, Rezidiv, *radiotherapy, breast cancer, recurrence* 421–440

−, −, Schwangerschaft, *radiotherapy, breast cancer during pregnancy* 517

−, Mammasarkom, *radiotherapy, sarcoma of the breast* 550

−, Mastektomie, *radiotherapy, mastectomy* 261

−, −, Spätergebnisse, *radiotherapy, mastectomy, late results* 204

−, Megavolt-Photonentherapie, *radiotherapy, megavolt photon therapy* 431

−, Metastasen, *staging, metastases* 347–365

−, Nachresektion, kosmetisches Ergebnis, *radiotherapy, secondary resection, cosmetic result* 285

−, nach McWhirter, *radiotherapy, according to McWhirter* 192, 193, 368, 369

−, nach Tumorektomie, Technik, *radiotherapy, after tumorectomy, technique* 274

−, Nebenwirkungen, Komplikationen, *radiotherapy, side effects, complications* 264, 279

−, ohne Mastektomie, Spätergebnisse, *radiotherapy, without mastectomy, late results* 276

−, operables Mammakarzinom, Spätergebnisse, *radiotherapy, operable breast cancer, late results* 326

−, Operation, Mammakarzinom, *radiotherapy, mastectomy, breast cancer* 187

−, osteolytische, osteoplastische Metastasen, *radiotherapy, osteolytic, osteoplastic metastases* 354, 357, 358

−, palliative, früher bestrahlter Bezirk, *radiotherapy, palliative, previously irradiated area* 432

−, −, Grundlagen, Technik, *radiotherapy, palliative, principles, technique* 337

−, Parenchymkonsistenz nach −, *radiotherapy, parenchymal consistency after* 283

−, pathologische Frakturen, *radiotherapy, pathologic fractures* 467

−, Patientenlagerung, *radiotherapy, position of patient* 307

−, polymorphes Karzinom, *radiotherapy, polymorphe carcinoma* 148, 149

−, postoperative, Geschichtliches, *radiotherapy, postoperative, history* 367

−, präoperative, *radiotherapy, preoperative* 211–235

−, Quadrantenresektion, Ergebnisse, *radiotherapy, quadrant resection, results* 277

−, radikale Mastektomie, Spätergebnisse, *radiotherapy, radical mastectomy, late results* 190, 191

−, radiogene Osteomyelitis, *radiotherapy, radiation induced osteomyelitis* 467

−, − Tumoren, *radiotherapy, radiation induced tumors* 467

−, Radiumnadeln, interstitielle Implantation, *radiotherapy, radium needles, interstitial implantation* 308

−, Rezidivquoten nach 10 Jahren, *radiotherapy, recurrence rates after ten years* 331

−, Spätveränderungen, Klassifizierung, *radiotherapy, late reactions, classification* 495

−, strahlenindizierte Tumoren, Risiko, *radiotherapy, radiation induced tumors, risk* 456

−, Technik, fortgeschrittenes Mammakarzinom, *radiotherapy, technique, advanced breast cancer* 349

−, Thermogramm, Lokalrezidiv, *radiotherapy, thermogram, local recurrence* 36, 37

−, thermographische Verlaufskontrolle, *radiotherapy, thermographic follow up* 295

−, Toleranzdosis, Knochen, Weichteile, *radiotherapy, tolerance dose, bone, soft tissue* 467

−, Tumorektomie, invasives Ca, Indikationsstellung, *radiotherapy, tumorectomy, invasive carcinoma, indication* 296

−, −, kosmetische Ergebnisse, *radiotherapy, tumorectomy, cosmetic results* 279, 285, 287

−, −, Mammographie, Kontrolluntersuchungen, *radiotherapy, tumorectomy, mammography, follow up* 287–296

−, −, Nebenwirkungen, *radiotherapy, tumorectomy, side effects* 279–287

−, −, Spätergebnisse, *radiotherapy, tumorectomy, late results* 270, 271, 272

Strahlenbehandlung, Tumorektomie, Strahlenreaktionen, *radiotherapy, tumorectomy, radiation induced reactions* 495, 496

–, unmittelbare Hautreaktionen, *radiotherapy, immediate skin reactions* 319, 320

–, Verkalkung osteolytischer Metastasen, *radiotherapy, calcifiaction of osteolytic metastases* 357, 358

Strahlenbelastung, Mammographie, *radiation exposure, mammography* 22, 23

–, –, Technik, *radiation exposure, mammography, technique* 5, 6

–, Xeroradiographie, *radiation exposure, xeroradiography* 27

Strahlendosis, kosmetische Ergebnisse, *radiation dose, cosmetic results* 281

Strahlenempfindlichkeit, Lymphknoten, Mammaria interna-, *radiosensibility, lymph nodes, internal mammary* 305

Strahlenfibrose, Differentialdiagnose, *radiation fibrosis, differential diagnosis* 159

Strahlennekrose, Elektronentherapie, *radiation necrosis, electron beam therapy* 436

Strahlenostitis, präoperative Strahlenbehandlung, *radiation osteitis, preoperative radiotherapy* 229

Strahlenpneumonitis, Differentialdiagnose, *radiation pneumonitis, differential diagnosis* 474, 475

–, Elektronentherapie, *radiation pneumonitis, electron beam therapy* 437

– nach Tumorektomie, *radiation pneumonitis, after mastectomy* 264

Strahlenqualität, Röntgenröhre, Mammographie, *radiation quality, x-ray tube, mammography* 3, 4

–, Toleranzdosis, Knochen, Weichteile, *radiation quality, tolerance dose, bone, soft tissue* 467

Strahlenrisiko, Mammographie, *radiation risk, mammography* 168

Strahlenschädigung, Armödem, *radiation damage, arm edema* 62, 193, 259, 276, 280, 321, 323, 481, 487, 490

–, –, Behandlung, *radiation damage, arm edema, treatment* 499, 500

–, Behandlung, *radiation damage, treatment* 496–505

–, Differentialdiagnose: Knochenmetastasen, *radiation damage, differential diagnosis: Bone metastases* 469

–, Gefäßstenosen, *radiation damage, vascular stenoses* 494

–, Haut, *radiation damage, skin* 457, 458, 461

–, –, Behandlung, *radiation damage, skin, treatment* 496

–, Knochen, Knorpel, *radiation damage, bone, cartilage* 466, 467

–, –, –, Behandlung, *radiation damage, bone, cartilage, treatment* 499

–, Lunge, *radiation damage, lung* 472, 473, 474

–, –, Behandlung, *radiation damage, lung, treatment* 498

–, Ösophagitis, *radiation damage, esophagitis* 472

–, pathologische Frakturen, *radiation damage, pathologic fractures* 467, 469, 470

–, Plexus brachialis, cervicalis, *radiation damage, plexus brachialis, cervicalis* 480

–, – –, Behandlung, *radiation damage, plexus brachialis, cervicalis, treatment* 499

–, postoperative Telekobalttherapie, Lymphödem, *radiation damage, postoperative telecobalt therapy, lymph edema* 490

–, Risiko, *radiation damage, risk* 456, 457

–, Sklerose, Muskulatur, *radiation damage, sclerosis, musculature* 471

–, strahleninduzierte Tumoren, *radiation damage, radiation induced tumors* 467

–, Ursachen, *radiation damage, causes* 457

Strahlensensibilität, Liposarkom, *radiosensibility, liposarcoma* 552

–, Mammakarzinom, mikroskopische Streuherde, *radiosensibility, breast cancer, microscopic disseminations* 303

–, Mammasarkom, *radiosensibility, sarcoma of the breast* 550

Streustrahlung, Mammographie, *scattered radiation, mammography* 5

Stroma, Mamma, *stroma, breast* 69, 70

Strukturen, karzinomverdächtige, Markierung, Präparatradiographie, *structures, suspicious for carcinoma, marking, radiography of specimen* 59, 60

Stufenschnitte, Treffsicherheit, Mammakarzinom, *serial sections, accuracy, breast cancer* 48

subkutane Mastektomie, beiderseitiges Mammakarzinom, Indikationsstellung, *subcutaneous mastectomy, bilateral breast cancer, indication* 541

– –, PE, Indikationsstellung, *subcutaneous mastectomy, exploratory biopsy, indication* 57

subkutaner Lymphplexus, Mamma, *subcutaneous lymphatic plexus, breast* 368

Superinfektion, Hautulkus, Radiodermatitis, *superinfection, skin ulcer, radiodermatitis* 462

supraklavikuläre Lymphknoten, normale Anatomie, *supraclavicular lymph nodes, normal anatomy* 451

Supraklavikulargrube, Bestrahlungsfelder, *supraclavicular fossa, irradiation fields* 388

–, Bestrahlungstechnik, Patientenlagerung, *supraclavicular fossa, irradiation technique, position of patient* 307, 308

–, Elektronentherapie, *supraclavicular fossa, electron beam therapy* 311

–, Früh- und Spätreaktionen, Strahlenbehandlung, *supraclavicular fossa, early and late reactions, radiotherapy* 458

–, Gesamtdosen, *supraclavicular fossa, total doses* 314

–, kurative Strahlenbehandlung, Technik, *supraclavicular fossa, curative radiotherapy, technique* 311

–, Lymphknoten, Bestrahlungstechnik, *supraclavicular fossa, lymphnodes, irradiation techniques* 204, 205

–, –, Hochvolttherapie, *supraclavicular fossa, lymph nodes, high energy irradiation* 387

–, –, inflammatorisches Karzinom, *supraclavicular fossa, lymph nodes, inflammatory cancer* 442

–, –, Rezidiv, nach Strahlenbehandlung, *supraclavicular fossa, lymph nodes, recurrence, after radiotherapy* 404

–, –, Strahlenbehandlung, fortgeschrittenes Mammakarzinom, *supraclavicular fossa, lymph nodes, radiotherapy, advanced breast cancer* 349

–, –, TNM-Klassifizierung, *supraclavicular fossa, lymph nodes, TNM classification* 324

–, Lymphknotenbefall, subklinischer, Häufigkeit, *supraclavicular fossa, lymphadenopathy, subclinical, incidence* 305

–, Lymphknotenmetastasen, bilaterales Mammakarzinom, *supraclavicular fossa, lymph node metastases, bilateral breast cancer* 535

–, Metastasen, Behandlungskriterien, *supraclavicular fossa, metastases, criteria of therapy* 347

–, –, Biopsie, *supraclavicular fossa, metastases, biopsy* 48

–, –, Operationskriterien, *supraclavicular fossa, metastases, criteria of operability* 323

−, thermographische Überwachung, *supraclavicular fossa, thermographic follow up* 36

−, Ulcus, Radiodermatitis, *supraclavicular fossa, ulcer, radiodermatitis* 462

supraklavikuläre Lymphknoten, Lymphographie, Armödem, *supraclavicular lymph nodes, lymphography, arm edema* 493

supraradikale Mastektomie, 5-Jahres-Überlebensraten, *supraradical mastectomy, 5-years suvival rates* 189

Symptome, inflammatorisches Karzinom, *symptoms, inflammatory cancer* 441

−, intrazerebrale Metastasen, *symptoms, intracerebral metastases* 359

−, Knochenmetastasen, *symptoms, bone metastases* 354

symptomfreies Intervall, nach Adrenalektomie, *symptomfree interval, after adrenalectomy* 243

Synchrozyklotron, stereotaktische Radiochirurgie, *synchrocyclotron, stereotactic radiosurgery* 240

szirrhöses Karzinom, Histologie, *scirrhous carcinoma, histology* 122, 123

− −, histologisches Grading, *scirrhous carcinoma, histologic gradinr* 124

− −, Cystosarcoma phylloides, *scirrhous carcinoma, cystosarcoma phylloides* 83

− −, diffuses, doppelseitiges, *scirrhous carcinoma, diffuse, bilateral* 158

− lobuläres Karzinom, Radiologie, Differentialdiagnose, *scirrhous lobular carcinoma, radiology, differential diagnosis* 135

Szirrhus, beiderseits, Häufigkeit, *scirrhus, bilateral, incidence* 540

−, Differentialdiagnose, *scirrhus, differential diagnosis* 86

−, Mammogramm, Verlauf, *scirrhus, mammogram, course* 143

−, Prognose, Mammogramm, *scirrhus, prognosis, mammogram* 159

−, Thermogramm, *scirrhus, thermogram* 40, 160

^{182}Ta, Dauerimplantat, Hypophyse, *^{182}Ta, permanent implant, pituitary* 239

Technik, elektronische Thermographie, *technique, electronic thermography* 33

−, Galaktographie, *technique, galactography* 24

−, Hochvoltbestrahlung, nach Mastektomie, *technique, high energy irradiation, after mastectomy* 262, 263

−, kurative Strahlenbehandlung, *technique, curative radiotherapy* 306

−, − −, Axilla, *technique, curative radiotherapy, axillary region* 309

−, − −, Dosis, *technique, curative radiotherapy, dose* 306, 310

−, − −, Patientenlagerung, *technique, curative radiotherapy, position of patient* 307

−, − −, zusätzliche Dosen, *technique, curative radiotherapy, additional doses* 308

−, Kurzzeitbestrahlung, *technique, short-course irradiation* 338

−, Mammographie, *technique, mammography* 2–10

−, Megavolt-Photonentherapie, *technique, megavolt photon therapy* 431

−, nach McWhirter, *technique, according to McWhirter* 192, 193, 205

−, Palliativbestrahlung, *technique, palliative radiotherapy* 337, 338, 432

−, perkutane Punktion, *technique, percutaneous puncture* 49

−, präoperative Strahlenbehandlung, *technique, preoperative radiotherapy* 226

−, Präparatradiographie, *technique, radiography of specimen* 60

−, radikale Mastektomie, *technique, radical mastectomy* 378

−, Sekundäroperationen, nach radikaler Strahlenbehandlung, *technique, secondary surgery, after radical radiotherapy* 332, 333

−, stereotaktische Radiochirurgie, *technique, stereotactic radiosurgery* 240, 241

−, Strahlenbehandlung, *technique, radiotherapy* 204, 205

−, −, „walking technique", *technique, radiotherapy, "walking technique"* 427

−, −, Aderhautmetastasen, *technique, radiotherapy, metastases of choroidea* 361

−, −, Lymphknotenmetastasen, *technique, radiotherapy, lymph node metastases* 265

−, −, Metastasen, *technique, radiotherapy, metastases* 355

−, −, nach Tumorektomie, *technique, radiotherapy, after tumor ectomy* 274

−, Thermographie, *technique, thermography* 32, 33

−, Xeroradiographie, *technique, xeroradiography* 26, 27

Teleangiektasien, Hautreaktionen, Stadieneinteilung, *teleangiectasias, skin reactions, staging* 458

−, kurative Tele-Caesiumtherapie, *teleangiectasias, curative telecaesium therapy* 321

−, nach Elektronenbestrahlung, *teleangiectasias, after radiotherapy with electrons* 281, 283

−, Telekobalttherapie, *teleangiectasias, telecobalttherapy* 457

^{137}Tele-Caesium-Therapie, kurative Strahlenbehandlung, *^{137}tele-caesium therapy, curative radiotherapy* 306

−, Patientenlagerung, *^{137}tele-caesium therapy, position of patient* 307, 308

Tele-Caesium-Therapie, Folgeerscheinungen, Einteilung, *tele caesium theraphy, radiosequelae, classification* 321, 322

−, fortgeschrittenes Mammakarzinom, *tele caesium therapy, advanced breast cancer* 349

−, Technik, Axillarfeld, *tele caesium therapy, technique, axillary field* 309

−, −, Supraklavikulargrube, *tele caesium therapy, technique, supraclavicular fossa* 313

−, Telekobalt-Therapie, Vergleich, Hautreaktionen, *telecaesium therapy, telecobalt therapy, comparison, skin reaktions* 320

−, Tumorexzision, Ergebnisse, *telecaesium therapy, tumor excision, results* 271

−, unmittelbare Hautreaktionen, *telecaesium therapy, immediate skin reactions* 319, 320

Telekobalttherapie, adenoid-tubuläres Karzinom, Mammogramm, *telecobalt therapy, adenoid tubular carcinoma, mammogram* 294, 295

−, Axilla, Supraklavikulargrube, *telecobalt therapy, axilla, supraclavicular fossa* 311

−, Bestrahlungsfelder, Anordnung, *telecobalt therapy, irradiation fields, arrangement* 281

−, „Cancer en cuirasse", *telecobalt therapy, "cancer en cuirasse"* 362

−, Carcinoma solidum, Tumorektomie, Mammogramm, *telecobalt therapy, carcinoma solidum, tumorectomy, mammogram* 291

−, doppelseitiges Mammakarzinom, Teleangiektasen, *telecobalt therapy, bilateral breast cancer, teleangiectasias* 457

Telekobalttherapie, Dosisverteilung, Mamma, *telecobalt therapy, dose distribution, breast* 269
–, Folgeerscheinungen, *telecobalt therapy, radiosequelae* 321, 322
–, fortgeschrittenes Mammakarzinom, *telecobalt therapy, advanced breast cancer* 349
–, Karzinom mit Hautbeteiligung, *telecobalt therapy, carcinoma with skin involvement* 319
–, kurative Strahlenbehandlung, *telecobalt therapy, curative radiotherapy* 306
–, Mammogramm nach –, *telecobalt therapy, mammogram after* 288, 289
–, Nachresektion, kosmetisches Ergebnis, *telecobalt therapy, secondary resection, cosmetic result* 285
–, nach Tumorektomie, Hautveränderungen, *telecobalt therapy, after tumor ectomy, skin reactions* 465, 466
–, Nebenwirkungen, *telecobalt therapy, side effects* 279
–, Palliativbestrahlung, *telecobalt therapy, palliative irradiation* 337
–, Patientenlagerung, *telecobalt therapy, position of patient* 307, 308
–, Spätreaktionen der Haut, *telecobalt therapy, late reactions of skin* 465
–, Strahlenpneumonitis, *telecobalt therapy, radiation pneumonitis* 478, 479
–, Technik, Axillarfeld, *telecobalt therapy, technique, axillary field* 309
–, –, Supraklavikulargrube, *telecobalt, therapy, technique, supraclavicular fossa* 313
–, Tumorektomie, Spätergebnisse, *telecobalt therapy, tumorectomy, late results* 270, 278
–, unmittelbare Hautreaktionen, *telecobalt therapy, immediate skin reactions* 319, 320
–, Venogramm der Axilla, *telecobalt therapy, phlebogram of axilla* 485
–, zusätzliche Dosen, *telecobalt therapy, additional doses* 308
–, – Felder, Supraklavikulargrube, *telecobalt therapy, additional fields, supraclavicular fossa* 313
Temperaturunterschiede, malignomverdächtige, *temperature differences, suspicious for malignoma* 42, 43
Testosteron, Krebstherapie, *testosterone, cancer therapy* 595, 596
Tetrade, Mammakarzinom, Diagnose, *tetrade, breast cancer, diagnosis* 55
therapeutische Indikationen, Probeexstirpation, *therapeutic indications, exploratory exstirpation* 56, 57
Therapie, beiderseitiges Mammakarzinom, *therapy, bilateral breast cancer* 541
–, Hämangiosarkom der Mamma, *therapy, hemangiosarcoma of the breast* 556
–, Hormon-, Indikationen, *therapy, hormonal, indications* 590, 591, 592
–, konservative, Mammakarzinom, *therapy, conservative, breast cancer* 280
–, Liposarkom der Mamma, *therapy, liposarcoma of the breast* 552
–, männliches Mammakarzinom, *therapy, male breast cancer* 573
–, malignes Lymphom, *therapy, malignant lymphoma* 559
–, Mammakarzinom, Schwangerschaft, *therapy, breast cancer, during pregnancy* 517
–, –, Sexualhormone, *therapy, breast cancer, sexual hormones* 595, 596
–, Mammasarkom, *therapy, sarcoma of the breast* 550, 554

–, Strahlenschäden, *therapy, radiation damage* 496–505
Therapie-Empfehlungen, Mammakarzinom, *therapeutic recommendations, breast cancer* 411
Thermogramm, Biopsie, Indikationsstellung, *thermogram, biopsy, indication* 41
–, bösartige Brusterkrankungen, *thermogram, malignant breast diseases* 40, 41, 159
–, Brustwand, Rezidivüberwachung, *thermogram, thoracic wall, recurrence, follow up* 37, 38
–, Cystosarcoma phylloides, Differentialdiagnose, *thermogram, cystosarcoma phylloides, differential diagnosis* 167
–, falsch-positive Befunde, Mammakarzinom, *thermogram, false positive findings, breast cancer* 46
–, diffuses, doppelseitiges Mammakarzinom, *thermogram, diffuse, bilateral breast cancer* 158
–, entzündliche Reaktionen, *thermogram, inflammatory reactions* 36
–, Fibrosarkom, *thermogram, fibrosarcoma* 165
–, Gefäßmuster, Differentialdiagnose, *thermogram, vascular pattern, differential diagnosis* 42, 43
–, gutartige Mammaerkrankungen, *thermogram, benign breast diseases* 39, 40, 98
–, „heiße" Tumoren, Prognose, *thermogram, "hot" tumors, prognosis* 36
–, „hot spot", Definition, *thermogram, "hot spot", definition* 43
–, Hamartom, *thermogram, hamartoma* 92
–, Hautmetastasen, *thermogram, skin metastases* 166
–, „heiße" Mamille, Differentialdiagnose, *thermogram, "hot" mamilla, differential diagnosis* 159, 160
–, inflammatorisches Karzinom, *thermogram, inflammatory carcinoma* 155
–, „kaltes Loch", *thermogram, "cold hole"* 160, 166
–, – –, Differentialdiagnose, *thermogram, "cold hole", differential diagnosis* 39, 40
–, Lokalrezidiv, Überwachung, *thermogram, local recurrence, follow up* 36, 37
–, Lymphangiosis carcinomatosa, *thermogram, lymphangiosis carcinomatosa* 36
–, maligne, nichtepitheliale Neoplasien, *thermogram, malign nonepithelial neoplasias* 161
–, Mammakarzinom, normales Mammogramm, *thermogram, breast cancer, normal mammogram* 45
–, Mastopathie, *thermogram, mastopathy* 39, 40, 114
–, Metastasen, Haut, Brustdrüse, *thermogram, metastases, skin, breast* 166
–, multilokuläres lobuläres Karzinom, *thermogram, multilocular lobular carcinoma* 144
–, Narbenkarzinom, *thermogram, scar tissue carcinoma* 47
–, normales, *thermogram, normal* 38, 39
–, okkultes Karzinom, Frühdiagnose, *thermogram, occult carcinoma, early diagnosis* 168
–, –, intraduktales Karzinom, *thermogram, occult intraductal carcinoma* 151
–, – Karzinom, Malignitätskriterien, *thermogram, occult carcinoma, criteria of malignancy* 43
–, Parenchymfibrose, *thermogram, parenchymal fibrosis* 47
–, pathologisches, Risikoindex, *thermogram, pathologic, risk index* 45
–, Rezidiv, Temperaturwiederanstieg, *thermogram, recurrence, reheating* 329
–, Riesenfibroadenom, *thermogram, giant fibroadenoma* 96, 97
–, Sarkom, *thermogram, sarcoma* 167

–, „Secretory disease", *thermogram, "secretory disease"* 113

–, Strahlenbehandlung, Lokalrezidiv, *thermogram, radiotherapy, local recurrence* 36, 37

–, Szirrhus, *thermogram, scirrhous carcinoma* 160

–, Teleangiektasien, *thermogram, teleangiectasias* 36, 37

–, Temperaturunterschiede, malignomverdächtige, *thermogram, temperature differences, suspicious for malignoma* 42, 43

–, Tumor, Kern-Plasma-Relation, *thermogram, tumor, nucleus plasma relation* 37

–, Tumorektomie, Lokalrezidive, *thermogram, tumorectomy, local recurrence* 36, 37

–, vor und nach kurativer Strahlenbehandlung, *thermogram, before and after curative radiotherapy* 329

–, Zysten, *thermogram, cysts* 39, 40

Thermographie, Befunde, Einteilung, *thermography, findings, classification* 43, 44

–, bilaterales Mammakarzinom, *thermography, bilateral breast cancer* 531

–, biologische Inoperabilität, Definition, *thermography, biological inoperability, definition* 324

–, diagnostische Treffsicherheit, *thermography, diagnostic accuracy* 19, 20

–, falsch negative, falsch positive Ergebnisse, *thermography, false negative, false positive results* 330

–, Frühdiagnose, Mammakarzinom, *thermography, early diagnosis, breast cancer* 2

–, Indikationen, *thermography, indications* 34, 37, 41

–, klinische Untersuchung, Mammographie, Vergleich, *thermography, clinical examination, mammography, comparison* 330

–, Kontrolluntersuchung, *thermography, follow up* 293

–, kritische Wertung, *thermography, critical evaluation* 63, 64

–, männliches Mammakarzinom, *thermography, male breast cancer* 572

–, Mamma, Lebensalter, *thermography, breast, age* 78, 79

–, Mammakarzinom, Schwangerschaft, *thermography, breast cancer during pregnancy* 516

–, –, Treffsicherheit, *thermography, breast cancer, accuracy* 44

–, prätherapeutische Diagnostik, *thermography, pretherapeutic diagnosis* 258

–, systematische, kombinierte Nachuntersuchung, *thermography, systematic combined follow up* 328

–, Technik, *thermography, technique* 32–34

–, Wertigkeit, *thermography, evaluation* 34, 35

thermographische Verlaufskontrolle, Strahlenbehandlung, *thermographic follow up, radiotherapy* 294, 295

Thorakotomie, Narbengewebe, Karzinom, *thoracotomy, scar tissue, carcinoma* 58

Thorax, Früh- und Spätreaktionen, Strahlenbehandlung, *chest, early and late reactions, radiotherapy* 458

Thoraxphantom, Isodosen, Dosisvereilung, *thorax phantoma, isodoses, dose distribution* 383

Thoraxwand, Bestrahlung, Indikationsstellung, *thoracic wall, irradiation, indication* 411

–, direkte Bestrahlung, *thoracic wall, direct irradiation* 382

–, Dosisverteilung, postoperative Strahlenbehandlung, *thoracic wall, dose distribution, postoperative radiotherapy* 383

–, Rezidiv, Biopsie, *thoracic wall, recurrence, biopsy* 48

Thrombose, V. axillaris, Armödem, *thrombosis, axillary vein, arm edema* 483

TNM-Klassifizierung, American Joint Committee for Cancer Staging, *TNM classification, American Joint Committee for Cancer Staging* 374, 375

–, histologisches Grading, *TNM classification, histologic grading* 124

–, klinische Stadieneinteilung, *TNM classification, clinical staging* 325, 374, 375

–, männliches Mammakarzinom, Prognose, *TNM classification, male breast cancer, prognosis* 579

–, Mammakarzinom, *TNM classification, breast cancer* 324

–, –, Erstdiagnose, *TNM classification, breast cancer, first diagnosis* 116

–, –, Früherkennung, *TNM classification, breast cancer, early diagnosis* 63

–, –, Spätergebnisse, *TNM classification, breast cancer, late results* 326, 327

–, Therapie-Erfolg, Beurteilung, *TNM classification, treatment, results, evaluation* 169

Toleranzdosis, Knochen, Weichteile, *tolerance dose, bone, soft tissue* 467

–, Plexus brachialis, *tolerance dose, brachial plexus* 481

Tomogramm, Thoraxwand, Mastektomieseite, *tomogram, thoracic wall, mastectomy side* 426, 432

Totalbiopsie, kontralaterale Mamma, *total biopsy, contralateral breast* 534

totale Hysterektomie, kurative Strahlenbehandlung, *total hysterectomy, curative radiotherapy* 334

– Mastektomie, Indikationsstellung, Ergebnisse, *total mastectomy, indication, results* 187, 189

– –, Sekundäroperation, nach radikaler Strahlenbehandlung, *total mastectomy, secondary surgery, after radical radiotherapy* 333

Tracheitis, strahlenbedingte, *tracheitis, radiation induced* 472

Transversaltomographie, Behandlungsplanung, Rezidiv, *transverse tomography, treatment planning procedure, recurrent disease* 432

Trauma, Fettgewebsnekrose, *trauma, necrosis of fatty tissue* 85

–, männliches Mammakarzinom, *trauma, male breast cancer* 566, 568

–, Narbengewebe, Karzinom, *trauma, scar tissue, carcinoma* 58

–, psychisches, Probebiopsie, Mastektomie, *trauma, psychical, exploratory biopsy, mastectomy* 59

–, Verschattungen, Differentialdiagnose, Mammogramm, *trauma, shadows, differential diagnosis, mammogram* 11

Treffsicherheit, Komputertomographie, Mammakarzinom, *accuracy, computed tomography, breast cancer* 29

–, PE, Schnellschnittuntersuchung, *accuracy, explorative biopsy, serial sections* 57, 58

–, Punktionszytologie, Karzinomdiagnose, *accuracy, puncture cytology, cancer diagnosis* 53

–, Thermographie, Mammakarzinom, *accuracy, thermography, breast cancer* 44

–, Tripeldiagnostik, Mammakarzinom, *accuracy, triple diagnosis, breast cancer* 54

Trichoepitheliom, desmoplastisches, *trichoepithelioma, desmoplastic* 85

Tripeldiagnostik, Mammakarzinom Ergebnisse, *triple diagnosis, breast cancer, results* 54

–, –, Komplikationen, *triple diagnosis, breast cancer, complications* 58

Tuberkulin-Test, Immundepression, Strahlenbehandlung, *tuberculin test, immunological test, radiotherapy* 320

Tuberkulom, Differentialdiagnose, *tuberculoma, differential diagnosis* 97

Tuberkulose, Differentialdiagnose, *tuberculosis, differential diagnosis* 159

–, –, Mammogramm, *tuberculosis, differential diagnosis, mammogram* 11

Tumor, Angiogenese-Faktor (TAF), *tumor, angiogenesis factor (TAF)* 35

–, Dignität, Beurteilung, *tumor, dignity, evaluation* 258

–, Epithel, Stroma, Morphologie, *tumor, epithelium, stroma, morphology* 131

–, erfolglose Strahlenbehandlung, Nachuntersuchung, *tumor, failure of radiotherapy, follow up* 329

–, „Grading", zytologisches, *tumor, grading, cytologic* 52

–, histologische Reaktion, präoperative Strahlenbehandlung, *tumor, histologic response, preoperative radiotherapy* 215

–, Kern-Plasma-Relation, Thermogramm, *tumor, nucleus plasma relation, thermogram* 37

–, Morphometrie, infiltrierendes Karzinom, *tumor, morphometry, infiltrating carcinoma* 132

–, Nachsorge, Thermogramm, *tumor, follow up, thermogram* 36, 37

–, parasternaler, Elektronentherapie, Spätergebnis, *tumor, parasternal, electron beam therapy, late result* 437

–, –, Operationskriterien, *tumor, parasternal, criteria of operability* 323

–, Proliferationskinetik, *tumor, proliferative kinetics* 349

–, Punktion, Technik, *tumor, puncture, technique* 49

–, Retromamillarregion, Differentialdiagnose, *tumor, retromamillary region, differential diagnosis* 8

–, Rezidiv, Sekundäroperationen, nach radikaler Strahlenbehandlung, *tumor, recurrence, secondary surgery, after radical radiotherapy* 332, 333

–, –, Ulzeration, Brustwand, vor und nach Elektronentherapie, *tumor, recurrent, ulceration of chest wall, before and after electron beam therapy* 436

–, Rückbildung, Chemotherapie, *tumor, regression, chemotherapy* 597

–, Selektivität, Cytostatica, *tumor, selectivity, cytostatic drugs* 349

–, Stimulation, Hormontherapie, *tumor, stimulation, hormonal therapy* 594

–, Temperatur und Prognose, Beziehungen, *tumor, temperature and prognose, relations* 36

–, TNM-Klassifizierung, *tumor, TNM classification* 324

–, Verdacht, kontralaterale Mamma, *tumor, suspected, contralateral breast* 329, 330

–, Verdopplungszeit, *tumor, doubling time* 533

Tumoren, Biopsie, falsch positive, falsch negative Befunde, *tumors, biopsy, false positive, false negative findings* 53

–, gutartige, bösartige, Verkalkungen, *tumors, benign, malignant, calcifications* 18, 19

–, –, Einteilung, *tumors, benign, classification* 86

–, –, Strahlenabsorption, *tumors, benign, radiation absorption* 86, 87

–, –, Thermogramm, *tumors, benign, thermogram* 98

–, hormonabhängige, Indikationsstellung, *tumors, hormone dependent, indication* 243

–, in Narbengewebe, Biopsie, *tumors, within scar tissue, biopsy* 58

–, Lipom, Fibrolipom, Fibroadenolipom, *tumors, lipoma, fibrolipoma, fibroadenolipoma* 86

–, mesenchymale, Punktionszytologie, *tumors, mesenchymal, puncture, cytology* 48

–, Östrogen-Rezeptor-positive, *tumors, oestrogen-receptor-positive* 243

–, PE, Indikationsstellung, *tumors, exploratory exstirpation, indication* 56

–, „Reißnagelphänomen", Haut, Mammogramm, *tumors, "drawing-pin" phenomenon, skin, mammogram* 140, 141

–, strahleninduzierte, Risiko, *tumors, radiation induced, risk* 456

–, Zysten, Pneumozystographie, *tumors, cysts, pneumocystography* 106, 107

–, zytologische, histologische Befunde, Vergleich, *tumors, cytologic, histologic findings, comparison* 53

Tumorausbreitung, parasternale Lymphknoten, *tumor propagation, parasternal lymph nodes* 369

Tumordosis, Bestrahlungstechnik nach McWhirter, *tumor dose, irradiation technique according to McWhirter* 193

–, ^{60}Co-Gammastrahlung, *tumor dose, ^{60}Co gamma radiation* 262

–, erforderliche, Tumorgröße, *tumor dose, necessary, tumor size* 303

–, Hochvoltbestrahlung, *tumor dose, megavoltage therapy* 190, 205, 206

–, Lokalrezidiv, Häufigkeit, *tumor dose, local recurrence, incidence* 422

–, Mammakarzinomrezidiv, *tumor dose, recurrent breast cancer* 439

–, Megavolttherapie, Rezidiv, regionäre Lymphknoten, *tumor dose, megavoltage photon therapy, recurrence, regional lymph nodes* 431

–, Palliativbehandlung, *tumor dose, palliative radiotherapy* 337, 439

–, –, früher bestrahlte Hautbezirke, *tumor dose, palliative therapy, previously irradiated skin areas* 432

–, präoperative Strahlenbehandlung, *tumor dose, preoperative radiotherapy* 213

–, klassische Strahlentherapie, *tumor dose, conventional radiotherapy* 203

–, Radium Center, Copenhagen, *tumor dose, Radium Center, Copenhagen* 195

–, subklinischer Lymphknotenbefall, *tumor dose, subclinical lymphadenopathy* 305, 306

–, Tele-Caesiumtherapie, nach Tumorexzision, *tumor dose, telecaesium therapy, after tumorexcision* 271

–, Tumorektomie, *tumor dose, tumor ectomy* 259, 283

Tumordurchmesser, bilaterales Mammakarzinom, Überlebensraten, *tumor diameter, bilateral breast cancer, survival rates* 542

–, Frühstadium, Definition, *tumor diameter, early stage, definition* 254

–, kurative Strahlenbehandlung, Dosis, *tumor diameter, curative radiotherapy, dose* 304

–, Operationspräparate, *tumor diameter, operation specimens* 303

–, parasternale Lymphknoten, Metastasen, *tumor diameter, parasternal lymph node metastases* 369

–, partielle Mastektomie, Prognose, *tumor diameter, partial mastectomy, prognosis* 192

–, Prognose, radikale Mastektomie, *tumor diameter, prognosis, radical mastectomy* 370

–, –, Tumorektomie, *tumor diameter, prognosis, tumor ectomy* 253

–, TNM-Klassifizierung, *tumor diameter, TNM classification* 324

–, Tumorektomie, Auswahlkriterien, *tumor diameter, tumor ectomy, selection criteria* 278

Tumorektomie, Auswahlkriterien, *tumor ectomy, selection criteria* 278

–, Bestrahlung, *tumor ectomy, irradiation* 251

–, Definition, *tumor ectomy, definition* 453

–, Fernmetastasen, Häufigkeit, *tumor ectomy, distant metastases, incidence* 270

–, Indikationsstellung, *tumor ectomy, indication* 253, 296

–, klinische und histologische Kriterien, *tumor ectomy, clinical and histological criteria* 252

–, Kontraindikationen, *tumor ectomy, contraindications* 257, 258

–, kosmetische Ergebnisse, *tumor ectomy, cosmetic results* 279, 285, 287

–, Lebensqualität, *tumor ectomy, living quality* 280

–, lobuläres Karzinom in situ, *tumor ectomy, lobular carcinoma in situ* 130, 131

–, Lokalrezidive, Häufigkeit, *tumor ectomy, local recurrences, incidence* 270

–, malignes Lymphom, *tumor ectomy, malignant lymphoma* 559

–, Mammasarkom, *tumor ectomy, sarcoma of the breast* 550

–, Mammogramm, Narbengewebe, *tumor ectomy, mammogram, scar tissue* 291

–, Mammographie, Kontrolluntersuchungen, *tumor ectomy, mammography, follow up* 287–296

–, Operationstechnik, *tumor ectomy, operative technique* 258

–, Parenchymkonsistenz nach –, *tumorectomy, parenchymal consistency after –* 283

–, PE, therapeutische Indikation, *tumorectomy, exploratory biopsy, therapeutic indication* 57

–, radikale Mastektomie, Spätergebnisse, Vergleich, *tumor ectomy, radical mastectomy, late results, comparison* 273

–, Spätergebnisse, *tumor ectomy, late results* 270

–, Strahlendosis, kosmetische Ergebnisse, *tumor ectomy, radiation dose, cosmetic results* 283

–, Telekobalt-Nachbestrahlung, Hautveränderungen, *tumor ectomy, postoperative telecobalt therapy, skin reactions* 465, 466

–, Telekobalttherapie, Ergebnisse, *tumor ectomy, telecobalt therapy, results* 270, 281

–, –, Mammogramm, *tumor ectomy, telecobalt therapy, mammogram* 291

–, Thermogramm, Lokalrezidiv, *tumor ectomy, thermogram, local recurrence* 36, 37

–, Verkalkung, Differentialdiagnose, *tumor ectomy, calcification, differential diagnosis* 292

Tumorexzision, erweiterte, Technik, *tumor excision, "wide excision", technique* 259

–, Liposarkom, *tumor excision, liposarcoma* 552

–, operables Mammakarzinom, Strahlenbehandlung, *tumor excision, operable breast cancer, radiotherapy* 271

–, radikale Mastektomie, Spätergebnisse, Vergleich, *tumor excision, radical mastectomy, late results, comparison* 271, 272

–, Residual-Ca, Häufigkeit, *tumor excision, residual carcinoma, incidence* 254, 255

–, Tumordosis, Strahlenbehandlung, *tumor excision, tumor dose, radiotherapy* 265, 271

Tumorgröße, Hyperthermie, Prognose, *tumor size, hyperthermia, prognosis* 36

–, Lokalrezidiv, Häufigkeit, *tumor size, local recurrence, incidence* 422

–, männliches Mammakarzinom, Prognose, *tumor size, male breast cancer, prognosis* 580

–, multifokale Krebsherde, Häufigkeit, *tumor size, multifocal cancers, incidence* 303

–, Reduktion, Elektronentherapie, *tumor size, reduction, electron beam therapy* 433

–, Thermographie, Treffsicherheit, *tumor size, thermography, accuracy* 44

Tumorkategorien, klinische Stadieneinteilung, *tumor categories, clinical staging* 326

Tumorklassifizierung, TNM-System, *tumor classification, TNM system* 324, 375, 376

–, histologische, *tumor classification, histologic* 105

Tumorlokalisation, Prognose, *tumor localization, prognosis* 371

Tumorprognose, histologisches Grading, *tumor prognosis, histologic grading* 124

Tumorprogredienz, Hyperthermie, *tumor progredience, hyperthermia* 293

–, Mammographie, Nachkontrolle, *tumor progredience, mammography, follow up* 290

–, thermographische Verlaufskontrolle, *tumor progredience, thermographic follow up* 296

Tumorschatten, Mammogramm, Malignitätsmerkmale, *tumor shadow, mammogram, malignancy criteria* 10, 11, 12

Tumorvolumen, Isodosen, Bestrahlungsplanung, *tumor volume, isodoses, irradiation planning* 230

Tylektomie, erweiterte, Ergebnisse, *tylectomy, extended, results* 274, 275

Überdosierungsgefahren, Strahlenbehandlung, doppelseitiges Mammakarzinom, *overdosage risks, radiotherapy, bilateral breast cancer* 318

Überlebensraten, Angiosarkom, *survival rates, angiosarcoma* 556

–, bilaterales Mammakarzinom, Tumorgröße, *survival rates, bilateral breast cancer, tumor size* 542

–, Hämangiosarkom, *survival rates, hemangiosarcoma* 556

–, „heiße" Tumoren, Thermographie, *survival rates, "hot" tumors, thermography* 36, 37

–, Hormontherapie, *survival rates, hormonal therapy* 594, 595

–, 5 Jahre, klassische Strahlenbehandlung, *survival rates, five years-, conventional radiotherapy* 203

–, 10 Jahre, Hochvolttherapie, *survival rates, ten-years-, megavoltage therapy* 190

–, inflammatorisches Karzinom, *survival rates, inflammatory cancer* 442, 443

–, intrazerebrale Metastasen, *survival rates, intracerebral metastases* 359

–, konservative Behandlung, Mammakarzinom, *survival rates, conservative treatment, breast cancer* 272, 273

–, Keilresektion, Strahlenresektion, *survival rates, wedge resection, radiotherapy*

–, konventionelle Strahlentherapie, *survival rates, conventional radiotherapy* 301, 302

–, –, Radiotherapie, Lymphknotenmetastasen, *survival rates, conventional radiotherapy, lymph node metastases* 304

–, Lebermetastasen, *survival rates, liver metastases* 362

–, lokale Tumorexzision, radikale Mastektomie, Vergleich, *survival rates, local tumor excision, radical mastectomy, comparison* 271, 272

–, Lymphknotenbefall, Axilla, Mammaria interna, *survival rates, lymph ode involvement, axillary, internal mammary* 305,

Überlebensraten, Lymphknotenbefall, Metastasen, *survival rates, lymph node involvement, metastases* 589, 590
–, männliches Mammakarzinom, *survival rates, male breast cancer* 579
–, malignes Lymphom, *survival rates, malignant lymphoma* 559, 560
–, Mammakarzinomrezidiv, Strahlenbehandlung, *survival rates, recurrent breast cancer, radiotherapy* 438
–, Mammasarkom, *survival rates, sarcoma of the breast* 550, 553, 556
–, Manchesterstudien, *survival rates, Manchester studies* 389, 390
–, Mastektomie, Tumordosis, *survival rates, mastectomy, tumor dose* 304
–, Menopausenstatus, *survival rates, menopause status* 200
–, Metastasen, Strahlenbehandlung, *survival rates, metastases, radiotherapy* 355
–, nach Adrenalektomie, *survival rates, after adrenalectomy* 243
–, nach Mastektomie, *survival rates, after mastectomy* 188, 189, 203
–, operables Mammakarzinom, *survival rates, operable breast cancer* 277
–, Palliativbestrahlung, fortgeschrittenes Mammakarzinom, *survival rates, palliative radiotherapy, advanced breast cancer* 339, 352
–, präoperative Strahlenbehandlung, *survival rates, preoperative radiotherapy* 212, 213, 214
–, prä-, postoperative Strahlenbehandlung, Vergleich, *survival rates, pre-, postoperative radiotherapy, comparison* 390, 391
–, radikale Mastektomie, *survival rates, radical mastectomy* 271, 272
–, radikale Mastektomie, mit und ohne Nachbestrahlung, *survival rates, radical mastectomy, with and without postoperative radiotherapy* 409, 410
–, Strahlenbehandlung als einzige Behandlungsmethode, *survival rates, radiotherapy as sole mode of treatment* 190, 191, 301, 302, 326
–, –, palpable Lymphknoten, *survival rates, radiotherapy, palpable lymph nodes* 304
–, Tumorektomie, *survival rates, tumorectomy* 270
–, –, Strahlenbehandlung, *survival rates, tumorectomy, radiotherapy* 270, 271
–, Tumorexzision, Strahlenbehandlung, *survival rates, tumor excision, radiotherapy* 277
–, Tumorgröße, radikale Mastektomie, *survival rates, tumor diameter, radical mastectomy* 370
–, unbehandeltes Karzinom, *survival rates, untreated carcinoma* 159
Überwachung, Hormontherapie, *follow up, hormonal therapy* 595
Ulkus, Haut, Paget-Karzinom, *ulcer, skin, Paget's carcinoma* 144
–, –, radiogenes, Behandlung, *ulcer, skin, radiation induced, treatment* 496
–, Karzinom, Häufigkeit, *ulcer, carcinoma, incidence* 169
–, Radiodermatitis, nach Hochvolttherapie, *ulcer, radiodermatitis after high energy irradiation* 460
Ultraschall, Behandlungsplanung, Rezidiv, *ultrasonogram, treatment planning procedure, recurrence* 432
Ulceration, Haut, männliches Mammakarzinom, Prognose, *ulceration, skin, male breast cancer, prognosis* 580
–, –, prätherapeutische Diagnostik, *ulceration, skin, pretherapeutic diagnosis* 256, 257

–, –, Rezidiv, Behandlung, *ulceration, skin, recurrence, treatment* 432
–, –, TNM-Klassifizierung, *ulceration, skin, TNM-classification* 324
–, Mammakarzinomrezidiv, Elektronentherapie, kosmetische Langzeitergebnisse, *ulceration, recurrent breast cancer, electron beam therapy, cosmetic late results* 434–438
undifferenziertes Karzinom, Prognose, Mammogramm, *undifferentiated carcinoma, prognosis, mammogram* 159
Unio Internationalis Contra Cancrum (UICC), klinische Stadieneinteilung, *Unio Internationalis Contra Cancrum (UICC), clinical staging* 325
unmittelbare Hautreaktionen, nach Strahlenbehandlung, *immediate cutaneous reactions, after radiotherapy* 319, 320
Unterdosierung, Bestrahlungstechnik, *underdosage, irradiation techniques* 318
Untersuchungsmethoden, kritische Wertung, *examination methods, critical evaluation* 63, 64
–, Mamma, *examination methods, breast* 2–10
Ursachen, Armödem, *causes, arm edema* 481, 483
–, Brustkrebs beim Mann, *causes, breast cancer of man* 167
–, falsch negative Ergebnisse, Biopsie, *causes, false negative results, biopsy* 53
–, Lokalrezidiv, *causes, local recurrence* 399, 403
–, Rezidiv, Mammakarzinom, *causes, recurrence, breast cancer* 421
–, Strahlenschädigung, *causes, radiation damage* 457
–, übersehenes Karzinom, Mammogramm, *causes, non diagnosed carcinoma, mammogram* 12
–, Verschleppung, Diagnose, Mammakarzinom, *causes, retardation, diagnosis, breast cancer* 20

V. axillaris, Thrombose, postoperative, *axillary vein, thrombosis, postoperative* 483
V. mammaria interna, Venographie, Bestrahlungsplanung, *V. mammaria interna, phlebography, radiotherapy planing* 387
Vaskularisierung, Tumor, Thermographie, *vascularization, tumor, thermography* 36, 37
Venen, Erweiterung, Malignitätsmerkmale, Mammogramm, *veins, dilatation, malignancy criteria, mammogram* 11, 12
Venographie, Armödem, Kollateralkreislauf, *phlebography, arm edema, collateral circulation* 472
–, Axilla, radikale Ausräumung, *phlebography, axilla, radical dissection* 484
–, Vv. mammariae internae, Bestrahlungsplanung, *phlebography, Vv. mammariae internae, irradiation planing* 387
Verdichtung, Parenchym, nach Telekobalttherapie, *thickening, parenchyma, after telecobalt therapy* 294, 295
Verdopplungszeit, beiderseitiges Mammakarzinom, *doubling time, bilateral breast cancer* 533
Vererbung, doppelseitiges Mammakarzinom, *heredity, bilateral breast cancer* 531, 532
Verfärbung, Haut, Strahlenbehandlung, *dyschromia, skin, radiotherapy* 321
Verkalkung, Carcinoma intraductale in situ, *calcification, carcinoma intraductale in situ* 534
–, Differentialdiagnose, Mammogramm, *calcification, differential diagnosis, mammogram* 293

−, Epitheliose, Nekrose, *calcification, epitheliosis, necrosis* 119

−, Fibroadenom, *calcification, fibroadenoma* 82

−, intraduktales Karzinom, *calcification, intraductal carcinoma* 152, 153

−, nach Tumorektomie, *calcification, after tumorectomy* 292

−, obliterierende Mastopathie, *calcification, obliterating mastopathy* 146

−, okkultes, intraduktales Karzinom, *calcification, occult, intraductal carcinoma* 150, 151

−, osteolytische Metastasen, nach Strahlenbehandlung, *calcification, osteolytic metastases, after radiotherapy* 357

−, papilläres Karzinom, *calcification, papillary carcinoma* 148

−, siehe Mikrokalk, *calcification, see microcalcification*

Verkalkungen, Absorptionskoeffizient, linearer, *calcifications, absorption coefficient, linear* 3, 4

−, adenoid-tubuläres Karzinom, *calcifications, adenoid tubular carcinoma* 294, 295

−, Brusterkrankungen, Häufigkeit, *calcifications, breast diseases, incidence* 18

−, Chemie, *calcifications, chemistry* 12

−, Differentialdiagnose, *calcifications, differential diagnosis* 13

−, Epithelproliferation, Milchgänge, *calcifications, epithelial proliferation, galactophore ducts* 107

−, Feinstruktur, *calcifications, fine structure* 14, 15, 16

−, Fettgewebsnekrose, Differentialdiagnose, *calcifications, fat tissue necrosis, differential diagnosis* 135

−, Fibroadenolipom, *calcifications, fibroadenolipoma* 86

−, Fibroadenom, *calcifications, fibroadenoma* 93

−, Gallertkarzinom, Mammogramm, *calcifications, colloid carcinoma, mammogram* 288, 289

−, Hämangiom, *calcifications, hemangioma* 991

−, Histologie, Ursachen, *calcifications, histology, causes* 13

−, intraduktale, Elektronenmikroskopie, *calcifications, intraductal, electron microscopy* 14

−, intraduktales Carcinoma in situ, *calcifications, intraductal carcinoma in situ* 132, 133

−, Kristallographie, Mammakarzinom, *calcifications, crystallography, breast cancer* 12

−, Liponecrosis microcystica, *calcifications, liponecrosis microcystica* 19

−, lobuläres Carcinoma in situ, *calcifications, lobular carcinoma in situ* 126, 127

−, Malignitätsmerkmale, *calcifications, malignancy criteria* 12−16

−, Mammakarzinom, Häufigkeit, *calcifications, breast cancer, incidence* 17

−, Mammogramm, Anordnung, *calcifications, mammogram, pattern* 13

−, Markierung, Präparatradiographie, *calcifications, marking, radiography of specimens* 59, 60

−, Mastopathie, Mammogramm, *calcifications, mastopathy, mammogram* 106

−, Milchgänge, Modell, *calcifications, galactophore ducts, model* 17

−, multilokuläres Fibroadenom, *calcifications, multi locular fibroadenoma* 94, 95

−, Myotheliom, *calcifications, myothelioma* 92

−, Panniculitis nodularis, *calcifications, panniculitis nodularis* 19

−, Papillomatose, *calcifications, papillomatosis* 88, 89

−, Parenchym, Niereninsuffizienz, *calcifications, parenchyma, renal insufficiency* 17

−, Pathogenese, Dignität, *calcifications, pathogenesis, dignity* 16

−, periduktuläre Fibrose, „secretory disease", *calcifications, periductular fibrosis, secretory disease* 147

−, räumliche Anordnung, *calcifications, spacial pattern* 13

−, Silastikprothese, *calcifications, silastic prosthesis* 18

−, sklerosierende Adenose, *calcifications, sclerosing adenosis* 107

−, Ursachen, *calcifications, causes* 13

−, Zyste, intraduktales carcinoma in situ, *calcifications, cysts, intraductal carcinoma in situ* 130

Verläßlichkeit, klinische Untersuchung, Mammographie, Thermographie, Vergleich, *reliability, clinical examination, mammography, thermography, comparison* 330

Verlaufsbeobachtung, fibrozystische Mastopathie, Mammogramm, *follow up, fibrocystic mastopathy, mammogram* 108−110

Vernichtungsdosis, Lymphknotenmetastasen, *sterilization dose, lymph nodes, metastases* 304

−, Tumorgröße, *sterilization dose, tumor size* 303

Verschattungen, Differentialdiagnose, Mammogramm, *shadows, differential diagnosis, mammogram* 11

Verschleppung, Mammakarzinom, Ursachen, *retardation, breast cancer, causes* 21

Vorsorgeuntersuchung, gegenwärtiger Trend, *medical check-up, trend today* 168

Wachstumsgeschwindigkeit, Primärtumor, Metastasen, *growing speed, primary tumor, metastases* 125

Warzenhof, Epitheliolyse, Strahlenbehandlung, *areola, epitheliolysis, radiotherapy* 282

−, „heißer", Thermogramm, Differentialdiagnose, *"hot" areola thermogram, differential diagnosis* 41, 160

−, malignes Lymphom, Thermogramm, *areola, malign lymphoma, thermogram* 167

−, Mastopathie, Thermogramm, *areola, mastopathy, thermogram* 114

−, Papillomatose, Milchgänge, *areola, papillomatosis, galactophore ducts* 90

−, Strahlenbehandlung, zusätzliche Dosen, *areola, radiotherapy, additional cases* 318

Weber-Christiansche Erkrankung, noduläre Pannikulitis, *Weber-Christian's disease, nodular panniculitis* 85

Weichstrahlaufnahme, Adenokarzinom, Metastase, Axilla, *soft tissue radiogram, adenocarcinoma, metastasis, axillary* 156, 157

Wellenlänge, Röntgenstrahlung, Absorptionskoeffizienten, *wave length, x-rays, absorption coefficients* 3, 4

WHO-Nomenklatur, histologisches Grading, *WHO nomenclature, histologic grading* 124

Wochenbett Mastitis, *puerperium mastitis* 85

Xeroradiogramm, Cooper-Ligamente, *xeroradiogram, Cooper's ligaments* 73, 74

Xeroradiographie, Indikationen, Ergebnisse, *xeroradiography, indications, results* 26, 27

−, nicht palpable Veränderungen, Lokalisation, *xeroradiography, non palpable lesions, localization* 60

^{90}Y, Dauerimplantat, Hypophyse, *^{90}Y, permanent implant, pituitary* 239

Zellatypie, Definition: Mastopathie, *cellular atypia, definition: mastopathy* 103
–, nicht invasives Karzinom, Histologie, *cellular atypia, non invasive carcinoma, histology* 104, 105
–, Punktionszytologie, *cellular atypia, puncture cytology* 53
Zell-Kern-Relation, atypische, proliferierende Mastopathie, *cellular-nuclear relation, atypical proliferating mastopathy* 105
Zellkern-Plasmarelation, zytologisches „Tumorgrading", *nucleus plasma relation, cytologic tumor grading* 52
Zellkinetik, Chemotherapie, *cell kinetics, chemotherapy* 590
Zellmetaplasie, Mastopathie, *cellular metaplasia, mastopathy* 102
zellreiches Fibroadenom, pathologische Anatomie, *multicellular fibroadenoma, pathologic anatomy* 82, 83
Zweitkarzinom, Risiko, *second carcinoma, risk* 537
–, symptomfreies Intervall, *second carcinoma, symptom free interval* 168
Zyklophosphamid, Chemotherapie, Mammakarzinomrezidiv, *cyclophosphamide, chemotherapy, recurrent breast disease* 439
Zyste, Brustkrebs beim Mann, *cyst, breast cancer of man* 168
–, Differentialdiagnose, *cyst, differential diagnosis* 136, 137
–, papilläre, Pathologie, *cyst, papillary, pathology* 88
–, –, Anatomie, Galaktographie, *cyst, papillary, anatomy, galactography* 89, 90
–, Verkalkungen, intraduktales Carcinoma in situ, *cyst, calcifications, intraductal carcinoma in situ* 130, 133
Zysten, Cystadenoma phylloides, pathologische Anatomie, *cysts, cystadenoma phylloides, pathologic anatomy* 83
–, Differentialdiagnose, *cysts, differential diagnosis* 86
–, –, Biopsie, *cysts, differential diagnosis, biopsy* 168, 169
–, Mastopathie, Histogramm, Präparat, *cysts, mastopathy, histogram, specimen* 109, 110
–, –, Mammogramm, *cysts, mastopathy, mammogram* 106, 107
–, Papillomatose, *cysts, papillomatosis* 83
–, PE, Indikationsstellung, *cysts, exploratory exstirpation, indication* 56
–, Pneumozystographie, *cysts, pneumocystography* 106
–, Punktion, Ergebnisse, *cysts, puncture, results* 25, 26
–, –, Technik, *cysts, puncture, technique* 49

–, –, Zytologie, *cysts, puncture, cytology* 48
–, Thermogramm, *cysts, thermogram* 39, 40
–, Verkalkungen, Differentialdiagnose, *cysts, calcifications, differential diagnosis* 19
zystische Degeneration, Milchgänge, Histologie, *cystic degeneration, galactophore ducts, histology* 101
– Mastopathie, doppelseitiges Mammakarzinom, Beziehungen, *cystic mastopathy, bilateral breast cancer, relations* 532
– –, EMI-Einheiten, *cystic mastopathy, EMI units* 29
– –, Pathologie, *cystic mastopathy, pathology* 102
Zytologie, Beurteilung, Zelldignität, *cytology, evaluation, cellular dignity* 48
–, Differentialdiagnose, *cytology, differential diagnosis* 168, 169
–, falsch positive, falsch negative Befunde, *cytology, false positive, false negative findings* 53
–, Fibroadenom, *cytology, fibroadenoma* 96
–, Galaktographie, *cytology, galactography* 24
–, intraduktales Karzinom, *cytology, intraductal carcinoma* 152, 153
–, lobuläres Karzinom, *cytology, lobular carcinoma* 128, 129
–, Mammakarzinom, Frühdiagnose, *cytology, breast cancer, early diagnosis* 2
–, Papillomatose, Milchgänge, *cytology, papillomatosis, galactophore ducts* 89, 90
–, prätherapeutische Diagnostik, *cytology, pretherapeutic diagnosis* 258
–, Technik, *cytology, technique* 49
–, Tripeldiagnostik, Mammakarzinom, *cytology, triple diagnosis, breast cancer* 54
zytologische Befunde, Histologie, Vergleich, *cytologic findings, histology, comparison* 53
– –, Klassifizierung, Malignitätskriterien, *cytologic findings, classification, criteria of malignancy* 51, 52
– –, typische, *cytological findings, typical* 50, 51
Zytostatica, Behandlung, Ergebnisse, *cytostatic drugs, treatment, results* 597–611
–, –, Indikationen, *cytostatic drugs, treatment, indications* 599, 603
–, –, Kombination mit Hormontherapie, *cytostatic drugs, treatment, combination with hormone therapy* 598–603
–, –, männliches Mammakarzinom, *cytostatic drugs, treatment, male breast cancer* 578
–, Chemie, *cytostatic drugs, chemistry* 597

Subject Index

(English – German)

Where English and German spelling of a word is identical, the German version is omitted

ablatio mammae, scar tissue, thermogram, *Ablatio mammae, Narbengewebe, Thermogramm* 47

– –, see mastectomy, *Ablatio mammae, siehe Mastektomie*

– –, without serial sections, *Ablatio mammae, ohne Schnellschnittuntersuchung* 58

ablative hormone therapy, results, *ablative Hormontherapie, Ergebnisse* 592

– procedures, advanced breast cancer, *ablative Verfahren, fortgeschrittenes Mammakarzinom* 237–247

– –, endocrinologic, *Ausschaltungsverfahren, endokrinologische* 237

– –, male breast cancer, *ablative Verfahren, männliches Mammakarzinom* 575

abortion, pregnancy, breast cancer, risk, *Abort, Schwangerschaft, Mammakarzinom, Risiko* 516

abscess, differential diagnosis, mammogram, *Abszeß, Differentialdiagnose, Mammogramm* 11, 136, 137

–, diffusse, differential diagnosis, *Abszeß, diffuser, Differentialdiagnose* 159

–, mastitis, differential diagnosis, thermogram, *Abszeß, Mastitis, Differentialdiagnose, Thermogramm* 161

–, –, secretory disease, *Abszeß, Mastitis, Secretory disease* 85

–, scar tissue, carcinoma, *Abszeß, Narbengewebe, Karzinom* 58

–, thermogram, *Abszeß, Thermogramm* 39, 41

absorption coefficient, linear, different substances, *Absorptionskoeffizient, linearer, verschiedene Substanzen* 2, 3, 4

accuracy, computed tomography, breast cancer, *Treffsicherheit, Komputertomographie, Mammakarzinom* 29

–, explorative biopsy, serial sections, *Treffsicherheit, PE, Schnellschnittuntersuchung* 57, 58

–, puncture cytology, cancer diagnosis, *Treffsicherheit, Punktionszytologie, Karzinomdiagnose* 53

–, thermography, breast cancer, *Treffsicherheit, Thermographie, Mammakarzinom* 44

–, triple diagnosis, breast cancer, *Treffsicherheit, Tripeldiagnostik, Mammakarzinom* 54

A cells, epithelium, breast, *A-Zellen, Epithel, Mamma* 70

actinomycosis, differential diagnosis, mammogram, *Aktinomykose, Differentialdiagnose, Mammogramm* 11

Addenbrooke's Hospital, clinical trial, *Addenbrooke's Hospital, klinische Versuchsreihe* 202

adenocarcinoma, bilateral, *Adenokarzinom, beiderseitiges* 540

–, differential diagnosis, *Adenokarzinom, Differentialdiagnose* 135

–, histologic grading, *Adenokarzinom, histologisches Grading* 124

–, histology, *Adenokarzinom, Histologie* 122, 123

–, metastasis, axillary, *Adenokarzinom, Metastase, Axilla* 156, 157

–, radiotherapy, cosmetic result, *Adenokarzinom, Strahlenbehandlung, kosmetisches Ergebnis* 282

–, thermogram, *Adenokarzinom, Thermogramm* 160

adenoid tubular carcinoma, mammogram, *adenoides-tubuläres Karzinom, Mammogramm* 294, 295

adenoma, nipple, thermogram, *Adenom, Mamille, Thermogramm* 98

–, pathologic anatomy, *Adenom, pathologische Anatomie* 83

adenomatosis, mamillary, *Adenomatose, Mamille* 84

adenosis, calcifications, pathogenesis, *Adenose, Verkalkungen, Pathogenese* 16

–, differential diagnosis, mammogram, *Adenose, Differentialdiagnose, Mammogramm* 11

–, ductal system, pregnancy, *Adenose, Gangsystem, Schwangerschaft* 101

–, histology, simple mastopathy, *Adenose, Histologie, einfache Mastopathie* 104, 105

–, mastopathy, mammogram, *Adenose, Mastopathie, Mammogramm* 107

–, proliferative, thermogram, *Adenose, proliferierende, Thermogramm* 114

–, sclerosans, differential diagnosis, *Adenose, sklerosierende, Differentialdiagnose* 135

adenoszirrhus, mammogram, *Adenoszirrhus, Mammogramm* 136, 138, 139

adrenalectomy, hormonal substitution, *Adrenalektomie, Hormonsubstitution* 242

–, late results, *Adrenalektomie, Spätergebnisse* 243

–, male breast cancer, *Adrenalektomie, männliches Mammakarzinom* 576

–, technique, *Adrenalektomie, Technik* 242

–, total, metastatic cancer of prostate, *Adrenalektomie, totale, metastasierendes Prostatakarzinom* 237

adriamycin, treatment, advanced breast cancer, *Adriamycin, Behandlung, fortgeschrittenes Mammakarzinom* 597, 598, 600

advanced breast cancer, ablative procedures, indications, results, *fortgeschrittenes Mammakarzinom, ablative Verfahren, Indikationen, Ergebnisse* 243, 244 advanced breast cancer, adrenalectomy, *fortgeschrittenes Mammakarzinom, Adrenalektomie* 242

– – –, chemotherapy, *fortgeschrittenes Mammakarzinom, Chemotherapie* 597–608

– – –, electron beam therapy, cosmetic late results, *fortgeschrittenes Mammakarzinom, Elektronentherapie, kosmetische Langzeitergebnisse* 433–437

– – –, hormonal therapy, *fortgeschrittenes Mammakarzinom, Hormontherapie* 589–611

– – –, hypophysectomy, *fortgeschrittenes Mammakarzinom, Hypophysektomie* 238

– – –, neurosurgical procedures, *fortgeschrittenes Mammakarzinom, neurochirurgische Verfahren* 237

– – –, pituitary ablation, radiological procedures, *fortgeschrittenes Mammakarzinom, Hypophysenausschaltung, radiologische Verfahren* 239

– – –, prognosis, *fortgeschrittenes Mammakarzinom, Prognose* 439

– – –, radiotherapy, *fortgeschrittenes Mammakarzinom, Strahlenbehandlung* 347–365

– – –, remission rates, *fortgeschrittenes Mammakarzinom, Remissionsraten* 594

– – –, survival rates after radiotherapy, *fortgeschrittenes Mammakarzinom, Überlebensraten, nach Strahlenbehandlung* 438

– – –, tumordose, *fortgeschrittenes Mammakarzinom, Tumordosis* 439

age, breast cancer, *Lebensalter, Mammakarzinom* 115, 116

–, – –, bilateral, *Lebensalter, Mammakarzinom, doppelseitiges* 536

–, – –, pregnancy, *Lebensalter, Mammakarzinom, Schwangerschaft* 512

–, – –, prognosis, *Lebensalter, Mammakarzinom, Prognose* 371, 407

–, choroidal metastases, *Lebensalter, Aderhautmetastasen* 361

–, hemangiosarcoma, *Lebensalter, Hämangiosarkom* 554

–, local recurrence, incidence, *Lebensalter, Lokalrezidiv, Häufigkeit* 404

–, male breast cancer, *Lebensalter, männliches Mammakarzinom* 569

–, malignant lymphoma, *Lebensalter, malignes Lymphom* 558

–, mammography, intervals, *Lebensalter, Mammographie, Intervalle* 23

–, prognosis, breast cancer, *Lebensalter, Prognose, Mammakarzinom* 273

–, radiologic morphology, breast, *Lebensalter, Röntgenmorphologie, Mamma* 72–78

– distribution, breast cancer of man, *Altersverteilung, Brustkrebs beim Mann* 167

– –, fibroadenoma, *Altersverteilung, Fibroadenom* 82

– –, intraductal epithelial proliferation, mastopathy, *Altersverteilung, intraduktale Epithelproliferation, Mastopathie* 103

– –, malign lymphoma, *Altersverteilung, malignes Lymphom* 163

– –, mastopathy, *Altersverteilung, Mastopathie* 99

– –, mixed tumor, *Altersverteilung, Mischtumor* 84

Alderson phantoma, dose distribution, thoracic wall, *Alderson-Phantom, Dosisverteilung, Brustwand* 385

American Joint Committee on Cancer Staging and End Results Reporting (AJC), clinical staging, *American Joint Committee on Cancer Staging and End Results Reporting (AJC), klinische Stadieneinteilung* 325

amputation, McWhirter's principle, *Amputation, Bestrahlungstechnik nach McWhirter* 193

–, scar tissue, thermogram, *Amputation, Narbe, Thermogramm* 47

–, see simple mastectomy, *Amputation, siehe einfache Mastektomie*

–, 5-years survival rates, *Amputation, 5-Jahres-Überlebensraten* 189

amyloidosis, pathologic anatomy, *Amyloidose, pathologische Anatomie* 91

–, radiation absorption, *Amyloidose, Strahlenabsorption* 91

amyloid tumors, differential diagnosis, *Amyloidtumoren, Differentialdiagnose* 96, 97

anabolic drugs, advanced breast cancer, *Anabolika, fortgeschrittenes Mammakarzinom* 593

anatomical inoperability, breast carcinoma, definition, *anatomische Inoperabilität, Mammakarzinom, Definition* 323, 324

– operability, recurrence, after curative radiotherapy, *anatomische Operabilität, Rezidiv, nach kurativer Strahlenbehandlung* 332

– remarques, lymphatic drainage, breast, *anatomische Vorbemerkungen, Lymphabflußwege, Mamma* 368

anatomoclinical staging, breast cancer, *anatomisch-klinische Stadieneinteilung, Mammakarzinom* 325, 326

androgen therapy, male breast cancer, *Androgenbehandlung, männliches Mammakarzinom* 577

androgens, cancer therapy, *Androgene, Krebstherapie* 595

anatomy, normal breast, *Anatomie, normale Mamma* 68, 450

angioma, pathologic anatomy, *Angiom, pathologische Anatomie* 80

angiosarcoma, breast, treatment, *Angiosarkom, Mamma, Behandlung* 556

–, histology, *Angiosarkom, Histologie* 161

–, metastases, prognosis, *Angiosarkom, Metastasen, Prognose* 162

antiestrogens, hormonal therapy, indications, *Antiöstrogene, Hormontherapie, Indikationen* 593, 595, 596

antistreptolysin test, immunological depression, radiotherapy, *Antistreptolysin-Test, Immundepression, Strahlenbehandlung* 320

arm, lymphography, technique, *Arm, Lymphographie, Technik* 61, 62

– edema, causes, sequelae, *Armödem, Ursachen, Folgen* 481, 483

– –, criteria of operability, *Armödem, Operationskriterien* 323

– –, curative tele caesium therapy, *Armödem, kurative Tele-Caesiumtherapie* 321

– –, incidence, after irradiation, *Armödem, Häufigkeit nach Bestrahlung* 259, 260, 262

– –, –, McWhirter's principle, *Armödem, Häufigkeit, Bestrahlungstechnik nach McWhirter* 193

– –, lymphography, results, *Armödem, Lymphographie, Ergebnisse* 62, 487, 489, 490

– –, lymphonodectomy, *Armödem, Lymphknotenentfernung* 261, 276

– –, partial lymphonodectomy, *Armödem, partielle Lymphonodektomie* 280

– –, phlebography, *Armödem, Venographie* 472

– –, side effects of treatment, breast cancer, *Armödem, Behandlungsfolgen, Mammakarzinom* 279, 280

– –, staging, *Armödem, Stadieneinteilung* 484

– –, TNM classification, *Armödem, TNM-Klassifizierung* 324

– –, treatment, *Armödem, Behandlung* 499

artefacts, mammography, *Kunstprodukte, Mammographie* 2

aspiration biopsy, preoperative radiotherapy, *Aspirationsbiopsie, präoperative Strahlenbehandlung* 213

atheroma, differential diagnosis, mammogram, *Atherom, Differentialdiagnose, Mammogramm* 11

atypia, epithelial proliferation, *Atypie, Epithelproliferation* 103, 104

atypical cells, malignancy, criteria, *atypische Zellen, Malignität, Kriterien* 51, 52

– epitheliosis, mastopathy, classification, *atypische Epitheliosis, Mastopathie, Einteilung* 105

– proliferating, mastopathy, *atypische, proliferierende Mastopathie* 104, 105

^{198}Au, permanent implant, pituitary, ^{198}*Au, Dauerimplantat, Hypophyse* 239

areola, epitheliolysis, radiotherapy, *Warzenhof, Epitheliolyse, Strahlenbehandlung* 282

–, "hot", thermogram, differential diagnosis, *Warzenhof, „heißer", Thermogramm, Differentialdiagnose* 41, 160

–, malign lymphoma, thermogram, *Warzenhof, malignes Lymphom, Thermogramm* 167

–, mastopathy, thermogram, *Warzenhof, Mastopathie, Thermogramm* 114

–, papillomatosis, galactophore ducts, *Warzenhof, Papillomatose, Milchgänge* 90

–, radiotherapy, additional cases, *Warzenhof, Strahlenbehandlung, zusätzliche Dosen* 318

areolar hyperthermia, thermogram, malignancy, *herdförmige Überwärmung, Thermogramm, Malignom* 43

axilla, additional doses, position of patient, *Axilla, zusätzliche Dosen, Patientenlagerung* 312

–, arm edema, lymphography, collateral circulation, *Axilla, Armödem, Lymphographie, Umgehungskreislauf* 490

–, biopsy, cellular dignity, *Axilla, Biopsie, Zelldignität* 48

–, Brill-Symmers' disease, *Axilla, Brill-Symmers* 156, 157

–, curative radiotherapy, additional fields, *Axilla, Strahlentherapie, zusätzliche Felder* 309

–, – –, technique, *Axilla, kurative Strahlenbehandlung, Technik* 309

–, depilation, after radiotherapy, *Axilla, Enthaarung, nach kurativer Strahlenbehandlung* 323

–, en bloc dissection, *Axilla, En-bloc-Ausräumung* 390

–, exploration, recurrence, suspicion of, *Axilla, Exploration, Rezidiv-Verdacht* 329

–, involved lymph nodes, local recurrence, relations, *Axilla, Lymphknotenbefall, Lokalrezidiv, Beziehungen* 421, 422

–, localization, metastases, "level", *Axilla, Lokalisation, Metastasen, „level"* 370

–, local recurrence, incidence, *Axilla, Lokalrezidive, Häufigkeit* 198

–, "low axillary dissection", indication, *Axilla, „Low axillary dissection", Indikationsstellung* 296

–, lymph nodes, clinical staging, *Axilla, Lymphknoten, klinische Stadieneinteilung* 325

–, – –, dissection, before radiotherapy, *Axilla, Lymphknoten, Präparation, vor Strahlenbehandlung* 325

–, – –, extended tylectomy, *Axilla, Lymphknoten, erweiterte Tylektomie* 275

–, – –, exulcerating, *Axilla, Lymphknoten, exulcerierende* 348

–, – –, inflammatory carcinoma, *Axilla, Lymphknoten, entzündliches Karzinom* 147

–, – –, inflammatory carcinoma, *Axilla, Lymphknoten, inflammatorisches Karzinom* 155

–, – –, intraductal carcinoma, *Axilla, Lymphknoten, intraduktales Karzinom* 153

–, – –, irradiation fields, *Axilla, Lymphknoten, Bestrahlungsfelder* 388

–, – –, – techniques, *Axilla, Lymphknoten, Bestrahlungstechnik* 204, 205, 265, 281

–, – –, lipomatosis, *Axilla, Lymphknoten, Lipomatose* 156, 157

–, – –, metastases, *Axilla, Lymphknoten, Metastasen* 145

–, – –, –, after partial mastectomy, *Axilla, Lymphknoten, Metastasen, nach partieller Mastektomie* 192

–, – –, –, criteria of operability, *Axilla, Lymphknoten, Metastasen, Operationskriterien* 323

–, – –, –, failure of radiotherapy, *Axilla, Lymphknoten, Metastasen, erfolglose Strahlenbehandlung* 329

–, – –, –, fibrosarcoma, *Axilla, Lymphknoten, Metastasen, Fibrosarkom* 549

–, – –, –, high energy irradiation, *Axilla, Lymphknoten, Metastasen, Hochvoltbestrahlung* 386

–, – –, –, inflammatory cancer, *Axilla, Lymphknoten, Metastasen, inflammatorisches Karzinom* 442

–, – –, –, levels, *Axilla, Lymphknoten, Metastasen, Etagen* 369, 370

–, – –, –, local recurrence, incidence, *Axilla, Lymphknoten, Metastasen, Lokalrezidiv, Häufigkeit* 399, 403, 405

–, – –, –, male breast cancer, *Axilla, Lymphknoten, Metastasen, männliches Mammakarzinom* 581

–, – –, –, malignant lymphoma, *Axilla, Lymphknoten, Metastasen, malignes Lymphom* 558

–, – –, –, menopause status, *Axilla, Lymphknoten, Metastasen, Menopausenstatus* 200

–, – –, –, myosarcoma, *Axilla, Lymphknoten, Metastasen, Myosarkom* 553

–, – –, –, prognosis, *Axilla, Lymphknoten, Metastasen, Prognose* 251, 371, 589, 590

–, – –, –, TNM classification, *Axilla, Lymphknoten, Metastasen, TNM-Klassifizierung* 324

–, – –, –, tumor diameter, *Axilla, Lymphknoten, Metastasen, Tumordurchmesser* 263

–, – –, –, sterilization dose, *Axilla, Lymphknoten, Metastasen, Vernichtungsdosis* 304

–, – –, normal anatomy, *Axilla, Lymphknoten, normale Anatomie* 450, 451

–, – –, occult, carcinoma, *Axilla, Lymphknoten, okkultes Karzinom* 150, 151

–, – –, palpation, *Axilla, Lymphknoten, Palpation* 259, 325

–, – –, preoperative radiotherapy, *Axilla, Lymphknoten, präoperative Strahlenbehandlung* 212

–, – –, radical mastectomy, irradiation, *Axilla, Lymphknoten, Radikeloperation, Strahlenbehandlung* 187

–, – –, radiotherapy, advanced breast cancer, *Axilla, Lymphknoten, Strahlenbehandlung, fortgeschrittenes Mammakarzinom* 349

–, – –, sterilization rate, radiotherapy, *Axilla, Lymphknoten, Sterilisationsrate, Strahlenbehandlung* 330, 331

–, – –, thermographic follow up, *Axilla, Lymphknoten, thermographische Überwachung* 36, 37

–, – –, TNM classification, *Axilla, Lymphknoten, TNM-Klassifizierung* 324, 325

–, lymphomas, differential diagnosis, *Axilla, Lymphome, Differentialdiagnose* 156, 157

axilla, lymphonodectomy, arm edema, *Axilla, Lymph-knotenentfernung, Armödem* 261
–, –, complications, *Axilla, Lymphknotenentfernung, Komplikationen* 276
–, –, quadrant resection, *Axilla, Lymphknotenentfernung, Quadrantenresektion* 277
–, –, side effects, *Axilla, Lymphknotenentfernung, Nebenwirkungen* 279
–, McWhirter's principle, *Axilla, Bestrahlungstechnik nach McWhirter* 194
–, metastases, adenocarcinoma, *Axilla, Metastasen, Adenokarzinom* 156, 157
–, palpation, reliability, *Axilla, Palpation, Verläßlichkeit* 325
–, prolongation, corpus mammae, irradiation technique, *Axilla, Prolongation, Mammakörper, Bestrahlungstechnik* 318
–, radical dissection, lymphography, *Axilla, radikale Ausräumung, Lymphographie* 482
–, radiotherapy, technique, *Axilla, Strahlentherapie, Technik* 310, 311
–, –, total doses, *Axilla, Strahlentherapie, Gesamtdosen* 312
–, recurrence, ulceration, before and after electron beam therapy, *Axilla, Rezidiv, Ulzeration, vor und nach Elektronentherapie* 435
–, residual carcinoma after partial mastectomy, *Axilla, Residual-Ca nach partieller Mastektomie* 256
–, scar tissue, postoperative, *Axilla, Narbenbildung, postoperative* 456
–, skin, early and late reactions, radiotherapy, *Axilla, Haut, Früh- und Spätreaktionen, Strahlenbehandlung* 458
axillary artery, operative injury, *A. axillaris, operative Verletzung* 454
– vein, thrombosis, postoperative, *V. axillaris, Thrombose, postoperative* 483

baby, breast, development, *Säugling, Mamma, Entwicklung* 66
basic dose, curative radiotherapy, axilla, *Basisdosis, kurative Strahlentherapie, Axilla* 309
– –, – –, breast, *Basisdosis, kurative Strahlentherapie, Mamma* 306
– –, – –, supraclavicular fossa, *Basisdosis, kurative Strahlentherapie, Supraklavikulargrube* 313
B cells, epithelium, breast, *B-Zellen, Epithel, Mamma* 70
benign breast diseases, calcifications, pattern, *gutartige Brusterkrankungen, Verkalkungen, Anordnung* 13
– dysplasia of parenchyma, definition, *gutartige Parenchymdysplasie, Definition* 103
– epithelial neoplasias, pathologic anatomy, *gutartige epitheliale Neoplasien, pathologische Anatomie* 81
– – –, radiology, *gutartige epitheliale Neoplasien, Radiologie* 86
– lesions, breast in childhood, *gutartige Veränderungen, kindliche Mamma* 67
– –, thermogram, classification, *gutartige Veränderungen, Thermogramm, Einteilung* 43
bilateral carcinogenesis, multilocular, incidence, *bilaterale Karzinomentstehung, multilokuläre, Häufigkeit* 537, 538
– chest wall recurrence, isodose distribution, *beiderseitiges Brustwandrezidiv, Isodosenverteilung* 431
– choroidal metastases, incidence, treatment, *beiderseitige Aderhautmetastasen, Häufigkeit, Behandlung* 361

– breast cancer, diagnosis, treatment, *beiderseitiges Mammakarzinom, Diagnose, Behandlung* 531–546
– inflammatory cancer, clinical symptoms, *bilaterales inflammatorisches Karzinom, Klinik* 441
– lobular carcinoma in situ, mammogram, *beiderseitiges lobuläres Carcinoma in situ, Mammogramm* 126, 127
biochemical parameters, hormonal therapy, *biochemische Parameter, Hormonbehandlung* 591
biologic operability, advanced breast cancer, *biologische Operabilität, fortgeschrittenes Mammakarzinom* 347
biological inoperability, breast cancer, definition, *biologische Inoperabilität, Mammakarzinom, Definition* 324
– operability, recurrence, after radical radiotherapy, *biologische Operabilität, Rezidiv, nach radikaler Strahlenbehandlung* 332
biopsy, adenoid tubular carcinoma, *Biopsie, adenoid-tubuläres Karzinom* 294, 295
–, atypical epitheliosis, incidence, *Biopsie, atypische Epitheliosis, Häufigkeit* 105
–, – proliferative mastopathy, *Biopsie, atypische, proliferierende Mastopathie* 105
–, axillary lymph nodes, involvement, tumor dosis, *Biopsie, Axillarylmphknoten, Befall, Tumordosis* 305
–, benign tumors, false positive, false negative findings, *Biopsie, gutartige Tumoren, falsch positive, falsch negative Befunde* 53
–, bilateral breast cancer, *Biopsie, bilaterales Mammakarzinom* 531
–, –, indication, *Biopsie, doppelseitige, Indikationsstellung* 539
–, breast cancer, false positive, false false negative findings, *Biopsie, Mammakarzinom, falsch positive, falsch negative Befunde* 53
–, – –, incidence, *Biopsie, Mammakarzinom, Häufigkeit* 115
–, – –, pregnancy, *Biopsie, Mammakarzinom, Schwangerschaft* 516
–, – –, prognosis, *Biopsie, Mammakarzinom, Frühdiagnose* 2
–, carcinoma, scar tissue, *Biopsie, Karzinom, Narbengewebe* 58
–, complications, *Biopsie, Komplikationen* 55
–, cosmetic results, *Biopsie, kosmetische Ergebnisse* 58
–, critical evaluation, *Biopsie, kritische Wertung* 63, 64
–, diagnostic accuracy, *Biopsie, diagnostische Treffsicherheit* 19, 20
–, differential diagnosis, *Biopsie, Differentialdiagnose* 169
–, dye deposit marking, *Biopsie, Farbstoffmarkierung* 60
–, exploratory, indications, *Biopsie, Probe-, Indikationen* 56, 57
–, findings, classification, *Biopsie, Befunde, Einteilung* 63
–, hamartoma, *Biopsie, Hamartom* 92
–, indications, *Biopsie, Indikationen* 47, 48
–, –, thermogram, *Biopsie, Indikationen, Thermogramm* 41
–, inflammatory recurrence of thoracic wall, *Biopsie, entzündliches Brustwandrezidiv* 423
–, intraductal carcinoma in situ, *Biopsie, intraduktales Carcinoma in situ* 103, 132
–, mastopathy, thermogram, *Biopsie, Mastopathie, Thermogramm* 114
–, material, benign, malign findings, ratio, *Biopsie, Material, gut-, bösartige Befunde, Verhältnis* 59
–, metastases, diagnosis, *Biopsie, Metastasen, Diagnose* 354

—, "minimal breast cancer", *Biopsie, „Minimal breast cancer"* 60

—, multilocular adenoma, *Biopsie, multilokuläres Adenom* 94

—, non palpable lesions, *Biopsie, nicht palpable Veränderungen* 48

—, occult intraductal carcinoma, *Biopsie, okkultes, intraduktales Karzinom* 150, 151

—, one-, two-stage surgery, *Biopsie, ein-, zweizeitiges Vorgehen* 59

—, polymorphe carcinoma, *Biopsie, polymorphes Karzinom* 148

—, pretherapeutic diagnosis, *Biopsie, prätherapeutische Diagnostik* 257

—, radiotherapy, *Biopsie, Strahlenbehandlung* 198

—, radiogram, *Biopsie, Röntgenaufnahme* 288

—, results, classification, *Biopsie, Ergebnisse, Klassifizierung* 49, 51

—, scar tissue, *Biopsie, Narbengewebe* 145

—, — —, differential diagnosis, mammogram, *Biopsie, Narbengewebe, Differentialdiagnose, Mammogramm* 11

—, serial sections, *Biopsie, Schnellschnittuntersuchung* 56, 57

—, stereotactic puncture, *Biopsie, stereotaktische Punktion* 48

—, technqiue, *Biopsie, Technik* 49

—, treatment of recurrence, *Biopsie, Rezidivbehandlung* 424

blood supply, normal breast, *Blutversorgung, normale Mamma* 69, 450

Boeck's disease, carcinoma, differential diagnosis, *Morbus Boeck, Karzinom, Differentialdiagnose* 85

bone, late reactions, classification, *Knochen, Spätveränderungen, Klassifizierung* 495

—, necrosis, radiation induced, radiogram, *Knochen, Nekrose, radiogene, Röntgenbild* 468, 469

—, radiation damage, *Knochen, Strahlenschädigung* 460, 466

—, radionecrosis, *Knochen, Radionekrose* 321

—, radioostitis, after preoperative radiotherapy, *Knochen, Radioostitis, nach präoperativer Strahlenbehandlung* 229

—, tolerance dose, *Knochen, Toleranzdosis* 467

— metaplasia, calcifications, differential diagnosis, *Knochenmetaplasie, Verkalkungen, Differentialdiagnose* 19

— metastases, diagnosis, treatment, *Knochenmetastasen, Diagnose, Behandlung* 354

— —, TNM classification, *Knochenmetastasen, TNM-Klassifizierung* 324, 325

— sarcoma, breast, histogenesis, *Knochensarkom, Mamma, Histogenese* 561

— scanning, follow up, *Knochenszintigraphie, Kontrolluntersuchungen* 293

— —, pretherapeutic diagnosis, *Knochenszintigraphie, prätherapeutische Diagnostik* 258

brachial plexus, lesions, radiotherapy, *Plexus brachialis, Schädigung, Strahlenbehandlung* 229, 321, 322

brain metastases, TNM classification, *Hirnmetastasen, TNM-Klassifizierung* 324

breast, adolescent, mammogram, *Mamma, jugendliche, Mammogramm* 72, 76

—, anatomy, topography, *Mamma, Anatomie, Topographie* 361, 450

—, angiosarcoma, treatment, *Mamma, Angiosarkom, Behandlung* 556

—, benign diseases, thermogram, *Mamma, gutartige Erkrankungen, Thermogramm* 39

—, biopsy, cosmetic results, *Mamma, Biopsie, kosmetische Ergebnisse* 58

—, blood supply, *Mamma, Blutversorgung* 69, 450

—, bone sarcoma, *Mamma, Knochensarkom* 561

—, calcification possibilities, schema, *Mamma, Verkalkungsmöglichkeiten, Schema* 16

—, contralateral, carcinogenesis, *Mamma, kontralaterale, Karzinomentstehung* 534

—, —, lobular carcinoma in situ, *Mamma, gegenseitige, lobuläres Karzinom in situ* 130

—, —, suspected carcinoma, *Mamma, kontralaterale, Karzinomverdacht* 329, 330

—, corpus, radiotherapy, additional doses, *Mamma, Körper, Strahlentherapie, zusätzliche Dosen* 318

—, dose distribution, electron-, photon radiation, *Mamma, Dosisverteilung, Elektronen-, Photonenstrahlung* 262, 263, 264

—, — —, telecobalt therapy, *Mamma, Dosisverteilung, Telekobalttherapie* 269

—, edema, criteria of treatment, *Mamma, Ödem, Behandlungskriterien* 347

—, embryology, *Mamma, Embryologie* 66

—, epithelium, *Mamma, Epithel* 69

—, examination, heavy ion radiography, *Mamma, Untersuchung, Großbeschleuniger* 31, 32

—, exploratory biopsy, indications, results, *Mamma, Probeexzision, Indikationen, Ergebnisse* 56, 57

—, fibrosarcoma, *Mamma, Fibrosarkom* 548

—, fibrosis after radiotherapy, *Mamma, Fibrose nach Strahlenbehandlung* 286

—, galactophose ducts, specimen, *Mamma, Milchgänge, Präparat* 71

—, hemangiosarcoma, *Mamma, Hämangiosarkom* 554

—, histology, childhord, adults, senium, *Mamma, Histologie, Kindesalter, Erwachsenenalter, Senium* 66, 68, 70, 72

—, Hodgkin's disease, pathology, *Mamma, Morbus Hodgkin, Pathologie* 163

—, hypervascularization, thermogram, *Mamma, Hypervaskularisierung, Thermogramm* 41

—, investigation methods, *Mamma, Untersuchungsmethoden* 2–10

—, inspection, follow up, *Mamma, Inspektion, Nachkontrolle* 290

—, irradiated, systematic combined follow up, *Mamma, bestrahlte, systematische, kombinierte Nachuntersuchung* 328

—, isodoses, radiotherapy, *Mamma, Isodosen, Strahlentherapie* 262, 266, 309

—, leiomyosarcoma, *Mamma, Leiomyosarkom* 553

—, lipomatosis, carcinoma, *Mamma, Lipomatose, Karzinom* 118, 138

—, liposarcoma, *Mamma, Liposarkom* 551

—, lymphography, indications, technique, *Mamma, Lymphographie, Indikationen, Technik* 61, 62

—, lymph system, *Mamma, Lymphsystem* 69, 368, 450

—, malignant lymphoma, incidence, clinical features, *Mamma, malignes Lymphom, Häufigkeit, Klinik* 557, 558

—, malign lymphoma, *Mamma, malignes Lymphom* 163

—, mastopathy, progressive, regressive lesions, *Mamma, Mastopathie, progressive, regressive Veränderungen* 100

—, metastases, mammogram, thermogram, *Mamma, Metastasen, Mammogramm, Thermogramm* 166

—, —, histology, *Mamma, Metastasen, Histologie* 124

—, multiple cancers, incidence, *Mamma, multiple Krebsherde, Häufigkeit* 303

breast, myosarcoma, incidence, pathology, clinical features, *Mamma, Myosarkom, Häufigkeit, Pathologie, Klinik* 553, 554
−, non papable lesions, biopsy, *Mamma, nicht palpable Veränderungen, Biopsie* 48
−, normal, anatomy, histology, *Mamma, normale, Anatomie, Histologie* 69, 450
−, −, structure, *Mamma, normale, Struktur* 100
−, parenchyma, volume, ovarial function, *Mamma, Parenchym, Volumen, Ovarialfunktion* 70
−, preservation rates, after radiotherapy, *Mamma, Erhaltung, Häufigkeitszahlen, Strahlenbehandlung* 333
−, preserving radiotherapy, late results, *Mamma, erhaltende Strahlenbehandlung, Spätergebnisse* 333, 334
−, primary hemangiosarcoma, *Mamma, primäres Hämangiosarkom* 554
−, quadrant, hypervascularization, *Mamma, Quadrant, Hypervaskularisierung* 41
−, radiologic morphology, age, *Mamma, Röntgenmorphologie, Lebensalter* 72–78
−, radiotherapy, sequelae, *Mamma, Strahlenbehandlung, Folgeerscheinungen* 321, 322
−, rhabdomyosarcoma, incidence, *Mamma, Rhabdomyosarkom, Häufigkeit* 549
−, secretion, cytologic findings, *Mamma, Sekretion, zytologische Befunde* 51, 52
−, senium, histology, *Mamma, Senium, Histologie* 72
−, side effects of treatment, *Mamma, Behandlungsfolgen* 279–287
−, silicon prosthesis, dose measurement, *Mamma, Silikon-Prothese, Dosismessungen* 386
−, submammary sulcus, underdosage, *Mamma, Umschlagsfalte, Unterdosierung* 318
−, thermogram, age, *Mamma, Thermogramm, Lebensalter* 78, 79
− cancer, ablative procedures, *Mammakarzinom, ablative Verfahren* 237
− −, absorption values, *Mammakarzinom, Absorptionswerte* 29
− −, adrenalectomy, *Mammakarzinom, Adrenalektomie* 242
− −, advanced, neurosurgical procedures, *Mammakarzinom, fortgeschrittenes, neurochirurgische Verfahren* 237
− −, −, operability criteria, *Mammakarzinom, fortgeschrittenes, Operationskriterien* 323, 324
− −, −, radiotherapy, *Mammakarzinom, fortgeschrittenes, Strahlenbehandlung* 347–365
− −, after radiotherapy, still palpable, *Mammakarzinom, nach Strahlentherapie, noch tastbares* 319
− −, age, *Mammakarzinom, Lebensalter* 115, 116
− −, −, prognosis, *Mammakarzinom, Lebensalter, Prognose* 273, 371
− −, American Joint Committee on Cancer Staging and End Results Reporting (AJC), *Mammakarzinom, American Joint Committee on Cancer Staging and End Results Reporting (AJC)* 325
− −, arm edema, phlebography, lymphography, *Mammakarzinom, Armödem, Venographie, Lymphographie* 488, 489
− −, bilateral, *Mammakarzinom, bilaterales* 531
− −, −, age, *Mammakarzinom, bilaterales, Lebensalter* 536
− −, −, carcinoma lobulare in situ, *Mammakarzinom, bilaterales, Carcinoma lobulare in situ* 532
− −, − chest wall recurrence, isodose distribution, *Mammakarzinom, beiderseitiges Brustwandrezidiv, Isodosenverteilung* 431

− −, −, cystic mastopathy, relations, *Mammakarzinom, bilaterales, zystische Mastopathie, Beziehungen* 532
− −, −, diagnosis, *Mammakarzinom, bilaterales, Diagnose* 538
− −, −, doubling time, *Mammakarzinom, bilaterales, Verdopplungszeit* 533
− −, −, etiology, *Mammakarzinom, bilaterales, Ätiologie* 544
− −, −, heredity, *Mammakarzinom, bilaterales, Vererbung* 532
− −, −, histology, *Mammakarzinom, bilaterales, Histologie* 539, 540
− −, −, incidence, *Mammakarzinom, bilaterales, Häufigkeit* 535, 536
− −, −, invasive tumor growing, *Mammakarzinom, bilaterales, invasives Tumorwachstum* 538
− −, −, irradiation technique, *Mammakarzinom, bilaterales, Bestrahlungstechnik* 318, 319, 541
− −, −, localization, *Mammakarzinom, bilaterales, Lokalisation* 540
− −, −, mammogram, *Mammakarzinom, bilaterales, Mammogramm* 158
− −, −, menopause, *Mammakarzinom, bilaterales, Menopause* 533
− −, −, metastases, *Mammakarzinom, bilaterales, Metastasen* 535
− −, −, multicentric, *Mammakarzinom, bilaterales, multizentrisches* 531
− −, −, predispositions, *Mammakarzinom, bilaterales, Prädispositionen* 532
− −, −, pregnancy, *Mammakarzinom, bilaterales, Schwangerschaft* 543
− −, −, prognosis, *Mammakarzinom, bilaterales, Prognose* 542
− −, −, risk, *Mammakarzinom, bilaterales, Risiko* 531
− −, −, second tumor, risk, *Mammakarzinom, bilaterales, Zweittumor, Risiko* 537, 539
− −, −, teleangiectasias, *Mammakarzinom, bilaterales, Teleangiektasen* 457
− −, −, therapy, *Mammakarzinom, bilaterales, Therapie* 541
− −, −, thermogram, *Mammakarzinom, bilaterales, Thermogramm* 158
− −, −, total biopsy, *Mammakarzinom, bilaterales, Totalbiopsie* 534
− −, biopsy, false positive, false negative findings, *Mammakarzinom, Biopsie, falsch positive, falsch negative Befunde* 53
− −, −, histology, cytology, comparison, *Mammakarzinom, Biopsie, Histologie, Zytologie, Vergleich* 53
− −, calcifications, incidence, *Mammakarzinom, Verkalkungen, Häufigkeit* 17
− −, −, pattern, *Mammakarzinom, Verkalkungen, Anordnung* 13
− −, childhood, incidence, *Mammakarzinom, Kindesalter, Häufigkeit* 67
− −, clinical radiobiologic data, *Mammakarzinom, klinisch-radiobiologische Daten* 303
− −, − staging, *Mammakarzinom, klinische Stadieneinteilung* 325
− −, computerized tomography, *Mammakarzinom, Komputertomographie* 29
− −, conservative treatment, *Mammakarzinom, konservative Behandlung* 280
− −, − −, late results, *Mammakarzinom, konservative Behandlung, Spätergebnisse* 272, 273, 276, 334, 335

− −, − −, relative late results, *Mammakarzinom, konservative Behandlung, relative Überlebensraten* 273

− −, contralateral, histology, *Mammakarzinom, kontralaterales, Histologie* 124

− −, conventional radiotherapy, history, *Mammakarzinom, konventionelle Strahlenbehandlung, Geschichtliches* 301, 302

− −, cosmetic results, *Mammakarzinom, kosmetische Ergebnisse* 280, 281, 282

− −, curative irradiation, techniques, *Mammakarzinom, kurative Bestrahlung, Technik* 306

− −, cystic mastopathy, relations, *Mammakarzinom, zystische Mastopathie, Zusammenhänge* 532

− −, diagnosis, age, mammogram, *Mammakarzinom, Diagnose, Lebensalter, Mammogramm* 76, 77

− −, −, incidence, *Mammakarzinom, Diagnose, Häufigkeit* 168

− −, distant metastases, criteria of operability, *Mammakarzinom, Fernmetastasen, Operationskriterien* 323

− −, doubling time, *Mammakarzinom, Verdopplungszeit* 533

− −, early diagnosis, *Mammakarzinom, Frühdiagnose* 1, 67, 168, 254

− −, − −, calcifications, *Mammakarzinom, Frühdiagnose, Verkalkungen* 12

− −, − stage, *Mammakarzinom, Frühstadium, Definition* 253

− −, − −, histology, *Mammakarzinom, Frühstadium, Histologie* 119

− −, endocrinologic procedures, *Mammakarzinom, endokrinologische Eingriffe* 237

− −, end results, see late results, *Mammakarzinom, Endergebnisse, siehe Spätergebnisse*

− −, exploratory exstirpation, indications, *Mammakarzinom, PE, Indikationen* 56, 57

− −, extended tylectomy, late results, *Mammakarzinom, erweiterte Tylektomie, Spätergebnisse* 274, 275

− −, exulcerating, electron therapy, results, *Mammakarzinom, exulziertes, Elektronentherapie, Ergebnisse* 350

− −, first diagnosis, age distribution, *Mammakarzinom, Erstdiagnose, Altersverteilung* 115, 116

− −, follow up, mammography, *Mammakarzinom, Kontrolluntersuchungen, Mammographie* 287–296

− −, − −, thermogram, *Mammakarzinom, Nachsorge, Thermogramm* 36, 37

− −, galactography, *Mammakarzinom, Galaktographie* 24

− −, heredity, *Mammakarzinom, Vererbung* 532

− −, histologic tumor grading, *Mammakarzinom, histologisches Tumorgrading* 124

− −, histology, *Mammakarzinom, Histologie* 119, 539

− −, hormonal dependence, *Mammakarzinom, Hormonabhängigkeit* 590

− −, − therapy, *Mammakarzinom, Hormontherapie* 591, 592

− −, "hot", nucleus plasma relation, *Mammakarzinom, „heißes", Kern-Plasma-Relation* 37

− −, hyperthermia, Prognosis, relations, *Mammakarzinom, Hyperthermie, Prognose, Beziehungen* 36, 37

− −, immunotherapy, *Mammakarzinom, Immuntherapie* 590

− −, incidence, screening program, *Mammakarzinom, Häufigkeit, Reihenuntersuchungen* 78

− −, inflammatory, *Mammakarzinom, inflammatorisches* 441–447

− −, −, criteria of operability, *Mammakarzinom, entzündliches, Operationskriterien* 323

− −, −, irradiation, *Mammakarzinom, inflammatorisches, Strahlentherapie* 154, 155

− −, inoperability, definitions, *Mammakarzinom, Inoperabilität, Definitionen* 323, 324

− −, inoperable, radiotherapy, *Mammakarzinom, inoperables, Strahlentherapie* 263

− −, interstitial implantation, radium needles, *Mammakarzinom, interstitielle Implantation, Radiumnadeln* 308

− −, intraoperative serial sections, *Mammakarzinom, intraoperative Schnellschnittuntersuchung* 56

− −, lactation, relations, *Mammakarzinom, Laktation, Beziehungen* 515

− −, late results, *Mammakarzinom, Spätergebnisse* 190, 192, 204, 212–219, 270–277, 325

− −, − −, operability, *Mammakarzinom, Spätergebnisse, Operabilität* 323

− −, − −, randomized studies, *Mammakarzinom, Spätergebnisse, randomisierte Studien* 389–399

− −, lobular, in situ, tumor ectomy, *Mammakarzinom, lobuläres, in situ, Tumorektomie* 253

− −, locally advanced, criteria of operability, *Mammakarzinom, lokal fortgeschrittenes, Operationskriterien* 323

− −, macroanatomy, *Mammakarzinom, Makroanatomie* 118

− −, male, *Mammakarzinom, männliches* 167, 168, 565–587

− −, malignancy criteria, mammogram, *Mammakarzinom, Malignitätsmerkmale, Mammogramm* 10, 11, 12

− −, − −, thermogram, *Mammakarzinom, Malignitätsmerkmale, Thermogramm* 41

− −, mammogram, normal, hot spot, thermogram, *Mammakarzinom, Mammogramm, normales, „hot spot", Thermogramm* 45

− −, mammography, accuracy, *Mammakarzinom, Mammographie, Treffsicherheit* 19, 20, 21

− −, −, follow up, *Mammakarzinom, Mammographie, Kontrolluntersuchungen* 287–296

− −, man, calcifications, *Mammakarzinom, männliches, Verkalkungen* 17

− −, mastopathy, risk disease, *Mammakarzinom, Mastopathie, Risikokrankheit* 105, 106

− −, menopause, prognosis, *Mammakarzinom, Menopause, Prognose* 371

− −, metastases, chemotherapy, *Mammakarzinom, Metastasen, Chemotherapie* 597

− −, −, lymph nodes, hematogeneous propagation, *Mammakarzinom, Metastasen, Lymphknoten, hämatogene Ausbreitung* 125

− −, −, treatment, *Mammakarzinom, Metastasen, Behandlung* 354–363

− −, microradiogram, *Mammakarzinom, Mikroradiogramm* 31

− −, microscopic disseminations, radiosensibility, *Mammakarzinom, mikroskopische Streuherde, Radiosensibilität* 303

− −, "minimal", cytology, *Mammakarzinom, „minimales", Zytologie* 52

− −, mixed type, tumor grading, *Mammakarzinom, Mischtyp, Tumorgrading* 124

− −, monochemotherapy, *Mammakarzinom, Monochemotherapie* 597

− −, myelofibrosis, metastases, *Mammakarzinom, Myelofibrose, Metastasen* 125

− −, necessary dose for completely sterilizing, *Mammakarzinom, zur Vernichtung erforderliche Dosis* 303

breast cancer, occult, calcifications, diagnosis, *Mammakarzinom, okkultes, Verkalkungen, Diagnose* 18
− −, −, thermogram, accuracy, *Mammakarzinom, okkultes, Thermogramm, Treffsicherheit* 44
− −, −, −, criteria of malignancy, *Mammakarzinom, okkultes, Thermogramm, Malignitätskriterien* 43
− −, −, tumor ectomy, *Mammakarzinom, okkultes, Tumorektomie* 168
− −, operable, therapeutic principles, *Mammakarzinom, operables, therapeutische Grundlagen* 187
− −, operation specimens, histology, *Mammakarzinom, Operationspräparate, Histologie* 303
− −, palliative radiotherapy, recurrent disease, late results, *Mammakarzinom, Palliativbestrahlung, Rezidiv, Spätergebnisse* 433–438
− −, pathogenesis, *Mammakarzinom, Pathogenese* 117
− −, pathologic anatomy, *Mammakarzinom, pathologische Anatomie* 115, 117
− −, pituitary ablation, *Mammakarzinom, Hypophysenausschaltung* 238, 240, 242
− −, plurifocal, macroanatomy, *Mammakarzinom, plurifokales, Makroanatomie* 118
− −, pneumocystography, *Mammakarzinom, Pneumozystographie* 25
− −, pregnancy, lactation, *Mammakarzinom, Schwangerschaft, Laktation* 511–529
− −, − therapeutic abortion, *Mammakarzinom, Schwangerschaft, therapeutischer Abort* 518, 519
− −, preoperative irradiation, *Mammakarzinom, präoperative Strahlenbehandlung* 211–235
− −, prognosis after pregnancy, *Mammakarzinom, Prognose nach Schwangerschaft* 522
− −, −, calcifications, *Mammakarzinom, Prognose, Verkalkungen* 12
− −, −, see late results, *Mammakarzinom, Prognose, siehe Spätergebnisse*
− −, prognostic factors, *Mammakarzinom, prognostische Faktoren* 370
− −, proliferative mastopathy, malignancy, *Mammakarzinom, proliferierende Mastopathie, Malignität* 103, 105, 106
− −, pulmonary function after radiotherapy, *Mammakarzinom, Lungenfunktion nach Strahlenbehandlung* 474
− −, radiation damage, treatment, *Mammakarzinom, Strahlenschädigung, Behandlung* 496
− −, − induced, *Mammakarzinom, strahleninduziertes* 22
− −, radical radiotherapy alone, end results, *Mammakarzinom, radikale Strahlenbehandlung allein, Endergebnisse* 334, 335
− −, radiotherapy, as sole mode of treatment, *Mammakarzinom, Strahlenbehandlung, als einzige Behandlung* 301–346
− −, −, failure, follow up, *Mammakarzinom, Strahlenbehandlung, erfolglose, Nachuntersuchung* 329
− −, −, immunologic depression, *Mammakarzinom, Strahlenbehandlung, Immundepression* 320
− −, −, isodoses, *Mammakarzinom, Strahlenbehandlung, Isodosen* 309
− −, −, late effects, *Mammakarzinom, Strahlenbehandlung, Spätfolgen* 463, 464
− −, −, skin temperature curve, *Mammakarzinom, Strahlenbehandlung, Hauttemperaturkurve* 295
− −, −, survival rates, *Mammakarzinom, Strahlenbehandlung, Überlebensraten* 326, 327

− −, randomized studies, late results, *Mammakarzinom, randomisierte Studien, Spätergebnisse* 274, 275
− −, receptor positive, negative, *Mammakarzinom, rezeptorpositives, negatives* 591
− −, recurrence, radiotherapy, *Mammakarzinom, Rezidiv, Strahlenbehandlung* 421–440
− −, recurrent, survival rates after radiotherapy, *Mammakarzinom, Rezidiv, Überlebenszeiten nach Strahlenbehandlung* 438
− −, retardation, causes, *Mammakarzinom, Verschleppung, Ursachen* 21
− −, risk, malignancy criteria, *Mammakarzinom, Risiko, Malignitätsmerkmale* 10
− −, second tumor, risk, *Mammakarzinom, Zweittumor, Risiko* 537
− −, secondary resection, telecobalt therapy, cosmetic result, *Mammakarzinom, Nachresektion, Telekobalttherapie, kosmetisches Ergebnis* 285
− −, sexual hormones, treatment, *Mammakarzinom, Geschlechthormone, Behandlung* 595, 596
− −, side effects of treatment, *Mammakarzinom, Behandlungsfolgen* 279–287
− −, simultaneous, bilateral, incidence, *Mammakarzinom, simultanes, beiderseitiges, Häufigkeit* 535, 536
− −, staging, *Mammakarzinom, Stadieneinteilung* 324, 325
− −, −, schemata, history, *Mammakarzinom, Stadieneinteilung, Schemata, Geschichtliches* 372–377
− −, −, survival rates, *Mammakarzinom, Stadieneinteilung, Überlebensraten* 116
− −, surgery, irradiation, late results, *Mammakarzinom, Operation, Bestrahlung, Spätergebnisse* 190, 195
− −, survival rates, grading, *Mammakarzinom, Überlebensraten, Grading* 116
− −, − −, mastectomy, tumor excision, comparison, *Mammakarzinom, Überlebensraten, Mastektomie, Tumorexzision, Vergleich* 271, 272
− −, systematic combined follow up, *Mammakarzinom, systematische kombinierte Nachuntersuchung* 328
− −, telecobalt therapy, irradiation fields, *Mammakarzinom, Telekobalttherapie, Bestrahlungsfelder* 281
− −, therapeutic abortion, *Mammakarzinom, therapeutischer Abort* 519
− −, thermographic follow up, *Mammakarzinom, thermographsiche Verlaufskontrolle* 296
− −, thermography, accuracy, *Mammakarzinom, Thermographie, Treffsicherheit* 44
− −, therapeutic recommendations, *Mammakarzinom, Therapie-Empfehlungen* 411
− −, thermogram, pattern, *Mammakarzinom, Thermogramm, Verteilungsmuster* 40
− −, TNM system, international, *Mammakarzinom, TNM-System, internationales* 324, 374, 375
− −, total doses, curative radiotherapy, *Mammakarzinom, Gesamtdosen, kurative Strahlenbehandlung* 310
− −, triple diagnosis, results, *Mammakarzinom, Tripeldiagnostik, Ergebnisse* 54
− −, tumorectomy, irradiation, *Mammakarzinom, Tumorektomie, Strahlenbehandlung* 252, 281, 282
− −, tumor grading, prognosis, *Mammakarzinom, ,,Tumorgrading", Prognose* 371, 372
− −, − prognosis, mammogram, *Mammakarzinom, Tumorprognose, Mammogramm* 159
− −, − size, prognosis, *Mammakarzinom, Tumorgröße, Prognose* 370
− −, ulcerating, incidence, *Mammakarzinom, exulzeriertes, Häufigkeit* 169

– –, Unio Internationalis Contra Cancrum (UJCC), *Mammakarzinom, Unio Internationalis Contra Cancrum (UJCC)* 325

– –, vascularization, prognosis, thermogram, *Mammakarzinom, Gefäßreichtum, Prognose, Thermogramm* 36, 37

– –, wedge resection, late results, *Mammakarzinom, Keilresektion, Spätergebnisse* 277

– –, xeroradiography, *Mammakarzinom, Xeroradiographie* 27

– carcinoma, criteria of operability, *Mammakarzinom, Operationskriterien* 323

– sarcoma, diagnosis, clinical symptoms, treatment, *Mammasarkom, Diagnose, Klinik, Behandlung* 547–563

– –, radiation induced, risk, *Mammasarkom, strahleninduziertes, Risiko* 456

Bremsstrahlen, x-ray tube, mammography, *Bremsstrahlen, Röntgenröhre, Mammographie* 3, 4

Brill-Symmer's disease, lymphoma, axillary, *Brill-Symmers, Lymphom, Axilla* 156, 157

[137]caesium-gamma radiation, thoracic wall, dose distribution, [137]*Caesium-Gammastrahlung, Brustwand, Dosisverteilung* 385

–, therapy, mastectomy, [137]*Caesium, Therapie, Mastektomie* 261, 264

[137]Caesium, additional doses, radiotherapy, [137]*Caesium, zusätzliche Dosen, Strahlenbehandlung* 308

calcification, after tumorectomy, *Verkalkung, nach Tumorektomie* 292

–, carcinoma intraductale in situ, *Verkalkung, Carcinoma intraductale in situ* 534

–, differential diagnosis, mammogram, *Verkalkung, Differentialdiagnose, Mammogramm* 293

–, epitheliosis, necrosis, *Verkalkung, Epitheliose, Nekrose* 119

–, fibroadenoma, *Verkalkung, Fibroadenom* 82

–, intraductal carcinoma, *Verkalkung, intraduktales Karzinom* 152, 153

–, obliterating mastopathy, *Verkalkung, obliterierende Mastopathie* 146

–, occult, intraductal carcinoma, *Verkalkung, okkultes, intraduktales Karzinom* 150, 151

–, osteolytic metastases, after radiotherapy, *Verkalkung, osteolytische Metastasen, nach Strahlenbehandlung* 357

–, papillary carcinoma, *Verkalkung, papilläres Karzinom* 148

–, see microcalcification, *Verkalkung, siehe Mikrokalk*

calcifications, absorption coefficient, linear, *Verkalkungen, Absorptionskoeffizient, linearer* 3, 4

–, adenoid tubular carcinoma, *Verkalkungen, adenoid-tubuläres Karzinom* 294, 295

–, breast cancer, incidence, *Verkalkungen, Mammakarzinom, Häufigkeit* 17

–, – diseases, incidence, *Verkalkungen, Brusterkrankungen, Häufigkeit* 18

–, causes, *Verkalkungen, Ursachen* 13

–, chemistry, *Verkalkungen, Chemie* 12

–, colloid carcinoma, mammogram, *Verkalkungen, Gallertkarzinom, Mammogramm* 288, 289

–, crystallography, breast cancer, *Verkalkungen, Kristallographie, Mammakarzinom* 12

–, cysts, intraductal carcinoma in situ, *Verkalkungen, Zyste, intraduktales Carcinoma in situ* 130

–, differential diagnosis, *Verkalkungen, Differentialdiagnose* 13

–, epithelial proliferation, galactophore ducts, *Verkalkungen, Epithelproliferation, Milchgänge* 107

–, fat tissue necrosis, differential diagnosis, *Verkalkungen, Fettgewebsnekrose, Differentialdiagnose* 135

–, fibroadenolipoma, *Verkalkungen, Fibroadenolipom* 86

–, fibroadenoma, *Verkalkungen, Fibroadenom* 93

–, fine structure, *Verkalkungen, Feinstruktur* 14, 15, 16

–, galactophore ducts, model, *Verkalkungen, Milchgänge, Modell* 17

–, hemangioma, *Verkalkungen, Hämangiom* 91

–, histology, causes, *Verkalkungen, Histologie, Ursachen* 13

–, intraductal carcinoma in situ, *Verkalkungen, intraduktales Carcinoma in situ* 132, 133

–, –, electron microscopy, *Verkalkungen, intraduktale, Elektronenmikroskopie* 14

–, liponecrosis microcystica, *Verkalkungen, Liponecrosis microcystica* 19

–, lobular carcinoma in situ, *Verkalkungen, lobuläres Carcinoma in situ* 126, 127

–, malignancy criteria, *Verkalkungen, Malignitätsmerkmale* 12–46

–, mammogram, pattern, *Verkalkungen, Mammogramm, Anordnung* 13

–, marking, radiography of specimens, *Verkalkungen, Markierung, Präparatradiographie* 59, 60

–, mastopathy, mammogram, *Verkalkungen, Mastopathie, Mammogramm* 106

–, multilocular fibroadenoma, *Verkalkungen, multilokuläres Fibroadenom* 94, 95

–, myothelioma, *Verkalkungen, Myotheliom* 92

–, panniculitis nodularis, *Verkalkungen, Panniculitis nodularis* 19

–, papillomatosis, *Verkalkungen, Papillomatose* 88, 89

–, parenchyma, renal insufficiency, *Verkalkungen, Parenchym, Niereninsuffizienz* 17

–, pathogenesis, dignity, *Verkalkungen, Pathogenese, Dignität* 16

–, periductular fibrosis, secretory disease, *Verkalkungen, periduktuläre Fibrose, „secretory disease"* 147

–, sclerosing adenosis, *Verkalkungen, sklerosierende Adenose* 107

–, silastic prosthesis, *Verkalkungen, Silastikprothese* 18

–, spacial pattern, *Verkalkungen, räumliche Anordnung* 13

cancer and leukemia group, chemotherapy, breast cancer, *Cancer and Leukemia Group, Chemotherapie, Mammakarzinom* 599

cancer cells, in vitro studies, biopsy, *Karzinomzellen, Invitro-Studien, Biopsie* 48

cancer en cuirasse, recurrence, chest wall, *Cancer en cuirasse, Brustwandrezidiv* 423

– – –, telecobalt therapy, *Cancer en cuirasse, Telekobalttherapie* 362

Cancer Institute, Marseille, breast preserving radical radiotherapy, late results, *Cancer Institute, Marseille, brusterhaltende, radikale Strahlenbehandlung, Spätergebnisse* 333, 334

cancer of prostate, metastatic, adrenalectomy, *Prostatakarzinom, metastasierendes, Adrenalektomie* 237

candidin, skin reactions, radiotherapy, *Kandidin, Hautreaktionen, Strahlenbehandlung* 320

carcinogenesis, bilateral, *Karzinomentstehung, beiderseitige* 531, 537

–, contralateral breast, *Karzinomentstehung, kontralaterale Mamma* 534

carcinoid, primary, breast, *Karzinoid, primäres, Mamma* 85

carcinoma, bilateral, *Karzinom, doppelseitiges* 531
−, calcifications, prognosis, *Karzinom, Verkalkungen, Prognose* 12
−, criteria of malignancy, mammography *Karzinom, Malignitätsmerkmale, Mammographie* 10, 11, 12
−, diagnosis, incidence, exploratory biopsy, *Karzinom, Diagnose, Häufigkeit, PE* 57
−, early stage, definition, *Karzinom, Frühstadium, Definition* 254
−, EMI units, *Karzinom, EMI-Einheiten* 29
−, exploratory biopsy, indications, *Karzinom, PE, Indikationen* 56, 57
−, incidence, mammography, screening program, *Karzinom, Häufigkeit, Mammographie, Reihenuntersuchung* 78
−, −, mastopathy, *Karzinom, Häufigkeit, Mastopathie* 106
−, inflammatory, infiltration, *Karzinom, entzündliches, Infiltration* 147
−, −, operability, *Karzinom, entzündliches, Operabilität* 323
−, in situ, fibroadenoma, *Karzinom, in situ, Fibroadenom* 82
−, − −, tumor excision, *Karzinom, in situ, Tumorexzision* 254
−, intraductal, calcification, *Karzinom, intraduktales, Verkalkung* 152
−, −, differential diagnosis, *Karzinom, intraduktales, Differentialdiagnose* 147
−, −, prognosis, *Karzinom, intraduktales, Prognose* 159
−, micro-, macrocellular, cytology, *Karzinom, klein-, großzelliges, Zytologie* 52
−, multicentric, residual cancer after local excision, *Karzinom, multizentrisches, Residual-Ca nach lokaler Exzision* 255
−, multifocal, irradiation technique, *Karzinom, multifokales, Bestrahlungstechnik* 318
−, non diagnosed, mammogram, *Karzinom, übersehenes, Mammogramm* 12
−, non infiltrative, mastopathy, *Karzinom, nicht infiltrierendes, Mastopathie* 103, 104, 105
−, occult, intraductal, *Karzinom, okkultes, intraduktales* 150, 151
−, −, radiography of specimen, *Karzinom, okkultes, Präparatradiographie* 59, 60
−, polymorphe, radiotherapy, *Karzinom, polymorphes, Strahlenbehandlung* 148, 149
−, pregnancy, relations, *Karzinom, Schwangerschaft, Beziehungen* 512
−, scar tissue, after biopsy, *Karzinom, Narbengewebe, nach Biopsie* 58
−, second-, suspected, *Karzinom, Zweit-, Verdacht* 329, 330
−, −, symptomfree interval, *Karzinom, Zweit-, symptomfreies Intervall* 168
−, simulated, scar tissue, *Karzinom, vorgetäuschtes, Narbenbildung* 145
−, solid, microcalcification, *Karzinom, solides, Mikrokalk* 145
−, −, thermogram, *Karzinom, solides, Thermogramm* 160
−, suspected, biopsy, accuracy, *Karzinom, Verdacht, Biopsie, Treffsicherheit* 53
−, untreated, prognosis, *Karzinom, unbehandeltes, Prognose* 159
carcinoma adenomatosum, tumorectomy, cosmetic result, *Carcinoma adenomatosum, Tumorektomie, kosmetisches Ergebnis* 284

carcinoma gelatinosum, bilateral, *Carcinoma gelatinosum, beiderseitiges* 540
− −, differential diagnosis, mammogram, *gelatinöses Karzinom, Differentialdiagnose, Mammogramm* 11
carcinoma in situ, age, *Carcinoma in situ, Lebensalter* 536
− − −, bilateral, *Carcinoma in situ, doppelseitiges* 533, 534
− − −, −, histology, *Carcinoma in situ, doppelseitiges, Histologie* 533, 539
− − −, calcifications, incidence, *Carcinoma in situ, Verkalkungen, Häufigkeit* 18
− − −, criteria, *Carcinoma in situ, Kriterien* 534
− − −, definition, *Carcinoma in situ, Definition* 60
− − −, early diagnosis, *Carcinoma in situ, Frühdiagnose* 1, 168
− − −, fibroadenoma, *Carcinoma in situ, Fibroadenom* 81, 82
− − −, histology, *Carcinoma in situ, Histologie* 120, 121, 539
− − −, mammography, *Carcinoma in situ, Mammographie* 126
− − −, prophylactic mastectomy, *Carcinoma in situ, prophylaktische Mastektomie* 539
carcinoma intraductale in situ, bilateral breast cancer, *Carcinoma intraductale in situ, doppelseitiges Mammakarzinom* 532
− − − −, calcification, metastases, *Carcinoma intraductale in situ, Verkalkung, Metastasen* 534
carcinoma remnants, incidence, after partial mastectomy, *Karzinomreste, Häufigkeit, nach partieller Mastektomie* 192, 254, 255
− risk, mammography, *Karzinom-Risiko, Mammographie* 22
carcinoma solidum, bilateral, *Carcinoma solidum, beiderseitiges* 540
− −, mammogram, differential diagnosis, *Carcinoma solidum, Mammogramm, Differentialdiagnose* 11
− −, radiotherapy, cosmetic result, *Carcinoma solidum, Strahlenbehandlung, kosmetisches Ergebnis* 283
− −, secondary resection, telecobalt therapy, cosmetic result, *Carcinoma solidum, Nachresektion, Telekobalttherapie, kosmetisches Ergebnis* 285
− −, tumorectomy, cosmetic result, *Carcinoma solidum, Tumorektomie, kosmetisches Ergebnis* 284
− −, −, telecobalt therapy, mammogram, *Carcinoma solidum, Tumorektomie, Telekobalttherapie, Mammogramm* 291
− −, tumor excision, mammography, follow up, *Carcinoma solidum, Tumorexcision, Mammographie, Kontrolle* 287
carcinosarcoma, breast, pathology, *Karzinosarkom, Mamma, Pathologie* 162
−, definition, *Karzinosarkom, Definition* 548
castration, bilateral breast cancer, indication, *Kastration, beiderseitiges Mammakarzinom, Indikationsstellung* 541
−, indication, *Kastration, Indikationsstellung* 243
−, operative, curative radiotherapy, *Kastration, operative, kurative Strahlenbehandlung* 334
causes, arm edema, *Ursachen, Armödem* 481, 483
−, breast cancer of man, *Ursachen, Brustkrebs beim Mann* 167
−, false negative results, biopsy, *Ursachen, falsch negative Ergebnisse, Biopsie* 53
−, local recurrence, *Ursachen, Lokalrezidiv* 399, 403
−, non diagnosed carcinoma, mammogram, *Ursachen, übersehenes Karzinom, Mammogramm* 12

−, radiation damage, *Ursachen, Strahlenschädigung* 457

−, recurrence, breast, cancer, *Ursachen, Rezidiv, Mammakarzinom* 421

−, retardation, diagnosis, breast cancer, *Ursachen, Verschleppung, Diagnose, Mammakarzinom* 20

cell kinetics, chemotherapy, *Zellkinetik, Chemotherapie* 590

cellular atypia, definition: mastopathy, *Zellatypie, Definition: Mastopathie* 103

− −, non invasive carcinoma, histology, *Zellatypie, nicht invasives Karzinom, Histologie* 104, 105

− −, puncture cytology, *Zellatypie, Punktionszytologie* 53

− metaplasia, mastopathy, *Zellmetaplasie, Mastopathie* 102

cellular-nuclear relation, atypical proliferating mastopathy, *Zell-Kern-Relation, atypische, proliferierende Mastopathie* 105

cervical spine, metastases, incidence, *Halswirbelsäule, Metastasen, Häufigkeit* 354

characteristic radiation, bremsstrahlen, spectrum, *charakteristische Strahlung, Bremsstrahlen, Spektrum* 4

check up mammography, false negative histologic findings, *Kontrollmammographie, falsch negative histologische Befunde* 57

− − −, indications, *Kontrollmammographie, Indikationen* 168

− − −, intraoperative, *Kontrollmammographie, intraoperative* 59

chemistry, calcifications, *Chemie, Verkalkungen* 12

chemoprophylaxis, curative radiotherapy, *Chemoprophylaxe, kurative Strahlenbehandlung* 334

chemotherapy, advanced breast cancer, *Chemotherapie, fortgeschrittenes Mammakarzinom* 347, 597–608

−, breast cancer, *Chemotherapie, Mammakarzinom* 518

−, − −, during pregnancy, *Chemotherapie, Mammakarzinom, Schwangerschaft* 517

−, hemangiosarcoma, *Chemotherapie, Hämangiosarkom* 536

−, history, *Chemotherapie, Geschichtliches* 589, 590

−, liver metastases, *Chemotherapie, Lebermetastasen* 362

−, male breast cancer, *Chemotherapie, männliches Mammakarzinom* 578

−, malignant lymphoma, *Chemotherapie, malignes Lymphom* 559

−, metastases, *Chemotherapie, Metastasen* 354, 358, 361

−, radical radiotherapy, *Chemotherapie, radikale Strahlenbehandlung* 334

−, recurrent breast cancer, *Chemotherapie, Mammakarzinom-Rezidiv* 439

chest, early and late reactions, radiotherapy, *Thorax, Früh- und Spätreaktionen, Strahlenbehandlung* 458

− wall, after mastectomy, tomogram, *Brustwand, nach Mastektomie, Tomogramm* 426

− −, "cancer en cuirasse", *Brustwand, „cancer en cuirasse"* 423

− −, curative radiotherapy, *Brustwand, kurative Strahlenbehandlung* 306

− −, fixation of tumor, criteria of operability, *Brustwand, Tumorfixierung, Operationskriterien* 323

− −, infiltration, TNM-classification, *Brustwand, Infiltration, TNM-Klassifzierung* 324

− −, radiotherapy, local recurrence, *Brustwand, Strahlenbehandlung, Lokalrezidiv* 422

− −, recurrence, bilateral, isodoses, *Brustwand, Rezidiv, beiderseitiges, Isodosen* 431

− −, −, complete and partial control, *Brustwand, Rezidiv, vollständige und teilweise Heilung* 433

− −, −, radiotherapy, *Brustwand, Rezidiv, Strahlenbehandlung* 423

children, breast, development, *Kinder, Mamma, Entwicklung* 66

−, −, diseases, *Kinder, Mamma, Erkrankungen* 67

−, male breast cancer, *Kinder, männliches Mammakarzinom* 566, 569

chondrosarcoma, breast, pathology, *Chondrosarkom, Mamma, Pathologie* 162

cicatrization, impaired, after radiotherapy, *Narbenbildung, gestörte, nach Strahlenbehandlung* 201

−, simulated carcinoma, *Narbenbildung, vorgetäuschtes Karzinom* 145

−, tumorectomy, cosmetic result, *Narbenbildung, Tumorektomie, kosmetisches Ergebnis* 284

classification, arm edema, *Klassifizierung, Armödem* 484

−, benign neoplasias, *Einteilung, gutartige Neoplasien* 86

−, bioptic findings, *Klassifizierung, bioptische Befunde* 63

−, breast cancer, *Klassifizierung, Mammakarzinom* 325

−, − −, postoperative, histopathological, *Klassifizierung, Mammakarzinom, postoperative, histopathologische* 376

−, carcinoma of galactophore ducts, *Klassifizierung, Milchgangskarzinom* 133

−, cosmetic results, telecaesiumtherapy, *Einteilung, kosmetische Ergebnisse, Tele-Caesiumtherapie* 322

−, cytologic findings, *Klassifizierung, zytologische Befunde* 51

−, − tumor grading, *Klassifizierung, zytologisches „Tumorgrading"* 52

−, immediate skin reactions, radiotherapy, *Einteilung, unmittelbare Hautreaktionen, Strahlenbehandlung* 319, 320

−, intraductal carcinoma, *Klassifizierung, intraduktales Karzinom* 539

−, − epithelial proliferation, *Einteilung, intraduktale Epithelproliferation* 105

−, late reactions, radiation induced, *Klassifizierung, Spätveränderungen, radiogene* 495

−, leiomyosarcoma, *Klassifizierung, Leiomyosarkom* 553

−, liposarcoma, *Klassifizierung, Liposarkom* 552

−, malignant lymphoma, *Klassifizierung, malignes Lymphom* 558

−, mastopathy, *Einteilung, Mastopathie* 102, 104, 106

−, radiosequelae, *Einteilung, Folgeerscheinungen, Strahlenbehandlung* 321

−, results, puncture cytology, *Klassifizierung, Ergebnisse, Punktionszytologie* 49, 50, 51

−, sarcoma of the breast, *Klassifizierung, Mammasarkom* 547

−, skin reactions, radiotherapy, *Klassifizierung, Hautreaktionen, Strahlentherapie* 458, 459

−, thermography, findings, *Klassifizierung, Thermographiebefunde* 43, 44

−, TNM system, breast cancer, *Einteilung, TNM-System, Mammakarzinom* 324

clavicle, fracture, radiation damage, *Schlüsselbein, Fraktur, Strahlenschädigung* 467

clinical criteria, operability, breast cancer, *klinische Kriterien, Operabilität, Mammakarzinom* 323

− −, tumor ectomy, *klinische Kriterien, Tumorektomie* 252

− examination, senography, thermography, comparison, *klinische Untersuchung, Senographie, Thermographie, Vergleich* 330 clinical false positive results, classification, breast cancer, *klinisch falsch positive Ergebnisse, Klassifizierung, Mammakarzinom* 325

— follow up, breast cancer, recurrence, *klinische Nachuntersuchung, Mammakarzinom, Rezidiv* 328

— stage, prognosis, male breast cancer, *klinisches Stadium, Prognose, männliches Mammakarzinom* 579

— staging, breast cancer, *klinische Stadieneinteilung, Mammakarzinom* 325

— symptoms, breast cancer of man, *Klinik, Brustkrebs beim Mann* 167

— —, — —, triple diagnosis, *Klinik, Mammakarzinom, Tripeldiagnostik* 54

— —, fibrosarcoma of breast, *Klinik, Fibrosarkom, Mamma* 549

— —, hemangiosarcoma of the breast, *Klinik, Hämangiosarkom der Mamma* 555

— —, inflammatory carcinoma, *Klinik, inflammatorisches Karzinom* 441–447

— —, intraductal carcinoma, *Klinik, intraduktales Karzinom* 152, 153

— —, liposarcoma of the breast, *Klinik, Liposarkom der Mamma* 551

— —, male breast cancer, *Klinik, männliches Mammakarzinom* 569

— —, malignant lymphoma, *Klinik, malignes Lymphom* 558

— —, occult carcinoma, thermogram, *Klinik, okkultes Karzinom, Thermogramm* 45, 46

— —, recurrence, breast cancer, *Klinik, Rezidiv, Mammakarzinom* 423

— trial, *klinische Versuchsreihe, Addenbrooke' Hospital* 202

— —, Radium Center, Copenhagen, *klinische Versuchsreihe, Radium Center, Copenhagen* 195

cobalt irradiation, skin reactions, *Kobaltbestrahlung, Hautveränderungen* 201, 202

cholchicine, chemotherapy, radical radiotherapy, *Colchizin, Chemotherapie, radikale Strahlenbehandlung* 334

"cold hole", thermogram, *„kaltes Loch", Thermogramm* 160, 166

— —, —, differential diagnosis, *„kaltes Loch", Thermogramm, Differentialdiagnose* 39, 40

— spot, radiotherapy, recurrent disease of chest wall, *cold spot, Strahlenbehandlung, Brustwandrezidiv* 426

collateral circulation, lymphography, arm edema, *Kollateralkreislauf, Lymphographie, Armödem* 490, 492, 493

colloid carcinoma, bilateral, incidence, *Gallertkarzinom, bilaterales, Häufigkeit* 540

— —, differential diagnosis, *Gallertkarzinom, Differentialdiagnose* 96, 97, 147

— —, histologic grading, *Gallertkarzinom, histologisches Grading* 124

— —, histology, *Gallertkarzinom, Histologie* 122, 123

— —, mammogram after tumorectomy, *Gallertkarzinom, Mammogramm nach Tumorektomie* 288, 289

— —, propagation, prognose, *Gallertkarzinom, Ausbreitung, Prognose* 253

— —, residual tumor after partial mastectomy, *Gallertkarzinom, Residualtumor nach partieller Mastektomie* 256

— —, secretory disease, *Gallertkarzinom, Secretory disease* 147

— —, — —, differential diagnosis, mammogram, *Gallertkarzinom, Secretory disease, Differentialdiagnose, Mammogramm* 11

— —, thermogram, *Gallertkarzinom, Thermogramm* 160

— —, tumorectomy, radiotherapy, cosmetic result, *Gallertkarzinom, Tumorektomie, Strahlenbehandlung, kosmetisches Ergebnis* 285

combined treatment, chemotherapy, breast cancer, *Kombinationsbehandlung, Chemotherapie, Mammakarzinom* 598

comedo carcinoma, differential diagnosis, *Komedokarzinom, Differentialdiagnose* 97

— —, histology, *Komedokarzinom, Histologie* 119

complete remissions, metastases, radiotherapy, *komplette Remissionen, Metastasen, Strahlenbehandlung* 355

complications, arm edema, lymphography, collateral circulation, *Komplikationen, Armödem, Lymphographie, Umgehungskreislauf* 490

—, — —, lymphonodectomy, *Komplikationen, Armödem, Lymphknotenentfernung* 261

—, biopsy, *Komplikationen, Biopsie* 55

—, curative telecaesium therapy, *Komplikationen, kurative Tele-Caesiumtherapie* 322

—, electron beam therapy, *Komplikationen, Elektronentherapie* 437

—, high energy irradiation, *Komplikationen, Hochvolttherapie* 459, 460

—, hormone therapy, *Komplikationen, Hormontherapie* 595

—, lymphonodectomy, *Komplikationen, Lymphonodektomie* 276, 280

—, operative explorative biopsy, *Komplikationen, operative Gewebsentnahme* 58

—, pituitary implants, radioactive, *Komplikationen, Hypophysenimplantate, radioaktive* 239

—, preoperative radiotherapy, *Komplikationen, präoperative Strahlenbehandlung* 228

—, radiotherapy, *Komplikationen, Strahlenbehandlung* 200

—, —, early irradiated skin area, *Komplikationen, Strahlenbehandlung, früher bestrahlter Hautbezirk* 432

—, secondary surgery, after radical radiotherapy, *Komplikationen, Sekundäreingriffe, nach radikaler Strahlenbehandlung* 331

—, treatment of recurrent disease, thoracic wall, *Komplikationen, Rezidivbehandlung, Thoraxwand* 424

computed tomography, indications, results, *Komputertomographie, Indikationen, Ergebnisse* 29

— —, thoracic wall, configuration, *Komputertomographie, Brustwand, Konfiguration* 387

— —, treatment planning procedure, recurrence, *Komputertomographie, Behandlungsplanung, Rezidiv* 432

connective tissue, retraction, malignancy criterium, incidence, *Bindegewebe, Retraktion, Malignitätskriterium, Häufigkeit* 10, 11

conservative surgery, after radical radiotherapy, *konservative Operationen, nach radikaler Strahlenbehandlung* 333

— treatment, breast cancer, *konservative Behandlung, Mammakarzinom* 280, 281, 334, 335

— —, breast cancer, late results, *konservative Behandlung, Mammakarzinom, Spätergebnisse* 272, 273, 276, 326

contact thermography, technique, *Kontaktthermographie, Technik* 33

contraindication, postoperative irradiation, axilla, tumor ectomy, *Kontraindikation, postoperative Bestrahlung, Axilla, Tumorektomie* 259

contraindications, conventional radiotherapy, advanced breast cancer, *Kontraindikationen, konventionelle Strahlentherapie, fortgeschrittenes Mammakarzinom* 349

—, surgery, advanced breast cancer, *Kontraindikationen, Operation, fortgeschrittenes Mammakarzinom* 347

−, tumorectomy, *Kontraindikationen, Tumorektomie* 257, 258

−, −, irradiation, *Kontraindikationen, Tumorektomie, Strahlenbehandlung* 252

contrast medium, marking, structures suspicious for carcinoma, *Kontrastmittel, Markierung, karzinomverdächtige Strukturen* 59, 60

− −, paravasates, arm edema, lymphography, *Kontrastmittel-Austritte, Armödem, Lymphographie* 490

− −, −, intraductal carcinoma in situ, *Kontrastmittel-Austritte, intraduktales Carcinoma in situ* 130

control, complete, spatial, chest wall recurrence, *Heilung, vollständige, teilweise, Brustwandrezidiv* 433

conventional irradiation methods, postoperative radiotherapy, *konventionelle Bestrahlungsmethoden, postoperative Strahlenbehandlung* 382, 383

− radiotherapy, breast cancer, history, *konventionelle Strahlentherapie, Mammakarzinom, Geschichtliches* 301, 302

− −, recurrence, late results, *konventionelle Strahlenbehandlung, Rezidiv, Spätergebnisse* 423

Cooper's ligaments, microradiogram, *Cooper-Ligamente, Mikroradiogramm* 30

− −, specimen, *Cooper-Ligamente, Präparat* 73

− −, xeroradiogram, *Cooper-Ligamente, Xeroradiogramm* 74, 75

− schema, chemotherapy, breast cancer, *Cooper-Schema, Chemotherapie, Mammakarzinom* 599

coordinate system, calcifications, localization, *Koordinatensystem, Verkalkungen, Lokalisierung* 59, 60

corticosteroid therapy, male breast cancer, *Kortikosteroidbehandlung, männliches Mammakarzinom* 578

corticosteroids, pregnancy, *Kortikosteroide, Schwangerschaft* 512

cosmetic results, conventional radiotherapy, *kosmetische Ergebnisse, klassische Tiefentherapie* 301

− −, electron beam therapy, recurrent disease, treatment, *kosmetische Ergebnisse, Elektronentherapie, Rezidivbehandlung* 427, 428

− −, exploratory biopsy, *kosmetische Ergebnisse, Probeexzision* 58

− −, "extended tylectomy", *kosmetische Ergebnisse, „extended tylectomy"* 275

− −, radiosequelae, *kosmetische Ergebnisse, Folgeerscheinungen, Strahlenbehandlung* 322

− −, recurrence, before and after electron beam therapy, *kosmetische Ergebnisse, Rezidiv, vor und nach Elektronentherapie* 434

− −, secondary resection, telecobalt therapy, *kosmetische Ergebnisse, Nachresektion, Telekobalttherapie* 285

− −, tumor ectomy, *kosmetische Ergebnisse, Tumorektomie* 279, 285, 287

− −, −, radiotherapy, *kosmetische Ergebnisse, Tumorektomie, Strahlenbehandlung* 280

− −, − excision, postoperative radiotherapy, *kosmetische Ergebnisse, Tumorexzion, p.op. Strahlenbehandlung* 271, 272, 282, 283

^{60}Co teletherapy, inflammatory cancer, *^{60}Co-Teletherapie, inflammatorisches Karzinom* 443

− therapy, dose distribution, thoracic wall, *^{60}Co-Therapie, Dosisverteilung, Brustwand* 385

− −, mastectomy, *^{60}Co-Therapie, Mastektomie* 261

cranium, metastases, incidence, *Schädel, Metastasen, Häufigkeit* 354

− −, radiotherapy, *Schädel, Metastasen, Strahlenbehandlung* 359

cribriform intraductal carcinoma, mammogram, histology, *cribriformes, intraduktales Karzinom, Mammogramm, Histologie* 152, 153

cross wires, calcifications, localization, *Metallfadenkreuz, Verkalkungen, Lokalisierung* 59, 60

crystallography, calcifications, breast cancer, *Kristallographie, Verkalkungen, Mammakarzinom* 12

curative radiotherapy, additive treatments, *kurative Strahlenbehandlung, zusätzliche Maßnahmen* 334

− −, breast preserving, late results, *kurative Strahlenbehandlung, brusterhaltende, Spätergebnisse* 333, 334

− −, cosmetic results, *kurative Strahlenbehandlung, kosmetische Ergebnisse* 322, 323

− −, late results, five-, ten years, *kurative Strahlenbehandlung, Spätergebnisse, 5-, 10-Jahre* 326, 327

− −, metastases, *kurative Strahlenbehandlung, Metastasen* 354

− −, radiosequelae, *kurative Strahlenbehandlung, Folgeerscheinungen* 321, 322

− −, recurrence rates after ten years, *kurative Strahlenbehandlung, Rezidivquoten nach 10 Jahren* 331

− −, secondary surgery, results, *kurative Strahlenbehandlung, Sekundäroperationen, Ergebnisse* 331, 332

− −, special cases, *kurative Strahlenbehandlung, Spezialfälle* 318

− −, thermography before and after, *kurative Strahlenbehandlung, Thermographie vor und nach* 329

− −, total doses, breast cancer, *kurative Strahlenbehandlung, Gesamtdosen, Mammakarzinom* 310

− −, − −, supraclavicular fossa, *kurative Strahlenbehandlung, Gesamtdosen, Supraklavikulargrube* 314

− treatment, male breast cancer, *kurative Behandlung, männliches Mammakarzinom* 579

Curie Institute, Paris, late results, breast preserving radiotherapy, *Curie Institute, Paris, Spätergebnisse, brusterhaltende radikale Strahlentherapie* 333, 334

− −, − late results, radiotherapy, breast cancer, *Curie Institute, Paris, Spätergebnisse, Strahlenbehandlung, Mammakarzinom* 326, 327

cutaneous tests, immunologic reactions, radiotherapy, *Hautteste, Immunreaktionen, Strahlenbehandlung* 320

cyclophosphamide, therapy, advanced breast cancer, *Cyclophosphamid, Behandlung, fortgeschrittenes Mammakarzinom* 597

−, chemotherapy, recurrent breast disease, *Cyklophosphamid, Chemotherapie, Mammakarzinomrezidiv* 439

cyst, breast cancer of man, *Zyste, Brustkrebs beim Mann* 168

−, calcification, intraductal carcinoma in situ, *Zyste, Verkalkungen, intraduktales Carcinoma in situ* 130, 133

−, differential diagnosis, *Zyste, Differentialdiagnose* 136, 137

−, papillary, anatomy, galactography, *Zyste, papilläre, Anatomie, Galaktographie* 89, 90

−, −, pathology, *Zyste, papilläre, Pathologie* 88

cystic degeneration, galactophore ducts, histology, *zystische Degeneration, Milchgänge, Histologie* 107

− mastopathy, bilateral breast cancer, relations, *zystische Mastopathie, doppelseitiges Mammakarzinom, Beziehungen* 532

− −, EMI units, *zystische Mastopathie, EMI-Einheiten* 29

− −, pathology, *zystische Mastopathie, Pathologie* 102

cystosarcoma phylloides, definition, *Cystosarcoma phylloides, Definition* 547, 548

cystosarcoma phylloides, differential diagnosis, *Cystosarcoma phylloides, Differentialdiagnose* 555
– –, early stage, definition, *Cystosarcoma phylloides, Frühstadium, Definition* 60
– –, pathological anatomy, *Cystosarcoma phylloides, pathologische Anatomie* 82, 83, 86, 162
– –, stromasarcoma, *Cystosarcoma phylloides, Stromasarkom* 161
– –, thermogram, differential diagnosis, *Cystosarcoma phylloides, Thermogramm, Differentialdiagnose* 167
cysts, calcifications, differential diagnosis, *Zysten, Verkalkungen, Differentialdiagnose* 19
–, cystadenoma phylloides, pathologic anatomy, *Zysten, Cystadenoma phylloides, pathologische Anatomie* 83
–, differential diagnosis, *Zysten, Differentialdiagnose* 86
–, – biopsy, *Zysten, Differentialdiagnose, Biopsie* 168, 169
–, exploratory exstirpation, indication, *Zysten, PE, Indikationsstellung* 56
–, mastopathy, histogram, specimen, *Zysten, Mastopathie, Histogramm, Präparat* 109, 110
–, –, mammogram, *Zysten, Mastopathie, Mammogramm* 106, 107
–, papillomatosis, *Zysten, Papillomatose* 83
–, pneumocystography, *Zysten, Pneumozystographie* 106
–, puncture, cytology, *Zysten, Punktion, Zytologie* 48
–, –, results, *Zysten, Punktion, Ergebnisse* 25, 26
–, –, technique, *Zysten, Punktion, Technik* 49
–, thermogram, *Zysten, Thermogramm* 39, 40
cytologic findings, classification, criteria of malignancy, *zytologische Befunde, Klassifizierung, Malignitätskriterien* 51, 52
– –, histology, comparison, *zytologische Befunde, Histologie, Vergleich* 53
cytological findings, typical, *zytologische Befunde, typische* 50, 51
cytology, breast cancer, early diagnosis, *Zytologie, Mammakarzinom, Frühdiagnose* 2
–, differential diagnosis, *Zytologie, Differentialdiagnose* 168, 169
–, evaluation, cellular dignity, *Zytologie, Beurteilung, Zelldignität* 48
–, false positive, false negative findings, *Zytologie, falsch positive, falsch negative Befunde* 53
–, fibroadenoma, *Zytologie, Fibroadenom* 96
–, galactography, *Zytologie, Galaktographie* 24
–, intraductal carcinoma, *Zytologie, intraduktales Karzinom* 152, 153
–, lobular carcinoma, *Zytologie, lobuläres Karzinom* 128, 129
–, papillomatosis, galactophore ducts, *Zytologie, Papillomatose, Milchgänge* 89, 90
–, pretherapeutic diagnosis, *Zytologie, prätherapeutische Diagnostik* 258
–, technique, *Zytologie, Technik* 49
–, triple diagnosis, breast cancer, *Zytologie, Tripeldiagnostik, Mammakarzinom* 54
cytostatic drugs, chemistry, *Cytostatica, Chemie* 597
– –, treatment, combination with hormone therapy, *Cytostatica, Behandlung, Kombination mit Hormontherapie* 598–603
– –, –, indications, *Cytostatica, Behandlung, Indikationen* 599, 603
– –, –, male breast cancer, *Cytostatica, Behandlung, männliches Mammakarzinom* 578
– –, –, results, *Cytostatica, Behandlung, Ergebnisse* 597–611

definition, anatomical, biological inoperability, *Definition, anatomische, biologische Inoperabilität* 323, 324
–, benign dysplasia of parenchyma, *Definition, gutartige Parenchymdysplasie* 103
–, early carcinoma, *Definition, Frühkarzonom* 60
–, – stage, ductal carcinoma, *Definition, Frühstadium, duktales Karzinom* 253
–, – –, infiltrating carcinoma, *Definition, Frühstadium, infiltrierendes Karzinom* 254
–, "hot spot", thermogram, *Definition, „hot spot", Thermogramm* 43
–, lobular carcinoma, *Definition, lobuläres Karzinom* 533
–, mastopathy, *Definition, Mastopathie* 99
–, minimal cancer, *Definition, Minimal Cancer* 60
–, proliferating mastopathy, *Definition, proliferierende Mastopathie* 103
–, radical mastectomy, *Definition, radikale Mastektomie* 378
–, sarcoma of the breast, *Definition, Mammasarkom* 547
–, simple mastopathy, *Definition, einfache Mastopathie* 102
–, T, N, M categories, *Definition, T-, N-, M-Kategorien* 325
–, tumor ectomy, *Definition, Tumorektomie* 252
density, parenchyma, microradiogram, *Dichte, Drüsenkörper, Mikroradiogramm* 3
desmoplastic trichoepithelioma, differential diagnosis, *desmoplastisches Trichoepitheliom, Differentialdiagnose* 85
diagnosis, adenoscirrhus, *Diagnose, Adenoszirrhus* 138, 139
–, atypical proliferative mastopathy, *Diagnose, atypische, proliferierende Mastopathie* 105
–, bilateral breast cancer, *Diagnose, bilaterales Mammakarzinom* 531, 538
–, biopsy, accuracy, *Diagnose, Biopsie, Treffsicherheit* 53
–, bone metastases, *Diagnose, Knochenmetastasen* 354
–, brachial plexus, radiation damage, *Diagnose, Plexus brachialis, Strahlenschädigung* 480
–, breast cancer, calcifications, *Diagnose, Mammakarzinom, Verkalkungen* 17, 18
–, – – during pregnancy, *Diagnose, Mammakarzinom während der Schwangerschaft* 511, 515
–, – –, macroanatomy, *Diagnose, Mammakarzinom, Makroanatomie* 118
–, – –, mammogram, age, *Diagnose, Mammakarzinom, Mammogramm, Lebensalter* 76, 77
–, – –, retardation, *Diagnose, Mammakarzinom, Verschleppung* 21, 22
–, – –, screening program, *Diagnose, Mammakarzinom, Reihenuntersuchung* 78
–, – –, tetrade, *Diagnose, Mammakarzinom, Tetrade* 55
–, – –, TNM-classification, *Diagnose, Mammakarzinom, TNM-Einteilung* 116
–, calcifications, mammogram, *Diagnose, Verkalkungen, Mammogramm* 17, 18
–, cellular atypias, cytologic examination, *Diagnose, Zellatypien, zytologische Untersuchung* 53
–, hemangiosarcoma, *Diagnose, Hämangiosarkom* 555
–, inflammatory cancer, *Diagnose, inflammatorisches Karzinom* 441
–, internal mammary lymph nodes, recurrence, *Diagnose, Mammaria-interna-Lymphknoten, Rezidiv* 422
–, lobular carcinoma in situ, *Diagnose, lobuläres Carcinoma in situ* 130
–, male breast cancer, *Diagnose, männliches Mammakarzinom* 572

−, mastopathy, *Diagnose, Mastopathie* 114

−, recurrence, systematic follow up, *Diagnose, Rezidiv, systematische Nachuntersuchung* 328

−, rhabdomyosarcoma, *Diagnose, Rhabdomyosarkom* 554

−, serial section, biopsy, *Diagnose, Schnellschnitt, Biopsie* 53, 56

−, triple, breast cancer, *Diagnose, Tripel-, Mammakarzinom* 54

−, tumor, retromamillary region, *Diagnose, Tumor, Retromamillarraum* 8

diagnostic errors, clinical examination, senography, thermography, comparison, *Fehldiagnosen, klinische Untersuchung, Senographie, Thermographie, Vergleich* 330

− −, liposarcoma, *Fehldiagnosen, Liposarkom* 162

− −, lobular carcinoma in situ, *Fehldiagnosen, lobuläres Carcinoma in situ* 130

− −, mammography, *Fehldiagnosen, Mammographie* 2

− −, −, thermography, *Fehldiagnosen, Mammographie, Thermographie, Häufigkeit* 20, 21

− −, non diagnosed carcinoma, mammogram, causes, *Fehldiagnosen, übersehenes Karzinom, Mammogramm, Ursachen* 12

− −, recurrence, systematic follow up, *Fehldiagnosen, Rezidiv, systematische Nachuntersuchung* 328

diaphragma sellae, damage, radioactive pituitary implants, *Diaphragma sellae, Schädigung, radioaktive Hypophysenimplantate* 239

differential diagnosis, aberrant parenchyma, axilla, *Differentialdiagnose, aberrierendes Parenchym, Axilla* 156, 157

− −, abscess, *Differentialdiagnose, Abszeß* 136, 137

− −, adenocarcinoma, *Differentialdiagnose, Adenokarzinom* 135

− −, amyloid tumors, *Differentialdiagnose, Amyloidtumoren* 96, 97

− −, biopsy, cellular dignity, *Differentialdiagnose, Biopsie, Zelldignität* 48

− −, bone metastases, *Differentialdiagnose, Knochenmetastasen* 354

− −, − −, radiation damage, *Differentialdiagnose, Knochenmetastasen, Strahlenschädigung* 469

− −, brachial plexus, radiation damage, *Differentialdiagnose, Plexus brachialis, Strahlenschädigung* 480

− −, breast cancer of man, *Differentialdiagnose, Brustkrebs beim Mann* 167, 168

− −, calcifications, epithelial proliferation, *Differentialdiagnose, Verkalkungen, Epithelproliferation* 107

− −, "cold hole", thermogram, *Differentialdiagnose, „kaltes Loch", Thermogramm* 39, 40

− −, colloid carcinoma, *Differentialdiagnose, Gallertkarzinom* 147

− −, − −, mammogram, *Differentialdiagnose, Gallertkarzinom, Mammogramm* 11

− −, cyst, *Differentialdiagnose, Zyste* 136, 137

− −, cystosarcoma phylloides, *Differentialdiagnose, Cystosarcoma phylloides* 86, 555

− −, − −, thermogram, *Differentialdiagnose, Cystosarcoma phylloides, Thermogramm* 167

− −, diffuse carcinoma, *Differentialdiagnose, diffuses Karzinom* 159, 160

− −, − shadows, mammogram, *Differentialdiagnose, diffuse Verschattungen, Mammogramm* 11

− −, epithelial proliferations, galactography, *differentialdiagnose, Epithelproliferationen, Galaktographie* 24

− −, false positive findings, thermogram, *Differentialdiagnose, falsch-positive Befunde, Thermogramm* 46

− −, fibroadenoma, *Differentialdiagnose, Fibroadenom* 82, 136, 137

− −, fibrocystic mastopathy, *Differentialdiagnose, fibrozystische Mastopathie* 82, 147, 158

− −, fibroma, *Differentialdiagnose, Fibrom* 136, 137

− −, fibromatosis, *Differentialdiagnose, Fibromatose* 162

− −, fibrosarcoma, thermogram, *Differentialdiagnose, Fibrosarkom, Thermogramm* 161

− −, foreign body granuloma, *Differentialdiagnose, Fremdkörpergranulom* 135

− −, galactocele, *Differentialdiagnose, Galaktozele* 136, 137

− −, gynecomastia, *Differentialdiagnose, Gynäkomastie* 167, 168

− −, hemangioma, *Differentialdiagnose, Hämangiom* 136, 137

− −, hemangiosarcoma, *Differentialdiagnose, Hämangiosarkom* 555

− −, "hot" nipple, thermogram, *Differentialdiagnose, „heiße" Mammille, Thermogramm* 31, 38, 39, 41, 159, 160

− −, inflammatory cancer, *Differentialdiagnose, inflammatorisches Karzinom* 165, 441, 555

− −, − carcinoma, thermogram, *Differentialdiagnose, inflammatorisches Karzinom, Thermogramm* 161

− −, − reactions, thoracic wall, thermogram, *Differentialdiagnose, entzündliche Reaktionen, Brustwand, Thermogramm* 36

− −, liponecrosis microcystica, *Differentialdiagnose, Liponecrosis microcystica* 19

− −, lymphangiosis carcinomatosa, mammogram, *Differentialdiagnose, Lymphangiosis carcinomatosa, Mammogramm* 293

− −, lymphomas, axillary, *Differentialdiagnose, Lymphome, Axilla* 156, 157

− −, male breast cancer, *Differentialdiagnose, männliches Mammakarzinom* 572

− −, malignant lymphoma, *Differentialdiagnose, malignes Lymphom* 136, 137

− −, mammogram, follow up, *Differentialdiagnose, Mammogramm, Nachkontrolle* 290

− −, − −, shadows, *Differentialdiagnose, Mammogramm, Verschattungen* 11

− −, mastitis, *Differentialdiagnose, Mastitis* 441

− −, mastopathy, *Differentialdiagnose, Mastopathie* 82, 147

− −, metastases, breast, *Differentialdiagnose, Metastasen, Mamma* 136, 137

− −, microcalcifications, *Differentialdiagnose, Mikroverkalkungen* 13, 14, 18, 19

− −, − −, causes, *Differentialdiagnose, Mikroverkalkungen, Ursachen* 13

− −, myoblastoma, myothelioma, *Differentialdiagnose, Myoblastom, Myotheliom* 94

− −, neurofibroma, *Differentialdiagnose, Neurofibrom* 136, 137

− −, Paget's disease, *Differentialdiagnose, Morbus Paget* 84

− −, panniculitis nodularis, *Differentialdiagnose, Panniculitis nodularis* 19

− −, peau d'orange, *Differentialdiagnose, Peau d'orange* 283

− −, puncture cytology, mammogram, *Differentialdiagnose, Punktionszytologie, Mammogramm* 48

− −, rare benign lesions, *Differentialdiagnose, seltene gutartige Veränderungen* 85

differential diagnosis, recurrence, systematic follow up,
   *Differentialdiagnose, Rezidiv, systematische Nachunter-
   suchung* 328
– –, retromamillary region, tumor, *Differentialdiagnose,
   Retromamillarregion, Tumor* 8
– –, scar tissue after radiotherapy, mammogram, *Differentialdiagnose, Narbengewebe nach Strahlenbehandlung, Mammogramm* 292
– –, scirrhus, *Differentialdiagnose, Szirrhus* 86, 143
– –, –, mammogram, *Differentialdiagnose, Szirrhus,
   Mammogramm* 11, 143
– –, shadows, mammogram, *Differentialdiagnose, Verschattungen, Mammogramm* 11, 12
– –, silicon prosthesis, mammogram, *Differentialdiagnose, Silikonprothese, Mammogramm* 11
– –, skin edema, mammogramm, *Differentialdiagnose,
   Hautödem, Mammogramm* 293
– –, traumatic hematoma, *Differentialdiagnose, traumatisches Hämatom* 555
diffuse, bilateral breast carcinoma, mammogram, thermogram, *diffuses, doppelseitiges Mammakarzinom, Mammogramm, Thermogramm* 158
– carcinoma, differential diagnosis, *diffuses Karzinom,
   Differentialdiagnose* 159
direct lymphography, breast, technique, *direkte Lymphographie, Mamma, Technik* 61
distant metastases, advanced breast cancer, criteria of
   treatment, *Fernmetastasen, fortgeschrittenes Mammakarzinom, Behandlungskriterien* 347
– –, early carcinoma, late results, *Fernmetastasen, Frühkarzinom, Spätergebnisse* 204
– –, clinical staging, *Fernmetastasen, klinische Stadieneinteilung* 326
– –, criteria of operability, *Fernmetastasen, Operationskriterien* 323
– –, incidence, after different therapeutic methods,
   *Fernmetastasen, Häufigkeit, nach verschiedenen Behand-
   lungsmethoden* 407
– –, –, preoperative radiotherapy, *Fernmetastasen,
   Häufigkeit, präoperative Strahlenbehandlung* 215
– –, –, radical mastectomy, *Fernmetastasen, Häufigkeit,
   radikale Mastektomie* 272
– –, –, radical mastectomy, McWhirter's method, *Fernmetastasen, Häufigkeit, radikale Mastektomie,
   McWhirter-Bestrahlungstechnik* 197
– –, inflammatory cancer, *Fernmetastasen, inflammatorisches Karzinom* 441
– –, – recurrence of thoracic wall, *Fernmetastasen, entzündliches Brustwandrezidiv* 423
– –, local recurrence, relations, *Fernmetastasen, Lokalrezidiv, Beziehungen* 406
– –, recurrent breast cancer, late results, *Fernmetastasen, Mammakarzinom-Rezidiv, Spätergebnisse* 438
– –, risk, hormonal treatment, *Fernmetastasen, Risiko,
   Hormonbehandlung* 589
– –, TNM classification, *Fernmetastasen, TNM-Klassifizierung* 324
– –, tumorectomy, incidence, *Fernmetastasen, Tumorektomie, Häufigkeit* 270
documentation, thermography, *Dokumentation, Thermographie* 34
dose, arm edema, incidence, *Dosis, Armödem, Häufigkeit*
   485
–, curative radiotherapy, *Dosis, kurative Strahlenbehandlung* 306
–, early and late reactions, *Dosis, Früh- und Spätreaktionen* 458, 462

–, exsudative, proliferative pulmonary lesions, *Dosis, exsudative, proliferative Lungenveränderungen* 473
–, film, mammography, low dose system, *Dosis, Film,
   Mammographie, Low-Dose-System* 6, 7
–, – screen combination, mammography, *Dosis, Film-
   Folienkombination, Mammographie* 8
–, inflammatory cancer, *Dosis, inflammatorisches Karzinom* 442
–, interstitial therapy, *Dosis, interstitielle Therapie* 351
–, local recurrence, radiotherapy, *Dosis, Lokalrezidivbehandlung* 422, 424
–, maximal, thoracic wall, high energy radiotherapy, *Dosis, Maximum, Brustwand, Hochvoltbestrahlung* 386
–, necessary for completely sterilizing a tumor, tumor
   size, *Dosis, Tumorvernichtungs-, Tumorgröße* 303
–, necrose inducing, radiosurgery, *Dosis, Nekrose induzierende, Radiochirurgie* 241
–, palliative irradiation, *Dosis, Palliativbestrahlung* 337
–, radioactive, pituitary ablation, *Dosis, radioaktive, Hypophysenausschaltung* 239
–, radiosensibility, microscopic disseminations, *Dosis, Radiosensibilität, mikroskopische Streuherde* 303
–, radiotherapy, advanced breast cancer, *Dosis, Strahlenbehandlung, fortgeschrittenes Mammakarzinom* 349
–, –, axillary field, *Dosis, Strahlenbehandlung, Axillarfeld* 309
–, –, cerebral metastases, *Dosis, Strahlenbehandlung,
   Hirnmetastasen* 359
–, –, lymph nodes sterilization, *Dosis, Strahlenbehandlung, Lymphknotensterilisation* 330, 331
–, –, supraclavicular fossa, *Dosis, Strahlenbehandlung,
   Supraklavikulargrube* 313
–, residual tumor, radiotherapy, curative, *Dosis, Resttumor, Strahlenbehandlung, kurative* 309
–, tolerance-, bone, soft tissue, *Dosis, Toleranz-, Knochen,
   Weichteile* 467
–, tumorectomy, cosmetic results, *Dosis, Tumorektomie,
   kosmetische Ergebnisse* 283
– distribution, bilateral breast cancer, *Dosisverteilung,
   beiderseitiges Mammakarzinom* 541
– –, breast, electron-, photon radiation, *Dosisverteilung,
   Mamma, Elektronen-, Photonenstrahlung* 264, 266
– –, –, telecobalt therapy, *Dosisverteilung, Mamma, Telekobalttherapie* 269
– –, conventional radiotherapy, postoperative, *Dosisverteilung, konventionelle Strahlenbehandlung, postoperative* 382, 383
– –, electron beam therapy, thoracic wall, *Dosisverteilung, Elektronentherapie, Brustwand* 384
– –, photons, electrons, after mastectomy, *Dosisverteilung, Photonen, Elektronen, nach Mastektomie* 262,
   263
– effect relations, local recurrence, *Dosiseffektbeziehungen, Lokalrezidiv* 406
doses, additional, axilla, supraclavicular fossa, *Dosen, zusätzliche, Axilla, Supraklavikulargrube* 311
–, curative radiotherapy, supraclavicular fossa, *Dosen,
   kurative Strahlenbehandlung, Supraklavikulargrube*
   313
dosimetry, position of patient, radiotherapy, *Dosimetrie,
   Patientenlagerung, Strahlentherapie* 307
doubling time, bilateral breast cancer, *Verdopplungszeit,
   beiderseitiges Mammakarzinom* 533
drawing-pin phenomenon, skin, mammogram, *„Reißnagelphänomen", Haut, Mammogramm* 140, 141
ductal carcinoma, early stage, definition, *duktales Karzinom, Frühstadium, Definition* 60

− −, − −, tumor ectomy, *duktales Karzinom, Frühstadium, Tumorektomie* 253

− −, histology, *duktales Karzinom, Histologie* 119

− −, multicentric, prognosis, *duktales Karzinom, multizentrisches, Prognose* 168

− papilloma, galactography, histology, *duktales Papillom, Galaktographie, Histologie* 89, 90, 91

ductus lactiferi, anatomy, histology, *Milchgänge, Anatomie, Histologie* 69, 70

− −, bilateral breast cancer, *Milchgänge, bilaterales Mammakarzinom* 533

dye deposit, marking, biopsy, *Farbstoffdepot, Markierung, Biopsie* 60

dyschromia, skin, radiotherapy, *Verfärbung, Haut, Strahlenbehandlung* 321

dysplasia, definition: Mastopathy, *Dysplasie, Definition: Mastopathie* 99

early carcinoma, definition, radiography of specimen, *Frühkarzinom, Definition, Präparatradiographie* 60

− −, ten years results, *Frühkarzinom, 10-Jahresergebnisse* 204

− diagnosis, bilateral breast cancer, *Frühdiagnose, bilaterales Mammakarzinom* 531

− −, breast cancer, *Frühdiagnose, Mammakarzinom* 67

− −, − −, calcifications, *Frühdiagnose, Mammakarzinom, Verkalkungen* 12

− −, − −, problems, *Frühdiagnose, Mammakarzinom, Problematik* 1

− −, health education, public relations, *Frühdiagnose, Aufklärung, öffentliche Medien* 168

− −, infiltrating carcinoma, definition, *Frühdiagnose, infiltrierendes Ca, Definition* 1, 254

− −, mammography, incidence, *Frühdiagnose, Mammographie, Häufigkeit* 19, 20

− reactions, skin, radiotherapy, *Frühreaktionen, Haut, Strahlenbehandlung* 458

− stage, breast cancer, *Frühstadium, Mammakarzinom* 117, 118

− −, − −, definition, *Frühstadium, Mammakarzinom, Definition* 252, 253

− −, diagnosis, *Frühstadium, Diagnose* 1, 168

eastern cooperative oncology group, chemotherapy, breast cancer, *Eastern Cooperative Oncology Group, Chemotherapie, Mammakarzinom* 599

echography, male breast cancer, *Echographie, männliches Mammakarzinom* 572

edema, of the arm, incidence after radiotherapy, *Ödem, Arm, Häufigkeit nach Strahlenbehandlung* 259, 260, 262

−, parenchyma, mastopathy, *Ödem, Parenchym, Mastopathie* 100

−, TNM classification, *Ödem, TNM-Klassifizierung* 324

effectivity risk analysis, mammography, *Nutzen-Risiko-Analyse, Mammographie* 23

electron beam therapy, additional doses, *Elektronentherapie, zusätzliche Dosen* 308

− − −, − fields, axilla, *Elektronentherapie, zusätzliche Felder, Axilla* 309

− − −, − supraclavicular fossa, *Elektronentherapie, zusätzliche Felder, Supraklavikulargrube* 313

− − −, adenoid tubular carcinoma, mammogram, *Elektronentherapie, adenoid-tubuläres Karzinom, Mammogramm* 294, 295

− − −, advanced breast cancer, *Elektronentherapie, fortgeschrittenes Mammakarzinom* 349

− − −, axilla, supraclavicular fossa, *Elektronentherapie, Axilla, Supraklavikulargrube* 311, 312

− − −, bilateral breast cancer, *Elektronentherapie, beiderseitiges Mammakarzinom* 541

− − −, breast cancer, with skin involvement, *Elektronentherapie, Mammakarzinom, mit Hautbeteiligung* 319

− − −, −, dose distribution, *Elektronentherapie, Mamma, Dosisverteilung* 263

− − −, chest wall, recurrent disease, complete, partial control, *Elektronentherapie, Brustwandrezidiv, vollständige, teilweise Heilung* 433

− − −, complications, *Elektronentherapie, Komplikationen* 437

− − −, curative radiotherapy, techniques, *Elektronentherapie, kurative Strahlenbehandlung, Technik* 306, 309

− − −, local recurrences after radical mastectomy, *Elektronentherapie, Lokalrezidive nach radikaler Mastektomie* 200

− − −, metastases of choroidea, *Elektronentherapie, Aderhautmetastasen* 361

− − −, metastases of the orbita, *Elektronentherapie, Orbitametastasen* 360

− − −, palliative irradiation, *Elektronentherapie, Palliativbestrahlung* 337

− − −, postoperative radiotherapy, *Elektronentherapie, postoperative Strahlenbehandlung* 384

− − −, previously irradiated skin areas, *Elektronentherapie, früher bestrahlte Hautbezirke* 432

− − −, side effects, *Elektronentherapie, Nebenwirkungen* 279

− − −, skin metastases, *Elektronentherapie, Hautmetastasen* 362

− − −, − reactions, *Elektronentherapie, Hautreaktionen* 319, 320

− − −, technique, *Elektronentherapie, Technik* 205

− − −, teleangiectasias, *Elektronentherapie, Teleangiektasien* 281, 283

− − −, tissue tolerance, *Elektronentherapie, Gewebetoleranz* 436

− − −, treatment of recurrence, *Elektronentherapie, Rezidivbehandlung* 424, 425, 427, 429

− − −, tumorectomy, cosmetic results, *Elektronentherapie, Tumorektomie, kosmetische Ergebnisse* 283

− microscopy, calcifications, structure, *Elektronenmikroskopie, Verkalkungen, Struktur* 13, 14

electronic thermogram, classification of findings, *elektronisches Thermogramm, Einteilung der Befunde* 43, 44

− −, diffuse, bilateral breast cancer, *elektronisches Thermogramm, diffuses, doppelseitiges Mammakarzinom* 158

− −, follow up, *elektronisches Thermogramm, Kontrolluntersuchung* 166, 293

− −, inflammatory carcinoma, *elektronisches Thermogramm, inflammatorisches Karzinom* 155

− −, multiple skin metastases, *elektronisches Thermogramm, multiple Hautmetastasen* 166

− thermography, critical evaluation, *elektronische Thermographie, kritische Wertung* 63

− −, incidence, positive findings, *elektronische Thermographie, Häufigkeit, positive Befunde* 45, 46

− −, technique, *elektronische Thermographie*, Technik 33

endocrine surgery, advanced breast cancer, *endokrinologische Eingriffe, fortgeschrittenes Mammakarzinom* 237

− system, chemotherapy, surgical procedures, indications, *Endokrinium, Chemotherapie, chirurgische Eingriffe, Indikationen* 238 endocrinium, pituitary ablation, adrenalectomy, effects, *Endokrinium, Hypophysenausschaltung, Adrenalektomie, Folgen* 241, 242

Endoxan, chemotherapy, advanced breast cancer, *Endoxan, Chemotherapie, fortgeschrittenes Mammakarzinom* 597

end results, see late results, *Endergebnisse, siehe Spätergebnisse*

energy spectrum, x-ray tube, mammography, *Energiespektrum, Röntgenröhre, Mammographie* 3, 4

epithelial hyperplasia, bilateral, histologic development, *epitheliale Hyperplasie, bilaterale, histologische Entwicklung* 539

– proliferation, atypical, puncture cytology, *Epithelproliferation, atypische, Punktionszytologie* 49, 51

– –, bilateral breast cancer, *Epithelproliferation, doppelseitiges Mammakarzinom* 531

– –, galactophore ducts, calcifications, *Epithelproliferation, Milchgänge, Verkalkungen* 107

– –, histology, *Epithelproliferation, Histologie* 104, 105

– –, intraductal, galactogram, *Epithelproliferation, intraduktale, Galaktogramm* 112

– –, mastopathy – breast cancer, *Epithelproliferation, Mastopathie – Mammakarzinom* 105

– –, sekretory disease, plasma cellular mastitis, *Epithelproliferation, Secretory disease, Plasmozellmastitis* 112

– –, simple, proliferative mastopathy, *Epithelproliferation, einfache, proliferative Mastopathie* 102, 103

– proliferations, calcifications, differential diagnosis, *Epithelproliferationen, Verkalkungen, Differentialdiagnose* 13

– –, –, pathogenesis, *Epithelproliferationen, Verkalkungen, Pathogenese* 16

– –, galactography, explorative exstirpation, *Epithelproliferationen, Galaktographie, PE* 56

epitheliolysis, after radiotherapy, *Epitheliolyse, nach Strahlenbehandlung* 274, 282

epitheliosis, necrosis, calcification, *Epitheliose, Nekrose, Verkalkung* 119

epithelium, breast, histology, *Epithel, Mamma, Histologie* 69, 70

ER positive tumors, indication, ablative procedures, *ER-positive Tumoren, Indikationsstellung, ablative Verfahren* 243

erythema, skin reactions, radiotherapy, *Erythem, Hautreaktionen, Strahlenbehandlung* 319, 320

esophagus, radiation damage, *Speiseröhre, Strahlenschädigung* 460

estrogen metabolism, male breast cancer, *Östrogen-Haushalt, männliches Mammakarzinom* 566

– receptors, hormonal dependence, breast cancer, *Östrogenrezeptoren, Hormonabhängigkeit, Mammakarzinom* 590, 591

– therapy, male breast cancer, *Östrogen-Behandlung, männliches Mammakarzinom* 577

estrogens, cancer therapy, *Östrogene, Krebstherapie* 596

–, inflammatory cancer, *Östrogene, inflammatorisches Karzinom* 441

–, pregnancy, *Östrogene, Schwangerschaft* 512, 513

etiology, bilateral breast cancer, *Ätiologie, beiderseitiges Mammakarzinom* 544

–, male breast cancer, *Ätiologie, männliches Mammakarzinom* 566

examination methods, breast, *Untersuchungsmethoden, Mamma* 2–10

– –, critical evaluation, *Untersuchungsmethoden, kritische Wertung* 63, 64

exploratory biopsy, complications, *Probeexzision, Komplikationen* 58

– –, diagnostic indications, *Probeexzision, diagnostische Indikationen* 56

– –, results, *Probeexzision, Ergebnisse* 57

– –, therapeutic indications, *Probeexzision, therapeutische Indikationen* 57

exposure technique, mammography, *Einstelltechnik, Mammographie* 7, 8

extended tylectomy, cosmetic results, *erweiterte Tylektomie, kosmetische Ergebnisse* 275

– –, late results, survival times, *erweiterte Tylektomie, Spätergebnisse, Überlebenszeiten* 274, 275

– –, living quality, *erweiterte Tylektomie, Lebensqualität* 280

– –, side effects, *erweiterte Tylektomie, Nebenwirkungen* 279, 280

exudative epidermitis, radiotherapy, *exsudative Epidermitis, Strahlenbehandlung* 319, 320

exulcerating breast cancer, electron therapy, results, *exulzerierendes Mammakarzinom* 350

eyes, metastases, TNM classification, *Augen, Metastasen, TNM-Klassifizierung* 324

false positive, false negative findings, biopsy, *falsch positive, falsch negative Befunde, Biopsie* 48

– –, false negative findings, biopsy, benign tumors, *falsch positive, falsch negative Befunde, Biopsie, gutartige Tumoren* 53

– –, false negative findings, biopsy, breast cancer, *falsch positive, falsch negative Befunde, Biopsie, Mammakarzinom* 53

– –, false negative findings, breast cancer, mammogram, *falsch positive, falsch negative Befunde, Mammakarzinom, Mammogramm* 20, 21, 330

– –, false negative findings, breast cancer, thermogram, *falsch positive, falsch negative Befunde, Mammakarzinom, Thermogramm* 46

– –, false negative findings, serial sections, histology, *falsch positive, falsch negative Befunde, Schnellschnitthistologie* 57

fasciitis, pseudosarcomatous, *Fasciitis, pseudosarkomatöse* 85

fast electrons, radiotherapy, polymorphe carcinoma, *schnelle Elektronen, Strahlenbehandlung, polymorphes Karzinom* 148, 149

– –, see electron therapy, *schnelle Elektronen, siehe Elektronentherapie*

fatty tissue necrosis, differential diagnosis, mammogram, *Fettgewebsnekrose, Differentialdiagnose, Mammogramm* 11

fibroadenolipoma, mammogram, *Fibroadenolipom, Mammogramm* 88

fibroadenoma, age distribution, *Fibroadenom, Altersverteilung* 82

–, calcification, pathogenesis, *Fibroadenom, Verkalkung, Pathogenese* 16

–, calcifications, differentialdiagnosis, *Fibroadenom, Verkalkungen, Differentialdiagnose* 19

–, –, incidence, *Fibroadenom, Verkalkungen, Häufigkeit* 18

–, carcinoma in situ, *Fibroadenom, Carcinoma in situ* 81, 82

–, differential diagnosis, *Fibroadenom, Differentialdiagnose* 11, 136, 137

–, false positive diagnosis: True carcinoma, *Fibroadenom, falsch positive Diagnose: Karzinom* 53

—, in statu nascendi, *Fibroadenom, in statu nascendi* 101

—, mastopathy, mammogram, *Fibroadenom, Mastopathie, Mammogramm* 107

—, multicellular, *Fibroadenom, zellreiches* 82, 83

—, multilocular, mammogram, histology, *Fibroadenom, multilokuläres, Mammogramm, Histologie* 94, 95

—, osteosarcoma, histogenesis, *Fibroadenom, Osteosarkom, Histogenese* 561

—, pathologic anatomy, *Fibroadenom, pathologische Anatomie* 81, 91, 94, 101

—, puncture cytology, results, *Fibroadenom, Punktionszytologie, Ergebnisse* 49

—, radiation absorption, *Fibroadenom, Strahlenabsorption* 86, 91

—, thermogram, *Fibroadenom, Thermogramm* 39, 40, 98

fibroadenomatosis, histology, *Fibroadenomatose, Histologie* 101

fibrocystic mastopathy, diffuse, bilateral cancer, *fibrozystische Mastopathie, diffuses, doppelseitiges Karzinom* 158, 532

— —, follow up, mammogram, *fibrozystische Mastopathie, Verlaufsbeobachtung, Mammogramm* 108–110

— —, radiology, *fibrozystische Mastopathie, Radiologie* 106

fibrolipoma, pathologic anatomy, *Fibrolipom, pathologische Anatomie* 80, 86, 87

fibroliposarcoma, differential diagnosis, mammogram, *Fibroliposarkom, Differentialdiagnose, Mammogramm* 11

fibroma, differential diagnosis, *Fibrom, Differentialdiagnose* 136, 137

—, — —, cytology, *Fibrom, Differentialdiagnose, Zytologie* 169

—, mammogram, *Fibrom, Mammogramm* 87, 92

fibromatosis, differential diagnosis, *Fibromatose, Differentialdiagnose* 162

fibrosarcoma, breast, clinical symptoms, *Fibrosarkom, Mamma, Klinik* 549

—, —, incidence, *Fibrosarkom, Mamma, Häufigkeit* 548

—, differential diagnosis, thermogram, *Fibrosarkom, Differentialdiagnose, Thermogramm* 161

—, mammogram, *Fibrosarkom, Mammogramm* 165

—, radiation induced, *Fibrosarkom, strahleninduziertes* 467

fibrosis, adenosis, differential diagnosis, mammogram, *Fibrose, Adenose, Differentialdiagnose, Mammogramm* 11

—, breast parenchyma, after radiotherapy, *Fibrose, Mammaparenchym, nach Strahlenbehandlung* 279, 280, 286, 288

—, lung, radiation induced, *Fibrose, Lunge, strahlenbedingte* 473

—, lymph nodes, after irradiation, *Fibrose, Lymphknoten, nach Bestrahlung* 62

—, mastopathy, pathology, *Fibrose, Mastopathie, Pathologie* 100

—, parenchyma, mammogram, *Fibrose, Parenchym, Mammogramm* 109, 110

—, parenchymal, thermogram, *Fibrose, Parenchym-, Thermogramm* 47

—, periductal, adenoscirrhus, *Fibrose, periduktale, Adenoszirrhus* 139

—, —, calcifiactions, *Fibrose, periduktale, Verkalkungen* 147

—, mammogram, *Fibrose, periduktale, Mammogramm* 128

—, pulmonary, after electron beam therapy, *Fibrose, Lunge, nach Elektronentherapie* 437

—, —, — radiotherapy, *Fibrose, pulmonale, nach Strahlenbehandlung* 264

—, skin, radiation reactions, *Fibrose, Haut, Strahlenreaktionen* 458

film screen combination, radiation exposure, mammography, *Film-Folien-Kombination, Strahlenbelastung, Mammographie* 5, 6, 7

fistulae, differential diagnosis, mammogram, *Fistelbildungen, Differentialdiagnose, Mammogramm* 11

fluorouracil, chemotherapy, advanced breast cancer, *Fluorouracil, Chemotherapie, fortgeschrittenes Mammakarzinom* 597

—, —, breast cancer, recurrence, *Fluorouracil, Chemotherapie, Mammakarzinom, Rezidiv* 439

fluoxymesteron, cancer therapy, *Fluoxymesteron, Krebstherapie* 595

follow up, fibrocystic mastopathy, mammogram, *Verlaufsbeobachtung, fibrozystische Mastopathie, Mammogramm* 108–110

— —, hormonal therapy, *Überwachung, Hormontherapie* 595

— —, recurrent tumor, prognosis, *Nachuntersuchung, Tumorrezidiv, Prognose* 2

— —, systematic, combined, *Nachuntersuchung, systematische, kombinierte* 328–331

— — examinations, mammography, *Kontrolluntersuchungen, Mammographie* 287–296

foreign body, granuloma, differential diagnosis, *Fremdkörper, Granulom, Differentialdiagnose* 135

— — reactions, calcifications of parenchyma, *Fremdkörperreaktionen, Parenchymverkalkungen* 18

fracture, pathologic, radiation damage, *Fraktur, pathologische, Strahlenschädigung* 467, 469

—, —, treatment, *Fraktur, pathologische, Behandlung* 354

—, ribs, electron beam therapy, *Fraktur, Rippen, Elektronentherapie* 437

galactocele, differential diagnosis, *Galaktozele, Differentialdiagnose* 136, 137

galactogram, benign neoplasias, *Galaktogramm, gutartige Neoplasien* 86

—, ductal carcinoma, *Galaktogramm, duktales Karzinom* 144

—, fibroadenoma, *Galaktogramm, Fibroadenom* 87

—, intraductal carcinoma in situ, *Galaktogramm, intraduktales Carcinoma in situ* 130

—, malignancy, *Galaktogramm, maligne Entartung* 88, 90

—, papilloma, *Galaktogramm, Papillom* 89, 90

—, papillomatosis, *Galaktogramm, Papillomatose* 88

—, plasma cellular mastitis, *Galaktogramm, Plasmazellmastitis* 112

—, secretory disease, *Galaktogramm, Secretory disease* 112

galactography, cystic mastopathy, *Galaktographie, zystische Mastopathie* 107

—, diagnostic accuracy, *Galaktographie, diagnostische Treffsicherheit* 19, 20

—, explorative biopsy, indication, *Galaktographie, PE, Indikationsstellung* 56

—, indications, results, *Galaktographie, Indikationen, Ergebnisse* 24, 25

galactophore ducts, calcifications, differential diagnosis, *Milchgänge, Verkalkungen, Differentialdiagnose* 13

— —, —, mammogram, specimen, *Milchgänge, Verkalkungen, Mammogramm, Präparat* 133

— —, —, model, *Milchgänge, Verkalkungen, Modell* 17

galactophore ducts, calcifications, pathogenesis, *Milchgänge, Verkalkungen, Pathogenese* 16
– –, cancer, calcifications, differential diagnosis, *Milchgänge, Karzinom, Verkalkungen, Differentialdiagnose* 19
– –, carcinoma, histology, *Milchgänge, Karzinom, Histologie* 119
– –, –, man, *Milchgänge, Karzinom, Mann* 167
– –, –, thermogram, *Milchgänge, Karzinom, Thermogramm* 40
– –, –, tumorectomy, cosmetic results, *Milchgänge, Karzinom, Tumorektomie, kosmetisches Ergebnis* 286
– –, cystic degeneration, histology, *Milchgänge, zystische Degeneration, Histologie* 101
– –, diffuse tumors, classification, *Milchgänge, diffuse Tumoren, Einteilung* 133
– –, dilatation, malignancy criteria, mammogram, *Milchgänge, Erweiterung, Malignitätskriterien, Mammogramm* 10, 11, 12
– –, epithelial proliferations, calcifications, *Milchgänge, Epithelwucherungen, Verkalkungen* 107
– –, – –, galactography, *Milchgänge, Epithelwucherungen, Galaktographie* 112, 113
– –, galactography, cystic mastopathy, *Milchgänge, Galaktographie, zystische Mastopathie* 107
– –, "hot nipple", thermogram, *Milchgänge, „heiße Mamille", Thermogramm* 160
– –, intraductal carcinoma, *Milchgänge, intraduktales Karzinom* 152, 153
– –, macerated specimen, *Milchgänge, Mazerationspräparat* 70
– –, nipple retraction, adenoscirrhus, *Milchgänge, Einziehung der Brustwarze, Adenoszirrhus* 139
– –, non infiltrating carcinoma, mammogram, *Milchgänge, nicht infiltrierendes Karzinom, Mammogramm* 130, 133
– –, normal, puncture cytology, *Milchgänge, normale, Punktionszytologie* 50
– –, papilloma, papillomatosis, *Milchgänge, Papillom, Papillomatose* 83, 88, 89, 90
– –, radiation density, microradiogram, *Milchgänge, Strahlendichte, Mikroradiogramm* 3
– –, "secretory disease", *Milchgänge, „Secretory disease"* 147
gamma ray unit, pituitary ablation, *Gammabestrahlungsgerät, Hypophysenausschaltung* 240, 241
– rays, isodoses, after mastectomie, *Gammastrahlen, Isodosen, nach Mastektomie* 262
– –, postoperative radiotherapy, *Gammastrahlen, postoperative Strahlenbehandlung* 384
genetic disposition, bilateral breast cancer, *genetische Disposition, doppelseitiges Mammakarzinom* 532
geometric localization, structures suspicious for carcinoma, *geometrische Lokalisation, karzinomverdächtige Strukturen* 59, 60
gestagens, therapy, advanced breast cancer, *Gestagene, Therapie, fortgeschrittenes Mammakarzinom* 593, 595, 596
giant cell sarcoma, breast, radical mastectomy, *Riesenzellsarkom, Mamma, radikale Mastektomie* 561
– – tumor, pathologic anatomy, *Riesenzelltumor, pathologische Anatomie* 162
– fibroadenoma, differential diagnosis, mammogram, *Riesenfibroadenom, Differentialdiagnose, Mammogramm* 11
– –, multicellular, pathology, *Riesenfibroadenom, zellreiches, Pathologie* 82, 83

gradation curve, film, mammography, *Gradationskurve, Film, Mammographie* 6
"grading", histologic, tumor prognosis, *"Grading", histologisches, Tumorprognose* 124
granulomatosis, inflammatory, *Granulomatose, inflammatorisches Karzinom* 85
growing speed, primary tumor, metastases, *Wachstumsgeschwindigkeit, Primärtumor, Metastasen* 125
gynecomastia, differential diagnosis, *Gynäkomastie, Differentialdiagnose* 168
–, male breast cancer, *Gynäkomastie, männliches Mammakarzinom* 167, 566, 567

Halsted operation, history, technique, *Halsted-Operation, Geschichtliches, Technik* 451
– –, operable breast cancer, *Halsted-Operation, operables Mammakarzinom* 187
– –, telecobalt therapy, arm edema, *Halsted-Operation, Telekobalttherapie, Armödem* 490
hamartoma, breast, *Hamartom, Mamma* 85
–, radiation absorption, *Hamartom, Strahlenabsorption* 91
health education, early diagnosis, public relations, *Aufklärung, Frühdiagnose, öffentliche Medien* 168
heavy ion radiography, breast examination, *Großbeschleuniger, Brustuntersuchung* 31, 32
– particle, radiation, pituitary ablation, *schwere Partikel, Strahlung, Hypophysenausschaltung* 240, 241
hemangioma, differential diagnosis, *Hämangiom, Differentialdiagnose* 136, 137
–, – –, mammogram, *Hämangiom, Differentialdiagnose, Mammogramm* 11
–, pathologic anatomy, *Hämangiom, pathologische Anatomie* 90
hemangiomatosis, radiation absorption, *Hämangiomatose, Strahlenabsorption* 91
hemangiosarcoma, breast, incidence, clinical features, pathology, *Hämangiosarkom, Mamma, Häufigkeit, Klinik, Pathologie* 554, 555
hematological changes, radiotherapy, *hämatologische Veränderungen, Strahlenbehandlung* 320
hematoma, after exploratory biopsy, treatment, *Hämatom, nach PE, Behandlung* 58
–, traumatic, differential diagnosis, *Hämatom, traumatisches, Differentialdiagnose* 97, 136, 137, 555
hemorrhage, parenchyma, after biopsy, *Blutung, Parenchym, nach Biopsie* 55
hemorrhages, cystosarcoma phylloides, *Hämorrhagien, Cystosarcoma phylloides* 83
hepatic metastases, TNM classification, *Lebermetastasen, TNM-Klassifizierung* 324
heredity, bilateral breast cancer, *Vererbung, doppelseitiges Mammakarzinom* 531, 532
–, male breast cancer, *Erblichkeit, männliches Mammakarzinom* 568
high voltage therapy, as sole treatment, *Hochvolttherapie, als alleinige Behandlung* 302
– – –, inflammatory cancer, *Hochvolttherapie, inflammatorisches Karzinom* 442
– – –, late reactions, *Hochvolttherapie, Spätfolgen* 462
– – –, late reactions, treatment, *Hochvolttherapie, Spätfolgen, Behandlung* 497
– – –, local recurrence, results of treatment, *Hochvolttherapie, Lokalrezidiv, Behandlungsergebnisse* 423
– – –, mastectomy, results, *Hochvolttherapie, Mastektomie, Ergebnisse* 262, 264

– – –, metastases, technique, *Hochvolttherapie, Metastasen, Technik* 355

– – –, radiation induced pulmonary lesions, *Hochvolttherapie, strahlenbedingte Lungenveränderungen* 472, 473

– – –, recurrence, chest wall, technique, *Hochvolttherapie, Rezidiv, Brustwand, Technik* 431

– – –, skin ulcer, radiodermatitis, *Hochvolttherapie, Hautulkus, Radiodermatitis* 460

– – –, technique, *Hochvolttherapie, Technik* 205

hip joints, metastases, incidence, *Hüftgelenke, Metastasen, Häufigkeit* 354

histiocyte, typical cytologic findings, *Histiozyt, typische zytologische Befunde* 51

histiocytoma, malign, differential diagnosis, *Histiozytom, malignes, Differentialdiagnose* 162

histogenesis, osteosarcoma of the breast, *Histogenese, Osteosarkom der Mamma* 561

histologic controls, operation specimens, after radical radiotherapy, *histologische Kontrollen, Operationspräparate, nach radikaler Strahlenbehandlung* 331, 332

– grading, tumor prognosis, *histologisches Grading, Tumorprognose* 124

histological criteria, tumor ectomy, *histologische Kriterien, Tumorektomie* 252

histology, abnormal lesions of parenchyma, *Histologie, abnorme Parenchymveränderungen* 101

–, adenocarcinoma, *Histologie, Adenokarzinom* 122, 123

–, adenoma, *Histologie, Adenom* 83

–, bilateral breast cancer, *Histologie, beiderseitiges Mammakarzinom* 539

–, biopsy, cellular dignity, *Histologie, Biopsie, Zelldignität* 48

–, bioptic findings, false positive and negative results, *Histologie, bioptische Befunde, falsch positive und negative Ergebnisse* 53

–, breast cancer, *Histologie, Mammakarzinom* 119

–, – –, operation specimens, *Histologie, Mammakarzinom, Operationspräparate* 303

–, –, embryology, *Histologie, Mamma, Embryologie* 66

–, calcifications, pattern, *Histologie, Verkalkungen, Anordnung* 13

–, –, prognosis, breast cancer, *Histologie, Verkalkungen, Prognose, Mammakarzinom* 12

–, calcium deposits, intracellular, interstitial, *Histologie, Kalkablagerungen, Zellen, Interstitium* 17

–, cancer, contralateral breast, *Histologie, Karzinom, kontralaterale Mamma* 534

–, carcinoma in situ, *Histologie, Carcinoma in situ* 120, 121, 539

–, clinical staging, *Histologie, klinische Stadieneinteilung* 325

–, comedo carcinoma, *Histologie, Komedokarzinom* 119

–, contralateral breast cancer, *Histologie, kontralaterales Mammakarzinom* 124

–, ductal carcinoma, *Histologie, duktales Karzinom* 120, 121

–, – papilloma, *Histologie, duktales Papillom* 90, 91

–, exploratory biopsy, *Histologie, Probeexstirpation* 56

–, fibroadenoma, *Histologie, Fibroadenom* 93, 101

–, fibroadenomatosis, *Histologie, Fibroadenomatose* 101

–, fibrocystic mastopathy, specimen, *Histologie, fibrozystische Mastopathie, Präparat* 109, 110, 111

–, fibrosarcoma, *Histologie, Fibrosarkom* 161

–, fibrosis, parenchyma, *Histologie, Fibrose, Parenchym* 146

–, gelatineous carcinoma, *Histologia, Gallertkarzinom* 122, 123

–, grading, hormonal therapy, *Histologie, Malignitätsgrad, Hormontherapie* 592

–, inflammatory carcinoma, *Histologie, inflammatorisches Karzinom* 155

–, intraductal epithelial proliferation, *Histologie, intraduktale Epithelproliferation* 103, 104

–, – –, non infiltrating carcinoma, *Histologie, intraduktales, nicht infiltrierendes Karzinom* 120, 130, 152, 153, 539

–, invasive carcinoma, *Histologie, invasives Karzinom* 141, 539

–, – –, mammogram, *Histologie, invasives Karzinom, Mammogramm* 134

–, – lobular carcinoma, *Histologie, invasives lobuläres Karzinom* 120, 121

–, liposarcoma, *Histologie, Liposarkom* 532, 551

–, lobular carcinoma in situ, *Histologie, lobuläres Carcinoma in situ* 120, 121, 128, 129

–, male breast cancer, prognosis, *Histologie, männliches Mammakarzinom, Prognose* 581

–, malignancy, prognosis, *Histologie, Malignität, Prognose* 371

–, malignant lymphoma, *Histologie, malignes Lymphom* 558

–, mastopathy, *Histologie, Mastopathie* 101

–, medullary carcinoma, *Histologie, medulläres Karzinom* 122, 123

–, multilocular fibroadenoma, *Histologie, multilokuläres Fibroadenom* 94, 95

–, myosarcoma, *Histologie, Myosarkom* 552, 553

–, myothelioma, *Histologie, Myotheliom* 92

–, normal breast, *Histologie, normale Mamma* 68, 69, 70

–, Paget's disease, *Histologie, Morbus Paget* 120, 121

–, parenchyma, menopauseal, *Histologie, Parenchym, Menopause* 72

–, preoperative radiotherapy, *Histologie, präoperative Strahlenbehandlung* 227

–, proliferative mastopathy, *Histologie, proliferierende Mastopathie* 104, 105

–, – –, malignancy, *Histologie, proliferierende Mastopathie, Malignität* 103

–, residual carcinoma after tumor excision, *Histologie, Residual-Ca nach Tumorexzision* 254

–, sarcoma of the breast, *Histologie, Mammasarkom* 549

–, subclinical lymphadenopathy, incidence, *Histologie, subklinischer Lymphknotenbefall, Häufigkeit* 304, 305

–, szirrhus, *Histologie, Szirrhus* 122, 123

–, tumor classification, WHO, *Histologie, Tumorklassifizierung, WHO* 105

–, wedge resection, recurrence, suspicion of, *Histologie, Keilresektion, Rezidivverdacht* 329

history, conventional radiotherapy, *Geschichtliches, konventionelle Strahlentherapie* 301, 302

–, hormone therapy, *Geschichtliches, Hormontherapie* 589, 591

–, neurosurgical procedures, *Geschichtliches, neurochirurgische Behandlungsmethoden* 237

–, postoperative radiotherapy, *Geschichtliches, postoperative Strahlenbehandlung* 367

–, preoperative irradiation, *Geschichtliches, präoperative Strahlenbehandlung* 211

Hodgkin's disease, breast, pathology, *M. Hodgkin, Mamma, Pathologie* 163

– –, differential diagnosis, *Morbus Hodgkin, Differentialdiagnose* 159

Hodgkin's disease, differential diagnosis, mammogram,
   M. Hodgkin, Differentialdiagnose, Mammogramm 11
homolateral axillary lymph nodes, TNM classification, *ho-*
   molaterale Axillarlymphknoten, TNM-Klassifizierung
   324
hormonal dependence, breast cancer, *Hormonabhängigkeit,*
   Mammakarzinom 590
 — therapy, advanced breast cancer, *Hormontherapie, fort-*
   geschrittenes Mammakarzinom 349
 — —, allone, indications, *Hormontherapie, alleinige, Indi-*
   kationen 594
 — —, biochemical parameters, *Hormontherapie, biochemi-*
   sche Parameter 591, 592
 — —, complications, *Hormontherapie, Komplikationen*
   595, 596
 — —, curative radiotherapy, *Hormontherapie, kurative*
   Strahlenbehandlung 334
 — —, estrogen receptors, *Hormontherapie, Östrogenrezep-*
   toren 591, 592
 — —, follow up, duration, *Hormontherapie, Überwachung,*
   Dauer 595
 — —, history, *Hormontherapie, Geschichtliches* 589, 590
 — —, local recurrence, *Hormontherapie, Lokalrezidiv*
   592
 — —, male breast cancer, *Hormontherapie, männliches*
   Mammakarzinom 575, 577
 — —, metastases, *Hormontherapie, Metastasen* 354, 361
 — —, remission rates, *Hormontherapie, Remissionsraten*
   594
 — —, results, *Hormontherapie, Ergebnisse* 592
hormone dependent tumors, indications, *hormonabhängige*
   Tumoren, Indikationsstellungen 243
 — metabolism, adrenalectomy, *Hormonhaushalt, Adrenal-*
   ektomie 242
 — —, male breast cancer, *Hormonhaushalt, männliches*
   Mammakarzinom 566
 — —, pituitary ablation, *Hormonhaushalt, Hypophysen-*
   ausschaltung 241, 242
 — receptors, biochemistry, *Hormonrezeptoren, Biochemie*
   590, 591, 592
 — —, explorative biopsy, indication, *Hormonrezeptoren,*
   PE, Indikationsstellung 56
hospitalization duration, secondary surgery, after radical
   radiotherapy, *Krankenhaus-Aufenthaltsdauer, Sekundär-*
   operationen, nach radikaler Strahlenbehandlung 332
"hot" mamilla, occult carcinoma, *„heiße" Mamille, ok-*
   kultes Karzinom 150, 151
 — —, thermogram, differential diagnosis, *„heiße" Ma-*
   mille, Thermogramm, Differentialdiagnose 159, 160
"hot spot", radiotherapy, recurrent disease of chest wall,
   „hot spot", Strahlenbehandlung, Brustwandrezidiv 426
 — —, thermogram, definition, *„hot spot", Thermogramm,*
   Definition 42, 43
hot spots, dose distribution, breast, *hot spots, Dosisvertei-*
   lung, Mamma 263
"hot" tumors, prognosis, thermography, *„heiße" Tumo-*
   ren, Prognose, Thermographie 36
humerus, head, radiation damage, *Oberarm, Kopf, Strah-*
   lenschädigung 470, 471
hyperparathyroidism, calcifications of parenchyma, *Hy-*
   perparathyreoidismus, Parenchymverkalkungen 17
hyperplasia, epithelial, histologic, development, *Hyperpla-*
   sie, Epithel, histologische Entwicklung 539
 —, lobular, pathology, *Hyperplasie, lobuläre, Pathologie*
   100
 —, mastopathy, mammogram, *Hyperplasie, Mastopathie,*
   Mammogramm 107

hypersensibility, skin, radiotherapy, *Hypersensibilität,*
   Haut, Strahlenbehandlung 320
hyperthermia, after radiotherapy, *Hyperthermie, nach*
   Strahlenbehandlung 293
 —, areola, occult carcinoma, *Hyperthermie, Warzenhof,*
   okkultes Karzinom 150, 151
 —, diffuse, vascular pattern, *Hyperthermie, diffuse, Gefäß-*
   muster 42, 43
 —, inoperable breast cancer, radiotherapy, *Hyperthermie,*
   inoperables Mammakarzinom, Strahlenbehandlung 296
 —, perimamillar, thermogram, *Hyperthermie, perimamil-*
   läre, Thermogramm 39
 —, tumor angiogenesis factor (TAF), *Hyperthermie, Tu-*
   mor-Angiogenese-Faktor (TAF) 35, 36
hyperthermic vessels, diffuse, bilateral breast cancer, *hy-*
   pertherme Gefäße, diffuses, doppelseitiges Mammakarzi-
   nom 158
 — —, inflammatory cancer, *hypertherme Gefäße, inflam-*
   matorisches Karzinom 155
 — —, malign lymphoma, *hypertherme Gefäße, malignes*
   Lymphom 167
 — —, plasma cellular mastitis, *hypertherme Gefäße, Plas-*
   mazellmastitis 113
 — —, thermogram, *hypertherme Gefäße, Thermogramm*
   160
hyperthyreosis, radiodermatitis, late effects, *Hyperthy-*
   reose, Radiodermatitis, Spätreaktionen 462
hypophysectomy, additional hormone therapy, *Hypophys-*
   ektomie, zusätzliche Hormontherapie 593
 —, indication, *Hypophysektomie, Indikationsstellung* 237
 —, male breast cancer, *Hypophysektomie, männliches*
   Mammakarzinom 576
 —, technique, *Hypophysektomie, Technik* 238
hysterectomy, castration, radical radiotherapy, *Hysterek-*
   tomie, Kastration, radikale Strahlenbehandlung 334

immediate cutaneous reactions, after radiotherapy, *unmit-*
   telbare Hautreaktionen, nach Strahlenbehandlung 319,
   320
immunologic reaction, pre-, postoperative radiotherapy,
   immunologische Reaktion, prä-, postoperative Strahlen-
   behandlung 456
immunological reactions, radiotherapy, *immunologische*
   Reaktionen, Strahlenbehandlung 320
immunotherapy, breast cancer, *Immuntherapie, Mamma-*
   karzinom 590
implantation, ^{192}Iridium, advanced breast cancer, *Implan-*
   tation, ^{192}Iridium, fortgeschrittenes Mammakarzinom
   351
implant technique, pituitary gland, *Implantationstechnik,*
   Hypophyse 237, 238, 239
inactivity atrophy, radiation damage, *Inaktivitätsatrophie,*
   Strahlenschädigung 467
incidence, advanced breast cancer, *Häufigkeit, fortgeschrit-*
   tenes Mammakarzinom 347
 —, amyloid tumor, *Häufigkeit, Amyloidtumor* 81
 —, arm edema, after radiotherapy, *Häufigkeit, Armödem,*
   nach Strahlenbehandlung 259, 260, 262
 —, — —, partial lymphonodectomy, *Häufigkeit,*
   Armödem, partielle Lymphonodektomie 280
 —, atypical epitheliosis, *Häufigkeit, atypische Epitheliosis*
   105
 —, benign neoplasias, *Häufigkeit, gutartige Neoplasien* 86
 —, bilateral breast cancer, *Häufigkeit, doppelseitiges Mam-*
   makarzinom 534, 535, 536
 —, bone metastases, *Häufigkeit, Knochenmetastasen* 354

—, breast cancer, biopsy, *Häufigkeit, Mammakarzinom, Biopsie* 115

—, — —, childhood, *Häufigkeit, Mammakarzinom, Kindesalter* 67

—, — — of man, *Häufigkeit, Brustkrebs beim Mann* 167

—, — —, pregnancy, lactation, *Häufigkeit, Schwangerschaft, Laktation* 511

—, — —, screening program, *Häufigkeit, Reihenuntersuchungen* 78

—, calcifications, renal insufficiency, *Häufigkeit, Verkalkungen, Niereninsuffizienz* 17

—, calcium deposits, cellular, interstitial, *Häufigkeit, Kalkablagerungen, Zellen, Interstitium* 17

—, cancer diagnosis, exploratory biopsy, serial sections, *Häufigkeit, Karzinomdiagnose, PE, Schnellschnittuntersuchung* 57

—, — —, palpable, non palpable lesions, *Häufigkeit, Karzinomdiagnose, tastbare, nicht tastbare Veränderungen* 56, 57

—, carcinoma, galactography, *Häufigkeit, Karzinom, Galaktographie* 25

—, cellular atypia, mastopathy, *Häufigkeit, Zellatypie, Mastopathie* 103

—, choroidal metastases, *Häufigkeit, Aderhautmetastasen* 361

—, complications after radiotherapy, *Häufigkeit, Komplikationen nach Strahlentherapie* 201, 202, 460

—, diagnosis, breast cancer, *Häufigkeit, Diagnose, Mammakarzinom* 168

—, distant metastases, after different therapeutic methods, *Häufigkeit, Fernmetastasen, nach verschiedenen Behandlungsmethoden* 407, 408

—, — —, early carcinoma, *Häufigkeit, Fernmetastasen, Frühkarzinom* 204

—, — —, surgery, radiotherapy, late results, *Häufigkeit, Fernmetastasen, Operation, Strahlenbehandlung, Spätergebnisse* 195, 198

—, — —, tumorectomy, *Häufigkeit, Fernmetastasen, Tumorektomie* 270

—, estrogen receptors, *Häufigkeit, Östrogenrezeptoren* 591

—, false negative, false positive findings, puncture cytology, *Häufigkeit, falsch negative, falsch positive Befunde, Punktionszytologie* 53

—, fibroadenoma, *Häufigkeit, Fibroadenom* 81

—, fibrosarcoma, breast, *Häufigkeit, Fibrosarkom, Mamma* 548

—, hemangioma, *Häufigkeit, Hämangiom* 80

—, hemangiosarcoma of the breast, *Häufigkeit, Hämangiosarkom der Mamma* 554

—, histologic type, invasive carcinoma, *Häufigkeit, histologischer Typ, invasives Karzinom* 121

—, intraductal carcinoma, *Häufigkeit, intraduktales Karzinom* 253

—, liposarcoma of the breast, *Häufigkeit, Liposarkom der Mamma* 551

—, local recurrence, *Häufigkeit, Lokalrezidiv* 399, 400

—, — —, preoperative radiotherapy, *Häufigkeit, präoperative Strahlenbehandlung* 215

—, — — rates, after radical mastectomy 421, 422

—, — —, size of primary tumor, *Häufigkeit, Lokalrezidiv, Größe des Primärtumors* 422

—, — —, surgery, radiotherapy, *Häufigkeit, Lokalrezidiv, Operation, Strahlenbehandlung* 197, 198

—, — recurrences, early carcinoma, *Häufigkeit, Lokalrezidive, Frühkarzinom* 204

—, — —, tumorectomy, *Häufigkeit, Lokalrezidive, Tumorektomie* 270

—, lymphangioma, *Häufigkeit, Lymphangiom* 80

—, male breast cancer, *Häufigkeit, männliches Mammakarzinom* 565

—, malignancy criteria, carcinoma, mammogram, *Häufigkeit, Malignitätsmerkmale, Ca, Mammogramm* 10

—, malignant lymphoma of the breast, *Häufigkeit, malignes Lymphom der Mamma* 557

—, mastopathy, *Häufigkeit, Mastopathie* 99, 100

—, metastases, early carcinoma, *Häufigkeit, Metastasen, Frühkarzinom* 204

—, —, tumor diameter, *Häufigkeit, Metastasen, Tumordurchmesser* 263

—, microcalcifications, staging, *Häufigkeit, Mikroverkalkungen, Stadieneinteilung* 17, 18, 19

—, micro-, macrocellular carcinoma, *Häufigkeit, klein-, großzelliges Karzinom* 52

—, mitoses, cytologic tumor grading, *Häufigkeit, Mitosen, zytologisches „Tumorgrading"* 52

—, multifocal cancers, mastectomy, *Häufigkeit, multifokale Krebsherde, Mastektomie* 303

—, myosarcoma of the breast, *Häufigkeit, Myosarkom der Mamma* 553

—, papilloma, papillomatosis, *Häufigkeit, Papillom, Papillomatose* 83

—, positive thermogram, negative mammogram, *Häufigkeit, positives Thermogramm, negatives Mammogramm* 45, 46

—, postoperative arm edema, *Häufigkeit, postoperatives Armödem* 484

—, pulmonary lesions, radiosequelae, *Häufigkeit, Lungenveränderungen, nach Strahlenbehandlung* 322

—, radiation fibrosis, pneumonitis, rib fractures, after electron beam therapy, *Häufigkeit, Strahlenfibrose, Pneumonie, Rippenfrakturen, nach Elektronentherapie* 437

—, — induced rib damage, *Häufigkeit, radiogene Rippenschädigung* 470

—, radiosequelae, *Häufigkeit, Folgeerscheinungen, Strahlenbehandlung* 322

—, residual carcinoma, after tumor excision, *Häufigkeit, Residual-Karzinom nach Tumorexzision* 254, 255

—, rhabdomyosarcoma, breast, *Häufigkeit, Rhabdomyosarkom, Mamma* 549

—, secondary tumors, contralateral breast, *Häufigkeit, Sekundartumoren, kontralaterale Mamma* 330

—, subclinical lymphadenopathy, *Häufigkeit, subklinischer Lymphknotenbefall* 304, 305

—, — tumor foci, operation specimen, *Häufigkeit, subklinische Krebsherde, Operationspräparat* 303

—, thermography, findings, breast cancer, *Häufigkeit, Thermographiebefunde, Mammakarzinom* 44

—, tumor sterilization, radiation dose, *Häufigkeit, Tumorvernichtung, Strahlendosis* 304

indication, adrenalectomy, *Indikationsstellung, Adrenalektomie* 243

—, bilateral biopsy, *Indikationsstellung, bilaterale Biopsie* 539

—, biopsy, cytology, *Indikationsstellung, Biopsie, Zytologie* 47

—, —, thermogram, *Indikationsstellung, Biopsie, Thermogramm* 41

—, castration, *Indikationsstellung, Kastration* 243

—, chemotherapy, surgical manipulations on endocrine system, *Indikationsstellung, Chemotherapie, chirurgische Eingriffe am Endokrinium* 238 indication, combined treatment, advanced breast cancer, *Indikationsstellung, kombinierte Behandlung, fortge- schrittenes Mammakarzinom* 347

–, control mammography, *Indikationsstellung, Kontroll- mammographie* 168

–, exploratory exstirpation, *Indikationsstellung, Probeex- stirpation* 56, 57

–, extended tylectomy, *Indikationsstellung, erweiterte Tyl- ektomie* 275

–, galactography, *Indikationsstellung, Galaktographie* 24, 25

–, hormonal therapy, *Indikationsstellung, Hormonthera- pie* 591, 592, 593

–, hormone therapy as sole treatment, *Indikationsstellung, alleinige Hormontherapie* 594

–, hypophysectomy, *Indikationsstellung, Hypophysekto- mie* 237

–, intraoperative serial sections, *Indikationsstellung, in- traoperative Schnellschnittuntersuchung* 56, 169

–, thermography, *Indikationsstellung, Thermographie* 34, 37, 41

–, lymphography, scintigraphy of lymphatic pathways, *Indikationsstellung, Lymphographie, Lymphszintigra- phie* 61, 62

–, lymphonodectomy, *Indikationsstellung, Lymphonodek- tomie* 261, 296

–, mammography, age, *Indikationsstellung, Mammogra- phie, Lebensalter* 67

–, –, cytology, *Indikationsstellung, Mammographie, Zyto- logie* 1, 169

–, partial-, radical mastectomy, *Indikationsstellung, par- tielle, radikale Mastektomie* 255

–, pituitary ablation, *Indikationsstellung, Hypophysenaus- schaltung* 238, 240

–, postoperative radiotherapy, *Indikationsstellung, post- operative Strahlenbehandlung* 411, 413

–, preoperative radiotherapy, *Indikationsstellung, präope- rative Strahlenbehandlung* 213, 214

–, prophylactic hormone therapy, *Indikationsstellung, pro- phylaktische Hormontherapie* 594

–, – mastectomy, *Indikationsstellung, prophylaktische Mastektomie* 541

–, puncture cytology, *Indikationsstellung, Punktionszytolo- gie* 53

–, quadrant resection, *Indikationsstellung, Quadrantenre- sektion* 296

–, radiocastration, *Indikationsstellung, Radiokastration* 363

–, radiotherapy, internal mammary chain, *Indikationsstel- lung, Strahlenbehandlung, Mammaria-interna-Lymph- knotenkette* 314

–, –, liposarcoma, *Indikationsstellung, Strahlenbehand- lung, Liposarkom* 552

–, –, metastases, *Indikationsstellung, Strahlenbehandlung, Metastasen* 354, 359

–, –, thoracic wall, *Indikationsstellung, Strahlenbehand- lung, Thoraxwand* 411

–, secondary surgery, after radical radiotherapy, *Indika- tionsstellung, Sekundäreingriffe, nach radikaler Strah- lenbehandlung* 332, 333

–, simple mastectomy, *Indikationsstellung, einfache Mast- ektomie* 347

–, surgery, solitary cerebral metastases, *Indikationsstel- lung, Operation, solitäre Hirnmetastasen* 359

–, tumorectomy, radiotherapy, *Indikationsstellung, Tumorektomie, Strahlenbehandlung* 252, 253, 260, 278

–, –, –, invasive carcinoma, *Indikationsstellung, Tumor- ektomie, Strahlenbehandlung, invasives Karzinom* 296

–, tumor excision, carcinoma in situ, *Indikationsstellung, Tumorexzision, Carcinoma in situ* 254

–, xeroradiography, *Indikationsstellung, Xeroradiogra- phie* 26

indications, high voltage therapy, treatment of recurrent disease, *Indikationen, Hochvolttherapie, Rezidivbehand- lung* 424

–, radical mastectomy, irradiation, *Indikationsstellungen, radikale Mastektomie, Strahlenbehandlung* 187, 189

indirect lymphography, breast, technique, *indirekte Lym- phographie, Mamma, Technik* 61, 62

infiltrating carcinoma, bilateral, *infiltrierendes Karzinom, doppelseitiges* 533

– –, clinical staging, *infiltrierendes Karzinom, klinische Stadieneinteilung* 326

– –, radiologic morphology, *infiltrierendes Karzinom, röntgenologische Morphologie* 131–144

– lobular carcinoma, risk of malignancy, *infiltrierendes lobuläres Karzinom, Malignitätsrisiko* 130

infiltration, diffuse, inflammatory carcinoma, *Infiltration, diffuse, entzündliches Karzinom* 147

–, mammogram, clinical follow up, *Infiltration, Mammo- gramm, klinische Nachkontrolle* 290

inflammation, differential diagnosis, mammogram, *Ent- zündung, Differentialdiagnose, Mammogramm* 11

inflammations, pathologic anatomy, *Entzündungen, patho- logische Anatomie* 85

inflammatory breast cancer, operability, *entzündliches Mammakarzinom, Operabilität* 323

– carcinoma, biopsy, differential diagnosis, *inflammatori- sches Karzinom, Biopsie, Differentialdiagnose* 48

– –, clinical symptoms, *inflammatorisches Karzinom, Klinik* 441–447

– –, differential diagnosis, *inflammatorisches Karzinom, Differentialdiagnose* 165, 555

– –, infiltration, lymphatic vessels, *inflammatorisches Karzinom, Infiltration, Lymphgefäße* 147

– –, intramammary metastases, *inflammatorisches Karzi- nom, intramammäre Metastasen* 161

– –, mammogram, *inflammatorisches Karzinom, Mam- mogram* 136

– –, radiotherapy, *inflammatorisches Karzinom, Strah- lenbehandlung* 154, 155, 338

– –, TNM classification, *inflammatorisches Karzinom, TNM-Klassifizierung* 324

– lesions, breast, childhood, *entzündliche Veränderungen, Mamma, Kindheit* 67

– –, false positive diagnosis: True carcinoma, *entzünd- liche Veränderungen, falsche-positive Diagnose: Karzi- nom* 53

– recurrence, clinical symptoms, *entzündliches Rezidiv, Klinik* 423

informative value, biopsy, mammography, thermography, *Informationswert, Biopsie, Mammographie, Thermogra- phie* 63, 64

infraclavicular lymph nodes, irradiation fields, *infraklavi- kuläre Lymphknoten, Bestrahlungsfelder* 388

– – –, lymphography, arm edema, *infraklavikuläre Lymphknoten, Lymphographie, Armödem* 493

– – –, normal anatomy, *infraklavikuläre Lymphkno- ten* 451

– – –, radical mastectomy, *infraklavikuläre Lymphkno- ten, radikale Mastektomie* 189

– – –, TNM classification, *infraklavikuläre Lymphkno- ten, TNM-Klassifizierung* 324

infrared thermography, anatomical, biological inoperability, definitions, *Infrarot-Thermographie, anatomische, biologische Inoperabilität, Definitionen* 324
– before and after curative radiotherapy, *Infrarot-Thermographie, vor und nach kurativer Strahlenbehandlung* 329
– false negative, false positive results, *Infrarot Thermographie, falsch negative, falsch positive Ergebnisse* 330
– –, systematic combined follow up, *Infrarot, Thermographie, systematische, kombinierte Nachuntersuchung* 328
inoperability, breast cancer, definition, *Inoperabilität, Mammakarzinom, Definition* 324
inoperable breast cancer, clinical staging, *inoperables Mammakarzinom, klinische Stadieneinteilung* 326
– – –, combined treatment, *inoperables Mammakarzinom, Kombinationsbehandlung* 347
– – –, electron beam therapy, *inoperables Mammakarzinom, Elektronentherapie* 433
– – –, external irradiation as sole mode of treatment, *inoperables Mammakarzinom, percutane Bestrahlung als alleinige Behandlungsmaßnahme* 301
– – –, hyperthermia after radiotherapy, *inoperables Mammakarzinom, Hyperthermie nach Strahlenbehandlung* 296
– – –, irradiation techniques, *inoperables Mammakarzinom, Bestrahlungstechnik* 350
– – –, palliativ irradiation, *inoperables Mammakarzinom, Palliativbestrahlung* 337
– – –, radiotherapy, results, *inoperables Mammakarzinom, Strahlentherapie, Ergebnisse* 190
– – –, –, technique, *inoperables Mammakarzinom, Strahlentherapie, Technik* 263
inspection, breast, follow up, *Inspektion, Mamma, Nachkontrolle* 290
intercostal lymph nodes, metastases, megavoltage irradiation, *Interkostallymphknoten, Metastasen, Hochvoltbestrahlung* 190
– muscles, infiltration, TNM classification, *Interkostalmuskeln, Infiltration, TNM-Klassifizierung* 324
internal mammary lymph nodes, curative radiotherapy, indication, *Mammaria-interna-Lymphknoten, kurative Strahlenbehandlung, Indikationsstellung* 314
– – – –, electron beam therapy, dose distribution, *Mammaria-interna, Lymphknoten, Elektronenbestrahlung, Dosisverteilung* 263
– – – –, extended radical mastectomy, recurrence, *Mammaria-interna-Lymphknoten, erweiterte radikale Mastektomie, Rezidiv* 422
– – – –, inflammatory cancer, *Mammaria-interna-Lymphknoten, inflammatorisches Karzinom* 442
– – – –, irradiation with curative doses, technique, *Mammaria-interna-Lymphknoten, Bestrahlung mit kurativen Dosen, Technik* 306
– – – –, megavoltage photon therapy, technique, *Mammaria-interna-Lymphknoten, Megavolttherapie, Technik* 431
– – – –, metastases, bilateral breast cancer, *Mammaria-interna-Lymphknoten, Metastasen, beiderseitiges Mammakarzinom* 534
– – – –, primary tumor, metastases, localization, *Mammaria-interna-Lymphknoten, Primärtumor, Metastasen, Lokalisation* 422
– – – –, radical surgery, indication, *Mammaria-interna-Lymphknoten, Radikaloperation, Indikationsstellung* 189

– – – –, radiosensibility, *Mammaria-interna-Lymphknoten, Radiosensibilität* 305
– – – –, radiotherapy according to McWhriter, *Mammaria-interna-Lymphknoten, Strahlenbehandlung nach McWhriter* 192
– – – –, radiotherapy, advanced breast cancer, *Mammaria-interna-Lymphknoten, Strahlenbehandlung, fortgeschrittenes Mammakarzinom* 349
– – – –, radiotherapy, technique, *Mammaria-interna-Lymphknoten, Strahlenbehandlung, Technik* 204, 205
– – – –, recurrence, electron beam therapy, late result, *Mammaria-interna-Lymphknoten, Rezidiv, Elektronentherapie, Spätergebnis* 437
– – – –, regional recurrence, clinical symptoms, *Mammaria-interna-Lymphknoten, regionäres Rezidiv, Klinik* 424
– – – –, sterilization rate, radiotherapy, *Mammaria-interna-Lymphknoten-Sterilisationsrate, Strahlenbehandlung* 330, 331
– – – –, thermographic follow up, *Mammaria-interna-Lymphknoten, thermographische Überwachung* 36
– – – –, TNM classification, *Mammaria-interna-Lymphknoten, TNM-Klassifizierung* 324, 374, 375
– – – –, tumor localization, prognosis, *Mammaria-interna-Lymphknoten, Tumorlokalisation, Prognose* 369
interstitial calcifications, renal insufficiency, *interstielle Verkalkungen, Niereninsuffizienz* 17
– implantation, radium needles, breast cancer, *interstielle Implantation, Radiumnadeln, Mammakarzinom* 308
– irradiation, complications, *interstitielle Bestrahlung, Komplikationen* 201, 202
– therapy, advanced breast cancer, *interstitielle Therapie, fortgeschrittenes Mammakarzinom* 351
interval, bilateral breast cancer, *Intervall, bilaterales Mammakarzinom* 543
–, local recurrence, after radical surgery, *Intervall, Lokalrezidiv, nach radikalen Operationen* 402
–, radiation induced tumors, *Intervall, strahleninduzierte Tumoren* 467
intervals, systematic combined follow up, *Intervalle, systematische, kombinierte Nachuntersuchungen* 328
intracerebral metastases, radiotherapy, *intrazerebrale, Metastasen, Strahlenbehandlung* 359
intracystic papilloma, differential diagnosis, mammogram, *intrazystisches Papillom, Differentialdiagnose, Mammogramm* 11
intraductal calcifications, structure, electron microscopy, *intraduktale Verkalkungen, Struktur, Elektronenmikroskopie* 14, 15
– carcinoma, age, *intraduktales Karzinom, Lebensalter* 536
– –, bilateral, histology, *intraduktales Karzinom, doppelseitiges Histologie* 534, 539, 540
– –, calcifications, chemistry, *intraduktales Karzinom, Verkalkungen, Chemie* 12
– –, –, pathogenesis, *intraduktales Karzinom, Verkalkungen, Pathogenese* 16
– –, classification, *intraduktales Karzinom, Klassifizierung* 539
– –, early diagnosis, *intraduktales Karzinom, Frühdiagnose* 1
– –, histology, *intraduktales Karzinom, Histologie* 104, 105, 539
– –, macroanatomy, mammogram, *intraduktales Karzinom, Makroanatomie, Mammogramm* 152

intraductal calcifications, mammogram, *intraduktales Karzinom, Mammogramm* 132, 133
— —, occult, calcification, *intraduktales Karzinom, okkultes, Verkalkung* 150, 151
— —, puncture cytology, results, *intraduktales Karzinom, Punktionszytologie, Ergebnisse* 49, 51
— —, radiotherapy, indication, *intraduktales Karzinom, Strahlentherapie, Indikation* 260
— —, residual tumor after local excision, *intraduktales Karzinom, Residualtumor nach lokaler Exzision* 254, 255, 256
— —, thermogram, *intraduktales Karzinom, Thermogramm* 159, 160
— —, tumor classification, WHO, *intraduktales Karzinom, Tumorklassifizierung, WHO* 105
— epithelial proliferation, definition: Mastopathy, *intraduktale Epithelproliferation, Definition: Mastopathie* 103
— —, proliferations, galactogram, *intraduktale Epithelproliferationen, Galaktogramm* 112
— — —, mastopathy, breast cancer, *intraduktale Epithelproliferationen, Mastopathie, Mammakarzinom* 105
— papilloma, galactography, *intraduktales Papillom, Galaktographie* 88, 89, 90
intraoperative complications, mastectomy, *intraoperative Komplikationen, Mastektomie* 453, 454
— marking, structures suspicious for carcinoma, *intraoperative Markierung, karzinomverdächtige Strukturen* 59, 60
— microtomy, indication, *intraoperative Schnellschnittuntersuchung, Indikationsstellung* 56, 169
invasive breast carcinoma, tumorectomy, radiotherapy, indication, *invasives Mammakarzinom, Tumorektomie, Strahlenbehandlung, Indikation* 296
— carcinoma, bilateral, histology, *invasives Karzinom, bilaterales, Histologie* 539
— —, calcifications, differential diagnosis, *invasives Karzinom, Verkalkungen, Differentialdiagnose* 13
— —, —, pathogenesis, *invasives Karzinom, Verkalkungen, Pathogenese* 16
— —, definition, *invasives Karzinom, Definition* 60
— —, histology, *invasives Karzinom, Histologie* 120, 121, 141
— —, —, mammogram, *invasives Karzinom, Histologie, Mammogramm* 134
— —, incidence, *invasives Karzinom, Häufigkeit* 168
— —, —, residual tumor, after excision, *invasives Karzinom, Häufigkeit, Residualtumor, nach Exzision* 255, 256
— —, microradiogram, *invasives Karzinom, Mikroradiogramm* 142
— —, puncture cytology, results, *invasives Karzinom, Punktionszytologie, Ergebnisse* 49
— —, radiotherapy, indication, *invasives Karzinom, Strahlentherapie, Indikation* 260
— —, tumor diameter, prognosis, *invasives Karzinom, Tumordurchmesser, Prognose* 253
involution, parenchyma, mammogram, *Altersrückbildung, Brustdrüsenkörper, Mammogramm* 72, 76
¹⁹²Ir, implant therapy, mastectomy, *¹⁹²Ir, Implantationsbehandlung, Mastektomie* 261
—, interstitial therapy, *¹⁹²Iridium, interstitielle Therapie* 351
—, permanent implant, pituitary, *¹⁹²Iridium, Dauerimplantat, Hypophyse* 239
—, seeds, interstital implantation, *¹⁹²Iridium, Seeds, interstitielle Implantation* 308

—, implantation, immediate skin reactions, *¹⁹²Iridium-Implantation, unmittelbare Hautreaktionen* 319, 320
irradiation, immunological tests, *Bestrahlung, immunologische Teste* 320
— areas, arrangement, telecobolt therapy, *Bestrahlungsfelder, Anordnung, Telekobalttherapie* 281
— —, curative radiotherapy, *Bestrahlungsfelder, kurative Strahlenbehandlung* 306
— fields, additional, axilla, *Bestrahlungsfelder, zusätzliche, Axilla* 309
— —, —, electron therapy, *Bestrahlungsfelder, zusätzliche, Elektronentherapie* 311
— —, —, supraclavicular fossa, *Bestrahlungsfelder, zusätzliche, Supraklavikulargrube* 313
— —, bilateral breast cancer, *Bestrahlungsfelder, beiderseitiges Mammakarzinom* 541
— —, breast, kurative doses, *Bestrahlungsfelder, Mamma, kurative Dosen* 310
— —, electron beam therapy, treatment of recurrent disease, *Bestrahlungsfelder, Elektronentherapie, Rezidivbehandlung* 425, 426
— —, inflammatory cancer, *Bestrahlungsfelder, inflammatorisches Karzinom* 442
— —, palliative treatment, *Bestrahlungsfelder, Palliativbestrahlung* 337
— —, regional lymph nodes, Vv. mammariae internae, *Bestrahlungsfelder, regionäre Lymphknoten, Vv. mammariae internae* 388
—, methods, postoperative radiotherapy, *Bestrahlungsmethoden, postoperative Strahlenbehandlung* 382
— planning, thoracic wall, parasternal lymph nodes, *Bestrahlungsplanung, Brustwand, parasternale Lymphknoten* 387
— technique, bilateral breast cancer, *Bestrahlungstechnik, bilaterales Mammakarzinom* 318, 319
— —, ⁶⁰Co gamma radiation, after mastectomy, *Bestrahlungstechnik, ⁶⁰Co-Gammastrahlung, nach Mastektomie* 262
— —, curative radiotherapy, *Bestrahlungstechnik, kurative Strahlenbehandlung* 306
— —, high voltage therapy, *Bestrahlungstechnik, Hochvolttherapie* 204, 205
— —, inflammatory cancer, *Bestrahlungstechnik, inflammatorisches Karzinom* 442
— —, special cases, *Bestrahlungstechnik, Spezialfälle* 318
— techniques, advanced breast cancer, *Bestrahlungstechnik, fortgeschrittenes Mammakarzinom* 349
isodoses, bilateral chest wall recurrence, *Isodosen, beiderseitiges Brustwandrezidiv* 431
—, breast, horizontal and vertical sections, *Isodosen, Mamma, Horizontal-Vertikalschnitte* 266
—, —, radiotherapy, *Isodosen, Mamma, Strahlenbehandlung* 309
—, —, telecobalt therapy, *Isodosen, Mamma, Telekobalttherapie* 269
—, chest wall, treatment of recurrent disease, *Isodosen, Brustwand, Rezidivbehandlung* 426
—, ⁶⁰Co gamma radiation, after mastectomy, *Isodosen, ⁶⁰Co-Gammastrahlung, nach Mastektomie* 262
—, conventional radiotherapy, postoperative, *Isodosen, konventionelle Strahlenbehandlung, postoperative* 383, 384
—, electron beam therapy, *Isodosen, Elektronentherapie* 384
—, thoracic wall, two angulated fields, *Isodosen, Brustwand, 2 Winkelfelder* 429

Klinefelter's syndrome, male breast cancer, *Klinefelter-Syndrom, männliches Mammakarzinom* 566, 567

lactation, breast cancer, relations, *Laktation, Mammakarzinom, Beziehungen* 515
−, inflammatory cancer, *Laktation, inflammatorisches Karzinom* 441
−, pregnancy, breast cancer, *Laktation, Schwangerschaft, Mammakarzinom* 511–529
late reactions, radiotherapy, classification, *Spätveränderungen, Strahlenbehandlung, Klassifizierung* 495
− −, skin, radiotherapy, *Spätreaktionen, Haut, Strahlenbehandlung* 458
− results, ablative procedures, endocrinologic, *Spätergebnisse, ablative Verfahren, Endokrinium* 243, 244
− −, adrenalectomy, *Spätergebnisse, Adrenalektomie* 243
− −, breast preserving radical radiotherapy, *Spätergebnisse, brusterhaltende, radikale Strahlenbehandlung* 333, 334
− −, chemotherapy, *Spätergebnisse, Chemotherapie* 600, 601
− −, comparison, anatomoclinical staging, *Spätergebnisse, Vergleich, anatomisch-klinische Stadieneinteilung* 326
− −, conservative treatment, breast cancer, *Spätergebnisse, konservative Behandlung, Mammakarzinom* 273, 276
− −, early carcinoma, ten years survival rates, *Spätergebnisse, Frühkarzinom, 10-Jahres-Überlebensraten* 204
− −, extended tylectomy, *Spätergebnisse, erweiterte Tylektomie* 274, 275
− −, hormone therapy, *Spätergebnisse, Hormontherapie* 592
− −, lobulär carcinoma in situ, tumorectomy, mastectomy, *Spätergebnisse, lobuläres Carcinoma in situ, Tumorektomie, Mastektomie* 131
− −, local tumor excision, radical mastectomy, comparison, *Spätergebnisse, lokale Tumorexzision, radikale Mastektomie, Vergleich* 271, 272
− −, mastectomy, radiotherapy, different forms, *Spätergebnisse, Operation, Strahlenbehandlung, verschiedene Formen* 190, 191, 192
− −, palliative irradiation, *Spätergebnisse, Palliativbestrahlung* 339
− −, − radiotherapy, recurrent disease, *Spätergebnisse, Palliativbestrahlung, Rezidiv* 433–438
− −, preoperative radiotherapy, *Spätergebnisse, präoperative Strahlenbehandlung* 212, 213, 218, 219
− −, − −, radical surgery, *Spätergebnisse, präoperative Strahlenbehandlung, Radikaloperation* 334, 335
− −, quadrant resection, lymphonodectomy, *Spätergebnisse, Quadrantenresektion, Lymphnodektomie* 277
− −, radical mastectomy, *Spätergebnisse, radikale Mastektomie* 271
− −, − −, with and without postoperative radiotherapy, *Spätergebnisse, radikale Mastektomie, mit und ohne Nachbestrahlung* 380, 409, 410
− −, − surgery, postoperative radiotherapy, *Spätergebnisse, radikale Operationen, postoperative Strahlenbehandlung* 399–411
− −, radiotherapy according to McWhirter, *Spätergebnisse, Strahlenbehandlung nach McWhirter* 192, 193, 194
− −, −, advanced breast cancer, *Spätergebnisse, Strahlenbehandlung, fortgeschrittenes Mammakarzinom* 350, 351, 352

− −, −, metastases, *Spätergebnisse, Strahlenbehandlung, Metastasen* 355
− −, −, overview, *Spätergebnisse, Strahlenbehandlung, Überblick* 326, 327
− −, randomized studies, *Spätergebnisse, randomisierte Studien* 389–399
− −, secondary surgery, after radical radiotherapy, *Spätergebnisse, Sekundäreingriffe, nach radikaler Strahlenbehandlung* 331, 332
− −, telecaesium therapy, lumpectomy, *Spätergebnisse, Tele-Caesium-Therapie, Lumpektomie* 271
− −, tumorectomy, *Spätergebnisse, Tumorektomie* 270
− −, wedge resection, radiotherapy, *Spätergebnisse, Keilresektion, Strahlenbehandlung* 277
lateral decubitus position, radiotherapy, *Seitenlagerung, Strahlenbehandlung* 307
lead shielding, radiotherapy, *Bleiabdeckung, Strahlenbehandlung* 318
leiomyomatosis, differential diagnosis, mammogram, *Leiomyomatose, Differentialdiagnose, Mammogramm* 11
leiomyosarcoma, pathology, classification, *Leiomyosarkom, Pathologie, Klassifizierung* 162, 553
letality, exploratory biopsy, *Letalität, Probeexzision* 58
leukemia, radiodermatitis, late reactions, *Leukämie, Radiodermatitis, Spätreaktionen* 462
leukopenia, radiotherapy, *Leukopenie, Strahlenbehandlung* 320
linear accelerator, curative radiotherapy, *Linearbeschleuniger, kurative Strahlentherapie* 306
− −, radiotherapy after tumorectomy, *Linearbeschleuniger, Strahlenbehandlung nach Tumorektomie* 274
− −, −, mastectomy, *Linearbeschleuniger, Strahlentherapie, Mastektomie* 261
− −, −, technique, *Linearbeschleuniger, Strahlentherapie, Technik* 205
− −, treatment of recurrent disease, technique, *Linearbeschleuniger, Rezidivbehandlung, Technik* 425
− −, tumor dose, *Linearbeschleuniger, Tumordosis* 190, 205, 206
lipoma, *differential diagnosis, mammogram, Lipom, Differentialdiagnose, Mammogramm* 11
−, false positive diagnosis: Carcinoma, *Lipom, falsch positive Diagnose: Karzinom* 53
−, fibrolipoma, fibroadenolipoma, pathology, *Lipom, Fibrolipom, Fibroadenolipom, Pathologie* 86
−, pathologic anatomy, *Lipom, pathologische Anatomie* 80
−, thermogram, *Lipom, Thermogramm* 98
lipomatosis, breast, cancer, macroanatomy, *Lipomatose, Mamma, Karzinom, Makroanatomie* 118, 138
−, lymph nodes, axillary, *Lipomatose, Lymphknoten, Axilla* 155, 156
−, mastopathy, pathology, *Lipomatose, Mastopathie, Pathologie* 100
liponecrosis microcystica calcificata, differential diagnosis, *Liponecrosis microcystica calcificata, Differentialdiagnose* 19
liposarcoma, breast, incidence, clinical symptoms, pathology, *Liposarkom, Mamma, Häufigkeit, Klinik, Pathologie* 551
liquor fistula, radioactive pituitary implants, *Liquorfistel, radioaktive Hypophysenimplantate* 239
liver metastases, chemotherapy, radiotherapy, *Lebermetastasen, Chemotherapie, Strahlenbehandlung* 362
− scan, inflammatory cancer, *Leberszintigramm, inflammatorisches Karzinom* 442
living quality, radical mastectomy, tylectomy, *Lebensqualität, radikale Mastektomie, Tylektomie* 280

lobular carcinoma, bilateral, *lobuläres Karzinom, doppelseitiges* 533
– –, –, age, incidence, *lobuläres Karzinom, beiderseitiges, Alter, Häufigkeit* 536, 537
– –, definition, *lobuläres Karzinom, Definition* 533
– –, early stage, definition, *lobuläres Karzinom, Frühstadium, Definition* 60
– –, incidence, cytology, *lobuläres Karzinom, Häufigkeit, Zytologie* 52
– –, multilocular, thermogram, *lobuläres Karzinom, multilokuläres, Thermogramm* 144
– – in situ, bilateral, histology, *lobuläres Carcinoma in situ, bilaterales, Histologie* 539
– – – –, histology, *lobuläres Carcinoma in situ, Histologie* 120, 121
– – – –, indication, radiotherapy, *lobuläres Karzinom in situ, Indikation zur Strahlenbehandlung* 260
– – – –, thermogram, *lobuläres Karzinom in situ, Thermogramm* 159, 160
– – – –, tumorectomy, *lobuläres Karzinom in situ, Tumorektomie* 253
– – – –, tumorectomy, results, *lobuläres Karzinom in situ, Tumorektomie, Ergebnisse* 130, 131
– epithelial proliferations, bilateral breast cancer, *lobuläre Epithelproliferationen, bilaterales Mammakarzinom* 531
– neoplasia, radiology, *lobuläre Neoplasie, Radiologie* 126
local reactions, incidence, after radiotherapy, *Lokalveränderungen, Häufigkeit, nach Strahlentherapie* 201, 202
– recurrence, age, *Lokalrezidiv, Lebensalter* 404
– –, chest wall, radiotherapy, *Lokalrezidiv, Brustwand, Strahlenbehandlung* 425–430
– –, distant metastases, relations, *Lokalrezidiv, Fernmetastasen, Beziehungen* 406
– –, dose effect relations, *Lokalrezidiv, Dosiseffektbeziehungen* 406
– –, ductal carcinoma, multicentric, *Lokalrezidiv, duktales Karzinom, multizentrisches* 168
– –, factors influencing the development, *Lokalrezidiv, ursächliche Faktoren* 421
– –, inflammatory cancer, *Lokalrezidiv, inflammatorisches Karzinom* 442
– –, involved axillary nodes, number, relations, *Lokalrezidiv, axillare Lymphknotenmetastasierung, Beziehungen* 421, 422
– –, liposarcoma, *Lokalrezidiv, Liposarkom* 552
– –, lymph nodes, supraclavicular fossa, *Lokalrezidiv, Lymphknoten, Supraklavikulargrube* 404
– –, pathogenesis, *Lokalrezidiv, Pathogenese* 399, 402
– –, radiotherapy, complications, *Lokalrezidiv, Strahlenbehandlung, Komplikationen* 459, 460
– –, regional lymph nodes, *Lokalrezidiv, regionäre Lymphknoten* 404, 405
– –, risk factors, *Lokalrezidiv, Risikofaktoren* 402, 403
– –, sarcoma of the breast, *Lokalrezidiv, Mammasarkom* 550
– –, skin metastases, treatment, *Lokalrezidiv, Hautmetastasen, Behandlung* 361, 362
– –, supraclavicular fossa, *Lokalrezidiv, Supraklavikulargrube* 404, 405
– –, thermographic follow up, *Lokalrezidiv, thermographische Überwachung* 36, 37
– –, thoracic wall, influence of radiotherapy, *Lokalrezidiv, Brustwand, Einfluß der Strahlenbehandlung* 404
– recurrences, early carcinoma, late results, *Lokalrezidive, Frühkarzinom, Spätergebnisse* 204

– recurrences, electron therapy, *Lokalrezidive, Elektronentherapie* 200
– recurrences, incidence, radical mastectomy, *Lokalrezidive, Häufigkeit, radikale Mastektomie* 272
– recurrences, incidence, tumorectomy, *Lokalrezidive, Häufigkeit, Tumorektomie* 270
– recurrences, mammogram, thermogram, clinical examination, *Lokalrezidive, Mammogramm, Thermogramm, klinische Untersuchung* 47
– recurrences, preoperative radiotherapy, incidence, *Lokalrezidive, präoperative Strahlenbehandlung, Häufigkeit* 215
– recurrences, surgery, radiotherapy, *Lokalrezidive, Operation, Strahlenbehandlung* 197, 198, 204
localization, bilateral breast cancer, *Lokalisation, doppelseitiges Mammakarzinom* 540, 541
–, bone metastases, *Lokalisation, Knochenmetastasen* 354
–, calcifications, radiography of specimen, *Lokalisation, Verkalkungen, Präparatradiographie* 59, 60
–, calcium deposits, differential diagnosis, *Lokalisation, Kalkablagerungen, Differentialdiagnose* 13, 14
–, local recurrence, *Lokalisation, Lokalrezidiv* 402
–, male breast cancer, prognosis, *Lokalisation, männliches Mammakarzinom, Prognose* 579, 580
–, malignant lymphoma, *Lokalisation, malignes Lymphom* 558
–, metastases, localization, *Lokalisation, Metastasen, Lokalrezidiv* 422
–, microcalcifications, differential diagnosis, *Lokalisation, Mikroverkalkungen, Differentialdiagnose* 13
–, non palpable lesions, xeroradiography, *Lokalisation, nicht palpable Veränderungen, Xeroradiographie* 60
–, primary tumor, lymph node metastases, *Lokalisation, Primärtumor, Lymphknotenmetastasen* 369
–, – –, prognosis, *Lokalisation, Primärtumor, Prognose* 371
–, radiography of specimen, *Lokalisation, Präparatradiographie* 59, 60
–, rib fractures, radiation damage, *Lokalisation, Rippenfrakturen, Strahlenschädigung* 467, 468
"low axillary dissection", indication, *,,Low axillary dissection", Indikationsstellung* 296
low dose system, gradation curve, *Low-Dose-System, Gradationskurve* 6
lumbar spine, metastases, incidence, *Lendenwirbelsäule, Metastasen, Häufigkeit* 354
lumpectomy, operable breast cancer, radiotherapy, *Lumpektomie, operables Mammakarzinom, Strahlenbehandlung* 271
–, residual carcinoma, incidence, *Lumpektomie, Residual-Ca, Häufigkeit* 254, 255
–, technique, *Lumpektomie, Technik* 259
–, tumor dose, radiotherapy, *Lumpektomie, Tumordosis, Strahlenbehandlung* 265, 271
lung, fibrosis, after radiotherapy, *Lunge, Fibrose, nach Strahlenbehandlung* 322
–, isodoses, recurrent disease of chest wall, radiotherapy, *Lunge, Isodosen, Brustwandrezidiv, Strahlenbehandlung* 426, 427, 429
–, late reactions, treatment, *Lunge, Spätveränderungen, Behandlung* 498
–, radiation damage, *Lunge, Strahlenschädigung* 460
–, – induced lesions, *Lunge, strahlenbedingte Veränderungen* 472, 495
–, – pneumonitis, electron beam therapy, *Lunge, Strahlenpneumonie, Elektronentherapie* 437

−, tuberculosis, radiation damage, *Lunge, Tuberkulose, Strahlenschädigung* 472
− perfusion, ventilation, after radiotherapy, *Lungenperfusion, Ventilation, nach Strahlenbehandlung* 474
lymph edema, after radiotherapy, lymphography, *Lymphödem, nach Strahlenbehandlung, Lymphographie* 62
− −, arm, causes, sequelae, *Lymphödem, Arm, Ursachen, Folgen* 481, 482
− −, differential diagnosis, mammogram, *Lymphödem, Differentialdiagnose, Mammogramm* 11
− −, inflammatory cancer, *Lymphödem, inflammatorisches Karzinom* 155
   − −, skin, lymphography, *Lymphödem, Haut, Lymphographie* 156
− −, surgery, radiotherapy, *Lymphödem, Operation, Strahlenbehandlung* 279, 280
− nodes, anatomy, *Lymphknoten, Anatomie* 368
− −, intercostal, high voltage therapy, *Lymphknoten, Interkostal-, Hochvoltbestrahlung* 190
− −, internal mammary chain, irradiation fields, telecobalttherapy, *Lymphknoten, Mammaria-interna-, Bestrahlungsfelder, Telekobalttherapie* 281
− −, − − chain, radical mastectomy, indication, *Lymphknoten, Mammaria-interna-, Radikaloperation, Indikationsstellung* 188, 189
− −, irradiated, lymphographic diagnosis, *Lymphknoten, bestrahlte, lymphographische Diagnostik* 62
− −, lipomatosis, axillary, *Lymphknoten, Lipomatose, Axilla* 155, 156
− −, "low axillary dissection", indication, *Lymphknoten, „Low axillary dissection", Indikationsstellung* 296
− −, metastases, after partial mastectomy, *Lymphknoten, Metastasen, nach partieller Mastektomie* 192
− −, −, axillary, *Lymphknoten, Metastasen, Axilla* 145, 150, 151, 166, 192, 200, 251, 263
− −, −, breast, *Lymphknoten, Metastasen, Brustdrüse* 166
− −, −, differential diagnosis, *Lymphknoten, Metastasen, Differentialdiagnose* 159
− −, −, electron beam therapy, late results, *Lymphknoten, Metastasen, Elektronentherapie, Langzeitergebnisse* 433
− −, −, failure of radiotherapy, *Lymphknoten, Metastasen, erfolglose Strahlenbehandlung* 329
− −, −, hemangiosarcoma, *Lymphknoten, Metastasen, Hämangiosarkom* 555
− −, −, inflammatory carcinoma, *Lymphknoten, Metastasen, entzündliches Karzinom* 147
− −, −, irradiation techniques, *Lymphknoten, Metastasen, Bestrahlungstechnik* 265, 309
− −, −, local recurrence, *Lymphknoten, Metastasen, Lokalrezidiv* 399, 403
− −, −, lymphography, *Lymphknoten, Metastasen, Lymphographie* 61
− −, −, male breast cancer, prognosis, *Lymphknoten, Metastasen, männliches Mammakarzinom, Prognose* 581
− −, −, melanoma, *Lymphknoten, Metastasen, Melanom* 164
− −, −, occult carcinoma, *Lymphknoten, Metastasen, okkultes Karzinom* 150, 151
− −, −, operability, breast cancer, *Lymphknoten, Metastasen, Operabilität, Mammakarzinom* 323
− −, −, radiotherapy, *Lymphknoten, Metastasen, Strahlenbehandlung* 361
− −, −, supraclavicular fossa, irradiation techniques, *Lymphknoten, Metastasen, Supraklavikulargrube, Bestrahlungstechnik* 313

− −, −, thrombosis, axillary vein, *Lymphknoten, Metastasen, Thrombose, V. axillaris* 483
− −, −, tumorectomy, contraindication, *Lymphknoten, Metastasen, Tumorektomie, Kontraindikation* 252
− −, −, −, selection criteria, *Lymphknoten, Metastasen, Tumorektomie, Auswahlkriterien* 278
− −, palpable, mastectomy, radiotherapy, survival rates, *Lymphknoten, palpable, Mastektomie, Strahlenbehandlung, Überlebensraten* 304
− −, parasternal, tumor propagation, *Lymphknoten, parasternale, Tumorausbreitung* 369
− −, −, radiotherapy planing, *Lymphknoten, parasternale, Bestrahlungsplanung* 387
− −, radiotherapy, advanced breast cancer, *Lymphknoten, Strahlenbehandlung, fortgeschrittenes Mammakarzinom* 349
− −, recurrence, thermogram, *Lymphknoten, Rezidiv, Thermogramm* 36, 37
− −, regional, normal breast, *Lymphknoten, regionäre, normale Mamma* 368, 451
− −, −, recurrence, *Lymphknoten, regionäre, Rezidiv* 404, 405
− −, −, TNM classification, *Lymphknoten, regionäre, TNM-Klassifizierung* 324
− −, −, photo, *Lymphknoten, regionäre, Photo* 348
− −, retrosternal, irradiation fields, telecobalt therapy, *Lymphknoten, retrosternale, Bestrahlungsfelder, Telekobalttherapie* 281
− −, sterilization rate, radiotherapy as sole mode of treatment, *Lymphknoten, Sterilisationsrate, alleinige Strahlenbehandlung* 330, 331
− vessels, axillary, after simple mastectomy, *Lymphgefäße, Axilla, nach einfacher Mastektomie* 485
− system, breast, *Lymphsystem, Mamma* 69
− szintigraphy, parasternal lymph nodes, irradiation planing, *Lymphszintigrahie, parasternale Lymphknoten, Bestrahlungsplanung* 387
lymphadenopathy, subclinical, incidence, *Lymphknotenbefall, subklinischer, Häufigkeit* 305
lymphangiosis carcinomatosa, criteria of therapy, *Lymphangiosis carcinomatosa, Behandlungskriterien* 347
− −, differential diagnosis, mammogram, *Lymphangiosis carcinomatosa, Differentialdiagnose, Mammogramm* 293
− −, male breast cancer, *Lymphangiosis carcinomatosa, männliches Mammakarzinom* 581
− −, skin metastases, *Lymphangiosis, carcinomatosa, Hautmetastasen* 361, 362
− −, thermogram, *Lymphangiosis carcinomatosa, Thermogramm* 36
− −, tumorectomy, selection criteria, *Lymphangiosis carcinomatosa, Tumorektomie, Auswahlkriterien* 278
lymphangitis, arm edema, *Lymphangitis, Armödem* 483
lymphatic drainage, anatomy, *Lymphabflußwege, Anatomie* 368
− −, breast, *Lymphabflußwege, Mamma* 368
− −, carcinoma solidum, telecobalt therapy, *Lymphabflußwege, Carcinoma solidum, Telekobalttherapie* 285
− −, male breast cancer, *Lymphabflußwege, männliches Mammakarzinom* 581
− −, preoperative irradiation, *Lymphabflußwege, präoperative Strahlenbehandlung* 211
− −, telecobalt therapy, irradiation fields, *Lymphabflußwege, Telekobalttherapie, Bestrahlungsfelder* 281
− −, thermographic follow up, *Lymphabflußwege, thermographische Überwachung* 36, 37
− system diseases, differential diagnosis, *lymphatische Systemerkrankungen, Differentialdiagnose* 159

lymphatic vessels, cancer, spreading, prognosis, *Lymph-gefäße, Karzinom, Ausbreitung, Prognose* 263
– –, intraductal carcinoma, *Lymphgefäße, intraduktales Karzinom* 152
– –, telecobalt therapy, dose distribution, *Lymphwege, Telekobalttherapie, Dosisverteilung* 269
lymphocytes, cytologic findings, *Lymphozyten, zytologischer Befund, Prognose* 52
–, immunological reactions, radiotherapy, *Lymphozyten, Immunreaktionen, Strahlenbehandlung* 320
lymphogranulomatosis, breast, pathology, *Lymphogranulomatose, Mamma, Pathologie* 163
–, differential diagnosis, mammogram, *Lymphogranulomatose, Differentialdiagnose, Mammogramm* 11
lymphography, arm edema, collateral circulation, *Lymphographie, Armödem, Umgehungskreislauf* 490, 492, 493
–, axilla, radical dissection, *Lymphographie, Axilla, radikale Ausräumung* 482, 484
–, indications, technique, *Lymphographie, Indikationen, Technik* 61, 62
–, lymph edema, skin, *Lymphographie, Lymphödem, Haut* 156
lymphoma, differential diagnosis, mammogram, *Lymphom, Differentialdiagnose, Mammogramm* 11
–, malign, breast, pregnancy, *Lymphom, malignes, Mamma, Schwangerschaft* 163
–, –, mammogram, *Lymphom, Malignes, Mammogramm* 165
–, –, thermogram, *Lymphom, malignes, Thermogramm* 167
lymphomas, axillary, differential diagnosis, *Lymphome, Axilla, Differentialdiagnose* 156, 157
lymphonodectomy, axillary, tumor ectomy, *Lymphonodektomie, Axilla, Tumorektomie* 259, 260
–, indication, *Lymphonodektomie, Indikationsstellung* 261, 296
–, side effects, *Lymphonodektomie, Nebenwirkungen* 279
–, tumorectomy, radiotherapy, results, *Lymphonodektomie, Tumorektomie, Strahlenbehandlung, Ergebnisse* 280

macroanatomy, breast cancer, *Makroanatomie, Mammakarzinom* 118
macrocellular carcinoma, cytology, *großzelliges Karzinom, Zytologie* 52
male breast cancer, ablative procedures, *männliches Mammakarzinom, ablative Verfahren* 575
– – –, age, *männliches Mammakarzinom, Alter* 569
– – –, chemotherapy, *männliches Mammakarzinom, Chemotherapie* 578
– – –, clinical findings, *männliches Mammakarzinom, klinische Befunde* 569
– – –, diagnosis, differential diagnosis, *männliches Mammakarzinom, Diagnose, Differentialdiagnose* 572
– – –, estrogen metabolism, *männliches Mammakarzinom, Östrogen-Stoffwechsel* 566
– – –, etiology, *männliches Mammakarzinom, Ätiologie* 566
– – –, –, *männliches Mammakarzinom, Erblichkeit* 568
– – –, gynecomastia, *männliches Mammakarzinom, Gynäkomastie* 567
– – –, histology, prognosis, *männliches Mammakarzinom, Histologie, Prognose* 581
– – –, hormonal treatment, *männliches Mammakarzinom, Hormonbehandlung* 577

– – –, hypophyectomy, *männliches Mammakarzinom, Hypophysektomie* 576
– – –, incidence, *männliches Mammakarzinom, Häufigkeit* 565
– – –, Klinefelter's syndrome, *männliches Mammakarzinom, Klinefelter Syndrom* 567
– – –, lymph node involvement, prognosis, *männliches Mammakarzinom, Lymphknotenbefall, Prognose* 581
– – –, mastectomy, results, *männliches Mammakarzinom, Mastektomie, Ergebnisse* 574
– – –, multiple primary tumors, *männliches Mammakarzinom, multiple Primärtumoren* 570
– – –, orchidectomy, *männliches Mammakarzinom, Orchidektomie* 575
– – –, pathology, *männliches Mammakarzinom, Pathologie* 573
– – –, results of treatment, *männliches Mammakarzinom, Behandlungsergebnisse* 579
– – –, survival rates, *männliches Mammakarzinom, Überlebensraten* 579
– – –, symptoms, *männliches Mammakarzinom, Symptome* 571
– – –, thermography, *männliches Mammakarzinom, Thermographie* 572
– – –, TNM classification, *männliches Mammakarzinom, TNM-Klassifizierung* 579
– – –, trauma, *männliches Mammakarzinom, Trauma* 568
– – –, treatment, *männliches Mammakarzinom, Behandlung* 573
– – –, tumor size, -localization, prognosis, *männliches Mammakarzinom, Tumorgröße, -Lokalisation, Prognose* 580
malignancy, benign findings, biopsy, ratio, *Malignität, gutartige Befunde, Biopsie, Verhältnis* 59
–, calcifications, follow up, *Malignität, Verkalkungen, Nachkontrolle* 13
–, criteria, calcifications, *Malignität, Kriterien, Verkalkungen* 12–16
–, –, cell type, *Malignität, Kriterien, Zelltyp* 51, 53
–, –, mammogram, *Malignität, Kriterien, Mammogramm* 10, 11, 12
–, –, thermogram, *Malignität, Kriterien, Thermogramm* 41
–, –, –, occult carcinoma, *Malignität, Kriterien, Thermogramm, okkultes Karzinom* 42, 43, 45
–, cystic mastopathy, pneumocystogram, *Malignität, zystische Mastopathie, Pneumozystogramm* 106, 107
–, cytologic findings, *Malignität, zytologische Befunde* 51, 52
–, incidence, proliferating mastopathy, *Malignität, Häufigkeit, proliferierende Mastopathie* 105
–, intraductal epithelial proliferation, *Malignität, intraduktale Epithelproliferation* 103
–, lipoma, fibrolipoma, fibroadenolipoma, *Malignität, Lipom, Fibrolipom, Fibroadenolipom* 86, 87
–, liposarcoma, *Malignität, Liposarkom* 552
–, lymphoblastic lymphoma, pregnancy, *Malignität, lymphoblastisches Lymphom, Schwangerschaft* 163
–, mastopathy, bilateral breast cancer, *Malignität, Mastopathie, bilaterales Mammakarzinom* 531
–, papilloma, cytologic evaluation, *Malignität, Papillom, zytologische Beurteilung* 51
–, papillomatosis, galactography, *Malignität, Papillomatose, Galaktographie* 88
–, risk, lobular carcinoma in situ, *Malignität, Risiko, lobuläres Karzinom in situ* 130

−, temperature differences of skin, thermogram, *Maligni-tät, Hauttemperaturunterschiede, Thermogramm* 42, 43

−, thermogram, evaluation, *Malignität, Thermogramm, Beurteilung* 163

−, tumorectomy, indication, *Malignität, Tumorektomie, Indikationsstellung* 252

−, tumor grading, prognosis, *Malignität, Tumorgrading, Prognose* 124, 125

malign epithelial neoplasias, thermography, *maligne epitheliale Neoplasien, Thermographie* 159

−, non epithelial neoplasias, radiology, *maligne, nicht epitheliale Neoplasien, Radiologie* 165

−, − − −, thermography, *maligne, nicht epitheliale Neoplasien, Thermographie* 161

− tumors, pathologic anatomy, *maligne Tumoren, pathologische Anatomie* 115, 117

malignant lesions, breast, childhood, *maligne Veränderungen, Mamma, Kindesalter* 67

− −, thermogram, classification, *bösartige Veränderungen, Thermogramm, Einteilung* 43, 44

− lymphoma, breast, incidence, clinical features, *malignes Lymphom, Mamma, Häufigkeit, Klinik* 557, 558

− −, differential diagnosis, *malignes Lymphom, Differentialdiagnose* 136, 137

− −, − − −, mammogram, *malignes Lymphom, Differentialdiagnose, Mammogramm* 11

− −, pathology, *malignes Lymphom, Pathologie* 558

− −, prognosis, *malignes Lymphom, Prognose* 559

−, non epithelial neoplasias, pathologic anatomy, *maligne, nicht epitheliale Neoplasien* 161

malignoma, proved, biopsy, cytologic findings, *Malignom, Nachweis, Biopsie, zytologische Befunde* 53

mammogram, adenoid tubular carcinoma, *Mammogramm, adenoid-tubuläres Karzinom* 294, 295

−, adenoscirrhus, *Mammogramm, Adenoszirrhus* 136, 138, 139

−, adolescent breast, *Mammogramm, jugendliche Brust* 72, 76

−, after telecobalt therapy, *Mammogramm, nach Telekobalttherapie* 288, 289

−, benign neoplasias, classification, *Mammogramm, gutartige Neoplasien, Einteilung* 86

−, − parenchymal lesions, differential diagnosis, *Mammogramm, gutartige Parenchymveränderungen, Differentialdiagnose* 21

−, bilateral carcinoma in situ, *Mammogramm, doppelseitiges Carcinoma in situ* 126, 127

−, biopsy, radiography, *Mammogramm, Biopsie, Röntgenaufnahme* 288

−, −, scar tissue, differential diagnosis, *Mammogramm, Biopsie, Narbengewebe, Differentialdiagnose* 11

−, breast cancer of man, *Mammogramm, Brustkrebs beim Mann* 167

−, carcinoma solidum, tumorectomy, telecobalt therapy, *Mammogramm, Carcinoma solidum, Tumorektomie, Telekobalttherapie* 291

− calcification, differential diagnosis, *Mammogramm, Verkalkung, Differentialdiagnose* 293

−, calcifications, pattern, *Mammogramm, Verkalkungen, Anordnung* 13

−, colloid carcinoma, *Mammogramm, Gallertkarzinom* 147

−, Cooper's ligaments, *Mammogramm, Cooper-Ligamente* 72, 76

−, cysts, mastopathy, *Mammogramm, Zysten, Mastopathie* 106, 107

−, diffuse, bilateral carcinoma, *Mammogramm, diffuses, doppelseitiges Karzinom* 158

−, − shadows, differential diagnosis, *Mammogramm, diffuse Verschattungen, Differentialdiagnose* 11

−, "drawing-pin phenomenon", skin, malignant tumors, *Mammogramm, „Reißnagelphänomen", Haut, maligne Tumoren* 140, 141

−, ductal, non infiltrating carcinoma, *Mammogramm, duktales, nicht infiltrierendes Karzinom* 130, 132, 134

−, epithelial proliferations, *Mammogramm, Epithelproliferationen* 107

−, fibroadenolipoma, *Mammogramm, Fibroadenolipom* 88, 89

−, fibroadenoma, *Mammogramm, Fibroadenom* 86, 87

−, −, mastopathy, *Mammogramm, Fibroadenom, Mastopathie* 107

−, −, multilocular, *Mammogramm, Fibroadenom, multilokuläres* 94, 95

−, fibrocystic mastopathy, follow up, *Mammogramm, fibrozystische Mastopathie, Verlauf* 108–110

−, fibroma, *Mammogramm, Fibrom* 87, 92

−, fibrosarcoma, *Mammogramm, Fibrosarkom* 165

−, fibrosis after radiotherapy, *Mammogramm, Fibrose nach Strahlenbehandlung* 286, 288

−, hyperplasia, hypertrophy, mastopathy, *Mammogramm, Hyperplasie, Hypertrophie, Mastopathie* 107

−, infiltrating lobular carcinoma, risk of malignancy, *Mammogramm, infiltrierendes lobuläres Karzinom, Malignitätsrisiko* 130

−, inflammatory carcinoma, *Mammogramm, inflammatorisches Karzinom* 136, 154, 155

−, intraductal, non infiltrating carcinoma, *Mammogramm, intraduktales, nicht infiltrierendes Karzinom* 126, 127, 152, 153

−, invasive carcinoma, *Mammogramm, invasives Karzinom* 134

−, involution of parenchyma, *Mammogramm, Involution, Parenchym* 292

−, −, parenchyma, *Mammogramm, Altersrückbildung, Drüsenkörper* 76

−, lobular carcinoma in situ, *Mammogramm, lobuläres Carcinoma in situ* 126, 127

−, lymphangiosis carcinomatosa, differential diagnosis, *Mammogramm, Lymphangiosis carcinomatosa, Differentialdiagnose* 293

−, malignancy criteria, *Mammogramm, Malignitätsmerkmale* 10, 11, 12

−, mastopathy, progressive lesions, *Mammogramm, Mastopathie, progressive Veränderungen* 107

−, −, regressive lesions, *Mammogramm, Mastopathie, regressive Veränderungen* 106

−, medullary carcinoma, microcalcifications, *Mammogramm, medulläres Karzinom, Mikroverkalkungen* 136

−, melanoma, metastases, *Mammogramm, Melanom, Metastasen* 164

−, metastases, breast, thermogram, *Mammogramm, Metastasen, Brustdrüse, Thermogramm* 166

−, −, microcalcifications, *Mammogramm, Metastasen, Mikroverkalkungen* 136

− microcalcifications, criteria of malignancy, *Mammogramm, Mikroverkalkungen, Malignitätsmerkmale* 10, 11, 12

−, −, incidence, *Mammogramm, Mikroverkalkungen, Häufigkeit* 17

−, myothelioma, *Mammogramm, Myotheliom* 92

−, non palpable lesions, puncture, *Mammogramm, nicht palpable Veränderungen, Punktion* 48 mammogram, occult carcinoma, follow up, *Mammogramm, okkultes Karzinom, Verlauf* 45

–, papillary carcinoma, *Mammogramm, papilläres Karzinom* 148

–, parenchymal fibrosis, *Mammogramm, Parenchymfibrose* 109, 110

–, peau d'orange, *Mammogramm, Peau d'orange* 292

–, periductal fibrosis, *Mammogramm, periduktale Fibrose* 114

–, polymorphe carcinoma, *Mammogramm, polymorphes Karzinom* 149

–, pregnancy, *Mammogramm, Schwangerschaft* 78

–, puncture cytology, differential diagnosis, *Mammogramm, Punktionszytologie, Differentialdiagnose* 48

–, radiotherapy, inflammatory carcinoma, *Mammogramm, Strahlentherapie, entzündliches Karzinom* 154

–, recurrence, evaluation, follow up, *Mammogramm, Rezidiv, Beurteilung, Nachuntersuchung* 328

–, sarcoma, *Mammogramm, Sarkom* 165

–, scar tissue, after irradiation, *Mammogramm, Narbengewebe, nach Bestrahlung* 292

–, – –, – tumorectomy, *Mammogramm, Narbengewebe, nach Tumorektomie* 291

–, – –, biopsy, differential diagnosis, *Mammogramm, Narbengewebe, Biopsie, Differentialdiagnose* 11

–, – –, obliterating mastopathy, *Mammogramm, Narbenbildung, obliterierende Mastopathie* 146

–, shadows, differential diagnosis, *Mammogramm, Verschattungen, Differentialdiagnose* 11, 12

–, scirrhus, *Mammogramm, Szirrhus, Verlauf* 143

–, sclerosing adenosis, *Mammogramm, sklerosierende Adenose* 11, 107

–, secretory disease, *Mammogramm, „Secretory disease"* 11, 147

–, silicon prosthesis, differential diagnosis, *Mammogramm, Silikonprothese, Differentialdiagnose* 11

–, skin edema, differential diagnosis, *Mammogramm, Hautödem, Differentialdiagnose* 293

–, solid carcinoma, microcalcifiactions, *Mammogramm, solides Karzinom, Mikroverkalkungen* 136

–, – –, skin-, nipple retraction, *Mammogramm, solides Karzinom, Haut-, Mamilleneinziehung* 140, 141

–, tumor, biopsy, follow up, after radiotherapy, *Mammogramm, Tumor, Biopsie, Kontrolle nach Strahlenbehandlung* 288

–, – prognosis, *Mammogramm, Tumorprognose* 159

–, untreated carcinoma, prognosis, *Mammogramm, unbehandeltes Karzinom, Prognose* 159

mammography, artefacts, *Mammographie, Kunstprodukte* 2

–, bilateral breast cancer, *Mammographie, bilaterales Mammakarzinom* 531

–, breast cancer, pregnancy, *Mammographie, Mammakarzinom, Schwangerschaft* 516

–, calcifications, identification, technique, *Mammographie, Mikrokalk, Erkennbarkeit, Technik* 6

–, cancer, contralateral breast, *Mammographie, Karzinom, kontralaterale Mamma* 534

–, check up, false negative histologic findings, *Mammographie, Kontroll-, falsch negativer histologischer Befund* 57

–, – –, intraoperative, *Mammographie, Kontroll-, intraoperative* 59

–, clinical examination, thermography, comparison, *Mammographie, klinische Untersuchung, Thermographie, Vergleich* 330

–, control-, indications, *Mammographie, Kontroll-, Indikationen* 168

–, criteria of malignancy, *Mammographie, Malignitätsmerkmale* 10, 11, 12

–, critical evaluation, *Mammographie, kritische Wertung* 63, 64

–, diagnostic errors, *Mammographie, Fehldiagnosen* 2, 3

–, dose, film screen combination, *Mammographie, Dosis, Film-Folienkombination* 8

–, early diagnosis, breast cancer, *Mammographie, Frühdiagnose, Mammakarzinom* 1, 2, 168, 254

–, effectivity risk analysis, *Mammographie, Nutzen-Risiko-Analyse* 23

–, exploratory biopsy, indications, results, *Mammographie, PE, Indikationen, Ergebnisse* 56, 57

–, exposure technique, *Mammographie, Einstelltechnik* 7, 8

–, false positive results, incidence, causes, *Mammographie, falsch-positive Ergebnisse, Häufigkeit, Ursachen* 21, 22

–, films, screen materials, *Mammographie, Film, Folienmaterial* 5, 6, 7

–, follow up examinations, *Mammographie, Kontrolluntersuchungen* 287–296

–, indication, age, *Mammographie, Indikationsstellung, Lebensalter* 67

–, indications, *Mammographie, Indikationsstellungen* 2, 169

–, intervals, age, *Mammographie, Zeitabstände, Lebensalter* 23

–, low dose system, gradation curve, *Mammographie, Low-Dose-System, Gradationskurve* 6

–, mastopathy, prognosis, *Mammographie, Mastopathie, Prognose* 106

–, non diagnosed carcinoma, causes, *Mammographie, übersehenes Karzinom, Ursachen* 12

–, oblique position, of Lundgren, *Mammographie, Schrägeinstellung nach Lundgren* 9

–, principles, *Mammographie, Grundlagen* 1

–, prophylactic mastectomy, indication, *Mammographie, prophylaktische Mastektomie, Indikationsstellung* 539

–, radiation exposure, *Mammographie, Strahlenbelastung* 5, 6, 7, 22, 23

–, – risk, *Mammographie, Strahlenrisiko* 168

–, results, analysis, *Mammographie, Ergebnisse, Analyse* 19, 20

–, scattered radiation, *Mammographie, Streustrahlung* 4, 5

–, screening program, carcinoma incidence, *Mammographie, Reihenuntersuchung, Karzinomhäufigkeit* 23, 78

–, systematic combined follow up, *Mammographie, systematische, kombinierte Nachuntersuchung* 328

–, technique, *Mammographie, Technik* 2–10

–, triple diagnosis, mammography, *Mammographie, Tripeldiagnostik, Mammakarzinom* 54

–, tumorectomy, indication, *Mammographie, Tumorektomie, Indikationsstellung* 252, 258

–, xeroradiography, comparison, *Mammographie, Xeroradiographie, Vergleich* 27

–, x-ray units, *Mammographie, Röntgengeräte* 2, 3

Manchester studies, postoperative radiotherapy, *Manchesterstudien, postoperative Strahlenbehandlung* 389

mastectomy, advanced breast cancer, *Mastektomie, fortgeschrittenes Mammakarzinom* 347, 349

–, after pregnancy, *Mastektomie, nach Schwangerschaft* 521

−, breast cancer during pregnancy, *Mastektomie, Mammakarzinom in der Schwangerschaft* 511

−, cancer, contralateral breast, *Mastektomie, Karzinom, kontralaterale Mamma* 534

−, early carcinoma, ten years results, *Mastektomie, Frühkarzinom, 10-Jahres-Ergebnisse* 204

−, exploratory biopsy, results, *Mastektomie, Probeexzision, Ergebnisse* 56, 57

−, fibrocystic mastopathy, *Mastektomie, fibrozystische Mastopathie* 109, 110

−, liposarcoma, *Mastektomie, Liposarkom* 552

−, lobular carcinoma in situ, *Mastektomie, lobuläres Karzinom in situ* 130, 131

−, local recurrence, incidence, *Mastektomie, Lokalrezidiv, Häufigkeit* 399, 400

−, (−, thermogram, *Mastektomie, Lokalrezidiv, Thermogramm* 36, 37

−, lymphnodectomy, indications, *Mastektomie, Lymphknotenentfernung, Indikationen* 261

−, male breast cancer, results, *Mastektomie, männliches Mammakarzinom, Ergebnisse* 574

−, malignant lymphoma, *Mastektomie, malignes Lymphom* 559

−, modifications, *Mastektomie, Modifikationen* 187

−, modified, secondary surgery, after radical radiotherapy, *Mastektomie, modifizierte, Sekundäroperation, nach radikaler Strahlenbehandlung* 333

−, multifocal cancers, incidence, *Mastektomie, multifokale Krebsherde, Häufigkeit* 303

−, myosarcoma, *Mastektomie, Myosarkom* 554

−, one stage-, two stage surgery, *Mastektomie, einzeitiges, zweizeitiges operatives Vorgehen* 59

−, osteosarcoma of the breast, *Mastektomie, Osteosarkom der Mamma* 561

−, partial, risk: Carcinoma remnants, *Mastektomie, partielle, Risiko: Karzinomreste* 192

−, phlebogram after telecobalt therapy, *Mastektomie, Venogramm nach Telekobalttherapie* 485

−, postoperative radiotherapy, *Mastektomie, postoperative Strahlenbehandlung* 187

−, preoperative radiotherapy, *Mastektomie, präoperative Strahlenbehandlung* 212, 213, 214

−, prophylactic, bilateral breast cancer, *Mastektomie, prophylaktische, bilaterales Mammakarzinom* 539

−, psychic trauma, *Mastektomie, psychisches Trauma* 59

−, residual carcinoma after tumor excision, *Mastektomie, Residual-Karzinom nach Tumorexzision* 254

−, sarcoma of the breast, *Mastektomie, Mammasarkom* 550

−, subcutaneous, Silastik prosthesis, *Mastektomie, subkutane, Silastikprothese* 111

−, survival rates after, *Mastektomie, Überlebensraten nach* − 187, 188, 189

−, technique, *Mastektomie, Technik* 451, 452

−, tomogram after −, *Mastektomie, Tomogramm nach* − 426

mastitis, acute, diffuse, *Mastitis, akute, diffuse* 113

−, childhood, *Mastitis, Kindesalter* 67

−, chronic, cystic, *Mastitis, chronische, zystische* 99

−, diffuse, differential diagnosis, *Mastitis, diffuse, Differentialdiagnose* 11, 159, 160

−, inflammatory cancer, differential diagnosis, *Mastitis, inflammatorisches Karzinom, Differentialdiagnose* 441

−, plasma cellular-, galactogram, *Mastitis, Plasmazell-, Galaktogramm* 112

−, postoperative, *Mastitis, postoperative* 454

−, secretory disease, abscess, *Mastitis, Secretory disease, Abszeß* 85

−, subchronic, puncture cytology, *Mastitis, subchronische, Punktionszytologie* 50

−, thermogram, *Mastitis, Thermogramm* 39

mastopathia, differential diagnosis: Fibroadenoma, *Mastopathie, Differentialdiagnose, Fibroadenom* 82

mastopathy, age distribution, *Mastopathie, Altersverteilung* 99

−, atypical, early diagnosis, *Mastopathie, atypische, Frühdiagnose* 168

−, − epitheliosis, *Mastopathie, atypische Epitheliosis* 105, 107, 112, 113

−, −, proliferating −, histology, *Mastopathie, atypische, proliferierende −, Histologie* 104, 105

−, benign parenchymal dysplasia, *Mastopathie, benigne Parenchymdysplasie* 103

−, bilateral breast cancer, relations, *Mastopathie, doppelseitiges Mammakarzinom, Beziehungen* 531, 532

−, calcifications, differential diagnosis, *Mastopathie, Verkalkungen, Differentialdiagnose* 19

−, −, incidence, *Mastopathie, Verkalkungen, Häufigkeit* 18

−, classification, *Mastopathie, Klassifizierung* 102, 104, 532

−, cysts, mammogram, *Mastopathie, Zysten, Mammogramm* 106, 107

−, diagnosis, *Mastopathie, Diagnose* 114

−, differential diagnosis, mammogram, *Mastopathie, Differentialdiagnose, Mammogramm* 11

−, diffuse, bilateral breast cancer, *Mastopathie, diffuses, doppelseitiges Mammakarzinom* 158

−, EMI units, computed tomography, *Mastopathie, EMI-Einheiten, Computertomographie* 29

−, epithelial lesions, *Mastopathie, Epithelveränderungen* 102

−, exploratory exstirpation, indication, *Mastopathie, PE, Indikationsstellung* 56

−, false positive diagnosis: True carcinoma, *Mastopathie, falsch-positive Diagnose: Karzinom* 53

−, fibrocystic, differential diagnosis, *Mastopathie, fibrozystische, Differentialdiagnose* 147

−, grading, *Mastopathie, „Grading"* 102, 104, 532

−, histology, *Mastopathie, Histologie* 101

−, incidence, *Mastopathie, Häufigkeit* 99, 100

−, intraductal epithelial proliferation, *Mastopathie, intraduktale Epithelproliferation* 103

−, malignancy, incidence, *Mastopathie, Entartungshäufigkeit* 105

−, non invasive carcinoma, histology, *Mastopathie, nicht invasives Karzinom, Histologie* 104, 105

−, obliterating, differential diagnosis, *Mastopathie, obliterierende, Differentialdiagnose* 139

−, −, scar tissue, *Mastopathie, obliterierende, Narbenbildung* 146

−, occult carcinoma, *Mastopathie, okkultes Karzinom* 45

−, pathogenesis, *Mastopathie, Pathogenese* 99

−, pathologic anatomy, *Mastopathie, pathologische Anatomie* 100

−, progressive lesions, *Mastopathie, progressive Veränderungen* 100

−, − −, histology, specimen, *Mastopathie, progressive Veränderungen, Histologie, Präparat* 111

−, − −, radiology, *Mastopathie, progressive Veränderungen, Radiologie* 107

−, proliferating, calcification, *Mastopathie, proliferierende, Verkalkung* 147

mastopathy, proliferating, early diagnosis, breast cancer, *Mastopathie, proliferierende, Frühdiagnose, Mammakarzinom* 117
–, –, plastic prosthesis, *Mastopathie, proliferierende, Plastikprothese* 57
–, puncture cytology, classification, *Mastopathie, Punktionszytologie, Klassifizierung* 49, 51
–, radiology, *Mastopathie, Radiologie* 106
–, regressive, calcifications, *Mastopathie, regressive, Verkalkungen* 16
–, – lesions, *Mastopathie, regressive Veränderungen* 102
–, – –, radiology, *Mastopathie, regressive Veränderungen, Radiologie* 106
–, risk disease: Breast cancer, *Mastopathie, Risikokrankheit: Mammakarzinom* 105
–, staging, *Mastopathie, Stadieneinteilung* 102, 105
–, thermogram, *Mastopathie, Thermogramm* 39, 40, 114
–, with epitheliosis, *Mastopathie, mit Epitheliosis* 105
M cells, epithelium, breast, *M-Zellen, Epithel, Mamma* 70
McWhirter's principle, comparison, radical mastectomy, *McWhirter-Bestrahlungstechnik, Vergleich, radikale Mastektomie* 195
– –, complications, *McWhirter-Bestrahlungstechnik, Komplikationen* 200
– –, results, *McWhirter-Bestrahlungstechnik, Ergebnisse* 193, 194
mediastinitis, radiation damage, *Mediastinitis, Strahlenschädigung* 472
medical check-up, trend today, *Vorsorgeuntersuchung, gegenwärtiger Trend* 168
medullary carcinoma, differential diagnosis, *medulläres Karzinom, Differentialdiagnose* 11, 96, 97
– –, histology, *medulläres Karzinom, Histologie* 122, 123
– –, malignancy criteria, mammogram, *medulläres Karzinom, Malignitätsmerkmale, Mammogramm* 10
– –, microcalcifications, mammogram, *medulläres Karzinom, Mikroverkalkungen, Mammogramm* 136
– –, propagation, prognosis, *medulläres Karzinom, Ausbreitung, Prognose* 253
– –, residual carcinoma after partial mastectomy, *medulläres Karzinom, Residual-Ca nach partieller Mastektomie* 256
– –, secondary resection, cosmetic result, *medulläres Karzinom, Nachresektion, kosmetisches Ergebnis* 287
– –, thermogram, *medulläres Karzinom, Thermogramm* 160
megavoltage therapy, mastectomy, *Megavolttherapie, Mastektomie* 261
– –, palliative radiotherapy, *Megavolttherapie, Palliativbestrahlung* 432
– –, technique, *Megavolttherapie, Technik* 431
melanoma, malignant, pituitary ablation, *Melanom, bösartiges, Hypophysenausschaltung* 237
–, skin-, lymph node metastases, *Melanom, Haut-, Lymphknoten-Metastasen* 164
melphalan, chemotherapy, radical radiotherapy, *Melphalan, Chemotherapie, radikale Strahlenbehandlung* 334
Memorial Sloan Kettering Cancer Center, treatment planning procedure, recurrence, radiotherapy, *Memorial Sloan Kettering Cancer Center, Bestrahlungsplanung, Rezidivbehandlung* 432
meningitis, radioactive pituritary implants, *Meningitis, radioaktive Hypophysenimplantate* 239
menopause, bilateral breast cancer, *Menopause, bilaterales Mammakarzinom* 533

–, breast cancer, prognosis, *Menopause, Mammakarzinom, Prognose* 371
–, – parenchyma, histology, *Menopause, Mammaparenchym, Histologie* 72
–, hormonal therapy, *Menopause, Hormontherapie* 592
–, papilloma, *Menopause, Papillom* 83
–, prognosis, adrenalectomy, *Menopause, Prognose, Adrenalektomie* 243
–, recurrence rate, survival rates, *Menopause, Rezidivrate, Überlebensraten* 200
metallic sphere, localization, structures suspicious for carcinoma, *Metallkugel, Lokalisation, karzinomverdächtige Strukturen* 59, 60
metaplasia, mixed tumor, *Metaplasie, Mischtumor* 85
metastases, after partial mastectomy, incidence, *Metastasen, nach partieller Mastektomie, Häufigkeit* 192
–, angiosarcoma, *Metastasen, Angiosarkom* 162
–, bilateral breast cancer, *Metastasen, bilaterales Mammakarzinom* 535
–, bone, differential diagnosis: radiation damage, *Metastasen, Knochen, Differentialdiagnose: Strahlenschädigung* 469
–, breast cancer, localization, *Metastasen, Mammakarzinom, Lokalisation* 422
–, – – of man, *Metastasen, Brustkrebs beim Mann* 167
–, –, differential diagnosis, *Metastasen, Mamma, Differentialdiagnose* 136, 137
–, –, histology, *Metastasen, Mamma, Histologie* 124
–, –, mammogram, thermogram, *Metastasen, Brustdrüse, Mammogramm, Thermogramm* 166
–, carcinoma intraductale in situ, *Metastasen, Carcinoma intraductale in situ* 534
–, cervical, criteria of treatment, *Metastasen, zervikale, Behandlungskriterien* 347
–, chemotherapy, results, *Metastasen, Chemotherapie, Ergebnisse* 597, 598, 600
–, chorioidea, treatment, *Metastasen, Aderhaut, Behandlung* 361
–, cystosarcoma, *Metastasen, Zystosarkom* 83
–, diagnosis, treatment, *Metastasen, Diagnostik, Behandlung* 354–363
–, differential diagnosis, *Metastasen, Differentialdiagnose* 168
–, – –, mammogram, *Metastasen, Differentialdiagnose, Mammogramm* 11
–, diffuse, differential diagnosis, *Metastasen, diffuse, Differentialdiagnose* 159
–, distant, criteria of operability, *Metastasen, Fern-, Operationskriterien* 323
–, early stage, tumor ectomy, *Metastasen, Frühstadium, Tumorektomie* 253
–, electron therapy, late results, *Metastasen, Elektronentherapie, Spätergebnisse* 433
–, fibrosarcoma, *Metastasen, Fibrosarkom* 549
–, growing speed, *Metastasen, Wachstumsgeschwindigkeit* 125
–, high voltage therapy, *Metastasen, Hochvoltbestrahlung* 190
–, hormonal therapy, *Metastasen, Hormontherapie* 592
–, iatrogenous, operative exploratory biopsy, *Metastasen, iatrogene, operative Gewebsentnahme* 58
–, incidence, surgery, radiotherapy, *Metastasen, Häufigkeit, Operation, Strahlenbehandlung* 198, 199
–, –, tumor diameter, *Metastasen, Häufigkeit, Tumordurchmesser* 263
–, inflammatory cancer, *Metastasen, inflammatorisches Karzinom* 441

–, – carcinoma, *Metastasen, entzündliches Karzinom* 147

–, – recurrence, thoracic wall, *Metastasen, entzündliches Rezidiv, Brustwand* 423

–, intramammary, thermogram, *Metastasen, intramammäre, Thermogramm* 161

–, liposarcoma, *Metastasen, Liposarkom* 552

–, lymph nodes-, irradiation techniques, *Metastasen, Lymphknoten-, Bestrahlungstechnik* 265

–, – nodes, radiotherapy, results, *Metastasen, Lymphknoten, Strahlenbehandlung Ergebnisse* 361

–, – –, sterilization dose, *Metastasen, Lymphknoten, Vernichtungsdosis* 304

–, lymphography, *Metastasen, Lymphographie* 62

–, malign melanoma, *Metastasen, malignes Melanom* 164

–, mixed tumor, *Metastasen, Mischtumor* 85

–, occult intraductal carcinoma, *Metastasen, okkultes, intraduktales Karzinom* 150, 151

–, orbita, treatment, *Metastasen, Augenhöhle, Behandlung* 360

–, pituitary ablation, *Metastasen, Hypophysenausschaltung* 237

–, primary hemangiosarcoma, *Metastasen, primäres Hämangiosarkom* 554

–, prognosis, adrenalectomy, *Metastasen, Prognose, Adrenalektomie* 243

–, pulmonary, surgery, radiotherapy, *Metastasen, Lunge, Operation, Strahlenbehandlung* 362

–, radiotherapy, *Metastasen, Strahlenbehandlung* 347–365

–, regional, TNM classification, *Metastasen, regionäre, TNM-Klassifizierung* 324

–, retroauricular, radiotherapy, *Metastasen, retroaurikuläre, Strahlenbehandlung* 348

–, sarcoma of the breast, *Metastasen, Mammasarkom* 549

–, supraclavicular, criteria of operability, *Metastasen, supraklavikuläre, Operationskriterien* 323

–, survival rates, after radiotherapy, *Metastasen, Überlebensfragen, nach Strahlenbehandlung* 355, 361

–, suspected, contralateral breast, *Metastasen, Verdacht, kontralaterale Mamma* 329, 330

–, tumorectomy, late results, *Metastasen, Tumorektomie, Spätergebnisse* 273

metastatic second carcinoma, contralateral breast, *metastatisches Zweitkarzinom, kontralaterale Brust* 540

methotrexate, chemotherapy, advanced breast cancer, *Methotrexat, Chemotherapie, fortgeschrittenes Mammakarzinom* 597

–, –, curative radiotherapy, *Methotrexat, Chemotherapie, kurative Strahlenbehandlung* 334

–, –, recurrent breast cancer, *Methotrexat, Chemotherapie, Mammakarzinomrezidiv* 439

methyltestosterone, cancer therapy, *Methyltestosteron, Krebsbehandlung* 595

microcalcification, cystic mastopathy, malignant degeneration, *Mikrokalk, zystische Mastopathie, maligne Entartung* 106, 107

–, early diagnosis, breast cancer, *Mikrokalk, Frühdiagnose, Mammakarzinom* 1

–, fibroadenoma, differential diagnosis, *Mikrokalk, Fibroadenom, Differentialdiagnose* 82

–, galactophore ducts, model, *Mikrokalk, Milchgänge, Modell* 17

–, lobular carcinoma in situ, *Mikrokalk, lobuläres Carcinoma in situ* 126

–, mammography, follow up, *Mikrokalk, Mammographie, Kontrolluntersuchung* 293

–, papilloma of galactophore ducts, *Mikrokalk, Milchgangspapillom* 90

–, recurrence, systematic follow up, *Mikrokalk, Rezidiv, systematische Nachuntersuchung* 328

–, solid carcinoma, *Mikrokalk, solides Karzinom* 145

microcalcifications, adenoscirrhus, *Mikroverkalkungen, Adenoszirrhus* 136

–, biopsy, indication, *Mikroverkalkungen, Biopsie, Indikationsstellung* 48

–, criteria of malignancy, mammogram, *Mikroverkalkungen, Malignitätsmerkmale, Mammogramm* 10, 11, 12

–, differential diagnosis, *Mikroverkalkungen, Differentialdiagnose* 13

–, incidence, breast cancer, *Mikroverkalkungen, Häufigkeit, Mammakarzinom* 17

–, intraductal carcinoma in situ, *Mikroverkalkungen, intraduktales Carcinoma in situ* 130, 132, 133

–, marking, radiography of specimen, *Mikroverkalkungen, Markierung, Präparatradiographie* 59, 60

–, multilocular lobular carcinoma, *Mikroverkalkungen, multilokuläres lobuläres Karzinom* 144

–, non palpable, accuracy, serial sections, diagnosis, *Mikroverkalkungen, nicht tastbare, Treffsicherheit, Schnellschnittdiagnostik* 57

–, papillomatosis, *Mikrokalk, Papillomatose* 89, 90

–, xeroradiography, *Mikrokalk, Xeroradiographie* 27

microcellular carcinoma, cytology, *kleinzelliges Karzinom, Zytologie* 52

microinvasive carcinoma, early diagnosis, *mikroinvasives Karzinom, Frühdiagnose* 1, 168, 254

micrometastases, prognosis, *Mikrometastasen, Prognose* 251

microradiogram, density, parenchyma, *Mikroradiogramm, Dichte, Drüsenkörper* 3

–, invasive carcinoma, *Mikroradiogramm, invasives Karzinom* 142

microradiography, breast, parenchyma, *Mikroradiographie, Mamma, Parenchym* 72

–, technique, indications, *Mikroradiographie, Technik, Indikationen* 30, 31

microscopic disseminations, radiosensibility, radiotherapy, *mikroskopische Streuherde, Radiosensibilität, Strahlenbehandlung* 303

microtomy, diagnosis, biopsy, *Schnellschnittuntersuchung, Diagnose, Biopsie* 53, 56, 57

–, histology, accuracy, *Schnellschnittuntersuchung, Histologie, Treffsicherheit* 57

–, intraoperative, indication, *Schnellschnittuntersuchung, intraoperative, Indikationsstellung* 56, 169

–, lobular carcinoma in situ, *Schnellschnittuntersuchung, lobuläres Carcinoma in situ* 130

–, nodular dignity, *Schnellschnittuntersuchung, Knoten, Dignität* 58

–, triple diagnosis, breast cancer, *Schnellschnittuntersuchung, Tripeldiagnostik, Mammakarzinom* 54

"minimal breast cancer", definition, *„minimal breast cancer", Definition* 60

– – –, cytology, *„minimal breast cancer", Zytologie* 52

mitomycin-C, treatment, advanced breast cancer, *Mitomycin-C, Behandlung fortgeschrittenes Mammakarzinom* 597

mitoses, atypical, proliferative mastopathy, *Mitosen, atypische, proliferierende Mastopathie* 105

–, cytologic tumor grading, *Mitosen, zytologisches „Tumorgrading"* 52 mitoses inhibiting drugs, chemistry, *Mitosehemmer, Chemie* 597

mixed tumor, pathologic anatomy, *Mischtumor, pathologische Anatomie* 84, 85, 162

– –, thermogram, *Mischtumor, Thermogramm* 160

molybdenum, focus, x-ray tubus, *Molybdän, Brennfleck, Röntgenröhre* 3

monochemotherapy, advanced breast cancer, *Monochemotherapie, fortgeschrittenes Mammakarzinom* 597

–, breast cancer, *Monochemotherapie, Mammakarzinom* 590

morphology, roentgenological, breast, *Morphologie, röntgenologische, Mamma* 72

morphometry, infiltrating carcinoma, *Morphometrie, infiltrierendes Karzinom* 132

multibeam gamma ray unit, pituitary ablation, *Kreuzfeuer-Gammabestrahlungsgerät, Hypophysenausschaltung* 240, 241

multicellular fibroadenoma, pathologic anatomy, *zellreiches Fibroadenom, pathologische Anatomie* 82, 83

multicentric carcinoma, bilateral, risk, *multizentrisches Karzinom, bilaterales, Risiko* 531

– –, treatment, *multizentrisches Karzinom, Behandlung* 252

multifocal carcinoma, irradiation technique, *multifokales Karzinom, Bestrahlungstechnik* 318

– –, mastectomy, incidence, *multifokales Karzinom, Mastektomie, Häufigkeit* 303

multilocular cancer, localization, *multilokulares Karzinom, Lokalisation* 540

– carcinoma, histology, pathogenesis, *multilokuläres Karzinom, Histologie, Pathogenese* 118

– –, prophylactic mastectomy, *multilokuläres Karzinom, prophylaktische Mastektomie* 539

– fibroadenoma, mammogramm, histology, *multilokuläres Fibroadenom, Mammogramm, Histologie* 94, 95

multiple primary tumors, male breast cancer, *multiple Primärtumoren, männliches Mammakarzinom* 570

musculature, late reactions, classification, *Muskulatur, Spätveränderungen, Klassifizierung* 495

–, sclerosis, radiation damage, *Muskulatur, Sklerose, Strahlenschädigung* 471

myelofibrosis, breast cancer, metastases, *Myelofibrose, Mammakarzinom, Metastasen* 125

myocarditis, radiation induced, *Myokarditis, radiogene* 495

myosarcoma, breast, incidence, pathology, treatment, *Myosarkom, Mamma, Häufigkeit, Pathologie, Behandlung* 553

myothelioma, differential diagnosis, *Myotheliom, Differentialdiagnose* 162

–, mammogram, histology, *Myotheliom, Mammogramm, Histologie* 92, 94

–, pathologic anatomy, *Myotheliom, pathologische Anatomie* 81

necrosis, cystosarcoma phylloides, *Nekrose, Cystosarcoma phylloides* 83

–, epitheliosis, calcification, *Nekrose, Epitheliose, Verkalkung* 119

–, parenchyma, calcifications, pathogenesis, *Nekrose, Parenchym, Verkalkungen, Pathogenese* 16

–, pituitary, radioactive implants, *Nekrose, Hypophyse, radioaktive Implantate* 239

– –, radiosurgery, *Nekrose, Hypophyse, Radiochirurgie* 241

neoplasias, benign, radiology, *Neoplasien, gutartige, Radiologie* 86

neurofibroma, differential diagnosis, *Neurofibrom, Differentialdiagnose* 136, 137

neurofibromatosis, differential diagnosis, mammogram, *Neurofibrom, Differentialdiagnose, Mammogramm* 11

neurosurgical procedures, advanced breast cancer, *neurochirurgische Verfahren, fortgeschrittenes Mammakarzinom* 237

newborn, breast, development, *Neugeborenes, Mamma, Entwicklung* 66

nipple, adenoma, histology, *Mamille, Adenom, Histologie* 84

– –, thermogram, *Mamille, Adenom, Thermogramm* 98

–, bleeding, differential diagnosis, *Mamille, blutende, Differentialdiagnose* 84

–, breast cancer of man, *Mamille, Brustkrebs beim Mann* 167

–, "hot", occult carcinoma, *Mamille, „heiße", okkultes Karzinom* 150, 151

– –, thermogram, *Mamille, „heiße", Thermogramm* 38, 39, 41, 43

–, infiltration, plurifocal cancer, *Mamille, Infiltration, plurifokales Karzinom* 118

–, leiomyoma, *Mamille, Leiomyom* 85

–, lobular carcinoma, mammogram, histology, *Mamille, lobuläres Karzinom, Mammogramm, Histologie* 128, 129

–, mastopathy, thermogram, *Mamille, Mastopathie, Thermogramm* 114

–, multinodular cancers, *Mamille, multifokale Krebsherde* 303

–, Paget's disease, carcinoma, *Mamille, Paget-Karzinom* 144

–, – –, histology, *Mamille, Morbus Paget, Histologie* 121

–, papillomatosis, *Mamille, Papillomatose* 85

–, primary carcinoma, ulceration, *Mamille, primäres Karzinom, Ulzeration* 144

–, retraction, adenoscirrhus, *Mamille, Retraktion, Adenoszirrhus* 139

– –, biopsy, indications, *Mamille, Retraktion, Biopsie, Indikationen* 47

– –, inflammatory carcinoma, *Mamille, Retraktion, inflammatorisches Karzinom* 155

– –, intraductal carcinoma, *Mamille, Retraktion, intraduktales Karzinom* 152

– –, malignancy criterium, *Mamille, Retraktion, Malignitätskriterium* 10, 11

– –, occult carcinoma, *Mamille, Retraktion, okkultes Karzinom* 150, 151

– –, plasma cell mastitis, *Mamille, Retraktion, Plasmazellmastitis* 85

– –, TNM classification, *Brustwarze, Einziehung, TNM-Klassifizierung* 324

–, retromamillary region, puncture, *Mamille, retromamillärer Raum, Punktion* 47

– – –, tumor, differential diagnosis, *Mamille, retromamillärer Raum, Tumor, Differentialdiagnose* 8

–, secretion, fibroadenoma, *Mamille, Sekretion, Fibroadenom* 86, 91

– –, intraductal carcinoma in situ, *Mamille, Sekretion, intraduktales Carcinoma in situ* 130

–, typical cytologic findings, *Mamille, typische zytologische Befunde* 51

–, without retraction, papillary carcinoma, *Mamille, fehlende Retraktion, papilläres Karzinom* 148

Nn. thoracodorsalis et thoracicus longus, operative injury, *Nn. thoracodorsalis et thoracicus longus, operative Verletzung* 454

nonepithelial neoplasias, pathologic anatomy, *nichtepitheliale Neoplasien, pathologische Anatomie* 80

noninvasive carcinoma, histology, *nicht invasives Karzinom, Histologie* 104, 105

– –, incidence, residual tumor, *nicht invasives Karzinom, Häufigkeit, Residualtumor* 255

– –, necrosis, calcifications, pathogenesis, *nicht invasives Karzinom, Nekrose, Verkalkungen, Pathogenese* 16

– –, radiotherapy, indication, *nicht invasives Karzinom, Strahlentherapie, Indikationsstellung* 260

nonpalpable lesions, carcinoma in situ, mammogram, *nicht palpable Veränderungen, Carcinoma in situ, Mammogramm* 126, 127

– –, incidence, cancer diagnosis, *nicht palpable Veränderungen, Häufigkeit, Karzinomdiagnose* 57

– –, localization, radiography of specimen, *nicht palpable Veränderungen, Lokalisation, Präparatradiographie* 59, 60

– –, "minimal breast cancer", definition, *nicht palpable Veränderungen, „minimal breast cancer", Definition* 60

– –, xeroradiography, localization, *nicht palpable Veränderungen, Xeroradiographie, Lokalisation* 60

– –, lymph nodes, TNM classification, *nicht palpable Lymphknoten, TNM-Klassifizierung* 324, 325

nuclear polymorphia, puncture cytology, *Kernpolymorphie, Punktionszytologie* 50, 51

nucleus plasma relation, cytologic tumor grading, *Zellkern-Plasmarelation, zytologisches „Tumorgrading"* 52

oblique position, of Lundgren, mammography, *Schrägeinstellung, nach Lundgren, Mammographie* 9

occult cancer, "minimal breast cancer",definition, *okkultes Karzinom, „minimal breast cancer", Definition* 60

– carcinoma, bilateral, *okkultes Karzinom, bilaterales* 534

– –, intraductal, *okkultes Karzinom, intraduktales* 150, 151

– –, operative exploratory biopsy, *okkultes Karzinom, operative Gewebsentnahme* 58

– –, radiography of specimen, *okkultes Karzinom, Präparatradiographie* 59, 60

– –, thermogram, accuracy, *okkultes Karzinom, Thermogramm, Treffsicherheit* 44

– –, –, criteria of malignancy, *okkultes Karzinom, Thermogramm, Malignitätskriterien* 42, 43

ochronosis, breast, *Ochronose, Mamma* 85

oophorectomy, prognosis, breast cancer, *Eierstockentfernung, Prognose, Mammakarzinom* 243

operability, criteria, breast cancer, *Operabilität, Kriterien, Mammakarzinom* 189, 190, 323

operable breast cancer, anatomoclinical staging, *operables Mammakarzinom, anatomisch-klinische Stadieneinteilung* 326

– – –, conventional radiotherapy, results, *operables Mammakarzinom, konventionelle Strahlenbehandlung, Ergebnisse* 302

– – –, curative irradiation, survival rates, *operables Mammakarzinom, kurative Bestrahlung, Überlebensraten* 326

– – –, – irradiation, techniques, *operables Mammakarzinom, kurative Bestrahlung, Technik* 306

– – –, internal mammary lymph nodes, *operables Mammakarzinom, Mammaria-interna-Lymphknoten* 305

– – –, radical radiotherapy alone, late results, *operables Mammakarzinom, radikale Strahlenbehandlung allein, Spätergebnisse* 334, 335

operation specimens, breast cancer, histology, *Operationspräparate, Mammakarzinom, Histologie* 303

operative biopsy, indications, results, *operative Gewebsentnahme, Indikationen, Ergebnisse* 57, 58

– technique, exploratory biopsy, serial sections, accuracy, *Operationstechnik, PE, Schnellschnitt, Treffsicherheit* 57

– treatment, radiation induced lesions of skin, *operative Behandlung, Strahlenreaktionen der Haut* 496

orbita, metastases, treatment, *Orbita, Metastasen, Behandlung* 360

orchidectomy, male breast cancer, *Orchidektomie, männliches Mammakarzinom* 575

orchitis, male breast cancer, *Hodenentzündung, männliches Mammakarzinom* 569

osteochondrosarcoma, breast, pathology, *Osteochondrosarkom, Mamma, Pathologie* 162

osteolytic metastases, calcification after radiotherapy, *osteolytische Metastasen, Verkalkung nach Strahlenbehandlung* 357

osteomyelitis, radiation damage, *Osteomyelitis, Strahlenschädigung* 467

osteosarcoma, breast, histogenesis, *Osteosarkom, Mamma, Histogenese* 561

–, radiation induced, *Osteosarkom, strahleninduziertes* 467

ovarial function, breast, parenchyma, volume, *Ovarialfunktion, Mamma, Parenchym, Volumen* 70

ovariectomy, prophylactic, *Ovarektomie, prophylaktische* 592

overdosage risks, radiotherapy, bilateral breast cancer, *Überdosierungsgefahren, Strahlenbehandlung, doppelseitiges Mammakarzinom* 318

oxygenation, radiosensibility, tumor cells, *Sauerstoffsättigung, Strahlensensibilität, Tumorzellen* 303

^{32}P, permanent implant, pituitary, *^{32}P, Dauerimplantat, Hypophyse* 239

Paget's disease, cytology, biopsy, *Morbus Paget, Zytologie, Biopsie* 48

– –, histology, *Morbus Paget, Histologie* 120

– –, nipple, mammogram, *Morbus Paget, Mamille, Mammogramm* 144

– –, pathologic anatomy, *Morbus Paget, pathologische Anatomie* 121

palliative irradiation, principles, technique, *Palliativbestrahlung, Grundlagen, Technik* 337

– measures, breast cancer, *Palliativmaßnahmen, Mammakarzinom* 518

– radiotherapy, immunological reactions, *Palliativbestrahlung, immunologische Reaktionen* 320

– –, inflammatory cancer, *Palliativbestrahlung, inflammatorisches Karzinom* 444

– –, previously irradiated skin area, *palliative Strahlenbehandlung, früher bestrahlter Hautbezirk* 432

– treatment, advanced breast cancer, *palliative Behandlung, fortgeschrittenes Mammakarzinom* 347

palpable lesions, incidence, cancer diagnosis, *palpable Veränderungen, Häufigkeit, Karzinomdiagnose* 57

Palpation, axilla, reliability, *Palpation, Axilla, Verläßlichkeit* 325

–, bilateral lobular carcinoma in situ, *Palpation, doppelseitiges lobuläres Carcinoma in situ* 126, 127

Polpation, breast cancer, triple diagnosis, *Palpation, Mammakarzinom, Tripeldiagnostik* 54

–, –, follow up, *Palpation, Mamma, Nachkontrolle* 290

–, preoperative diagnosis, *Palpation, präoperative Diagnostik* 259

–, residual tumor, clinical follow up, *Palpation, Resttumor, klinische Nachuntersuchung* 328

panniculitis nodularis, calcifications, differential diagnosis, *Panniculitis nodularis, Verkalkungen, Differentialdiagnose* 19, 85

papillary carcinoma, mammogram, *papilläres Karzinom, Mammogramm* 148

papilloma, cytologic findings, *Papilloma, zytologische Befunde* 51

–, differential diagnosis, galactography, *Papillom, Differentialdiagnose, Galaktographie* 25

–, galactogram, *Papillom, Galaktogramm* 88, 89, 90

–, mammogram, *Papillom, Mammogramm* 89, 90

–, –, differential diagnosis, *Papillom, Mammogramm, Differentialdiagnose* 11

–, pathologic anatomy, *Papillom, pathologische Anatomie* 83, 88

–, thermogram, *Papillom, Thermogramm* 39

papillomatosis, galactogram, *Papillomatose, Galaktogramm* 89, 90

–, malignancy, *Papillomatose, Malignität* 89, 90

–, pathology, *Papillomatose, Pathologie* 88, 89

–, proliferative mastopathy, histology, *Papillomatose, proliferierende Mastopathie, Histologie* 104, 105

paraffin injections, calcifications, *Paraffininjektionen, Verkalkungen* 19

paraganglioma, breast, *Paragangliom, Mamma* 85

parasternal lymph nodes, high energy irradiation, *parasternale Lymphknoten, Hochvoltbestrahlung* 386

– – –, irradiation fields, phlebography, Vv. mammariae internae, *parasternale Lymphknoten, Bestrahlungsfelder, Phlebographie, Vv. mammariae internae* 388

– – –, – planning, *parasternale Lymphknoten, Bestrahlungsplanung* 387

– – –, local recurrence, incidence, *parasternale Lymphknoten, Lokalrezidiv, Häufigkeit* 405

– – –, metastases, bilateral breast cancer, *parasternale Lymphknoten, Metastasen, bilaterales Mammakarzinom* 534, 535

– – –, normal anatomy, *parasternale Lymphknoten, normale Anatomie* 451

– – –, phlebography, lymph scintigraphy, *parasternale Lymphknoten, Phlebographie, Lymphszintigraphie* 387

– – –, recurrence, megavoltage photon therapy, technique, *parasternale Lymphknoten, Rezidiv, Bestrahlungstechnik, Megavolttherapie* 431

– – –, –, results of treatment, *parasternale Lymphknoten, Rezidiv, Behandlungsergebnisse* 422

– – –, tumor spreading, *parasternale Lymphknoten, Tumorausbreitung* 369

– tumor, criteria of operability, *parasternaler Tumor, Operationskriterien* 323

– –, electron therapy, late result, *parasternaler Tumor, Elektronentherapie, Spätergebnis* 437

parenchyma, aberrant, axilla, *Parenchym, aberrierendes, Axilla* 156, 157

–, absorption values, *Parenchym, Absorptionswerte* 29

–, benign neoplasias, classification *Parenchym, gutartige Neoplasien, Einteilung* 86

–, calcifications, pathogenesis, *Parenchym, Verkalkungen, Pathogenese* 16

–, –, prognosis, breast cancer, *Parenchym, Verkalkungen, Prognose, Mammakarzinom* 12

–, –, renal insufficiency, *Parenchym, Verkalkungen, Niereninsuffizienz* 17

–, consistency, tumorectomy, radiotherapy, *Parenchym, Konsistenz, Tumorektomie, Strahlenbehandlung* 283

–, density, criterium of malignancy, mammogram, *Parenchym, Dichte, Malignitätsmerkmal, Mammogramm* 10, 11, 12

–, edema, *Parenchym, Ödem* 100, 101

–, EMI units, computed tomography, *Parenchym, EMI-Einheiten, Komputertomographie* 29

–, exploratory biopsy, results, *Parenchym, Probeexzision, Ergebnisse* 57

–, fibrosis, after radiotherapy, *Parenchym, Fibrose, nach Strahlenbehandlung* 279

–, –, – –, mammogram, *Parenchym, Fibrose, nach Strahlenbehandlung, Mammogramm* 286, 288

–, –, calcifications, *Parenchym, Fibrose, Kalkablagerungen* 146

–, –, mammogram, *Parenchym, Fibrose, Mammogramm* 109, 110

–, –, thermogram, *Parenchym, Fibrose, Thermogramm* 47

–, hematoma, after exploratory biopsy, *Parenchym, Hämatom, nach PE* 58

–, hemorrhage, biopsy, *Parenchym, Blutung, Biopsie* 55

–, histology of abnormal lesions, *Parenchym, Histologie abnormer Veränderungen* 101

–, hypoplasia, primary, *Parenchym, Hypoplasie, primäre* 100

–, infiltration, early diagnosis, breast cancer, *Parenchym, Infiltration, Frühdiagnose, Mammakarzinom* 1

–, intraductal carcinoma in situ, *Parenchym, intraduktales Karzinom in situ* 130

–, involution, mammogram, *Parenchym, Altersrückbildung, Mammogramm* 76

–, –, –, *Parenchym, Involution, Mammogramm* 292

–, lobular hyperplasia, *Parenchym, lobuläre Hyperplasie* 100

–, menopauseal, histology, *Parenchym, Menopause, Histologie* 72

–, metastases, differential diagnosis, *Parenchym, Metastasen, Differentialdiagnose* 137

–, nodular transformation, dignity, *Parenchym, knotiger Umbau, Dignität* 58

–, non palpable lesions, puncture, cytology, *Parenchym, nicht tastbare Veränderungen, Punktion, Zytologie* 48

–, normal, cell material, puncture cytology, *Parenchym, normales, Zellmaterial, Punktionszytologie* 49, 51

–, – breast, *Parenchym, normale Mamma* 68

–, palpable, non palpable lesions, cancer diagnosis, *Parenchym, tastbare nicht tastbare Veränderungen, Karzinomdiagnose* 57

–, pattern, thermogram, *Parenchym, Muster, Thermogramm* 38, 39

–, progressive, regressive lesions, *Parenchym, progressive, regressive Veränderungen* 100

–, radiation density, absorption coefficients, *Parenchym, Strahlendichte, Absorptionskoeffizienten* 3, 4

–, structures suspicious for carcinoma, marking, *Parenchym, karzinomverdächtige Strukturen, Markierung* 59, 60

–, thickening, after telecobalt therapy, *Parenchym, Verdichtung, nach Telekobalttherapie* 294, 295

–, tumor, calcified, *Parenchym, Tumor, verkalktes* 152, 153 partial lymphonodectomy, arm edema, incidence, *partielle Lymphonodektomie, Armödem, Häufigkeit* 280

– mastectomy, carcinoma remnants, incidence, *partielle Mastektomie, Karzinomreste, Häufigkeit* 192, 255

– –, clinical, histological criteria, *partielle Mastektomie, klinische, histologische Kriterien* 252

– –, radical –, indication, *partielle Mastektomie, radikale –, Indikationsstellung* 255

– –, technique, *partielle Mastektomie, Technik* 453

pathogenesis, breast cancer, *Pathogenese, Mammakarzinom* 117

–, calcifications, breast, *Pathogenese, Verkalkungen, Mamma* 16

–, local recurrence, *Pathogenese, Lokalrezidiv* 402

–, mastopathy, *Pathogenese, Mastopathie* 99

pathologic anatomy, adenoma, *pathologische Anatomie, Adenom* 83

– –, adenosis, *pathologische Anatomie, Adenose* 101

– –, amyloid tumor, *pathologische Anatomie, Amyloidtumor* 81

– –, amyloidosis, *pathologische Anatomie, Amyloidose* 91

– –, angioma, *pathologische Anatomie, Angiom* 80

– –, benign epithelial neoplasias, *pathologische Anatomie, gutartige epitheliale Neoplasien* 80, 81

– –, breast cancer, pregnancy, *pathologische Anatomie, Mammakarzinom, Schwangerschaft* 516, 517

– –, carcinoma in situ, *pathologische Anatomie, Carcinoma in situ* 120, 121

– –, cystadenoma phylloides, *pathologische Anatomie, Cystadenoma phylloides* 82, 83

– –, ductal, non infiltrating carcinoma, *pathologische Anatomie, duktales, nicht infiltrierendes Karzinom* 130

– –, fibroadenolipoma, *pathologische Anatomie, Fibroadenolipom* 88

– –, fibroadenoma, *pathologische Anatomie, Fibroadenom* 93

– –, fibroma, *pathologische Anatomie, Fibrom* 81, 87

– –, fibrosarcoma, *pathologische Anatomie, Fibrosarkom* 161

– –, hemangiomatosis, *pathologische Anatomie, Hämangiomatose* 91

– –, hemangiosarcoma, *pathologische Anatomie, Hämangiosarkom* 555

– –, inflammations, *pathologische Anatomie, Entzündungen* 85

– –, invasive lobular carcinoma, *pathologische Anatomie, invasives lobuläres Karzinom* 120, 121

– –, leiomyosarcoma, *pathologische Anatomie, Leiomyosarkom* 162

– –, lipoma, *pathologische Anatomie, Lipom* 80

– –, –, fibroadenolipoma, fibrolipoma, *pathologische Anatomie, Lipom, Fibroadenolipom, Fibrolipom* 86

– –, liposarcoma, *pathologische Anatomie, Liposarkom* 551

– –, lobular carcinoma in situ, *pathologische Anatomie, lobuläres Carcinoma in situ* 120, 121

– –, – hyperplasia, *pathologische Anatomie, lobuläre Hyperplasie* 100

– –, male breast cancer, *pathologische Anatomie, männliches Mammakarzinom* 573

– –, malign neoplasias, *pathologische Anatomie, bösartige Neoplasien* 115, 117, 161

– –, malignant lymphoma, *pathologische Anatomie, malignes Lymphom* 163, 558

– –, mastopathy, *pathologische Anatomie, Mastopathie* 100

– –, mixed tumor, *pathologische Anatomie, Mischtumor* 84, 85

– –, myoblastoma, *pathologische Anatomie, Myoblastom* 81

– –, myosarcoma, *pathologische Anatomie, Myosarkom* 553

– –, Paget's disease, *pathologische Anatomie, Morbus Paget* 120, 121

– –, papilloma, *pathologische Anatomie, Papillom* 83, 88

– –, papillomatosis, *pathologische Anatomie, Papillomatose* 88

– –, progressive lesions, *pathologische Anatomie, progressive Veränderungen* 100

– –, proliferative mastopathy, *pathologische Anatomie, proliferierende Mastopathie* 103, 104, 105

– –, sarcoma of the breast, *pathologische Anatomie, Mammasarkom* 549

– –, simple mastopathy, *pathologische Anatomie, einfache Mastopathie* 102, 103

– fracture, treatment, *pathologische Fraktur, Behandlung* 354

– thermogram, risk index, *pathologisches Thermogramm, Risikoindex* 45

– vessels, malignancy criteria, mammogram, *pathologische Gefäße, Malignitätsmerkmale, Mammogramm* 10, 11, 12

peau d'orange, after radiotherapy, *Peau d'orange, nach Strahlenbehandlung* 281

– –, carcinoma of galactophore ducts, tumorectomy, *Peau d'orange, Milchgangskarzinom, Tumorektomie* 286

– –, differential diagnosis, *Peau d'orange, Differentialdiagnose* 283

– –, inflammatory carcinoma, *Orangenhaut, inflammatorisches Karzinom* 154, 155

– –, intraductal carcinoma, *Orangenhaut, intraduktales Karzinom* 152

– –, mammogram, *Peau d'orange, Mammogramm* 292

– –, TNM classification, *Peau d'orange, TNM-Klassifizierung* 324

pectoral muscle, infiltration, TNM classification, *M. pectoralis, Infiltration, TNM-Klassifizierung* 324

pectoralis major muscle, retraction, after radiotherapy, *M. pectoralis major, Retraktion, nach Strahlenbehandlung* 321, 322

periarthritis humeroscapularis, after partial lymphonodectomy, *Periarthritis humeroscapularis, nach partieller Lymphknotenentfernung* 280

pericardium, early, late reactions, after radiotherapy, *Herzbeutel, Früh-, Spätreaktionen, nach Strahlenbehandlung* 480, 495

Pfeiffer-Weber-Christian's disease, calcifications, differential diagnosis, *Pfeiffer-Weber-Christiansche Erkrankung, Verkalkungen, Differentialdiagnose* 19

phlebography, arm edema, collateral circulation, *Venographie, Armödem, Kollateralkreislauf* 472

–, axilla, radial dissection, *Venographie, Axilla, radikale Ausräumung* 484

–, Vv. mammariae internae, irradiation planing, *Venographie, Vv. mammariae internae, Bestrahlungsplanung* 387

photon radiation, isodoses, after mastectomy, *Photonenstrahlung, Isodosen, nach Mastektomie* 262

physical examination, intervals, breast cancer, recurrence, *physikalische Untersuchung, Intervalle, Mammakarzinom, Rezidiv* 328 phytohemagglutinin, cutaneous tests, radiotherapy, *Phyto-hämagglutinin, Hautteste, Strahlenbehandlung* 320

pigmentation, achromic, after radiodermatitis, *Pigmentierung, farblose, nach Radiodermatitis* 201

–, skin, after radiotherapy, *Pigmentierung, Haut, nach Strahlenbehandlung* 321

pituitary ablation, external radiation, *Hypophysenausschaltung, äußere Strahlung* 240, 241

– –, hormonal substitution, *Hypophysenausschaltung, Hormonsubstitution* 241, 242

– gland, implant technique, *Hypophyse, Implantationstechnik* 237, 238, 239

– –, radioactive permanent implants, *Hypophyse, radioaktive Dauerimplantate* 239

plasma cell mastitis, calcifications, differential diagnosis, *Plasmazellmastitis, Verkalkungen, Differentialdiagnose* 19

– – –, cytologic findings, *Plasmazellmastitis, zytologische Befunde* 51

– – –, differential diagnosis, mammogram, *Plasmazellmastitis, Differentialdiagnose, Mammogramm* 11

– – –, retraction of nipple, *Plasmazellmastitis, Mammillenretraktion* 85

– – –, secretory disease, *Plasmazellmastitis, Secretory disease* 85

– – –, secretory disease, galactogram, *Plasmazellmastitis, Secretory disease, Galaktogramm* 112, 113

– – –, thermogram, differential diagnosis, *Plasmazellmastitis, Thermogramm, Differentialdiagnose* 41, 46

plasmo cells, cytologic tumor grading, *Plasmazellen, zytologisches „Tumorgrading"*

plastic prosthesis, proliferating mastopathy, *Plastikprothese, proliferierende Mastopathie* 57

pleura metastases, TNM classification, *Pleurametastasen, TNM-Klassifizierung* 324

plexus brachialis, cervicalis, radiation damage, *Plexus brachialis, cervicalis, Strahlenschädigung* 480

plexus syndrome, complication, recurrence, treatment, *Plexussyndrom, Komplikation, Rezidiv, Behandlung* 432

pneumonitis, after curative telecaesium therapy, *Pneumonitis, nach kurativer Tele-Caesiumtherapie* 322

–, after radiotherapy, *Pneumonitis, nach Strahlenbehandlung* 200

pneumocystogram, benign neoplasias, *Pneumozystogramm, gutartige Neoplasien* 86

–, fibrocystic mastopathy, *Pneumozystogramm, fibrozystische Mastopathie* 106, 108

pneumocystography, diagnostic accuracy, *Pneumozystographie, diagnostische Treffsicherheit* 19, 20, 25

–, explorative exstirpation, indication, *Pneumozystogramm, PE, Indikationsstellung* 56

polycyclic shadows, mammogram, differential diagnosis, *polyzyklische Verschattungen, Mammogramm, Differentialdiagnose* 11

polystyrene absorber, radiation protection, lung, isodoses, *Polystyren-Absorber, Strahlenschutz, Lunge, Isodosen* 430

position of patient, additional doses, axilla, *Patientenlagerung, zusätzliche Dosen, Axilla* 312

– – –, doses, supraclavicular fossa, *Patientenlagerung, zusätzliche Dosen, Supraklavikulargrube* 313, 314

– – –, radiotherapy, *Patientenlagerung, Strahlentherapie* 307

– – –, –, supraclavicular fossa, *Patientenlagerung, Strahlentherapie, Supraklavikulargrube* 313

positive thermogram, breast cancer, incidence, *positives Thermogramm, Mammakarzinom, Häufigkeit* 46

postmenopause, estrogen activity, *Postmenopause, Östrogen-Aktivität* 593

postoperative complications, mastectomy, *postoperative Komplikationen, Mastektomie* 453, 454

– histopathological classification, breast cancer, *postoperative histopathologische Klassifikation, Mammakarzinom* 376, 377

– radiotherapy, axilla, tumor ectomy, *postoperative Strahlenbehandlung, Axilla, Tumorektomie* 259

– –, history, *postoperative Strahlenbehandlung, Geschichtliches* 211, 212, 367

– –, immunologic reactions, *postoperative Strahlenbehandlung, immunologische Reaktionen* 320, 456

– –, indication, *postoperative Strahlenbehandlung, Indikationsstellung* 411, 413

– –, irradiation planning, *postoperative Strahlenbehandlung, Bestrahlungsplanung* 382

– –, liposarcoma, *postoperative Strahlenbehandlung, Liposarkom* 552

– –, local recurrence, *postoperative Strahlenbehandlung, Lokalrezidiv* 404, 405

– –, – –, incidence, *postoperative Strahlenbehandlung, Lokalrezidiv, Häufigkeit* 422

– –, male breast cancer, *postoperative Strahlenbehandlung, männliches Mammakarzinom* 574

– –, McWhirter's principle, *postoperative Strahlenbehandlung, nach McWhirter* 192, 193

– –, operable breast cancer, *postoperative Strahlenbehandlung, operables Mammakarzinom* 187

– –, osteosarcoma of the breast, *postoperative Strahlenbehandlung, Osteosarkom der Mamma* 561

– –, preoperative radiotherapy, combined, *postoperative Strahlenbehandlung, präoperative Strahlenbehandlung, kombiniert* 214

– –, radiation induced late reactions, *postoperative Strahlenbehandlung, radiogene Spätschäden* 467, 469, 470

– –, randomized studies, *postoperative Strahlenbehandlung, randomisierte Studien* 389–399

– –, secondary chronic radiodermatitis, *postoperative Strahlenbehandlung, sekundär-chronische Radiodermatitis* 459

pregnancy, bilateral breast cancer, *Schwangerschaft, beiderseitiges Mammakarzinom* 543

–, breast cancer, *Schwangerschaft, Mammakarzinom* 511–529

–, cancer, relations, *Schwangerschaft, Karzinom, Beziehungen* 512

–, edema of parenchyma, pathology, *Schwangerschaft, Parenchymödem, Pathologie* 100, 101

–, hemangiosarcoma, *Schwangerschaft, Hämangiosarkom* 555

–, inflammatory breast cancer, *Schwangerschaft, inflammatorisches Mammakarzinom* 441

–, malignant lymphoma, breast, *Schwangerschaft, malignes Lymphom, Mamma* 163

–, mammogram, *Schwangerschaft, Mammogramm* 78

preoperative marking, insufficient, exploratory biopsy, *präoperative Markierung, ungenügende, PE* 58

– radiotherapy, axillar lymph nodes, *präoperative Strahlenbehandlung, Axillarlymphknoten* 212, 214

– –, ^{60}Co gamma radiation, *^{60}Co-Gamma-Strahlung* 220

– –, complications, side-effects, *präoperative Strahlenbehandlung, Komplikationen, Nebenwirkungen* 228

− −, critical appraisal, *präoperative Strahlenbehandlung, kritische Würdigung* 211, 231
− −, hemangiosarcoma, *präoperative Strahlenbehandlung, Hämangiosarkom* 556
− −, distant metastases, incidence, *postoperative Strahlenbehandlung, Fernmetastasen, Häufigkeit* 407, 408
− −, hemangiosarcoma, *postoperative Strahlenbehandlung, Hämangiosarkom* 556
− −, histologic effect, *präoperative Strahlenbehandlung, histologische Wirkung* 227
− −, immunologic reaction, *präoperative Strahlenbehandlung, immunologische Reaktion* 456
− −, indication, *präoperative Strahlenbehandlung, Indikationsstellung* 213, 214
− −, late results, *präoperative Strahlenbehandlung, Spätergebnisse* 212, 213, 214, 219
− −, male breast cancer, *präoperative Strahlenbehandlung, männliches Mammakarzinom* 574
− −, pathologic fractures, *präoperative Strahlenbehandlung, pathologische Frakturen* 467, 469, 470
− −, postoperative radiotherapy, comparison, *präoperative Strahlenbehandlung, postoperative Strahlenbehandlung, Vergleich* 390
− −, radical mastectomy, *präoperative Strahlenbehandlung, radikale Mastektomie* 187, 213
− −, − surgery, late results, *präoperative Strahlenbehandlung, Radikaloperation, Spätergebnisse* 333, 334, 335
− −, rationale, *präoperative Strahlenbehandlung, wissenschaftliche Begründung* 216, 217
− −, secondary chronic radiodermatitis, *präoperative Strahlenbehandlung, sekundär-chronische Radiodermatitis* 459
− −, technique, *präoperative Strahlenbehandlung, Technik* 226
primary malignant lymphoma, breast, incidence, clinical features, *primär-malignes Lymphom, Mamma, Häufigkeit, Klinik* 556, 557
− tumor, curative radiotherapy, technique, *Primärtumor, kurative Strahlenbehandlung, Technik* 303
− −, diameter, residual carcinoma, *Primärtumor, Durchmesser, Residual-Ca* 255
− −, histologic effect, preoperative radiotherapy, *Primärtumor, histologische Wirkung, präoperative Strahlenbehandlung* 227
− −, metastases, growing speed, *Primärtumor, Metastasen, Wachstumsgeschwindigkeit* 125
− −, multifocal cancers, incidence, *Primärtumor, multifokale Krebsherde, Häufigkeit* 303
− −, operability, advanced breast cancer, *Primärtumor, Operabilität, fortgeschrittenes Mammakarzinom* 347
− −, radiobiological data, *Primärtumor, radiobiologische Daten* 303
− −, size, localization, *Primärtumor, Größe, Lokalisation* 369
− −, −, local recurrence, incidence, *Primärtumor, Größe, Lokalreziv, Häufigkeit* 422
− −, TNM classification, *Primärtumor, TNM-Klassifizierung* 324, 374, 375
principles, mammography, *Grundlagen, Mammographie* 1
progestagen therapy, male breast cancer, *Progestagen-Behandlung, männliches Mammakarzinom* 578
progesterone, pregnancy, *Progesteron, Schwangerschaft* 514
prognosis, advanced breast cancer, *Prognose, fortgeschrittenes Mammakarzinom* 347
−, angiosarcoma, *Prognose, Angiosarkom* 556

−, axillary lymph nodes, metastases 251
−, bilateral breast cancer, *Prognose, beiderseitiges Mammakarzinom* 542
−, − − −, pregnancy, *Prognose, bilaterales Mammakarzinom, Schwangerschaft* 543
−, breast cancer, *Prognose, Mammakarzinom* 117
−, − −, after pregnancy, *Prognose, Mammakarzinom, nach Schwangerschaft* 522
−, − −, calcifications, *Prognose, Mammakarzinom, Verkalkungen* 12
−, − −, clinical staging, *Prognose, Mammakarzinom, klinische Stadieneinteilung* 325
−, − −, conservative treatment, age, *Prognose, Mammakarzinom, konservative Behandlung, Lebensalter* 273
−, − −, early diagnosis, *Prognose, Mammakarzinom, Frühdiagnose* 2
−, − −, factors, *Prognose, Mammakarzinom, Faktoren* 125
−, − −, histologic malignancy, *Prognose, Mammakarzinom, histologische Malignität* 371
−, − − of man, *Prognose, Brustkrebs beim Mann* 167
−, − −, pregnancy, *Prognose, Mammakarzinom, Schwangerschaft* 512
−, cytologic findings, *Prognose, zytologischer Befund* 52
−, hemangiosarcoma of the breast, *Prognose, Hämangiosarkom der Mamma* 556
−, histologic grading, *Prognose, histologisches Grading* 124
−, inflammatory cancer, *Prognose, inflammatorisches Karzinom* 441, 445
−, − recurrence, chest wall, *Prognose, entzündliches Reziv, Brustwand* 423
−, intraductal carcinoma, *Prognose, intraduktales Karzinom* 159
−, lobular carcinoma in situ, *Prognose, lobuläres Karzinom in situ* 130
−, local recurrence, *Prognose, Lokalrezidiv* 406
−, liposarcoma of the breast, *Prognose, Liposarkom der Mamma* 553
−, liver metastases, *Prognose, Lebermetastasen* 407
−, male breast cancer, *Prognose, männliches Mammakarzinom* 579
−, malignant lymphoma, *Prognose, malignes Lymphom* 163, 559
−, mastopathy, mammography, *Prognose, Mastopathie, Mammogramm* 106
−, McWhirter's principle, *Prognose, McWhirter-Prinzip* 194
−, one-, two stage mastectomy, *Prognose, ein-, zweizeitige Mastektomie* 59
−, remission after adrenalectomy, *Prognose, Remission nach Adrenalektomie* 243
−, sarcoma of the breast, *Prognose, Mammasarkom* 550
−, surgery, radiotherapy, different forms, *Prognose, Operation, Strahlenbehandlung, verschiedene Formen* 188, 190, 192, 195
−, tumor diameter, *Prognose, Tumordurchmesser* 192, 253
−, −, mammogram, *Prognose, Tumor, Mammogramm* 159
−, tumor-, temperature, relations, *Prognose, Tumor-, Temperatur, Beziehungen* 36, 37
prognostic factors, radical mastectomy, postoperative irradiation, *prognostische Faktoren, radikale Mastektomie, postoperative Bestrahlung* 370

progressive lesions, mastopathy, *progressive Veränderungen, Mastopathie* 100
– –, –, radiology, *progressive Veränderungen, Mastopathie, Radiologie* 107
prolactin, pregnancy, breast cancer, predisposing factor, *Prolaktin, Schwangerschaft, Mammakarzinom, prädisponierender Faktor* 514
–, prognosis, adrenalectomy, *Prolaktin, Prognose, Adrenalektomie* 243
proliferating mastopathy, atypical, tumorectomy, *proliferierende Mastopathie, atypische, Tumorektomie* 168
proliferative kinetics, advanced breast cancer, *Proliferationskinetik, fortgeschrittenes Mammakarzinom* 349
– mastopathy, malignancy, incidence, *proliferierende Mastopathie, Entartungshäufigkeit* 105
prophylactic hormonal therapy, indication, *prophylaktische Hormontherapie, Indikationsstellung* 594
– mastectomy, bilateral breast cancer, *prophylaktische Mastektomie, bilaterales Mammakarzinom* 539
pseudarthrosis, pathologic fracture, radiation damage, *Pseudarthrose, pathologische Fraktur, Strahlenschädigung* 468, 469
pseudolipoma, malignancy, *Pseudolipom, Malignität* 86
public relations, health education, early diagnosis, *öffentliche Medien, Aufklärung, Frühdiagnose* 168
puerperium, mastitis, *Wochenbett, Mastitis* 85
pulmonary function, after radiotherapy, breast cancer, *Lungenfunktion, nach Strahlenbehandlung, Mammakarzinom* 474
– metastases, TNM classification, *Lungenmetastasen, TNM-Klassifizierung* 324
– –, treatment, *Lungenmetastasen, Behandlung* 362
puncture, faulty, biopsy, *Punktion, fehlerhafte, Biopsie* 53
–, microcalcification, evaluation, *Punktion, Mikrokalk, Beurteilung* 48
–, see biopsy, *Punktion, siehe Biopsie*
–, stereotactic, biopsy, *Punktion, stereotaktische, Biopsie* 48
– cytology, pretherapeutic diagnosis, *Punktionszytologie, prätherapeutische Diagnostik* 258

quadrant biopsy, therapeutic indication, *Quadrantenbiopsie, therapeutische Indikationsstellung* 57
– localization, bilateral breast cancer, *Quadrantenlokalisation, beiderseitiges Mammakarzinom* 540, 541
– resection, cosmetic results, *Quadrantenresektion, kosmetische Ergebnisse* 281, 283
– –, indication, *Quadrantenresektion, Indikationsstellung* 296
– –, lymphonodectomy, late results, *Quadrantenresektion, Lymphonodektomie, Spätergebnisse* 277
– –, operative technique, *Quadrantenresektion, Operationstechnik* 258

radiation absorption, benign tumors, *Strahlenabsorption, gutartige Tumoren* 86, 87
– damage, arm edema, *Strahlenschädigung, Armödem* 62, 193, 259, 276, 280, 321, 323, 481, 487, 490
– –, – –, treatment, *Strahlenschädigung, Armödem, Behandlung* 499, 500
– –, bone, cartilage, *Strahlenschädigung, Knochen, Knorpel* 466, 467
– –, – –, treatment, *Strahlenschädigung, Knochen, Knorpel, Behandlung* 499
– –, causes, *Strahlenschädigung, Ursachen* 457

– –, differential diagnosis: Bone metastases, *Strahlenschädigung, Differentialdiagnose: Knochenmetastasen* 469
– –, esophagitis, *Strahlenschädigung, Ösophagitis* 472
– –, lung, *Strahlenschädigung, Lunge* 472, 473, 474
– –, –, treatment, *Strahlenschädigung, Lunge, Behandlung* 498
– –, pathologic fractures, *Strahlenschädigung, pathologische Frakturen* 467, 469, 470
– –, plexus brachialis, cervicalis, *Strahlenschädigung, Plexus brachialis, cervicalis* 480
– –, –, cervicalis, treatment, *Strahlenschädigung, Plexus brachialis, cervicalis, Behandlung* 499
– –, postoperative telecobalt therapy, lymph edema, *Strahlenschädigung, postoperative Telekobalttherapie, Lymphödem* 491
– –, radiation induced tumors, *Strahlenschädigung, strahleninduzierte Tumoren* 467
– –, risk, *Strahlenschädigung, Risiko* 456, 457
– –, sclerosis, musculature, *Strahlenschädigung, Sklerose, Muskulatur* 471
– –, skin, *Strahlenschädigung, Haut* 457, 458, 461
– –, –, treatment, *Strahlenschädigung, Haut, Behandlung* 496
– –, treatment, *Strahlenschädigung, Behandlung* 496–505
– –, vascular stenoses, *Strahlenschädigung, Gefäßstenosen* 494
– dose, cosmetic results, *Strahlendosis, kosmetische Ergebnisse* 281
– exposure, mammography, *Strahlenbelastung, Mammographie* 22, 23
– –, –, technique, *Strahlenbelastung, Mammographie, Technik* 5, 6
– –, xeroradiography, *Strahlenbelastung, Xeroradiographie* 27
– fibrosis, differential diagnosis, *Strahlenfibrose, Differentialdiagnose* 159
– necrosis, electron beam therapy, *Strahlennekrose, Elektronentherapie* 436
– osteitis, preoperative radiotherapy, *Strahlenostitis, präoperative Strahlenbehandlung* 229
– pneumonitis, after mastectomy, *Strahlenpneumonitis, nach Tumorektomie* 264
– –, electron beam therapy, *Strahlenpneumonitis, Elektronentherapie* 437
– –, differential diagnosis, *Strahlenpneumonitis, Differentialdiagnose* 474, 475
– quality, tolerance dose, bone, soft tissue, *Strahlenqualität, Toleranzdosis, Knochen, Weichteile* 467
– –, x-ray tube, mammography, *Strahlenqualität, Röntgenröhre, Mammographie* 3, 4
– risk, mammography, *Strahlenrisiko, Mammographie* 168
radical amputation, after radiotherapy, indications, results, *radikale Amputation, nach Strahlenbehandlung, Indikationen, Ergebnisse* 333, 334
– lymphonodectomy, arm edema, *radikale Lymphknotenentfernung, Armödem* 261
– –, contraindications, radiotherapy, *radikale Lymphknotenentfernung, Kontraindikationen, Strahlenbehandlung* 259
– mastectomy, arm edema, lymphography, collateral circulation, *radikale Mastektomie, Armödem, Lymphographie, Umgehungskreislauf* 490
– –, axillary lymph node metastases, prognosis, *radikale Mastektomie, axilläre Lymphknotenmetastasen, Prognose* 371

− −, breast cancer during pregnancy, *radikale Mastektomie, Mammakarzinom in der Schwangerschaft* 511

− −, comparison: Conventional radiotherapy, *radikale Mastektomie, Vergleich: Klassische Strahlentherapie* 204

− −, − McWhirter's principle, *radikale Mastektomie, Vergleich: McWhirter, Bestrahlungstechnik* 197, 198

− −, complications, *radikale Mastektomie, Komplikationen* 201, 202

− −, definition, *radikale Mastektomie, Definition* 378

− −, distant metastases, incidence, *radikale Mastektomie, Fernmetastasen, Häufigkeit* 407, 408

− −, extended tylectomy, results, comparison, *radikale Mastektomie, erweiterte Tylektomie, Ergebnisse, Vergleich* 275, 276

− −, giant cell sarcoma, *radikale Mastektomie, Riesenzellsarkom* 561

− −, inflammatory cancer, *radikale Mastektomie, inflammatorisches Karzinom* 444

− −, liposarcoma, *radikale Mastektomie, Liposarkom* 552

− −, living quality, *radikale Mastektomie, Lebensqualität* 280

− −, lobular carcinoma in situ, results, *radikale Mastektomie, lobuläres Carcinoma in situ, Ergebnisse* 131

− −, local recurrence rates, *radikale Mastektomie, Lokalrezidivraten* 421, 422

− −, − recurrences, electron therapy, *radikale Mastektomie, Lokalrezidive, Elektronentherapie* 200

− −, − tumor excision, late results, comparison, *radikale Mastektomie, lokale Tumorexzision, Spätergebnisse, Vergleich* 271, 272

− −, male breast cancer, results, *radikale Mastektomie, männliches Mammakarzinom, Ergebnisse* 574

− −, Manchester studies, *radikale Mastektomie, Manchesterstudien* 389

− −, myosarcoma, *radikale Mastektomie, Myosarkom* 554

− −, operable breast cancer, *radikale Mastektomie, operables Mammakarzinom* 187

− −, partial-, indication, *radikale Mastektomie, partielle-, Indikationsstellung* 255

− −, postoperative irradiation, *radikale Mastektomie, postoperative Bestrahlung* 367

− −, prognostic factors, *radikale Mastektomie, prognostische Faktoren* 370

− −, psychic trauma, *radikale Mastektomie, psychisches Trauma* 59

− −, quadrant resection, comparison of results, *radikale Mastektomie, Quadrantenresektion, Vergleich der Ergebnisse* 277

− −, Radium Center, Copenhagen, *radikale Mastektomie, Radium Center, Copenhagen* 195

− −, recurrence, electron beam therapy, *radikale Mastektomie, Rezidiv, Elektronentherapie* 431

− −, secondary surgery, after curative radiotherapy, *radikale Mastektomie, Sekundäroperation, nach kurativer Strahlenbehandlung* 333

− −, side effects, *radikale Mastektomie, Nebenwirkungen* 279, 280

− −, survival rates, *radikale Mastektomie, Überlebensraten* 190, 191, 195, 197

− −, technique, *radikale Mastektomie, Technik* 378, 452

− −, tumorectomy, late results, comparison, *radikale Mastektomie, Tumorektomie, Spätergebnisse, Vergleich* 273

− −, with and without irradiation, late results, *radikale Mastektomie, mit und ohne Bestrahlung, Spätergebnisse* 190, 195, 199

− radiotherapy, additive treatments, *radikale Strahlenbehandlung, zusätzliche Maßnahmen* 334

− −, alone, operable breast cancer, end results, *radikale Strahlenbehandlung, allein, operables Mammakarzinom, Endergebnisse* 334, 335

− −, breast preserving, results after five years, *radikale Strahlenbehandlung, brusterhaltende, Ergebnisse nach 5 Jahren* 334

− −, recurrence rates after ten years, *radikale Strahlenbehandlung, Rezidivquoten nach 10 Jahren* 331

− −, secondary surgery, results, *radikale Strahlenbehandlung, zusätzliche chirurgische Eingriffe, Ergebnisse* 331, 332

− −, survival rates, *radikale Strahlenbehandlung, Überlebenszeiten* 326, 327

− −, systematic follow up, *radikale Strahlenbehandlung, systematische Nachuntersuchung* 328, 329

− surgery, advanced breast cancer, *Radikaloperation, fortgeschrittenes Mammakarzinom* 347

− −, history, *Radikaloperation, Geschichtliches* 211, 251

− −, postoperative radiotherapy, late results, *radikale Operationen, postoperative Strahlenbehandlung, Spätergebnisse* 399–411

− −, preirradiation, late results, *Radikaloperation, Vorbestrahlung, Spätergebnisse* 334, 335

− −, preoperative radiotherapy, *Radikaloperation, präoperative Strahlenbehandlung* 213

radioactive dose, pituitary ablation, *radioaktive Dosis, Hypophysenausschaltung* 239

radiocastration, indication, dose, *Radiokastration, Indikationsstellung, Dosis* 363

radiodermatitis, early and late reactions, *Radiodermatitis, Früh- und Spätreaktionen* 458

−, incidence, different methods of therapy, *Radiodermatitis, Häufigkeit, verschiedene Behandlungsmethoden* 201, 202

−, secondary chronic, *Radiodermatitis, sekundär-chronische* 459

radiography, specimen, marking, *Radiographie, Präparat, Markierung* 59, 60

−, −, technique, *Radiographie, Präparat, Technik* 60

radiogram, papillomatosis, calcifications, *Radiogramm, Papillomatose, Verkalkungen* 89

−, specimen, adenoscirrhus, *Radiogramm, Präparat, Adenoszirrhus* 139

radiologic morphology, breast, *röntgenologische Morphologie, Mamma* 72–78

− −, diffuse tumors, classification, *röntgenologische Morphologie, diffuse Tumoren, Einteilung* 133

− −, malign epithelial neoplasias, *röntgenologische Morphologie, maligne epitheliale Neoplasien* 126

radiology, benign neoplasias, *Radiologie, gutartige Neoplasien* 86

−, malign epithelial neoplasias, *Radiologie, maligne epitheliale Neoplasien* 126, 165

−, mastopathy, *Radiologie, Mastopathie* 106

radionecrosis, clavicle, *Radionekrose, Schlüsselbein* 472

−, humeral head, *Radionekrose, Oberarmkopf* 470, 471

−, ribs, *Radionekrose, Rippen* 467, 469, 470

−, skin, bone, after radiotherapy, *Radionekrose, Haut, Knochen, nach Strahlenbehandlung* 321

radiosensibility, breast cancer, microscopic disseminations, *Strahlensensibilität, Mammakarzinom, mikroskopische Streuherde* 303 radiosensibility, liposarcoma, *Strahlensensibilität, Liposarkom* 552

−, lymph nodes, internal mammary, *Strahlenempfindlichkeit, Lymphknoten, Mammaria-interna-* 305

−, sarcoma of the breast, *Strahlensensibilität, Mammasarkom* 550

radiosurgery, stereotactic, pituitary ablation, *Radiochirurgie, stereotaktische, Hypophysenausschaltung* 240, 241

radiotherapy, according to McWhirter, *Strahlenbehandlung, nach McWhirter* 192, 193, 368, 369

−, advanced breast cancer, *Strahlenbehandlung, fortgeschrittenes Mammakarzinom* 347–365

−, after loading techniques, *Strahlenbehandlung, „Afterloading"-Technik* 308

−, − tumorectomy, technique, *Strahlenbehandlung, nach Tumorektomie, Technik* 274

−, angiosarcoma, *Strahlenbehandlung, Angiosarkom* 556

−, arm edema, lymphography, *Strahlenbehandlung, Armödem, Lymphographie* 62

−, − −, −, phlebography, *Strahlenbehandlung, Armödem, Lymphographie, Venographie* 488, 489

−, as sole mode of treatment, late results, *Strahlenbehandlung, als alleinige Behandlungsmethode, Spätergebnisse* 190, 191

−, − − − − −, lymph nodes sterilization rate, *Strahlenbehandlung, als alleinige Behandlungsmethode, Lymphknoten-Sterilisationsrate* 330, 331

−, axillary lymph nodes, dissection, *Strahlenbehandlung, Axillarlymphknoten, Präparation* 325

−, bilateral breast cancer, prognosis, *Strahlenbehandlung, bilaterales Mammakarzinom, Prognose* 542

−, breast cancer, as sole method of treatment, *Strahlenbehandlung, Mammakarzinom, als alleinige Behandlung* 301–346

−, − −, complications, *Strahlenbehandlung, Mammakarzinom, Komplikationen* 449, 456

−, − − during pregnancy, *Strahlenbehandlung, Mammakarzinom, Schwangerschaft* 517

−, − −, microscopic disseminations, *Strahlenbehandlung, Mammakarzinom, mikroskopische Streuherde* 303

−, − −, pulmonary function, *Strahlenbehandlung, Mammakarzinom, Lungenfunktion* 474

−, − −, recurrence, *Strahlenbehandlung, Mammakarzinom, Rezidiv* 421–440

−, − carcinoma, skin temperature curve, *Strahlenbehandlung, Mammakarzinom, Hauttemperaturkurve* 295

−, −, isodoses, *Strahlenbehandlung, Mamma, Isodosen* 262, 266

−, calcification of osteolytic metastases, *Strahlenbehandlung, Verkalkung osteolytischer Metastasen* 357, 358

−, complications, *Strahlenbehandlung, Komplikationen* 200

−, compression, spinal cord, *Strahlenbehandlung, Kompression, Rückenmark* 354

−, conventional, lymph node metastases, survival rates, *Strahlenbehandlung, konventionelle, Lymphknoten-Metastasen, Überlebensraten* 304

−, curative, special cases, *Strahlenbehandlung, kurative, Spezialfälle* 318

−, −, technique, *Strahlenbehandlung, kurative, Technik* 306

−, −, tumor diameter, tumor dose, *Strahlenbehandlung, kurative, Tumordurchmesser, Tumordosis* 303, 304

−, epitheliolysis, *Strahlenbehandlung, Epitheliolyse* 274

−, extended tylectomy, late results, *Strahlenbehandlung, erweiterte Tylektomie, Spätergebnisse* 274, 275

−, exudative epidermitis, *Strahlenbehandlung, exsudative Epidermitis* 319, 320

−, fibrosis after, mammogram, *Strahlenbehandlung, Fibrose nach, Mammogramm* 286, 288

−, failure, follow up, *Strahlenbehandlung, erfolglose, Nachuntersuchung* 329

−, global hyperthermia, *Strahlenbehandlung, globale Hyperthermie* 293

−, hematological changes, *Strahlenbehandlung, hämatologische Veränderungen* 320

−, high energy radiation, dose distribution, *Strahlenbehandlung, Hochvolttherapie, Dosisverteilung* 262, 263, 264

−, immediate skin reactions, *Strahlenbehandlung, unmittelbare Hautreaktionen* 319, 320

−, immunological reactions, *Strahlenbehandlung, immunologische Reaktionen* 320, 456

−, inflammatory breast cancer, *Strahlenbehandlung, inflammatorisches Mammakarzinom* 154, 155, 338, 442

−, inoperable breast cancer, *Strahlenbehandlung, inoperables Mammakarzinom* 190

−, − − −, technique, *Strahlenbehandlung, inoperables Mammakarzinom, Technik* 263

−, interstitial radium needles, *Strahlenbehandlung, interstitielle Radiumnadeln* 308

−, intracerebral metastases, *Strahlenbehandlung, intrazerebrale Metastasen* 359

−, late reactions, classification, *Strahlenbehandlung, Spätveränderungen, Klassifizierung* 495

−, liposarcoma, *Strahlenbehandlung, Liposarkom* 552

−, liver metastases, *Strahlenbehandlung, Lebermetastasen* 362

−, lumpectomy, *Strahlenbehandlung, Lumpektomie* 265, 271

−, lymphadenopathy, *Strahlenbehandlung, Lymphknotenmetastasen* 361

−, male breast cancer, *Strahlenbehandlung, männliches Mammakarzinom* 574

−, malignant lymphoma, *Strahlenbehandlung, malignes Lymphom* 559

−, mastectomy, *Strahlenbehandlung, Mastektomie* 261

−, −, breast cancer, *Strahlenbehandlung, Operation, Mammakarzinom* 187

−, −, late results, *Strahlenbehandlung, Mastektomie, Spätergebnisse* 204

−, megavolt photon therapy, *Strahlenbehandlung, Megavolt-Photonentherapie* 431

−, metastases of choroidea, *Strahlenbehandlung, Aderhautmetastasen* 361

−, operable breast cancer, late results, *Strahlenbehandlung, operables Mammakarzinom, Spätergebnisse* 326

−, osteolytic, osteoplastic metastases, *Strahlenbehandlung, osteolytische, osteoplastische Metastasen* 354, 357, 358

−, palliative, previously irradiated area, *Strahlenbehandlung, palliative, früher bestrahlter Bezirk* 432

−, −, principles, technique, *Strahlenbehandlung, palliative, Grundlagen, Technik* 337

−, parenchymal consistency after −, *Strahlenbehandlung, Parenchymkonsistenz nach −* 283

−, pathologic fractures, *Strahlenbehandlung, pathologische Frakturen* 467

−, pituitary ablation, *Strahlenbehandlung, Hypophysenausschaltung* 240, 241

−, polymorphe carcinoma, *Strahlenbehandlung, polymorphes Karzinom* 148, 149

−, position of patient, *Strahlenbehandlung, Patientenlagerung* 307

−, postoperative, history, *Strahlenbehandlung, postoperative, Geschichtliches* 367

−, preoperative, *Strahlenbehandlung, präoperative* 211–235

−, pulmonary metastases, *Strahlenbehandlung, Lungenmetastasen* 362

−, quadrant resection, results, *Strahlenbehandlung, Quadrantenresektion, Ergebnisse* 277

−, radiation induced tumors, *Strahlenbehandlung, radiogene Tumoren* 467

−, − − −, risk, *Strahlenbehandlung, strahleninduzierte Tumoren, Risiko* 456

−, − −, osteomyelitis, *Strahlenbehandlung, radiogene Osteomyelitis* 467

−, radical mastectomy, late results, *Strahlenbehandlung, radikale Mastektomie, Spätergebnisse* 190, 191

−, radium, needles, interstitial implantation, *Strahlenbehandlung, Radiumnadeln, interstitielle Implantation* 308

−, recurrence rates after ten years, *Strahlenbehandlung, Rezidivquoten nach 10 Jahren* 331

−, results, overview, *Strahlenbehandlung, Ergebnisse, Überblick* 326

−, sarcoma of the breast, *Strahlenbehandlung, Mammasarkom* 550

−, secondary resection, cosmetic result, *Strahlenbehandlung, Nachresektion, kosmetisches Ergebnis* 285

−, sequelae, classification, *Strahlenbehandlung, Folgeerscheinungen, Einteilung* 321

−, side effects, complications, *Strahlenbehandlung, Nebenwirkungen, Komplikationen* 264, 279

−, simple mastectomy, late results, *Strahlenbehandlung, einfache Mastektomie, Spätergebnisse* 190, 191

−, skin metastases, *Strahlenbehandlung, Hautmetastasen* 361, 362

−, − reactions, *Strahlenbehandlung, Hautreaktionen* 320, 321

−, technique, advanced breast cancer, *Strahlenbehandlung, Technik, fortgeschrittenes Mammakarzinom* 349

−, thermogram, local recurrence, *Strahlenbehandlung, Thermogramm, Lokalrezidiv* 36, 37

−, thermographic follow up, *Strahlenbehandlung, thermographische Verlaufskontrolle* 295

−, tolerance dose, bone, soft tissue, *Strahlenbehandlung, Toleranzdosis, Knochen, Weichteile* 467

−, tumorectomy, cosmetic results, *Strahlenbehandlung, Tumorektomie, kosmetische Ergebnisse* 279, 285, 287

−, −, invasive carcinoma, indication, *Strahlenbehandlung, Tumorektomie, invasives Ca, Indikationsstellung* 296

−, −, late results, *Strahlenbehandlung, Tumorektomie, Spätergebnisse* 270, 271, 272

−, −, mammography, follow up, *Strahlenbehandlung, Tumorektomie, Mammographie, Kontrolluntersuchungen* 287–296

−, −, radiation incuded reactions, *Strahlenbehandlung, Tumorektomie, Strahlenreaktionen* 495, 496

−, −, side effects, *Strahlenbehandlung, Tumorektomie, Nebenwirkungen* 279–287

−, wedge resection, late results, *Strahlenbehandlung, Keilresektion, Spätergebnisse* 277

−, without mastectomy, late results, *Strahlenbehandlung, ohne Mastektomie, Spätergebnisse* 276

Radium Center, Copenhagen, late results, *Radium Center, Copenhagen, Spätergebnisse* 195, 197

radium needles, after loading, radiotherapy, breast cancer, *Radiumnadeln, „After-loading", Strahlentherapie, Mammakarzinom* 308

therapy, interstitial, mastectomy, *Radiumtherapie, interstitielle, Mastektomie* 261

radon seeds, implant technique, pituitary, *Radon-Seeds, Implantationstechnik, Hypophyse* 239

randomized studies, breast cancer, late results, *randomisierte Studien, Mammakarzinom, Spätergebnisse* 274, 275

− −, radical mastectomy, postoperative radiotherapy, *randomisierte Studien, radikale Mastektomie, postoperative Strahlenbehandlung* 389–399

rare benign lesions, differential diagnosis, *seltene gutartige Veränderungen, Differentialdiagnose* 85

receptor positive, -negative carcinoma, hormonal therapy, *rezeptorpositives, -negatives Karzinom, Hormontherapie* 591

Recklinghausen's disease, skin, differential diagnosis, *Morbus Recklinghausen, Haut, Differentialdiagnose* 97

recurrence, breast cancer, explorative exstirpation, *Rezidiv, Mammakarzinom, PE* 56

−, − −, radiotherapy, *Rezidiv, Mammakarzinom, Strahlenbehandlung* 421–440

−, clinical manifestation, *Rezidiv, klinische Manifestation* 423

−, cystosarcoma phylloides, *Rezidiv, Cystosarcoma phylloides* 83

−, electron beam therapy, *Rezidiv, Elektronentherapie* 424

−, factors influencing the development, *Rezidiv, ursächliche Faktoren* 421

−, inflammatory cancer, treatment, *Rezidiv, inflammatorisches Karzinom, Behandlung* 442, 443

−, lymph node metastases, secondary surgery, *Rezidiv, Lymphknoten-Metastasen, Sekundäroperationen* 332, 333

−, parasternal lymph nodes, tumor dose, *Rezidiv, parasternale Lymphknoten, Tumordosis* 305

−, radiotherapy, complications, *Rezidiv, Strahlenbehandlung, Komplikationen* 459, 460

−, systematic combined follow up, *Rezidiv, systematische, kombinierte Nachuntersuchung* 328, 329

−, thermogram, reheating, *Rezidiv, Thermogramm, erneuter Temperaturanstieg* 329

−, treatment, *Rezidiv, Behandlung* 424–432

−, − planning procedure, Sloan Kettering Cancer Center, *Rezidiv, Behandlungsplanung, Sloan Kettering Cancer Center* 432

−, tumorectomy, mammography, follow up, *Rezidiv, Tumorektomie, Mammographie, Kontrolle* 287

−, rate surgery, radiotherapy, *Rezidivquoten, Operation, Strahlenbehandlung* 197, 198

− rates, lymph nodes metastases, radiotherapy as sole treatment, *Rezidivquoten, Lymphknoten-Metastasen, nach alleiniger Strahlenbehandlung* 331

− −, menopause status, *Rezidivquoten, Menopausenstatus* 200

regional complications, treatment of breast cancer, *regionäre Komplikationen, Mammakarzinom-Behandlung* 201, 202

− lymph nodes, clinical follow up, *regionäre Lymphknoten, klinische Nachkontrolle* 290

− − −, metastases, TNM classification, *regionäre Lymphknoten, Metastasen, TNM-Klassifizierung* 324

regressive lesions, mastopathy, radiology, *regressive Veränderungen, Mastopathie, Radiologie* 106

relative late results, breast cancer, conservative treatment, *relative Spätergebnisse, Mammakarzinom, konservative Behandlung* 273

reliability, clinical examination, mammography, thermography, comparison, *Verläßlichkeit, klinische Untersuchung, Mammographie, Thermographie, Vergleich*
330
remission rates, advanced breast cancer, hormone therapy,
*Remissionsraten, fortgeschrittenes Mammakarzinom,
Hormontherapie* 594
renal insufficiency, calcifications, breast parenchyma, *Niereninsuffizienz, Verkalkungen, Brustparenchym* 17
residual tumor, curative radiotherapy, electron therapy,
*Resttumor, kurative Strahlenbehandlung, Elektronenthe-
rapie* 309
– –, systemic combined follow up, *Resttumor, systematische, kombinierte Nachuntersuchung* 328
results, ablative procedures, endocrinologic, *Ergebnisse,
ablative Verfahren, Endokrinium* 243, 244
–, chemotherapy, *Ergebnisse, Chemotherapie* 600, 601
–, conservative treatment, breast cancer, *Ergebnisse, konservative Behandlung, Mammakarzinom* 273, 274
–, conventional radiotherapy, *Ergebnisse, konventionelle
Strahlenbehandlung* 301, 302
–, cosmetic, tumorectomy, radiotherapy, *Ergebnisse, kosmetische, Tumorektomie, Radiotherapie* 280, 281,
282
–, early carcinoma, ten years survival rates, *Ergebnisse,
Frühkarzinom, 10-Jahres-Überlebensraten* 204
–, electron therapy, exulcerating breast cancer, *Ergebnisse, Elektronentherapie, exulzerierendes Mammakarzinom* 350, 352
–, exploratory biopsy, *Ergebnisse, Probeexzision* 57
–, false negative, false positive, mammography, thermography, *Ergebnisse, falsch negative, falsch positive,
Mammographie, Thermographie* 330
–, galactography, *Ergebnisse, Galaktographie* 25
–, hormone therapy, *Ergebnisse, Hormontherapie* 592
–, inflammatory cancer, *Ergebnisse, inflammatorisches
Karzinom* 444
–, lobular carcinoma in situ, tumorectomy, mastectomy,
*Ergebnisse, lobuläres Carcinoma in situ, Tumorektomie,
Mastektomie* 131
–, local tumor excision, *Ergebnisse, lokale Tumorexzision* 271, 272
–, lymphography, *Ergebnisse, Lymphographie* 62
–, mammography, analysis, *Ergebnisse, Mammographie,
Analyse* 19, 20
–, male breast cancer, surgery, radiotherapy, *Ergebnisse,
männliches Mammakarzinom, Operation, Strahlenbehandlung* 573, 574, 579
–, palliative irradiation, *Ergebnisse, Palliativbestrahlung*
339
–, – radiotherapy, recurrent disease, *Ergebnisse, Palliativbestrahlung, Rezidiv* 433–438
–, postoperative radiotherapy after radical surgery, *Ergebnisse, postoperative Strahlenbehandlung nach radikalen Operationen* 399–411
–, preoperative radiotherapy, *Ergebnisse, präoperative
Strahlenbehandlung* 212, 213, 218
–, pre-, postoperative radiotherapy, comparison, *Ergebnisse, prä-, postoperative Strahlenbehandlung, Vergleich* 390
–, puncture cytology, *Ergebnisse, Punktionszytologie* 49
–, radical mastectomy, *Ergebnisse, radikale Mastektomie*
271, 272, 380, 381
–, radiotherapy according to McWhirter, *Ergebnisse,
Strahlenbehandlung, nach McWhirter* 192, 193, 194
–, –, metastases, *Ergebnisse, Strahlenbehandlung, Metastasen* 354, 355, 359

–, – without mastectomy, *Ergebnisse, Strahlenbehandlung, ohne Mastektomie* 276
–, recurrent breast cancer, after radiotherapy, *Ergebnisse,
Mammakarzinom-Rezidiv, nach Strahlenbehandlung*
438
–, secondary surgery, after radical radiotherapy, *Ergebnisse, Sekundäreingriffe, nach radikaler Strahlenbehandlung* 331, 332
–, surgery, radiotherapy, breast cancer, *Ergebnisse, Operation, Strahlenbehandlung, Mammakarzinom* 190,
191, 192
–, telecaesium therapy, lumpectomy, *Ergebnisse, Tele-
Caesium-Therapie, Lumpektomie* 271
–, thermography, diagnosis accuracy, *Ergebnisse, Thermographie, Diagnostik, Treffsicherheit* 44
–, triple diagnosis, breast cancer, *Ergebnisse, Tripeldiagnostik, Mammakarzinom* 54
–, tumorectomy, radiotherapy, *Ergebnisse, Tumorektomie,
Strahlenbehandlung* 270
–, xeroradiography, *Ergebnisse, Xeroradiographie* 27,
28
retardation, breast cancer, causes, *Verschleppung, Mammakarzinom, Ursachen* 21
retromamillary region, tumor, differential diagnosis, *Retromamillärraum, Tumor, Differentialdiagnose* 8
retrosternal lymphatic vessels, radiogherapy, *retrosternale
Lymphwege, Strahlenbehandlung* 260
– lymph nodes, radiotherapy, advanced breast cancer,
*retrosternale Lymphknoten, Strahlenbehandlung, fortge-
schrittenes Mammakarzinom* 349
– – –, radiotherapy, sclerosis, *retrosternale Lymphknoten, Strahlenbehandlung, Sklerose* 494
– – –, thermographic follow up, *retrosternale Lymphknoten, thermographische Überwachung* 36, 37
rhabdomyosarcoma, breast, incidence, *Rhabdomyosarkom,
Mamma, Häufigkeit* 549
rib fractures, electron beam therapy, *Rippenfrakturen,
Elektronentherapie* 437
ribs, destruction, tumor classification, *Rippen, Destruktion,
Tumorklassifizierung* 324
–, fractures, radiation damage, *Rippen, Frakturen, Strahlenschädigung* 467
–, metastases, incidence, *Rippen, Metastasen, Häufigkeit*
354
risk, bilateral breast cancer, *Risiko, bilaterales Mammakarzinom* 531
–, breast cancer, pregnancy, *Risiko, Mammakarzinom,
Schwangerschaft* 512
–, carcinoma-, mammography, *Risiko, Karzinom-, Mammographie* 22, 23
–, radiation damage, *Risiko, Strahlenschaden* 456, 457
–, – induced tumors, *Risiko, strahleninduzierte Tumoren* 456
–, second carcinoma, *Risiko, Zweitkarzinom* 537
–, treatment, breast cancer, *Risiko, Behandlung, Mammakarzinom* 449, 450
– diseases, bilateral breast cancer, *Risikoerkrankungen,
doppelseitiges Mammakarzinom* 532
– factors, local recurrence, *Risikofaktoren, Lokalrezidiv*
402, 403
– index, malignant degeneration, mastopathy, *Risikoindex, maligne Entartung, Mastopathie* 105, 106
– –, pathologic thermogram, *Risikoindex, pathologisches
Thermogramm* 45
round shadows, mammogram, differential diagnosis, *runde
Verschattungen, Mammogramm, Differentialdiagnose*
11

sarcoma, breast, incidence, clinical symptoms, pathology, *Sarkom, Mamma, Häufigkeit, Klinik, Pathologie* 549
—, differential diagnosis, *Sarkom, Differentialdiagnose* 96, 97, 161
—, mammogram, *Sarkom, Mammogramm* 165
—, myothelioma, *Sarkom, Myotheliom* 81, 92
—, prognosis, mammogram, *Sarkom, Prognose, Mammogramm* 159
—, radiation induced, risk, *Sarkom, strahleninduziertes, Risiko* 456
—, thermogram, *Sarkom, Thermogramm* 167
— of the breast, classification, *Mammasarkom, Klassifizierung* 547
— — — —, incidence, *Mammasarkom, Häufigkeit* 547
— — — —, pathology, *Mammasarkom, Pathologie* 549
— — — —, prognosis, *Mammasarkom, Prognose* 550
— — — —, treatment, *Mammasarkom, Behandlung* 550
sarcoma phylloides, pathologic anatomy, *Sarcoma phylloides, pathologische Anatomie* 82, 83
scar tissue, axilla, arm edema, *Narbengewebe, Axilla, Armödem* 483
— —, calcifications, mammogram, *Narbengewebe, Verkalkungen, Mammogramm* 288, 289
— —, carcinoma, after biopsy, *Narbengewebe, Karzinom, nach Biopsie* 58
— —, differential diagnosis, mammogram, *Narbengewebe, Differentialdiagnose, Mammogramm* 11
— —, mammogram, after tumorectomy and radiotherapy, *Narbengewebe, Mammogramm, nach Tumorektomie und Strahlenbehandlung* 291
— —, obliterating mastopathy, *Narbengewebe, obliterierende Mastopathie* 146
— —, — —, differential diagnosis, *Narbengewebe, obliterierende Mastopathie, Differentialdiagnose* 139
— —, quadrant resection, *Narbengewebe, Quadrantenresektion* 283
— —, radiotherapy, mammogram, *Narbengewebe, Strahlenbehandlung, Mammogramm* 292
— —, thermogram, *Narbengewebe, Thermogramm* 38
— — carcinoma, thermogram, *Narbenkarzinom, Thermogramm* 47
scattered radiation, mammography, *Streustrahlung, Mammographie* 5
schema, calcification possibilities, breast, *Schema, Verkalkungsmöglichkeiten, Mamma* 16
—, mastopathy, histology, *Schema, Mastopathie, Histologie* 103
scintigraphy of lymphatic pathways, indications, technique, *Lymphszintigraphie, Indikationen, Technik* 61, 62
scirrhous carcinoma, cystosarcoma phylloides, *szirröses Karzinom, Cystosarcoma phylloides* 83
— —, diffuse, bilateral, *szirröses Karzinom, diffuses, doppelseitiges* 158
— —, histologic grading, *szirröses Karzinom, histologisches Grading* 124
— —, histology, *szirröses Karzinom, Histologie* 122, 123
— lobular carcinoma, radiology, differential diagnosis, *szirröses lobuläres Karzinom, Radiologie, Differentialdiagnose* 135
sclerosing adenosis, mastopathy, mammogram, *sklerosierende Adenose, Mastopathie, Mammogramm* 107
sclerosis, musculature, radiation damage, *Sklerose, Muskulatur, Strahlenschädigung* 471
—, skin, after radiotherapy, *Sklerosierung, Haut, und Strahlenbehandlung* 321

screening program, mammography, carcinoma incidence, *Reihenuntersuchung, Mammographie, Karzinomhäufigkeit* 23, 78
— tube, radiography of specimen, *Rastertubus, Präparatradiographie* 59
scirrhus, bilateral, incidence, *Szirrhus, beiderseits, Häufigkeit* 540
—, differential diagnosis, *Szirrhus, Differentialdiagnose* 86
—, mammogram, course, *Szirrhus, Mammogramm, Verlauf* 143
—, prognosis, mammogram, *Szirrhus, Prognose, Mammogramm* 159
—, thermogram, *Szirrhus, Thermogramm* 40, 160
second carcinoma, risk, *Zweitkarzinom, Risiko* 537
— —, symptom free interval, *Zweitkarzinom, symptomfreies Intervall* 168
secondary infection, after mastectomy, *Sekundärinfektion, nach Mastektomie* 454
— resection, residual tumor, cosmetic result, *Nachresektion, Residualtumor, kosmetische Ergebnis* 284, 285
— —, telecobalt therapy, cosmetic result, *Nachresektion, Telekobalt-Therapie, kosmetisches Ergebnis* 285
— tumor, suspected, contralateral breast, *Sekundärtumor, Verdacht, kontralaterale Mamma* 329, 330
secretory disease, differential diagnosis, mammogram, *Secretory disease, Differentialdiagnose, Mammogramm* 11
— —, mammogram, *Secretory disease, Mammogramm* 147
— —, multilocular fibroadenoma, *Secretory disease, multilokuläres Fibroadenom* 94
— —, plasma cell mastilis, *Secretory disease, Plasmazellmastitis* 85, 112, 113
— —, thermogram, *Secretory disease, Thermogramm* 39, 113
— —, —, differential diagnosis, *Secretory disease, Thermogramm, Differentialdiagnose* 46
— parenchyma, breast, histology, *Drüsengewebe, Mamma, Histologie* 69, 70
segmental resection, radiotherapy, late results, *Segmentresektion, Strahlenbehandlung, Spätergebnisse* 272, 273
selection criteria, tumorectomy, *Auswahlkriterium, Tumorektomie* 278
self-examination, bilateral, secondary carcinoma, *Selbstuntersuchung, beiderseitige, Sekundärkarzinom* 330
senium, breast, histology, *Senium, Mamma, Histologie* 72
senography, see mammogram, mammography, *Senographie, siehe Mammogramm, Mammographie*
serial sections, accuracy, breast cancer, *Stufenschnitte, Treffsicherheit, Mammakarzinom* 48
serratus anterior muscle, infiltration, TNM classification, *M. serratus anterior, Infiltration, TNM-Klassifizierung* 324
sexual hormones, cancer therapy, *Geschlechtshormone, Krebstherapie* 595, 596
shadows, differential diagnosis, mammogram, *Verschattungen, Differentialdiagnose, Mammogramm* 11
short course irradiation, technique, *Kurzzeitbestrahlung, Technik* 338
shoulder girdle, radiation damage, *Schultergürtel, Strahlenschädigung* 470
side effects, postoperative radiotherapy, *Nebenwirkungen, postoperative Strahlenbehandlung* 201, 202
— —, preoperative radiotherapy, *Nebenwirkungen, präoperative Strahlenbehandlung* 228
— —, radioactive pituitary implants, *Nebenwirkungen, radioaktive Hypophysenimplantate* 239

side effects, radiotherapy, tumor ectomy, *Nebenwirkungen Strahlenbehandlung, Tumorektomie* 279–287

silastic prosthesis, calcifications, *Silastikprothese, Verkalkungen* 18

silicon prosthesis, differential diagnosis, mammogram, *Silikonprothese, Differentialdiagnose, Mammogramm* 11

– –, dose measurement, phantoma, *Silikonprothese, Dosismessungen, Phantom* 386

simple mastectomy, advanced breast cancer, *einfache Mastektomie, fortgeschrittenes Mammakarzinom* 347

– –, complications, *einfache Mastektomie, Komplikationen* 201, 202

– –, distant metastases, incidence, *einfache Mastektomie, Fernmetastasen, Häufigkeit* 407

– –, inflammatory cancer, *einfache Mastektomie, inflammatorisches Karzinom* 444

– –, irradiation, survival rates, *einfache Mastektomie, Strahlenbehandlung, Überlebensraten* 187, 190, 191

– –, – technique according to McWhirter, *einfache Mastektomie, Bestrahlungstechnik nach McWhirter* 193

– –, liposarcoma, *einfache Mastektomie, Liposarkom* 552

– –, lobular carcinoma in situ, late results, *einfache Mastektomie, lobuläres Carcinoma in situ, Spätergebnisse* 131

– –, local recurrence, incidence, *einfache Mastektomie, Lokalrezidiv, Häufigkeit* 422

– –, male breast cancer, results, *einfache Mastektomie, männliches Mammakarzinom, Ergebnisse* 574

– –, morbidity, *einfache Mastektomie, Morbidität* 204

– –, myosarcoma, *einfache Mastektomie, Myosarkom* 554

– –, pathologic anatomy, *einfache Mastopathie, pathologische Anatomie* 102, 103

– –, prophylactic, indication, *einfache Mastektomie, prophylaktische, Indikationsstellung* 539

– –, sarcoma of the breast, *einfache Mastektomie, Mammasarkom* 550

– –, technique, *einfache Mastektomie, Technik* 452, 453 453

– –, with and without irradiation, late results, *einfache Mastektomie, mit und ohne Bestrahlung, Spätergebnisse* 190

simultaneous bilateral breast cancer, irradiation technique, *simultanes, beiderseitiges Mammakarzinom, Bestrahlungstechnik* 318, 319

skeletal metastases, diagnosis, treatment, *Skeletmetastasen, Diagnose, Behandlung* 354

– radiography, pretherapeutic diagnosis, *Skeletaufnahmen, prätherapeutische Diagnostik* 258

– scintiscan, inflammatory cancer, *Skeletszintigramm, inflammatorisches Karzinom* 441

skin, atheroma, differential diagnosis, mammogram, *Haut, Atherom, Differentialdiagnose, Mammogramm* 11

–, biopsy, technique, *Haut, Biopsie, Technik* 49

–, carcinoma, exulceration, *Haut, Karzinom, Exulzeration* 144

–, chest wall, recurrence, radiotherapy, *Haut, Brustwand, Rezidiv, Strahlenbehandlung* 423–432

–, cosmetic results, therapy of breast cancer, *Haut, kosmetische Ergebnisse, Mammakarzinombehandlung* 281–287

–, cystosarcoma phylloides, *Haut, Cystosarcoma phylloides* 83

–, "drawing pin phenomenon", mammogram, *Haut, "Reißnagelphänomen", Mammogramm* 140, 141

–, early and late reactions, radiotherapy, *Haut, Früh- und Spätreaktionen, Strahlenbehandlung* 458

–, erythema, electron therapy, *Haut, Erythem, Bestrahlung mit Elektronen* 279

–, hot areas, infrared thermography, *Haut, "heiße" Bezirke, Infrarot-Thermographie* 324

–, induration, high voltage therapy, *Haut, Induration, Hochvolttherapie* 462

–, infiltration, prognosis, *Haut, Infiltration, Prognose* 372

–, –, TNM classification, *Haut, Infiltration, TNM-Klassifizierung* 324

–, inflammatory cancer, *Haut, inflammatorisches Karzinom* 443

–, inspection, pretherapeutic diagnosis, *Haut, Inspektion, prätherapeutische Diagnostik* 257

–, involvement, breast cancer, irradiation technique, *Haut, Beteiligung, Mammakarzinom, Bestrahlungstechnik* 319

–, late reactions, classification, *Haut, Spätveränderungen, Klassifizierung* 495

–, local recurrence, clinical symptoms, *Haut, Lokalrezidiv, Klinik* 423

–, lymphatic plexus, breast, *Haut, Lymphplexus, Mamma* 368

–, lymphedema, lymphography, *Haut, Lymphödem, Lymphographie* 156

–, malign lymphoma, *Haut, malignes Lymphom* 165

–, metastases, melanoma, *Haut, Metastasen, Melanom* 164

–, –, thermogram, *Haut, Metastasen, Thermogramm* 166

–, –, TNM classification, *Haut, Metastasen, TNM-Klassifizierung* 324, 325

–, necrosis, postoperative, *Haut, Nekrose, postoperative* 454

–, Paget's carcinoma, bilateral, *Haut, Paget-Karzinom, beiderseitiges* 540

–, – disease, biopsy, *Haut, Morbus Paget, Biopsie* 48, 144

–, – –, differential diagnosis, *Haut, Morbus Paget, Differentialdiagnose* 84

–, palliative treatment, previously irradiated area, *Haut, Palliativbehandlung, früher bestrahlter Bezirk* 432

–, radiation damage, clinical symptoms, differential diagnosis, *Haut, Strahlenschädigung, Klinik, Differentialdiagnose* 469

–, radionecrosis, classification, *Haut, Radionekrose, Einteilung* 321, 322

–, radiosequelae, *Haut, Folgeerscheinungen, Strahlenbehandlung* 321

–, retraction, deficient, papillary carcinoma, *Haut, Retraktion, fehlende, papilläres Karzinom* 148

–, –, myoblastoma, myothelioma, *Haut, Retraktion, Myoblastom, Myotheliom* 92, 94

–, –, solid carcinoma, *Haut, Retraktion, solides Karzinom* 145

–, reactions after radiotherapy, *Haut, Reaktionen nach Strahlentherapie* 201, 202

–, satellite nodules, TNM classification, *Haut, Absiedelungen, Tumor, TNM-Klassifizierung* 324

–, scar tissue, mammogram, *Haut, Narbengewebe, Mammogramm* 291

–, scleroderma, thermogram, *Haut, Sklerodermie, Thermogramm* 38

–, sclerosis, telecaesium therapy, *Haut, Sklerosierung, Tele-Caesiumtherapie* 321

—, secondary chronic radiodermatitis, *Haut, sekundär-chronische Radiodermatitis* 459

—, teleangiectasias, telecobalt therapy, *Haut, Teleangiektasien, Telekobalttherapie* 201, 457

—, temperature differences, suspicious for malignoma, *Haut, Temperaturunterschiede, malignomverdächtige* 42, 43

—, thickening, carcinoma, criteria of malignancy, *Haut, Verdickung, Karzinom, Malignitätsmerkmal* 10, 11, 12

—, tolerance, electron beam therapy, *Haut, Toleranz, Elektronentherapie* 436

—, tumors, differential diagnosis, *Haut, Tumoren, Differentialdiagnose* 97

—, ulcer, after radiotherapy, *Haut, Ulcus, nach Strahlenbehandlung* 455

—, —, carcinoma, incidence, *Haut, Ulcus, Karzinom, Häufigkeit* 169

—, —, radiodermatitis after high voltage therapy, *Haut, Ulcus, Radiodermatitis nach Hochvolttherapie* 460

—, ulceration, advanced breast cancer, *Haut, Ulzeration, fortgeschrittenes Mammakarzinom* 347, 348

—, —, criteria of operability, *Haut, Ulzeration, Operationskriterien* 323

—, —, recurrent breast cancer, electron beam therapy, *Haut, Ulzeration, Mammakarzinomrezidiv, Elektronentherapie* 434

—, "walking technique", radiotherapy, *Haut, „Walking technique", Strahlentherapie* 427

— dose, conventional radiotherapy, *Hautdosis, konventionelle Strahlenbehandlung* 273

— —, cosmetic results after radiotherapy, *Hautdosis, kosmetische Ergebnisse nach Strahlenbehandlung* 281, 282, 283

— —, late effects, *Hautdosis, Spätreaktionen* 462

— —, McWhirter's principle, reaction, *Hautdosis, nach McWhirter, Reaktion* 200

— —, radiodermatitis, *Hautdosis, Radiodermatitis* 458

— edema, induration, after tumorectomy, telecobalt therapy, *Hautödem, Induration, nach Tumorektomie, Telekobalttherapie* 466

— —, intraductal carcinoma, *Hautödem, intraduktales Karzinom* 323

— —, mammogram, differential diagnosis, *Hautödem, Mammogramm, Differentialdiagnose* 293

— —, operability, breast cancer, *Hautödem, Operabilität, Mammakarzinom* 323

— —, TNM classification, *Hautödem, TNM-Klassifizierung* 324, 325

— erythema, thermogram, *Hauterythem, Thermogramm* 36

— infiltration, adenoid tubular carcinoma, mammogram, *Hautinfiltration, adenoid-tubuläres Karzinom, Mammogramm* 294, 295

— metastases, criteria of operability, *Hautmetastasen, Operationskriterien* 347

— —, radiotherapy, *Hautmetastasen, Strahlenbehandlung* 361, 362

— necrosis, high voltage therapy, doses, *Hautnekrose, Hochvolttherapie, Dosierung* 463

— —, treatment, *Hautnekrose, Behandlung* 496

— reactions, classification, *Hautreaktionen, Klassifizierung* 495

— —, immediate, radiotherapy, *Hautreaktionen, unmittelbare, Strahlenbehandlung* 319, 320, 321

— temperature curve, thermographic control, radiotherapy, *Hauttemperaturkurve, thermographische Verlaufskontrolle, Strahlenbehandlung* 294, 295

— tolerance, conventional radiotherapy, *Hauttoleranz, klassische Tiefentherapie* 301

— —, radiotherapy, advanced breast cancer, *Hauttoleranz, Strahlenbehandlung, fortgeschrittenes Mammakarzinom* 350

— —, threshold, radiodermatitis, *Hauttoleranz, Schwelle, Radiodermatitis* 322

— ulceration, inflammatory cancer, *Hautulkus, inflammatorisches Karzinom* 443

— —, male breast cancer, prognosis, *Hautulkus, männliches Mammakarzinom, Prognose* 580

— —, operative treatment, *Hautulkus, operative Behandlung* 496

soft tissue radiogram, adenocarcinoma, metastasis, axillary, *Weichstrahlaufnahme, Adenokarzinom, Metastase, Axilla* 156, 157

solid carcinoma, histology, *solides Karzinom, Histologie* 122, 123

— —, mammogram, *solides Karzinom, Mammogramm* 140, 141

— —, microcalcifications, mammogram, *solides Karzinom, Mikroverkalkungen, Mammogramm* 136, 145

— —, microradiogram, *solides Karzinom, Mikroradiogramm* 142

— —, non invasive, histology, *solides Karzinom, nicht invasives, Histologie* 104, 105

— —, radiotherapy, cosmetic result, *solides Karzinom, Strahlenbehandlung, kosmetisches Ergebnis* 283

— —, thermogram, *solides Karzinom, Thermogramm* 160

sonography, breast cancer, pregnancy, *Sonographie, Mammakarzinom, Schwangerschaft* 516

spasm, axillary vein, arm edema, *Spasmus, V. axillaris, Armödem* 483

special applicators, radiotherapy, *Spezialapplikatoren, Strahlenbehandlung* 307

specimen, calcifications, intraductal, carcinoma in situ, *Präparat, Verkalkungen, intraduktale, Carcinoma in situ* 133

—, Cooper's ligaments, *Präparat, Cooper-Ligamente* 73

—, fibroadenoma, *Präparat, Fibroadenom* 93

—, fibrocystic mastopathy, *Präparat, fibrozystische Mastopathie* 108, 110

—, — —, radiogram, *Präparat, fibrozystische Mastopathie, Radiogramm* 111

—, galactophore ducts, lobuli secretorii, *Präparat, Milchgänge, Drüsenläppchen* 71

—, giant fibroadenoma, *Präparat, Riesenfibroadenom* 96, 97

—, histologic controls, after radical radiotherapy, *Präparat, histologische Kontrollen, nach radikaler Strahlenbehandlung* 330, 331

—, — effect, preoperative radiotherapy, *Präparat, histologische Wirkung, präoperative Strahlenbehandlung* 227

—, intraductal carcinoma, *Präparat, intraduktales Karzinom* 152

—, multilokular cancer foci, incidence, *Präparat, multilokuläre Krebsherde, Häufigkeit* 303

—, papillomatosis, *Präparat, Papillomatose* 89

—, radiogram, *Präparat, Röntgenaufnahme* 3

—, —: calcifications, *Präparat, Radiogramm: Verkalkungen* 146

—, —, carcinoma in situ, *Präparat, Radiogramm, Carcinoma in situ* 130

—, radiography, non palpable lesions, *Präparat, Radiographie, nicht tastbare Veränderungen* 59, 60

—, —, technique, *Präparat, Radiographie, Technik* 60

specimen, residual carcinoma after local excision, *Präparat, Residual-Ca nach lokaler Exzision* 254, 255
–, subclinical tumor foci, incidence, *Präparat, subklinische Krebsherde, Häufigkeit* 303
spinal channel, metastases, treatment, *Spinalkanal, Metastasen, Behandlung* 360
– cord, compression, metastases, *Rückenmark, Kompression, Metastasen* 354
splenomegaly, breast cancer, metastases, *Splenomegalie, Mammakarzinom, Metastasen* 125
spontaneous fracture, radiation damage, *Spontanfraktur, Strahlenschädigung* 467
^{90}Sr, local application, pituitary ablation, ^{90}*Sr, lokale Anwendung, Hypophysenausschaltung* 239
staging, advanced breast cancer, *Stadieneinteilung, fortgeschrittenes Mammakarzinom* 347
–, arm edema, *Stadieneinteilung, Armödem* 484
–, breast cancer, microcalcifications, *Stadieneinteilung, Mammakarzinom, Mikroverkalkungen* 18, 19
–, – –, schemata, history, *Stadieneinteilung, Mammakarzinom, Schemata, Geschichtliches* 372–377
–, late results, mastectomy, radiotherapy, *Stadieneinteilung, Spätergebnisse, Operation, Strahlenbehandlung* 190, 191, 199
–, – –, McWhirter's principle, *Stadieneinteilung, Spätergebnisse, Methode nach McWhirter* 194
–, lymph node metastases, late results, *Stadieneinteilung, Lymphknotenmetastasierung, Spätergebnisse* 274, 275
–, mammography, accuracy, *Stadieneinteilung, Mammographie, Treffsicherheit* 19, 20
–, mastectomy, tumor excision, late results, comparison, *Stadieneinteilung, Mastektomie, Tumorexzision, Spätergebnisse, Vergleich* 271, 272
–, mastopathy, *Stadieneinteilung, Mastopathie* 102, 105
–, metastases, *Strahlenbehandlung, Metastasen* 347–365
–, preoperative radiotherapy, *Stadieneinteilung, präoperative Strahlenbehandlung* 214, 221, 225
–, randomized groups, *Stadieneinteilung, randomisierte Gruppen* 199
–, recurrence rates, after radiotherapy as sole treatment, *Stadieneinteilung, Rezidivquoten, nach alleiniger Strahlenbehandlung* 331
–, skin reactions, radiotherapy, *Stadieneinteilung, Hautreaktionen, Strahlentherapie* 458, 459
–, survival rates, radical mastectomy, tumor excision, *Stadieneinteilung, Überlebensraten, Radikaloperation, Tumorexzision* 275
–, – –, tumorectomy, *Stadieneinteilung, Überlebensraten, Tumorektomie* 270
–, TNM system, results of treatment, *Stadieneinteilung, TNM-System, Behandlungserfolg* 169
–, tumor size, metastases, sterilization dose, *Stadieneinteilung, Tumorgröße, Metastasen, Vernichtungsdosis* 303, 304
standard radical mastectomy, local recurrence rate, *Standardmastektomie, Lokalrezidivrate* 422
Steinthal, staging, breast cancer, *Steinthal, Stadieneinteilung, Mammakarzinom* 372, 373
stereotactic procedures, pituitary ablation, *stereotaktische Verfahren, Hypophysenausschaltung* 239
– puncture, biopsy, *stereotaktische Punktion, Biopsie* 48
– radiography, intraoperative, *stereotaktische Radiographie* 59
– radiosurgery, technique, *stereotaktische Radiochirurgie, Technik* 240, 241

sterilization dose, lymph nodes, metastases, *Vernichtungsdosis, Lymphknotenmetastasen* 304
– –, tumor size, *Vernichtungsdosis, Tumorgröße* 303
stroma, breast, *Stroma, Mamma* 69, 70
structures, suspicious for carcinoma, marking, radiography of specimen, *Strukturen, karzinomverdächtige, Markierung, Präparatradiographie* 59, 60
subcutaneous lymphatic plexus, breast, *subkutaner Lymphplexus, Mamma* 368
– mastectomy, bilateral breast cancer, indication, *subkutane Mastektomie, beiderseitiges Mammakarzinom, Indikationsstellung* 541
– –, exploratory biopsy, indication, *subkutane Mastektomie, PE, Indikationsstellung* 57
superinfection, skin ulcer, radiodermatitis, *Superinfektion, Hautulkus, Radiodermatitis* 462
supraclavicular fossa, curative radiotherapy, technique, *Supraklavikulargrube, kurative Strahlenbehandlung, Technik* 311
– –, early and late reactions, radiotherapy, *Supraklavikulargrube, Früh- und Spätreaktionen, Strahlenbehandlung* 458
– –, electron beam therapy, *Supraklavikulargrube, Elektronentherapie* 311
– –, irradiation fields, *Supraklavikulargrube, Bestrahlungsfelder* 388
– –, – technique, position of patient, *Supraklavikulargrube, Bestrahlungstechnik, Patientenlagerung* 307, 308
– –, lymphadenopathy, subclinical, incidence, *Supraklavikulargrube, Lymphknotenbefall, subklinischer, Häufigkeit* 305
– –, lymph node metastases, bilateral breast cancer, *Supraklavikulargrube, Lymphknotenmetastasen, bilaterales Mammakarzinom* 535
– –, – nodes, high energy irradiation, *Supraklavikulargrube, Lymphknoten, Hochvolttherapie* 387
– –, – –, inflammatory cancer, *Supraklavikulargrube, Lymphknoten, inflammatorisches Karzinom* 442
– –, – –, irradiation techniques, *Supraklavikulargrube, Lymphknoten, Bestrahlungstechnik* 204, 205
– –, – –, radiotherapy, advanced breast cancer, *Supraklavikulargrube, Lymphknoten, Strahlenbehandlung, fortgeschrittenes Mammakarzinom* 349
– –, – –, recurrence, after radiotherapy, *Supraklavikulargrube, Lymphknoten, Rezidiv, nach Strahlenbehandlung* 404
– –, – –, TNM classification, *Supraklavikulargrube, Lymphknoten, TNM-Klassifizierung* 324
– –, metastases, biopsy, *Supraklavikulargrube, Metastasen, Biopsie* 48
– –, – criteria of operability, *Supraklavikulargrube, Metastasen, Operationskriterien* 323
– –, – criteria of therapy, *Supraklavikulargrube, Metastasen, Behandlungskriterien* 347
– –, thermographic follow up, *Supraklavikulargrube, thermographische Überwachung* 36
– –, total doses, *Supraklavikulargrube, Gesamtdosen* 314
– –, ulcer, radiodermatitis, *Supraklavikulargrube, Ulcus, Radiodermatitis* 462
– lymph nodes, lymphography, arm edema, *supraklavikuläre Lymphknoten, Lymphographie, Armödem* 493
– – –, normal anatomy, *supraklavikuläre Lymphknoten, normale Anatomie* 451
supraradical mastectomy, 5-years suvival rates, *supraradikale Mastektomie, 5-Jahres-Überlebensraten* 189

surgery, advanced breast cancer, *Operation, fortgeschrittenes Mammakarzinom* 237, 347

–, bilateral breast cancer, prognosis, *Operation, bilaterales Mammakarzinom, Prognose* 542

–, breast cancer, complications, *Operation, Mammakarzinom, Komplikationen* 449, 453

–, – –, during pregnancy, *Operation, Mammakarzinom, Schwangerschaft* 517

–, castration, indication, *Operation, Kastration, Indikationsstellung* 363

–, compression of spinal cord, *Operation, Rückenmarkkompression* 354

–, follow up, mammogram, *Operation, Nachkontrolle, Mammogramm* 290

–, male breast cancer, *Operation, männliches Mammakarzinom* 573

–, microtomy, indications, *Operation, Schnellschnittuntersuchung, Indikationen* 168, 169

–, one-, two stage-, indications, *Operation, ein-, zweizeitige, Indikationen* 59

–, pulmonary metastases, *Operation, Lungenmetastasen* 362

–, radiotherapy, *Operation, Strahlenbehandlung* 251

–, Radium Center, Copenhagen, *Operation, Radium Center, Copenhagen* 195

–, secondary, radical radiotherapy, *Operation, zusätzliche, radikale Strahlenbehandlung* 331, 332

–, see mastectomy, simple mastectomy, radical mastectomy, *Operation, siehe Mastektomie, einfache Mastektomie, radikale Mastektomie*

–, solitary brain metastases, *Operation, solitäre Hirnmetastasen* 359

–, therapeutic principles, *Operation, therapeutische Grundlagen* 187, 193

–, triple diagnosis, *Operation, Tripeldiagnostik* 54

–, tumorectomy, *Operation, Tumorektomie* 258

surgical procedures, adrenalectomy, technique, *Operationsverfahren, Adrenalektomie, Technik* 242

– –, endocrine system, results, *Operationsverfahren, Endokrinium, Ergebnisse* 244

– –, hypophysectomy, technique, *Operationsverfahren, Hypophysektomie, Technik* 238

survival rates, after adrenalectomy, *Überlebensraten, nach Adrenalektomie* 243

– –, – mastectomy, *Überlebensraten, nach Mastektomie* 188, 189, 203

– –, angiosarcoma, *Überlebensraten, Angiosarkom* 556

– –, bilateral breast cancer, tumor size, *Überlebensraten, bilaterales Mammakarzinom, Tumorgröße* 542

– –, conservative treatment, breast cancer, *Überlebensraten, konservative Behandlung, Mammakarzinom* 272, 273

– –, conventional radiotherapy, *Überlebensraten, konventionelle Strahlentherapie* 301, 302

– –, – –, lymph node metastases, *Überlebensraten, konventionelle Radiotherapie, Lymphknotenmetastasen* 304

– –, five years-, conventional radiotherapy, *Überlebensraten, 5 Jahre, klassische Strahlenbehandlung* 203

– –, hemangiosarcoma, *Überlebensraten, Hämangiosarkom* 556

– –, hormonal therapy, *Überlebensraten, Hormontherapie* 594, 595

– –, "hot" tumors, thermography, *Überlebensraten, „heiße" Tumoren, Thermographie* 36, 37

– –, inflammatory cancer, *Überlebensraten, inflammatorisches Karzinom* 442, 443

–, intracerebral metastases, *Überlebensraten, intrazerebrale Metastasen* 359

–, liver metastases, *Überlebensraten, Lebermetastasen* 362

–, local tumor excision, radical mastectomy, comparison, *Überlebensraten, lokale Tumorexzion, radikale Mastektomie, Vergleich* 271, 272

–, lymph node involvement, axillary, internal mammary, *Überlebensraten, Lymphknotenbefall, Axilla, Mammaria interna* 305

–, – – involvement, metastases, *Überlebensraten, Lymphknotenbefall, Metastasen* 589, 590

–, male breast cancer, *Überlebensraten, männliches Mammakarzinom* 579

–, malignant lymphoma, *Überlebensraten, malignes Lymphom* 559, 560

–, Manchester studies, *Überlebensraten, Manchesterstudien* 389, 390

–, mastectomy, tumor dose, *Überlebensraten, Mastektomie Tumordosis* 304

–, menopause status, *Überlebensraten, Menopausenstatus* 200

–, metastases, radiotherapy, *Überlebensraten, Metastasen, Strahlenbehandlung* 355

–, operable breast cancer, *Überlebensraten, operables Mammakarzinom* 277

–, palliative radiotherapy, advanced breast cancer, *Überlebensraten, Palliativbestrahlung, fortgeschrittenes Mammakarzinom* 339, 352

–, preoperative radiotherapy, *Überlebensraten, präoperative Strahlenbehandlung* 212, 213, 214

–, pre-, postoperative radiotherapy, comparison, *Überlebensraten, prä-, postoperative Strahlenbehandlung, Vergleich* 390, 391

–, radical mastectomy, *Überlebensraten, radikale Mastektomie* 271, 272

–, – –, with and without postoperative radiotherapy, *Überlebensraten, radikale Mastektomie, mit und ohne Nachbehandlung* 409, 410

–, radiotherapy as sole mode of treatment, *Überlebensraten, Strahlenbehandlung als einzige Behandlungsmethode* 190, 191, 301, 302, 326

–, –, palpable lymph nodes, *Überlebensraten, Strahlenbehandlung, palpable Lymphknoten* 304

–, recurrent breast cancer, radiotherapy, *Überlebensraten, Mammakarzinomrezidiv, Strahlenbehandlung* 438

–, sarcoma of the breast, *Überlebensraten, Mammasarkom* 550, 553, 556

–, ten-years-, mega voltage therapy, *Überlebensraten, 10 Jahre, Hochvolttherapie* 190

–, tumor diameter, radical mastectomy, *Überlebensraten, Tumorgröße, radikale Mastektomie* 370

–, tumorectomy, *Überlebensraten, Tumorektomie* 270

–, –, radiotherapy, *Überlebensraten, Tumorektomie, Strahlenbehandlung* 270, 271

–, tumor excision, radiotherapy, *Überlebensraten, Tumorexzision, Strahlenbehandlung* 277

–, untreated carcinoma, *Überlebensraten, unbehandeltes Karzinom* 159

–, wedge resection, radiotherapy, *Überlebensraten, Keilresektion, Strahlenresektion* 277

suspected carcinoma, contralateral breast, *Karzinomverdacht, kontralaterale Mamma* 329, 330

symptom-free interval, after adrenalectomy, *symptomfreies Intervall, nach Adrenalektomie* 243 symptoms, bone metastases, *Symptome, Knochenmetastasen* 354

–, inflammatory cancer, *Symptome, inflammatorisches Karzinom* 441

–, intracerebral metastases, *Symptome, intrazerebrale Metastasen* 359

synchrocyclotron, stereotactic radiosurgery, *Synchrozyklotron, stereotaktische Radiochirurgie* 240

^{182}Ta, permanent implant, pituitary, *^{182}Ta, Dauerimplantat, Hypophyse* 239

technique, according to McWhirter, *Technik, nach McWhirter* 192, 193, 205

–, curative radiotherapy, *Technik, kurative Strahlenbehandlung* 306

–, – –, additional doses, *Technik, kurative Strahlenbehandlung, zusätzliche Dosen* 308

–, – –, axillary region, *Technik, kurative Strahlenbehandlung, Axilla* 309

–, – –, dose, *Technik, kurative Strahlenbehandlung, Dosis* 306, 310

–, – –, position of patient, *Technik, kurative Strahlenbehandlung, Patientenlagerung* 307

–, electronic thermography, *Technik, elektronische Thermographie* 33

–, galactography, *Technik, Galaktographie* 24

–, high energy irradiation, after mastectomy, *Technik, Hochvoltbestrahlung, nach Mastektomie* 262, 263

–, mammography, *Technik, Mammographie* 2–10

–, megavolt photon therapy, *Technik, Megavolt-Photonentherapie* 431

–, palliative radiotherapy, *Technik, Palliativbestrahlung* 337, 338, 432

–, percutaneous puncture, *Technik, perkutane Punktion* 49

–, preoperative radiotherapy, *Technik, präoperative Strahlenbehandlung* 226

–, radical mastectomy, *Technik, radikale Mastektomie* 378

–, radiography of specimen, *Technik, Präparatradiographie* 60

–, radiotherapy, *Technik, Strahlenbehandlung* 204, 205

–, –, after tumor ectomy, *Technik, Strahlenbehandlung, nach Tumorektomie* 274

–, –, lymph node metastases, *Technik, Strahlenbehandlung, Lymphknotenmetastasen* 265

–, –, metastases, *Technik, Strahlenbehandlung, Metastasen* 355

–, –, metastases of choroidea, *Technik, Strahlenbehandlung, Aderhautmetastasen* 361

–, –, "walking technique", *Technik, Strahlenbehandlung, „walking technique"* 427

–, secondary surgery, after radical radiotherapy, *Technik, Sekundäroperationen, nach radikaler Strahlenbehandlung* 332, 333

–, short-course irradiation, *Technik, Kurzzeitbestrahlung* 338

–, stereotactic radiosurgery, *Technik, stereotaktische Radiochirurgie* 240, 241

–, thermography, *Technik, Thermographie* 32, 33

–, xeroradiography, *Technik, Xeroradiographie* 26, 27

teleangiectasias, after radiotherapy with electrons, *Teleangiektasien, nach Elektronenbestrahlung* 281, 283

–, curative telecaesium therapy, *Teleangiektasien, kurative Tele-Caesiumtherapie* 321

–, skin reactions, staging, *Teleangiektasien, Hautreaktionen, Stadieneinteilung* 458

–, telecobalttherapy, *Teleangiektasien, Telekobalttherapie* 457

tele-^{137}Caesium therapy, curative radiotherapy, *Tele-^{137}Caesium-Therapie, kurative Strahlenbehandlung* 306

– –, position of patient, *Tele-^{137}Caesium-Therapie, Patientenlagerung* 307, 308

tele caesium therapy, advanced breast cancer, *Tele-Caesium-Therapie, fortgeschrittenes Mammakarzinom* 349

– – –, immediate skin reactions, *Tele-Caesium-Therapie, unmittelbare Hautreaktionen* 319, 320

– – –, radiosequelae, classification, *Tele-Caesium-Therapie, Folgeerscheinungen, Einteilung* 321, 322

– – –, technique, axillary field, *Tele-Caesium-Therapie, Technik, Axillarfeld* 309

– – –, technique, supraclavicular fossa, *Tele-Caesium-Therapie, Technik, Supraklavikulargrube* 313

– – –, telecobalt therapy, comparison, skin reaktions, *Tele-Caesium-Therapie, Telekobalt-Therapie, Vergleich, Hautreaktionen* 320

– – –, tumorexcision, results, *Tele-Caesium-Therapie, Tumorexzision, Ergebnisse* 271

telecobalt therapy, additional doses, *Telekobalttherapie, zusätzliche Dosen* 308

– –, – fields, supraclavicular fossa, *Telekobalttherapie, zusätzliche Felder, Supraklavikulargrube* 313

– –, adenoid tubular carcinoma, mammogram, *Telekobalttherapie, adenoid-tubuläres Karzinom, Mammogramm* 294, 295

– –, advanced breast cancer, *Telekobalttherapie, fortgeschrittenes Mammakarzinom* 349

– –, after telecobalt therapy, skin reactions, *Telekobalttherapie, nach Tumorektomie, Hautveränderungen* 465, 466

– –, axilla, supraclavicular fossa, *Telekobalttherapie, Axilla, Supraklavikulargrube* 311

– –, bilateral breast cancer, teleangiectasias, *Telekobalttherapie, doppelseitiges Mammakarzinom, Teleangiektasien* 457

– –, "cancer en cuirasse", *Telekobalttherapie, „Cancer en cuirasse"* 362

– –, carcinoma solidum, tumorectomy, mammogram, *Telekobalttherapie, Carcinoma solidum, Tumorektomie, Mammogramm* 291

– –, carcinoma with skin involvement, *Telekobalttherapie, Karzinom mit Hautbeteiligung* 319

– –, curative radiotherapy, *Telekobalttherapie, kurative Strahlenbehandlung* 306

– –, dose distribution, breast, *Telekobalttherapie, Dosisverteilung, Mamma* 269

– –, immediate skin reactions, *Telekobalttherapie, unmittelbare Hautreaktionen* 319, 320

– –, irradiation fields, arrangement, *Telekobalttherapie, Bestrahlungsfelder, Anordnung* 281

– –, late reactions of skin, *Telekobalttherapie, Spätreaktionen der Haut* 465

– –, mammogram after, *Telekobalttherapie, Mammogramm nach –* 288, 289

– –, palliative irradiation, *Telekobalttherapie, Palliativbestrahlung* 337

– –, phlebogram of axilla, *Telekobalttherapie, Venogramm der Axilla* 485

– –, position of patient, *Telekobalttherapie, Patientenlagerung* 307, 308

– –, radiation pneumonitis, *Telekobalttherapie, Strahlenpneumonitis* 478, 479

– –, radiosequelae, *Telekobalttherapie, Folgeerscheinungen* 321, 322

– –, secondary resection, cosmetic result, *Telekobalttherapie, Nachresektion, kosmetisches Ergebnis* 285

– –, side effects, *Telekobalttherapie, Nebenwirkungen* 279

– –, technique, axillary field, *Tele-Kobalt-Therapie, Technik, Axillarfeld* 309

– –, –, supraclavicular fossa, *Tele-Kobalt-Therapie, Technik, Supraklavikulargrube* 313

– –, tumorectomy, late results, *Telekobalttherapie, Tumorektomie, Spätergebnisse* 270, 278

temperature differences, suspicious for malignoma, *Temperaturunterschiede, malignomverdächtige* 42, 43

testosterone, cancer therapy, *Testosteron, Krebstherapie* 595, 596

tetrade, breast cancer, diagnosis, *Tetrade, Mammakarzinom, Diagnose* 55

therapeutic indications, exploratory exstirpation, *therapeutische Indikationen, Probeexstirpation* 56, 57

– recommendations, breast cancer, *Therapie-Empfehlungen, Mammakarzinom* 411

thermogram, before and after curative radiotherapy, *Thermogramm, vor und nach kurativer Strahlenbehandlung* 329

–, benign breast diseases, *Thermogramm, gutartige Mammaerkrankungen* 39, 40, 98

–, biopsy, indication, *Thermogramm, Biopsie, Indikationsstellung* 41

–, breast cancer, normal mammogram, *Thermogramm, Mammakarzinom, normales Mammogramm* 45

–, "cold hole", *Thermogramm, "kaltes Loch"* 160, 166

–, – –, differential diagnosis, *Thermogramm, "kaltes Loch", Differentialdiagnose* 39, 40

–, cystosarcoma phylloides, differential diagnosis, *Thermogramm, Cystosarcoma phylloides, Differentialdiagnose* 167

–, cysts, *Thermogramm, Zysten* 39, 40

–, diffuse, bilateral breast cancer, *Thermogramm, diffuses, doppelseitiges Mammakarzinom* 158

–, false positive findings, breast cancer, *Thermogramm, falsch-positive Befunde, Mammakarzinom* 46

–, fibrosarcoma, *Thermogramm, Fibrosarkom* 165

–, giant fibroadenoma, *Thermogramm, Riesenfibroadenom* 96, 97

–, hamartoma, *Thermogramm, Hamartom* 92

–, "hot" mamilla, differential diagnosis, *Thermogramm, "heiße" Mamille, Differentialdiagnose* 159, 160

–, "hot spot", definition, *Thermogramm, "hot spot", Definition* 43

–, "hot" tumors, prognosis, *Thermogramm, "heiße" Tumoren, Prognose* 36

–, inflammatory carcinoma, *Thermogramm, inflammatorisches Karzinom* 155

–, – reactions, *Thermogramm, entzündliche Reaktionen* 36

–, local recurrence, follow up, *Thermogramm, Lokalrezidiv, Überwachung* 36, 37

–, lymphangiosis carcinomatosa, *Thermogramm, Lymphangiosis carcinomatosa* 36

–, malign nonepithelial neoplasias, *Thermogramm, maligne, nichtepitheliale Neoplasien* 161

–, malignant breast diseases, *Thermogramm, bösartige Brusterkrankungen* 40, 41, 159

–, mastopathy, *Thermogramm, Mastopathie* 39, 40, 114

–, metastases, skin, breast, *Thermogramm, Metastasen, Haut, Brustdrüse* 166

–, multilocular lobular carcinoma, *Thermogramm, multilokuläres lobuläres Karzinom* 144

–, normal, *Thermogramm, normales* 38, 39

–, occult carcinoma, criteria of malignancy, *Thermogramm, okkultes Karzinom, Malignitätskriterien* 43

–, – –, early diagnosis, *Thermogramm, okkultes Karzinom, Frühdiagnose* 168

–, – intraductal carcinoma, *Thermogramm, okkultes, intraduktales Karzinom* 151

–, parenchymal fibrosis, *Thermogramm, Parenchymfibrose* 47

–, pathologic, risk index, *Thermogramm, pathologisches, Risikoindex* 45

–, radiotherapy, local recurrence, *Thermogramm, Strahlenbehandlung, Lokalrezidiv* 36, 37

–, recurrence, reheating, *Thermogramm, Rezidiv, Temperaturwiederanstieg* 329

–, sarcoma, *Thermogramm, Sarkom* 167

–, scar tissue carcinoma, *Thermogramm, Narbenkarzinom* 47

–, scirrhous carcinoma, *Thermogramm, Szirrhus* 160

–, "secretory disease", *Thermogramm, "Secretory disease"* 113

–, skin metastases, *Thermogramm, Hautmetastasen* 166

–, teleangiectasias, *Thermogramm, Teleangiektasien* 36, 37

–, temperature differences, suspicious for malignoma, *Thermogramm, Temperaturunterschiede, malignomverdächtige* 42, 43

–, thoracic wall, recurrence, follow up, *Thermogramm, Brustwand, Rezidivüberwachung* 37, 38

–, tumor, nucleus plasma relation, *Thermogramm, Tumor, Kern-Plasma-Relation* 37

–, tumorectomy, local recurrence, *Thermogramm, Tumorektomie, Lokalrezidive* 36, 37

–, vascular pattern, differential diagnosis, *Thermogramm, Gefäßmuster, Differentialdiagnose* 42, 43

thermographic follow up, radiotherapy, *thermographische Verlaufskontrolle, Strahlenbehandlung* 294, 295

thermography, bilateral breast cancer, *Thermographie, bilaterales Mammakarzinom* 531

–, biological inoperability, definition, *Thermographie, biologische Inoperabilität, Definition* 324

–, breast, age, *Thermographie, Mamma, Lebensalter* 78, 79

–, – cancer, accuracy, *Thermographie, Mammakarzinom, Treffsicherheit* 44

–, – – during pregnancy, *Thermographie, Mammakarzinom, Schwangerschaft* 516

–, clinical examination, mammography, comparison, *Thermographie, klinische Untersuchung, Mammographie, Vergleich* 330

–, critical evaluation, *Thermographie, kritische Wertung* 63, 64

–, diagnostic accuracy, *Thermographie, diagnostische Treffsicherheit* 19, 20

–, early diagnosis, breast cancer, *Thermographie, Frühdiagnose, Mammakarzinom* 2

–, evaluation, *Thermographie, Wertigkeit* 34, 35

–, false negative, false positive results, *Thermographie, falsch negative, falsch positive Ergebnisse* 330

–, findings, classification, *Thermographie, Befunde, Einteilung* 43, 44

–, follow up, *Thermographie, Kontrolluntersuchung* 293

–, indications, *Thermographie, Indikationen* 34, 37, 41

–, male breast cancer, *Thermographie, männliches Mammakarzinom* 572

thermography, pretherapeutic diagnosis, *Thermographie, prätherapeutische Diagnostik* 258
—, systematic combined follow up, *Thermographie, systematische, kombinierte Nachuntersuchung* 328
—, technique, *Thermographie, Technik* 32–34
therapy, bilateral breast cancer, *Therapie, beiderseitiges Mammakarzinom* 541
—, breast cancer, during pregnancy, *Therapie, Mammakarzinom, Schwangerschaft* 517
—, — —, sexual hormones, *Therapie, Mammakarzinom, Sexualhormone* 595, 596
—, conservative, breast cancer, *Therapie, konservative, Mammakarzinom* 280
—, hemangiosarcoma of the breast, *Therapie, Hämangiosarkom der Mamma* 556
—, hormonal, indications, *Therapie, Hormon-, Indikationen* 590, 591, 592
—, liposarcoma of the breast, *Therapie, Liposarkom der Mamma* 552
—, male breast cancer, *Therapie, männliches Mammakarzinom* 573
—, malignant lymphoma, *Therapie, malignes Lymphom* 559
—, radiation damage, *Therapie, Strahlenschäden* 496–505
—, sarcoma of the breast, *Therapie, Mammasarkom* 550, 554
thickening, parenchyma, after telecobalt therapy, *Verdikkung, Parenchym, nach Telekobalttherapie* 294, 295
thoracic spine, metastases, incidence, *Brustwirbelsäule, Metastasen, Häufigkeit* 354
— wall, configuration, computed tomography, *Brustwand, Konfiguration, Komputertomographie* 387
— —, direct irradiation, *Thoraxwand, direkte Bestrahlung* 382
— —, dose distribution, postoperative radiotherapy, *Thoraxwand, Dosisverteilung, postoperative Strahlenbehandlung* 383
— —, electron beam therapy, *Brustwand, Elektronentherapie, Isodosen* 384
— —, inflammatory reactions, thermogram, *Brustwand, entzündliche Reaktionen, Thermogramm* 36
— —, irradiation, indication, *Thoraxwand, Bestrahlung, Indikationsstellung* 411
— —, local recurrence, incidence, *Brustwand, Lokalrezidiv, Häufigkeit* 402, 403
— —, recurrence, biopsy, *Thoraxwand, Rezidiv, Biopsie* 48
thoracotomy, scar tissue, carcinoma, *Thorakotomie, Narbengewebe, Karzinom* 58
thorax phantoma, isodoses, dose distribution, *Thoraxphantom, Isodosen, Dosisverteilung* 383
thrombosis, axillary vein, arm edema, *Thrombose, V. axillaris, Armödem* 483
tissue architecture, malignancy criteria, mammogram, *Gewebearchitektur, Malignitätsmerkmale, Mammogramm* 11, 12
— tolerance, electron beam therapy, *Gewebetoleranz, Elektronentherapie* 436
TNM classification, American Joint Committee for Cancer Staging, *TNM-Klassifizierung, American Joint Committee for Cancer Staging* 374, 375
— —, breast cancer, *TNM-Klassifizierung, Mammakarzinom* 324
— —, — —, early diagnosis, *TNM-Klassifizierung, Mammakarzinom, Früherkennung* 63
— —, — —, first diagnosis, *TNM-Klassifizierung, Mammakarzinom, Erstdiagnose* 116

— —, — —, late results, *TNM-Klassifizierung, Mammakarzinom, Spätergebnisse* 326, 327
— —, clinical staging, *TNM-Klassifizierung, klinische Stadieneinteilung* 325, 374, 375
— —, histologic grading, *TNM-Klassifizierung, histologisches Grading* 124
— —, male breast cancer, prognosis, *TNM-Klassifizierung, männliches Mammakarzinom, Prognose* 579
— —, treatment, results, evaluation, *TNM-Klassifizierung, Therapie-Erfolg, Beurteilung* 169
tolerance dose, bone, soft tissue, *Toleranzdosis, Knochen, Weichteile* 467
— —, brachial plexus, *Toleranzdosis, Plexus brachialis* 481
tomogram, thoracic wall, mastectomy side, *Tomogramm, Thoraxwand, Mastektomieseite* 426, 432
total biopsy, contralateral breast, *Totalbiopsie, kontralaterale Mamma* 534
— body scan, inflammatory cancer, *Ganzkörperszintigramm, inflammatorisches Karzinom* 442
— dose, breast, telecobalt therapy, *Gesamtdosis, Mamma, Telekobalttherapie* 270
— —, curative radiotherapy, breast cancer, *Gesamtdosis, kurative Strahlenbehandlung, Mammakarzinom* 310, 312
— —, — —, supraclavicular fossa, *Gesamtdosis, kurative Strahlenbehandlung, Supraklavikulargrube* 314
— —, radiotherapy, after tumor excision, *Gesamtdosis, Strahlenbehandlung, nach Tumorexzision* 271, 283
— hysterectomy, curative radiotherapy, *totale Hysterektomie, kurative Strahlenbehandlung* 334
— mastectomy, indication, results, *totale Mastektomie, Indikationsstellung, Ergebnisse* 187, 189
— —, secondary surgery, after radical radiotherapy, *totale Mastektomie, Sekundäroperation, nach radikaler Strahlenbehandlung* 333
tracheitis, radiation induced, *Tracheitis, strahlenbedingte* 472
transverse tomography, treatment planning procedure, recurrent disease, *Transversaltomographie, Behandlungsplanung, Rezidiv* 432
trauma, male breast cancer, *Trauma, männliches Mammakarzinom* 566, 568
—, necrosis of fatty tissue, *Trauma, Fettgewebsnekrose* 85
—, psychical, exploratory biopsy, mastectomy, *Trauma, psychisches, Probebiopsie, Mastektomie* 59
—, scar tissue, carcinoma, *Trauma, Narbengewebe, Karzinom* 58
—, shadows, differential diagnosis, mammogram, *Trauma, Verschattungen, Differentialdiagnose, Mammogramm* 11
treatment, advanced breast cancer, *Behandlung, fortgeschrittenes Mammakarzinom* 347–365
—, antiestrogens, *Behandlung, Antiöstrogene* 593, 595, 596
—, bilateral breast cancer, *Behandlung, beiderseitiges Mammakarzinom* 541
—, breast cancer during pregnancy, *Behandlung, Mammakarzinom, Schwangerschaft* 517
—, — —, sexual hormones, *Behandlung, Mammakarzinom, Sexualhormone* 595, 596
—, hemangiosarcoma of the breast, *Behandlung, Hämangiosarkom der Mamma* 556
—, hormonal, indications, *Behandlung, Hormon-, Indikationen* 592, 593
—, intracerebral metastases, *Behandlung, intrazerebrale Metastasen* 359

–, liposarcoma of the breast, *Behandlung, Liposarkom der Mamma* 552

–, male breast cancer, *Behandlung, männliches Mammakarzinom* 573

–, malignant lymphoma, *Behandlung, malignes Lymphom* 559

–, myosarcoma of the breast, *Behandlung, Myosarkom der Mamma* 554

–, radiation damage, *Behandlung, Strahlenschädigung* 496–505

–, sarcoma of the breast, *Behandlung, Mammasarkom* 550

–, skin reactions, radiotherapy, *Behandlung, Hautreaktionen, Strahlentherapie* 319, 320

–, stage of disease, 5-year survival rates, *Behandlung, Krankheitsstadium, 5-Jahres-Überlebensraten* 189

– planning procedure, Memorial Kettering Cancer Center, *Behandlungsplanung, Memorial Sloan Kettering Cancer Center* 432

– – –, recurrent disease, *Behandlungsplanung, Rezidiv* 424, 427, 429

trichoepithelioma, desmoplastic, *Trichoepitheliom, desmoplastisches* 85

triple diagnosis, breast cancer, complications, *Tripeldiagnostik, Mammakarzinom, Komplikationen* 58

– –, – –, results, *Tripeldiagnostik, Mammakarzinom, Ergebnisse* 54

tuberculin test, immunological test, radiotherapy, *Tuberkulin-Test, Immundepression, Strahlenbehandlung* 320

tuberculoma, differential diagnosis, *Tuberkulom, Differentialdiagnose* 97

tuberculosis, differential diagnosis, *Tuberkulose, Differentialdiagnose* 159

–, – –, mammogram, *Tuberkulose, Differentialdiagnose, Mammogramm* 11

tumor, angiogenesis factor (TAF), *Tumor, Angiogenese-Faktor (TAF)* 35

–, dignity, evaluation, *Tumor, Diginität, Beurteilung* 258

–, doubling time, *Tumor, Verdopplungszeit* 533

–, epithelium, stroma, morphology, *Tumor, Epithel, Stroma, Morphologie* 131

–, failure of radiotherapy, follow up, *Tumor, erfolglose Strahlenbehandlung, Nachuntersuchung* 329

–, follow up, thermogram, *Tumor, Nachsorge, Thermogramm* 36, 37

–, grading, cytologic, *Tumor, „grading", zytologisches* 52

–, histologic response, preoperative radiotherapy, *Tumor, histologische Reaktion, präoperative Strahlenbehandlung* 215

–, morphometry, infiltrating carcinoma, *Tumor, Morphometrie, infiltrierendes Karzinom* 132

–, nucleus plasma relation, thermogram, *Tumor, Kern-Plasma-Relation, Thermogramm* 37

–, parasternal, criteria of operability, *Tumor, parasternaler, Operationskriterien* 323

–, –, electron beam therapy, late result, *Tumor, parasternaler, Elektronentherapie, Spätergebnis* 437

–, proliferative kinetics, *Tumor, Proliferationskinetik* 349

–, puncture, technique, *Tumor, Punktion, Technik* 49

–, recurrence, secondary surgery, after radical radiotherapy, *Tumor, Rezidiv, Sekundäroperationen, nach radikaler Strahlenbehandlung* 332, 333

–, recurrent, ulceration of chest wall, before and after electron beam therapy, *Tumor, Rezidiv, Ulzeration, Brustwand, vor und nach Elektronentherapie* 436

–, regression, chemotherapy, *Tumor, Rückbildung, Chemotherapie* 597

–, retromamillary region, differential diagnosis, *Tumor, Retromamillarregion, Differentialdiagnose* 8

–, selectivity, cytostatic drugs, *Tumor, Selektivität, Cytostatica* 349

–, stimulation, hormonal therapy, *Tumor, Stimulation, Hormontherapie* 594

–, suspected, contralateral breast, *Tumor, Verdacht, kontralaterale Mamma* 329, 330

–, temperature and prognose, relations, *Tumor, Temperatur und Prognose, Beziehungen* 36

–, TNM classification, *Tumor, TNM-Klassifizierung* 324

– categories, clinical staging, *Tumorkategorien, klinische Stadieneinteilung* 326

– classification, histologic, *Tumorklassifizierung, histologische* 105

– –, TNM system, *Tumorklassifizierung, TNM-System* 324, 375, 376

– diameter, bilateral breast cancer, survival rates, *Tumordurchmesser, bilaterales Mammakarzinom, Überlebensraten* 542

– –, curative radiotherapy, dose, *Tumordurchmesser, kurative Strahlenbehandlung, Dosis* 304

– –, early stage, definition, *Tumordurchmesser, Frühstadium, Definition* 254

– –, operation specimens, *Tumordurchmesser, Operationspräparate* 303

– –, parasternal lymph node metastases, *Tumordurchmesser, parasternale Lymphknoten, Metastasen* 369

– –, partial mastectomy, prognosis, *Tumordurchmesser, partielle Mastektomie, Prognose* 192

– –, prognosis, radical mastectomy, *Tumordurchmesser, Prognose, radikale Mastektomie* 370

– –, –, tumor ectomy, *Tumordurchmesser, Prognose, Tumorektomie* 253

– –, TNM classification, *Tumordurchmesser, TNM-Klassifizierung* 324

– –, tumor ectomy, selection criteria, *Tumordurchmesser, Tumorektomie, Auswahlkriterien* 278

– dose, ^{60}Co gamma radiation, *Tumordosis, ^{60}Co-Gammastrahlung* 262

– –, conventional radiotherapy, *Tumordosis, klassische Strahlentherapie* 203

– –, irradiation technique, according to McWhirter, *Tumordosis, Bestrahlungstechnik nach McWhirter* 193

– –, local recurrence, incidence, *Tumordosis, Lokalrezidiv, Häufigkeit* 422

– –, megavoltage therapy, *Tumordosis, Hochvoltbestrahlung* 190, 205, 206

– –, necessary, tumor size, *Tumordosis, erforderliche, Tumorgröße* 303

– –, palliative radiotherapy, *Tumordosis, Palliativbehandlung* 337, 439

– –, – therapy, previously irradiated skin areas, *Tumordosis, Palliativbehandlung, früher bestrahlte Hautbezirke* 432

– –, preoperative radiotherapy, *Tumordosis, präoperative Strahlenbehandlung* 213

– –, Radium Center, Copenhagen, *Tumordosis, Radium Center, Copenhagen* 195

– –, recurrent breast cancer, *Tumordosis, Mammakarzinomrezidiv* 439

– –, megavoltage photon therapy, recurrence, regional lymph nodes, *Tumordosis, Megavolttherapie, Rezidiv, regionäre Lymphknoten* 431

tumor dose, subclinical lymphadenopathy, *Tumordosis, subklinischer Lymphknotenbefall* 305, 306
− −, telecaesium therapy, after tumorexcision, *Tumordosis, Tele-Caesiumtherapie, nach Tumorexzision* 271
− −, tumor ectomy, *Tumordosis, Tumorektomie* 259, 283
− ectomy, calcification, differential diagnosis, *Tumorektomie, Verkalkung, Differentialdiagnose* 292
− −, clinical and histological criteria, *Tumorektomie, klinische und histologische Kriterien* 252
− −, contraindications, *Tumorektomie, Kontraindikationen* 257, 258
− −, cosmetic results, *Tumorektomie, kosmetische Ergebnisse* 279, 285, 287
− −, definition, *Tumorektomie, Definition* 453
− −, distant metastases, incidence, *Tumorektomie, Fernmetastasen, Häufigkeit* 270
− −, exploratory biopsy, therapeutic indication, *Tumorektomie, PE, therapeutische Indikation* 57
− −, indication, *Tumorektomie, Indikationsstellung* 253, 296
− −, irradiation, *Tumorektomie, Bestrahlung* 251
− −, late results, *Tumorektomie, Spätergebnisse* 270
− −, living quality, *Tumorektomie, Lebensqualität* 280
− −, lobular carcinoma in situ, *Tumorektomie, lobuläres Karzinom in situ* 130, 131
− −, local recurrences, incidence, *Tumorektomie, Lokalrezidive, Häufigkeit* 270
− −, malignant lymphoma, *Tumorektomie, malignes Lymphom* 559
− −, mammogram, scar tissue, *Tumorektomie, Mammogramm, Narbengewebe* 291
− −, mammography, follow up, *Tumorektomie, Mammographie, Kontrolluntersuchungen* 287–296
− −, operative technique, *Tumorektomie, Operationstechnik* 258
− −, parenchymal consistency after −, *Tumorektomie, Parenchymkonsistenz nach −* 283
− −, postoperative telecobalt therapy, skin reactions, *Tumorektomie, Telekobalt-Nachbestrahlung, Hautveränderungen* 465, 466
− −, radiation dose, cosmetic results, *Tumorektomie, Strahlendosis, kosmetische Ergebnisse* 283
− −, radical mastectomy, late results, comparison, *Tumorektomie, radikale Mastektomie, Spätergebnisse, Vergleich* 273
− −, sarcoma of the breast, *Tumorektomie, Mammasarkom* 550
− −, selection criteria, *Tumorektomie, Auswahlkriterien* 278
− −, telecobalt therapy, mammogram, *Tumorektomie, Telekobalttherapie, Mammogramm* 291
− −, − −, results, *Tumorektomie, Telekobalttherapie, Ergebnisse* 270, 281
− −, thermogram, local recurrence, *Tumorektomie, Thermogramm, Lokalrezidiv* 36, 37
− excision, liposarcoma, *Tumorexzision, Liposarkom* 552
− −, operable breast cancer, radiotherapy, *Tumorexzision, operables Mammakarzinom, Strahlenbehandlung* 271
− −, radical mastectomy, late results, comparison, *Tumorexzision, radikale Mastektomie, Spätergebnisse, Vergleich* 271, 272
− −, residual carcinoma, incidence, *Tumorexzision, Residual-Ca, Häufigkeit* 254, 255

− −, tumor dose, radiotherapy, *Tumorexzision, Tumordosis, Strahlenbehandlung* 265, 271
− −, "wide excision", technique, *Tumorexzision, erweiterte, Technik* 259
− localization, prognosis, *Tumorlokalisation, Prognose* 371
− prognosis, histologic grading, *Tumorprognose, histologisches Grading* 124
− progredience, hyperthermia, *Tumorprogredienz, Hyperthermie* 293
− −, mammography, follow up, *Tumorprogredienz, Mammographie, Nachkontrolle* 290
− −, thermographic follow up, *Tumorprogredienz, thermographische Verlaufskontrolle* 296
− propagation, parasternal lymph nodes, *Tumorausbreitung, parasternale Lymphknoten* 369
− shadow, mammogram, malignancy criteria, *Tumorschatten, Mammogramm, Malignitätsmerkmale* 10, 11, 12
− size, hyperthermia, prognosis, *Tumorgröße, Hyperthermie, Prognose* 36
− −, local recurrence, incidence, *Tumorgröße, Lokalrezidiv, Häufigkeit* 422
− −, male breast cancer, prognosis, *Tumorgröße, männliches Mammakarzinom, Prognose* 580
− −, multifocal cancers, incidence, *Tumorgröße, multifokale Krebsherde, Häufigkeit* 303
− −, reduction, electron beam therapy, *Tumorgröße, Reduktion, Elektronentherapie* 433
− −, thermography, accuracy, *Tumorgröße, Thermographie, Treffsicherheit* 44
− volume, isodoses, irradiation planning, *Tumorvolumen, Isodosen, Bestrahlungsplanung* 430
tumors, benign, classification, *Tumoren, gutartige, Einteilung* 86
−, −, malignant, calcifications, *Tumoren, gutartige, bösartige, Verkalkungen* 18, 19
−, −, radiation absorption, *Tumoren, gutartige, Strahlenabsorption* 86, 87
−, −, thermogram, *Tumoren, gutartige, Thermogramm* 98
−, biopsy, false positive, false negative findings, *Tumoren, Biopsie, falsch positive, falsch negative Befunde* 53
−, cysts, pneumocystography, *Tumoren, Zysten, Pneumozystographie* 106, 107
−, cytologic, histologic findings, comparison, *Tumoren, zytologische, histologische Befunde, Vergleich* 53
−, "drawing-pin phenomenon", skin, mammogram, *Tumoren, „Reißnagelphänomen", Haut, Mammogramm* 140, 141
−, exploratory exstirpation, indication, *Tumoren, PE, Indikationsstellung* 56
−, hormone dependent, indication, *Tumoren, hormonabhängige, Indikationsstellung* 243
−, lipoma, fibrolipoma, fibroadenolipoma, *Tumoren, Lipom, Fibrolipom, Fibroadenolipom* 86
−, mesenchymal, puncture cytology, *Tumoren, mesenchymale, Punktionszytologie* 48
−, oestrogen-receptor-positive, *Tumoren, Östrogen-Rezeptor-positive* 243
−, radiation induced, risk, *Tumoren, strahleninduzierte, Risiko* 456
−, within scar tissue, biopsy, *Tumoren, in Narbengewebe, Biopsie* 58
tylectomy, extended, results, *Tylektomie, erweiterte, Ergebnisse* 274, 275

ulcer, carcinoma, incidence, *Ulkus, Karzinom, Häufigkeit* 169

−, radiodermatitis after high energy irradiation, *Ulkus, Radiodermatitis, nach Hochvolttherapie* 460

−, skin, Paget's carcinoma, *Ulkus, Haut, Paget-Karzinom* 144

−, −, radiation induced, treatment, *Ulkus, Haut, radiogenes, Behandlung* 496

ulceration, recurrent breast cancer, electron beam therapy, cosmetic late results, *Ulzeration, Mammakarzinomrezidiv, Elektronentherapie, kosmetische Langzeitergebnisse* 434–438

−, skin, male breast cancer, prognosis, *Ulzeration, Haut, männliches Mammakarzinom, Prognose* 580

−, −, pretherapeutic diagnosis, *Ulzeration, Haut, prätherapeutische Diagnostik* 256, 257

−, −, recurrence, treatment, *Ulzeration, Haut, Rezidiv, Behandlung* 432

−, −, TNM-classification, *Ulzeration, Haut, TNM-Klassifizierung* 324

ultrasonogram, treatment planning procedure, recurrence, *Ultraschall, Behandlungsplanung, Rezidiv* 432

underdosage, irradiation techniques, *Unterdosierung, Bestrahlungstechnik* 318

undifferentiated carcinoma, prognosis, mammogram, *undifferenziertes Karzinom, Prognose, Mammogramm* 159

unilateral hyperthermia, thermogram, malignancy, *einseitige Überwärmung, Thermogramm, Malignität* 42, 43

Unio Internationalis Contra Cancrum (UICC), clinical staging, *Unio Internationalis Contra Cancrum (UICC), klinische Stadieneinteilung* 325

V. mammaria interna, phlebography, radiotherapy planning, *V. mammaria interna, Venographie, Bestrahlungsplanung* 387

vascular calcifications, renal insufficiency, *Gefäßverkalkungen, Niereninsuffizienz* 17

− pattern, thermogram, differential diagnosis, *Gefäßmuster, Thermogramm, Differentialdiagnose* 42, 43

− stenoses, radiation induced, *Gefäßstenosen, radiogene* 494

vascularization, tumor, thermography, *Vaskularisierung, Tumor, Thermographie* 36, 37

veins, dilatation, malignancy criteria, mammogram, *Venen, Erweiterung, Malignitätsmerkmale, Mammogramm* 11, 12

vessels, malignancy criteria, mammogram, *Gefäße, Malignitätsmerkmale, Mammogramm* 10, 11, 12

wave length, x-rays, absorption coefficients, *Wellenlänge, Röntgenstrahlung, Absorptionskoeffizienten* 3, 4

Weber-Christian's disease, nodular panniculitis, *Weber-Christiansche Erkrankung, noduläre Pannikulitis* 85

wedge resection, radiotherapy, late results, *Keilresektion, Strahlenbehandlung, Spätergebnisse* 277

− −, recurrence, suspicion of, *Keilresektion, Rezidiv-Verdacht* 329

− −, secondary surgery, after radical radiotherapy, *Keilresektion, Sekundäroperation, nach radikaler Strahlenbehandlung* 333

WHO nomenclature, histologic grading, *WHO-Nomenklatur, histologisches Grading* 124

xeroradiogram, Cooper's ligaments, *Xeroradiogramm, Cooper-Ligamente* 73, 74

xeroradiography, indications, results, *Xeroradiographie, Indikationen, Ergebnisse* 26, 27

−, non palpable lesions, localization, *Xeroradiographie, nicht palpable Veränderungen, Lokalisation* 60

x-ray units, mammography, *Röntgengeräte, Mammographie* 3

^{90}Y, permanent implant, pituitary, ^{90}Y, *Dauerimplantat, Hypophyse* 239

MIX
Papier aus verantwortungsvollen Quellen
Paper from responsible sources
FSC® C105338

If you have any concerns about our products,
you can contact us on
ProductSafety@springernature.com

In case Publisher is established outside the EU,
the EU authorized representative is:
Springer Nature Customer Service Center GmbH
Europaplatz 3, 69115 Heidelberg, Germany

Printed by Libri Plureos GmbH
in Hamburg, Germany